Bases bioquímicas e fisiológicas da nutrição

NAS DIFERENTES
FASES DA VIDA,
NA SAÚDE
E NA DOENÇA

Bases bioquímicas e fisiológicas da nutrição

NAS DIFERENTES
FASES DA VIDA,
NA SAÚDE
E NA DOENÇA

2ª EDIÇÃO
REVISADA E AMPLIADA

ORGANIZADORAS

CRISTIANE COMINETTI
Professora da Faculdade de Nutrição da
Universidade Federal de Goiás

SILVIA MARIA FRANCISCATO COZZOLINO
Professora titular da Faculdade de
Ciências Farmacêuticas da USP

Manole

Copyright © Editora Manole Ltda., 2020, por meio de contrato com as organizadoras.

Editora gestora: Sônia Midori Fujiyoshi
Editora: Ana Maria Hosaka
Produção editorial: Patricia Quero
Projeto gráfico: Acqua Estúdio Gráfico
Editoração eletrônica: Deborah Takaishi
Ilustrações: Rafael Zemantauskas e Sirio José Braz Cançado
Capa: Rubens Lima
Imagem da capa: iStock

CIP-BRASIL. CATALOGAÇÃO NA PUBLICAÇÃO
SINDICATO NACIONAL DOS EDITORES DE LIVROS, RJ

B316
2. ed.

Bases bioquímicas e fisiológicas da nutrição: nas diferentes fases da vida, na saúde
e na doença / organização Cristiane Cominetti, Silvia Maria Franciscato Cozzolino ;
colaboração Adriana Enriconi
... [et al.] - 2. ed., rev. e atual. - Barueri [SP] : Manole, 2020.

Inclui bibliografia e índice
ISBN 9788520456415

1. Nutrição. 2. Bioquímica. 3. Metabolismo. I. Cominetti, Cristiane. II. Cozzolino,
Silvia Maria Franciscato. III. Enriconi, Adriana.

19-58200

CDD: 612.3
CDU: 612.39

Leandra Felix da Cruz - Bibliotecária - CRB-7/6135

Todos os direitos reservados.
Nenhuma parte deste livro poderá ser reproduzida,
por qualquer processo, sem a permissão expressa
dos editores. É proibida a reprodução por xerox.

A Editora Manole é filiada à ABDR – Associação Brasileira de Direitos Reprográficos

1ª edição – 2013; 1ª reimpressão – 2016; 2ª reimpressão – 2018
2ª edição – 2020

Editora Manole Ltda.
Av. Ceci, 672 – Tamboré
06460-120 – Barueri – SP – Brasil
Tel.: (11) 4196-6000
www.manole.com.br
https://atendimento.manole.com.br/

Impresso no Brasil
Printed in Brazil

Durante o processo de edição desta obra, foram tomados todos os cuidados para assegurar a publicação de informações precisas e de práticas geralmente aceitas. Do mesmo modo, foram empregados todos os esforços para garantir a autorização das imagens aqui reproduzidas. Caso algum autor sinta-se prejudicado, favor entrar em contato com a editora.

Os autores e os editores eximem-se da responsabilidade por quaisquer erros ou omissões ou por quaisquer consequências decorrentes da aplicação das informações presentes nesta obra. É responsabilidade do profissional, com base em sua experiência e conhecimento, determinar a aplicabilidade das informações em cada situação.

Editora Manole

Ao parafrasear o patrono da educação brasileira, Paulo Freire: "A educação é um ato de amor, por isso, um ato de coragem. Não pode temer o debate, a análise da realidade. Não pode fugir à discussão criadora, sob pena de ser uma farsa", dedico este livro a todos aqueles que lutam pela educação e a entendem como a principal forma de desenvolvimento de uma nação.

Cristiane Cominetti

Ao escrever a dedicatória para a segunda edição deste livro, pensei em homenagear cada aluno que fez parte da minha trajetória acadêmica. Vocês contribuíram para o sucesso desta obra, não apenas na motivação e incentivo, mas também como autores de capítulos. Em particular, dedico à Cristiane Cominetti, que com todo seu empenho e dedicação revisou todos os manuscritos inúmeras vezes a fim de que não ocorresse nenhum erro. Meu mais sincero agradecimento a todos vocês.

Silvia Maria Franciscato Cozzolino

Sobre as organizadoras

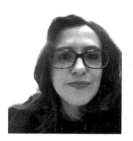

Cristiane Cominetti
Nutricionista pela Universidade Estadual do Centro-Oeste – PR. Mestre e doutora pelo Programa de Pós-Graduação em Ciência dos Alimentos, área de Nutrição Experimental (Faculdade de Ciências Farmacêuticas da Universidade de São Paulo – FCF/USP). Docente da Faculdade de Nutrição da Universidade Federal de Goiás (FANUT/UFG). Docente permanente do Programa de Pós-Graduação em Nutrição e Saúde (PPGNUT) da FANUT/UFG. Vice-coordenadora (2012-2013 e 2017-2019) e coordenadora (2019-2021) do PPGNUT. Co-organizadora do livro *Genômica nutricional: dos fundamentos à nutrição molecular*.

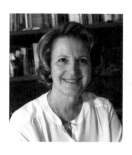

Silvia Maria Franciscato Cozzolino
Nutricionista pela Faculdade de Saúde Pública da Universidade de São Paulo (FSP/USP). Mestre e doutora em Ciência dos Alimentos, área de Nutrição Experimental (Faculdade de Ciências Farmacêuticas da Universidade de São Paulo – FCF/USP). Livre-docente e professora titular (FCF/USP). Responsável por disciplinas da área de nutrição humana na pós-graduação e orientadora do Programa de Pós-Graduação em Ciência dos Alimentos (FCF/USP). Foi coordenadora e presidente da Comissão de Pós-Graduação do Programa Interunidades de Nutrição Humana Aplicada (1994 a 2008). Participou ativamente da Sociedade Brasileira de Alimentação e Nutrição, tendo sido presidente e vice-presidente em várias gestões. Pesquisadora nível 1A do CNPq e consultora científica de instituições públicas e privadas. Foi representante da USP no Consea-SP, Presidente do Conselho Regional de Nutricionistas da 3ª Região (2014-2017) e atualmente é Conselheira Federal do Conselho Federal de Nutricionistas.

Sobre os colaboradores

Acsa de Castro Santos
Nutricionista (Pontifícia Universidade Católica de Goiás – PUC Goiás). Mestre e doutoranda em Nutrição e Saúde (Universidade Federal de Goiás – UFG).

Adriana Enriconi
Farmacêutica bioquímica, mestre em Patologia Tropical (Fundação Universidade do Amazonas – Ufam). Especialista em Bioquímica (Ufam) e professora do Departamento de Ensino Superior Tecnológico (Instituto Federal de Educação, Ciência e Tecnologia do Amazonas – Ifam).

Aline Nogueira Queiroz
Nutricionista (Universidade Paulista). Especialista em Fitoterapia (Instituto MS). Mestranda em Nutrição e Saúde (Universidade Federal de Goiás – UFG).

Allys Vilela de Oliveira
Nutricionista (Universidade Federal de Goiás – UFG). Mestre em Nutrição e Saúde (FANUT/UFG). Pós-graduado em Nutrição Esportiva e em Engenharia Corporal. Professor (Pontifícia Universidade Católica de Goiás – PUC Goiás). Atua como nutricionista na A+ Nutri realizando atendimentos a praticantes de exercícios físicos e atletas.

Amanda Batista da Rocha Romero
Nutricionista (Universidade Federal do Piauí – UFPI). Mestre em Alimentos e Nutrição (UFPI). Doutora em Ciência dos Alimentos, área de Nutrição Experimental (Faculdade de Ciências Farmacêuticas da Universidade de São Paulo – FCF/USP). Docente de cursos de graduação e pós-graduação em instituições particulares de ensino.

Ana Carolina da Silva Lima
Técnica em Alimentos (Instituto Federal da Bahia – IFBA). Graduada em Nutrição (Universidade Federal de Goiás – UFG). Mestre e doutoranda em Nutrição e Saúde (UFG).

Ana Lina de Carvalho Cunha Sales
Nutricionista (Universidade Federal do Piauí – UFPI). Especialista em Controle de Qualidade de Alimentos (Instituto Federal do Piauí – IFPI). Mestre e doutoranda em Alimentos e Nutrição (UFPI). Nutricionista Clínica (Hospital Universitário – HU/UFPI).

Ana Lydia Sawaya
Graduação em Ciências Biológicas e mestrado em Fisiologia (Universidade de São Paulo – USP). Mestrado e doutorado em Nutrição (University of Cambridge, Inglaterra). Pós-doutorado e cientista visitante (Massachusetts Institute of Technology, MIT e TUFTS University, Estados Unidos). Professora titular livre-docente (Universidade Federal de São Paulo – Unifesp).

Ana Mara de Oliveira e Silva
Nutricionista (Universidade Federal do Piauí – UFPI). Mestre e doutora pelo programa de pós-graduação em Ciência dos Alimentos, área de Nutrição Experimental (Faculdade de Ciências Farmacêuticas da Universidade de São Paulo – FCF/USP). Professora adjunta do curso de Nutrição (Universidade Federal de Sergipe – UFS). Coordenadora adjunta do Programa de pós-graduação em Ciências da Nutrição (PPGCNUT/UFS) e docente permanente do programa de pós-graduação em Ciências da Saúde (PPGCS/UFS).

Ana Paula Grotti Clemente
Nutricionista (Universidade Estadual Paulista – Unesp). Mestre e doutora em Ciências (Universidade Federal de São Paulo – Unifesp). Pós-doutorado em Nutrição (Unifesp). Professora adjunta da Faculdade de Nutrição (Universidade Federal de Alagoas – UFAL).

Ana Paula Nunes Bento
Nutricionista e mestre em Nutrição e Saúde (Universidade Federal de Goiás – UFG). Pós-graduada em Nutrição Esportiva (Centro Universitário Redentor). Graduanda em Medicina (Universidade Federal de Uberlândia – UFU).

Anderson Santos Souza
Químico, mestre e doutor em Química, e professor adjunto do Núcleo de Ciências Naturais e da Vida (Universidade Federal da Bahia).

Andressa Freire Salviano
Nutricionista (Universidade Estadual do Ceará – UECE). Especialista em Caráter de Residência em Pediatria (Hospital Infantil Albert Sabin – ESP-CE) e em Nutrição Pediátrica, Escolar e na Adolescência (Universidade Estácio). Mestre em Nutrição e Saúde (UECE). Professora substituta do curso de Nutrição (UECE).

Anna Cecília Queiroz de Medeiros
Nutricionista, mestre em Psicobiologia e doutora em Ciências da Saúde (Universidade Federal do Rio Grande do Norte – UFRN). Professora adjunta (Faculdade de Ciências da Saúde do Trairí, vinculada a UFRN).

Anna Flávia Ferreira Passos
Nutricionista (Universidade Federal de Goiás – UFG). Mestre e doutoranda em Nutrição e Saúde (UFG).

Ariana Vieira Rocha
Nutricionista (Faculdade São Lucas – FSL, Porto Velho, RO). Mestre em Ciência dos Alimentos e doutora em Ciências, área de Nutrição Experimental (Faculdade de Ciências Farmacêuticas da Universidade de São Paulo – FCF/USP). Atualmente é nutricionista nas clínicas EndoHealth e Endocentro, em São Paulo, e Mestieri, em Salto, SP.

Aytan Miranda Sipahi
Médico. Doutor em Gastroenterologia Clínica (Faculdade de Medicina da Universidade de São Paulo – FMUSP). Pós-doutorado (Universidade de Bologna, Itália). Médico Assistente (FMUSP). Chefe do Ambulatório do Grupo do Intestino da Divisão de Gastroenterologia e Hepatologia Clínica (HC/FMUSP). Coordenador do Laboratório de Investigação Médica em Gastroenterologia Clínica e Experimental (FMUSP).

Bárbara Rita Cardoso
Nutricionista (Universidade Federal de Santa Catarina – UFSC). Pós-graduada em Nutrição Clínica Funcional (Unicsul/VP). Mestre em Nutrição Humana Aplicada e doutora em Ciência dos Alimentos (Universidade de São Paulo – USP). Pós-doutorado (Faculdade de Ciências Farmacêuticas – FCF/USP; Florey Institute of Neuroscience and Mental Health, University of Melbourne, Austrália; Institute for Physical Activity and Nutrition, Deakin University, Austrália). *Lecturer* no departamento de Nutrição e Dietética (Monash University, Austrália).

Beatriz Figueiredo Leite
Nutricionista (Universidade Federal de Sergipe – UFS). Doutora e mestre em Ciências da Saúde aplicada à Reumatologia (Universidade Federal de São Paulo – Unifesp). Especialização em Obesidade, Emagrecimento e Saúde (Unifesp). Pós-graduação latu sensu em Nutrição Clínica (Ganep), em Nutrição Clínica Funcional, em Fitoterapia e em Nutrição Esportiva (VP Consultoria Nutricional).

Bruna Zavarize Reis
Nutricionista (Universidade Federal de Sergipe – UFS). Mestre em Nutrição Humana Aplicada (Pronut/USP). Doutora em Ciência dos Alimentos/Nutrição Experimental (Faculdade de Ciências Farmacêuticas da Universidade de São Paulo – FCF/USP). Professora de graduação e pós-graduação em instituições particulares de ensino.

Carla Cristina de Morais
Bacharel em Nutrição (Universidade Federal de Goiás – UFG). Mestre em Nutrição e Saúde e doutora em Ciências da Saúde (UFG). Docente e coordenadora do curso de Nutrição (Faculdades Objetivo – IUESO).

Carla Soraya Costa Maia
Nutricionista, mestre e doutora em Nutrição Humana (Universidade de São Paulo – USP). Professora associada da Universidade Estadual do Ceará (UECE), docente do Mestrado em Nutrição e Saúde e Mestrado em Saúde da Criança e Adolescente.

Célia Colli
Farmacêutica bioquímica, mestre em Análises Clínicas, doutora em Ciência dos Alimentos e professora aposentada do Departamento de Alimentos e Nutrição Experimental (Faculdade de Ciências Farmacêuticas da Universidade de São Paulo – FCF/USP).

Charlles Heldan de Moura Castro
Reumatologista. Professor doutor adjunto da disciplina de Reumatologia (Escola Paulista de Medicina da Universidade Federal de São Paulo (EPM/Unifesp). Coordenador do programa de pós-graduação em Ciências Aplicadas à Reumatologia (EPM/Unifesp).

Cinthia Roman Monteiro
Nutricionista com especialização em Nutrição Clínica (Centro Universitário São Camilo). Mestrado em Nutrição Humana Aplicada e doutorado em Ciências (Programa Interunidades em Nutrição Humana Aplicada – Pronut/USP). Docente de cursos de graduação e pós-graduação (Centro Universitário São Camilo, Insira Educacional e Centro Universitário de Rio Preto).

Cley Rocha de Farias
Graduação em Medicina (Universidade Federal de Campina Grande – UFCG). Doutorado em Endocrinologia (Faculdade de Medicina da Universidade de São Paulo – FMUSP). Médico do Grupo de Psicossomática (Instituto Sedes de São Paulo) e membro da diretoria (Instituto da Tireoide e Sociedade Brasileira de Endocrinologia e Metabologia).

Clóvis Paniz
Graduação em Farmácia – Análises Clínicas, especialização em Laboratório Clínico e mestrado em Bioquímica Toxicológica (Universidade Federal de Santa Maria – UFSM). Doutorado em Análises Clínicas (Universidade de São Paulo – USP). Professor adjunto do departamento de Análises Clínicas e Toxicológicas da UFSM.

Cristiane Hermes Sales
Bacharel em Nutrição (Universidade Federal do Rio Grande do Norte – UFRN). Mestre em Ciência de Alimentos – subárea Nutrição Experimental, e doutora em Ciências – subárea Nutrição Experimental (Faculdade de Ciências Farmacêuticas da Universidade de São Paulo – FCF/USP). Pós-doutorado em Nutrição em Saúde Pública (Faculdade de Saúde Pública da Universidade de São Paulo – FSP/USP).

Cristiane Moraes
Graduada em Nutrição (Universidade Católica Dom Bosco). Especialização em Nutrição Esportiva (Centro Universitário de Rio Preto) e em Fisiologia do Exercício (Universidade

Gama Filho). Mestrado em Saúde Coletiva e doutorado em Ciências Cardiovasculares (Universidade Federal Fluminense – UFF).

Danilla Michelle Costa e Silva

Nutricionista, mestre em Ciências e Saúde e especialista em Gestão em Saúde (Universidade Federal do Piauí – UFPI). Especialista em Docência na Saúde (Universidade Federal do Rio Grande do Sul – UFRGS). Doutoranda em Nutrição em Saúde Pública (Faculdade de Saúde Pública da Universidade de São Paulo – FSP/USP). Docente do curso de Nutrição da UFPI, campus Senador Helvídio Nunes de Barros.

Denise Mafra

Nutricionista (Universidade Federal de Santa Catarina – UFSC). Mestre e doutora em Ciência dos Alimentos (Universidade de São Paulo – USP). Pós-doutorado (Université Claude Bernard I, Lyon, França e Karolinska Institutet, Estocolmo, Suécia). Professora titular da Faculdade de Nutrição e dos programas de pós-graduação em Ciências Médicas, em Ciências Cardiovasculares e em Ciências da Nutrição (Universidade Federal Fluminense – UFF).

Dilina do Nascimento Marreiro

Nutricionista, mestre e doutora em Ciência dos Alimentos (Faculdade de Ciências Farmacêuticas da Universidade de São Paulo – FCF/USP). Professora titular do Departamento de Nutrição (Universidade Federal do Piauí – UFPI).

Eliana Bistriche Giuntini

Nutricionista (Faculdade de Saúde Pública da Universidade de São Paulo – FSP/USP). Mestrado e doutorado em Nutrição Humana Aplicada (Pronut/USP). Pós-doutorado (Faculdade de Ciências Farmacêuticas da Universidade de São Paulo – FCFUSP). Pesquisadora do Food Research Center (FoRC/Cepid/Fapesp).

Eliane Rodrigues de Faria

Nutricionista, mestre e doutoranda pelo programa de pós-graduação em Ciência da Nutrição do Departamento de Nutrição e Saúde (Universidade Federal de Viçosa – UFV).

Elizabete Wenzel de Menezes

Nutricionista, mestre e doutora em Ciência dos Alimentos (Universidade de São Paulo – USP). Professora associada aposentada (Faculdade de Ciências Farmacêuticas da Universidade de São Paulo – FCF/USP) e coordenadora da Tabela Brasileira de Composição de Alimentos (TBCA). Pesquisadora do Food Research Center (FoRC/Cepid/Fapesp).

Elvira Maria Guerra-Shinohara

Farmacêutica bioquímica. Professora associada aposentada (Faculdade de Ciências Farmacêuticas da Universidade de São Paulo – FCF/USP).

Fabiana Andréa Hoffmann Sardá
Farmacêutica bioquímica (Faculdade de Ciências Farmacêuticas da Universidade de São Paulo – FCF/USP.) Mestre e doutora em Ciência dos Alimentos (FCF/USP). Pós-doutoranda (Instituto APC Microbiome Ireland, University College Cork, Irlanda).

Fábio Pires Pereira
Nutricionista (Faculdade de Ciências da Nutrição da Universidade do Porto, Portugal). Doutor (Facultad de Medicina/Universidad Autónoma de Madrid, Espanha). Investigador no Instituto de Investigaciones Biomédicas Alberto Sols, Madri. Atualmente se dedica à Oncologia Radioterápica.

Fabíola Isabel Suano de Souza
Graduada em Medicina (Universidade Federal de São Paulo – Unifesp), Mestre em Pediatria e Ciências Aplicadas à Pediatria (Unifesp) e doutora em Ciências (Escola Paulista de Medicina da Universidade Federal de São Paulo – EPM/Unifesp). Professora adjunta do departamento de Pediatria (EPM/Unifesp). Professora auxiliar do departamento de Pediatria (Centro Universitário ABC – FMABC).

Fernando Salvador Moreno
Médico (Universidade de São Paulo – USP), doutor em Medicina Interna (Universidade de Düsseldorf, Alemanha) e pós-doutorado (Universidade de Toronto, Canadá). Professor titular aposentado do Departamento de Alimentos e Nutrição Experimental (Faculdade de Ciências Farmacêuticas da USP – FCF/USP).

Franciane Rocha de Faria
Nutricionista, mestre e doutora em Ciência da Nutrição (Universidade Federal de Viçosa – UFV). Professora adjunta do curso de Medicina (Universidade Federal de Mato Grosso – UFMT, campus universitário de Rondonópolis).

Geânia de Sousa Paz Lima
Graduada em Nutrição (Universidade Federal do Piauí – UFPI). Especialista em Nutrição materno-infantil. Mestre em Saúde Pública na área de concentração Políticas e Serviços de Saúde (Universidade Estadual do Ceará – Uece). Doutora em Ciências Médicas (Universidade Estadual de Campinas – Unicamp). Professora adjunta (Universidade Federal do Piauí – UFPI).

Gilberto Simeone Henriques
Nutricionista, doutor em Ciência dos Alimentos (Universidade de São Paulo – USP). Professor associado do departamento de Nutrição (Escola de Enfermagem da Universidade Federal de Minas Gerais – UFMG).

Graziela Biude Silva Duarte
Nutricionista (Centro Universitário São Camilo). Mestre e doutora em Ciências, área de Nutrição Experimental (Faculdade de Ciências Farmacêuticas da Universidade de São

Paulo – FCF/USP). Docente convidada de cursos de pós-graduação (Centro Universitário São Camilo e Unifacisa).

Greisse Viero da Silva Leal
Nutricionista (Universidade Federal de Pelotas – UFPel, mestre e doutora em Nutrição e Saúde Pública (Universidade de São Paulo – USP). Docente do curso de Nutrição e do programa de pós-graduação em Gerontologia (Universidade Federal de Santa Maria – UFSM).

Illana Louise Pereira de Melo
Nutricionista (Universidade Federal do Rio Grande do Norte – UFRN), mestre e doutora em Ciência dos Alimentos (Faculdade de Ciências Farmacêuticas da Universidade de São Paulo – FCF/USP).

Inar Alves de Castro
Graduada em Engenharia Agronômica (Escola Superior de Agricultura Luiz de Queiroz – Esalq/USP). Mestrado em Ciências de Alimentos (Universidade Estadual de Londrina – UEL), doutorado e pós-doutorado em Nutrição Humana Aplicada (USP). Professora associada (Faculdade de Ciências Farmacêuticas da Universidade de São Paulo – FCF/USP, Departamento de Alimentos e Nutrição Experimental).

Isabela Saraiva de Almeida
Nutricionista (Universidade Estadual do Ceará – UECE). Mestre em Ciência dos Alimentos (Faculdade de Ciências Farmacêuticas da Universidade de São Paulo – FCF/USP). Pós-graduada em Nutrição pediátrica, escolar e na adolescência (Universidade Gama Filho) e em Nutrição Clínica Funcional (Universidade Cruzeiro do Sul).

Isadora Nogueira Vasconcelos
Nutricionista e mestre em Nutrição e Saúde (Universidade Estadual do Ceará – UECE). Pós-graduada em Prescrição de Fitoterápicos e Suplementação Nutricional Clínica e Esportiva. Docente de cursos de graduação e pós-graduação em Nutrição. Coordenadora no Núcleo de Atendimentos e Pesquisa em Nutrição Infantil (Centro Universitário Unifametro).

Jaime Paiva Lopes Aguiar
Especialista em Nutrição e Ciência dos Alimentos (Instituto de Nutrícia de Centro América y Panamá). Pesquisador titular III (Instituto Nacional de Pesquisas da Amazônia).

Janaina Lombello Santos Donadio
Graduada em Nutrição (Faculdade de Saúde Pública da Universidade de São Paulo – FSP/USP). Mestrado e doutorado em Ciência dos Alimentos (Faculdade de Ciências Farmacêuticas da Universidade de São Paulo – FCF/USP) com período sanduíche (Newcastle University, UK). Pós-doutorado em Epidemiologia do Câncer (University of Illinois, Chicago, Estados Unidos). Atualmente realiza estágio de pós-doutorado no Laboratório de Cultivo Celular do Food Research Center (FoRC/USP).

Jorge Amil Dias

Coordenador da Unidade de Gastrenterologia Pediátrica (Centro Hospitalar Universitário S. João, Porto, Portugal). Presidente do Colégio de Pediatria. Secretário-Geral (ESPGHAN). Membro do Grupo de Trabalho de Doença Inflamatória Intestinal, de Endoscopia e de Doenças Eosinofílicas (ESPGHAN). Editor associado do JPGN para artigos oficiais da ESPGHAN. Editor associado de Orphan Journal of Rare Diseases, Frontiers in Pediatrics, GE Journal.

Jorge Mancini Filho

Graduado em Farmácia Bioquímica (Universidade de São Paulo – USP). Mestre e doutor em Ciência dos Alimentos (USP). Pós-doutorado (Universidade da Califórnia, Davis, Estados Unidos, e Instituto de Fisiologia de Karlsruhe, Alemanha). Professor titular (Faculdade de Ciências Farmacêuticas da USP – FCF/USP). Diretor da FCF/USP (períodos 2000-2004 e 2008-2012).

Juliana Xavier de Miranda Cerqueira

Nutricionista (Universidade Federal de Santa Catarina – UFSC). Mestre em Ciência dos Alimentos (Faculdade de Ciências Farmacêuticas da Universidade de São Paulo – FCF/USP). Doutoranda em Internal Medicine e Nutrição Clínica (Faculty of Medicine and Health Technology – Celiac Disease Research Center, Finlândia) e Faculdade de Ciências de Nutrição e Alimentação (Universidade do Porto, Portugal).

Julio Tirapegui

Bioquímico, mestre, doutor e livre-docente pela Universidade de São Paulo (USP). Professor associado aposentado do Departamento de Alimentos e Nutrição Experimental da Faculdade de Ciências Farmacêuticas da USP – FCF/USP.

Kaliny de Souza Lira

Nutricionista, especialista em Nutrição em Nefrologia (Universidade Castelo Branco). Nutricionista (Hospital Universitário Getúlio Vargas).

Kaluce Gonçalves de Sousa Almondes

Graduada em Nutrição (Universidade Federal do Piauí – UFPI). Mestre e doutora em Ciência dos Alimentos (Faculdade de Ciências Farmacêuticas da Universidade de São Paulo – FCF/USP). Consultora do Valor Consultoria e Estatística. Professora do curso de Nutrição (Universidade Estadual do Ceará – UECE).

Karine Cavalcanti Maurício de Sena-Evangelista

Nutricionista (Universidade Federal da Paraíba – UFPB). Doutora em Ciência (Universidade de São Paulo – USP). Mestre em Ciências Farmacêuticas (Universidade Federal do Rio Grande do Norte – UFRN). Especialista em Nutrição Clínica (UFRN). Professora associada e coordenadora do programa de pós-graduação em Nutrição (UFRN).

Kátia Rau de Almeida Callou
Nutricionista (Universidade Federal de Pernambuco – UFPE). Mestre e doutora em Ciência dos Alimentos (Universidade de São Paulo – USP). Especialista em Nutrição Clínica (Universidade Gama Filho). Docente do Departamento de Nutrição da Universidade Federal da Paraíba (UFPB).

Kelly Silva Furtado
Bióloga, mestre e doutora em Patologia (Faculdade de Medicina da Universidade Estadual Paulista, campus Botucatu). Pós-doutorado na Faculdade de Ciências Farmacêuticas da Universidade de São Paulo (USP). Perita criminal da Superintendência da Polícia Técnico-científica de São Paulo.

Lana Pacheco Franco
Graduada em Nutrição (Universidade Federal de Goiás – UFG). Mestrado em Nutrição e Saúde (UFG). Pós-graduação em Nutrição Esportiva (Faculdade Redentor). Nutricionista do Hospital das Clínicas da UFG.

Larissa Bezerra Santos
Nutricionista (Universidade Estadual do Ceará – UECE). Mestre em Ciência dos Alimentos – área de Nutrição Experimental (Faculdade de Ciências Farmacêuticas da Universidade de São Paulo – FCF/USP).

Leila Leiko Hashimoto
Nutricionista (Faculdade de Saúde Pública da Universidade de São Paulo – FSP/USP). Doutora em Ciência dos Alimentos, área de Nutrição Experimental (Faculdade de Ciências Farmacêuticas da Universidade de São Paulo – FCF/USP).

Lígia Araújo Martini
Nutricionista. Mestre e doutora (Unifesp). Professora associada do departamento de Nutrição (Faculdade de Saúde Pública da Universidade de São Paulo – FSP/USP). Pós-doutorado (Jean Mayer Human Nutrition Research Center on Aging, TUFTS University, e Boston University, Estados Unidos). Professora visitante do Centro de Investigações em Antropologia e Saúde (Universidade de Coimbra, Portugal).

Liliane Viana Pires
Nutricionista (Universidade Federal do Piauí – UFPI). Mestre e doutora em Ciência dos Alimentos (Faculdade de Ciências Farmacêuticas da Universidade de São Paulo – FCF/USP). Pós-doutorado (FCF/USP). Professora adjunta (Departamento de Nutrição, Universidade Federal de Sergipe – DNUT/UFS). Professora do Programa de Pós-graduação em Ciências da Nutrição (UFS).

Lina Yonekura
Química, mestre em Ciência e Tecnologia de Alimentos (Kagawa University, Japão); doutora em Nutrição (Ehime University, Japão). Pós-doutora (National Food Research Insti-

tute). Foi pesquisadora da Divisão de Ciências da Saúde (University of Nottingham). Professora da Faculdade de Agricultura da Kagawa University, Japão.

Lívia Beatriz A. Ribeiro Silva

Graduada em Nutrição (Universidade Federal de Santa Catarina – UFSC), com período de graduação sanduíche (Universidade Monash, Austrália). Foi membro do Núcleo de Estudo e Pesquisa em Nutrição Experimental (NEPNE/FSC). Doutoranda em Ciência dos Alimentos (Faculdade de Ciências Farmacêuticas da Universidade de São Paulo – FCF/USP).

Lucia de Fátima Campos Pedrosa

Graduação em Nutrição (Universidade Federal do Rio Grande do Norte – UFRN). Doutorado em Ciência dos Alimentos (Universidade de São Paulo – USP). Pós-doutorado (Vanderbilt University, Estados Unidos). Professora titular (UFRN).

Lúcia Leite Lais

Nutricionista. Especialista em Nutrição Clínica e doutora em Ciências da Saúde (Universidade Federal do Rio Grande do Norte – UFRN). Pós-doutorado em Genômica Nutricional (University of Florida – UFL, Estados Unidos). Professora de Nutrição Clínica (UFRN).

Lucia Yuyama (*in memoriam*)

Nutricionista. Mestre em Ciência dos Alimentos (Universidade Federal do Amazonas – Ufam). Doutora em Ciência dos Alimentos (Universidade de São Paulo – USP). Pesquisadora titular III (Instituto Nacional de Pesquisas da Amazônia). Líder do Grupo de Pesquisa e Nutrição da Amazônia (CNPq).

Luciane Luca de Alencar

Nutricionista, mestre e doutora pelo programa de pós-graduação em Ciências dos Alimentos, área Nutrição Experimental (Faculdade de Ciências Farmacêuticas da Universidade de São Paulo – FCF/USP).

Marcelo de Medeiros Pinheiro

Graduado em Medicina (Universidade Federal do Rio Grande do Norte - UFRN). Mestrado em Reumatologia e doutorado em Medicina (Universidade Federal de São Paulo – Unifesp). Preceptor do Ambulatório de Doenças Osteometabólicas e coordenador do setor de Densitometria Óssea da Disciplina de Reumatologia (Escola Paulista de Medicina da Unifesp). Presidente da Sociedade Paulista de Reumatologia.

Marcelo Macedo Rogero

Nutricionista, mestre e doutor em Ciência dos Alimentos (Faculdade de Ciências Farmacêuticas da Universidade de São Paulo – FCF/USP). Especialista em Nutrição em Esporte (Associação Brasileira de Nutrição). Pós-doutorado (FCF/USP e Universidade de Southampton, Inglaterra). Professor do Departamento de Nutrição (Faculdade de Saúde Pública da Universidade de São Paulo – FSP/Co-organizador do livro Genômica Nutricional: dos Fundamentos à Nutrição Molecular.

Maria Aderuza Horst

Graduação em Nutrição (Universidade Estadual do Centro-Oeste). Doutorado e pós-doutorado em Ciência dos Alimentos (Faculdade de Ciências Farmacêuticas da Universidade de São Paulo – FCF/USP). Pós-doutorado (Universidade Federal de São Paulo – Unifesp). Professora da Faculdade de Nutrição (Universidade Federal de Goiás – UFG). Co-organizadora do livro *Genômica nutricional: dos fundamentos à nutrição molecular*.

Maria Daniel Vaz de Almeida

Nutricionista pela Universidade do Porto, Portugal. Doutora em Nutrição (King's College London, Inglaterra). Professora Catedrática de Nutrição Comunitária, Nutrição e Saúde Pública da Faculdade de Ciências da Nutrição e Alimentação da Universidade do Porto. Cofundadora da Associação Portuguesa de Nutricionistas, da Sociedade Portuguesa de Ciências da Nutrição e Alimentação, Presidente do Conselho Geral da Ordem dos Nutricionistas (2012–2015) e membro da World Public Health Nutrition Association.

Maria do Carmo Gouveia Peluzio

Nutricionista. Mestre em Agroquímica (Universidade Federal de Viçosa – UFV). Doutora em Ciências (Universidade Federal de Minas Gerais – UFMG). Pós-doutorado (Universidade de Navarra, Espanha, em andamento). Coordenadora do laboratório de Bioquímica Nutricional e professora titular do departamento de Nutrição e Saúde (UFV).

Mariana Agostinho de Pádua Lopes

Nutricionista (Universidade de São Paulo – USP). Especialista em Transtornos Alimentares (Programa de Transtornos Alimentares do Instituto de Psiquiatria do Hospital das Clínicas da Faculdade de Medicina da USP – Ambulim/IPq/HCFMUSP). Doutoranda do programa de pós-graduação em Nutrição em Saúde Pública (USP).

Marilene De Vuono Camargo Penteado

Farmacêutica bioquímica, doutora em Ciência dos Alimentos e professora titular aposentada do Departamento de Alimentos de Nutrição Experimental (Faculdade de Ciências Farmacêuticas da Universidade de São Paulo – FCF/USP).

Mauro Fisberg

Pediatra e nutrologista. Coordenador do Centro de Nutrologia e Dificuldades Alimentares do Instituto Pensi (Sabará Hospital Infantil). Professor associado (Escola Paulista de Medicina da Universidade Federal de São Paulo – EPM/Unifesp).

Meyer Knobel

Graduação em Medicina pela Faculdade de Medicina da Universidade de São Paulo (USP - Ribeirão Preto). Doutor em Endocrinologia (USP). Professor livre-docente de Endocrinologia (Faculdade de Medicina da Universidade de São Paulo – FMUSP). Médico assistente da Unidade de Tireoide, Serviço de Endocrinologia e Metabologia, Divisão de Clínica Médica I (HCFMUSP).

Milena Barcza Stockler Pinto
Nutricionista (Universidade Federal Fluminense – UFF). Mestre em Ciências dos Alimentos (Faculdade de Ciências Farmacêuticas da Universidade de São Paulo – FCF/USP). Doutora em Ciências Biológicas (Universidade Federal do Rio de Janeiro – UFRJ). Realizou doutorado sanduíche e estágio de pós-doutorado (Université Claude Bernard Lyon). Professora adjunta da Faculdade de Nutrição e professora dos programas de pós-graduação em Ciências da Nutrição e em Ciências Cardiovasculares (UFF).

Myrian Abecassis Fabe
Doutora em Biotecnologia. Profissional da Educação Física (Universidade Federal do Amazonas – UFAM). Mestre em Gestão e Auditoria Ambiental (Universidad Politécnica de Catalunya). Especialista em Docência do Ensino Superior, Didática do Ensino Superior. Docente do curso de Educação Física e líder do grupo de pesquisas em Psicomotricidade e Desenvolvimento Motor (UFAM). Membro do grupo de pesquisas em Nutrição (Instituto Nacional de Pesquisas da Amazônia).

Nadir do Nascimento Nogueira
Nutricionista, mestre e doutora em Ciência dos Alimentos (Faculdade de Ciências Farmacêuticas da Universidade de São Paulo – FCF/USP). Professora titular do departamento de Nutrição (Universidade Federal do Piauí – UFPI). Professora e orientadora nos Programas de Pós-graduação em Ciências e Saúde e em Alimentos e Nutrição e, atualmente, vice-reitora (UFPI).

Patrícia de Souza Genaro Galvão
Nutricionista, mestre e doutora em Saúde Pública (Faculdade de Saúde Pública da Universidade de São Paulo – FSP/USP). Professora (Faculdade de Ciências da Saúde da Universidade do Vale do Paraíba).

Primavera Borelli
Farmacêutica e professora titular de Hematologia (Faculdade de Ciências Farmacêuticas da Universidade de São Paulo – FCF/USP).

Rafael Barofaldi Bueno
Graduação em Nutrição e em Medicina (Centro Universitário São Lucas). Especialização em Nutrologia Esportiva (Instituto BWS). Cursando especialização em Medicina da Família (Universidade Aberta do SUS da Universidade Federal de São Paulo – Unasus/Unifesp). Mestre em Ciências dos Alimentos (Faculdade de Ciências Farmacêuticas da Universidade de São Paulo – FCF/USP). Atuação como médico da família e consultor médico/nutricional para atletas de alto desempenho.

Regina Márcia Soares Cavalcante
Nutricionista, especialista em Saúde Pública, mestre em Ciências e Saúde (Universidade Federal do Piauí – UFPI). e doutoranda em Alimentos e Nutrição (UFPI). Docente do curso de Nutrição da UFPI.

Renata Carmo de Assis

Graduada em Nutrição (Universidade Estadual do Ceará – UECE). Pós-graduada em Gestão de Qualidade e Serviço de Alimentação. Graduada em Licenciatura em Educação Física. Pós-graduada em Musculação, Nutrição e Atividade Física e em Psicomotricidade. Mestre em Nutrição e Saúde (UECE). Professora substituta (UECE). Membro efetivo do Grupo de Estudos em Micronutrientes e Doenças Crônicas (GMIC) e do Grupo de Estudos em Alimentação Coletiva (GEAC).

Renata Rodrigues Cocco

Pediatra e alergista, especialista em Alergia Alimentar (Mount Sinai Medical Center, Nova York, Estados Unidos). Mestre e doutora (Universidade Federal de São Paulo – Unifesp). Professora assistente de Pediatria (Faculdade Israelita de Ciências da Saúde Albert Einstein).

Renato Heidor

Farmacêutico bioquímico pela Faculdade de Ciências Farmacêuticas da Universidade de São Paulo (FCF/USP). Mestre e doutor em Ciência dos Alimentos, área de Nutrição Experimental (FCF/USP). Pesquisador visitante (Universidade de Mainz, Alemanha). Pesquisador especialista no Laboratório de Dieta, Nutrição e Câncer (FCF/USP).

Ricardo Ambrósio Fock

Graduado em Farmácia Bioquímica e em Educação Física. Doutor em Análises Clínicas (Faculdade de Ciências Farmacêuticas da Universidade de São Paulo – FCF/USP). Pós--doutorado (USP e Interdisciplinary Stem Cell Institute at Miller School of Medicine). Professor livre-docente do Departamento de Análises Clínicas e Toxicológicas (FCF/USP). Diretor do Laboratório de Análises Clínicas (Hospital Universitário da USP).

Ricardo Tramonte

Biomédico, mestre e doutor em Ciências (Universidade de São Paulo – USP). Pós-doutor (Babraham Institute, Inglaterra). Professor adjunto (Universidade Federal de Santa Catarina – UFSC).

Rita de Cássia de Aquino

Graduação em Nutrição (Faculdade de Saúde Pública da Universidade de São Paulo – FSP/USP). Mestrado em Nutrição Humana (USP). Doutorado em Saúde Pública (FSP/USP). Docente e orientadora no mestrado em Ciências do Envelhecimento (Universidade São Judas). Professora nos cursos de graduação (Universidade São Judas, Universidade Cruzeiro do Sul e Universidade Municipal de São Caetano do Sul).

Roseli Oselka Saccardo Sarni

Médica pediatra, mestre e doutora em Pediatria e Ciências Aplicadas à Pediatria (Universidade Federal de São Paulo – Unifesp). Professora (Faculdade de Medicina do ABC).

Severina Carla Vieira Cunha Lima

Graduação em Nutrição (Universidade Federal do Rio Grande do Norte – UFRN). Especialista em Nutrição Clínica (UFRN) e em Nutrição e Saúde Pública (Unaerp). Mestrado em Ciências Farmacêuticas e doutorado em Ciências da Saúde (UFRN). Professora associada (UFRN).

Silvia Eloiza Priore

Nutricionista, com Residência em Saúde Pública (Fundação Oswaldo Cruz – Fiocruz). Especialização em Saúde Pública (Universidade de São Paulo – USP). Mestrado em Nutrição e doutorado em Ciências (Universidade Federal de São Paulo – Unifesp). Professora titular do Departamento de Nutrição e Saúde (Universidade Federal de Viçosa – UFV). Orientadora dos Programas de Pós-graduação em Ciência da Nutrição e de Agroecologia e coordenadora do Programa de Pós-graduação em Agroecologia (UFV).

Sonia Tucunduva Philippi

Nutricionista (Universidade de São Paulo – USP), mestre e doutora em Saúde Pública (USP). Docente aposentada e pesquisadora do departamento de Nutrição (Faculdade de Saúde Pública da Universidade de São Paulo – FSP/USP). Foi presidente da Associação Paulista de Nutrição (Apan), membro da diretoria da Associação Brasileira de Nutrição (Abran), do Conselho Consultivo da Sociedade Brasileira de Alimentação e Nutrição (Sban) e vice-presidente do Conselho Regional de Nutricionistas (CRN) 3ª região.

Sylvia do Carmo Castro Franceschini

Nutricionista, com Especialização Básica e Aplicada (Faculdade de Medicina de Ribeirão Preto da Universidade de São Paulo – FMRP/USP). Mestre em Nutrição e doutora em Ciências (Universidade Federal de São Paulo – Unifesp). Professora titular do Departamento de Nutrição e Saúde (Universidade Federal de Viçosa – UFV). Orientadora dos Programas de Pós-graduação em Ciência da Nutrição e Agroecologia (UFV), e em Saúde da Criança e do Adolescente (Universidade Federal de Minas Gerais – UFMG).

Tathiany Jéssica Ferreira

Nutricionista (Universidade Federal de Goiás – UFG). Mestre em Nutrição e Saúde (UFG). Doutoranda em Ciências Nutricionais (Universidade Federal do Rio de Janeiro – UFRJ).

Tatiane Mieko de Meneses Fujii

Bacharel em Nutrição (Centro Universitário São Camilo). Mestre e doutora em Ciências (Faculdade de Saúde Pública da Universidade de São Paulo – FSP/USP). Nutrigeneticista e coordenadora do Grupo de Inteligência Genética (Laboratório Centro de Genomas).

Thais Pereira D'Amico

Graduação em Nutrição (Centro Universitário São Camilo). Doutoranda no Departamento de Nutrição Experimental (Faculdade de Ciências Farmacêuticas da Universidade de São Paulo – FCF/USP).

Thiago Rodrigo de Noronha

Farmacêutico bioquímico (Hospital Universitário da Universidade de São Paulo – HU/USP). Doutor e mestre em Hematologia (Escola Paulista de Medicina da Universidade Federal de São Paulo – EPM/Unifesp).

Thomas Prates Ong

Farmacêutico bioquímico, doutor em Ciência dos Alimentos e professor do Departamento de Alimentos e Nutrição Experimental (Faculdade de Ciências Farmacêuticas da Universidade de São Paulo – FCF/USP).

Vera Lúcia Cardoso Garcia Tramonte

Bióloga (Universidade de São Paulo – USP, campus Ribeirão Preto); mestre em Ciências (Faculdade de Medicina de Ribeirão Preto – FMRP/USP); doutora em Ciência dos Alimentos, área de Nutrição Experimental (Faculdade de Ciências Farmacêuticas – FCF/USP). Professora titular do Departamento de Nutrição (Universidade Federal de Santa Catarina – UFSC). Pesquisadora (Nepne/UFSC). Foi coordenadora do Programa de Pós-Graduação em Nutrição (UFSC).

Vera Lúcia Szejnfeld

Graduação em Medicina pela Faculdade de Ciências Médicas da Santa Casa de São Paulo. Mestrado em Reumatologia pela Universidade Federal de São Paulo (Unifesp) e doutorado em Reumatologia (Unifesp). Doutora adjunta da disciplina de Reumatologia (Escola Paulista de Medicina da Universidade Federal de São Paulo – EPM/Unifesp). Coordenadora do setor de Doenças Osteometabólicas da disciplina de Reumatologia (EPM/Unifesp). Coordenadora do Comitê de Doenças Ósseas e Osteoporose da Sociedade Brasileira de Reumatologia.

Vinicius José Baccin Martins

Graduação em Fisioterapia (Universidade Metodista de São Paulo - UMESP). Mestrado e doutorado em Ciências (Universidade Federal de São Paulo – Unifesp). Professor adjunto do departamento de Fisiologia e Patologia (Universidade Federal da Paraíba – UFPB). Mestre e doutor em Ciências (Universidade Federal de São Paulo – Unifesp).

Vivianne de Sousa Rocha

Nutricionista (Universidade Federal do Piauí – UFPI). Mestre em Ciência dos Alimentos e Doutora em Ciências (Faculdade de Ciências Farmacêuticas da Universidade de São Paulo – FCF/USP). Professora Adjunta do Departamento de Nutrição (Universidade Federal de Sergipe – UFS).

Wysllenny Nascimento de Souza

Mestre em Ciência dos Alimentos (Faculdade de Ciências Farmacêuticas da Universidade de São Paulo – FCF/USP). Doutora em Nutrição em Saúde Pública (Faculdade de Saúde Pública da Universidade de São Paulo – FSP/USP). Professora e supervisora de estágios em Nutrição de Instituições de Ensino Superior, tendo realizado pesquisas e parcerias com grupos internacionais de Nutrição (Physmed Study, Helena Study, ISA-Capital e UPM-Madrid).

Sumário

Prefácio à 2ª edição XXXI

Prefácio da 1ª edição XXXIII

Apresentação à 2ª edição XXXV

Apresentação da 1ª edição...XXXVII

PARTE 1: Macronutrientes, produção de energia, fibra alimentar e equilíbrio hidroeletrolítico e acidobásico

1. **Proteínas** 3
   Marcelo Macedo Rogero, Inar Alves de Castro, Julio Tirapegui

2. **Carboidratos**..44
   Fabiana Andréa Hoffmann Sardá, Eliana Bistriche Giuntini

3. **Lipídios**..75
   Illana Louise Pereira de Melo, Ana Mara de Oliveira e Silva, Jorge Mancini Filho

4. **Produção de energia**...106
   Renato Heidor

5. **Fibra alimentar** 132
   Elizabete Wenzel de Menezes, Eliana Bistriche Giuntini

6. **Água, eletrólitos e equilíbrio acidobásico** 152
   Vera Lúcia Cardoso Garcia Tramonte, Ricardo Tramonte

BASES BIOQUÍMICAS E FISIOLÓGICAS DA NUTRIÇÃO

PARTE 2: Micronutrientes e compostos bioativos de alimentos

7. Cálcio..**175**
Anna Flávia Ferreira Passos, Carla Cristina de Morais,
Cristiane Cominetti

8. Fósforo..**197**
Kátia Rau de Almeida Callou, Rafael Barofaldi Bueno,
Silvia Maria Franciscato Cozzolino

9. Magnésio..**215**
Célia Colli, Cristiane Hermes Sales, Vivianne de Sousa Rocha,
Ana Lina de Carvalho Cunha Sales

10. Ferro..**231**
Gilberto Simeone Henriques

11. Zinco...**252**
Dilina do Nascimento Marreiro

12. Cobre...**271**
Lucia de Fátima Campos Pedrosa, Anna Cecília Queiroz de Medeiros

13. Iodo...**288**
Carla Soraya Costa Maia, Renata Carmo de Assis

14. Selênio...**298**
Carla Cristina de Morais, Cristiane Cominetti

15. Manganês...**323**
Kátia Rau de Almeida Callou, Silvia Maria Franciscato Cozzolino

16. Cromo..**342**
Anna Flávia Ferreira Passos, Ariana Vieira Rocha, Cristiane Cominetti,
Silvia Maria Franciscato Cozzolino

17. Elementos-traço...**356**
Kátia Rau de Almeida Callou, Graziela Biude Silva Duarte,
Isabela Saraiva de Almeida, Larissa Bezerra Santos,
Silvia Maria Franciscato Cozzolino

SUMÁRIO

18. Vitamina A **392**
Bruna Zavarize Reis, Lucia Yuyama (*in memoriam*), Lina Yonekura,
Jaime Paiva Lopes Aguiar, Anderson Santos Souza, Adriana Enriconi,
Myrian Abecassis Fabe, Kaliny de Souza Lira

19. Vitamina D **413**
Mariana Agostinho de Pádua Lopes, Lígia Araújo Martini

20. Vitamina K **431**
Marilene De Vuono Camargo Penteado, Wysllenny Nascimento de Souza

21. Vitamina E **444**
Kaluce Gonçalves de Sousa Almondes, Ariana Vieira Rocha,
Andressa Freire Salviano, Silvia Maria Franciscato Cozzolino

22. Vitamina C **456**
Lana Pacheco Franco, Ariana Vieira Rocha, Cristiane Cominetti

23. Vitamina B$_1$ **477**
Amanda Batista da Rocha Romero, Rafael Barofaldi Bueno,
Silvia Maria Franciscato Cozzolino

24. Vitamina B$_2$ **486**
Bruna Zavarize Reis, Rafael Barofaldi Bueno,
Silvia Maria Franciscato Cozzolino

25. Vitamina B$_6$ **494**
Bárbara Rita Cardoso, Silvia Maria Franciscato Cozzolino

26. Vitamina B$_{12}$ **515**
Denise Mafra, Milena Barcza Stockler Pinto, Bárbara Rita Cardoso

27. Ácido fólico **526**
Nadir do Nascimento Nogueira, Danilla Michelle Costa e Silva

28. Niacina **541**
Janaina Lombello Santos Donadio, Cristiane Cominetti,
Silvia Maria Franciscato Cozzolino

29. Ácido pantotênico **557**
Kaluce Gonçalves de Sousa Almondes, Isadora Nogueira Vasconcelos,
Silvia Maria Franciscato Cozzolino

BASES BIOQUÍMICAS E FISIOLÓGICAS DA NUTRIÇÃO

30. Colina **570**
Graziela Biude Silva Duarte, Isabela Saraiva de Almeida,
Larissa Bezerra Santos, Silvia Maria Franciscato Cozzolino

31. Biotina **584**
Larissa Bezerra Santos, Isabela Saraiva de Almeida, Graziela Biude Silva Duarte,
Silvia Maria Franciscato Cozzolino

32. Compostos bioativos de alimentos **606**
Ana Carolina da Silva Lima, Tathiany Jéssica Ferreira, Maria Aderuza Horst

PARTE 3: Nutrição nas diferentes fases da vida

33. Subnutrição e repercussões na saúde **639**
Vinicius José Baccin Martins, Ana Paula Grotti Clemente, Ana Lydia Sawaya

34. Alimentação nos primeiros anos de vida **666**
Liliane Viana Pires, Leila Leiko Hashimoto, Luciane Luca de Alencar,
Silvia Maria Franciscato Cozzolino

35. Alimentação na adolescência **704**
Silvia Eloiza Priore, Eliane Rodrigues de Faria, Franciane Rocha de Faria,
Maria do Carmo Gouveia Peluzio, Sylvia do Carmo Castro Franceschini,
Mauro Fisberg

36. Alimentação na gestação e na lactação **743**
Nadir do Nascimento Nogueira, Danilla Michelle Costa e Silva,
Geânia de Sousa Paz Lima, Regina Márcia Soares Cavalcante

37. Alimentação do adulto **782**
Sonia Tucunduva Philippi, Rita de Cássia de Aquino,
Greisse Viero da Silva Leal

38. Alimentação do idoso **810**
Bárbara Rita Cardoso, Kaluce Gonçalves de Sousa Almondes,
Silvia Maria Franciscato Cozzolino

PARTE 4: Nutrição na saúde e na doença

39. Nutrição e sistema imune **843**
Marcelo Macedo Rogero, Ricardo Ambrósio Fock, Primavera Borelli

SUMÁRIO

40. Genômica nutricional 880
Cristiane Cominetti, Marcelo Macedo Rogero,
Maria Aderuza Horst

41. Bioquímica da nutrição em esportes......................................906
Allys Vilela de Oliveira, Ana Paula Nunes Bento, Aline Nogueira Queiroz,
Cristiane Cominetti

42. Nutrição e estética..945
Cinthia Roman Monteiro, Tatiane Mieko de Meneses Fujii

43. Nutrição e microbiota intestinal..966
Acsa de Castro Santos, Aline Nogueira Queiroz, Anna Flávia Ferreira Passos,
Cristiane Cominetti

44. Intolerância à lactose 1006
Ana Paula Nunes Bento

45. Doença celíaca e outros distúrbios associados ao glúten........1018
Juliana Xavier de Miranda Cerqueira, Fábio Pires Pereira, Jorge Amil Dias,
Maria Daniel Vaz de Almeida

46. Nutrição e doenças inflamatórias intestinais 1046
Larissa Bezerra Santos, Aytan Miranda Sipahi

47. Alergia alimentar...1066
Renata Rodrigues Cocco, Fabíola Isabel Suano de Souza,
Roseli Oselka Saccardo Sarni

48. Doenças cardiovasculares 1078
Karine Cavalcanti Maurício de Sena-Evangelista, Lúcia Leite Lais,
Severina Carla Vieira Cunha Lima

49. Obesidade – bases bioquímicas e moleculares.........................1120
Dilina do Nascimento Marreiro

50. Aspectos bioquímicos e nutricionais do diabetes melito........1151
Liliane Viana Pires, Silvia Maria Franciscato Cozzolino

51. Aspectos bioquímicos e moleculares do câncer.......................1186
Kelly Silva Furtado, Juliana Xavier de Miranda Cerqueira,
Lívia Beatriz A. Ribeiro Silva, Thais Pereira D'Amico, Thomas Prates Ong,
Fernando Salvador Moreno

52. Nutrição e doenças ósseas e reumáticas **1206**
Beatriz Figueiredo Leite, Charlles Heldan de Moura Castro,
Patrícia de Souza Genaro Galvão, Vera Lúcia Szejnfeld,
Marcelo de Medeiros Pinheiro

53. Nutrição e doença renal crônica **1279**
Denise Mafra, Cristiane Moraes

54. Nutrição e doenças da tireoide **1298**
Cley Rocha de Farias, Meyer Knobel

55. Anemias **1328**
Elvira Maria Guerra-Shinohara, Thiago Rodrigo de Noronha, Clóvis Paniz

56. Doenças neurológicas – aspectos bioquímicos, fisiológicos e nutricionais **1346**
Bárbara Rita Cardoso, Silvia Maria Franciscato Cozzolino

Índice remissivo **1371**

Prefácio à 2ª edição

É um privilégio e uma honra ser convidada para prefaciar o livro *Bases bioquímicas e fisiológicas da nutrição: nas diferentes fases da vida, na saúde e na doença*, organizado pelas professoras doutoras e pesquisadoras Cristiane Cominetti e Silvia Maria Franciscato Cozzolino. A ciência da Nutrição evoluiu muito em seus múltiplos aspectos e ao enfocar as bases bioquímicas dos alimentos, seus constituintes e sua relação com a saúde e as doenças, esta obra contribui para a promoção da saúde e a prevenção das doenças. A importância dos conteúdos de cada capítulo apresentado é indiscutível, pois contribuem para ampliar o conhecimento e apontam novas dimensões das áreas de bioquímica e fisiologia da Nutrição, não só para as funções bioquímicas como também para os processos metabólicos dos componentes moleculares e de compostos químicos biologicamente importantes.

A *expertise* das professoras Cominetti e Cozzolino, com suas produções científicas na área acadêmica nacional e internacional, permitiu reunir renomados autores colaboradores, de diferentes instituições de ensino e pesquisa, contribuindo na apresentação de conteúdos atualizados sobre cada parte do livro. A primeira parte enfoca os macronutrientes, produção de energia, fibra alimentar, equilíbrio hidroeletrolítico e acidobásico. Está constituída por seis capítulos abrangendo desde proteínas, carboidratos, lipídios, fibras até água. Já a parte 2 apresenta os micronutrientes e os compostos bioativos dos alimentos em 26 capítulos sobre minerais, vitaminas e compostos bioativos, como cálcio, zinco, ferro, selênio, vitaminas A, D, B_1, B_{12}, biotina e outras. A relação dos alimentos e seus constituintes com as diferentes fases da vida está apresentada na parte 3 do livro, composta por seis capítulos enfocando desde subnutrição, alimentação na infância e adolescência, até a fase adulta e do idoso. As organizadoras atualizaram os conteúdos da parte 4 sobre nutrição na saúde e na doença com 18 capítulos, sendo alguns novos com abordagem sobre nutrição e microbiota, obesidade, doenças ósseas, tireoide, nutrição e doenças inflamatórias intestinais, sob a ótica dos aspectos bioquímicos, fisiológicos, neurológicos e nutricionais.

O conjunto dos saberes apresentados constitui-se em oportunidade única de atualização, aplicação prática dos novos conhecimentos e reflexão sobre a necessidade de desenvolvimento de novas pesquisas nessa área do conhecimento.

Agradeço às professoras Cristiane e Silvia pela oportunidade de escrever este prefácio e parabenizo pelo desafio e concretização deste livro, que certamente contribuirá para o aprimoramento e deverá ser referência para todos os que atuam na área de alimentação e nutrição, podendo ser considerado de importância ímpar para a literatura científica no Brasil.

Sonia Tucunduva Philippi
Docente e pesquisadora do Departamento de Nutrição
da Faculdade de Saúde Pública da Universidade de São Paulo (FSP/USP).
Mestre e doutora em Saúde Pública e livre-docente pela FSP/USP.

Prefácio da 1ª edição

Apesar do papel da nutrição como uma terapia da doença ser reconhecido há muitos séculos, a Ciência da Nutrição consiste, na verdade, em uma disciplina relativamente nova e que tem quase sempre dependido de desenvolvimentos da química analítica e da fisiologia geral. Muitos dos químicos envolvidos com a Revolução Química na França no final do século XVIII, incluindo seu membro mais famoso, Antoine Lavoisier, também tinham interesse no metabolismo. O período marcou um novo início da Ciência da Nutrição, sendo que a Revolução Química proporcionou as ferramentas necessárias a seu desenvolvimento. Em decorrência também do interesse nesse país por estudos de anatomia comparativa, uma questão importante que ficou ainda evidente na época foi a de que diferentes espécies de animais poderiam ser utilizadas em pesquisas como modelos para seres humanos. Antes de 1885, praticamente todos os estudos haviam sido conduzidos na Europa Ocidental e a maioria se preocupava com a composição dos alimentos e com necessidades de proteína ou energia. Nos 25 anos seguintes e primeira parte do século XX, entretanto, importantes novas linhas de trabalho estavam sendo desenvolvidas em muitos locais no mundo, e ampliaram em muito nossos conhecimentos em relação à identificação de nutrientes essenciais e determinação das respectivas necessidades nutricionais e quantidades necessárias à prevenção de doenças decorrentes de sua deficiência, como é o caso, por exemplo, do escorbuto, consequência da deficiência em vitamina C.

À medida que a Ciência da Nutrição evoluiu, os pesquisadores passaram ainda a se preocupar com os efeitos dos alimentos e seus constituintes específicos, não só na prevenção de doenças crônicas não transmissíveis, como também na melhoria do desempenho do indivíduo quando da realização de esportes. Já mais recentemente, graças à evolução de metodologias moleculares de investigação científica, tem ficado cada vez mais evidente o importante papel que a alimentação desempenha na saúde e na doença do ser humano ao interagir não só com seu genoma como também com o epigenoma, inclusive no período de seu desenvolvimento intrauterino e pós-natal imediato. Vale ressaltar que a área do conhecimento da Ciência da Nutrição é bastante ampla, multidisciplinar e interprofissional. Dessa forma, seu estudo demanda fundamentos sólidos em bioquímica e fisiologia, e que constituem, na verdade, apenas parte dos conhecimentos aqui apresentados no livro *Bases bioquímicas e fisiológicas da nutrição: nas diferentes fases da vida, na saúde e na doença*. Assim, este se dirige àqueles interessados em obter, em uma única obra, material que contemple não somente aspectos básicos, como também já mais avançados e atuais da Ciência da Nutrição.

Distribuídos em 4 partes, 51 capítulos compõem o livro, todos redigidos por profissionais diretamente voltados no seu cotidiano para a temática em questão. Na primeira delas, discorre-se em 6 capítulos a respeito dos macronutrientes, da produção de energia, da fibra alimentar e do equilíbrio hidroeletrolítico e acidobásico. Já na Parte 2, conhecimentos relativos aos diversos micronutrientes e a compostos bioativos dos alimentos são abordados em 26 capítulos. Na terceira parte, em 6 capítulos é enfatizada a nutrição nas diversas etapas da vida, bem como a desnutrição e suas repercussões na saúde. Finalmente, na quarta parte são destacados aspectos da nutrição na saúde e em diversas doenças, que se estendem por 13 capítulos.

Pela forma com que foi delineado cuidadosamente por suas organizadoras e pela abrangência, profundidade, modernidade e atualização de seus temas, espera-se que este livro venha a se tornar rapidamente uma referência em nosso meio.

Prof. Dr. Fernando Salvador Moreno
Faculdade de Ciências Farmacêuticas da Universidade de São Paulo

Apresentação à 2ª edição

A segunda edição do livro *Bases bioquímicas e fisiológicas da nutrição: nas diferentes fases da vida, na saúde e na doença* foi organizada seis anos após o lançamento da primeira edição. A evolução da ciência da Nutrição tem sido bastante rápida nos últimos anos e, assim, é essencial que referências utilizadas em cursos de graduação e de pós--graduação sejam constantemente atualizadas. Nesse sentido, todos os capítulos foram atualizados e cuidadosamente revisados. Além disso, em razão de sua importância no cenário científico atual, cinco novos capítulos foram adicionados: "Anemias"; "Doença celíaca e outros distúrbios associados ao glúten"; "Nutrição e doenças inflamatórias intestinais"; "Intolerância à lactose"; e "Nutrição e microbiota intestinal".

A primeira parte do livro continua destinando-se a descrever minuciosamente os aspectos relacionados à bioquímica e à fisiologia dos macronutrientes, incluindo detalhes sobre definição e nomenclatura, funções, digestão, absorção, transporte e metabolismo, com ênfase nos processos envolvidos na produção e/ou armazenamento de energia por meio da utilização de carboidratos, de lipídios e de proteínas, bem como a regulação de todos esses processos. A seguir encontra-se o capítulo "Produção de energia", o qual destaca as leis da termodinâmica; os processos de catabolismo e anabolismo; a transferência da energia dos alimentos para as células, englobando as reações do ciclo do ácido cítrico, da fosforilação oxidativa e da síntese de ATP; bem como o controle do processo de produção de energia. Esta seção contempla ainda o capítulo "Fibra alimentar", com as definições mais atuais, bem como seus componentes, propriedades físico--químicas, respostas no organismo, efeito prebiótico e relação com doenças crônicas não transmissíveis. Finalizando esta seção, há um capítulo destinado a tratar do equilíbrio hidroeletrolítico e acidobásico do organismo, processos fundamentais na manutenção da homeostase fisiológica.

A segunda parte também não teve sua ordem modificada e continua englobando aspectos bioquímicos e fisiológicos de minerais e de vitaminas, incluindo aspectos sobre distribuição na natureza, digestão, absorção, transporte, metabolismo, excreção, importância biológica, deficiência e toxicidade, bem como informações gerais sobre biodisponibilidade, fontes alimentares e recomendações de ingestão. Ao final desta seção encontra-se o capítulo "Compostos bioativos de alimentos", amplamente revisado e que detalha a classificação e principais efeitos biológicos dessas substâncias.

Na terceira parte – "Nutrição nas diferentes fases da vida" – encontra-se a mesma ordem de capítulos em relação à primeira edição: "Subnutrição e repercussões na saúde"; "Alimentação nos primeiros anos de vida"; "Alimentação na adolescência"; "Alimentação na gestação e na lactação"; "Alimentação do adulto"; e "Alimentação do idoso".

A quarta parte do livro expõe as abordagens bioquímicas, fisiológicas, nutricionais e moleculares na saúde e na doença, mantidos os capítulos anteriores e adicionados os cinco novos capítulos citados anteriormente. A ordem de apresentação dos capítulos foi alterada, de forma que os primeiros são "Nutrição e sistema imune", "Genômica nutricional", "Bioquímica da nutrição em esportes", "Nutrição e estética", e "Nutrição e microbiota intestinal", seguidos pelos capítulos relativos a doenças associadas à Nutrição.

Mais uma vez é essencial que se registre que a construção desta obra não teria sido possível sem a colaboração inestimável dos mais renomados pesquisadores da área de Nutrição no Brasil e no exterior. A cada um dos colaboradores registramos a nossa sincera gratidão e admiração.

Bons estudos!

Cristiane Cominetti
Silvia Maria Franciscato Cozzolino

Apresentação da 1ª edição

O livro *Bases bioquímicas e fisiológicas da nutrição: nas diferentes fases da vida, na saúde e na doença* foi inicialmente idealizado com a proposta de reunir as informações científicas clássicas e, também, as descobertas mais atuais sobre a Bioquímica da Nutrição. O termo bioquímica refere-se a nada menos que a química da vida, uma vez que as leis dessa ciência controlam todos os organismos vivos e seus processos. Ao longo do processo evolutivo, as células desenvolveram mecanismos eficientes para aproveitar a energia proveniente de diferentes fontes para a realização de uma série de processos fisiológicos. O entendimento, em termos quantitativos e químicos, de como esta energia é extraída, direcionada e consumida por células vivas é um dos objetivos da bioquímica. Nesse sentido, insere-se o termo Bioquímica da Nutrição, haja vista que a bioquímica trata de estruturas, funções e interações de componentes nutricionais, tais como carboidratos, proteínas e lipídios, além de ácidos nucleicos e outras biomoléculas. Por outro lado, o entendimento da bioquímica é indissociável da fisiologia, ou seja, da compreensão de como se dá o funcionamento e a integração de todo esse emaranhado de reações químicas do organismo humano. Assim, o livro, além de englobar as bases bioquímicas, também apresenta as bases fisiológicas envolvidas na Ciência da Nutrição.

A primeira parte destina-se a descrever minuciosamente os aspectos relacionados à bioquímica e à fisiologia dos macronutrientes, incluindo detalhes sobre definição e nomenclatura, funções, digestão, absorção, transporte e metabolismo, com ênfase nos processos envolvidos na produção e/ou armazenamento de energia por meio da utilização de carboidratos (fermentação, glicólise, glicogenólise, gliconeogênese etc.), de lipídios (betaoxidação, lipólise, lipogênese, síntese de colesterol etc.) e de proteínas (catabolismo de aminoácidos, transporte de amônia, ciclo da ureia, destino dos esqueletos de carbono etc.), bem como a regulação de todos esses processos. Aos capítulos de macronutrientes segue-se o de "Produção de energia", o qual destaca as leis da termodinâmica; os processos de catabolismo e anabolismo; a transferência da energia dos alimentos para as células, englobando as reações do ciclo do ácido cítrico, da fosforilação oxidativa e da síntese de ATP; bem como o controle do processo de produção de energia. Essa parte contempla ainda o capítulo sobre Fibras Alimentares, com as definições mais atuais, bem como seus componentes, propriedades físico-químicas, respostas no organismo, efeito prebiótico e relação com doenças crônicas não transmissíveis. Finalizando, há um capítulo destinado a tratar do equilíbrio hidroeletrolítico e acidobásico do organismo, processos fundamentais na manutenção da homeostase fisiológica.

A segunda parte engloba aspectos bioquímicos e fisiológicos de vitaminas e minerais. A intenção foi enfatizar a importância desses micronutrientes na Bioquímica da Nutrição, principalmente em virtude de sua participação fundamental no metabolismo dos macronutrientes, como a participação de algumas vitaminas e minerais como cofatores enzimáticos no processo de glicólise e no ciclo de Krebs. Todos os capítulos englobam também aspectos sobre distribuição na natureza, digestão, absorção, transporte, metabolismo, excreção, importância biológica, deficiência e toxicidade, bem como um enfoque resumido sobre biodisponibilidade, fontes alimentares e recomendações de ingestão. Ao final dessa parte foi incluído um capítulo que trata dos Compostos Bioativos de Alimentos, detalhando sua classificação e principais efeitos biológicos.

Em seguida, encontram-se os capítulos que abordam a nutrição nas diversas fases da vida, a saber: "Alimentação nos Primeiros Anos de Vida", "Alimentação na Adolescência", "Alimentação do Adulto", "Alimentação na Gestação e na Lactação" e "Alimentação do Idoso", os quais relatam aspectos fisiológicos, de avaliação do estado nutricional e de necessidades nutricionais específicas de cada fase. Nessa parte foi incluído o capítulo "Desnutrição e Repercussões na Saúde", dada a importância do tema tanto na fase de crescimento e desenvolvimento, quanto na fase adulta.

Finalizando, a quarta parte do livro expõe as abordagens bioquímicas, fisiológicas, nutricionais e moleculares na saúde e na doença. Situações clínicas, tais como as doenças crônicas não transmissíveis, entre elas as doenças cardiovasculares, o câncer, o diabetes melito e a obesidade são relatadas. Esta parte compreende também outras situações patológicas como doenças do sistema ósseo, doença renal crônica, doenças da tireoide e alergias alimentares. Inclui ainda capítulos específicos e atuais como nutrição e sistema imune, genômica nutricional, nutrição e estética, além de um capítulo sobre nutrição no esporte.

Cada um dos capítulos foi cuidadosamente elaborado para atender às necessidades de estudantes de graduação e de pós-graduação nas áreas da Bioquímica e da Fisiologia da Nutrição. Esperamos que nosso esforço se reverta em conhecimento, interesse e amor àqueles que se dedicam a essa ciência de tamanha importância que é a Nutrição.

É, ainda, essencial deixar registrado que a construção desta obra não teria sido possível não fosse a colaboração inestimável dos mais renomados pesquisadores da área de nutrição no Brasil. A cada um dos colaboradores registramos a nossa sincera gratidão e admiração.

Parafraseando o ilustre escritor e pensador Johann Goethe: "Quando uma criatura humana desperta para um grande sonho e sobre ele lança toda a força de sua alma, todo o universo conspira a seu favor", desejamos a todos uma excelente leitura!

Cristiane Cominetti
Silvia Maria Franciscato Cozzolino

PARTE **1**

Macronutrientes,
produção de energia,
fibra alimentar e
equilíbrio hidroeletrolítico
e acidobásico

1
Proteínas

MARCELO MACEDO ROGERO
INAR ALVES DE CASTRO
JULIO TIRAPEGUI

INTRODUÇÃO

O termo proteína deriva do grego *protos*, que significa o primeiro, o primordial. Proteínas, as mais abundantes macromoléculas biológicas, estão presentes em todas as células e em todas as partes das células. Ocorrem em grande variedade, milhares de tipos diferentes, com diferentes tamanhos, sendo que desde peptídeos relativamente pequenos até polímeros com peso molecular em milhões podem ser encontrados em uma única célula. Aproximadamente 17% do peso corporal humano é composto por proteínas, que estão distribuídas nos tecidos,[12] apresentando diferentes estruturas – colágeno, queratina, albumina, actina, miosina etc., as quais exercem função estrutural, enzimática, hormonal, de transporte, de imunidade e contrátil.[20]

Proteínas são polímeros complexos, caracterizados pela presença de nitrogênio em sua estrutura química. A incorporação do nitrogênio na molécula está associada ao início da vida no planeta, conforme demonstrado no famoso experimento conduzido por Miller-Urey.[60] As proteínas são cadeias de tamanho e configuração variados, formadas pela ligação de 20 diferentes aminoácidos. A sequência desses aminoácidos na cadeia é determinada pelo ácido desoxirribonucleico (DNA), por meio dos processos de transcrição e tradução. Dessa forma, os diferentes tipos de moléculas proteicas presentes no organismo, assim como todas as funções que desempenham nas mais variadas e complexas vias metabólicas, foram determinados pelo processo evolutivo das espécies.[31]

Entre os 20 aminoácidos que constituem as proteínas, nove são essenciais, ou seja, não podem ser sintetizados pelo organismo humano a partir de outros compostos, devendo ser ingeridos por meio da alimentação. A deficiência de ingestão de aminoácidos essenciais provoca redução da taxa de crescimento do organismo e das funções não vitais, como a reprodução, podendo, posteriormente, resultar na falência de órgãos vitais, como o cérebro e o coração. Portanto, desde o nascimento, o ser humano precisa ingerir proteínas e as principais fontes proteicas da alimentação incluem leite, carnes, ovos, leguminosas e cereais. O Banco Mundial estima que existam cerca de 967 milhões de indivíduos subnutridos no mundo, sendo que o consumo insuficiente de proteínas ainda causa o retardo de crescimento de metade das crianças na região centro-sul asiática e no leste da África.[11]

As recomendações de ingestão diária de proteínas indicam quantidade específica para a manutenção da saúde em indivíduos eutróficos. Contudo, uma condição fundamental para se garantir as necessidades de proteína de um organismo é que o indivíduo tenha também suas necessidades energéticas atendidas, uma vez que a deficiência calórica faz com que o organismo desvie as proteínas de suas funções plásticas ou reparadoras normais para a produção de energia.

AMINOÁCIDOS

Os aminoácidos são formados por carbono, hidrogênio, oxigênio, nitrogênio e, ocasionalmente, enxofre, e são as unidades estruturais básicas de todas as proteínas. Os aminoácidos que são incorporados nas proteínas de mamíferos são alfa-aminoácidos, com exceção da prolina, que é um alfaiminoácido. Um alfa-aminoácido consiste de um grupo amino, um grupo carboxila, um átomo de hidrogênio e um grupo R (cadeia lateral), todos ligados a um átomo de carbono, denominado carbono alfa (Figura 1.1). Embora existam muitos aminoácidos na natureza (mais de 300), apenas 20 estão presentes na composição das proteínas, sendo que cada aminoácido apresenta uma cadeia lateral diferente ligada ao átomo do carbono alfa. Esses 20 L-alfa-aminoácidos ocorrem várias vezes nas proteínas, incluindo aquelas produzidas em bactérias, plantas e animais, sendo que para cada um desses aminoácidos existe ao menos um códon no código genético. Apesar da escolha desses 20 aminoácidos ter ocorrido provavelmente ao acaso no curso da evolução, a versatilidade química que eles fornecem é vital. Por exemplo, cinco dos 20 aminoácidos possuem cadeias laterais que podem apresentar determinada carga, enquanto os demais não são carregados, porém são reativos de maneira específica. Cabe ressaltar que as propriedades das cadeias laterais dos aminoácidos, quando agregadas, determinam as propriedades das proteínas constituídas por esses aminoácidos, e são a base de todas as funções diversas e complexas das proteínas.

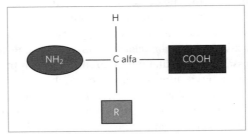

Figura 1.1 Estrutura de um aminoácido.
Fonte: Nelson e Cox.[65]

Classificação dos aminoácidos

Além dos 20 aminoácidos comumente descritos, a selenocisteína é caracterizada como o 21º aminoácido. A combinação desses 21 aminoácidos, em diferentes sequências, responde pela origem de todas as proteínas existentes na natureza. Observa-se que, exceto pela glicina, o carbono alfa é assimétrico, ligando-se a quatro grupamentos diferentes (COOH, NH$_2$, H e R), o que confere capacidade de rotação no plano de luz polarizada, formando dois enantiômeros: L-aminoácidos e D-aminoácidos (Figura 1.2).[20]

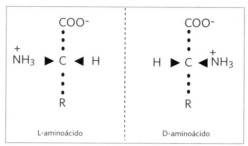

Figura 1.2 L-aminoácido e D-aminoácido.
Fonte: Nelson e Cox.[65]

As proteínas naturais são sintetizadas apenas com L-aminoácidos. Entretanto, D-aminoácidos também podem ser encontrados em proteínas alimentares após tratamento térmico. Considerando-se que o organismo humano absorve L-aminoácidos, a formação de D-aminoácidos durante o processamento dos alimentos contribui para a redução do valor nutricional de proteínas.[20,23]

Além da carga elétrica, o grupamento radical dos aminoácidos é responsável pela polaridade da molécula e, consequentemente, pela solubilidade, pela reatividade química e pelo potencial para formar ligações com o hidrogênio. Em geral, aminoácidos alifáticos – apolares sem anel aromático (alanina, isoleucina, leucina, metionina, prolina e valina) e aromáticos (fenilalanina, triptofano e tirosina) – são hidrofóbicos. Os aminoácidos polares carregados (lisina, arginina, histidina, aspartato e glutamato) são altamente solúveis em água, enquanto os polares não carregados apresentam solubilidade intermediária, dependendo da presença de grupamentos hidroxilas e de grupos fenólicos ionizáveis. Por exemplo, serina e treonina apresentam grupamentos hidroxila que podem se ligar às moléculas de água por meio de pontes de hidrogênio. Sob condições ácidas ou alcalinas, alguns aminoácidos podem ser ionizados, aumentando, assim, sua solubilidade em água.[20] Portanto, é fácil deduzir que a carga elétrica e a polaridade de uma proteína dependerão da natureza do grupamento radical dos aminoácidos que a compõem, nas condições de pH em que essa proteína se encontra.

A prolina é o único aminoácido (iminoácido) cujo grupamento radical une-se diretamente ao carbono alfa por meio de uma ligação covalente, formando um anel "pirrolidina". Essa configuração afeta a estrutura proteica, uma vez que limita a rotação espacial entre os átomos envolvidos nessa ligação. A cisteína ocorre na maior parte das proteínas na forma oxidada, formando um dímero conhecido como cistina.[20,23]

Proteínas conjugadas são aquelas que apresentam outros tipos de aminoácidos derivados dos originais. Além da cistina, podem-se citar outros exemplos como desmosina, isodesmosina, di ou tritirosina, 4-hidroxiprolina e 5-hidroxilisina, encontradas em pro-

6   BASES BIOQUÍMICAS E FISIOLÓGICAS DA NUTRIÇÃO

teínas estruturais, como elastina e colágeno, e fosfoserina e fosfotreonina, encontradas nas caseínas.[20,23]

Propriedades acidobásicas dos aminoácidos

Os aminoácidos são moléculas anfóteras que apresentam um grupamento ácido (COOH) e um grupamento básico (NH_2) ligados ao carbono alfa. Em pH neutro, os dois grupamentos encontram-se ionizados (COO^- e NH_3^+), tornando a molécula dipolar (zwitteríon). O valor de pH no qual as cargas positivas e negativas se anulam é chamado de ponto isoelétrico (pI). Quando uma molécula dipolar é colocada em meio ácido (H^+), seus grupamentos COO^- ficam protonados (COOH), sobrando, assim, cargas positivas dos grupamentos amina (NH_3^+). O valor de pH no qual metade dos grupamentos carboxila (COOH) encontra-se protonada [COOH] = [COO^-] é conhecido como pKa1. Ao contrário, quando a molécula do aminoácido está em meio básico (OH^-), seus grupamentos amida permanecem desprotonados (NH_2), sobrando cargas negativas do grupamento carboxila (COO^-). Da mesma forma, o valor de pH no qual metade dos grupamentos amida (NH_2) encontra-se desprotonada [NH_2] = [NH_3^+] é conhecido como pKa_2.[65]

Quando os grupamentos radicais são constituídos por aminoácidos polares (lisina, histidina, arginina, glutamato e aspartato) ou por grupamentos ionizáveis (cistina e tirosina), tem-se o valor de pKa3, no qual metade desses resíduos está desprotonada e metade está protonada. Com base nos valores de pK, pode-se estimar o pI dos aminoácidos:

- Aminoácidos com grupamento radical ácido: pI = (pKa_1+pKa_3)/2.
- Aminoácidos com grupamento radical básico: pI = (pKa_2+pKa_3)/2.
- Aminoácidos com grupamento radical não carregado ionizável: pI = (pKa_1+pKa_2)/2.

A Tabela 1.1 apresenta o pI dos aminoácidos a 25°C.

Tabela 1.1   Valores de pI e de hidrofobicidade (kJ/mol) dos grupamentos radicais dos aminoácidos a 25°C

Aminoácido	pI	Polaridade	ΔGt (Octanol → água)*
Ácido glutâmico	3,2	Polar negativo	2,09
Ácido aspártico	2,8	Polar negativo	2,09
Lisina	9,6	Polar positivo	–
Arginina	10,8	Polar positivo	1,40
Histidina	7,5	Polar positivo	2,09
Asparagina	5,4	Polar não carregado	0,08
Glutamina	5,7	Polar não carregado	−0,42
Glicina	6,0	Polar não carregado	0,00
Serina	5,7	Polar não carregado	−1,25
Treonina	5,6	Polar não carregado	1,67
Cisteína	5,0	Polar não carregado	4,18
Tirosina	5,7	Polar não carregado	9,61

▶

Aminoácido	pI	Polaridade	ΔGt (Octanol $\rightarrow$ água)*
Alanina	6,0	Apolar	2,09
Metionina	5,7	Apolar	5,43
Valina	6,0	Apolar	6,27
Leucina	6,0	Apolar	9,61
Fenilalanina	5,5	Apolar	10,45
Prolina	6,3	Apolar	10,87
Isoleucina	6,0	Apolar	12,54
Triptofano	5,9	Apolar	14,21

* Valores de ΔGt relativos à glicina em sistemas octanol-água.
Fonte: Damodaran.[20]

O grau de ionização de um grupamento sob determinado pH pode ser estimado pela equação de Henderson-Hasselbach, em que a base conjugada é a molécula remanescente após o ácido ter perdido um próton e o ácido conjugado é a molécula resultante quando a base recebe um próton (Figura 1.3).

Considerando-se que na proteína tem-se apenas um grupamento carboxila e um grupamento amina livres nas extremidades da cadeia, porque os demais estão unidos por meio de ligações peptídicas, a equação da Figura 1.3 pode ser aplicada para a determinação da carga líquida da proteína, considerando-se o grau de ionização de seus resíduos ionizáveis em função da natureza do meio.[20]

$$pH = pKa + \log \frac{(base\ conjugada)}{(ácido\ conjugado)}$$

Figura 1.3 Equação de Henderson-Hasselbach
Fonte: Damodaran.[20]

Classificação metabólica e nutricional dos aminoácidos

A classificação nutricional dos aminoácidos categorizava-os em dois grupos: indispensáveis (essenciais) e dispensáveis (não essenciais). Os nove aminoácidos indispensáveis (histidina, isoleucina, leucina, lisina, metionina, fenilalanina, treonina, triptofano e valina) são aqueles cujos esqueletos de carbono não podem ser sintetizados pelo organismo, necessitando ser obtidos por meio da alimentação. Todavia, a definição de aminoácidos dispensáveis tem se tornado controversa, uma vez que muitas informações têm sido relatadas sobre o metabolismo intermediário e as características nutricionais desses compostos.[14,42,63,71,103]

Laidlaw e Kopple[53] separaram os aminoácidos dispensáveis em duas classes: verdadeiramente dispensáveis e condicionalmente indispensáveis (Tabela 1.2). Cinco aminoácidos (alanina, ácido aspártico, asparagina, ácido glutâmico e serina) são denominados dispensáveis, uma vez que podem ser sintetizados no organismo a partir de outros aminoácidos ou outros metabólitos de complexos nitrogenados. Além disso, seis aminoácidos (arginina, cisteína, glutamina, glicina, prolina e tirosina) são considerados

8 BASES BIOQUÍMICAS E FISIOLÓGICAS DA NUTRIÇÃO

condicionalmente indispensáveis, uma vez que são sintetizados a partir de outros aminoácidos e/ou sua síntese é limitada sob condições fisiopatológicas especiais. Portanto, a designação aminoácido condicionalmente indispensável caracteriza que, em condições normais, o organismo pode sintetizar esses aminoácidos para alcançar as necessidades metabólicas. Contudo, em determinadas condições fisiológicas ou fisiopatológicas, a ingestão desses aminoácidos se torna necessária. A quantidade de aminoácidos condicionalmente indispensáveis a ser ingerida não tem sido determinada e presume-se que varia em grande extensão, de acordo com a condição específica.[33,66,67]

Tabela 1.2 Aminoácidos indispensáveis, dispensáveis e condicionalmente indispensáveis na alimentação humana

Indispensáveis	Dispensáveis	Condicionalmente indispensáveis*	Precursores de condicionalmente indispensáveis
Histidina**	Alanina	Arginina	Glutamina/glutamato, aspartato
Isoleucina	Ácido aspártico	Cisteína	Metionina, serina
Leucina	Asparagina	Glutamina	Ácido glutâmico/amônia
Lisina	Ácido glutâmico	Glicina	Serina, colina
Metionina	Serina	Prolina	Glutamato
Fenilalanina		Tirosina	Fenilalanina
Treonina			
Triptofano			
Valina			

Fonte: adaptada de Laidlaw e Kopple et al.[53]
* Aminoácidos condicionalmente indispensáveis são definidos como aqueles que necessitam ser ingeridos por meio de fontes alimentares quando a síntese endógena não alcança a necessidade metabólica do organismo.
** Apesar de a histidina ser caracterizada como indispensável, difere dos demais aminoácidos indispensáveis, uma vez que sua retirada total da alimentação não promove prontamente a redução da deposição proteica e a ocorrência de balanço nitrogenado negativo.

ESTRUTURA PROTEICA

As proteínas apresentam quatro formas estruturais designadas como primária, secundária, terciária e quaternária, conforme esquematizado na Figura 1.4. O objetivo final do enovelamento das proteínas é reduzir a exposição de aminoácidos hidrofóbicos e aumentar a concentração de aminoácidos hidrofílicos na superfície da proteína quando ela está dissolvida em solventes polares, como a água.

Estrutura primária

A sequência de aminoácidos caracteriza a forma primária da estrutura proteica, na qual os aminoácidos estão ligados linearmente por meio das ligações peptídicas (Figura 1.5). Nessa reação, ocorre a condensação do grupamento carboxila de um L-aminoácido com o grupamento amina do outro, resultando na liberação de uma molécula de água.[20]

Por convenção, a estrutura molecular de uma proteína, caracterizada pela cadeia polipeptídica, inicia-se com o resíduo amino e termina com o resíduo carboxila: $NH_2 - CHR_1$

PROTEÍNAS

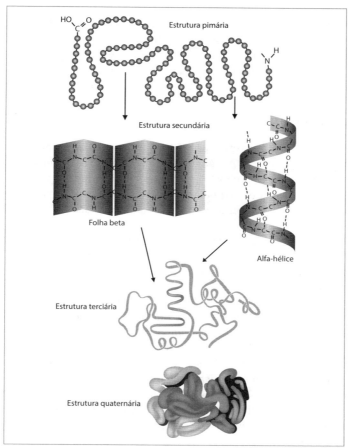

Figura 1.4 Estruturas de uma proteína.
Fonte: Devlin.[23]

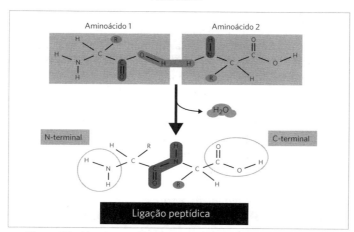

Figura 1.5 Ligação peptídica com perda de uma molécula de água.
Fonte: Devlin.[23]

– CO – NH – CHR$_2$ – COOH. O comprimento da cadeia e a sequência dos aminoácidos que a compõem determinarão suas propriedades físico-químicas, estruturais, biológicas e funcionais. O tamanho da cadeia determina o peso molecular da proteína (expresso em Daltons – Da), e pode variar de poucos milhares a milhões de Da. Em média, a maior parte das proteínas tem seu peso molecular compreendido entre 20 e 100.000 Da.[20,23]

Estrutura secundária

No sequenciamento da estrutura primária, a presença de aminoácidos com diferentes polaridades induz a rotação nos ângulos formados entre os átomos que compõem o peptídeo. Essa torção nos ângulos fi e psi proporciona redução na energia livre local necessária para manter aquele segmento estável em solução. Em geral, duas formas de estrutura secundária são encontradas em proteínas: helicoidal e folha beta (Figura 1.4).

- Estrutura helicoidal: ocorre quando ângulos fi e psi consecutivos sofrem a mesma torção, formando três tipos básicos de subestrutura: alfa-hélice, 3$_{10}$-hélice e pi-hélice. A estrutura alfa-hélice é a mais estável das três e, por essa razão, é a predominante. Cada rotação helicoidal envolve 3,6 aminoácidos e tem comprimento axial de 1,5 A°. Os grupamentos laterais são orientados perpendicularmente ao eixo da hélice, e a estrutura é estabilizada por pontes de hidrogênio. Polipeptídeos que apresentam a sequência -P-A-P-P-A-A-P- entre aminoácidos polares (P) e apolares (A) tendem a formar alfa-hélice em solução aquosa, proporcionando que um lado da hélice seja ocupado por cadeias hidrofóbicas, enquanto no outro concentrem-se as cadeias hidrofílicas, o que confere caráter anfifílico à molécula. As subestruturas 3$_{10}$-hélice e pi-hélice são bem menos estáveis e ocorrem em pequenos segmentos da cadeia.[20,65] Quando resíduos de prolina aparecem na sequência, ocorre quebra da estrutura alfa-hélice, em função da limitação de rotação do ângulo fi fixado em 70°, e da ausência de hidrogênio ligado ao carbono alfa, o que impede a formação de pontes de hidrogênio. Proteínas com alta proporção de resíduos prolina tendem a apresentar estrutura desordenada, como é o caso da betacaseína (17% de prolina) e da alfa$_{s1}$-caseína (8,5% de proteína).
- Estrutura folha beta: na estrutura beta, os grupamentos –C=O– e –N–H são orientados perpendicularmente à direção da cadeia, fazendo com que as pontes de hidrogênio ocorram apenas entre os segmentos e não dentro destes. As fitas beta apresentam de cinco a 15 aminoácidos e associam-se por meio de pontes de hidrogênio, formando uma estrutura parecida com uma folha pregueada. Nessa associação, as cadeias podem estar orientadas no sentido paralelo (⇓ ⇓ ⇓) e em sentidos opostos (⇑ ⇓ ⇑). Polipeptídeos que apresentam a sequência binária -A-P-A-P-A-P-A-P- tendem a formar estrutura em folha beta, pois esta possibilita a menor exposição dos resíduos hidrofóbicos, o que confere maior estabilidade. Por essa razão, proteínas com alta proporção de estrutura folha beta apresentam maior temperatura de desnaturação, ou seja, mais energia precisa ser disponibilizada ao sistema para desestabilizar essa estrutura. Essa maior estabilidade da estrutura folha beta também explica por que proteínas com segmentos em alfa-hélice, depois de aquecidas e resfriadas, convertem-se em folha beta, sem nunca ocorrer o contrário.

Estrutura terciária

A estrutura terciária configura-se como o enovelamento da cadeia polipeptídica contendo segmentos com estrutura secundária, com o objetivo de minimizar a energia livre da molécula. O enovelamento permite esconder ainda mais os resíduos hidrofóbicos, reduzindo o contato deles com a água. A estrutura globular é mantida por meio de diversos tipos de interações, como as eletrostáticas, as hidrofóbicas, as forças de van de Waals e as pontes de hidrogênio. Entretanto, em virtude da complexidade da cadeia polipeptídica, é impossível esconder a totalidade dos resíduos apolares hidrofóbicos, assim como expor na superfície todos os resíduos polares e hidrofílicos. Porém, essa distribuição "imperfeita" do ponto de vista de estabilidade pode proporcionar características de interface interessantes sob o aspecto de funcionalidade.

A forma mais alongada ou globular conferida pela estrutura terciária dependerá da sequência de aminoácidos polares e apolares na cadeia. Se a proporção de resíduos hidrofóbicos for elevada, a proteína adquire uma forma globular mais esférica, enquanto uma forma mais alongada, como um bastonete, é comum nas proteínas que apresentam maior proporção de resíduos hidrofílicos, permitindo, assim, que a maior parte possa posicionar-se à superfície. Alguns segmentos da cadeia na estrutura terciária enovelam-se de forma independente, configurando um "domínio" naquela região. Esses domínios interagem entre si para formar uma única estrutura terciária e seu número é maior em cadeias com maior peso molecular, como as imunoglobulinas.[20,23,65]

Estrutura quaternária

A estrutura quaternária refere-se ao rearranjo espacial de duas ou mais cadeias polipeptídicas que apresentam estrutura terciária. O objetivo, mais uma vez, é reduzir a exposição de resíduos hidrofóbicos ao meio aquoso. As ligações que estabilizam a estrutura quaternária são principalmente as pontes de hidrogênio, as ligações hidrofóbicas e as eletrostáticas.

A tendência em formar uma estrutura quaternária é dada pela maior proporção de aminoácidos hidrofóbicos. Em geral, proteínas dos cereais ricas em resíduos hidrofóbicos (mais de 35%) apresentam-se na forma oligomérica. A betaconglicinina, encontrada na soja, contém aproximadamente 41% de aminoácidos hidrofóbicos e associa-se e dissocia-se em trímeros, de acordo com a força iônica e o pH da solução.[20,23,65]

PRINCIPAIS PROTEÍNAS ALIMENTARES

Proteínas do leite

O leite contém, em média, de 3 a 3,6 g/100 mL de proteínas de alto valor nutricional. As principais proteínas do leite estão apresentadas na Tabela 1.3. As proteínas do leite são classificadas como caseínas (80%) e proteínas do soro (20%). As caseínas formam um complexo hidratado esférico na presença de fosfato de cálcio, com diâmetro variando de 30 a 300 nm, conhecido como micela. A separação das caseínas das outras proteínas do soro é obtida por meio de precipitação no pI (pH 4,6) ou pela ação de enzimas (reninas) que induzem a aglomeração das caseínas.[20]

Tabela 1.3 Principais proteínas do leite

Proteínas	Concentração g/100 mL	%
Caseínas	2,4-2,8	80
Alfa$_{S1}$-caseína	1,2-1,5	34
Alfa$_{S2}$-caseína	0,3-0,4	8
Betacaseína	0,9-1,1	25
Kappacaseína	0,3-0,4	9
Gamacaseína	0,1-0,2	4
Proteínas do soro	0,6-0,8	20
Betalactoglobulinas	0,2-0,4	9
Alfalactoalbuminas	0,10-0,15	4
Proteose-peptonas	0,06-0,18	4
Albuminas séricas	0,01-0,04	1
Imunoglobulinas	0,06-0,10	2
Total	3,0-3,6	100

Fonte: Damodaran.[20]

Caseínas

As alfa e as betacaseínas apresentam distribuição de aminoácidos específica, que sofrem fosforilação pós-traducional, adquirindo cargas negativas e formando *clusters* aniônicos altamente sensíveis à presença de cálcio. Os domínios polares da região cálcio-sensível das caseínas são caracterizados pela presença de resíduos fosfoserina, que são negativamente carregados no pH do leite. As betacaseínas são as mais hidrofóbicas das caseínas, o que as torna muito sensíveis à variação de temperatura. Diferentemente das demais caseínas, as kappacaseínas não contêm *clusters* aniônicos, mas apresentam regiões polares e hidrofóbicas distintas, o que confere caráter anfipático a essas proteínas. De forma geral, a prevalência de resíduos prolina justifica a flexibilidade elevada das caseínas.[20] Como consequência da fosforilação e da estrutura anfifílica, as caseínas interagem entre elas e com o fosfato de cálcio, formando micelas esféricas de tamanho variado (Figura 1.6).

A dispersão da luz causada pela micela é que confere a cor branca ao leite. As micelas contêm aproximadamente 92% de proteínas, alfa$_{S1}$:alfa$_{S2}$:beta:kappacaseínas na proporção aproximada de 3:1:3:1 e 8% de sais, principalmente fosfato de cálcio, magnésio e citrato. As micelas são estruturas muito hidratadas, contendo aproximadamente 3,7 g de água/g de caseína. As alfa$_S$ e as betacaseínas encontram-se de forma predominante no interior da micela, enquanto as kappacaseínas posicionam-se na superfície. Portanto, quanto maior for a quantidade de kappacaseínas, menor será o diâmetro da micela.[20]

A adição de ácido, pH 4,6, aumenta a atividade do cálcio, o que resulta em associações intermicelares e subsequente precipitação. Na produção de iogurte, a estabilidade de coágulos formados a partir do leite integral é menor que a do leite desnatado, porque a rede proteica é interrompida pelos glóbulos de lipídios.[5]

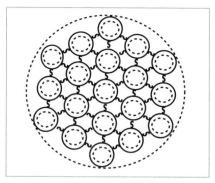

Figura 1.6 Caseína: visualização de micelas esféricas de tamanho variado.
Fonte: Damodaran.[20]

Proteínas do soro

As proteínas do soro do leite (PSL), diferentemente das caseínas, apresentam estrutura globular e, por serem passíveis de desnaturação induzida por agentes ácidos, permanecem em solução após a coagulação das caseínas, juntamente com a lactose. A partir da proteína do soro do leite, por meio de um processo de ultrafiltração – que visa a remoção de componentes não proteicos –, é possível a obtenção da PSL concentrada, a qual apresenta 25% a 89% de proteínas totais. A PSL concentrada pode sofrer um processo de microfiltração, o que resulta na produção da PSL isolada, a qual apresenta de 90 a 95% de proteínas totais. A hidrólise da PSL isolada resulta na produção da PSL hidrolisada, a qual perfaz de 80 a 90% de proteínas totais.[86] A PSL apresenta alto teor de aminoácidos indispensáveis, como os aminoácidos de cadeia ramificada (ACR) – leucina, isoleucina e valina, o que, em grande parte, está associado à presença da beta-lactoglobulina e da alfa-lactoalbumina. A PSL também é boa fonte de aminoácidos sulfurados (cisteína e metionina), os quais contribuem com os mecanismos relacionados à imunocompetência e ao sistema antioxidante celular.[4,9,68,101]

A PSL e a caseína apresentam diferenças em relação ao processo de digestão, uma vez que a caseína sofre esvaziamento gástrico mais lento em comparação à PSL. Nesse sentido, a caseína tem sido denominada como uma proteína "*slow*", enquanto as proteínas do soro do leite são consideradas "*fast*"; consequentemente, os aminoácidos provenientes da digestão da PSL aparecem no sangue mais rapidamente e o seu pico aminoacídico sanguíneo apresenta maior magnitude em relação à caseína. Aliado a esse fato, verifica-se que a PSL promove elevação significativa da concentração de leucina no plasma em comparação à ingestão de caseína, no período de 60 a 120 minutos pós-ingestão.[7]

Proteínas de cereais

Os cereais, como trigo, aveia, cevada e arroz, apresentam cerca de 10 a 15% de proteínas, sendo a maior parte delas prolaminas solúveis em solução alcoólica (de 70 a 90%) e glutelinas solúveis apenas em soluções ácidas e alcalinas. Essas proteínas constituem de 80 a 85% das proteínas presentes no endosperma e têm importância relevante na alimentação humana.

As proteínas do trigo são divididas em proteínas de reserva (glúten) e proteínas solúveis em soluções salinas.[86] O glúten é um complexo formado por 75% de proteínas (gliadinas e gluteninas), 15% de carboidratos, 6% de lipídios e 0,8% de minerais.[86] As proteínas do glúten, em associação aos lipídios, são responsáveis pelas propriedades de coesividade e elasticidade da massa. As gliadinas do trigo compreendem uma mistura heterogênea de proteínas com massa molecular de aproximadamente 36 kD, existindo mais na forma de cadeia polipeptídica isolada do que associada a outras unidades. Apresentam proporção elevada de glutamina, seguida de ácido glutâmico e prolina. As gluteninas do trigo apresentam peso molecular que varia de 12 a 133 kD. Quando associadas, por meio de pontes dissulfeto intra e intermoleculares, podem atingir até 3.000 kD. Da mesma forma que as gliadinas, os aminoácidos em maior proporção são a glutamina e a prolina. Enquanto as gluteninas de alto e baixo peso molecular correlacionam-se positivamente com a força, as gliadinas são associadas à viscosidade da massa utilizada na panificação.[8] Entretanto, as propriedades reológicas ideais da massa são conferidas pela exata proporção entre as diferentes frações proteicas do trigo.[5]

Proteínas de leguminosas

As leguminosas de maior importância econômica na alimentação, incluindo feijões, soja, ervilhas, amendoim, grão-de-bico e lentilhas, caracterizam-se por teor proteico elevado, que varia de 20 a 40%, sendo a maior parte constituída por globulinas (de 60 a 90%) e por albuminas. As globulinas são separadas em frações, de acordo com a sedimentação após centrifugação. Na soja, a fração 11S (350 kD) representa 40% das proteínas e contém uma proteína conhecida como glicinina, enquanto a fração 7S (190 kD) representa cerca de 30% das proteínas contendo uma glicoproteína denominada conglicinina. Nas frações menores, em que 2S e 15S representam 17 e 5%, respectivamente, encontram-se os fatores antinutricionais, como o inibidor Kunitz's, o inibidor Bowman-Birk e as glicoproteínas, como as hemaglutininas ou as lectinas.[11,32]

A digestibilidade *in vitro* das leguminosas pode variar de 48 a 79%, dependendo da variedade e das condições de processamento. As proteínas das leguminosas são aplicadas tanto no consumo humano como na ração animal, sendo que, em ambos os casos, os fatores antinutricionais devem ser inativados pelo processamento térmico prévio ao consumo. A maior parte das farinhas de leguminosas processadas termicamente ainda contém de 5 a 20% dos inibidores de tripsina e quimiotripsina presentes no grão integral.[31,32]

Proteínas dos ovos

Os ovos de galinha são compostos por casca, gema e clara, contendo, respectivamente, 4, 17,4 e 10,5% de proteínas. A ovoalbumina é a principal proteína da clara (54%). Trata-se de uma fosfoglicoproteína, com uma ponte dissulfeto e quatro grupamentos tiol livres, protegidos em regiões hidrofóbicas. Os carboidratos associados à ovoalbumina são a D-manose e a N-acetilglicosamina. Essa proteína é facilmente desnaturada pela agitação, mas resiste ao tratamento térmico em pH neutro.[86]

As ovotransferrinas representam 12% das proteínas da clara. A complexação com ferro (2 mols de Fe^{3+}/mol proteína) confere à proteína maior estabilidade estrutural e propriedades bacteriostáticas. Aproximadamente 11% das proteínas da clara são representadas pelas ovomucoides, que são glicoproteínas termorresistentes contendo galactoses, glicoses, manoses e ácido siálico, e que apresentam oito pontes dissulfeto e um resíduo cistina a cada 11 aminoácidos, além de serem inibidoras específicas de tripsina. As demais proteínas da clara são o ovoinibidor, a ovomucina, a lisozima, a ovoglicoproteína, a ovoflavoproteína, a ovomacroglobulina e a avidina.[86]

A gema de ovo é uma emulsão na qual gotículas de lipídios estão dispersas em uma fase contínua aquosa. As proteínas da gema contêm cerca de 50% de sólidos, com uma relação lipídio:proteína da ordem de 2:1.[15]

As proteínas dos ovos apresentam valor nutricional elevado em função da adequação de seus aminoácidos essenciais às necessidades humanas e à digestibilidade elevada. Entretanto, as proteínas dos ovos devem ser desnaturadas antes do consumo, em função das propriedades antinutricionais conferidas pelos inibidores enzimáticos (ovomucoide e ovoinibidor), pela quelação de metais (ovotransferrina) e pela complexação com biotina (avidina).[86]

QUALIDADE DA PROTEÍNA

A qualidade de uma proteína refere-se à sua capacidade de fornecer os aminoácidos necessários para o organismo. Alguns alimentos contêm altos teores de proteína, enquanto outros contêm baixos teores. O fato de um alimento específico ser fonte rica em proteínas não implica que seja suficiente para sustentar o crescimento ou a manutenção do organismo. A gelatina, por exemplo, é uma proteína que pode ser obtida pura e na forma de pó; contudo, sua utilização como alimento e como única fonte de proteína não fornece os aminoácidos necessários ao organismo. Consequentemente, uma alimentação baseada em gelatina como única fonte de proteína não permite a manutenção da vida, porque a gelatina é uma proteína de baixa qualidade, uma vez que é deficiente no aminoácido triptofano.[61,62,69,81,82,96]

A qualidade de uma proteína pode ser expressa de acordo com o escore químico, a razão de eficiência proteica (PER), o valor biológico (VB) e a utilização proteica líquida (NPU). Esses parâmetros referem-se a diferentes testes utilizados para definir a qualidade de uma proteína. O escore químico refere-se somente à propriedade da proteína em questão, enquanto a PER, o VB e a NPU referem-se à relação entre a proteína da alimentação e o consumidor. Os valores de PER, VB e NPU dependem das propriedades tanto da proteína em questão quanto das necessidades do indivíduo.[21,22,26]

A determinação do valor do escore químico é dependente da comparação entre o conteúdo de aminoácidos indispensáveis presentes na ovalbumina (ovo), que é utilizada como proteína de referência, e a proteína do alimento que é avaliada. A ovalbumina é considerada ideal e nutricionalmente completa. Para a análise, que envolve diversas etapas, as proteínas devem ser purificadas e hidrolisadas em aminoácidos, que são submetidos à avaliação por meio de um analisador de aminoácidos. Assim, o conteúdo dos vários aminoácidos presentes nas duas proteínas é, então, comparado. O aminoácido na proteína teste que estiver presente na menor concentração, em uma base percentual, é denominado aminoácido limitante da proteína. O valor da porcentagem é o escore químico. Por exemplo, a quantidade de lisina presente na proteína da aveia é de 51% daquela encontrada na proteína do ovo. Portanto, o escore químico da proteína da aveia é de 51.[44,58]

As condições para a determinação da PER devem ser padronizadas. Estudos para a determinação da PER exigem animais em fase de crescimento. Os animais utilizados devem ser recém-desmamados; a proteína é utilizada em uma concentração de 10% do peso seco da ração. A PER da proteína teste deve ser sempre comparada àquela da ovalbumina, a qual deve ser utilizada na ração dos animais do grupo controle. O ganho de peso e o consumo de ração são verificados durante o período de três semanas. Por exemplo, a PER para a proteína do ovo[6] é aproximadamente duas vezes aquela da proteína da soja.[5,39] Cabe ressaltar que um dos problemas relativos à determinação da PER é a impossibilidade de distinguir entre o peso ganho como gordura e como massa magra.[96] A PER é definida pela fórmula:

$$PER = \frac{\text{ganho de peso}}{\text{quantidade de proteína consumida}}$$

O VB representa a fração de aminoácidos absorvidos pelo intestino que é retida no organismo. O VB de uma proteína é determinado pela medida da quantidade de nitrogênio consumido e aquele excretado. Inicialmente, as perdas obrigatórias de nitrogênio pela urina e pelas fezes devem ser determinadas, o que necessita de um ensaio biológico envolvendo dietas isentas de nitrogênio. Posteriormente, é realizada a determinação da quantidade de nitrogênio urinário e fecal com o consumo da proteína teste. As diferenças no nitrogênio excretado entre as duas condições alimentares são expressas como [Δ nitrogênio (N) fecal] e [Δ N urinário], sendo que a letra maiúscula grega delta (Δ) convencionalmente significa variação.[21,22,96] A fórmula do VB é:

$$VB = \frac{\text{N retido}}{\text{N absorvido}} = \frac{[\text{N ingerido}] - [\Delta \text{ N fecal}] - [\Delta \text{ N urinário}]}{[\text{N ingerido}] - [\Delta \text{ N fecal}]}$$

A NPU visa avaliar a retenção de nitrogênio em relação à quantidade de nitrogênio consumida. Isso difere do VB, uma vez que verifica a quantidade de nitrogênio retida em relação àquela absorvida.[47] A fórmula da NPU é:

$$NPU = \frac{\text{N retido}}{\text{N consumido}} = \frac{[\text{N ingerido}] - [\Delta \text{ N fecal}] - [\Delta \text{ N urinário}]}{[\text{N ingerido}]}$$

É aceito que o valor nutricional de proteínas possa diferir substancialmente de acordo com a composição de aminoácidos (indispensáveis) e a digestibilidade. Por muitos anos, ensaios biológicos, em especial com ratos, foram os métodos de escolha para avaliar o valor nutricional de proteínas. Esse valor foi expresso como PER, VB e NPU. Em 1989, a Organização das Nações Unidas para Agricultura e Alimentação e a Organização Mundial da Saúde (FAO/OMS)[26] concluíram que a qualidade da proteína poderia ser verificada adequadamente por meio da avaliação do conteúdo do primeiro aminoácido indispensável limitante das proteínas a serem testadas, que é expresso como uma porcentagem do conteúdo do mesmo aminoácido em um modelo de referência de aminoácidos indispensáveis. Esse modelo de referência foi baseado nas necessidades de aminoácidos indispensáveis de crianças pré-escolares, conforme publicado pela FAO/OMS.[26] Subsequen-

PROTEÍNAS

temente, essa porcentagem é corrigida de acordo com a digestibilidade verdadeira da proteína-teste, conforme avaliação realizada por ensaio biológico realizado com ratos. Esse método de escore, conhecido como digestibilidade proteica corrigida pelo escore aminoacídico (do inglês, *protein digestibility-corrected amino acid score* – PDCAAS), foi adotado como método preferencial para a avaliação do valor proteico na nutrição humana. Proteínas com valores da PDCAAS que excedem 100% não contribuem com benefícios adicionais em humanos e, desse modo, os valores são truncados em 100%.[83,84]

A fórmula da PDCAAS é demonstrada a seguir.

$$\text{PDCAAS(\%)} = \frac{\text{mg do AA limitante em 1 g da proteína teste}}{\text{mg do mesmo AA em 1 g da proteína de referência}} \times \frac{\text{digestibilidade}}{\text{verdadeira (\%)}} \times 100$$

(AA= aminoácidos)

Em humanos, a digestibilidade aparente corresponde à diferença entre o nitrogênio ingerido (NI) e o nitrogênio fecal (NF), enquanto a digestibilidade verdadeira corresponde a NI – [NF – nitrogênio endógeno metabólico (NEM)], em que NEM corresponde à perda obrigatória, a qual é da ordem de 20 mg de nitrogênio/kg/dia.[83,84]

A Tabela 1.4 apresenta os valores para PER, digestibilidade fecal real, escore de aminoácidos e PDCAAS (não truncado) para algumas proteínas, enquanto o Quadro 1.1 apresenta todas as etapas envolvidas no cálculo da PDCAAS de uma proteína alimentar.[59,81-84]

Tabela 1.4 PER, digestibilidade verdadeira, escore aminoacídico (AAS) e PDCAAS

Proteína	PER	Digestibilidade	AAS	PDCAAS
Ovo	3,8	98	121	118
Leite de vaca	3,1	95	127	121
Carne de vaca	2,69	98	94	92
Soja	2,1	95	96	91
Trigo	1,5	91	47	42

Fonte: adaptada de De Angelis.[22]
PDCAAS: digestibilidade proteica corrigida pelo escore aminoacídico; PER: razão de eficiência proteica.

Quadro 1.1 Etapas envolvidas na determinação da digestibilidade proteica corrigida pelo escore aminoacídico (PDCAAS)

1. Analisar o conteúdo de nitrogênio (N) da amostra
2. Calcular o conteúdo de proteína (N x 6,25 ou um fator de conversão específico da Association Official Analytical Chemistry)
3. Analisar o perfil de aminoácidos indispensáveis (AI)
4. Determinar o escore aminoacídico (EA) (não corrigido)   EA = mg do AI em 1 g da proteína teste ÷ mg de AI em 1 g da proteína de referência   Referência de perfil de AI de uma proteína = FAO/OMS[26] recomendação para crianças pré-escolares (2 a 5 anos de idade)
5. Analisar a digestibilidade (D)
6. Calcular o PDCAAS = menor EA não corrigido x D

Fonte: adaptada de De Angelis.[22]

Entretanto, desde sua adoção, o método da PDCAAS tem recebido críticas, principalmente no que se refere ao fato de (1) não creditar valor extranutricional para proteínas de alta qualidade, (2) superestimar a qualidade de proteínas que contêm fatores antinutricionais, (3) não considerar a biodisponibilidade de aminoácidos, (4) superestimar a qualidade de proteínas pouco digeríveis suplementadas com aminoácidos limitantes e de proteínas com mais de um aminoácido limitante.[24]

Em 2011 um Comitê de Experts da FAO se reuniu para revisar as recomendações acerca da avaliação da qualidade nutricional de proteínas e o documento foi publicado em 2013. As principais considerações feitas foram relacionadas ao fato de que se recomenda que aminoácidos sejam tratados como nutrientes individuais e que sempre que possível dados sobre digestibilidade ou biodisponibilidade de aminoácidos sejam fornecidos. Apesar de não se questionar os princípios gerais do cálculo da PDCAAS, o uso de um único valor de digestibilidade de proteína bruta para corrigir a digestibilidade de cada aminoácido indispensável é considerado uma falha, visto que há diferenças quantitativas importantes entre ambas as digestibilidades (proteína bruta $\times$ aminoácidos essenciais e não essenciais isolados). Outra limitação do PDCAAS é que a correção para a digestibilidade é baseada na estimativa determinada ao longo de todo o trato digestório (digestibilidade fecal) e, para proteínas e aminoácidos, considera-se que a digestibilidade determinada ao final do intestino delgado (no íleo terminal – digestibilidade ileal) reflete melhor a quantidade de aminoácidos absorvidos.[24]

Assim, com base nessas considerações, a FAO propôs um novo índice para avaliação da qualidade proteica, o escore de digestibilidade de aminoácidos indispensáveis (do inglês, *digestible indispensable amino acid score* – DIAAS), em substituição ao PDCAAS.[24]

$$DIAAS\ \% = \frac{100 \times (\text{mg do aminoácido essencial em 1 g da proteína alimentar})}{(\text{mg do mesmo aminoácido essencial em 1 g da proteína de referência})}$$

Para propostas de regulamentação, dois escores são recomendados: (1) a composição de aminoácidos do leite humano na avaliação da qualidade proteica de fórmulas infantis; (2) o padrão para crianças mais jovens (6 meses a 3 anos de idade) para todos os outros alimentos e grupos populacionais. A principal diferença entre o DIAAS e o PDCAAS é que a digestibilidade ileal verdadeira dos aminoácidos essenciais é utilizada ao invés de um valor único de digestibilidade fecal de proteína bruta.[24]

DIGESTÃO DE PROTEÍNAS

A proteína ingerida diariamente, somada à proteína proveniente do intestino na forma de enzimas digestivas, células descamadas e mucinas, é digerida e absorvida de forma quase completa. Esse processo é muito eficiente e garante o fornecimento contínuo de aminoácidos para o *pool* de aminoácidos corporal. Menos de 10% da proteína total que passa pelo trato digestório aparece nas fezes. Assim, se a alimentação contribuir com cerca de 70 a 100 g de proteína e a proteína endógena contribuir com cerca de 100 g (variação entre 35 e 200 g), então é esperado que aproximadamente de 1 a 2 g de nitrogênio sejam encontrados nas fezes, o que equivale a cerca de 6 a 12 g de proteína.[30,41]

O objetivo da digestão de proteínas é liberar aminoácidos, dipeptídeos e tripeptídeos a partir da proteína fornecida pela alimentação. Com exceção de um período relativamente curto após o nascimento, os enterócitos não conseguem absorver proteínas intactas. Dentre as proteínas que o neonato consegue absorver, destacam-se as imunoglobulinas (leite materno), que fornecem a imunização passiva. Posteriormente a esse período, apenas aminoácidos, dipeptídeos e tripeptídeos são absorvidos pelos enterócitos.[45,48]

As enzimas responsáveis pela digestão das proteínas da alimentação são denominadas peptidases e são classificadas em duas categorias: (i) endopeptidases, que atuam sobre ligações internas e liberam grandes fragmentos de peptídeos para a ação subsequente de outras enzimas; (ii) exopeptidases, que atuam sobre as extremidades da cadeia peptídica e liberam um aminoácido em cada reação. As exopeptidases são subdivididas de acordo com a posição em que atuam, ou seja, aquelas que agem na extremidade carboxila (COOH) são denominadas carboxipeptidases, enquanto aquelas que atuam sobre a extremidade amino (NH_2) são denominadas aminopeptidases. Inicialmente, as endopeptidases agem sobre a proteína intacta ingerida, enquanto as exopeptidases atuam no processo final da digestão.[30,40,80]

De modo diferente das digestões de lipídios e de carboidratos, as quais são iniciadas na boca pela lipase lingual e amilase salivar, respectivamente, a digestão das proteínas inicia-se no estômago, onde o alimento é acidificado com o ácido clorídrico (HCl), o qual apresenta diversas funções, como promover a morte de alguns organismos potencialmente patogênicos e a desnaturação de proteínas, o que permite que elas se tornem mais vulneráveis à ação da pepsina (endopeptidase). A enzima pepsina é liberada dentro da cavidade gástrica na forma de pepsinogênio (enzima inativa). No momento em que o alimento entra no estômago, ocorre a estimulação da liberação de HCl pelas células parietais e a consequente diminuição do pH intragástrico para cerca de 2, o que provoca a perda de 44 aminoácidos da estrutura do pepsinogênio. Uma vez que esses 44 aminoácidos atuam como fragmento inibidor da pepsina, por meio de sua ligação ao sítio catalítico da enzima, a clivagem desse fragmento, além de propiciar a ativação da pepsina, também atua na sinalização da liberação de colecistoquinina (CCK) no duodeno. A CCK estimula a liberação de enzimas digestivas tanto pelo pâncreas exócrino quanto pelas células da mucosa intestinal. A ativação da pepsina também pode ocorrer por meio do processo denominado autocatálise, que ocorre quando a pepsina atua sobre o pepsinogênio, ativando-o.[30,41,45]

Uma das características importantes da digestão pela pepsina reside em sua capacidade de digerir o colágeno, um albuminoide que é pouco afetado por outras enzimas digestivas. O colágeno é um constituinte importante do tecido conjuntivo intercelular das carnes. Para que as enzimas digestivas do trato digestório penetrem nas carnes e possam digerir as proteínas celulares, é necessário que as fibras de colágeno sejam inicialmente digeridas. Por conseguinte, em indivíduos com deficiência de atividade péptica no estômago, as carnes ingeridas não sofrem tanto a ação das enzimas digestivas e, consequentemente, podem ser mal digeridas. Contudo, cabe ressaltar que a ação da pepsina é responsável por cerca de 10 a 20% da digestão total das proteínas. A atividade da pepsina termina quando o conteúdo gástrico se mistura com o suco pancreático alcalino no intestino delgado.[48,80]

O quimo no intestino delgado estimula a liberação de secretina e de CCK, as quais, por sua vez, estimulam a secreção de bicarbonato e de enzimas pelo pâncreas, respectivamente. No suco pancreático, verifica-se a presença de proteases pancreáticas, que são secretadas dentro do duodeno como precursores inativos (zimogênios). O tripsinogênio, que não apresenta atividade proteolítica, é ativado pela enteropeptidase, uma enzima localizada na membrana apical de enterócitos da região duodenal. A atividade da enteropeptidase é estimulada pelo tripsinogênio, enquanto sua liberação da membrana apical dos enterócitos é provocada pelos sais biliares. A enteropeptidase ativa o tripsinogênio em tripsina por meio da liberação de um hexapeptídeo a partir do N-terminal dessa molécula. Posteriormente, a tripsina, além de atuar sobre as proteínas alimentares, também ativa outras pré-proteases liberadas pelo pâncreas exócrino, ou seja, a tripsina atua sobre o quimiotripsinogênio, liberando a quimiotripsina; sobre a pró-elastase, liberando a elastase; e sobre as pró-carboxipeptidases, liberando as carboxipeptidases. Tripsina e quimiotripsina clivam as moléculas de proteínas em pequenos peptídeos; a seguir, as carboxipeptidases clivam os aminoácidos das extremidades carboxila dos polipeptídeos. Posteriormente à ativação das proteases pancreáticas no intestino delgado, estas sofrem rápida inativação por causa do processo de autodigestão, sendo a tripsina a enzima primariamente responsável por essa inativação.[48,57,80]

Os produtos finais da digestão de proteínas da alimentação no lúmen intestinal não são exclusivamente aminoácidos livres, mas uma mistura de aminoácidos livres (40%) e pequenos peptídeos (60%), os quais consistem principalmente em dois a oito resíduos de aminoácidos. Esses peptídeos são, posteriormente, hidrolisados por enzimas (aminopeptidases, dipeptidil aminopeptidase e dipeptidase) presentes na superfície luminal, o que acarreta a liberação de aminoácidos livres, de dipeptídeos e de tripeptídeos.[48]

ABSORÇÃO INTESTINAL DE AMINOÁCIDOS, DI E TRIPEPTÍDEOS

Até o início da década de 1950, acreditava-se que os produtos da digestão de proteínas eram apenas os aminoácidos livres, para os quais foram designados diversos mecanismos de transporte. Porém, a partir de estudos de digestão proteica em intestino delgado de humanos, concluiu-se que os principais produtos da digestão de proteínas no lúmen intestinal não são aminoácidos, mas di e tripeptídeos. Subsequentemente, estudos de absorção de aminoácidos, di e tripeptídeos demonstraram que o transporte de pequenos peptídeos intactos ocorria no intestino delgado. Doses orais de glicina nas formas de glicina, glicil-glicina e glicil-glicil-glicina apresentaram absorção mais rápida nas formas de di e tripeptídeo quando comparadas à absorção do aminoácido livre. Estudos de perfusão jejunal em humanos demonstraram que a competição entre aminoácidos livres durante o processo de captação foi evitada ou reduzida quando os mesmos aminoácidos estiveram na forma de dipeptídeos, sendo que, em muitos estudos, verificou-se aumento da absorção de aminoácidos a partir de soluções de dipeptídeos quando comparadas a soluções contendo aminoácidos livres de composição equivalente. A existência de mecanismos distintos de transporte para aminoácidos e dipeptídeos foi observada em doenças associadas a defeitos no transporte de aminoácidos (cistinúria e doença de Hartnup), em razão de os aminoácidos afetados serem pouco absorvidos quando estavam na forma livre, mas absorvidos normalmente quando presentes na forma de pequenos peptídeos. Desse modo, foi sugerida a existência de um sistema de transporte exclusivo para a absorção de di e tripeptídeos. Essa hipótese foi validada em estudos experimentais realizados em animais e em humanos, por meio da clonagem do transportador intestinal de oligopeptídeos.[1,10,40,55,73,79,90]

Estudos moleculares e fisiológicos têm demonstrado que o transportador intestinal de oligopeptídeos, o qual foi designado PepT-1, está presente na membrana apical (ou luminal) de enterócitos, porém ausente na membrana basolateral dessas células. Cabe ressaltar que o PepT-1 é um transportador exclusivo de di e tripeptídeos, que são os principais produtos da digestão de proteínas no lúmen intestinal.[1]

Diferentemente de outros transportadores, o PepT-1 apresenta enorme extensão de substratos, que inclui 400 dipeptídeos e 8.000 tripeptídeos, que podem ser produzidos a partir da digestão das proteínas da alimentação. Além disso, o PepT-1 apresenta característica singular, que se refere à sua dependência pelo gradiente de prótons no momento da absorção dos di e tripeptídeos pelos enterócitos, enquanto outros transportadores comumente dependem de um gradiente de sódio. De fato, o PepT-1 é um cotransportador de peptídeos e de íons H⁺, e pertence a uma família de transportadores de oligopeptídeos encontrada em todas as espécies, desde bactérias até humanos.[13,27,34]

Os processos celulares envolvidos no transporte de di e tripeptídeos através das células epiteliais intestinais incluem as seguintes características (Figura 1.7): um trocador Na⁺/H⁺ localizado na membrana luminal, que mantém o pH intracelular alcalino; presença da enzima Na⁺/K⁺ ATPase localizada na membrana basolateral, que mantém o potencial de membrana negativo no interior celular; e diversas peptidases citoplasmáticas, que previnem o acúmulo dos peptídeos absorvidos. Essas enzimas convertem a maioria dos di e tripeptídeos em aminoácidos, que são utilizados pelos enterócitos ou são liberados dentro da circulação portal por meio de transportadores de aminoácidos presentes na membrana basolateral dessas células. Os di e tripeptídeos que escapam da

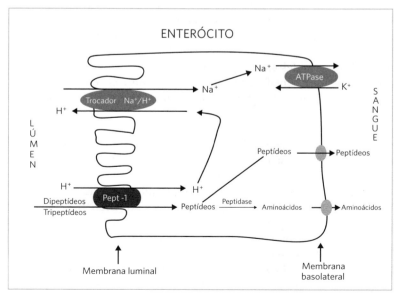

Figura 1.7 Transportador intestinal de dipeptídeos e tripeptídeos (PepT-1).
Fonte: adaptada de Yang et al.[102]

hidrólise pelas peptidases citoplasmáticas são transportados através da membrana basolateral para dentro da circulação portal por meio de um transportador de oligopeptídeos, o qual difere caracteristicamente do PepT-1.[77,88,91,92]

A utilização de duas forças motrizes, gradiente de Na^+ e gradiente de H^+, para a absorção ativa de aminoácidos e de dipeptídeos, respectivamente, é vantajosa para o organismo por manter uma nutrição proteica adequada, em virtude da ausência de competição entre aminoácidos e dipeptídeos pela origem de energia e por permitir que esses processos absortivos ocorram paralelamente.[1,93,94,102]

Em relação à absorção de aminoácidos na membrana luminal, verifica-se que alguns são absorvidos por meio de mecanismos mediados por carreadores em um processo Na^+ dependente. A transferência do Na^+ para o compartimento extracelular caracteriza-se, dessa forma, como um transporte ativo secundário. Outros aminoácidos e alguns daqueles absorvidos por transporte ativo podem também ser absorvidos por difusão facilitada, que não necessita de Na^+. Certos aminoácidos competem entre si, durante a absorção, pelos transportadores presentes na membrana luminal.[10]

Dentro do intestino delgado existem variações regionais das capacidades absortivas de aminoácidos, di e tripeptídeos. A capacidade absortiva de di e tripeptídeos é maior no intestino delgado proximal em relação ao intestino delgado distal. Aliado a esse fato, observa-se que peptidases citosólicas, que atuam sobre di e tripeptídeos, apresentam atividade mais alta no segmento proximal do intestino delgado, região em que a capacidade absortiva desses peptídeos é muito elevada. Por outro lado, a capacidade absortiva de aminoácidos é maior no intestino delgado distal do que no intestino delgado proximal.[1,27,30]

Na membrana basolateral dos enterócitos, verifica-se a presença de sistemas de transportes de aminoácidos, que são responsáveis pela saída destes para a corrente sanguínea. Ao menos cinco sistemas de transporte de aminoácidos na membrana basolateral foram identificados, sendo dois dependentes e três independentes de Na^+. Os mecanismos independentes de Na^+ são responsáveis pelo transporte de aminoácidos da célula para a circulação sanguínea, caracterizando a absorção transcelular de aminoácidos a partir do lúmen intestinal, enquanto os sistemas dependentes de Na^+ apresentam papel relevante no fornecimento de aminoácidos para as células intestinais.[13]

Em síntese, dentre os mecanismos de absorção de aminoácidos e de di e tripeptídeos provenientes da alimentação, destacam-se:

- Aminoácidos livres liberados pela digestão no trato digestório ou na membrana luminal são absorvidos via sistemas de transporte específicos para aminoácidos livres.
- Hidrólise de oligopeptídeos na membrana luminal com subsequente liberação de aminoácidos livres, que são transportados por diferentes sistemas específicos de transporte de aminoácidos. Di e tripeptídeos que permanecem após a digestão por peptidases luminais e ligados à membrana luminal, ou seja, que não foram clivados em aminoácidos livres por hidrolases de peptídeos presentes na membrana, podem ser absorvidos íntegros pelo intestino delgado, sendo clivados por peptidases intracitoplasmáticas (dipeptidases e tripeptidases) de enterócitos. Peptidases localizadas no citosol de enterócitos são capazes de hidrolisar somente di e tripeptídeos.

- Peptídeos com quatro ou mais aminoácidos necessitam ser hidrolisados na membrana luminal previamente ao processo de absorção de seus produtos hidrolisados.[1,13,45]

Cabe ressaltar que estudos em animais e humanos têm demonstrado que a oferta por via oral, a partir de uma mistura de aminoácidos livres, difere em relação à mistura de dipeptídeos de composição aminoacídica equivalente. Algumas razões são apresentadas a seguir:

- Absorção mais rápida de aminoácidos quando fornecidos na forma de dipeptídeos do que na forma livre.
- Maior aparecimento de aminoácidos no sangue após absorção de dipeptídeos do que a partir de aminoácidos livres.
- Ausência de competição entre a absorção de aminoácidos livres e de dipeptídeos.
- Conservação de energia metabólica no transporte de aminoácidos na forma de dipeptídeos em relação à forma monomérica.
- Manutenção relativa do transporte de dipeptídeos comparado ao transporte de aminoácidos em diversas situações, como jejum, desnutrição proteico-calórica, deficiência em vitaminas e doenças intestinais.
- Vantagens físico-químicas pela substituição de aminoácidos instáveis e pouco solúveis em solução por dipeptídeos altamente estáveis e solúveis em solução.
- Dipeptídeos estimulam seu próprio transporte por meio da indução da expressão de PepT-1.

METABOLISMO PROTEICO

Tomando-se como exemplo um ser humano com peso corporal de 70 kg, em seu organismo há cerca de 12 kg de proteínas e 200 a 230 g de aminoácidos livres. O músculo esquelético representa de 40 a 45% da massa corporal total, e contém cerca de 7 kg de proteínas, sendo aproximadamente 66% na forma de proteínas contráteis e 34% na forma de proteínas não contráteis. Cerca de 130 g de aminoácidos livres estão presentes no espaço intramuscular, enquanto apenas 5 g de aminoácidos livres encontram-se na circulação sanguínea. Os dois componentes dominantes do músculo esquelético são água e proteínas, em uma razão de aproximadamente 4:1. Esse fato sugere que, para o aumento de 1 kg de massa do músculo esquelético, deve haver um aumento de aproximadamente 200 g de proteína muscular.[12,16,70]

Os aminoácidos livres intracelulares originam-se das proteínas da alimentação e das proteínas endógenas. Apesar de os aminoácidos livres do organismo representarem apenas uma pequena porção da massa total corporal de aminoácidos, eles são importantes para o controle metabólico e nutricional das proteínas do organismo. De acordo com a Tabela 1.5, verifica-se que a quantidade de aminoácidos livres é relativamente pequena no sangue em relação àquela presente em tecidos. Cabe ressaltar que, no *pool* de aminoácidos livres do músculo humano, o aminoácido glutamina caracteriza-se como o de maior concentração, representando de 10 a 15 g de nitrogênio.[37]

BASES BIOQUÍMICAS E FISIOLÓGICAS DA NUTRIÇÃO

Tabela 1.5 Concentrações de aminoácidos livres dispensáveis e indispensáveis no plasma e no músculo esquelético humanos

Aminoácidos dispensáveis	Plasma (mM/L)	Músculo (mM de água intracelular)	Gradiente intracelular/ plasma
Alanina	0,33	2,34	7,3
Arginina	0,08	0,51	6,4
Asparagina	0,05	0,47	9,5
Citrulina	0,30	0,40	1,6
Cisteína	0,11	0,18	1,6
Glutamato	0,06	4,38	73,2
Glutamina	0,57	19,45	33,8
Glicina	0,21	1,33	6,5
Ornitina	0,06	0,30	5,1
Prolina	0,17	0,83	4,9
Serina	0,12	0,98	6,9
Taurina	0,07	15,44	220,4
Aminoácidos indispensáveis	Plasma (mM/L)	Músculo (mM de água intracelular)	Gradiente intracelular/ plasma
Histidina	0,08	0,37	4,6
Isoleucina	0,06	0,11	1,8
Leucina	0,12	0,15	1,2
Lisina	0,18	1,15	6,4
Fenilalanina	0,05	0,07	1,3
Metionina	0,02	0,11	5,6
Treonina	0,15	1,03	6,8
Tirosina	0,05	0,10	2,0
Valina	0,22	0,26	1,2

Fonte: adaptada de Brooks.[12]

Após a absorção intestinal, os aminoácidos são transportados diretamente ao fígado por meio do sistema porta. Esse órgão exerce papel importante como modulador da concentração de aminoácidos plasmáticos. Cerca de 20% dos aminoácidos captados pelo fígado são liberados para a circulação sistêmica, enquanto aproximadamente 50% são transformados em ureia, e 6%, em proteínas plasmáticas. Os aminoácidos liberados na circulação sanguínea, especialmente os ACR (isoleucina, leucina e valina), são depois metabolizados pelo músculo esquelético, pelos rins e por outros tecidos.[12,18]

O fígado é o órgão regulador do catabolismo de aminoácidos essenciais, com exceção dos ACR, que são degradados principalmente pelo músculo esquelético. No fígado, parte dos aminoácidos é usada na síntese de proteínas que são secretadas, como a albumina e a fibrina, e na síntese de proteínas de vida média mais curta, como enzimas, necessárias ao catabolismo dos aminoácidos que ficam na própria célula hepática.[6]

O destino do aminoácido em cada tecido varia de acordo com as necessidades de cada um deles, as quais estão relacionadas ao estado fisiológico do indivíduo – alimentado ou jejum –, havendo equilíbrio dinâmico entre as proteínas tissulares com os aminoácidos ingeridos por meio da alimentação e os aminoácidos circulantes. Há um processo contínuo dinâmico de síntese e catabolismo proteico, específico em cada tecido, que é denominado *turnover* proteico. Cabe também assinalar que a vida média de uma proteína corresponde ao tempo que o organismo leva para renovar a metade da quantidade dessa proteína. Certas enzimas intracelulares têm vida média de algumas horas, enquanto a hemoglobina tem vida média de 110 a 120 dias, e o colágeno, de aproximadamente 365 dias. A velocidade do *turnover* proteico depende da função da proteína e do tipo de tecido ou órgão. A taxa média diária de proteína renovada em um adulto é da ordem de 3% do total proteico do organismo. Na pele, perdem-se e renovam-se 5 g de proteínas por dia; no sangue, 25 g; no trato digestório, cerca de 70 g; e no tecido muscular, ao redor de 75 g por dia.[6,37,43,67]

Estima-se que, em um indivíduo adulto com uma alimentação adequada, haja um *turnover* proteico de 300 a 400 g por dia. Todavia, isso representa apenas um valor médio, porquanto a meia-vida das proteínas endógenas apresenta enorme variação. Por exemplo, algumas proteínas que funcionam fora das células, como as enzimas digestivas e as proteínas plasmáticas, são degradadas de forma rápida, tendo meias-vidas de horas ou dias. Entretanto, as proteínas estruturais, como o colágeno, são metabolicamente estáveis e possuem meias-vidas de meses ou anos. Os tecidos mais ativos do organismo, responsáveis pelo *turnover* proteico, são plasma, mucosa intestinal, pâncreas, fígado e rins.[57]

As principais variáveis que afetam o *turnover* proteico no organismo humano diariamente são a alimentação e as subsequentes alterações na disponibilidade de aminoácidos na circulação sanguínea; a concentração de hormônios anabólicos (em particular, a insulina) e de hormônios catabólicos (em particular, o glucagon e o cortisol); e a atividade física, que é normalmente anabólica em um indivíduo bem alimentado. Em resposta ao jejum, verifica-se aumento da degradação proteica no organismo – que ocorre em alguns tecidos na fase inicial da privação alimentar –, o que permite que os aminoácidos liberados sejam utilizados para a oxidação ou para a gliconeogênese. Estima-se que os aminoácidos contribuam para a síntese de cerca de 60 g de glicose por dia na fase inicial do jejum. Igualmente importante é a disponibilidade de aminoácidos indispensáveis, liberados pela degradação proteica tecidual e potencialmente utilizáveis para a manutenção das funções de outros tecidos. O músculo esquelético e os tecidos intestinais são as principais fontes de aminoácidos indispensáveis durante os períodos de jejum. Se a privação alimentar perdurar além de alguns dias, a taxa de degradação proteica diminuirá rapidamente. Após duas ou três semanas sem ingestão alimentar, a gliconeogênese dos aminoácidos não fornece mais do que 15 a 20 g de glicose por dia.[7,30,55]

SÍNTESE PROTEICA

O processo por meio do qual as proteínas são sintetizadas fornece a base para a compreensão das diferenças genéticas e, também, de como as propriedades de cada tipo celular são mantidas, uma vez que as características que diferenciam as células são, em geral, conferidas pelas proteínas celulares.[38]

A sequência de aminoácidos de uma proteína em particular é geneticamente controlada. Esse controle é exercido por meio de um polinucleotídio, o DNA, o qual é composto de quatro bases nitrogenadas: adenina, guanina, timina e citosina, as quais são condensadas para formar a cadeia de DNA. A sequência de bases no DNA é única para cada proteína que é sintetizada no organismo. Sendo assim, a sequência de aminoácidos de cada proteína sintetizada no organismo é determinada a partir de uma região da molécula de DNA, denominada gene, que consiste em milhares de bases.[50]

As moléculas de ácido ribonucleico (RNA) apresentam diferentes funções na transferência da informação celular. A maioria do RNA celular é ribossomal (RNAr). Ribossomos são grandes complexos de proteínas e RNA, que podem realizar o processo de tradução. O RNA mensageiro (RNAm) serve como molde para a síntese de proteínas, e transmite a informação a partir do DNA para o ribossomo. O RNA de transferência (RNAt) transporta aminoácidos específicos para os ribossomos a partir do *pool* intracelular de aminoácidos livres. Cabe ressaltar que a síntese proteica é dependente da presença simultânea de todos os aminoácidos necessários para a síntese de determinada proteína e do fornecimento de energia. Se há insuficiência em qualquer um desses fatores, as etapas da biossíntese de proteínas não ocorrem de maneira normal.[6,50]

Transcrição

A síntese de RNAm a partir do DNA no núcleo celular é denominada transcrição. O RNAm é utilizado para carrear a informação a partir do DNA dos cromossomos para a superfície dos ribossomos, que estão presentes no citosol. O RNA, em particular o RNAm, é uma molécula muito menor e significativamente menos estável em comparação ao DNA, ou seja, apresenta meia-vida muito curta (minutos a horas) comparada àquela do DNA nuclear (anos). Em virtude da meia-vida curta do RNA, as bases que o compõem devem ser continuamente ressintetizadas.[67]

Tradução

O processo de tradução representa a síntese da proteína, a qual ocorre no citosol e necessita de ribossomos, RNAm, RNAt e vários fatores proteicos. O ribossomo é o local em que ocorre a síntese de proteínas. O RNAm e o RNAt, que se ligam ao ribossomo durante o curso da síntese proteica, são responsáveis pela ordenação correta dos aminoácidos na proteína nascente.[50]

Um códon – uma série de três bases adjacentes ligadas umas às outras na sequência – especifica determinado aminoácido, sendo que vários códons podem especificar o mesmo aminoácido. Dentre os 64 códons possíveis, verifica-se que 61 codificam aminoácidos e os três restantes são sinais de terminação da tradução.[65]

Antes que um aminoácido possa ser incorporado na cadeia proteica nascente, ele deve ser ativado. Uma ligação covalente é formada entre o aminoácido e o RNAt, o que forma um aminoacil-RNAt. A formação da cadeia polipeptídica ocorre em três etapas: iniciação, alongamento e terminação. Na etapa de iniciação, o primeiro aminoacil-RNAt liga-se ao ribossomo e ao RNAm. O segundo aminoacil-RNAt forma um complexo com o ribossomo e com o RNAm. O sítio de ligação do segundo aminoacil-RNAt é próximo ao do primeiro aminoacil-RNAt e uma ligação peptídica forma-se entre os aminoácidos (alongamento da cadeia). O processo de alongamento da cadeia envolve a translocação do ribossomo ao longo do RNAm até que a cadeia polipeptídica esteja completa. Final-

PROTEÍNAS

27

mente, ocorre a etapa de terminação da síntese proteica, sendo os códons UAA, UAG e UGA sinais de terminação. Esses códons não são reconhecidos por nenhum RNAt, mas são reconhecidos por proteínas denominadas fatores de liberação, que bloqueiam a ligação de um novo aminoacil-RNAt como também afetam a atividade da peptidil-transferase – enzima que catalisa cada ligação peptídica –, de modo que a ligação entre o terminal carboxílico do peptídeo e o RNAt seja hidrolisada.[50,65]

No processo de tradução, é comum que vários ribossomos estejam ligados ao mesmo RNAm, formando um complexo denominado polissomo. Cada ribossomo em um polissomo tem um polipeptídeo em um estágio diferente da tradução, o qual depende da posição do ribossomo à medida que este se move ao longo do RNAm e traduz a mensagem genética. Além disso, quimicamente, a polimerização dos aminoácidos em proteínas é uma reação de desidratação entre dois aminoácidos.[50,65]

Após a tradução, algumas proteínas emergem a partir do ribossomo, prontas para seu funcionamento, enquanto outras sofrem uma variedade de modificações pós-traducionais. Essas alterações podem resultar em conversão para uma forma funcional, em direcionamento para um compartimento subcelular específico, em secreção a partir da célula, e em alteração na atividade ou na estabilidade. A informação que determina o destino pós-traducional de uma proteína reside em sua estrutura.[6,65]

A partir do ponto de vista nutricional e metabólico, é relevante reconhecer que a síntese proteica é um processo contínuo realizado nas células do organismo. Em estado de equilíbrio, ou seja, quando não há saldo de aumento ou de diminuição de proteína corporal, verifica-se que a síntese proteica é balanceada por igual quantidade de degradação proteica. A ingestão inadequada de proteínas, tanto em alimentações hipoproteicas quanto na ausência ou baixa concentração de um ou mais aminoácidos indispensáveis (denominados, nessa situação, aminoácidos limitantes), tem como principal consequência a alteração do balanço proteico, uma vez que a taxa de síntese de algumas proteínas corporais diminui enquanto a degradação proteica continua, o que propicia o fornecimento desses aminoácidos a partir de proteína endógena.[98]

Regulação hormonal da síntese proteica

Tanto a síntese quanto a degradação de proteínas são controladas por hormônios. O hormônio do crescimento (GH) estimula a síntese proteica, aumentando, assim, a concentração de proteína nos tecidos. No período de intenso crescimento em crianças, o GH é regulado pelo fator de crescimento semelhante à insulina-1 (IGF-1), que é sintetizado por vários órgãos, especialmente pelo fígado. A insulina também estimula a síntese proteica, acelerando o transporte de aminoácidos pela membrana celular, sendo que a ausência de insulina diminui a síntese proteica. A testosterona é outro hormônio que estimula a síntese proteica durante o período de crescimento. Os glicocorticoides estimulam a degradação proteica muscular, fornecendo substrato para a gliconeogênese e para a cetogênese. A tiroxina, de forma indireta, afeta o metabolismo proteico, aumentando sua velocidade em todas as células e, assim, consequentemente, a velocidade das reações anabólicas e catabólicas das proteínas. Em doses fisiológicas e com ingestões energética e de aminoácidos adequadas, a tiroxina aumenta a síntese proteica. No entanto, em situações de deficiência energética ou em grandes doses não fisiológicas, a tiroxina tem efeito contrário, ou seja, catabólico, no metabolismo proteico.[19,29,47,54,64,72,78]

AMINOÁCIDOS DE CADEIA RAMIFICADA E REGULAÇÃO DA SÍNTESE PROTEICA MUSCULAR

ACR são essenciais e, portanto, relevantes na regulação da síntese proteica muscular. A administração endovenosa de glicose e de várias misturas de aminoácidos, por um período de uma hora, em ratos previamente privados de alimentação, resultou em aumento da síntese proteica no músculo esquelético tão eficientemente quanto a infusão de uma mistura contendo glicose e todos os aminoácidos. Esse fato sugere que o efeito anabólico de uma mistura completa de aminoácidos pode ser reproduzido pelo fornecimento de uma mistura contendo apenas os três ACR.[35] Contudo, o efeito da mistura dos três ACR sobre a síntese proteica muscular pode ser atribuído ao aminoácido leucina, uma vez que um estudo com músculo esquelético perfundido verificou que o fornecimento de leucina isoladamente estimula a síntese proteica muscular tão efetivamente como a mistura dos três ACR.[56]

A leucina exerce os seus efeitos em nível pós-transcricional e, mais comumente, durante a fase de iniciação da tradução do RNAm em proteína. O mecanismo pelo qual a leucina estimula a tradução de proteínas está relacionado ao fato do aumento da concentração intracelular desse aminoácido promover a ativação de uma proteína quinase denominada alvo da rapamicina em mamíferos (do inglês, *mammalian Target of Rapamycin* – mTOR). O mTOR estimula a síntese proteica principalmente por meio de três proteínas regulatórias-chave: a proteína quinase ribossomal S6 de 70 kDA (p70^{S6k}); a proteína 1 ligante do fator de iniciação eucariótico 4E (4E-BP1); e o fator de iniciação eucariótico 4G (eIF4G).[2,3]

A 4E-BP1 é inibidora do fator de iniciação da tradução proteica conhecido como eIF4E. Quando a 4E-BP1 é fosforilada, o eIF4E é liberado e pode unir-se ao eIF4G – o qual está também sob o controle do mTOR – e ao eIF4A, o que forma o complexo eIF4F. A montagem desse complexo é necessária para a continuação da etapa de iniciação da tradução do RNAm em proteína. O mTOR também ativa a p70^{S6k}, que estimula a iniciação da tradução, bem como a elongação proteica por diferentes mecanismos. A p70^{S6k}, quando ativada, fosforila e inativa a enzima quinase do fator de elongação 2 (eEF2K), fato que permite que o eEF2 seja ativado, o que promove a elongação. Consistente com esses fatos, a administração de leucina para ratos induz hiperfosforilação da 4E-BP1, promove formação do complexo eIF4F, causa hiperfosforilação da p70^{S6k} e estimula a síntese proteica. Similarmente, dietas para ratos contendo 20% de proteína estimulam a síntese proteica hepática e muscular, que é associada ao aumento da fosforilação da 4E-BP1 e à consequente redução da ligação do eIF4E para a 4E-BP1, além do aumento da formação do complexo eIF4F. Esses fatos permitem relacionar a resposta anabólica sobre a síntese proteica muscular induzida pela ingestão de proteínas à capacidade do mTOR de detectar alterações na concentração intracelular de leucina.[51,52,87]

CATABOLISMO PROTEICO

Diferentes vias de catabolismo proteico

Células morrem sob uma base regular e programada, denominada apoptose, e seus componentes moleculares são metabolizados. Proteínas individuais também sofrem *turnover* regular sob condições normais. A meia-vida de uma proteína pode ser inferior a uma hora, como a da ornitina descarboxilase, da fosfoquinase C e da insulina; ou ser de diversos meses, como a hemoglobina e as histonas, ou, ainda, equivalente à vida do organismo, como o dos cristalinos oculares. Contudo, a maioria das proteínas sofre *turnover* a cada poucos dias.[74]

A heterogeneidade no *turnover* de diferentes proteínas sugere que o processo é seletivo. Proteínas são degradadas intracelularmente por vários sistemas, incluindo a via dependente de ubiquitina, a macroautofagia e a microautofagia. Quando uma proteína sofre algum tipo de lesão (alteração), ela é "marcada" pela proteína ubiquitina (76 aminoácidos), em uma reação enzimática dependente de adenosina trifosfato (ATP). A molécula de ubiquitina serve como um marcador que direciona a proteína alterada para ser hidrolisada pelo proteossoma, que é uma partícula em forma cilíndrica presente no interior celular (Figura 1.8). Em mamíferos, o proteossoma consiste de 28 polipeptídeos e apresenta peso molecular de 2.000.000. As proteínas dessa partícula constituem aproximadamente 1% do total das proteínas celulares. O proteossoma é utilizado na degradação de proteínas, com formação de pequenos peptídeos. Além disso, é essencial na degradação de proteínas sinalizadoras, como fatores de transcrição, que, em algumas circunstâncias, necessitam estar presentes na célula por períodos limitados de tempo.[54,85]

Na superfície citosólica do retículo endoplasmático, verifica-se a ocorrência da ligação da molécula de ubiquitina a uma proteína alterada. Posteriormente, a proteína ligada à ubiquitina é reconhecida e desdobrada por proteínas especiais presentes na "entrada" (em inglês, *gate* = portão) do proteossoma. A proteína desdobrada no interior do proteossoma sofre a ação de uma variedade de proteases, que catalisam a degradação

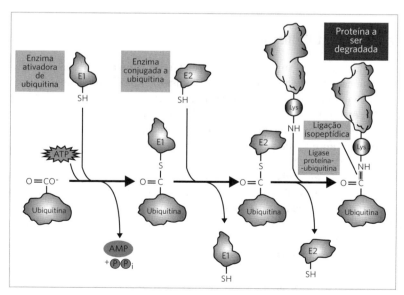

Figura 1.8 A molécula de ubiquitina serve como um marcador que direciona a proteína alterada para ser hidrolisada pelo proteossoma.

Fonte: Nelson e Cox.[65]

da proteína "marcada" para peptídeos de sete a dez aminoácidos. Cinco tipos de proteases estão presentes no proteossoma de mamíferos. Durante o jejum, a via dependente de ubiquitina é ativada, estimulando a degradação de proteínas e auxiliando o aumento da gliconeogênese.[85]

Contudo, a adição de ubiquitina em proteínas de membrana (como aquelas presentes na membrana plasmática) também "marca" essas proteínas para a proteólise. Porém, nessa situação, a molécula de ubiquitina serve para direcionar a proteína para a via endolisossomal e a degradação ocorre nos lisossomos. Em relação à degradação de proteínas citoplasmáticas, ela não é realizada de maneira indiscriminada. Proteínas, cujos aminoácidos localizados na posição NH_2-terminal são metionina, serina, treonina, alanina, valina, cistina, prolina ou glicina, são resistentes à proteólise, enquanto proteínas que apresentam outros aminoácidos na posição NH_2-terminal podem ser desestabilizadas e "marcadas" com a molécula de ubiquitina. Outro sinal para a degradação de proteínas é a presença de sequências "PEST" em proteínas. Essas sequências contêm prolina (P), ácido glutâmico (E), serina (S) e treonina (T), sendo que proteínas ricas nessas sequências apresentam meias-vidas curtas.[65,85]

Macroautofagia e microautofagia são processos que envolvem pequenas vesículas ou vacúolos e ocorrem no citoplasma. Macroautofagia envolve a captura de partes do citoplasma por uma membrana, seguida da hidrólise das proteínas capturadas dentro de uma vesícula. Microautofagia envolve a captura de porções menores do citoplasma por vesículas de tamanho pequeno. Essas vesículas ofertam seus conteúdos para os lisossomos, que são organelas que contêm grande variedade de enzimas hidrolíticas. Além desses sistemas intracelulares de degradação de proteínas, verifica-se no tecido muscular a presença de proteases dependentes de cálcio, as quais são utilizadas para a degradação de proteínas contráteis.[74]

Regulação do catabolismo proteico

Estudos demonstram aumento da taxa de catabolismo de aminoácidos quando a ingestão proteica excede a necessidade do organismo, uma vez que não existe mecanismo de armazenamento do excesso de proteínas ingeridas no organismo. Assim, todo aminoácido consumido acima da necessidade imediata é oxidado e o nitrogênio é excretado. Esse procedimento é um dos principais mecanismos regulatórios do metabolismo proteico durante o consumo de alimentações hiperproteicas. Verifica-se o aumento da atividade das enzimas relacionadas ao catabolismo de aminoácidos, o que corrobora a ação do mecanismo regulatório. Estudos em animais submetidos a dietas com diferentes concentrações de proteínas, durante dez dias, demonstraram que a atividade *in vitro* da enzima hepática serina desidratase, após esse período, aumentou substancial e progressivamente à proporção em que a concentração de proteína aumentou na alimentação.[6,65]

A regulação do metabolismo de proteínas também permite o catabolismo seletivo de proteínas "não vitais" para o organismo durante o jejum, disponibilizando, desse modo, aminoácidos para a gliconeogênese. Os mecanismos de regulação atuam durante o jejum prolongado para permitir o saldo de degradação de proteínas "não vitais", enquanto ocorre a conservação daquelas que são mais relevantes para a sobrevivência do indivíduo, por exemplo, as proteínas do sistema nervoso central. Dentre as proteínas que podem ser consideradas "menos vitais", inclui-se aproximadamente metade da massa muscular corporal.[6,23]

Estudos em animais demonstraram que o jejum de curta duração provoca diminuição substancial da proteína hepática, mas não da muscular. Mais especificamente, o retículo endoplasmático rugoso hepático é degradado nesse período. No tecido muscular, as proteínas não contráteis são prontamente degradadas, porém durante o jejum prolongado também ocorre degradação das proteínas contráteis.[23,74]

CATABOLISMO DE AMINOÁCIDOS

Transaminação

A transaminação é o primeiro passo no catabolismo da maioria dos aminoácidos e consiste na transferência do grupo alfa-amino de um aminoácido para o alfacetoglutarato. Os produtos resultantes dessa reação são um alfacetoácido (derivado do aminoácido original) e o glutamato. Desse modo, o alfacetoglutarato desempenha papel fundamental no metabolismo, por aceitar os grupos amino de outros aminoácidos, tornando-se, assim, glutamato. Por sua vez, o glutamato – que é um produto comum às reações de transaminação – representa um reservatório temporário de grupos amino, provenientes de diferentes aminoácidos. O glutamato produzido por transaminação pode ser desaminado oxidativamente ou pode ser utilizado como doador de grupo amino na síntese de aminoácidos dispensáveis.[8,67]

A transferência de grupos amino de um esqueleto de carbono a outro é catalisada por uma família de enzimas denominadas aminotransferases (ou transaminases). Todos os aminoácidos, com exceção da lisina e da treonina, sofrem transaminação em algum ponto de seu catabolismo. Nas reações catalisadas por aminotransferases – que estão presentes no citosol e na mitocôndria – há a participação do piridoxal-fosfato como coenzima, que é derivado da vitamina B6, a qual pode ser encontrada na natureza sob três formas: piridoxina, piridoxal e piridoxamina. As aminotransferases são denominadas em relação a seus doadores de grupos amino específicos, porque o aceptor do grupo amino quase sempre é o alfacetoglutarato. As duas reações mais importantes de transaminação são catalisadas pelas enzimas alanina aminotransferase (ALT) e aspartato aminotransferase (AST).[23,65]

A enzima ALT, também denominada transaminase glutâmico-pirúvica (TGP), está presente em muitos tecidos. Essa enzima catalisa a transferência do grupo amino presente no aminoácido alanina para o alfacetoglutarato, resultando na formação de piruvato e glutamato, respectivamente. A reação é facilmente reversível, entretanto, durante o catabolismo dos aminoácidos, a enzima atua apenas na direção da síntese de glutamato, sendo esse fato também observado na maioria das transaminases.[12]

$$\text{Alanina + alfacetoglutarato} \xleftrightarrow[\text{B}_6]{\text{ALT}} \text{Piruvato + glutamato}$$

A enzima AST, também denominada transaminase glutâmico-oxalacética (TGO), é uma exceção à regra de que as aminotransferases direcionam os grupos amino ao glutamato. Durante o catabolismo dos aminoácidos, a AST transfere grupos amino do glutamato ao oxaloacetato, formando o aspartato, que é utilizado como uma das fontes de nitrogênio no ciclo da ureia.[67]

Para a maioria das reações de transaminação, a constante de equilíbrio é próxima de 1, permitindo à reação funcionar tanto na degradação de aminoácidos, por meio da remoção de grupos alfa-amino (por exemplo, após o consumo de uma refeição rica em proteínas), quanto na biossíntese, por meio da adição de grupos amino aos esqueletos de carbono de alfacetoácidos.[23]

Desaminação

A remoção do nitrogênio dos aminoácidos também ocorre por reações de desaminação, que resultam na formação de amônia livre. Um número determinado de aminoácidos pode ser desaminado de modo direto (histidina), por desidratação (serina, treonina), pelo ciclo da purina nucleotídeo (aspartato) e por desaminação oxidativa (glutamato). Essas reações ocorrem principalmente no fígado e nos rins e fornecem alfacetoácidos (os quais podem entrar na rota central do metabolismo energético) e íon amônio ($NH4^+$, que é uma fonte de nitrogênio na síntese de ureia).[6]

Em relação à reação catalisada pela enzima glutamato desidrogenase (GDH), que apresenta a característica singular de ser capaz de utilizar tanto nicotinamina adenina dinucleotídeo (NAD^+) quanto nicotinamida adenina dinucleotídeo fosfato ($NADP^+$), o íon amônio é formado a partir do glutamato por desaminação oxidativa:

$$\text{Glutamato} + NAD^+ \text{ (ou } NADP^+) + H_2O \xrightarrow{\quad GDH \quad} \text{alfacetoácido} + NH_4^+ + NADH \text{ (ou } NADPH) + H^+$$

Os D-aminoácidos são encontrados em plantas e nas paredes celulares de micro-organismos, porém não são utilizados na síntese de proteínas em mamíferos. Os D-aminoácidos, entretanto, estão presentes na alimentação e são eficientemente metabolizados no fígado. A enzima D-aminoácido oxidase – dependente de flavina adenina dinucleotídeo (FAD) – catalisa a desaminação oxidativa dos D-aminoácidos. Os alfacetoácidos resultantes podem entrar nas rotas gerais do metabolismo de aminoácidos, ser transaminados para isômeros L ou catabolizados para obtenção de energia.[65]

AMINOÁCIDOS: METABOLISMO DOS ESQUELETOS DE CARBONOS

O catabolismo dos 20 aminoácidos encontrados nas proteínas envolve a remoção dos grupos alfa-amino, seguida pela degradação dos esqueletos de carbono resultantes. O catabolismo dos esqueletos de carbono converge para formar sete produtos: oxaloacetato, alfacetoglutarato, piruvato, fumarato, acetil-CoA, acetoacetil-CoA e succinil-CoA. Esses produtos entram nas rotas do metabolismo intermediário, resultando na síntese de glicose ou de lipídio ou na produção de energia, por meio de sua oxidação a CO_2 e H_2O pelo ciclo de Krebs.[28]

Aminoácidos que são degradados para acetil-CoA ou para acetoacetil-CoA são denominados cetogênicos (leucina e lisina), porque originam corpos cetônicos. Cabe ressaltar que, em mamíferos, há ausência de uma via metabólica que sintetize glicose a partir de acetil-CoA ou de acetoacetil-CoA. Diferentemente, aminoácidos que são degradados para oxaloacetato, alfacetoglutarato, piruvato, fumarato ou succinil-CoA são denominados glicogênicos (alanina, asparagina, aspartato, cisteína, glutamato, glutamina, glicina, prolina, serina, arginina, histidina, metionina, treonina e valina). A síntese de glicose a partir desses aminoácidos é possível uma vez que os intermediários do ciclo de Krebs e o piruvato podem ser convertidos em fosfoenolpiruvato e, posteriormente, em glicose. Além disso, existem aminoácidos que são glicogênicos e cetogênicos (tirosina, isoleucina, fenilalanina e triptofano).[99,100]

CICLO DA UREIA

A ureia é a principal forma de eliminação dos grupos amino derivados dos aminoácidos e responde por mais de 90% dos componentes nitrogenados presentes na urina. Diariamente, cerca de 11 a 15 g de nitrogênio são excretados na urina de um indivíduo adulto saudável que consome de 70 a 100 g de proteína por dia. Além da ureia, existem outras formas de excreção de nitrogênio na urina, como amônia, ácido úrico, creatinina e alguns aminoácidos livres. A ureia e a amônia surgem a partir da oxidação parcial de aminoácidos, enquanto o ácido úrico e a creatinina são indiretamente derivados de aminoácidos.[23,39]

De acordo com a Figura 1.9, verifica-se que o nitrogênio que entra no ciclo da ureia é a amônia, na forma do íon amônio (NH_4^+). O precursor imediato é o glutamato, porém o nitrogênio da amônia provém de diversas fontes, como resultado de reações de transaminação. Uma condensação entre o íon amônio e o dióxido de carbono produz o fosfato de carbamoila, em uma reação que necessita duas moléculas de ATP para cada molécula formada. Segue-se a reação do fosfato de carbamoila com a ornitina para formar a citrulina. Até esse ponto, as reações do ciclo acontecem na mitocôndria. A citrulina é, em seguida, transportada para o citosol. Um segundo nitrogênio entra no ciclo da ureia quando o aspartato reage com a citrulina para formar o argininossuccinato em mais uma reação que necessita ATP (são produzidos AMP e PPi). O grupo amino do aspartato é a fonte do segundo nitrogênio da ureia formada nessa série de reações. O argininossuccinato é clivado para originar fumarato e arginina. Posteriormente, a arginina é hidrolisada pela enzima arginase para formar ureia e regenerar a ornitina, que é transportada mais uma vez para a mitocôndria. A síntese de fumarato no ciclo da ureia é um elo entre esse ciclo e o ciclo de Krebs. O fumarato é um intermediário do ciclo de Krebs e pode ser convertido em oxaloacetato. Uma reação de transaminação pode converter o oxaloacetato em aspartato, o que estabelece outra ligação entre os dois ciclos. Cabe ressaltar que quatro fosfatos de alta energia são consumidos na síntese de cada molécula de ureia.[74]

Em resumo, um nitrogênio da molécula de ureia é fornecido pela amônia livre, enquanto o outro nitrogênio provém do aspartato. O glutamato é o precursor imediato da amônia – por meio da desaminação oxidativa catalisada pela enzima GDH – e do nitrogênio do aspartato – por meio da transaminação do oxaloacetato catalisada pela enzima AST. O carbono e o oxigênio da ureia são derivados do CO_2.

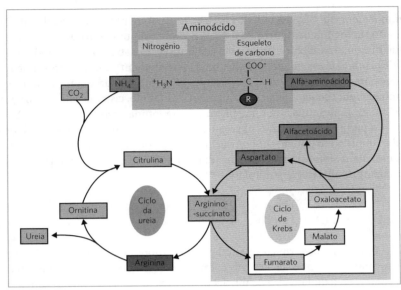

Figura 1.9 Ciclo da ureia
Fonte: adaptada de Devlin.[23]

A ureia sintetizada pelo fígado é, posteriormente, transportada pela circulação sanguínea até os rins, nos quais é filtrada e excretada na urina. Parte da ureia sintetizada no fígado difunde-se do sangue ao intestino e é clivada a CO_2 e NH_3 pela urease bacteriana. Essa amônia é perdida de forma parcial nas fezes enquanto outra parte é reabsorvida pelo sangue.[65,76]

Regulação do ciclo da ureia

É necessário que haja regulação precisa para uma via que controla a concentração plasmática de um composto muito tóxico – amônia – e que é altamente dependente de energia. O principal passo regulatório do ciclo da ureia é a síntese inicial do carbamoil-fosfato. A enzima carbamoil-fosfato sintetase 1 necessita do ativador alostérico N-acetilglutamato. Esse composto é sintetizado a partir do glutamato e da acetil-CoA pela N-acetilglutamato sintetase, a qual é ativada pelo aminoácido arginina. Acetil-CoA, glutamato e arginina são necessários para fornecer intermediários ou energia para o ciclo da ureia, e a presença do N-acetilglutamato indica que esses compostos estão disponíveis.[12,23,65]

O ciclo também é regulado pela indução das enzimas envolvidas. A indução (10 a 20 vezes) das enzimas do ciclo da ureia ocorre quando há aumento da oferta de amônia ou de aminoácidos para o fígado. A concentração dos intermediários do ciclo também exerce papel em sua regulação por meio do efeito de ação de massas. Uma alimentação hiperproteica (excesso de aminoácidos) e o jejum (necessidade de metabolizar proteína corporal para obter carbonos para a produção de energia) resultam em indução das enzimas do ciclo da ureia.[12,23,65]

INDUÇÃO DAS ENZIMAS QUE CATABOLIZAM AMINOÁCIDOS

Quando a concentração de aminoácidos que alcançam o tecido hepático é relativamente baixa, sua principal proporção é incorporada como proteína. Além disso, os valores de K_m para aminoácidos de muitas das enzimas envolvidas são altos, permitindo que aminoácidos estejam presentes em excesso antes que um catabolismo significativo possa ocorrer. Em contraste, as enzimas que geram aminoacil-RNAt apresentam valores de K_m muito menores para aminoácidos. Contudo, à medida que as concentrações aumentam, uma proporção dos aminoácidos é catabolizada. O excesso de aminoácidos pode ser oxidado completamente para CO_2, ureia e água, ou intermediários gerados podem ser utilizados como substratos para a lipogênese. Aminoácidos que escapam do fígado são utilizados para a síntese proteica ou como substratos energéticos em outros tecidos. Cabe destacar que os valores relativos de K_m dos dois sistemas enzimáticos são de extrema relevância na regulação do destino dos aminoácidos, o que representa claramente um mecanismo para prevenir o desperdício de aminoácidos indispensáveis por meio do catabolismo.[12,65]

Quando animais são alimentados com dieta hiperproteica, muitas enzimas que catabolizam aminoácidos, como triptofano pirrolase, fenilalanina hidroxilase, 2-oxoácido desidrogenase e serina desidratase, são rapidamente induzidas. Esse efeito ocorre principalmente no fígado, sendo muito menos marcante nos outros tecidos, como os rins e o coração.[65] O mecanismo de indução dessas enzimas ainda não está totalmente elucidado. Contudo, tem sido verificado o aumento da quantidade de RNAm de algumas enzimas, o que indica que o controle é exercido em âmbito transcricional dos genes para a enzima estudada, sendo esse processo controlado por diversos hormônios. A glicose inibe fortemente a indução desse processo, talvez em virtude da estimulação da liberação de insulina, enquanto o glucagon é um potente estimulador da indução de diversas enzimas que catabolizam aminoácidos.[23]

METABOLISMO PROTEICO E DE AMINOÁCIDOS NO CICLO JEJUM-ALIMENTADO

Poderia se supor que a ingestão de uma refeição contendo proteínas causasse aumento significativo da concentração de todos os aminoácidos na circulação sistêmica, porém, por diversas razões, esse fato não ocorre. Após a digestão e a absorção das proteínas da alimentação no trato digestório, a maioria dos aminoácidos é transportada por meio do sangue portal até o tecido hepático. Todavia, as células intestinais metabolizam os aminoácidos aspartato, asparagina, glutamato e glutamina e liberam alanina, lactato, citrulina e prolina no sangue portal. Além disso, as células da mucosa intestinal, que representam divisão rápida, necessitam de glutamina como aminoácido doador de nitrogênio para a síntese de bases nitrogenadas, que são incorporadas nos ácidos nucleicos.[13,17]

Um segundo tecido que apresenta papel relevante no controle da concentração plasmática de aminoácidos é o fígado. Após uma refeição, cerca de 20% dos aminoácidos que entram no tecido hepático são liberados para a circulação sistêmica, enquanto aproximadamente 50% são catabolizados, com a liberação concomitante de ureia, e 6% são incorporados em proteínas plasmáticas.[67]

O fígado é relativamente ineficiente em oxidar tirosina, lisina e ACR (leucina, isoleucina e valina). Em relação aos ACR, esse fato se relaciona à baixa atividade catalítica da enzima aminotransferase de ACR, que transfere o grupo alfa-amino desses aminoácidos para o alfacetoglutarato e, desse modo, inicia o catabolismo dos ACR. Portanto, os ACR são pouco metabolizados no fígado, sendo captados principalmente pelo músculo esquelético, o qual apresenta a enzima aminotransferase de ACR tanto no compartimento citosólico quanto no mitocondrial. Alguns alfacetoácidos de cadeia ramificada formados a partir da enzima citosólica muscular podem ser transferidos para o compartimento mitocondrial para serem oxidados. Porém, a atividade do complexo enzimático desidrogenase de alfacetoácidos de cadeia ramificada (DCCR) no tecido muscular apresenta baixa atividade. Essa segunda etapa da oxidação de ACR no músculo esquelético é considerada a limitante desse processo. Nessa etapa, ocorre uma descarboxilação oxidativa não reversível do alfacetoácido de cadeia ramificada pelo complexo enzimático DCCR, que está localizado na superfície interna da membrana mitocondrial interna.[23,89]

O conteúdo da enzima DCCR é maior no fígado em relação ao tecido muscular. Sob condição de repouso, 4% da enzima DCCR está ativa no musculoesquelético. Por outro lado, sob a mesma condição, 97% da enzima DCCR presente no fígado está na forma ativa. A atividade da DCCR é regulada por fosforilação reversível, uma vez que ela é inativada pela enzima DCCR quinase e ativada pela DCCR fosfatase. A atividade da enzima DCCR é elevada em resposta ao aumento da concentração de leucina, H+, ADP mitocondrial e, possivelmente, pela elevação da razão NAD+/NADH. Por outro lado, a atividade da enzima DCCR é inibida pelo aumento da concentração de ATP, de acetil-CoA, de piruvato, de ácidos graxos livres e de corpos cetônicos. A regulação da enzima DCCR é sensível tanto às alterações em substratos e produtos intracelulares, quanto ao estado energético da célula. Os alfacetoácidos de cadeia ramificada apresentam muitas vias metabólicas; alguns podem ser liberados para a circulação sanguínea a partir da célula muscular, enquanto outros podem ser oxidados em outros tecidos, particularmente no fígado.

No início do estado de jejum, a glicogenólise hepática é relevante para a manutenção da glicemia. A lipogênese é diminuída, e lactato (ciclo de Cori) e aminoácidos são utilizados para a formação de glicose (gliconeogênese). Cabe ressaltar que o ciclo glicose-alanina, no qual o carbono e o nitrogênio retornam ao fígado na forma de alanina, torna-se uma via metabólica importante.[46,49,89]

Com o prolongamento do estado de jejum, uma vez que nenhum alimento é ingerido, ao mesmo tempo em que ocorre diminuição acentuada da concentração de glicogênio hepático, o organismo torna-se dependente da gliconeogênese hepática, primariamente a partir de glicerol, lactato e aminoácidos. O ciclo de Cori e o ciclo alanina-glicose (Figura 1.10) desempenham papel relevante, porém não fornecem carbonos para o saldo de síntese de glicose. Esse fato se relaciona à glicose formada a partir de lactato e alanina pelo fígado que meramente repõe aquela que foi convertida para lactato e alanina pelos tecidos periféricos. Na verdade, esses ciclos transferem energia a partir da oxidação de ácidos graxos no fígado para tecidos periféricos que não conseguem oxidar o triacilglicerol. O cérebro oxida glicose completamente a CO_2 e água. Em consequência, o saldo de síntese de glicose a partir de alguma outra fonte de carbono é obrigatório no estado de jejum. Todavia, ácidos graxos não podem ser utilizados para a síntese de glicose, porque não há uma via pela qual a acetil-CoA produzida a partir da

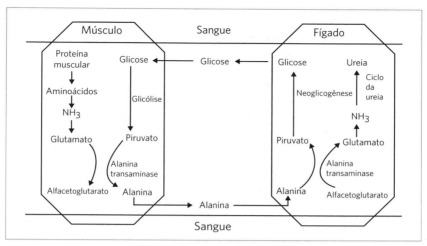

Figura 1.10 Ciclo alanina-glicose
Fonte: adaptada de Cynober.[18]

oxidação de ácidos graxos possa ser convertida em glicose. O glicerol, um subproduto da lipólise no tecido adiposo, representa um substrato para a síntese de glicose. Contudo, em resposta ao jejum, verifica-se aumento da degradação proteica no organismo – que ocorre em alguns tecidos na fase inicial da privação alimentar –, o que permite que os aminoácidos liberados sejam utilizados para a oxidação ou para a gliconeogênese. É dentre as proteínas corporais, especialmente as do músculo esquelético, que se obtém a maioria dos carbonos necessários para o saldo de síntese de glicose.[6,33]

As proteínas são hidrolisadas dentro da célula muscular e a maioria dos aminoácidos é parcialmente metabolizada. Alanina e glutamina são os aminoácidos liberados em maiores quantidades a partir do tecido muscular para o sangue. Os demais aminoácidos são, em sua maior parte, metabolizados para a obtenção de intermediários (piruvato e alfacetoglutarato), os quais podem gerar alanina e glutamina. Os ACR são as principais fontes de nitrogênio para a síntese de alanina e glutamina no tecido muscular. Os alfa-cetoácidos de cadeia ramificada produzidos a partir dos ACR por transaminação são parcialmente liberados no sangue para a captação pelo fígado, que sintetiza a glicose a partir do alfacetoácido da valina, os corpos cetônicos a partir do alfacetoácido da leucina, e a glicose e os corpos cetônicos a partir do alfacetoácido da isoleucina. Estima-se que os aminoácidos contribuam para a síntese de cerca de 60 g de glicose por dia na fase inicial do jejum. Igualmente importante é a disponibilidade de aminoácidos indispensáveis, liberados pela degradação proteica tecidual e potencialmente utilizáveis para a manutenção da função de outros tecidos. O músculo esquelético e os tecidos intestinais são as principais fontes de aminoácidos indispensáveis durante os períodos de jejum. Se a privação alimentar perdurar além de alguns dias, a taxa de degradação proteica diminui rapidamente. Após duas ou três semanas sem ingestão alimentar, a gliconeogênese dos aminoácidos não fornece mais que 15 a 20 g de glicose por dia.[26,75,76,95,97]

Também no estado de jejum, as células da mucosa intestinal necessitam de glutamina para a síntese de nucleotídeos e, nessa condição, parte do glutamato formado pode ser oxidada para o fornecimento de energia, fato que está relacionado à liberação concomitante de alanina pelos enterócitos para o sangue portal hepático. Cabe ressaltar que, durante o jejum, o intestino remove aproximadamente dois terços dos aminoácidos circulantes, sendo que o aminoácido glutamina responde por mais da metade do total dos aminoácidos captados. Ao mesmo tempo, o intestino libera sete aminoácidos, sendo a alanina a responsável por mais da metade do total de aminoácidos liberados.[17]

A síntese de glicose no fígado durante o jejum é intimamente ligada à síntese de ureia. A maioria dos aminoácidos pode doar seu nitrogênio amínico por transaminação com o alfa-cetoglutarato, o que forma glutamato e o novo alfacetoácido, que, com frequência, pode ser utilizado para a síntese de glicose.[8]

No começo do período de realimentação, o fígado capta pouca glicose, ou seja, o tecido hepático continua realizando gliconeogênese por algumas horas após a introdução da realimentação. Preferivelmente a fornecer glicose sanguínea, a gliconeogênese hepática fornece glicose-6-fosfato para a glicogênese. Isso significa que o glicogênio hepático não é ressintetizado após um período de jejum por meio da síntese direta a partir da glicose sanguínea. De preferência, a glicose é catabolizada em tecidos periféricos em lactato, o qual é convertido no fígado em glicogênio, por meio da via indireta da síntese do glicogênio (gliconeogênese). A gliconeogênese a partir de aminoácidos específicos que são absorvidos pela mucosa intestinal também exerce papel relevante em restabelecer a concentração normal de glicogênio hepático. Após a taxa de gliconeogênese declinar, o glicogênio hepático é mantido pela via direta de síntese, ou seja, a partir da glicose sanguínea. Ao mesmo tempo, verifica-se que os aminoácidos presentes no sangue provenientes da alimentação são também utilizados para a síntese de proteínas no fígado e nos demais tecidos do organismo.[8,23,67]

RECOMENDAÇÃO DIÁRIA DE INGESTÃO DE PROTEÍNAS E AMINOÁCIDOS

A recomendação de ingestão de proteínas e de aminoácidos indispensáveis pode ser obtida de acordo com os valores preconizados pelo Institute of Medicine, por meio das Dietary Reference Intakes (Ingestões Dietéticas de Referência – DRIs).[66] Dentre as recomendações relacionadas às DRIs – que representam um grupo de quatro valores de referência de ingestão de nutrientes –, verifica-se a ingestão dietética recomendada (RDA), que representa o nível de ingestão diária que é suficiente para atender as necessidades de um nutriente de praticamente todos (entre 97 e 98%) os indivíduos saudáveis de determinado grupo de mesmo sexo e estágio de vida.[66]

Nesse contexto, segundo as DRIs, a RDA para homens e mulheres com idade igual ou superior a 19 anos é de 0,80 g de proteínas/kg/dia. Para gestantes (qualquer idade) e para lactentes (qualquer idade), a RDA é de 1,1 g de proteínas/kg/dia ou a adição de 25 g de proteína à alimentação.

Uma vez que existem diferenças relativamente pequenas entre as necessidades de ingestão de aminoácidos entre adultos e crianças, foram adotados como padrão de necessidade de ingestão os valores para crianças entre 1 e 3 anos de idade, os quais podem ser utilizados para a avaliação e o planejamento dos componentes proteicos da alimentação. A Tabela 1.6 demonstra o modelo de referência de recomendação de ingestão de aminoácidos segundo o Food and Nutrition Board (FNB) e o Institute of Medicine (IOM).

Cabe ressaltar que o escore para aminoácidos foi desenvolvido baseado nas necessidades médias de ingestão tanto de aminoácidos indispensáveis quanto de proteínas para indivíduos com idade ≥ 1 ano. A qualidade da proteína da alimentação é determinada pela razão relativa de seus aminoácidos indispensáveis e de sua digestibilidade. Proteínas provenientes de alimentos de origem animal, como ovos, carnes, aves, pescados, leite e derivados, fornecem uma razão adequada dos nove aminoácidos indispensáveis e, desse modo, são denominadas proteínas completas. A Tabela 1.6 apresenta a composição de aminoácidos indispensáveis de várias fontes alimentares de proteínas comparadas ao modelo de escore padrão.

Tabela 1.6 Modelo de escore de aminoácidos para indivíduos com idade igual ou superior a um ano

Aminoácido (mg/g de proteína)	Escore de aminoácidos (FNB/IOM)	Feijão branco	Leite	Ovos
Histidina	18	28	28	24
Isoleucina	25	42	60	63
Leucina	55	76	98	88
Lisina	51	72	79	70
Metionina + cisteína	25	19	34	56
Fenilalanina + tirosina	47	77	96	98
Treonina	27	39	45	49
Triptofano	7	10	14	16
Valina	32	46	67	72

FNB: Food and Nutrition Board; IOM: Institute of Medicine.
Fonte: adaptada de NRC.[66]

CONSIDERAÇÕES FINAIS

Apesar de a diminuição da incidência de desnutrição proteica ser um fato comprovado, a proteína é considerada um elemento fundamental em todos os processos fisiológicos e bioquímicos do organismo, em todas as fases da vida. É importante salientar que, para o completo aproveitamento das proteínas, é necessário que sejam satisfeitas as respectivas necessidades dos outros nutrientes. Dessa forma, garante-se que as proteínas sejam destinadas à síntese proteica, para reparação e manutenção dos tecidos e aos processos de crescimento e desenvolvimento.

REFERÊNCIAS

1. Adibi SA. The oligopeptide transporter (pept-1) in human intestine: biology and function. Gastroenterol. 1997;113(1):332-40.
2. Anthony JC, Anthony TG, Kimball SR, Jefferson LS. Signaling pathways involved in translational control of protein synthesis in skeletal muscle by leucine. J Nutr. 2001;131(3):856S-860S.

3. Anthony JC, Yoshizawa F, Anthony TG, Vary TC, Jefferson LS, Kimball SR. Leucine stimulates translation initiation in skeletal muscle of postabsorptive rats via a rapamycin-sensitive pathway. J Nutr. 2000;130(10):2413-9.
4. Barrett JS, Shepherd SJ, Gibson PR. Strategies to manage gastrointestinal symptoms complicating enteral feeding. JPEN J Parenter Enteral Nutr. 2009;33(1):21-6.
5. Belitz HD, Grosch W, Schieberle P. Amino acids, peptides, proteins. In: Food Chemistry. 3.ed. Berlin: Springer-Verlag; 2004. p.8-88.
6. Berdanier CD. Advanced nutrition: macronutrients. 2.ed. Boca Raton: CRC Press; 2000.
7. Boirie Y, Dangin M, Gachon P, Vasson MP, Maubois JL, Beaufrère B. Slow and fast dietary proteins differently modulate postprandial protein accretion. Proc Natl Acad Sci USA. 1997;94(26):14930-5.
8. Borba-Murad GR, de Souza HM, Lopes G, Ferreira EB, Dambroso D, Bazotte RB. Changes in glycemia induced by exercise in rats: contribution of hepatic glycogenolysis and gluconeogenesis. Res Commun Mol Pathol & Pharmacol. 1998;102(2):113-23.
9. Bounous G. Whey protein concentrate (WPC) and glutathione modulation in cancer treatment. Anticancer Res. 2000;20(6C):4785-92.
10. Boyd CA. Intestinal oligopeptide transport. Proc Nutr Soc. 1995;54(2):519-23.
11. Boye J, Zare F, Pletch A. Pulse proteins: processing, characterization, functional properties and applications in food and feed. Food Res Int. 2010;43(2):414-31.
12. Brooks GA. Metabolism of proteins and amino acids. In: Brooks GA, Fahey TD, White TP, Baldwin KM (eds.). Exercise physiology: human bioenergetics and its applications. 3.ed. California: Mayfield; 2000. p.144-64.
13. Caspary WF. Physiology and pathophysiology of intestinal absorption. Am J Clin Nutr. 1992;55(1 Suppl):299S-308S.
14. Chipponi JX, Bleier JC, Santi MT, Rudman D. Deficiencies of essential and conditionally essential nutrients. Am J Clin Nutr. 1982;35(5 Suppl):1112-6.
15. Chung SL, Ferrier LK. Partial lipid extraction of egg yolk powder: effects on emulsifying properties and soluble protein fraction. J Food Sci. 1991;56(5):1255-8.
16. Coomes MW. Amino acid metabolism. In: Devlin TM. Textbook of biochemistry: with clinical correlations. 5.ed. New York: Wiley-Liss; 2002. p.779-823.
17. Curi R. Glutamina: metabolismo e aplicações clínicas e no esporte. Rio de Janeiro: Sprint; 2000.
18. Cynober LA. Amino acid metabolism and therapy in health and nutritional disease. New York: CRC Press; 1995.
19. Gomes MR, Pires ISO, Castro IA, Tirapegui J. Effect of protein restriction on plasma and tissue levels of insulin-like growth factor-1 (IGF-1) in adult rats. Nutr Res. 2003;23(9):1239-50.
20. Damodaran S. Amino acids, peptides, and proteins. In: Fennema OR. Food chemistry. 3.ed. New York: Marcel Dekker; 1996. p.321-430.
21. Darragh AJ, Hodgkinson SM. Quantifying the digestibility of dietary protein. J Nutr. 2000;130(7):1850S-6S.
22. De Angelis RC. Valor nutricional das proteínas: métodos de avaliação. Cad Nutr. 1995;10(1):8-29.
23. Devlin TM. Textbook of biochemistry: with clinical correlations. 5.ed. New York: Wiley-Liss; 2002.
24. FAO. Dietary protein quality evaluation in human nutrition. Report of an FAO Expert Consultation. FAO: Rome; 2013. p. 1-67.
25. FAO/WHO Expert Consultation. Protein quality evaluation. Food and Agricultural Organization of the United Nations, FAO Food and Nutrition Paper 51. Rome, 1990.
26. FAO/WHO/UNU Expert Consultation. Energy and protein requirements. Technical Report Series 724. Geneva: World Health Organization; 1985.
27. Fei YJ, Kanai Y, Nussberger S, Ganapathy V, Leibach FH, Romero MF, et al. Expression cloning of a mammalian proton-coupled oligopeptide transporter. Nature. 1994;368(6471):563-6.
28. Felig P. Amino acid metabolism in man. Annu Rev Biochem. 1975;44:933-55.
29. Fouillet H, Bos C, Gaudichon C, Tomé D. Approaches to quantifying protein metabolism in response to nutrient ingestion. J Nutr. 2002;132(10):3208S-18S.
30. Frenhani PB, Burini RC. Mecanismos de ação e controle da digestão de proteínas e peptídios em humanos. Arq Gastrenterol. 1999;36(3):139-47.

PROTEÍNAS

31. Friedman M. Nutritional value of proteins from different food sources. A review. J Agric Food Chem. 1996;44(1):6-29.
32. Friedman M, Brandon DL. Nutritional and health benefits of soy proteins. J Agric Food Chem. 2001;49(3):1069-86.
33. Friedman M. Absorption and utilization of amino acid. v.I. Boca Raton: CRC Press; 1989.
34. Ganapathy ME, Huang W, Wang H, Ganapathy V, Leibach FH. Valacyclovir: a substrate for the intestinal and renal peptide transporters pept1 and pept2. Biochem Biophys Res Comm. 1998;246(2):470-5.
35. Garlick PJ, Grant I. Amino acid infusion increases the sensitivity of muscle protein synthesis in vivo to insulin. Effect of branched-chain amino acids. Biochem J. 1998;254(2):579-84.
36. Gibala MJ. Regulation of skeletal muscle amino acid metabolism during exercise. Int J Sport Nutr Exerc Metab. 2001;11(11):87-108.
37. Gillham B, Papachristodoulou DK, Thomas JH. Wills' biochemical basis of medicine. 3.ed. Oxford: Butterworth-Heinemann; 2000.
38. Glitz D. Protein synthesis: translation and posttranslational modifications. In: Devlin TM. Textbook of biochemistry: with clinical correlations. 5.ed. New York: Wiley-Liss; 2002. p.233-77.
39. Graham TE, Maclean DA. Ammonia and amino acid metabolism in skeletal muscle: human, rodent and canine models. Med Sci Sports Exerc. 1998;30(1):34-46.
40. Grimble GK. The significance of peptides in clinical nutrition. Annu Rev Nutr. 1994;14:419-47.
41. Guyton AC. Tratado de fisiologia médica. Rio de Janeiro: Guanabara Koogan; 2002.
42. Harper AE. Dispensable and indispensable amino acid interrelationships. In: Blackburn GL, Grant JP, Young VR (eds.). Amino acids. Metabolism and medical applications. Boston: John Wright-PSG; 1983. p.105-21.
43. Harris RA, Crabb DW. Metabolic interrelationships. In: Devlin TM. Textbook of biochemistry: with clinical correlations. 5.ed. New York: Wiley-Liss; 2002. p.861-902.
44. Henley EC, Kuster JM. Protein quality evaluation by protein digestibility-corrected amino acid scoring. Food Technol. 1994;48(4):74-7.
45. Hopfer U. Digestion and absorption of basic nutritional constituents. In: Devlin TM. Textbook of biochemistry: with clinical correlations. 5.ed. New York: Wiley-Liss; 2002. p.1081-115.
46. Jackman ML, Gibala MJ, Hultman E, Graham TE. Nutritional status affects branched-chain oxoacid dehydrogenase activity during exercise in humans. Am J Physiol. 1997;272(2Pt1):E233-8.
47. Jepson MM, Bates PC, Millward DJ. The role of insulin and thyroid hormones in the regulation of muscle protein in the rat. Br J Nutr. 1988;59(3):397-415.
48. Johnson LR. Digestion and absorption. In: Gastrointestinal physiology. 6.ed. St. Louis: A Harcourt Health Sciences; 2001. p.119-41.
49. Kasperek GJ, Dohm GL, Snider RD. Activation of branched-chain keto acid dehydrogenase by exercise. Am J Physiol; 1985;248(2Pt2):R166-71.
50. Kimball SR. Regulation of global and specific mRNA translation by amino acids. J Nutr. 2002;132(5):883-6.
51. Kimball SR, Jefferson LS. New functions for amino acids: effects on gene transcription and translation. Am J Clin Nutr. 2006;83(2):500S-507S.
52. Kimball SR, Jefferson LS. Signaling pathways and molecular mechanisms through which branched--chain amino acids mediate translational control of protein synthesis. J Nutr. 2006;136:227S-231S.
53. Laidlaw SA, Kopple JD. Newer concepts of the indispensable amino acids. Am J Clin Nutr. 1987;46(4):593-605.
54. Lecker SH, Solomon V, Mitch WE, Goldberg AL. Muscle protein breakdown and the critical role of the ubiquitin-proteasome pathway in normal and disease states. J Nutr. 1999;129(15 Suppl):227S-37S.
55. Leibach FH, Ganapathy V. Peptide transporters in the intestine and the kidney. Annu Rev Nutr. 1996;16:99-119.
56. Li JB, Jefferson LS. Influence of amino acid availability on protein turnover in perfused skeletal muscle. Biochim Biophys Acta. 1978;544(2):351-9.
57. Mayes PA. Digestion and absorption. In: Murray RK, Granner DK, Mayes PA, Rodwell VW. Harper: bioquímica. 6.ed. São Paulo: Atheneu; 2000. p.662-74.

58. McDonough FE, Sarwar G, Steinke FH. In vitro assay for protein digestibility: interlaboratory study. J Assoc Off Anal Chem. 1990;73(4):622-5.
59. McDonough FE, Steinke FH, Sarwar G, Eggum BO, Bressani R, Huth PJ. In vivo rat assay for true protein digestibility: collaborative study. J Assoc Off Anal Chem. 1990;73(5):801-5.
60. Miller SL. A production of amino acids under possible primitive earth conditions. Science. 1953;117(3046):528-9.
61. Millward DJ, Price GM, Pacy PJ, Halliday D. Maintenance protein requirements: the need for conceptual re-evaluation. Proc Nutr Soc. 1990;49(3):473-87.
62. Millward DJ. The nutritional value of plant-based diet in relation to human amino acid and protein requirement. Proc Nutr Soc. 1999;58(2):249-60.
63. Millward DJ. Can we define indispensable amino acid requirements and assess protein quality in adult? J Nutr. 1994;124(8 Suppl):1509S-15.
64. Morens C, Gaudichon C, Metges CC, Fromentin G, Baglieri A, Even PC, et al. A high-protein meal exceeds anabolic and catabolic capacities in rats adapted to a normal protein diet. J Nutr. 2000;130(9):2312-21.
65. Nelson DL, Cox MM. Lehninger principles of biochemistry. 3.ed. New York: Worth Publishers; 2000.
66. NRC (National Academy Press). Dietary reference intakes for energy, carbohydrates, fiber, fat, protein and amino acids (macronutrients). Washington, DC: National Academy Press; 2002.
67. Oliveira JED, Marchini JE. Ciências nutricionais. 1.ed. São Paulo: Sarvier; 1998.
68. Pennings B, Boirie Y, Senden JM, Gijsen AP, Kuipers H, van Loon LJ. Whey protein stimulates ostprandial muscle protein accretion more effectively than do casein and casein hydrolysate in older men. Am J Clin Nutr. 2011;93(5):997-1005.
69. Proll J, Petzke KJ, Ezeagu IE. Low nutritional quality of unconventional tropical crop seeds in rats. J Nutr. 1998;128(11):2014-22.
70. Rasmussen BB, Phillips SM. Contractile and nutritional regulation of human muscle growth. Exerc Sport Sci Rev. 2003;31(3):127-31.
71. Reeds PJ. Dispensable and indispensable amino acids for humans. J Nutr. 2000;130(7):1835S-40S.
72. Rennie MJ, Bohe J, Wolfe RR. Latency, duration and dose response relationships of amino acid effects on human muscle protein synthesis. J Nutr. 2002;132(10):3225S-7.
73. Rérat A, Nunes S, Mendy F, Roger L. Amino acid absorption and production of pancreatic hormones in non-anaesthetized pigs after duodenal infusions of a milk enzymic hydrolysate or of free amino acids. Br J Nutr. 1988;60(1):121-36.
74. Rodwell VW. Catabolism of proteins and of amino acid nitrogen. In: Murray RK, Granner DK, Mayes PA, Rodwell VW. Harper: bioquímica. 6.ed. São Paulo: Atheneu; 2000. p.313-22.
75. Rogero MM, Tirapegui J. Aspectos atuais sobre glutamina, atividade física e sistema imune. Rev Bras Cien Farm. 2000;36:201-12.
76. Rogero MM, Tirapegui J. Aspectos nutricionais sobre glutamina e exercício físico. Nutrire. 2003;25:101-26.
77. Rogero MM, Tirapegui J, Pedrosa RG, Castro IA, Pires ISO, Oliveira AAM, et al. Efeito da suplementação com L-alanil-L-glutamina sobre a resposta de hipersensibilidade do tipo tardio em ratos submetidos ao treinamento intenso. Rev Bras Cien Farm. 2002;38(4):487-97.
78. Rooyackers OE, Nair KS. Hormonal regulation of human muscle protein metabolism. Annu Rev Nutr. 1997;17:457-85.
79. Saito H, Inui K. Dipeptide transporters in apical and basolateral membranes of the human intestinal cell line Caco-2. Am J Physiol. 1993;265(2Pt1):G289-94.
80. Sanioto DL. Sistema digestivo: digestão. In: Aires MM. Fisiologia. 2.ed. Rio de Janeiro: Guanabara Koogan; 1999. p.681-8.
81. Sarvar G, McDonough FE. Evaluation of protein digestibility-corrected amino acid score method for assesing protein quality of foods. J Assoc Off Anal Chem. 1990;73(3):347-56.
82. Sarwar G. Available amino acid score for evaluating protein quality of foods. J Assoc Off Anal Chem. 1984;67(3):623-6.
83. Sarwar G. The protein digestibility-corrected amino acid score method overestimates quality of proteins containing antinutritional factors and of poorly digestible proteins supplemen-ted with limiting amino acids in rats. J Nutr. 1997;127(5):758-64.

84. Schaafsma G. The protein digestibility-corrected amino acid score. J Nutr. 2000;130(7):1865S-7S.
85. Schnell JD, Hicke L. Non-traditional functions of ubiquitin and ubiquitin-binding proteins. J Biol Chem. 2003;278(38):35857-60.
86. Sgarbieri VC. Proteínas em alimentos protéicos: propriedades, degradações, modificações. São Paulo: Livraria Varela; 1996.
87. Shah OJ, Anthony JC, Kimball SR, Jefferson LS. 4E-BP1 and S6K1: translational integration sites for nutritional and hormonal information in muscle. Am J Physiol Endocrinol Metab. 2000;279(4):E715-E729.
88. Shiraga T, Miyamoto K, Tanaka H, Yamamoto H, Taketani Y, Morita K, et al. Cellular and molecular mechanisms of dietary regulation on rat intestinal H+/peptide transporter pept1. Gastroenterology. 1999;116(2):354-62.
89. Suryawan A, Hawes JW, Harris RA, Shimomura Y, Jenkins AE, Hutson SM. A molecular model of human branched-chain amino acid metabolism. Am J Clin Nutr. 1998;68(1):72-81.
90. Temple CS, Stewart AK, Meredith D, Lister NA, Morgan KM, Collier ID, et al. Peptide mimics as substrates for the intestinal peptide transporter. J Biol Chem. 1998;273(1):20-2.
91. Terada T, Saito H, Mukai M, Inui K. Characterization of stably transfected kidney epithelial cell line expressing rat H+/peptide cotransporter pept1: localization of pept1 and transport of beta-lactam antibiotics. J Pharmacol Exp Ther. 1997;281(3):1415-21.
92. Terada T, Sawada K, Saito H, Hashimoto Y, Inui K. Functional characteristics of basolateral peptide transporter in the human intestinal cell line Caco-2. Am J Physiol. 1999;39(6Pt1):G1435-41.
93. Thamotharan M, Bawani SZ, Zhou X, Adibi SA. Functional and molecular expression of intestinal oligopeptide transporter (pept-1) after a brief fast. Metabolism. 1999;48(6):681-4.
94. Thamotharan M, Bawani SZ, Zhou X, Adibi SA. Hormonal regulation of oligopeptide transporter pept-1 in a human intestinal cell line. Am J Physiol. 1999;276(4Pt1):C821-6.
95. Tipton KD, Wolfe RR. Exercise, protein metabolism, and muscle growth. Int J Sport Nutr Exerc Metab. 2001;11(1):109-32.
96. Tome D, Bos C. Dietary protein and nitrogen utilization. J Nutr. 2000;130(7):1868S-73.
97. Turinsky J, Long CL. Free amino acids in muscle: effect of muscle fiber population and denervation. Am J Physiol. 1990;258(3Pt1):E485-91.
98. Wagenmakers AJ. Protein and amino acid metabolism in human muscle. Adr Exp Med Biol. 1998;441:307-19.
99. Wagenmakers AJM. Muscle amino acid metabolism at rest and during exercise: role in human physiology and metabolism. Exerc Sport Sci Ver. 1998;26:287-314.
100. Wagenmakers AJM. Skeletal muscle amino acid transport and metabolism. In: Hargreaves M, Thompson M. Biochemistry of exercise X. Champaign: Human Kinetics; 1998. p.217-31.
101. Wright BJ, Zevchak SE, Wright JM, Drake MA. The impact of agglomeration and storage on flavor and flavor stability of whey protein concentrate 80% and whey protein isolate. J Food Sci. 2009;74(1):S17-29.
102. Yang CY, Dantzig AH, Pidgeon C. Intestinal peptide transport systems and oral drug availability. J Pharm Res. 1999;16(9):1331-43.
103. Young VR. Adult amino acid requirements: the case for a major revision in current recommendations. J Nutr. 1994;124(8 Suppl):1517S-23.

2

Carboidratos

FABIANA ANDRÉA HOFFMANN SARDÁ
ELIANA BISTRICHE GIUNTINI

INTRODUÇÃO

O conhecimento sobre os carboidratos sofreu evolução significativa do ponto de vista científico, principalmente em função das pesquisas sobre as propriedades físico-químicas e fisiológicas da fibra alimentar (FA) iniciadas em 1970, dos estudos sobre as diferentes respostas glicêmicas produzidas pelos alimentos iniciados em 1980, e das investigações sobre a fermentação da FA no intestino grosso e os prebióticos em 2000. Entretanto, muitas definições e conceitos ainda não estão bem sedimentados, o que resulta em diversas formas de classificação, as quais, algumas vezes, são ambíguas.

Os carboidratos são um grupo diverso de substâncias com propriedades fisiológicas, físicas e químicas características. Como são primordialmente substratos para o metabolismo energético, podem afetar a saciedade, a glicemia, a insulinemia e o metabolismo lipídico. Por meio da fermentação, exercem influência sobre o funcionamento intestinal (frequência e trânsito), o balanço da microbiota residente e o crescimento celular dos colonócitos. Podem, também, ter ação imunorregulatória e influenciar a absorção de cálcio e outros minerais no intestino. Essas propriedades têm implicações sobre a saúde em geral e contribuem particularmente para o controle do peso corporal, do envelhecimento, do diabetes, das doenças cardiovasculares, da densidade mineral óssea, do câncer intestinal, da constipação e da resistência a infecções intestinais.[14]

DEFINIÇÃO

Carboidratos ou carbonos hidratados são substâncias cuja fórmula empírica é (CH_2O) n (razão molar de 1:2:1 entre C, H e O); alguns podem conter nitrogênio, fósforo ou enxofre. Quimicamente, os carboidratos são poli-hidroxialdeídos ou poli-hidroxicetonas, ou substâncias cuja hidrólise origine tais compostos.[49,56,82]

CLASSIFICAÇÃO E FUNÇÕES

A terminologia e a classificação dos carboidratos têm alguns aspectos complexos, pois a classificação química, mais habitual, fornece uma base prática para determinações de conteúdo e rotulagem, mas não permite a conversão simples em efeitos nutricionais, já que as classes químicas apresentam sobreposição em termos de propriedades fisiológicas e efeitos para a saúde.[48]

Classificação dos carboidratos segundo o grau de polimerização

A classificação química dos carboidratos pode ser estabelecida pelo tamanho da molécula, que é determinado pelo grau de polimerização (GP), pelo tipo de ligação (alfa e não alfa) e pelas características dos monômeros individuais, como foi proposto pelo comitê de especialistas em carboidratos na nutrição humana, instituído pela Organização das Nações Unidas para Agricultura e Alimentação (Food and Agriculture Organization – FAO) e pela Organização Mundial da Saúde (OMS), em Roma, no ano de 1997.[23] O enfoque químico é necessário para dar coerência e precisão às determinações de teores e rotulagem e também para formar a base necessária ao entendimento dos efeitos fisiológicos desse macronutriente.[14]

Há três grandes classes de carboidratos: açúcares, oligossacarídeos e polissacarídeos. A palavra sacarídeo é derivada do grego *sakcharon*, que significa açúcar. Utiliza-se a palavra açúcares para identificar os carboidratos mais simples – mono e dissacarídeos –, também denominados açúcares solúveis. Essa classificação, bem como seus principais componentes, podem ser verificados no Quadro 2.1.[56,82,83]

Quadro 2.1 Classificação dos carboidratos segundo o grau de polimerização

Classes	Subgrupos	Principais componentes
Açúcares (GP: 1 a 2)	Monossacarídeos	Glicose, frutose, galactose
	Dissacarídeos	Sacarose, lactose, maltose, trealose
	Polióis (açúcares de álcoois)	Sorbitol, manitol, lactitol, xilitol, eritriol
Oligossacarídeos (carboidratos de cadeia curta) (GP: 3 a 9)	Malto-oligossacarídeos (alfaglucanos)	Maltodextrinas
	Oligossacarídeos (não alfaglucanos)	Rafinose, estaquiose, fruto e galacto-oligossacarídeos, polidextrose, inulina
Polissacarídeos (GP: ≥ 10)	Amidos (alfaglucanos)	Amilose, amilopectina, amidos modificados
	Polissacarídeos não amido (PNA)	Celulose, hemicelulose, pectina, arabinoxilanas, betaglucanas, glucomananas, gomas de plantas, mucilagens, hidrocoloides

Fonte: adaptado de Cummings e Stephen[14] e FAO/WHO.[23]
GP: grau de polimerização ou número de monômeros (unidades individuais) que compõem o carboidrato.

Cabe observar que, bioquimicamente, os carboidratos são classificados em monossacarídeos (1 GP), oligossacarídeos (2-9 GP) e polissacarídeos (≥ 10 GP); dessa forma, os dissacarídeos estão incluídos entre os oligossacarídeos, sendo os carboidratos mais representativos desse grupo.[55]

Monossacarídeos

Os monossacarídeos são os carboidratos mais simples: aldeídos ou cetonas com dois ou mais grupos hidroxila. São estruturas que podem apresentar de três a sete carbonos. Os monossacarídeos de quatro ou mais carbonos tendem a apresentar estruturas cíclicas. A glicose, o monossacarídeo mais abundante na natureza, tem seis carbonos e cinco grupos hidroxila.[56,82]

Na Figura 2.1 podem-se verificar as estruturas lineares e cíclicas de alguns dos principais monossacarídeos: três carbonos = gliceraldeído; quatro carbonos = eritrose; cinco carbonos = ribose; seis carbonos = glicose, galactose e frutose.

Os monossacarídeos são sólidos cristalinos, incolores, solúveis em água, mas insolúveis em solventes não polares. A maioria tem sabor doce. A estrutura dos monossacarídeos é uma cadeia linear de carbonos, unidos por ligações simples entre si, e ligados a hidrogênios e grupos hidroxila (OH). Um dos carbonos forma um grupo carbonila, ou seja, um carbono ligado por dupla ligação a uma molécula de oxigênio; se essa ligação está localizada na ponta da cadeia e o grupo carbonila também está ligado a uma molécula de hidrogênio, tem-se uma aldose; se a carbonila está em outra posição da cadeia, então se tem uma cetose, como pode ser verificado na Figura 2.2; esse é o carbono anomérico.[56,82]

Número de carbonos	Nome do composto	Fórmula química	Estrutura linear	Estrutura cíclica
3	Gliceraldeído	Aldose $C_3H_6O_3$	CHO HCOH CH_2OH	–
4	Eritrose	Aldose $C_4H_8O_4$	CHO HCOH HCOH CH_2OH	–
5	Ribose	Aldose $C_5H_{10}O_5$	CHO HCOH HCOH HCOH CH_2OH	–
6	Glicose	Aldose $C_6H_{12}O_6$	CHO HCOH HOCH HCOH HCOH CH_2OH	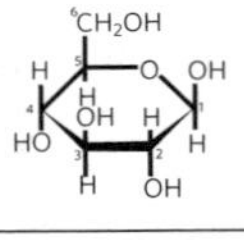
6	Frutose	Cetose $C_6H_{12}O_6$	CH_2OH C=O HOCH HCOH HCOH CH_2OH	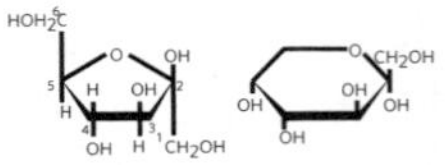
6	Galactose	Aldose $C_6H_{12}O_6$	CHO HCOH HOCH HOCH HCOH CH_2OH	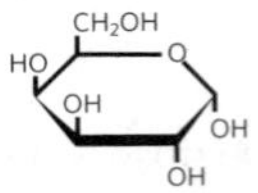

Figura 2.1 Estruturas lineares e cíclicas dos principais monossacarídeos.

Fonte: adaptada de Marzzoco e Torres;[49] Nelson e Cox[56] e Voet e Voet.[82]

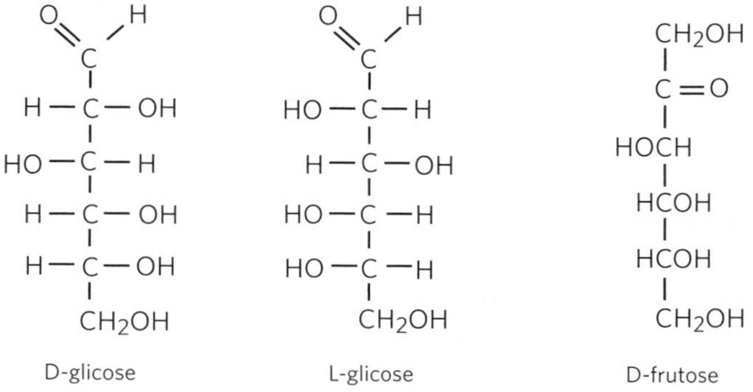

CARBOIDRATOS

Figura 2.2 Isômeros de monossacarídeos nas configurações D e L.
Fonte: adaptada de Marzzoco e Torres;[49] Nelson e Cox[56] e Voet e Voet.[82]

O arranjo estereoquímico das estruturas moleculares em três dimensões demonstra que moléculas com as mesmas ligações químicas podem ter diferentes configurações espaciais, os estereoisômeros. As interações e as reações entre biomoléculas são invariavelmente estereoespecíficas, requerendo configurações específicas.[56,82]

Os monossacarídeos têm centros assimétricos, ou seja, carbonos assimétricos. Um átomo de carbono que tem quatro moléculas diferentes ligadas a si é chamado de assimétrico, ou também de carbono quiral ou, ainda, de centro quiral (do grego *chiros*, que significa mão), o que faz com que haja estereoisômeros. Quando uma molécula é imagem do espelho de outra, é chamada de enantiômero, e quando não o é, é chamada de diastereoisômero. Por convenção, um enantiômero é chamado de isômero D e um diastereoisômero, de isômero L, como pode ser verificado na Figura 2.2. Os enantiômeros têm propriedades químicas praticamente idênticas, mas diferem em uma propriedade física característica: sua interação com a luz polarizada. Em soluções separadas, cada enantiômero reflete a luz polarizada em uma direção diferente, e em solução equimolar de dois enantiômeros, também conhecida como mistura racêmica, não há rotação óptica. Compostos que não possuem centros quirais também não rodam o plano da luz polarizada.[56,82] Os monossacarídeos que são biologicamente importantes apresentam sempre a configuração D, ou seja, têm a hidroxila do carbono assimétrico mais distante do carbono 1 à direita, no plano, em posição idêntica à do D-gliceraldeído, que é a triose mais simples.[49]

Para simplificar as estruturas dos monossacarídeos (aldoses e cetoses), elas são demonstradas como estruturas lineares. Entretanto, todos os monossacarídeos com cinco ou mais carbonos formam estruturas cíclicas (anéis) em solução aquosa. O grupo carbonila forma uma ligação covalente com o oxigênio de um grupo hidroxila ao longo da cadeia. Na Figura 2.3, pode-se observar a formação da estrutura cíclica da glicose, em que o grupo hidroxila do C5 (carbono na posição cinco) reage com o C1 (carbono da posição um), com o C6 de fora do anel, formando um carbono assimétrico e gerando dois estereoisômeros, alfa e beta. A designação alfa indica que o grupo hidroxila do carbono anomérico, em uma projeção, está do mesmo lado que a hidroxila ligada ao centro quiral mais distante, e a configuração beta indica que esses grupos hidroxila estão em lados opostos. Esses compostos em anéis de seis componentes são chamados de pira-noses, e os nomes sistemáticos para os dois anéis formados a partir de D-glicose são alfa-D-glicopiranose e beta-D-glicopiranose.[49,56,82]

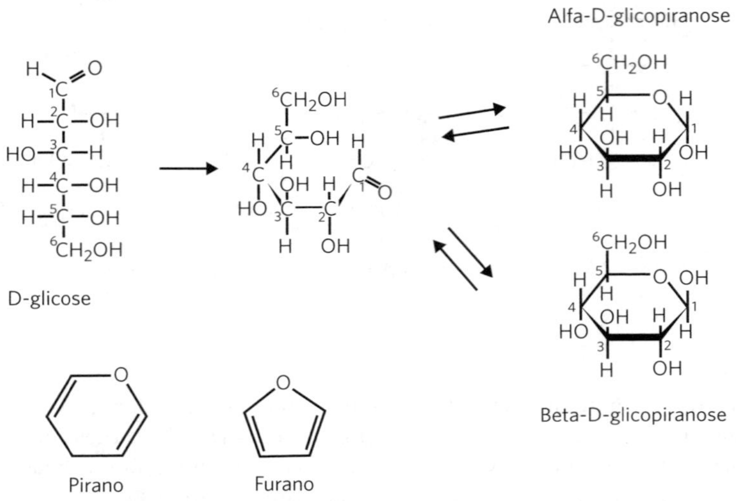

Figura 2.3 Estrutura cíclica da glicose – posições alfa e beta.
Fonte: adaptada de Marzzoco e Torres;[49] Nelson e Cox[56] e Voet e Voet.[82]

Dissacarídeos

Os dissacarídeos apresentam duas unidades de monossacarídeos. Na Figura 2.4 estão demonstradas as estruturas dos principais dissacarídeos: sacarose, formada a partir de glicose e frutose; lactose, formada a partir de galactose e glicose; e maltose, formada a partir de duas unidades de glicose. Os dois monossacarídeos que compõem um dissacarídeo estão unidos covalentemente por uma ligação glicosídica, que é formada quando o grupo hidroxila de um monossacarídeo reage com a hidroxila de outro monossacarídeo, pela exclusão de uma molécula de água.[49,56,82]

Oligossacarídeos

Os oligossacarídeos consistem em cadeias curtas de unidades de monossacarídeos ou resíduos unidos por ligações glicosídicas. Nas células, a maioria dos oligossacarídeos formados por três ou mais unidades não ocorre de maneira livre, mas ligada a lipídios ou a proteínas.[56,82] Os oligossacarídeos podem ser divididos em: malto-oligossacarídeos (alfaglucanos), produzidos principalmente por hidrólise parcial do amido; oligossacarídeos não alfaglucanos, como rafinose e estaquiose (alfagalactosídeos); fruto-oligossacarídeos (GP menor que dez, formados por unidades monoméricas de frutose), também conhecidos como FOS e galacto-oligossacarídeos.[14]

Dissacarídeo	Composição	Estrutura química
Sacarose	Glicose + Frutose Ligação alfa (1,2)	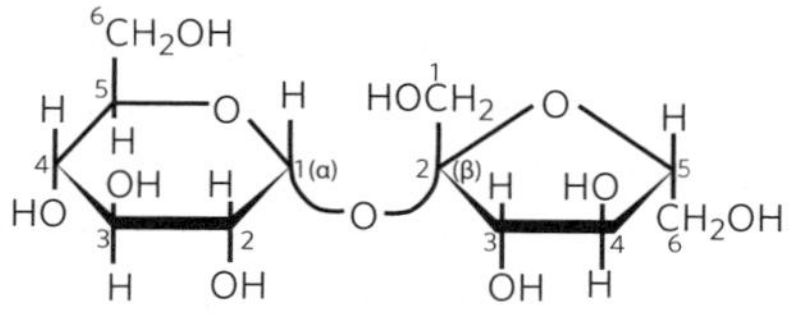 Sacarose (alfa-D-glicopiranose beta-D-frutofuranosil)
Lactose	Galactose + Glicose Ligação beta (1,4)	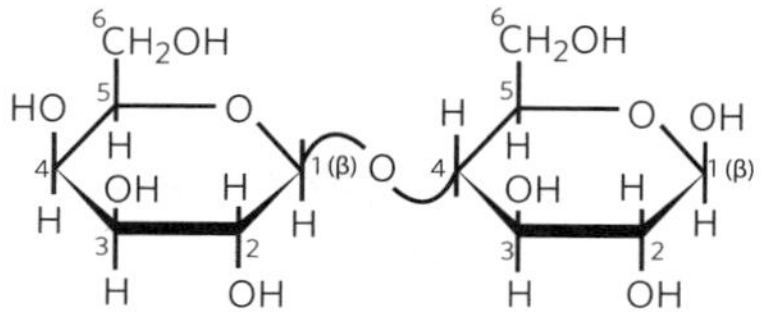 Lactose (beta-D-galactopiranosil (1,4) betaglicopiranose)
Maltose	Glicose + Glicose Ligação alfa (1,4)	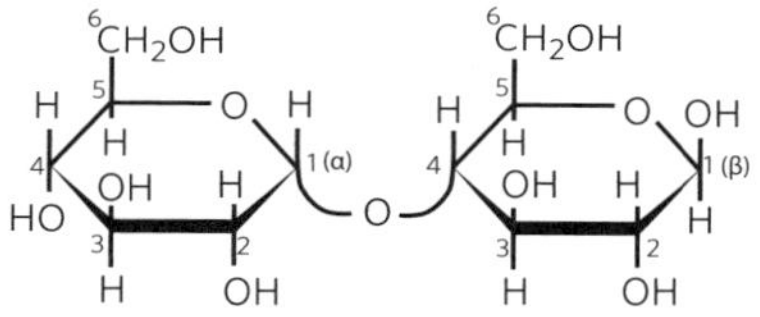 Maltose (alfa-D-glicopiranosil (1,4) D-glicopiranose)

Figura 2.4 Estruturas dos principais dissacarídeos.
Fonte: adaptada de Marzzoco e Torres;[49] Nelson e Cox[56] e Voet e Voet.[82]

Polissacarídeos

Os polissacarídeos são polímeros que contêm mais de 20 unidades, podendo variar de centenas até milhares de unidades. Os polissacarídeos, também chamados de glucanos, diferem um do outro em relação à identidade das unidades de monossacarídeo que os formam, ao comprimento da cadeia, aos tipos de ligação entre as unidades e ao grau de ramificação das cadeias.[56,82]

O tipo de ligação glicosídica é definido pelos carbonos envolvidos (indicados por numeração sequencial) e pelas configurações de suas hidroxilas, podendo ser do tipo alfa ou beta. As enzimas digestivas humanas são capazes de hidrolisar somente as ligações do tipo alfa dos polissacarídeos.

Homopolissacarídeos

Os homopolissacarídeos contêm apenas um tipo de monossacarídeo. Alguns servem como forma de estocagem dos monossacarídeos, que são utilizados como fonte de energia. O amido é o homopolissacarídeo mais importante para a estocagem de energia nas células de plantas, e o glicogênio, nas células de animais. Outros homopolissacarídeos, como a celulose e a quitina, têm função estrutural e de sustentação nas paredes das células e nos exoesqueletos de animais.[49,56,82]

O amido é composto por dois homopolímeros de glicose: amilose e amilopectina. A amilose é composta por moléculas de alfa-D-glicose ligadas linearmente (ligações alfa-1,4), e a amilopectina, por ligações lineares (alfa-1,4) e ramificadas (alfa-1,6). As plantas apresentam ambos os tipos de amido na forma de grânulos insolúveis e semicristalinos, além de proporções de amilopectina e amilose características, conforme a origem botânica (Tabela 2.1). O amido é insolúvel em água fria, mas pode sofrer mudanças significativas e irreversíveis sob aquecimento, em um processo conhecido por gelatinização.[8,68]

Tabela 2.1   Conteúdo de amilose e amilopectina de diversos amidos de plantas

Planta	Amilopectina (%)	Amilose (%)
Milho	76	24
Batata	80	20
Arroz	81,5	18,5
Trigo	75	25
Mandioca	83,3	16,7

Fonte: adaptado de Shills et al.[68]

As interações entre amilose e amilopectina e o arranjo da estrutura interna dos grânulos de amido têm sido amplamente estudados por meio da microscopia. A microscopia ótica, caracterizada pela baixa resolução, pode fornecer dados importantes sobre estrutura, tamanho e formato do grânulo de amido. Já a microscopia de força atômica (*atomic force microscopy* – AFM) é uma técnica de imagem de superfície que permite a obtenção de imagens de alta resolução de amostras biológicas com controle do ambiente, tornando possível, entre outras habilidades, diferenciar amidos parcial e totalmente gelatinizados.[69]

As enzimas digestivas agem sobre o final das cadeias de amido, chamadas de extremidades redutoras, ou seja, o resíduo de glicose com o carbono 1 (do grupo aldeído, redutor) livre. Assim, quanto mais ramificada for a cadeia, mais sítios (locais) de ação estarão disponíveis para ação das enzimas; dessa maneira, as moléculas de amilopectina são mais rapidamente digeridas que as de amilose. Outra diferença entre os dois tipos de cadeia de amido se refere ao aspecto tecnológico, em que as ramificações da amilopectina permitem que seja formado um gel mais estável, com maior capacidade de reter água e menor retrogradação.[49,83]

A celulose também é um polímero de glicose de origem vegetal, em que as moléculas de glicose estão unidas em ligações glicosídicas entre o carbono 1 (na configuração beta) e 4, ligações do tipo beta-1,4, sem ramificações, como pode ser visto na Figura 2.5. Em contraste, na amilose, as moléculas de glicose estão ligadas em alfa-1,4. As ligações beta-1,4 não são hidrolisadas pelas alfa-amilases existentes no trato gastrintestinal humano, mas sim pela celulase, que pode ser secretada por bactérias, fungos e outros protistas, alguns dos quais agem simbioticamente no estômago de ruminantes. A celulose, composto insolúvel em água, é encontrada nas paredes celulares de plantas.[56]

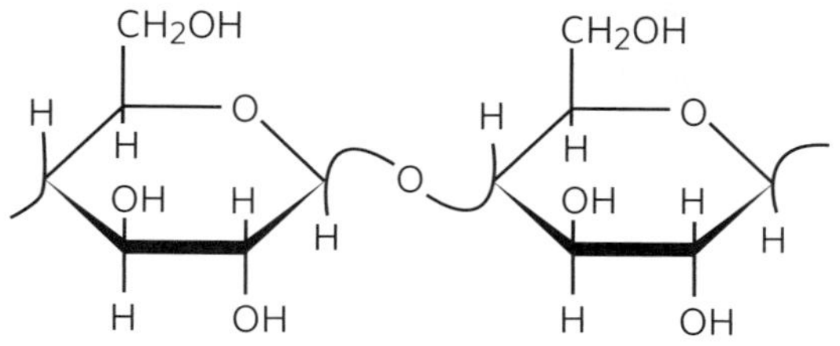

Celulose – homopolímero de unidades de D-glicose em ligação beta 1,4

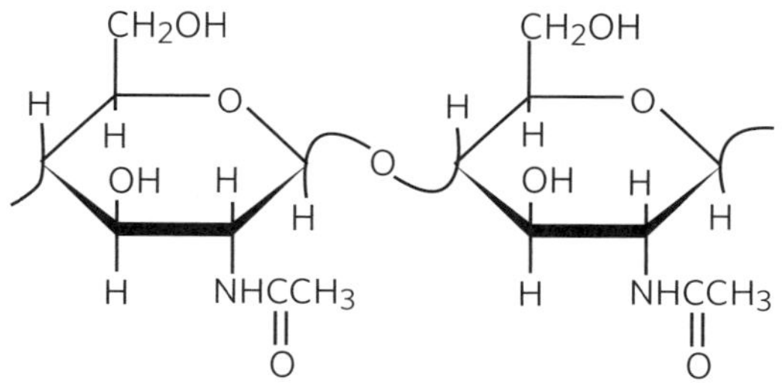

Quitina – homopolímero de unidades de N-acetil-D-glicosamina em ligação beta 1,4

Figura 2.5   Estruturas da celulose e da quitina.
Fonte: adaptada de Marzzoco e Torres;[49] Nelson e Cox[56] e Voet e Voet.[82]

Nos seres humanos e nos animais, a glicose é armazenada no fígado e nos músculos sob a forma de glicogênio. Este é um polímero de glicose com ligações lineares (alfa-1,4) e ramificadas (alfa-1,6), sendo mais ramificado que a amilopectina.[68]

A quitina é um homopolissacarídeo composto por moléculas de n-acetilglicosamina em ligações do tipo beta-1,4. A única diferença química da quitina em relação à celulose é a substituição da hidroxila do C2 por um grupo aminoacetilado, como pode ser visto na Figura 2.5. A quitina é o principal componente do exoesqueleto dos artrópodes (insetos, caranguejos, lagostas, camarões, por exemplo) e, tal qual a celulose, não pode ser digerida por vertebrados.[56]

Em 2001, a definição de FA da American Association of Cereal Chemists (AACC)[1] incluiu polissacarídeos, oligossacarídeos, lignina e substâncias associadas às plantas que são resistentes à digestão e à absorção no intestino delgado humano. Os principais componentes da fibra alimentar estão apresentados no Quadro 2.2. Detalhes sobre definição, componentes, propriedades físico-químicas e efeitos fisiológicos da FA estão descritos no Capítulo 5.

52 BASES BIOQUÍMICAS E FISIOLÓGICAS DA NUTRIÇÃO

Quadro 2.2 Componentes da fibra alimentar e suas principais fontes

Componentes	Principais grupos	Principais fontes
Polissacarídeos não amido	Celulose	Parede celular de plantas: vegetais, farelos e resíduos de beterraba obtidos na produção de açúcar
	Hemicelulose	Arabinogalactanos, betaglicanos, arabinoxilanos, glicuronoxilanos, xiloglicanos, galactomananos: parede celular de vegetais, aveia, cevada
	Gomas e mucilagens	Galactomananos, goma guar e goma locusta: extratos de sementes. Goma acácia, goma *karaya*, goma tragacante: exsudatos de plantas. Alginatos, ágar, carragenanas, goma *psyllium*: polissacarídeos de algas
	Pectinas	Frutas, hortaliças, legumes, batata, resíduo de beterraba obtido na produção de açúcar
Oligossacarídeos	Frutanos	Inulina, fruto-oligossacarídeo: chicória, *yacón*, alho, cebola
Carboidratos análogos	Amido resistente e maltodextrinas resistentes	Leguminosas, milho, batata crua, banana-verde. Fontes de amido gelatinizado e resfriado/congelado
	Sínteses químicas	Polidextrose, lactulose, derivativos de celulose (metilcelulose, hidroxipropilmetilcelulose)
	Sínteses enzimáticas	Fruto-oligossacarídeo, levano, goma xantana, transgalacto-oligossacarídeos, xilo-oligossacarídeos, goma guar hidrolisada
Lignina	Lignina	Plantas lenhosas
Substâncias associadas aos polissacarídeos não amido	Compostos fenólicos, proteína de parede celular, oxalatos, fitatos, ceras, cutina, suberina	Fibras de plantas
Fibras de origem animal	Quitina, quitosana, colágeno e condroitina	Fungos, leveduras, invertebrados

Fonte: adaptado de Tungland e Mayer.[77]

Heteropolissacarídeos

Os heteropolissacarídeos contêm dois ou mais tipos de monossacarídeos. O suporte extracelular de organismos de todos os reinos é dado por esses heteropolissacarídeos, como os peptideoglicanos que compõem a camada rígida da parede celular bacteriana.[49,56,82]

O componente rígido da parede celular de bactérias é constituído por peptídeoglicanos formados pela ligação beta-1,4 entre n-acetilglicosaminas e ácido n-acetilmurâmico. Esses polímeros se alinham lado a lado na parede celular, intercalados por pequenos peptídeos; a estrutura final é característica de cada espécie de bactéria e confere proteção à célula, o que previne a entrada osmótica de água. A enzima lisozima, presente na gema de ovos e nas lágrimas, tem capacidade de quebrar essas ligações beta-1,4, o que a caracteriza como agente antibacteriano natural.[56,82]

CARBOIDRATOS

Em algumas espécies de algas marinhas vermelhas, as paredes celulares contêm ágar, que é uma mistura de heteropolissacarídeos compostos por D-galactose e derivados de L-galactose ligados entre as posições C3 e C6. O ágar é uma mistura complexa de polissacarídeos, todos com o mesmo esqueleto estrutural, mas substituído em vários locais por moléculas de sulfato e piruvato.[56,82]

Classificação fisiológica dos carboidratos

Muitas vezes, os carboidratos são classificados de acordo com suas características fisiológicas; no entanto, a terminologia empregada também foi alterada conforme o conhecimento adquirido.

Um exemplo que retrata a complexidade da classificação de carboidratos é o conceito de carboidrato disponível. McCance e Lawrence, em 1929, para elaborar tabelas de composição de alimentos para diabéticos, criaram uma divisão dos carboidratos da alimentação: carboidrato disponível (constituído de amido e açúcares solúveis) e carboidrato não disponível (constituído de hemicelulose e celulose). Essa divisão considerava que somente os carboidratos disponíveis seriam utilizados e metabolizados pelo organismo humano.[23]

Entretanto, com a evolução das pesquisas acerca do aproveitamento de carboidratos, ficou evidente que parte dos carboidratos não disponíveis não sofre digestão, mas é fermentada no intestino grosso, fornecendo energia para o organismo, embora de forma reduzida. Em 2003, a FAO[24] sugeriu a utilização do termo carboidrato disponível como a fração de carboidratos que, por hidrólise pelas enzimas humanas, é absorvida e participa do metabolismo intermediário.

Os carboidratos disponíveis podem ser agrupados conforme sua velocidade de hidrólise em: dissacarídeos de digestão rápida (sacarose, lactose, maltose); dissacarídeos de digestão lenta (isomaltulose); oligossacarídeos de digestão rápida (maltodextrina) e lenta (maltodextrina resistente); polissacarídeos de digestão rápida e lenta (amido – dependente da fonte, tratamento ou outros fatores).[19,20,39,43]

A glicose rapidamente disponível (GRD) é liberada com 20 minutos de incubação com amiloglicosidase, e a glicose lentamente disponível (GLD) é liberada após 120 minutos de incubação.[19] O amido presente nos alimentos[18] pode ser dividido em amido de digestão lenta (ADL), amido de digestão rápida (ADR) e amido resistente (AR), de acordo com o tempo de incubação com enzimas específicas.

Entre os carboidratos não disponíveis que não são degradados pelas enzimas digestivas humanas e que podem ser fermentados pela microbiota intestinal, estão os polissacarídeos não amido/FA, as dextrinas resistentes, os oligossacarídeos (prebióticos) e o amido resistente.

Considera-se que os carboidratos forneçam 17 kJ/g ou 4,0 kcal/g, utilizando-se o fator de conversão para quilojoules e quilocalorias – 1 kJ = 0,239 kcal.[24] Adota-se esse valor médio de energia para os carboidratos, considerando uma variação de menos de 15% entre alguns deles, por exemplo, de 15,5 kJ/g (glicose e galactose), de 16,5 kJ/g (lactose), até 17,5 kJ/g (amido).[16]

Outra classificação que não é mais utilizada refere-se à divisão entre carboidratos simples e complexos. Esses termos foram utilizados em 1977 em recomendações alimentares americanas para diferenciar os carboidratos simples (açúcares) do amido e demais polissacarídeos. Com os estudos sobre o aproveitamento do amido, observou-se que determinados tipos eram rapidamente digeridos e absorvidos (produtores de alto índice glicêmico); assim, a FAO/OMS passou a considerar essa classificação inadequada, indicando o uso do nome químico comum de cada composto.[23]

Baseando-se nos conhecimentos atuais dos mecanismos pelos quais os carboidratos exercem influência sobre a fisiologia e a saúde, é possível descrever essas características e incorporá-las em um esquema de classificação, como pode ser visto no Quadro 2.3, o qual poderá ser modificado conforme novas evidências se tornem disponíveis.

Quadro 2.3 Características fisiológicas dos carboidratos

Propriedades fisiológicas	Carboidratos					
	Açúcares	Oligossacarídeos disponíveis	Amidos disponíveis	Oligossacarídeos não glucanos	Amido resistente	Polissacarídeos não amido (PNA)
Fornece energia	X	X	X	X*	X*	X*
Aumenta saciedade						X
Fonte de AGCC				X	X	X
Aumenta o volume fecal					X	X
Altera o balanço da microbiota (prebiótico)				X		
Reduz o colesterol						X
Aumenta a absorção de cálcio				X		

AGCC: ácidos graxos de cadeia curta.
*O fator de energia para fibra alimentar fermentável é de 8 kJ/g (2 kcal/g).[23]
Fonte: adaptado de Cummings e Stephen[14] e Roberfroid et al.[60]

FONTES DE CARBOIDRATOS

O principal tipo de carboidrato encontrado nos alimentos é o amido (aproximadamente 60% dos carboidratos totais), seguido por dissacarídeos, sacarose (30%) e lactose (10%).

Os principais alimentos que são fontes de amido são arroz, inhame, mandioca, milho, trigo, batata e feijão.[68] A cana-de-açúcar, a beterraba e o abacaxi são fontes de sacarose, e o leite é a principal fonte de lactose. A maltose, o dissacarídeo menos abundante, derivada do amido, é encontrada em trigo e cevada germinados. A trealose é encontrada em leveduras, fungos (cogumelos) e em pequenas quantidades no pão e no mel.[14] A glicose e a frutose livres são encontradas no mel e em frutas.[14]

Os polióis, como o sorbitol, são álcoois de glicose e de outros açúcares. São encontrados de modo natural em algumas frutas e produzidos comercialmente com a utilização da enzima aldose redutase para converter o grupo aldeído da molécula de glicose em álcool. O sorbitol é utilizado como substituto de sacarose na alimentação de indivíduos diabéticos.[14]

Os componentes da FA e suas principais fontes estão apresentados no Quadro 2.3, e as informações complementares estão descritas no Capítulo 5.

CARBOIDRATOS 55

ASPECTOS FISIOLÓGICOS: DIGESTÃO, ABSORÇÃO, TRANSPORTE E METABOLISMO

O entendimento sobre o local, a velocidade e a extensão da digestão e a absorção dos carboidratos no intestino é importante para a compreensão da participação desse grupo de substâncias quimicamente similares e seus metabólitos no organismo.[48]

Digestão

Ao se abordar o processo digestivo dos carboidratos, costuma-se enfatizar a hidrólise do amido, uma vez que é o tipo de carboidrato mais abundante nos alimentos. A digestão enzimática do amido começa na boca. Durante a refeição, o contato entre o alimento e a mucosa que reveste a cavidade oral estimula a secreção de alfa-amilase salivar.[83] Em razão da permanência reduzida do alimento na boca, essa fase da digestão tem pouca importância, sendo os eventos mais relevantes a quebra mecânica do alimento e a hidratação com a saliva.[27] A alfa-amilase salivar é normalmente inativada pelo pH estomacal ácido.[83] Entretanto, ao chegarem ao estômago, o amido e as proteínas da refeição podem tamponar a acidez gástrica (pH maior que 4,0), permitindo a continuação da ação da amilase salivar.[68]

Quando o amido atinge o duodeno (pH aproximadamente 7,0), por causa da ação de neutralização do bicarbonato, entra em contato com a amilase, liberada pelo pâncreas.[83] A alfa-amilase pancreática tem pH ótimo de atuação em 7,0, hidrolisa as ligações glicosídicas alfa-1,4 do amido e não é capaz de hidrolisar ligações do tipo alfa-1,6, além de ter baixa afinidade por ligações alfa-1,4 adjacentes às ramificações. O produto da digestão é a dextrina alfa-limite (em média, com oito unidades monoméricas de glicose, com uma ou mais ligações alfa-1,6).[68]

As dextrinas alfa-limite sofrem clivagem pela ação enzimática da glicoamilase (dextrinase alfa-limite), que, sequencialmente, remove uma única unidade de glicose da extremidade não redutora de um oligossacarídeo alfa-1,4. A maltose e a maltotriose são degradadas em glicose livre por dissacaridases, secretadas e presentes na borda em escova; em seguida, essa glicose é transportada para os enterócitos e através deles por transportadores especializados.[68]

Os dissacarídeos são digeridos em suas unidades de monossacarídeos, ao alcançarem a parede do intestino delgado, pelas enzimas especializadas da borda em escova dos enterócitos: a maltase age sobre a maltose, produzindo duas moléculas de glicose; a sacarase age sobre a sacarose para produzir glicose e frutose; a lactase age sobre a lactose para produzir glicose e galactose (Quadro 2.4).

Quadro 2.4 Principais dissacaridases da borda em escova do intestino delgado

Enzima	Substrato	Produtos	Local de ação enzimática
Sacarase	Sacarose	Glicose e frutose	Ligação alfa1-beta2
Lactase	Lactose	Glicose e galactose	Ligação beta-1,4
Maltase	Maltose	Glicose e glicose	Ligação alfa-1,4

Fonte: adaptado de Frayn[27] e Shills et al.[68]

Os componentes da FA são alguns carboidratos que escapam da digestão e não são absorvidos (descritos no Quadro 2.3).

Fermentação

Os componentes da alimentação que não são digeridos por enzimas gastrintestinais nem absorvidos no intestino delgado chegam intactos ao intestino grosso, onde podem ser degradados pela microbiota ali presente. Esse processo é denominado fermentação colônica e consiste na degradação anaeróbia dos substratos, principalmente carboidratos.[28,47]

Os principais substratos de fermentação para a microbiota colônica são alguns componentes da FA, como os frutanos, a pectina, o amido resistente e outros compostos associados, como os polifenóis, que podem ser identificados como carboidratos não disponíveis.[66]

A fermentabilidade reflete a extensão da degradação do substrato pela microbiota colônica, e a alta fermentabilidade do substrato, em geral, significa alta produção de ácidos graxos de cadeia curta (AGCC).[75]

A fermentação colônica pode ser proteolítica ou sacarolítica. A fermentação proteolítica produz os ácidos graxos de cadeia ramificada, em especial o isobutírico, o 2-metil-butírico e o isovalérico. Os principais produtos finais da fermentação sacarolítica são os AGCC, principalmente o acetato, o propionato e o butirato. Esses AGCC contribuem para as necessidades energéticas diárias do hospedeiro e estimulam o fluxo sanguíneo do cólon, bem como a utilização de fluidos e eletrólitos.[60,75]

A microbiota colônica pode variar conforme diversas condições do hospedeiro, desde o nascimento. No adulto, a microbiota é influenciada por fatores como alimentação, genética, meio em que o indivíduo vive, uso de antibióticos, estresse, infecções, idade, clima, trânsito intestinal e doenças em outros órgãos, como fígado ou rins.[12,60,75] Wu et al.[85] verificaram que indivíduos que consumiam alimentos com alta concentração de proteína e gordura animal apresentaram, predominantemente, o enterotipo *Bacteroides*; entretanto, indivíduos com alimentação rica em carboidratos apresentaram predominância do enterotipo *Prevotella*.

O microssistema da microbiota intestinal é composto de micro-organismos benéficos, patogênicos e neutros, dos quais 90% são micro-organismos anaeróbicos, bacteroides e bifidobactérias. As bifidobactérias produzem vitaminas B_1, B_2, B_6, B_{12}, ácido nicotínico, ácido fólico e biotina. Além disso, têm efeito protetor sobre o fígado ao evitar o predomínio de organismos patogênicos, produtores de substâncias tóxicas. Dessa forma, há menor demanda do fígado para purificar as substâncias absorvidas pelo intestino delgado. No intestino grosso, as bifidobactérias fermentam os carboidratos que não foram digeridos no intestino delgado, o que forma gases (hidrogênio, dióxido de carbono, oxigênio, amônia, metano) e produz ácido lático e AGCC.[28,51,75]

Os AGCC também são conhecidos como ácidos graxos voláteis, e os principais são acetato (ácido carboxílico de dois carbonos), propionato (de três carbonos) e butirato (de quatro carbonos), que são absorvidos pelas células epiteliais do intestino grosso (colonócitos). Os AGCC são essenciais para o bom funcionamento do intestino grosso; o butirato é utilizado como fonte de energia pelos colonócitos e apenas pequena parte vai para a corrente sanguínea; o propionato entra pela veia porta e é quase inteiramente absorvido pelo fígado para reações de oxidação; o acetato entra na corrente sanguínea e pode ser convertido em acetilcoenzima A (acetil-CoA) no fígado e em outros tecidos, também servindo de precursor para a lipogênese ou como substrato para oxidação.[27,60,75]

O pH normal do cólon humano varia de 5,5 a 7,5, e 50% dos AGCC se encontram na forma dissociada. Alguns efeitos dos AGCC talvez sejam decorrentes mais da diminuição do pH na região do cólon e do reto do que de alguma ação específica de algum deles. Em pH 6,0, os ácidos biliares encontram-se protonados e insolúveis, não sendo, assim, absorvidos pelos colonócitos; em pH ainda menor, ocorre a inibição da conversão de ácidos biliares primários a secundários por bactérias, o que diminui, dessa maneira, seu potencial carcinogênico.[75]

A redução do pH resultante da fermentação pode ser o fator responsável pelo menor risco de colonização por bactérias patogênicas sensíveis a ácidos. Um meio mais ácido também pode limitar a absorção de compostos tóxicos, como as aminas mutagênicas, pelo aumento de sua ionização.[79]

A fermentação *in vitro* é um modelo amplamente utilizado para prever o comportamento dos carboidratos não disponíveis e os possíveis efeitos fisiológicos que os produtos de fermentação desempenham no organismo.[28]

O aumento da massa bacteriana e dos AGCC traz benefícios para o organismo e se relaciona com a etiologia e o menor risco de diferentes doenças crônicas não transmissíveis, como diabetes, doenças cardiovasculares e câncer de cólon.[60,80,88]

Absorção

Há duas famílias de transportadores de monossacarídeos do lúmen intestinal até a circulação. Uma das famílias é a dos transportadores ativos de glicose (cotransporte de sódio e glicose), ou seja, que movem a glicose contra um gradiente de concentração, e a outra é a dos transportadores passivos de glicose (transportadores de glicose – GLUT).[68] A expressão desses transportadores é específica em cada tecido, e suas propriedades fazem parte da regulação do metabolismo da glicose naquele determinado tecido,[27] a saber:

Cotransporte de sódio e glicose (*sodium glucose transporters 1 and 2* – SGLT1 e 2): transportadores expressos nas células epiteliais da membrana apical.

Os rins e o intestino são os dois principais órgãos com função específica de transporte de monossacarídeos de suas células para a corrente sanguínea, utilizando o SGLT1 e o SGLT2 (específico dos rins). Nos rins, as células do túbulo proximal captam a glicose do filtrado glomerular, levando-a de volta para o sangue, e no intestino, os enterócitos captam monossacarídeos provenientes da digestão.[68]

O SGLT1 transporta glicose e galactose em quantidades equimolares de sódio, contra o gradiente de concentração da glicose e com gasto de energia (transporte ativo).[27] Depois desse processo, a glicose passa a ser transportada pela membrana basolateral por difusão facilitada, utilizando os GLUT.

Difusão facilitada: realizada com auxílio de uma família de transportadores conhecidos como GLUT. Os GLUT são proteínas de membrana encontradas em todas as células, capazes de transportar a glicose a favor de seu gradiente de concentração. A energia para a transferência é obtida por meio da dissipação da diferença de concentração da glicose.[27,56,68] Em humanos, já foram identificados 14 diferentes GLUT, dos quais cinco são principais (GLUT 1 a GLUT 5) e foram numerados conforme a ordem de descoberta.

O GLUT 1 (carreador eritroide-cerebral) foi o primeiro transportador de glicose a ser clonado, e sua distribuição é ampla, incluindo coração, rins, células adiposas, fibroblastos, placenta, retina e cérebro; existe também pequena quantidade expressa no fígado. Há expressão elevada desse transportador nas células endoteliais dos microvasos cerebrais, em que constitui parte importante da barreira hematoencefálica. Esse transportador apresenta alta eficiência de transporte quando a glicose extracelular se encontra baixa e a demanda intracelular é alta.[56,68]

O GLUT 2 (transportador hepático de glicose) é preferencialmente expresso no fígado (membranas sinusoidais), nos rins (células tubulares), no intestino delgado (enterócitos) e nas células beta-pancreáticas secretoras de insulina. Nos hepatócitos, o GLUT 2 tem baixa afinidade pela glicose extracelular e velocidade de transporte simétrica entre os meios interior e exterior, o que o torna muito eficiente para o transporte da glicose proveniente da gliconeogênese para a circulação sanguínea. O GLUT 2 também é capaz de transportar galactose, manose e frutose.[56,68]

A expressão mais acentuada do GLUT 3 (transportador cerebral de glicose) ocorre no cérebro, nos rins e na placenta, sendo expresso principalmente nos neurônios. Também é encontrado nos espermatozoides, que captam a glicose a partir do líquido epididimário para utilização na glicólise. A afinidade do GLUT 3 pela glicose é relativamente baixa, mas bem mais alta que a do GLUT 1.[56,68] Estudo de cristalografia de raio-X mostrou a estrutura de GLUT-3 na presença de D-glicose, e como essa estrutura é capaz de se ligar tanto à alfa-D-glicose quanto à beta-D-glicose.[15]

O GLUT 4 (transportador de glicose sensível à insulina) é o principal transportador de glicose dos tecidos sensíveis à insulina (da gordura marrom e branca e das musculaturas esquelética e cardíaca), cujas características específicas são importantes para a regulação do metabolismo. Dentro da célula, há grandes estoques de GLUT 4 armazenados em vesículas e, quando a insulina se liga a seu receptor, há liberação dos GLUT 4 das vesículas para a membrana celular (translocação), assim estarão disponíveis para realizar o transporte de glicose para dentro da célula, como pode ser verificado na Figura 2.6. Quando a insulina cessa sua ação, os transportadores são reciclados para dentro das vesículas intracelulares. Em virtude desse mecanismo, a regulação e o funcionamento do GLUT 4 são componentes importantes na homeostasia da glicose, e seu envolvimento no desenvolvimento do diabetes é muito estudado.[27,56,68]

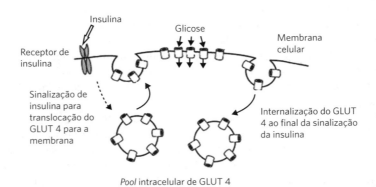

Figura 2.6 Transportador de glicose – GLUT 4.
Fonte: adaptada de Frayn[27] e Guyton e Hall.[32]

O GLUT 5 (transportador de frutose) é expresso principalmente no jejuno, tanto na borda em escova quanto na membrana basolateral. Esse transportador tem baixa afinidade pela glicose e alta afinidade pela frutose, e é encontrado em concentrações elevadas nos espermatozoides (que utilizam como fonte de energia a frutose produzida pelas vesículas seminais). Foi verificado, também, que há baixa expressão de GLUT 5 nas células beta-pancreáticas, portanto a frutose tem pouco ou nenhum efeito sobre a estimulação da secreção de insulina.[56,68]

Um resumo das principais características dos GLUT pode ser verificado no Quadro 2.5.

Quadro 2.5 Família de transportadores de glicose mediados por difusão facilitada em seres humanos (GLUT 1 a 5)

Tipo	Aminoácidos (n)	Cromossomo	Principais locais de expressão
GLUT 1 (hemácias)	492	1	Placenta, cérebro, rins, cólon
GLUT 2 (fígado)	524	3	Fígado, células-beta, rins, intestino delgado
GLUT 3 (cérebro)	496	12	Cérebro, testículos
GLUT 4 (músculo-gordura)	509	17	Músculos esquelético e cardíaco, tecido adiposo marrom e branco
GLUT 5 (intestino delgado)	501	1	Intestino delgado, esperma

Fonte: adaptado de Shills et al.[68] e Thorens e Mueckler.[76]

Ao longo das duas últimas décadas, novos transportadores de glicose vêm sendo identificados e clonados, do GLUT 6 ao GLUT 12,[56,61] nem todos com seu funcionamento completamente esclarecido. Os últimos a serem identificados foram os GLUT 13[5,76,78] e GLUT 14.[76,86] A variedade de propriedades e locais de expressão desses transportadores revela complexidade muito maior envolvida no armazenamento, no transporte e no metabolismo dos carboidratos em relação ao que se imaginava quando os primeiros transportadores foram caracterizados.[56,68]

Fosforilação da glicose

Logo após sua entrada na célula, a glicose se liga a um radical fosfato sob a ação da enzima glicoquinase, no fígado, ou hexoquinase, em outros órgãos e tecidos, conforme a reação:

$$\text{Glicose} \xrightarrow{\text{glicoquinase ou hexoquinase + ATP}} \text{Glicose 6-fosfato}$$

Essa reação de fosforilação ocorre com o objetivo de manter a molécula de glicose dentro da célula, impedindo sua difusão para o meio extracelular, e é praticamente irreversível. No entanto, as células hepáticas do epitélio tubular renal e do epitélio intestinal têm expressão da glicose fosfatase, uma enzima capaz de reverter a reação.[32,56,82]

Absorção e transporte de galactose

A galactose é um monossacarídeo proveniente da hidrólise do dissacarídeo lactose, presente no leite. A galactose compartilha os mesmos mecanismos de transporte da glicose nos enterócitos, ou seja, os cotransportadores apicais SGLT e o GLUT 2 basolateral.[68]

Absorção e transporte de frutose

A frutose é um monossacarídeo proveniente da hidrólise do dissacarídeo sacarose presente nas frutas. Há fortes evidências de que os transportadores ativos SGLT1 não são utilizados para frutose. O principal transportador de frutose é o GLUT 5, com participação também do GLUT 2.[68]

METABOLISMO

Como explicado anteriormente, os produtos finais da digestão de carboidratos são quase inteiramente glicose, frutose e galactose, com a primeira representando, em média, 80%. Após a absorção, grande parte da frutose e quase toda a galactose são convertidas em glicose, de modo rápido, no fígado. Nas células hepáticas, há enzimas disponíveis para promover a interconversão entre os monossacarídeos (glicose, frutose e galactose), como pode ser visto na Figura 2.7. A dinâmica das reações, em virtude da grande disponibilidade da enzima glicose fosfatase nas células hepáticas, favorece a formação de glicose, a qual representa mais de 95% dos monossacarídeos circulantes no sangue.[32]

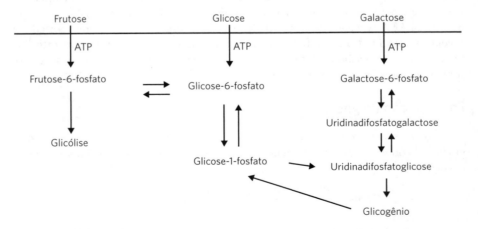

Figura 2.7 Células hepáticas e interconversão entre os monossacarídeos.
Fonte: adaptada de Guyton e Hall[32] e Voet e Voet.[82]

Armazenamento e utilização de glicose

Depois de sua captação para o interior da célula, a glicose pode ser utilizada imediatamente para liberar energia ou pode ser armazenada sob a forma de glicogênio. Essa conversão permite o armazenamento de grandes quantidades de carboidratos sem alterar significativamente a pressão osmótica do meio intracelular, pois concentrações elevadas de monossacarídeos solúveis de baixo peso molecular alterariam as relações osmóticas entre os líquidos intra e extracelulares.[32]

Todas as células do organismo podem armazenar glicogênio, mas o fígado e os músculos têm maior capacidade. O glicogênio muscular é utilizado principalmente pelos próprios músculos, entretanto, o glicogênio hepático é direcionado para a manutenção da glicemia, nos processos de armazenamento, hidrólise e exportação na forma de glicose. O fígado tem capacidade para manter as reservas de glicogênio por 12 a 18 horas de jejum, depois se inicia a depleção desse polissacarídeo.[68]

Formação e degradação de glicogênio

As enzimas responsáveis pelo controle do metabolismo do glicogênio são reguladas por uma sequência complexa de fosforilações e desfosforilações, bem como por mecanismos alostéricos sob influência hormonal (insulina e glucagon).[32,68]

A glicogênese, processo de síntese de glicogênio a partir de moléculas de glicose, é catalisada pela enzima glicogênio sintetase, que forma a parte linear da cadeia, e pela amilo-1,4-1,6-transglicosidase, responsável pela formação das ramificações. O hormônio insulina estimula esse processo.[32,68]

A glicogenólise, processo de degradação do glicogênio, é catalisada por três enzimas: a fosforilase nas ligações 1,4; a 1,4-1,4-glucano transferase, que transfere uma unidade de trissacarídeo de um ramo para outro, expondo os pontos de ramificação 1,6; e a enzima de desramificação, a amilo-1,6-glicosidase, que atua promovendo a clivagem da ligação 1,6. Os hormônios epinefrina e glucagon estimulam a glicogenólise.[32,68]

Glicólise

A glicólise é a via mais importante de início da liberação de energia a partir da molécula de glicose. No final deste processo, que ocorre em duas fases constituídas de dez reações químicas sucessivas, ocorre a formação de duas moléculas de piruvato, as quais serão oxidadas para fornecer energia.[32,56]

Na primeira fase da glicólise, chamada de preparatória, é utilizada adenosina trifosfato (ATP) para converter glicose em frutose 1,6-bifosfato; a ligação entre o C3 e o C4 da glicose é quebrada, gerando duas moléculas de fosfato triose. Na segunda fase, de rendimento, cada uma das moléculas de gliceraldeído 3-fosfato derivadas da glicose é oxidada, e a energia dessa reação de oxidação é conservada na forma de nicotinamida adenina dinucleotídeo (NADH) e duas moléculas de ATP. Uma representação básica dessas reações pode ser vista na Figura 2.8. A equação geral do processo[56] é:

$$\text{Glicose} + 2\ NAD^+ + 2\ ADP + 2\ P_i \text{ à } 2\ \text{piruvato} + 2\ NADH + 2\ H^+ + 2\ ATP + 2\ H_2O$$

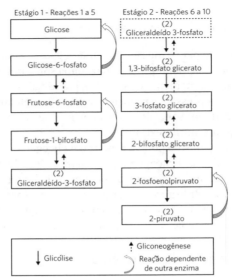

Figura 2.8 Resumo das reações envolvidas no processo da glicólise.
Fonte: adaptada de Marzzoco e Torres;[49] Nelson e Cox[56] e Voet e Voet.[82]

A frutose, a galactose e a manose também podem ser utilizadas na via glicolítica, ao serem fosforiladas e convertidas em glicose-6-fosfato, frutose-6-fosfato ou frutose-fosfato.[56]

A glicólise é estreitamente regulada pelos hormônios glucagon, epinefrina e insulina, para que, em coordenação com outras vias de suprimento de energia, haja pronto suprimento de ATP.[56]

A etapa seguinte da degradação da glicose é a conversão do piruvato em acetil-CoA; posteriormente, a acetil-CoA é convertida no ciclo do ácido cítrico, também conhecido como ciclo de Krebs.

Glicólise anaeróbia

Quando o oxigênio se torna insuficiente ou indisponível, de modo que a fosforilação oxidativa não pode acontecer, ocorre a glicólise anaeróbia.[32,56]

O NADH formado na glicólise deve se reciclado para regenerar NAD⁺, a qual é utilizada como receptor de elétron na primeira etapa da fase 2 da via glicolítica (fase de rendimento). Sob condições aeróbias, os elétrons passam da NADH para o oxigênio na respiração mitocondrial.[56]

Na glicólise anaeróbia, o piruvato é convertido em ácido lático, por ação da lactato desidrogenase, regenerando NAD⁺ a partir da NADH:

$$\text{Piruvato} + \text{NADH} + \text{H}^+ \xrightarrow{\text{glicoquinase ou hexoquinase} + \text{ATP}} \text{Lactato} + \text{NAD}^+$$

O lactato formado nos músculos esqueléticos em atividade (exercício físico, por exemplo) ou nos eritrócitos (que não têm mitocôndrias e, portanto, não podem oxidar piruvato a CO_2) pode ser reciclado, sendo transportado pelo sangue até o fígado, no qual é convertido em glicose.[56]

Gliconeogênese

A gliconeogênese é a formação de glicose a partir do lactato, dos aminoácidos glicogênicos (os não glicogênicos, ou estritamente cetogênicos, são a leucina e a lisina) e do glicerol resultante da degradação de triacilgliceróis, quando as reservas de carboidratos do organismo diminuem, com regulação recíproca entre glicólise e gliconeogênese para evitar desperdício de energia.[32,56] Nos mamíferos, a gliconeogênese no fígado, nos rins e no intestino delgado fornece glicose para uso pelo cérebro, pelos músculos e pelos eritrócitos.[56]

A visão simplificada do metabolismo de glicose pode ser verificada na Figura 2.9.

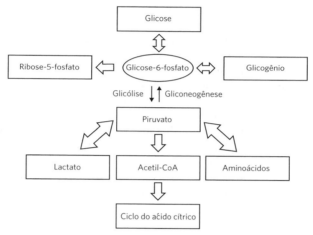

Figura 2.9 Metabolismo simplificado da glicose.
Fonte: adaptada de Marzzoco e Torres;[49] Nelson e Cox[56] e Voet e Voet.[82]

Metabolismo da galactose

Nas células hepáticas, a galactose é convertida em galactose-1-fosfato pela enzima galactoquinase, depois em glicose-1-fosfato em mais uma transformação enzimática de duas fases e, então, armazenada sob a forma de glicogênio. Muitos elementos estruturais das células e dos tecidos (glicoproteínas e mucopolissacarídeos) contêm galactose. A glicose pode ser convertida em galactose, suprindo as necessidades celulares, em caso de ausência de galactose na alimentação.[68]

Metabolismo da frutose

Após a absorção, a frutose, ao passar pelo fígado, é quase completamente removida. Uma parte pode ser metabolizada em lactato por meio da glicólise e depois liberada, e a outra pode ser utilizada como metabólito intermediário, tanto da via glicolítica como da gliconeogênese.[68]

A ingestão oral de frutose livre provoca elevação de frutose na corrente sanguínea, mas diminuição lenta ao longo dos 90 minutos seguintes, por conta de sua metabolização, descrita anteriormente. Já o consumo elevado e rápido de bebidas adoçadas com sacarose (50% de frutose) provoca elevação nas concentrações circulantes de triacilgliceróis. Esse fato pode ser explicado pela saturação da via glicolítica, o que gera intermediários que são utilizados na produção de glicerol para síntese de triacilgliceróis, e pela metabolização preferencial da frutose para essa mesma via.[68]

Homeostase da glicose

A glicose é um dos substratos circulantes mais altamente regulados. Uma das principais razões para essa regulação estrita da glicemia está no fato de que o cérebro depende de um suprimento contínuo de glicose, embora possa se adaptar e utilizar corpos cetônicos a partir da degradação de lipídios.

Sob circunstâncias normais, a glicemia de jejum varia entre 70 e 99 mg/dL. Se as concentrações de glicose caem para valores abaixo de 70 mg/dL, tem-se a hipoglicemia, e o indivíduo sente-se nervoso, irritado, com fome e com dor de cabeça, podendo evoluir para coma e morte. Se as concentrações de glicose sobem para mais de 150 mg/dL, tem-se a hiperglicemia, que promove fome e sede e, eventualmente, perda de peso; quando as concentrações ultrapassam 170 mg/dL, a glicose começa a ser eliminada na urina.[3,83] Valores de glicemia entre 100 e 125 mg/dL são classificados como alterados, e valores ≥ 126 mg/dL, como critério diagnóstico para diabetes melito.[4]

O fígado é o principal órgão regulador da glicemia, pois é o primeiro a receber a glicose, absorvida da alimentação, proveniente do intestino delgado. A homeostase da glicose é alcançada por meio da delicada interação entre os hormônios pancreáticos e viscerais (Quadro 2.6).

Quadro 2.6 Hormônios reguladores da glicose sanguínea

Hormônio	Origem	Efeito sobre a glicose sanguínea	Órgão de ação	Efeito geral sobre o órgão ou o tecido
Insulina	Pâncreas	Diminui	Fígado, músculos, tecido adiposo	Aumenta a síntese de glicogênio Suprime a gliconeogênese Aumenta a captação de glicose pelos músculos e pelo tecido adiposo
Glucagon	Pâncreas	Aumenta	Fígado	Aumenta a quebra de glicogênio, com liberação de glicose pelo fígado Aumenta a gliconeogênese
Cortisol	Glândula adrenal	Aumenta	Fígado, músculos	Aumenta a gliconeogênese pelo fígado Diminui a utilização de glicose pelos músculos e por outros órgãos
Epinefrina e norepinefrina	Glândula adrenal e terminações nervosas	Aumentam	Fígado, músculos	Aumentam a quebra de glicogênio, com liberação de glicose pelo fígado Aumentam a gliconeogênese
Hormônio do crescimento	Glândula adrenal	Aumenta	Fígado, músculos, tecido adiposo	Diminui a captação de glicose pelos músculos, aumenta a mobilização e a utilização de lipídios, aumenta a liberação de glicose pelo fígado

Fonte: adaptado de Shills et al.[68] e Wardlaw et al.[83]

A insulina, produzida e liberada pelas células betapancreáticas, é o principal hormônio responsável pelo controle da glicemia. Em resposta à liberação de insulina, os nutrientes são captados e armazenados nas células e nos tecidos. A insulina estimula a síntese de glicogênio, as glicólises aeróbia e anaeróbia, a síntese de ácidos graxos e de proteínas no fígado, e inibe os processos glicogenolítico, proteolítico e lipolítico, além da gliconeogênese.

A insulina é liberada para a circulação, em resposta ao aumento de glicose sanguínea, e estimula a captação da glicose pelas células dos músculos e do fígado para que possa ser utilizada como energia ou ser estocada, além de inibir as vias metabólicas hepáticas que sintetizam glicose a partir de aminoácidos, ácido lático ou glicerol. Assim, em virtude das ações da insulina, as concentrações de glicose caem e, consequentemente, a liberação de insulina também diminui, evitando a captação de glicose pelo fígado, pelos músculos e pelo tecido adiposo, o que deixa glicose disponível para uso pelo cérebro.[46,68]

Quando não há ingestão de carboidratos durante algumas horas, a concentração de glicose necessária para o cérebro é mantida por ação do hormônio glucagon, o qual também é liberado pelo pâncreas. Esse hormônio estimula a quebra de glicogênio no fígado, o que resulta na liberação de glicose para a corrente sanguínea. O glucagon também aumenta a gliconeogênese, o que auxilia a manutenção das concentrações sanguíneas de glicose.

Os hormônios epinefrina (adrenalina) e norepinefrina (noradrenalina), conhecidos como os hormônios responsáveis pela reação de "lutar ou fugir", são liberados em grande quantidade na corrente sanguínea em situações de estresse ou susto. Como suas principais ações são a estimulação da quebra do glicogênio no fígado e nos músculos, o resultado é a rápida liberação de glicose na circulação sanguínea, que promove reações físicas e mentais imediatas.

A falta de insulina ou sua ação inadequada promovem quadros de hiperglicemia que caracterizam o diabetes melito. O diabetes pode resultar de uma série de condições genéticas, metabólicas e adquiridas que promovem distúrbios no metabolismo de glicose e profundas anormalidades no metabolismo de lipídios, proteínas e outras substâncias. A classificação tradicional[3,68] propõe os seguintes tipos de diabetes:

- Tipo 1: representa cerca de 5% dos casos.
- Tipo 2: representa cerca de 90% dos casos.
- Diabetes gestacional e outros tipos: representam os 5% restantes.

O consumo elevado de alimentos que são fontes de carboidratos disponíveis (açúcares solúveis e amido disponível) mantém a glicemia elevada, o que requer maior concentração de insulina circulante; se isso ocorre de forma sistemática, pode provocar falência das células-beta do pâncreas, o que promoveria a intolerância à glicose ou a resistência insulínica. A resistência insulínica é a resposta inadequada dos tecidos-alvo (músculo esquelético, fígado e tecido adiposo) aos efeitos fisiológicos da insulina circulante;[67] pode ser de origem genética, mas é principalmente decorrente da obesidade, do sedentarismo e do envelhecimento, interligados ou não.[33] A musculatura esquelética é responsável pela captação de 70 a 90% da glicose circulante estimulada pela insulina em função da elevação da glicemia. Dessa forma, essa musculatura precisa se manter saudável, com atividade regular, a fim de conservar a receptividade e a sensibilidade à insulina.[41] A contração muscular estimula a translocação do GLUT 4 do meio celular para a membrana plasmática, tanto na ausência de insulina quanto como efeito adicional a ela, podendo ativar os transportadores por diferentes mecanismos.[62]

INTOLERÂNCIA A CARBOIDRATOS

Como mencionado anteriormente, os dissacarídeos são hidrolisados em monossacarídeos no lúmen intestinal por enzimas específicas, antes de serem transportados pela membrana da borda em escova dos enterócitos para o interior celular. Essas enzimas são glicoproteínas ligadas à membrana, que são expressas no domínio apical dos enterócitos. A ausência ou a redução da atividade de uma dessas enzimas são a causa de intolerância ao respectivo dissacarídeo, cujos sintomas são dores abdominais, cólicas, flatulência, náuseas e diarreia osmótica.[27,68] Os distúrbios costumam ser decorrentes de fatores congênitos, de fatores secundários a alguma outra doença, da digestão prejudicada de dissacarídeos ou da absorção reduzida de monossacarídeos.[68]

Intolerância à lactose

A intolerância à lactose pode se manifestar sob três formas distintas: intolerância à lactose congênita, hipolactasia primária do adulto e hipolactasia secundária a doenças, como serão detalhadas a seguir.

A intolerância à lactose congênita é herdada e autossômica recessiva, sendo uma condição extremamente grave. Caso não seja diagnosticada precocemente, pode levar ao óbito. O recém-nascido apresenta diarreia líquida ao ser amamentado ou receber fórmulas contendo lactose. A diferença entre a intolerância à lactose congênita e a hipolactasia primária do adulto é molecular: na primeira, a enzima lactase está ausente ou inativa e, na segunda, a expressão da enzima lactase é normal, mas diminui ao longo da vida.[59,68]

A hipolactasia primária do adulto, também conhecida como má absorção ou má digestão de lactose, é a diminuição na capacidade de hidrolisar a lactose. Hipolactasia significa diminuição da atividade da enzima lactase na mucosa do intestino delgado, também denominada recentemente "lactase não persistente" ou "não persistência à lactase" (NPL). O aparecimento de sintomas abdominais caracteriza a intolerância à lactose, mas a má absorção de lactose nem sempre provoca sintomas de intolerância. Após o desmame, ocorre redução geneticamente programada e irreversível da atividade da lactase na maioria das populações do mundo, cujo mecanismo é desconhecido, resultando em má absorção primária de lactose.[63,68]

A enzima lactase (lactase-florizina hidrolase – LPH) é codificada pelo gene *LCT*. Enattah et al.[17] realizaram análises genéticas em famílias finlandesas com hipolactasia e detectaram dois polimorfismos: *LCT*-13910C>T, em que os indivíduos apresentaram associação completa à não persistência da enzima lactase, e *LCT*-22018G>A, com persistência da enzima. Com relação ao primeiro polimorfismo, os indivíduos com o genótipo CC apresentaram sintomas de intolerância à lactose, e aqueles com os genótipos CT e TT toleraram a lactose, confirmando os resultados publicados em 1973 por Sahi et al.[64] de que a intolerância à lactose primária do adulto é traço recessivo.

A hipolactasia secundária a doenças ocorre quando há danos na borda em escova da mucosa do intestino delgado ou aumento significativo do tempo de trânsito intestinal, como em enterites infecciosas, giardíase, doença celíaca, doença inflamatória intestinal (em especial, doença de Crohn), enterites induzidas por drogas ou radiação e doença diverticular do cólon. Diferentemente da hipolactasia primária do adulto, é transitória e reversível.[59,68]

Carboidratos ou açúcares raros

Os substitutos do açúcar têm merecido destaque nos últimos anos, em razão de suas implicações na saúde e, mais recentemente, com a associação entre adoçantes artificiais e alterações no microbioma.[71,72] Assim, a necessidade de desenvolver adoçantes para substituir o açúcar, que sejam de baixo custo e seguros para a saúde, tem estimulado os estudos de açúcares alternativos e açúcares raros.[34]

Os açúcares alternativos podem ser divididos em duas categorias principais, de acordo com seu conteúdo energético. Há aqueles com conteúdo energético semelhante à sacarose, mas com perfil metabólico diferente (por exemplo, isomaltulose, trealose: 4 kcal/g) e aqueles com baixo teor energético (por exemplo, alulose: 0,2 kcal/g, tagatose: 1,5 kcal/g).[40] Esses açúcares geralmente fornecem sabor doce desejável, mas menos intenso que a sacarose, e são, na maioria das vezes, livres de qualquer sabor residual geralmente associado aos adoçantes naturais ou artificiais.[40]

A D-tagatose é um isômero de frutose com alto poder adoçante, cerca de 90% em relação à sacarose. Trata-se de um carboidrato natural raro encontrado em algumas frutas (maçãs, laranjas e abacaxi) e no leite esterilizado, em níveis que variam de 1 a 3,5 g/kg.[70] Em 2001, a D-tagatose foi designada como um produto geralmente reconhecido como seguro (GRAS) pelo Food and Drug Administration (FDA) e, posteriormente, foi utilizada como adoçante de baixa caloria. A partir de observações pelo uso de alimentos e, em seguida, em estudo experimental, observa-se que quando ingerida, a D-tagatose funciona como "bloqueador de açúcar" e inibe a formação de lipídios a partir de carboidratos, sem estimulação de células betapancreáticas para produção ou secreção de insulina.[21,44]

A D-alulose, também conhecida como D-psicose, é outro açúcar raro, reconhecido como GRAS, de acordo com os regulamentos do FDA. Testes em humanos mostraram que a D-alulose atenua as concentrações de glicose pós-prandial em indivíduos saudáveis e em indivíduos pré-diabéticos. O efeito anti-hiperlipidêmico da D-alulose, combinado com as suas ações anti-inflamatórias nos adipócitos, é benéfico para a redução do risco de desenvolvimento de obesidade e de aterosclerose, além de ser acompanhado por melhorias na resistência à insulina e na intolerância à glicose.[34,36]

Os efeitos dos açúcares de baixa caloria na saúde humana têm sido pouco investigados. Alguns estudos mostraram que a administração de tagatose ou alulose, juntamente com alimento de referência de alto índice glicêmico (glicose ou solução de maltodextrina ou refeição-teste) foi capaz de reduzir a resposta glicêmica pós-prandial em pacientes saudáveis e pré-diabéticos. O mecanismo proposto sugere a menor absorção de açúcares pela inibição da atuação da enzima alfa-glicosidase. Estudos preliminares em animais e pré-clínicos com D-tagatose demonstraram sua capacidade de reduzir as concentrações de glicose e de lipoproteínas no sangue. Um estudo estimou que a dose mais baixa de D-tagatose capaz de diminuir a hemoglobina glicada (HbA1c) é de 5 g. Alguns ensaios clínicos, conduzidos tanto em indivíduos saudáveis quanto em pacientes diabéticos, demonstraram a capacidade da D-tagatose em diminuir os aumentos pós-prandiais de glicose no sangue e em reduzir a HbA1c.[21,22,31]

Apesar desse efeito promissor no metabolismo da glicose e dos lipídios, o destino metabólico detalhado desses açúcares raros permanece desconhecido, e avaliações toxicológicas de longo prazo ainda precisam ser realizadas.[40]

RESPOSTA GLICÊMICA DOS ALIMENTOS

Nem todo amido consumido é completamente digerido, como se acreditava no passado. Cada tipo de carboidrato tem seu perfil de digestão, proporcionando diferentes aumentos na resposta glicêmica. O amido resistente à digestão e os outros carboidratos que não são digeridos no intestino delgado passam para o intestino grosso, onde são fermentados. Tanto a resposta glicêmica como os produtos da fermentação estão relacionados à diminuição do risco de doenças crônicas não transmissíveis e de síndrome metabólica. Dessa forma, muitos dos efeitos fisiológicos dos carboidratos estão relacionados a seu grau de utilização no intestino delgado e no intestino grosso.

Basicamente, há dois tipos de resposta glicêmica produzida pelos diferentes tipos de carboidratos dos alimentos.[23,50,84]

- O carboidrato disponível, de rápida digestão (fração que é hidrolisada pelas enzimas digestivas humanas e que participa do metabolismo intermediário), produz aumento importante da glicemia após sua ingestão e, posteriormente, como consequência da liberação elevada de insulina, pode ocorrer a hipoglicemia.
- O carboidrato não disponível (fração que não é hidrolisada pelas enzimas digestivas humanas e que pode ser fermentada) produz liberação moderada de glicose e de insulina no plasma. Esse tipo representa resposta mais adequada do ponto de vista fisiológico.

O consumo contínuo e elevado dos alimentos ricos em carboidratos disponíveis é uma preocupação. Após sua ingestão por indivíduos saudáveis e ativos, a glicemia pós-prandial pode ser ajustada pelo aumento da sensibilidade da insulina nos tecidos periféricos. Por outro lado, o consumo desses alimentos por indivíduos menos ativos pode proporcionar aumento da secreção de insulina a fim de restabelecer a homeostase da glicose. Isso pode resultar em aumento da glicemia e da insulinemia pós-prandiais, e grande demanda da função das células-beta, o que pode, eventualmente, promover o desenvolvimento do diabetes tipo 2.[11]

Para a compreensão das diferentes respostas glicêmicas produzidas, é necessário que sejam consideradas as características dos alimentos ou da alimentação (a quantidade de carboidratos totais, o conteúdo de amilose, de amido resistente, de fibra alimentar e/ou de açúcar solúvel, o volume, a forma, o processamento e/ou o armazenamento do alimento, entre outros) e as características do indivíduo (a sensibilidade à insulina, a atividade das células betapancreáticas, a motilidade gastrintestinal, o nível de atividade física, o metabolismo decorrente de refeições anteriores e os outros parâmetros diariamente variáveis).[30]

CARBOIDRATOS

Os carboidratos da alimentação são constituintes majoritários que influenciam no controle da glicemia; entretanto, o impacto desses compostos no metabolismo da glicose depende das propriedades dos carboidratos ingeridos, como a extensão e a velocidade de absorção, o tipo de monômeros absorvidos, a extensão e a velocidade da fermentação colônica e local, e os produtos da fermentação colônica.[52] Para a avaliação da resposta glicêmica produzida após o consumo de um alimento ou dieta, foram criados biomarcadores, como o índice glicêmico (IG) e a carga glicêmica (CG).[37,50,65]

O IG visa a classificar os alimentos de acordo com a resposta glicêmica produzida pelo carboidrato do alimento estudado em relação a um alimento-controle.[37] Esse índice é calculado pelo aumento da área abaixo da curva glicêmica (duas horas) produzida por um alimento-teste (50 g/25 g de carboidrato disponível, principalmente amido disponível e açúcares solúveis) em relação ao aumento da área do alimento-controle (pão branco ou glicose) com a mesma quantidade de carboidrato. O IG é expresso em porcentagem e todo protocolo experimental para sua avaliação foi definido pela FAO[23] e amplamente discutido por especialistas na área.[10] Os valores de referência utilizados para classificação dos alimentos quanto ao IG dependem do controle utilizado. Considerando o pão como alimento-controle igual a 100%: baixo IG $\leq$ 75%, médio IG = 76 a 94% e alto IG $\geq$ 95%; e considerando a glicose como alimento-controle igual a 100%: baixo IG $\leq$ 55%, médio IG = 56 a 69% e alto IG $\geq$ 70%. Para converter os valores de IG obtidos com o pão para a glicose como controle, esses valores devem ser multiplicados por 0,7.[25] Alimentos com alto valor de IG são mais rapidamente digeridos e absorvidos, causando maiores flutuações na glicose sanguínea por unidade de carboidrato do que os alimentos com baixo valor de IG.[38]

Foster-Powell et al.[25] publicaram, em 2002, uma lista com o IG de mais de 750 alimentos, e a Universidade de Sydney, na Austrália, mantém um banco de dados com 2.681 alimentos, atualizado em maio de 2017 (www.glycemicindex.com).[73] No Brasil, dados de IG e CG em vários alimentos consumidos no país estão disponíveis on-line na Tabela Brasileira de Composição de Alimentos (TBCA) (www.fcf.usp.br/tbca).

A CG tem por finalidade relacionar a resposta glicêmica da alimentação como um todo (e não somente a quantidade de carboidrato ingerida) com o risco de aparecimento das doenças crônicas não transmissíveis.[65] A CG é definida como o produto do IG do alimento pela quantidade de carboidrato disponível presente na porção consumida, dividido por 100 [CG = IG (glicose como controle) $\times$ teor de carboidrato disponível (g) na porção $\times$ 1/100].[42,45] Por meio da soma da CG individual dos alimentos pode-se calcular a CG total da alimentação. Os valores de referência utilizados para a classificação dos alimentos quanto à CG sempre consideram a glicose como alimento-controle (IG igual a 100%): baixa CG $\leq$ 10; média CG = 11 a 19; alta CG $\geq$ 20.[35] Dessa forma, a CG considera tanto a quantidade de carboidrato como sua qualidade, e o IG considera somente a qualidade em uma quantidade fixa de carboidratos.

Por tratar-se de ensaio clínico, a avaliação da resposta glicêmica in vivo apresenta alto custo e demanda muito tempo, o que dificulta a produção de informação em número significativo de alimentos. Assim, algumas metodologias in vitro têm sido propostas para avaliar a velocidade de hidrólise do amido e para estimar a resposta glicêmica que seria produzida. A partir da cinética de hidrólise in vitro de alimentos que são fontes de carboidratos, pode-se calcular o índice de hidrólise (IH) e quantificar os produtos de hidrólise de acordo com o tempo de incubação com amiloglicosidase.[18,19,29]

Os métodos *in vitro* para avaliação da velocidade de digestão de carboidratos apresentaram boa correlação com a resposta glicêmica dos alimentos, fato que os tornam marcadores alternativos, porém apenas para triagem preliminar dos alimentos quanto ao seu possível efeito *in vivo*. Segundo Nantel (2003), esses parâmetros não podem ser utilizados como substitutos do IG, pois somente ensaios *in vivo* podem refletir parte das respostas metabólicas que ocorrem no organismo humano com a ingestão de carboidratos.[54]

Metodologia *in vitro-in silico* foi testada e considerada econômica para prever com segurança a curva glicêmica humana após a ingestão de 22 produtos ou refeições diferentes. Foi desenvolvida e validada uma metodologia combinada baseada na mastigação *in vitro* de alimentos, na digestão dos carboidratos e na disponibilidade para absorção de sacarídeos glicêmicos. A partir desses dados *in vitro*, como entrada, foi realizada a predição *in silico* de curvas de resposta glicêmica, as quais foram comparadas com dados clínicos. Os resultados mostraram coeficiente de correlação para área abaixo da curva de 120 minutos de glicose e concentração máxima de glicose de 0,89 e 0,94, respectivamente.[7]

Alguns pesquisadores questionam a utilidade do IG,[81] afirmando que a utilização da área abaixo da curva glicêmica não considera a forma da curva glicêmica;[26,57] outros assinalam que o pico pós-prandial e o grau de flutuação da glicemia são mais adversos clinicamente que a manutenção da glicemia.[53,74] A American Diabetes Association considera apenas a quantidade de carboidratos para controle da glicemia pós-prandial, sem mencionar a qualidade.[2]

Por outro lado, estudos realizados em 30 anos de existência e uso do IG, bem como os estudos de CG mostram evidências concretas que justificam o uso desses marcadores visando à diminuição de risco de doenças crônicas não transmissíveis.[6,9,13] Estudo que correlacionou o IG, a glicemia pós-prandial e a forma da curva produzida por 1.126 alimentos em voluntários saudáveis, além de outros fatores, mostrou que o IG proporciona bom resumo da glicemia pós-prandial (pico glicêmico, máxima flutuação de glicose e outros atributos da curva glicêmica). Os autores sugerem que, se a redução da glicemia pós-prandial faz parte da estratégia para controle e redução do risco de desenvolvimento do diabetes e das doenças cardiovasculares, o IG (um indicador de qualidade) é tão relevante quanto a quantidade de carboidrato ingerida.[9]

Outro exemplo são os resultados da revisão realizada por Chiu et al., em 2011.[13] Sete de 11 estudos epidemiológicos prospectivos evidenciaram associação entre risco de diabetes tipo 2 e IG, e seis dos dez estudos mostraram associação entre risco de diabetes tipo 2 e CG. Os autores enfatizam que os conceitos e os métodos relativos ao IG estão suficientemente maduros para recomendar que a população utilize o IG como um caminho para a escolha de alimentos saudáveis, em particular para indivíduos que têm interesse em diminuir o risco de diabetes tipo 2, de doenças cardiovasculares e de doenças oculares relacionadas à idade, como degeneração macular e catarata. Os estudos mostram que se for feita a substituição diária de pequena porção de pão e batata por alimento de baixo IG (com grão integral), é possível migrar de um grupo de alto risco de degeneração macular para um grupo de baixo risco.

A exaustão das células-beta pode tornar a produção de insulina ineficiente e determinar a resistência à insulina ou até mesmo o diabetes tipo 2.[58] A introdução de alimentos com baixo IG, geralmente fontes de carboidratos não disponíveis, pode contribuir para minimizar esse problema, seja não sobrecarregando o pâncreas com altas cargas de glicose, seja pela produção de propionato, decorrente da fermentação desses carboidratos, pois já se observou que esse AGCC é capaz de inibir a secreção de insulina induzida por glicose em células pancreáticas em estudos *in vitro*.[87]

CONSIDERAÇÕES FINAIS

Os carboidratos fazem parte de um grupo composto por unidades muito heterogêneas. As diferentes fórmulas químicas, características físicas e propriedades fisiológicas têm diversas implicações para o organismo humano. Os carboidratos são a fonte energética mais importante para o ser humano, podendo fornecer energia em velocidades variadas, de acordo com seu grau de digestão e absorção. Paralelamente, são responsáveis por fornecer substrato para a fermentação colônica e insumo para a formação do bolo fecal. Dessa forma, os carboidratos devem fazer parte de toda e qualquer alimentação humana, incluindo a que é recomendada para os diabéticos.

Mais de 50% do valor energético total diário deve ser proveniente desse grupo, porém observar a quantidade e, principalmente, a qualidade é de extrema importância, uma vez que o consumo elevado de alimentos que são fontes de carboidratos disponíveis, sobretudo açúcares solúveis, está associado à evolução e ao aumento das doenças crônicas não transmissíveis. No entanto, a ingestão de quantidades adequadas de carboidratos não disponíveis pode contribuir para a redução do risco de desenvolvimento dessas mesmas doenças.

Nos últimos anos tem sido observado que alimentações ricas em proteína e em gordura animal ou ricas em carboidratos determinam e/ou alteram o microbioma intestinal. As relações entre as alterações nos padrões alimentares, os enterotipos e o risco de desenvolvimento de doenças é um amplo campo de estudo que ainda está sendo explorado.

REFERÊNCIAS

1. American Association of Cereal Chemists (AACC). The definition of dietary fiber. Cereal Food World. 2001;46:112-26.
2. American Diabetes Association; Bantle JP, Wylie-Rossett J, Albright Al, Apovian CM, Clark NG, Franz MJ et al. Nutrition recommendations and interventions for diabetes: a position statement of the American Diabetes Association. Diabetes Care. 2008;31(Suppl 1):S61-78.
3. American Diabetes Association (ADA). Position statement: standards of medical care in diabetes-2011. Diabetes Care. 2011;34(Suppl 1):S11-61.
4. American Diabetes Association (ADA). Position statement: standards of medical care in diabetes-2018. Diabetes Care. 2018;41(Suppl 1):S1-156.
5. Augustin R. The protein family of glucose transport facilitators: it's not only about glucose after all. IUBMB Life. 2010;62(5):315-33.
6. Barclay AW, Petocz P, McMillan-Price J, Flood VM, Prvan T, Mitchell P et al. Glycemic index, glycemic load, and chronic disease risk: a meta-analysis of observational studies. Am J Clin Nutr. 2008;87(3):627-37.
7. Bellmann S, Minekus M, Sanders P, Bosgra S, Havenaar R. Human glycemic response curves after intake of carbohydrate foods are accurately predicted by combining in vitro gastrointestinal digestion with in silico kinetic modeling. Clin Nut Exp. 2018;17:8-22.
8. Bertolini AC. Starches: characterization, properties and applications. Boca Raton: Taylor & Francis; 2010.

9. Brand-Miller JC, Stockmann K, Atkinson F, Petocz P, Denyer G. Glycemic index, postprandial glycemia, and the shape of the curve in healthy subjects: analysis of a database of more than 1000 foods. Am J Clin Nutr. 2009;89(1):97-105.
10. Brouns F, Bjorck I, Frayn KN, Gibbs AL, Lang V, Slama G et al. Glycaemic index methodology. Nutr Res Rev. 2005;18(1):145-71.
11. Buyken AE, Mitchell P, Ceriello A, Brand-Miller J. Optimal dietary approaches for prevention of type 2 diabetes: a life course perspective. Diabetologia. 2010;53(3):406-18.
12. Candela M, Maccaferri S, Turroni S, Carnevali P, Brigidi P. Functional intestinal microbiome, new frontiers in prebiotic design. Int J Food Microbiol. 2010;140(2-3):93-101.
13. Chiu CJ, Liu S, Willett WC, Wolever TM, Brand-Miller JC, Barclay AW et al. Informing food choices and health outcomes by use of the dietary glycemic index. Nutr Rev. 2011;69(4):231-42.
14. Cummings JH, Stephen AM. Carbohydrate terminology and classification. Eur J Clin Nutr. 2007;61(Suppl 1):S5-18.
15. Deng D, Sun P, Yan C, Ke M, Jiang X, Xiong L et al. Molecular basis of ligand recognition and transport by glucose transporters. Nature. 2015;526:391-6.
16. Elia M, Cummings JH. Physiological aspects of energy metabolism and gastrointestinal effects of carbohydrates. Eur J Clin Nutr. 2007;61(Suppl 1):S40-74.
17. Enattah NS, Sahi T, Savilahti E, Terwilliger JD, Peltonen L, Järvelä I. Identification of a variant associated with adult-type hypolactasia. Nat Genet. 2002;30(2):233-7.
18. Englyst HN, Hudson GJ. The classification and measurement of dietary carbohydrates. Food Chemistry. 1996;57:15-21.
19. Englyst KN, Englyst HN, Hudson GJ, Cole TJ, Cummings JH. Rapidly available glucose in foods: an in vitro measurement that reflects the glycemic response. Am J Clin Nutr. 1999;69:448-54.
20. Englyst KN, Vinoy S, Englyst HN, Lang V. Glycaemic index of cereal products explained by their content of rapidly and slowly available glucose. Br J Nutr. 2003;89:329-40.
21. Ensor M, Banfield AB, Smith RR, Williams J, Lodder RA. Safety and efficacy of D-tagatose in glycemic control in subjects with type 2 diabetes. J Endocrinol Diabetes Obes. 2015;3(1):1065.
22. Ensor M, Williams J, Smith RR, Banfield AB, Lodder RA. Effects of three low-doses of D-tagatose on glycemic control over six months in subjects with mild type 2 Diabetes Mellitus under control with diet and exercise. J Endocrinol Diabetes Obes. 2014;2:1057.
23. Food and Agriculture Organization (FAO), World Health Organization (WHO). Carbohydrates in human nutrition: report of a joint FAO/WHO expert consulation. FAO Food Nutr Pap. 1997;66:1-140.
24. Food and Agriculture Organization (FAO). Food energy: methods of analysis and conversion factors: report of a technical workshop. FAO Food and Nutr Pap. 2003;77.
25. Foster-Powell K, Holt SH, Brand-Miller JC. International table of glycemic index and glycemic load values: 2002. Am J Clin Nutr. 2002;76(1):5-56.
26. Franz MJ. The glycemic index: not the most effective nutrition therapy intervention. Diabetes Care. 2003;26(8):2466-8.
27. Frayn KN. Metabolic regulation: a human perspective. 2. ed. Oxford: Blackwell Science; 2003.
28. Goñi I, Martín-Carrón N. Fermentación colónica de fibra dietética y almidón resistente. In: Lajolo FM, Saura-Calixto F, Penna EW, Menezes EW. Fibra dietética en Iberoamérica: tecnología y salud. São Paulo: Varela; 2001. p.311-38.
29. Goñi I, Garcia-Alonso A, Saura-Calixto F. A starch hydrolysis procedure to estimate glycemic index. Nut Res. 1997;17:427-7.
30. Govindji A. The role of carbohydrates in a healthy diet. Nursing Standard. 2006;21(3):56-64.
31. Guerrero-Wyss M, Durán Agüero S, Angarita Dávila L. D-tagatose is a promising sweetener to control glycaemia: a new functional food. BioMed Res Int. 2018;8718053.
32. Guyton AC, Hall JE. Tratado de fisiologia médica. 11. ed. Rio de Janeiro: Saunders Elsevier; 2006.
33. Hamilton MT, Hamilton DG, Zderic TW. The role of low energy expenditure and sitting on obesity, metabolic syndrome, type 2 diabetes, and cardiovascular disease. Diabetes. 2007;56(11):2655-67.
34. Han Y, Kwon EY, Yu MK, Lee SJ, Kim HJ, Kim SB et al. A preliminary study for evaluating the dose-dependent effect of d-allulose for fat mass reduction in adult humans: a randomized, double-blind, placebo-controlled trial. Nutrients. 2018;10(2):160.
35. Harvard School of Public Health. The nutrition source carbohydrates and the glycemic load [acesso em 1 ago 2010]. Disponível em: http://www.hsph.harvard.edu/nutritionsource/what-should-you-eat/carbohydrates-full-story.

CARBOIDRATOS

36. Hossain A, Yamaguchi F, Matsuo T, Tsukamoto I, Toyoda Y, Ogawa M et al. Rare sugar D-allulose: potential role and therapeutic monitoring in maintaining obesity and type 2 diabetes mellitus: Pharmacol Ther. 2015;155:49-59.
37. Jenkins DJ, Wolever TM, Taylor RH, Barker H, Fielden H, Baldwin JM et al. Glycemic index of foods: a physiological basis for carbohydrate exchange. Am J Clin Nutr. 1981;34(3):362-6.
38. Jenkins DJ, Jenkins AL, Wolever TM, Collier GR, Rao AV, Thompson LU. Starchy foods and fiber: reduced rate of digestion and improved carbohydrate metabolism. Scand J Gastroenterol. 1987;129(132):41.
39. Lajolo FM, Menezes EW. Carbohidratos en alimentos regionales ibero-americanos. São Paulo: Edusp; 2006.
40. Lê KA, Robin F, Roger O. Sugar replacers: from technological challenges to consequences on health. Curr Opin Clin Nutr Metab Care. 2016;19:310-5.
41. Lira VA, Benton CR, Yan Z, Bonen A. PGC-1 regulation by exercise training and its influences on muscle function and insulin sensitivity. Am J Physiol-Endoc Metab. 2010;299(2):E145-61.
42. Liu S, Manson JE, Stampfer MJ, Hu FB, Giovannucci E, Colditz GA et al. A prospective study of whole-grain intake and risk of type 2 diabetes mellitus in US women. Am J Public Health. 2000;90(9):1409-15.
43. Livesey G. Health potential of polyols as sugar replacers, with emphasis on low glycaemic properties. Nutr Res Rev. 2003;16:163-91.
44. Lu Y, Levin GV, Donner TW. Tagatose, a new antidiabetic and obesity control drug. Diabetes Obes Metab. 2008;10:109-34.
45. Ludwig DS. Glycemic load comes of age. J Nutr. 2003;133(9):2695-6.
46. Lunn J, Buttriss JL. Carbohydrates and dietary fibre. Nutr Bull. 2007;32:21-64.
47. Macfarlane S, Macfarlane T. Regulation of short-chain fatty acid production. Proc Nutr Soc. 2003;62(1):67-72.
48. Mann J, Cummings JH, Englyst HN, Key T, Liu S, Riccardi G et al. FAO/WHO Scientific update on carbohydrates in human nutrition: conclusions. Eur J Clin Nutr. 2007;61(1):S132-7.
49. Marzzoco A, Torres BB. Bioquímica básica. 3. ed. Rio de Janeiro: Guanabara Koogan; 2007.
50. Menezes EW, Lajolo FM. Marcadores in vivo e in vitro de carboidratos. In: Lajolo FM, Menezes EW (ed.). Carbohidratos en alimentos regionales iberoamericanos. Proyecto CYTED/CNPq XI.18. São Paulo: Edusp; 2006. p. 309-34.
51. Menezes EW, Dan MC, Cardenette GH, Goñi I, Bello-Pérez LA, Lajolo FM. In vitro colonic fermentation and glycemic response of different kinds of unripe banana flour. Plant Food Hum Nutr. 2010;65(4):379-85.
52. Menezes EW. Resposta glicêmica dos alimentos: impacto dos cereais. Science & Nutrition. 2011;5.
53. Mommier L, Mas E, Ginet C, Michel F, Villon L, Cristol JP et. al. Activation of oxidative stress by acute glucose fluctuations compared with sustained chronic hyperglycemia in patients with type 2 diabetes. JAMA. 2006;295(14):1681-7.
54. Nantel G. Glycemic carbohydrate: an international perspective. Nutr Rev. 2003;61:S34-9.
55. Nelson DL, Cox MM. Carboidratos e glicobiologia. In: Nelson DL, Cox MM. Princípios de bioquímica de Lehninger [recurso eletrônico]. 6. ed. Porto Alegre: Artmed; 2014. p. 243-80.
56. Nelson DL, Cox MM. Lehninger principles of biochemistry. 5. ed. New York: W. H. Freeman; 2008.
57. Pi-Sunyer FX. Glycemic index and disease. Am J Clin Nutr. 2002;76(1):290S-8S.
58. Ramlo-Halsted BA, Edelman SV. The natural history of type 2 diabetes: practical points to consider in developing prevention and treatment strategies. Clinical Diabetes. 2000;18(2) [acesso em 9 nov 2018]. Disponível em: http://journal.diabetes.org/clinicaldiabetes/V18N22000/pg80.htm.
59. Robayo-Torres CC, Nichols BL. Molecular differentiation of congenital lactase deficiency from adult-type hypolactasia. Nutr Rev. 2007;65(2):95-8.
60. Roberfroid M, Gibson GR, Hoyles L, McCartney AL, Rastall R, Rowland I et al. Prebiotic effects: metabolic and health benefits. Br J Nutr. 2010;104(Suppl 2):S1-63.
61. Rogers S, Macheda ML, Docherty SE, Carty MD, Henderson MA, Soeller WC et al. Identification of a novel glucose transporter-like protein-GLUT12. Am J Physiol-Endoc Metab. 2002;282(3):E733-8.
62. Ropelle ER, Pauli JR, Carvalheira JBC. Efeitos moleculares do exercício físico sobre as vias de sinalização insulínica. Motriz. 2005;11(1):49-55.

63. Sahi T. Hypolactasia and lactase persistence. Historical review and the terminology. Scand J Gastroenterol Suppl. 1994;29(202):1-6.
64. Sahi T, Isokoski M, Jussila J, Launiala K, Bjönälä K. Recessive inheritance of adult-type lactose malabsorption. Lancet. 1973;2(7833):823-6.
65. Salmerón J, Manson JE, Stampfer MJ, Colditz GA, Wing AL, Willett WC. Dietary fiber, glycemic load, and risk of non-insulin-dependent diabetes mellitus in women. JAMA. 1997;277(6):472-7.
66. Saura-Calixto F. Evolución del concepto de fibra. In: Lajolo FM, Menezes EW (ed.). Carbohidratos en alimentos regionales iberoamericanos. Proyecto CYTED/CNPq XI.18. São Paulo: Edusp; 2006. p. 235-53.
67. Schenk S, Saberi M, Olefsky JM. Insulin sensitivity: modulation by nutrients and inflammation. J Clin Invest. 2008;118(9):2992-3002.
68. Shills ME, Shike M, Ross AC, Caballero B, Cousins RJ. Nutrição moderna na saúde e na doença. 10. ed. Barueri: Manole; 2009.
69. Simão RA, Cordenunsi BR. Characterization of starch granules: an atomic force microscopy approach. In: Bertolini AC. Starches: characterization, properties and applications. Boca Raton: Taylor & Francis; 2010.
70. Skytte UP. Tagatose. In: Mitchell H. Sweeteners and sugar alternatives in food technology. Oxford: Blackwell; 2007. p. 262-94.
71. Suez J, Korem T. Zeevi D, Zilberman-Schapira G, Thaiss CA, Maza O et al. Artificial sweeteners induce glucose intolerance by altering the gut microbiota. Nature. 2014;514:181-6.
72. Suez J, Korem T, Zilberman-Schapira G, Segal E, Elinav E. Non-caloric artificial sweeteners and the microbiome: findings and challenges. Gut Microbes. 2015;6:149-55.
73. Sydney University Glycemic Index Research Service (SUGIRS). Glycemic index [acesso em: 20 abr 2018]. Disponível em: http://www.glycemicindex.com.
74. Temelkova-Kurktschiev TS, Koehler C, Henkel E, Leonhardt W, Fuecker K, Hanefeld M. Post-challenge plasma glucose and glycemic spikes are more strongly associated with atherosclerosis than fasting glucose or HbA1c level. Diabetes Care. 2000;23(12):1830-4.
75. Topping DL, Clifton PM. Short-chain fatty acids and human colonic function: roles of resistant starch and non-starch polysaccharides. Physiol Rev. 2001;81(3):1031-60.
76. Thorens B, Mueckler M. Glucose transporters in the 21st Century. Am J Physiol-Endoc Metab. 2010;298(2):E141-5.
77. Tungland BC, Mayer D. Nondigestible oligo- and polysaccharides (dietary fiber): their physiology and role in human health and food. Compr Rev Food Sci Food Saf. 2002;1(3):73-92.
78. Uldry M, Ibberson M, Horisberger JD, Chatton JY, Riederer BM, Thorems B. Identification of a mammalian H+ -myo-inositol symporter expressed predominantly in the brain. EMBO J. 2001;20(16):4467-77.
79. Van Dokkum W. Propriedades funcionais de fibras alimentares, amido resistente e oligossacarídeos não digeríveis. In: Costa NMB, Rosa COB (ed.). Alimentos funcionais: benefícios para a saúde. Viçosa: UFV; 2008.
80. Velasquez OC, Lederer HM, Rombeau JL. Butyrate and colocyte. Implications for neoplasia. Dig Dis Sci. 1996;41(4):727-39.
81. Venn BJ, Green TJ. Glycemic index and glycemic load: measurement issues and their effect on diet-disease relationships. Eur J Clin Nutr. 2007;61(1):S122-31.
82. Voet D, Voet JG. Biochemistry. 4. ed. New York: John Willy & Sons; 2011.
83. Wardlaw GM, Hampl JS, Disilvestro RA. Perspectives in nutrition. 6. ed. Boston: McGraw-Hill; 2004.
84. World Health Organization (WHO), Food and Agriculture Organization FAO). Diet, nutrition and the prevention of chronic diseases. WHO Technical Report Series. 2003;916.
85. Wu GD, Chen J, Hoffmann C, Bittinger K, Chen YY, Keilbaugh SA et al. Linking longterm dietary patterns with gut microbial enterotypes. Science. 2011;334(6052):105-8.
86. Wu X, Freeze HH. GLUT14, a duplication of GLUT3, is specifically expressed in testis as alternative splice forms. Genomics. 2002;80(6):553-7.
87. Ximenes HM, Hirata AE, Rocha MS, Curi R, Carpinelli AR. Propionate inhibits glucose-induced insulin secretion in isolated rat pancreatic islets. Cell Biochem Funct. 2007;25(2):173-8.
88. Zhao L, Zhang F, Ding X, Wu G, Lam YY, Wang X et al. Gut bacteria selectively promoted by dietary fibers alleviate type 2 diabetes. Science. 2018;359(6380):1151-6.

3

Lipídios

ILLANA LOUISE PEREIRA DE MELO
ANA MARA DE OLIVEIRA E SILVA
JORGE MANCINI FILHO

INTRODUÇÃO

A palavra lipídio é derivada do grego *lipos*, que significa gordura.[14] Os lipídios biológicos constituem um grupo quimicamente diverso de compostos, que apresentam diferentes propriedades, com a característica comum de insolubilidade em água. Outra definição mais abrangente cita os lipídios como pequenas moléculas hidrofóbicas ou anfipáticas que podem ser originadas completamente ou em parte por meio de condensações de tioésteres e/ou unidades isoprênicas.[11]

Dentro do grupo dos lipídios encontram-se diversos compostos, como mono, di e triacilgliceróis; fosfolipídios e esfingolipídios; esteróis, ceras, eicosanoides, resolvinas, vitaminas lipossolúveis; entre outros. Os lipídios são, em geral, referidos como óleos (líquidos) ou gorduras (sólidas), o que indica seu estado físico à temperatura ambiente, o qual está intimamente relacionado com a característica dos ácidos graxos que contêm, e são as principais formas de energia armazenada em muitos organismos. Fosfolipídios e esteróis são elementos estruturais importantes de membranas biológicas. Outros lipídios, embora presentes em quantidades relativamente pequenas, desempenham papéis importantes no organismo, como cofatores enzimáticos, transportadores de elétrons, pigmentos que absorvem luz, âncoras hidrofóbicas de chaperonas para auxiliar no dobramento das proteínas de membranas, agentes emulsificantes no trato digestório, hormônios e mensageiros intracelulares.[28]

As gorduras e os óleos constituem aproximadamente 34% da energia na alimentação dos seres humanos. Como fornecem 9 kcal/g, seres humanos são capazes de obter as calorias necessárias com o consumo diário adequado de alimentos que contenham gordura.[13] Diferentemente de outros macronutrientes, a imiscibilidade dos lipídios em água faz esses compostos receberem processamentos especializados durante a digestão, a absorção, o transporte, o armazenamento e a utilização.[18] Este capítulo aborda definições, funções, estruturas químicas e fontes alimentares dos lipídios, bem como seus processos de digestão, absorção, transporte, metabolismo e excreção.

DEFINIÇÃO E FUNÇÕES

Do ponto de vista químico, lipídios são definidos como uma classe de compostos insolúveis em água e solúveis em solventes orgânicos, como acetona, éter, clorofórmio, metanol e hexano. Entretanto, esses compostos variam acentuadamente em tamanho e em polaridade, em uma faixa que abrange desde triacilgliceróis e ésteres de esteróis altamente hidrofóbicos até fosfolipídios e cardiolipinas mais hidrossolúveis.[6,30]

Os lipídios desempenham muitas funções importantes, tanto nos organismos quanto nos alimentos:

- São moléculas fornecedoras de energia, armazenadas na forma de triacilgliceróis (também conhecidos como gorduras neutras) – os ácidos graxos mobilizados a partir dos triacilgliceróis são oxidados para suprir as necessidades de energia de uma célula ou do organismo. A gordura da alimentação é armazenada nas células adiposas localizadas na estrutura do corpo humano. A capacidade de armazenar e acessar grandes quantidades de gordura permite que os seres humanos sejam capazes de permanecer sem se alimentar por semanas (Quadro 3.1).[1,12]
- São elementos de construção, por meio das moléculas anfipáticas (fosfolipídios e glicolipídios), com destaque na composição das membranas biológicas. Também atuam se ligando e modificando muitas proteínas, direcionando-as para sítios específicos da membrana. Além disso, alguns derivados de lipídios atuam como hormônios e mensageiros intracelulares.[1]
- Alguns depósitos de gordura não são acessados durante o jejum e são classificados como gordura estrutural. Esses coxins gordurosos mantêm os órgãos corpóreos e os nervos em posição e os protegem contra lesões traumáticas e choques. Os seres humanos também possuem uma camada subcutânea de gordura que isola o corpo, preserva o calor corpóreo e mantém a temperatura. A gordura da alimentação também é essencial para a digestão, a absorção e o transporte de vitaminas lipossolúveis, além de inibir as secreções gástricas, de tornar mais lento o esvaziamento gástrico e de estimular o fluxo biliar e pancreático, o que facilita, dessa forma, o processo digestivo.[13]
- Os lipídios também apresentam papel importante na qualidade dos alimentos por contribuir com atributos, como textura, sabor, aspectos nutricionais e densidade calórica.[24]

Quadro 3.1 Por que os lipídios são utilizados como forma de armazenamento de energia?

Há duas vantagens significativas para o uso de triacilgliceróis como armazenamento de energia em vez de polissacarídeos, como o glicogênio e o amido. Primeira, a oxidação dos triacilgliceróis rende mais que o dobro de energia, grama por grama, que a oxidação dos carboidratos. Segunda, como os triacilgliceróis são hidrofóbicos e, portanto, não hidratados, o organismo que armazena lipídio como combustível não precisa carregar o peso extra de água de hidratação que está associado ao armazenamento de polissacarídeos (2 g de polissacarídeo).[41]

CLASSIFICAÇÃO E ESTRUTURA QUÍMICA DOS LIPÍDIOS

Os lipídios podem ser classificados em três grandes grupos:[12,30]

- Lipídios simples:
  - Ácidos graxos.
  - Gorduras neutras: ésteres de ácidos graxos com glicerol (monoacilgliceróis, diacilgliceróis, triacilgliceróis).
  - Ceras: ésteres de ácidos graxos com alcoóis de alto peso molecular, que podem ser ésteres de esterol (p. ex., éster de colesterol) ou éster não esterol (p. ex., palmitato de retinol, que é um éster de vitamina A).
- Lipídios compostos:
  - Fosfolipídios: compostos de ácido fosfórico, ácidos graxos e uma base nitrogenada, que podem ser glicerofosfolipídios (p. ex., lecitinas, cefalinas, plasmalógenos).
  - Esfingolipídios: lipídios que contêm uma base esfingosina (p. ex., esfingomielina, ceramida, cerebrosídeos, gangliosídeos).
  - Lipoproteínas: partículas de lipídios e proteínas.
- Lipídios variados:
  - Esteróis (p. ex., colesterol e sais biliares).
  - Sesquiterpenos, clorofila, carotenoides e vitaminas A, D, E e K.

Ácidos graxos

Muitos dos ácidos carboxílicos foram, de início, isolados de fontes naturais, principalmente de gordura e, por isso, foram denominados ácidos graxos.[14] Os ácidos graxos são ácidos carboxílicos, em geral monocarboxílicos, que podem ser representados por RCO_2H. Na maioria das vezes, o grupamento R é uma cadeia carbônica longa, não ramificada, com número par de átomos de carbono – que varia de 4 a 24 átomos; isso acontece porque o processo biológico de alongamento de um ácido graxo ocorre a partir da acetilcoenzima A (acetil-CoA), com adição de dois carbonos simultaneamente à cadeia. A cadeia carbônica pode ser ainda saturada ou conter uma ou mais insaturações.[28] O grupo carboxila constitui a região polar, e a cadeia R, a região apolar da molécula (Figura 3.1).

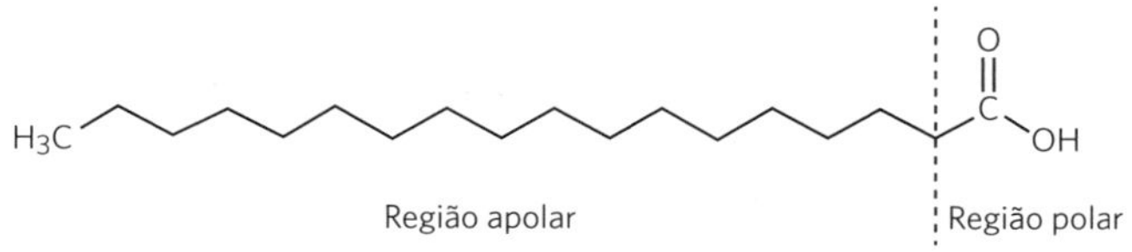

Região apolar | Região polar

Figura 3.1 Estrutura do ácido graxo.

Os ácidos graxos podem ser classificados de acordo com o tamanho da cadeia de hidrocarbonetos, a presença de ramificações, a presença de insaturações (ligações duplas) e a posição da primeira ligação dupla (Figura 3.2).[12,14]

- Tamanho da cadeia de hidrocarbonetos:
  - Cadeia curta: de dois a quatro átomos de carbono.
  - Cadeia média: de seis a dez átomos de carbono.
  - Cadeia longa: onze ou mais átomos de carbono.

Ácidos graxos de cadeia muito longa (normalmente com mais de 21 átomos de carbono) também foram identificados em tecidos de mamíferos, podendo, portanto, estar

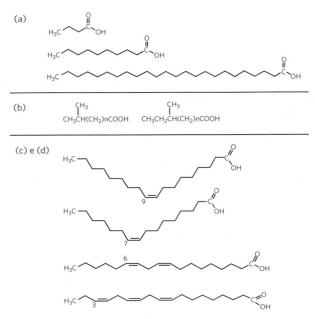

Figura 3.2 Exemplos de ácidos graxos, de acordo com sua classificação: (a) ácidos graxos de cadeia curta (C 4:0), média (C 10:0) e longa (C: 24:0); (b) ácidos graxos ramificados (isoácidos e anteisoácidos); (c) e (d) ácidos graxos insaturados da série ômega (ômega-9, ômega-7, ômega-6 e ômega-3).

presentes na alimentação humana, embora em quantidades pequenas. Esses ácidos graxos predominam no cérebro e nos tecidos especializados, como a retina e os espermatozoides. O tecido adiposo contém ácidos graxos de extensões variadas.[18]

- Presença de ramificações:
  - Não ramificados: aqueles que possuem cadeia linear de hidrocarbonetos e representam a grande maioria das estruturas.
  - Ramificados: possuem ramificações na cadeia de hidrocarbonetos e têm ocorrência rara.
- Como exemplos de ácidos graxos ramificados, têm-se os isoácidos, com uma ramificação metil no penúltimo carbono (ômega-2), e os anteisoácidos, com a ramificação metil no antepenúltimo carbono (ômega-3). São encontrados em gordura de carneiro e em outras gorduras animais; já os ácidos polimetilênicos ramificados são encontrados em lipídios bacterianos; e os ácidos derivados de fitol estão presentes em pequenas quantidades em óleos de peixes. Nos mamíferos, uma exceção é a glândula sebácea, que normalmente sintetiza quantidades consideráveis de ácidos graxos de cadeia ramificada que são encontrados na secreção lipídica da pele.[14,30]
- Presença de insaturações:
  - Saturados: que não possuem insaturações na molécula.
  - Insaturados: que possuem uma (monoinsaturados) ou mais de uma (poli-insaturados) insaturação na molécula.

Em geral, as células humanas contêm pelo menos duas vezes mais ácidos graxos insaturados que saturados, mas a composição varia consideravelmente entre os diferentes tipos de tecidos, dependendo, em certo grau, do tipo de ácido graxo contido nos lipídios da alimentação.[14]

- Posição da primeira ligação dupla:
  Os ácidos graxos insaturados podem ser classificados de acordo com a posição da primeira ligação dupla em relação ao grupo metil terminal do ácido graxo, com utilização da nomenclatura ômega (n ou Ω):
  – n- / ômega-9: possui a ligação dupla inicial entre o 9º e o 10º átomo de carbono.
  – n- / ômega-7: possui a ligação dupla inicial entre o 7º e o 8º átomo de carbono.
  – n- / ômega-6: possui a ligação dupla inicial entre o 6º e o 7º átomo de carbono.
  – n- / ômega-3: possui a ligação dupla inicial entre o 3º e o 4º átomo de carbono.
- Para que contenha uma ligação dupla, um ácido graxo deve apresentar comprimento de pelo menos 12 átomos de carbono. Esses ácidos graxos monoinsaturados (AGMI) apresentam, tipicamente, uma ligação dupla na posição n-9 ou n-7. Cada ligação dupla subsequente ocorre, em geral, a três átomos de carbono de distância, na cadeia de carbono, a partir da ligação precedente. Portanto, o número de ligações duplas em um ácido graxo é restringido pelo comprimento de sua cadeia (Quadro 3.2).[18]

Quadro 3.2 Ácidos graxos essenciais

A distância da primeira ligação dupla em relação ao grupamento metil terminal determina a essencialidade do ácido graxo. Durante a formação *de novo* de um ácido graxo, as enzimas biossintéticas humanas podem inserir ligações duplas na posição n-9 ou superior; entretanto, essas enzimas não podem inserir ligações duplas em nenhuma posição mais próxima ao grupo metil terminal. Por essa razão, ácidos graxos com ligações duplas nas posições n-6 e n-3 são considerados essenciais, ou seja, devem ser obtidos de fontes alimentares, pois não são sintetizados pelo organismo humano. Esses ácidos graxos, quando deficientes na alimentação, são responsáveis pelo aparecimento de determinadas alterações metabólicas no organismo.[6]

As ligações duplas dos ácidos graxos presentes nos alimentos consumidos mais frequentemente ocorrem na configuração *cis*. Ligações *trans* também podem estar presentes em alguns alimentos, como resultado da hidrogenação industrial de óleos ou pela bio-hidrogenação microbiana de ruminantes. Na configuração *cis*, os átomos de carbono da cadeia alifática estão no mesmo lado da ligação dupla, enquanto as ligações duplas *trans* apresentam os carbonos em lados opostos (Figura 3.3).[23]

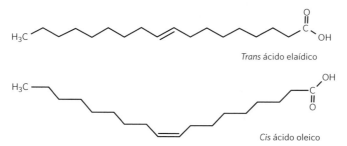

Figura 3.3 Configurações das ligações duplas *cis* e *trans*.

As ligações *trans* reduzem a mobilidade rotacional interna da cadeia acil do ácido graxo e são menos reativas às adições eletrofílicas dos tipos halogenação, hidratação e hidrogenação. A maioria dos ácidos graxos *trans* da alimentação é monoinsaturada e tem comprimento de 18 átomos de carbono (p. ex., o ácido elaídico – C 18:1 n-9 *trans*). Entretanto, as ligações *trans* também são encontradas em ácidos graxos com mais de uma ligação dupla. As ligações duplas nos ácidos graxos poli-insaturados são comumente interrompidas por um carbono metilênico, muitas vezes chamado de sistema pentadieno. Em um sistema pentadieno, as ligações duplas devem estar nos carbonos 1 e 4, como mostra a Figura 3.4. Contudo, na natureza, também são encontradas ligações duplas conjugadas: um exemplo é o ácido linoleico conjugado (CLA, *conjugated linoleic acid*), que contém ligações duplas *cis* e *trans*, separadas por somente dois átomos de carbono, em vez de três (Figura 3.4 e Quadros 3.3, 3.4 e 3.5).[18,24]

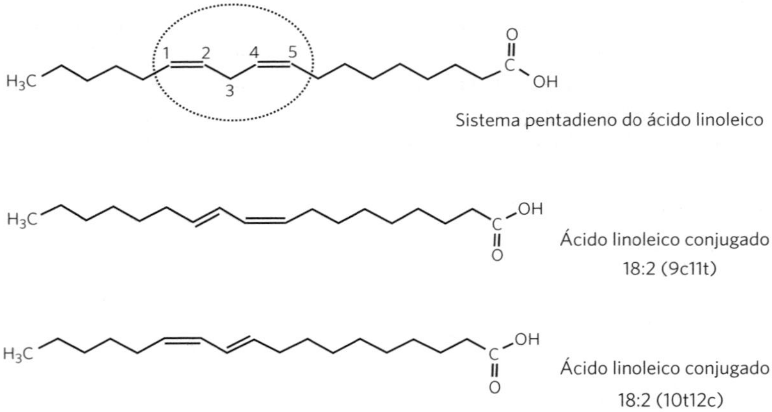

Sistema pentadieno do ácido linoleico

Ácido linoleico conjugado
18:2 (9c11t)

Ácido linoleico conjugado
18:2 (10t12c)

Figura 3.4 Sistema pentadieno de um ácido graxo poli-insaturado (ácido linoleico, 3 = carbono metilênico) e estrutura do ácido linoleico conjugado.

Quadro 3.3 Ácidos graxos *trans* – impacto sobre a saúde humana

Os ácidos graxos *trans* são formados a partir de hidrogenação industrial ou da bio-hidrogenação em animais ruminantes. Ácidos graxos *trans* artificiais são produzidos pela hidrogenação parcial de óleos vegetais ou de peixe com hidrogênio e um metal catalisador. O consumo de ácidos graxos *trans* obtidos industrialmente eleva o risco de doenças coronarianas. O efeito pró-aterogênico dos ácidos graxos *trans* é, em parte, atribuído à redução do colesterol em lipoproteínas de alta densidade (HDL-c) e ao aumento do colesterol em lipoproteínas de baixa densidade (LDL-c), ao aumento dos triacilgliceróis, às alterações em lipoproteínas no sangue e à produção de eicosanoides sem atividade biológica. Além disso, o consumo desses ácidos graxos *trans* industriais parece promover mudanças semelhantes à síndrome metabólica humana, incluindo, além do perfil lipídico plasmático pró-aterogênico, a hepatomegalia em virtude do acúmulo de gordura e das lesões inflamatórias, e a tolerância à glicose diminuída. A Organização Mundial da Saúde propõe a eliminação total da gordura *trans* como suplemento de alimentos até 2023, com a apresentação de um guia com passo a passo para eliminar os ácidos graxos *trans* produzidos industrialmente, pois são relacionados a mais de 500.000 mortes de pessoas com problemas cardiovasculares.[3,22,46]

Quadro 3.4   O que são os CLA?

O termo CLA refere-se a uma classe de isômeros posicionais e geométricos do ácido linoleico, nos quais as ligações duplas se apresentam na forma conjugada. Os CLA são encontrados naturalmente em carnes e em produtos lácteos obtidos de animais ruminantes, uma vez que são produtos resultantes da bio-hidrogenação parcial realizada por enzimas microbianas no rúmen. Vários isômeros de CLA podem ser encontrados na natureza, porém os dois principais são o C 18:2 – *cis*9, *trans*11 e o C 18:2 – *trans*10, *cis*12), que têm sido alvos de extensivas investigações com relação a suas atividades biológicas, sendo considerados anticarcinogênicos, antiaterogênicos, hipotensivos, antioxidantes e antilipogênicos. Entretanto, não há consenso na literatura com relação a seus efeitos em animais e em humanos nem com relação à liberação de seu uso em diferentes países. Isso reforça a necessidade de mais estudos na área, a fim de estabelecer recomendações com relação a seu consumo por humanos.[5]

Quadro 3.5   O que são CLNA?

Ácido alfalinolênico conjugado (CLNA, *conjugated linolenic acid*) é um termo coletivo para descrever os isômeros posicionais e geométricos do ácido octadecatrienoico (C 18:3) com ligações duplas conjugadas, que podem apresentar-se em ambas as formas *cis* e *trans*. Os CLNA estão presentes em lipídios vegetais, em especial nos óleos de sementes, em quantidades elevadas (40 a 80% do total de ácidos graxos). Cinco isômeros de CLNA ocorrem como componentes principais de óleos das sementes de diferentes plantas: ácido alfaeleosteárico (*cis*9, *trans*11, *trans*13), ácido punícico (*cis*9, *trans*11, *cis*13), ácido calêndico (*trans*8, *trans*10, *cis*12), ácido jacárico (*cis*8, *trans*10, *cis*12) e ácido catálpico (*trans*9, *trans*11, *cis*13); cada semente apresenta uma conjugase específica, que converte o ácido linoleico em um único isômero. O ácido punícico está presente em cerca de 70% do óleo de semente de romã. Assim como os CLA, os CLNA também podem ser formados durante o processamento de óleos vegetais que contêm os ácidos linoleico e alfalinolênico. Alguns estudos mostram que esses isômeros atuam como supressores potentes do crescimento de células tumorais humanas e como modeladores do metabolismo lipídico em animais. Além disso, existem evidências mostrando que CLNA são metabolizados a CLA e incorporados em tecidos animais. Entretanto, os estudos sobre seus efeitos fisiológicos são ainda mais limitados que os CLA.[5]

Nomenclatura

A nomenclatura dos ácidos graxos é determinada de três formas: a forma sistemática, com base no número de átomos de carbono na molécula (p. ex., dez carbonos = decanoico); a forma comum, com base na fonte da qual o ácido graxo foi tradicionalmente isolado (p. ex., ácido palmítico, isolado do óleo de palma); e a forma numérica, utilizada como abreviação, em que o primeiro número se refere àquele de carbonos no ácido graxo, enquanto o segundo número após dois-pontos designa o número de ligações duplas (p. ex., hexadecanoico = palmítico = C 16:0). Claramente, sempre que o segundo número for zero, significa que o ácido graxo é saturado.[6,24]

Na presença de ligações duplas, a designação "anoico" dos ácidos graxos saturados é alterada para "enoico". Com base no número de ligações duplas, os termos di, tri, tetra e assim por diante são adicionados. A identificação da posição das ligações duplas ao longo da cadeia de hidrocarbonetos utiliza a letra grega delta, seguida do número do átomo de carbono em que aparece a primeira ligação dupla, contando a partir da carboxila terminal da cadeia acil do ácido graxo,[30] como pode ser observado na Figura 3.5.

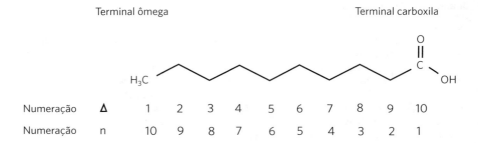

Figura 3.5 Numerações delta e ômega de um ácido graxo.

A nomenclatura de alguns ácidos graxos mais comuns pode ser observada na Tabela 3.1.

Tabela 3.1 Nomenclatura sistemática, comum e numérica para ácidos graxos

Nome sistemático	Nome comum	Abreviação numérica
Ácidos graxos saturados			
Etanoico	Acético	C 2:0
Butanoico	Butírico	C 4:0
Hexanoico	Caproico	C 6:0
Octanoico	Caprílico	C 8:0
Decanoico	Cáprico	C 10:0
Dodecanoico	Láurico	C 12:0
Tetradecanoico	Mirístico	C 14:0
Hexadecanoico	Palmítico	C 16:0
Octadecanoico	Esteárico	C 18:0
Eicosanoico	Araquídico	C 20:0
Docosanoico	Behênico	C 22:0
Tetracosanoico	Lignocérico	C 24:0
Ácidos graxos insaturados			
cis-9 hexadecaenoico	Palmitoleico	C 16:1 Δ9
cis-9 octadecaenoico	Oleico	C 18:1 Δ9
cis-9,cis-12 octadecadienoico	Linoleico	C 18:2 Δ9
cis-9,cis-12,cis-15 octadecatrienoico	Alfalinolênico	C 18:3 Δ9
cis-6,cis-9,cis-12 octadecatrienoico	Gamalinolênico	C 18:3 Δ6
cis-5,cis-8,cis-11,cis-14 eicosatetraenoico	Araquidônico	C 20:4 Δ5
cis-5,cis-8,cis-11,cis-14,cis-17 eicosapentaenoico	EPA	C 20:5 Δ5
cis-4,cis-7,cis-10,cis-13,cis-16,cis-19 docosa-hexaenoico	DHA	C 22:6 Δ4
cis-15 tetracosenoico	Nervônico	C 24:1 Δ15

Propriedades químicas e físicas dos ácidos graxos

As propriedades químicas e físicas dos ácidos graxos e dos compostos que os contêm são principalmente determinadas pelo comprimento e pelo grau de insaturação da cadeia de hidrocarbonetos.[28]

Ponto de fusão

Tanto o comprimento da cadeia como a (in)saturação contribuem para a temperatura de fusão de uma gordura. Em geral, as gorduras com cadeias de ácidos graxos com mais ligações duplas são líquidas em temperatura ambiente. As gorduras saturadas, em especial aquelas com cadeias longas, como a do sebo bovino (C 18:0), são sólidas em temperatura ambiente. A cadeia de hidrocarbonetos de um ácido graxo saturado existe geralmente sob forma estendida, uma vez que essa conformação linear e flexível é o estado de menor energia. Em contraste, os ácidos graxos insaturados contêm dobramentos rígidos em suas cadeias carbônicas, pois as ligações duplas não giram e uma angulação de 30° é produzida para cada uma das ligações duplas presentes (configuração *cis*). A conformação linear dos ácidos graxos saturados permite melhor empacotamento, o que faz com que as moléculas fiquem mais próximas umas das outras e, com isso, aumenta a interação entre elas. No caso dos ácidos graxos insaturados, a ligação dupla não permite empacotamento tão eficiente das moléculas, o que faz as interações entre elas serem menores. Como consequência, os ácidos graxos saturados possuem um ponto de fusão maior que os ácidos graxos insaturados. As configurações *cis* ou *trans* também influenciam no ponto de fusão de um ácido graxo. Ácidos graxos com ligações duplas na configuração *trans* são mais lineares que aqueles na configuração *cis*, o que resulta em melhor empacotamento das moléculas e em pontos de fusão mais altos. Por exemplo, o ponto de fusão do ácido esteárico (C 18:0) é de aproximadamente 70°C; o do ácido oleico (C 18:1-*cis*9), de 13°C; e o do ácido elaídico (C 18:1-*trans*9), de 44°C. Como os triacilgliceróis nos alimentos naturais são misturas de ácidos graxos de diferentes pontos de fusão, os ácidos graxos se solidificam em velocidades diferentes durante o resfriamento.[24,28]

Hidrogenação

Como já mencionado, a hidrogenação é um processo químico que adiciona hidrogênio às ligações duplas de um óleo insaturado na presença de um catalisador (p. ex., níquel, platina, paládio) e de altas temperaturas. Esse processo é bastante utilizado na indústria de alimentos, principalmente na produção de margarinas e de gorduras para cozinha, para alterar o estado físico destas à temperatura ambiente (tornar sólido), promover diferentes comportamentos de cristalização e/ou tornar a gordura mais estável mediante processos oxidativos. A molécula de óleo adsorvida no sítio ativo poderá sofrer redução, estereomutação (conversão de isômeros *cis* em *trans*), migração de ligações duplas ou ser dessorvida sem qualquer alteração. Em um óleo submetido ao processo de hidrogenação podem ser observadas alterações no ponto de fusão e na estabilidade química, que são aumentados; porém, ocorre redução no valor nutricional, com perdas no teor de ácidos graxos essenciais.[24,29]

Hidrólise

É o processo de quebra da ligação éster do ácido graxo ao glicerol. Um método muito utilizado em laboratório é a hidrólise alcalina, que geralmente é denominada saponificação, pois os ácidos graxos são obtidos sob a forma de sabões, que são sais de ácidos graxos. Outro método é a hidrólise ácida, que é menos utilizada por ser uma reação reversível e menos eficiente que a saponificação. Existe, também, a hidrólise enzimática, por meio do uso de lipases que hidrolisam lipídios sob condições controladas.[23]

Interesterificação

É um processo que envolve o rearranjo dos ácidos graxos nas ligações éster do glicerol. Em geral, é um método aleatório que resulta na produção de um triacilglicerol com perfil diferente do original, com alterações no ponto de fusão e no comportamento de cristalização da molécula, sem alteração na composição de ácidos graxos. Esse é o método mais comumente utilizado para alterar as propriedades dos lipídios alimentares e é a alternativa para a substituição da gordura hidrogenada (que contém *trans*), porém há a preocupação em relação ao aumento no consumo de ácidos graxos saturados a partir desses produtos.[7]

Oxidação

A oxidação lipídica ocorre entre os lipídios insaturados e o oxigênio da atmosfera. Essa reação é acelerada por metais, luz, calor e outras substâncias denominadas iniciadores, e pode ser inibida por antioxidantes. Ocorre sob condições enzimáticas e não enzimáticas e se completa por meio de autoxidação (processo de cadeia radicalar, ou seja, os intermediários são radicais – espécies com elétrons desemparelhados) ou foto-oxigenação [envolve principalmente a interação entre uma ligação dupla e um oxigênio singlete ($^1O_2$) muito reativo]. Os produtos primários da oxidação são os hidroperóxidos alílicos, e as ligações duplas presentes podem sofrer modificação de posição e/ou de configuração em relação à forma original.[24]

Cristalização

Os ácidos graxos apresentam o fenômeno do polimorfismo, ou seja, cristalizam em mais de uma forma, com a mesma composição química, mas com algumas propriedades físicas e químicas diferentes. O comportamento de cristalização de lipídios tem implicações muito importantes, principalmente no processamento industrial de produtos cujas características físicas dependem em grande parte de cristais de gorduras, como chocolates e margarinas, e de separação de gorduras específicas a partir de gorduras naturais por meio do fracionamento. A velocidade de formação dos cristais, o crescimento e as transformações polimórficas são importantes para se determinar o processo e as condições de armazenamento de óleos e gorduras. Muitos fatores influenciam a cristalização dos lipídios, em especial a maneira como são resfriados a partir de seu estado líquido, pois quando um óleo é resfriado, uma fase sólida se separa, com composição e quantidade dependentes principalmente da taxa de resfriamento e das temperaturas inicial e final. Alguns dos atributos sensoriais, como espalhabilidade, sensação na boca e textura são dependentes da resistência mecânica da rede cristalina.[36]

Glicerídeos (gorduras neutras)

Os ácidos graxos esterificados ao glicerol constituem os glicerídeos ou os acilgliceróis, que podem ser mono, di ou triacilgliceróis se apresentarem um, dois ou três ácidos graxos esterificados, respectivamente.[30]

Os lipídios que se encontram em maior proporção na alimentação consumida pelos humanos são os triacilgliceróis, cuja estrutura corresponde a três moléculas de ácidos graxos esterificados a uma molécula de glicerol. Em razão da presença de um grupo principal ácido carboxílico (COOH), os ácidos graxos podem reagir com outras moléculas, tornando-se citotóxicos. Para evitar lesão aos tecidos, os organismos biológicos ligam três ácidos graxos ao glicerol. O grupo OH em cada ácido graxo é ligado a um grupo OH no glicerol. Em cada local, uma molécula de água é liberada e uma ligação éster (-O-) é formada. Os ácidos graxos ligados ao glicerol são neutros e o triacilglicerol é insolúvel em água (hidrofóbico). As gorduras neutras podem ser transportadas com segurança no sangue e armazenadas nas células de gordura (adipócitos) como reserva de energia.[12,24]

Do ponto de vista estereoquímico, existem três posições de ligação distintas na molécula do glicerol às quais os ácidos graxos podem se ligar: sn-1 (alfa), sn-2 (beta) e sn-3 (alfa') (Figura 3.6). As variações em relação ao tipo de ácidos graxos e seu padrão de ligação ao glicerol aumentam ainda mais a heterogeneidade da composição dos triacilgliceróis.[14]

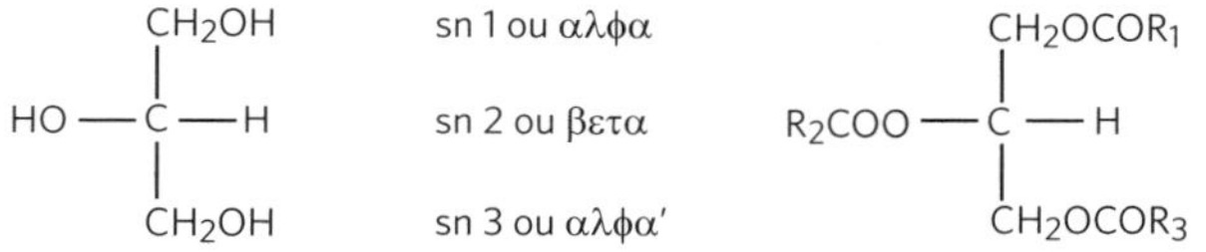

$$CH_2OH \qquad \text{sn 1 ou } \alpha\lambda\phi\alpha \qquad CH_2OCOR_1$$
$$HO-C-H \qquad \text{sn 2 ou } \beta\epsilon\tau\alpha \qquad R_2COO-C-H$$
$$CH_2OH \qquad \text{sn 3 ou } \alpha\lambda\phi\alpha' \qquad CH_2OCOR_3$$

Glicerol — Triacilglicerol

Figura 3.6 Moléculas de glicerol e triacilglicerol e posições de ligação no glicerol (sn).

Os triacilgliceróis são frequentemente nomeados a partir das designações comuns dos ácidos graxos. Se o triacilglicerol contém apenas um ácido graxo (p. ex., ácido esteárico abreviado com St), ele pode ser nomeado de triestearina, triestearato, triestearato glicerol, StStSt ou 18:0-18:0-18:0. Triacilgliceróis que contêm diferentes ácidos graxos são nomeados de forma diferente, dependendo do conhecimento da localização de cada ácido graxo na molécula do glicerol. A nomenclatura para esses triacilgliceróis heterogêneos substitui -ico no final do nome do ácido graxo por -oil. Se a localização não é conhecida, um triacilglicerol contendo os ácidos palmítico, oleico e esteárico pode ser nomeado palmitoil-oleoil-estearoil-glicerol. Se a localização estereoquímica do ácido graxo é conhecida, adiciona-se sn- ao nome (p. ex., 1-palmitoil-2-oleoil-3-estearoil-sn--glicerol).[28,30]

Ceras

Por definição, as ceras consistem em ácidos graxos de cadeia longa (C_{46}-C_{54}) ligados a alcoóis também de cadeia longa (C_{30}-C_{34}), e são moléculas quase completamente insolúveis em água (Figura 3.7). Esteróis, carboidratos e outros alcoóis naturais também ocorrem como ésteres com alcoóis de alto peso molecular. Na realidade, as ceras, tanto nos alimentos como na indústria, referem-se a uma combinação de classes químicas, incluindo ésteres de cera, ésteres de esterol, cetonas, aldeídos, alcoóis, hidrocarbonos e esteróis. As ceras podem ser classificadas de acordo com sua origem em: animal (p. ex., cera de abelha), vegetal (p. ex., cera de carnaúba) e mineral (p. ex., cera de petróleo). São encontradas na superfície de plantas e em tecidos animais para inibir a perda de água ou para repeli-la; como exemplos, têm-se as plumagens de pássaros e as folhas de plantas que são ricas em ceras (Quadro 3.6).[12,14]

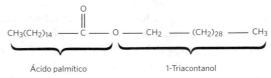

Figura 3.7 Estrutura das ceras.

Quadro 3.6 Outras funções das ceras

As ceras também apresentam diversas outras funções relacionadas à sua propriedade repelente de água e à sua consistência. Certas glândulas da pele dos vertebrados secretam ceras para proteger os cabelos e a pele, mantendo-os flexíveis, lubrificados e impermeáveis. Aves, particularmente as aquáticas, secretam ceras em suas glândulas *preen* para manter as penas à prova d'água. As folhas brilhantes de muitas plantas tropicais são revestidas com uma camada grossa de ceras, o que impede a evaporação excessiva de água e protege-as contra parasitas.[28]

Fosfolipídios

Alguns lipídios alimentares ocorrem na forma de fosfolipídios. Os fosfolipídios ou fosfoglicerídeos distinguem-se dos triacilgliceróis por conter grupos polares em sua estrutura, o que confere propriedades anfipáticas à molécula. Essas estruturas polares estão ligadas à molécula fundamental do glicerol, por meio de ligações fosfato. O grupo fosfato é encontrado tipicamente na posição sn-3, sendo o ácido fosfatídico o fosfolipídio mais simples. Porém, esses grupos polares podem variar em tamanho e carga, e incluem etanolamina, colina, serina e inositol (Figura 3.8). Alguns fosfolipídios têm nomes comuns, por exemplo, as fosfatidilcolinas são conhecidas como lecitinas e os difosfatidilgliceróis ou fosfolipídios duplos são conhecidos como cardiolipinas (porque foram isolados, pela primeira vez, de músculo cardíaco).[41]

Os plasmalogênios são fosfolipídios nos quais o substituinte C1 do glicerol está ligado por meio de uma ligação éter alfa, beta insaturada na configuração *cis*, em vez de uma ligação éster (Figura 3.9). A etanolamina, a colina e a serina fazem parte das cabeças polares mais comuns nos plasmalogênios.[28,30]

Os fosfolipídios são anfifílicos e apresentam em sua estrutura tanto um grupamento polar com propriedades hidrofílicas, quanto um grupamento apolar com propriedades hidrofóbicas. Essa estrutura permite a organização dos fosfolipídios em bicamadas, que são críticas para as propriedades das membranas celulares biológicas. Uma vez que as membranas celulares necessitam manter a fluidez, os ácidos graxos encontrados nos fosfolipídios são, com frequência, insaturados para prevenir a cristalização à temperatura ambiente. Os ácidos graxos na posição sn-2 são normalmente mais insaturados que os na posição sn-1 (Quadro 3.7).[41]

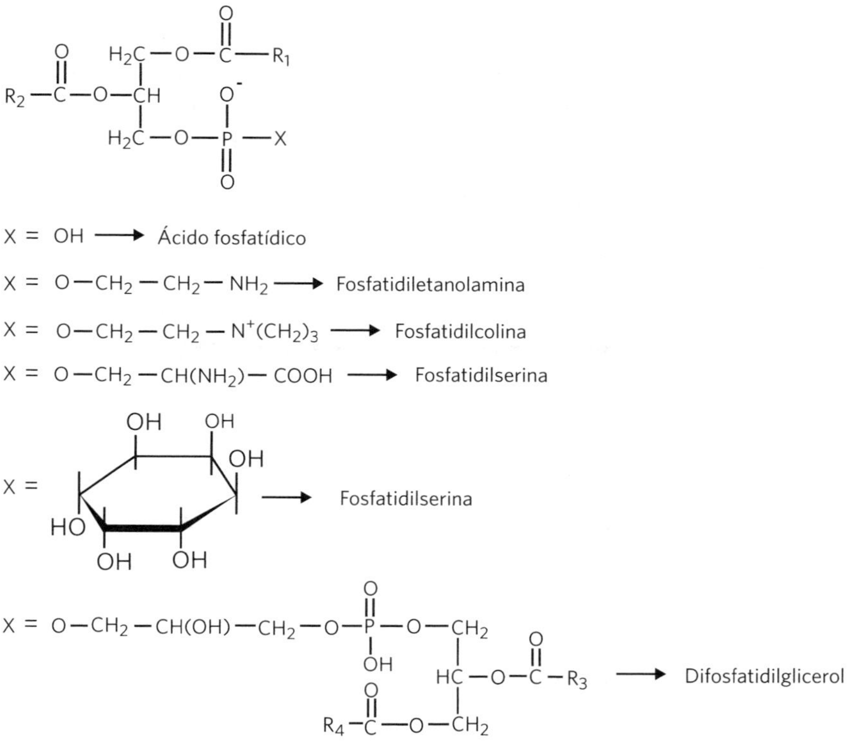

LIPÍDIOS 87

X = OH ⟶ Ácido fosfatídico

X = O−CH$_2$ − CH$_2$ − NH$_2$ ⟶ Fosfatidiletanolamina

X = O−CH$_2$ − CH$_2$ − N$^+$(CH$_2$)$_3$ ⟶ Fosfatidilcolina

X = O−CH$_2$ −CH(NH$_2$)− COOH ⟶ Fosfatidilserina

X = ⟶ Fosfatidilserina

X = O−CH$_2$ − CH(OH) −CH$_2$ −O−P−O−CH$_2$ ... ⟶ Difosfatidilglicerol

Figura 3.8 Estruturas dos fosfolipídios.

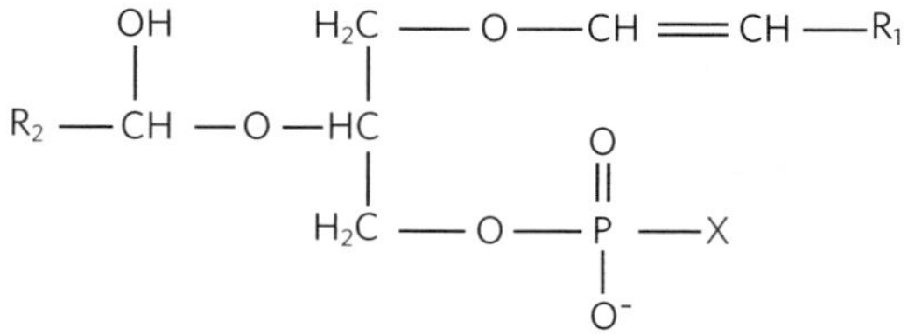

Figura 3.9 Estrutura do plasmalogênio.

Quadro 3.7 Fosfolipídios das biomembranas

Como os ácidos graxos com ligações duplas são vulneráveis à lesão oxidativa, os seres humanos e os outros organismos de sangue quente armazenam gorduras predominantemente como ácidos graxos saturados: palmítico (C 16:0) e esteárico (C 18:0). Por outro lado, a biomembrana deve ser estável e flexível para a função ótima e, por isso, os fosfolipídios das biomembranas contêm um ácido graxo saturado e um altamente poli-insaturado, sendo o mais abundante o ácido araquidônico (C 20:4).[13]

Esfingolipídios

Os esfingolipídios são compostos, basicamente, por uma base esfingosina e um ácido graxo, ligados por meio de uma ligação amida e/ou um grupo cabeça hidroxila primário. O grupo cabeça varia desde um hidrogênio simples (ceramida) até grupos mais complexos, como fosfocolina (esfingomielina), resíduo de galactose (cerebrosídeo) e oligossacarídeos bastante complexos (gangliosídeos) (Figura 3.10).[25]

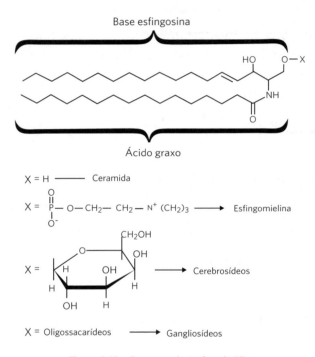

Figura 3.10 Estrutura dos esfingolipídios.

As esfingomielinas são os fosfolipídios mais comuns, cujo grupo polar pode ser tanto uma fosfocolina (Figura 3.10) como uma fosfoetanolamina, sendo, por isso, classificados como esfingofosfolipídios. Já os cerebrosídeos são esfingolipídios mais simples (também denominados glicoesfingolipídios), cujas cabeças polares consistem em resíduo único de açúcar (beta-D-galactose ou beta-D-glicose). Os gangliosídeos são glicoesfingolipídios mais complexos, ligados a oligossacarídeos (Quadro 3.8). Os esfingolipídios são encontrados na maioria dos animais, plantas e fungos, além de alguns organismos procariontes e vírus. Esses lipídios são encontrados principalmente associados a membranas celulares, em especial no tecido nervoso.[25]

LIPÍDIOS 89

Quadro 3.8 Significado médico e fisiológico dos gangliosídeos

As porções de carboidratos complexos dos gangliosídeos, que se estendem além da superfície das membranas celulares, atuam como receptores específicos de determinados hormônios glicoproteicos hipofisários, os quais regulam uma série de funções fisiológicas importantes. Os gangliosídeos também são receptores de certas toxinas proteicas bacterianas, como a toxina da cólera. Existem evidências mostrando que os gangliosídeos são determinantes específicos no reconhecimento célula-célula, provavelmente exercendo função importante no crescimento e na diferenciação dos tecidos e na carcinogênese.[41]

Lipoproteínas

Lipoproteínas são complexos solúveis de proteínas (apolipoproteínas) e lipídios que transportam lipídios na circulação de todos os vertebrados e até de insetos. Elas são sintetizadas no fígado e no intestino, em decorrência de alterações metabólicas dos precursores das lipoproteínas, ou são formadas nas membranas dos enterócitos. Na circulação, as lipoproteínas são altamente dinâmicas. Sofrem reações enzimáticas em seus componentes lipídicos, transferem lipídios de forma fácil e espontânea, transferem apolipoproteínas solúveis e alteram a conformação das apolipoproteínas em resposta às mudanças de composição. Por fim, as lipoproteínas são catabolizadas nos rins, no fígado e em tecidos periféricos por meio de endocitose mediada por receptor e por outros mecanismos.[17]

Estruturalmente, as lipoproteínas são partículas globulares formadas por uma capa hidrofílica constituída por fosfolipídios, colesterol livre e proteínas, envolvendo um núcleo hidrofóbico que contém triacilgliceróis e ésteres de colesterol e que possuem a função de transportar os lipídios por meio da circulação sanguínea. As partículas de lipoproteínas sofrem processo metabólico contínuo, de forma que apresentam composição e propriedades variáveis, sendo classificadas conforme descrito na Tabela 3.2.[6,41]

Tabela 3.2 Principais classes de lipoproteínas

Lipoproteína	Densidade (g/dL)	Lipídio (%)			Proteína (%)
		Triacilglicerol	Colesterol	Fosfolipídio	
Quilomícrons	0,95	80-95	2-7	3-9	1,5-2,5
VLDL	0,95-1,006	55-80	5-15	10-20	5-10
IDL	1,006-1,019	20-50	20-40	15-25	15-20
LDL	1,019-1,063	5-15	40-50	20-25	20-25
HDL	1,063-1,210	5-10	15-25	20-30	40-55

VLDL: lipoproteína de muito baixa densidade; IDL: lipoproteína de densidade intermediária; LDL: lipoproteína de baixa densidade; HDL: lipoproteína de alta densidade.

Esteróis

Os esteróis são lipídios não polares que possuem três anéis com seis carbonos, um anel com cinco carbonos e uma cadeia alifática. Os esteróis apresentam um grupo hidroxila anexado ao carbono três do anel A e os ésteres de esterol são esteróis com um ácido graxo esterificado nesse grupo hidroxila. É a presença do grupo hidroxila nos esteróis que os torna componentes importantes nas membranas celulares.[24]

O colesterol, uma molécula anfipática, possui um núcleo esteroide e uma cadeia ramificada de hidrocarboneto. O colesterol é encontrado na alimentação, tanto na forma livre como na esterificada, com ácidos graxos, particularmente o ácido linoleico (C 18:2 n-6). O colesterol é o maior esterol encontrado em alimentos de origem animal; os óleos vegetais são livres de colesterol.

O colesterol age como componente importante na estabilização da estrutura das membranas, uma vez que seu grupo polar OH confere caráter anfifílico fraco, enquanto seu sistema de anéis fusionados proporciona rigidez maior que a dos outros lipídios de membrana. Além disso, é precursor da síntese de ácidos biliares, da vitamina D (7-de--hidrocolesterol é precursor da vitamina D na pele sob ação da irradiação ultravioleta) e dos hormônios esteroides, substâncias que regulam grande variedade de funções fisiológicas, entre as quais o desenvolvimento sexual e o metabolismo de carboidratos. Entretanto, altas concentrações de colesterol no sangue e, em particular, as altas concentrações de LDL-c têm sido associadas ao maior risco de doenças cardiovasculares. Por essa razão, concentrações reduzidas de colesterol alimentar são recomendadas.[6,41]

Embora livres de colesterol, os vegetais contêm fitoesteróis, compostos que são quimicamente relacionados ao colesterol. Os fitoesteróis diferem quanto à configuração da cadeia lateral e ao padrão de ligação ao anel esteroide, e os mais comuns são o betassitosterol, o campesterol e o estigmasterol (Figura 3.11). A delta-5-hidrogenação dos fitoesteróis forma fitoesteróis saturados, incluindo o campestanol e o sitostanol. Esses fitoesteróis saturados são encontrados em quantidades muito pequenas na alimentação regular, mas podem ser produzidos de forma comercial. Esteróis e estanóis vegetais são, com frequência, intencionalmente esterificados a ácidos graxos, como o ácido linoleico (C 18:2 n-6), para melhorar sua solubilidade em óleos alimentares.[18]

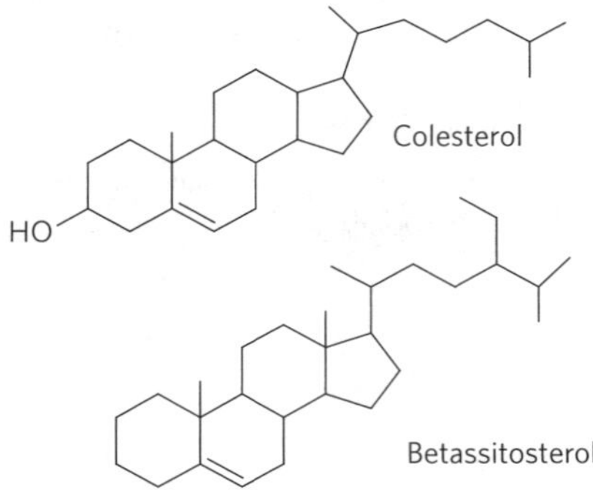

Figura 3.11 Estruturas do colesterol e do betassitosterol.

Terpenos

Terpeno é o termo genérico para todos os compostos sintetizados a partir de precursores de isopreno (Figura 3.12). Isopreno é formado por uma unidade de cinco carbonos, cujas ligações se alternam em simples e duplas (conjugadas); as estruturas de ligação conjugada podem repelir os radicais livres aceitando ou doando elétrons. Nesse grupo, estão incluídos alguns pigmentos de plantas (o licopeno, os carotenoides e o grupo clorofila amarelo/verde), as vitaminas lipossolúveis A, D, E e K e o transmissor de elétrons coenzima Q.[6,12]

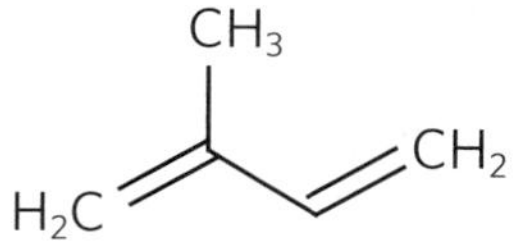

Figura 3.12 Estrutura do isopreno.

FONTES ALIMENTARES

Os triacilgliceróis constituem a maior contribuição de energia dos lipídios alimentares. Diferentes óleos e gorduras têm sido utilizados na alimentação humana, incluindo aqueles originados de frutos, como palma e oliva (azeite), ou de sementes, como milho e soja. Também há as gorduras do tecido adiposo e as gotículas intramusculares de gordura de animais, como porco, gado e aves, bem como os laticínios (leite, queijos, manteigas etc.) e as fontes marinhas, como óleos de peixe, de foca e de baleia, que são utilizados na alimentação humana. Essas gorduras apresentam, em geral, perfil de ácidos graxos complexo que envolve uma variedade de ácidos graxos com diferentes comprimentos de cadeia, graus de insaturação e isômeros.[26]

Os óleos vegetais, como o de milho, o azeite de oliva, entre outros, são compostos basicamente de triacilgliceróis com ácidos graxos insaturados e, portanto, são líquidos à temperatura ambiente. São convertidos industrialmente em gordura sólida por hidrogenação catalítica, o que reduz algumas de suas ligações duplas em ligações simples e converte as ligações duplas *cis* em *trans*. Uma exceção é o óleo de coco, que é fonte vegetal de lipídios, porém contém altas quantidades de ácidos graxos saturados, incluindo aqueles de cadeia média. Triacilgliceróis contendo basicamente ácidos graxos saturados são os principais componentes da gordura das carnes e são sólidos à temperatura ambiente.[24,28] Os ácidos graxos poli-insaturados de cadeia longa n-3, o eicosapentaenoico (EPA) e o docosa-hexaenoico (DHA) são nutrientes importantes para o bom funcionamento do organismo e seu consumo por meio da alimentação é recomendado, uma vez que o organismo sintetiza esses ácidos graxos em menor quantidade a partir do ácido alfalinolênico. A principal fonte de EPA e DHA são os pescados, destacando-se os peixes de águas frias.[19]

Os lipídios da alimentação têm sido negativamente associados à saúde, uma vez que a obesidade é muito correlacionada com outras doenças, como as cardiovasculares e o diabetes. Nesse sentido, o papel negativo dos lipídios é, com frequência, atribuído a sua alta densidade calórica (9 kcal/g). Além disso, lipídios alimentares específicos, como ácidos graxos saturados e *trans*, têm sido associados ao risco de doenças cardíacas por sua habilidade em modular as concentrações sanguíneas de LDL-c. Entretanto, os lipídios alimentares e, particularmente, alguns ácidos graxos específicos, como os essenciais, são substâncias de extrema importância para diversas funções no organismo humano. As gorduras, quando consumidas com moderação, são importantes para o crescimento, o desenvolvimento e a manutenção da saúde.[23] Além disso, estudos experimentais demonstram que os lipídios bioativos alimentares, como ácidos graxos poli-insaturados da série n-3, CL, triacilgliceróis de cadeia média e diacilglicerol, reduzem o acúmulo de tecido adiposo abdominal e de lipídios no fígado e no soro, além de melhorar os níveis pressóricos e glicêmicos por meio da regulação transcricional de genes envolvidos no metabolismo lipídico e de glicose.[27] Os ácidos graxos de cadeia curta também são importantes substratos do metabolismo energético e de processos anabólicos em mamíferos, além de apresentarem funções de sinalização celular. Em humanos, a principal fonte desses ácidos graxos é a fermentação de algumas fibras alimentares e de sacarídeos não digeridos por bactérias anaeróbicas do cólon, o que pode contribuir para aproximadamente 10% do total de captação calórica humana.[37]

Os ácidos graxos *trans* estão presentes, sobretudo, em alimentos processados produzidos com gordura vegetal parcialmente hidrogenada, como margarinas, cremes vegetais, biscoitos, sorvetes, pães, batatas fritas, produtos de pastelaria, bolos e massas, entre outros. Além dos alimentos processados, os produtos derivados de animais ruminantes fornecem pequena quantidade de ácidos graxos *trans*, produzidos pela bio-hidrogenação.[7]

DIGESTÃO E ABSORÇÃO

A maior parte dos lipídios alimentares é ingerida na forma de triacilgliceróis, que são metabolizados a ácidos graxos para absorção pelo epitélio intestinal.[1]

Digestão e absorção dos triacilgliceróis

A digestão dos lipídios se inicia na cavidade oral, com a salivação e a mastigação. Pequenas quantidades de gorduras são hidrolisadas pela ação da lipase lingual, liberada pelas glândulas serosas da língua, junto da saliva. Essa enzima provoca clivagem dos ácidos graxos na posição sn-3, por hidrólise preferencial daqueles de cadeia mais curta. A dispersão mecânica pela mastigação amplifica a área de superfície sobre a qual a lipase lingual pode agir. A hidrólise dos lipídios continua no estômago pela ação da lipase gástrica, também conhecida por tributirinase, a qual hidrolisa parte dos triacilgliceróis – especialmente os de cadeia curta e média – em ácidos graxos e em diacilgliceróis. No estômago, além das lipases descritas anteriormente, os movimentos de propulsão, retropropulsão e mistura na região antral do estômago desempenham papel importante na emulsificação dos lipídios. Esse processo de emulsificação gástrica é essencial para garantir a eficiência da ação enzimática no duodeno, pois aumenta a superfície de contato, o que facilita a interação enzimática.[31]

A gordura que adentra na porção superior do duodeno é composta por 70% de triacilgliceróis, sendo o restante formado por uma mistura de produtos de hidrólise parcialmente digeridos. Portanto, a maior parte da digestão da gordura ocorre no intestino delgado, que necessita de sais biliares e da lipase pancreática. A entrada de gordura no intestino estimula a liberação de enterogastrona, a qual inibe a secreção e a motilidade gástrica, o que torna a liberação de lipídios mais lenta. A presença de gordura no intestino delgado também estimula a secreção de colecistoquinina que, por sua vez, estimula as secreções biliar e pancreática.[13]

Os sais biliares, os fosfolipídios e os esteróis são três componentes lipídicos principais da bile, líquido emulsificante produzido pelo fígado e secretado pelas vias biliares com a função de formar micelas que incorporam os lipídios.[1]

A lipase pancreática, principal enzima da digestão de triacilgliceróis, hidrolisa as ligações éster nas posições sn-1 e sn-3 da molécula do glicerol. Os ácidos graxos ligados na posição sn-2 dos monoacilgliceróis são resistentes à hidrólise pela lipase. A lipólise pela lipase pancreática é extremamente rápida, de modo que a produção de monoacilgliceróis e de ácidos graxos livres é mais rápida que sua subsequente incorporação nas micelas.[31] Nesse sentido, os ácidos graxos presentes nas posições sn-1 e sn-3 são menos biodisponíveis porque ficam livres no lúmen intestinal e podem formar sais de cálcio insolúveis e ser secretados nas fezes.[24] Portanto, a localização estereoquímica de um ácido graxo na molécula do glicerol é fator importante na nutrição.

Os produtos finais da digestão, os ácidos graxos livres e os betamonoacilgliceróis são incorporados nas micelas, que são partículas em suspensão na solução aquosa do lúmen intestinal, e transportados até os enterócitos. Próximo aos enterócitos, as micelas se dissociam e as moléculas lipídicas são absorvidas por meio de difusão monomolecular na porção proximal do jejuno, enquanto os ácidos biliares são absorvidos na porção terminal do íleo.[1,4] Dentro dos enterócitos, os ácidos graxos livres migram para o retículo endoplasmático liso e são reesterificados ao glicerol e aos monoacilgliceróis para formar triacilgliceróis. Os triacilgliceróis ressintetizados, em conjunto com o colesterol, os ésteres de colesterol, os fosfolipídios e as vitaminas lipossolúveis formam partículas que, depois da inserção de apoproteínas (apoB-48 e apoA-1), são chamadas de quilomícrons. Os quilomícrons são, então, liberados nos vasos linfáticos e atingem a circulação venosa sistêmica através do ducto torácico (Figura 3.13 e Quadro 3.9).[4,32]

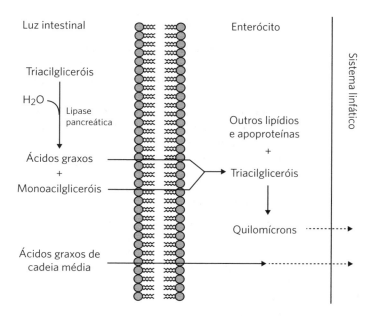

Figura 3.13 Resumo sobre a digestão e a absorção dos triacilgliceróis e a formação de quilomícrons.

Fonte: adaptada de Berg et al.[1]

Quadro 3.9 Absorção dos triacilgliceróis de cadeia média

Os triacilgliceróis de cadeia média (TCM), constituídos de ácidos graxos de cadeia média (com seis a dez átomos de carbono), são solúveis em água e a maioria deles é transportada diretamente para o fígado pelo fluxo sanguíneo portal. Portanto, são absorvidos com maior rapidez que os triacilgliceróis de cadeia longa e podem ser encontrados no sangue 20 minutos após sua ingestão. Além disso, o metabolismo dos TCM nos tecidos não depende de proteínas para ligação, para transporte e para translocação transmembrana. Dessa forma, os TCM são considerados fontes de energia imediata.[4,32,37]

Além disso, dentro dos enterócitos, os produtos derivados da digestão das gorduras provenientes da alimentação também podem ser armazenados nos enterócitos em estruturas citoplasmáticas conhecidas como gotículas lipídicas citoplasmáticas (GLC). Inicialmente, essas gotículas lipídicas eram consideradas depósitos inertes de lipídios neutros, mas atualmente são reconhecidas como organelas dinâmicas que funcionam em múltiplos processos celulares, além do metabolismo lipídico. Apesar de o metabolismo das GLC dentro de enterócitos permanecer obscuro, algumas informações sobre sua síntese, seu catabolismo e seu papel na absorção da gordura alimentar têm sido descobertas. O mecanismo de síntese das GLC é mediado por proteínas específicas e envolve o excesso de triacilgliceróis exógenos. Já o mecanismo de catabolismo das GLC pode envolver lipólise citoplasmática e/ou lipólise lisossomal, também conhecida como lipofagia. Os produtos dessa degradação podem servir como substratos para reesterificação em triacilgliceróis, em fosfolipídios ou em ésteres de colesterol destinados para secreção de lipoproteínas; para o uso em síntese de membrana ou em ressíntese de novas GLC ou, ainda, ser direcionados para a oxidação de ácidos graxos ou servir como moléculas de sinalização.[9]

Digestão e absorção dos fosfolipídios

Os fosfolipídios da alimentação constituem apenas pequena porção dos lipídios ingeridos, entretanto, são secretados em grandes quantidades na bile. Os fosfolipídios participam da emulsificação e da solubilização das gotículas de triacilgliceróis, do colesterol e de outros componentes lipossolúveis da alimentação nas micelas, além de serem essenciais também para a estabilização da micela dentro da camada imiscível de água. Os fosfolipídios, tanto de origem alimentar como biliar, são digeridos por meio da clivagem pelas fosfolipases, enzimas pancreáticas secretadas na bile. Diferentemente da lipase pancreática, as fosfolipases clivam os ácidos graxos na posição sn-2 do fosfolipídio, o que resulta na liberação de lisofosfoglicerídeos e de ácidos graxos livres. Esses produtos sofrem absorção por processo semelhante àquele descrito para os triacilgliceróis.[6]

As fosfolipases diferem entre si com relação ao local de ação na molécula do fosfolipídio, à função, ao modo de ação e à regulação. As funções dessas partículas superam a homeostase da membrana; elas também atuam em outros processos, como na digestão de nutrientes e na formação de moléculas bioativas envolvidas na regulação celular. A classificação das fosfolipases está relacionada ao sítio de ataque na molécula do fosfolipídio (Figura 3.14). As fosfolipases A (PLA) são acil hidrolases classificadas segundo a hidrólise do 1-acil éster (A_1) ou do 2-acil éster (A_2). Algumas fosfolipases hidrolisam ambos os grupos acil e são chamadas de fosfolipases B. Além disso, lisofosfolipases removem os grupos acil remanescentes dos monoacil(liso)fosfolipídios. A clivagem da ligação glicerofosfato é catalisada pela fosfolipase C, enquanto a remoção do grupo base é catalisada pela fosfolipase D. As fosfolipases C e D são, portanto, fosfodiesterases.[45]

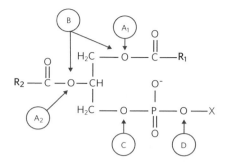

Figura 3.14 Sítios de hidrólise das fosfolipases.

Digestão e absorção dos esteróis

O colesterol que se encontra no intestino delgado origina-se tanto da alimentação quanto da bile. A quantidade de colesterol na alimentação varia acentuadamente, dependendo da quantidade de alimentos de origem animal ingerida. O colesterol alimentar é esterificado em até 65%, enquanto o colesterol biliar existe na forma livre, o que, provavelmente, explica as diferenças de eficiência de absorção do colesterol da alimentação (34%) e do biliar (46%).[18] Para serem absorvidos, os ésteres de colesterol são primeiramente hidrolisados a esteróis livres por ação da enzima pancreática denominada colesterol esterase ou hidrolase de éster de colesterol, dependente de sais biliares. Os esteróis livres são, então, solubilizados no interior das micelas mistas, na porção superior do intestino delgado, e absorvidos na membrana apical dos enterócitos.[31]

Em contraste com o colesterol, a absorção dos esteróis vegetais é limitada, porém os fitoesteróis parecem competir entre si e com o colesterol pela absorção. O consumo de fitoesteróis reduz a absorção de colesterol, o que, por sua vez, diminui as concentrações circulantes de colesterol. Portanto, recomenda-se aumento no consumo de alimentos ricos em esteróis com o objetivo de reduzir o colesterol circulante.[18]

TRANSPORTE

Transporte endógeno de ácidos graxos

Os processos de digestão e de absorção de lipídios podem ser divididos em quatro fases sequenciais: a emulsificação e a hidrólise dos lipídios alimentares no lúmen intestinal, a absorção dos produtos hidrolisados pelos enterócitos, a ressíntese e o empacotamento nas lipoproteínas nos enterócitos, e a secreção de lipoproteínas na circulação.[8] Esta última consiste no transporte endógeno de lipídios e de seus metabólitos, em que as lipoproteínas têm ampla participação.

Os triacilgliceróis presentes nos quilomícrons são hidrolisados a ácidos graxos livres e glicerol, pela enzima lipase de lipoproteína (LLP), que se expressa no endotélio dos capilares. Os ácidos graxos e o glicerol atravessam as paredes dos capilares atingindo as células e, portanto, são utilizados como fonte de energia ou estocados como gordura no tecido adiposo branco. Alguns dos ácidos graxos livres liberados ligam-se à albumina e são captados pelo fígado. Os remanescentes dos quilomícrons, constituídos principalmente por apoB-48, apoE, fosfolipídios, colesterol, ésteres de colesterol e triacilgliceróis, também são captados e participam da constituição de novas lipoproteínas nos hepatócitos, sendo usados para o transporte de colesterol.[35]

O transporte endógeno inicia no fígado, com a formação das partículas de lipoproteínas de muito baixa densidade (VLDL), a qual depende da presença apropriada de lipídios, como colesterol, ésteres de colesterol e triacilgliceróis (Figura 3.15). Dessa forma, quanto maior a oferta de ácidos graxos livres, mais VLDL é produzida a partir da disponibilização de triacilgliceróis dos tecidos.[6] As VLDL são lipoproteínas ricas em triacilgliceróis e apresentam, também, pequenas quantidades de colesterol e de fosfolipídios, e liberam esses componentes na circulação, sendo substratos para a LLP endotelial. Assim, a principal função das VLDL é liberar ácidos graxos livres para os tecidos adiposo e muscular. Quando sofrem a ação da LLP, as VLDL perdem parte dos triacilgliceróis e são transformadas em lipoproteínas de densidade intermediária (IDL). As IDL, uma vez captadas no fígado, podem ser degradadas ou sofrer ação da LLP hepática, o que dá origem às LDL. As LDL presentes na circulação são originadas principalmente do metabolismo das VLDL e reconhecidas pelos mesmos receptores hepáticos das IDL, os receptores B/E. A LDL, por ser constituída, em sua maioria, de ésteres de colesterol, é a principal lipoproteína carreadora de colesterol para os tecidos periféricos. A alta aterogenicidade dessas partículas está relacionada a seu tamanho, pois quanto menor, mais rápida é sua penetração na parede arterial e maior é sua suscetibilidade à oxidação em comparação às partículas de LDL maiores.[6,35]

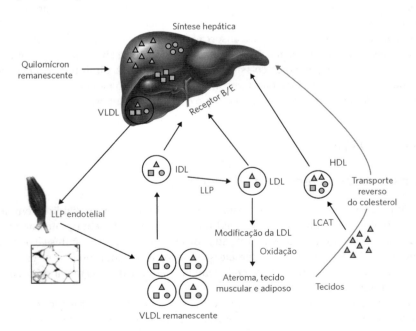

Figura 3.15 Transporte endógeno de lipídios.
Fonte: adaptada de Jones et al.[18]

O transporte reverso do colesterol envolve sua passagem dos tecidos periféricos para o fígado, no qual é metabolizado e eliminado na forma de ácidos e sais biliares. Nesse processo, ganham destaque as HDL, que são lipoproteínas sintetizadas no fígado e que, quando atingem a corrente sanguínea, removem o colesterol livre das membranas celulares dos tecidos periféricos. A família de transportadores *ATP-binding cassette, sub-family A, member 1* (ABCA1) inicia a primeira etapa do transporte reverso do colesterol, facilitando o efluxo do colesterol livre das células periféricas para a HDL nascente.[10] A enzima lecitina-colesterol aciltransferase (LCAT) presente nas HDL converte o colesterol em ésteres de colesterol. No fígado, essas lipoproteínas interagem com receptores específicos.[15]

METABOLISMO

O metabolismo dos lipídios envolve etapas importantes, como a lipólise, a síntese de ácidos graxos e a oxidação. A seguir, serão descritos alguns aspectos importantes de cada etapa, os tecidos envolvidos e a interação entre eles.

Lipólise

Resumidamente, a lipólise é o processo pelo qual os triacilgliceróis armazenados nas gotículas lipídicas, principalmente do tecido adiposo, são dissociados em ácidos graxos e glicerol, o que resulta na disponibilização desses ácidos graxos para diversos tecidos do organismo, incluindo o hepático, o adiposo e o muscular. Entretanto, nem todos os ácidos graxos mobilizados do tecido adiposo são liberados na circulação, e podem ser reesterificados em triacilgliceróis e permanecer nos adipócitos.[33]

Os estoques de lipídios do tecido adiposo branco representam a maior reserva energética em mamíferos. Durante a ingestão de alimentos, o excesso de ácidos graxos livres é esterificado a triacilgliceróis inertes e, subsequentemente, estocado nos adipócitos. Quando a demanda energética é aumentada, os estoques de triacilgliceróis são mobilizados pela clivagem hidrolítica, e ácidos graxos não esterificados são liberados na circulação e transportados aos tecidos periféricos para betaoxidação e produção de adenosina trifosfato (ATP).[20]

As lipases que agem sobre os triacilgliceróis atuam em série na regulação do processo de lipólise. A hidrólise sequencial dos triacilgliceróis por enzimas específicas resulta na liberação de ácidos graxos, formando produtos intermediários como os diacilgliceróis, monoacilgliceróis e, por fim, liberando o glicerol. Estudos nas últimas duas décadas demonstraram o importante papel da fosforilação por quinases ativadas pelo estresse em regular a localização da enzima lipase hormônio sensível (LHS), sua atividade enzimática e a interação com proteínas. Uma dessas proteínas é a perilipina A, proteína associada à gotícula lipídica que, uma vez fosforilada, reestrutura essa gotícula, permitindo o acesso da LHS e, assim, apresenta papel importante na lipólise.[43]

Por muitos anos, presumia-se que a enzima LHS fosse a enzima limitante que controlava o processo de lipólise. Entretanto, a participação de enzimas alternativas para a hidrólise dos triacilgliceróis foi sugerida. Em 2004, a enzima lipase de triacilgliceróis do adipócito (ATGL) foi identificada. A ATGL apresenta alta especificidade pelos triacilgliceróis e isso tem se associado à ideia de que tanto a ATGL como a LHS trabalham de forma hierárquica e regulam a hidrólise completa dos triacilgliceróis. A ATGL inicia a lipólise pela remoção específica do primeiro ácido graxo do triacilglicerol, o que origina o diacilglicerol, que será, então, hidrolisado pela LHS, liberando um ácido graxo não esterificado e o monoacilglicerol. Na etapa final da lipólise, os monoacilgliceróis são convertidos em ácidos graxos e glicerol pela ação da monoacilglicerol lipase (MGL) (Figura 3.16).[8,43]

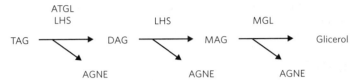

Figura 3.16 Esquema resumido da participação das enzimas LHS (enzima lipase hormônio sensível) e ATGL (enzima lipase de triacilgliceróis do adipócito) no processo de lipólise.

AGNE: ácido graxo não esterificado; ATGL: lipase de triacilgliceróis do adipócito; DAG: diacilglicerol; LHS: lipase hormônio sensível; MAG: monoacilglicerol; MGL: monoacilglicerol lipase; TAG: triacilglicerol.

Estudos com modelos que utilizam camundongos geneticamente modificados sugerem que as enzimas ATGL, LHS e MGL são as principais lipases envolvidas no catabolismo dos triacilgliceróis. A atividade dessas enzimas é, entretanto, regulada de forma minuciosa (Quadro 3.10).[20]

Quadro 3.10 Regulação da enzima ATGL envolvida na degradação dos triacilgliceróis

A transcrição do gene que codifica a ATGL está sujeita a regulações nutricional e hormonal. A expressão da ATGL é induzida durante a adipogênese e é regulada pelo receptor ativado por proliferadores de peroxissoma (PPAR) gama. No entanto, o fator de necrose tumoral alfa (TNF-alfa) e a insulina atuam na redução da expressão dessa enzima. Nos adipócitos, a regulação pós-transcricional da ATGL parece envolver a translocação desta para a gotícula lipídica, as interações proteína-proteína e, possivelmente, o processo de fosforilação.[43]

Oxidação de ácidos graxos

Os ácidos graxos são ativados na membrana mitocondrial externa, mas são oxidados na matriz mitocondrial. São ativados à acil-coenzima A (acil-CoA) e precisam ser transportados para o interior da mitocôndria da maioria dos tecidos oxidativos. Para isso, é necessário um transporte eficiente, uma vez que os ácidos graxos de cadeia longa e seus derivados CoA não podem cruzar a membrana da mitocôndria sem a carnitina. O acil é transferido do átomo de enxofre da CoA para a hidroxila da carnitina, formando acilcarnitina. Essa reação é catalisada pela carnitina-aciltransferase I, que está localizada na membrana mitocondrial externa. Em seguida, a acilcarnitina é transportada pela membrana mitocondrial interna por uma translocase. Pela ação da enzima carnitina-aciltransferase, o acil é transferido à CoA na matriz da membrana e a carnitina se recicla para a superfície citoplasmática.[1,18] Esse processo pode ser observado na Figura 3.17.

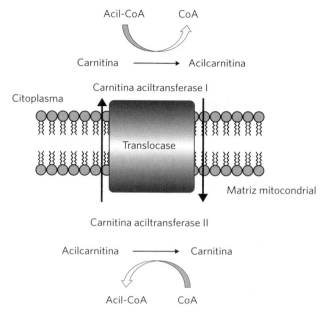

Figura 3.17 Transporte de ácidos graxos (na forma de acil-CoA) do citoplasma para a matriz mitocondrial com a participação da carnitina.
Fonte: adaptada de Berg et al.[1]

A estrutura dos ácidos graxos afeta a taxa de oxidação. Em geral, os ácidos graxos de cadeia longa são oxidados de forma mais lenta em relação aos de cadeia curta, e os insaturados, de modo mais rápido que os saturados. A oxidação destes últimos diminui com o comprimento da cadeia carbônica.[12]

A betaoxidação refere-se ao processo pelo qual a maior parte dos ácidos graxos é oxidada. Nos seres humanos, essa via ocorre exclusivamente nas mitocôndrias e nos peroxissomos. A betaoxidação consiste em uma série de reações, pelas quais unidades de dois carbonos são removidas das moléculas de ácidos graxos de forma sucessiva. A betaoxidação mitocondrial promove a liberação de unidades consecutivas de acetil-CoA. Antes da liberação de cada unidade de acetil-CoA, os átomos de carbono da cadeia acil sofrem degradação cíclica que compreende quatro etapas: desidrogenação (remoção de hidrogênio), hidratação (adição de água), desidrogenação e clivagem. A finalização das quatro reações representa um ciclo da betaoxidação. O ciclo é repetido até que a cadeia acil do ácido graxo esteja completamente degradada. A ausência de ácidos graxos de cadeia curta nos compartimentos celular ou subcelular indica que, a partir do momento em que a degradação cíclica do ácido graxo se inicia pela betaoxidação, o processo continua até que a cadeia acil seja degradada por completo.[44]

A betaoxidação dos ácidos graxos nos perixossomos é semelhante à mitocondrial. No entanto, a enzima responsável pela ativação dos ácidos graxos de cadeia muito longa está presente nos peroxissomos e no retículo endoplasmático, mas não nas mitocôndrias, portanto, esses ácidos graxos são oxidados predominantemente nos peroxissomos. Outra diferença é que a reação inicial da betaoxidação nos peroxissomos é catalisada por uma acil-CoA oxidase, que se presume ser a enzima limitante da velocidade, de modo diferente do que acontece na mitocôndria em que a enzima desidrogenase inicia a reação. Por último, a betaoxidação nos peroxissomos não está diretamente acoplada à cadeia de transporte de elétrons, que conserva energia por meio da fosforilação oxidativa.[1,18]

Além da betaoxidação, a ômega-oxidação microssomal, que é mediada pelas enzimas do citocromo p450, desempenha papel na homeostase energética e no acúmulo de lipídios. Ácidos graxos de cadeia longa e muito longa são metabolizados pelo sistema de oxidação CYP4A em ácidos dicarboxílicos que servem como substratos para a betaoxidação peroxissomal. Assim como muitas enzimas envolvidas na oxidação de ácidos graxos, a CYP4A10 é regulada pelo PPAR alfa.[16]

Síntese de ácidos graxos

Os ácidos graxos podem ser obtidos pela alimentação ou produzidos pelo organismo por meio do processo de lipogênese. Esse processo ocorre principalmente no fígado, nos rins e nas glândulas mamárias, bem como nas células adiposas, cerebrais e pulmonares. No entanto, deve-se considerar a importância da alimentação no fornecimento dos ácidos graxos essenciais, linoleico e alfalinolênico, já que estes não são produzidos pelo organismo.[40]

A biossíntese de ácidos graxos ocorre na maioria das células, mas os tecidos hepático e adiposo são os principais locais, sendo o fígado quantitativamente mais importante do que o tecido adiposo. A síntese de ácidos graxos necessita de uma série coordenada de reações enzimáticas e ocorre no citosol a partir da acetil-CoA produzida na mitocôndria. Esta, juntamente com o oxaloacetato, forma o citrato, que é levado para o citosol e é convertido pela ATP citrato-liase em acetil-CoA e oxaloacetato, em reação com gasto de ATP. Uma vez presente no citosol, a acetil-CoA fica disponível para uma série de reações enzimáticas e, consequentemente, para a síntese de ácidos graxos.[21,40] A primeira reação na via de produção dos ácidos graxos é a conversão da acetil-CoA em malonil--CoA pela enzima acetil-CoA carboxilase, que é limitante da velocidade de síntese de ácidos graxos. Todas as células apresentam atividade basal significativa dessa enzima, com destaque para os hepatócitos (Quadro 3.11).

Nos hepatócitos, existem dois grupos de genes que regulam o metabolismo dos lipídios. Um deles regula a síntese de lipídios (aqueles que codificam a proteína 1c de ligação ao elemento de regulação de esteróis [SREBP-1c], o PPAR gama e a estearoil CoA dessaturase 1 [SCD-1]); e o outro regula a oxidação dos ácidos graxos, como é o caso do gene que codifica o PPAR alfa.[34]

Quadro 3.11   Acetil-CoA carboxilase

A enzima acetil-CoA carboxilase está sujeita tanto à regulação local quanto hormonal. Essa enzima é inibida pela fosforilação e ativada pela desfosforilação. Além disso, pode ser estimulada também pelo citrato. Quanto à regulação hormonal, a acetil-CoA carboxilase é ativada pela insulina e inibida pelo glucagon e pela epinefrina.[1]

A etapa seguinte da síntese de ácidos graxos é catalisada pelo complexo ácido graxo sintase, codificado por único gene e formado pelas enzimas acetil transacilase, malonil transacilase, 3-cetoacil-ACP sintase, betacetoacil-ACP redutase, beta-hidroxiacil-ACP desidratase e enoil-ACP redutase. A agregação de todas as enzimas em uma unidade multifuncional aumenta a eficiência e diminui a interferência de reações de competição.[40]

Em mamíferos, a síntese de ácidos graxos completa resulta na formação do ácido palmítico (C 16:0) e compreende as seguintes etapas:

1. A síntese começa com a ligação da acetil-CoA ao grupo sulfidrílico da cisteína, catalisada pela acetil transacilase.
2. O malonil-CoA se liga ao terminal sulfidrílico. Essa reação é catalisada pela enzima malonil transacilase, formando acetoacilmalonil.
3. O grupo acetil reage com o grupo metileno do resíduo malonil, catalisado pela 3-cetoacil-ACP sintase, libera CO_2 e o grupo sulfidrílico da cisteína, que estava ocupado pelo grupo acetil.
4. A 3-cetoacil-ACP é, então, reduzida.
5. A 3-cetoacil-ACP é desidratada.
6. A 3-cetoacil-ACP é novamente reduzida, formando butiril-ACP.
7. Para que o alongamento da cadeia prossiga, nova molécula de malonil-CoA se combina, deslocando o radical butiril-ACP para o grupo sulfidrílico livre da cisteína.

A sequência de reações é repetida por seis vezes até a formação de um radical acil saturado de 16 carbonos (palmitoil-ACP), que é liberado do complexo pela ação da última enzima, a tioesterase, formando o ácido palmítico.[40]

O complexo ácido graxo sintase é expresso em níveis muito variados em quase todos os tecidos. É regulado predominantemente pelos efeitos anabólicos da insulina, principalmente por meio dos efeitos transcricionais, embora diversos mecanismos tenham sido descritos. Sabe-se, ainda, que outros nutrientes e hormônios afetam a expressão do complexo enzimático. Variações na expressão do complexo ácido graxo sintase e na atividade das enzimas já foram relacionadas com a resistência à insulina e a obesidade em humanos. Uma forma circulante do complexo tem sido relatada como biomarcador de estresse metabólico e de sensibilidade à insulina, alterando-se com a perda de peso e refletindo sensibilidade à insulina nos seres humanos.[21]

Outros ácidos graxos podem ser formados a partir do ácido palmítico (C 16:0). Em eucariontes, os ácidos graxos mais longos são formados pelas reações de alongamento, catalisadas por enzimas elongases na face citoplasmática da membrana do retículo endoplasmático. Essas reações adicionam seguidamente dois carbonos à extremidade carboxílica de acetil-CoA tanto saturada quanto insaturada. A malonil-CoA é o doador de dois átomos de carbono no alongamento de acetil-CoA. Os sistemas do retículo endoplasmático também introduzem ligações duplas na acil-CoA de cadeia longa. As enzimas dessaturases são altamente específicas em relação à posição da ligação dupla. O sistema que realiza as reações de dessaturação compreende três componentes: a dessaturase, a NADH (nicotinamida adenina dinucleotídeo), a citocromo b5 redutase e o citocromo b5, que são constituintes das membranas microssomais.[1,18]

INTERAÇÃO DO METABOLISMO LIPÍDICO

Dentre os tecidos envolvidos com o metabolismo lipídico, o fígado tem destaque, pois é o local em que ocorre a produção de VLDL, lipoproteína responsável pela distribuição de triacilgliceróis nos tecidos periféricos, como o adiposo e os músculos esquelético e cardíaco. Além disso, é o principal local de síntese *de novo* (lipogênese *de novo*), o que resulta no aumento da síntese de ácidos graxos a partir da disponibilidade aumentada de carboidratos da alimentação. Uma vez captados, os triacilgliceróis são utilizados ou estocados nesses tecidos. Assim, o metabolismo hepático pode estar associado ao aumento de lipídios na corrente sanguínea, bem como à disponibilidade de substratos para o tecido adiposo. O fígado é, portanto, um órgão fundamental no metabolismo dos lipídios e seu controle deve ser bastante regulado. Distúrbios tanto na lipogênese, na oxidação ou no metabolismo das lipoproteínas podem estar relacionados com a obesidade e as dislipidemias, além de resultar no acúmulo desses lipídios no tecido hepático, o que caracteriza a doença hepática gordurosa não alcoólica (Figura 3.18).[2]

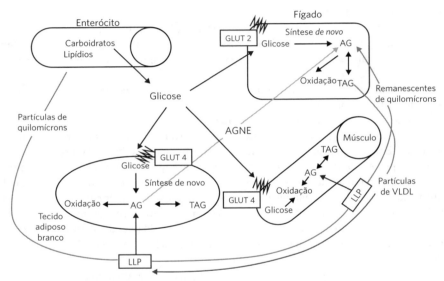

Figura 3.18 Metabolismo lipídico. A interação entre os tecidos intestinal, hepático, muscular e adiposo.

Fonte: adaptada de Bonet et al.[2]

O tecido adiposo e o muscular atuam em sintonia com o fígado, no entanto, o tecido adiposo é o principal sítio de estocagem de lipídios, enquanto o tecido muscular é o local preferencial para a oxidação dos lipídios como fonte de energia. O tecido adiposo também pode contribuir com ácidos graxos para a síntese de triacilgliceróis e a formação de VLDL no fígado. Esses tecidos, apesar de apresentarem as enzimas necessárias para a síntese *de novo*, têm baixa capacidade de formar ácidos graxos a partir da captação da glicose pelos transportadores de glicose 4 (GLUT 4).[2]

EXCREÇÃO

Os lipídios consumidos por meio da alimentação, uma vez não absorvidos, podem ser excretados diretamente pelas fezes. Outro mecanismo importante a ser considerado na excreção de lipídios é o sistema de transporte reverso do colesterol, com a participação da lipoproteína HDL, uma das principais formas de transferir o colesterol dos tecidos periféricos para o fígado. Além disso, como sais biliares, os lipídios são excretados pelas fezes, o que constitui a via clássica de remoção hepatobiliar. O colesterol ainda pode ser reabsorvido. No entanto, tem sido observada a participação de outra via tanto em humanos como em animais, em que foi demonstrada a secreção de colesterol não biliar, e o intestino apresenta papel central nesse processo. Essa via tem sido denominada via de efluxo de colesterol transintestinal e contribui significativamente para a excreção fecal de esteróis. Essas vias podem ser visualizadas na Figura 3.19.[38,39,42]

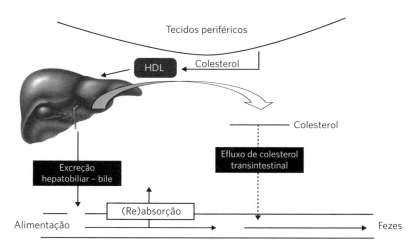

Figura 3.19 Vias de excreção de lipídios. Participação da via clássica (seta contínua: hepatobiliar) e da via alternativa (seta pontilhada: efluxo transintestinal de colesterol).
Fonte: adaptada de Van der Velde et al.[38] e Vrins.[42]

CONSIDERAÇÕES FINAIS

Os lipídios constituem importante classe de macronutrientes e são um grupo quimicamente diverso de compostos que desempenham muitas funções importantes, tanto nos organismos quanto nos alimentos. A característica hidrofóbica dessas moléculas faz com que recebam processamentos especializados durante a digestão, a absorção, o transporte, o armazenamento e a utilização. Além disso, essa imiscibilidade em água é fundamental no estabelecimento de interface entre o meio intracelular e o extracelular. O metabolismo lipídico é de extrema importância, pois está associado a diversas funções relacionadas com o fornecimento de energia, o transporte de substâncias lipossolúveis e a formação de substâncias biologicamente ativas essenciais para o organismo, entre outras. É importante, também, considerar as quantidades de gorduras saturadas, mono e poli-insaturadas, bem como a presença dos diacilgliceróis, dos ácidos graxos de cadeia média, dos ácidos graxos *trans* e conjugados, os quais estão presentes no cotidiano, e o conhecimento de sua importância nutricional e funcional é fundamental para que se tenha uma alimentação saudável.

REFERÊNCIAS

1. Berg JM, Tymoczko JL, Stryer L. Metabolismo de ácidos graxos. In: Bioquímica. 6. ed. São Paulo: Guanabara Koogan; 2008. p. 619-50.
2. Bonet ML, Ribot J, Palou A. Lipid metabolism in mammalian tissues and its control by retinoic acid. Biochim Biophys Acta. 2012;1821(1):177-89.
3. Brouwer IA, Wanders AJ, Katan MB. Effect of animal and industrial trans fatty acids on HDL and LDL cholesterol levels in humans – a quantitative review. Plos One. 2010;5(3):e9434.
4. Carpentier Y, Sobotka L. Basics in clinical nutrition: lipid metabolism. Eur E J Clin Nutr Metab. 2008;3:e188-91.
5. Carvalho EBT, Melo ILP, Mancini Filho J. Chemical and physiological aspects of isomers of conjugated fatty acids. Cien Tecnol Aliment. 2010;30(2):295-307.
6. Castro TG, Cardoso MA. Lipídios. In: Cardoso MA. Nutrição humana. Rio de Janeiro: Guanabara Koogan; 2006. p. 36-55.
7. Cavendish TA, Lemos PB, Yokota RT, Vasconcelos TF, Coêlho PF, Buzzi M et al. Composição de ácidos graxos de margarinas à base de gordura hidrogenada ou interesterificada. Cien Tecnol Aliment. 2010;30(1):138-42.
8. Cheng D. Fat for life: new stories on old grease. Am J Physiol Endocrinol Metab. 2009;296(6):E1181-2.
9. D'Aquila T, Hung Y, Carreiro A, Buhma KK. Recent discoveries on absorption of dietary fat: presence, synthesis, and metabolism of cytoplasmic lipid droplets within enterocytes. Biochimica et Biophysica Acta (BBA). Molecular and Cell Biology of Lipids. 2016;1861(8):730-47.
10. Degoma EM, Rader DJ. Novel HDL-directed pharmacotherapeutic strategies. Nat Rev Cardiol. 2011;8(5):266-77.
11. Fahy E, Subramanium S, Brown AH, Glass CK, Merril Jr AH, Murphy RC et al. A comprehensive classification system for lipids. J Lipid Res. 2005;46:839-61.
12. Food and Agriculture Organization of the United Nations. Fat and fatty acid terminology, methods of analysis and fat digestion and metabolism. In: FAO (ed.). Fats and fatty acids in human nutrition. FAO. 2010;21-42.
13. Gallagher ML. Os nutrientes e seu metabolismo. In: Mahan LK, Escott-Stump S. Krause: alimentos, nutrição & dietoterapia. 12. ed. São Paulo: Roca; 2010. p. 39-158.
14. Graziola F, Solis VS, Curi R. Estrutura química e classificação dos ácidos graxos. In: Curi R, Pompéia C, Miyasaka CK, Procopio J. Entendendo a gordura: os ácidos graxos. Barueri: Manole; 2002. p. 5-23.
15. Hirata MH, Hirata RDC. Transporte de ácidos graxos no plasma. In: Curi R, Pompéia C, Miyasaka CK, Procopio J. Entendendo a gordura: os ácidos graxos. Barueri: Manole; 2002. p. 59-72.
16. Jang H-H, Park M-Y, Kim H-W, Lee Y-M, Hwang K-A, Park D-S et al. Black rice (Oryza sativa L.) extract attenuates hepatic steatosis in C57BL/6 J mice fed a high-fat diet via fatty acid oxidation. Nutrition & Metabolism. 2012;9(27):1-11.
17. Jonas A, Phillips MC. Lipoprotein structure. In: Vance DE, Vance JE (ed.). Biochemistry of lipids, lipoproteins and membranes. 5. ed. Oxford: Elsevier; 2008. p. 485-506.
18. Jones PJH, Kubow S. Lipídios, esteróis e seus metabólitos. In: Shils ME, Shike M, Ross K, Caballero B, Cousins RJ. Nutrição moderna na saúde e na doença. 10. ed. Barueri: Manole; 2009. p. 100-32.
19. Kus MMM, Mancini-Filho J. Ácidos graxos: eicosapentaenoico (EPA) e docosahexaenoico (DHA). ILSI. 2010;17:3-19.
20. Lass A, Zimmermann R, Oberer M, Zechner R. Lipolysis – a highly regulated multi-enzyme complex mediates the catabolism of cellular fat stores. Prog Lipid Res. 2011;50(1):14-27.
21. Lodhi IJ, Wei X, Semenkovich CF. Lipoexpediency: de novo lipogenesis as a metabolic signal transmitter. Trends Endocrinol Metab. 2011;22(1):1-8.
22. Machado RM, Stefano JT, Oliveira CPMS, Mello ES, Ferreira FD, Nunes VS et al. Intake of trans fatty acids causes nonalcoholic steatohepatitis and reduces adipose tissue fat content. J Nutr. 2010;140(6):1127-32.

LIPÍDIOS

23. Mancini-Filho J, Takemoto E, Aued-Pimentel S. Parâmetros de identidade e qualidade de óleos e gorduras. In: Almeida-Muradian LB, Penteado MDVC. Vigilância sanitária: tópicos sobre legislação de alimentos. Rio de Janeiro: Guanabara Koogan; 2007. p. 81-107.
24. McClements DJ, Decker EA. Lipids. In: Damodaran S, Parkin KL, Fennema OR. Fennema's: food chemistry. 4. ed. Boca Raton: CRC; 2008. p. 155-216.
25. Merrill Jr AH. Sphingolipids. In: Vance DE, Vance JE (ed.). Biochemistry of lipids, lipoproteins and membranes. 5. ed. Oxford: Elsevier; 2008. p. 364-97.
26. Mu H, Porsgaard T. The metabolism of structured triacylglycerols. Prog Lipid Res. 2005;44(6):430-48.
27. Nagao K, Yanagita T. Bioactive lipids in metabolic syndrome. Prog Lipid Res. 2008;47(2):127-46.
28. Nelson DL, Cox MM. Lipids. In: Lehninger: principles of biochemistry. 4. ed. New York: W. H. Freeman; 2004. p. 343-68.
29. Nunes GFM, Paula AV, Castro HF, Santos JC. Modificação bioquímica da gordura do leite. Quím Nova. 2010;33(2):431-7.
30. O'Keefe SF. Nomenclature and classification of lipids. In: Akoh CC, Min DB. Food lipids: chemistry, nutrition, and biotechnology. 2. ed. New York: Marcel Dekker; 2002. p. 1-40.
31. Oliveira HR, Gazzola J. Absorção dos ácidos graxos. In: Curi R, Pompéia C, Miyasaka CK, Procopio J. Entendendo a gordura: os ácidos graxos. Barueri: Manole; 2002. p. 49-58.
32. Oliveira HR, Gazzola J. Digestão dos triacilgliceróis. In: Curi R, Pompéia C, Miyasaka CK, Procopio J. Entendendo a gordura: os ácidos graxos. Barueri: Manole; 2002. p. 43-8.
33. Prestes J, Bucci M, Urtado CB, Pereira M, Cavaglieri CR. Metabolismo lipídico: suplementação e performance humana. Saúde Rev. 2006;8(18):49-54.
34. Pu P, Gao D-M, Mohamed S, Chen J, Zhang J, Zhou X-Y et al. Naringin ameliorates metabolic syndrome by activating AMP-activated protein kinase in mice fed a high-fat diet. Arch Biochem Biophys. 2012;518:61-70.
35. Ratnayake WMN, Galli C. Fat and fatty acid terminology, methods of analysis and fat digestion and metabolism: a background review paper. Ann Nutr Metab. 2009;55(1-3):8-43.
36. Rodrigues-Ract JN, Cotting LN, Poltronieri TP, Silva RC, Gioielli LA. Comportamento de cristalização de lipídios estruturados obtidos a partir de gordura do leite e óleo de girassol. Cien Tecnol Aliment. 2010;30(1):258-67.
37. Schönfeld P, Wojtczak, L. Short- and medium-chain fatty acids in the energy metabolism – the cellular perspective. J Lipid Res. 2016;57(6):943-54.
38. Van der Velde AE. Reverse cholesterol transport: from classical view to new insights. World J Gastroenterol. 2010;16(47):5908-15.
39. Van der Velde AE, Brufau G, Groen AK. Transintestinal cholesterol efflux. Curr Opin Lipidol. 2010;21(3):167-71.
40. Verlengia R, Lima TM. Síntese de ácidos graxos. In: Curi R, Pompéia C, Miyasaka CK, Procopio J. Entendendo a gordura: os ácidos graxos. Barueri: Manole; 2002. p. 121-34.
41. Voet D, Voet JG. Lipídios e membranas. In: Bioquímica. 3. ed. Porto Alegre: Artmed; 2006. p. 382-908.
42. Vrins CL. From blood to gut: direct secretion of cholesterol via transintestinal cholesterol efflux. World J Gastroenterol. 2010;16(47):5953-7.
43. Watt MJ, Spriet LL. Triacylglycerol lipases and metabolic control: implications for health and disease. Am J Physiol Endocrinol Metab. 2010;299(2):E162-8.
44. William Jr WN, Padovese R. Oxidação dos ácidos graxos. In: Curi R, Pompéia C, Miyasaka CK, Procopio J. Entendendo a gordura: os ácidos graxos. Barueri: Manole; 2002. p. 135-60.
45. Wilton DC. Phospholipases. In: Vance DE, Vance JE (eds.). Biochemistry of lipids, lipoproteins and membranes. 5. ed. Oxford: Elsevier; 2008. p. 305-29.
46. World Health Organization. 13º General Programme of Work. Geneve: WHO; 2018.

4

Produção de energia

RENATO HEIDOR

INTRODUÇÃO

O organismo humano pode ser considerado um sistema extremamente complexo, já que milhões de reações químicas ocorrem simultaneamente no interior das células. Estas são constituídas por dezenas de elementos, principalmente carbono, oxigênio, hidrogênio e nitrogênio, e seus átomos compõem cerca de 95% do peso de um indivíduo. O ambiente intracelular é formado, ainda, por aproximadamente 70% de água. Os átomos dos elementos químicos presentes nas células estão agrupados em biomoléculas, como carboidratos, lipídios e proteínas, ou ainda em biopolímeros, como ácidos nucleicos.[2]

As biomoléculas apresentam ligações envolvendo a eletrosfera que podem ser classificadas como de caráter iônico ou covalente. As que possuem caráter iônico envolvem átomos com diferença elevada de eletronegatividade; já as ligações de caráter covalente envolvem átomos do mesmo elemento químico ou que apresentam diferença reduzida de eletronegatividade. No caso da ligação covalente, pode-se aventar que há compartilhamento de elétrons entre os átomos.[9]

O compartilhamento de elétrons na ligação covalente ocorre em uma situação de equilíbrio de forças. Assim, as forças de atração dos elétrons pelo núcleo são compensadas pelas de repulsão entre os núcleos dos átomos participantes da ligação. Essa situação ocorre em uma distância nuclear característica, denominada comprimento de ligação.[9]

As reações químicas ocorrem por meio de um processo dinâmico que envolve rompimento e formação de novas ligações. Nesse processo há também variações de energia, que são descritas detalhadamente em publicações que tratam da termodinâmica. No caso de sistemas biológicos, alguns princípios da termodinâmica são importantes para a melhor compreensão do processo de produção de energia, inclusive em seres humanos. Dessa forma, a Primeira Lei da Termodinâmica afirma que a energia é conservada, ou seja, ela não é criada ou destruída, apenas é transformada em outra forma. Quando o conteúdo energético de uma ligação química rompida é convertido em calor, tem-se um exemplo de conservação de energia.[2]

A Segunda Lei da Termodinâmica discorre a respeito da tendência que todos os processos químicos e biológicos apresentam: ocorrer no sentido do aumento de entropia até que seja atingida uma situação de equilíbrio. A entropia pode ser definida como a tendência à desordem e é um processo espontâneo (Figura 4.1). No organismo humano também ocorre o aumento de entropia. Apesar da extrema organização celular e tecidual, a energia adquirida por meio da alimentação é direcionada para produção de biomoléculas envolvidas na manutenção da vida. Ou seja, nesse caso há aumento da ordem. Porém, para a manutenção desse estado, há liberação de energia na forma de calor para fora do ambiente celular, que se torna mais desorganizado. Assim, a variação total de entropia do meio intracelular para o extracelular aumenta, de acordo com a Segunda Lei da Termodinâmica. É importante observar também que a Primeira Lei da Termodinâmica é obedecida: ocorre a transformação da energia presente nas ligações químicas do alimento em calor.[2]

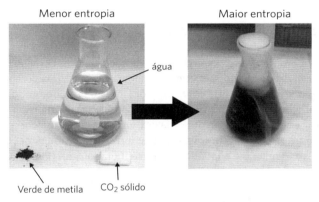

Figura 4.1 Entropia. Um sistema com menor entropia apresenta constituintes com organização elevada. Assim, por exemplo, verde de metila e dióxido de carbono, ambos no estado sólido, são misturados com água. O produto resultante constitui um sistema com maior entropia, já que o verde de metila foi dissolvido pela água e o dióxido de carbono sublima, passando do estado sólido para o gasoso.

As variações de entropia podem ser mais bem expressas em termos de variação de energia livre (ΔG). A expressão matemática que relaciona ΔG com a variação de entropia (ΔS) nas condições encontradas nas células humanas é:

$$\Delta G = \Delta H - T\Delta S$$

Nessa equação, ΔH é a variação total de energia e T é a temperatura absoluta. Se uma reação química libera calor, ela é denominada exotérmica. Dessa forma, o conteúdo de calor dos produtos é menor do que o dos reagentes e, assim, o ΔH assume valor negativo. Se a reação química necessita de calor para a formação dos produtos, o ΔH apresenta valor positivo e o processo é endotérmico.

Quando o ΔG é negativo, a reação é exergônica, ou seja, há liberação de energia livre e o processo é espontâneo. No caso em que o ΔG é positivo, a reação necessita de energia para a formação de produtos e o processo é denominado endergônico.[24]

As reações químicas, inclusive as que ocorrem em organismos vivos, se processam até atingir um estado de equilíbrio em que a concentração dos produtos e dos reagentes é mantida constante. Nesse caso, $\Delta G = 0$, já que não ocorrem variações na energia livre da reação (Figura 4.2).

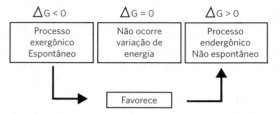

Figura 4.2 Significado do ΔG. A energia liberada durante um processo espontâneo, com $\Delta G < 0$, pode ser utilizada para favorecer uma reação não espontânea.

CATABOLISMO E ANABOLISMO

Os processos exergônicos e endergônicos não são isolados. Ou seja, quando há um processo exergônico ocorrendo, a energia livre liberada é utilizada para a realização de um processo endergônico. Os processos exergônicos são reunidos em um conjunto de reações denominado catabolismo, que geralmente pode ser definido como a quebra de macromoléculas em compostos menores. Já os processos endergônicos, nos quais ocorre síntese de compostos mais complexos, caracterizam o anabolismo. O conjunto de todas as reações catabólicas e anabólicas forma o metabolismo (Figura 4.3).[24]

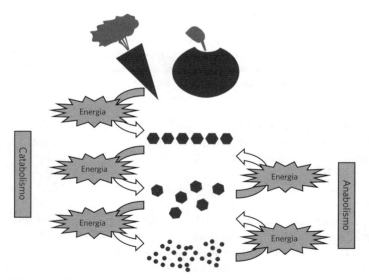

Figura 4.3 Catabolismo e anabolismo. O alimento é composto por macromoléculas que são reduzidas em moléculas menores, em processos que liberam energia (catabolismo). A energia liberada pode ser utilizada para favorecer processos não espontâneos, como a síntese de novas macromoléculas, a partir de precursores mais simples, como ocorre no anabolismo.

O metabolismo envolve diversas reações consecutivas catalisadas por enzimas, que modificam quimicamente os compostos envolvidos. As enzimas são específicas, catalisando reações no sentido da formação do produto e, em alguns casos, catalisam também o sentido inverso da reação. Entretanto, o catabolismo e o anabolismo são regulados por enzimas diferentes, que catalisam reações somente no sentido da formação dos produtos. Assim, durante o catabolismo, as enzimas que estão envolvidas no anabolismo estão inibidas e vice-versa.[24]

As reações anabólicas e catabólicas também são reguladas termodinamicamente. Dessa forma, se uma reação é favorável, com ΔG negativo, a reação inversa é desfavorável, com ΔG positivo. Outro fator que contribui para a regulação do anabolismo e do catabolismo é que esses processos podem ocorrer em regiões distintas da célula.[24]

FOSFATOS – CARREADORES DE ENERGIA

O metabolismo está relacionado com carreadores de energia, como os derivados do ácido fosfórico. Praticamente não existem vias metabólicas de que esses compostos não façam parte, já que os grupos fosfato estão presentes na maior parte das coenzimas, além de serem constituintes dos ácidos nucleicos.[19] No início do século XX, foram conduzidas pesquisas no sentido de determinar as concentrações de fosfatos no tecido muscular e também no sangue. Na época, acreditava-se que compostos fosforilados estavam envolvidos em diversos processos biológicos, como a contração muscular e a resposta à insulina.[10]

Nesse sentido, em 1925, Fiske e Subbarow desenvolveram um método colorimétrico para a determinação de derivados do ácido fosfórico no músculo. Assim, em 100 g de um preparado de músculo de gato, encontraram de 60 a 75 mg de fosfato instável, dos quais 20 a 25 mg eram inorgânicos. Os pesquisadores acreditavam que a porção orgânica restante estava ligada à creatina e a denominaram de fosfocreatina.[14] Pouco tempo depois, foi encontrado fosfato instável ligado à adenosina, cuja estrutura química, após alguns anos, foi descrita como trifosfato de adenosina (ATP).[14] Acreditava-se, na época, que o ATP estivesse envolvido apenas com o mecanismo de contração muscular. Porém, em estudo conduzido por Warburg e Meyerhof, em 1948, verificou-se que o ATP era formado a partir do difosfato de adenosina (ADP).[8]

Em 1941, Lipmann descreveu que o ATP participa de reações catabólicas como um dínamo metabólico, fornecendo energia para diversos processos celulares. Assim, a energia dos alimentos seria armazenada na forma de ATP, que, por sua vez, doa seu grupamento fosfato terminal, formando ADP, por meio de uma reação de quebra (hidrólise) em moléculas específicas. Estas, por sua vez, realizam processos celulares que necessitam de energia. A alimentação forneceria moléculas combustíveis que permitiriam a fosforilação do ADP e a formação do ATP, como um ciclo.[26]

Os valores de ΔG das reações de hidrólise das ligações fósforo-oxigênio (P-O) de alguns compostos fosforilados são negativos, porém de pequena magnitude, como observado para a glicose-6-fosfato e para o monofosfato de adenosina (AMP). No entanto, as reações de hidrólise das ligações P-O ou fósforo-nitrogênio (P-N) do ATP, do ADP, da fosfocreatina e do fosfoenolpiruvato apresentam valores elevados, em módulo, de ΔG (Tabela 4.1). Dessa forma, são termodinamicamente instáveis e classificados como compostos ricos

BASES BIOQUÍMICAS E FISIOLÓGICAS DA NUTRIÇÃO

em energia, e as interações P-O e P-N, nesses compostos, são denominadas ligações fosfatadas de energia elevada.[19]

Tabela 4.1 Energias livres-padrão de hidrólise de alguns compostos fosfatados

Composto fosfatado	ΔG (kJ/mol)
Fosfoenolpiruvato	-61,9
Fosfocreatina	-43,1
Acetilfosfato	-42,3
ATP	-30,5
Glicose-6-fosfato	-13,8

Fonte: Machado e Nome.[19]

Na década de 1980, Westheimer afirmou que os compostos fosfatados apresentam propriedades químicas que os caracterizam como carreadores de energia. A primeira propriedade é que fosfatos podem atuar como grupos de saída em reações bioquímicas, de forma análoga aos derivados de halogênios e tosilatos, utilizados em síntese orgânica. Os fosfatos podem, ainda, sofrer ionização em pH próximo de 7 (pH fisiológico), assumindo carga negativa que os protege contra ataques nucleofílicos da água, conferindo-lhes grande estabilidade em solução aquosa.[31] Essa propriedade é fundamental porque garante que, após a síntese, os compostos fosfatados não sofram hidrólise, já que são termodinamicamente instáveis.[19]

Além da argumentação sobre suas propriedades químicas, fosfatos carreadores de energia apresentam uma característica evolucionária. Assim, a maior parte das moléculas neutras tem algum grau de solubilidade em lipídios, podendo, dessa forma, atravessar a membrana celular. Entretanto, moléculas que sofrem ionização são lipofóbicas e permanecem no interior das células. Dessa forma, os compostos fosfatados foram selecionados, já que são ionizados em pH fisiológico e podem permanecer convenientemente no interior das células.[11]

As ligações fosfatadas de energia elevada podem ser formadas para estabilizar produtos de hidrólise dos compostos derivados do ácido fosfórico. Assim, nesses compostos, ocorre o efeito mesomérico, em razão da deslocalização dos elétrons e pela formação de híbridos de ressonância, que estão mais presentes no ADP do que no ATP.[19] Além da deslocalização dos elétrons, há um efeito eletrostático nos compostos com ligações fosfatadas de energia elevada, como o ATP e o ADP, que contribui para sua instabilidade termodinâmica. No ATP ocorre repulsão eletrostática intensa pela proximidade das cargas negativas sobre os átomos de oxigênio vizinhos, que é reduzida quando ocorre a hidrólise para ADP.[16] A interação com o solvente também assume papel importante na estabilidade de compostos fosfatados. Assim, quanto mais solvatado é um composto, maior sua estabilidade, já que ocorre menor repulsão intramolecular causada pelas interações eletrostáticas.[19]

Trifosfato de adenosina (ATP)

O ATP é uma das diversas moléculas encontradas nas células e que está presente na maior parte das reações bioquímicas. Possui a estrutura química mais versátil (Figura

4.4), quando comparado aos outros compostos fosfatados, já que apresenta dois domínios anidridos ácidos, que podem ser hidrolisados em ADP e em ânions fosfato (PO_4^{3-} ou, simplesmente, Pi) ou, ainda, em monofosfato de adenosina (AMP) e 2Pi.[19]

O anel adenina não participa da função energética do ATP. No mesmo sentido, trifosfato de guanina (GTP) e de citosina (CTP) também apresentam estrutura cíclica que não tem participação energética. Tanto o GTP quanto o CTP são bem menos utilizados do que o ATP na produção de energia pelas células. Isso pode ter relação com a evolução dos procariontes, em que o sítio catalítico das enzimas reconhece a adenina do ATP, mas não a guanina do GTP ou a citosina do CTP.[2]

O ATP é um bom agente desidratante, já que é um anidrido ácido. Essa característica permite a remoção de água durante as reações de condensação que ocorrem na biossíntese de macromoléculas. Também é uma fonte de Pi em reações bioquímicas. Por exemplo, a glicose, ao entrar na célula, é fosforilada em glicose-6-fosfato, composto que é ionizável e, dessa forma, apresenta características lipofóbicas, não atravessando a membrana celular em direção ao meio externo. Outro exemplo é o de enzimas que podem ser ativadas por fosforilação. Nos dois exemplos, em vez de o ATP transferir o Pi para a água, ele fosforila grupos hidroxila, formando um éster fosfato. A variação de energia livre nessas reações é dissipada na forma de calor.[19]

As reações acopladas, em que o produto da primeira reação é o substrato da segunda, apresentam um intermediário comum, geralmente o ATP, que transfere Pi de um reagente a outro. Assim, o ATP não é um reservatório de energia química; ele é um transportador de energia na forma de ânions Pi.[24]

A energia livre da hidrólise do ATP pode ser influenciada por vários fatores. Um deles é o pH, que exerce efeito diretamente proporcional ao ΔG. Assim, quanto maior o pH, mais elevada será a variação de energia livre da hidrólise do ATP, pois a formação do ADP e do AMP ocorre com diferentes valores de constante de ionização (pKs). Além disso, a formação de complexos com o íon magnésio também é favorecida em valores elevados de pH.[24]

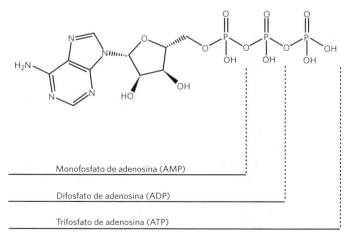

Figura 4.4 Estrutura do trifosfato de adenosina (ATP). A molécula pode ser hidrolisada em difosfato de adenosina (ADP) ou, ainda, em monofosfato de adenosina (AMP). Para cada reação de hidrólise é produzido um fosfato inorgânico.

O cátion magnésio forma quatro interações eletrônicas com o ATP, gerando o íon MgATP^{2-} e três com o ADP, produzindo o íon MgADP$^-$. Dessa forma, o magnésio torna as ligações P-O internas mais resistentes à hidrólise e as externas, mais suscetíveis à cisão. Isso ocorre porque o comprimento da interação do magnésio com a ligação P-O terminal é maior e, consequentemente, mais fraca. Além disso, como o ATP é uma molécula maior que o ADP, o complexo do magnésio com o ADP é mais estável (Figura 4.5).[3]

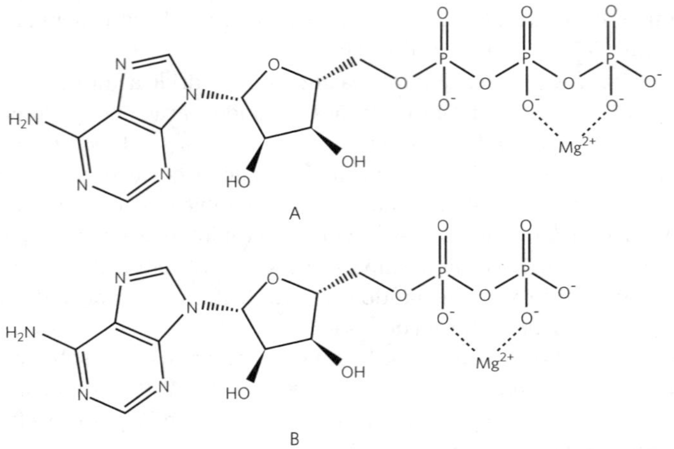

Figura 4.5 Complexos de magnésio com ATP e ADP. (A) Complexo de magnésio com ATP. (B) Complexo de magnésio com ADP. Os complexos isolam parcialmente as cargas negativas.

Funções do ATP

O ATP exerce papel fundamental no metabolismo celular, com participação no transporte através de membranas, no trabalho mecânico e na síntese de compostos.[24]

Transporte através de membranas

Várias moléculas e íons atravessam membranas celulares com auxílio de proteínas transportadoras. Estas podem transferir um (transporte único) ou dois (transporte duplo) solutos através da membrana. Quando o transporte duplo ocorre no mesmo sentido, é denominado cotransporte. Se ocorrer no sentido oposto, recebe a denominação de contratransporte.[24]

Os sistemas de transporte podem ser classificados como passivos, em que os solutos se movem na direção do equilíbrio eletroquímico, e também como ativos, nos quais as moléculas e íons são transferidos pela membrana contra o equilíbrio eletroquímico. Nesse caso, o processo é endergônico e ocorre apenas quando acoplado a um processo exergônico, como a hidrólise do ATP.[24]

As proteínas responsáveis pela transferência ativa de solutos através das membranas celulares são denominadas ATPases de transporte, que podem ser dos tipos P, V, F ou ABC.[24]

ATPases do tipo P correspondem ao maior sistema de transporte, em consumo de energia, no organismo humano. A bomba Na$^+$/K$^+$ é um exemplo de ATPase do tipo P e é responsável por 40% de todo o ATP utilizado no cérebro (Figura 4.6). Outros exemplos são transportadores de cálcio presentes no retículo endoplasmático e responsáveis pela utilização de 20% do ATP no músculo ativo, e as bombas de prótons presentes nas células parietais, que acidificam o lúmen gástrico. As ATPases apresentam uma longa cadeia polipeptídica, com aproximadamente mil aminoácidos, que atravessam a membrana celular dez vezes e têm um sítio de ligação para íons e outro para o ATP.[20] A hidrólise do ATP, nas ATPases do tipo P, ocorre por ação enzimática, por fosforilação reversível no resíduo de aspartato, e é inibida pelo vanadato.[24]

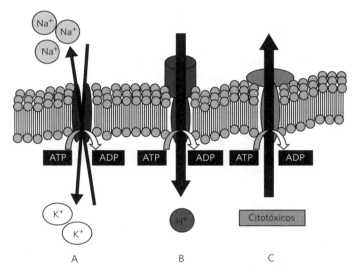

Figura 4.6 ATPases do tipo P (A), V (B) e bomba ABC (C). ATPases do tipo P estão envolvidas no transporte de Na$^+$/K$^+$.
Fonte: adaptada de Nelson e Cox.[24]

Já as ATPases do tipo V transferem somente prótons (H$^+$) e, dessa forma, são responsáveis pela acidificação de diversos compartimentos celulares (Figura 4.6). A acidificação da adrenalina permite que ela permaneça nas vesículas de células neuroendócrinas da glândula adrenal e ocorre por transporte de H$^+$ por ATPases do tipo V. Essas ATPases contêm dez cadeias separadas de polipeptídeos voltadas para o exterior da membrana. Apresentam um domínio solúvel, com o sítio de ligação ao ATP, e uma região que atravessa a membrana, com o canal de H$^+$. A hidrólise do ATP não é enzimática, ocorrendo diretamente pelo ataque da água para a retirada do grupo fosfato.[24]

Com estrutura semelhante à das ATPases do tipo V, aquelas do tipo F apresentam função importante na fosforilação oxidativa. Presentes nas mitocôndrias, podem tanto transferir prótons em direção contrária ao gradiente eletroquímico, utilizando a energia da hidrólise do ATP, quanto atuar na forma reversa, produzindo ATP. Nesse caso, são denominadas ATP sintases.[24]

Com função distinta das outras ATPases, as bombas ABC não apresentam função de transportadoras típicas de íons, mas sim de pequenas moléculas (Figura 4.6). Dessa forma, o transportador ABC impede o acúmulo de fármacos no citoplasma de alguns tipos de células, como as neoplásicas, o que contribui para a resistência à quimioterapia contra o câncer.[24]

Trabalho mecânico

O sistema actina-miosina converte energia química, originada da hidrólise do ATP, em trabalho mecânico. Nos músculos esquelético e cardíaco, as células estão compactadas em um arranjo proteico de actina e miosina, que é responsável por mais de 70% do consumo do ATP na contração muscular.[24]

O ATP pode se ligar a determinada conformação de miosina. Por ação da miosina ATPase, ocorre a hidrólise do ATP, com formação de ADP e Pi. O ADP, por sua vez, dissocia-se da miosina, o que permite seu relaxamento em outra conformação, que será mantida até a ligação de outra molécula de ATP. Alterações na conformação de várias moléculas de miosina permitem o deslizamento das fibras de proteína ao longo dos filamentos de actina, promovendo a contração muscular (Figura 4.7).[24]

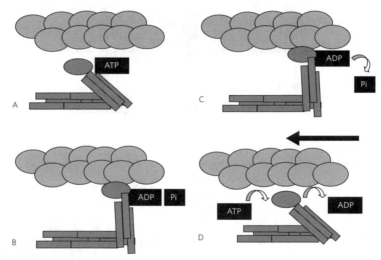

Figura 4.7 A função do ATP na contração muscular. (A) O ATP se liga à miosina (retângulos), alterando sua conformação. (B) O ATP é hidrolisado por ação da miosina ATPase. (C) O ADP permanece ligado à miosina. D) O ADP dissocia-se da miosina, permitindo seu relaxamento e a ligação de outra molécula de ATP. Esse processo permite o deslizamento das fibras de actina (círculos).
Fonte: adaptada de Nelson e Cox.[24]

Síntese de compostos

Em tecidos com taxa metabólica elevada, como fígado e demais glândulas, uma fração considerável do ATP é utilizada para síntese de compostos. Nas ilhotas de Langerhans, por exemplo, cerca de 50% do ATP celular está envolvido em reações biossintéticas. A função do ATP é preparar uma molécula para que ela possa participar de uma reação química, seja ativando um grupo de saída, condensando duas moléculas ou doando um grupo fosfato. A participação do ATP na biossíntese ocorre de forma energeticamente favorável, com a transferência de energia na forma de Pi.[2]

ATP como ativador de grupos de saída

Algumas reações bioquímicas envolvem a troca de um grupo hidroxila (-OH) por outro, por exemplo, um amino ($-NH_2$). A hidroxila não é, contudo, um bom grupo de saída, pois apresenta a tendência de permanecer ligada a um átomo de carbono. Entretanto, sua fosforilação pelo ATP fornece Pi, que é um grupo de saída melhor, já que apresenta boa estabilidade.[19]

ATP como agente desidratante

A biossíntese geralmente ocorre pela reação de duas ou mais moléculas, que atuam como monômeros para formar um composto mais complexo, com eliminação de água, em uma reação química denominada condensação. O ATP é um ácido anídrico, ou seja, um agente desidratante. Por causa do excesso de água no interior da célula, o ATP se liga a um dos reagentes, o que ativa ácidos orgânicos (como ácidos graxos ou aminoácidos), formando um intermediário adenilado. A reação não seria favorável se a liberação de Pi ocorresse, mas ocorre a liberação de pirofosfato inorgânico ($P_2O_7^{4-}$ ou, simplesmente, PPi), que é rapidamente hidrolisado pela pirofosfatase celular, o que permite que a reação se complete. Na síntese de polissacarídeos, o agente desidratante é o UTP (trifosfato de uridina), que participa da biossíntese de forma semelhante ao ATP.[19]

ATP como doador de grupos fosfato

O ATP tem potencial elevado de transferência de Pi para um grupo hidroxila, com formação de um éster de fosfato, em uma reação termodinamicamente favorável. O principal objetivo da transferência de Pi para determinada molécula é deixá-la com carga negativa. A fosforilação da glicose pela hexoquinase é um exemplo em que o ATP fornece Pi de tal forma que o produto formado, a glicose-6-fosfato, apresente carga negativa e, assim, não possa atravessar a membrana celular.[19]

A doação de Pi também pode exercer efeito regulatório. Quinases podem transferir Pi do ATP para resíduos hidroxilados de aminoácidos, como serina, treonina ou tirosina, em determinadas proteínas. Esse tipo de reação pode estar associado à ativação de enzimas (p. ex., glicogênio fosforilase) ou à inativação enzimática (p. ex., glicogênio sintase).[24]

O papel do Pi na regulação enzimática está relacionado com sua carga elétrica. A adição de um grupo fosfato (que apresenta duas cargas negativas) pode causar mudança conformacional decorrente de interações eletrostáticas na enzima. Essa alteração conformacional pode alterar o sítio catalítico da enzima, o que reduz sua atividade. Por outro lado, em determinadas enzimas, a adição do Pi pode ser reconhecida por outras proteínas e, dessa forma, a enzima torna-se ativa.[2]

Carreadores de elétrons, hidrogênio e acila

Nos seres vivos, reações de oxidação-redução (Figura 4.8) estão relacionadas com a transferência de um íon hidrogênio (H^+) e dois elétrons ($2\ e^-$), que são equivalentes ao íon hidreto (H^-), sob catálise de enzimas desidrogenases. Para que essas reações possam ocorrer em sistemas biológicos, são necessários carreadores especiais, que são derivados de nucleotídeos de pirimidina ou flavina. Os principais são a nicotinamida adenina dinucleotídeo (NAD^+) e o fosfato de nicotinamida adenina dinucleotídeo ($NADP^+$). Tanto a NAD^+ quanto o $NADP^+$ transportam dois elétrons e um próton (H^+) e são convertidos em nicotinamida adenina dinucleotídeo reduzida (NADH) e em fosfato de nicotinamida adenina dinucleotídeo reduzida (NADPH). A parte reativa da NAD⁺ é seu anel de nicotinamida, um derivado da piridina, produzido a partir da niacina.[2,24]

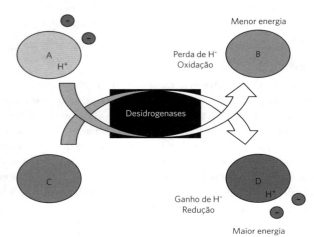

Figura 4.8 Reações de oxidação-redução nos seres vivos. Oxidação é o processo em que dois elétrons e um próton (íon hidreto H⁻) são transferidos de um reagente (A) para moléculas carreadoras, sob a catálise de desidrogenases, resultando em um produto menos energético (B). O íon H⁻ é, por sua vez, transferido para outras moléculas (C), formando um composto mais energético (D).

A NAD⁺ participa de reações oxidativas, geralmente envolvidas no catabolismo, enquanto o NADP⁺ está envolvido em biossínteses redutoras, relacionadas com o anabolismo.[24]

Outros carreadores de elétrons e de hidrogênio envolvidos em oxidações de biomoléculas são a coenzima flavina adenina dinucleotídeo (FAD) e a flavina mononucleotídeo (FMN). Elas estão fortemente ligadas a flavoproteínas. A parte reativa da FAD e da FMN é seu anel de isoaloxazina, um derivado da riboflavina, que pode transportar um ou dois elétrons. Isso confere a possibilidade de participar de maior número de reações, quando comparado a NAD⁺ e a NADP⁺. As formas reduzidas são representadas por $FADH_2$ e $FMNH_2$.[24]

Uma molécula que exerce papel fundamental no metabolismo é a coenzima A (CoA). Sua função é ser um carreador de acilas, que estão presentes em processos catabólicos, como na oxidação de ácidos graxos, e em processos anabólicos, como na síntese de lipídios. As acilas formam ligações tioéster com a sulfidrila terminal da CoA, formando uma molécula denominada acetil-CoA. A transferência de acetilas da acetil-CoA ocorre com liberação de energia, ou seja, é exergônica.[24]

TRANSFERÊNCIA DA ENERGIA PRESENTE NOS ALIMENTOS PARA AS CÉLULAS

Após a digestão dos alimentos e do processo de absorção das moléculas resultantes, estas são oxidadas e a energia armazenada nas ligações covalentes será utilizada para a produção de ATP.

Reações de oxidação em seres vivos consomem oxigênio, produzem gás carbônico (CO_2) e água e são exergônicas. No caso da glicose, por exemplo, a variação de energia livre para sua oxidação completa é de -2.840 kJ, ou seja, se ocorresse em uma única fase, não seria possível mobilizar quantidade suficiente de carreadores como o ATP e o NADPH. Assim, a oxidação das biomoléculas presentes nos alimentos ocorre em múltiplas etapas e em regiões distintas da célula, como o citoplasma e a mitocôndria. Tanto a glicose quanto os ácidos graxos e alguns aminoácidos presentes nos alimentos podem ser oxidados de tal forma que forneçam compostos de dois átomos de carbono ligados à CoA, ou seja, acetil-CoA.[2]

Grande parte das reações de oxidação ocorre em organelas membranosas conversoras de energia, que são as mitocôndrias, conforme descrito por Eugene Kennedy e Albert Lehninger, em 1948. Sem elas, os organismos estariam dependentes da glicólise anaeróbica para a produção de energia.[24]

As mitocôndrias apresentam dois sistemas de membranas, a interna e a externa. A membrana interna pode aumentar sua superfície formando dobraduras, denominadas cristas. O espaço delimitado pelas membranas interna e externa é o intermembranoso. A matriz mitocondrial é a região definida pela membrana interna (Figura 4.9).[24]

A membrana externa apresenta várias porinas, que formam canais aquosos pelos fosfolipídeos, sendo, portanto, permeável a pequenas proteínas. O mesmo não ocorre na membrana interna, que é impermeável à maior parte das moléculas, já que apresenta cardiolipina, um fosfolipídeo de quatro ácidos graxos. A membrana interna apresenta, ainda, um grupo de proteínas transportadoras que permite a passagem de metabólitos ou substratos para as enzimas mitocondriais localizadas na matriz.[2]

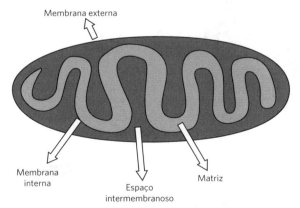

Figura 4.9 Representação esquemática da estrutura interna de uma mitocôndria.
Fonte: adaptada de Alberts et al.[2] e Nelson e Cox.[24]

Complexo da piruvato desidrogenase

Como discutido no Capítulo 2, a glicólise produz duas moléculas de piruvato, que precisam ser transformadas em acetil-CoA. Essa reação ocorre em um conjunto enzimático, denominado complexo da piruvato desidrogenase. Esse sistema está localizado na matriz mitocondrial e consiste em três enzimas, a piruvato desidrogenase (E1), a di-hidrolipoil transacetilase (E2) e a di-hidrolipoil desidrogenase (E3). Apresenta também mais duas enzimas, a piruvato desidrogenase quinase e a piruvato desidrogenase fosfatase, que estão envolvidas no controle do complexo enzimático.[6,24]

O complexo da piruvato desidrogenase apresenta a forma de um dodecaedro (Figura 4.10A) e é o maior sistema enzimático conhecido.[32] As reações catalisadas são de descarboxilação oxidativa e de desidrogenação. Assim, ocorre a remoção de um grupo carboxila na forma de CO_2 do piruvato e a formação do grupo acetil, que será ligado à CoA. Ocorre, também, a transferência de elétrons da $FADH_2$ para a NADH.[6,24]

A conversão do piruvato em acetil-CoA ocorre em cinco etapas, sendo a primeira uma sequência de reações que converte o piruvato em dióxido de carbono e acetil-CoA. A catálise ocorre por ação da E1, que necessita de pirofosfato de tiamina (TPP, um metabólito da vitamina B_1). Na reação, o piruvato, que apresenta três átomos de carbono, perde um deles na forma de dióxido de carbono e a molécula remanescente é ligada ao TPP.[6,24]

A segunda etapa da reação é catalisada pela E2, que necessita do ácido lipoico como coenzima. A unidade de dois átomos de carbonos derivada originalmente do piruvato é transferida do TPP para o ácido lipoico e, no processo, um grupo hidroxila é oxidado a um grupo acetila.[24]

A terceira etapa da reação também é catalisada pela E2. O ácido lipoico transfere o grupo acetila para uma molécula de CoA, formando a molécula de acetil-CoA. A forma reduzida do ácido lipoico permanece ligada de modo covalente à di-hidrolipoil transacetilase.[6]

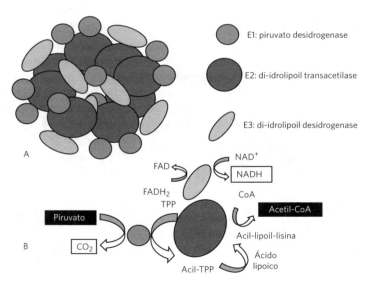

Figura 4.10 Complexo da piruvato desidrogenase. (A) Representação do complexo da piruvato desidrogenase, no qual as enzimas E1, E2 e E3 estão dispostas na forma de um dodecaedro. (B) Processo de formação da acetil-CoA a partir do piruvato, em que a E1 catalisa a descarboxilação do piruvato, liberando CO_2; a E2 catalisa a transferência do grupo com os carbonos remanescentes do piruvato para o TPP e, em seguida, para o ácido lipoico; este transfere os carbonos, agora na forma de acetila, para a CoA, formando acetil-CoA; a E3 reoxida o ácido lipoico, formando NADH.

Fonte: adaptada de Alberts et al.[2]

A quarta etapa envolve a reoxidação do ácido lipoico, catalisada pela E3, uma flavo-proteína que apresenta FAD como coenzima. Assim, nessa etapa, a FAD é reduzida a $FADH_2$. Na etapa seguinte, a $FADH_2$ é reoxidada pela NAD^+, formando NADH.[24] A Figura 4.10B demonstra a conversão do piruvato em acetil-CoA.

A regulação do complexo da piruvato desidrogenase por fosforilação está relaciona-da com alterações nos padrões do metabolismo no câncer, na obesidade e na resistência à insulina e é sensível à concentração de glicose.[22] Sua inibição pode ocorrer por fosfo-rilação em três resíduos específicos de serina (Ser232, Ser293 e Ser300) da subunidade alfa da E1 (piruvato desidrogenase A1). A fosforilação é catalisada por uma das quatro isoformas da piruvato desidrogenase quinase. Existem, também, duas isoformas da pi-ruvato desidrogenase fosfatase, que são responsáveis pela desfosforilação do complexo.[27]

O controle agudo do complexo da piruvato desidrogenase é mediado pelos produtos (acetil-CoA, NADH e ATP), que levam à ativação da piruvato desidrogenase quinase, a qual, por sua vez, promove a inibição do complexo. Por outro lado, o piruvato, que é substrato para o complexo, e o ADP favorecem a ativação da piruvato desidrogenase fosfatase, o que inibe a quinase e ativa o complexo.[27]

A oxidação da acetil-CoA é enzimática e produz CO_2 em uma série de reações deno-minadas de ciclo do ácido cítrico (também conhecido como ciclo de Krebs ou ciclo do ácido tricarboxílico). Nesse caso, a energia liberada é conservada nos transportadores de elétrons como NADH e $FADH_2$. Em seguida, os elétrons são transferidos para uma série de moléculas específicas, em um processo denominado cadeia respiratória, até o oxigênio, molécula que é reduzida em água. Simultaneamente à transferência de elétrons, ocorre liberação de energia, que é conservada na forma de moléculas de ATP, em um processo denominado fosforilação oxidativa.[24]

Ciclo do ácido cítrico

Todas as moléculas presentes nos alimentos, que produzem energia, são transfor-madas em acetil-CoA ou em compostos pertencentes ao ciclo do ácido cítrico. Esse ciclo oxida o grupo acetil da acetil-CoA, produzindo duas moléculas de CO_2, três moléculas de NADH, uma de $FADH_2$ e uma de ATP ou GTP.[6]

No final da década de 1930, Hans Adolf Krebs e Willian Johnson conduziram diversos experimentos sobre metabolismo. Os estudos foram realizados com músculo do peito de pombos, já que, além de ser muito utilizado durante o voo dos animais, esse tipo de mús-culo mantém sua capacidade oxidativa *in vitro*. Nesses estudos, Krebs e Johnson perceberam que o tecido muscular consome oxigênio rapidamente, principalmente na presença de piruvato. Por acreditarem que o tecido muscular não poderia metabolizar nutrientes em uma só etapa, eles propuseram que o metabolismo dos carboidratos ocorreria em múltiplas etapas, nas quais a energia das moléculas presentes nos alimentos era transferida para ser utilizada pelas células. Assim, nesse sentido, foi demonstrado que succinato, fumarato, malato e oxaloacetato, que apresentam quatro carbonos, são rapidamente oxidados, como o piruvato – que contém três carbonos –, na presença de oxigênio. Em um primeiro momen-to, essas substâncias não teriam nenhuma relação com os alimentos. Em seguida, Krebs descobriu que o succinato pode ser sintetizado em tecidos animais na presença de piruva-to, que seria produto do metabolismo dos carboidratos. Nesse mesmo trabalho, Krebs es-peculou que os compostos de quatro carbonos podem ser derivados do ácido cítrico.[32]

Em 1937, foi descrito que o alfacetoglutarato é produzido durante a oxidação do citrato no fígado e que o cis-aconitato e o isocitrato poderiam ser intermediários. Krebs verificou, durante a rápida oxidação do citrato, que ele nunca era consumido completamente, sugerindo, assim, a capacidade de síntese dessa molécula nesse sistema. Estudos posteriores demonstraram que, sob condições de concentrações reduzidas de oxigênio, ocorre maior formação de citrato, mas somente na presença de oxaloacetato e de piruvato. Além disso, o succinato é mais reduzido do que o oxaloacetato e sua formação coincide com o aumento do consumo de oxigênio. Com todas essas informações, Krebs e Johnson, em 1937, descreveram uma sequência de reações cíclicas, denominada de ciclo do ácido cítrico.[32]

Em um primeiro momento, o ciclo do ácido cítrico foi rejeitado pela comunidade científica. Krebs e Johnson enviaram o artigo descrevendo o ciclo para a prestigiada revista científica *Nature*, porém, foi recusado. Terminaram por publicá-lo na *Enzymologia*, em 1937. Após essa data, conduziram uma série de experimentos para comprovar a sequência de reações proposta. Em 1949, Eugene Kennedy e Albert Lehninger demonstraram que as reações do ciclo ocorrem no interior das mitocôndrias.[18] Posteriormente, foi verificado que essas organelas apresentam todas as enzimas e coenzimas necessárias tanto para o ciclo do ácido cítrico quanto para a produção do ATP. Somente após a descoberta da acetil-CoA, em 1945, e da demonstração de que ela se condensa com o oxaloacetato para produzir citrato, em 1951, o ciclo do ácido cítrico foi completamente aceito.[32]

O ciclo do ácido cítrico é constituído por oito reações enzimáticas (Figura 4.11).

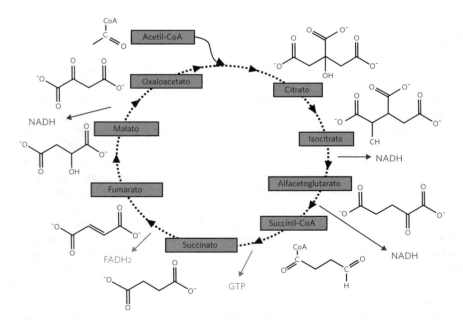

Figura 4.11 Ciclo do ácido cítrico.

Formação do citrato, catalisada pela citrato-sintase

A acetil-CoA é condensada com o oxaloacetato para produzir citrato sob catálise da citrato-sintase. É a reação inicial do ciclo, na qual a acetil-CoA, proveniente da quebra de glicose, de ácidos graxos e de aminoácidos, começa a ser oxidada. Nessa reação, o oxaloacetato forma uma nova ligação carbono-carbono com a acetil-CoA, perdendo uma molécula de água e formando citril-CoA, que é hidrolisada para citrato, liberando CoA. A molécula de CoA pode ser utilizada no complexo da piruvato descarboxilase para formar outra molécula de acetil-CoA.[6]

Isomerização do citrato, catalisada pela aconitase

O citrato é isomerizado em isocitrato por ação reversível da aconitase. Assim, primeiro ocorre uma reação de desidratação, seguida por uma hidratação, com a formação do intermediário cis-aconitato.

A aconitase apresenta um centro ferro-enxofre, com quatro átomos de ferro e quatro de enxofre, que participa dos processos de desidratação e de hidratação do citrato. A formação do isocitrato é necessária, já que este é um composto quiral e a hidroxila do citrato, que é aquiral, está em posição desfavorável para o prosseguimento das próximas reações do ciclo.[6]

Oxidação do isocitrato a alfacetoglutarato, catalisada pela isocitrato desidrogenase

O isocitrato é oxidado em oxalossuccinato pela isocitrato desidrogenase dependente de NAD^+. Em seguida, ocorre a descarboxilação do oxalossuccinato, com a formação de alfacetoglutarato e liberação de CO_2. A isocitrato desidrogenase também necessita de manganês ou magnésio como cofatores, já que estes auxiliam na estabilização da estrutura do alfacetoglutarato.[6]

Oxidação do alfacetoglutarato a succinil-CoA, catalisada pelo complexo da alfacetoglutarato desidrogenase

O complexo da alfacetoglutarato desidrogenase é homólogo ao complexo da piruvato desidrogenase. Assim, a descarboxilação do alfacetoglutarato ocorre de forma similar à do piruvato, já que ambos são alfacetoácidos. Dessa forma, ocorre a formação de succinil-CoA, CO_2 e NADH.[6]

Conversão do succinil-CoA em succinato, catalisada pela succinil-CoA redutase

Succinil-CoA é um tioéster que apresenta energia de hidrólise elevada. Assim, a quebra da ligação tioéster favorece a síntese do succinato, que é acoplada com a fosforilação de um nucleosídeo difosfato de purina. O nucleosídeo formado é geralmente o GTP, apesar de também ser possível a formação do ATP. A reação é catalisada pela succinil-CoA sintetase, e uma de suas subunidades, denominada beta, determina se o nucleosídeo formado é o GTP ou o ATP. Caso seja produzido GTP, este pode ser convertido em ATP por ação da enzima nucleosídeo difosfato quinase.[6]

Oxidação do succinato a fumarato, catalisada pela succinato desidrogenase

A enzima succinato desidrogenase é uma flavoproteína ligada à membrana mitocondrial interna. Catalisa a oxidação do succinato em fumarato, com a produção de uma molécula de $FADH_2$. O malonato, que apresenta estrutura semelhante à do succinato, pode exercer o papel de competidor pela succinato desidrogenase. Dessa forma, o malonato causa bloqueio do ciclo do ácido cítrico.[24]

Hidratação do fumarato, catalisada pela fumarase

A hidratação do fumarato é catalisada pela fumarase, que adiciona água na ligação dupla para a formação do malato.[24]

Conversão do malato em oxaloacetato, catalisada pela malato desidrogenase

A malato desidrogenase retira dois hidrogênios do malato, o qual é convertido em oxaloacetato. Ocorre, também, a produção de NADH. Essa reação é termodinamicamente desfavorável, porém o equilíbrio da reação é deslocado para o sentido da formação do oxaloacetato, já que este é continuamente utilizado para a produção de citrato, que é a primeira reação do ciclo do ácido cítrico.[6]

O ciclo do ácido cítrico, como mencionado, produz duas moléculas de CO_2, três moléculas de NADH, uma de $FADH_2$ e uma de ATP ou GTP. A oxidação da acetil-CoA em duas moléculas de CO_2 é um processo que envolve a transferência de quatro pares de elétrons, que são carreados por três moléculas de NADH e por uma molécula de $FADH_2$. Os carreadores transferem os elétrons para a cadeia respiratória, com síntese de ATP e redução do oxigênio em água. Para cada NADH que transfere seus elétrons, são produzidos dois e meio ATP. No caso do $FADH_2$, são produzidos um e meio ATP, além de um GTP, que pode ser convertido em ATP. Assim, a sequência de reações do ciclo do ácido cítrico produz dez ATP.[6,24]

Como discutido no Capítulo 2, a glicólise produz duas moléculas de piruvato, duas NADH e dois ATP. Assim, a via da glicólise, até a produção de piruvato, produz sete ATP (cinco ATP originados da transferência de elétrons de duas NADH mais dois ATP). O complexo da piruvato desidrogenase produz uma molécula de NADH, ou seja, é responsável pela produção de dois e meio ATP. Assim, a oxidação de uma molécula de glicose é responsável pela produção de 32 moléculas de ATP, desde que em condições aeróbicas.

O ciclo do ácido cítrico é regulado pelas reações exergônicas, ou seja, as que apresentam $\Delta G < 0$. Assim, as reações de formação do citrato, catalisada pela citrato-sintase; de oxidação do isocitrato a alfacetoglutarato, catalisada pela isocitrato desidrogenase; e de oxidação do alfacetoglutarato a succinil-CoA, catalisada pelo complexo da alfacetoglutarato desidrogenase, são passos limitantes da velocidade em que a via é processada. Dessa forma, o ciclo pode ser regulado, basicamente, por três mecanismos: disponibilidade de substratos, principalmente acetil-CoA e piruvato; inibição pelo produto forma-

PRODUÇÃO DE ENERGIA

123

do, principalmente NADH, citrato e succinil-CoA; e inibição alostérica das primeiras enzimas do ciclo.[6,24]

As concentrações de NADH, produzidas pela oxidação do citrato e do alfacetoglutarato, podem estar elevadas e, assim, inibir as reações do ciclo do ácido cítrico. Os produtos formados nas três reações exergônicas do ciclo, ou seja, citrato, alfacetoglutarato e succinil-CoA, também podem bloquear a sequência de reações do ciclo.[6,24]

As reações do ciclo do ácido cítrico podem servir tanto para vias catabólicas como anabólicas. Dessa forma, o ciclo do ácido cítrico é classificado como anfibólico, ou seja, catabólico e anabólico.[6,24]

No caso de vias anabólicas, intermediários do ciclo do ácido cítrico são utilizados em reações denominadas catapleróticas. Essas reações visam à gliconeogênese, à síntese de ácidos graxos e à biossíntese de aminoácidos.[6,24]

No caso da gliconeogênese, processo que ocorre quando não há disponibilidade de glicose na alimentação, ou quando as reservas de glicogênio estão exauridas, precursores, como lactato, piruvato, intermediários do ciclo do ácido cítrico e alguns aminoácidos, são convertidos em oxaloacetato. Os únicos aminoácidos que não podem ser convertidos em oxaloacetato são a lisina e a leucina, já que são convertidas em acetil-CoA. Pelo mesmo motivo, ácidos graxos não podem ser substratos para a gliconeogênese.[6,24]

O oxaloacetato a ser utilizado na gliconeogênese é convertido em malato ou em aspartato. A conversão é necessária, já que o ciclo do ácido cítrico ocorre na mitocôndria e o oxaloacetato deve ser transportado até o citoplasma, onde ocorrem as reações da gliconeogênese.[6,24]

A síntese de ácidos graxos necessita de acetil-CoA, que é produzida pela quebra do citrato, em reação catalisada pela ATP-citrato-liase.

No caso da biossíntese de aminoácidos, o oxaloacetato e o alfacetoglutarato são os reagentes para reações de aminação ou de transaminação.

A produção de intermediários do ciclo do ácido cítrico ocorre por reações anapleróticas, que estão relacionadas, principalmente, com o aumento nas concentrações de acetil-CoA. Assim, uma dessas reações é a produção de oxaloacetato a partir do piruvato, catalisada pela piruvato-carboxilase.[6,24]

O ciclo do ácido cítrico apresenta reações que estão relacionadas à cadeia transportadora de elétrons e à fosforilação oxidativa, estabelecendo um elo entre a energia química dos alimentos e o ATP.[6]

Fosforilação oxidativa

A energia presente nas ligações covalentes das moléculas dos alimentos é convertida em um fluxo de elétrons que são transportados por carreadores gerados durante a glicólise e o ciclo do ácido cítrico, como a NADH e a $FADH_2$. Esses carreadores transferem elétrons para outras moléculas e, finalmente, para o oxigênio, que é reduzido em água.

As reações da cadeia transportadora de elétrons ocorrem na membrana mitocondrial interna e envolvem quatro complexos de proteínas. Esses complexos proteicos apresentam moléculas com diferentes potenciais de redução-padrão. Assim, os elétrons são transferidos de compostos com menor potencial de redução-padrão para aqueles que apresentam maior potencial de redução-padrão.[6,24]

Desse modo, basicamente, os elétrons são transferidos da NADH para o complexo 1, que, por sua vez, transfere os elétrons para a coenzima Q (CoQ, ubiquinona ou Q). Esta é um composto solúvel em lipídios, com uma cadeia isoprenoide. Quando recebe um elétron, forma o radical semiquinona (-QH), e quando recebe dois elétrons, forma o ubiquinol (QH$_2$). O QH$_2$ transfere os elétrons para o complexo 3, que, por sua vez, transfere-os para os citocromos. Estes são proteínas que apresentam grupos prostéticos heme. Finalmente, o complexo 4 recebe os elétrons dos citocromos. A FADH$_2$, produzida no ciclo do ácido cítrico, faz parte do complexo 2, que transfere elétrons para a Q (Figura 4.12).[6,24]

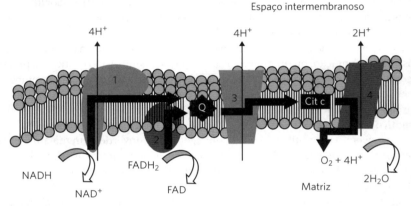

Figura 4.12 Complexos de proteínas da cadeia transportadora de elétrons. NADH e FADH$_2$ transferem seus elétrons para proteínas presentes nos complexos enzimáticos 1 e 2, respectivamente. Esses elétrons são transportados pela coenzima Q até o complexo 3, e então transferidos para o citocromo c. Do citocromo c os elétrons são transferidos para o oxigênio, no complexo 4. O transporte concomitante de prótons ocorre da matriz para o espaço intermembranoso, pelos complexos 1, 3 e 4.
Fonte: adaptada de Alberts et al.[2] e Nelson e Cox.[24]

O complexo 1, denominado NADH-coenzima Q oxirredutase, transfere elétrons da NADH para a Q. Apresenta 42 ou 43 unidades polipeptídicas, uma molécula de FMN e sete ou oito grupos ferro-enxofre, que podem sofrer oxidação ou redução de um elétron. Estudos com microscopia eletrônica na mitocôndria da *Thermus thermophilus* revelaram que o complexo 1 tem a forma em L, sendo um dos braços imerso na membrana mitocondrial interna e outro projetado para a matriz.[34]

O braço do complexo 1 que se projeta para a matriz contém a FMN e os grupos ferro-enxofre. A primeira reação que ocorre nesse local é a transferência de dois elétrons da NADH para a FMN, produzindo a forma reduzida FMNH$_2$. Em seguida, os elétrons são transferidos para os grupos ferro-enxofre. No complexo 1 existem dois tipos de grupos ferro-enxofre: o constituído por dois átomos de ferro ligados a dois sulfetos inorgânicos e quatro cisteínas, representado por 2Fe-2S, e o grupo com quatro átomos de ferro ligados a quatro sulfetos inorgânicos e quatro cisteínas, representado por 4Fe-4S.[34]

Após a transferência dos elétrons da FMNH$_2$ para os complexos ferro-enxofre, estes são recebidos pela coenzima Q. Os mecanismos que envolvem essa transferência ainda

PRODUÇÃO DE ENERGIA

estão sendo objeto de pesquisas, embora já tenha sido descrito que esse processo está acoplado com o deslocamento de quatro H^+ da matriz mitocondrial para o espaço intramembranoso. Assim, a equação global que representa o processo é:

$$NADH + 5H^+_{matriz} + Q \rightarrow NAD^+ + QH_2 + 4H^+_{espaço\ intermembranoso}$$

Mecanismos que envolvem a mudança de conformação do complexo 1 foram sugeridos para explicar essa transferência de prótons e elétrons. Dessa forma, o braço do complexo 1, imerso na membrana mitocondrial, apresentaria elementos estruturais que atuariam como elemento de conexão, coordenando mudanças conformacionais.[12]

O QH_2 pode se difundir pela membrana interna da mitocôndria e sofrer oxidação no complexo 3, retornando à forma de Q.[6]

O complexo 2 é o da succinato desidrogenase, que, nas reações do ciclo do ácido cítrico, catalisa a oxidação do succinato em fumarato, com a produção de uma molécula de $FADH_2$. Assim, o complexo 2 apresenta uma FAD, três grupos 2Fe-2S, além de um sítio de ligação para o succinato. Dessa forma, os elétrons são transferidos durante a oxidação do succinato para a FAD, formando $FADH_2$. Em seguida, os elétrons são transferidos da $FADH_2$ para as proteínas ferro-enxofre, e destas para a coenzima Q. Como não há transporte de prótons, menos ATP é formado na oxidação da $FADH_2$, quando comparado a $NADH_2$.[6]

Além dos complexos 1 e 2, existem outras vias que transferem elétrons para a Q. Assim, no metabolismo lipídico, mais precisamente durante a betaoxidação, a enzima acil-CoA desidrogenase reduz a FAD. Os elétrons da $FADH_2$ são, então, transferidos pela flavoproteína transferidora de elétrons para a ubiquinona oxidorredutase, que, por fim, cede um elétron e meio para a Q. No metabolismo de triacilgliceróis ocorre a formação de glicerol-3-fosfato, que é oxidado em di-hidroxicetona fosfato pela glicerol-3-fosfato-desidrogenase. Nesse caso, os elétrons passam da FAD diretamente para a Q.[6]

O complexo 3, denominado complexo dos citocromos bc$_1$ ou ubiquinona citocromo c-oxidorredutase, transfere elétrons do QH_2 para o citocromo c. Nesse processo, ocorre a formação de um gradiente de prótons através da membrana mitocondrial interna.[6]

O processo de transferência de elétrons da Q ao citocromo c com transporte de prótons pela membrana é denominado ciclo Q. Assim, o complexo 3 apresenta dois sítios catalíticos: um para oxidação da QH_2, localizado na superfície externa da membrana, e outro, distinto, para a redução da Q, presente na face interna da membrana mitocondrial. Dessa forma, a QH_2 transfere um elétron para as proteínas ferro-enxofre e, consequentemente, para o citocromo c, formando QH. Um próton é liberado no espaço intermembranoso.[6]

O QH participa de um processo cíclico, convertendo-se na forma oxidada Q, por transferência de seu elétron para o citocromo b, e liberando outro próton para o espaço intermembranoso. Q migra para o sítio catalítico presente na face interna da membrana mitocondrial, onde recebe um elétron do citocromo b e reage com H^+ da matriz, formando QH.[6]

Outra molécula de QH_2 realiza a mesma sequência de reações, porém, quando forma Q, este deixa o complexo 3, retornando à membrana mitocondrial. O elétron envolvido nesse processo é doado pelo citocromo b para a QH formada anteriormente. Com a adição de H^+ da matriz mitocondrial, ocorre a regeneração da QH_2. A redução de um segundo citocromo c promove a liberação de $2H^+$, o consumo de outro H^+ da matriz e a formação de Q.[6]

O complexo 4, ou citocromo oxidase, é o local das etapas finais do transporte de elétrons em que o citocromo c transfere elétrons para o oxigênio. Contém os citocromos a e a3, assim como dois íons cobre, que estão envolvidos no processo de transporte de elétrons. Os íons cobre são aceptores de elétrons intermediários entre os citocromos do tipo a:

$$\text{citocromo c} \rightarrow \text{citocromo a} \rightarrow Cu^{2+} \rightarrow \text{citocromo a}_3 \rightarrow O_2$$

Os citocromos do tipo a formam o complexo da citocromo oxidase, que é oxidado pelo oxigênio, que, por sua vez, é reduzido a água.[6]

As reações de oxidação que liberam energia dão origem a um fluxo de prótons pela membrana mitocondrial interna, produzindo um gradiente de pH. Além disso, ocorre uma diferença de potencial elétrico, originada pela diferença de concentração de íons nos lados interno e externo da membrana. Essa diferença existe porque as diversas proteínas transportadoras de elétrons na cadeia respiratória não estão orientadas simetricamente em relação aos dois lados da membrana mitocondrial interna e também apresentam diferenças nas reações que ocorrem na região da matriz e no espaço intermembranas. A energia eletroquímica, em razão dessa diferença de potencial elétrico na membrana, é convertida em energia química, presente nas ligações fosfato do ATP.

Síntese de ATP

Vários mecanismos foram propostos para explicar o acoplamento de transporte de elétrons e a produção de ATP. Entre eles, destacam-se as hipóteses do acoplamento químico e a quimiosmótica.[25]

A hipótese do acoplamento químico sugeria que o ATP seria formado a partir do ADP e fosfato, como resultado final de uma sequência de reações consecutivas que seriam catalisadas por enzimas com intermediários comuns. Assim, a transferência de elétrons de um carreador para outro resultaria na formação de uma ligação covalente de alta energia, sendo precursora da ligação fosfato do ATP. Porém, os intermediários hipotéticos de alta energia não foram detectados. Além disso, a hipótese do acoplamento químico não explica por que a cadeia transportadora de elétrons ocorre apenas em preparações que contêm membranas mitocondriais intactas.[25]

O mecanismo denominado quimiosmótico foi proposto por Peter Mitchell, em 1961, e postula que a membrana mitocondrial é essencial para a síntese do ATP. A hipótese está fundamentada na diferença de concentração de prótons entre o espaço intermembranoso e a matriz mitocondrial, já que a adição de ácidos (fontes de prótons) em uma preparação com membranas mitocondriais intactas produz ATP. Estudos observaram que mitocôndrias isoladas em uma solução contendo ADP + Pi e succinato produzem ATP. Assim, a energia da oxidação do substrato (no caso, succinato) dirige a síntese de ATP. Estudos que utilizavam inibidores, como o cianeto e a antimicina A, que bloqueiam o transporte de elétrons para o oxigênio, indicaram que tais compostos também inibem a síntese de ATP. Da mesma forma, a inibição da síntese de ATP inibe o transporte de elétrons. Assim, ocorre acoplamento obrigatório entre o transporte de elétrons e a síntese de ATP.[23]

A ATP sintase, ou complexo 4, consiste em uma enzima que pode sintetizar ATP utilizando uma força "próton-motiva" através da membrana mitocondrial interna e ainda pode hidrolisar ATP para bombear prótons contra um gradiente eletroquímico. Consiste em 16 proteínas diferentes e está dividida em dois componentes, um denominado F0, presente na membrana e que contém um canal de prótons, e outro, denominado F1, que está orientado para a matriz mitocondrial, que apresenta funções catalíticas (Figura 4.13).[25]

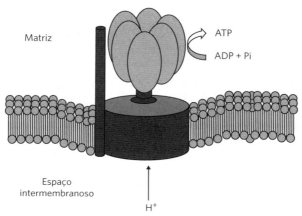

Figura 4.13 ATP sintase. A enzima é constituída por um componente integral da membrana interna da mitocôndria (F0), que é o canal iônico que permite a transferência de H⁺ do espaço intermembranoso para a matriz e uma porção periférica (F1) acoplada ao F0. A porção F1 apresenta os sítios ativos que se ligam ao ADP e ao Pi para a síntese de ATP.
Fonte: adaptada de Nelson e Cox.[24]

O componente F1 consiste em uma haste com duas estruturas paralelas, denominadas rotor e dínamo. Apresenta cinco diferentes subunidades: alfa, beta, gama, delta e épsilon, que estão presentes na estequiometria 3:3:1:1:1. As subunidades alfa e beta são homólogas, mas somente a beta apresenta atividade catalítica. Existem, ainda, mais três sítios ativos com componentes catalíticos, que podem assumir um estado distinto de forma cíclica, no qual podem permanecer sem nenhuma ligação com substrato, ou ligados ao ADP e ao fosfato e, por fim, ligados fortemente ao ATP.[7]

A estrutura cristalina da porção F1 da ATP sintase demonstra uma assimetria intrínseca,[1] e a interação entre as subunidades gama e beta apresenta papel fundamental para o modelo da catálise rotacional.[28]

O modelo da catálise rotacional da ATP sintase sugere que os sítios ativos da F1 giram, catalisando a síntese de ATP. O mecanismo proposto por Boyer[6] é o seguinte:

- A subunidade beta se liga ao ADP e ao Pi.
- A subunidade beta, como resultado da ligação ao ADP e ao Pi, muda de conformação, permanecendo em equilíbrio, ligada ao ADP e ao Pi e, também, ao ATP recém-formado.
- A subunidade beta muda novamente de conformação, liberando o ATP.
- Um novo ciclo tem início, com a subunidade beta se ligando novamente ao ADP e ao Pi.

As mudanças de conformação da subunidade beta necessárias para a síntese do ATP são possíveis por causa da passagem de H^+ pela porção F0 da ATP sintase. A passagem de H^+ provoca um movimento de rotação das subunidades c da F0 e gama da F1. A cada 120° de rotação, a subunidade gama interage com uma subunidade beta, estimulando sua ligação ao ADP e ao Pi e dando início a um ciclo de síntese do ATP. Como na F1 existem três subunidades beta, quando uma delas se liga ao ADP e ao Pi, a outra está no equilíbrio ADP + Pi e ATP, e a seguinte está liberando ATP. Assim, em cada rotação completa, são formadas três moléculas de ATP. Existem evidências de que a ATP sintase pode girar em dois sentidos: um no qual produz ATP e outro no qual hidrolisa ATP.[28]

A equação geral para a produção de ATP é:

$$ADP + Pi + x\,\frac{1}{2}\,O_2 + xH^+ + xNADH \rightarrow ATP + xH_2O + xNAD^+$$

Em que x é a razão P/O que representa os equivalentes de ADP que são fosforilados em ATP em relação à captação de oxigênio. O valor mais aceito para a quantidade de H^+ necessária para sintetizar uma molécula de ATP é 4. Para cada par de elétrons do NADH, são bombeados 10 H^+ para fora da matriz mitocondrial. Assim, a razão P/O é de 2,5 para a NADH. Para cada par de elétrons transferidos da $FADH_2$, são bombeados 6 H^+ e, assim, a razão P/O é de 1,5.[6,24]

Dessa forma, a oxidação completa de uma molécula de glicose produz 32 ATP, sendo a glicólise responsável pela produção de dois ATP e dois NADH; o complexo da piruvato desidrogenase produz dois NADH e o ciclo do ácido cítrico produz seis NADH, dois $FADH_2$ e dois ATP. A oxidação completa de uma molécula de ácido palmítico, um ácido graxo com 16 carbonos, fornece 108 ATP.

O complexo 1, como discutido, transfere elétrons da NADH para a coenzima Q. Porém, a membrana mitocondrial interna é impermeável à NADH, de modo que é necessário que sistemas de lançadeiras transportem os equivalentes redutores da NADH por uma via indireta para o interior da mitocôndria. Assim, na lançadeira malato-aspartato, equivalentes redutores da NADH são transferidos ao oxaloacetato, por ação da malato desidrogenase presente no citosol, produzindo malato. O malato formado consegue ser transferido para a matriz mitocondrial por meio do transportador malato alfacetoglutarato. Por ação da malato desidrogenase presente na matriz mitocondrial, ocorre a formação de NADH, que pode transferir seus elétrons para a coenzima Q. Outros tecidos, como o muscular e o nervoso, utilizam a lançadeira glicerol-3-fosfato, que cede os equivalentes redutores para o complexo 3 em vez do complexo 1.[6,24s]

CONTROLE DA PRODUÇÃO DE ENERGIA

A manutenção da homeostase necessita de constante coordenação entre a atividade celular, a disponibilidade de nutrientes e a regulação dos processos de transdução de energia. Assim, sistemas de sinalização que são sensíveis às concentrações de nutrientes (glicose e aminoácidos), assim como à quantidade de energia disponível (ATP, ADP e AMP e também fosfocreatina), ativam efetores celulares, como quinases e fatores de transcrição.[4]

PRODUÇÃO DE ENERGIA

As proteínas quinases ativadas por AMP (AMPK) são reguladas por alterações da razão AMP/ATP, que é definida pela produção e consumo de ATP. Quando ativadas pelo AMP, as AMPK iniciam uma cascata de fosforilação que estimula vias catabólicas que produzem ATP (p. ex., glicólise) e inativa vias catabólicas que consomem ATP (p. ex., processo de síntese de proteínas).[4]

As AMPK podem induzir a p53, que está envolvida em diversas funções celulares, como o reparo do DNA e a indução da apoptose, tanto por aumento na transcrição do *TP53* (gene humano que codifica a p53) quanto pela fosforilação da proteína. A p53 pode inibir a expressão de transportadores de glicose (GLUT1 e GLUT3) e reduzir as concentrações de fosfoglicerato mutase, ocasionando o aumento na expressão de *TIGAR* (do inglês *TP53-induced glycolysis and apoptosis regulator*). Esse gene, quando ativado, inibe a glicólise.[5,30]

A restrição à glicólise é acompanhada pela capacidade do p53 em auxiliar a fosforilação oxidativa. Assim, o p53 ativa a transcrição de proteínas do complexo 3 da cadeia transportadora de elétrons, como a citocromo c oxidase 2.[21]

Recentemente, descobriu-se no músculo esquelético de camundongos que as AMPK ativam a sirtuína 1 (SIRT1), a qual está envolvida em processos de desacetilação de proteínas. Assim, um dos alvos da SIRT1, o fator de transcrição FOXO (do inglês *forkhead box O*), na isoforma FOXO1, apresenta atividade aumentada. Este confere às células, principalmente aos hepatócitos, sensibilidade à produção de glicose. Assim, o FOXO1 promove a gliconeogênese, aumentando a expressão de genes que codificam enzimas como a glicose-6-fosfatase e a fosfoenolpiruvato carboxinase. A atividade do FOXO1 é inibida pela insulina, por meio da ativação da via de sinalização celular PI3K/AKT (do inglês *phosphoinositide-3 kinase/serine-threonine kinase*), que resulta em sua fosforilação.[15]

Existem quatro níveis diferentes na regulação da fosforilação oxidativa. O primeiro envolve a modulação direta dos parâmetros cinéticos da cadeia respiratória por meio da expressão de isoformas de enzimas que podem catalisar com maior eficiência as reações do complexo 4. Nesse nível de regulação, podem ocorrer modificações pós-traducionais, como fosforilação ou nitrosilação das enzimas presentes na cadeia de transporte de elétrons,[4] ou, ainda, indução pelo íon cálcio de quatro desidrogenases mitocondriais: a FAD-glicerol-3-fosfato desidrogenase, a piruvato desidrogenase fosfatase, a NAD-isocitrato desidrogenase e a oxaloglutarato oxidase. Essas enzimas estão envolvidas na indução da fosforilação oxidativa pelo aumento da disponibilidade de NADH para a cadeia transportadora de elétrons.[17]

O segundo nível de regulação da fosforilação oxidativa envolve a disponibilidade de oxigênio e a transferência de prótons na ATP sintase. A fosforilação oxidativa ocorre de forma mais eficiente em condições com concentrações reduzidas de oxigênio em comparação com a sua saturação. Isso ocorre porque essa situação reduz a produção de espécies reativas de oxigênio. Essas espécies podem provocar danos na membrana mitocondrial, o que resulta no vazamento de prótons, reduzindo a eficiência da produção de ATP.[4]

O terceiro nível de regulação da fosforilação oxidativa pode, ainda, depender da morfologia das mitocôndrias. Estas podem se fundir uma à outra ou sofrer fissão (divisão binária). Foi verificado que situações de estresse celular promovem a fusão mitocondrial, que ocorre para que uma mitocôndria intacta complemente a porção danificada da outra. Esse evento é acompanhado por produção elevada de ATP, que está relacionada ao estímulo combinado da glicólise com a fosforilação oxidativa. Ainda nesse sentido, a fusão mitocondrial poderia promover o aumento da matriz e das membranas mitocondriais e, dessa forma, expandir o espaço para a difusão de metabólitos energéticos.[29]

O último nível envolve o microambiente mitocondrial. Assim, a disponibilidade de substratos para a produção de energia (NADH, H^+ e ADP), bem como a presença de fármacos podem modular a fosforilação oxidativa.[4]

Dessa maneira, a caracterização das proteínas envolvidas no controle do processo de produção de energia pode fornecer fundamentos para o desenvolvimento de estratégias nutricionais ou farmacológicas, para a redução do risco ou para o tratamento de doenças que estão relacionadas com o metabolismo energético, como a obesidade e o diabetes.

CONSIDERAÇÕES FINAIS

Células e organismos apresentam a necessidade de realização de trabalho para que possam permanecer vivos, crescer e se reproduzir. A capacidade de aproveitar a energia e direcioná-la para o trabalho biológico é uma propriedade fundamental de todos os organismos vivos, a qual, provavelmente, foi adquirida muito cedo na evolução celular. A variedade imensa de reações realizadas na conversão de uma forma de energia em outra é de extrema importância na síntese de moléculas altamente complexas a partir de precursores mais simples, bem como para a conversão dessa energia em gradientes elétricos e de concentração, em movimento e em calor. Os mecanismos bioquímicos que são a base da conversão de energia vêm sendo desvendados. As conversões biológicas da energia são regidas pelas mesmas leis físicas de todos os outros processos naturais. Assim, é essencial que estudantes de bioquímica compreendam tais leis e de que forma elas se aplicam ao estudo da nutrição humana.

REFERÊNCIAS

1. Abrahams JP, Leslie AG, Lutter R, Walker JE. Structure at 2.8. A resolution of F1-ATPase from bovine heart mitochondria. Nature. 1994;370(6491):621-8.
2. Alberts B, Johnson A, Lewis J, Raff M, Roberts K, Walter P. Molecular biology of the cell. 5. ed. New York: Garland Science; 2008. p. 1548.
3. Arabi AA, Matta CF. Where is electronic energy stored in adenosine triphosphate? J Phys Chem. 2009;113(14):3360-8.
4. Benard G, Bellance N, Jose C, Melser S, Nouette-Gaulain K, Rossignol R. Multi-site control and regulation of mitochondrial energy production. Biochim Biophys Acta. 2010;1797(6-7):698-709.
5. Bensaad K, Tsuruta A, Selak MA, Vidal MN, Nakano K, Bartrons R et al. TIGAR, a p53-inducible regulator of glycolysis and apoptosis. Cell. 2006;14(1):107-20.
6. Berg JM, Tymoczko JL, Stryer L. Biochemistry. 5. ed. New York: WH Freeman; 2012. p. 1120.
7. Boyer PD. The binding change mechanism for ATP synthase: some probabilities and possibilities. Biochim Biophys Acta. 1993;1140(3):215-50.
8. Boyer PD. The enzymes. 3. ed. New York: Academic; 1974. p. 807.
9. Bruice PY. Organic chemistry. 6. ed. Boston: Prentice Hall; 2011. p. 1263.
10. Davenport A, Sacks J. The acid hydrolysis of lactacidogen. J Biol Chem. 1928;79:469-77.

11. Davis BD. On the importance of being ionized. Arch Biochem Biophys. 1958;78(2):497-509.
12. Efremov RG, Sazanov LA. The coupling mechanism of respiratory complex I: a structural and evolutionary perspective. Biochim Biophys Acta. 2012;1817(10):1785-95.
13. Fiske CH, Subbarow Y. Phosphocreatine. J Biol Chem. 1929;81(3):629-79.
14. Fiske CH, Subbarow Y. The colorimetric determination of phosphorus. J Biol Chem. 1925;66(2):375-400.
15. Haeusler RA, Kaestner KH, Accili D. FoxOs function synergistically to promote glucose production. J Biol Chem. 2010;285(46):35245-8.
16. Hill TL, Morales MF. On "high energy phosphate bonds" of bio-chemical interesting. J Am Chem Soc. 1951;73:1656-60.
17. Jouaville LS, Pinton P, Bastianutto C, Rutter GA, Rizzuto R. Regulation of mitochondrial ATP synthesis by calcium: evidence for a long-term metabolic priming. Proc Nate Acad Sci USA. 1999;96(24):13807-12.
18. Kennedy EP, Lehninger AL. Oxidation of fatty acids and tricarboxylic acid cycle intermediates by isolated rat liver mitochondria. J Biol Chem. 1949;179(2):957-72.
19. Machado VG, Nome F. Compostos fosfatados ricos em energia. Química Nova. 1999;22(3):351-7.
20. MacLennan DH. Molecular tools to elucidate problems in excitation-contraction coupling. Biophys J. 1990;58(6):1355-65.
21. Matoba S, Kang JG, Patino WD, Wragg A, Boehm M, Gavrilova O et al. p53 regulates mitochondrial respiration. Science. 2006;312(5780):1650-3.
22. McFate T, Mohyeldin A, Lu H, Thakar J, Henriques J, Halim ND et al. Pyruvate dehydrogenase complex activity controls metabolic and malignant phenotype in cancer cells. J Biol Chem. 2008;283(33):22700-8.
23. Mitchell P. Coupling of phosphorylation to electron and hydrogen transfer by a chemi-osmotic type of mechanism. Nature. 1961;191:144-8.
24. Nelson DL, Cox MM. Lehninger principles of biochemistry. 4. ed. New York: Freeman and Company; 2005. p. 1202.
25. Pedersen PL, Amzel M. ATP synthases. J Biol Chem. 1993;268(14):9937-40.
26. Prebble JN. The discovery of oxidative phosphorylation: a conceptual off-shoot from the study of glycolysis. Stud Hist Philos Biol Biomed Sci. 2010;41(3):253-62.
27. Rardin MJ, Wiley SE, Naviaux RK, Murph AN, Dixon JE. Monitoring phosphorylation of the pyruvate dehydrogenase complex. Anal Biochem. 2009;389(2):157-64.
28. Saraste M. Oxidative phosphorylation at the fin de siècle. Science. 1999;283(5407):1488-93.
29. Tondera D, Grandemange S, Jourdain A, Karbowiski M, Mattenberger Y, Herzig S et al. SLP-2 is required for stress-induced mitochondrial hyperfusion. EMBO J. 2009;28(11):1589-600.
30. Vousden KH, Ryan KM. p53 and metabolism. Nature Rev Cancer. 2009;9(10):691-700.
31. Whestheimer FH. Why nature chose phosphates. Science. 1987;235(4793):1173-8.
32. Wilson BA, Schisler JC, Willis MS. Sir Hans Adolf Krebs: architect of metabolic cycles. Labmedicine. 2010;6:377-80.
33. Zhou ZH, McCarthy DB, O'Connor CM, Reed LJ, Stoops JK. The remarkable structural and functional organization of the eukaryotic pyruvate dehydrogenase complexes. Proc Nath Acad Sci U S.A. 2001;98(26):14802-7.
34. Zickermann V, Kerscher S, Zwicker K, Tocilescu MA, Radermacher M, Brandt U. Architecture of complex I and its implications for electron transfer and proton pumping. Biochim Biophys Acta. 2009;1787(6):574-83.

5

Fibra alimentar

ELIZABETE WENZEL DE MENEZES
ELIANA BISTRICHE GIUNTINI

INTRODUÇÃO

Nas últimas décadas, houve grande avanço quanto ao conhecimento científico sobre os efeitos fisiológicos dos diferentes compostos presentes na fibra alimentar (FA), culminando no surgimento dos prebióticos – em razão do perfil de fermentabilidade de substâncias específicas e de sua interação com a microbiota colônica –, bem como na informação sobre a eficácia da FA na redução do risco de doenças crônicas não transmissíveis (DCNT). A FA é o principal ingrediente utilizado em alimentos funcionais.

DEFINIÇÃO

A definição de FA vem sendo continuamente modificada, ocorrendo o mesmo com os métodos analíticos para sua quantificação. A FA pode ser definida tanto por seus atributos fisiológicos como pelos químicos. Até o início da década de 1970, conheciam-se apenas a celulose, a hemicelulose e a lignina, fração denominada fibra bruta, importante para o funcionamento intestinal e de valor energético nulo. Em meados dessa década, Trowell[63] criou uma definição de natureza essencialmente nutricional, que foi utilizada por longo tempo: "A FA é constituída principalmente de polissacarídeos não amido das plantas, e de lignina, que são resistentes à hidrólise pelas enzimas digestivas humanas". Essa definição passou a incluir outros componentes, além dos que já compunham a fibra bruta.

Os primeiros processos químicos para quantificação de polissacarídeos não amido extraíam diferentes frações de fibra a partir do controle do pH das soluções. Nesse contexto, surgiram os termos solúvel e insolúvel. Essas denominações proporcionavam classificação simples e útil para a FA, com diferentes propriedades fisiológicas, conforme entendimento na época. Eram consideradas fibras solúveis aquelas que afetavam principalmente a absorção de glicose e de lipídios, por sua capacidade de formar soluções viscosas e géis (p. ex., pectinas e betaglicanos). Já as fibras com maior influência sobre o

FIBRA ALIMENTAR

funcionamento intestinal eram chamadas de insolúveis (p. ex., celulose e lignina). Atualmente, considera-se inadequada essa distinção fisiológica de forma simplificada, porque determinados tipos de fibra insolúvel são rapidamente fermentados, e alguns tipos de fibra solúvel não afetam a absorção de glicose e de lipídios.[27] Dessa forma, a Food and Agriculture Organization (FAO) e a World Health Organization (WHO)[20] recomendaram que os termos fibra solúvel e insolúvel não deveriam mais ser empregados por induzirem a erros de interpretação.

Os avanços nas pesquisas sobre as propriedades dos diversos componentes da FA e de seus efeitos fisiológicos promoveram muitas discussões sobre atualização do conceito e da metodologia analítica, até que em 2008 e 2009 a Codex Alimentarius Commission (CAC)[11,12] recomendou uma definição considerando efeitos fisiológicos e também a natureza química, em função da interdependência entre definição e métodos analíticos que quantifiquem todos os componentes da FA:

FA é constituída de polímeros de carboidratos* com dez ou mais unidades monoméricas**, que não são hidrolisados pelas enzimas endógenas no intestino delgado, e que podem pertencer a três categorias:

1. Polímeros de carboidratos comestíveis que ocorrem naturalmente nos alimentos na forma como são consumidos.
2. Polímeros de carboidratos obtidos de material cru por meios físico, químico ou enzimático e que tenham efeito fisiológico benéfico comprovado sobre a saúde humana, de acordo com evidências científicas propostas e aceitas por autoridades competentes.
3. Polímeros de carboidratos sintéticos que tenham efeito fisiológico benéfico comprovado sobre a saúde humana, de acordo com evidências científicas propostas e aceitas por autoridades competentes.

A CAC não inclui nessa definição os compostos com menos de dez unidades monoméricas, deixando a decisão da inclusão desses componentes às autoridades sanitárias de cada país. Isso pode comprometer o entendimento e a escolha dos consumidores em busca de uma alimentação saudável e também afetar relações comerciais no mundo globalizado, pois não haveria harmonização da informação nutricional dos produtos de importação/exportação. Em função disso, Menezes et al.[36], em 2013, elaboraram uma revisão de publicações científicas, de 2009 a 2011, com a finalidade de demonstrar a importância de incluir os carboidratos com três a nove unidades monoméricas na definição, uma vez que apresentam os mesmos benefícios fisiológicos dos polímeros maiores.

A CAC[12] recomenda métodos analíticos para quantificação de FA, os quais podem analisar a FA como um todo ou os componentes específicos. Para aqueles que analisam a FA como um todo, é importante a seleção correta do método em função do tipo de FA

---

* Quando derivada de plantas, a FA pode incluir frações de lignina e/ou outros compostos associados aos polissacarídeos na parede celular. Esses compostos também podem ser quantificados por método(s) específico(s) para FA. Entretanto, tais compostos não estão incluídos na definição de FA se forem extraídos e reintroduzidos nos alimentos.

** A decisão sobre a inclusão de carboidratos com três a nove unidades monoméricas na definição de FA deve ser tomada pelas autoridades nacionais.

presente no alimento. Por exemplo, o conteúdo de FA em frutas brasileiras (atemoia, ameixa e jaca) com teor elevado de frutanos, analisado pelo método AOAC 2011.25, foi superior ao analisado pelo método tradicional (AOAC 991.43); já para o coco, foi igual. O uso do método AOAC 2011.25, embora envolva equipamentos de custo alto, é relevante para frutas com conteúdo elevado de carboidratos de baixo peso molecular, uma vez que proporciona resultados mais exatos.[60]

COMPONENTES, PROPRIEDADES FÍSICO-QUÍMICAS, EFEITOS NO ORGANISMO, PREBIÓTICOS E MODULAÇÃO DA MICROBIOTA INTESTINAL

Componentes

A FA inclui polissacarídeos, oligossacarídeos, lignina e substâncias associadas às plantas, que são resistentes à digestão e à absorção no intestino delgado humano. Alguns desses componentes são descritos a seguir.

Celulose

Esse polissacarídeo linear é composto de até 10 mil unidades de glicose por molécula e é o principal componente da parede celular dos vegetais, por isso é considerado estrutural (Figura 5.1); várias moléculas compactadas formam longas fibras resistentes à digestão pelas enzimas do sistema digestório. Em razão de sua estrutura cristalina, é insolúvel tanto em meio alcalino quanto em água. A celulose apresenta capacidade de retenção de água; cada grama de celulose pode reter 0,4 g de água no intestino grosso. Embora essa quantidade seja considerada modesta em relação a outros componentes mais viscosos, contribui para tornar o bolo fecal mais pastoso, o que facilita a evacuação. A celulose está presente principalmente nos cereais, nas hortaliças e nas frutas.[2,27] A celulose modificada e os derivados da celulose são utilizados como ingredientes alimentares; essas modificações podem ser físicas (p. ex., celulose em pó e celulose microcristalina) ou químicas (p. ex., hidroxipropilmetilcelulose, metil ou carboximetilcelulose). Esses produtos têm alta solubilidade e formam soluções viscosas decorrentes de alterações na estrutura cristalina. Forma, tamanho de partícula e capacidade de retenção de água são fatores determinantes das propriedades e da funcionalidade dessas celuloses.[10]

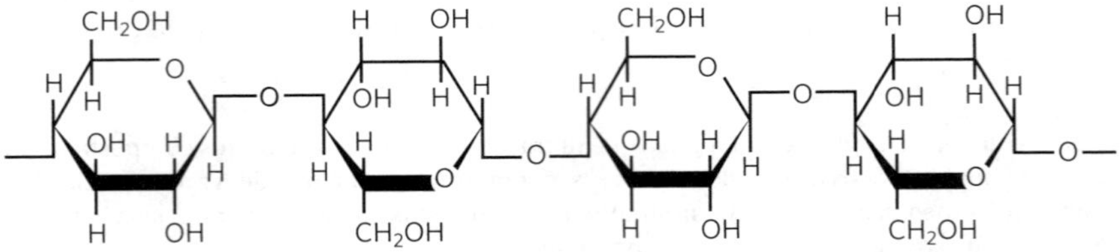

Figura 5.1 Estrutura da celulose.

Hemicelulose

A hemicelulose é formada por outros açúcares além da glicose e está associada à celulose na parede celular. Moléculas lineares ou ramificadas com 50 a 200 unidades de pentoses, além de unidades de hexoses, formam a hemicelulose (Figura 5.2). Existem mais de 250 tipos desses polissacarídeos, que podem estar na forma solúvel ou insolúvel. Assim como a celulose, a hemicelulose é uma fibra de característica estrutural e tem a capacidade de retenção de água e de cátions; pode ser encontrada em frutas, hortaliças, leguminosas e castanhas.[2,27]

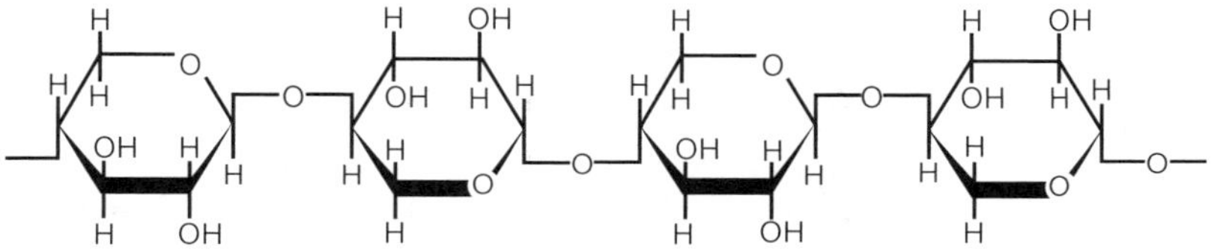

Figura 5.2   Estrutura da hemicelulose (xilano).

Betaglicanos

Os betaglicanos são polímeros de glicose com ligações variáveis entre as unidades, que possuem estrutura linear e são menores que a celulose; são solúveis em água e em bases diluídas e formam soluções viscosas e géis (Figura 5.3). O aquecimento diminui a viscosidade, que se reverte com o resfriamento; essas propriedades dos betaglicanos permitem que sejam utilizados na elaboração de produtos industrializados, como es-pessantes em bebidas lácteas, sopas, molhos, sorvetes, e também como substitutos de gorduras; dessa forma, têm grande aplicação do ponto de vista industrial.[10] Os betagli-canos são componentes estruturais da parede celular de fungos, de leveduras, de alguns cereais e de gramíneas, sendo encontrados, principalmente, em aveia e cevada e seus derivados. Os betaglicanos têm despertado interesse por sua capacidade de retardar ou reduzir a absorção de nutrientes. Dentre os produtos elaborados a partir da aveia no Brasil, o farelo de aveia apresenta maior concentração de betaglicanos.[16]

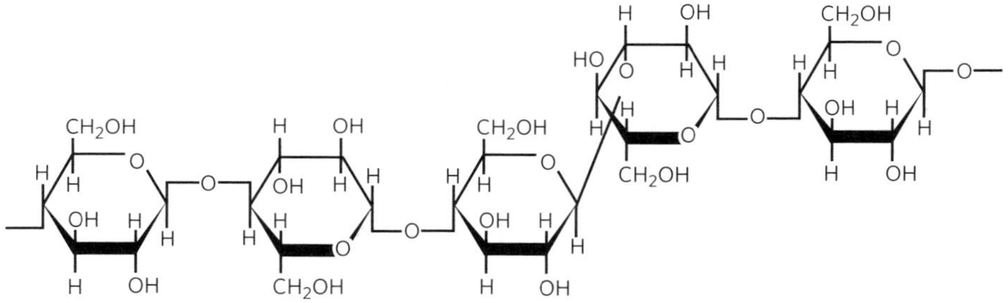

Figura 5.3   Estrutura de um betaglicano.

Pectinas

As pectinas são polissacarídeos estruturais de cadeias de ácido galacturônico e unidades de ramnose, pentose e hexose (Figura 5.4); são solúveis em água quente e formam géis depois do resfriamento, por isso são usadas como espessantes em alimentos. São fermentadas no cólon, mas não em sua totalidade, restando menos de 5% nas fezes; têm capacidade de retenção de água, de cátions e de material orgânico, como a bile. Estão presentes principalmente nas paredes celulares de frutas e hortaliças, mas também podem ser encontradas em leguminosas e castanhas.[2,27] Diferentes tipos de pectinas são obtidos de frutas (p. ex., maçã e casca de cítricos).[10]

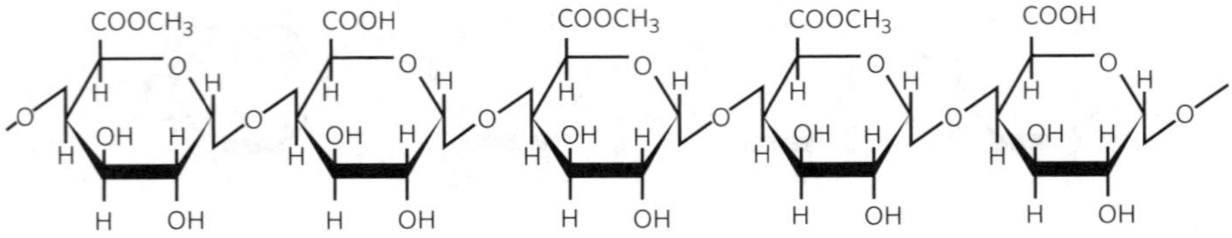

Figura 5.4 Estrutura de uma pectina.

Gomas e mucilagens

Esse grupo compreende polissacarídeos hidrocoloides viscosos, provenientes de exsudatos de vegetais, de sementes e de extratos de algas, mas que não fazem parte da parede celular. As mucilagens estão presentes nas células externas de alguns tipos de sementes. Ambas são utilizadas como espessantes, geleificantes, estabilizantes e emulsificantes; no intestino, podem reter ácidos biliares e outros materiais orgânicos.[2,10,27] A Figura 5.5 ilustra a estrutura parcial da goma xantana.

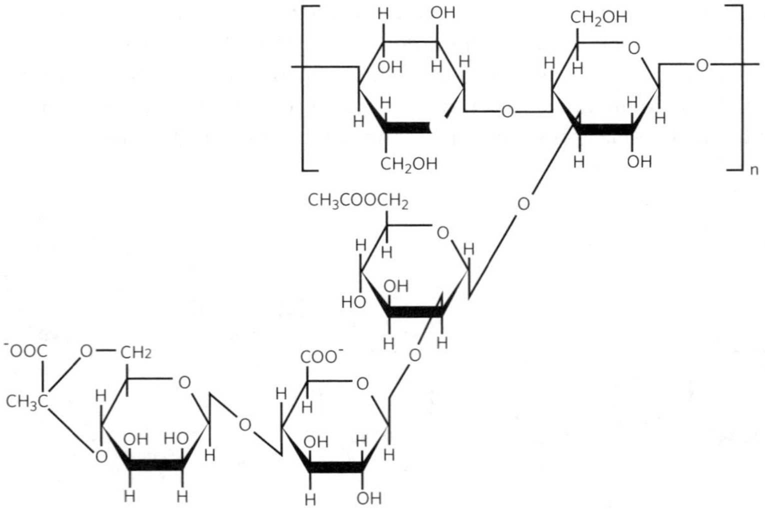

Figura 5.5 Estrutura da goma xantana.

Frutanos

Os frutanos são carboidratos de reserva, naturalmente presentes em inúmeras espécies vegetais, como cereais (trigo, centeio, cevada e aveia), raízes tuberosas (*yacón* e chicória), bulbos (alho, alho-poró e cebola), frutas (banana, maçã, pera e ameixa) e hortaliças (tomate, almeirão, aspargo, alcachofra e cebolinha). São polímeros formados por duas a 70 unidades monoméricas de frutose; os fruto-oligossacarídeos (FOS) ou oligofrutose têm grau de polimerização (GP) menor que dez, enquanto a inulina (Figura 5.6), mistura de oligômeros e polímeros, tem GP maior que dez (mas variando entre dois e 70). A inulina tem solubilidade moderada em água e baixa viscosidade, e é extraída industrialmente da raiz da chicória (*Cichorium untybus*). Os FOS são produzidos por hidrólise enzimática parcial da inulina.[21] Os frutanos são altamente fermentáveis e apresentam propriedades prebióticas, além das tradicionais de FA.[21,23,46]

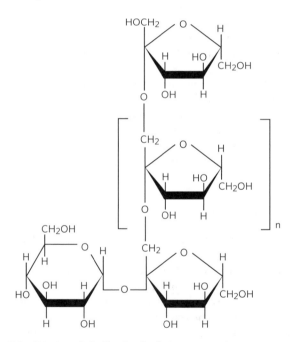

Figura 5.6 Estrutura da inulina (a oligofrutose apresenta a mesma estrutura, porém com cadeias menores).

Polidextrose

Polidextrose é um polímero de carboidratos não disponíveis, com grau médio de polimerização,[14] sintetizado a partir da glicose e do sorbitol. A polidextrose é parcialmente fermentada pela microbiota do cólon (50%), apresenta propriedades prebióticas e de FA e reduz o impacto glicêmico.[58] Em função de seus efeitos fisiológicos e atributos tecnológicos, vem sendo aplicada em alimentos.[27,58]

Amido resistente

De acordo com Asp,[3] "amido resistente (AR) é a soma de amido e de produtos da degradação de amido que não são absorvidos no intestino delgado de indivíduos saudáveis"*. O termo AR considera basicamente quatro tipos de amido:[8]

- AR tipo 1: amido fisicamente inacessível, presente em grãos e sementes (leguminosas) parcialmente triturados em virtude da presença de parede celular rígida e intacta.
- AR tipo 2: grânulos de amido resistente nativo presentes em batata crua, banana-verde e amido de milho rico em amilose.
- AR tipo 3: amilose e amilopectina retrogradadas formadas nos alimentos processados (pão e cereais de milho) e nos alimentos cozidos e resfriados (batata cozida). O amido é insolúvel em água fria, porém se gelatiniza em presença de água e de calor, e durante o resfriamento, ocorre sua retrogradação, tornando-o resistente à ação da alfa-amilase.
- AR tipo 4: amido quimicamente modificado, incluindo éteres e ésteres de amido, amidos com ligação cruzada e amidos pirodextrinizados.

O conteúdo de AR presente nos alimentos ou nas refeições é bastante variável e é afetado pelos diferentes tipos de processamento, pelas condições variadas de armazenamento e pelas diferenças genéticas das fontes de amido.[43,62] Alimentos com grãos integrais e leguminosas apresentam naturalmente alto conteúdo de AR, entretanto, esse pode ser afetado de forma significativa após o processamento do alimento. O AR apresenta alta fermentabilidade e efeitos positivos sobre saciedade, funcionamento intestinal e resposta glicêmica.[22,35]

Lignina e compostos associados

A lignina é a única fibra estrutural que não é um polissacarídeo, mas está ligada à hemicelulose na parede celular; é um polímero de fenilpropano, sintetizado a partir de alguns alcoóis, insolúvel em meio ácido e alcalino, não sendo digerido ou absorvido no intestino (Figura 5.7). Pode reter sais biliares e outros materiais orgânicos, bem como retardar ou reduzir a absorção de nutrientes; é encontrada na camada externa de grãos de cereais e no aipo.[2,27] Em alguns vegetais, constituintes como polifenóis (taninos), carotenoides e fitoesteróis estão associados à FA, o que confere capacidade antioxidante a essa fração. No entanto, nos cereais, o ácido fítico, que também está associado à FA, pode interferir na absorção de minerais.[50]

Propriedades físico-químicas e efeitos no organismo

As propriedades físico-químicas da FA permitem a ocorrência de respostas locais, como os efeitos no trato gastrintestinal, e de respostas sistêmicas, por meio de efeitos metabólicos que poderão estar associados ao tipo de FA ingerida, pois há diferenças

---

*   Tradução livre dos autores.

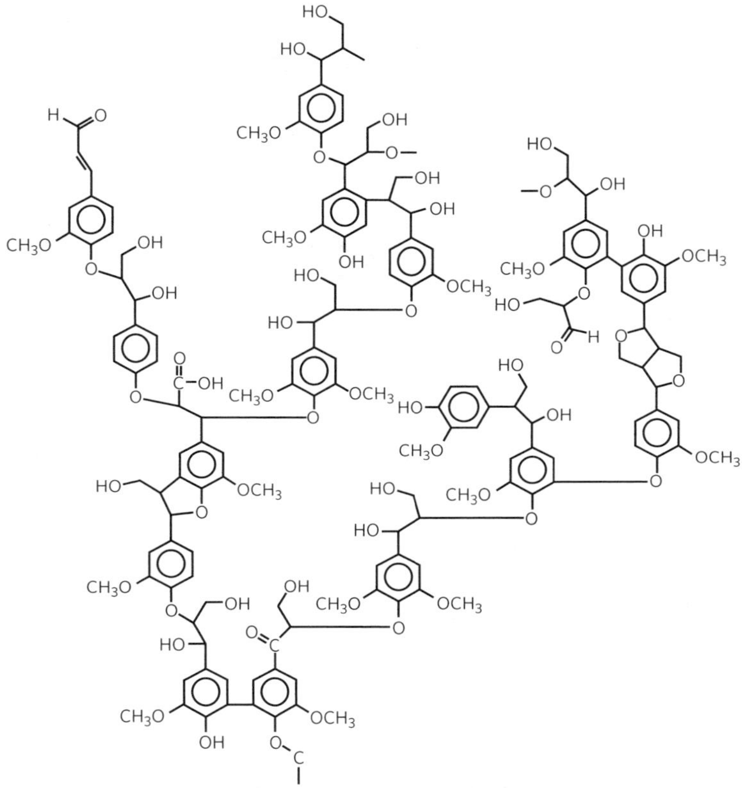

Figura 5.7 Estrutura parcial da lignina.

quanto à capacidade de retenção de água, à viscosidade, à fermentação, à adsorção e ligação, ao volume, entre outras.[7,27] A Figura 5.8 apresenta as principais propriedades da FA e seus efeitos no organismo.

A fermentação colônica corresponde à degradação anaeróbia, provocada por bactérias microbianas, de componentes da alimentação – como a FA – que não são digeridos por enzimas intestinais nem absorvidos no trato gastrintestinal superior. Esse processo fermentativo é modulado pela quantidade e pelas propriedades físico-químicas do substrato disponível, pela composição da microbiota intestinal (quantidade e espécies de micro-organismos) e também pelo tempo de contato entre esses micro-organismos e o substrato. A fermentação colônica pode ser sacarolítica ou proteolítica. A proteolítica produz ácidos graxos de cadeia ramificada, especialmente isobutírico, 2-metil-butírico e isovalérico. Os produtos finais da fermentação sacarolítica são os ácidos graxos de cadeia curta (AGCC), principalmente acetato, propionato e butirato; gases (hidrogênio, dióxido de carbono, oxigênio, amônia, metano) e ácido lático. Na Figura 5.8 pode ser observada a participação da fermentação nos diversos efeitos proporcionados pela ingestão da FA.

A viscosidade das fibras pode retardar o esvaziamento gástrico, o que promove melhor digestão e aumenta a saciedade;[53] no intestino delgado, pode dificultar a ação das enzimas hidrolíticas, retardando a digestão, e espessar a barreira da camada estacionária de água,

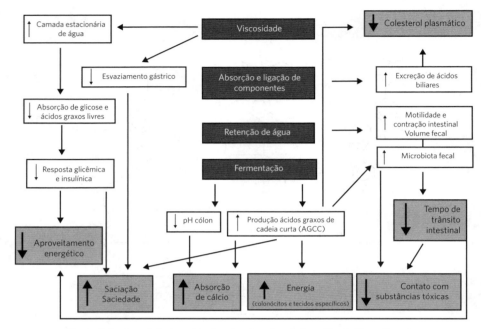

Figura 5.8 Propriedades, atuação e implicações da ingestão de fibra alimentar.

o que permitiria absorção mais lenta de nutrientes. Isso afeta a resposta pós-prandial, principalmente de glicose e de ácidos graxos.[7,20] A FA pode interferir na motilidade do intestino delgado e, assim, afetar o acesso dos carboidratos disponíveis à superfície da mucosa e reduzir sua absorção.[53] Como as contrações movimentam os fluidos circulantes e misturam o conteúdo, acabam por afetar também a espessura da camada estacionária de água. A absorção de nutrientes é afetada pelo tempo e pela área de contato entre eles e o epitélio, que, por sua vez, é influenciado pelo tempo de trânsito intestinal. A diminuição desse tempo e o aumento do volume fecal permitem, também, menor contato de substâncias tóxicas com a mucosa, em função da velocidade e da diluição.[15,17]

A retenção de minerais pela FA tem sido discutida em decorrência da biodisponibilidade de alguns elementos ser aparentemente afetada por sua ingestão; porém, estudos, em especial com cereais, têm apontado a presença de fitatos como a responsável pela influência na absorção de minerais.[61] A fonte da FA pode ser fator importante no balanço de minerais;[37] componentes presentes na beterraba parecem aumentar a absorção de ferro e de zinco,[18] enquanto outros alimentos ricos em FA e minerais não comprometem o balanço mineral. A produção de AGGC pela fermentação dos frutanos facilita a absorção do cálcio e interfere no metabolismo ósseo.[47,56]

A menor velocidade de esvaziamento gástrico pode ser decorrência direta da presença do alimento no estômago, ou efeito indireto de hormônios liberados em várias regiões do trato gastrintestinal, após a passagem do alimento pelo esfíncter pilórico. O efeito de saciedade produzido pela FA de uma refeição pode proporcionar menor ingestão de alimentos na refeição subsequente, o que resulta em menor ingestão energética. Vários mecanismos têm sido propostos para explicar essa resposta: o esvaziamento gástrico retardado, os efeitos de hormônios gastrintestinais reguladores de apetite, e a modulação das concentrações plasmáticas de glicose por meio da redução da resposta insulínica pós-prandial.[7,29,33] A FA pode, ainda, afetar a fase cefálica e a gástrica da digestão pela propriedade de formação de volume, enquanto a viscosidade pode afetar tanto a fase gástrica quanto a intestinal; dessa forma, modifica processos de ingestão, digestão e absorção, com influência na saciação (satisfação que se desenvolve durante a refeição, o que resulta em interrupção dela) e na saciedade (estado que inibe o consumo de nova refeição, consequência da alimentação anterior).[5,53]

Quanto maior a capacidade de retenção de água de uma FA, maior será o peso das fezes e menor o tempo de trânsito intestinal, o que pode provocar menor absorção de nutrientes e menor aproveitamento energético. A motilidade do cólon e a aceleração do trânsito intestinal podem ser explicadas de algumas formas. Com a fermentação, há produção de gases e aumento de volume fecal, que distendem a parede da região e estimulam a propulsão;[13] a produção de AGCC também estimula a contração do cólon. Outros fatores estariam relacionados à superfície de partículas sólidas, que estimulariam receptores da submucosa, resultando em maior propulsão.[20] O aumento do volume fecal é consequência da retenção de água e da proliferação da microbiota decorrente da fermentação da FA; a capacidade de retenção de água modifica a consistência das fezes e aumenta a frequência das evacuações. Já a FA pouco fermentável e com menor capacidade de retenção de água participa da manutenção da estrutura do bolo fecal no cólon.[20]

A capacidade de associação da FA aos ácidos biliares é uma ação local, mas que pode promover efeitos na absorção de lipídios e no metabolismo do colesterol. Um dos mecanismos propostos para a ação hipocolesterolemiante da FA é que com a excreção de moléculas de colesterol por meio dos ácidos biliares nas fezes há necessidade de aumento de síntese desses ácidos a partir do colesterol presente na circulação. Outro mecanismo envolve a redução de síntese de colesterol, a partir da elevação do propionato, um dos AGCC produzidos pela fermentação da FA no intestino grosso.[1,2]

Para Cummings e Stephen,[14] o conhecimento de que a extensão e a velocidade da digestão do amido podem variar foi um dos mais importantes na área de carboidratos dos últimos 30 anos, uma vez que tem implicações na resposta glicêmica produzida pelos alimentos, na fermentação que ocorre no intestino grosso e, consequentemente, em doenças como diabetes e obesidade.

Os produtos da fermentação da FA podem estimular a atividade e o crescimento de bactérias benéficas e inibir, paralelamente, o desenvolvimento daquelas patogênicas. Todos esses fatores resultam na diminuição da síntese de carcinógenos, do risco de câncer de cólon e de infecções bacterianas, além de evitar e tratar diarreias.[45] Alguns efeitos dos AGCC são decorrentes da diminuição do pH do cólon; em pH ainda menor, acontece a inibição da conversão de ácidos biliares primários para secundários por bactérias, diminuindo, assim, seu potencial carcinogênico. A redução do pH local favorece, também, a absorção de minerais[47,49] e pode interferir no metabolismo ósseo.[56] Outros efeitos são decorrentes dos AGCC, como o butirato, que é utilizado preferencialmente como fonte de energia pelos colonócitos. Esse ácido graxo determina a atividade metabólica e o crescimento das células, representando o fator primário protetor para os distúrbios do cólon.[27,46]

Os efeitos da fermentação colônica podem ser decorrentes de vários substratos, como os frutanos e o AR. De acordo com Nugent,[39] o AR pode melhorar a saúde intestinal e, assim, contribuir para a redução do risco de diversas doenças colônicas. Ao chegar ao cólon, o amido que ainda não foi digerido é utilizado como substrato de fermentação pelas bactérias anaeróbicas, que constituem 99% da microbiota intestinal humana. Estudos *in vitro* e em animais indicam que o propionato e o butirato, em particular, têm potencial para ajudar a manter a saúde do intestino e para reduzir fatores de risco envolvidos no desenvolvimento de inflamação intestinal, colite ulcerativa e câncer cólo-retal.

Os grãos integrais de trigo, de aveia, de cevada e de centeio aumentam o peso das fezes e a velocidade do trânsito intestinal, são fermentados e modificam a microbiota intestinal. Em função dos diferentes tipos de carboidratos presentes nos grãos integrais, o processo de fermentação é variado, tanto na velocidade como nos efeitos produzidos. Os carboidratos do farelo de aveia (rico em betaglicanos) são fermentados mais rapidamente que os do farelo de centeio e de trigo. As fibras dos grãos integrais são fermentadas de forma mais lenta que a inulina, resultando em menor produção de gases. Estudos de intervenção mostram que o aumento do consumo de cereais integrais pode contribuir para saúde intestinal, menor IMC, melhor perfil sérico de lipídios, melhor controle glicêmico, maior sensibilidade à insulina, menores concentrações de homocisteína (fator de risco cardiovascular) e reduzir marcadores pró-inflamatórios. A preservação da estrutura intacta dos cereais integrais pode proporcionar saciedade, que é importante para o controle de peso.[19,55]

Prebióticos

Quando determinados componentes da FA estimulam o crescimento de bactérias intestinais benéficas, eles são denominados prebióticos. Gibson e Roberfroid, em 1995, definiram prebióticos como componentes da FA capazes de modular a microbiota intestinal, que não são digeridos e que afetariam de maneira "benéfica" o hospedeiro por estimularem seletivamente o crescimento e/ou a atividade de uma ou de um número limitado de bactérias do cólon[24] – caso dos frutanos. O conceito de prebiótico vem sendo atualizado desde sua criação, e inicialmente se considerava que bactérias "benéficas" se referiam especialmente a bifidobactérias e lactobacilos.

No Quadro 5.1 estão apresentadas as diferentes definições propostas ao longo dos anos e os compostos considerados prebióticos de acordo com cada definição. A proposta de seletividade específica da microbiota intestinal e do crescimento, composição e/ou atividade de bactérias eram condições recorrentes até 2007, e o substrato ideal se restringia a alguns tipos de carboidratos.

Em 2008 a FAO divulgou uma nova definição, mais abrangente, excluindo tanto a seletividade das bactérias quanto a necessidade de fermentação de compostos pela microbiota do intestino. Em 2015, Bindels et al.[6] apresentaram revisão para justificar a exclusão das exigências de fermentabilidade do substrato e da seletividade das bactérias, apresentando uma definição ampla que permite a inclusão de inúmeros compostos além dos prebióticos tradicionais.

FIBRA ALIMENTAR 143

Quadro 5.1 Evolução do conceito de prebiótico

Autor/ano	Características principais	Definição	Ingredientes considerados prebióticos
Gibson e Roberfroid (1995)	Seletividade da microbiota Crescimento e/ou atividade de bactérias Ação no cólon Ação na saúde do hospedeiro	Ingrediente não digerível que afeta a saúde do hospedeiro pela estimulação seletiva do crescimento e/ou da atividade de uma ou de um número limitado de bactérias do cólon	FOS
Reid et al. (2003)	Seletividade da microbiota Crescimento ou atividade de bactérias Inclui outros locais de ação Efeitos fisiológicos benéficos	Substâncias não digeríveis que proporcionam efeitos fisiológicos benéficos no hospedeiro pela estimulação seletiva do crescimento ou da atividade de um número limitado de bactérias nativas	FOS GOS Lactulose
Gibson et al. (2004)	Seletividade da microbiota Composição e/ou atividade de bactérias Ação em todo o trato gastrintestinal Ação na saúde e bem-estar do hospedeiro	Ingrediente seletivamente fermentado que permite mudanças específicas na composição e/ou na atividade da microbiota intestinal, o que confere bem-estar e saúde ao hospedeiro	Inulina FOS GOS Lactulose
Roberfroid (2007)	Igual ao anterior, mas apenas dois oligossacarídeos cumprem os critérios de classificação de prebióticos	Ingredientes seletivamente fermentados que permitem mudanças específicas na composição e/ou na atividade da microbiota intestinal, o que confere bem-estar e saúde ao hospedeiro	Inulina GOS
FAO (2008)	Exclui seletividade da microbiota Exclui limite de ação, não restringindo ao trato gastrintestinal Substitui a casualidade pela associação Exclui a necessidade de fermentação ou metabolização pela microbiota do intestino, não fazendo distinção de compostos que modulam a microbiota intestinal unicamente por ação inibitória	Composto não disponível do alimento que confere benefício para a saúde do hospedeiro associado com a modulação da microbiota	Inulina FOS GOS SOS XOS IMO Lactulose Pirodextrinas FA AR Outros oligossacarídeos não disponíveis

▶

Autor/ano	Características principais	Definição	Ingredientes considerados prebióticos
Gibson et al. (2010)	Especifica que é do alimento Seletividade da microbiota Composição e/ou atividade da microbiota intestinal Ação na saúde do hospedeiro	Ingrediente alimentar seletivamente fermentado que altera a composição e/ ou a atividade da microbiota gastrintestinal, conferindo benefícios para a saúde do hospedeiro	Inulina FOS GOS Lactulose Inclui lista de candidatos
Bindels et al. (2015)	Exclui seletividade da microbiota Exclui necessidade de fermentação Inclui a metabolização pela microbiota Não se restringe aos carboidratos Modulação e/ou atividade da microbiota gastrintestinal Efeitos fisiológicos benéficos	Composto não digerível que, por sua metabolização pelos micro-organismos do intestino, modula a composição e/ou a atividade da microbiota intestinal, conferindo assim efeito fisiológico benéfico sobre o hospedeiro	FOS GOS Oligossacarídeos do leite humano Candidatos: AR Pectina Arabinoxilano Grãos integrais Outras FA Não carboidratos capazes de modular a microbiota
Gibson et al. (2017)	Mantém a seletividade da microbiota (mas não se restringe aos lactobacilos e bifidobactérias) Considera a metabolização pela microbiota Modulação e/ou atividade da microbiota gastrintestinal Não se restringe aos carboidratos Efeitos fisiológicos benéficos Não se restringe ao uso oral Pode ser usada para animais	Substrato que é seletiva-mente utilizado pelos micro--organismos do hospedeiro, proporcionando benefícios para a saúde	FOS GOS Oligossacarídeos do leite humano Candidatos: MOS XOS Polifenóis Ácido linoleico conjugado Ácidos graxos poli--insaturados

Fonte: adaptada de Bindels et al.[6]
AR: amido resistente; FA: fibra alimentar; FOS: fruto-oligossacarídeos; GOS: galacto-oligossacarídeos; IMO: isomalto-oligossacarídeos; MOS: manano-oligissacarídeos; SOS: oligossacarídeos da soja; XOS: xilo-oligossacarídeos.

Outra definição foi proposta, em 2017, pela International Scientific Association for Probiotics and Prebiotics (ISAPP),[25] a qual envolve a utilização seletiva de micro-orga-nismos vivos do hospedeiro e a dependência do metabolismo microbiano para a manu-tenção, melhora ou restauração da saúde do hospedeiro. Nessa nova definição se reco-nhece que os benefícios para a saúde são decorrentes do equilíbrio entre diferentes micro-organismos, não apenas da modulação de bifidobactérias e lactobacilos. Além dos carboidratos não disponíveis, outros compostos podem ser considerados prebióticos.

O conceito de prebiótico não está totalmente estabelecido em bases internacionais e ainda deve ser amplamente discutido, uma vez que os prebióticos têm potencial para melhorar a saúde humana e para reduzir o risco de doenças mediadas pelo desequilíbrio da microbiota.

Modulação da microbiota intestinal

Diversas condições afetam a microbiota intestinal do hospedeiro desde o nascimento, incluindo o tipo de parto. No adulto, essa microbiota é influenciada pela alimentação, pelo código genético, pelo meio ambiente em que a pessoa vive, pelo uso de antibióticos, pelo estresse, por infecções, pela idade, pelo clima, pelo trânsito intestinal e por doenças em outros órgãos, como o fígado ou rins.

Os micro-organismos proporcionam ao hospedeiro uma série de processos, como digestão de macronutrientes com estrutura complexa, produção de nutrientes e vitaminas, defesa contra patógenos e manutenção do sistema imune. Há dados demonstrando que a disbiose – desequilíbrio da microbiota – está associada a diferentes doenças, incluindo doenças metabólicas e inflamatórias do intestino. Um dos mecanismos pelos quais a microbiota afeta a saúde humana é por sua capacidade de produzir tanto metabólitos associados com o desenvolvimento de doenças, como benéficos, que protegem contra doenças.

Os AGCC, principais metabólitos produzidos pela fermentação de algumas FA, atuam como moléculas sinalizadoras (ativando diretamente receptores acoplados à proteína G e alterando o padrão de acetilação de histonas) e fornecedoras de energia. Os AGCC afetam vários processos fisiológicos e podem contribuir para a manutenção da saúde ou para o desenvolvimento de doenças.[30]

O acetato ou o propionato no lúmen intestinal são reconhecidos pelos receptores acoplados à proteína G (GPR41 e GPR43, do inglês *G protein-coupled receptors* 41 e 43), proporcionando a liberação de peptídeo YY (PYY) e do peptídeo semelhante ao glucagon 1 (GLP-1, do inglês *glucagon-like peptide-1*), os quais afetam a saciedade e o trânsito intestinal. O butirato luminal exerce efeitos anti-inflamatórios via GPR109A e inibição de histonas desacetilases (HDAC), enzimas essenciais em processos biológicos. O propionato pode ser convertido em glicose pela gliconeogênese intestinal, proporcionando saciedade e diminuição da produção de glicose hepática. Os AGCC também podem atuar em outros locais do intestino, como em nível de sistema nervoso entérico, estimulando a motilidade e a atividade secretora, ou nas células imunes na lâmina própria, reduzindo a inflamação e tumorogênese.[30] Wallace et al.[64] ressaltam a importância da modulação da microbiota pelas fibras prebióticas. A produção dos AGCC promove aumento da absorção e da retenção de cálcio e melhora dos indicadores de saúde óssea em diferentes idades. Os autores sinalizam que esses carboidratos podem ser alternativa para o controle da osteoporose, que está se tornando um problema de saúde pública em razão do aumento nos índices de longevidade.

Revisão envolvendo ensaios clínicos com adolescentes e adultos sem doenças gastrintestinais (utilizando métodos moleculares para acessar mais que dois micro-organismos e o perfil de fermentação) mostra o impacto de diversos prebióticos e da FA na composição e na função da microbiota intestinal, detalhando a estrutura e a dose de cada tipo de substrato, bem como as respostas dos fenótipos relacionadas com a composição da microbiota residente.[28]

Populações com alimentação rica em carboidratos e FA, como caçadores de determinadas regiões da África, têm biodiversidade elevada da microbiota intestinal em comparação com italianos de centros urbanos. Em contraste, consumidores de alimentação rica em gordura e em sacarose, por longo período, têm grande redução na biodiversidade da microbiota. Sonnenburg et al.[57] alertam sobre o efeito deletério das dietas sem FA sobre a microbiota intestinal, incluindo a possibilidade de extinção de determinados componentes da microbiota nas gerações futuras. Como muitas doenças são associadas à dieta ocidental, que contém pouca FA, já foi sugerida a hipótese de se fazer reprogramação da microbiota, o que envolve tanto o consumo de alimentação rica em FA, bem como a reposição dos gêneros, os quais não estão presentes em pessoas com padrão alimentar ocidental.

DOENÇAS CRÔNICAS NÃO TRANSMISSÍVEIS (DCNT)

Em função das propriedades da FA, sua ingestão está relacionada à redução de risco de desenvolvimento de doenças, como diabetes melito tipo 2 (DM2), doenças cardiovasculares (DCV), obesidade, câncer cólon-retal, síndrome do cólon irritável e diverticulose, entre outras. Paralelamente, o consumo de FA pode auxiliar na manutenção e na redução de peso, aumentar a saciedade, evitar a constipação intestinal, reduzir a glicemia de jejum e pós-prandial e de outros parâmetros bioquímicos. Apesar das evidências positivas quanto à ingestão de FA, o consumo de alimentos fontes desse componente vem diminuindo ao longo do tempo. No Brasil, os dados de aquisição de alimentos das Pesquisas de Orçamento Familiar (POF) 2002/2003 e POF 2008/2009 permitem estimar que a ingestão média de FA pela população brasileira foi da ordem de 15,4 e 12,5 g/dia, respectivamente.[26] Dessa forma, a ingestão média nacional de FA não atinge 50% das recomendações preconizadas.[66]

De acordo com a WHO/FAO,[66] há evidências convincentes de que a ingestão de grãos integrais e de frutas e hortaliças – por serem fontes de FA – reduz o risco de desenvolvimento de obesidade e, provavelmente, de diabetes, de DCV e de alguns tipos de câncer (cavidade oral, esofágico, gástrico e cólon-retal). As metas de ingestão alimentar enfatizam a ingestão adequada de FA, a qual deve ser maior que 25 g/dia ou maior que 20 g/dia no caso de polissacarídeos não amido, e o consumo de frutas e hortaliças deve ser maior que 400 g/dia.[66]

Com relação às DCV, provavelmente a FA diminui seu risco quando aliada a outros fatores, como prática de exercícios físicos, consumo de frutas e hortaliças e controle de ingestão lipídica.[31,40,42] Liu et al.,[31] em estudo prospectivo com duração de seis anos, em cerca de 40 mil mulheres, por meio da aplicação de questionário semiquantitativo de frequência alimentar, concluíram que a alta ingestão de FA está relacionada à redução de DCV e de infarto do miocárdio. Os autores sugerem que o aumento do consumo de cereais integrais, frutas e hortaliças em geral é uma medida primária para a redução desses riscos. Na análise de dez estudos tipo coorte, realizados nos Estados Unidos e na Europa (5.249 casos de doença coronariana e 2.011 mortes por essa doença entre mais de 95 mil homens e 245 mil mulheres), concluiu-se que, para cada 10 g/dia de ingestão de FA de cereais integrais e frutas, houve redução de 14% de DCV e de 27% na mortalidade.[42] Os mecanismos mais aceitos para essa função protetora da FA seriam os efeitos hipocolesterolemiantes e hipoinsulinemiantes. A redução da colesterolemia pode ser decorrente da adsorção dos ácidos biliares pela FA ou da inibição da biossíntese de colesterol no fígado por meio da ação dos AGCC, principalmente o propionato.[1,44] Deve-se lembrar, também, que uma alimentação com maior quantidade de FA tem menor densidade energética, predispondo menos à obesidade, que também é fator de risco coronariano. A FA ainda favorece fatores antitrombolíticos e o *status* antioxidante.

Anderson et al.[1] avaliaram dados de diversos estudos relacionando o risco relativo de desenvolvimento de algumas DCNT e a ingestão de FA. Em sete estudos do tipo coorte, com 158 mil indivíduos, constatou-se que houve prevalência 29% menor de desenvolvimento de DCV entre os indivíduos que ingeriam quantidades elevadas de FA, em comparação àqueles que apresentavam menor ingestão. No caso de acidente vascular cerebral, a prevalência foi 26% menor em quatro estudos com 134 mil indivíduos que apresentaram ingestão elevada de grãos integrais ou de FA.

A ingestão de quantidades adequadas de FA contribui para a redução do desenvolvimento de DM2, principalmente pelo melhor controle da liberação de insulina. Alimentos com teor elevado de FA têm absorção mais lenta, em função do retardo no esvaziamento gástrico e da diminuição do tempo de trânsito intestinal e, dessa maneira, os picos glicêmicos podem ser evitados.[48,51] Estudo prospectivo, com duração de seis anos e com 65 mil enfermeiras saudáveis norte-americanas, permitiu concluir que a alimentação com alta carga glicêmica (165) e baixa ingestão de FA de cereais (< 2,5 g/dia) aumentou em 2,5 vezes o risco de desenvolver DM2.[65] Em estudo de coorte, que observou por oito anos 91 mil enfermeiras norte-americanas (de 24 a 44 anos de idade), concluiu-se que a alimentação com alto índice glicêmico (> 78,6%) e baixa ingestão de FA de cereais (< 4,4 g/dia) aumentou o risco de desenvolver DM2 em 1,75 vez.[51] Metanálise que avaliou 37 estudos observacionais evidenciou que a alimentação com baixo índice glicêmico e/ou carga glicêmica está associada independentemente com a redução de risco de certas DCNT, como DM2 e doença coronariana, para as quais a proteção é comparável com aquela observada com o consumo de cereais integrais e de alta quantidade de FA.[4]

Em estudo de revisão sobre a prevalência de diabetes entre norte-americanos, constatou-se que a alta ingestão de FA está associada à redução do risco de desenvolvimento da doença, independentemente de fatores como etnia e sexo. A partir da análise de cinco estudos epidemiológicos, verificou-se que houve redução de risco de desenvolvimento de DM2 na ordem de 19% quando havia alta ingestão de FA; em outros 11 estudos, com 427 mil pessoas, essa redução foi de 29% para aquelas com consumo elevado de cereais integrais e FA de cereais. Esses dados indicam que pode haver risco 62% menor de progressão do pré-diabetes para DM2 em um período de quatro anos apenas com a elevação da ingestão de FA.[1] Três estudos prospectivos tipo coorte com 157 mil mulheres e 39 mil homens norte-americanos mostraram que o consumo regular de arroz refinado está associado ao risco de DM2. Os autores avaliam que a substituição de um terço do arroz branco ingerido (50 g cru) por mesma quantidade de arroz integral diminui em 16% o risco de DM2, e a substituição total por grão integral, em 36%. Assim, na medida do possível, os carboidratos devem ser provenientes de grãos integrais e não de beneficiados.[59]

Estudo de revisão envolvendo 16 metanálises (1989-2017) sugere que o alto consumo de FA, em especial fibra de cereais, reduz o risco de DM2 e, em estudos com suplementação de betaglicanos e *psyllium*, em pacientes com DM2, foi identificada redução na glicemia de jejum e no percentual de hemoglobina glicada.[34]

Estudos comprovam que a ingestão elevada de FA pode diminuir o risco de obesidade quando aliada à prática de exercícios físicos. Várias publicações relataram que a ingestão de quantidades adequadas desse componente, incluído em uma alimentação equilibrada, estimula a perda de peso.[32,41,54,66] Anderson et al.[1] ponderam que há dados evidentes de ensaios biológicos com animais e humanos, além de dados epidemiológicos, que indicam associação clara entre perda de peso e ingestão elevada de FA, em função do retardo do esvaziamento gástrico, do aumento da saciedade e dos hormônios relacionados a ela. Em quatro estudos de coorte com 116 mil indivíduos, a ingestão de FA reduziu em cerca de 30% o risco de ganho de peso. Estudos observacionais mostram que os cereais integrais promovem resposta glicêmica reduzida e esvaziamento gástrico prolongado, o que eleva a saciação e a saciedade, com alteração da resposta hormonal pós-prandial.[52]

A diminuição do risco de desenvolvimento de câncer está provavelmente envolvida com o consumo de frutas e hortaliças (ricos em FA e composto bioativos).[38,66] A produção de AGCC e a acidificação do ceco, decorrentes da fermentação, podem diminuir o risco de câncer cólon-retal. Outros estudos têm associado a fermentação da FA à diminuição da produção de amônio (possível agente de crescimento de células neoplásicas), em função da menor disponibilidade de nitrogênio que está sendo utilizado pela microbiota intestinal e da menor produção de agentes pró-carcinogênicos, como os ácidos biliares secundários. O aumento do volume fecal e a redução do tempo de trânsito intestinal também podem reduzir o tempo de exposição a fatores carcinogênicos, assim como a ligação a hormônios esteroides que podem estar reduzidos na circulação.

Chen et al. realizaram metanálise com base em 13 estudos sobre mortalidade total (104.061 mortes), 12 por DCV (26.352 mortes) e oito por câncer (34.797 mortes) e consumo de cereal integral.[9] Para análise de dose-resposta, os dados dos trabalhos que apresentavam o consumo por produtos integrais foram convertidos na quantidade total de cereal integral. Para cada 50 g/dia adicionais na ingestão de cereal integral foi observada redução de 22% no risco de mortalidade por todas as causas, 30% por DCV e 18% por câncer. Adicionalmente, as curvas de associações por mortalidade total e DCV apareceram mais íngremes nas faixas inferiores de ingestão (35 g/dia) do que nas faixas mais altas. Os autores consideram que os resultados observados suportam a recomendação de aumento do consumo de cereal integral visando à melhoria de indicadores de saúde pública.

CONSIDERAÇÕES FINAIS

A FA é um componente diferente dos demais nutrientes, pois é formada por diversos compostos, não é digerida e absorvida no intestino delgado e serve de substrato para a microbiota intestinal, exercendo inúmeros efeitos positivos para o organismo humano, como auxílio na manutenção e na redução de peso; aumento da saciedade; redução da constipação intestinal e da glicemia de jejum ou pós-prandial, bem como modificação de outros parâmetros bioquímicos; além da modulação da microbiota intestinal. Dessa forma, a ingestão de FA está associada à redução de risco de desenvolvimento de doenças, como DM2, DCV, obesidade, câncer cólo-retal, entre outras, o que implica o estímulo à sua ingestão.

Com as novas tecnologias existentes será possível elucidar mecanismos envolvidos nas complexas interações entre alimentação, microbiota intestinal e características do hospedeiro. Espera-se, em médio prazo, que os efeitos fisiológicos proporcionados pela ingestão de FA possam ser mais bem explicados e aplicados para a população como um todo, proporcionando longevidade e qualidade de vida adequadas.

REFERÊNCIAS

1. Anderson JW, Baird P, Davis RH Jr, Ferreri S, Knudtson M, Koraym A et al. Health benefits of dietary fiber. Nutr Rev. 2009;67(4):188-205.
2. Anderson JW, Chen WJ. Plant fiber. Carbohydrate and lipid metabolism. Am J Clin Nutr. 1979;32(2):346-63.
3. Asp NG. Resistant starch. Proceedings of the 2nd plenary meeting of Euresta: European Flair Concerted Action n. 11 on physiological implication of consumption of resistant starch in man. Eur J Clinic Nutr. 1992;46(Suppl 2):S1-148.
4. Barclay AW, Petocz P, McMillan-Price J, Flood VM, Prvan T, Mitchell P, et al. Glycemic index, glycemic load, and chronic disease risk – a meta-analysis of observational studies. Am J Clin Nutr. 2008;87(3):627-37.
5. Benelam B. Satiation, satiety and their effects on eating behaviour. Nutr Bull. 2009;34(2):127-74.
6. Bindels LB, Delzenne NM, Cani PD, Walter J. Towards a more comprehensive concept for prebiotics. Nat Rev Gastroenterol Hepatol. 2015;12(5):303-10.
7. Buttriss JL, Stokes CS. Dietary fibre and health: an overview. Nutr Bull. 2008;33(3):186-200.
8. Champ M, Langkilde AM, Brouns F, Kettlitz B, Bail-Collet YL. Advances in dietary fibre characterization: consumption, chemistry, physiology and measurement of resistant starch, implications for health and food labeling. Nutr Res Rev. 2003;16(2):143-61.
9. Chen GC, Tong X, Xu JY, Han SF, Wan ZX, Qin JB, Qin LQ. Whole-grain intake and total, cardiovascular, and cancer mortality: A systematic review and meta-analysis of prospective studies. Am J Clin Nutr. 2016;104:164-72.
10. Cho SS, Samuel P (eds.). Fiber ingredients: food application and health benefits. Boca Raton: CRC Press; 2009.
11. Codex Alimentarius Commission (CAC). Report of the 30th session of the Codex Committee on Nutrition and Foods for Special Dietary Uses, Cape Town, South Africa, 3-7 November, 2008. ALINORM 09/32/26, 2008.
12. Codex Alimentarius Commission. (CAC). Report of the 31st Session of the Codex Committee on Nutrition and Foods for Special Dietary Uses, Düsseldorf, Germany, 2-6 November, 2009. ALINORM 10/33/26, 2009.
13. Cummings JH, MacFarlane GT. Gastrointestinal effects of prebiotics. Br J Nutr. 2002;87(Suppl 2):S145-51.
14. Cummings JH, Stephen AM. Carbohydrate terminology and classification. Eur J Clinic Nutr. 2007;61(Suppl 1):S5-18.
15. Davidson MH, McDonald A. Fiber: forms and functions. Nutr Res .1998;18(4):617-24.
16. De Francisco A, Rosa CF, da Silva ASS. Beta-glicanas em alimentos: aspectos analíticos e nutricionais. In: Lajolo FM, Menezes EW (eds.). Carbohidratos en alimentos regionales iberoamericanos. Proyecto CYTED/CNPq. São Paulo: Edusp; 2006.
17. Dikeman CL, Fahey GC Jr. Viscosity as related to dietary fiber: a review. Crit Rev Food Sci Nutr. 2006;46(8):649-63.
18. Fairweather-Tait SJ, Wright AJ. The effects of sugarbeet fiber and wheat bran on iron and zinc absorption in rats. Br J Nutr. 1990;64(2):547-52.
19. Fardet A. Wholegrains from a mechanistic view. CFW Plexus 2013. [citado em 7 mar 2018]. Disponível em: http://dx.doi.org/10.1094/CPLEX-2013-1001-01B.
20. Food and Agriculture Organization/World Health Organization (FAO/WHO). Carbohydrates in human nutrition: report of a joint FAO/WHO expert consultation, April 14-18, 1997. Food and Nutrition Paper, 66, Rome: FAO; 1998.

21. Franck A, Bosscher D. Inulin. In: Cho SS, Samuel P (eds.). Fiber ingredients: food application and health benefits. Boca Raton: CRC Press; 2009.
22. Fuentes-Zaragoza E, Riquelme-Navarrete MJ, Sánchez-Zapata E, Pérez-Álvarez JA. Resistant starch as functional ingredient: a review. Food Res Int. 2010;43(4):931-42.
23. Gibson GR, Probert HM, Loo JV, Rastall RA, Roberfroid MB. Dietary modulation of the human colonic microbiota. Updating the concept of prebiotics. Nutr Res Rev. 2004;17(2):259-75.
24. Gibson GR, Roberfroid MB. Dietary modulation of the human colonic microbiota. Introducing the concept of prebiotics. J Nutr. 1995;125(6):1401-12.
25. Gibson GR, Hutkins R, Sanders ME, et al. The International Scientific Association for Probiotics and Prebiotics (ISAPP) consensus statement on the definition and scope of prebiotics. Expert Consensus Document. Nat Rev Gastroenterol Hepatol. 2017;14:491-502.
26. Giuntini EB, Menezes EW. Fibra alimentar. In: ILSI (ed.). Série de publicações ILSI Brasil – funções plenamente reconhecidas de nutrientes. v. 18. São Paulo: ILSI; 2011.
27. Gray J. Dietary fibre – definition, analysis, physiology and health. ILSI Europe Consise Monograph Series. Brussels: ILSI Europe; 2006.
28. Holscher HD. Dietary fiber and prebiotics and the gastrointestinal microbiota. Gut Microbes. 2017;8(2):172-84.
29. Karhunen LJ, Juvonen KR, Flander SM, Liukkonen KH, Lähteenmäki L, Siloaho M et al. A psyllium fiber-enriched meal strongly attenuates postprandial gastrointestinal peptide release in healthy young adults. J Nutr. 2010;140(4):737-44.
30. Koh A, De Vadder F, Kovatcheva-Datchary P, Bäckhed F. From dietary fiber to host physiology: short-chain fatty acids as key bacterial metabolites. Cell. 2016;165(2):1332-45.
31. Liu S, Buring JE, Sesso HD, Rimm EB, Willett WC, Manson JE. A prospective study of dietary fiber intake and risk of cardiovascular disease among women. JAM Coll Cardiol. 2002;39(1):49-56.
32. Liu S, Willett WC, Manson JE, Hu FB, Rosner B, Colditz G. Relation between changes in intakes of dietary fiber and grain products and changes in weight and development of obesity among middle-aged women. Am J Clin Nutr. 2003;78(5):920-7.
33. Mattes RD, Hollis J, Hayes D, Stunkard AJ. Appetite: measurement and manipulation misgivings. J Am Diet Assoc. 2005;105(5 Suppl 1):S87-97.
34. McRae MP. Dietary fiber intake and type 2 diabetes mellitus: An umbrella review of meta-analyses. J Chiropr Med. 2018;17(1):44-53.
35. Menezes EW, Dan MC, Cardenette GH, Goñi I, Bello-Pérez LA, Lajolo FM. In vitro colonic fermentation and glycemic response of different kinds of unripe banana flour. Plant Foods Hum Nutr. 2010;65(4):379-85.
36. Menezes EW, Giuntini EB, Dan MT et al. Codex dietary fibre definition – Justification for inclusion of carbohydrates from 3 to 9 degrees of polymerization. Food Chem. 2013;140:581-5.
37. Nair KK, Kharb S, Thompkinson DK. Dietary fiber with functional and health attributes: a review. Food Rev Int. 2010;26(2):189-203.
38. Nishida C, Uauy R, Kumanyika S, Shetty P. The joint WHO/FAO expert consultation on diet, nutrition and the prevention of chronic diseases: process, product and policy implications. Public Health Nutr. 2004;7(1a):245-50.
39. Nugent AP. Health properties of resistant starch. Nutr Bull. 2005;30(1):27-54.
40. Oh K, Hu FB, Cho E, Rexrode KM, Stampfer MJ, Manson JE et al. Carbohydrate intake, glycemic index, glycemic load, and dietary fiber in relation to risk of stroke in women. Am J Epidemiol. 2005;161(2):161-9.
41. Pereira MA, Ludwig DS. Dietary fiber and body-weight regulation. Observations and mechanisms. Pediatr Clin North Am. 2001;48(4):969-80.
42. Pereira MA, O'Reilly E, Augustsson K, Fraser GE, Goldbourt U, Heitmann B et al. Dietary fiber and risk of coronary heart disease: a pooled analysis of cohort studies. Arch Intern Med. 2004;164(4):370-6.
43. Perera A, Medaa V, Tylerb RT. Resistant starch: a review of analytical protocols for determining resistant starch and of factors affecting the resistant starch content of foods. Food Res Int. 2010;43:1959-74.
44. Pins JJ, Kaur H. A review of the effects of Barley beta-glucan on cardiovascular and diabetic risk. Cereal Foods World. 2006;51(1):8-11.

45. Reyed MR. The role of bifidobacteria in health. Res J Med Med Sci. 2007;2(1):14-24.
46. Roberfroid M, Gibson GR, Hoyles L, McCartney AL, Rastall R, Rowland I et al. Prebiotic effects: metabolic and health benefits. Br J Nutr. 2010;104(Suppl 2):S1-63.
47. Roberfroid MB. Prebiotics: the concept revisited. J Nutr. 2007;137(13):830S-7S.
48. Salmerón J, Manson JE, Stampfer MJ, Colditz GA, Wing AL, Willett W. Dietary fiber, glycemic load, and risk of non-insulin-dependent diabetes mellitus in women. JAMA. 1997;277(6):472-7.
49. Salminen S, Bouley C, Boutron-Ruault MC, Cummings JH, Franck A, Gibson G et al. Functional food science and gastrointestinal physiology and function. Br J Nutr. 1998;80(Suppl 1):S147-71.
50. Saura-Calixto F. Evolución del concepto de fibra. In: Lajolo FM, Menezes EW (eds.). Carbohidratos en alimentos regionales iberoamericanos. Proyecto CYTED/CNPq XI.18. São Paulo: Edusp; 2006.
51. Schulze MB, Liu S, Rimm EB, Manson JE, Willett WC, Hu FB. Glycemic index, glycemic load, and dietary fiber intake and incidence of type 2 diabetes in younger and middle-aged women. Am J Clin Nutr. 2004;80(2):348-56.
52. Seal CJ, Brownlee IA. Whole grains and health, evidence from observational and intervention studies. Cereal Chemistry. 2010;87(2):167-74.
53. Slavin JL, Green H. Dietary fiber and satiety. Nutr Bull. 2007;32(Suppl 1):32-42.
54. Slavin JL. Dietary fiber and body weight. Nutrition. 2005;21(3):411-8.
55. Slavin J. Fiber and prebiotics: Mechanisms and health benefits. Nutrients. 2013;5:1417-35.
56. Souza MCC, Lajolo FM, Martini LA, Correa NB, Dan MC, Menezes EW. Effect of oligofructose--enriched inulin on bone metabolism in girls with low calcium intakes. Braz Arch Biol Technol. 2010;53(1):193-201.
57. Sonnenburg ED, Smits SA, Tikhonov M, et al. Diet-induced extinctions in the gut microbiota compound over generations. Nature. 2016;529:212-5.
58. Stowell JD. Polydextrose. In: Cho SS, Samuel P (eds.). Fiber ingredients: food application and health benefits. Boca Raton: CRC Press; 2009. p.173-201.
59. Sun Q, Spiegelman D, van Dam RM, Holmes MD, Malik VS, Willett WC, et al. White rice, brown rice, and risk of type 2 diabetes in US men and women. Arch Int Med. 2010;170(11):961-9.
60. Tobaruela EC, Santos AO, Almeida-Muradian LB, Araujo ES, Lajolo FM, Menezes EW. Application of dietary fiber method AOAC 2011.25 in fruit and comparison with AOAC 991.43 method. Food Chem. 2018;238:87-93.
61. Torre M, Rodriguez AR, Saura-Calixto F. Effects of dietary fiber and phytic acid on mineral availability. Crit Rev Food Sci Nutr. 1991;30(1):1-22.
62. Tribess TB, Hernández-Uribe JP, Méndez-Montealvo MGC, Menezes EW, Bello-Perez LA, Tadini CC. Enthalpic properties and resistant-starch content of green banana flour (Musa cavendishii) produced at different drying conditions. LWT – Food Science and Technology. 2009;42(5):1022-5.
63. Trowell H. Definition of dietary fiber and hypotheses that is a protector factor in certain diseases. Am J Clin Nutr. 1976;29(4):417-27.
64. Wallace TC, Marzorati M, Spence L, Weaver CM, Williamson PS. New frontiers in fibers: Innovative and emerging research on the gut microbiome and bone health. J Am Coll Nut. 2017;36(3):218-22.
65. Willett W, Manson J, Liu S. Glycemic index, glycemic load, and risk of type 2 diabetes. Am J Clin Nutr. 2002;76(1):274S-80S.
66. World Health Organization (WHO), Food and Agriculture Organization (FAO). Diet, nutrition and the prevention of chronic diseases. Geneve: WHO Technical Report Series; 2003.

6

Água, eletrólitos e equilíbrio acidobásico

VERA LÚCIA CARDOSO GARCIA TRAMONTE
RICARDO TRAMONTE

INTRODUÇÃO

Neste capítulo, serão abordadas algumas considerações sobre a água, com ênfase na importância desse líquido essencial para a vida, bem como sobre os eletrólitos necessários para a manutenção do equilíbrio hidroeletrolítico do organismo. A maioria das reações químicas que ocorrem nas células do corpo humano depende do balanço ou do equilíbrio da água e dos eletrólitos. As comunicações entre os músculos e os nervos dependem do fluxo de corrente elétrica dentro e fora das células; para isso, a concentração intra e extracelular de eletrólitos deve estar dentro de limites estreitos para essas funções.

No ser humano, a homeostase dos eletrólitos é regulada por hormônios, como o hormônio antidiurético (ADH), a aldosterona e o hormônio da paratireoide (PTH). Distúrbios eletrolíticos graves, como desidratação e hiper-hidratação, podem promover complicações cardíacas e neurológicas e devem ser rapidamente tratados para evitar danos graves ao organismo.

ÁGUA

Princípios básicos

A água em seu estado líquido é o principal composto bioquímico que permite a existência humana no planeta Terra e é considerada o nutriente mais vital para o ser humano em qualquer fase de sua vida. A satisfação da necessidade de água do corpo humano depende de seu constante suprimento durante todos os dias.

O organismo humano depende da água para garantir a enorme quantidade de reações bioquímicas que ocorrem nos tecidos corporais, as quais permitem a manutenção das constantes trocas metabólicas que acontecem entre as várias biomoléculas do organismo. Sem o fornecimento diário de água para o corpo, ocorrem alterações fisiológicas fundamentais que são imediatamente sinalizadas e detectadas pelo sistema nervoso central (SNC), o qual envia para todo o organismo, de forma rápida, sinais fisiológicos potentes, capazes de alterar vários processos fisiológicos do indivíduo afetado.[10]

Estrutura da água

A constituição da solução de água e de eletrólitos presente atualmente no citoplasma das células eucariontes é reflexo da constituição dos oceanos, nos quais surgiram as primeiras formas de vida. O controle e a distribuição dessa água no organismo permitiram o desenvolvimento da capacidade de caminhar sobre a superfície da terra.

A água em seu estado líquido é, sem dúvida, um dos fluidos mais anômalos do ponto de vista químico, quando comparada aos outros líquidos encontrados na Terra. A água tem o ponto de fusão (do gelo) e de ebulição mais elevados, se comparada a outros compostos líquidos, como o ácido clorídrico (HCl) e a amônia (NH_3). Além disso, ela possui rigidez e densidade menores que outros líquidos, mesmo aqueles considerados "líquidos ideais" sob o ponto de vista puramente químico.

A molécula de água é polarizada, porque parte dela é levemente positiva e a outra parte, levemente negativa, em razão da distribuição assimétrica de carga elétrica presente entre os átomos de hidrogênio (H) que estão a um ângulo de 104,5° em relação ao átomo de oxigênio (O) (Figura 6.1). Como o átomo de oxigênio possui quatro pares de elétrons nas orbitais externas, sobram dois pares de elétrons que não são compartilhados com os átomos de hidrogênio, tornando o lado da molécula de oxigênio levemente negativo.[1]

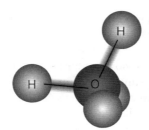

Figura 6.1 Estrutura molecular da água.
H: hidrogênio; O: oxigênio

Essa polaridade da água possibilita a formação de ligações do tipo pontes de hidrogênio com outras moléculas vizinhas, sendo estas de baixa energia, correspondendo a 5% de uma ligação covalente entre oxigênio e hidrogênio da própria molécula de água. Tais características bioquímicas influenciam as interações entre a água e as moléculas vizinhas, o que permite que ela exerça as várias funções orgânicas, como a de ser o principal solvente, de permitir transporte de outras substâncias, de lubrificar e de fazer parte da estrutura de células. Tal composição bioquímica permite, ainda, a maioria das reações necessárias para a produção de íons hidrogênio, além de oxigênio molecular, processo conhecido como dissociação da água.[18]

A dissociação da água em seus elementos básicos é o mecanismo bioquímico mais primitivo utilizado por todos os seres vivos para provocar alterações moleculares em qualquer outro tipo de elemento.[3]

É reconhecido o poder do oxigênio molecular na reação denominada oxidação. Essa reação ocorre em diversas moléculas presentes tanto no interior das células como no meio extracelular, sendo uma das reações celulares mais comuns que permeiam os inúmeros processos fisiológicos do corpo humano. A produção de íons hidrogênio permite, por exemplo, que ocorra a produção de energia entre as membranas celulares duplas das mitocôndrias, além da cadeia bioquímica geradora de moléculas de trifosfato de adenosina (ATP) no interior delas, e de outros processos bioquímicos.

Tais características moleculares da água determinam princípios básicos. Três princípios fundamentais devem ser observados para o entendimento de como a água participa diretamente da maioria dos processos fisiológicos e bioquímicos no corpo humano.

Princípio da unificação: o organismo humano apresenta percentual de água maior que qualquer outro elemento bioquímico, tanto nas fases iniciais de seu desenvolvimento quanto no adulto (Tabela 6.1). Essa quantidade de água movimenta-se entre os diversos compartimentos corporais livremente, sendo esse movimento regido pela natureza química da água. Sendo assim, a água unifica os diferentes compartimentos corporais e celulares existentes no ser humano.[29]

Princípio da compartimentalização: pode-se dizer, de forma simplificada, que no corpo humano existem dois compartimentos distintos e diferenciados: o compartimento intracelular e o extracelular, embora este último apresente subcompartimentos distintos. No compartimento intracelular, em um adulto eutrófico, a água representa cerca de 40% do peso corporal. No compartimento extracelular, nesse mesmo indivíduo, a água representa cerca de 20% do peso corporal. Destes, 5% são de água contida no meio intersticial (entre as células) e 15%, de água presente no espaço intravascular (interior dos vasos sanguíneos). O organismo humano é constituído por células eucariontes, cujos compartimentos intracelulares são separados por membranas celulares. A estrutura molecular dessas membranas permite a separação dos compartimentos intracelular e extracelular, além de permitir a movimentação de moléculas entre eles. Essas células unem-se para formar os quatro tipos de tecidos corporais (epitelial, conjuntivo, muscular e nervoso), os quais, por sua vez, formam os órgãos e os sistemas.[16] A quantidade de água presente em cada um dos distintos compartimentos corporais é balanceada por forças que mantêm seu equilíbrio; esse estado de balanço dinâmico do corpo humano é chamado de homeostase, do grego *homeo*, que significa "igual ou similar", e *stasis*, que significa balanço. Assim, o corpo humano tem a capacidade de utilizar mecanismos homeostáticos para manter os processos bioquímicos e fisiológicos existentes. Qualquer alteração da homeostase corporal é imediatamente detectada por vários tipos de receptores, presentes tanto no meio intra como no extracelular, que provocam alterações bioquímicas e fisiológicas capazes de modificar os processos biológicos que normalmente ocorrem no corpo humano.[9] A função mais básica das membranas celulares é a de manter a constituição dos dois principais compartimentos do organismo de forma constante, ou seja, manter a homeostase corporal. Outra função das membranas celulares é a de permitir a transferência de íons e outras moléculas para os subcompartimentos corporais ou entre os quatro diferentes tipos de tecidos corporais.

Princípio das partículas em solução: a concentração de solutos em uma solução é definida como a osmolaridade dessa solução.[6] A osmolaridade refere-se, de forma exclusiva, à concentração dos solutos e é baseada apenas no número de partículas dissolvidas na água, de forma independente do tamanho e da natureza das partículas. A água pre-

ÁGUA, ELETRÓLITOS E EQUILÍBRIO ACIDOBÁSICO   155

sente no corpo humano é uma solução; existem vários tipos de partículas dissolvidas na água. Tais partículas podem ser moléculas complexas, íons ou eletrólitos. Essas partículas presentes tanto intra como extracelularmente interagem com as moléculas de água nos diferentes compartimentos corporais e celulares, o que determina as modificações que ocorrem no total de água em cada um dos dois principais compartimentos corporais. Em razão da permeabilidade da água às membranas celulares, a composição dessa solução intra e extracelular, em geral, é a mesma.[10]

Tabela 6.1 Percentuais de água total no organismo humano em relação ao peso corporal total, de acordo com a idade e o sexo

Idade e sexo	% de água total do corpo humano em relação ao peso corporal total Médias gerais (mínima e máxima)
0-6 meses – M e F	74% (64-84)
6 meses-1 ano – M e F	60% (57-64)
1-12 anos – M e F	60% (49-75)
12-18 anos – M	59% (52-66)
12-18 anos – F	56% (49-63)
19-50 anos – M	59% (43-73)
19-50 anos – F	50% (41-60)
+ 50 anos – M	56% (47-67)
+ 50 anos – F	47% (39-57)

M: masculino; F: feminino.
Fonte: Institute of Medicine.[15]

A osmolaridade dos meios intra e extracelular é o principal fator que determina a movimentação das partículas entre os compartimentos celulares. Admite-se que o transporte de água entre os distintos compartimentos celulares ocorra sem gasto de energia. Não ocorre transporte ativo de água entre membranas celulares de qualquer espécie. Apesar disso, a água pode atravessar as membranas celulares de três formas distintas. A primeira é através da bicamada lipídica; a segunda ocorre via aquaporinas, que são canais de membrana específicos para as moléculas de água; e a terceira é acoplada ao transporte de solutos por canais específicos, como o de glicose.[10,18,20]

Como existe enorme variedade de moléculas presentes em todos os diferentes tipos celulares do organismo humano, muitas delas possuem partes polares e formam várias camadas de moléculas de água em seu redor, por causa da interação entre a carga elétrica da molécula e a polaridade da molécula da água.[1] Tal fato faz a água estar presente em todas as interações bioquímicas que ocorrem tanto intra como extracelularmente. Os íons em solução aquosa são envolvidos por várias camadas de água, como nas moléculas polares anteriormente citadas. As camadas de água mais próximas às moléculas e aos íons ficam imobilizadas, e as camadas mais distantes são orientadas de forma radial até adquirirem sua estrutura habitual em estado líquido.[21] Portanto, com base nesse princípio, pode-se verificar que grande parte da água presente no corpo humano está "ligada" a outras moléculas, íons ou eletrólitos.

Funções da água no organismo humano

Uma das primeiras funções da água é agir como solvente. Essa ação é fundamental para possibilitar as trocas metabólicas entre os distintos compartimentos corporais, compor um meio no qual ocorra a dissolução e a reconstrução de macromoléculas, permitir a ocorrência de processos enzimáticos e bioquímicos que possibilitem a manutenção do metabolismo corporal e dar substrato para o deslocamento de nutrientes entre os diversos compartimentos. Nutrientes e produtos do metabolismo corporal utilizam a água presente no compartimento extracelular para se deslocar entre os diversos tipos de tecidos e entre os diferentes órgãos e sistemas.

A água é o meio de transporte utilizado pelo organismo humano para movimentar as diversas moléculas entre seus distintos compartimentos. Tanto o sangue como a linfa, os dois fluidos corporais presentes no sistema circulatório, têm como componente mais abundante a água.[16] Em razão das diferenças na composição eletrolítica dos compartimentos intra e extracelulares, permeadas pela existência das membranas celulares, a água atua como o elemento que permite a passagem das diversas moléculas e eletrólitos entre os distintos compartimentos celulares. Isso possibilita que as atividades metabólicas, como a produção de energia e os processos fisiológicos, ocorram normalmente.

A água também participa na formação e na estruturação de tecidos corporais, como os músculos, que contêm mais água do que os outros três tipos de tecidos encontrados no corpo humano. Além disso, o tecido conjuntivo frouxo, presente abaixo de todos os epitélios de revestimento do corpo humano, possui em sua matriz extracelular macromoléculas altamente hidrofílicas, o que permite que esse tipo de tecido possa exercer sua função de preenchimento de espaços entre os outros tipos de tecidos corporais que compõem os diversos órgãos.[16] Dessa forma, a presença de água associada a essas macromoléculas nesse tecido contribui para a função de dar forma não apenas às células, mas também ao corpo humano.

A manutenção da temperatura corporal é determinada por vários processos fisiológicos nos quais a água é o principal fator. A secreção produzida pelas glândulas sudoríparas sobre a epiderme (suor), rica em água e eletrólitos, permite a regulação da temperatura corporal. A água perdida pelo suor contém cerca de 50 mEq/L de sódio e 5 mEq/L de potássio, portanto, nesse processo de eliminação de calor, ocorre também perda de água e de eletrólitos, mesmo estes sendo cruciais para a manutenção da temperatura corporal.

A lubrificação das partes móveis do corpo, como as articulações nas quais se encontra o fluido sinovial, ocorre pela presença de macromoléculas altamente hidrofílicas que mantêm várias camadas de água ligadas a elas, sendo a água um dos principais componentes nesse fluido presente entre as peças de cartilagem hialina dessas articulações.

Volume de água no corpo humano

A quantidade de água existente no corpo humano é expressa por peso ou volume, sendo denominada água total do organismo (ATO) (Tabela 6.1). A quantidade total de água presente no organismo varia com a idade e o sexo do indivíduo, além de outros fatores, como os períodos de crescimento, o aumento ou a perda de peso, ou durante a

ÁGUA, ELETRÓLITOS E EQUILÍBRIO ACIDOBÁSICO

gravidez e a lactação. No ser humano adulto masculino, a ATO varia de 50 a 75% do peso corporal, de forma diferente da mulher adulta, que apresenta ATO entre 45 e 55% de seu peso corporal. Tais valores dependem muito da quantidade de gordura individual, já que o tecido adiposo possui pouca água em sua composição. O tecido adiposo normalmente constitui de 10 a 40% do peso corporal. À medida que a massa gorda aumenta, a proporção de água no organismo diminui. Assim, explica-se o porquê de as mulheres apresentarem menor percentual de água corporal em relação aos homens, uma vez que apresentam proporção maior de massa gorda. Vários outros fatores interferem no cálculo da ATO. Em crianças, há sempre maior percentual de água total, cujos valores variam entre 70 e 83% de ATO do total do peso corporal. Nos homens com idade avançada, verifica-se que ocorre acentuada diminuição da ATO, a qual varia entre 45 e 50% do peso corporal.[21]

Essas variações da ATO que ocorrem nos indivíduos servem para explicar a recuperação mais rápida de cirurgias de crianças, quando comparadas a pessoas com idade mais avançada. Isso ocorre porque a maior quantidade de água presente no corpo de crianças permite que os processos de cicatrização, de recuperação e de transporte de substâncias entre os diversos tecidos corporais ocorram de maneira mais facilitada que em idosos.

Ingestão e perdas de água no organismo humano

Para estimar a quantidade de água que o corpo humano necessita, é preciso considerar vários fatores que interferem diretamente nesse requisito, como a temperatura, o nível de atividade física, as perdas funcionais, as necessidades metabólicas e a idade. O corpo humano não possui um dispositivo para armazenar água, e a quantidade de água perdida no dia a dia deve ser restituída para manter a saúde do organismo.

O cálculo de ingestão diária de água para um indivíduo não é uma medida precisa e absoluta. Por isso, há vários tipos de estimativas para se indicar as necessidades diárias de reposição de água no corpo humano, como a que estabelece que se uma pessoa adulta tem perda diária de aproximadamente 2,5 L de água, necessita de oito a dez copos de água por dia para repor a quantidade perdida.

O fornecimento de água para o organismo humano ocorre por meio de três vias distintas, a saber: 1) ingestão de líquidos – normalmente a média diária gira em torno de 1.200 mL, dependendo, sobretudo, do nível de atividade física, da temperatura do ambiente, do índice metabólico e de vários fatores que interferem no processo de hidratação corporal; 2) consumo de alimentos – muitos alimentos, principalmente frutas e algumas hortaliças, contêm grande quantidade de água em sua composição e contribuem muito para promover a entrada de água no organismo humano; e 3) metabolismo corporal – moléculas de várias substâncias contêm dióxido de carbono e água em sua constituição, os quais são liberados durante o processo de degradação a que são submetidas nas diversas vias metabólicas corporais. Essa água liberada pelo metabolismo corporal corresponde a pelo menos 25% das necessidades diárias de um indivíduo sedentário, ou seja, em torno de 250 mL/dia. A oxidação de proteínas produz 10,5 g de água em 100 kcal metabolizadas; a de carboidratos, 15 g de água em 100 kcal metabolizadas; e a de lipídios, 11,1 g de água em 100 kcal metabolizadas.[21]

Os valores de ingestão adequada (AI) de água, determinados pelo Institute of Medicine (IOM),[15] estão apresentados nas Tabelas 6.2 e 6.3.

158 BASES BIOQUÍMICAS E FISIOLÓGICAS DA NUTRIÇÃO

Tabela 6.2 Ingestão adequada de água para crianças até 8 anos de idade

Idade	Ingestão adequada
0 a 6 meses	0,7 L/dia de água, provenientes do leite materno
7 a 12 meses	0,8 L/dia de água, provenientes do leite materno e da alimentação complementar, dos quais 0,6 L de água de líquidos e 0,2 L da água dos alimentos
1 a 3 anos	1,3 L/dia, dos quais 0,9 L de água dos líquidos
4 a 8 anos	1,7 L/dia, dos quais 1,2 L de água dos líquidos

Fonte: Institute of Medicine.[15]

Tabela 6.3 Ingestão adequada de água para crianças acima de 9 anos de idade e adultos

Idade	Ingestão adequada
9 a 13 anos	Meninos 2,4 L/dia Meninas 2,1 L/dia
14 a 18 anos	Homens 3,3 L/dia Mulheres 2,3 L/dia
19 a 70 anos	Homens 3,7 L/dia Mulheres 2,7 L/dia

Fonte: Institute of Medicine.[15]

Os cálculos para verificar os volumes exatos de perdas diárias de água são complexos e normalmente adaptados à situação específica do indivíduo. Perdas diárias de água estão, sobretudo, relacionadas à capacidade de produção de urina pelos rins, o que visa manter a homeostase corporal e o equilíbrio hidroeletrolítico dos diversos compartimentos corporais. Essas perdas de água corporal pelos rins fazem parte dos mecanismos sensíveis de controle da osmolaridade corporal. Nos rins, por meio da urina, perdem-se, diariamente, cerca de 1.200 mL de água. Sabe-se que é necessária uma perda diária mínima de 500 mL de água para eliminação de 1 g de produtos nitrogenados catabólicos. Os rins, em geral, reabsorvem cerca de 99% de um total de 140 a 160 litros de ultrafiltrado glomerular formado diariamente para produzir os 1.200 mL de urina diária.[21]

A perda de água pela urina varia de forma inversa ao estado de hidratação corporal, o que significa que os volumes de urina produzidos estão na dependência das quantidades de líquidos ingeridos diariamente e da quantidade de sódio ingerido.

As perdas de água que ocorrem por meio da pele, da respiração e do trato gastrintestinal durante todos os dias fazem parte dos mecanismos insensíveis de controle da osmolaridade corporal. Pela transpiração da pele, ocorre perda constante de água, denominada perspiração insensível, além da transpiração que ocorre na dependência da quantidade de calor gerada pelo organismo. Em geral, perdem-se 30 mL de água por 100 kcal. Estima-se que a quantidade de água perdida por dia em condições normais de temperatura seja de cerca de 500 a 700 mL. Tais perdas podem ser bem maiores em casos de ambientes secos, como nos desertos, ou com a prática de exercícios em ambientes com temperaturas elevadas.

Com relação à respiração, sabe-se que a quantidade de água presente no ar inspirado é menor que aquela contida no ar expirado em condições normais de saúde. Em estados febris ou de hiperventilação, há aumento na quantidade de água perdida pela respiração. Essas quantidades variam bastante, mas estima-se que as perdas na expiração em ambientes normais fiquem em torno de 250 a 350 mL por dia.

Por meio das fezes, calcula-se que ocorra perda diária de água em torno de 100 mL. Deve-se considerar que o conteúdo do trato gastrintestinal é isotônico em relação ao plasma sanguíneo, e todo líquido que entra no trato gastrintestinal torna-se isotônico pelos processos de reabsorção e excreção existentes nesse sistema do corpo humano. Calcula-se que o volume total das secreções produzidas pelo trato digestório em um dia seja de 1.500 mL de saliva, 2.500 mL de suco gástrico, 500 mL de bile, 700 mL de suco pancreático e 3.000 mL de secreções intestinais. Isso produz um total de 8.200 mL de secreções ao dia.[29] Deve-se lembrar que essas secreções são acompanhadas de processos de absorção pelas células presentes no trato digestório, sendo a água absorvida principalmente no intestino grosso, restando a quantidade de água liberada pelas fezes anteriormente descrita.

Osmolaridade e volume intra e extracelular da água

Uma solução é considerada hipertônica quando está mais concentrada em soluto que o meio; hipotônica quando está menos concentrada em soluto que o meio; e isotônica quando a concentração de soluto na célula e no meio são iguais. Existem cinco forças que movimentam a água e os solutos entre compartimentos separados por membranas.

1. Osmose: refere-se ao impulso natural para balancear ou equilibrar forças; é utilizada em fisiologia para descrever o processo que impele as moléculas de água a se deslocarem através dos compartimentos corporais. A osmose é a passagem do solvente de uma região pouco concentrada em soluto para uma mais concentrada em soluto, sem gasto de energia. Assim, as moléculas de água sempre se deslocam de um compartimento em que estão em grande concentração para aquele no qual estão em menor concentração. Pressão osmótica é a pressão que deve ser aplicada à solução para impedir a passagem do solvente através da membrana semipermeável.
2. Difusão: essa força opera de forma igual à osmose, mas se refere às partículas em solução e não às moléculas de água. É a força que move as partículas que estão em grande concentração em um compartimento para outro no qual estejam em menor concentração. Dessa forma, provoca equilíbrio entre os compartimentos separados pelas membranas.
3. Filtração: esse processo ocorre por meio de poros existentes entre as membranas celulares quando existe diferença de pressão entre compartimentos separados por membranas.
4. Transporte ativo: processo no qual as partículas de uma solução são forçadas a se moverem através de uma membrana contra um gradiente de pressão. Tal processo é fundamental para que partículas vitais ao metabolismo celular possam ser transferidas ao compartimento no qual são necessárias. Em geral, nesse processo, existem "carreadores" dessas partículas associados às membranas celulares que ajudam a promovê-lo, como ocorre com o transporte de moléculas de glicose para o interior das células.
5. Pinocitose: nesse processo, as grandes partículas presentes em uma solução, como proteínas e lipídios, são conduzidas para o interior das células por englobamento de

pequenas porções de membrana celular, que as envolvem completamente. Nesse processo, formam-se "vacúolos intracelulares" no interior do citoplasma, que são visualizados em microscopia eletrônica. Esses vacúolos, uma vez no interior das células, são abertos e metabolizados por enzimas intracelulares. Esse é, sem dúvida, o principal processo que ocorre nas células endoteliais dos capilares sanguíneos para transportar os diversos elementos necessários para as trocas metabólicas entre o plasma sanguíneo e os tecidos corporais.[10]

Nos capilares sanguíneos que nutrem todos os tecidos corporais, as células endoteliais separam o plasma da matriz extracelular. No compartimento extracelular, os fluidos que sofrem alterações em sua osmolaridade são aqueles contidos no espaço vascular e no espaço intersticial. A distribuição dos fluidos nos espaços vascular e intersticial é controlada sobretudo pela pressão hidrostática capilar e pela pressão osmótica do plasma sanguíneo. A passagem das proteínas plasmáticas e de outras substâncias é limitada pelas membranas celulares presentes. Se ocorrer modificação da pressão osmótica que altere de forma rápida a quantidade de substâncias presentes tanto no plasma como no fluido intersticial, haverá redistribuição da água entre os dois compartimentos para manter o equilíbrio hidroeletrolítico.[6] Como o movimento dos fluidos entre os dois principais compartimentos corporais é controlado prioritariamente pela osmolaridade do fluido extracelular, é fundamental que as alterações mínimas do volume do fluido nesse compartimento sejam detectadas rapidamente pelo organismo e os valores normais sejam restabelecidos. Para isso, o SNC dispõe de vários mecanismos sensoriais capazes de regular, via sistema nervoso autônomo, o volume no líquido extracelular (LEC), no plasma sanguíneo e nos diversos órgãos corporais.

A osmolaridade plasmática é de cerca de 280 a 310 mOsm/L. Esses valores são fornecidos, sobretudo, pelo íon sódio e pelos ânions que o acompanham, em especial o cloro e o bicarbonato. A glicose presente no plasma contribui com cerca de 5 mOsm/L para a osmolaridade plasmática. Isso ocorre porque a glicose não se dissocia e possui peso molecular relativamente elevado. As proteínas plasmáticas têm peso molecular maior que a glicose, mas estão em maior quantidade, contribuindo, também, para a osmolaridade. A ureia no plasma tem concentração de 5 mOsm/L e contribui apenas com 1,5% do total da osmolaridade plasmática.[21]

O volume do líquido intracelular (LIC) e do LEC é mantido ativamente pelas membranas celulares. Elas são permeáveis à água, mas seletivas quanto à passagem de outras substâncias, como proteínas e outras moléculas. Dessa forma, a pressão osmótica existente entre os dois principais compartimentos corporais (extra e intracelular) é exercida pelas substâncias que não conseguem atravessar livremente as membranas existentes.

A osmolaridade do LIC se deve, sobretudo, à presença dos cátions potássio e magnésio, do ânion fosfato dibásico e de proteínas. Esses cátions e ânions são mantidos separados ou dissociados pelas moléculas de água nos dois líquidos (LEC e LIC).[8]

Balanço hídrico do corpo humano

O conceito de balanço hídrico do corpo humano é importante para diversos segmentos na área da saúde. Tal conceito implica diversas consequências fisiológicas que influenciam de forma direta em alterações do equilíbrio hidroeletrolítico do indivíduo,

ÁGUA, ELETRÓLITOS E EQUILÍBRIO ACIDOBÁSICO

com repercussão na osmolaridade dos fluidos presentes nos compartimentos corporais. Esse conceito é definido como "a quantidade de água ingerida diariamente deve ser igual à quantidade perdida".

No corpo humano, a absorção de água se dá de forma prioritária pelo trato gastrintestinal, sendo transferida rapidamente para o plasma sanguíneo. No caso de indivíduos em tratamento de saúde, é fundamental que haja monitoramento constante da osmolaridade plasmática. Em condições normais, esse monitoramento é realizado por osmorreceptores presentes em diversos órgãos corporais que permitem transmitir esse tipo de informação ao SNC, para que ocorram as modificações fisiológicas necessárias ao reestabelecimento do equilíbrio hídrico corporal.

O balanço hídrico corporal depende da quantidade de água perdida pelo organismo e da quantidade de sua reposição. As perdas de água por meio dos vários processos anteriormente citados estão relacionadas, em grande parte, ao nível de atividade física do indivíduo e à temperatura ambiente. A temperatura do ambiente é diretamente influenciada pela umidade relativa do ar, que afeta, sobretudo, a eficiência dos mecanismos regulatórios de temperatura corporal, como a produção de suor. Assim, em condições de umidade relativa elevada do ar, a evaporação do suor pela pele torna-se prejudicada e, contrariamente, mais acentuada em condições de baixa umidade do ar. Isso tem reflexos importantes na fisiologia corporal, de tal forma que as perdas provocadas pelas condições ambientais ou pela ausência de ingestão de água nas quantidades necessárias, quando atingem 6% ou mais do peso corporal, provocam o estado de desidratação no organismo.[6]

Um dos fatores-guia considerados adequados para verificar o nível de hidratação corporal é a sede. Esse sintoma é um bom parâmetro para a ingestão de água em adultos eutróficos, mas deve ser considerado com precaução em crianças e indivíduos doentes. A sede é provocada quando ocorre aumento efetivo da osmolaridade no LEC e ativação dos osmorreceptores corporais. Esses osmorreceptores enviam sinais para neurônios hipotalâmicos específicos que respondem enviando impulsos ao córtex cerebral, o que provoca a sede. Além disso, ocorrem disparos neurais para os núcleos supraóticos e paraventriculares que estimulam a neuro-hipófise a secretar ADH. Em condições normais, aumento de apenas 2 a 3% na osmolaridade plasmática é suficiente para estimular a liberação de ADH pela hipófise. Como a liberação de ADH atinge diretamente a produção de urina pelos rins, aumentando sua concentração, ocorre a retenção de água pelo organismo para tentar compensar os sinais fisiológicos da sede.

As concentrações apropriadas da maioria dos vários constituintes do fluido plasmático são mantidas pelos rins, em decorrência do processo de filtração glomerular, que ocorre continuamente no organismo. Os rins estão sob profunda influência hormonal e atuam no sentido de manter a osmolaridade dos fluidos corporais.

Existem dois controles hormonais básicos que ajudam os rins a manter constante o balanço hídrico corporal. O primeiro é o mecanismo fisiológico regulado pelo ADH ou vasopressina; o segundo é o mecanismo da aldosterona, que é um hormônio produzido pelo córtex da suprarrenal.[10]

O ADH é um hormônio produzido por neurônios situados nos núcleos supraótico e paraventricular do hipotálamo, cujos axônios vão até a neuro-hipófise, na qual liberam vesículas com esse hormônio, que são estocadas em sua forma madura para, posteriormente, serem liberadas sobre os capilares hipofisários dessa porção da hipófise. O ADH atua, sobretudo, nas células dos túbulos coletores dos néfrons, que se tornam permeáveis à água e, assim, a urina torna-se hipertônica, promovendo, como consequência, maior retenção de água no organismo. Além dessa atuação, o ADH tem influência sobre os hepatócitos e as células vasculares, o que resulta em aumento da gliconeogênese hepática e provoca vasoconstrição da musculatura lisa dos vasos arteriais.[8] Os estímulos mais potentes para liberação do ADH são aqueles provenientes de alterações da osmolaridade plasmática ou de alterações do volume do compartimento intravascular (hipo ou hipervolemia).

A aldosterona faz parte de um sistema fisiológico denominado sistema renina/angiotensina/aldosterona (S-RAA), em que os barorreceptores localizados no aparelho justaglomerular renal detectam variações mínimas de pressão sanguínea e liberam renina, a qual inicia um sistema em cascata que resulta, finalmente, na estimulação e na liberação da aldosterona pelo córtex suprarrenal. A aldosterona aumenta a reabsorção de sódio (e de água) e normaliza a pressão arterial. O principal estímulo para a liberação de aldosterona se origina em receptores celulares presentes nas membranas das células da camada glomerulosa do córtex da suprarrenal, conhecidos como receptores mineralocorticoides. Por ser um hormônio esteroidal, a aldosterona tem natureza lipídica e sua secreção sofre a influência de diversos fatores, sendo os principais as alterações que o próprio S-RAA detecta ou as alterações do potássio vascular. O hormônio adrenocorticotrófico (ACTH), produzido pelas células basófilas da adeno-hipófise, tem função moduladora na secreção da aldosterona, bem como em outros hormônios, como o ADH, a dopamina e a serotonina; além destes, as concentrações de sódio plasmático também influenciam sua secreção.

Foi relatada a síntese extrassuprarrenal da aldosterona tanto nas células endoteliais como no cérebro. Seus receptores estão presentes também nos miócitos cardíacos, nas células endoteliais endocardiais e nos fibroblastos cardíacos.[30] Também foi verificada a presença de um S-RAA cardíaco com formação local de angiotensina e síntese da própria aldosterona.[5,25]

A aldosterona é crucial para a conservação de sódio nos rins e nas glândulas salivares por mediar o transporte ativo de sódio e a excreção de potássio. Seu efeito resulta em aumento no número de canais ativos de sódio e aumenta a ação e o número das bombas de sódio-potássio.

PARTÍCULAS DE SOLUTO EM SOLUÇÃO

A água do corpo humano contém vários tipos de partículas (solutos), sendo os eletrólitos e as proteínas plasmáticas os mais importantes no controle do balanço hídrico do organismo.

Eletrólitos

Eletrólito é toda substância que, dissociada ou ionizada, origina íons positivos (cátions) e íons negativos (ânions) pela adição de solvente ou por aquecimento.

Nos líquidos corporais, os eletrólitos são substâncias químicas ativas, e os principais cátions são os íons sódio, potássio, cálcio, magnésio e hidrogênio. Os principais ânions

ÁGUA, ELETRÓLITOS E EQUILÍBRIO ACIDOBÁSICO

são os íons cloreto (Cl⁻), bicarbonato (HCO_3^-), fosfato (HPO_4^-), sulfato (SO_4^-) e proteinatos. Por sua vez, os não eletrólitos são substâncias que não se dissociam em solução, como a glicose, a ureia e a creatinina.

Quando cloreto de sódio (NaCl) e cloreto de potássio (KCl) se dissolvem em uma solução, dissociam-se em íons sódio, potássio e cloro. No organismo, esses íons são envolvidos por moléculas de água, de modo que são mantidos em solução com sua carga ativa.

Os eletrólitos estão presentes em concentrações diferentes nos espaços intra e extracelulares. Sódio, cloreto e bicarbonato são eletrólitos extracelulares, enquanto potássio, magnésio, fosfato e sulfato são intracelulares. No LEC, o sódio é o principal cátion, e o cloreto, o principal ânion; no espaço intracelular, o potássio é o cátion em maior concentração.

O cloro é o ânion que pode se combinar com o sódio no LEC e com o potássio dentro das células. O cloro pode passar livremente entre o LIC e o LEC através das membranas celulares. A presença desses íons nas concentrações e nos espaços apropriados é essencial para regular a pressão osmótica e para manter o equilíbrio hídrico no interior do organismo.

A concentração de eletrólitos nos fluidos corporais é medida como miliequivalentes (mEq), e o número de partículas em solução por unidade de fluido é expressa como mEq/L.

No LEC, a concentração de cátions e de ânions é de 155 mEq/L e, no LIC, de 175 mEq/L de cátions e de 155 mEq/L de ânions. O balanço entre as concentrações de cátions e ânions no LIC e no LEC mantém um estado de neutralidade química nesses compartimentos.[29] Como são necessárias técnicas especiais para medir as concentrações eletrolíticas no meio intracelular, é usual medir os eletrólitos na parte mais acessível do espaço extracelular, ou seja, no plasma. Na Tabela 6.4 são apresentadas as concentrações de cátions e ânions presentes nos espaços intra e extracelulares.

Tabela 6.4 Concentrações de cátions e ânions nos fluidos intra e extracelulares

Íon	Intracelular (mEq/L)	Extracelular (mEq/L)
Ânions		
Cloreto (Cl⁻)	5	104
Fosfato (HPO_4^-)	80	2
Sulfato (SO_4^-)	10	1
Proteínas	70	16
Bicarbonato (HCO_3^-)	10	27
Ácidos orgânicos	–	5
Total	**175**	**155**
Cátions		
Sódio (Na⁺)	35	142
Potássio (K⁺)	123	5
Cálcio (Ca⁺⁺)	15	5
Magnésio (Mg⁺⁺)	2	3
Total	**175**	**155**

Fonte: adaptada de Williams.[29]

Proteínas plasmáticas

Proteínas plasmáticas, como albumina e globulina, são moléculas grandes, portanto, não se movem livremente entre as membranas, como fazem os eletrólitos. Essas moléculas são retidas nos vasos sanguíneos e não passam pelas membranas dos capilares. Assim, auxiliam a manutenção do volume de sangue por influenciar o movimento de água dentro e fora dos capilares. Nessa função, as proteínas plasmáticas são denominadas coloides; permanecem nos compartimentos, executando constante força osmótica que protege os volumes de fluido no plasma e nas células dessas áreas, e exercem nos vasos sanguíneos a pressão osmótica coloidal.[29] As proteínas celulares, da mesma forma, ajudam na manutenção do volume de água nas células.

Outras substâncias existentes no plasma são moléculas pequenas, não proteicas, como a glicose, que apenas quando em concentrações anormalmente aumentadas influencia as perdas de água do corpo.

PRINCIPAIS ELETRÓLITOS

Entre os íons que exercem papel importante na manutenção da pressão osmótica e do equilíbrio hídrico e acidobásico do organismo, estão o sódio, o cloro e o potássio.

Sódio e cloro

Conforme já referido, o sódio é o cátion mais abundante no LEC. Ele age com outros eletrólitos, em especial o potássio, no LIC, para regular a pressão osmótica e manter o equilíbrio hídrico no interior do organismo.

Em indivíduos eutróficos, o NaCl é excretado pelos rins, com quantidades variáveis perdidas por meio da pele (suor) e das fezes. No caso de vômitos e diarreia, podem ocorrer perdas significativas desses eletrólitos. A maior parte do NaCl ingerido é excretada na urina quando o suor não é excessivo.[24]

O cloro é o ânion que se combina com o sódio no LEC e com o potássio no LIC para manter a pressão osmótica e o equilíbrio acidobásico do organismo. O cloro pode passar livremente entre o LIC e o LEC através das membranas celulares. Durante a digestão, parte do cloreto sanguíneo é utilizada para a formação de ácido clorídrico nas glândulas gástricas, sendo secretado no estômago, no qual atua com as enzimas digestivas, sendo depois reabsorvido na corrente sanguínea com outros nutrientes.[26]

O sódio e o cloro absorvidos permanecem nos compartimentos extracelulares, que incluem plasma (com concentrações de 140 mmol/L de sódio e 104 mmol/L de cloro), fluido intersticial (com concentrações de 145 mmol/L de sódio e 115 mmol/L de cloro), água do plasma (com concentrações de 150 mmol/L de sódio e 111 mmol/L de cloro) e pequena quantidade nos compartimentos intracelulares, com concentrações nos tecidos como o músculo de 3 mmol/L de sódio e 3 mmol/L de cloro.[21] O sódio é mantido fora da célula via bomba de Na^+/K^+-ATPase.

ÁGUA, ELETRÓLITOS E EQUILÍBRIO ACIDOBÁSICO

Balanço de sódio e cloro

Vários sistemas e hormônios influenciam o balanço de sódio e cloro, incluindo o S--RAA, o sistema nervoso simpático, o peptídeo atrial natriurético (ANP), o sistema cali-creína-quinina, vários mecanismos intrarrenais e outros fatores que regulam o fluxo sanguíneo renal e medular. A angiotensina II, um potente vasoconstritor, regula os tú-bulos proximais dos néfrons para promover retenção de sódio e cloro e também estimu-la a liberação de aldosterona do córtex suprarrenal.[27] A aldosterona promove a reabsor-ção renal do sódio nos túbulos distais dos néfrons.

Quando há redução da ingestão de sódio, no volume ou na pressão sanguíneos, o S-RAA é estimulado.[28] O ANP é liberado em resposta ao volume de sangue elevado e serve como regulador do S-RAA. O ANP diminui a liberação de renina e, portanto, a li-beração de angiotensina II e de aldosterona, e aumenta a taxa de filtração glomerular. Essas ações contribuem para reduzir o volume e a pressão sanguíneos. Semelhante ao S-RAA, o sistema nervoso simpático é ativado durante a depleção de sódio e é suprimido quando há excesso desse mineral.[17] Com volume aumentado de fluido extracelular, há aumento de fluxo sanguíneo na medula renal, o que resulta em diminuição da concen-tração de sódio no fluido que chega à alça dos néfrons nos túbulos renais. Esse decrés-cimo resulta em redução da reabsorção de sódio dos néfrons, então mais sódio é entre-gue para excreção aos túbulos renais distais.

No caso de transpiração profusa, causada por grande esforço físico e/ou por tempe-raturas altas, as perdas pelo suor podem chegar a mais de 350 mEq de sódio.

Potássio

O potássio, o cátion intracelular mais abundante do organismo, também é necessá-rio às funções celulares normais. É mantido em uma concentração de cerca de 145 mmol/L no LIC e em concentrações bem menores no plasma e no fluido intersticial, nos quais pode variar de 3,8 a 5 mmol/L de LEC. Pequenas alterações na concentração do potássio extracelular podem afetar a relação potássio extracelular:intracelular e, portanto, afetar a transmissão neural, a contração muscular e o tônus vascular.[21]

As duas funções fisiológicas mais importantes do potássio são o efeito sobre o po-tencial transmembrana e seu papel como o maior determinante da força iônica intrace-lular.[12]

O balanço externo do potássio é determinado pela ingestão, pela excreção renal e pela excreção extrarrenal. A via extrarrenal importante é a fecal, pela qual são eliminados de 5 a 10 mEq/dia, e as perdas por meio da pele são insignificantes e não necessitam ser contabilizadas para cálculo das perdas diárias de potássio. A ingestão média diária des-se mineral é de cerca de 1 mEq/kg de peso corporal, mas pode variar conforme a alimen-tação do indivíduo.

Regulação renal da excreção de potássio

Em indivíduos saudáveis, cerca de 85% do potássio ingerido é absorvido.[13] O potássio proveniente da alimentação é principalmente excretado na urina (de 77 a 90%), sendo o restante excretado pelas fezes, com quantidades muito pequenas perdidas pelo suor.[2]

Grande parte do potássio que é filtrado pelos glomérulos renais é reabsorvida nos túbulos proximais, de forma que apenas pequena quantidade desse mineral filtrado chega aos túbulos distais.[11] O potássio da urina resulta de sua secreção no ducto coletor cortical, secreção que é regulada por alguns fatores, como a aldosterona. Concentração plasmática elevada de potássio estimula o córtex das suprarrenais a liberar aldosterona, que aumenta a secreção desse mineral no ducto coletor cortical e na urina.

NECESSIDADES E RECOMENDAÇÕES DE SÓDIO, CLORO E POTÁSSIO

Com relação às recomendações de ingestão diária de sódio, de cloro e de potássio, em 2005 o IOM indicou que, em virtude da insuficiência de dados de pesquisas de dose-resposta, as necessidades médias estimadas (EAR) e, portanto, também as ingestões dietéticas recomendadas (RDA) não puderam ser determinadas para esses elementos. Assim, foram estabelecidas apenas as ingestões adequadas (AI). Os efeitos adversos de ingestão elevada de sódio na pressão sanguínea fundamentaram o estabelecimento dos valores de UL para sódio.[15] Em 2019, no novo documento para sódio e potássio, valores de UL para sódio não foram estabelecidos, sob alegação de que não há um indicador toxicológico específico para ingestão elevada. Os novos valores de AI foram substancialmente reduzidos para o potássio, com redução de aproximadamente 50% em alguns estágios de vida. Para o sódio, os valores não mudaram muito, entretanto foram estabelecidos valores de ingestão para redução do risco de doenças crônicas (CDRR, *Chronic Disease Risk Reduction Intake*) em substituição ao UL (Tabela 6.5). A publicação de 2019 traz ainda uma extensa revisão da literatura sobre a relação do consumo de sódio com o aumento do risco de hipertensão arterial e doenças cardiovasculares, ressaltando a importância do consumo adequado.[14]

Tabela 6.5 Valores de ingestão recomendados para sódio, potássio e cloro, de acordo com estágio de vida e sexo

Estágio de vida	Sódio – AI (mg/dia)	Cloro (g/dia)	Potássio – AI (mg/dia)[a]	Cloro – AI (g/dia)
Recém-nascidos e crianças				
0 a 6 meses	110	ND[a]	400	0,18
7 a 12 meses	370	ND[a]	860	0,57
1 a 3 anos	800	↓ se > 1.200[b]	2.000	1,50
4 a 8 anos	1.000	↓ se > 1.500[b]	2.300	1,90
Homens e mulheres				
9 a 13 anos	1.200	↓ se > 1.800[b]	2.500/2.300	2,30
14 a 50 anos	1.500	↓ se > 2.300	3.000/2.300	2,30
51 a 70 anos	1.500	↓ se > 2.300	3.400/2.600	2,00
> 70 anos	1.500	↓ se > 2.300	3.400/2.600	1,80

▶

ÁGUA, ELETRÓLITOS E EQUILÍBRIO ACIDOBÁSICO

Estágio de vida	Sódio – AI (mg/dia)	Cloro (g/dia)	Potássio – AI (mg/dia)[a]	Cloro – AI (g/dia)
Gestantes				
14 a 18 anos	1.500	↓ se > 2.300[b]	2.600	2,30
19 a 50 anos	1.500	↓ se > 2.300	2.900	2,30
Lactantes				
14 a 18 anos	1.500	↓ se > 2.300[b]	2.500	2,30
19 a 50 anos	1.500	↓ se > 2.300	2.800	2,30

[a] CDDR não determinado em razão da força de evidência insuficiente para causalidade e ingestão-resposta. [b] extrapolado do CDRR de adultos com base na Estimativa de Necessidade Energética para sedentários. AI: ingestão adequada; CDRR: ingestão para redução do risco de doenças crônicas (*Chronic Disease Risk Reduction Intake*).
Fonte: Institute of Medicine.[14,15]

A quantidade mínima de sódio necessária para o ser humano repor as perdas seria de 0,18 g/dia (8 mmol/dia), porém, como é pouco provável que uma alimentação que contenha essa quantidade de sódio forneça os outros nutrientes em quantidades adequadas, a AI para esse mineral foi estabelecida em 1,5 g/dia (65 mmol/dia) para adultos jovens, o que equivale a 3,8 g de NaCl, para assegurar que a alimentação total possibilite ingestão adequada dos outros nutrientes e para cobrir as perdas de sódio pelo suor em indivíduos que são expostos a altas temperaturas ou que sejam fisicamente ativos.[15] Alguns valores de AI atualizados em 2019 são diferentes em relação àqueles de 2005. Houve pequena redução nos valores para as faixas etárias de 0 a 6 meses (de 120 para 110 mg/dia), de 1 a 3 anos (de 1.000 para 800 mg/dia), de 4 a 8 anos (de 1.200 para 1.000 mg/dia) e de 9 a 13 anos (de 1.500 para 1.200 mg/dia). Já para as faixas etárias de 51 a 70 anos e maior que 70 anos, houve pequenos aumentos (de 1.300 para 1.500 mg/dia e de 1.200 para 1.500 mg/dia, respectivamente).[14]

Para o cloro, a AI foi estabelecida em nível equivalente aos valores molares de sódio, pois quase todo o cloro da alimentação é consumido de forma conjunta com o sódio, como sal de cozinha. Portanto, a AI de cloro para adultos jovens é de 2,3 g/dia (65 mmol/dia), o que é equivalente a 3,8 g/dia de NaCl.

PERDAS AUMENTADAS DE FLUIDOS E ELETRÓLITOS

As perdas anormais de fluidos e de eletrólitos pelo trato gastrintestinal podem ocorrer, sobretudo, por diarreia, vômitos ou drenagem gástrica, drenagem ou fístulas de ductos biliares, pâncreas e intestino. Nas diarreias, geralmente o fluido é isotônico com relação a sódio e potássio; no entanto, nas diarreias causadas por solutos não absorvíveis, como manitol e sorbitol, ou nos casos de má absorção de dissacarídeos, pode haver maior perda de água que de eletrólitos.[19]

Algumas situações podem aumentar as perdas de água e eletrólitos por meio da pele, como febre, metabolismo aumentado, suor profuso e queimaduras. O fluido perdido pela pele é hipotônico.

Na ventilação, os pulmões perdem apenas água. Nos casos de febre e hiperventilação, ocorre aumento de perdas de água.

Os rins podem perder sódio e água em excesso em terapias diuréticas, na deficiência em aldosterona, no alívio de obstrução urinária, além de várias outras situações.

Em outras situações, como drenagem de cavidade pleural e peritoneal, infiltrações de queimaduras e durante hemodiálise e diálise peritoneal, podem ocorrer perdas de fluidos.[21]

PERDAS DE ÁGUA E SAL EM SITUAÇÕES CLÍNICAS

Desidratação

Pode-se definir desidratação como uma condição clínica de deficiência em água em que houve perda de 6% ou mais do peso corporal na forma desse líquido. Os sinais e os sintomas para diagnóstico incluem pele seca, língua pastosa, órbitas escavadas, eliminação de urina inferior a 500 mL em 24 horas, densidade urinária superior a 1.030 e perda de peso recente. Os sinais e os sintomas da desidratação aparecem quando houve perda de 25% ou mais do volume do LEC.[19,21]

As desidratações podem ser hipertônicas, hipotônicas e isotônicas, dependendo da quantidade de perda de sal em relação à perda de água, ou seja, da concentração de eletrólitos no espaço extracelular.

Desidratação hipertônica ocorre quando mais água que eletrólitos foi perdida do espaço extracelular; a hipotônica significa que houve perda de eletrólitos maior do que a de água pelo espaço extracelular, e a isotônica ocorre quando água e eletrólitos do espaço extracelular foram perdidos em proporções equivalentes. A desidratação extracelular representa perdas de água e de eletrólitos, e o tipo e a quantidade de íons retidos dependem das causas da desidratação.

Nos casos em que a desidratação progride, tanto o volume do plasma como o do líquido intersticial são reduzidos e os rins reduzem a produção de urina. O problema é que o catabolismo é mantido, o que resulta em acidose metabólica; a desidratação tende a produzir acidose como consequência da perda do controle renal sobre a neutralidade dos líquidos do organismo.[19,21]

Desidratação celular

Além dos tipos de desidratação extracelular citados, existem dois tipos de desidratação celular: a verdadeira, ou dessecação, e a ocasionada por perda de soluto.

A dessecação celular hipertônica é decorrente da restrição de água e da perda excessiva de líquidos por exposição prolongada ao sol, por febre elevada e por hiperpneia excessiva. Nesses casos, ocorrem perdas extremas de água pelos pulmões e pela pele, combinadas à restrição de líquidos, o que resulta em elevação de até 65% no hematócrito e em hipernatremia, com sódio sérico de 170 mEq/L. Os volumes dos fluidos reduzem de forma grave, o sangue se torna viscoso, a água sai das células, mas não consegue compensar as perdas; a urina fica muito concentrada e com volume reduzido. Podem ocorrer delírios, convulsão ou coma, resultando em desidratação celular e desidratação extracelular hipertônica.

EQUILÍBRIO ACIDOBÁSICO

O balanço entre a acidez e a alcalinidade deve ser mantido nas soluções e nas secreções no organismo, o que é realizado por soluções de ácidos e bases em proporções controladas por um sistema-tampão.

Uma solução é mais ou menos ácida de acordo com a concentração de íons hidrogênio que contém. O grau de acidez é expresso como valor de pH, símbolo derivado de uma fórmula matemática que se refere ao poder de concentração de íons hidrogênio. O pH igual a 7 é o ponto neutro entre um ácido e uma base. Quanto maior a concentração de íons hidrogênio, maior a acidez e menor o pH (< 7); por sua vez, quanto menor a concentração de íons hidrogênio, menor a acidez e maior o pH (> 7).

De forma bastante simplificada, pode-se definir um ácido como um composto que contém muitos íons hidrogênio e que, quando em solução, é capaz de liberar alguns desses íons. Uma base é um composto com poucos íons hidrogênio e que pode captar íons hidrogênio extras, quando em solução, o que reduz, dessa forma, a acidez.

O organismo contorna os graus de acidez por meio do sistema-tampão ácido-base, que é uma mistura de componentes básicos e alcalinos, um ácido e uma base conjugados, que juntos protegem uma solução contra variações no pH, mesmo quando bases ou ácidos fortes são adicionados a ela. Se uma base forte é adicionada a uma solução tamponada, o ácido conjugado se combina de modo a formar uma base mais fraca, e se um ácido forte é adicionado à solução, a base conjugada reage com o ácido para formar um ácido mais fraco. Dessa forma, o pH é restaurado a seu ponto de balanço inicial.

Em virtude do fato de que somente uma estreita faixa de pH é compatível com a vida, existem vários sistemas-tampão no organismo humano, porém, o principal é o sistema-tampão ácido carbônico (H_2CO_3)/bicarbonato ($NaHCO_3$).[10,19,21] O bicarbonato atua como tampão e neutraliza os ácidos não carbônicos derivados da alimentação, como o ácido sulfúrico gerado a partir de aminoácidos que contêm enxofre. Quando há ingestão insuficiente de precursores de bicarbonato, tampões da matriz óssea neutralizam o excesso de ácidos derivados da alimentação e, nesse processo, ocorre desmineralização óssea.[4]

Em alimentos não processados, os ânions conjugados de potássio são principalmente ânions orgânicos, como citrato, que são convertidos no organismo em bicarbonato. Em alimentos processados em que há adição de potássio e em suplementos, o ânion conjugado é o cloreto, que não atua como tampão.

O pH normal dos fluidos extracelulares é 7,4 ± 0,05. Mesmo com a ingestão de alimentos ácidos e com vários ácidos sendo produzidos durante o metabolismo, o organismo mantém essa faixa de pH com precisão.

CONSIDERAÇÕES FINAIS

Apesar da importância da água para a manutenção da saúde, seu consumo muitas vezes é negligenciado e o volume ingerido permanece abaixo das recomendações. Pesquisas apontam para esse dado preocupante. De acordo com médicos norte-americanos, 75% das pessoas daquele país bebem menos água que o necessário, o que resulta em quadro crônico de desidratação.[8] Em estudo realizado no Canadá em 2015, com 100 pacientes, foi observado que o consumo médio de água era de três a seis copos por dia, inferior à recomendação de oito copos diários.[22] No Brasil, existem algumas pesquisas que apontam consumo hídrico abaixo das recomendações, principalmente em crianças e idosos. A desidratação leve ou hipo-hidratação crônica podem resultar em distúrbios psicológicos e cognitivos, em cefaleia, em constipação intestinal, em urolitíase e em doenças cardiovasculares. Portanto, beber água nas quantidades recomendadas e reduzir o consumo de sucos e outros líquidos açucarados contribui para a hidratação necessária à manutenção da saúde.

Com relação ao sódio, a preocupação com as altas quantidades consumidas no Brasil se deve à relação com a hipertensão e com outras doenças cardiovasculares. A Organização Pan-Americana da Saúde e a Organização Mundial da Saúde (OPAS/OMS) realizaram a Semana Mundial pela Conscientização do Consumo de Sódio, convocando a indústria produtora de alimentos a reduzir a quantidade de sal adicionada em seus produtos, especialmente entre os consumidos por crianças, e a extinguir a publicidade de produtos com altas quantidades de sódio para o público infantil. O alerta também foi direcionado para as famílias, para evitar o sódio dos embutidos e conservas e optar por preparações caseiras e com ingredientes frescos.[23] É importante destacar que sal não é sinônimo de sódio, portanto deve-se estar atento ao teor de sódio dos sais para alimentos.

REFERÊNCIAS

1. Alberts B, Johnson A, Lewis J, Raff M, Roberts K, Walter P et al. Molecular biology of the cell. 5. ed. New York: Garland Sci, 2008.
2. Agarwal R, Afzalpurkar R, Fordtran JS. Pathophysiology of potassium absorption and secretion by the human intestine. Gastroenterol. 1994;107(2):548-71.
3. Baynes J, Dominiczak MH. Bioquímica médica. Barueri: Manole; 2007.
4. Bushinsky DA, Frick KK. The effects of acid on bone. Curr Opin Nephrol Hypertens. 2000;9(4):369-79.
5. De Lannoy LM, Danser AHJ, Bouhuizen AMB, Saxena PR, Schalekamp MADH. Localization and production of angiotensin II in the isolated perfused rat heart. Hypertension. 1998;31(5):1111-7.
6. Devlin TM. Manual de bioquímica com correlações clínicas. São Paulo: Edgard Blücher; 2011.
7. Ericson J. 75% of Americans may suffer from chronic dehydration, according to doctors. Medical Daily 2013 Jul 3 [acesso em 14 nov 2018]. Disponível em: http://www.medicaldaily.com/75--americans-may-suffer-chronic-dehydration-according-doctors-247393.
8. Évora PRB, Reis CL, Ferez MA, Conte DA, Garcia LV. Distúrbios do equilíbrio hidroeletrolítico e do equilíbrio acidobásico: uma revisão prática. Medicina Ribeirão Preto. 1999;32:451-69.
9. Ganong WF. Fisiologia médica. 22. ed. Porto Alegre: Artmed; 2006.
10. Guyton AC, Hall JE. Tratado de fisiologia médica. 12. ed. Rio de Janeiro: Elsevier; 2011.
11. Haddy FJ, Vanhoutte PM, Feletou M. Role of potassium in regulating blood flow and blood pressure. Am J Physiol Regul Integr Comp Physiol. 2006;290(3):546-52.
12. He FJ, MacGregor GA. Beneficial effects of potassium. BMJ. 2001;323(7311):497-501.
13. Holbrook JT, Patterson KY, Bodner JE, Douglas LW, Veillon C, Kelsay JL et al. Sodium and potassium intake and balance in adults consuming selfselected diets. Am J Clin Nutr. 1984;40(4):786-93.
14. Institute of Medicine (IOM). Dietary Reference Intakes for Sodium and Potassium. Washington, DC: The National Academies; 2019. 514 p.
15. Institute of Medicine. Dietary reference intakes for water, potassium, chloride and sulfate. Washington, DC: The National Academies; 2005. 617 p.
16. Junqueira LC, Carneiro J. Histologia básica. 11. ed. Rio de Janeiro: Guanabara Koogan; 2008.
17. Luft FC, Fineberg NS, Miller JZ, Rankin LI, Grim CE, Weinberger MH. The effects of age, race, and heredity on glomerular filtration rate following volume expansion and contraction in normal man. Am J Med Sci. 1980;279(1):15-24.

18. Malnic G. Os fluidos do organismo e sua compartimentalização. In: De Angelis RC, Tirapegui J. Fisiologia da nutrição humana: aspectos básicos, aplicados e funcionais. 2. ed. São Paulo: Atheneu; 2007.
19. Mikal S. Homeostase no homem: fluidos, eletrólitos, proteínas e minerais em clínica médica. São Paulo: Edart; 1976.
20. Nielsen S, Frøkiaer J, Marples D, Kwon TH, Agre P, Knepper MA. Aquaporins in the kidney: from molecules to medicine. Physiol Ver. 2002;82(1):205-44.
21. Oh MS. Electrolytes, water, and acidbase balance. In: Shils ME, Olson JA, Shike M, Ross AC (ed.). Modern nutrition in health and disease. 9. ed. Baltimore: Williams & Wilkins; 1999. p.105-39.
22. Oakley PA, Baird ML. Do patients drink enough water? Actual pure water intake compared to the theoretical daily rules of drinking eight 8-ounce glasses and drinking half your body weight in ounces. JWARP. 2015;7:883-7.
23. OPAS, OMS. Semana mundial de conscientização do consumo de sódio [acesso em 01 jul 2018]. Disponível em: https://www.paho.org/bra/index.php?option=com_content&view=article&id=4797:semana-mundial-pela-conscientizacao-do-consumo-de-sodio&Itemid=820.
24. Roos JC, Koomans HA, Dorhout Mees EJ, Delawi IM. Renal sodium handling in normal humans subjected to low, normal, and extremely high sodium supplies. Am J Physiol. 1985;249(6):F941-7.
25. Takeda Y, Yoneda T, Demura M, Miyamori I, Mabuchi H. Cardiac aldosterone production in genetically hypertensive rats. Hypertension 2000;36(4):495-500.
26. Tramonte VLCG. Sódio, cloro e potássio. In: Cozzolino SMF (ed.). Biodisponibilidade de nutrientes. 3. ed. Barueri: Manole; 2009. p. 494-512.
27. Valtin H, Schafer JA. Renal function: mechanisms preserving fluid and solute balance in health. 3. ed. Boston: Little Brown; 1995.
28. Weinberger MH, Wagner UL, Fineberg NS. The blood pressure effects of calcium supplementation in humans of known sodium responsiveness. Am J Hypertens. 1993;6(9):799-805.
29. Williams SR. Basic nutrition and diet therapy. 10. ed. St. Louis: Mosby; 1995.
30. Young M, Fullerton M, Dilley R, Funder J. Mineralocorticoids, hypertension and cardiac fibrosis. J Clin Invest. 1994;93(6):2578-83.

PARTE **2**

Micronutrientes e compostos bioativos de alimentos

7

Cálcio

ANNA FLÁVIA FERREIRA PASSOS
CARLA CRISTINA DE MORAIS
CRISTIANE COMINETTI

INTRODUÇÃO

Descoberta e aspectos bioquímicos

O cálcio foi descoberto no início do século XIX, precisamente no ano de 1808, pelo químico inglês Humphry Davy. Berzelius e Pontin desenvolveram uma amálgama de cálcio por meio da eletroforese de óxido de cálcio em mercúrio. Posteriormente, Humphry Davy isolou o cálcio em sua forma impura, realizando eletroforese daquela mistura de óxido de cálcio e óxido de mercúrio.

O nome cálcio deriva do latim *calx*, que significa cal. Há relatos da preparação de cal (óxido de cálcio) por romanos no primeiro século. Dados que remontam aproximadamente o ano 975 d.C. mostram que o gesso produzido com sulfato de cálcio ($CaSO_4$) era útil no restabelecimento de ossos quebrados. Outro composto de cálcio utilizado nos tempos antigos foi o calcário (carbonato de cálcio – $CaCO_3$). O cálcio na forma de metal tornou-se disponível em larga escala apenas no início do século XX.[28]

O cálcio é um elemento químico de símbolo Ca, localizado no grupo 2 da tabela periódica, classificado como um metal alcalinoterroso, da mesma forma que o berílio, o magnésio, o estrôncio, o bário e o rádio. É um metal leve, sólido, de brilho prateado, com densidade de 1,55 g/cm³, número atômico 20, massa atômica 40,078 Da e de ocorrência considerável na natureza. Seu ponto de fusão varia entre 842 e 848°C e o de ebulição é 1.484°C.

O cálcio é um cátion bivalente que apresenta a capacidade de se ligar e de precipitar ânions orgânicos e inorgânicos, habilidade que pode ser considerada útil ou inibitória. Em água, o cátion bivalente formado é aparentemente simples – Ca^{2+} –, entretanto, apresenta grau de hidratação que varia de seis a oito moléculas de água, o qual se modifica muito rapidamente, de forma que o cálcio é o agente de ligação mais rápido em relação a qualquer outro íon bivalente disponível no ambiente. Ele reage 10^3 vezes mais rápido que o magnésio, por exemplo. O cálcio também forma sais insolúveis prontamente ao reagir com ânions orgânicos e inorgânicos, como carbonatos e fosfatos, formando precipitados que limitam sua solubilidade em aproximadamente 10^{-3} M.[59]

No que se refere à sua distribuição, o cálcio é um dos elementos mais comuns na Terra, e no organismo humano é o quinto elemento em abundância, precedido por oxigênio, carbono, hidrogênio e nitrogênio. Dentre os metais, é o mais abundante, respondendo por 1,5% da massa corporal. Conjuntamente a seu papel central nas funções celulares como segundo mensageiro, o cálcio é o principal constituinte do esqueleto, estabilizando ossos e dentes. Em minerais e em solução, o cálcio encontra-se predominantemente em uma forma complexada, mais comumente como fosfato de cálcio, por exemplo, na forma de hidroxiapatita ($[Ca_{10}(PO_4)_6(OH)_2]$), a qual compõe cerca de 60% do peso do esqueleto humano, ou seja, o esqueleto de um homem contém entre 1,0 e 1,3 kg de cálcio. Em fetos, o cálcio constitui entre 0,1 e 0,2% do peso livre de gordura; esse valor aumenta para 2% em um indivíduo adulto. Tal fato representa a necessidade de um balanço positivo médio diário de 180 mg de cálcio durante 20 anos de crescimento.

Em comparação à quantidade de cálcio encontrada no esqueleto, aquele localizado no fluido extracelular, no citosol e em outros compartimentos intracelulares é praticamente desprezível. No fluido extracelular ou no lúmen de sistemas reticulares intracelulares, o cálcio aparece em concentrações milimolares (2 a 5 mM), dos quais aproximadamente 50% estão livres. A concentração de cálcio livre no citosol de uma célula em repouso é de aproximadamente 100 a 300 nM, o que resulta em um gradiente de concentração acentuado de cálcio ionizado nas membranas celulares, o qual é regulado por diversos canais, bombas e outros sistemas de transporte que controlam o influxo e o efluxo de cálcio nas células e entre os vários compartimentos intracelulares. Já a homeostase do cálcio nos fluidos extracelulares é mantida por meio de regulação endócrina altamente complexa e integrada, que envolve a interação entre um receptor de detecção das concentrações de cálcio (CaSR, do inglês, *calcium sensing receptor*) e dois hormônios polipeptídicos antagonistas – o hormônio da paratireoide (PTH) e a calcitonina, além da forma ativa da vitamina D – a $1,25(OH)_2D_3$. A partir dessa interação, ocorre a detecção das concentrações de cálcio no fluido extracelular pelo CaSR e a regulação do influxo e do efluxo dele por meio da ação em células-alvo do intestino, dos rins e dos ossos. Geralmente, a ação do PTH consiste em inibir a redução do cálcio no fluido extracelular para níveis críticos, enquanto a calcitonina previne aumentos anormais nas concentrações séricas de cálcio.[17,27]

ASPECTOS FISIOLÓGICOS: ABSORÇÃO, TRANSPORTE, HOMEOSTASE, EXCREÇÃO

Conforme mencionado anteriormente, a maior parte do cálcio corporal total encontra-se no esqueleto na forma complexada a fosfatos. Os ossos atuam como a última reserva de cálcio a ser utilizada para normalizar as concentrações nos fluidos extracelulares, quando estas se encontram abaixo dos limites de normalidade. O cálcio chega a esses fluidos a partir da absorção intestinal e da reabsorção óssea e deixa tais compartimentos pelo trato gastrintestinal, rins e pele, atuando, então, na formação óssea (Figura 7.1).[17] Já o cálcio livre representa menos de 1% do total corporal (cerca de 10 g em um indivíduo adulto). Entretanto, esse conteúdo está em troca constante e rápida dentro dos vários compartimentos, e é responsável por uma variedade de funções essenciais, dentre as quais sinalização intra e extracelular, transmissão de impulsos nervosos e contração muscular. Em indivíduos saudáveis, as concentrações séricas de cálcio variam de 8,8 a 10,4 mg/dL (2,2 a 2,6 mM), dos quais aproximadamente 51% são íons livres, 40% estão complexados a proteínas, como albumina e globulina no soro e calmodulina nas células, e 9% aparecem complexados a outros íons, como fosfatos, carbonatos e oxalatos.[44]

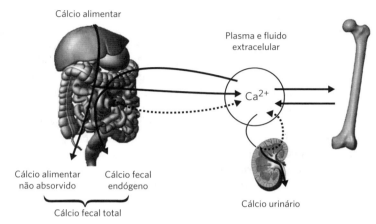

Figura 7.1 Principais rotas do cálcio no organismo.
Fonte: adaptada de FAO.[17]

A manutenção dos estoques corporais de cálcio ocorre por meio da ingestão alimentar e da absorção. Em um indivíduo adulto saudável, aproximadamente 30% do cálcio ingerido é absorvido. O cálcio ingerido se mistura com aquele proveniente dos sucos digestivos no intestino delgado, no qual ocorre cerca de 90% do processo absortivo. Essa absorção acontece por transporte ativo (transcelular) dependente de $1,25(OH)_2D_3$ e do receptor de vitamina D (VDR), principalmente no duodeno (no qual há expressão significativa de VDR) e em situações de baixa ingestão de cálcio. Quando há ingestões elevadas do nutriente, ocorre a difusão passiva (paracelular) ao longo de todo o intestino delgado, por meio das *tight junctions* localizadas entre as células epiteliais. É comum verificar na literatura a afirmação de que, em casos de ingestão normal, a rota paracelular seria a mais importante na absorção do nutriente, entretanto, conforme demonstrado por McCormick,[33] em tal situação o transporte ativo responde pela maior parte da absorção, ao passo que o mecanismo passivo é responsável por apenas 8 a 23% da absorção total de cálcio. A quantidade de cálcio absorvida em cada um dos segmentos do intestino delgado é determinada pelo tempo de permanência do quimo em tais segmentos. Esse tempo é de minutos no duodeno e superior a 2 horas na metade inferior do intestino delgado. Sendo assim, quando um indivíduo ingere cálcio em quantidades variando de normais a elevadas, a quantidade relativa absorvida no duodeno é bastante inferior àquela absorvida na porção distal do intestino delgado, particularmente no íleo. A absorção do mineral no intestino grosso e no cólon é bastante diminuta, provavelmente não excedendo 10% do total absorvido.[9,10,17,33,44]

Os mecanismos moleculares-chave da passagem de cálcio do lúmen para dentro das células foram desvendados com a identificação dos canais apicais de cálcio (localizados na membrana da borda em escova ou membrana apical), conhecidos como *transient receptor potential cation channel, vanilloid family, members 6 and 5* (TRPV6 e TRPV5). Esses canais são regulados direta ou indiretamente pela vitamina D e pelo cálcio provenientes da alimentação, e são controlados por *feedback* pelo cálcio intracelular. Intestino, rins e placenta são os três principais órgãos envolvidos no transporte de cálcio, sendo responsáveis pela absorção do cálcio proveniente da alimentação, pela reabsorção tubular renal e pelo transporte do cálcio do leite materno para a circulação fetal, respectivamente. O TRPV6 parece ser o principal canal apical para passagem do cálcio no intestino delgado e na placenta, ao passo que o TRPV5 é basicamente específico dos rins.[45]

O transporte transcelular é um processo essencial na manutenção do balanço de cálcio extracelular e permite ao organismo responder a flutuações na ingestão alimentar do mineral e se adaptar às necessidades em diversas situações fisiológicas, como crescimento, gestação, lactação e envelhecimento. O transporte de cálcio nos enterócitos envolve a difusão intracelular do cálcio; a passagem do cálcio luminal através da membrana da borda em escova; e o deslocamento através da membrana basolateral. Essas três etapas podem ocorrer por meio de mecanismos distintos. O primeiro e principal é a difusão facilitada, na qual o cálcio presente no lúmen entra nos enterócitos por meio do canal de cálcio TRPV6, anteriormente conhecido como *calcium transport protein 1* (CAT1) ou *epithelial calcium channel 2* (ECaC2). Dentro da célula, o cálcio é sequestrado pela calbindina-D9k [proteína ligadora de cálcio que tem sua expressão induzida pela $1,25(OH)_2D_3$] para que as concentrações citosólicas permaneçam baixas; ligado a essa proteína, o cálcio é transportado pelo citoplasma em direção à membrana basolateral. Ao alcançar o lado posterior da célula, ocorre o deslocamento em direção ao meio extracelular mediado, primariamente, por uma Ca^{2+}-ATPase de membrana plasmática (PMCA1b) ou, em menor escala, pelo trocador Na^+/Ca^{2+} (NCX1) (Figura 7.2).[10,29,45,55]

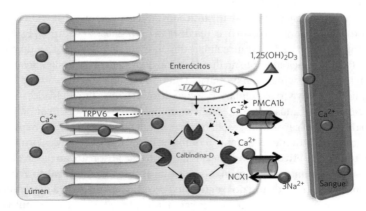

Figura 7.2 Transporte do cálcio do lúmen para a célula intestinal e deslocamento para o meio extracelular. O cálcio entra na célula intestinal pela membrana da borda em escova por meio do canal de cálcio TRPV6, é sequestrado pela calbindina-D e deslocado para a membrana basolateral por um trocador Na^+/Ca^{2+} (NCX1) e/ou por uma Ca^{2+}-ATPase de membrana plasmática (PMCA1b). A absorção de cálcio é estreitamente regulada por hormônios calciotrópicos. A forma ativa da vitamina D [$1,25(OH)_2D_3$] estimula as etapas individuais do transporte transcelular de cálcio por regular positivamente a expressão do TRPV6, da calbindina e dos sistemas de deslocamento (efeito indicado pelas setas pontilhadas na figura).
Fonte: adaptada de Bronner[9] e van de Graaf et al.[55]

CÁLCIO

Outra forma de fluxo transcelular é o transporte vesicular, no qual a formação de vesículas ricas em cálcio se inicia com o influxo do cátion por meio do TRPV6 presente na membrana apical. O aumento rápido das concentrações de cálcio junto à membrana apical rompe os filamentos de actina localizados próximo aos canais de cálcio e inicia-se a formação de vesículas endocíticas. Simultaneamente, os íons cálcio se ligam à calmodulina associada à miosina 1, ou à calmodulina associada aos canais de cálcio, o que inativa tais canais. Essa inativação, por sua vez, promove redução nas concentrações de cálcio livre nas proximidades da membrana apical e, assim, a rede de filamentos de actina pode ser restabelecida. Segue-se a formação de vesículas que contêm cálcio, algumas das quais são transportadas por microtúbulos e outras podem se fundir a lisossomos. Por último, as vesículas ou os lisossomos se deslocam e se fundem à membrana basolateral e o cálcio é deslocado para o meio extracelular.[10,29,55]

A passagem do cálcio através do retículo endoplasmático é um modelo de transporte transcelular que possivelmente acontece nos enterócitos. À semelhança da difusão facilitada, o cálcio entra no enterócito pelo canal TRPV6. O transporte, desde a membrana da borda em escova até a membrana basolateral, ocorre por difusão passiva no retículo endoplasmático. O deslocamento do cálcio para o meio extracelular ocorre da mesma forma que na difusão facilitada.[10,29,55]

Em células musculares, o cálcio entra no retículo sarcoplasmático pela ação da Ca^{2+}-ATPase local (Serca – *sarco/endoplasmic reticulum Ca^{2+}-ATPase*) e é liberado na membrana basolateral por canais liberadores de cálcio em um processo regulado por trifosfato de inositol (IP3) e por receptores de rianodina.[10,29,55]

O principal regulador da absorção transcelular de cálcio é a $1,25(OH)_2D_3$, o metabólito hormonal ativo da vitamina D, que age ao se ligar a seu receptor (VDR) na região promotora dos genes do TRPV6, da calbindina e dos sistemas de deslocamento PMCA1b e NCX1, regulando positivamente a expressão destes. Entretanto, outros mecanismos de regulação também podem estar envolvidos, como é o caso do estrógeno, que parece aumentar a absorção ativa do mineral, provavelmente por agir também no canal de cálcio TRPV6. Com relação à absorção paracelular, parece não haver nenhuma regulação direta da passagem do cálcio. Nesse caso, as *tight junctions* são as principais reguladoras da permeabilidade epitelial, e alterações nessas estruturas também afetam o fluxo paracelular de íons cálcio.

A manutenção das concentrações circulantes de cálcio dentro de um limite fisiológico estreito é extremamente necessária e ocorre por meio de um sistema endócrino que envolve a $1,25(OH)_2D_3$ e seu receptor VDR, o PTH e seu receptor PTHR, a calcitonina e o CaSR. As concentrações séricas totais de cálcio são finamente reguladas para permanecerem entre 8,8 e 10,4 mg/dL (2,2 e 2,6 mmol/L). Se houver alterações nesses valores, mesmo que mínimas, a via hormonal de *feedback* negativo age para restaurar tais concentrações. Inicialmente, ocorre a inativação dos CaSR expressos nas células da paratireoide com consequente aumento na secreção de PTH. Esse mecanismo restaura as concentrações séricas de cálcio por ativar o PTHR nos ossos e nos rins, aumentando a reabsorção óssea e estimulando a reabsorção tubular do cálcio. Nos rins, a secreção aumentada de PTH também age no restabelecimento das concentrações séricas de cálcio por aumentar a secreção de $1,25(OH)_2D_3$, a qual, por sua vez, age nos VDR do trato gastrintestinal para aumentar a absorção transcelular de cálcio, além de aumentar também a reabsorção de cálcio a partir dos ossos. Se, por outro lado, as concentrações séricas de cálcio ultrapassarem os limites máximos, as células C (ou parafoliculares) da glândula tireoide secretam calcitonina, que auxiliará a manutenção dessas concentrações séricas em níveis normais por agir bloqueando a reabsorção óssea.[24,44]

As principais vias de excreção do cálcio são a urinária e a fecal. Quantidades ínfimas podem ser excretadas também por outros tecidos e fluidos, como o suor. O conteúdo de cálcio alimentar não absorvido, em conjunto com o cálcio do suco digestivo também não absorvido (cálcio endógeno fecal), aparece nas fezes e é denominado cálcio fecal total.[17] As perdas endógenas são de aproximadamente 2,1 mg/kg/dia em adultos e de 1,4 mg/kg/dia em crianças. A excreção endógena de cálcio, diferentemente da excreção urinária, não se altera consideravelmente com o decorrer do tempo. A excreção urinária está relacionada ao balanço entre a carga filtrada pelos rins e a eficiência da reabsorção pelos túbulos renais. Aproximadamente 98% do cálcio filtrado é reabsorvido passiva ou ativamente. Nos túbulos proximais, o transporte passivo é responsável por 70% dessa reabsorção. A reabsorção por processo ativo (transcelular) é dependente da quantidade de cálcio no fluido extracelular. Os CaSR, localizados na alça de Henle, bloqueiam a reabsorção ativa quando a concentração de cálcio no fluido extracelular é elevada. Ao contrário, quando tais concentrações estão reduzidas, os receptores são ativados e grande quantidade do cálcio filtrado é reabsorvida. O transporte transcelular é controlado pela $1,25(OH)_2D_3$, pelo PTH e pela calcitonina, e as mesmas três etapas citadas na absorção pelas células intestinais também ocorrem nos rins; nesse caso, o canal responsável pela entrada de cálcio na célula é o TRPV5, e o nutriente é difundido pelo citoplasma por meio da ligação com a calbindina-D28k. Normalmente, as perdas diárias de cálcio via urina em adultos saudáveis variam entre 2,5 e 5 mmol (100 a 200 mg).[23,24,57]

IMPORTÂNCIA BIOLÓGICA

O cálcio tem papel essencial em muitos processos biológicos, com funções mais estáticas – como estabilizador de estruturas – ou mais dinâmicas – como segundo mensageiro nas vias de transdução do sinal celular. Essa versatilidade é possível em razão de algumas propriedades do íon cálcio, como é o caso de seu alto grau de desidratação (capacidade de perder água ligada), sua importante flexibilidade em coordenar ligandos e a geometria basicamente irregular de sua esfera de coordenação. Tal versatilidade é essencial no controle de diversos processos, como a fertilização, a proliferação celular, o desenvolvimento, a aprendizagem e a memória, a contração muscular e a secreção glandular.[5,27] Assim, as funções do cálcio no organismo podem ser divididas em estruturais e regulatórias.

As funções estruturais envolvem precipitados de cálcio nas matrizes extracelulares, na formação de ossos e dentes, bem como envolvem o cálcio na forma não precipitada, na manutenção de estruturas intracelulares, como organelas e cromatina. Em ossos e dentes, o cálcio aparece primariamente na forma de hidroxiapatita insolúvel $[Ca_{10}(PO_4)_6(OH)_2]$ e compreende 39,9% do peso mineral ósseo. Além de sua função estrutural, o esqueleto constitui importante reservatório de cálcio com o objetivo de manter as concentrações plasmáticas do íon. O reservatório de cálcio ósseo em adultos se renova a cada 8 a 12 anos, em média, o que não ocorre nos dentes. O remodelamento ósseo é contínuo por toda a vida; durante o período de crescimento a formação óssea supera a reabsorção e, durante o desenvolvimento da osteoporose, o contrário acontece.[27,57]

Já as funções regulatórias podem ser divididas em outros dois grupos: passivas e ativas. A remoção do cálcio impede a coagulação sanguínea ou a ativação do sistema complemento, isso porque os íons cálcio são necessários para, pelo menos, quatro enzimas envolvidas no processo de coagulação e para o primeiro complexo enzimático (C1) do sistema complemento, ligando-se a um complexo antígeno-anticorpo. O cálcio pode, então, ser considerado um regulador bioquímico dessas enzimas, mas não um regulador fisiológico. Assim, nesse caso, suas funções são consideradas passivas, uma vez que alterações plasmáticas sutis não promovem nem alteram significativamente tais eventos. Ao contrário, dentro das células, o cálcio exerce funções classificadas como ativas, pois permite que essas células alterem seu comportamento em resposta a estímulos fisiológicos, como de hormônios ou de neurotransmissores.[3,27]

O íon cálcio tem raio iônico de 0,99 Å e habilidade para formar ligações coordenadas com até 12 átomos de oxigênio, o que o torna praticamente único entre todos os cátions na capacidade de se ajustar em cadeias peptídicas. Ao se ligar, por exemplo, a átomos de oxigênio de resíduos que se projetam do esqueleto peptídico do ácido glutâmico e do ácido aspártico, o cálcio fortalece a molécula proteica e fixa sua estrutura terciária. De fato, a ligação do cálcio a um grande número de proteínas celulares resulta na ativação de suas funções exclusivas. Essas proteínas englobam desde aquelas envolvidas com o movimento e a contração muscular até as relacionadas à transmissão nervosa, à secreção glandular e à divisão celular (Quadro 7.1). Na maior parte dos casos, o cálcio atua tanto como transmissor de sinais do meio extracelular para o meio intracelular quanto como ativador ou estabilizador de proteínas funcionais envolvidas em tais funções.[57]

Quadro 7.1   Exemplos de proteínas celulares que se ligam ou são ativadas por cálcio

Proteína	Função
Calmodulina	Moduladora/reguladora de várias proteínas quinases
Troponina C	Moduladora da contração muscular
Calretinina, retinina	Ativadoras da guanil ciclase
Calcineurina B	Fosfatase
Proteína quinase C	Proteína quinase amplamente distribuída
Fosfolipase A2	Sintetiza o ácido araquidônico
Caldesmona	Reguladora da contração muscular
Parvalbumina	Envolvida no estoque de cálcio
Calbindina	Envolvida no estoque de cálcio
Calsequestrina	Envolvida no estoque de cálcio

Fonte: Weaver et al.[57]

Células eletricamente excitáveis apresentam canais seletivos para o íon cálcio, os quais são abertos quando a membrana plasmática é despolarizada. Dessa forma, o cálcio apresenta função importante no potencial de ação cardíaco, por promover a contração do músculo cardíaco (Figura 7.3) e também por causar a liberação de transmissores em terminais nervosos. Em ambos os casos, a despolarização da membrana plasmática promove aumento nas concentrações citosólicas de cálcio. Os íons cálcio se ligam imediatamente a um amplo número de proteínas ativadoras intracelulares, o que, por sua vez, libera grande quantidade de cálcio das vesículas de estoque intracelular (do retículo sarcoplasmático no caso dos músculos). Essa segunda etapa eleva rapidamente as concentrações citosólicas de cálcio, o que configura o sinal interno que faz com que as células musculares se contraiam, ou com que os terminais nervosos secretem os neurotransmissores. No caso da contração muscular, duas proteínas que se ligam ao cálcio são de interesse especial: a troponina C, que após ter se ligado ao cálcio inicia uma série de etapas que promovem a contração muscular, e a calmodulina, uma proteína ligadora de cálcio amplamente distribuída, que ativa enzimas que degradam o glicogênio para liberar energia para a contração. Assim, o cálcio está envolvido na promoção da contração e, também, no fornecimento de energia para tal processo. Quando a célula completa sua função, diversas bombas agem reduzindo rapidamente as concentrações citosólicas de cálcio e a célula retorna a seu estado de repouso. Dessa maneira, uma função essencial do cálcio é sua habilidade para disparar eventos intracelulares, os quais estão relacionados a diversas funções orgânicas vitais, como digestão, reprodução, movimentação etc.[3,24,27,57]

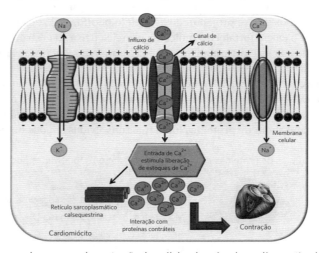

Figura 7.3 Resumo do processo de contração das células do músculo cardíaco estimulada por cálcio. Em células cardíacas autorrítmicas, o processo de despolarização dispara a abertura de canais lentos de cálcio, permitindo o influxo de cálcio do meio extracelular, o qual estimula a liberação do cálcio ligado à calsequestrina dentro do retículo sarcoplasmático. O cálcio dentro da célula interage com as proteínas contráteis e promove a contração muscular. A seguir, os canais de cálcio se fecham enquanto canais de potássio se abrem, o que promove a rápida repolarização da membrana, retornando suas concentrações para aquelas de repouso. Apesar de não mostrado, bombas de íons transportam cálcio rapidamente para fora da célula e de volta ao retículo sarcoplasmático durante a repolarização. Bombas de Na$^+$/K$^+$ também promovem a saída de sódio e a entrada de potássio na célula.
Fonte: adaptada de Silverthorn.[50]

Eventos responsáveis por alterações intracelulares são iniciados por um estímulo primário, o qual pode ser físico (um potencial de ação) ou químico (um hormônio ou um neurotransmissor). Esse estímulo atua na membrana celular e transmite um sinal, por meio de mensageiros intracelulares, para estruturas e enzimas intracelulares. Existem três classes de sinais intracelulares conhecidos: cátions (cálcio, hidrogênio, sódio); nucleotídeos (3',5'-monofosfato de adenosina cíclico – AMPc, 3',5'-monofosfato de guanosina cíclico – GMPc, AMP, trifosfato de guanosina – GTP); derivados de fosfolipídios (fosfato de inositol, diacilglicerol). Dentre eles, o cálcio foi o primeiro a ser descoberto, e é um dos mais importantes.[27]

Todas as formas de contração muscular e de secreção vesicular, bem como algumas formas de agregação, transformação e divisão celular e ativação do metabolismo intermediário são controladas pelo aumento de íons cálcio no citosol celular. Existe interação entre o cálcio e os outros sinais intracelulares, a qual determina o limiar para ativação em cada célula. A quantidade de células ativadas e a magnitude da resposta podem ser modificadas por reguladores secundários, os quais podem agir alterando brevemente as concentrações de cálcio, o que modifica a forma como o cálcio age ou também por meio de outro sinal. Os limiares para ativação celular podem ser controlados pelas oscilações nas concentrações intracelulares de cálcio livre. Essas oscilações referem-se a sinais celulares muito flexíveis que transmitem informações capazes de regular vários processos celulares. Frequência e amplitude do sinal oscilante podem variar infinitamente em decorrência de ações conjuntas de transportadores de cálcio e de proteínas ligadoras de cálcio, as quais codificam mensagens específicas que desencadeiam eventos moleculares específicos. As oscilações de alta frequência regulam respostas rápidas, como a transmissão sináptica, ao passo que as oscilações de baixa frequência regulam processos lentos, como a fertilização e a transcrição do DNA.[15,53]

O íon cálcio não é apenas necessário à atividade de enzimas envolvidas na coagulação sanguínea e no sistema complemento, mas também é indispensável para a atividade máxima de diversas enzimas digestivas extracelulares, como proteases, fosfolipases e nucleases.[3,24]

FONTES ALIMENTARES E RECOMENDAÇÕES DE INGESTÃO

As fontes alimentares, bem como a ingestão de cálcio, têm sido alteradas consideravelmente ao longo da evolução humana. O homem primitivo obtinha cálcio a partir de raízes, tubérculos, nozes e feijões em quantidades que se acreditava exceder os 1.500 mg/dia ou talvez até o dobro desse valor quando se fazia necessário ingerir quantidade calórica suficiente para atender às demandas de um caçador de tamanho corporal contemporâneo. Depois da domesticação dos grãos, a ingestão de cálcio foi sendo reduzida substancialmente pelo fato de que os alimentos-base passaram a ser os frutos, partes das plantas que acumulam as menores porções de cálcio. Assim, a alimentação humana moderna geralmente não fornece quantidades suficientes de cálcio para que a densidade óssea ótima seja mantida. Atualmente, o grupo alimentar que fornece a maior quantidade de cálcio em um padrão alimentar ocidental é aquele dos laticínios.[48,57]

A ingestão de cálcio provém não apenas das fontes alimentares, mas também dos suplementos. O consumo desses suplementos tem aumentado significativamente nos últimos anos, principalmente entre mulheres na pós-menopausa. A água, dependendo da localização geográfica, fornece apenas pequenas quantidades do mineral. Como já referido, o cálcio é classicamente associado com produtos lácteos, como leite, iogurte e queijos. Em alguns países, como os Estados Unidos, os laticínios respondem por mais de 70% do cálcio ingerido. A fortificação de alimentos que naturalmente não apresentam o mineral em sua composição, como é o caso do suco de laranja e de outras bebidas, bem como alguns cereais, também vem se tornando prática comum.[24]

184 BASES BIOQUÍMICAS E FISIOLÓGICAS DA NUTRIÇÃO

É importante destacar que a ingestão recomendada de cálcio dificilmente é alcançada. Dados do Estudo Multicêntrico sobre Consumo Alimentar, realizado em 1997 no Brasil, já mostravam que, em diversas localidades do país, a maior parte dos indivíduos não tinha suas recomendações atendidas, independentemente de faixa etária e classe de renda. A última Pesquisa de Orçamento Familiar (POF), realizada pelo Instituto Brasileiro de Geografia e Estatística (IBGE) no período de 2008 a 2009, também revelou dados preocupantes. A inadequação na ingestão de cálcio e de vitamina D oscilou entre 84 e praticamente 100% (sendo, na maior parte, superior a 95%) em indivíduos nas faixas etárias de 10 a 13 anos, de 14 a 18 anos, de 19 a 59 anos, e também naqueles com 60 anos de idade ou mais.[8,18]

A saúde óssea foi selecionada como o indicador de base para elaborar as *dietary reference intakes* (DRI) para o cálcio e a vitamina D. Para crianças de 0 a 12 meses, os dados apresentaram-se muito dispersos, portanto apenas valores de ingestão adequada (AI) foram determinados com base em referências disponíveis relativas a níveis de ingestão considerados adequados. As DRI estabelecidas para o cálcio e a vitamina D em 1997 também foram baseadas na saúde óssea, entretanto, foram estabelecidos apenas valores de AI para todos os estágios de vida. Em 2011, novos dados aliados a uma análise integrativa permitiram a definição de necessidades médias estimadas (EAR) e de ingestões dietéticas recomendadas (RDA) para todos os estágios de vida, à exceção de recém-nascidos.[24] Todos os valores podem ser vistos na Tabela 7.1.

Tabela 7.1 Valores diários de recomendação e limite superior tolerável de ingestão para cálcio, de acordo com o estágio de vida

Estágio de vida	EAR (mg/dia)	RDA (mg/dia)	UL (mg/dia)
Recém-nascidos			
0-6 meses	200 (AI)	–	1.000
6-12 meses	260 (AI)	–	1.500
Crianças			
1-3 anos	500	700	2.500
4-8 anos	800	1.000	2.500
Adolescentes			
9-18 anos	1.100	1.300	3.000
Homens			
19-50 anos	800	1.000	2.500
51-70 anos	800	1.000	2.000
> 70 anos	1.000	1.200	2.000
Mulheres			
19-50 anos	800	1.000	2.500
51-> 70 anos	1.000	1.200	2.000
Gestantes e lactantes			
14-18 anos	1.100	1.300	3.000
19-50 anos	800	1.000	2.500

AI: ingestão adequada; EAR: necessidade média estimada; RDA: ingestão dietética recomendada; UL: limite superior tolerável de ingestão.
Fonte: Institute of Medicine.[24]

Um tema de destaque atual e que promove discussões entre os estudiosos é quanto à ingestão de leite como fonte biodisponível de cálcio. A Harvard School of Public Health publicou a nota "Calcium: what's best for your bones and health?", a qual questionou muitas recomendações até então consagradas. Os autores sugeriram que, apesar de mais pesquisas serem necessárias, não se pode garantir que o leite seja a melhor fonte de cálcio para todos, nem que a alta ingestão de leite como fonte de cálcio seja segura. Essa publicação gerou diferentes interpretações e, dessa maneira, pesquisadores começaram a procurar melhores evidências para se comprovar ou não a informação.[20]

Um estudo que avaliou diversas evidências científicas mostrou, em 2016, que a ciência sustenta a ingestão de lácteos para atender às recomendações diárias de cálcio e para a redução do risco de doenças crônicas, e apenas raros efeitos adversos em razão da ingestão de leite foram relatados.[51]

BIODISPONIBILIDADE

Seres humanos absorvem aproximadamente 30% do cálcio proveniente dos alimentos, entretanto, essa porcentagem varia de acordo com o tipo de alimento consumido. A biodisponibilidade geralmente se eleva quando o cálcio está bem solubilizado, e se reduz na presença de agentes quelantes ou que formam sais insolúveis de cálcio. A absorção do cálcio contido em laticínios e em produtos fortificados, como suco de laranja, tofu e extrato de soja, é de cerca de 30%. Já em alguns alimentos de origem vegetal a absorção fracional pode chegar a aproximadamente 60%, com exceção do espinafre e do ruibarbo, mas como a quantidade total de cálcio nesses alimentos é menor do que em leite e derivados, a ingestão deles deve ser maior quando são consumidos como fonte de cálcio (Tabela 7.2). Entretanto, se um alimento contém compostos que se ligam ao cálcio ou que interferem em sua absorção, como os ácidos oxálico (inibidor mais potente da absorção do cálcio) e fítico, esse alimento é considerado fonte pobre de cálcio.[22] Alimentos com teores elevados de ácido oxálico incluem espinafre, couve-manteiga, batata-doce, ruibarbo e feijão. Entre os alimentos que apresentam concentrações elevadas de ácido fítico, estão grãos integrais ricos em fibras, farelo de trigo, feijão, sementes, nozes e isolados de soja. A extensão na qual esses compostos afetam a absorção de cálcio é variável, e a combinação de tais alimentos afeta a eficiência de absorção total. O consumo de espinafre e leite ao mesmo tempo reduz a absorção do cálcio presente no leite. Ao contrário, produtos de trigo (com exceção do farelo) não parecem exercer impacto negativo na absorção do cálcio. Dessa maneira, vale ressaltar que fontes veganas de cálcio podem ser menos biodisponíveis, pois muitas apresentam compostos inibitórios e pode ser difícil assegurar ingestões adequadas do mineral.[17,21,24]

BASES BIOQUÍMICAS E FISIOLÓGICAS DA NUTRIÇÃO

Tabela 7.2 Biodisponibilidade de cálcio em alguns alimentos e número de porções necessárias para igualar a quantidade de cálcio contida em um copo de leite

Alimentos	Porção (g)	Ca (mg)	Absorção (%)	Absorção estimada (mg)	Porções necessárias para equivalência ao leite
Leite	260	300	32,1	96,3	1,0
Feijão	177	50	15,6	7,8	12,3
Brócolis	71	35	61,3	21,5	4,5
Couve	65	47	58,8	27,6	3,5
Espinafre	90	122	5,1	6,2	15,5

Fonte: adaptada de Weaver et al.[57]

Os sais de cálcio mais comumente utilizados como suplementos ou como fortificantes de alimentos (acetato, lactato, hidroxiapatita, citrato, carbonato e gluconato de cálcio) apresentam capacidade de absorção semelhante quando testados na forma química pura, entretanto, essa capacidade pode não ser atingida com preparações farmacêuticas. O citrato de cálcio e o carbonato de cálcio são as formas mais utilizadas como suplemento. O citrato de cálcio parece ser mais bem absorvido em relação ao carbonato de cálcio, uma vez que o primeiro é menos dependente do ácido do estômago para sua absorção e, portanto, não precisa ser necessariamente ingerido com alimentos. No entanto, os custos com o carbonato de cálcio tendem a ser menores quando comparados ao citrato, pois o carbonato fornece 40% de cálcio elementar, já o citrato, cerca de 21%. Vale ressaltar que o carbonato de cálcio é mais frequentemente associado a efeitos colaterais gastrintestinais, incluindo inchaço, constipação e flatulências. Há alguns indícios, ainda que controversos, de que quando esses compostos são ingeridos conjuntamente com alimentos, a biodisponibilidade das duas formas seja comparável.[24]

A biodisponibilidade do cálcio alimentar pode ser aumentada, como no caso da ingestão de hidróxido de alumínio, um composto que, quando ingerido em excesso, pode aumentar a absorção do cálcio e até mesmo promover hipercalciúria por se ligar ao fosfato de origem alimentar. A $1,25(OH)_2D_3$ exerce influência significativa na biodisponibilidade de cálcio, pois estimula sua absorção no duodeno via transporte ativo, conforme visto anteriormente. Entretanto, esse mecanismo apenas ocorre quando a ingestão alimentar de cálcio é baixa. Acredita-se que a $1,25(OH)_2D_3$ também aumente a absorção de cálcio em outros segmentos do intestino delgado, porém com eficiência consideravelmente menor em relação ao duodeno. A ingestão oral de análogos da vitamina D para o aumento da absorção fracional de cálcio pode ter alguma significância, e os análogos 1-alfa$(OH)D_3$ (alfacalcidol, ALF) e 1-alfa,25-di-hidroxi-2-beta-(2-hidroxipropoxi)D_3 (eldecalcitol, ELD) parecem agir estimulando diretamente o VDR, sendo estes mais usados para tratamento de osteoporose. Já a vitamina D_3 simples, que é principalmente utilizada no tratamento da deficiência em vitamina D, parece não desempenhar esse papel diretamente. A lactose parece aumentar a absorção de cálcio em crianças, no entanto, em adultos, a absorção do mineral proveniente de diversas fontes lácteas é equivalente, independentemente do conteúdo de lactose, da forma química do cálcio ou da presença de aromatizantes. Por outro lado, a biodisponibilidade de cálcio é reduzida por agentes que se ligam a esse metal, como a celulose, os fosfatos e o oxalato. Condições patológicas que afetam o intestino delgado, como espru e síndrome do intestino curto, podem resultar em má absorção de cálcio.[3,17,24,52,57]

DEFICIÊNCIA

Inicialmente, pode-se afirmar que a deficiência em cálcio, entendida como concentrações séricas de cálcio ionizado abaixo dos valores normais de referência, ocorrerá apenas em circunstâncias extremas, como na subnutrição grave. Conforme já descrito anteriormente, a regulação dessas concentrações ocorre por meio de um complexo sistema fisiológico que compreende a interação de hormônios calciotrópicos com tecidos-alvo específicos, o que resultará no aumento ou na redução da entrada de cálcio no espaço extracelular. Diversos nutrientes são considerados possíveis determinantes da saúde óssea e do risco de desenvolvimento de osteoporose. Dentre os envolvidos na formação óssea, o que mais está sujeito à inadequação na ingestão é o cálcio. Entretanto, a pequena quantidade de cálcio que se localiza em fluidos e tecidos não mineralizados é sujeita a um controle homeostático rigoroso, para que as concentrações séricas sejam mantidas em uma faixa estreita de valores.[11,57] Caso esse tipo de deficiência ocorra em adultos, por falha no sistema que regula as concentrações séricas do cálcio, ou por doenças associadas, os sintomas mais comumente evidenciados são dores e espasmos musculares, sensação de formigamento ao redor da boca e nos dedos das mãos e dos pés, maior incidência de cáries dentais, unhas quebradiças, cabelos e pele opacos, intolerância ao frio, insônia, hipertensão, convulsões e cólicas menstruais.

Por outro lado, a maior parte do cálcio encontrado no organismo humano localiza-se em tecidos mineralizados, como ossos e dentes, fornecendo rigidez e estrutura. Assim, as possíveis consequências da deficiência em cálcio relacionadas ao sistema ósseo são o raquitismo, a osteopenia, a osteomalácia e a osteoporose.

O crescimento e o desenvolvimento normais do esqueleto dependem de cálcio, de forma que até o final da adolescência e o início da vida adulta (por volta dos 20 anos de idade) há acúmulo do mineral no esqueleto em torno de 150 mg/dia. Após esse período, durante a maturidade, há certo equilíbrio entre acúmulo e perda de cálcio. A partir dos 50 anos de idade em homens, e a partir da menopausa em mulheres, o balanço ósseo torna-se negativo, ocorrendo perda óssea em todos os locais do esqueleto. Essa perda se associa à osteoporose, com aumento importante no índice de fraturas em ambos os sexos, mas com predominância nas mulheres.[11]

Em casos de subnutrição intrauterina ou nos primeiros anos de vida, crianças podem desenvolver o raquitismo. No feto em desenvolvimento, pré-condrócitos induzem o processo de desenvolvimento de tecido ósseo com agregação de células mesenquimais durante a ossificação endocondral na placa de crescimento. A seguir, ocorre a formação de condroblastos, condrócitos e matriz cartilaginosa. Durante a ossificação do tecido cartilaginoso, os condrócitos se diferenciam em zonas de células morfológicas sequenciais com margens bem definidas na placa de crescimento epifisária. Os condrócitos hipertróficos estão sujeitos à calcificação da matriz adjacente para formar o centro primário de ossificação antes da apoptose. A isso se segue a vascularização do tecido calcificado e a chegada de osteoclastos e osteoblastos ao local, com posterior molde do tecido ósseo. Nesse sentido, centros de ossificação secundária são formados e o crescimento longitudinal saudável do osso é garantido até que as epífises se fechem pela ossificação do tecido cartilaginoso na placa de crescimento. No raquitismo, a falha na apoptose dos condrócitos hipertróficos resulta em expansão irregular e deformada do tecido cartilaginoso na placa de crescimento. A ausência de apoptose dos condrócitos hipertróficos se correlaciona com a hipofosfatemia e favorece a formação de um tecido osteoide alargado não mineralizado na placa de crescimento. Ainda assim, os ossos crescem em comprimento e em largura e têm sua forma alterada durante a infância. O osteoide não mineralizado pode se acumular em locais de modelagem e remodelagem, promovendo uma condição conhecida por osteomalácia. Essa alteração patológica resulta em aparências típicas na placa de crescimento e em amolecimento gradual do osso, o que promove deformidades em decorrência da sustentação do peso corporal. Essa condição pode ocorrer em adultos que apresentam deficiência em cálcio, fosfato ou vitamina D, e o raquitismo ocorre apenas antes da fusão das epífises.[40,58]

A osteoporose é uma doença osteometabólica que se caracteriza pela redução da densidade mineral óssea (DMO), com degeneração da microarquitetura óssea, culminando em fragilidade do esqueleto. Essa doença tem como principais manifestações clínicas as fraturas ósseas, mais comumente observadas em vértebras, fêmur e antebraço em indivíduos após os 50 anos de idade, principalmente em mulheres na menopausa. A etiologia é multifatorial, e fatores genéticos contribuem com aproximadamente 46 a 62% de DMO. Assim, nota-se que uma porcentagem importante de outros fatores, principalmente relacionados ao estilo de vida, como a alimentação, pode afetar sobremaneira o desenvolvimento da massa óssea, em especial durante o crescimento, e também a proteção do esqueleto contra a perda de cálcio em longo prazo. Entretanto, apesar de ocorrer balanço negativo de cálcio, a principal causa da doença é a redução progressiva na secreção de estrógenos e andrógenos que ocorre com o decorrer do tempo.[37]

A osteoporose tem grande impacto no ocidente e no mundo e pode gerar custos significativos com saúde, além de estar relacionada com a morbimortalidade. Abordagens atuais sobre o tratamento da osteoporose são baseadas na DMO e na avaliação de risco de fraturas, ambos com propósito de reduzir o risco de fraturas e auxiliar os profissionais da saúde a minimizar os potenciais efeitos adversos que um indivíduo com osteoporose pode apresentar.[2]

Diversas condições clínicas são associadas secundariamente à osteoporose, incluindo hipercortisolismo, hiperparatireoidismo primário ou secundário, hipertireoidismo, acromegalia, neoplasias do sistema hematopoético, cirrose biliar primária, doenças inflamatórias intestinais, doença celíaca, pós-gastrectomia, homocistinúria, hemocromatose, doenças reumáticas inflamatórias e alcoolismo. Os principais fatores de risco para o desenvolvimento de osteoporose incluem sexo feminino, amenorreia, percentual de gordura corporal muito baixo em mulheres, pós-menopausa e menopausa precoce não tratada, massa óssea reduzida, histórico de fraturas prévias, etnia branca ou asiática, fatores genéticos, idade avançada em ambos os sexos, história materna de fratura do colo do fêmur e/ou osteoporose, tratamento farmacológico com glicocorticoides, alergia à proteína do leite, intolerância à lactose, e ingestão alimentar insuficiente. Particularmente, adolescentes e idosos são mais propensos a apresentar esse último fator. A alimentação pobre em cálcio, bem como diversos outros fatores, é classificada como de risco menor.[37,26]

TOXICIDADE

Normalmente, o excesso de ingestão de cálcio não ocorre em razão do consumo de alimentos e sim do uso de suplementos, bem como de fortificantes adicionados a alimentos que não são fontes naturais do nutriente. A ingestão de cálcio em excesso e a consequente alteração de seu metabolismo podem resultar em alguns efeitos adversos, uma vez que o mineral exerce papel fundamental no metabolismo de praticamente todas as células do organismo e interage com grande número de outros nutrientes. A toxicidade do cálcio refere-se a um aumento nas concentrações sanguíneas, conhecida por hipercalcemia, em razão do consumo excessivo ou do aumento da excreção urinária até um ponto em que os rins se calcificam ou que cálculos renais se desenvolvem. A hipercalcemia é detectada quando as concentrações séricas de cálcio alcançam 10,5 mg/dL (2,63 mmol/L) ou valores superiores. Essa condição pode ser provocada pela ingestão excessiva de cálcio e também de vitamina D, entretanto, ocorre mais comumente em decorrência de condições específicas, como hiperparatireoidismo primário. Os sinais clínicos e os sintomas podem variar, dependendo da magnitude da hipercalcemia e da rapidez com que ela se instala. Frequentemente se observam anorexia, perda de peso, poliúria, arritmias cardíacas, fadiga e calcinose (calcificação de tecidos moles). Quando as concentrações séricas de cálcio se elevam acima de 12 mg/dL, a habilidade dos rins para reabsorver o nutriente torna-se limitada, podendo ocorrer hipercalciúria. Essa condição é detectada quando a excreção urinária de cálcio excede 250 mg/dia em mulheres ou 275 a 300 mg/dia em homens, ou quando se situa acima de 0,3 mg/mg de creatinina. A hipercalcemia também pode causar insuficiência renal, calcificação de tecido vascular, nefrocalcinose e nefrolitíase. Esta última também pode ser decorrente da hipercalciúria, a qual pode ocorrer mesmo na ausência da hipercalcemia e é relacionada à hiperabsorção de cálcio pelo sistema gastrintestinal ou a algum problema renal que resulte em aumento da excreção, podendo as duas situações promover nefrocalcinose.[24,57]

Uma síndrome relacionada ao consumo de antiácidos alcalinos e de leite (*milk-alkali syndrome*), primeiramente observada na década de 1920, resulta em hipercalcemia, alcalose metabólica e insuficiência renal. Estão sujeitos a essa síndrome indivíduos que ingerem diariamente entre 2 e 8 g de cálcio elementar; aqueles que apresentam insuficiência renal prévia, hiperparatireoidismo ou que utilizam tiazídicos podem desenvolver a síndrome mesmo com ingestões menores. As manifestações tóxicas dessa síndrome incluem forte aversão ao leite, dores de cabeça, náuseas, vômitos, confusão mental e falência renal. Aproximadamente um terço dos casos resulta em danos renais permanentes. A incidência dessa síndrome foi drasticamente reduzida com a instituição dos bloqueadores de histamina e de inibidores da bomba de prótons para tratamento de úlceras pépticas. Porém, a síndrome está sendo novamente detectada desde a década de 1990, principalmente em mulheres na pós-menopausa, como resultado da ingestão excessiva de suplementos de cálcio e vitamina D para prevenção e tratamento da osteoporose. Alguns autores, entretanto, recomendam que o nome da síndrome seja alterado para *calcium-alkaly syndrome*, uma vez que a palavra "leite" não mais reflete a origem etiológica da alteração. Atualmente, essa enfermidade é a terceira causa mais comum de hospitalização por hipercalcemia, precedida apenas por hiperparatireoidismo e hipercalcemia humoral maligna. A diferenciação entre as duas síndromes é que a clássica, associada ao leite, frequentemente se relaciona à hiperfosfatemia após ingestão prolongada de leite com nata. A versão mais atual, associada ao cálcio, relaciona-se com hipofosfatemia ou com concentrações séricas de fósforo variando de baixas a normais, como resultado das propriedades quelantes de fósforo exercidas pelo carbonato de cálcio.[43]

O Institute of Medicine não utilizou o início da hipercalcemia no estabelecimento do UL para o cálcio para indivíduos adultos. Isso se deve ao fato de que a hipercalcemia reflete uma condição patológica extrema, e outros efeitos adversos associados a níveis de ingestão altos e sustentados de cálcio têm surgido, especialmente a formação de cálculos renais, com predominância em mulheres na pós-menopausa. A maior parte dos dados relacionados à *calcium-alkaly syndrome* entre indivíduos adultos está associada ao comprometimento da função renal, o que ressalta a importância do acompanhamento cuidadoso do indivíduo que recebe suplementos de cálcio e vitamina D concomitantemente. Essa medida reduz o risco de surgimento dos efeitos adversos da síndrome, como a insuficiência renal, mas também a calcificação vascular e eventos cardiovasculares adversos. Outra hipótese que poderia ser considerada é a calcificação vascular em mulheres na pós-menopausa, entretanto, os dados disponíveis ainda são conflitantes e os limiares de ingestão não são conhecidos. Evidências que relacionam o excesso de ingestão de cálcio a maior risco de câncer de próstata, apesar de preocupantes, foram consideradas demasiadamente incertas para servirem como indicadoras de um UL para o cálcio. Finalmente, constipação e interações entre nutrientes não foram associadas a dados sugestivos desses desfechos como indicadores para estabelecimento do UL.[24,42] Os valores de UL podem ser visualizados na Tabela 7.1.

AVALIAÇÃO DO ESTADO NUTRICIONAL

A maior parte (entre 45 e 50%) do conteúdo de cálcio que circula no organismo está na forma iônica, 40% circulam ligados a proteínas e entre 10 e 15% estão complexados a ânions de baixo peso molecular. Fatores que influenciam essas proporções incluem pH, temperatura, força iônica e concentração de outros íons, como o magnésio. A forma iônica sérica (cálcio ionizado) é o componente fisiologicamente ativo que regula diversas funções orgânicas, como contratilidade muscular, ritmo cardíaco, neurotransmissão, coagulação sanguínea e secreção de PTH. A avaliação das concentrações séricas de cálcio ionizado tem sido utilizada em substituição à determinação das concentrações de cálcio sérico total, principalmente por representar a fração fisiologicamente ativa e em decorrência da padronização de metodologias com custo e benefícios mais interessantes. A determinação das concentrações de cálcio sérico ionizado pode ser feita em soro ou em sangue total, com preferência pelo primeiro, sendo necessários cuidados com o anticoagulante utilizado, uma vez que muitos deles têm a propriedade de quelar cálcio.[4] Os valores de referência podem ser separados com relação ao tipo de amostra (soro, plasma ou sangue total) e à faixa etária (inferior ou superior a 18 anos de idade). No Brasil, Andriolo et al.[4] sugerem a utilização de um único intervalo de referência (1,11 a 1,15 mmol/L) no soro para indivíduos maiores de 15 anos. Valores séricos abaixo do normal raramente são encontrados, uma vez que o tecido ósseo funciona como grande reserva do mineral e fornece o cálcio necessário em casos de reduções nessas concentrações séricas. A hipocalcemia geralmente é reflexo de anormalidades na função da glândula paratireoide.[57]

Outra forma de avaliação é a determinação do balanço de cálcio, medida derivada da diferença entre a ingestão total e a soma da excreção urinária e fecal endógena. Estudos de balanço examinam a relação entre ingestão e retenção de cálcio e são baseados no pressuposto de que o organismo retém a quantidade de cálcio que é necessária, podendo refletir condições de deposição, manutenção ou perda óssea. Entretanto, estudos de balanço de cálcio são caros e necessitam de uma cooperação considerável dos indivíduos, em razão da necessidade de longa permanência em unidades metabólicas. Certamente esse tipo de medida apresenta limitações e sua precisão é de difícil determinação. Contudo, quando bem conduzido, fornece informação valiosa sobre as necessidades de cálcio relativas à ingestão habitual da população em estudo. Os resultados desse tipo de avaliação podem ser positivos, indicando deposição; neutros, sugerindo manutenção óssea; e negativos, referindo-se à perda óssea. A relevância desses resultados varia com o estágio de desenvolvimento. Da infância até o final da adolescência o balanço de cálcio é positivo. Em mulheres adolescentes e adultas, mesmo com ciclo menstrual normal, há flutuações mensuráveis no balanço de cálcio em razão dos efeitos da oscilação dos esteroides sexuais e de outros fatores relacionados aos índices basais de formação e reabsorção óssea. Mais tarde, a menopausa e a perda óssea relacionada à idade promovem perda líquida de cálcio em decorrência da reabsorção óssea mais elevada.[24]

O acúmulo e os níveis de massa óssea também podem ser determinados pelo método de absorciometria de dupla energia de raios X (DEXA). Esse método avalia o conteúdo mineral ósseo (CMO), o qual se refere à quantidade de mineral em determinado local do esqueleto, como cabeça do fêmur, região lombar da coluna vertebral ou corpo total. A DEXA avalia o CMO dos ossos em um corte transversal e o resultado dividido pela área analisada resulta no valor de DMO, o qual é considerado importante preditor do risco de fraturas. Em crianças, alterações no CMO indicam a retenção de cálcio; já alterações na DMO superestimam o conteúdo mineral em razão das modificações no tamanho do esqueleto decorrentes do crescimento. Já em adultos, como o tamanho do esqueleto está geralmente estável, as alterações em ambos – CMO e DMO – são consideradas importantes. Entretanto, como a DEXA não faz distinção entre o cálcio que está no interior dos ossos, aquele que está na superfície e o que está dentro dos vasos sanguíneos, um aumento no CMO ou na DMO, principalmente na coluna vertebral, pode resultar em interpretação falso-positiva de massa óssea elevada. A avaliação da DMO como estimativa do balanço de cálcio em adultos mais velhos depende de outros fatores além da ingestão de cálcio, como das concentrações séricas de estrógeno e PTH, da ingestão de outros nutrientes (fósforo e sódio), bem como da absorção intestinal adequada e da função renal normal. Assim, pode-se afirmar que as medidas de densidade não refletem diretamente os estoques de cálcio, considerando que as condições que aumentam a reabsorção óssea (deficiência em estrógeno e uso de glicocorticoides) alteram a matriz orgânica e reduzem a espessura e a densidade da trabécula, independentemente da ingestão do mineral.[24]

A Organização Mundial da Saúde[39] estabelece os seguintes valores de referência para interpretação da DMO.

- Normal: valores de DMO maiores que –1 desvio-padrão da média de adultos jovens.
- Osteopenia: valores de DMO entre –1 e –2,5 desvios-padrão da média de adultos jovens.
- Osteoporose: valores de DMO ≤ –2,5 desvios-padrão da média de adultos jovens.

ESTADO DE SAÚDE-DOENÇA E CÁLCIO

O cálcio apresenta diversos papéis essenciais para a homeostase do organismo. Diante disso, qualquer desequilíbrio no metabolismo desse mineral pode estar associado a doenças ou disfunções metabólicas. As doenças cardiovasculares (com ênfase para a hipertensão), a obesidade, a osteoporose, a osteomalácia e o raquitismo, além do mecanismo associado à progressão tumoral, podem estar associados a modificações no estado nutricional em relação ao cálcio.

Alguns estudos têm observado associação inversa entre a ingestão de cálcio e o risco de infarto agudo do miocárdio.[7,54] Todavia, ainda não há consenso na literatura.[30,31] Justificativa plausível para tal associação pode compreender a ação do cálcio na redução da absorção de gorduras, a partir de sua ligação a ácidos graxos e ácidos biliares. Essa condição poderia otimizar a razão entre concentrações de colesterol em lipoproteínas de alta densidade (HDL-c) e de colesterol em lipoproteínas de baixa densidade (LDL-c).[30] Vale ressaltar, no entanto, que a ingestão de cálcio em concentrações excessivas pode aumentar o risco para calcificações vasculares.[6]

Em relação à pressão sanguínea, o cálcio parece estar associado à manutenção de níveis pressóricos mais baixos. Um mecanismo provável parece envolver o controle do tônus vascular ao regular proteínas contráteis e transportar substâncias pelas membranas do endotélio. Acrescenta-se a essa ação, ainda, o papel natriurético do cálcio e a consequente atuação dos hormônios paratireoideanos e da $1,25(OH)_2D_3$ nas células do músculo liso vascular. Esse mineral pode, ainda, promover a vasodilatação ao atuar no sistema renina-angiotensina.[1,14,47] Estudo de coorte com 28.886 mulheres com 45 anos ou mais registrou associação entre maior ingestão de cálcio alimentar com redução do risco para o desenvolvimento de hipertensão.[56] Metsnálise que incluiu 16 estudos, com 3.048 indivíduos saudáveis, avaliou o papel do consumo de cálcio no controle da pressão arterial. A ingestão de cálcio foi capaz de reduzir ligeiramente a pressão arterial sistólica e diastólica nos indivíduos normotensos, sobretudo em jovens. No entanto, os autores destacam que cada grupo populacional deve ser investigado cuidadosamente. Um aspecto que deve ser destacado é que indivíduos com estado nutricional deficiente em cálcio parecem se beneficiar mais da suplementação desse mineral no controle da pressão sanguínea em comparação àqueles com *status* adequado.[14,32]

A ingestão de cálcio tem sido associada ao controle do peso corporal em estudos epidemiológicos e de intervenção. Os mecanismos prováveis para elucidar o efeito do cálcio sobre o gasto energético total ainda são parcialmente compreendidos. Acredita-se que ocorra aumento da oxidação lipídica, da termogênese e da excreção fecal de gordura e redução do apetite e da lipogênese em situações de concentrações séricas de cálcio mais elevadas.[16,35,41] A presença de cálcio de origem alimentar no intestino contribui para a redução da absorção de gordura ao ligar-se a ácidos graxos e dificultar a absorção destes. Além disso, o consumo elevado ou a suplementação de cálcio parecem inibir a secreção de PTH e de $1,25(OH)_2D_3$ em eritrócitos e plaquetas. Com isso, há redução das concentrações de cálcio intracelular e, consequentemente, estímulo à lipólise e inibição da lipogênese. Outro mecanismo proposto é o aumento da termogênese induzida pela alimentação e do controle da fome em refeições com altas concentrações de cálcio. Deve-se destacar que os mecanismos associados ao consumo de cálcio e ao controle do peso corporal ainda precisam ser mais bem investigados.[19,36]

CÁLCIO

A falha da mineralização óssea em crianças e adolescentes é conhecida por raquitismo, conforme descrito anteriormente. Nas fases iniciais não se verifica a presença de lesões anatômicas, mas a deficiência em cálcio pode ser visualizada por radiografia que revelará DMO reduzida. Já as dosagens das concentrações séricas de calcidiol (baixa) e fosfatase alcalina (elevada) são sensíveis para determinar a ocorrência precoce de raquitismo. Com o avançar da doença pode ocorrer a tetania, que se refere a convulsões musculares em razão da baixa concentração de cálcio intracelular. Um fator de risco para o raquitismo é a baixa concentração de vitamina D, que pode estar associada à exposição solar insuficiente.[14,32]

Uma condição comum em idosos é a osteoporose, que consiste na perda da matriz e do CMO. Nessa situação, o risco para fraturas está aumentado, uma vez que há redução da DMO. A doença pode ser classificada em osteoporose tipo I, em que há perda de osso trabecular vertebral, com fratura por compressão, normalmente na pós-menopausa, com alta taxa de reabsorção óssea, decorrente de atividade osteoclástica acelerada; e osteoporose tipo II, com fratura osteoporótica do quadril, conhecida por osteoporose senil ou involução, com taxa de reabsorção óssea normal ou ligeiramente aumentada, associada a atividade osteoblástica diminuída, com formação óssea reduzida. O mecanismo que mais se associa à osteoporose parece ser a redução da secreção de hormônios durante a menopausa e a andropausa. Com menores concentrações de estrógeno e de testosterona em mulheres e homens, respectivamente, pode haver redução da remodelação óssea, uma vez que os osteoblastos apresentam receptores hormonais. A gravidade da condição envolve alguns aspectos, como a massa óssea do indivíduo, o histórico de ingestão de cálcio, o histórico de reposição hormonal e fatores genéticos associados a variações nos subtipos de receptores de calcitriol.[12,14,32]

A remineralização óssea incompleta durante o *turnover* fisiológico de cálcio em adultos é chamada de osteomalácia. A matriz óssea permanece adequada, mas ocorrem desmineralização progressiva, dores ósseas, deformidades do esqueleto e fraqueza muscular progressiva. Em casos de deficiência em vitamina D, sobretudo em mulheres com múltiplas gestações, há maior risco para o desenvolvimento da osteomalácia.[14,32]

O cálcio apresenta papel relevante ao atuar como segundo mensageiro celular, desempenhando diversas funções celulares. Assim, o papel desse mineral no processo de carcinogênese, sobretudo na progressão tumoral, tem sido investigado. Os processos fisiológicos em nível celular normalmente sofrem regulação a partir da homeostase de íons cálcio. Atualmente, a elucidação do processo de modificações da sinalização de cálcio em alguns tipos de câncer e as consequências dessas alterações em eventos--chave do processo tumoral, como proliferação, invasão e sensibilidade à morte celular, têm sido alvo de estudos. As células tumorais, caracterizadas por alterações no seu metabolismo, também apresentam mudanças em relação à dinâmica mitocondrial, morfologia e posicionamento celular dessa organela. Essas alterações constituem uma tentativa da célula em evitar a apoptose e, ainda, de trabalhar com a demanda aumentada de energia. Qualquer mudança nas concentrações intracelulares de cálcio pode impactar a produção de energia e a formação de espécies reativas de oxigênio. Além disso, o metabolismo do cálcio tem sido associado à resistência a quimioterápicos no microambiente do tumor.[34]

Ao considerar a homeostase de cálcio no organismo, devem ser citados alguns polimorfismos genéticos que têm sido estudados na predição das concentrações séricas de cálcio e na relação com o risco de doenças.[25] As pesquisas têm sido direcionadas para elucidar a função do CaSR, o receptor sensor do cálcio. Esse receptor está acoplado à proteína G (GPCR), que atua na regulação da homeostase do cálcio extracelular. O CaSR apresenta expressão nos rins, intestino, ossos, células C da tireoide e paratireoide, regiões associadas ao controle das concentrações séricas de cálcio. Quando a expressão da proteína codificada pelo gene do CaSR é insuficiente, normalmente se desenvolvem quadros de hipercalcemia, hipocalciúria familiar e hiperparatireoidismo neonatal grave. Já os quadros de hiperexpressão podem ocasionar a hipocalcemia autossômica. Os polimorfismos mais apontados por interferir nas concentrações séricas de cálcio são aqueles nos genes que codificam o CaSR (rs1801725), a delta diaglicerol quinase (rs1550532), a proteína reguladora da glicoquinase (rs780094), a cisteinil-tRNA sintetase (rs7481584), além de outros que podem interferir no metabolismo desse mineral.[38]

Ao considerar-se o papel metabólico essencial do cálcio na regulação de diversos processos fisiológicos, que extrapolam a formação de dentes e ossos, deve-se garantir o consumo regular de fontes desse mineral, com maior cuidado em indivíduos vulneráveis aos efeitos das baixas ingestões. É relevante destacar ainda que algumas condições clínicas dependem da suplementação para a manutenção da homeostase do cálcio no organismo.

REFERÊNCIAS

1. Ahearn TU, McCullough ML, Flanders WD, Long Q, Sidelnikov E, Fedirko V et al. A randomized clinical trial of the effects of supplemental calcium and vitamin D3 on markers of their metabolism in normal mucosa of colorectal adenoma patients. Cancer Res. 2011;71:413-23.
2. Alejandro P, Constantinescu F. A review of osteoporosis in the older adult. Clin Geriatr Med. 2017;33(1):27-40.
3. Anderson JJB. Nutritional biochemistry of calcium and phosphorus. J Nutr Biochem. 1991;2(6):301-7.
4. Andriolo A, Moreira SR, Silva LA, Carvalho AB, Vieira JGH, Ghiringhello MT et al. Cálcio ionizado no soro: estimativa do intervalo de referência e condições de coleta. J Bras Patol Med Lab. 2004;40(2):85-9.
5. Berridge MJ, Lipp P, Bootman MD. The versatility and universality of calcium signaling. Nature Rev. 2000;1(1):12-21.
6. Bolland M. Vascular events in healthy older women receiving calcium supplementation: randomized controlled trial. BMJ. 2008;336(7638):262-6.
7. Bostick RM, Kushi LH, Wu Y, Meyer KA, Sellers TA, Folsom AR. Relation of calcium, vitamin D and dairy food intake to ischemic heart disease mortality among postmenopausal women. Am J Epidemiol. 1999;149:151-61.
8. Brasil. Ministério do Planejamento, Orçamento e Gestão. Instituto Brasileiro de Geografia e Estatística – IBGE (2010). Pesquisa de Orçamentos Familiares 2008-2009: aquisição alimentar domiciliar per capita. Brasil e Grandes Regiões. Rio de Janeiro: IBGE; 2010. [Acesso em 17 mai 2012.] Disponível em: https://biblioteca.ibge.gov.br/visualizacao/livros/liv47307.pdf.
9. Bronner F. Recent developments in intestinal calcium absorption. Nutr Rev. 2009;67(2):109-13.
10. Campbell AK. Calcium as an intracellular regulator. Proc Nutr Soc. 1990;49(1):51-6.
11. Cashman KD. Calcium intake, calcium bioavailability and bone health. Br J Nutr. 2002;87(Suppl 2):S169-77.
12. Christakos S, Dhawan P, Liu Y, Peng X, Porta A. New insights into the mechanisms of vitamin D action. J Cell Biochem. 2003;88:695-705.
13. Cormick G, Ciapponi A, Cafferata ML, Belizán JM. Calcium supplementation for prevention of primary hypertension (review). Cochrane Database of Systematic Reviews. 2015;30(6).

CÁLCIO

14. Duflos C, Bellaton C, Pansu D, Bronner F. Calcium solubility, intestinal sojourn time and paracellular permeability codetermine passive calcium absorption in rats. J Nutr. 1995;125:1987-995.
15. Dupont G, Combettes L, Bird GS, Putney JW. Calcium oscillations. Cold Spring Harb Perspect Biol. 2011;3(3).
16. Fleet JC, Gliniak C, Zhang Z, Xue Y, Smith KB, McCreedy R et al. Serum metabolite profiles and target tissue gene expression define the effect of cholecalciferol intake on calcium metabolism in rats and mice. J Nutr. 2008;138:1114-20.
17. Food and Agriculture Organization of the United Nations (FAO). Human vitamin and mineral requirements: report of a joint FAO/WHO Expert Consultation. Bangkok: FAO/WHO; 2001. p.151-80.
18. Galezzi MAM, Domene SMA, Schieri R. Estudo multicêntrico sobre consumo alimentar. Cad Debate. 1997;(Suppl):1-62.
19. Gilbert JA, Joanisse DR, Chaput JP, Miegueu P, Cianflone K, Alméras N et al. Milk supplementation facilitates appetite control in obese women during weight loss: a randomized, single-blind, placebo-controlled trial. Brit J Nutr. 2011;105:133-43.
20. Harvard School of Public Health. The nutrition source: calcium: what's best for your bones and health? Boston: Harvard; 2014. [Acesso em 01 mai 2018]. Disponível em: https://www.hsph.harvard.edu/nutritionsource/what-should-you-eat/calcium-and-milk/calcium-full-story/#ref15.
21. Heaney RP, Weaver CM, Fitzsimmons ML. Soybean phytate content: effect on calcium absorption. Am J Clin Nutr. 1991;53:745-7.
22. Heaney RP, Weaver CM. Oxalate: effect on calcium absorbability. Am J Clin Nutr. 1989;50:830-2.
23. Hoenderop JG, Muller D, Suzuki M, van Os CH, Bindels RJ. Epithelial calcium channel: gate-keeper of active calcium reabsorption. Cur Opin Nephrol Hypertens. 2000;9(4):335-40.
24. Institute of Medicine. Dietary reference intake for calcium and vitamin D. Washington, DC: National Academy of Press; 2011.
25. Jorde R, Schirmer H, Njolstad I, Lochen ML, Bogeberg ME, Kamycheva E et al. Serum calcium and the calcium-sensing receptor polymorphism rs17251221 in relation to coronary heart disease, type 2 diabetes, cancer and mortality: the Tromsø Study. Eur J Epidemiol. 2013;28(7):569-78.
26. Judith AB. The role of calcium in human aging. Clin Nutr Res. 2015;4(1):1-8.
27. Krebs J. Calcium biochemistry. In: Meyers RA. Encyclopedia of molecular cell biology and molecular medicine. 2. ed. Weinheim: Wiley; 2004. p. 133-70.
28. Lagowski JJ. Chemistry: foundations and applications. Farmington Hills: Macmillan Reference; 2004.
29. Larsson D, Nemere I. Vectorial transcellular calcium transport in intestine: integration of current models. J Biomed Biotechnol. 2002;2(3):117-9.
30. Larsson SC, Virtanen MJ, Mars M, Männistö S, Pietinen P, Albanes D et al. Magnesium, calcium, potassium and sodium intakes and risk of stroke in male smokers. Arch Intern Med. 2008;168:459-65.
31. Li K, Kaars R, Linseisen J, Rohrmann S. Associations of dietary calcium intake and calcium supplementation with myocardial infarction and stroke risk and overall cardiovascular mortality in the Heidelberg cohort of the European Prospective Investigation into Cancer and Nutrition Study (EPIC-Heidelberg). Heart. 2012;98:920-5.
32. Lynch MF, Griffin IJ, Hawthorne KM, Chen Z, Hamzo M, Abrams SA. Calcium balance in 1-4-y-old children. Am J Clin Nutr. 2007 Mar;85(3):750-4.
33. McCormick CC. Passive diffusion does not play a major role in the absorption of dietary calcium in normal adults. J Nutr. 2002;132(11):3428-30.
34. Monteith GR, Prevarskaya N, Roberts-Thomson SJ. The calcium-cancer signaling nexus. Nat Rev Cancer. 2017;17(6):367-80.
35. Morohashi T, Sano T, Ohta A, Yamada S. True calcium absorption in the intestine is enhanced by fructooligosaccharide feeding in rats. J Nutr. 1998;128:1815-8.
36. Nakamura KM, Haglind EG, Clowes JA, Achenbach SJ, Atkinson EJ, Melton LJ 3rd et al. Fracture risk following bariatric surgery: a population-based study. Osteopors Int. 2014;25:151-8.
37. Neto AMP, Soares A, Urbanetz AA, Souza ACA, Ferrari AEM, Amaral B et al. Consenso Brasileiro de Osteoporose 2002. Rev Bras Reumatol. 2002;42(6):343-54.

38. O'Seaghdha CM, Wu H, Yang Q, Kapur K, Guessous I, Zuber AM et al. Meta-analysis of genome-wide association studies identifies six new loci for serum calcium concentrations. PLoS Genet. 2013;9(9):9-13.

39. Organización Mundial de la Salud. Informe de un grupo de estudio de la OMS. Evaluación del riesgo de fractura e su aplicación en la detección de la osteoporosis postmenopausica. Ginebra: Organización Mundial de la Salud; 1994.

40. Ozkan B. Nutritional rickets. J Clin Res Pediatr Endocrinol. 2010;2(4):137-43.

41. Parikh SJ, Yanovski JA. Calcium intake and adiposity. Am J Clin Nutr. 2003;77:281-7.

42. Patel AM, Adeseun GA, Goldfarb S. Calcium-alkali syndrome in the Modern Era. Nutrients. 2013 Dec;5(12):4880-93.

43. Patel AM, Goldfarb S. Got calcium? Welcome to the calcium-alkali syndrome. J Am Soc Nephrol. 2010;21(9):1440-3.

44. Peacock M. Calcium metabolism in health and disease. Clin J Am Soc Nephrol. 2010;5:Suppl 1;S23-30.

45. Peng JB, Brown, EM, Hediger MA. Apical entry channels in calcium-transporting epithelia. News Physiol Sci. 2003;18:158-63.

46. Pereira DC, Lima RP, Lima RT, Gonçalves MC, Morais LC, Franceschini SC et al. Association between obesity and calcium: phosphorus ratio in the habitual diets of adults in a city of Northeastern Brazil: an epidemiological. Nutr J. 2013;5:302-27.

47. Reid IR, Ames R, Mason B, Bolland MJ, Bacon CJ, Reid HE et al. Effects of calcium supplementation on lipids, blood pressure, and body composition in healthy older men: a randomized controlled trial. Am J Clin Nutr. 2010;91:131-9.

48. Rovira RF. Milk and milk products: food sources of calcium. Nutr Hosp. 2015;31 Suppl 2:1-9.

49. Silva PMC, Cabral-Junior CR, Vasconcelos SML. Ingestão do cálcio na obesidade de mulheres atendidas pelo Sistema Único de Saúde. Rev Nutr. 2010;23:357-67.

50. Silverthorn DU. Human physiology: an integrated approach. 5. ed. New Jersey: Pearson Education; 2010.

51. Thorning TK, Raben A, Tholstrup T, Soedamah-Muthu SS, Givens I, Astrup A. Milk and dairy products: good or bad for human health? An assessment of the totality of scientific evidence. Food Nutr Res. 2016;60:10.

52. Uenishi K, Tokiwa M, Kato S, Shiraki M. Stimulation of intestinal calcium absorption by orally administrated vitamin D3 compounds: a prospective open-label randomized trial in osteoporosis. Osteoporos Int. 2018;29(3):723-32.

53. Uhlén P, Fritz N. Biochemistry of calcium oscillations. Biochem Biophys Res Commun. 2010;396(1):28-32.

54. Umesawa M, Iso H, Ishihara J, Saito I, Kokubo Y, Inoue M et al. Dietary calcium intake and risks of stroke, its subtypes, and coronary heart disease in Japanese: the JPHC Study Cohort I. Stroke. 2008;39:2449-56.

55. Van de Graaf SFJ, Hoenderop JGJ, Bindels RJM. Regulation of TRPV5 and TRPV6 by associated proteins. Am J Physiol Renal Physiol. 2006;290(6):F1295-302.

56. Wang L, Manson JE, Buring JE, Lee IM, Sesso HD. Dietary intake of dairy products, calcium, and vitamin D and the risk of hypertension in middle-aged and older women. Hypertension. 2008;51:1073-9.

57. Weaver C, Heaney R. Calcium. In: Shils ME, Shike M, Olson J (ed.). Modern nutrition in health and disease. 10. ed. Baltimore: Lippincott Williams; 2005.

58. Wharton B, Bishop N. Rickets. Lancet. 2003;362(9393):1389-400.

59. Williams RJP. The evolutions of calcium biochemistry. Biochim Biophys Acta. 2006;1763(11):1139-46.

8

Fósforo

KÁTIA RAU DE ALMEIDA CALLOU
RAFAEL BAROFALDI BUENO
SILVIA MARIA FRANCISCATO COZZOLINO

INTRODUÇÃO

O fósforo, mineral de natureza não metálica, é o 11º elemento mais abundante da crosta terrestre. A forma elementar do fósforo foi descoberta em 1669 pelo alquimista alemão Henning Brandt ao submeter misturas de urina (fosfato sódico de amônia) e areia ao aquecimento intenso e ao processo de destilação, com o objetivo de procurar a pedra filosofal (a qual supostamente transformaria qualquer metal em ouro). Ao vaporizar a ureia, Brandt obteve um material branco que brilhava no escuro e ardia como uma chama brilhante, o qual foi denominado fósforo. A palavra fósforo vem do grego *phos* (luz) e *phoros* (portador), já que muitos fosfatos são capazes de emitir luz.[1,30]

ESTRUTURA QUÍMICA E DISTRIBUIÇÃO NA NATUREZA

O fósforo é um não metal e está localizado na família 5A da tabela periódica; seu número atômico é 15 e sua massa atômica, 31. Na natureza, ele se apresenta principalmente em forma de fosfatos inorgânicos e, em sua forma não complexada, é muito reativo, reagindo com o oxigênio do ar e emitindo luz.[20]

No organismo humano, o fósforo é encontrado principalmente sob a forma de fosfatos e apenas pequena porção está em forma livre.[29] Cerca de 85% do fósforo no organismo está contido no tecido ósseo, 14% nos músculos esqueléticos e nos tecidos moles e 1% está nos fluidos corporais.[7,19,24]

ASPECTOS FISIOLÓGICOS: ABSORÇÃO, METABOLISMO, ARMAZENAMENTO E EXCREÇÃO

O fósforo ingerido, proveniente dos alimentos, apresenta-se nas formas orgânica e inorgânica. A porção orgânica é hidrolisada por fosfatases intestinais até fósforo inorgânico. A taxa de absorção varia de 55 a 90%, de acordo com a idade e o estado nutricional do indivíduo.[26]

A absorção do fósforo ocorre ao longo de todo o intestino delgado: no jejuno, é absorvido por transporte ativo, sob ação do mesmo transportador do sódio; no duodeno e no íleo, a absorção ocorre de forma passiva, porém dependente de 1,25-di-hidroxivitamina D. A absorção do fósforo pode ser diminuída por antiácidos à base de alumínio, que se complexam aos fosfatos.[7,19,26]

Em indivíduos adultos, o fósforo é armazenado principalmente nos ossos (85%), sob a forma de hidroxiapatita, ou é distribuído em tecidos moles do corpo. No sangue, a concentração total de fósforo é de cerca de 40 mg/dL, e é constituinte dos fosfolipídios de células vermelhas e/ou de lipoproteínas plasmáticas. Já o fósforo inorgânico está presente no sangue e nos fluidos extracelulares na concentração de 3,1 mg/dL.[18]

Aproximadamente 200 mg de fósforo são excretados nos fluidos do trato gastrintestinal; no entanto, a maior parte é reabsorvida pelo organismo. A eliminação do fósforo é feita principalmente pelos rins, assim como a maioria dos outros íons. Em condições normais, o fósforo tem taxa de reabsorção renal de cerca de 80%. Esse íon é absorvido nos túbulos proximais por cotransportadores de sódio/fósforo inorgânicos, e esse processo é fortemente inibido pela presença do paratormônio (PTH).[3,13,26]

A homeostase do fósforo no organismo é coordenada de forma sistêmica por três órgãos: intestino, rins e tecido ósseo, os quais são influenciados pelo metabolismo do cálcio e da vitamina D. No intestino, a taxa de absorção do fósforo varia de acordo com sua forma química presente nos alimentos e em razão da interação desse mineral com outros nutrientes da alimentação, como o cálcio, os carboidratos e as proteínas.[9]

Alimentos de origem animal contêm fósforo de natureza orgânica, o qual pode ser encontrado complexado ou ligado a proteínas, a fosfolipídios e a ácidos nucleicos e necessita ser hidrolisado por fosfatases intestinais para ser absorvido. Já os alimentos de origem vegetal apresentam o fósforo sob a forma de fitato ou seus sais, necessitando da presença da enzima fitase, a qual é ausente no trato gastrintestinal dos seres humanos, o que compromete a absorção do fósforo e, consequentemente, apresenta menor efeito sobre a fosfatemia.[18]

Por outro lado, a inserção de aditivos alimentares à base de fósforo em alimentos processados e em bebidas gaseificadas contribui de forma significativa para a fosfatemia. Nesse caso, há risco à saúde de indivíduos, em especial aqueles com comprometimento da função renal.[18] No entanto, nem todo o fósforo absorvido é utilizado para suas funções metabólicas no organismo, uma vez que sua utilização depende, além de sua taxa absortiva intestinal, da eficiência na filtração glomerular, da taxa de reabsorção tubular renal, da reabsorção óssea e de perdas endógenas intestinais. A eficiência desses mecanismos em diferentes tecidos é modulada por hormônios, especialmente o PTH e a vitamina D3 (1,25-di-hidroxi colecalciferol ou calcitriol). Concentrações reduzidas de cálcio, por exemplo, promovem aumento da secreção do hormônio PTH pelas glândulas da paratireoide, o que estimula a reabsorção renal e óssea de cálcio e o aumento da excreção de fósforo. Além disso, o PTH estimula a secreção hormonal da vitamina D3, a qual aumenta a absorção intestinal de cálcio e, em menor escala, a do fósforo. O consequente aumento da calcemia promove mecanismo de *feedback* negativo para assegurar a homeostase do cálcio. No caso de hipercalcemia, o mecanismo regulatório deve-se à presença de calcitonina.[9]

IMPORTÂNCIA BIOQUÍMICA E FISIOLÓGICA

Membranas fosfolipídicas

As membranas celulares são compostas por duas camadas lipídicas, em que as porções externas são hidrofílicas e polares, e a parte interna é hidrofóbica e apolar (Figura 8.1). Essa característica fornece permeabilidade seletiva às células, que é decorrente da estrutura dos fosfolipídios que compõem a membrana celular.[2] Os fosfolipídios das membranas celulares são compostos por duas partes: a cabeça hidrofílica e polar e a cauda hidrofóbica e apolar, que é formada geralmente por um ácido graxo (Figura 8.2). Em ambientes com água, essas moléculas se organizam de forma que as caudas (hidrofóbicas) fiquem ligadas à parte interna da membrana e as cabeças (hidrofílicas) fiquem na parte externa da membrana, evitando, assim, que as caudas das moléculas entrem em contato com a água.[2]

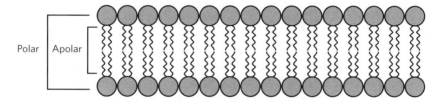

Figura 8.1 Representação da estrutura fosfolipídica da membrana celular, sendo a porção hidrofílica externa e a hidrofóbica interna.

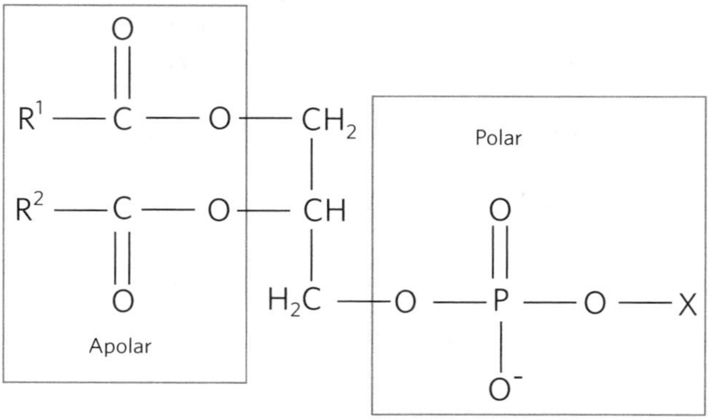

Figura 8.2 Estrutura química dos fosfolipídios da membrana celular.

Tamponamento dos fluidos corporais

O fósforo, sob a forma de fosfato, funciona como importante tampão nos fluidos corporais, atuando de forma a manter o pH do meio. O sistema tampão-fosfato é composto pelos elementos H_2PO_4 (di-hidrogênio fosfato) e HPO_4 (hidrogênio fosfato) e, quando em presença de um ácido forte, como o ácido clorídrico (HCl), acontece uma mistura entre esses compostos, com a seguinte reação:

$$HCl + Na_2HPO_4 \rightarrow NaH_2PO_4 + NaCl$$

Desse modo, ocorre a remoção do HCl com a consequente formação do sal e do NaH_2PO_4 (sódio di-hidrogênio fosfato), que é um ácido fraco. Já em presença de uma base forte, como o hidróxido de sódio (NaOH), esse é decomposto para formar água e Na_2HPO_4 (hidrogeno fosfato dissódico), uma base fraca que resulta em apenas ligeiro desvio do pH para o lado alcalino.

No entanto, apesar de o sistema tampão fosfato funcionar próximo de sua capacidade máxima de tamponamento, sua concentração nos líquidos extracelulares é 1/12 menor que a do tampão bicarbonato. Assim, sua capacidade de tamponamento total no líquido extracelular é bem menor que a do sistema bicarbonato.

Por outro lado, o tampão fosfato é muito importante nos líquidos intracelulares e também nos líquidos tubulares renais. No sistema renal, o fosfato encontra-se bastante concentrado nos túbulos, o que aumenta a eficiência de tamponamento do sistema. Em segundo lugar, o líquido tubular apresenta maior acidez que o líquido extracelular, o que favorece a ação do tampão fosfato.[14,22,28]

Componente estrutural do tecido ósseo

O fósforo também é importante para a estrutura do tecido ósseo. Os ossos são compostos por matriz orgânica e inorgânica. A matriz orgânica consiste em 90 a 95% de fibras colágenas e o restante, de um material amorfo denominado substância fundamental. Já a matriz inorgânica é constituída por sais cristalinos de cálcio e fosfato, os quais são componentes importantes da estrutura química da hidroxiapatita $[Ca_{10}(PO_4)_6(OH)_2]$. A hidroxiapatita é o principal sal cristalino e corresponde a aproximadamente 60 a 65% do peso dos ossos. No entanto, a proporção relativa entre cálcio e fósforo pode variar acentuadamente em diferentes condições nutricionais, entre 1,3 e 2,0.[15]

Transferência de energia: fosfatos de alta energia

O fósforo é essencial nas reações de produção e armazenamento de energia. O fósforo é adicionado a um fosfato de alta energia por meio de uma reação de fosforilação. Esses fosfatos são armazenadores de energia e, ao serem hidrolisados, liberam de 10 a 12 kcal/mol para outras reações químicas que demandam energia (contração muscular, transporte ativo, síntese de outros compostos químicos etc.).[29]

Os principais fosfatos de alta energia são o trifosfato de adenosina (ATP), que é hidrolisado em difosfato de adenosina (ADP), o qual, por sua vez, em situações de proliferação celular, pode ser hidrolisado em monofosfato de adenosina (AMP) (Figura 8.3); o fosfato de creatina que é hidrolisado e libera energia principalmente para a contração muscular; o trifosfato de guanosina (GTP) e o trifosfato de citidina (CTP)[29] (Figura 8.4).

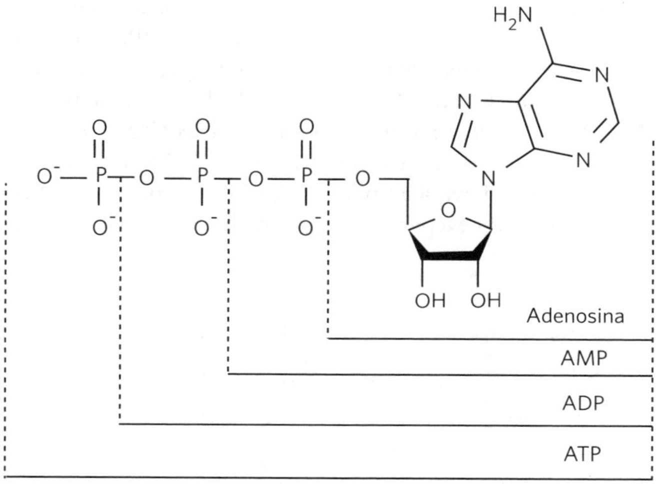

Figura 8.3 Estrutura do trifosfato de adenosina (ATP), do difosfato de adenosina (ADP), do monofosfato de adenosina (AMP) e da adenosina.

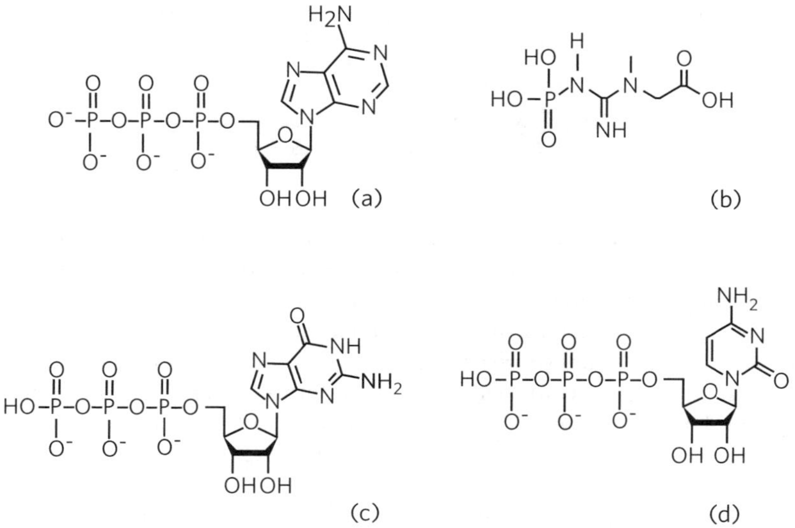

Figura 8.4 Fosfatos de alta energia: (a) molécula de trifosfato de adenosina (ATP); (b) fosfato de creatina; (c) trifosfato de guanosina (GTP); e (d) trifosfato de citidina.

Constituinte de coenzimas

O fósforo, em sua forma inorgânica, faz parte da estrutura química de coenzimas essenciais para o metabolismo. A nicotinamida adenina dinucleotídeo (NAD), a flavina adenina nucleotídeo (FAD) e a coenzima A (CoA) são importantes para o metabolismo corpóreo e apresentam em suas estruturas a molécula de AMP. No entanto, essa molécula não está diretamente envolvida nas reações em que essas coenzimas participam. Dessa forma, o fósforo, sob a forma de grupamento fosfato, está indiretamente envolvido. No caso da NAD ou da nicotinamida adenina dinucleotídeo fosfato (NADP), o anel de nicotinamida está envolvido em reações de oxidorredução. Já para a FAD ou a flavina mononucleotídeo (FMN), a flavina é a parte na qual as reações químicas ocorrem e, no caso da CoA, o grupo sulfidril é a parte funcional da molécula (Figura 8.5).[11]

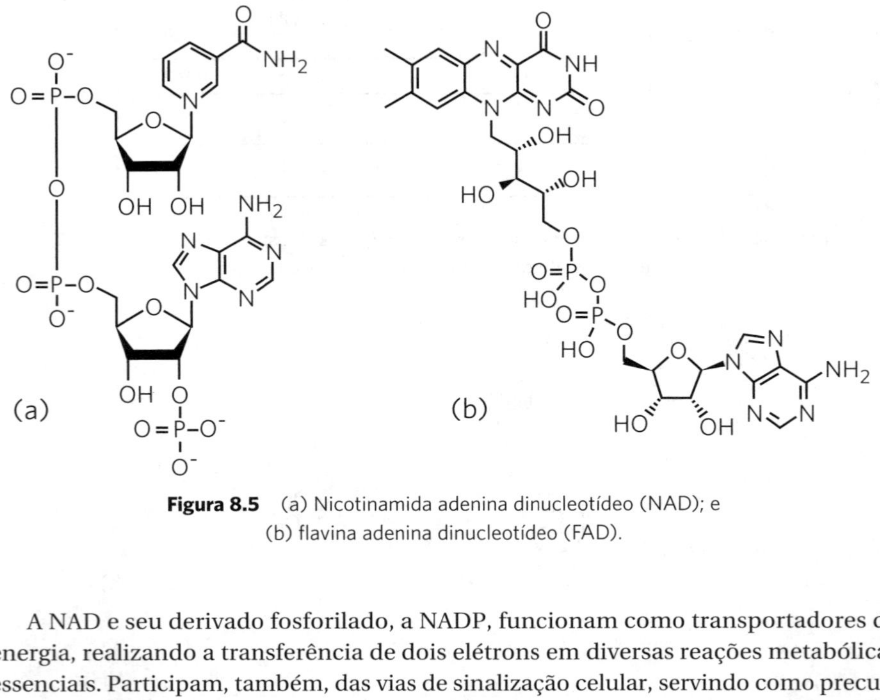

Figura 8.5   (a) Nicotinamida adenina dinucleotídeo (NAD); e (b) flavina adenina dinucleotídeo (FAD).

A NAD e seu derivado fosforilado, a NADP, funcionam como transportadores de energia, realizando a transferência de dois elétrons em diversas reações metabólicas essenciais. Participam, também, das vias de sinalização celular, servindo como precursores de agentes para a liberação de cálcio e como substratos para modificações proteicas por meio de suas ações sobre os fatores de transcrição. A forma oxidada da NAD (NAD+) é importante para a formação do ATP e sua forma reduzida (NADPH) serve como doadora de elétrons para reações biossintéticas. A NADPH apresenta também papel essencial no sistema de defesa antioxidante celular de mamíferos por meio da ação da enzima NADPH oxidase.[4]

A FMN e a FAD participam de diversas reações catalisadas por enzimas por meio de ligações covalentes e/ou não covalentes aos cofatores. Estão envolvidas em reações de desidrogenação, de transferência de elétrons, de reparo do DNA, de vias de sinalização celular e de vias regulatórias do metabolismo.[4]

Transdução de sinal

O fósforo, sob a forma de fosfato, é também essencial na comunicação ou na transdução de sinal entre as células e os tecidos. Essa transdução de sinal pode ocorrer entre diferentes células (intercelular) ou na própria célula (intracelular), sendo importante para a manutenção da homeostase de todo o organismo.[11,12]

As células do organismo apresentam diversas funções; no entanto, o momento exato para o desempenho de suas ações específicas dependerá do reconhecimento de um sinal, o qual é resultado da ligação extracelular de uma molécula agonista a seu receptor. Como consequência, a conformação estrutural do receptor é alterada, possibilitando que interaja com proteínas efetoras, que podem ser enzimas, canais iônicos e até mesmo o próprio receptor. A ativação de efetores condiciona a célula a produzir os chamados segundos mensageiros, pequenas moléculas intracelulares que transmitem e amplificam o sinal inicial. Esses mensageiros incluem o AMP cíclico (AMPc) e o GMP cíclico (GMPc), o trifosfato de inositol, o diacilglicerol ou o 3,4,5-trifosfato de fosfatidilinositol. Desse modo, o fósforo, na forma de grupamento fosfato, atua na sinalização celular por fazer parte da estrutura química dos segundos mensageiros.[12]

O AMPc, por exemplo, é resultado da desfosforilação do ATP por meio da atividade da adenilil ciclase. O AMPc, por apresentar baixo peso molecular, difunde-se livremente pelas células e ativa a proteína quinase A (PKA). Desse modo, a quantidade de AMPc determina o nível de atividade dessa quinase, que é responsável pela ativação da enzima fosforilase quinase.[12,25]

A fosforilase quinase atua na regulação do metabolismo de carboidratos por meio da ativação ou da desativação de enzimas-chave. A fosforilação da glicogênio sintetase inibe sua atividade, enquanto a adição do grupamento fosfato ativa a enzima glicogênio fosforilase. Esses eventos de sinalização explicam como os hormônios glucagon e epinefrina, os quais levam à produção do AMPc, promovem a glicogenólise e inibem a síntese de glicogênio. No entanto, a atividade máxima da fosforilase quinase exige a presença do íon cálcio (Ca^{2+}) (Figura 8.6). Nos adipócitos, a fosforilação induzida pela PKA ativa a enzima lipase hormônio-sensível (LHS) e promove a lipólise.[12,25]

Existem diversas vias de sinalização celular em razão do elevado número e da especificidade de receptores e de proteínas G (proteínas que interagem com os receptores). Até o momento, a influência de moléculas que apresentam grupamentos fosfato em vias de sinalização dependentes da ligação do glucagon aos receptores e às proteínas G foi elucidada, sendo estas últimas importantes por ativarem a adenilil ciclase e, indiretamente, por induzirem a formação do AMPc (Figura 8.6).

Outra via envolve a ativação da fosfolipase C, responsável pela conversão do lipídio fosfatidilinositol, presente na membrana plasmática das células, em trifosfato de inositol e diacilglicerol. O trifosfato de inositol é um segundo mensageiro que envia a informação para a enzima fosforilase quinase, promovendo a glicogenólise (Figura 8.7).[25]

É importante observar que as quinases e as fosforilases são essenciais nas vias de transdução de sinal. As quinases catalisam as reações de fosforilação e modificam a atividade das proteínas, enquanto a desfosforilação restaura a atividade das proteínas. Desse modo, a ação conjunta dessas enzimas é responsável pela regulação do metabolismo e pela manutenção da homeostase, já que tanto as reações de síntese quanto as de degradação de macromoléculas envolvem fosforilação e desfosforilação.[12,25]

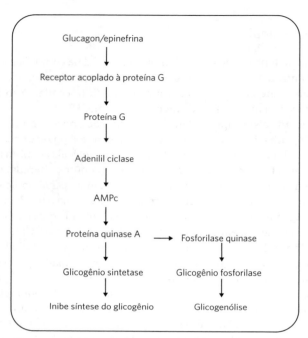

Figura 8.6 Efeito do glucagon e da epinefrina sobre o metabolismo do glicogênio e a influência das reações de fosforilação sobre a atividade das enzimas glicogênio sintetase e glicogênio fosforilase.
Fonte: adaptada de Pratt e Cornely.[25]

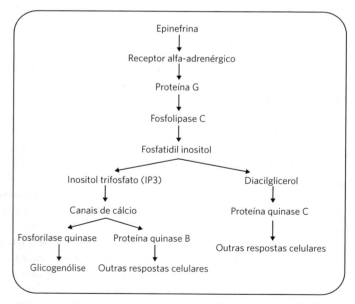

Figura 8.7 Efeito da epinefrina sobre o metabolismo do glicogênio por meio do segundo mensageiro inositol trifosfato e a consequente ativação da fosforilase quinase e da proteína quinase B.
Fonte: adaptada de Pratt e Cornely.[25]

Regulação do metabolismo

Glicólise

O fósforo, sob a forma inorgânica ou como constituinte das moléculas de ATP e ADP, participa das reações da glicólise. A glicólise compreende uma série de dez reações químicas e é subdividida em duas etapas. Na primeira, o fósforo inorgânico proveniente do ATP é utilizado para a formação de compostos fosforilados, que são clivados para formar duas moléculas de gliceraldeído-3-fosfato. Já na segunda etapa, o fósforo inorgânico é utilizado para a formação de compostos de alta energia (ATP e NADH).[21]

Um dos pontos-chave do controle da glicólise é a atividade da enzima fosfofrutoquinase (PFK). Em muitos organismos, a atividade da enzima é aumentada alostericamente pela presença de diversas substâncias, incluindo o AMP; e inibida, também por regulação alostérica, por outras substâncias, como o ATP e o citrato.[17] A Figura 8.8 mostra a ação da PFK.

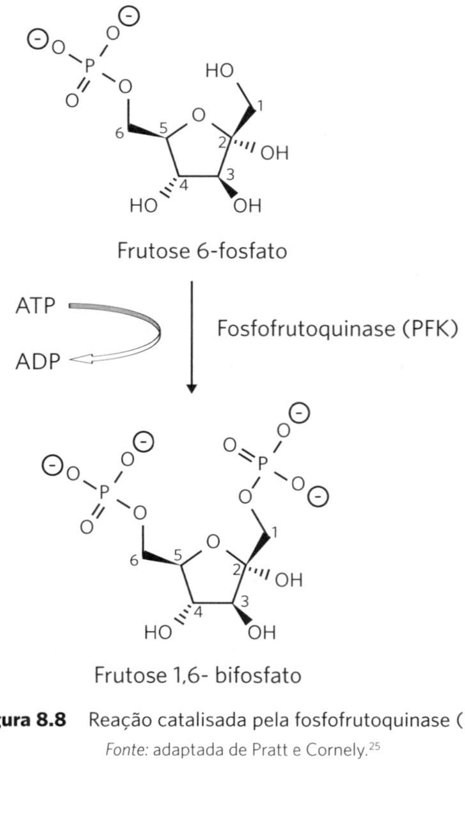

Frutose 6-fosfato

ATP

ADP

Fosfofrutoquinase (PFK)

Frutose 1,6- bifosfato

Figura 8.8   Reação catalisada pela fosfofrutoquinase (PFK).

Fonte: adaptada de Pratt e Cornely.[25]

Metabolismo do glicogênio

O glicogênio é uma forma de armazenamento da glicose e está presente principalmente em células hepáticas e musculares. Seu metabolismo depende do balanço entre sua síntese e sua degradação e, consequentemente, da atividade das enzimas glicogênio sintetase e glicogênio fosforilase. A atividade de ambas as enzimas é regulada alostericamente. A presença de glicose 6-fosfato ativa a glicogênio sintetase, enquanto a presença de AMP ativa a glicogênio fosforilase, a qual é inibida pelo ATP (Figura 8.9).[17,25,29]

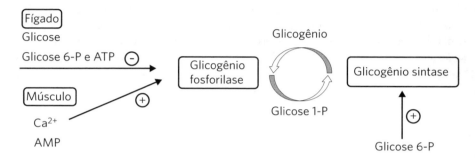

Figura 8.9 Regulação do metabolismo do glicogênio hepático e muscular por meio de ativação e/ou inibição da atividade das enzimas glicogênio fosforilase e glicogênio sintetase.
Fonte: adaptada de Harris,[17] Pratt e Cornely[25] e Voet e Voet.[29]

O principal mecanismo de regulação do metabolismo do glicogênio engloba as reações de fosforilação. Desse modo, o fósforo é de importância essencial. A transferência do grupo fosforil do ATP inativa a enzima glicogênio sintetase e ativa a glicogênio fosforilase. A remoção do grupo fosforil apresenta o efeito oposto.[25]

A insulina participa indiretamente da regulação dessas enzimas. Receptores de insulina do tipo tirosina quinase ativam as fosfatases, as quais removem o grupamento fosforil da glicogênio sintetase, ativando-a, e desativam a glicogênio fosforilase.[25,29]

Ciclo do ácido cítrico

O ciclo do ácido cítrico compreende uma série de reações oxidativas mediadas por oito enzimas que convertem uma molécula de acetil-CoA em duas moléculas de CO_2, de forma a produzir três moléculas de NADH, uma de FADH e uma de ATP. As coenzimas NADH e $FADH_2$ são oxidadas pelo oxigênio da cadeia transportadora de elétrons, sendo sintetizadas 11 moléculas de ATP e uma de ATP proveniente da acetil-CoA, totalizando 12 ATP em cada volta do ciclo.[5,29]

O fósforo participa desse ciclo por fazer parte do ATP, da NAD e da FAD e também por atuar na regulação da atividade de enzimas, como da piruvato desidrogenase, da isocitrato desidrogenase e da alfacetoglutarato desidrogenase.[29]

A enzima piruvato desidrogenase, por exemplo, controla a entrada de grupamentos acetil provenientes da via glicolítica no ciclo do ácido cítrico e sua atividade é regulada por diversos mecanismos, sendo um deles o controle por meio de fosforilação/desfosforilação em organismos eucarióticos, realizado pela ação de quinases e de fosfatases. As quinases inativam a piruvato desidrogenase por meio da adição de grupamentos fosforil aos resíduos de serina da enzima. Já a hidrólise do resíduo serina-fosfato por ação das fosfatases reativa o complexo enzimático.[29]

Outro ponto de regulação do ciclo do ácido cítrico, pela ação indireta do fósforo, é por meio de moléculas como o ATP e o ADP. Estudos *in vitro* mostraram que o ADP atua como ativador alostérico da isocitrato desidrogenase, e o ATP, como inibidor dessa enzima. A enzima isocitrato desidrogenase é responsável pela conversão de isocitrato em alfacetoglutarato, em uma reação de descarboxilação oxidativa com a consequente redução de NAD^+ para $NADH + H^+$. Além disso, ATP, GTP e outros compostos, como NADH e succinil-CoA, inativam o complexo enzimático da alfacetoglutarato desidrogenase, enquanto o Ca^{2+} ativa o complexo. A alfacetoglutarato desidrogenase, ao contrário da piruvato desidrogenase, não é regulada pela fosforilação das quinases (Figura 8.10).[29]

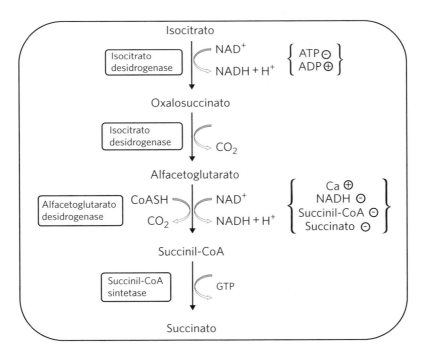

Figura 8.10 Mecanismos regulatórios do ciclo do ácido cítrico por meio de inibição e/ou ativação de enzimas pelas moléculas de trifosfato de adenosina (ATP), difosfato de adenosina (ADP), cálcio (Ca), nicotinamida adenina dinucleotídeo reduzida (NADH), succinil-coenzima A e succinato.

Fonte: adaptada de Voet e Voet.[29]

Regulação da cadeia transportadora de elétrons e da fosforilação oxidativa

Conforme mencionado anteriormente, o fósforo faz parte da estrutura química de moléculas que funcionam como armazenadoras de energia, bem como de segundos mensageiros importantes para as vias de transdução de sinal. As reações de fosforilação dependem do fósforo e são importantes para a síntese e a degradação de compostos e envolvem a liberação ou a captação de energia proveniente de moléculas como ATP e GTP, entre outras.

Após a hidrólise da molécula de ATP em ADP + fosfato inorgânico (Pi) e a liberação da energia para as funções celulares, o ADP precisa ser ressintetizado em ATP para que essa molécula tenha novamente função fisiológica. Essa ressíntese ocorre na membrana interna das mitocôndrias com a energia fornecida pela cadeia de transporte de elétrons.[9,23] O ATP é a principal moeda energética da célula e é necessário durante a contração muscular; a biossíntese de proteínas, de carboidratos e de lipídios; assim como é também importante para o transporte ativo de moléculas e íons pelas membranas celulares. No entanto, a síntese de ATP pode ocorrer diretamente pela fosforilação do ADP em reações que não necessitam do fornecimento de oxigênio. Essa síntese de ATP ocorre por meio da fosforilação em nível de substrato, estando presente nas reações da glicólise e do ciclo do ácido cítrico. No entanto, a maior parte do ATP é gerada durante a etapa de fosforilação oxidativa, por meio da transferência de elétrons da NADH e da FADH$_2$ ao oxigênio molecular, por meio de uma série de transportadores de elétrons que formam a cadeia transportadora de elétrons (Figura 8.11). Desse modo, a fosforilação oxidativa utiliza produtos intermediários da glicólise e do ciclo do ácido cítrico, sendo dependente das concentrações de ATP, de ADP, de Pi e de O$_2$.[21]

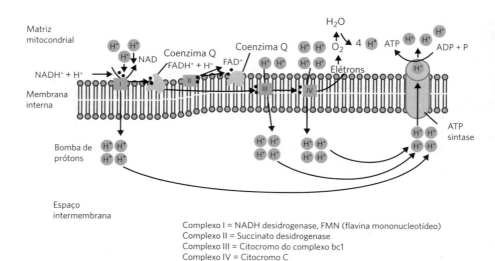

Figura 8.11 Cadeia transportadora de elétrons e fosforilação oxidativa.

NADH$^+$ + H$^+$: nicotinamida adenina dinucleotídeo reduzida; NAD$^+$: nicotinamida adenina dinucleotídeo oxidada; FAD$^+$: flavina adenina dinucleotídeo oxidada; FADH$^+$ + H$^+$: flavina adenina dinucleotídeo reduzida; H$_2$O: água; O$_2$: oxigênio; ATP: adenosina trifosfato; ADP: adenosina difosfato

Fonte: adaptada de Groff e Gropper,[14] Medeiros e Wildman.[22]

Gliconeogênese

O fósforo também é importante para a regulação da gliconeogênese, por meio do controle da atividade enzimática (Tabela 8.1).[29]

Tabela 8.1 Fatores reguladores da gliconeogênese

Enzima	Inibidores alostéricos	Ativadores alostéricos	Fosforilação enzimática	Síntese proteica
PFK	ATP, citrato	AMP, F2,6P		
FBPase	AMP, F2,6P			
Piruvato quinase	Alanina	F1,6P	Inativa	
Piruvato carboxilase		Acetil-CoA		
PEPCK				Estimulada por glucagon, hormônio da tireoide e glicocorticoides Inibida pela insulina
PFK-2	Citrato	AMP, F6P, Pi	Inativa	
FBPase-2	F6P	Glicerol 3-P	Ativa	

Acetil-CoA: acetilcoenzima A; AMP: monofosfato de adenosina; ATP: trifosfato de adenosina; F1,6P: frutose 1,6 bifosfato; F2,6P: frutose 2,6-bifosfato; F6P: frutose 6-fosfato; FBPase: frutose-2,6-bifosfatase; glicerol 3-P: glicerol 3-fosfato; PEPCK: fosfoenol piruvato carboxiquinase; PFK: fosfofrutoquinase; Pi: fosfato inorgânico.
Fonte: Voet e Voet.[29]

Metabolismo dos lipídios (regulação)

A regulação do metabolismo dos lipídios depende de diversos fatores, sendo um deles a ocorrência da fosforilação.[21] A degradação dos ácidos graxos ocorre por meio das reações de betaoxidação que formam acetil-CoA. No entanto, a atividade da via da betaoxidação depende da concentração de ácidos graxos, a qual, por sua vez, depende da atividade da enzima lipase de triacilglicerol no tecido adiposo. Essa enzima é estimulada por meio das reações de fosforilação/desfosforilação reguladas pelo AMPc, pela presença dos hormônios glucagon e epinefrina e inibida pela insulina.[29] Já a síntese de ácidos graxos é influenciada pela atividade da enzima acetil-CoA carboxilase, a qual é ativada pelo citrato e pela desfosforilação dependente de insulina.[21] A fosforilação dependente do AMPc induzida pelo glucagon é responsável pela inibição da enzima acetil--CoA carboxilase (Figura 8.12).

O fósforo também atua sobre o controle da biossíntese de colesterol por meio de fosforilação da enzima hidroximetilglutaril-CoA (HMGCoA) redutase, o que diminui sua atividade.[29]

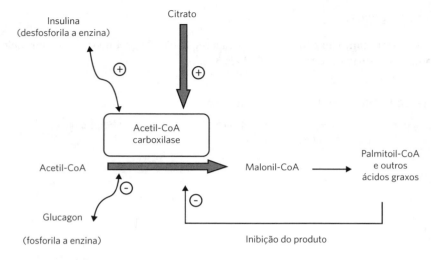

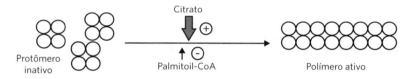

Figura 8.12 Efeito da insulina e do glucagon sobre o metabolismo de lipídios e a influência das reações de fosforilação sobre a atividade de enzimas.
Fonte: adaptada de Lim et al.[21]

FONTES ALIMENTARES E RECOMENDAÇÕES DE INGESTÃO

O fósforo é fortemente reativo, por isso é usualmente encontrado como fósforo orgânico ligado a outros elementos ou moléculas, como proteínas e ácidos nucleicos (em alimentos de origem animal como componentes de tecidos e proteínas, como a caseína do leite), na forma de fitato (alimentos de origem vegetal) e como fósforo inorgânico em alimentos ultraprocessados.[6]

O fósforo está presente em alimentos naturais, principalmente em cereais, fontes proteicas e leite. Além disso, bebidas alcoólicas, como o vinho, podem apresentar concentração elevada de fósforo, o que se deve ao processo de maceração da uva e à fermentação, responsáveis pela liberação do fósforo do fitato para a bebida e, também, ao uso comum de aditivos à base de fósforo no vinho. As cervejas também apresentam teores variados de fósforo, em razão do processo de maceração do grão e do malte. No entanto, talvez as principais fontes de fósforo sejam os alimentos processados, pois alguns, como carnes processadas e queijos, têm sais de fosfato adicionados como conservantes.[16,27]

Dentre os alimentos industrializados, vale ressaltar que fórmulas infantis apresentam teor mais elevado de fósforo quando comparadas ao leite materno.[6]

As recomendações de ingestão para o fósforo variam de acordo com a idade e o estado fisiológico dos indivíduos. Para recém-nascidos foi estabelecida a ingestão adequada (AI), e para crianças e adultos, a necessidade média estimada (EAR) e a recomendação dietética de referência (RDA), bem como o limite superior tolerável de ingestão (UL) para fósforo, os quais estão apresentados a seguir (Tabela 8.2).[18]

Tabela 8.2 Ingestão adequada (AI), necessidade média estimada (EAR), recomendação dietética de referência (RDA) e limite superior tolerável de ingestão (UL) para o fósforo

Estágio de vida	AI*/EAR (mg/dia)	RDA (mg/dia)	UL (g/dia)
Recém-nascidos			
0-6 meses	100*	–	–
7-12 meses	275*	–	–
Crianças e adolescentes			
1-3 anos	380	460	3,0
4-8 anos	405	500	3,0
9-18 anos	1.055	1.250	4,0
Adultos			
19-70 anos	580	700	4,0
> 70 anos	580	700	3,0
Gestação			
≤ 18 anos	1.055	1.250	3,5
19-50 anos	580	700	3,5
Lactação			
≤ 18 anos	1.055	1.250	4,0
19-50 anos	580	700	4,0

Fonte: Institute of Medicine.[18]

BIODISPONIBILIDADE

A maioria dos alimentos apresenta boa disponibilidade de fósforo, exceto feijões, nozes e cereais. Esses alimentos contêm ácido fítico, uma forma de estocagem de fosfato não biodisponível para os mamíferos, pois não possuem enzimas capazes de hidrolisar o composto. Entretanto, alguns alimentos apresentam a enzima fitase e, desse modo, o fósforo torna-se disponível para ser absorvido pelo organismo humano.[18] Além disso, estudo realizado por Chen e colaboradores (2016) aponta que algumas bactérias presentes no intestino são capazes de produzir a enzima fitase e que o uso rotineiro de probióticos pode favorecer a absorção do fósforo proveniente da alimentação.[10]

CAUSAS E EFEITOS DA DEFICIÊNCIA E DA TOXICIDADE DE FÓSFORO

Conforme já descrito, o fósforo está bem distribuído na natureza e facilmente disponível ao organismo. Por conta disso, a deficiência em fósforo é incomum em indivíduos saudáveis. Para considerar um quadro de hipofosfatemia, é necessário que as concentrações sanguíneas de fósforo estejam abaixo de 2,5 mg/dL ou 0,8 mmol/L.[7,9,19]

A deficiência em fósforo está normalmente associada a outros fatores, como restrição alimentar grave, problemas de absorção, perda renal grave, dietas com altas concentrações de magnésio, alcoolismo e utilização de glicocorticoides.[7,9,19]

As manifestações clínicas da deficiência em fósforo são diminuição dos estoques celulares de energia decorrente da diminuição de ATP, problemas no transporte de oxigênio causados pela diminuição do 2,3-difosfoglicerato, alterações na função neural, e distúrbios musculoesqueléticos e hematológicos (Quadro 8.1).[7,9,19]

Quadro 8.1   Sinais clínicos causados pela deficiência em fósforo

Neurais	Musculoesqueléticos	Hematológicos
Tremor	Fraqueza	Anemia hemolítica
Ataxia	Rigidez articular	Problemas de coagulação
Parestesia	Dores ósseas	Hemorragias
Confusão mental	Osteomalácia	Disfunção de células brancas
Convulsão		
Coma		

Fonte: Brody,[7] Carrol e Matfin,[9] Knochel.[19]

O tratamento para a deficiência em fósforo é baseado principalmente na reposição por meio de alimentação ou via intravenosa.[9,19] Já os casos de intoxicação pelo fósforo incluem a ingestão acidental de fórmulas que contenham uma substância chamada enema. O envenenamento por esse composto resulta em hipocalcemia, em razão da complexação de quantidades elevadas de fósforo com íons cálcio e, consequentemente, pode ocasionar tetania e até mesmo morte. No entanto, a ocorrência de hiperfosfatemia é muito mais comum em indivíduos que apresentem disfunções ou mau funcionamento do sistema renal e do PTH. Assim, a excreção diminuída do fósforo resulta em quadro de hiperfosfatemia, que também pode acontecer em razão da insuficiência suprarrenal não tratada, da hipomagnesemia e do hipertireoidismo.[7,19] A principal consequência da hiperfosfatemia é a deposição de cristais de cálcio-fosfato nos tecidos do organismo,[7] além de alteração do controle hormonal do cálcio, de calcificação renal, de aumento da porosidade do tecido ósseo e da redução na absorção do cálcio, especialmente nos casos em que o indivíduo ingere quantidades inadequadas de cálcio.

AVALIAÇÃO DO ESTADO NUTRICIONAL

A dosagem de fósforo inorgânico sérico é o indicador mais adequado para avaliar o estado nutricional do indivíduo em relação ao mineral. Desse modo, caso o fósforo sérico esteja acima dos limites inferiores de normalidade para a idade, pode-se considerar que a ingestão do mineral seja suficiente para atender às necessidades do organismo, incluindo a formação óssea de indivíduos saudáveis.[18] Entretanto, existem marcadores bioquímicos da formação e da reabsorção óssea que são importantes para o diagnóstico de doenças, como a osteoporose, e incluem a fosfatase alcalina e a osteocalcina plasmáticas e/ou a hidroxiprolina e a hidroxilisina urinárias, respectivamente. Também é importante a determinação da concentração de cálcio no plasma e na urina, uma vez que, em casos de suspeita da deficiência em fósforo, esses biomarcadores costumam estar aumentados.[7]

REFERÊNCIAS

1. Ashley AK, Cordell D, Mavinic D. A brief history of phosphorus: from the philosopher's stone to nutrient recovery and reuse. Chemosphere. 2011;84:737-46.
2. Banasik JL. Cell structure and function. In: Copstead LEC, Banasik JL. Pathophysiology. 4. ed. Saint Louis: Saunders Elsevier; 2010.
3. Banasik JL. Disorders of endocrine functions. In: Copstead LEC, Banasik JL. Pathophysiology. 4. ed. Saint Louis: Saunders Elsevier; 2010.
4. Banerjee R, Donald BF. Redox coenzymes. In: Banerjee R, Becker DF, Dickman MB, Gladyshev V, Ragsdale SW, editors. Redox biochemistry. Hoboken: John Willey Sons; 2008. p. 35-48.
5. Beatie DS. Bioenergetics and oxidative metabolism. In: Devlin TM. Textbook of biochemistry with clinical correlations. 6. ed. Philadelphia: Wiley-Liss; 2006.
6. Bergman CA, Gray-Scott DB, Chen JC, Meacham SD. What is next for the dietary reference intakes for bone metabolism related nutrients beyond calcium: phosphorus, magnesium, vitamin D, and fluoride? Crit Rev Food Sci Nutr. 2009;49:136-44.
7. Brody T. Nutritional biochemistry. 2. ed. Berckley: Elsevier Science; 1998.
8. Carrol ED. Cell and tissue characteristics. In: Porth CM, Matfin G. Pathophysiology. 8. ed. Philadelphia: LWW; 2009. p. 56-88.
9. Carrol ED, Matfin G. Disorder of fluid and electrolyte balance. In: Porth CM, Matfin G. Pathophysiology. 8. ed. Philadelphia: LWW; 2009. p. 730-67.
10. Chen L, Tian F, Sun Z. Phosphorus nutrition and health: utilization of phytase producing bifidobacteria in food industry. In: Rao V (ed.). Probiotics and prebiotics in human nutrition and health. [s.l.]: InTech; 2016. p. 263-78.
11. Cory JG. Purine and pyrimidine nucleotide metabolism. In: Devlin TM (ed.). Textbook of biochemistry with clinical correlations. 6. ed. Philadelphia: Wiley-Liss; 2006. p. 789-804.
12. Dubyak GR. Fundamentals of signal transduction. In: Devlin TM (ed.). Textbook of biochemistry with clinical correlations. 6. ed. Philadelphia: Wiley-Liss; 2006. p. 489-527.
13. Ganong FW. Fisiologia médica. 15. ed. Rio de Janeiro: Prentice Hall do Brasil; 1993.
14. Groff JL, Gropper S. Advanced nutrition and human metabolism. 5. ed. Belmont: Wadsworth/ Thomson Learning; 2010.
15. Hall JE, Guyton AC. Tratado de fisiologia médica. 10. ed. Rio de Janeiro: Guanabara Koogan; 2002.
16. Hannah J, Perry S, Barrett M, McAleer N. Phosphorus in food: new insights and recommendations for practice. JKC. 2017 May 3;2(3).
17. Harris RA. Carbohydrate metabolism I: major metabolic pathways and their control. In: Devlin TM (ed.). Textbook of biochemistry with clinical correlations. 6. ed. Philadelphia: Wiley-Liss; 2006. p.581-635.
18. Institute of Medicine. Dietary reference intakes for calcium, phosphorus, magnesium, vitamin D, and fluoride. Washington, DC: National Academy of Press; 1998.
19. Knochel JP. Fósforo. In: Shils ME, Shike M, Ross AC, Caballero B, Cousins RJ (eds.). Nutrição moderna na saúde e na doença. Barueri: Manole; 2009. p. 228-40.

20. Krafft F. Phosphorus: from elemental light to chemical element. Angew Chem Int Ed Engl. 1969;8(9):660-71.
21. Lim MG, Roach JON, Benyon S. Lo esencial en metabolismo y nutrition. 3. ed. Barcelona: Elsevier Mosby; 2010.
22. Medeiros DM, Wildman REC. Advanced human nutrition. 2. ed. Boca Raton: CRC Press; 2011.
23. Nelson DL, Cox MM. Lehninger: principles of biochemistry. 4. ed. New York: W.H. Freeman and Company; 2005.
24. Okido M, Soloway RD, Crowther RS. Influence of phospholipid on bile salt binding to calcium hydroxyapatite and on the poisoning of nascent hydroxyapatite crystals. Liver. 1996;16(5):321-5.
25. Pratt C, Cornely K. Essential biochemistry. Hoboken: John Willey & Sons; 2004.
26. Silva A, Callou KR, Cozzolino SM. Fósforo. In: Cozzolino SMF. Biodisponibilidade de nutrientes. 4. ed. Barueri: Manole; 2012.
27. St-Jules DE, Jagannathan R, Gutekunst L, Kalantar-Zadeh K, Sevick MA. Examining the proportion of dietary phosphorus from plants, animals, and food additives excreted in urine. J Ren Nutr. 2017;27(2):78-83.
28. Strain SJJ, Cashman KD. Minerals and trace elements. In: Gibney MJ, Vorster HH, Kok FJ (eds.). Introduction to human nutrition. Hoboken: John Willey & Sons; 2009. p. 188-238.
29. Voet D, Voet JG. Biochemistry. 4. ed. New York: John Wiley & Sons; 2011.
30. Westheimer FH. Why nature chose phosphates. Science. 1987;235(4793):1173-9.

9

Magnésio

CÉLIA COLLI
CRISTIANE HERMES SALES
VIVIANNE DE SOUSA ROCHA
ANA LINA DE CARVALHO CUNHA SALES

INTRODUÇÃO

Descrito como o segundo cátion intracelular em maior concentração no organismo, o magnésio é cofator em mais de 300 reações enzimáticas, em particular aquelas relacionadas com a síntese do ácido desoxirribonucleico (DNA, do inglês *deoxyribonucleic acid*) e de proteínas, e com a transferência, o armazenamento e o transporte de energia. O organismo mantém sua distribuição compartimental, controlando o equilíbrio entre absorção, excreção e mobilização tecidual, e sua concentração celular, o qual é alterado em algumas condições patológicas, como no diabetes. O conhecimento da homeostase do magnésio permite identificar indicadores que podem ser úteis em diversos níveis de investigação científica, em estudos epidemiológicos e experimentais, e para o embasamento da prática clínica.

HISTÓRICO E OCORRÊNCIA NA NATUREZA

O nome "magnésio" deriva de Magnésia, distrito da Tessalia, nordeste da Grécia, região rica em pedras de cor prata, compostas por carbonatos ou óxidos de magnésio ou manganês, ou ainda por ferro, como magnetita. Essas pedras eram consideradas pelos alquimistas como componentes da pedra filosofal. A partir do século XVII, as virtudes curativas dos sais de magnésio passaram a ser reconhecidas por suas propriedades laxantes e antiácidas.[17,45,84]

Na natureza, há três isótopos do magnésio, ^{24}Mg, ^{25}Mg e ^{26}Mg, com abundâncias de 79%, 10% e 11%, respectivamente. Quando puro, o magnésio é altamente reativo, e na biosfera está como cátion (Mg^{2+}) livre, em solução aquosa ou como sal. É o sétimo mineral em abundância na crosta terrestre e o terceiro na água do mar, sendo encontrado em diferentes compostos como dolomita [$MgCa(CO_3)_2$], epsomita ($MgSO_4 \times 7\ H_2O$), olivina (Mg_2SiO_4), calcita ($MgSO_4$) e crisolita (asbesto branco) [$Mg_3Si_2O_5(OH)_4$], dentre outros.[84,103]

O magnésio é pouco absorvido no solo, onde sua concentração varia entre 0,05 e 0,5%, com grandes perdas por lixiviação. A quantidade total de magnésio nos vegetais varia entre 0,3 e 1%, sendo constituinte do anel porfirínico da clorofila, o pigmento fotossintético presente nos cloroplastos, ligado covalentemente a quatro átomos de nitrogênio (Figura 9.1). Em vertebrados, o magnésio é vital para diversas funções fisiológicas.[103]

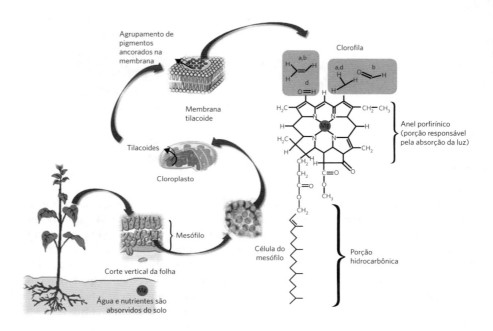

Figura 9.1 Localização do magnésio em plantas.
Fonte: adaptada de Wolf e Cittadini.[103]

PROPRIEDADES QUÍMICAS E FÍSICO-QUÍMICAS

O magnésio, como elemento químico, localiza-se no grupo IIa da tabela periódica, que inclui os metais alcalino-terrosos. Possui número atômico 12, massa atômica 24,305 g e apresenta estrutura eletrônica K2 L8 M2, sendo a camada M particularmente importante por conferir capacidade reativa ao átomo.[24,89] Esse mineral possui maior afinidade por ligantes doadores de oxigênio, como carboxilatos e fosfatos. Por outro lado, a constante de troca do cálcio com ligantes (kex) é maior do que a do magnésio (10^9 *versus* 10^5 seg^{-1}), razão pela qual o cálcio é mais efetivo como segundo mensageiro celular.[103]

Em comparação com o cálcio, o magnésio possui menor raio iônico, porém maior raio de hidratação, sendo coordenado por seis a sete moléculas de H_2O [como o $MgSO_4(7 \times H_2O)$ ou o $MgCl_2(6 \times H_2O)$] em conformação octaédrica, que resulta em alto consumo de energia (aproximadamente 456 kcal/mol) para sua desidratação. Essas características, em conjun-

MAGNÉSIO   217

to, conferem maior estabilidade ao complexo e influenciam tanto suas propriedades químicas como suas funções nos sistemas biológicos. Tais condições físico-químicas explicam seu comportamento antagônico ao cálcio.[23,103]

A concentração do magnésio no meio intracelular é relativamente alta (em torno de 30 mM, dos quais < 1 mM está não ligado). Consequentemente, sua afinidade com ligantes de pesos moleculares baixos e elevados é de baixa a moderada (10^2 a 10^5 M^{-1}). Aproximadamente 90% do magnésio intracelular está ligado a ribossomos ou a polinucleotídeos, exercendo papel estrutural (estabilização de proteínas e ácidos nucleicos) e catalítico. O magnésio atua como cofator, por exemplo, de enzimas envolvidas na via glicolítica, no ciclo de Krebs e na gliconeogênese. Além disso, desempenha papel importante como inibidor competitivo da liberação de cálcio induzida pelo trifosfato de inositol (IP$_3$).[103]

DISTRIBUIÇÃO COMPARTIMENTAL

Estima-se que um homem adulto saudável tenha de 300 a 400 mg de magnésio por kg de peso corporal (entre 12 e 17 mmol/kg de peso corporal), distribuídos em diferentes compartimentos, em concentrações variadas (Tabela 9.1).[26]

Tabela 9.1 Distribuição compartimental de magnésio no adulto saudável

Compartimentos	%	mg*/kg de peso corpóreo
Ossos	53	152-212
Músculos	27	77-108
Tecidos moles	19	54-76
Sangue	1	2,9-4,0
Eritrócitos	0,5	1,4-2,0
Soro	0,1	0,86-1,2
Total corpóreo	100	286-400

* 24,305 g de magnésio = 1 mol de magnésio.
Fonte: adaptada de Elin.[26]

O maior *pool* de magnésio encontra-se nos tecidos mineralizados (ossos e dentes).[1,19] As trocas do magnésio nesse compartimento são extremamente lentas e, em períodos de depleção, 30% do magnésio presente na superfície dos cristais de hidroxiapatita pode ser utilizado pelo organismo.[4,35,88] Esse *pool* funciona como reservatório para manutenção das concentrações fisiológicas de magnésio para o meio extracelular. Todavia, a biodisponibilidade de magnésio nesse compartimento diminui com a idade.[41]

Os músculos e os tecidos moles representam o segundo *pool* de magnésio corporal e constituem, respectivamente, *pools* de troca lenta (maior percentual) e rápida.[4,99] O sangue constitui o terceiro *pool*, com distribuição no soro, no fluido intersticial e nas células sanguíneas.[4,26] O soro é o compartimento que representa o *pool* central, onde ocorrem as maiores trocas. No sangue, o mineral pode ser encontrado ligado a proteínas (albumina 25% e globulinas 8%), complexado com fosfato, citrato e outros componentes (11%) e como íon livre (55%), considerado a forma metabolicamente ativa.[26,80]

O modelo de distribuição compartimental de magnésio considera também as perdas, que ocorrem principalmente pelas fezes e pela urina,[4] sendo os rins os órgãos-chave nessa homeostase. Assim, quando há maior demanda, a absorção renal é maior e a excreção urinária é menor.[7,88] As perdas pelo suor e pelas fezes correspondem a cerca de 50 e 30 mg, respectivamente.[33]

Portanto, os compartimentos biológicos (ossos, sangue e rins) desempenham cinética importante de regulação da homeostase de magnésio no ambiente celular. Trata-se de um íon preferencialmente intracelular, presente no núcleo e nas mitocôndrias, ligado aos ácidos nucleicos e que participa da síntese do DNA e da estabilização do trifosfato de adenosina (ATP, do inglês *adenosine triphosphate*)) e do difosfato de adenosina (ADP, do inglês *adenosine monophosphate*), assim sendo associado às atividades metabólicas das células.[24,25] A distribuição de magnésio nas células responde aos eventos intracelulares; dessa forma, durante a proliferação celular há maior demanda de magnésio para síntese de DNA, por exemplo.[104]

ABSORÇÃO, METABOLISMO E BIODISPONIBILIDADE

A compartimentalização, a concentração e a homeostase do magnésio, como as de outros minerais no organismo, dependem basicamente do equilíbrio entre a quantidade ingerida e a excretada. A absorção intestinal de magnésio é diretamente relacionada com a quantidade ingerida e é influenciada pela matriz alimentar, de forma que a presença de determinados componentes pode afetar a sua biodisponibilidade.[11,70,82]

A associação entre alimentação deficiente em magnésio e baixa ingestão de proteína também diminui a absorção intestinal do mineral, o que pode ser revertido com o aumento moderado na ingestão proteica.[46] Grandes quantidades de ácidos graxos não absorvidos no intestino também podem se ligar ao magnésio e diminuir sua absorção por aumentar sua excreção fecal.[69]

A influência do cálcio na absorção de magnésio ainda é muito controversa, sendo descritos aumento, diminuição ou mesmo nenhuma interferência, possivelmente por diferenças nos delineamentos adotados nos experimentos.[12] A vitamina D e a lactose são fatores alimentares que também afetam a absorção intestinal de magnésio, porém os estudos ainda apresentam resultados contraditórios.[33] Em relação à vitamina D, é possível que sua capacidade de regular a expressão das proteínas claudinas 2 e 12 melhore a absorção de cálcio e, talvez, regule o metabolismo de magnésio por esse mesmo mecanismo.[31]

O magnésio é absorvido principalmente no intestino delgado (jejuno e íleo), embora o cólon também participe desse processo em situações especiais.[70,101] Cerca de 90% do magnésio alimentar é absorvido por via paracelular, mecanismo de absorção passivo determinado pelo gradiente de concentração e por alterações na oclusão das junções intercelulares, quando a ingestão do mineral é alta.[1,52] A absorção ativa do magnésio, em condições de ingestão baixa ou adequada, é realizada por um subgrupo de transportadores chamados de receptores de potencial transitório do tipo melastatina, especificamente o seis e o sete (TRPM6 e TRPM7, do inglês *transient receptor potential cation channel subfamily M members 6 and 7*).[37,41,98,106] Esses canais iônicos, membros da família alfa quinase, estão envolvidos no fluxo de magnésio para as células.[110] A afinidade

MAGNÉSIO

desses transportadores pelo magnésio os torna importantes no controle da reabsorção e da excreção do mineral, pois eles atuam como componentes-chave na manutenção de sua homeostase. A baixa ingestão de magnésio e a hipomagnesemia aumentam a expressão do TRPM6, enquanto alguns hormônios regulam a expressão do TRPM7.[65,67] O TRPM6 é expresso preferencialmente no intestino delgado, cólon e rins, já o TRPM7 tem sua expressão distribuída por todo o organismo.[37,79]

Os rins desempenham papel crucial na homeostase do magnésio. Em condições normais, 95% do magnésio filtrado é reabsorvido através da membrana glomerular; destes, 15 a 20% são reabsorvidos no túbulo proximal, 65 a 75% no ramo ascendente da alça de Henle, 5 a 10% no túbulo contorcido distal, e 5% são excretados na urina.[78,108] O transporte de magnésio no túbulo proximal é essencialmente passivo; já no ramo ascendente da alça de Henle há coexistência de transporte ativo e passivo, enquanto no túbulo distal a reabsorção se dá por mecanismo transcelular ativo.[10,43] Diferentemente do intestino, nos rins há a participação principalmente do TRPM6 no processo de reabsorção do magnésio.[1]

Vários fatores influenciam a excreção renal de magnésio, porém, como já mencionado, a concentração sérica é o seu maior determinante.[92] Quando a ingestão alimentar é reduzida, ocorre aumento de sua reabsorção e diminuição de sua excreção, para manutenção das concentrações sanguíneas.[3,9] Dietas ricas em cálcio e em sódio podem aumentar a excreção urinária de magnésio, por competirem pelos mesmos sítios de reabsorção.[43] O consumo elevado de cafeína, por exemplo, também aumenta a excreção de magnésio, como consequência de balanço eletrolítico negativo.[16]

Condições clínicas associadas à expansão do volume extracelular, à depleção de fosfato e à hipercalcemia aumentam a excreção de magnésio.[9,55,70] Hormônios como o glucagon, a calcitonina e o paratormônio (PTH) são considerados mediadores da reabsorção do magnésio nos túbulos renais e na alça de Henle, por mecanismo que responde a concentrações intracelulares do AMP cíclico (AMPc), o qual atua estimulando a absorção intestinal, a reabsorção renal e a liberação óssea de magnésio sob baixas concentrações séricas.[1,61,83] A aldosterona pode modular o processo de reabsorção de magnésio pelos rins, por inibição ou por ativação da expressão e da atividade do TRPM7. Além disso, afeta a reabsorção de magnésio em razão de sua ação sobre as proteínas claudinas, ajustando o transporte de cloreto e de sódio, com consequente alteração na permeabilidade renal dos íons.[50] O estrógeno também desempenha papel na homeostase de magnésio, aumentando a reabsorção renal e a intestinal, via estímulo da expressão do TRPM6.[1] Já a insulina desempenha papel dúbio com o magnésio. Por um lado, esse hormônio facilita a troca de magnésio do meio extracelular para o intracelular e induz, ainda, a redução da reabsorção renal de magnésio. Por outro lado, o magnésio é fundamental para a autofosforilação do receptor de insulina e para a regulação dos receptores via ativação da tirosina quinase.[1,18,58,93,96]

Assim, o diabetes é provavelmente a doença mais associada a alterações no *status* de magnésio, e a deficiência no mineral tem sido apontada como um dos fatores que prejudicam o controle glicêmico, uma vez que o magnésio participa como cofator essencial de várias enzimas do metabolismo de carboidratos, sobretudo aquelas que catalisam reações de fosforilação da via de sinalização da insulina. Além disso, o magnésio regula a atividade da tirosina quinase do receptor desse hormônio e a autofosforilação da subunidade beta desse receptor, com consequente autofosforilação dos seus substratos, sendo assim considerado um sensibilizador de insulina.[1,34,51] Vários estudos demonstram a participação desse mineral nos distúrbios relacionados à glicose.[22,38,54,105] Em pacientes com diabetes tipo 2, observa-se que quanto maior é a ingestão alimentar de magnésio e menor sua excreção urinária – e, portanto, maior sua concentração sérica –, menor é a glicemia de jejum.[76]

A glicosúria, frequentemente observada em pacientes com diabetes, é condição que afeta o balanço eletrolítico e influencia a homeostase do magnésio. Além disso, nesses indivíduos a produção e a sensibilidade periférica à insulina estarão prejudicadas em função das alterações na distribuição compartimental do mineral.[1,58,74,93]

FONTES ALIMENTARES E RECOMENDAÇÕES NUTRICIONAIS

Segundo a Agência Nacional de Vigilância Sanitária (Anvisa),[14,15] um alimento é considerado fonte de magnésio se fornecer, no mínimo, 15% da ingestão diária de referência (IDR) por 100 g ou por 100 mL, ou seja, 39 mg de magnésio por 100 g de parte comestível.

No Brasil, dados do Inquérito de Saúde de São Paulo demonstram que o feijão é o principal alimento contribuinte com a ingestão alimentar de magnésio do paulistano com 12 anos de idade ou mais – 14% de contribuição do que é consumido –, perfazendo cerca de 53% de contribuição junto ao arroz, pão francês, carne vermelha, leite, frango, peixe, cerveja, banana e café.[76] Esses alimentos são considerados fontes de baixa a moderada concentração de magnésio, e as principais fontes são os cereais integrais, as sementes, as oleaginosas e os vegetais folhosos verde-escuros,[1,91] que são consumidos por pequeno percentual da população.[76] Embora frequentemente o consumo de magnésio por meio da água não seja avaliado nos inquéritos, esta pode representar boa fonte de minerais, o que inclui o magnésio,[1,20] sendo quantificadas para a água de torneira e as águas minerais engarrafadas comercializadas em São Paulo concentrações de magnésio variando de 0,1 a 18 mg/L.[63]

É importante ressaltar que os cereais integrais contêm mais magnésio do que os refinados, uma vez que durante o processo de refinamento cerca de 80% dos minerais são perdidos com a casca. No entanto, dada a baixa frequência de consumo de alimentos integrais, bem como a mudança dos hábitos alimentares com o aumento do consumo de alimentos refinados, a ingestão alimentar de magnésio é diretamente impactada,[91] sendo frequentemente verificadas ingestões abaixo das recomendações, o que inclui o Brasil, cujas prevalências de inadequação observadas em estudos epidemiológicos variam de 71,5 a 99,5%.[2,29,42,60,76] Como reflexo dessa baixa ingestão, há maior probabilidade de ocorrência de deficiência em magnésio, a qual tem sido associada com maior risco de desenvolvimento de condições clínicas, como resistência insulínica, inflamação e estresse oxidativo,[56,66,109] os quais predispõem a doenças crônicas, como diabetes, síndrome metabólica e hipertensão.[64,68,75]

Na Tabela 9.2 são apresentados os valores de ingestão recomendados para norte-americanos e canadenses, os quais são comumente extrapolados para a população brasileira.[91]

MAGNÉSIO

Tabela 9.2 Recomendação dietética de ingestão para magnésio, de acordo com estágios de vida e sexo*

Estágios de vida	EAR (mg/d)	RDA (mg/d)	AI (mg/d)	UL** (mg/d)
Recém-nascidos				
0-6 meses	–	–	30	ND
7-12 meses	–	–	75	ND
Crianças				
1-3 anos	65	80	–	65
4-8 anos	110	130	–	110
Homens				
9-13 anos	200	240	–	350
14-18 anos	340	410	–	350
19-30 anos	330	400	–	350
≥ 31 anos	350	420	–	350
Mulheres				
9-13 anos	200	240	–	350
14-18 anos	300	360	–	350
19-30 anos	255	310	–	350
≥ 31 anos	265	320	–	350
Gestantes				
14-18 anos	335	400	–	350
19-30 anos	290	350	–	350
31-50 anos	300	360	–	350
Lactantes				
14-18 anos	300	360	–	350
19-30 anos	255	310	–	350
31-50 anos	265	320	–	350

AI: ingestão adequada; EAR: recomendação média estimada; RDA: ingestão dietética recomendada; UL: limite superior tolerável de ingestão; ND: não determinado.

* Recomendações desenvolvidas para norte-americanos e canadenses pelo grupo das *Dietary Reference Intakes*.[91]

** O UL de magnésio para crianças menores de 8 anos foi definido considerando fórmulas infantis e, para as demais idades, apenas a ingestão de suplementos alimentares.

DEFICIÊNCIA

As primeiras descrições de deficiência em magnésio datam de 1932, quando se demonstrou sua essencialidade para o crescimento e a sobrevivência dos roedores, e a necessidade de estar presente em suas rações.[44] Dois anos depois, foram descritas as manifestações dessa deficiência em humanos.[36] A deficiência em magnésio normalmente está associada à diminuição da ingestão do mineral, a alterações na absorção intestinal e/ou na excreção renal, as quais podem ocorrer tanto na presença de doenças, como diarreia crônica, má absorção intestinal, esteatorreia, diabetes mal controlado e alcoolismo, quanto pelo uso de drogas que alterem sua homeostase, como diuréticos, antibióticos e quimioterápicos.[28,78,94] Mais recentemente, estudos têm descrito o envolvimento de síndromes e alterações genéticas, especialmente em proteínas relacionadas à homeostase do magnésio, como fator predisponente para a deficiência nesse mineral.[5,6,48,87,97]

Atualmente, reconhecem-se duas formas de deficiência em magnésio: a hipomagnesemia aguda, que é extracelular, e a deficiência crônica em magnésio, caracterizada pela redução do magnésio nas células e no tecido ósseo, e que é mais difícil de ser avaliada.[40] Sintomas em diferentes órgãos e sistemas (muscular, nervoso) – como descrito na Figura 9.2 – e uma gama de alterações celulares e metabólicas dificultam o diagnóstico da deficiência somente com o exame clínico, por estes serem patognomônicos a várias condições. No entanto, recomenda-se que a avaliação da presença desses sintomas e alterações esteja presente na anamnese clínica, e que esta seja complementada com a avaliação bioquímica e alimentar, para que se minimize a subnotificação por falta de diagnóstico.[40,90] Ademais, especialmente para a avaliação sérica/plasmática, dependendo do conjunto de observações clínicas (especialmente relacionadas a alterações cardíacas) e alimentares, recomenda-se considerar como ponto de corte inferior o valor de 0,80 mmol/L, a despeito de outros valores inferiores sugeridos em faixas de referência, haja vista que se subentende que existe deficiência subclínica em magnésio que não pode ser avaliada por métodos de fácil acesso.[28,90]

Entre as alterações que ocorrem diante da deficiência em magnésio, descreve-se o aumento da produção da substância P esquelética, que estimula a redução do número de osteoblastos em contraposição ao aumento dos osteoclastos, com perda de massa óssea, o que predispõe à osteoporose. Essas alterações ósseas são reforçadas diante das alterações na homeostase do cálcio, desencadeadas por alterações na síntese de PTH e da 1,25(OH)$_2$ vitamina D, presentes em decorrência da deficiência em magnésio.[71,101] Ademais, essas alterações podem afetar a secreção de PTH e promover inflamação de baixo grau.[40]

Por outro lado, descreve-se ainda que o aumento da substância P predispõe a alterações na resposta neurogênica, as quais induzem os linfócitos T a sintetizarem mais citocinas pró-inflamatórias [p. ex., fator de necrose tumoral alfa (TNF-alfa) e interleucina-1-beta (IL-1 beta)], e desencadeia desequilíbrio no balanço oxidativo. Essas condições são associadas ao maior risco de desenvolvimento de diabetes tipo 2, de síndrome metabólica e de doenças cardiovasculares, cujas incidências têm sido frequentemente associadas à hipomagnesemia.[46,71,101]

Para reverter a deficiência recomenda-se, prioritariamente, a adequação da ingestão com o consumo de alimentos-fonte e, em alguns casos, a indicação de suplementação por via oral, devendo o indivíduo ser bem monitorado e educado quanto ao consumo do sal, até que suas concentrações corpóreas sejam normalizadas.

TOXICIDADE DE MAGNÉSIO

Até o momento não foram descritos casos de toxicidade de magnésio por meio de ingestão alimentar, porque ocorre redução da biodisponibilidade do mineral por interação com componentes da alimentação, e pelo fato de os rins removerem eficientemente o excesso, além de a absorção intestinal ser reduzida, de modo a evitar o acúmulo desse mineral no organismo.

MAGNÉSIO

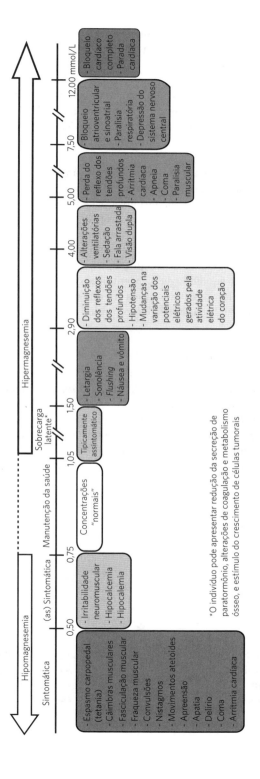

Figura 9.2 Sinais e sintomas observados diante de variações nas concentrações séricas de magnésio.

Fonte: adaptada de Colli et al.[19]

Por outro lado, a ingestão de sais de magnésio oferece risco de toxicidade (Figura 9.2), principalmente quando há alterações renais ou intestinais.[1,91,94] Na literatura são descritos ainda alguns casos de toxicidade aguda por superdosagem acidental em gestantes, especialmente com pré-eclâmpsia e eclâmpsia, que recebem sulfato de magnésio por infusão intravenosa como parte das medidas para evitar o trabalho de parto prematuro. Por consequência, os neonatos também podem apresentar toxicidade.[13] Relata-se, ainda, como causas incomuns da hipermagnesemia, a terapia com lítio, o hipotireoidismo, a doença de Addison, a hipercalcemia hipercalciúrica familiar e a síndrome alcaloide do leite.[1]

Náuseas, vômitos, rubor facial, retenção urinária, hipotensão, sonolência, ausência de reflexos dos tendões profundos, bloqueio cardíaco completo, depressão respiratória, paralisia e assistolia são descritos como sintomas de intoxicação por magnésio.[1,39,47,53,77,100,107]

O tratamento da hipermagnesemia demanda o controle da ingestão de magnésio, o uso de infusão de cálcio e a realização de diálise para pacientes com problemas renais.[86] Para as mães, é necessário longo esquema para manter suas funções vitais, especialmente dependendo da gravidade da *overdose* de magnésio, e nos neonatos as alterações costumam ser normalizadas com o equilíbrio das concentrações de magnésio e das razões magnésio-cálcio e magnésio-fósforo.[13] Para os casos em que a hipermagnesemia está associada a doenças, o tratamento destas auxilia no controle.[1]

AVALIAÇÃO DO ESTADO NUTRICIONAL

Vários indicadores têm sido utilizados para avaliação do *status* de magnésio em diferentes compartimentos do organismo (Quadro 9.1). Os ossos e os músculos são os que mais concentram o magnésio. No entanto, praticamente não são usados para avaliação do *status* do mineral em humanos, porque para seu acesso é necessário o uso de técnicas consideradas invasivas. Além disso, é importante lembrar que a maior fração do magnésio nos ossos pertence a um *pool* de troca lenta e não reflete o *status* corporal atual, mas a deficiência crônica.[72,88,102]

Quadro 9.1 Indicadores de avaliação do *status* de magnésio

Compartimentos
Concentração no soro (total e ionizado)
Excreção urinária em 24 h
Magnésio intracelular (eritrócitos, plaquetas, linfócitos, monócitos) total e ionizado
Magnésio ósseo e muscular (biópsia)

Fonte: baseado em Witkowski et al.[102]

O sangue, por outro lado, é o compartimento mais acessível, no qual a concentração de magnésio pode ser determinada no soro/plasma e em células como eritrócitos, leucócitos, plaquetas e monócitos. Embora seja muito discutido em que medida a concentração sérica pode refletir alterações da homeostase do mineral, a avaliação do magnésio no soro é amplamente utilizada na prática clínica. Assim, alterações na concentração sérica de magnésio podem indicar que sua compartimentalização está prejudicada. No entanto, para diagnosticar estágios iniciais de depleção, recomenda-se a utilização de outros parâmetros, também considerando que o fino controle homeostático busca manter as concentrações séricas normais, bem como associar a presença de sinais e sintomas.[27,32,73,90]

As dificuldades em se avaliar o *turnover* do magnésio intercambiável por análise compartimental relacionam-se ao fato de o isótopo de magnésio emissor de radiação gama ter meia-vida curta ($t_{1/2}$ ^{28}Mg = 21,8 h), muito inferior à meia-vida biológica (180 dias), e de os isótopos estáveis disponíveis – ^{25}Mg e ^{26}Mg – terem abundância relativamente alta.[3,21,72,73,81,88]

O magnésio eritrocitário tem sido o biomarcador intracelular de mais fácil acesso, ao qual se atribui o papel de indicador do *status* pregresso de magnésio, por responder a alterações ocorridas desde a sua incorporação a essas células, no momento de sua formação,[49] podendo ser um bom biomarcador para avaliação da adequação da ingestão alimentar do mineral.[8,19] É importante ressaltar que essa premissa é válida desde que não haja alguma condição que altere o tempo de vida dos eritrócitos (127 dias),[85] pois assim sua avaliação será falha.

Alguns autores sugerem, ainda, a complementação das análises realizadas no soro e em células sanguíneas com a determinação de magnésio ionizado, mas a um custo bastante alto. Em condições fisiológicas normais, 65% do total de magnésio no soro e nas células sanguíneas está ionizado, e essa fração reflete a atividade biológica, pois não se altera diante de mudanças na distribuição da água no organismo.[57,59,62]

A excreção urinária de magnésio em 24 h, por outro lado, é o biomarcador que mais responde à ingestão alimentar e à homeostase do magnésio, desde que a função renal esteja preservada (pois, como mencionado, os rins controlam a excreção do mineral, e valores baixos de excreção podem ser reflexo de alteração do *clearance* renal). A avaliação, que é simples e de baixo custo, pode ainda ser complementada pelo teste de retenção, realizado com o paciente hospitalizado e em que se avalia a excreção após uma sobrecarga.[19,102] É importante ressaltar que valores de excreção urinária diária superiores a 5 mmol (limite superior da faixa de referência) não devem ser considerados de imediato como adequados; outras condições devem ser avaliadas em conjunto, como aquelas que desencadeiam poliúria.

Em razão das características inerentes a cada compartimento, é recomendado que se avalie mais de um parâmetro para a melhor determinação do *status* de magnésio. Na Figura 9.3 é apresentado um esquema para auxiliar na interpretação dos parâmetros usados nessa avaliação.

Como complemento, alguns pesquisadores têm sugerido métodos indiretos, não tão específicos, como a avaliação da atividade de enzimas das quais o magnésio é cofator; e marcadores de inflamação e de estresse, cujas concentrações se alteram na deficiência em magnésio, como tromboxano B_2, proteína C-reativa, glutationa, malondialdeído e endotelina-1.[3,30] A observação dos sinais e sintomas clínicos associados aos parâmetros bioquímicos complementa o diagnóstico (Figura 9.3).[90]

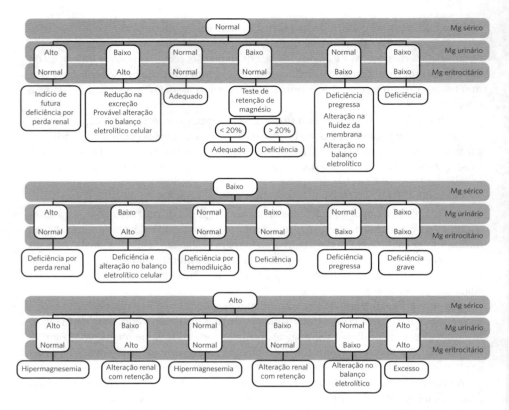

Figura 9.3 Avaliação do *status* de magnésio: interpretações a partir do magnésio sérico, urinário e eritrocitário e teste de retenção de magnésio.

Fonte: adaptada de Shils.[86]

REFERÊNCIAS

1. Al Alawi AM, Majoni SW, Falhammarf H. Magnesium and human health: perspectives and research directions. Int J Endocrinol. 2018;2018:1-17.
2. Araujo MC, Bezerra IN, Barbosa F dos S, Junger WL, Yokoo EM, Pereira RA et al. Macronutrient consumption and inadequate micronutrient intake in adults. Rev Saúde Pública. 2013;47(Suppl 1):177S-89S.
3. Arnaud MJ. Update on the assessment of magnesium status. Br J Nutr. 2008;99(Suppl 3):S24-36.
4. Avioli LV, Berman M. Mg[28] kinetics in man. J Appl Physiol. 1966;21(6):1688-94.
5. Baaij JHF. The art of magnesium transport. Magnes Res. 2015;28(3):85-91.
6. Baaij JH, Arjona FJ, van den Brand M, Lavrijsen M, Lameris AL, Bindels RJ et al. Identification of SLC41A3 as a novel player in magnesium homeostasis. Sci Rep. 2016;6:28565.
7. Barker ES. Physiologic and clinical aspects of magnesium metabolism. J Chronic Dis. 1960;11(3):278-91.
8. Basso LE, Ubbink JB, Delport R. Erythrocyte magnesium concentration as an index of magnesium status: a perspective from a magnesium supplementation study. Clin Chim Acta. 2000;291:1-8.
9. Belin RJ, He K. Magnesium physiology and pathogenic mechanisms that contribute to the development of the metabolic syndrome. Magnes Res. 2007;20:107-29.

MAGNÉSIO

10. Blanchard A, Jeunemaitre X, Coudol P, Dechaux M, Froissart M, May A et al. Paracellin-1 is critical for magnesium and calcium reabsorption in the human thick ascending limb of Henle. Kidney Int. 2001;59:2206-15.
11. Blanchard A, Vargas-Poussou R. Desordres de la magnesemie. Nephrol Ther. 2012;8(6):482-91.
12. Bohl CH, Volpe SL. Magnesium and exercise. Crit Rev Food Sci Nutr. 2002;42(6):533-63.
13. Brady JP, Williams HC. Magnesium intoxication in a premature infant. Pediatrics. 1967;40:100-3.
14. Brasil. Ministério da Saúde. Agência Nacional de Vigilância Sanitária. Resolução da Diretoria Colegiada – RDC n. 54, de 12 de novembro de 2012. Brasília: Ministério da Saúde; 2012. [Acesso em: 01 mar 2018]. Disponível em: http://bvsms.saude.gov.br/bvs/saudelegis/anvisa/2012/rdc0054_12_11_2012.html.
15. Brasil. Ministério da Saúde. Agência Nacional de Vigilância Sanitária. Resolução RDC nº 269, de 22 de setembro de 2005. Brasília: Ministério da Saúde; 2005. [Acesso em: 01 mar 2018]. Disponível em: portal.anvisa.gov.br/documents/...269.../2e95553c-a482-45c3-bdd1-f96162d607b3.
16. Brouns F, Kovacs EM, Senden JM. The effect of different rehydration drinks on post-exercise electrolyte excretion in trained athletes. Int J Sports Med. 1998;19(1):56-60.
17. Brown B. History of magnesium production. [Acesso em: 08 abr 2012]. Disponível em http://www.magnesium.com/w3/data-bank/index.php?mgw=196.
18. Chutia H, Lynrah KG. Association of serum magnesium deficiency with insulin resistance in type 2 diabetes mellitus. J Lab Physicians. 2015;7:75-8.
19. Colli C, Sales CH, Rocha VS. Assessment of magnesium status. In: Berhardt LV (ed.). Advances in medicine and biology. Hauppauge: Nova Science; 2012. v. 40.
20. Cotruvo J, Bartram J (eds.). Calcium and magnesium in drinking-water: public health significance. Geneva: World Health Organization; 2009.
21. Coudray C, Feillet-Coudray C, Rambeau M, Mazur A, Rayssiguier Y. Stable isotopes in studies of intestinal absorption, exchangeable pools and mineral status: the example of magnesium. J Trace Elem Med Biol. 2005;19:97-103.
22. Dasgupta A, Sarma D, Saikia UK. Hypomagnesemia in type 2 diabetes mellitus. Indian J Endocrinol Metab. 2012;16:1000-3.
23. Dudev T, Lim C. Importance of metal hydration on the selectivity of Mg^{2+} versus Ca^{2+} in magnesium ion channels. J Am Chem Soc. 2013;135:17200-8.
24. Durlach J. Magnesium in clinical practice. London: John Libbey & Company; 1988.
25. Ebel H, Günther T. Magnesium metabolism: a review. J Clin Chem Clin Biochem. 1980;18:257-70.
26. Elin RJ. Assessment of magnesium status. Clin Chem. 1987;33:1965-70.
27. Elin RJ. Assessment of magnesium status for diagnosis and therapy. Magnes Res. 2010;23:1-5.
28. Elin RJ. Re-evaluation of the concept of chronic, latent, magnesium deficiency. Magnes Res. 2011;24(4):225-7.
29. Fisberg RM, Marchioni DM, Castro MA, Verly E Jr, Araújo MC, Bezerra IN et al. Inadequate nutrient intake among the Brazilian elderly: National Dietary Survey 2008–2009. Rev Saúde Pública. 2013;47 Suppl 1:222S-230S.
30. Franz KB. A functional biological marker is need for diagnosing magnesium deficiency. J Am Coll Nutr. 2004;23:738S-41S.
31. Fujita H, Sugimoto K, Inatomi S, Maeda T, Osanai M, Uchiyama Y et al. Tight junction proteins claudin-2 and -12 are critical for vitamin D-dependent Ca^{2+} absorption between enterocytes. Mol Biol Cell. 2008;19(5):1912-21.
32. Gitelman H, Welt LG. Magnesium deficiency. Ann Rev Med. 1969;20:233-42.
33. Groff JL, Gropper SS. Macrominerals. In: Gropper SS, Smith JL. Advanced nutrition and human metabolism. 3rd ed. California: Wadsworth; 2000. p. 371-400.
34. Guerrero-Romero F, Rodriguez-Morán M. Magnesium improves the beta-cell function to compensate variation of insulin sensitivity: double-blind, randomized clinical trial. Eur J Clin Invest. 2011;41(4):405-10.
35. Günter T. Magnesium in bone and the magnesium load test. Magnes Res. 2011;24(4):223-4.
36. Hirschfelder AD, Haury VG. Clinical manifestations of high and low plasma magnesium: dangers of Epsom salt purgation in nephritis. JAMA. 1934;102:1138-41.
37. Houillier P. Mechanisms and regulation of renal magnesium transport. Annu Rev Physiol. 2014:76:411-30.

38. Hruby A, Meigs JB, O'Donnell CJ, Jacques PF, McKeown NM. Higher magnesium intake reduces risk of impaired glucose and insulin metabolism and progression from prediabetes to diabetes in middle-aged Americans. Diabetes Care. 2014;37:419-27.
39. Hung JW, Tsai MY, Yang BY, Chen JF. Maternal osteoporosis after prolonged magnesium sulfate tocolysis therapy: a case report. Arch Phys Med Rehabil. 2005;86(1):146-9.
40. Ismail AAA, Ismail Y, Ismail AA. Chronic magnesium deficiency and human disease; time for reappraisal? QJM. 2018;111(11):759-63.
41. Jahnen-Dechent W, Ketteler M. Magnesium basics. Clin Kidney J. 2012;5(Suppl 1):i3-14.
42. Kim DJ, Xun P, Loiu K, Loria C, Yokota K, Jacobs DR Jr et al. Magnesium intake in relation to systemic inflammation, insulin resistance, and the incidence of diabetes. Diabetes Care. 2010;33:2604-10.
43. Konrad M, Weber S. Recent advances in molecular genetics of hereditary magnesium-losing disorders. J Am Soc Nephrol. 2003;14(1):249-60.
44. Kruse HD, Orent ER, McCollumm EV. Studies on magnesium deficiency in animals: I. Symptomatology resulting from magnesium deprivation. J Biol Chem. 1932;96:519-39.
45. Maguire ME, Cowan JA. Magnesium chemistry and biochemistry. BioMetals. 2002;15:203-10.
46. Martin KJ, González EA, Slatopolsky E. Clinical consequences and management of hypomagnesemia. J Am Soc Nephrol. 2009:20:2291-5.
47. McDonnell NJ, Muchatuta NA, Paech MJ. Acute magnesium toxicity in an obstetric patient undergoing general anaesthesia for caesarean delivery. Int J Obstet Anesth. 2010;19(2):226-31.
48. Meyer TE, Verwoert GC, Hwang SJ, Glazer NL, Smith AV, van Rooij FJ et al. Genome-wide association studies of serum magnesium, potassium, and sodium concentrations identify six loci influencing serum magnesium levels. PLoS Genetics. 2010;6(8):e1001045.
49. Millart H, Durlach V, Durlach J. Red blood cell magnesium concentrations: analytical problems and significance. Magnesi Res. 1995;8(1):65-76.
50. Moellic CL, Boulkroun S, González-Nunez D, Dublineau I, Cluzeaud F, Fay M et al. Aldosterone and tight junctions: modulation of claudin-4 phosphorylation in renal collecting duct cells. Am J Physiol Cell Physiol. 2005;289(6):1513-21.
51. Mooren C. Oral magnesium supplementation reduces insulin resistance in non-diabetic subjects – a double-blind, placebo-controlled, randomized trial. Diabetes Obes Metab. 2011;13:281-4.
52. Nakaya Y, Suzuki M, Uehara M, Katsumata S, Suzuki K, Sakai K et al. Absence of negative feedback on intestinal magnesium absorption on excessive magnesium administration in rats. J Nutr Sci Vitaminol (Tokyo). 2009;55(4):332-7.
53. Nassar AH, Sakhel K, Maarouf H, Naassan GR, Usta IM. Adverse maternal and neonatal outcome of prolonged course of magnesium sulfate tocolysis. Acta Obstet Gynecol Scand. 2006;85(9):1099-103.
54. Navarrete-Cortes A, Ble-Castillo JL, Guerrero-Romero F, Cordova-Uscanga R, Juárez-Rojop IE, Aguilar-Mariscal H et al. No effect of magnesium supplementation on metabolic control and insulin sensitivity in type 2 diabetic patients with normomagnesemia. Magnes Res. 2014;27:48-56.
55. Nielsen FH, Milne DB, Gallagher S, Johnson L, Hoverson B. Moderate magnesium deprivation results in calcium retention and altered potassium and phosphorus excretion by postmenopausal women. Magnes Res. 2007;20:19-31.
56. Nielsen FH. Magnesium deficiency and increased inflammation: current perspectives. J Inflamm Res. 2018;11:25-34.
57. Niemela JE, Snader BM, Elin RJ. Determination of ionized magnesium in platelets and correlation with selected variables. Clin Chem. 1996;42(5):744-8.
58. Nishizawa Y, Morri H, Durlach J (eds.). New perspectives in magnesium research: nutrition and health. London: Springer; 2007.
59. Noronha JL, Matuschal GM. Magnesium in critical illness: metabolism, assessment, and treatment. Intensive Care Med. 2002;28(6):667-79.
60. Pinheiro MM, Schuch NJ, Genaro PS, Ciconelli RM, Ferraz MB, Martini LA. Nutrient intakes related to osteoporotic fractures in men and women – The Brazilian Osteoporosis Study (BRAZOS). Nutrition Journal. 2009;8:6.
61. Quinn SJ, Thomsen AR, Egbuna O, Pang J, Baxi K, Goltzman D et al. CaSR-mediated interactions between calcium and magnesium homeostasis in mice. Am J Physiol Endocrinol Metab. 2013;304(7):E724-33.

MAGNÉSIO   **229**

62. Rayana MC, Burnett RW, Covington AK, D'Orazio P, Fogh-Andersen N, Jacobs E et al. Guidelines for sampling, measuring and reporting ionized magnesium in undiluted serum, plasma or blood: International Federation of Clinical Chemistry and Laboratory Medicine (IFCC). Clin Chem Lab Med. 2005;43(5):564-9.

63. Rebelo MAP, Araújo NC. Águas minerais de algumas fontes naturais brasileiras. Rev Assoc Med Bras. 1999;45(3):255-60.

64. Rocha VS, Della Rosa FB, Ruano R, Zugaib M, Colli C. Association between magnesium status, oxidative stress and inflammation in preeclampsia: a case-control study. Clin Nutr. 2015;34(6):1166-71.

65. Romani AMP. Cellular magnesium homeostasis. Arch Biochem Biophys. 2011;512:1-23.

66. Romero ABR, Lima FS, Colli C. Mg status in inflammation, insulin resistance, and associated conditions. Nutrire. 2017;42:6.

67. Rondón MLJ, Groenestege WM, Rayssiguier Y, Mazur A. Relationship between low magnesium status and TRPM6 expression in the kidney and large intestine. Am J Physiol Regul Integr Comp Physiol. 2008;294:2001-7.

68. Rotter I, Kosik-Bogacka D, Dolegowska B, Safranow K, Karakiewicz B, Laszczynska M. Relationship between serum magnesium concentration and metabolic and hormonal disorders in middle--aged and older men. Magnes Res. 2015;28(3):99-107.

69. Rude RK. Magnesium metabolism and deficiency. Endocrinol Metab Clin North Am. 1993;22:377-95.

70. Rude RK. Magnesium. In: Stipanuk MH. Biochemical and physiological aspects of human nutrition. Philadelphia: W.B. Saunders; 2000. p. 671-85.

71. Rude RK, Singer FR, Gruber HE. Skeletal and hormonal effects of magnesium deficiency. J Am Coll Nutr. 2009;28(2):131-41.

72. Sabatier M, Pont F, Arnaud MJ, Turnlund JR. A compartmental model of magnesium metabolism in healthy men based on two stable isotope tracers. Am J Physiol Regul Integr Comp Physiol. 2003;285:R656-63.

73. Sabatier M, Keyes WR, Pont F, Arnaud MJ, Turnlund JR. Comparison of stable-isotope-tracer methods for the determination of magnesium absorption in humans. Am J Clin Nutr. 2003;77:1206-12.

74. Sales CH, Pedrosa LFC. Magnesium and diabetes mellitus: their relation. Clin Nutr. 2006;25:554-62.

75. Sales CH, Pedrosa LF, Lima JG, Lemos TM. Influence of magnesium status and magnesium intake on the blood glucose control in patients with type 2 diabetes. Clin Nutr. 2011;30(3):359-64.

76. Sales CH, Fontanelli MM, Vieira DA, Marchioni DM, Fisberg RM. Inadequate dietary intake of minerals: prevalence and association with socio-demographic and lifestyle factors. Br J Nutr. 2017;117:267-77.

77. Santi MD, Henry GW, Douglas GL. Magnesium sulfate treatment of preterm labor as a cause of abnormal neonatal bone mineralization. J Pediatr Orthop. 1994;14(2):249-53.

78. Saris NE, Mervaala E, Karppanen H, Khawaja JA, Lewenstam A. Magnesium. An update on physiological, clinical and analytical aspects. Clin Chim Acta. 2000;294:1-26.

79. Schiffrin EL, Touyz RM. Calcium, magnesium, and oxidative stress in hyperaldosteronism. Circulation. 2005;111:830-1.

80. Schlingmann KP, Konrad M, Seyberth HW. Genetics of hereditary disorders of magnesium homeostasis. Pediatr Nephrol. 2004;19:13-25.

81. Schwartz R, Spencer H, Welsh JJ. Magnesium absorption in human subjects from leafy vegetables, intrinsically labeled with stable ^{26}Mg. American J Clin Nutr. 1984;39:571-6.

82. Seiner R, Hesse A. Influence of a mixed and vegetarian diet on urinary magnesium excretion and concentration. B J Nutr. 1995;73:783-90.

83. Seo JW, Park TJ. Magnesium metabolism. Electrolyte & Blood Press. 2008;6(2):86-95.

84. Shand MA. Magnesia. In: The chemistry and technology of magnesia. New Jersey: John Wiley & Sons; 2006.

85. Shemin D, Rittenberg D. The life span of the human red blood cell. J Biol Chem. 1946;166(2):627-36.

86. Shils M. Magnésio. In: Shils ME, Olson JA, Shike M, Ross AC (eds.). Tratado de nutrição moderna na saúde e na doença. 9. ed. Barueri: Manole; 2003. p. 181-205.

87. Shuen AY, Wong BY, Wei C, Liu Z, Li M, Cole DE. Genetic determinants of extracellular magnesium concentration: analysis of multiple candidate genes, and evidence for association with the estrogen receptor α (ESR1) locus. Clin Chim Acta. 2009;409:28-32.

88. Silver L, Robertson JS, Dahl LK, Heine M, Tassinari L. Magnesium turnover in the human studied with Mg^{28}. J Clin Invest. 1960;39:420-5.

89. Simon S. Atlas médical des radionucléides utilisés en médecine, biologie, industrie et agriculture. Luxembourg: Commission des Communautés Européennes; 1971.

90. Spätling L, Classen HG, Külpmann WR, Manz F, Rob PM, Schimatschek HF et al. Diagnostik des Magnesiummangels. Aktuelle Empfehlungen der Gesellschaft für Magnesium-Forschung e.V. Fortschr Med. 2000;118(Suppl 2):49-53.

91. Standing Committee on the Scientific Evaluation of Dietary Reference Intakes, Food and Nutrition Board (FNB), Institute of Medicine (IOM). Magnesium. In: Dietary reference intakes for calcium, phosphorus, magnesium, vitamin d, and fluoride. Washington: National Academies Press; 1997. p. 190-249.

92. Swaminathan R. Magnesium metabolism and its disorders. Clin Biochem Rev. 2003;24(2):47-66.

93. Takaya J, Higashino H, Kobayashi Y. Intracellular magnesium and insulin resistance. Magnes Res. 2004;17:126-36.

94. Topf JM, Murray PT. Hypomagnesemia and hypermagnesemia. Rev Endocr Metab Disord. 2003;4:195-206.

95. Trapani V, Shomer N, Rajcan-Separovic E. The role of MAGT1 in genetic syndromes. Magnes Res. 2015;28(2):46-55.

96. Vetter T, Lohse MJ. Magnesium and the parathyroid. Curr Opin Nephrol Hypertens. 2002;11(4):403-10.

97. Viering DHHM, de Baaij JHF, Walsh SB, Kleta R, Blockenhauer D. Genetic causes of hypomagnesemia, a clinical overview. Pediatr Nephrol. 2017;32(7):1123-35.

98. Vormann J. Magnesium: nutrition and metabolism. Mol Aspects Med. 2003;24(1-3):27-37.

99. Wallach S. Magnesium exchangeability and bioavailability in magnesium deficiency. In: Altura BM, Durlach J, Seeling MS (eds.). Magnesium in cellular processes and medicine. Basel: Karger; 1987. p. 27-49.

100. Wedig KE, Kogan J, Schorry EK, Whitsett JA. Skeletal demineralization and fractures caused by fetal magnesium toxicity. J Perinatol. 2006;26:371-4.

101. Weglicki WB. Hypomagnesemia and inflammation: clinical and basic aspects. Ann Rev Nutr. 2012;32:55-71.

102. Witkowski M, Hubert J, Mazur A. Methods of assessment of magnesium status in humans: a systematic review. Magnes Res. 2011;24(4):163-80.

103. Wolf F, Cittadini A. Chemistry and biochemistry of magnesium. Mol Aspects Med. 2003;24:3-9.

104. Wolf FI, Torsello A, Fasanella S, Cittadini A. Cell physiology of magnesium. Mol Aspects Med. 2003;24:11-26.

105. Yadav C, Manjrekar PA, Agarwal A, Ahmad A, Hegde A, Srikantiah RM. Association of serum selenium, zinc and magnesium levels with glycaemic indices and insulin resistance in pre-diabetes: a cross-sectional study from South India. Biol Trace Elem Res. 2017;175:65-71.

106. Yogi A, Callera GE, Antunes TT, Tostes RC, Touyz RM. Transient receptor potential melastatin 7 (TRPM7) cation channels, magnesium and the vascular system in hypertension. Circ J. 2011;75(2):237-45.

107. Yokoyama K, Takahashi N, Yada Y, Koike Y, Kawamata R, Uehara R et al. Prolonged maternal magnesium administration and bone metabolism in neonates. Early Hum Dev. 2010;86:187-91.

108. Yu AS. Evolving concepts in epithelial magnesium transport. Curr Opin Nephrol Hypertens. 2001;10:649-53.

109. Zheltova AA, Kharitonova MV, Iezhitsa IN, Spasov AA. Magnesium deficiency and oxidative stress: an update. Biomedicine (Taipei). 2016;6(4):8-14.

110. Zhu Z, Luo Z, Ma S, Liu D. TRP channels and their implications in metabolic diseases. Pflügers Arch. 2011;461:211-23.

10

Ferro

GILBERTO SIMEONE HENRIQUES

INTRODUÇÃO

O ferro é um micronutriente essencial, o que se relaciona, do ponto de vista bioquímico, não apenas à necessidade de sua captação do meio externo, fundamentalmente por meio da alimentação, mas também ao grande número de proteínas nos sistemas biológicos que dependem da ligação ao metal para que possam exercer funções vitais. Dentre essas funções, pode-se destacar a eritropoese, processo mais significativo da hematopoese, que possibilita a manutenção do volume diário de hemácias. Esse é um processo finamente regulado, capaz de gerar grande número de novas células em curto intervalo, durante as grandes depleções, e de evitar a superprodução de eritrócitos e, consequentemente, o aumento desproporcional da mobilização do ferro dos estoques corporais e circulantes.[10]

O volume de trocas de ferro entre os compartimentos de estoque e a circulação, para a manutenção da eritropoese normal, é de 20 a 30 mg por dia. Para um indivíduo do sexo masculino, com 70 kg, o ferro corporal total é de cerca de 3,5 g (50 mg/kg). A maior parte do ferro no organismo é destinada aos eritrócitos, alocada na hemoglobina (65% ou 2.300 mg). Aproximadamente 10% estão presentes nas fibras musculares (na mioglobina) e em outros tecidos (em enzimas e citocromos) (350 mg). O restante do ferro no organismo é armazenado no fígado (200 mg), em macrófagos do sistema reticuloendotelial (500 mg) e na medula óssea (150 mg).

Uma alimentação mista, com fontes de ferro de origem animal e vegetal, contém de 15 a 20 mg de ferro, o que, por várias questões que envolvem a biodisponibilidade do metal, resulta na absorção líquida diária de cerca de 1 a 2 mg. Em contraposição ao esforço absortivo, ocorrem perdas por descamação das células da mucosa intestinal, pelo sangue menstrual nas mulheres e por outros tipos menores de vias insensíveis. É notável que a regulação da absorção do ferro proveniente da alimentação no duodeno desempenha papel crítico na homeostase do mineral no organismo. Esse equilíbrio é extremamente importante, pois se por um lado o ferro é essencial para o metabolismo celular e para a respiração aeróbia, a sobrecarga do mineral no meio intracelular pode resultar em morte e em toxicidade por formação de radicais livres; portanto, a homeostase de ferro exige regulação rigorosa.[3]

Deve-se considerar também que o ferro alimentar se encontra sob duas formas: heme (proveniente da hemoglobina e da mioglobina das carnes) e não heme (presente em tecidos vegetais e animais). Estima-se que o ferro heme (Fe^{2+}) contribua com 10 a 15% do total de ferro consumido em populações que ingerem carnes, mas em virtude de sua melhor absorção (entre 15 e 35%), supõe-se que essa forma contribua com 40% do total de ferro absorvido. O ferro não heme, apesar de menos absorvido, está presente em maior concentração na alimentação. Há quatro classes de proteínas que contêm ferro: proteínas que contêm heme, como hemoglobina, mioglobina e citocromos; enzimas contendo ferro e enxofre, como flavoproteínas e hemeflavoproteínas; proteínas de transporte e armazenamento, como transferrina, lactoferrina, ferritina e hemossiderina, além de outras enzimas que contêm ferro. Os ligantes mais comuns do ferro nos sistemas biológicos são oxigênio, nitrogênio e enxofre. Portanto, as funções mais importantes do mineral estão ligadas às funções dessas proteínas no organismo, como o transporte de oxigênio, realizado pela hemoglobina nos eritrócitos, e pela mioglobina nos músculos.[15]

A hemoglobina totalmente oxigenada carrega 4 mols de oxigênio, ou seja, 1,39 mL de oxigênio/g. Na hemoglobina e na mioglobina, o ferro está presente como ferro ferroso; quando é oxidado para ferro férrico, transforma-se em meta-hemoglobina, perdendo sua habilidade para o transporte de oxigênio. Essa meta-hemoglobina (cerca de 1% no organismo) pode ser novamente reduzida por enzimas nos eritrócitos, voltando à sua forma ferrosa ativa. Nos citocromos, participa das reações de oxidação e redução como carreador de elétrons, mantendo-se entre as formas ferrosa e férrica. Cerca de dois terços do ferro do organismo são encontrados sob a forma de hemoglobina; já a mioglobina e as enzimas representam cerca de 15%, e o restante é representado pelas formas de reserva do ferro no organismo, que podem ser rapidamente disponibilizadas.

A hemoglobina tem alta afinidade pelo oxigênio nos pulmões sob condições de alta tensão, transportando, dessa forma, o oxigênio para os músculos e para os outros tecidos em que as condições são inversas, ou seja, de baixa tensão, o que facilita a liberação do oxigênio. A afinidade da hemoglobina pelo oxigênio em condições de baixa tensão é ainda mais reduzida em pH baixo, como ocorre nos músculos exercitados. A mioglobina é uma proteína monomérica, com afinidade mais alta pelo oxigênio que aquela da hemoglobina sob as condições existentes nos músculos. O ferro participa ainda de enzimas importantes para o organismo, como na catalase, que age na redução do peróxido de hidrogênio (H_2O_2), principalmente quando este é formado em grande quantidade na cadeia de inibição de radicais livres.[10]

QUÍMICA E BIOQUÍMICA DA ABSORÇÃO DE FERRO E SEUS RECEPTORES

Quase toda a absorção de ferro proveniente da alimentação ocorre no duodeno. Várias etapas estão envolvidas, incluindo a redução do ferro férrico ao estado ferroso, a absorção na membrana apical, a passagem para o meio intracelular, a passagem pela membrana basolateral, o tráfego intracelular, o armazenamento em tecidos-alvo e a liberação de estoques, quando necessário. O ferro na alimentação é encontrado nas formas heme (10%) e não heme (iônico – 90%) (Figura 10.1). Sua absorção ocorre na superfície apical dos enterócitos duodenais via diferentes mecanismos. Para que o ferro na forma não heme seja absorvido, primeiro deve ser reduzido à forma ferrosa por uma ferrirredutase, antes de se ligar em todo o epitélio intestinal ao transportador chamado "transportador de metais bivalente 1" (DMT1, do inglês, *divalent metal transporter 1*), que também transporta outros íons metálicos, como zinco, cobre e cobalto por um mecanismo de acoplamento de prótons.[28] Há, também, uma via de absorção de ferro mediada por lipocalina-2, molécula que parece exercer resposta imune inata à infecção bacteriana, envolvendo o sequestro de ferro circulante; no entanto, seu papel fisiológico não foi totalmente elucidado.

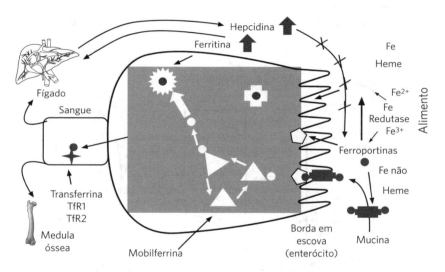

Figura 10.1 Esquema geral da absorção de ferro.
Fonte: adaptada de Ganz.[13]

A absorção do ferro heme pode estar diminuída pela coadministração de tetraciclinas, fármacos inibidores da bomba de prótons, medicamentos antiácidos, fitatos (componente da fibra alimentar), cálcio e compostos fenólicos (presentes, por exemplo, no café e no chá preto). Além disso, a infecção por *Helicobacter pylori* (*H. pylori*), que produz atrofia gástrica, mesmo na ausência de sangramento importante, pode resultar em anemia profunda por deficiência em ferro. Como esperado, essa anemia é pouco responsiva à terapia com ferro oral, mas pode ser corrigida por erradicação da infecção pelo microrganismo.[27] O ferro heme é absorvido nos enterócitos, por uma suposta hemeproteína transportadora não totalmente identificada, conhecida como proteína carreadora de heme 1 (HCP1, do inglês *heme carrier protein 1*).

A HCP1 é uma proteína de membrana encontrada no intestino proximal, no qual é nítido que a absorção do heme é maior. Uma vez no interior dos enterócitos, o ferro heme da alimentação é liberado como ferro em estado ferroso pela heme oxigenase para daí seguir uma via comum à do ferro não heme da alimentação antes de deixar os enterócitos (Figura 10.2). No entanto, ainda permanece incerto se parte do ferro heme é capaz de atravessar as células na forma intacta, deixando os enterócitos por meio da ação de proteínas exportadoras denominadas Bcrp/Abcg2 (*ATP-binding cassette sub-family G member 2*) e do receptor do vírus C da leucemia felina (FLVCR, do inglês *feline leukemia virus subgroup C cellular receptor*). Nesse caso, o destino do ferro heme no plasma ainda é desconhecido. Além disso, ainda não se sabe se a proteína transportadora do ferro heme possui funções fisiológicas em tecidos além do intestino. Essa proteína também é expressa nos rins e no fígado, o que sugere que também possa atuar nesses tecidos-alvo. Nesse caso, pode, por exemplo, sequestrar heme livre ou mediar a captação celular do heme da circulação via uma proteína transportadora, denominada hemopexina.[3] No Quadro 10.1 podem ser visualizadas as proteínas mais importantes envolvidas na bioquímica do aproveitamento do ferro pelo organismo.

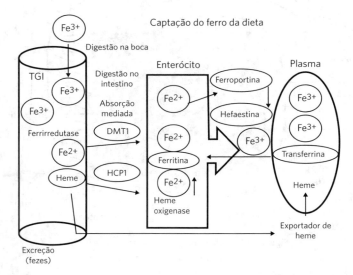

Figura 10.2 Principais vias de absorção do ferro alimentar nos enterócitos de mamíferos, estados de oxidação do ferro e mediadores envolvidos no processo.

TGI: trato gastrintestinal; Fe^{3+}: ferro férrico ou não heme; Fe^{2+}: ferro ferroso ou heme; DMT1: transportador de metais bivalente 1; HCP1: proteína carreadora de heme 1.

Uma vez dentro da célula do epitélio intestinal, o ferro pode permanecer no meio intracelular para uso ou para armazenamento (esse ferro pode nunca ser absorvido pelo organismo, mas, sim, ser perdido quando os enterócitos senescerem, sendo descartados na luz intestinal ou exportados pela membrana basolateral dos enterócitos para a circulação). A ferroportina 1 é a única proteína putativa exportadora de ferro identificada até o momento. O ferro em estado ferroso, uma vez exportado pela membrana basal por meio da ferroportina 1, é oxidado por uma proteína multioxidase de cobre denominada hefaestina (uma enzima semelhante à proteína ceruloplasmina) antes de ser entregue à transferrina plasmática. A ferroportina 1 também é a proteína exportadora de ferro livre em macrófagos e em hepatócitos (Figura 10.3).[28]

FERRO   235

Quadro 10.1 Principais proteínas envolvidas na bioquímica do ferro

Nome da proteína	Acrômio	Função	Localização no organismo
Transportador de metais bivalente 1, transportador de cátions bivalente, NRAMP1 e 2	DMT1 DCT1 NRAMP1 NRAMP2	Permutam íons metálicos bivalentes como ferro, zinco, cobre e cobalto pela membrana, a partir de um mecanismo de acoplamento de prótons	Enterócitos, eritroblastos, macrófagos, hepatócitos e células dos rins
Ferrirredutase	Dcytb Cybrd STEAP3	Redução de Fe^{3+} para Fe^{2+}	Enterócitos, eritroblastos
Proteína carreadora de heme 1	HCP1	Transportador putativo que permite o tráfego do grupo heme pelas membranas	Enterócitos, hepatócitos e células renais
Heme oxigenase	Ho-1	Enzima que cinde o anel hemínico para liberar o ferro	Enterócitos e macrófagos
Ferroportina 1 (proteína regulatória de ferro 1)	FPN 1 Ireg1 MTP1	Transportador (exportador) transmembranoso de Fe^{2+}	Enterócitos (membrana basolateral), macrófagos e hepatócitos
Hefaestina	Hp	Ferroxidase de cobre ligada à membrana, similar à ceruloplasmina, que oxida Fe^{2+} a Fe^{3+} para carregá-lo na transferrina	Enterócitos (membrana basolateral)
Ceruloplasmina	Cp	Oxidação do Fe^{2+} em Fe^{3+}	Enterócitos (membrana basolateral)
Transferrina	Tf	Proteína ligadora de Fe^{3+} no plasma	Plasma
Receptores de transferrina 1 e 2	TfR1 TfR2	Captação celular da transferrina ligada ao ferro, sensores para a transferrina diférrica, reguladores da expressão de hepcidina	Expressos em vários órgãos do organismo
Ferroportina	FPN, SLC40a1	Exportação do Fe nos enterócitos e macrófagos	Proteína que é degradada pela hepcidina
Mitoferrina	SLC25A37	Importador mitocondrial de ferro, importante na formação do heme	Eritroblastos
Ferritina	Ft	Proteína de estocagem de ferro	Enterócitos, eritroblastos, macrófagos, hepatócitos, miócitos e cardiomiócitos
Hemossiderina	Hs	Proteína de estocagem de ferro, produto da clivagem da ferritina quando as concentrações de ferro são altas	Macrófagos e hepatócitos
Exportadores de heme	LFLVCR Bcrp/Abcg2	Exportador de heme ATP-independente Exportador de heme ATP-dependente	Eritroblastos e em vários órgãos do organismo

▶

Nome da proteína	Acrômio	Função	Localização no organismo
Hepcidina	HEP HAMP LEAP1	Hormônio regulador de ferro, liga ferroportina para internalizá-la e degradá-la	Hepatócitos, adipócitos e, possivelmente, enterócitos
Eritropoetina	EPO	Aumenta a expressão de ferroportina, TfR1, DMT1 e hefaestina Diminui a expressão de hepcidina	Rins, hepatócitos (pequena secreção)

Fonte: adaptada de Muñoz Gómez et al.,[28] Vaulont.[44]

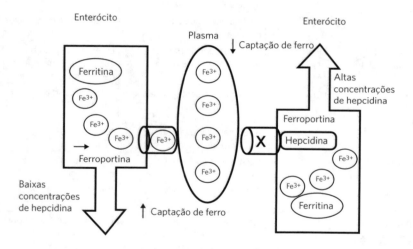

Figura 10.3 A hepcidina regula a exportação do ferro para o plasma. Quando suas concentrações são baixas (como no enterócito à esquerda), a ferroportina está disposta na membrana plasmática e o efluxo de ferro ocorre livremente. Do contrário, se as concentrações desse hormônio aumentam (como no enterócito da direita), a hepcidina liga-se à ferroportina e induz a internalização e a degradação, diminuindo sensível e progressivamente a liberação de ferro para o plasma.

Fe^{3+}: ferro férrico ou não heme; Fe: ferro

O estado nutricional do indivíduo em relação ao ferro é fator determinante para o grau de absorção. Segundo Beutler e Waalen,[5] houve avanço no entendimento da regulação do metabolismo do ferro com o reconhecimento de elementos de resposta ao ferro (IRE, do inglês *iron response elements*) no RNA mensageiro (RNAm) de receptores de ferritina e de transferrina, regulados pela abundância ou pela deficiência em ferro. Na distribuição de ferro no organismo, o que entra nas células pode ser incorporado aos compostos funcionais (hemoglobina, mioglobina etc.), ser armazenado como ferritina ou, ainda, utilizado para regular o metabolismo pós-transcricional de ferro na célula.

Os mamíferos apresentam número significativo de proteínas que facilitam o transporte, a captação, o uso e o armazenamento do ferro de forma estável. As chamadas proteínas reguladoras de ferro (IRP, do inglês *iron regulatory proteins*) são aquelas cuja síntese cria uma rede homeostática que permite o aproveitamento das propriedades essenciais do ferro, de maneira concomitante à redução de seus potenciais efeitos tóxicos. O controle da expressão dessas proteínas por meio de IRE pode ser exemplificado pela modificação da regulação pós-transcricional da ferritina e do receptor de transferrina de acordo com a disponibilidade de ferro no organismo.[38] A baixa quantidade de ferro disponível provoca ativação das IRP 1 e 2, que se ligam a seus respectivos IRE na sequência do RNAm. Assim, a tradução da ferritina é reduzida e a do receptor de transferrina, aumentada. O contrário ocorre quando a disponibilidade de ferro é elevada no organismo, constituindo-se, assim, um mecanismo comum de modulação da ferritina e da transferrina, além de tornar as IRP moléculas reguladoras centrais da homeostase celular de ferro.[42]

A absorção de ferro é dependente dos estoques corpóreos desse mineral, da ocorrência de hipóxia e da taxa de eritropoese. Dois modelos têm sido propostos para explicar como a absorção do ferro é regulada: o de programação das criptas duodenais e o modelo da regulação por hepcidina.

Modelo de programação da cripta

O modelo de programação da cripta propõe que os enterócitos dispostos nas criptas do duodeno assumam o controle da homeostase do ferro plasmático. De acordo com essa teoria, a concentração de ferro intracelular das criptas seria diretamente proporcional ao ferro contido nos demais compartimentos do organismo e que esta, por sua vez, seria capaz de regular a quantidade de ferro absorvido no lúmen intestinal, uma vez que as células migram para a região apical das criptas e se tornam células de absorção na borda em escova.[26]

Na estrutura das criptas, as células expressam ambos os receptores de transferrina 1 (TfR1, do inglês *transferrin receptor 1*) e 2 (TfR2, do inglês *transferrin receptor 2*) que medeiam a captação celular de ferro do plasma. O TfR1 é expresso de forma onipresente, e a captação de ferro mediada pela transferrina ocorre em praticamente todos os tipos celulares das criptas. Para que haja interação entre a transferrina e seus receptores, é necessária a expressão de uma proteína chamada HFE (do inglês *human hemochromatosis protein*), uma molécula do complexo principal de histocompatibilidade (MHC, do inglês *major histocompatibility complex*) de classe 1 que interage com beta-2-microglobulina e forma um complexo com TfR1, regulando a captação de ferro no lúmen intestinal. Mais especificamente, esse complexo receptor parece aumentar a absorção de ferro ligado à transferrina do plasma em células das criptas por meio do TfR1 e, também, pode inibir a liberação de ferro a partir do meio intracelular via ferroportina 1. Em contraste, o TfR2 é restrito aos hepatócitos, às células das criptas do duodeno e aos eritrócitos, o que sugere papel mais especializado no metabolismo do ferro.[39]

A concentração de ferro intracelular medeia a interação do ferro citosólico com as IRP 1 e 2 e com os IRE, que agem como sensores de ferro em células de mamíferos e regulam a tradução ou a estabilidade da codificação do RNAm de todo o complexo de proteínas envolvidas na homeostase do ferro, em diferentes regiões 3' e 5' da molécula de RNAm. Na ausência de ferro, o complexo formado pela ligação de IRP1, IRE de TfR1, DMT1 e RNAm da ferroportina 1 estabiliza o transcrito e permite a síntese proteica de todo o complexo de captação e absorção do ferro no enterócito. Portanto, níveis elevados de atividade de ligação de IRP refletem baixos estoques corpóreos de ferro e resultam em aumento na expressão dessas proteínas receptoras no duodeno e, consequentemente, aumentam a absorção do metal. Quando os IRP se ligam ao IRE do RNAm da ferritina, a tradução do transcrito é bloqueada e a síntese das proteínas desse sistema é suspensa. Sendo assim, as concentrações de ferritina são reguladas de forma recíproca, ou seja, são aumentadas em presença de ferro abundante e diminuídas quando os estoques de ferro são depletados.[28]

Modelo da hepcidina

Outra proteína-chave para o aproveitamento do ferro tem sido muito pesquisada. Trata-se de um peptídeo rico em cisteína, sintetizado no fígado, denominado hepcidina.[20] Por ser sintetizado em um local e ter ação em vários outros, caracteriza-se por função endócrina e constitui-se, portanto, em um hormônio.[23] Esse peptídeo pode ser mensurado facilmente no plasma e na urina de humanos. Os mecanismos pelos quais o hormônio parece afetar o metabolismo do ferro consistem na regulação da absorção do mineral nos enterócitos, na regulação do *turnover* de ferro em macrófagos, no controle dos estoques hepáticos e, durante a gestação, há evidências que mostram a hepcidina como uma das principais mediadoras da transferência de ferro placentário.[30]

Nos enterócitos, a hepcidina liga-se à proteína basolateral de exportação de ferro (a ferroportina), dando início à internalização e à degradação, o que bloqueia efetivamente o fluxo de ferro da célula e reduz a absorção do mineral. A superexpressão da hepcidina está associada à anemia observada em processos inflamatórios e à anemia ferropriva grave.[33] Iolascon et al.[21], utilizando marcações com isótopos estáveis de ferro, determinaram que, quando ingeridas fontes alimentares de ferro não heme por meio da alimentação, a quantidade de ferro absorvida foi inversamente proporcional à concentração sérica de hepcidina, o que sugere sua sensibilidade como possível biomarcador para o mineral.[21]

A hepcidina hepática é um peptídeo com 20 a 25 resíduos de aminoácidos, rico em cisteína, com propriedades antimicrobianas, que é regulado por uma série de fatores, como as concentrações hepáticas de ferro, a hipóxia, a inflamação e a anemia.[45] O modelo da hepcidina propõe que essa proteína seja secretada para o sangue e interaja com os enterócitos das vilosidades para regular a taxa de absorção de ferro, controlando a expressão da ferroportina 1 na membrana basolateral.[24] A ligação da hepcidina à ferroportina 1 resulta na internalização da ferroportina e na perda de sua função. Moléculas de ferroportina 1 presentes nos macrófagos e no fígado também são alvo da hepcidina. Disso decorre a hipótese de que, quando as concentrações de hepcidina estão aumentadas pela sobrecarga de ferro (pela captação da transferrina e de ferro ligado via TfR1/HFE e TfR2) ou pela inflamação (via interleucina [IL-] 6), a liberação de ferro a partir de células das criptas intestinais, dos hepatócitos e dos macrófagos é reduzida.[14] Em contraste, quando a hepcidina tem concentrações reduzidas, como na deficiência em ferro, na anemia ou na hipóxia, é possível que a expressão de ferroportina 1 e a liberação de ferro das células intestinais, hepáticas e células do sistema reticuloendotelial estejam aumentadas (Figura 10.3).[29]

Também se sabe que uma mutação no gene da ferroportina 1 é responsável por um tipo de hemocromatose. Existem evidências emergentes de que a hepcidina pode agir diretamente na maturidade dos enterócitos das vilosidades, em vez de atuar nos enterócitos das criptas. Existem várias situações (p. ex., de resposta de fase aguda) em que a absorção de ferro pode ser modulada de forma mais rápida (em cerca de algumas horas), o que pode ser explicado por meio do mecanismo que envolve a programação e a maturação dos enterócitos das criptas (que possuem tempo de latência de dias).[12]

BIOQUÍMICA DA DISTRIBUIÇÃO DE FERRO NOS DIFERENTES COMPARTIMENTOS BIOLÓGICOS

O ferro liberado para a circulação se liga à transferrina e é transportado para tecidos-alvo, nos quais pode ser tanto utilizado quanto armazenado, dependendo da demanda local e das constantes de associação e dissociação apresentadas pelos sítios de coordenação das moléculas orgânicas ligantes. A transferrina plasmática tem dois sítios de ligação, porém pode apresentar três diferentes formas de coordenação: a transferrina apo, que não contém ferro; a monoférrica, com a ligação de um átomo de ferro; e a diférrica, com dois átomos de ferro ligados. Sob condições fisiológicas normais, cerca de 30 a 40% desses sítios de ligação estão ocupados. Assim, a concentração de ferro ligado à transferrina é de cerca de 4 mg, o que representa a quantidade transiente de ferro circulante entre os diferentes compartimentos orgânicos. Quando atinge determinado tecido-alvo, a transferrina se liga a receptores expressos na membrana e o ferro é internalizado. Esse tipo de mecanismo ocorre principalmente nos eritrócitos, mas também pode ser visto com frequência nas células do sistema imunológico e nas do tecido hepático, por meio de um processo de endocitose mediada por receptor (Figura 10.4). Como a transferrina diférrica tem afinidade muito maior pelo TfR do que a transferrina monoférrica, ela se liga a esse receptor na membrana plasmática e seu dobramento ocorre na superfície celular, o que engloba o complexo receptor-ligante para formar um endossomo, revestido com clatrina, que invagina a membrana e dá origem aos chamados siderossomos. Logo em seguida, a clatrina é removida, os siderossomos são acidificados por um influxo de prótons dependente de trifosfato de adenosina (ATP, do inglês *adenosine triphosphate*), o que promove mudanças conformacionais na transferrina e no TfR1, promovendo a liberação do ferro férrico que estava ligado à transferrina. O ferro férrico é, em seguida, reduzido para ferro ferroso por uma ferrirredutase e transportado para o citoplasma pelo DMT1, enquanto o TfR é reciclado para a membrana celular e ligado à transferrina, que é devolvida à circulação.[2]

A produção de hemoglobina pelos eritrócitos é uma das maiores geradoras de demanda de ferro no organismo. Assim, o alto nível de expressão de TfR1 a partir de precursores eritroides garante a absorção de ferro e sua disponibilidade para esse compartimento.[25] Para fazer o anel heme, o ferro tem de voltar a atravessar uma membrana íon-impermeável para entrar na mitocôndria. A proteína mitocondrial importadora de ferro foi identificada como mitoferrina (também conhecida como SLC25A37), uma proteína transmembrana que desempenha papel importante no fornecimento de ferro para a ferroquelatase, o que permite a inserção na protoporfirina IX e dá origem ao anel hemínico (Figura 10.4). Diferentes exportadores de heme foram identificados em eritroblastos de humanos e suas atividades parecem ser essenciais para a eritropoese, por meio

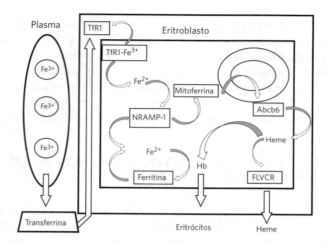

Figura 10.4 Principais vias de utilização do ferro pelos eritroblastos de mamíferos, estados de oxidação do ferro e mediadores envolvidos no processo.

Fe^{3+}: ferro férrico ou não heme; Fe^{2+}: ferro ferroso ou heme; TfR1: receptor de transferrina 1; NRAMP-1: *natural resistance-associated macrophage protein* 1; Hb: hemoglobina; Abcb6: *ATP-binding cassette sub-family B member 6*; FLVCR: *feline leukemia virus subgroup C cellular receptor*.

da transferência do grupamento heme da mitocôndria para o citosol (ABCB6) e da retirada do excedente de heme nos eritrócitos (FLVCR; BCRP/ABCG2).[9]

Nas células precursoras dos eritrócitos, a expressão de TfR1, de DMT1 e de ferritina é regulada de forma recíproca pelas IRP1 e IRP2, as quais agem sobre o IRE em seus respectivos RNAm. Assim, quando é necessária maior absorção de ferro, a expressão de TfR1 e DMT1 é aumentada e considera-se que a síntese de ferritina é interrompida. Além disso, há evidências de que o fator de transcrição para eritropoetina ativa a IRP-1, o que resulta em aumento da expressão de TfR1 nos eritrócitos, que é mantido junto ao processo de diferenciação dessas células, e da expressão dos genes de DMT1 e de hefaestina, no duodeno. Há evidências de que indivíduos com mutações do gene da DMT1 que têm anemia microcítica hipocrômica apresentam como resultado diminuição da utilização de ferro pelos eritrócitos, com consequente aumento no armazenamento de ferro no fígado.[39]

Bioquímica do armazenamento de ferro

O ferro contido na hemoglobina tem volume substancial e recebe, ainda, quantidades constantes advindas de eritrócitos senescentes derivadas da fagocitose por macrófagos no sistema reticuloendotelial. Dentro das vesículas fagocíticas, o heme é metabolizado pela enzima heme oxigenase e o ferro liberado é exportado para o citoplasma por meio da ação de proteínas de resistência encontradas em macrófagos do tipo 1 e da proteína de transporte semelhante ao DMT1.[8] Os macrófagos também podem obter ferro a partir de bactérias e de células em apoptose, a partir do plasma pela ação da DMT1 e do TfR1, e ainda de outras fontes (Figura 10.5). Dentro das células, o ferro pode ser armazenado em duas formas: 1) no citoplasma, ligado à ferritina; e 2) após a degradação da ferritina, dentro dos lisossomos, como hemossiderina.[23]

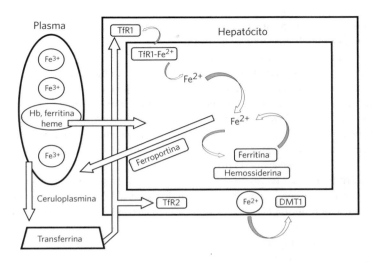

Figura 10.5 Principais vias de estocagem de ferro em mamíferos, estados de oxidação do ferro e mediadores envolvidos no processo.

Fe^{3+}: ferro férrico ou não heme; Fe^{2+}: ferro ferroso ou heme; Hb: hemoglobina;
TfR1: receptor de transferrina 1; TfR2: receptor de transferrina 2; DMT1: transportador de metais bivalente 1.

A hemossiderina representa uma fração muito pequena do estoque normal de ferro do organismo, encontrada sobretudo nos macrófagos, porém aumenta dramaticamente quando há sobrecarga de ferro. A exportação do metal dos macrófagos para a transferrina é realizada de modo principal pela ferroportina 1 (a mesma proteína de exportação de ferro expressa em enterócitos duodenais) e pela hefaestina (Figura 10.5). A quantidade de ferro necessária para a produção diária de 300 bilhões de glóbulos vermelhos (20 a 30 mg) é fornecida principalmente pela reciclagem de ferro executada pelos macrófagos. O armazenamento de ferro nos macrófagos é considerado seguro e muito conservativo, pois protege o metal de danos oxidativos. A eritropoetina reduz a retenção de ferro nos macrófagos, o que diminui a expressão de DMT1 e aumenta a de ferroportina. O fígado é o principal órgão de armazenamento de ferro. Em casos em que ocorre a sobrecarga de ferro, acontece a formação de radicais livres e a geração de produtos de peroxidação de lipídios, que podem, como efeito crônico, resultar em lesão tecidual progressiva e, eventualmente, em cirrose ou carcinoma hepatocelular. O ferro é sequestrado pelos hepatócitos, sobretudo na forma de ferritina ou de hemossiderina.

A absorção do ferro plasmático ligado à transferrina pelo fígado é mediada pelos TfR1 e TfR2. Em caso de sobrecarga de ferro, ocorre redução na expressão de TfR1 nos hepatócitos. O TfR2 é altamente expresso no fígado humano e é provável que desempenhe papel importante na concentração de ferro hepático nos estados de sobrecarga. Ao contrário do TfR1, o TfR2 carece de um IRE e, portanto, sofre regulação recíproca em resposta às concentrações de ferro no plasma. Em vez disso, a expressão do gene que codifica o TfR2 é regulada pela saturação da transferrina e é aumentada no caso de sobrecarga de ferro. Em condições normais e de sobrecarga de ferro, a expressão de TfR2 pode exceder a de TfR1, o que sugere que o TfR2 desempenha papel importante na sobrecarga de ferro hepático nos estados de hemocromatose. Uma mutação no gene do TfR2 é responsável pelo tipo 3 de hemocromatose.[19]

Como a transferrina fica saturada nos estados de sobrecarga de ferro, o excesso de ferro é compensado com seu aparecimento na forma não ligada à transferrina, sendo transportado por meio da membrana dos hepatócitos via processo mediado por carreador semelhante ao DMT1. Os hepatócitos também podem armazenar ferro ligado à ferritina, aos complexos de hemoglobina-haptoglobina e aos complexos hemopexina-heme. Em contraste, mais uma vez, a ferroportina 1 é provavelmente a única proteína que medeia o transporte de ferro fora dos hepatócitos, o qual é, então, oxidado pela ceruloplasmina e se liga à transferrina (Figura 10.4).[13]

O ferro armazenado em cardiomiócitos também é de grande interesse, já que se constatou que a insuficiência cardíaca é a principal causa de morte entre pacientes com hemocromatose hereditária não tratada ou associada a transfusões. Em células cardíacas, o excesso de ferro pode resultar em estresse oxidativo e em alteração da função do miocárdio em razão dos danos ao DNA causados por radicais peróxidos formados por intermédio da reação de Fenton.

BIOQUÍMICA DO FERRO, ESTRESSE OXIDATIVO E DOENÇAS CRÔNICAS

O estado de oxidação e redução, ou potencial redox, de uma célula é fortemente dependente da formação de um par redox de átomos com elétrons disponíveis, como ferro ou cobre, e é mantido dentro de limites fisiológicos estritos.[34] Mecanismos homeostáticos, em geral, impedem a absorção excessiva de ferro no intestino proximal e regulam a taxa de liberação de ferro envolvido em mecanismos de reaproveitamento de seus compartimentos corporais. O ferro contido nas células que não é utilizado por outras ferroproteínas é acumulado na ferritina, a qual, no entanto, tem capacidade de ligação de ferro limitada.[11] A sobrecarga de ferro é uma condição típica de pacientes que sofrem de hemocromatose, que provoca danos generalizados em órgãos-chave do metabolismo. Os efeitos tóxicos do ferro livre são ocasionados por sua capacidade de catalisar a reação de Fenton via geração de espécies reativas de oxigênio.

Alguns estudos têm mostrado que mutações em genes que codificam diferentes isoformas da superóxido dismutase (SOD) e proteínas reguladoras da absorção de ferro[17] podem resultar em acúmulo excessivo de ânions superóxido e em sobrecarga de ferro. Tais condições habilitam o ferro com potencial redox ativo a participar de reações orgânicas e inorgânicas envolvendo o superóxido, como no estímulo à peroxidação lipídica e na catálise da formação de radicais hidroxila, com consequente dano tecidual. Radicais superóxido são normalmente produzidos pela enzima nicotinamida adenina dinucleotídeo fosfato oxidase (NADPH oxidase), a fim de ativar os mecanismos de defesa contra patógenos invasores.[15] O superóxido é produzido pela cadeia de transporte de elétrons a partir do oxigênio que ocupa a posição final e atua como aceptor terminal de elétrons. Alguns elétrons podem escapar da cadeia de transporte de elétrons de forma aleatória e interagir com o oxigênio para produzir radicais superóxido. Assim, sob condições fisiológicas, cerca de 1 a 3% das moléculas de oxigênio na mitocôndria são convertidas em radicais superóxido. Estes, por sua vez, estão normalmente presentes na forma de um ânion radical e são removidos por reação de dismutação, como segue:

$$2O_2^- + 2H^+ \xrightarrow{SOD} H_2O_2 + O_2 \qquad (I)$$

Sem a intermediação da enzima SOD, essa reação prossegue de forma muito lenta. Uma ligação mútua entre os radicais superóxido e os átomos de ferro mostra que, sob condições de estresse *in vivo*, a concentração de íons superóxido aumenta intensamente, o que, por sua vez, libera ferro livre de moléculas que o contêm (p. ex., a ferritina). A liberação de ferro pelos íons superóxido também foi demonstrada para o *cluster* [4Fe-4S] no sítio de coordenação de enzimas. A inativação dessas enzimas pelo superóxido é um processo rápido, que resulta na oxidação do *cluster* de ferro-enxofre. Os *clusters* nativos contêm dois átomos de ferro reduzido (Fe II) e dois átomos de ferro oxidado (Fe III), e a oxidação [um Fe (II) é oxidado a Fe (III)] ocorre conforme demonstrado na seguinte equação:

$$[2Fe\,(II)\,2Fe\,(III)\text{-}4S]\,2 + O_2^- + 2H + \bullet \rightarrow [Fe\,(II)\,3Fe\,(III)\text{-}4S]\,3 + H_2O_2 \qquad (II)$$

Uma vez que a proteína se liga mais fortemente ao ferro oxidado (Fe III), os íons de ferro reduzido (Fe II) são liberados de acordo com a seguinte reação:

$$[Fe\,(II)\,3Fe\,(III)\text{-}4S]\,3 + \rightarrow [3Fe\,(III)\text{-}4S] + Fe\,(II) \qquad (III)$$

O ferro liberado (Fe II) pode participar na reação de Fenton, gerando radicais hidroxila altamente reativos (OH•):[35]

$$Fe\,(II) + H_2O_2 \rightarrow Fe\,(III) + OH^\bullet + OH^- \text{ (reação de Fenton)} \qquad (IV)$$

A reação de Fenton é bastante significativa *in vivo*, principalmente em organismos sobrecarregados de ferro (como nas condições de hemocromatose, talassemia beta e hemodiálise). Assim, grandes quantidades de "ferro livre disponível" podem ter efeitos deletérios relevantes. O radical superóxido participa da reação de Haber-Weiss:

$$O_2^{-\bullet} + H_2O_2 \rightarrow O_2 + OH^\bullet + OH^- \qquad (V)$$

Essa reação é uma combinação da reação de Fenton com a redução do ferro oxidado (Fe III) por superóxido:

$$Fe\,(III) + O_2^- \bullet \rightarrow Fe\,(II) + O_2 \qquad (VI)$$

O radical hidroxila é altamente reativo e tem meia-vida em solução aquosa de menos de 1 ns. Quando produzido *in vivo*, reage perto de seu local de formação. Sua produção próxima a moléculas de DNA pode resultar em reações com bases purínicas e pirimídicas ou com a espinha dorsal de desoxirribose do DNA, produzindo bases danificadas ou rupturas dos filamentos. Sabe-se que a maior produção de radicais hidroxila *in vivo* se dá mediada por íons manganês (Mn+) que reagem com ferro e cobre. No entanto, a reação de Fenton também foi observada para o cromo, o cobalto e alguns outros metais. Apesar do grande conhecimento sobre os efeitos da reação de Fenton *in vitro*, seu significado em condições fisiológicas não é totalmente compreendido. Em razão do sequestro eficaz de ferro pelos vários ligantes de metais, as células contêm apenas quantidades insignificantes de ferro livre com possibilidade de se tornar um catalisador. Para evitar efeitos nocivos do ferro livre, sua quelação adequada é de fundamental importância.[22]

A hepcidina desempenha papel central na homeostase do ferro e é regulada pelo próprio metal, pela hipóxia e pelos processos inflamatórios. A hipóxia é sabidamente um potencializador da formação de radicais superóxido e supressor da formação de hepcidina, o que resulta em maior absorção de ferro no intestino e no efluxo circulatório do metal. Assim, há interação complexa entre a regulação positiva e negativa e de distribuição de ferro no organismo causada por mudanças nas concentrações de hepcidina. O peptídeo P53 é conhecido por ativar a formação de hepcidina, a qual também desempenha papel na degradação de placas ateroscleróticas.[45] Se o ferro não é adequadamente quelado, pode participar na formação de espécies reativas, incluindo o radical hidroxila. Quelantes de massa molecular pequena que ocorrem no citoplasma, como íons citrato, carboxilatos e nucleotídeos, podem ligar ferro e, assim, contribuir para a formação de um *pool* de ferro lábil (LIP), constituído por dois átomos de ferro reduzido (Fe II) e dois átomos de ferro oxidado (Fe III). Esse LIP representa um estado constante de trocas, constituído de ferro facilmente quelável que atravessa com rapidez a membrana celular. A quantificação do LIP celular representa apenas uma pequena fração (menos de 5%) do total de ferro nas células (50 a 100 mg). Concentrações maiores têm sido consideradas fator de risco para doenças cardiovasculares, principalmente aquelas relacionadas à síndrome metabólica e à obesidade, nas quais se observam concentrações elevadas de espécies reativas de oxigênio e envolvimento de íons ferro em sua gênese.[26] Efeitos positivos da depleção de ferro em mulheres, em virtude das perdas menstruais, têm sido associados à redução do risco das doenças cardiovasculares, que tendem a aumentar no período pós-menopausa.

A anemia ferropriva também é um fator de risco potencial, e tem sido associada à insuficiência cardíaca, o que sugere prejuízos causados pela desregulação do metabolismo do ferro. Existe forte correlação entre o estado nutricional do indivíduo em relação ao ferro e a aterosclerose. O ferro livre ou ligado de forma lábil é forte candidato a participar de reações de peroxidação de lipídios e de proteínas. Dados de ressonância paramagnética eletrônica (EPR, do inglês *electron paramagnetic resonance*) têm mostrado que o tecido aterosclerótico pode conter até 17 vezes mais ferro (EPR férrico detectável) que o tecido saudável equivalente.[40]

Íons de metais de transição têm sido implicados na etiologia de doenças neurodegenerativas. A falta de regulação das concentrações de ferro (e também de cobre) no cérebro é um fator-chave para o início de eventos neuropatológicos da doença de Alzheimer, incluindo estresse oxidativo, processos inflamatórios, deposição de amiloide, fosforilação de taurina e insuficiência de células regulatórias no ciclo neuronal, o que resulta em apoptose.[6] Com a combinação de três técnicas de microscopia de transmissão por feixe de íons, espalhamento e espectrometria de partículas induzida por emissão de raios X em conjunto com uma microssonda de prótons de alta energia, foi possível comprovar que há aumento nas concentrações do metal dentro das placas amiloides quando comparadas ao tecido circundante. Foram encontradas concentrações de ferro de cerca de 85 ppm em comparação a 42 ppm do tecido circundante, de cobre (16 ppm em comparação a 6 ppm) e de zinco (87 ppm em comparação a 34 ppm).[36]

O ferro é capaz de estimular a formação de radicais livres e o aumento da oxidação das proteínas e do DNA no tecido cerebral acometido por Alzheimer. A peroxidação lipídica avançada, a diminuição da atividade da citocromo C oxidase, e a formação de produtos de glicação avançada, de carbonilas, de malondialdeído (MDA), de peroxinitrito e de radical hidroxila são resultados frequentes. O excesso de ferro no tecido cerebral pode ativar a enzima ferro-dependente HIF-1 prolil-4-hidroxilase, resultando na degradação proteossomal mediada pela HIF. Parece consenso que, considerando-se os múltiplos sítios de ferro que podem estar implicados na doença de Alzheimer, a administração de quelantes pode ser um fator neuroprotetor, que controla os níveis de estresse oxidativo associado à neuropatologia, assim como diminui a tradução da proteína precursora amiloide (APP, do inglês *amyloid precursor protein*) e a formação de placas amiloides e de redes neurofibrilares, características do quadro evolutivo da doença de Alzheimer.[1]

Também há fortes evidências de que alterações no metabolismo do ferro na doença de Parkinson pioram o seu prognóstico. Indivíduos portadores dessa doença apresentaram concentrações elevadas de ferro no líquido cefalorraquidiano, associadas positivamente com altas concentrações de marcadores inflamatórios, como IL-1 beta e óxido nítrico (ON), além do aumento da transferrina. Yang e colaboradores[47] concluíram que o excesso de ferro no cérebro de indivíduos com doença de Parkinson resultou do metabolismo anormal do ferro na região central e em sistemas periféricos por meio de mecanismo de neuroinflamação.[47] Além dessa doença, tem se destacado o papel do ferro e dos processos de oxidação por ele causados na patogênese da artrite reumatoide. Esse distúrbio é caracterizado por baixa concentração global de ferro no organismo (anemia) e por concentrações elevadas do metal no líquido sinovial das articulações artríticas. Assim, sugere-se um distúrbio no metabolismo do ferro relacionado a um mecanismo de liberação de radicais superóxido induzidos por ferro (catalítico) livre de ferritina no líquido sinovial, que catalisa a formação de radicais hidroxila por meio da reação de Fenton. Quelantes de ferro parecem ser eficazes e seu uso tem demonstrado melhoras significativas nos sintomas apresentados por indivíduos portadores de artrite reumatoide.

ÍNDICES BIOQUÍMICOS DE FERRO EM COMPARTIMENTOS E CÉLULAS SANGUÍNEAS

Ferritina sérica

A ferritina é uma proteína globular, cuja função primordial é a de acumular o ferro intracelular, o que protege a célula dos efeitos tóxicos do metal livre e constitui reserva de ferro rapidamente mobilizável. A dosagem de ferritina sérica (FS) é um parâmetro utilizado para avaliar as reservas corporais de ferro, sendo considerada medida útil por apresentar forte correlação com o ferro em depósito nos tecidos (fígado e baço), além do fato de ser avaliada por métodos com alta precisão. Acredita-se que 1 µg/L de FS corresponda a 8 a 10 mg de ferro em estoque em um indivíduo adulto.[9,16] Concentrações reduzidas de FS são fortes indicadores de depleção de ferro, e valores elevados podem ser observados na presença de infecções, de neoplasias, de doenças hepáticas, de leucemias, de ingestão de álcool e de hipertireoidismo. A concentração de FS varia de 15 a 300 µg/L. Os valores de normalidade são superiores nos homens (15 a 300 µg/L) em relação às mulheres em idade fértil (15 a 200 µg/L). Após a menopausa, esses valores são similares para ambos os sexos. Em crianças (menores de 15 anos), valores inferiores a 12 µg/L são indicativos da deficiência em ferro.[45]

A FS é um marcador sensível para a medida da deficiência em ferro não anêmica apresentada por atletas de elite. A hipoferritinemia (ferritina menor que 12 µg/L) é frequente em atletas de resistência, como aqueles praticantes de triátlon e de maratona. Especialmente as mulheres são mais sensíveis quando, além do exercício exaustivo, apresentam ingestão de ferro inadequada associada a grandes perdas menstruais. Baixas concentrações de FS também têm sido relatadas com frequência em estudos envolvendo atletas de elite. Por outro lado, é verídica a constatação de que atletas que se apresentam anêmicos por diferentes tipos de razão sofrem impactos negativos de grande significância no seu desempenho físico.[37]

O método utilizado na determinação da FS deve ser especificado, pois existem indicações que apontam diferenças significativas entre os resultados provenientes de diferentes métodos. Os métodos mais habituais para a determinação da FS são os imunoenzimáticos, que utilizam anticorpos antiferritina humana, por meio de técnicas de ensaio de imunoadsorção ligado à enzima (Elisa, do inlgês *enzyme-linked immunosorbent assay*), ou a eletroquimioluminescência, disponibilizados em *kits* comerciais. A automatização dessas técnicas tem assegurado resultados confiáveis e rápidos a um custo bastante razoável.[18]

É importante ressaltar que a FS não deve ser usada como único parâmetro na avaliação do estado nutricional do indivíduo em relação ao ferro, uma vez que possui limitações quanto à determinação da prevalência de anemia, em especial na infância e na gestação, em que os valores médios observados frequentemente se encontram próximos aos classificados como deficientes.

Ferro sérico

O ferro é transportado no plasma pela transferrina. Para determinar a concentração do ferro circulante, ele deve ser dissociado dessa proteína transportadora pela adição de um ácido que agirá precipitando-a. O ferro liberado será, então, quantificado pela adição de um cromógeno, o que resulta em uma reação de cor. Na redução das reservas corporais de ferro, há correspondente declínio da concentração do ferro sérico (FeS).[45] Esse é um parâmetro bastante utilizado, apesar de muito instável, já que a concentração de FeS é alterada, podendo reduzir-se após o desencadeamento de processos inflamatórios agudos ou crônicos, de processos neoplásicos e após infarto agudo do miocárdio.[16] Altas concentrações são encontradas na doença hepática, na anemia hipoplásica, na eritropoese ineficaz e na sobrecarga de ferro.[45] O intervalo de referência normal depende, sobretudo, do método utilizado e, em geral, varia entre 75 e 175 µg/dL (13 a 31 µmol/L) em homens adultos, e aproximadamente entre 65 e 165 µg/dL (12 a 29 µmol/L) em mulheres. A determinação do FeS de forma isolada é de valor limitado, devendo ser analisada em combinação com os outros parâmetros, como a saturação da transferrina e a FS.[18]

Receptor solúvel da transferrina

A transferrina é uma proteína de transporte que carreia o ferro no plasma e no líquido extracelular para suprir as necessidades teciduais. A medição de seus receptores como parâmetro para avaliação do *status* de ferro tem sido proposta atualmente, mesmo na ausência da anemia. Esses receptores estão aumentados na deficiência em ferro, nas anemias hemolíticas autoimunes e nas talassemias beta, e apresentam-se reduzidos em anemias aplásicas.[18] Parece haver boa sensibilidade desses receptores, com boa correlação com outros parâmetros, como FeS e FS.[45]

A dosagem dos receptores de transferrina tem sido apontada como bom indicador do *status* do ferro funcional, porque não sofre as influências sistêmicas a que estão sujeitos o FeS e a FS. A síntese do receptor solúvel da transferrina (sTfR, do inglês *soluble transferrin receptor*) é regulada pelas concentrações teciduais de ferro e, durante a fase de depleção de estoques, as concentrações de sTfR permanecem inalteradas. Entretanto, quando ocorre a diminuição do ferro funcional, há o estímulo para a síntese de transferrina e as concentrações de sTfR elevam-se. Indivíduos com insuficiência renal crônica podem apresentar concentrações diminuídas de sTfR, já que a atividade eritropoética, em geral, está reduzida, em virtude da síntese inadequada de eritropoetina pelos rins. Valores elevados de sTfR são encontrados na deficiência em ferro e quando a atividade eritropoética está acelerada, como em diversos tipos de anemias hemolíticas hereditárias e adquiridas.[45]

Estudos realizados em gestantes apontam a vantagem desse parâmetro em detectar a deficiência em ferro nessa população. Os resultados mostram que a concentração de sTfR, ao contrário dos outros parâmetros, não é afetada pela gestação nem por processos infecciosos e inflamatórios.[45,46] A concentração média de receptores de sTfR em indivíduos com anemia por deficiência em ferro é de 18 mg/L.

A principal indicação para a dosagem do sTfR é na diferenciação entre anemia ferropriva e anemia da inflamação (ou anemia de doença crônica), já que esse parâmetro se mostra elevado na primeira e normal na segunda. Os valores de referência variam de acordo com o método utilizado, não havendo, até o momento, padronização. A determinação do sTfR pode ser realizada por testes imunoenzimáticos e por nefelometria.[9,40]

Capacidade total de ligação do ferro

A capacidade total de ligação do ferro (CTLF) é uma medida indireta da transferrina circulante. Na deficiência em ferro, há aumento na síntese de transferrina, cuja capacidade de ligação estará elevada. Havendo diminuição da síntese de transferrina, como acontece em casos de processos inflamatórios ou de aumento do ferro circulante, como na hemocromatose, a CTLF estará reduzida, fornecendo, assim, evidência para diferenciação das duas situações. Porém, deve ser avaliada criteriosamente, uma vez que pode estar dentro da faixa de normalidade quando ambas, inflamação e deficiência, coexistirem. A faixa normal de CTLF varia entre 45 e 70 µmol/L (250 a 390 µg/dL). Em função da especificidade e da sensibilidade reduzidas da avaliação da concentração do FeS e da CTLF, costuma-se considerar a relação entre as duas medidas (FeS/CTLF), ou seja, a saturação da transferrina (ST).[9] O Quadro 10.2 ilustra condições fisiológicas e fisiopatológicas, algumas delas ligadas à nutrição, e o comportamento dos índices da FeS e da CLTF em humanos.

Quadro 10.2 Ferro sérico (FeS) e capacidade total de ligação do ferro (CTLF) em situações fisiológicas e fisiopatológicas ligadas ao metabolismo do metal

Parâmetro avaliado	FeS	CTLF
Deficiência em ferro	Diminui	Mensuração não significativa
Menstruação	Diminui	Diminui
Gravidez tardia	Diminui	Aumenta
Anticoncepcionais orais	Normal	Aumenta
Infecções crônicas	Diminui	Diminui
Kwashiorkor	Diminui	Diminui
Anemia hemolítica	Variável	Variável
Infecções renais	Diminui	Diminui
Infarto do miocárdio	Diminui	Normal
Hemocromatose	Aumenta	Diminui
Envenenamento por ferro	Aumenta	Diminui
Hepatite por vírus	Aumenta	Aumenta
Neoplasias	Diminui	Diminui
Talassemia	Aumenta	Diminui

Saturação da transferrina

A saturação da transferrina (ST) é definida como a relação entre o FeS e a CTLF, que é expressa em porcentagem. Normalmente, essa relação é de 16 a 50%, e valores inferiores a 16% são indicativos de déficit de suprimento de ferro para o desenvolvimento das células vermelhas. A especificidade do teste é limitada, porque tanto o FeS como a CTLF têm seus valores reduzidos na inflamação. Alguns autores sugerem que a ST é mais útil na identificação da sobrecarga de ferro (ST maior que 55%) do que em sua deficiência. A ST é de grande valor no diagnóstico diferencial da talassemia e da anemia ferropriva. Ambas as doenças apresentam microcitose e hipocromia, mas a ST é invariavelmente elevada na talassemia.

Uma avaliação precisa e eficaz, em âmbito populacional, frequentemente necessita da combinação dos diferentes parâmetros apontados, no sentido de se aumentar a especificidade do diagnóstico da deficiência em ferro. Não existe, porém, parâmetro ou combinação ideal para o diagnóstico do *status* de ferro. A escolha do parâmetro a ser utilizado depende de diversos fatores, entre os quais algumas características inerentes ao indivíduo ou ao grupo populacional (idade, sexo, gestação, lactação), a prevalência e a gravidade da deficiência em ferro, a incidência de doenças inflamatórias e infecciosas e a frequência de doenças hematológicas (hemoglobinopatias, leucemias etc.).[9]

Dosagem dos índices hematimétricos e de hemoglobina

Os índices hematimétricos e a hemoglobina são os indicadores que primeiro sinalizam uma possível anormalidade. O volume corpuscular médio (VCM), que avalia o tamanho dos eritrócitos, apesar de não ser específico para a deficiência em ferro, quando em associação com a concentração de hemoglobina corpuscular média (CHCM) e com a hemoglobina corpuscular média (HCM), pode refletir a quantidade relativa de hemoglobina no eritrócito médio.[19]

Apesar de serem comumente utilizados para avaliar a deficiência em ferro, os índices das células vermelhas (hematimétricos) são mais úteis em diagnosticar a carência em ferro após a manifestação da anemia, uma vez que as células hipocrômicas e microcíticas aparecem em maior quantidade no sangue após um decréscimo na concentração de hemoglobina. Em relação à sensibilidade, tais índices são intermediários entre aqueles que avaliam a eritropoese ferro-deficiente e os que detectam a anemia.[19]

O estágio final da carência em ferro (quando a anemia ferropriva está definitivamente instalada) associa-se a um decréscimo significativo na concentração de hemoglobina. Esse é, portanto, o parâmetro universalmente utilizado para definir anemia. Porém, não possui boa especificidade e sensibilidade para avaliar o *status* de ferro, uma vez que pode se encontrar alterado em condições de infecção e inflamação, de hemorragia, de hemoglobinopatias, de desnutrição proteico-calórica, de deficiência em folato e/ou em vitamina B_{12}, de uso de medicamentos, de desidratação, de gestação e de tabagismo. Além disso, a concentração de hemoglobina é limitada por sua ampla variabilidade entre indivíduos (sexo, faixa etária e etnia). Em crianças, a concentração de hemoglobina modifica-se com o progredir da idade, exibindo diferenças significativas no padrão das mudanças entre os sexos.[4] Tem-se observado que o hematócrito fornece informações similares à concentração de hemoglobina, podendo ser utilizado conjuntamente no diagnóstico de anemia.

Zinco-protoporfirina eritrocitária

Durante o processo da biossíntese do heme, uma redução na disponibilidade do ferro resulta no excesso de protoporfirina livre dentro da célula. O zinco substitui o ferro no anel de protoporfirina IX, formando a zinco-protoporfirina (ZPP), que permanece no eritrócito e é passível de medição, sendo, portanto, um indicador funcional da utilização do ferro durante o processo de maturação. A avaliação da ZPP é um teste simples, que utiliza quantidade muito pequena de sangue e pode ser realizada no sangue total usando-se um hematofluorômetro. Esse teste ainda não está totalmente automatizado e consiste na colocação de uma gota de sangue em uma lâmina de vidro, que é inserida no instrumento, e a fluorescência da ZPP é medida. As doenças crônicas que reduzem a concentração do FeS, mas não seus estoques, aumentam as concentrações de protoporfirina. Outras causas que cursam com aumento da ZPP são envenenamento por chumbo e anemia hemolítica. O ponto de corte geralmente utilizado para a ZPP, acima do qual caracterizaria deficiência em ferro, é de 60 μmol/mol de heme, variando entre 40 e 70 μmol/mol de heme.[19]

Alguns equipamentos hematológicos fornecem a porcentagem de eritrócitos hipocrômicos circulantes, considerados indicadores diretos da deficiência funcional em ferro. Valores reduzidos detectam a eritropoese deficiente em ferro antes do aparecimento da microcitose. Do mesmo modo, a redução do conteúdo de hemoglobina nos reticulócitos (células que darão origem aos eritrócitos) acontece poucos dias após a instalação da deficiência em ferro e é a responsável pelo aumento percentual de hemácias hipocrômicas. Nessa fase, a eritropoese já estará comprometida, mas as concentrações de hemoglobina ainda estarão preservadas. Entretanto, o uso desse parâmetro ainda está limitado a poucos sistemas automatizados.

REFERÊNCIAS

1. Amit T, Avramovich-Tirosh Y, Youdim MB, Mandel S. Targeting multiple Alzheimer's disease etiologies with multimodal neuroprotective and neurorestorative iron chelators. FASEB J. 2008;22(5):1296-305.
2. Andrews NC. Understanding heme transport. N Engl J Med. 2005;353(23):2508-9.
3. Andrews NC. Forging a field: the golden age of iron biology. Blood. 2008;112(2):219-30.
4. Beard JL, Dawson H, Piñero DJ. Iron metabolism: a comprehensive review. Nutr Rev. 1996;54(10):295-31.
5. Beutler E, Waalen J. The definition of anemia: what is the lower limit of normal of the blood hemoglobin concentration? Blood. 2006;107(5):1747-50.
6. Bush AI, Curtain CC. Twenty years of metallo-neurobiology: where to now? Eur Biophys J. 2008;37(3):241-5.
7. Casgrain A, Collings R, Harvey LJ, Boza JJ, Fairweather-Tait S. Micronutrient bioavailability research priorities. Am J Clin Nutr. 2010;91(5):1423S-9S.
8. Chaston T, Chung B, Mascarenhas M, Marks J, Patel B, Srai SK et al. Evidence for differential effects of hepcidin in macrophages and intestinal epithelial cells. Gut. 2008;57(3):374-82.
9. Cook JD. Diagnosis and management of iron-deficiency anaemia. Best Pract Res Clin Haematol. 2005;18(2):319-32.
10. Detivaud L, Nemeth E, Boudjema K, Turlin B, Troadec MB, Leroyer P et al. Hepcidin levels in humans are correlated with hepatic iron stores, hemoglobin levels, and hepatic function. Blood. 2005;106(2):746-8.
11. Fleming RE, Bacon BR. Orchestration of iron homeostasis. N Engl J Med. 2005;352(17):1741-4.
12. Ganz T. Hepcidin, a key regulator of iron metabolism and mediator of anemia of inflammation. Blood. 2003;102(3):783-8.
13. Ganz T. Molecular control of iron transport. J Am Soc Nephrol. 2007;18(2):394-400.
14. Ganz T. Iron in hematology. Hepcidin and its role in regulating systemic iron metabolism. Hematology Am Soc Hematol Educ Program. 2006;29-35:507.
15. Muñoz M, Villar I, García-Erce JA. An update on iron physiology. World J Gastroenterol. 2009;15(37):4617-26.
16. Grotto HZW. Diagnóstico laboratorial da deficiência de ferro. Rev Bras Hematol Hemoterap. 2010. [Acesso em: 15 jul 2010]. Disponível em: http://www.scielo.br/scielo.php?script=sci_arttext&pid=S1516-84842010000800005.
17. Halliwell B, Gutteridge JMC. Free radicals in biology and medicine. 4. ed. Oxford: Oxford University; 2007.
18. Hooper L, Ashton K, Harvey J, Decsi T, Fairweather-Tait S. Assessing potential biomarkers of micronutrient status by using a systematic review methodology: methods. Am J Clin Nutr. 2009;89(6):1953S-9S.
19. Hunt JR, Zito CA, Johnson LK. Body iron excretion by healthy men and women. Am J Clin Nutr. 2009;89(6):1792-8.
20. Hunter HN, Fulton DB, Ganz T, Vogel HJ. The solution structure of human hepcidin, a peptide hormone with antimicrobial activity that is involved in iron uptake and hereditary hemochromatosis. J Biol Chem. 2002;277(40):37597-603.
21. Iolascon A, De Falco L, Beaumont C. Molecular basis of inherited microcytic anemia due to defects in iron acquisition or heme synthesis. Haematologica. 2009;94(3):395-408.
22. Kell DB. Towards a unifying, systems biology understanding of large-scale cellular death and destruction caused by poorly liganded iron: Parkinson's, Huntington's, Alzheimer's, prions, bactericides, chemical toxicology and others as examples. Arch Toxicol. 2010;84(11):825-89.
23. Kertinerian T, Subha PM, Ganesh M, Manjula-Devi AJ, Mythili SV. Hepcidin minireview. J Clin Diag Res. 2013;7(8):1767-71.

24. Kong WN, Zhao SE, Duan XL, Yang Z, Qian ZM, Chang YZ. Decreased DMT1 and increased ferroportin 1 expression is the mechanisms of reduced iron retention in macrophages by erythropoietin in rats. J Cell Biochem. 2008;104(2):629-41.
25. Krishnamurthy P, Xie T, Schuetz JD. The role of transporters in cellular heme and porphyrin homeostasis. Pharmacol Ther. 2007;114(3):345-58.
26. Mackenzie B, Garrick MD. Iron imports. II. Iron uptake at the apical membrane in the intestine. Am J Physiol Gastrointest Liver Physiol. 2005 289(6):G981-6.
27. Marignani M, Angeletti S, Bordi C, Malagnino F, Mancino C, Delle Fave G et al. Reversal of long-standing iron deficiency anaemia after eradication of Helicobacter pylori infection. Scand J Gastroenterol. 1997;32(6):617-22.
28. Muñoz Gómez M, Campos Garríguez A, García Erce JA, Ramírez Ramírez G. Physiopathology of iron metabolism: diagnostic and therapeutic implications. Nefrologia. 2005;25:9-19.
29. Nemeth E, Tuttle MS, Powelson J, Vaughn MB, Donovan A, Ward DM et al. Hepcidin regulates cellular iron efflux by binding to ferroportin and inducing its internalization. Science. 2004;306(5704):2090-3.
30. Nemeth E, Ganz T. Regulation of iron metabolism by hepcidin. Annu Rev Nutr. 2006;26:323-42.
31. Nicolas G, Chauvet C, Viatte L, Danan JL, Bigard X, Devaux I et al. The gene encoding the iron regulatory peptide hepcidin is regulated by anemia, hypoxia, and inflammation. J Clin Invest. 2002;110(7):1037-44.
32. Organización Mundial de la Salud. Anemias nutricionales. Série de Informes Técnicos 1972 456.
33. Pak M, Lopez MA, Gabayan V, Ganz T, Rivera S. Suppression of hepcidin during anemia requires erythropoietic activity. Blood. 2006;108(12):3730-5.
34. Park HS, Kim SR, Lee YC. Impact of oxidative stress on lung diseases. Respirology. 2009;14(1):27-38.
35. Prousek J. Fenton chemistry in biology and medicine. Pure Appl Chem. 2007;79(12):2325-38.
36. Rajendran R, Ren MQ, Ynsa MD, Casadesus G, Smith MA, Perry G et al. A novel approach to the identification and quantitative elemental analysis of amyloid deposits – insights into the pathology of Alzheimer's disease. Biochem Biophys Res Commun. 2009;382(1):91-5.
37. Rouland T. Iron deficiency in athletes: an update. Am J Lif Med. 2012;6(4):319-27.
38. Shayeghi M, Latunde-Dada GO, Oakhill JS, Laftah AH, Takeuchi K, Halliday N et al. Identification of an intestinal heme transporter. Cell. 2005;122(5):789-801.
39. Siah CW, Ombriga J, Adams LA, Trinder D, Ohynyk JK. Normal iron metabolism and the pathophysiology of ironoverload disorders. Clin Biochem Rev. 2006;27:5-16.
40. Stadler N, Lindner RA, Davies MJ. Direct detection and quantification of transition metal ions in human atherosclerotic plaques: evidence for the presence of elevated levels of iron and copper. Arterioscler Thromb Vasc Biol. 2004;24(5):949-54.
41. Theurl I, Aigner E, Theurl M, Nairz M, Seifert M, Schroll A et al. Regulation of iron homeostasis in anemia of chronic disease and iron deficiency anemia: diagnostic and therapeutic implications. Blood. 2009;113(21):5277-86.
42. Thomas C, Thomas L. Biochemical markers and hematologic indices in the diagnosis of functional iron deficiency. Clin Chem. 2002;48(7):1066-76.
43. Van den Broek NR, Letsky EA, White SA, Shenkin A. Iron status in pregnant women: which measurements are valid? Br J Haematol. 1998;103(3):817-24.
44. Vaulont S. Iron metabolism. Archives de Pédiatrie. 2017;24(5):S32-5S39.
45. Weizer-Stern O, Adamsky K, Margalit O, Ashur-Fabian O, Givol D, Amariglio N et al. Hepcidin, a key regulator of iron metabolism, is transcriptionally activated by p53. Br J Haematol. 2007;138(2):253-62.
46. World Health Organization. Global database on anemia and iron deficiency. 2000. [Acesso em: 18 jan 2019]. Disponível em: https://www.who.int/vmnis/anaemia/en/.
47. Yang Hu, S-Y Zuo, L-J Piao, Y-S Cao, C-J Wang et al. Investigation on abnormal iron metabolism and related inflammation in Parkinson disease patients with probable RBD. PLoS ONE. 2015;10(10):e0138997.

11

Zinco

DILINA DO NASCIMENTO MARREIRO

INTRODUÇÃO

A essencialidade do zinco para organismos vivos começou a ser estudada em 1869, por Raulin, quando foi identificada a capacidade desse mineral em estimular o crescimento do fungo *Aspergillus niger*.[66] Na evolução histórica, após 50 anos, as pesquisas evidenciaram o papel importante do zinco na vida dos vegetais, como no cultivo de milho.[71]

Sobre a importância do zinco na nutrição animal, Todd et al.[74] demonstraram sua essencialidade para o crescimento de ratos e identificaram a presença de alguns sintomas de sua deficiência, como anorexia, retardo do crescimento, alterações dos pelos, linfocitopenia, atrofia testicular e hiperqueratose da pele.

A deficiência em zinco em seres humanos foi evidenciada pela primeira vez em 1961, por Prasad et al.,[63] e apenas em 1966 foram demonstradas algumas características da deficiência nesse mineral em egípcios, cuja alimentação era caracterizada quase exclusivamente por consumo elevado de farinha de trigo e por ingestão reduzida de proteínas. Os sinais clínicos identificados na época foram baixa estatura, hipogonadismo, hepatoesplenomegalia e anemia ferropriva.[65]

O zinco é um dos minerais de maior importância para o metabolismo humano, sendo encontrado em todos os tecidos corpóreos. O organismo humano adulto possui cerca de 2 a 3 g de zinco, distribuídos em todos os tecidos, fluidos e secreções, dos quais cerca de 60%, 30% e 5% estão no músculo esquelético, nos ossos e no fígado/pele, respectivamente. Embora os fluidos extracelulares representem o compartimento corporal de zinco mais importante para o metabolismo, menos de 0,5% de seu conteúdo total no organismo encontra-se no sangue, dos quais 80% estão presentes nos eritrócitos e cerca de 16% no plasma, ligados principalmente à albumina e à alfa-2-macroglobulina.[26,48] A circulação representa a menor parte do total de zinco no organismo e o *turnover* plasmático é o mais elevado, com concentração desse mineral nesse componente sanguíneo ao redor de 100 μg/dL (Figura 11.1).

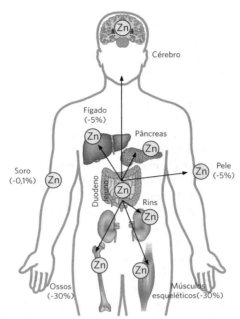

Figura 11.1. Distribuição do zinco no organismo humano. Após absorção no intestino delgado proximal (duodeno e jejuno), o zinco proveniente da alimentação é distribuído para os tecidos periféricos. Cerca de 60% dele é armazenado no músculo esquelético, 30% nos ossos e 5% no fígado e na pele. O percentual restante é distribuído para outros tecidos, como cérebro, pâncreas e rins.
Fonte: adaptada de Hara et al.[26] e Kambe et al.[34]

ASPECTOS BIOQUÍMICOS E IMPORTÂNCIA BIOLÓGICA

Diferentemente dos outros metais de transição do quarto período da classificação periódica dos elementos, o íon zinco possui um orbital d cheio (d^{10}), o que impossibilita sua participação em reações de oxidorredução, mas permite que ele seja o aceptor de um par de elétrons. O zinco é o íon metálico ideal para funcionar como cofator em reações que necessitam de íon redox estável, comportando-se como um ácido de Lewis durante a catálise.[6] Em razão do preenchimento dos orbitais d, a energia de estabilização do campo ligante dos íons zinco é igual a zero em todas as geometrias de ligação encontradas, o que faz com que uma das geometrias seja tão estável quanto as outras. Apesar de o metal assumir preferencialmente a geometria tetraédrica, com número de coordenação 4, este pode variar de 2 a 8, com suas respectivas geometrias, as quais vão desde a forma tetraédrica regular ou distorcida até a forma octaédrica. A nulidade de efeitos do campo ligante contribui para que o zinco apresente tais configurações. A ausência de uma barreira energética e a multiplicidade de geometrias de coordenações de acesso semelhante (indiferentemente de assumir uma ou outra geometria, a energia necessária para manter a estabilidade da ligação é a mesma) permitem que as metaloenzimas dependentes de zinco alterem a reatividade do íon metálico e, por consequência, aumentem a habilidade do zinco em catalisar transformações químicas acompanhadas de mudanças em sua geometria de coordenação.

O zinco é considerado um metal que se localiza na fronteira da disputa entre os ligantes pesados (não muito polarizáveis) e aqueles considerados leves (bastante polarizáveis), não apresentando preferência pela coordenação com o oxigênio, o nitrogênio ou o enxofre. A associação estável a macromoléculas e a flexibilidade da esfera de coordenação são propriedades intrínsecas do zinco, e sua essencialidade encontra-se intimamente relacionada a seu papel biológico, seja na ativação da função catalítica de enzimas, ou na estabilização das estruturas conformacionais de proteínas e de ácidos nucleicos.[27]

A versatilidade das características físico-químicas do zinco constitui a base de sua extensa participação no metabolismo de carboidratos, proteínas, lipídios e ácidos nucleicos. O mineral desempenha também função importante na transcrição de polinucleotídeos e, consequentemente, no controle da expressão gênica e de outros mecanismos biológicos fundamentais. O zinco contribui para o crescimento e o desenvolvimento normais, a integridade das membranas, a defesa antioxidante, a imunidade, a manutenção do apetite e da cicatrização, e a visão noturna.[76]

Em pesquisa realizada com o banco de dados do genoma humano, estimou-se que cerca de 10% do proteoma humano é constituído de proteínas potencialmente ligadas ao zinco.[4] Vários processos metabólicos são dependentes desse mineral, e um desequilíbrio em sua homeostase tem implicações complexas em alguns órgãos.[13]

Nas células e nos tecidos humanos, o zinco está sob constante controle homeostático, o que envolve a participação de várias proteínas especializadas na absorção, na distribuição, na compartimentalização e no efluxo desse mineral.[10,69] O zinco desempenha funções estruturais, enzimáticas e reguladoras. No que se refere à sua função estrutural, esse mineral tem relevância na determinação da forma e da disposição espacial de enzimas e de proteínas, assim como na estabilização de algumas proteínas ligadas ao ácido desoxirribonucleico (DNA). A maioria dessas proteínas forma uma estrutura semelhante a um "dedo", criada pelos centros quelantes, incluindo resíduos de cisteína (Cys) e histidina (His). Portanto, os íons de zinco são coordenados por resíduos de aminoácidos na proteína. Algumas dessas proteínas têm função na regulação gênica, reforçando os fatores de transcrição do DNA, dentre os quais podem-se citar fatores não específicos, como Sp1, e fatores específicos, como receptores de ácido retinoico (RAR) e de vitamina D (VDR).[81]

A denominação "dedos de zinco" (*zinc finger*) é amplamente utilizada para identificar qualquer estrutura compacta que é estabilizada por íons de zinco, em geral pequenas proteínas envolvidas nos processos de replicação e reparo; de transcrição; de metabolismo e de sinalização, proliferação celular e apoptose. As proteínas dedos de zinco foram descobertas em 1985,[53] a partir da interpretação de estudos bioquímicos sobre a interação do fator de transcrição da proteína *Xenopuslaevis* IIIA (TFIIIA) com os genes dos 5S RNA, o que permitiu estabelecer papel estrutural para o zinco (Figura 11.2).[36,53]

Os dedos de zinco fazem parte de vários domínios de aminoácidos comumente encontrados em fatores de transcrição, estando presentes em cerca de 80% das proteínas que se ligam à sequência específica. O TFIIIA, um fator geral de transcrição que se liga às regiões promotoras de genes transcritos pela RNA polimerase III; o Sp1, que estimula de 10 a 20 vezes todos os genes com GC *boxes;* o Gal4 em levedura, e a superfamília de receptores de hormônios esteroides são exemplos de proteínas dedos de zinco. Diferentes subclasses de proteínas dedos de zinco são definidas pelos aminoácidos específicos que coordenam a ligação de zinco. Por exemplo, no TFIIIA, duas Cys e duas His coordenam a ligação de zinco e são da classe Cys_2His_2 (C_2H_2), enquanto os receptores de hor-

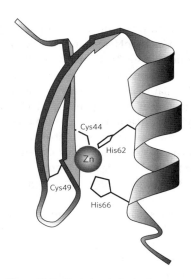

Figura 11.2   Proteína dedo de zinco.
Fonte: adaptada de Klug.[38]

mônios esteroides usam quatro Cys para cada átomo de zinco e são da classe C_4. O domínio dedo de zinco liga-se à fenda maior do DNA de maneira sequência-específica, mediada por uma alfa-hélice formada em um lado da região dos dedos.[79]

As duas classes de proteínas dedos de zinco têm sítios de ligação característicos da forma como cada classe se posiciona no DNA. Para TFIIIA, dedos de zinco sequenciais acompanham a fenda maior, cada uma formando pontes de hidrogênio com bases específicas. Proteínas dedos de zinco da classe C_4, como os receptores de hormônios esteroides, usam um dedo de zinco para se ligar ao DNA e um segundo dedo de zinco para estabilizar a ligação do DNA ao primeiro. Os receptores de hormônios esteroides associam-se ao DNA como dímeros. Seus sítios de ligação consistem de duas "metades" palindrômicas espaçadas para acomodar os dois dedos de ligação do dímero ao DNA.[79]

Embora ambas as proteínas dedos de zinco utilizem a ligação coordenada de uma molécula de zinco para assumir a estrutura final, foram identificadas diferenças notáveis entre os dois domínios principais. Todas as classes se beneficiam da formação de estrutura em alfa-hélice para formar domínios que se ligam na fenda maior do DNA. A classe C_2H_2 inclui proteínas que podem ter muitos domínios dedos de zinco. Cada alfa-hélice de um dedo de zinco tem o potencial de se ligar de maneira sequência-específica a sítios ao longo da fenda maior. A classe C_x de proteínas comumente tem dois domínios dedos de zinco. A alfa-hélice de um dedo de zinco liga-se ao DNA na fenda maior, enquanto a alfa-hélice do outro dedo de zinco suporta essa ligação por meio de interações hidrofóbicas com o domínio de ligação ao DNA. As proteínas dedos de zinco da classe C_x em geral se ligam ao DNA pela formação de dímeros.[79]

Nos últimos anos, há grande interesse no desenvolvimento de proteínas dedos de zinco para aplicações práticas na regulação de genes e na manipulação do genoma. Essas podem ser usadas para construir proteínas ligadas ao DNA, sendo importantes em intervenções específicas na expressão gênica.[38]

Com relação à função catalítica do zinco, pressupõe-se que esse metal participe diretamente da catálise enzimática, pois sua remoção ocasiona a inativação da enzima. O zinco atua como componente catalítico em mais de 300 metaloenzimas nos tecidos humanos e em mais de 2 mil fatores de transcrição zinco-dependentes. Entre as enzimas nas quais o zinco contribui para a atividade estão a anidrase carbônica, a proteína quinase C, a álcool desidrogenase, as carboxipeptidases, a fosfatase alcalina, a superóxido dismutase e a transcriptase reversa, as quais participam do metabolismo energético e desempenham papel fundamental na defesa antioxidante.[18,52]

A participação do zinco nos sistemas enzimáticos envolvidos na síntese e na degradação de proteínas e na transformação de glicose em ácidos graxos e na síntese de ácidos nucleicos demonstra a essencialidade desse mineral para o crescimento, a reprodução e a maturação sexual. Nesse sentido, já foi demonstrado o papel do zinco na organização polimérica de macromoléculas, como DNA e ácido ribonucleico (RNA), o que o torna indispensável para a atividade de enzimas envolvidas diretamente com a síntese desses ácidos nucleicos, como a RNA polimerase.[22]

O zinco está envolvido na estabilidade estrutural das membranas e na proteção celular, prevenindo a peroxidação lipídica, que é danosa às células. O papel do zinco como antioxidante é evidenciado por dois mecanismos: proteção de grupos sulfidrilas contra oxidação por antagonismo com metais de transição pró-oxidantes, como ferro e cobre; e redução na produção de espécies reativas de oxigênio (ERO), por ser inibidor da NADPH oxidase, por induzir a síntese da metalotioneína, e por ser componente estrutural e catalítico da enzima superóxido dismutase presente no citoplasma, em compartimentos nucleares, em mitocôndrias e em lisossomos de todas as células. A ação da superóxido dismutase reduz a toxicidade das ERO, transformando uma espécie altamente reativa – radical superóxido – em uma forma menos danosa às células – peróxido de hidrogênio. Dessa forma, essa enzima antioxidante protege as células contra danos oxidativos.[37]

A metalotioneína intracelular é uma enzima antioxidante capaz de se ligar com cinco a até sete átomos de zinco por molécula. Essa proteína de baixo peso molecular é efetiva na redução do radical hidroxila (OH⁻). Sob condições de estresse oxidativo e de inflamação crônica, a metalotioneína regula a transferência de átomos de zinco para outras proteínas antioxidantes zinco-dependentes, bem como desempenha papel importante na destoxificação de metais pró-oxidantes, como ferro e cobre, por meio de seus grupamentos sulfidrilas. Essa metaloproteína é encontrada em concentrações elevadas no pâncreas, protegendo-o do dano oxidativo.[35,47]

A participação do zinco nos mecanismos envolvidos na regulação da síntese e da atividade de enzimas antioxidantes, bem como na proteção de grupamentos sulfidrila de proteínas das membranas celulares reforça o papel desse mineral como estabilizador de membranas e de organelas encapsuladas, o que protege o organismo contra o estresse oxidativo e a peroxidação lipídica.[50]

Nessa perspectiva, pesquisas realizadas *in vivo* têm revelado que a deficiência em zinco favorece a manifestação de lesões oxidativas relacionadas à ação de ERO e da inflamação, tanto em animais quanto em humanos.[2,7] No entanto, o papel do zinco como nutriente antioxidante e anti-inflamatório ainda não foi totalmente elucidado, apesar de as evidências disponíveis incluírem sua ação em diversos processos. A Figura 11.3 mostra alguns dos mecanismos envolvidos na participação do zinco nas defesas antioxidante e anti-inflamatória.

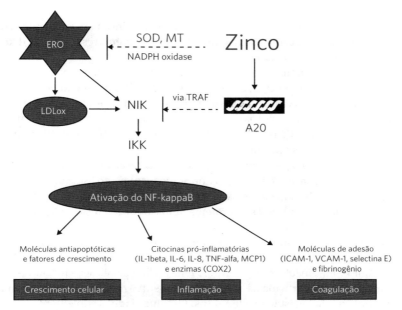

Figura 11.3 Zinco como agente antioxidante e anti-inflamatório.

SOD: superóxido dismutase; MT: metalotioneína; NADPH oxidase: nicotinamida adenina dinucleotídeo fosfato oxidase; ERO: espécies reativas de oxigênio; LDLox: lipoproteína de baixa densidade oxidada; NIK: quinase indutora do NF-kappaB; IKK: quinase do inibidor de kappaB; TRAF: fator associado ao TNF; A20: proteína A20; NF-kappaB: fator nuclear kappa B; IL-1beta: interleucina 1 beta; IL-6: interleucina 6; IL-8: interleucina 8; TNF-alfa: fator de necrose tumoral alfa; MCP1: proteína quimiotática de monócitos 1; COX2: ciclo-oxigenase 2; ICAM-1: molécula de adesão intracelular 1; VCAM-1: molécula de adesão celular vascular 1.

Fonte: adaptada de Prasad.[64]

As ERO ativam o fator nuclear kappa B (NF-kappaB), o qual, por sua vez, ativa fatores de crescimento e moléculas antiapoptóticas. Um dos mecanismos pelos quais o zinco reduz a produção de citocinas pró-inflamatórias envolve a regulação da proteína dedo de zinco A20, que inibe a ativação do NF-κB, via fator associado ao receptor do fator de necrose tumoral (TRAF). O zinco funciona, portanto, não apenas como antioxidante, mas também como agente anti-inflamatório na redução do risco de alguns tipos de câncer, como de próstata e cólon, e na aterosclerose, na medida em que a inflamação tem sido implicada no desenvolvimento dessas condições.[62,64]

Nesse sentido, algumas pesquisas têm investigado o papel antioxidante do zinco em doenças crônicas. No estudo de Magalhães et al.,[45] foi verificada relação entre o zinco eritrocitário e a atividade da enzima superóxido dismutase em pacientes com insuficiência renal crônica submetidos à hemodiálise. Outro estudo realizado com mulheres obesas identificou a influência de parâmetros da síndrome metabólica sobre esses componentes antioxidantes.[17]

Os aspectos metabólicos do zinco têm atraído a atenção para seu possível papel em alterações associadas à fisiopatologia de doenças crônicas. A literatura mostra o papel importante do zinco na ação da insulina e evidencia que a deficiência nesse mineral

258   BASES BIOQUÍMICAS E FISIOLÓGICAS DA NUTRIÇÃO

favorece a manifestação da resistência a esse hormônio. O zinco parece modular a transcrição e a expressão do receptor de insulina (IR), que contém três proteínas dedos de zinco necessárias para sua ligação.[20]

Marreiro et al.[49] avaliaram o efeito da suplementação com zinco sobre a resistência à insulina em 56 pacientes obesos, sendo 28 controles e 28 suplementados com 30 mg de zinco durante quatro semanas. Os resultados sugeriram diminuição da resistência à insulina e das concentrações séricas desse hormônio após a suplementação. Em revisão sistemática realizada por Cruz et al.[11], foi verificado que a suplementação com zinco melhora a resistência à insulina em indivíduos obesos de ambos os sexos.

Destaca-se que o zinco participa do processo de secreção de insulina, sendo necessário para a formação e a cristalização do hormônio, bem como estimula a via de sinalização da insulina, pois induz a fosforilação da subunidade beta do IR, a ativação das enzimas fosfatidilinositol 3-quinase e proteína quinase B, e a translocação do transportador de glicose 4 (GLUT4).[12]

Outro provável mecanismo proposto para o efeito do zinco na redução da hiperglicemia seria por meio do aumento da expressão da leptina, com a consequente interação desse hormônio com a insulina, o que promoveria melhor sinalização insulínica.[78] Além disso, o zinco também participa da regulação do apetite; na deficiência nesse mineral ocorre diminuição da ingestão de alimentos. Por outro lado, a suplementação com o mineral favorece o aumento do apetite.[20]

Em estudo realizado em humanos foi avaliada a relação entre o *status* de zinco e a concentração sérica de leptina em indivíduos com deficiência nesse mineral, induzida pela alimentação, antes e após a suplementação. A deficiência em zinco reduziu a concentração sérica de leptina, enquanto a suplementação aumentou as concentrações desse hormônio.[46]

O efeito do zinco sobre a produção de citocinas tem sido bastante investigado. No estudo realizado por Prasad et al.,[61] foram avaliados os efeitos da suplementação com 45 mg de zinco por dia sobre a incidência de infecções em idosos e verificou-se redução na produção do fator de necrose tumoral alfa (TNF-alfa) e de marcadores do estresse oxidativo em comparação ao grupo-controle.

A relação entre a ingestão de micronutrientes e os indicadores bioquímicos do estado nutricional é preditora de processos inflamatórios crônicos, como aquele observado na obesidade. Dessa forma, o metabolismo do zinco parece apresentar relação importante com o processo inflamatório de pacientes obesos, pois a produção de citocinas pró-inflamatórias estimula a síntese de proteínas transportadoras do mineral, comprometendo sua biodisponibilidade no organismo desses indivíduos.[21,42]

As alterações no metabolismo do zinco durante o processo inflamatório têm sido evidenciadas por sua redistribuição para o fígado, particularmente em estudos conduzidos em animais. Nesse sentido, o mecanismo aventado para tal alteração parece estar relacionado ao aumento do *pool* do mineral ligado à metalotioneína, proteína que atua na regulação metabólica de metais, com suas concentrações plasmáticas responsivas às mudanças na ingestão de zinco. Outros fatores também podem contribuir para a expressão de genes da família das metalotioneínas, como o estresse e o cortisol.[5,57]

Na perspectiva de esclarecer o comportamento metabólico do zinco na obesidade, algumas pesquisas têm sido realizadas em humanos. A expressão de genes que codificam diferentes isoformas da metalotioneína (MT1 e MT2) e parâmetros bioquímicos do zinco em mulheres obesas foi investigada, e se observou aumento nessa expressão e redução nas concentrações plasmáticas e eritrocitárias de zinco, o que sugere a participação da metalotioneína na redistribuição do mineral de componentes sanguíneos para outros tecidos específicos.[14]

A patogênese de outras doenças crônicas, além da obesidade, também parece comprometer o metabolismo do zinco, como o câncer de mama. Os estudos sugerem que, no início da manifestação da carcinogênese, ocorre comprometimento das funções fisiológicas desse mineral. Esse fato parece estar relacionado com o aumento da expressão de proteínas transportadoras de zinco (Zip-6, Zip-7 e Zip-10), que induzem a redistribuição desse oligoelemento do plasma ou dos eritrócitos para o interior das células cancerosas.[33,72] Foram demonstradas concentrações reduzidas de zinco eritrocitário em pacientes com câncer de mama, o que pode ser atribuído à expressão elevada de proteínas transportadoras do mineral.[73]

DIGESTÃO, ABSORÇÃO, TRANSPORTE, METABOLISMO E EXCREÇÃO

A absorção do zinco ocorre principalmente no segmento proximal do intestino delgado, e esse processo é dependente de sua concentração no lúmen. A captação do zinco na superfície da borda em escova ocorre por meio de diferentes mecanismos de transporte: processo mediado por transportadores e também difusão simples, que varia em sua importância, conforme a quantidade do mineral na alimentação. O mecanismo mediado por carreador predomina em situação de baixa ingestão de zinco por meio da alimentação, enquanto a absorção por difusão simples é predominante quando a ingestão é elevada.[29]

Em relação às proteínas envolvidas na absorção do zinco, a Zip-4 exerce papel essencial na captação do zinco de origem alimentar na membrana apical das células epiteliais intestinais. A expressão dessa proteína transportadora pode ser regulada, em nível pós-traducional, pelo zinco celular. A deficiência no mineral promove acúmulo de Zip-4 na membrana apical, enquanto o excesso induz à internalização da proteína por endocitose e à degradação via sistema ubiquitina-proteassoma.[56]

Após a captação do zinco pelas células epiteliais intestinais, o mineral é transportado na membrana basolateral para circulação sanguínea por meio da proteína ZnT-1. A expressão do RNAm da ZnT-1 pode ser aumentada pelo excesso de zinco, pois a região promotora apresenta sítio de ligação para o fator de transcrição responsivo a metal 1 (MTF-1)[56] (Figura 11.4).

A regulação homeostática do zinco nas células intestinais é feita por duas proteínas: a proteína intestinal rica em cisteína (CRIP) e a metalotioneína. Na deficiência em zinco, a CRIP presente na mucosa intestinal tem a função de carreador intracelular, ligando-se ao mineral quando ele atravessa o meio extracelular para o citosol do enterócito, passando por difusão em direção à membrana basolateral. A metalotioneína regula a ligação do zinco com a CRIP, o que inibe a absorção desse oligoelemento em condições de concentração elevada.[67]

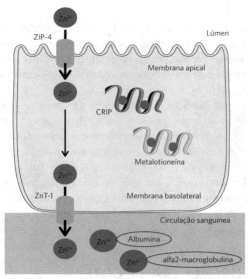

Figura 11.4. Absorção intestinal de zinco e liberação para a corrente sanguínea. O zinco proveniente da alimentação é captado pela Zip-4 na membrana apical das células epiteliais intestinais. A regulação homeostática do mineral dentro das células intestinais é feita pela proteína intestinal rica em cisteína (CRIP) e pela metalotioneína. O zinco é transportado na membrana basolateral para a circulação sanguínea por meio da proteína ZnT-1. No plasma, o mineral é carreado ligado à albumina ou à alfa-2-macroglobulina.
Fonte: adaptada de Nishito; Kambe.[56]

Após o processo de absorção, o zinco liberado dos enterócitos passa pelos capilares mesentéricos e pelo sangue portal, sendo, então, captado pelo fígado e distribuído ao plasma e aos sítios celulares para desempenhar funções específicas. No plasma, cerca de 90% do zinco é carreado ligado à albumina, e 10% estão ligados à alfa-2-macroglobulina e aos aminoácidos, especialmente a histidina e a cisteína. A excreção do zinco ocorre pelo intestino, pelos rins e pela pele, sendo a principal forma de eliminação de zinco corporal pelas fezes; mesmo após longo período de alimentação sem esse elemento, as perdas endógenas intestinais podem variar de 0,5 a 5 mg/dia. Aproximadamente 0,7 mg de zinco/dia é perdido na urina de indivíduos saudáveis. A inanição e o catabolismo muscular aumentam as perdas de zinco na urina e nas fezes. As perdas pelas células epidérmicas descamadas foram estimadas em 0,5 mg/dia em homens adultos, sendo também dependentes da ingestão do mineral.[32,55]

A regulação sistêmica da homeostase do zinco intracelular, tanto em relação à localização quanto à concentração, é realizada por dois principais grupos de proteínas: a metalotioneína e as proteínas transportadoras de zinco (ZnT). A metalotioneína atua como marcador bioquímico que controla a concentração de zinco nas células, por meio da regulação da liberação desse mineral, sendo a expressão de seus genes estimulada pelo consumo alimentar de zinco. Quando existe aumento da ingestão desse elemento, ocorre indução da síntese de tioneína, por meio de sua ação sobre fatores de transcrição zinco-dependentes, o que origina a metalotioneína ligada ao zinco. Por outro lado, em situações de baixa disponibilidade, o zinco é liberado da metalotioneína, sendo, então, incorporado a outras proteínas.[15,75]

Pesquisas envolvendo técnicas de biologia molecular identificaram a presença de nove genes que codificam proteínas da família das metalotioneínas, localizados no cromossomo 16 em seres humanos, com quatro desses genes considerados funcionais, e as isoformas MT1 e MT2 as mais expressas.[40]

As proteínas transportadoras que participam da homeostase intracelular de zinco são agrupadas em duas famílias: *solute-linked carrier 30* (SLC30A) e *solute-linked carrier 39* (SLC39A), conhecidas como *zinc transporter* (ZnT) e *Zrt-and Irt-like proteins* (Zip), respectivamente. As proteínas da família Zip transportam o zinco extracelular ou de vesículas intracelulares para o citoplasma, e as da família ZnT controlam a rota contrária desse transporte. Atualmente, em seres humanos, já foram identificados dez genes que codificam os ZnT (ZnT-1 a ZnT-10) e 14 genes que codificam as Zip (Zip-1 a Zip-14).[39,58,80]

As proteínas transportadoras da família Zip favorecem o aumento das concentrações citoplasmáticas de zinco por meio do influxo desse oligoelemento ou da liberação dele de organelas intracelulares (Figura 11.5).[9]

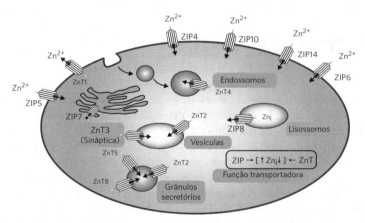

Figura 11.5 Localização celular de algumas proteínas transportadoras de zinco. A função das famílias de proteínas transportadoras ZnT e Zip é de reduzir ou aumentar as concentrações citoplasmáticas de zinco, respectivamente. A distribuição diversificada dessas proteínas sugere que elas exercem papéis individuais na execução das funções catalíticas, estruturais e reguladoras de zinco.
Fonte: adaptada de Lichten e Cousins.[39]

O gene do transportador ZnT-1 foi o primeiro a ser clonado, e sua expressão é maior no duodeno e no jejuno.[59] Entretanto, é encontrado em todos os tecidos, e nos eritrócitos e nas células tubulares renais localiza-se predominantemente na membrana basolateral.[16,69] A expressão do ZnT-1 parece influenciar a homeostase do zinco mediante a regulação dos canais de cálcio tipo-L (LTCC), no entanto, o mecanismo exato pelo qual o processo ocorre ainda não foi elucidado. Por outro lado, o aumento na expressão desse transportador diminui a concentração intracelular do mineral, conferindo resistência e proteção celular contra a toxicidade.

O transportador ZnT-2 está presente no intestino, nos rins, nos testículos, no pâncreas e nas vesículas ácidas, permitindo seu acúmulo dentro das células, o que confere resistência ao zinco. É responsável pela captação do zinco no intestino, nos rins e nos testículos. Essa proteína é essencial para a mobilização do mineral para o leite materno em humanos. O ZnT-3 está presente em concentrações elevadas no cérebro e nas vesículas sinápticas, ricas em zinco.[16,34,69]

O ZnT-4 é encontrado no cérebro e nas glândulas mamárias, mais especificamente nos endossomos/lisossomos, nas vesículas citoplasmáticas e no aparelho de Golgi, particularmente na rede trans-Golgi (TGN). Esse transportador desempenha papel importante na homeostase do zinco citosólico por meio do controle de sua translocação aos lisossomos. O zinco translocado por ZnT-4 para o TGN parece ser utilizado pelas enzimas que necessitam do mineral, como a anidrase carbônica VI.[34]

Já os transportadores ZnT-6 e ZnT-7 estão localizados nas células do intestino delgado, principalmente no complexo de Golgi. ZnT-6 e ZnT-7 formam heterodímeros com ZnT-5, exercendo importantes funções no organismo, por meio do transporte de zinco em vias secretórias necessárias para a ativação de enzimas, como a fosfatase alcalina.[16,34,69]

As proteínas transportadoras ZnT-5 e ZnT-8 são expressas abundantemente nas células betapancreáticas, o que sugere o envolvimento no armazenamento de zinco no interior de grânulos de insulina.[8,70] O ZnT-8 transporta zinco do citoplasma das células betapancreáticas para grânulos de insulina, o que contribui para a formação do complexo hexamérico insulina-zinco, necessário para a secreção do hormônio.[12] O ZnT-5 é um transportador ubíquo localizado em vesículas intracelulares não acidotrópicas e também parece ser importante no processo de maturação dos osteoblastos, de regulação da função cardíaca e no transporte de zinco extracelular para o compartimento citoplasmático em células intestinais humanas Caco-2.[30,77]

Sobre os transportadores da família SLC39A, já foi estabelecido que o Zip-1 está localizado na membrana plasmática e é expresso na maioria dos tecidos humanos, com predominância no intestino delgado e no pâncreas. O Zip-2 transporta zinco do meio extra para o intracelular, participando do processo de diferenciação de queratinócitos e do *turnover* da epiderme. O Zip-3 também se localiza na membrana plasmática e apresenta expressão elevada na medula óssea e no baço, e reduzida no intestino delgado e no fígado.[34,41]

O Zip-4 está localizado nas células intestinais e nos rins, e qualquer alteração na síntese desse transportador pode comprometer a absorção do mineral proveniente da alimentação, o que favorece sua deficiência sistêmica. O gene que codifica o Zip-4 está associado à deficiência hereditária em zinco, conhecida como acrodermatite enteropática. Os genes que codificam Zip-5, Zip-6 e Zip-7 apresentam expressão elevada nas células pancreáticas.[34,39]

O Zip-8 encontra-se na membrana plasmática e em organelas intracelulares, como endossomos e lisossomos, e pode ter sua expressão influenciada pelo NF-κB. O zinco transportado pelo Zip-8 reduz a resposta inflamatória por meio da inibição da quinase do inibidor de kappa B (IKK). Outro transportador encontrado na membrana plasmática é o Zip-10, que inibe a atividade da enzima caspase, promovendo sobrevivência de linfócitos B, bem como regula a via do receptor de células B (BCR). O Zip-9 está presente no complexo de Golgi e também exerce papel importante na sinalização do BCR.[26,34]

O Zip-11 está localizado no núcleo ou no complexo de Golgi de células dos testículos e do trato gastrintestinal. O Zip-12 atua na importação de zinco extracelular para o citosol e exerce funções essenciais na diferenciação neuronal. O Zip-13 mobiliza zinco do complexo de Golgi e de vesículas citoplasmáticas, com papel essencial em vias de sinalização celular.[34]

O Zip-14 está localizado na membrana plasmática de hepatócitos, de adipócitos e de células beta pancreáticas. A expressão dessa proteína transportadora de zinco está comumente elevada durante processos inflamatórios crônicos, o que favorece o "sequestro" do mineral para os tecidos adiposo e hepático, e contribui para a manifestação da hipozincemia.[12] Liuzzi et al.[42] registraram, *in vivo* e *in vitro*, que ocorre aumento da expressão do Zip-14 no fígado associado às concentrações plasmáticas elevadas da citocina pró-inflamatória interleucina-6 (IL-6).

DEFICIÊNCIA E TOXICIDADE

A deficiência em zinco pode ser decorrente da ingestão reduzida, do comprometimento na absorção, da demanda metabólica aumentada ou da perda excessiva do mineral.[51] Essa deficiência nutricional afeta de forma semelhante grupos populacionais em países desenvolvidos e em desenvolvimento, e é normalmente caracterizada pela presença de anorexia, de alterações no paladar, com ingestão reduzida de alimentos e importantes implicações à saúde. A deficiência em zinco promove dificuldades na reparação de tecidos, o que aumenta o tempo de convalescença em estados de doença, além de favorecer o retardo no crescimento e na maturação sexual e esquelética, a disfunção imune, a alopecia e as alterações cognitivas.[1]

A primeira manifestação de deficiência em zinco clinicamente identificada foi a acrodermatite enteropática, uma alteração congênita que surge na infância. Essa doença se caracteriza por má absorção, perda de cabelos, dermatite e diarreia e tem como causa a falha de origem genética nos mecanismos absortivos de zinco decorrente de mutação autossômica recessiva no gene *SLC39A4*, que codifica a proteína Zip-4.[1,51] Algumas características da deficiência em zinco são mostradas no Quadro 11.1.

Quadro 11.1 Características da deficiência em zinco

Sintomas
Retardo do crescimento, atraso da puberdade, disfunção erétil, diarreia, alopecia, glossites, destruição das unhas, hipogonadismo (homens), comprometimento do sistema imune
Doenças associadas
Doença de Crohn, doença celíaca, alcoolismo crônico, anemia falciforme, cirrose, acrodermatite enteropática

Fonte: adaptado de Saper e Rash.[68]

Ao discorrer sobre a participação da deficiência em relação ao zinco na disfunção do sistema imune, é oportuno mencionar que a deficiência nesse mineral pode comprometer tanto a resposta imune inata quanto a adaptativa. Em relação à inata, ocorre redução na secreção de citocinas pelos leucócitos polimorfonucleares, pelos monócitos e pelas células *natural killer*, o que prejudica a função dessas células.[28,44]

Quanto ao sistema imune adaptativo, observa-se comprometimento do processo de formação de linfócitos T e B (linfopoiese) e da função dessas células em razão da redução na secreção de citocinas, substâncias essenciais para a resposta imune normal. A linfopoiese prejudicada induz à redução na produção de anticorpos em função do menor número de linfócitos B formados. Além disso, a atrofia do timo e a redução da atividade da timulina induzidas pela deficiência no mineral prejudicam a maturação de células T.[28,44]

Na deficiência em zinco também ocorre inibição da diferenciação de células Th2 em Th1, que são necessárias para a ativação de monócitos e de células *natural killer*, importantes para a resposta imune inata. Dessa forma, a deficiência em zinco compromete a comunicação entre células inatas e adaptativas, o que promove a chamada "reprogramação do sistema imune induzida pela deficiência em zinco". No entanto, destaca-se que o excesso desse mineral no organismo também pode prejudicar a ação das células do sistema imune. Portanto, a homeostase do zinco é de suma importância para a função adequada do sistema imune.[8,44]

Na atualidade, tem sido bastante evidenciado o impacto da deficiência em zinco sobre aspectos da fisiopatologia de doenças crônicas. Nesse sentido, alterações no comportamento metabólico desse mineral parecem ter relação importante com o processo inflamatório, pois a produção de citocinas estimula a síntese de proteínas transportadoras do mineral, o que compromete sua biodisponibilidade na presença de doenças crônicas. Esse fato torna frágil a ação do zinco na defesa antioxidante em pacientes diabéticos, obesos e que apresentam câncer e doenças cardiovasculares.

O comprometimento no estado nutricional dos indivíduos em relação ao zinco pode ser favorecido por diversos fatores, como ingestão alimentar inadequada, desnutrição energético-proteica, doenças crônicas, inflamação, diminuição na absorção ou aumento da excreção urinária, presença de agentes antagonistas na alimentação, cirurgias intestinais, síndrome de má absorção, gestação, lactação, consumo exagerado de álcool, tabagismo e, ainda, problemas genéticos.[60]

Com relação à toxicidade de zinco em humanos, a literatura demonstra que a ingestão crônica desse oligoelemento até o limite máximo tolerável (40 mg/dia para adultos) é geralmente considerada segura. No entanto, pesquisas têm evidenciado que o consumo crônico de zinco acima desses valores parece favorecer alguns efeitos adversos à saúde. O excesso de zinco está relacionado ao comprometimento do sistema imune, bem como às alterações do metabolismo lipoproteico por reduzir as concentrações de colesterol em lipoproteínas de alta densidade (HDL-c). Além disso, a ingestão excessiva de zinco favorece a manifestação da anemia ferropriva e da deficiência em cobre. Os efeitos adversos mais comuns da toxicidade aguda por ingestão de zinco incluem paladar metálico, náuseas, vômitos, cólicas abdominais e diarreia.[68]

BIODISPONIBILIDADE, FONTES ALIMENTARES E RECOMENDAÇÕES DE INGESTÃO

As funções fisiológicas do zinco no organismo são dependentes de mecanismos homeostáticos que regulam a quantidade absorvida desse elemento pelo trato gastrintestinal, a captação celular, a distribuição entre os compartimentos intracelulares e macromoléculas, bem como a excreção pelos rins, pela pele e pelo intestino.

O zinco pode estar presente na alimentação associado a moléculas orgânicas (p. ex., proteínas e fitatos) ou na forma de sais inorgânicos (como em suplementos e alimentos fortificados). Durante a digestão, ocorre a degradação da matriz alimentar e, provavelmente, a dissociação dos sais inorgânicos, o que libera o zinco do composto original. O zinco livre, por sua vez, pode se ligar novamente a outros compostos resultantes da digestão que estão no lúmen intestinal, os quais podem favorecer ou inibir sua absorção.

A regulação da absorção do zinco por transportadores nos enterócitos, bem como a cinética de saturação do processo de absorção por meio das células intestinais são fatores que participam da manutenção da homeostase desse mineral.[24]

Existem alguns fatores intraluminais identificados como promotores ou antagonistas potenciais da absorção de zinco, que são as substâncias orgânicas solúveis de baixo peso molecular, como aminoácidos, sais orgânicos, ácidos orgânicos, algumas prostaglandinas E2 e F2, e glicose, os quais podem agir como ligantes, unindo-se ao zinco e facilitando sua absorção. Por outro lado, os compostos orgânicos que formam complexos estáveis e pouco solúveis com o zinco podem reduzir sua absorção. Interações competitivas entre o zinco e outros íons com propriedades físico-químicas semelhantes (como o cádmio), quando presentes em excesso, podem diminuir a entrada de zinco na célula, seu transporte intestinal e, portanto, sua absorção, o que reduz a biodisponibilidade desse mineral.[72]

Estudos com isótopos realizados em humanos identificaram três fatores da alimentação como os mais importantes para a biodisponibilidade do zinco: a quantidade de hexafosfato de mioinositol (fitato), o teor de proteína e o conteúdo total de zinco da alimentação. O teor de fitato presente nos alimentos, como grãos de cereais integrais e de leguminosas, reduz a absorção de zinco, fato que pode ocorrer em uma razão molar fitato:zinco acima de 12:1.[23,54]

Quanto às fontes e às recomendações de ingestão de zinco, é importante mencionar que esse mineral é amplamente encontrado em alimentos de origem animal, ligado às proteínas, sobretudo em mariscos, peixes, ostras, ovos, fígado, miúdos e carnes vermelhas. Nozes, castanhas, cereais integrais e leguminosas são considerados fontes relativamente boas de zinco. Já frutas e hortaliças são fontes pobres nesse mineral.

A ingestão dietética recomendada (*recommended dietary allowance* – RDA) para o zinco para adultos é de 8 mg/dia para mulheres e de 11 mg/dia para homens. O nível superior tolerável de ingestão (*tolerable upper intake level* – UL) para adultos é de 40 mg/dia, baseado na redução da atividade da enzima cobre-zinco superóxido dismutase (Tabela 11.1).[31]

Tabela 11.1 Recomendação da ingestão diária de zinco

Estágio de vida	EAR (mg/dia)	AI/RDA (mg/dia)	UL (mg/dia)
Recém-nascidos e crianças			
0-6 meses	–	2,0	4,0
7-12 meses	2,5	3,0	5,0
1-3 anos	2,5	3,0	7,0
4-8 anos	4,0	5,0	12,0
9-13 anos	7,0	8,0	23,0
Homens			
14-18 anos	8,5	11,0	34,0
19-70 anos	9,4	11,0	40,0

Estágio de vida	EAR (mg/dia)	AI/RDA (mg/dia)	UL (mg/dia)
Mulheres			
14-18 anos	7,3	9,0	34,0
19-70 anos	6,8	8,0	40,0
Gestantes			
14-18 anos	10,0	12,0	34,0
19-50 anos	9,5	11,0	40,0
Lactantes			
14-18 anos	10,9	13,0	34,0
19-50 anos	10,4	12,0	40,0

AI: ingestão adequada; EAR: necessidade média estimada; RDA: ingestão dietética recomendada; UL: limite superior tolerável de ingestão.
Fonte: IOM.[31]

AVALIAÇÃO DO ESTADO NUTRICIONAL

Nas últimas décadas, diversas pesquisas têm sido conduzidas com o objetivo de verificar o consumo alimentar e identificar os biomarcadores de avaliação do estado nutricional do indivíduo em relação ao zinco.[3] Até os dias atuais, a literatura não traz um método biológico específico, sensível e prático que evidencie a situação nutricional do indivíduo quanto ao mineral. Desse modo, torna-se frequente a associação de vários índices, quais sejam: medidas do consumo alimentar; concentrações plasmáticas, eritrocitárias e urinárias de zinco; e análise da atividade de metaloenzimas.

A avaliação do estado nutricional do indivíduo em relação ao zinco é baseada na concentração de um componente sanguíneo ou na mensuração de alguma variável associada a uma função no organismo, que pode ser obtida por meio da combinação de dados alimentares, bioquímicos, antropométricos e clínicos. Assim, o estado nutricional relativo ao zinco tem sido avaliado por meio de vários marcadores.

A análise do conteúdo de zinco plasmático é recomendada pela World Health Organization (WHO), pela United Nations International Children's Emergency Fund (Unicef), pela International Atomic Energy Agency (IAEA) e pelo International Zinc Nutrition Consultative Group (IZiNCG) para avaliação do estado nutricional em escala populacional, uma vez que esse indicador bioquímico responde às alterações hormonais e à ingestão alimentar do mineral e prediz respostas funcionais para intervenções.[19,43]

De forma diferente do plasma, o zinco eritrocitário é um índice que reflete alterações em médio e longo prazos nos estoques do mineral no organismo em virtude da meia-vida longa (120 dias) dos eritrócitos. A excreção de zinco na urina é outro parâmetro também utilizado na avaliação do mineral. A concentração urinária desse oligoelemento está reduzida em situações que cursam com deficiência sistêmica, e elevada após o uso de medicamentos e na presença de doenças como o diabetes melito.

As concentrações de zinco nas unhas e nos cabelos são outros indicadores bioquímicos utilizados em pesquisas em seres humanos, e a redução desse mineral nos cabelos reflete deficiência crônica. No entanto, algumas variáveis podem interferir com os resultados desse biomarcador, como contaminantes presentes em colorações e em tratamentos capilares, sítios anatômicos de colheita dos fios de cabelo e o sexo do indivíduo.[25,43]

As concentrações de zinco em leucócitos, em linfócitos e em neutrófilos têm sido apontadas como importantes parâmetros bioquímicos por conterem grande conteúdo do mineral. No entanto, esses biomarcadores não têm sido validados por apresentarem meia-vida curta. Além disso, a interpretação de seus resultados deve ser realizada com cuidado, uma vez que alterações no conteúdo plasmático de zinco podem comprometer a realização de suas funções fisiológicas.[43]

Evidências sobre a avaliação da atividade das metaloenzimas ligadas ao zinco como índice funcional do estado nutricional do indivíduo em relação ao mineral têm sido relatadas, mas esse parâmetro é pouco aceito em razão da baixa sensibilidade. As metaloenzimas mais estudadas são a fosfatase alcalina, a desidrogenase lática, a ribonuclease, a superóxido dismutase e a 5' nucleotidase linfocitária. A metalotioneína também tem sido utilizada como biomarcador na avaliação de minerais, tendo em vista que suas concentrações séricas são marcadamente reduzidas em situações de restrição alimentar de zinco, e elevadas após suplementação com o mineral.[75]

O avanço de estudos que avaliam os aspectos moleculares do zinco por meio da expressão de RNAm das proteínas transportadoras de zinco (ZnT e Zip) e da metalotioneína tem proporcionado o desenvolvimento de novas ferramentas para as investigações do estado nutricional relativo ao zinco. As pesquisas mais recentes têm avaliado a expressão de genes que codificam proteínas que facilitam seu transporte em diversos tecidos.

No estudo de Santos Rocha et al.,[14] a expressão de genes que codificam as proteínas ZnT-1, Zip-1 e Zip-3 foi utilizada como parâmetro para avaliação da compartimentalização do zinco em situações de estresse e de inflamação, como a obesidade, e verificou-se maior expressão do ZnT-1 em relação aos demais transportadores em mulheres obesas. Assim, estudos de nutrigenômica podem contribuir para a obtenção de respostas mais confiáveis relativas ao comportamento metabólico do zinco e, consequentemente, para a definição de intervenções para a redução do risco e o controle de doenças crônicas.

REFERÊNCIAS

1. Aggett PJ. Severe zinc deficiency. In: Mills CF. Zinc in human biology. New York: Springer; 1989. p. 259-74.
2. Al-Maroof RA, Al-Sharbatti SS. Serum zinc levels in diabetic patients and effect of zinc supplementation on glycemic control of type 2 diabetics. Saudi Med J. 2006;27(3):344-50.
3. Andree KB, Kim J, Kirschke CP, Gregg JP, Paik H, Joung H et al. Investigation of lymphocyte gene expression for use as biomarkers for zinc status in humans. J Nutr. 2004;134(7):1716-23.
4. Andreini C, Banci L, Bertini I, Rosato A. Counting the zinc-proteins encoded in the human genome. J Proteome Res. 2006;5(1):196-201.
5. Bury NR, Chung MJ, Sturm A, Walker PA, Hogstrand C. Cortisol stimulates the zinc signaling pathway and expression of metallothioneins and ZnT1 in rainbow trout gill epithelial cells. Am J Physiol Regul Integr Comp Physiol. 2008;294(2):R623-9.
6. Butler A. Acquisition and utilization of transition metal ions by marine organisms. Science. 1998;281(5374):207-10.
7. Chen WQ, Cheng YY, Zhao XL, Li ST, Hou Y, Hong Y. Effects of zinc on the induction of metallothionein isoforms in hippocampus in stress rats. Exp Biol Med (Maywood). 2006;231(9):1564-8.

8. Chimienti F, Devergnas S, Pattou F, Schuit F, Garcia-Cuenca R, Vandewalle B et al. In vivo expression and functional characterization of the zinc transporter ZnT8 in glucose-induced insulin secretion. J Cell Sci. 2006;119(pt 20):4199-206.

9. Chistiakov DA, Voronova NV. Zn(2+)-transporter-8: a dual role in diabetes. Biofactors. 2009;35(4):356-63.

10. Cousins RJ. Gastrointestinal factors influencing zinc absorption and homeostasis. Int J Vitam Nutr Res. 2010;80(4-5):243-8.

11. Cruz KJC, Morais JBS, Oliveira ARS, Severo JS, Marreiro DN. The effect of zinc supplementation on insulin resistance in obese subjects: a systematic review. Biol Trace Elem Res. 2017;176(2):239-43.

12. Cruz KJC, Oliveira ARS, Morais JBS, Severo JS, Mendes PMV, Melo SRS et al. Zinc and insulin resistance: biochemical and molecular aspects. Biol Trace Elem Res. 2018;186(2):407-12.

13. Devirgiliis C, Zalewski PD, Perozzi G, Murgia C. Zinc fluxes and zinc transporter genes in chronic diseases. Mutat Res. 2007;622(1-2):84-93.

14. Dos Santos Rocha PB, de Castro Amorim A, de Sousa AF, do Monte SJ, da Mata Sousa LC, do Nascimento Nogueira N et al. Expression of the zinc transporters genes and metallothionein in obese women. Biol Trace Elem Res. 2011;143(2):603-11.

15. Dufner-Beattie J, Langmade SJ, Wang F, Eide D, Andrews GK. Structure, function, and regulation of a subfamily of mouse zinc transporter genes. J Biol Chem. 2003;278(50):50142-50.

16. Eide DJ. Zinc transporters and the cellular trafficking of zinc. Biochim Biophys Acta. 2006;1763(7):711-22.

17. Ferro FE, de Sousa Lima VB, Soares NR, de Sousa Almondes KG, Pires LV, Cozzolino SM et al. Parameters of metabolic syndrome and its relationship with zincemia and activities of superoxide dismutase and glutathione peroxidase in obese women. Biol Trace Elem Res. 2011;143(2):787-93.

18. Fett CA, Fett WCR, Padovan GJ, Marchini JS. Mudanças no estilo de vida e fatores de risco para doenças crônicas não transmissíveis e sistema imune de mulheres sedentárias. Rev Nutr. 2009;22(2):505-10.

19. Gibson RS, Hess SY, Hotz C, Brown KH. Indicators of zinc status at the population level: a review of the evidence. Br J Nutr. 2008;99(Suppl 3):S14-23.

20. Gómez-García A, Hernández-Salazar E, González-Ortiz M, Martínez-Abundis. Efecto de la administración oral de zinc sobre sensibilidad a la insulina y niveles séricos de leptina y andrógenos en hombres con obesidad. Rev Med Chile. 2006;134(3):279-84.

21. Haase H, Mazzatti DJ, White A, Ibs KH, Engelhardt G, Hebel S et al. Differential gene expression after zinc supplementation and deprivation in human leukocyte subsets. Mol Med. 2007;13(7-8):362-70.

22. Haase H, Mocchegiani E, Rink L. Correlation between zinc status and immune function in the elderly. Biogerontology. 2006;7(5-6):421-8.

23. Hambidge KM, Miller LV, Westcott JE, Krebs NF. Dietary reference intakes for zinc may require adjustment for phytate intake based upon model predictions. J Nutr. 2008;138(12):2363-6.

24. Hambidge KM, Miller LV, Westcott JE, Sheng X, Krebs NF. Zinc bioavailability and homeostasis. Am J Clin Nutr. 2010;91(5):1478S-83S.

25. Hambidge M. Biomarkers of trace mineral intake and status. J Nutr. 2003;133(Suppl 3):948S-55S.

26. Hara T, Takeda T, Takagishi T, Fukue K, KambeT, Fukada T. Physiological roles of zinc transporters: molecular and genetic importance in zinc homeostasis. J Physiol Sci. 2017;67(2):283-301.

27. Henriques GS, Hirata MH, Cozzolino SMF. Aspectos recentes da absorção e biodisponibilidade do zinco e suas correlações com a fisiologia da isoforma testicular da enzima conversora de angiotensina. Rev Nutr. 2003;16(3):333-45.

28. Hojyo S, Fukada T. Roles of zinc signaling in the immune system. J Immunol Res. 2016;2016:6762343.

29. Hunt JR, Beiseigel JM, Johnson LK. Adaptation in human zinc absorption as influenced by dietary zinc and bioavailability. Am J Clin Nutr. 2008;87(5):1336-45.

30. Inoue K, Matsuda K, Itoh M, Kawaguchi H, Tomoike H, Aoyagi T et al. Osteopenia and male-specific sudden cardiac death in mice lacking a zinc transporter gene, Znt5. Hum Mol Genet. 2002;11(15):1775-84.

31. Institute of Medicine. Food and Nutrition Board (FNB). Dietary reference intakes for vitamin A, vitamin K, arsenic, boron, chromium, copper, iodine, iron, manganese, molybdenum, nickel, silicon, vanadium and zinc. Washington: The National Academies Press; 2001.

32. Islam MS, Loots du T. Diabetes, metallothionein, and zinc interactions: a review. Biofactors. 2007;29(4):203-12.
33. Kagara N, Tanaka N, Noguchi S, Hirano T. Zinc and its transporter ZIP10 are involved in invasive behavior of breast cancer cells. Cancer Sci. 2007;98(5):692-7.
34. Kambe T, Tsuji T, Hashimoto A, Itsumura N. The physiological, biochemical, and molecular roles of zinc transporters in zinc homeostasis and metabolism. Physiol Rev. 2015;95(3):749-84.
35. Kim JR, Ryu HH, Chung HJ, Lee JH, Kim SW, Kwun WH et al. Association of anti-obesity activity of N-acetylcysteine with metallothionein-II down-regulation. Exp Mol Med. 2006;38(2):162-72.
36. King JC. Zinc: an essential but elusive nutrient. Am J Clin Nutr. 2011;94(2):679S-84S.
37. Klotz LO, Kröncke KD, Buchczyk DP, Sies H. Role of copper, zinc, selenium and tellurium in the cellular defense against oxidative and nitrosative stress. J Nutr. 2003;133(5 Suppl 1):1448S-51S.
38. Klug A. The discovery of zinc fingers and their development for practical applications in gene regulation and genome manipulation. Q Rev Biophys. 2010;43(1):1-21.
39. Lichten LA, Cousins RJ. Mammalian zinc transporters: nutritional and physiologic regulation. Annu Rev Nutr. 2009;29:153-76.
40. Liu J, Cheng ML, Yang Q, Shan KR, Shen J, Zhou Y et al. Blood metallothionein transcript as a biomarker for metal sensitivity: low blood metallothionein transcripts in arsenicosis patients from Guizhou, China. Environ Health Perspect. 2007;115(7):1101-6.
41. Liuzzi JP, Bobo JA, Lichten LA, Samuelson DA, Cousins RJ. Responsive transporter genes within the murine intestinal-pancreatic axis form a basis of zinc homeostasis. Proc Natl Acad Sci USA. 2004;101(40):14355-60.
42. Liuzzi JP, Lichten LA, Rivera S, Blanchard RK, Aydemir TB, Knutson MD et al. Interleukin-6 regulates the zinc transporter Zip14 in liver and contributes to the hypozincemia of the acute-phase response. Proc Natl Acad Sci USA. 2005;102(19):6843-8.
43. Lowe NM, Fekete K, Decsi T. Methods of assessment of zinc status in humans: a systematic review. Am J Clin Nutr. 2009;89(6):2040S-51S.
44. Maares M, Haase H. Zinc and immunity: an essential interrelation. Arch Biochem Biophys. 2016;611:58-65.
45. Magalhães RCN, Araujo CGB, Lima VBS, Neto JMM, Nogueira NN, Marreiro DN. Nutritional status of zinc and activity superoxide dismutase in chronic renal patients under going hemodialysis. Nutr Hosp. 2011;26(6):1471-6.
46. Mantzoros CS, Prasad AS, Beck FW, Grabowski S, Kaplan J, Adair C et al. Zinc may regulate serum leptin concentrations in humans. J Am Coll Nutr. 1998;17(3):270-5.
47. Maret W, Krezel A. Cellular zinc and redox buffering capacity of metallothionein/thionein in health and disease. Mol Med. 2007;13(7-8):371-5.
48. Maret W, Sandstead HH. Zinc requirements and the risks and benefits of zinc supplementation. J Trace Elem Med Biol. 2006;20(1):3-18.
49. Marreiro DN, Geloneze B, Tambascia MA, Lerário AC, Halpern A, Cozzolino SM. Effect of zinc supplementation on serum leptin levels and insulin resistance of obese women. Biol Trace Elem Res. 2006;112(2):109-18.
50. Masaki H, Ochiai Y, Okano Y, Yagami A, Akamatsu H, Matsunaga K et al. A zinc(II)-glycine complex is an effective inducer of metallothionein and removes oxidative stress. J Dermatol Sci. 2007;45(1):73-5.
51. Maxfield L, Crane JS. Zinc, deficiency. Treasure Island (FL): Stat Pearls; 2018.
52. Meunier N, O'Connor JM, Maiani G, Cashman KD, Secker DL, Ferry M et al. Importance of zinc in the elderly: the Zenith study. Eur J Clin Nutr. 2005;59(Suppl 2):S1-4.
53. Miller J, McLachlan AD, Klug A. Repetitive zinc-binding domains in the protein transcription factor IIIA from xenopus oocytes. Embo J. 1985;4(6):1609-14.
54. Miller LV, Krebs NF, Hambidge KM. A mathematical model of zinc absorption in humans as a function of dietary zinc and phytate. J Nutr. 2007;137(1):135-41.
55. Mocchegiani E, Giacconi R, Malavolta M. Zinc signalling and subcellular distribution: emerging targets in type 2 diabetes. Trends Mol Med. 2008;14(10):419-28.
56. Nishito Y, Kambe T. Absorption mechanisms of iron, copper, and zinc: an overview. J Nutri Sci Vitaminol. 2018;64(1):1-7.

57. Oliveira KDJFD, Koury JC, Donangelo CM. Micronutrientes e capacidade antioxidante em adolescentes sedentários e corredores. Rev Nutr. 2007;20(2):171-9.
58. Overbeck S, Uciechowski P, Ackland ML, Ford D, Rink L. Intracellular zinc homeostasis in leukocyte subsets is regulated by different expression of zinc exporters ZnT-1 to ZnT-9. J Leukoc Biol. 2008;83(2):368-80.
59. Palmiter RD, Findley SD. Cloning and functional characterization of a mammalian zinc transporter that confers resistance to zinc. Embo J. 1995;14(4):639-49.
60. Prasad AS, Bao B, Beck FW, Kucuk O, Sarkar FH. Antioxidant effect of zinc in humans. Free Radic Biol Med. 2004;37(8):1182-90.
61. Prasad AS, Beck FW, Bao B, Fitzgerald JT, Snell DC, Steinberg JD. Zinc supplementation decreases incidence of infections in the elderly: effect of zinc on generation of cytokines and oxidative stress. Am J Clin Nutr. 2007;85(3):837-44.
62. Prasad AS, Beck FW, Snell DC, Kucuk O. Zinc in cancer prevention. Nutr Cancer. 2009;61(6):879-87.
63. Prasad AS, Halsted JA, Nadimi M. Syndrome of iron deficiency anemia, hepatosplenomegaly, hypogonadism, dwarfism and geophagia. Am J Med. 1961;31:532-46.
64. Prasad AS. Impact of the discovery of human zinc deficiency on health. J Am Coll Nutr. 2009;28(3):257-65.
65. Prasad AS. Metabolism of zinc and its deficiency in human subjects. In: Prasad AS. Zinc metabolism. Springfield: Thomas; 1966.
66. Raulin J. Études chimiques sur la végétation. Ann Sci Nat Bot. 1870;11(1):93-299.
67. Romero-Isart N, Jensen LT, Zerbe O, Winge DR, Vasak M. Engineering of metallothionein-3 neuroinhibitory activity into the inactive isoform metallothionein-1. J Biol Chem. 2002;277(40):37023-8.
68. Saper RB, Rash R. Zinc: an essential micronutrient. Am Fam Physician. 2009;79(9):768-72.
69. Sekler I, Sensi SL, Hershfinkel M, Silverman WF. Mechanism and regulation of cellular zinc transport. Mol Med. 2007;13(7-8):337-43.
70. Smidt K, Pedersen SB, Brock B, Schmitz O, Fisker S, Bendix J et al. Zinc-transporter genes in human visceral and subcutaneous adipocytes: lean versus obese. Mol Cell Endocrinol. 2007;264(1-2):68-73.
71. Sommer AL, Lipman CB. Evidence on the indispensable nature of zinc and boron for higher green plants. Plant Physiol. 1926;1(3):231-49.
72. Taylor KM, Vichova P, Jordan N, Hiscox S, Hendley R, Nicholson RI. ZIP7-mediated intracellular zinc transport contributes to aberrant growth factor signaling in antihormone-resistant breast cancer cells. Endocrinol. 2008;149(10):4912-20.
73. Tinoco-Veras CM, Bezerra Sousa MS, da Silva BB, Franciscato Cozzolino SM, Viana Pires L, Coelho Pimentel JA et al. Analysis of plasma and erythrocyte zinc levels in premenopausal women with breast cancer. Nutr Hosp. 2011;26(2):293-7.
74. Todd WR, Elvehjem CA, Hart EB. Zinc in the nutrition of the rat. Am J Physiol. 1934;107(1):146-56.
75. Tran CD, Cool J, Xian CJ. Dietary zinc and metallothionein on small intestinal disaccharidases activity in mice. World J Gastroenterol. 2001;17(3):354-60.
76. Tudor R, Zalewski PD, Ratnaike RN. Zinc in health and chronic disease. J Nutr Health Aging. 2005;9(1):45-51.
77. Valentine RA, Jackson KA, Christie GR, Mathers JC, Taylor PM, Ford D et al. ZnT5 variant B is a bidirectional zinc transporter and mediates zinc uptake in human intestinal Caco-2 cells. J Biol Chem. 2007;282(19):14389-93.
78. Volp ACP, Alfena RCG, Costa NMB, Minim VPB, Stringueta PC, Bressan J. Capacidade dos biomarcadores inflamatórios em predizer a síndrome metabólica: inflammation biomarkers capacity in predicting the metabolic syndrome. Arq Bras Endocrinol Metab. 2008;52(3):537-49.
79. Weeks DL, Donelson JE. Manual de bioquímica com correlações clínicas. In: Devlin TM. Regulação da expresão gênica. São Paulo: Blücher; 2007. p. 287-314.
80. Wijesekara N, Chimienti F, Wheeler MB. Zinc, a regulator of islet function and glucose homeostasis. Diabetes Obes Metab. 2009;11(Suppl 4):202-14.
81. Yuyama LK, Yonekura L, Aguiar JPL, Rodrigues ML, Cozzolino SM. Zinco. In: Cozzolino SMF. Biodisponibilidade de nutrientes. Barueri: Manole; 2009.

12

Cobre

LUCIA DE FÁTIMA CAMPOS PEDROSA
ANNA CECÍLIA QUEIROZ DE MEDEIROS

INTRODUÇÃO

O cobre é um membro da primeira série de transição de elementos, com respectivos número e peso atômicos de 29 e 63, e a capacidade de alternar entre as formas reduzidas e oxidadas, o que fundamenta sua importância em sistemas biológicos.[3] Na natureza, são encontrados dois isótopos estáveis de cobre (^{63}Cu e ^{65}Cu), e são conhecidos cerca de 27 isótopos radioativos, dois apenas com maior aplicabilidade em estudos in vivo, o ^{67}Cu (t ½ = 61,9 h) e o ^{64}Cu (t ½ = 12,7 h), cuja meia-vida relativamente curta limita os estudos sobre seu metabolismo.[1,42]

Em seres vivos, o cobre é encontrado predominantemente nos estados de oxidação (I): íon cuproso – Cu^+, instável em ambiente aquoso e oxidado a Cu^{2+}; e também sob a forma II: íon cúprico – Cu^{2+}, estável e que forma hidróxido de cobre [$Cu(OH_2)$] em água com pH alcalino. O íon cuproso [Cu (I)] está presente principalmente em membranas celulares e em compartimentos intracelulares, cujo potencial redox geralmente é menor, enquanto a forma de íon cúprico [Cu (II)] é mais típica do compartimento extracelular, mais oxidada e mais aquosa.[10,47]

A capacidade do cobre de atuar como receptor e doador de elétrons em reações redox é fundamental para a atividade de uma série de enzimas e proteínas encontradas em diversos sistemas biológicos, como superóxido dismutase (SOD), lisil oxidase, citocromo c oxidase, ceruloplasmina e metalotioneínas, necessárias para o metabolismo energético, a respiração, a resposta imune, a proteção contra o estresse oxidativo, a síntese de DNA e o crescimento celular, a coagulação sanguínea, e a formação óssea e de vasos sanguíneos.[3,6,29]

Por todas essas funções, o cobre é caracterizado como elemento essencial para a vida, em vertebrados e invertebrados. Estima-se que em um indivíduo adulto, com 70 kg, haja cerca de 110 mg de cobre corpóreo, com maiores concentrações encontradas no esqueleto e na medula óssea (46 mg), no músculo esquelético (26 mg), no fígado (10 mg), no cérebro (8,8 mg) e no sangue (6 mg). No plasma, cerca de 97% do cobre está ligado à ceruloplasmina.[10]

272 BASES BIOQUÍMICAS E FISIOLÓGICAS DA NUTRIÇÃO

No entanto, pelo fato de o cobre ser potencialmente tóxico, sua homeostase é minuciosamente regulada por um intrincado sistema de transportadores e proteínas.[31] Os mecanismos bioquímicos e celulares pelos quais os estoques de cobre induzem danos celulares e necrose ainda são discutidos na literatura, no entanto, parecem estar relacionados à sua capacidade de catalisar a produção de radicais livres via reações de Fenton e Haber-Weiss. Outra possível implicação negativa desse quadro seriam alterações na dinâmica entre a glutationa e o cobre, o que poderia interferir também na capacidade antioxidante do organismo. Especula-se, ainda, que efeitos tóxicos do cobre possam estar relacionados a vias inflamatórias e à ativação do sistema imunológico, cujos mediadores e sinalizadores poderiam ser ativados/modulados pelas concentrações ou estado de oxidação desse mineral.[29,47]

IMPORTÂNCIA BIOLÓGICA

O papel bioquímico do cobre é primariamente catalítico como constituinte das cuproenzimas que atuam como oxidases, além de compor, também, algumas proteínas com funções orgânicas importantes (Quadro 12.1).[16,42]

Quadro 12.1 Funções das cuproenzimas e das proteínas ligadas ao cobre

Cuproenzimas/proteínas	Localização	Funções
Diamina oxidases	Células de todo o organismo	Inativam a histamina liberada durante reações alérgicas e poliaminas envolvidas na proliferação celular. Apresentam alta atividade no intestino delgado, nos rins e na placenta
Monoamina oxidases (MAO)	Células de todo o organismo	Degradam a serotonina e atuam no metabolismo de catecolaminas (epinefrina, norepinefrina, dopamina). Suas atividades são inibidas por alguns medicamentos antidepressivos
Citocromo c oxidase	Mitocôndrias de todas as células	Atua no transporte de elétrons, catalisa a redução de O_2 para H_2O na mitocôndria, propiciando a formação de ATP e a fosforilação oxidativa dos tecidos. Apresenta alta atividade no cérebro, no fígado e nos rins
Lisil oxidase	Colágeno e elastina	Atua nas ligações cruzadas do colágeno e da elastina necessárias à formação do tecido conjuntivo dos ossos, dos vasos sanguíneos e dos pulmões
Tirosinase	Olhos, pele	Participa da síntese de melanina, catalisa a conversão de tirosina em dopamina
Dopamina beta-hidroxilase	Cérebro, glândulas suprarrenais	Catalisa a conversão de dopamina em norepinefrina
Ceruloplasmina (ferroxidase I)	Plasma	Catalisa a oxidação de Fe^{2+} em Fe^{3+} necessária para a ligação do ferro à transferrina; distribui ferro orgânico do fígado e de outros órgãos, transporta cobre no plasma; antioxidante

Cuproenzimas/proteínas	Localização	Funções
Hefaestina (ferroxidase II)	Membranas	Atua no metabolismo do ferro em sítios específicos celulares, captando ferro da alimentação. É uma proteína ligada à membrana celular, altamente expressa no intestino delgado
Cobre-zinco superóxido dismutase (Cu/Zn SOD)	Citoplasma das células, cérebro, tireoide, fígado, hipófise, eritrócitos	Atua na defesa contra danos oxidativos do radical superóxido. Converte o ânion superóxido ($O_2^{\cdot-}$) em H_2O_2 e O_2
Manganês-zinco superóxido dismutase (Mn/Zn SOD)	Mitocôndria das células	Atua na defesa contra danos oxidativos do radical superóxido. Possui função scavenger, convertendo o ânion $O_2^{\cdot-}$ em H_2O_2 e O_2
Metalotioneína	Células intestinais, rins, fígado	Proteína rica em cisteína que liga zinco, cádmio e cobre, sequestra íons de metais e previne toxicidade
Transcupreína	Plasma	Transporta cobre no plasma

As funções moleculares do cobre se refletem em ações fisiológicas importantes no desenvolvimento fetal, no crescimento, nos sistemas imune e cardiovascular, na destoxificação de radicais livres, na formação de pigmentos, na síntese de neurotransmissores e de tecido conectivo e no metabolismo do ferro.[3,6]

Um ponto que ainda precisa ser mais bem compreendido são os mecanismos envolvidos na essencialidade do cobre para o sistema imunológico, para a resposta tanto humoral quanto celular, incluindo a atividade e a produção dos neutrófilos circulantes, a produção de interleucina 2 (IL-2), a atividade fagocítica de macrófagos e a produção esplênica de anticorpos.[6,24] Os fatores de coagulação V e VIII possuem domínios capazes de ligar cobre, que parece ser necessário para a manutenção da integridade estrutural e para a interação entre as cadeias proteicas desses fatores de coagulação.[26]

O cobre também desempenha papel importante na saúde do homem, sendo considerado elemento essencial para praticamente todos os estágios da gametogênese masculina, além de estar presente em quantidades apreciáveis nos líquidos associados ao esperma, no epidídimo e na próstata.[27] Nesse sentido, por exemplo, foram identificadas interações iônicas que parecem indicar que o adrenorreceptor α_{1A}, que desempenha papel-chave na tonicidade prostática e para os atuais tratamentos de hiperplasia prostática benigna, parece sofrer modulação de acordo com as concentrações de cobre.[8]

Uma vertente que vem despertando cada vez mais interesse são as investigações que buscam elucidar o papel do cobre na homeostase neuronal e plasticidade sináptica, além das funções mais conhecidas relativas à síntese de neurotransmissores e defesa antioxidante do sistema nervoso. Dentre as questões a serem esclarecidas, as principais se referem ao significado e à influência das diferentes concentrações deste mineral nas diversas áreas do cérebro, à razão da maior sensibilidade das mitocôndrias cerebrais ao cobre, bem como ao impacto de alterações na homeostase do cobre para o desenvolvimento de doenças neurodegenerativas, como Alzheimer, Parkinson, esclerose lateral amiotrófica (ELA) e doença de Huntington.[4,5,14]

ASPECTOS FISIOLÓGICOS: ABSORÇÃO, TRANSPORTE, ARMAZENAMENTO E EXCREÇÃO

A absorção de cobre em seres humanos tem sido investigada principalmente por meio de estudos de balanço, utilizando a ingestão alimentar subtraída das perdas nas fezes e na urina; entretanto, os trabalhos que utilizam isótopos estáveis são considerados mais confiáveis. O intestino delgado, principalmente o duodeno, é o sítio primário de absorção de cobre em humanos e animais; no entanto, uma pequena fração do cobre alimentar é solubilizada no estômago, e esse local de absorção é considerado menos significativo do ponto de vista nutricional. Pelo menos metade da quantidade de cobre que alcança o intestino delgado reaparece na bile, complexada na forma de compostos insolúveis, os quais, posteriormente, são perdidos nas fezes.[3,6]

A primeira etapa na absorção é a captação do cobre alimentar pelas células intestinais. Existem fatores luminais e alimentares que são facilitadores da absorção, como os sais de cobre nas formas de carbonato, sulfato e acetato, e os ácidos cítrico e lático; e aqueles considerados inibidores, como o óxido de cobre, o ácido ascórbico, a frutose e a sacarose, e os cátions bivalentes. Zinco, ferro, molibdênio e cádmio influenciam de forma negativa no processo absortivo de cobre, principalmente o zinco, que compete por carreadores celulares.[10] Estima-se que, em média, a absorção de cobre de dietas típicas varie de 50 a 75% e que esse percentual decresça com o aumento da ingestão, alcançando valores de cerca de 12% diante de ingestões muito elevadas.[45]

Estudos prévios, em segmentos isolados do duodeno, sugeriram que a absorção do cobre era regulada por difusão passiva simples. Atualmente, com o avanço nas pesquisas, entende-se que a homeostase do cobre necessita de uma regulação complexa de absorção e excreção, mediada por transportadores que determinam a entrada desse mineral nas células, o fluxo intracelular e o efluxo por meio da membrana basolateral dos enterócitos (Quadro 12.2).[31,41]

Quadro 12.2 Proteínas que participam do transporte de cobre

Proteínas	Acrônimo	Função atribuída na homeostase do cobre
Membrana		
Transportador de cobre 1	CTR1	Captação na membrana plasmática
Transportador de cobre 2	CTR2	Bomba de cobre do endossomo
Transportador de metais bivalente 1	DMT1	Influxo de Cu^{2+} ou Cu^+
ATPase	Nenhum	Influxo de Cu^{2+}
Intracelular		
Proteína da doença de Menkes	ATP7A	Biossíntese e efluxo de enzimas
Proteína da doença de Wilson	ATP7B	Biossíntese e efluxo de enzimas
Metalotioneína	MT	Armazenamento e chaperona
Chaperonas		
Chaperona antioxidante 1	Atox 1	Alvo das ATP7A e ATP7B
Cobre superóxido dismutase chaperona	CCS	Alvo da superóxido dismutase

Fonte: adaptado de Prohaska.[31]

O cobre presente no lúmen intestinal é reduzido e captado pelo transportador de cobre 1 (CTR1, do inglês *copper transporter* 1) através das microvilosidades da borda em escova. O CTR1 é um transportador dinâmico, de ordem primária, com alta afinidade pelo cobre alimentar, encontrado na membrana plasmática e nas vesículas intracelulares dos enterócitos (Figuras 12.1 e 12.2). Trata-se de uma proteína composta por uma cadeia de 190 aminoácidos e três domínios transmembranas, que formam um poro homotrimétrico, adequado para o influxo de cobre. Esse transportador é considerado essencial para a captação intestinal de cobre e para o suprimento adequado do mineral necessário para o desenvolvimento do embrião. Com o aumento das concentrações de cobre, o CTR1 pode ser internalizado na membrana, e essa ação é tempo-dependente, saturável e estimulada pelo pH ácido extracelular e pelas altas concentrações de potássio.[10,21,49]

Um gradiente de sódio elevado no lúmen estimula a absorção de cobre mediada pelo CTR1 nas células epiteliais do intestino, em virtude do aumento de íons de hidrogênio. O CTR1 também é expresso nas células endoteliais da barreira cerebral, o que sugere envolvimento no transporte de cobre do plasma para o sistema nervoso central. Homólogos do CTR1, denominados transportadores de cobre 2 (CTR2, do inglês *copper transporter* 2), têm sido identificados nos lisossomos e em outros compartimentos citoplasmáticos (Figura 12.1). Especula-se sobre as funções desses transportadores na homeostase intracelular do cobre, mas os mecanismos de regulação ainda não foram totalmente esclarecidos. Provavelmente, em certas condições fisiológicas, podem ser mobilizados para facilitar o influxo de cobre na membrana.[21,30]

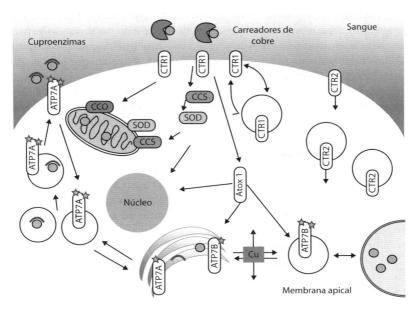

Figura 12.1 Distribuição intra e extracelular dos transportadores de cobre.

Atox 1: chaperona antioxidante; ATP7A: adenosina trifosfatase 7A (proteína da doença de Menkes); ATP7B: adenosina trifosfatase 7B (proteína da doença de Wilson); CCO: citocromo c oxidase; CCS: *copper-delivering chaperone required for SOD*; CTR1: transportador de cobre 1; CTR2: transportador de cobre 2; Cu: cobre; SOD: superóxido dismustase.

Fonte: adaptada de Lutsenko.[21]

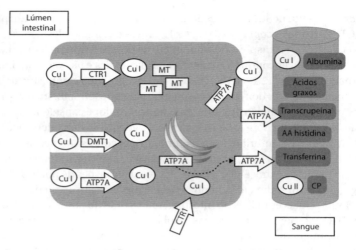

Figura 12.2 Absorção de cobre alimentar em enterócitos.
AA: aminoácido; ATP7A: adenosina trifosfatase 7A (proteína da doença de Menkes); CP: ceruloplasmina; CTR1: transportador de cobre 1; Cu I: íon cuproso; Cu II: íon cúprico; DMT1: transportador de metais bivalente 1; MT: metalotioneína.
Fonte: adaptada de Crisponi et al.[10]

O transportador de metais bivalente 1 (DMT1, do inglês *divalent metal transporter 1*) tem papel importante no transporte apical de cobre e na captação de ferro, o que induz a ação competitiva entre esses dois minerais. A captação de cobre no lúmen intestinal via DMT1 também tem se mostrado sensível ao pH. Esse transportador é significativamente expresso no duodeno proximal e nos rins, mas encontrado em todos os tecidos.[10]

A segunda etapa no transporte de cobre por meio do epitélio intestinal é a passagem dentro do citoplasma, que é mediada pela metalotioneína (MT), o mais importante transportador de cobre no percurso que compreende o lúmen até a parte basolateral da célula (Figura 12.2). A MT é uma proteína de baixo peso molecular, rica em cisteína, que pode ligar cobre em altas razões molares. A incorporação de cobre na MT é um processo importante de prevenção contra toxicidade, assim como contra danos celulares. A exposição do intestino a altas concentrações de cobre propicia aumento de ligação e retenção de cobre pela MT, o que, consequentemente, proporciona um meio de perdas corpóreas desse mineral que estava acumulado, mediante o processo de renovação celular.[30] A competição por ligação nos sítios da MT acontece entre o cobre e os outros minerais, como o cádmio e o zinco. Esses mecanismos devem ser resgatados na elaboração de protocolos de estudo com suplementação de minerais. Os íons de cobre, depois que alcançam a membrana basolateral dos enterócitos, são transferidos para se ligarem ao principal exportador de membrana, a adenosina trifosfatase 7A (ATP7A, do inglês *adenosine triphosphatase 7A*), uma ATPase também conhecida como proteína da doença de Menkes (MNK, do inglês *Menke's protein*). Essa proteína tem papel relevante na liberação de cobre para o sistema portal (Figura 12.2). Os íons de cobre na circulação sanguínea são imediatamente ligados à albumina (17%), considerada o maior *pool* intercambiável de cobre. A transcupreína carreia cobre em menor proporção (10%). Essa glicoproteína com 270 kDa foi descoberta em ratos e caracterizada pela alta afinidade com o cobre. Eventualmente, o cobre também se liga a aminoácidos, peptídeos e ácidos graxos, porém sem relevância fisiológica.[10,21]

O cobre presente na circulação portal é captado principalmente pelo fígado, no qual é incorporado ao pool de síntese das cuproenzimas ou é secretado para a vesícula biliar. Dessa forma, o fígado exerce o controle homeostático sobre o cobre extra-hepático.[41] No fígado, o cobre é incorporado à ceruloplasmina de modo rápido e distribuído para os tecidos periféricos ligados a essa proteína em uma proporção de 95%. Outras funções da ceruloplasmina estão apresentadas no Quadro 12.1. Particularmente, os mecanismos de trocas teciduais no cérebro, rins, placenta, glândula mamária, coração, retina e sistema nervoso central envolvem transportadores de cobre específicos, com alguns dos mecanismos de ação moleculares ainda questionáveis (Figura 12.3).[10]

Maior compreensão sobre a homeostase do cobre emergiu com a descoberta das chaperonas de cobre, a exemplo da chaperona antioxidante 1 (Atox1) e da chaperona de cobre para a SOD (CCS, do inglês *copper-delivering chaperone required for SOD*). A primeira liga o cobre e se associa com a *ATP7A* e a adenosina trifosfatase 7B (*ATP7B*, do inglês *adenosine triphosphatase 7B*), transferindo o cobre para os caminhos secretórios e o núcleo (Quadro 12.2, Figura 12.1). Em virtude dessas especificidades, a Atox1 é uma chaperona importante envolvida no efluxo de cobre intracelular. A segunda, a CCS, é uma proteína que forma heterodímeros com a cobre-zinco SOD, encontrada em abundância nos eritrócitos. Mesmo considerada essencial para ativação da SOD em mamíferos, a ausência de CCS não demonstrou ser letal em experimentos com camundongos. Especificamente, a SOD também é encontrada no espaço intermembrana da mitocôndria, protegendo-a de radicais superóxidos que não foram neutralizados pela SOD dependente de manganês.[21,31]

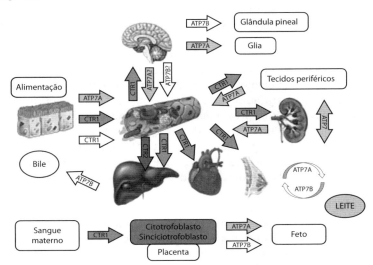

Figura 12.3 Transportadores envolvidos na distribuição do cobre em diferentes órgãos.
ATP7A: adenosina trifosfatase 7A (proteína da doença de Menkes); ATP7B: adenosina trifosfatase 7B (proteína da doença de Wilson); CTR1: transportador de cobre 1; CTR2: transportador de cobre 2.
Fonte: adaptada de Crisponi et al.[6]

278   BASES BIOQUÍMICAS E FISIOLÓGICAS DA NUTRIÇÃO

A bile é a maior via de excreção do cobre que se encontra ligado principalmente a compostos de baixo peso molecular. A maior parte do cobre fecal é proveniente da excreção biliar em conjunto com outras secreções intestinais (como saliva, suco gástrico e fluido intestinal), além da fração alimentar não absorvida e dos remanescentes da descamação celular. Comparada com a excreção fecal, a excreção urinária de cobre é baixa (menos de 30 µg/dia), não contribuindo significativamente para a regulação dos estoques de cobre ou dos cálculos de balanço.[6]

BIODISPONIBILIDADE

Vários parâmetros afetam a taxa de absorção do cobre alimentar, incluindo forma química, idade e sexo do indivíduo, tipo de alimento consumido, quantidade de cobre na alimentação e uso de contraceptivos orais. Esses parâmetros podem fazer com que a taxa de absorção varie de 12 a 71%.[48] Nesse sentido, enquanto sais de cobre (carbonato, acetato, sulfato e cloreto) são bem absorvidos, a forma de óxido de cobre tem menor capacidade para cruzar a barreira intestinal. Alta biodisponibilidade de cobre foi observada em pães livres de glúten e fortificados com leite e sementes; e no açaí, particularmente, por apresentar na matriz o cobre complexado com os aminoácidos ácido aspártico, tirosina e fenilalanina.[33,35] Proteína, fruto-oligossacarídeos e inulina parecem melhorar a absorção de cobre, enquanto o excesso de frutose, o molibdênio e o ácido ascórbico parecem diminuir sua absorção. A ingestão de frutose prejudicou o *status* de cobre e resultou na sobrecarga de ferro em ratos com deficiência marginal de cobre, exacerbando a lesão hepática e o acúmulo de gordura neste órgão, possivelmente mediada pelo aumento do acúmulo de ferro.[38]

Com o avanço da idade, há decréscimo na eficiência da manutenção da homeostase do cobre, o que resulta em aumento das concentrações plasmáticas desse mineral na população idosa. Maiores concentrações de cobre sérico têm sido detectadas em mulheres, particularmente nas que fazem uso de contraceptivos. Em relação a fatores fisiológicos, o pH intestinal é, provavelmente, o que mais afeta a absorção de cobre, uma vez que um meio ambiente ácido é essencial para liberar os íons de cobre de complexos formados na matriz alimentar, propiciando condições para sua absorção. O ácido cítrico e o ácido lático provenientes da alimentação também favorecem essa absorção. O cobre (I) e o ferro (II) oriundos da alimentação parecem competir na mucosa intestinal por um transportador comum, o DMT1. Tal mecanismo deve ser considerado importante diante da ingestão de grandes quantidades de ferro no tratamento da anemia ferropriva. Adicionalmente, na deficiência em cobre, há alteração no metabolismo do ferro.[3,11,45]

Outro ponto-chave da biodisponibilidade do cobre é a absorção mediada pela MT em nível de enterócito. O cádmio e o zinco são os íons que mais competem com o cobre pela ligação com a MT, além de aumentarem fortemente a expressão dessa proteína. Isso pode prejudicar o transporte de cobre, favorecendo sua perda nas fezes, quando há apoptose celular. Depleção de cobre foi observada em humanos submetidos à suplementação com doses elevadas de zinco (50 mg ou mais), durante períodos prolongados. Quando uma dieta é baixa em cobre (0,4 mg/dia), até 75% é absorvido, enquanto apenas 12% é absorvido quando a dieta é alta em cobre (7,5 mg/dia). Embora a absorção fracionada de cobre diminua com maiores ingestões, a quantidade absoluta de cobre absorvida é notavelmente maior.[3,10,11,16,45]

FONTES ALIMENTARES

O cobre é ingerido a partir de fontes alimentares, água e suplementos nutricionais. Entretanto, o conteúdo de cobre na alimentação varia muito, em razão de fatores como qualidade dos solos, estações do ano, localização geográfica, tipo da água e uso de fertilizantes. Neste sentido, o conteúdo de cobre em bases de dados de composição de alimentos deve ser considerado com cautela. Além disso, a concentração de cobre na água potável também pode variar, dependendo da composição do lençol freático e dos sistemas hidráulicos domésticos. A água ácida suave causa corrosão nos tubos de cobre e aumenta a concentração do mineral na água da torneira. Ao todo, essas variações representam fatores de confusão na avaliação da ingestão de cobre, tanto em nível individual quanto populacional.[6]

Alimentos como crustáceos, oleaginosas (castanha de caju e castanha-do-brasil), sementes (incluindo o cacau), vísceras e leguminosas são considerados ricos em cobre, por conterem de 0,4 a mais de 2 mg de cobre/100 g de alimento. Dentre os que apresentam concentrações intermediárias do mineral, entre 0,1 a 0,4 mg de cobre/100 g de alimento, estão tomates, bananas, uvas, produtos que contêm chocolate, batatas e a maioria das carnes. Destacam-se, atualmente, os resultados de concentrações elevadas de cobre (2,11 ± 0,91 mg/100 g de matéria seca) em açaí cultivado no Brasil.[36] O leite, especialmente o de vaca, e os laticínios, de modo geral, são fontes pobres em cobre, com concentrações menores que 0,1 mg de cobre/100 g de alimento, assim como frango, peixes e demais vegetais.[3,11,45]

Estudo de coorte europeu realizado com o objetivo de avaliar a ingestão alimentar de cobre entre grupos de indivíduos com diferentes graus de exclusão de alimentos de origem animal mostrou que a ingestão, ajustada por sexo e idade, correspondeu a 1,55, 1,64, 1,68 e 2,07 mg/dia para consumidores de carne, consumidores de peixes, vegetarianos e veganos, respectivamente. Este maior teor de cobre nas dietas à base de vegetais representa vantagem para compensar a estimativa de biodisponibilidade de cobre possivelmente reduzida, mediante concentração elevada de fitatos e fibras e outros constituintes das plantas.[37]

RECOMENDAÇÕES DE INGESTÃO

A ingestão de cobre varia muito dependendo das escolhas e dos hábitos alimentares, bem como dos fatores ambientais. A maioria das dietas contém cobre suficiente (1 a 5 mg) para prevenir deficiência, e não o suficiente para causar toxicidade. Nos Estados Unidos, o Third National Health and Nutrition Examination Survey (NHANES III) encontrou média de ingestão diária de cobre, a partir de alimentos, de 1,54 a 1,70 mg para homens e de 1,13 a 1,18 mg para mulheres, na faixa etária de 19 a 70 anos. Dados da Comunidade Europeia sugerem média de consumo de 1,0 a 2,3 mg/dia entre homens e de 0,9 a 1,8 mg/dia entre mulheres.[16]

280 BASES BIOQUÍMICAS E FISIOLÓGICAS DA NUTRIÇÃO

No Brasil, há poucos estudos exploratórios avaliando a ingestão de cobre. Pesquisas realizadas na região Nordeste encontraram média de ingestão de 1,07 mg de cobre/dia (1,22 a 2,82 mg/dia), entre adultos jovens, e média de 1,09 e 1,01 mg de cobre/dia entre adolescentes e crianças de ambos os sexos, respectivamente.[19,25] Dados do Inquérito Nacional de Alimentação (INA), referentes a um módulo da Pesquisa de Orçamentos Familiares (POF) 2008-2009, demonstraram ingestão média de cobre pela população brasileira de 1,23 (1,09) mg/dia e estimativa global de 23,6% de insuficiência de ingestão alimentar deste mineral.[44]

As recomendações de ingestão preconizadas pela Food and Agriculture Organization/World Health Organization (FAO/WHO) e pelo Institute of Medicine (IOM) permanecem como valores de referência, embora evidências disponíveis tenham sugerido revisão, principalmente quanto ao limite superior tolerável de ingestão (UL) de cobre (Tabela 12.1).[7,11,19,25]

Tabela 12.1 Valores diários de recomendação (AI, EAR, RDA) e UL para cobre, de acordo com o estágio de vida

Estágio de vida	EAR (mcg/dia)	AI/RDA (mcg/dia)	UL (mcg/dia)
Recém-nascidos			
0-6 meses	–	200	ND
7-12 meses	–	220	ND
Crianças			
1-3 anos	260	340	1.000
4-8 anos	340	440	3.000
9-13 anos	540	700	5.000
Adolescentes			
14-18 anos	685	890	8.000
Homens/mulheres			
19 a > 70 anos	700	900	10.000
Gestantes			
≤ 18 anos	785	1.000	8.000
19-50 anos	800	1.000	10.000
Lactantes			
≤ 18 anos	985	1.300	8.000
19-50 anos	1.000	1.300	10.000

AI: ingestão adequada; EAR: necessidade média estimada; RDA: ingestão dietética recomendada; UL: limite superior tolerável de ingestão.
Fonte: Institute of Medicine.[16]

DEFICIÊNCIA

Evidências crescentes sugerem que a deficiência em cobre pode ser mais prevalente do que era estimado, e a toxicidade do cobre é incomum nas condições habituais de vida diária. A ocorrência de deficiência leve ou de excesso de exposição ao cobre não é facilmente reconhecida. As atividades de várias cuproenzimas são diminuídas na deficiência moderada em cobre. Cerca de 23% das causas de hipocupremia, diagnosticadas com base nas concentrações plasmáticas baixas de cobre e de ceruloplasmina, ainda apresentam etiologia desconhecida; entretanto, recentemente vem sendo sugerido que os problemas absortivos de cobre representam um dos principais fatores relacionados à deficiência crônica nesse mineral.[6,20]

De modo geral, a deficiência grave em cobre é considerada rara em humanos, ocorrendo com mais frequência na infância entre crianças/bebês em nutrição parenteral total, sem suplementação adequada do mineral. Atualmente, alguns consensos pontuam que essa carência nutricional seja mais comum do que se imagina e esteja sendo subdiagnosticada. Prematuros podem estar em situação crítica para essa deficiência, uma vez que possuem estoques insuficientes de cobre para atender à demanda gerada pelo rápido crescimento. Transtornos gastrintestinais, como diarreia prolongada, doenças de má absorção de nutrientes e síndrome nefrótica persistente, são fatores de risco para a deficiência em cobre. Em modelos animais tem sido constatada a deficiência em cobre associada ao aumento da expressão do fator de necrose tumoral alfa (TNF-alfa, do inglês *tumor necrosis factor-alpha*), o que desencadeia mecanismos fisiopatológicos relacionados com as doenças crônicas inflamatórias do pulmão.[20,45]

A sobrecarga de zinco parenteral durante programas crônicos de hemodiálise e/ou pela suplementação como parte do tratamento da acrodermatite enteropática e da úlcera de decúbito constitui causa secundária da deficiência em cobre. A cirurgia bariátrica, realizada como tratamento para obesidade, também pode ocasionar a deficiência em cobre, e o intervalo entre a cirurgia e o aparecimento dos sintomas neurológicos varia de meses até 24 anos.[11,18,31,42]

A anemia causada pela deficiência em cobre é frequentemente do tipo normocítica e hipocrômica. Acredita-se que essa anemia resulte, em parte, da atividade diminuída de duas proteínas dependentes de cobre: a ceruloplasmina e a hefaestina. A hefaestina é uma ferroxidase regulada pelos teores de cobre alimentar, que atua no efluxo do ferro dos enterócitos. Já a ceruloplasmina, que necessita do cobre como um grupo prostético, tem função na homeostase do ferro, sendo necessária para a liberação de ferro dos estoques corporais. Essa metaloenzima catalisa a oxidação do Fe^{2+} para Fe^{3+}, a forma química de ferro que se liga à apotransferrina. Portanto, quando sua síntese é inadequada, a assimilação de ferro a partir da ligação ferro-transferrina fica diminuída, o que prejudica a captação do mineral pelas mitocôndrias e reduz, consequentemente, a síntese do grupamento heme. De acordo com esse modelo, a anemia acontece por causa da incapacidade orgânica de mobilizar os estoques de ferro nos compartimentos intracelulares e/ou pela diminuição da absorção do cobre da alimentação. Adicionalmente, há indícios de que processos cobre-dependentes ainda não elucidados estejam envolvidos na utilização do ferro pela medula. Tais especulações referem-se às evidências de que, durante a deficiência em cobre, a produção de hemoglobina é ineficiente, a despeito das concentrações séricas normais de ferro.[9,45]

Essa inter-relação entre o metabolismo do ferro e do cobre parece influenciar também na ocorrência de alguns sintomas neurológicos da carência em cobre. Sugere-se que a ferritina possa ter papel-chave no fornecimento de ferro para o cérebro, em particular para a glia. Cérebros de ratos deficientes em cobre apresentam características semelhantes aos dos deficientes em ferro. De modo geral, a síndrome neurológica causada pela deficiência em cobre é caracterizada por andar espástico e ataxia sensorial proeminente, primariamente causada por disfunções na coluna dorsal, podendo não haver manifestações hematológicas da carência no mineral. Na deficiência em cobre, evidências clínicas ou eletrofisiológicas de uma associação com neuropatia axonal periférica também são comuns. Às vezes, os sintomas podem ser confundidos com a mielopatia/mieloneuropatia encontrada na deficiência em vitamina B_{12}, havendo necessidade de avaliação quanto à deficiência em cobre em pacientes cuja deterioração neurológica continua mesmo após a correção da deficiência em B_{12}. Neurodegeneração do sistema nervoso central e periférico, associada à hipocupremia e ao excesso de zinco, também tem sido encontrada em pacientes com uso excessivo de fixador de dentadura, rico em zinco, o que diminuiria a biodisponibilidade de cobre para o organismo.[9,15,18]

Outro aspecto da deficiência em cobre sobre o cérebro são as alterações de comportamento que, dentre outros fatores, poderiam ter relação com o prejuízo de função da enzima monoamina oxidase, envolvida na inativação de catecolaminas, que reage com substâncias como serotonina, norepinefrina, tiramina e dopamina. Em modelos experimentais baseados em testes de condicionamento de medo, tem sido observado em ratos deficientes em cobre aumento significativo do tempo de reação durante testes de retenção e extinção da memória, com e sem estímulo. Também foi verificado aumento da ansiedade e da angústia, além de mudanças na memória e aprendizagem emocional e espacial, sinais que foram revertidos diante da melhora no *status* de cobre.[18,32]

A deficiência em cobre, em geral, cursa com leucopenia, neutropenia e enfraquecimento da resposta citotóxica de células *natural killer*, o que resulta na diminuição da resposta imune e no aumento da suscetibilidade às infecções. Aparentemente, o *burst* respiratório/oxidativo dos neutrófilos, caracterizado pela geração de intermediários reativos do oxigênio utilizados na eliminação de patógenos, é controlado, dentre outras enzimas, pela SOD, uma cuproenzima cuja atividade estaria diminuída na deficiência em cobre.[4,16]

Consequências da deficiência em cobre, identificadas como graves disfunções cardiovasculares, aneurisma e hipertrofia cardíaca, foram observadas em animais. As explicações para as alterações na morfologia, na estrutura e nas funções cardíacas são baseadas na demanda elevada de cobre exigida pelo tecido cardíaco para a fosforilação oxidativa, na participação do cobre na integridade dos tecidos e também em razão da anemia que acompanha os quadros de deficiências em cobre. A hipertrofia cardíaca como consequência da deficiência em cobre é atribuída, em parte, ao decréscimo de lisil oxidase pela função nas ligações cruzadas de colágeno e elastina. Neste sentido, ocorre a fragilidade do miocárdio, em decorrência de prejuízos na arquitetura tecidual que envolve o colágeno na matriz extracelular e a elastina nas válvulas cardíacas. Outros potenciais fatores também contribuem para a hipertrofia cardíaca, como as concentrações aumentadas de catecolaminas e de angiotensina.[23]

A deficiência grave em cobre também tem sido associada à má formação óssea durante o desenvolvimento e ao aumento do risco para o aparecimento de osteoporose na vida adulta, entre outras razões, provavelmente por diminuição da atividade da lisil oxidase, que atua sobre as cadeias laterais da lisina e da hidroxilisina do colágeno e da elastina. Nos casos mais extremos, também pode haver prejuízos na síntese de melanina, decorrentes da diminuição da atividade da tirosinase, que catalisa a conversão de tirosina em dopamina e a oxidação de dopamina em dopaquinona.[11,45]

TOXICIDADE

A desregulação na homeostase do cobre é associada com danos teciduais que resultam em doenças variadas. Além disso, a interação do cobre com macromoléculas e outros minerais envolvendo diferentes mecanismos que afetam o estresse oxidativo tem sido proposta para explicar a toxicidade celular induzida pelo cobre.[11]

A intoxicação por cobre em populações saudáveis é relativamente rara e depende de algumas condições especiais, que incluem ingestão elevada de cobre, de água contendo mais de 5 mg de cobre/L, de suplementos ricos em cobre, de fórmulas infantis contendo cobre em quantidades superiores a 2 mg/L, ou de alterações genéticas que aumentem a suscetibilidade ao acúmulo de cobre no organismo. A intoxicação aguda, geralmente por ingestão acidental, resulta em dor epigástrica, vômitos, diarreia e, em casos extremos, necrose hepática, colapso vascular e morte.[45,46]

Na intoxicação crônica, que pode cursar com alterações no metabolismo do colesterol, aumento da geração de radicais livres, sintomas gastrintestinais e prejuízo no metabolismo de outros minerais, em particular do zinco, o fígado é o órgão-alvo da sobrecarga de cobre. De fato, há poucas evidências de que a exposição crônica ao cobre possa resultar em outros efeitos sistêmicos, além de danos hepáticos. Nenhum efeito da suplementação de cobre sobre as enzimas hepáticas e/ou marcadores de estresse oxidativo foi encontrado em experimentos com voluntários saudáveis ingerindo doses de 6 a 10 mg/dia, durante 12 semanas. Entretanto, esses dados ainda não são considerados conclusivos. Em geral, um aumento nas concentrações de ceruloplasmina (até duas ou três vezes), que é uma proteína de fase aguda, pode acontecer em quadros de toxicidade, diante de inflamação, tabagismo e com o uso de drogas que aumentam as concentrações séricas de cobre.[45,46]

Concentração elevada de cobre no plasma tem sido considerada fator de risco independente para doença cardiovascular, tanto em estudos caso-controle como em grandes estudos populacionais prospectivos. Os mecanismos subjacentes a essa associação ainda são obscuros. Em humanos, a maioria dos estudos sobre insuficiência cardíaca sugere que as concentrações elevadas de cobre no plasma, explicadas pelo aumento de ceruloplasmina, sejam provavelmente decorrentes de processo inflamatório. Com esta especificidade, o cobre tem sido reconhecido como marcador de inflamação.[6,22] Por sua vez, concentrações séricas elevadas de cobre podem promover dano celular oxidativo, por meio de uma reação tipo Fenton, o que gera radicais hidroxilas reativos, bem como via reações de ciclo redox, que produzem peróxido de hidrogênio. Tais mecanismos alimentam o ciclo de reações danosas ao tecido cardíaco, atribuídas às alterações de cobre.[10]

Estudo prospectivo realizado no Japão observou associação positiva entre a ingestão alimentar de cobre e o risco de mortalidade por doença cardiovascular, atribuída não somente ao processo de inflamação, o que reforça a importância de cuidados com as condutas nutricionais, incluindo os micronutrientes, no tratamento das doenças crônicas.[12]

Existem fortes evidências de que a doença de Alzheimer envolve distúrbios de homeostase do cobre no cérebro. Estudos têm destacado a geração de espécies reativas do oxigênio, a partir do complexo cobre-amiloide, como ponto-chave da toxicidade cerebral na doença de Alzheimer. As placas senis da doença de Alzheimer agregam fortemente o cobre e esse acúmulo depleta neurônios adjacentes. Coletivamente os estudos apontam que parece ocorrer um rompimento dos mecanismos de controle do cobre na doença de Alzheimer, afetando a compartimentalização do metal em diferentes tecidos e órgãos. Aumentos do *pool* lábil de cobre no cérebro e em tecidos periféricos provocam deficiência em cobre no cérebro e concomitante aumento de cobre não ligado à ceruloplasmina no sangue. Essa deficiência em cobre nas células cerebrais procedente de toxicidade orgânica significa aumento do complexo amiloide-cobre, que induz o redobramento dos peptídeos amiloides e, finalmente, a oligomerização e interações destes compostos em nível de membranas celulares, o que potencializa os mecanismos fisiopatológicos da doença.[2,17,39,40]

O cobre também tem sido estudado na ELA pelo seu papel no sistema nervoso central, com atuação na angiogênese, na mielinização, na síntese de neurotransmissores e na defesa antioxidante. Mutações no gene que codifica a SOD1 (dependente de cobre e de zinco) têm sido extensivamente investigadas como possíveis responsáveis por algumas formas de ELA familiar. As especulações avançam para recomendar a homeostase do cobre como alvo terapêutico nessa doença.[43] Na doença de Parkinson, altas concentrações de cobre livre estão relacionadas ao aumento do estresse oxidativo e ao pior prognóstico dos pacientes. Em contrapartida, em todas essas doenças, a associação de baixas concentrações de cobre com a redução da atividade da SOD1 também parece agravar os quadros.[34]

DISTÚRBIOS GENÉTICOS DO METABOLISMO DO COBRE

A síndrome de Menkes e a doença de Wilson são os distúrbios genéticos mais bem caracterizados do metabolismo do cobre. A síndrome de Menkes é um transtorno recessivo ligado ao cromossomo X que resulta de mutações no gene *ATP7A*, e cursa com diminuição da absorção intestinal de cobre e deficiência sistêmica em cobre. A ATP7A é uma proteína necessária para o efluxo de cobre do intestino e para a metalação de muitas cuproenzimas e, assim, mutações em seu gene acarretam prejuízo no suprimento de cobre para os tecidos periféricos, em particular cérebro e fígado, e acúmulo do mineral na mucosa intestinal, no baço e nos rins. Os sintomas incluem falha de crescimento, retardo mental, tônus muscular fraco e cabelos quebradiços. Os avanços na ciência básica e na genética molecular indicam que o diagnóstico precoce da síndrome de Menkes pode favorecer a sobrevivência, incluindo a possibilidade de terapia de reposição de cobre. Uma forma mais suave da doença foi denominada síndrome do corno occipital e é caracterizada por depósito de cálcio no osso occipital, cabelos grossos, displasia do tecido conjuntivo com hiperelasticidade e laxidez cutânea, bem como hipermobilidade articular.[13,24,28]

A doença de Wilson é uma doença autossômica recessiva causada por mutações no gene que codifica a ATP7B, uma proteína necessária para a metalação da ceruloplasmina. As complicações cursam com prejuízos no efluxo de cobre, sobretudo a partir do fígado e do tecido nervoso, induzindo ao acúmulo desse mineral nos tecidos, como também na córnea, com formação dos anéis de Kayser-Fleisher. A cirrose infantil indiana, uma toxicose idiopática do cobre, e a cirrose infantil tirolesa são doenças mais raras decorrentes da predisposição genética para acúmulo de cobre na infância. A manifestação dessas doenças tem sido frequentemente associada com altas ingestões de cobre pela contaminação de alimentos e água.[3,14,30]

As alterações nos transportadores de cobre existentes nessas doenças ocorrem sobretudo nos hepatócitos, na manifestação da doença de Wilson; e na placenta, no cérebro e no intestino, tratando-se da doença de Menkes. De modo geral, nessas doenças, os valores de ceruloplasmina são anormalmente baixos e há acúmulo de cobre em determinados tecidos do organismo, o que pode gerar sintomas relacionados tanto à carência quanto ao excesso desse mineral.[3,13,24,28,30]

REFERÊNCIAS

1. Asabella AN, Cascini GL, Altini C, Paparella D, Notaristefano A, Rubini G. The copper radioisotopes: a systematic review with special interest to 64 Cu. Biomed Res Int. 2014;2014:1-9.
2. Bagheri S, Squitti R, Haertlé T, Siotto M, Saboury AA. Role of copper in the onset of Alzheimer's disease compared to other metals. Front Aging Neurosci. 2018;23;9:446.
3. Bertinato J. Copper: Physiology. In: Caballero B, Finglas PM, Toldrá F (eds.). Encyclopedia of food and health. Oxford: Oxford Academic; 2016. p.321–6.
4. Bhattacharjee A, Chakraborty K, Shukla A. Cellular copper homeostasis: current concepts on its interplay with glutathione homeostasis and its implication in physiology and human diseases. Metallomics. 2017;9:1376-88.
5. Borchard S, Bork F, Rieder T, Eberhagen C, Popper B, Lichtmannegger J, et al. The exceptional sensitivity of brain mitochondria to copper. Toxicol Vitr. 2018.
6. Bost M, Houdart S, Oberli M, Kalonji E, Huneau J-F, Margaritis I. Dietary copper and human health: Current evidence and unresolved issues. J Trace Elem Med Biol. 2016;35:107-15.
7. Chambers A, Krewski D, Birkett N, Plunkett L, Hertzberg R, Danzeisen R, et al. An exposure-response curve for copper excess and deficiency. J Toxicol Environ Health B Crit Rev. 2010;13(7-8):546-78.
8. Ciolek J, Maïga A, Marcon E, Servent D, Gilles N. Pharmacological characterization of zinc and copper interaction with the human alpha1A-adrenoceptor. Eur J Pharmacol. 2011;655:1-8.
9. Collins JF, Prohaska JR, Knutson MD. Metabolic crossroads of iron and copper. Nutr Rev. 2010;68(3):133-47.
10. Crisponi G, Nurchi VM, Fanni D, Gerosa C, Nemolato S, Faa G. Copper-related diseases: from chemistry to molecular pathology. Coord Chem Rev. 2010;254(7-8):876-89.
11. De Romaña DL, Olivares M, Uauy R, Araya M. Risks and benefits of copper in light of new insights of copper homeostasis. J Trace Elem Med Biol. 2011;25(1):3-13.
12. Eshak ES, Iso H, Maruyama K, Muraki I, Tamakoshi A. Associations between dietary intakes of iron, copper and zinc with risk of type 2 diabetes mellitus: A large population-based prospective cohort study. Am. J Clin Nutr. 2018;37(2):667-74.
13. Gaetke LM, Chow-Johnson HS, Chow, CK. Copper: toxicological relevance and mechanisms. Arch Toxicol. 2014;88:1929-38.
14. Grasso G, Santoro AM, Lanza V, Sbardella D, Tundo GR, Ciaccio C, et al. The double faced role of copper in Aβ homeostasis: A survey on the interrelationship between metal dyshomeostasis, UPS functioning and autophagy in neurodegeneration. Coord Chem Rev. 2017;347:1-22.
15. Hedera P, Peltier A, Fink JK, Wilcock S, London Z, Brewer GJ. Myelopolyneuropathy and pancytopenia due to copper deficiency and high zinc levels of unknown origin II. The denture cream is a primary source of excessive zinc. Neurotoxicology. 2009;30(6):996-9.
16. Institute of Medicine. Food and Nutrition Board (FNB). Dietary reference intakes for vitamin A, vitamin K, arsenic, boron, chromium, copper, iodine, iron, manganese, molybdenum, nickel, silicon, vanadium and zinc. Washington: The National Academies; 2001.
17. James SA, Volitakis I, Adlard PA, Duce JA, Masters CL, Cherny RA, et al. Elevated labile Cu is associated with oxidative pathology in Alzheimer disease. Free Radic Biol Med. 2012;52:298-302.
18. Kumar N. Neurologic presentations of nutritional deficiencies. Neurol Clin. 2010;28(1):107-70.
19. Lima SCVC. Avaliação do perfil lipídico, lipoperoxidação e Cu plasmático em crianças e adolescentes com sobrepeso e obesidade [dissertação]. Natal: Universidade Federal do Rio Grande do Norte; 2002.

20. Liu L, Geng X, McDermott J, Shen J, Corbin C, Xuan S, et al. Copper deficiency in the lungs of TNF-α transgenic mice. Front Physiol. 2016;7:234.
21. Lutsenko S. Human copper homeostasis: a network of interconnected patways. Curr Opin Chem Biol. 2010;14(2):211-7.
22. McKeag NA, McKinley MC, Woodside JV, Harbinson MT, McKeown PP The role of micronutrients in heart failure. J Acad Nutr Diet. 2012;112:870-86.
23. Medeiros DM. Perspectives on the role and relevance of copper in cardiac disease. Biol Trace Elem Res. 2017;176:10-9.
24. Muñoz C, Rios E, Olivos J, Brunser O, Olivares M. Iron, copper and immunocompetence. Br J Nutr. 2007;98(Suppl. 1):S24-8.
25. Nascimento DA. Valores de referência para cobre e zinco no plasma e no eritrócito em adultos universitários na cidade de Natal-RN [dissertação]. Natal: Universidade Federal do Rio Grande do Norte; 2006.
26. Ngo JC, Huang M, Roth DA, Furie BC, Furie B. Crystal structure of human factor VIII: implications for the formation of the factor IXa-factor VIIIa complex. Structure. 2008;16(4):597-606.
27. Ogórek M, Gąsior Ł, Pierzchała O, Daszkiewicz R, Lenartowicz M. Role of copper in the process of spermatogenesis. Postep Hig Med Dosw. 2017;71:662-80.
28. Ojha R, Prasad AN. Menkes disease: what a multidisciplinary approach can do. J Multidiscip Healthc. 2016;9:371-85.
29. Pereira TCB, Campos MM, Bogo MR. Copper toxicology, oxidative stress and inflammation using zebrafish as experimental model. J Appl Toxicol. 2016;36:876-85.
30. Prohaska JR. Impact of copper limitation on expression and function of multicopper oxidases (ferroxidases). Adv Nutr. 2011;2:89-95.
31. Prohaska JR. Role of copper transporters in copper homeostasis. Am J Clin Nutr. 2008;88(3):826S-9S.
32. Railey AM, Micheli TL, Wanschura PB, Flinn JM. Alterations in fear response and spatial memory in pre- and post-natal zinc supplemented rats: remediation by copper. Physiol Behav. 2010;100(2):95-100.
33. Regula J, Cerba A, Suliburska J, Tinkov AA. In vitro bioavailability of calcium, magnesium, iron, zinc, and copper from gluten-free breads supplemented with natural additives. Biol Trace Elem Res. 2018;182(1):140-6.
34. Rivera-Mancía S, Pérez-Neri I, Ríos C, Tristán-López L, Rivera-Espinosa L, Montes S. The transition metals copper and iron in neurodegenerative diseases. Chem Biol Interact. 2010;186(2):184-99.
35. Ruzik L, Wojcieszek J. In vitro digestion method for estimation of copper bioaccessibility in Açaí berry. Monatsh Chem. 2016 147:1429-38.
36. Santos VS, Teixeira, GHA, Barbosa Jr F. Açaí (Euterpe oleracea Mart.): A tropical fruit with high levels of essential minerals – especially manganese – and its contribution as a source of natural mineral supplementation. J Toxicol Environ Health A. 2014;77:1-3:80-9.
37. Sobiecki JG, Appleby PN, Bradbury KE, Key TJ. High compliance with dietary recommendations in a cohort of meat eaters, fish eaters, vegetarians, and vegans: results from the European Prospective Investigation into Cancer and Nutrition–Oxford study. Nutr Res. 2016;36(5):464-77.
38. Song M, Schuschke DA, Zhou Z, Chen T, Pierce WM Jr, Wang R, et al. High fructose feeding induces copper deficiency in Sprague-Dawley rats: a novel mechanism for obesity related fatty liver. J Hepatol. 2012;56:433-40.
39. Squitti R, Salustri C, Rongioletti M, Siotto M. Commentary: the case for abandoning therapeutic chelation of copper ions in Alzheimer's disease. Front Neurol. 2014;8:503.
40. Squitti RJ. Copper dysfunction in Alzheimer's disease: from meta-analysis of biochemical studies to new insight into genetics. J Trace Elem Med Biol. 2012;26(2-3):93-6.
41. Stern BR, Solioz M, Krewski D, Aggett P, Aw TC, Baker S, et al. Copper and human health: biochemistry, genetics, and strategies for modeling dose-response relationships. J Toxicol Environ Health B Crit Rev. 2007;10(3):157-222.
42. Stern BR. Essentiality and toxicity in copper health risk assessment: overview, update and regulatory considerations. J Toxicol Environ Health A. 2010;73(2):114-27.
43. Tokuda E, Furukawa Y. Copper homeostasis as a therapeutic target in Amyotrophic Lateral Sclerosis with SOD1 mutations. Int J Mol Sci. 2016;17:636.

44. Turek C, Locateli G, Corrêa VG, Koehnlein EA. Avaliação da ingestão de nutrientes antioxidantes pela população brasileira e sua relação com o estado nutricional. Rev Bras Epidemiol. 2017;20(1):30-42.
45. Turlund JR. Cobre. In: Shills ME, Shike M, Ross AC, Caballero B, Cousins RJ. Nutrição moderna na saúde e na doença. 10. ed. Barueri: Manole; 2009.
46. Uauy R, Maass A, Araya M. Estimating risk from copper excess in human populations. Am J Clin Nutr. 2008;88(13):867S-71S.
47. Valko M, Jomova K, Rhodes CJ, Kuča K, Musílek K. Redox- and non-redox-metal-induced formation of free radicals and their role in human disease. Arch Toxicol. 2016;90:1-37.
48. Van den Berghe PV, Klomp LW. New developments in the regulation of intestinal copper absorption. Nutr Rev. 2009;67:658-72.
49. Zimnicka EM, Kaplan J. Human copper transporter hCTR1 mediates basolateral uptake for copper into enterocytes: implications for copper homeostasis. J Biol Chem. 2007;282(36):26471-80.

13

Iodo

CARLA SORAYA COSTA MAIA
RENATA CARMO DE ASSIS

INTRODUÇÃO

Em 1811, Courtois descobriu o iodo como um vapor violeta proveniente de cinzas de algas durante a fabricação de pólvora destinada ao exército de Napoleão. Gay-Lussac, importante químico e físico francês do século XIX, identificou-o como um novo elemento e o nomeou *iodes*, que significa "violeta" em grego.[4]

Boussingault, um engenheiro de minas francês, viajando para a América do Sul, observou grande número de indivíduos com bócio e cretinismo. Ele também verificou que os indivíduos que se instalavam em áreas pobres em iodo desenvolviam bócio, e que os sintomas desapareciam quando viajavam para outras regiões não deficientes. Seu artigo publicado em 1833 foi baseado em observações médicas, químicas e geológicas realizadas na Colômbia e na Venezuela.[15] Em 1895, o iodo foi encontrado na glândula tireoide por Baumann, e logo foram feitas especulações sobre seu efeito profilático no bócio.[4]

O corpo humano contém cerca 15 a 20 mg (120 a 160 µmol) de iodo, dos quais 70 a 80% estão concentrados na glândula tireoide, provenientes principalmente da alimentação.[12] O iodo é componente essencial dos hormônios tiroxina (T_4) e tri-iodotironina (T_3) produzidos pela tireoide, sendo essencial para o funcionamento dessa glândula.[23] O consumo individual diário desse elemento é de cerca de 500 µg, e a necessidade de um adulto, de 150 µg/dia.[2]

A ingestão inadequada de iodo está associada a doenças denominadas como moléstias decorrentes da carência crônica de iodo (MDCCI) ou *iodine deficiency disorders* (IDD). Bócio, hipotireoidismo e aumento da suscetibilidade à radiação nuclear são alguns exemplos da persistência de carência nutricional em iodo, que podem ocorrer em diferentes faixas etárias.[34]

No Quadro 13.1, estão descritas algumas das complicações resultantes da deficiência em iodo de acordo com o estágio da vida.

Quadro 13.1 Complicações da deficiência em iodo em diferentes estágios de vida

Fetos	Neonatos	Crianças e adolescentes	Adultos
Aborto espontâneo Natimorto Anomalias congênitas Mortalidade perinatal	Cretinismo endêmico, incluindo deficiência mental com mistura de mutismo, diplegia espástica, estrabismo, hipotireoidismo e baixa estatura Mortalidade infantil	Função mental prejudicada Desenvolvimento físico atrasado Hipertireoidismo induzido por iodo (IIH)	Função mental prejudicada Hipertireoidismo induzido por iodo (IIH)

Fonte: adaptado de FAO/WHO.[34]

A deficiência em iodo está presente em quase todas as partes do mundo; estima-se que cerca de 31% da população mundial tenha ingestão insuficiente de iodo, sendo o Sudeste Asiático e a Europa as regiões mais afetadas.[34] Isso se deve à desigualdade de distribuição do nutriente em todo o ambiente da Terra.

A maior parte da superfície da Terra é deficiente em iodo. Com isso, é importante compreender a geoquímica deste mineral e delinear áreas de suficiência e deficiência, pois as IDD têm o potencial de afetar uma porcentagem muito grande da população mundial.[10]

A transformação de iodo inorgânico em formas orgânicas ocorre rapidamente no solo e a taxa de perda de iodo depende de sua especiação. Em solos com matéria orgânica alta, o iodeto é perdido mais rapidamente do que o iodato. As taxas de perda de iodo são maiores em temperaturas mais altas, quase dobrando à medida que a temperatura aumenta de 10°C para 20°C.[28]

A lixiviação em muitas regiões de inundação, a glaciação e a erosão esgotaram o iodeto dos solos superficiais e mais iodo é encontrado nos oceanos. Assim, íons de iodeto dos oceanos são oxidados a iodo elementar, que se volatiliza na atmosfera e é devolvido ao solo pelas chuvas, completando o ciclo. No entanto, o ciclo do iodo em muitas regiões é lento e incompleto, o que torna os solos e a água potável escassos nesse mineral. Plantas cultivadas nesses solos, por consequência, apresentam baixa concentração do elemento. Assim, populações humanas e animais que consomem alimentos provenientes desses solos podem se tornar deficientes nesse nutriente.[37] Portanto, os diferentes parâmetros geológicos mundiais representam maior importância na deficiência em iodo, quando comparados às condições sociais e econômicas.[16]

A deficiência em iodo pode ser eliminada pelo consumo de iodo de origem alimentar,[16] bem como pela estratégia de combate à deficiência com a fortificação do sal de cozinha.[20] Os gestores de saúde e as empresas produtoras do sal iodado devem estar atentos para manter a concentração de 30 ppm em amostras de sal comestível no nível dos fabricantes, com monitoramento periódico e avaliação do *status* do mineral.[6]

METABOLISMO E IMPORTÂNCIA BIOQUÍMICA

O iodo apresenta via metabólica que está diretamente ligada à sua importância bioquímica: a síntese dos hormônios tireoidianos. Dessa forma, este capítulo abordará os assuntos de forma conjunta.

290   BASES BIOQUÍMICAS E FISIOLÓGICAS DA NUTRIÇÃO

O iodo é encontrado na natureza em várias formas: sais de sódio e potássio inorgânicos (iodetos e iodatos), iodo diatômico inorgânico (iodo molecular ou 1) e iodo monoatômico orgânico ligado a moléculas.[2]

As formas inorgânicas de iodeto de potássio (KI) ou de iodato de potássio (KIO_3) são largamente utilizadas para fortificação do sal de cozinha, com o último sendo mais disponível para absorção, por ser menos volátil.[12]

O iodo proveniente da alimentação, ingerido sob a forma de iodeto, é absorvido pelo trato gastrintestinal; já o iodato, usado na iodação do sal de cozinha, é previamente convertido a iodeto no estômago.[23]

O transporte do iodo é um processo ativo que ocorre contra um gradiente eletroquímico. O cotransportador sódio-iodeto (NIS, do inglês *sodium-iodide simporter*) atua como cotransportador Na^+/I^- e é responsável pela concentração de iodo na tireoide. Esse transportador também se expressa na superfície apical dos enterócitos e participa na absorção do iodo pelo intestino delgado; todavia, sua ativação nesse tecido ainda não é bem descrita.[23]

O processo de captação do iodo sanguíneo para a síntese dos hormônios tireoidianos também é regulado pelo NIS. Esse cotransportador é uma glicoproteína da membrana plasmática que está presente na tireoide, no estômago, nas glândulas salivares e no tecido mamário durante a lactação. No entanto, a atividade do NIS é influenciada pelo hormônio estimulante da tireoide (TSH, do inglês *thyroid-stimulating hormone*) apenas nesta glândula.[23]

O NIS age na captação de iodo a partir da corrente sanguínea e na consequente secreção desse nutriente no coloide da tireoide, no leite materno, na saliva e no suco gástrico. A secreção do iodo nos fluidos corporais parece acontecer por meio dos canais de cloro. O objetivo da presença de iodo na saliva e no suco gástrico não é claro. Na tireoide, o nutriente é fundamental para sintetizar os hormônios tireoidianos e, no leite materno, para suprir a demanda da síntese de hormônios nos neonatos.[22]

Para a biossíntese dos hormônios da tireoide, o NIS utiliza a força motriz do sódio, sendo a energia necessária no processo derivada da bomba Na^+/K^+ ATPase, o que possibilita o movimento de entrada do iodo contra o gradiente eletroquímico.[23] O NIS é um transportador de substratos aniônicos com diferentes estequiometrias e que apresenta atividade eletroneutral e eletrogênica.[24]

A forma molecular do NIS determina a afinidade de ligação do perclorato (ClO_4^-),[29] molécula que tem a capacidade de bloquear a captação do iodo pelo NIS, sendo útil para diagnosticar anormalidades da organificação.[23]

O iodeto que entra na tireoide por transporte ativo equilibra-se com o *pool* de iodo até que seja oxidado e ligado aos resíduos de tirosina agregados à tireoglobulina (Tg), para formar a di-iodotirosina (DIT) e a monoiodotirosina (MIT).[23] A concentração de iodeto no líquido extracelular é de 10 a 15 µg/L e o *pool* de iodo periférico, de cerca de 250 µg. O iodo é reciclado de forma lenta, cerca de 1% ao dia.[23]

A Tg iodada é então captada pelas células tireoidianas, sofrendo proteólise para liberação de T_4 e pequenas quantidades de T_3. Os hormônios são liberados da tireoide a partir do estímulo da tireotrofina, que tem sua secreção regulada pelo T_4 circulante. A iodotirosina livre é desiodada na tireoide e o iodeto pode ser reutilizado.[12]

A excreção do iodo se dá por via renal, sendo este elemento frequentemente encontrado na urina. Portanto, a excreção urinária de iodo é bom marcador de ingestão recente de iodo por meio da alimentação[34]. A excreção fecal do iodeto é relativamente baixa.[11]

Conforme já mencionado, a principal função biológica do iodo está relacionada à biossíntese dos hormônios da tireoide. Para que esse processo aconteça, na célula tireoidiana, é necessário que haja concentrações adequadas de iodeto proveniente do plasma, compartimento que apresenta baixas concentrações desse elemento. Esse processo de concentração é chamado captura de iodeto. Os processos de captura e concentração de iodo são muito eficientes e normalmente mantêm a relação de 100 vezes o conteúdo de iodo na tireoide em relação ao soro (T/S). A razão T/S é medida com iodeto radioativo.[2]

O iodo entra na célula folicular da tireoide como iodeto, sendo transportado junto ao sódio pelo NIS. A atividade do NIS é eletrogênica e dependente do gradiente de sódio gerado pela bomba Na^+/I^- ATPase. O cotransporte pelo NIS é realizado por meio de uma relação estequiométrica de $2Na^+{:}1I^-$. Portanto, a atividade do NIS está intimamente relacionada à bomba Na^+/I^- ATPase. O transporte de iodeto pelo NIS é estimulado pelo TSH. Além das concentrações séricas de TSH, o transporte de iodeto também é regulado pelo mecanismo de autorregulação do tireócito, no qual a atividade do NIS varia inversamente com o conteúdo glandular de iodo. No interior da célula, o iodeto se difunde, segundo gradiente eletroquímico, em direção ao espaço luminal. O iodeto é transportado por meio da membrana apical da célula folicular pela pendrina.[23]

Existe maior homologia entre pendrina e NIS na cauda do domínio STAS (do inglês *sulphate transporter and anti-sigma factor antagonist*), quando comparado com pendrina e AIT (do inglês, *apical iodide transporter*) ou com NIS e AIT, o que pode conferir à pendrina a propriedade transportadora de iodeto que a AIT não apresenta.[5]

Após a captura do iodeto, ocorre a organificação do iodo à molécula de Tg, que é dependente da oxidação prévia do iodeto catalisada pela tireoperoxidase (TPO) na presença do peróxido de hidrogênio (H_2O_2). O processo é dependente da concentração do iodo na região apical da célula folicular, da síntese adequada de Tg e das enzimas envolvidas na organificação do iodo, como a TPO. Esta é a principal enzima relacionada à síntese dos hormônios tireoidianos, sendo responsável pela oxidação do iodeto e por sua incorporação aos radicais tirosila da Tg.[23]

Na presença de concentrações adequadas de iodeto, a produção de H_2O_2 passa a ser a etapa limitante para a biossíntese dos hormônios da tireoide, pois o excesso de H_2O_2 é tóxico para a célula, podendo resultar em disfunção celular. Na glândula tireoide humana, são caracterizadas as oxidases duais, que possuem dois domínios de atividade (um peroxidase e outro NADPH oxidase), responsáveis pela produção de H_2O_2.[23]

Ainda para a síntese dos hormônios tireoidianos, é necessária a expressão de diversas proteínas sintetizadas na tireoide. Essas proteínas compreendem, além da Tg e da TPO, o receptor de TSH. A expressão dessas proteínas pode ser controlada por fatores de transcrição específicos, como o fator de transcrição da tireoide 1 (TTF-1, do inglês *thyroid transcription factor 1*), o fator de transcrição da tireoide 2 (TTF-2, do inglês *thyroid transcription factor 2*) e o *paired box gene 8* (PAX-8).[23] Para avaliação de tumores primários, o direcionamento do TTF1 nuclear interrompido é importante para identificar fatores de desdiferenciação da tireoide no carcinoma papilífero da tireoide (PTC, do inglês *papillary thyroid carcinoma*).[17]

Dessa forma, na parte apical da célula tireoidiana, o iodeto é ligado aos resíduos de tirosina da Tg, formando MIT e DIT. As moléculas de MIT e DIT são acopladas em uma reação catalisada pela TPO, dando origem aos hormônios tireoidianos ativos, T_3 e T_4, como pode ser visto na Figura 13.1. As estruturas dos hormônios estão demonstradas na Figura 13.2.[23]

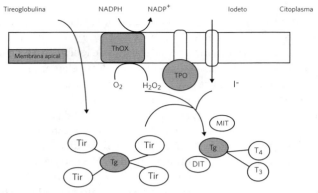

Figura 13.1 Captação de iodo para formação dos hormônios tireoidianos.
NADPH: nicotinamida dinucleotídeo fosfato reduzido; NADP+: nicotinamida dinucleotídeo fosfato; ThOx: tioredoxina oxidase; TPO: tireoperoxidase; Tir: tirosina; Tg: tireoglobulina; MIT: monoiodotirosina; DIT: di-iodotirosina; T_3: tri-iodotironina; T_4: tiroxina; O_2: oxigênio; H_2O_2: peróxido de hidrogênio; I⁻: iodo.

Fonte: adaptada de Vaissman et al.[24]

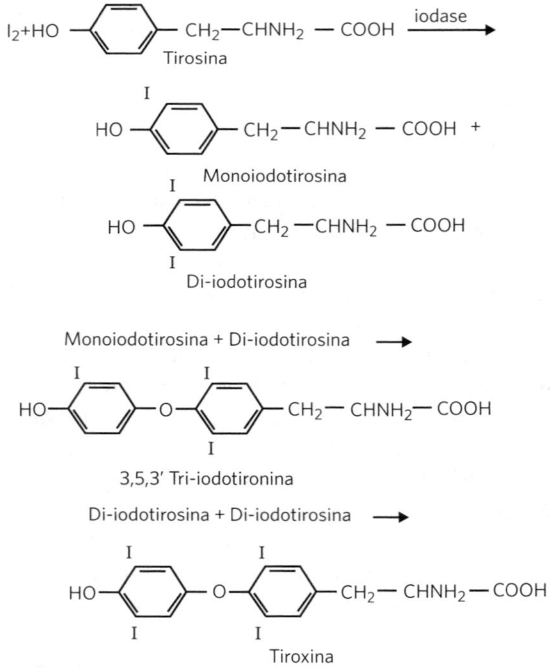

$I_2 + HO$ —⟨ ⟩— CH_2—$CHNH_2$ — $COOH$ $\xrightarrow{\text{iodase}}$
Tirosina

HO —⟨ ⟩— CH_2—$CHNH_2$ — $COOH$ +
        I
Monoiodotirosina

HO —⟨ ⟩— CH_2—$CHNH_2$ — $COOH$
        I
Di-iodotirosina

Monoiodotirosina + Di-iodotirosina ⟶

HO —⟨ ⟩— O —⟨ ⟩— CH_2— $CHNH_2$— $COOH$
    I   I
3,5,3' Tri-iodotironina

Di-iodotirosina + Di-iodotirosina ⟶

HO —⟨ ⟩— O —⟨ ⟩— CH_2— $CHNH_2$— $COOH$
    I   I   I
Tiroxina

Figura 13.2 Estrutura dos hormônios tireoidianos.

FONTES ALIMENTARES E RECOMENDAÇÕES NUTRICIONAIS

A alimentação é a fonte mais importante de iodo para o ser humano.[23] O conteúdo de iodeto dos alimentos varia de acordo com o conteúdo deste elemento presente nos solos. Assim, a concentração de iodeto das carnes depende do iodeto do solo e daquele presente nas plantas que os animais consomem. O iodeto é encontrado nos frutos do mar, com grandes diferenças nas quantidades entre os peixes do mar e os de água doce.[11,23]

O sal iodado também é fonte alimentar, com destaque por sua ampla utilização no processamento de alimentos. Em alguns países, nos quais o sal iodado é fornecido para uso doméstico, ele não é apenas adicionado aos alimentos durante a preparação, mas também utilizado durante o processamento, como no caso de peixes curados e produtos em conserva. Com isso, o sal iodado e os alimentos processados fornecem a maior parte do iodo consumido por determinados grupos da população,[9] o que favorece o consumo adequado desse nutriente.

O leite de vaca e seus derivados também podem ser boas fontes de iodo.[14] O teor de iodo no leite sofrerá influência da estação do ano, do tipo de criação de animais e de como são alimentados.[19] Em algumas localidades a necessidade extra de iodo é suprida pela ingestão de água iodada e outros alimentos consumidos.[6]

O teor de iodo nos alimentos também sofre interferência dos processos de preparação, podendo haver perdas do mineral. Ocorrem perdas aproximadas de 20% de iodo em frituras, 23% durante a fermentação e 58% na ebulição.[25] O iodo contido no sal iodado é quimicamente instável, sendo assim suscetível a perdas significativas durante sua produção, armazenamento, transporte e em seus diferentes tipos de cozimento (fervura, torrefação, fritura e micro-ondas). Assim, para evitar perdas de iodo durante o preparo, é aconselhável adicionar sal aos alimentos após o cozimento.[26]

A Organização Mundial da Saúde (OMS), o Fundo das Nações Unidas para a Infância (Unicef) e o Conselho Internacional para o Controle da Deficiência em Iodo (ICCIDD) recomendam a ingestão diária de 90 µg de iodo para crianças pré-escolares (0 a 59 meses de idade); de 120 µg para crianças em idade escolar (6 a 12 anos); de 150 µg para adolescentes (acima de 12 anos de idade) e adultos; e de 250 µg para mulheres gestantes e lactantes.[34]

As recomendações do Institute of Medicine (IOM) para a ingestão de iodo estão descritas no Quadro 13.2.

Quadro 13.2 Valores de recomendação média estimada (EAR), ingestão dietética de referência (RDA) e limite superior tolerável de ingestão (UL) para iodo, de acordo com o estágio de vida

Estágio de vida	EAR (µg)	RDA (µg)	UL (µg)
0-6 meses (AI)	–	110	–
7-12 meses (AI)	–	130	–
1-3 anos	65	90	200
4-8 anos	65	90	300
9-13 anos	73	120	600
14-18 anos	95	150	900
19-30 anos	95	150	1.100
31-50 anos	95	150	1.100
51-70 anos	95	150	1.100
> 70 anos	95	150	1.100
Gestantes	160	220	900 a 1.100
Lactantes	209	290	900 a 1.100

AI: ingestão adequada; EAR: recomendação média estimada; RDA: ingestão dietética recomendada; UL: limite superior tolerável de ingestão.
Fonte: Institute of Medicine.[13]

BIODISPONIBILIDADE

A absorção de iodo pode ser reduzida pela presença de glicosinolatos contidos em alguns alimentos, como mandioca,[33] repolho,[1] broto de bambu, milho, batata-doce e couve-flor.[12] Esses alimentos são considerados bociogênicos, já que seus metabólitos competem com o iodo durante sua captação pela glândula tireoide.

Os glicosinolatos são derivados de glicosídios cianogênicos, que são tóxicos e de efeito bociogênico, além de liberar cianeto por hidrólise, produzindo o metabólito tiocianato (SCN⁻).[12] Concentrações elevadas de perclorato e de tiocianato, combinadas com baixa ingestão de iodo, atuam para diminuir a produção de hormônios tireoidianos.[30] Com isso, em regiões em que há consumo habitual de alimentos bociogênicos, é comum o surgimento das MDCCI, pois os indivíduos estão mais suscetíveis a consequências adversas à saúde em longo prazo, como hipertireoidismo induzido por iodo (HII) e doenças autoimunes da tireoide.[6]

Sabe-se, também, que a ação efetiva do iodo na formação dos hormônios tireoidianos depende do estado nutricional do indivíduo em relação ao selênio. Isso se dá pela ação das selenoenzimas desiodases tipo 1, 2 e 3 (D_1, D_2, D_3),[12] as quais apresentam atividades diferentes quanto à regulação dos hormônios tireoidianos. Resumidamente, pode-se afirmar que a D_1 é responsável por aumentar a conversão de T_4 em T_3 (hormônio ativo). A D_2 e a D_3 auxiliam na manutenção do conteúdo de T_3 em face da alteração das concentrações de hormônios. No hipotireoidismo, a atividade da D_2 está aumentada e a da D_3 está diminuída, ocorrendo o inverso no hipertireoidismo.[31]

A deficiência em selênio e a diminuição da atividade da D_1 revelam que esta potencializa os mecanismos que poderão resultar em deficiência funcional em iodo, embora, por meio de estratégia compensatória, a D_2 possa reproduzir quantidades adequadas de T_3, bastando para tanto que o organismo não se encontre deficiente em iodo.[12]

Além disso, os transportadores de hormônios tireoidianos e as desiodases são importantes reguladores da disponibilidade intracelular de T3 e, portanto, contribuem para o controle do desenvolvimento do sistema nervoso central (SNC) dependente de receptores de tireoide (RT) e da vida embrionária precoce.[3]

Outras interações que interfiram na biodisponibilidade do iodo e, consequentemente, no efeito bociogênico, devem ser elucidadas com o intuito de auxiliar o tratamento e a prevenção do bócio endêmico.

DEFICIÊNCIA E TOXICIDADE

Os efeitos da deficiência em iodo impactam de forma direta na produção dos hormônios da tireoide. Estima-se que 2 bilhões de indivíduos no mundo vivam em áreas deficientes em iodo, principalmente no sul da Ásia e na África subsaariana. A ingestão de iodo varia bastante nos diferentes países, dependendo da quantidade do nutriente no solo, na água e dos hábitos alimentares.[23]

Um adulto saudável possui de 15 a 20 mg de iodo em seu organismo, dos quais 70 a 80% estão localizados na tireoide. Na deficiência crônica, a concentração de iodo na tireoide pode cair para 20 µg. O déficit de iodo na gestação pode gerar abortos, partos prematuros, cretinismo e alterações no desenvolvimento neurológico do feto, como prejuízo na mielinização do cérebro.[37]

A hipotireoxemia pode causar prejuízos irreversíveis ao cérebro, anormalidades neurológicas e retardos mentais ao neonato.[38] Na infância, pode aumentar a mortalidade em crianças nascidas vivas entre dois e três anos de idade e, na adolescência, pode reduzir o desenvolvimento cognitivo e a função motora.[37] Em adultos, aumenta a ocorrência de doenças como o hipotireoidismo e os nódulos tireoidianos,[38] bem como reduz a capacidade laboral, física e mental. O alto consumo de iodo pode ser um fator relacionado à crescente taxa de câncer de tireoide, a qual pode também estar associada a fatores como poluição ambiental, contaminação radioativa e níveis crescentes de análise diagnóstica.[35] A ingestão excessiva de iodo é rara, no entanto, estudos mostram relação com o aparecimento de iodermia, caracterizada por erupções na pele e urticárias.[37]

Com os processos de iodação e o aumento do consumo de alimentos industrializados com grandes quantidades de sal, têm-se sugerido hipóteses sobre o consumo excessivo de iodo. Esse excesso pode aumentar a prevalência da tireoidite autoimune crônica e de HII, principalmente em idosos.[18]

AVALIAÇÃO DO ESTADO NUTRICIONAL

A avaliação do estado nutricional do indivíduo em relação ao iodo compreende diversos métodos, como a determinação da concentração de iodo urinário,[34] a taxa de prevalência de bócio[6] e a concentração sérica de TSH.[16] Como em todo processo de avaliação nutricional, esses métodos são complementares.

Existe forte relação entre a excreção de iodo urinário e o conteúdo de iodo em amostras de sal comestível, o que reflete o consumo alimentar recente de iodo individual ou de uma população.[6] A iodúria pode ser expressa em µg de iodo/L de urina; corrigida pela creatinina excretada, ou seja, µg de iodo/g de creatinina; ou ainda em µg de iodo/24 horas. A determinação de iodo deve ser realizada em coleta urinária de 24 horas. No entanto, a urina casual tem sido usada quando há dificuldade de coleta de urina de 24 horas. Nesse caso, a média das análises para grupos específicos deve ser determinada, sendo expressa em µg de iodo/L de urina.[27,36] Os valores individuais não devem ser utilizados para avaliar a deficiência nesse nutriente. Assim, uma média de 100 µg/L de iodo em urina de 24 horas em adultos corresponde a um consumo em torno de 150 mg diários de iodo.[36]

Historicamente, o método de escolha para a dosagem de iodo na urina foi o colorimétrico de Sandel-Kolthoff. No entanto, com o avanço das técnicas de análise, a espectrometria de massa com fonte de plasma induzido (ICP-MS, do inglês *inductively coupled plasma mass spectrometry*) tornou-se o método mais preciso para análise de micronutrientes, incluindo o iodo. A diferença entre os dois métodos encontra-se na determinação de valores individuais e não nas médias que não apresentaram grandes diferenças em suas concentrações. Dessa forma, o ICP-MS é mais específico para exames individuais.[32]

Embora a determinação do bócio e o diagnóstico de nódulos tireoidianos, ao longo do tempo, tenham sido realizados por meio de exame clínico (palpação cervical),[8] tem-se utilizado a ultrassonografia acompanhada de biópsia quando conveniente. Sugere-se que a decisão da biópsia seja orientada ao paciente (considerando o ambiente clínico, a experiência do operador e a preferência do paciente), em vez de se basear apenas no tamanho do nódulo.[21]

Existem vários biomarcadores potenciais disponíveis para a avaliação do *status* de iodo, incluindo iodo urinário, TSH, Tg e os hormônios tireoidianos T_3 e T_4. O TSH é um marcador direto da função tireoidiana e, portanto, pode ser considerado de alguma forma reflexivo do *status* de iodo.[7] Todos esses métodos, associados à avaliação do consumo alimentar, constituem a determinação do estado nutricional dos indivíduos em relação ao iodo.

REFERÊNCIAS

1. Abebe Z, Gebeye E, Tariku A. Poor dietary diversity, wealth status and use of un-iodized salt are associated with goiter among school children: a cross-sectional study in Ethiopia. BMC Public Health. 2017;17:44.
2. Ahad F, Ganie SA. Iodine, iodine metabolism and iodine deficiency disorders revisited. Indian J Endocrinol Metab .2010;14(1):13-7.
3. Ahmed RG. Hypothyroidism and brain developmental players. Thyroid Res. 2015;8:2.
4. Baumann F. Ueber das normale Vorkommen von Jod im Thierkörper. Z Phys Chem. 1896;21:319-30.
5. Benvenga S, Guarneri F. Homology of pendrin, sodium-iodide symporter and apical iodide transporter. Front Biosci (Landmark). 2018;23:1864-73.
6. Bhattacharya U, Chandra AK. Assessment of iodine nutritional status of school-age children in Kolkata District of West Bengal State in post-iodation scenario. J Trop Pediatr. 2018;0:1-8.
7. Büyükgebiz A. Newborn screening for congenital hypothyroidism. J Clin Res Pediatr Endocrinol. 2013;5(Suppl 1):8-12.
8. Durante C, Grani G, Lamartina L, Filetti S, Mandel SJ, Cooper DS. The diagnosis and management of thyroid nodules: a review. JAMA. 2018;319(9).
9. Food and Agriculture Organization of the United Nations, World Health Organization. Human vitamin and mineral requirements. Report of a joint FAO/WHO expert consultation. Bangkok: FAO/WHO; 2001.
10. Fuge R, Johnson CC. Iodine and human health, the role of environmental geochemistry and diet, a review. Appl Geochem. 2015;63:282-302.
11. Gropper SS, Smith JL, Groff JL. Nutrição avançada e metabolismo humano. 5. ed. São Paulo: Cengage Learning; 2011.
12. Hashimoto LL, Henriques GS, Pires LV, Cozzolino SMF. Iodo. In: Cozzolino SMF. Biodisponibilidade de nutrientes. Barueri: Manole; 2016. p.823-50.
13. Institute of Medicine. Dietary reference intakes for vitamin A, vitamin K, arsenic, boron, chromium, copper, iodine, iron, manganese, molibdenum, nickel, silicon and vanadium. Washington, DC: National Academy Press; 2001.
14. Leite JC, Keating E, Pestana D, Fernandes VC, Maia ML, Norberto S, et al. Iodine status and iodised salt consumption in Portuguese school-aged children: The Iogeneration Study. Nutrients. 2017;9:458.
15. Lindholman J, Lauberg P. Hypothyreoidism and thyroid substitution: historical aspects. J Thyroid Res. 2011;2011:809341.
16. Lopez Y, Franco C, Cepeda A, Vázquez B. Constant iodine intake through the diet could improve hypothyroidism treatment: a case report. J Physiol Biochem. 2018;74:189-93.
17. Lopez-Campistrous A, Adewuyi EE, Benesch MGK, Ko YM, Lai R, Thiesen A, et al. PDGFRα regulates follicular cell differentiation driving treatment resistance and disease recurrence in papillary thyroid cancer. EBioMedicine. 2016;12:86-97.
18. Medeiros-Neto G. Iodine nutrition in Brazil: where do we stand? Arq Bras Endocrinol Metab. 2009;4(53):470-4.

19. McNulty BA, Nugent AP, Walton J, Flynn A, Tlustos C, Gibney MJ. Iodine intakes and status in Irish adults: is there cause for concern? Br J Nutr. 2017;117:422-31.
20. Mohammadi M, Azizi F, Hedayati M. Iodine deficiency status in the WHO Eastern Mediterranean Region: a systematic review. Environ Geochem Health. 2018;40:87-97.
21. Negro R, Greco G, Colosimo E. Ultrasound risk categories for thyroid nodules and cytology results: a single institution's experience after the adoption of the 2016 update of medical guidelines by the American Association of Clinical Endocrinologists and Associazione Medici Endocrinologi. J Thyroid Res. 2017;Article ID 8135415.
22. Nicola JP, Basquin C, Portulato C, Reyna-Neyra A, Paroder M, Carrasco N. The Na$^+$/I$^-$ symporter mediates active uptake in the intestine. Am J Physiol Cell Physiol. 2009;296(4):470-4.
23. Perez CLS, Graf H. Fisiologia da tireoide. In: Wajchenberg BL. Tratado de endocrinologia clínica. São Paulo: AC Farmacêutica; 2014. p.66-75.
24. Portulato C, Paroder-Belenitsky M, Carrasco N. The Na$^+$/I$^-$ Symporter (NIS): Mechanism and medical impact. Endocr Rev. 2014;35(1):106-49.
25. Prieto G, Torres MT, Francés L, Falguera G, Vila L, Manresa JM, et al. Nutritional status of iodine in pregnant women in Catalonia (Spain): study on hygiene-dietetic habits and iodine in urine. BMC Pregnancy Childbirth. 2011;11:17.
26. Rana R, Raghuvanshi RS. Effect of different cooking methods on iodine losses. J Food Sci Technol. 2013;50(6):1212-6.
27. Serra-Majem L, Pfrimer K, Doreste-Alonso J, Ribas-Barba L, Sánchez-Villegas A, Ortiz-Andrellucchi A, et al. Dietary assessment methods for intakes of iron, calcium, selenium, zinc and iodine. Br J Nutr. 2009;102(Suppl 1):S38-55.
28. Shetaya WH, Young SD, Watts MJ, Ander EI, Bailey EH. Iodine dynamics in soils. Geochim Cosmochim Acta. 2012;77:457-73.
29. Schlosser PM. Revision of the affinity constant for perchlorate binding to the sodium-iodine symporter based on in vitro and human in vivo data. J Appl Toxicol. 2016;36(12):1531-5.
30. Steinmausa C, Millerb MD, Cushingc L, Blountd BC, Smithe AH. Combined effects of perchlorate, thiocyanate, and iodine on thyroid function in the National Health and Nutrition Examination Survey 2007-8. Environ Res. Author manuscript; available in PMC 2014.
31. Tarin Ö. Thyroid hormones and growth in health and disease. J Clin Res Ped Endo. 2011;3(2):51-5.
32. Vanderpas J. Nutritional epidemiology and thyroid hormone metabolism. Annu Rev Nutr. 2006;26:293-322.
33. Workie SB, Abebe YG, Gelaye AA, Mekonen TC. Assessing the status of iodine deficiency disorder (IDD) and associated factors in Wolaita and Dawro Zones School Adolescents, southern Ethiopia. BMC Res Notes. 2017;10:156.
34. World Health Organization. Assessment of iodine deficiency disorders and monitoring her elimination. Geneva: Word Health Organization; 2007.
35. Xiang J, Wang X, Wang Z, Wu Y, Li D, Shen Q, et al. Effect of different iodine concentrations on well-differentiated thyroid cancer cell behavior and its inner mechanism. Cell Biochem Biophys. 2015;71:299-305.
36. Zimmermann MB. Iodine requirements and the risks and benefits of correcting iodine deficiency in populations. J Trace Elem Med Biol. 2008;22(2):81-92.
37. Zimmermann MB. Iodine deficiency. Endocr Rev. 2009;30(4):376-88.
38. Zimmermann MB, Boelaert K. Iodine deficiency and thyroid disorders. Lancet Diabetes Endocrinol. 2015;3(4):286-95.

14
Selênio

CARLA CRISTINA DE MORAIS
CRISTIANE COMINETTI

INTRODUÇÃO

O selênio foi descoberto pelo químico sueco Jöns Jacob Berzelius, no ano de 1817, em uma fábrica de ácido sulfúrico. O nome (do grego *selene*, lua) foi atribuído pelo fato de esse elemento apresentar características semelhantes ao telúrio (do grego *tellus*, terra). A essencialidade do mineral para os animais somente foi descrita 140 anos mais tarde, por Schwarz e Foltz. Nessa ocasião, verificou-se que animais com necrose hepática e deficiência em vitamina E obtinham benefícios da suplementação de selênio. Cerca de 20 anos depois, o selênio foi descrito como constituinte principal do sítio ativo da enzima glutationa peroxidase (GPx). Para seres humanos, a essencialidade do mineral foi comprovada no ano de 1979, quando um paciente mantido sob nutrição parenteral total durante longo período apresentou quadro de distrofia muscular, o qual foi revertido após a suplementação de selênio. Outro marco importante na história do selênio e na determinação de sua essencialidade para seres humanos foi a descoberta da doença de Keshan, em uma localidade da China com solos pobres no mineral.[2,13,73]

Durante algum tempo, nenhuma função importante para o selênio foi descoberta. Posteriormente, no início do século XX, o mineral foi identificado como o fator causador de envenenamento em animais que se alimentavam de um grupo particular de plantas capazes de acumulá-lo em grandes quantidades quando cresciam em solos seleníferos. Antes de suas funções benéficas serem reconhecidas, o elemento foi considerado carcinogênico, em razão do aumento na incidência de neoplasias hepáticas em ratos tratados com diversas formas do mineral. Esses dados suscitaram a necessidade de outros estudos para avaliar seus possíveis efeitos carcinogênicos. A partir de então, pesquisas realizadas com modelos de câncer induzido tanto por substâncias químicas quanto por vírus revelaram que, em determinadas condições, o mineral não exercia efeito carcinogênico e, algumas vezes, apresentava ação anticarcinogênica.[65]

Uma das questões de relevância em relação ao selênio é sua distribuição entre formações geológicas distintas. Essa distribuição ocorre em toda a crosta terrestre, incluindo materiais como rochas, minerais, combustíveis fósseis e resíduos vulcânicos. Dessa maneira, a quantidade presente em diferentes solos pode ser bastante distinta. Os valores podem variar consideravelmente, como no caso da Irlanda, que possui solos muito ricos, os quais podem apresentar mais de 1.000 mg/kg. Entretanto, na maior parte das outras localidades, a faixa de variação está entre 0,01 e 2 mg/kg. Em geral, áreas litorâneas têm solos mais ricos nesse mineral. Rochas pobres em selênio incluem as que apresentam quantidades elevadas de basalto e granito; já as mais ricas são as vulcânicas incandescentes, as calcárias, as de carvão e as de pirita.[2,34,64]

A maior parte do selênio encontra-se na forma de aminoácidos, e a bioquímica desse mineral é semelhante à do enxofre. Os aminoácidos serina, cisteína e selenocisteína contêm oxigênio, enxofre e selênio, respectivamente, no mesmo esqueleto de carbono. As diferenças de atividade bioquímica entre os aminoácidos são resultado da reatividade química de cada elemento presente nas estruturas. A selenocisteína (Figura 14.1a) é o mais reativo dentre os três, e seu grupamento selenol apresenta funções catalíticas em proteínas. A selenometionina (Figura 14.1b) contém selênio ligado de forma covalente a dois átomos de carbono, o que o torna "protegido" e menos quimicamente ativo em relação ao selênio presente na estrutura da selenocisteína.[18]

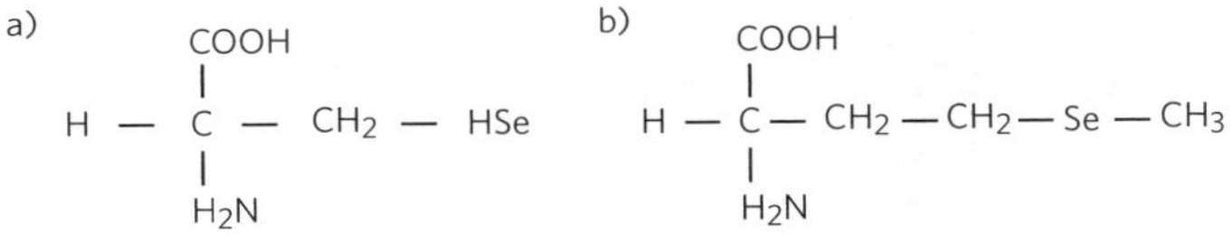

a)
$$H - \overset{\overset{\displaystyle COOH}{|}}{\underset{\underset{\displaystyle H_2N}{|}}{C}} - CH_2 - HSe$$

b)
$$H - \overset{\overset{\displaystyle COOH}{|}}{\underset{\underset{\displaystyle H_2N}{|}}{C}} - CH_2 - CH_2 - Se - CH_3$$

Figura 14.1 Aminoácidos que contêm selênio em suas estruturas: a) selenocisteína (forma biologicamente ativa do elemento); b) selenometionina.

A presença de selênio em quantidades estequiométricas em uma proteína configura uma selenoproteína. A selenocisteína é a forma que ocorre na estrutura primária de praticamente todas as selenoproteínas animais, à exceção de uma selenoproteína bacteriana. Os vegetais são os responsáveis pela entrada do selênio na cadeia alimentar, em geral na forma de selenometionina, de selenocisteína (em menores proporções) e de outros análogos de aminoácidos sulfurados. A enzima selenofosfato sintetase é responsável por catalisar a formação do selenofosfato, um composto intermediário importante do metabolismo do selênio que funciona como doador de selênio para a produção de RNA de transferência, bem como para a síntese de selenocisteína para a incorporação em selenoproteínas. Metabólitos de excreção que aparecem na urina e no ar expirado são formas metiladas do mineral.[18]

ASPECTOS FISIOLÓGICOS: DIGESTÃO, ABSORÇÃO, TRANSPORTE, METABOLISMO E EXCREÇÃO

Em alimentos e suplementos alimentares, o selênio pode ser encontrado nas formas orgânica e inorgânica. Dentre as formas orgânicas, a selenometionina é encontrada em alimentos de origem vegetal e animal e em alguns suplementos alimentares; e a selenocisteína, principalmente em alimentos de origem animal. A selênio-metilselenocisteína (Se-MetSec) (Figura 14.2a) é o principal composto orgânico de selênio encontrado em alimentos como alho, cebola, caules e flores de brócolis e alho-poró[60]. O selenito (SeO_3^{2-})

e o selenato (SeO$_4^{2-}$) (Figura 14.2b e c), formas inorgânicas, podem ser encontrados principalmente em suplementos alimentares, mas também em alguma proporção em determinados alimentos.[66,73,78] A Figura 14.3 mostra a contribuição percentual de cada forma de selênio em alguns alimentos.

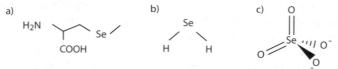

Figura 14.2 Outras formas de selênio encontradas na natureza: a) Se-MetSec; b) selenito; c) selenato.

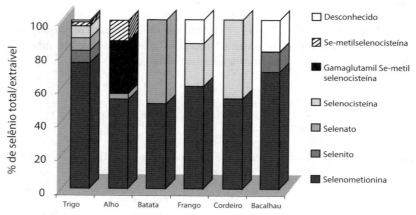

Figura 14.3 Contribuição percentual de cada forma de selênio em diferentes alimentos.
Fonte: Fairweather-Tait et al.[25]

Ainda existem muitos questionamentos a serem respondidos com relação às interconversões bioquímicas envolvidas no metabolismo das diferentes formas de selênio. Acredita-se que a absorção do mineral para assimilação e excreção envolva diversos mecanismos de transporte de membrana. Nickel et al.[63] estudaram os transportadores envolvidos na absorção intestinal e na reabsorção renal de selenoaminoácidos. Pela determinação da afinidade de substratos em células que expressam diferentes sistemas de transporte de aminoácidos e pela determinação da absorção de selenoaminoácidos e da concentração de selênio em células Caco 2 (intestinais) e OK (renais), foi possível verificar que os selenoaminoácidos compartilham os mesmos transportadores de seus análogos que contêm enxofre, apresentando apenas diferenças pequenas em relação à afinidade pelos substratos. Resumidamente, a selenometionina, a Se-MetSec e a selenocisteína são transportadas de maneira eficiente por um conjunto de transportadores de aminoácidos intestinais e renais, em particular pelos sistemas B⁰ e b⁰⁺rBAT. Já os derivados de selênio, selenobetaína e selenocistamina, não compartilham esses sistemas de transporte. Há evidências, também, de que trocadores de ânions da família do gene *SLC26*, os quais têm capacidade de transportar grande diversidade de ânions mono e bivalentes, estejam envolvidos no transporte do selenato.[25,63]

A biodisponibilidade e a distribuição tecidual do selênio estão relacionadas às suas diferentes formas. A eficiência de utilização das formas orgânicas e inorgânicas para a síntese de selenoproteínas é semelhante. As taxas médias de absorção da selenometionina e do selenito são cerca de 84 e 98%, com doses de 200 µg, respectivamente.[68,69,81] O selenito de hidrogênio (H_2Se) é considerado o ponto central na interconversão metabólica das formas orgânica e inorgânica do selênio. O selenito pode ser reduzido para H_2Se por meio da ação direta e conjunta da tiorredoxina redutase (TrxR) e da tiorredoxina ou também pode reagir com a glutationa para a formação de selenodiglutationa. Esta última é substrato para a ação da glutationa redutase, a qual catalisa a formação do glutatiosselenol, que, por sua vez, reage com a glutationa, formando H_2Se. Esse composto poderá ser utilizado na síntese das diversas selenoproteínas ou, também, ser metilado por meio de reações enzimáticas catalisadas por tióis-S-metiltransferases, com geração das formas monometiladas (metilselenol), dimetiladas (dimetilselenito) e trimetiladas (trimetilselenônio). Acredita-se que o metabolismo do selenato utilize as mesmas vias do selenito, entretanto, as etapas envolvidas na conversão inicial do selenato para o selenito não são totalmente estabelecidas.[68,69]

O metabolismo da selenometionina pode seguir diferentes rotas. Caso a metionina seja um fator limitante na alimentação, a selenometionina pode ser incorporada de forma inespecífica às proteínas no lugar daquela. Tanto a selenometionina de origem alimentar quanto a proveniente do catabolismo proteico podem ser convertidas em selenocisteína por uma série de reações enzimáticas. Inicialmente, a cistationina betassintetase catalisa a formação de selenocistationina. A seguir, a cistationina gamaliase catalisa a conversão da selenocistationina em selenocisteína. Por último, a selenocisteína betaliase age catalisando a formação de H_2Se. De forma alternativa, a metioninase bacteriana também pode agir sobre a selenometionina e catalisar a formação de H_2Se. De forma diferente, a Se-MetSec e os compostos sintéticos de selênio, entre eles a selenobetaína, o ácido metilselenínico e o metilselenocianato, são convertidos para metilselenol (CH_3SeH) por meio de reação enzimática catalisada pela cistationa gamaliase. O CH_3SeH poderá ser desmetilado e transformar-se em H_2Se. O H_2Se proveniente da conversão das diferentes formas de selênio será convertido em selenofosfato, em reação catalisada pela selonofosfato sintetase. Por fim, será incorporado às selenoproteínas na forma de selenocisteína.[25,49,54]

Após ser absorvido e reduzido a H_2Se, o selênio é, então, transportado no sangue em direção ao fígado. Acredita-se que a incorporação do selênio de origem alimentar pela GPx extracelular (GPx3) seja uma via de transporte até o fígado, no qual ocorre a incorporação em selenoproteína P (SePP). É possível que haja também outros mecanismos ainda não identificados de transporte do selênio para o fígado. Do fígado, o selênio é transportado para outros tecidos, principalmente na forma de SePP (até 60% do conteúdo total absorvido). A síntese de SePP é influenciada pelo *status* de selênio e, em casos de deficiência, há redução nas concentrações plasmáticas. Essas concentrações reduzidas, por afetarem o transporte de selênio, podem exercer influência importante na atividade de selenoproteínas. Uma exceção é a glândula tireoide, a qual parece dispor de mecanismos de priorização de suprimento de selênio. Apesar de se saber que há expressão de SePP em diversos tecidos, os dados existentes até o momento indicam que a distribuição de selênio para tecidos extra-hepáticos ocorre em razão da síntese hepática de SePP, a qual incorpora o selênio. Acredita-se que a entrada da SePP em tecidos, como testículos, rins e cérebro, ocorra por meio de processo de endocitose mediada por receptores, dentre eles o receptor 2 de apolipoproteína E (apoE2) e a megalina. Ainda existem muitas limitações no que se refere ao metabolismo e ao transporte de selênio; é provável que outras selenoproteínas ou outras formas de selênio, além da SePP, também sejam formas importantes de transporte, entretanto, há a necessidade de mais pesquisas para a elucidação completa desses aspectos.[25]

Quando a ingestão alimentar de selênio é adequada, a principal via de excreção é a urinária. Em níveis de ingestão que variam de adequados a pouco tóxicos, o principal composto monometilado eliminado via renal é um seleno-açúcar, a 1-beta-metilseleno--N-acetil-d-galactosamina.[29,45] Quando a ingestão é superior à necessária, a eliminação urinária pode aumentar de maneira significativa e as principais formas excretadas são as trimetiladas. Ao contrário, quando a ingestão é muito baixa, metade ou menos da metade do selênio alimentar é excretado por essa via. Nas fezes, ocorre a excreção principalmente de selênio alimentar não absorvido, junto ao selênio presente nas secreções biliares, pancreáticas e intestinais. Quando a ingestão do mineral é muito elevada e a eliminação do trimetilselenônio torna-se saturada, ocorre eliminação no ar expirado, sobretudo na forma de dimetilselenito volátil, composto responsável pelo odor semelhante ao alho na respiração.[70] Todo o metabolismo do selênio está representado nas Figuras 14.4 e 14.5.

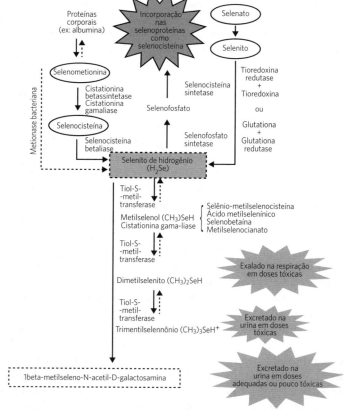

Figura 14.4 Diagrama ilustrativo do metabolismo do selênio.
Fonte: adaptada de El-Bayoumy,[23] McClung et al.[52]

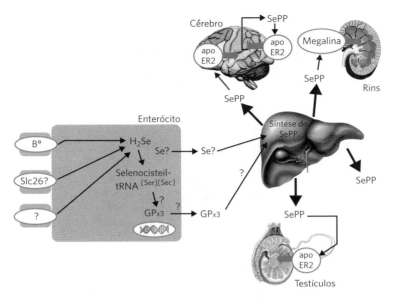

Figura 14.5 Absorção, metabolismo e distribuição das diferentes formas de selênio.
Fonte: adaptada de Fairweather-Tait et al.[25]

INCORPORAÇÃO EM SELENOPROTEÍNAS

A incorporação do selênio em proteínas é realizada por mecanismo incomum, no qual o *stop* códon UGA é recodificado para ser lido como um códon *sense*. Esse processo de recodificação necessita de fatores que são recrutados para os RNA mensageiros (RNAm) de selenoproteínas por estruturas secundárias específicas nas regiões 3' não traduzidas. Tais estruturas secundárias, denominadas elementos de sequência de inserção de selenocisteína (Secis), recrutam uma proteína ligadora de Secis, a SBP2, a qual age na captação do fator de elongação específico da selenocisteína, o EFSec, e de seu RNA transportador (RNAt) cognato, o RNAt[Sec]. Esse complexo é responsável por mediar a incorporação da selenocisteína nos códons UGA (Figura 14.6).

IMPORTÂNCIA BIOLÓGICA

O selênio exerce suas funções basicamente por meio das selenoproteínas. Algumas delas têm funções antioxidantes e outras desempenham papel importante no metabolismo de órgãos, como a tireoide, uma vez que a segunda maior classe de selenoproteínas é composta pelas iodotironinas desiodinases, que catalisam a conversão do pró-hormônio tiroxina (T_4) em sua forma ativa, a tri-iodotironina (T_3) e, também, a conversão do T_3 reverso inativo em di-iodotironina.[13,85] Além disso, o mineral também age na proteção contra a ação de metais pesados, especialmente o mercúrio, e de xenobióticos, além de participar na redução do risco de doenças crônicas não transmissíveis e na manutenção do sistema imune.

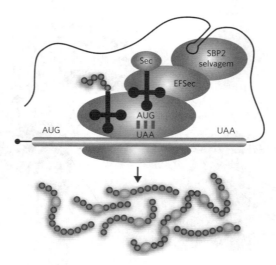

Figura 14.6 Síntese de selenoproteínas: o elemento SECIS na região 3' não traduzida do RNAm recruta a SBP2, a qual recruta o EFSec e o RNAt[Sec]. O complexo interage no ribossomo para decodificar o stop códon como selenocisteína (Sec).
Fonte: Berry.[7]

Selenoproteínas

Existem 25 selenoproteínas identificadas, entretanto apenas algumas delas foram caracterizadas funcionalmente. A maioria possui função enzimática redutora via selenocisteína, o que promove atividades catalíticas ou antioxidantes. Os processos celulares que necessitam da presença de selenoproteínas incluem a biossíntese de desoxirribonucleotídeos fosfatados (dNTP) para o DNA, a remoção de peróxidos sinalizadores ou que promovem ataques às células, a redução de proteínas ou lipídios oxidados em membranas, a regulação da sinalização redox, o metabolismo dos hormônios tireoidianos, o transporte e o armazenamento do selênio e, possivelmente, o dobramento de algumas proteínas.[68]

A seguir, serão abordados alguns aspectos sobre selenoproteínas com papel reconhecido na defesa antioxidante.

Tiorredoxina redutase

O sistema tiorredoxina é constituído pela TrxR, pela tiorredoxina e pela nicotinamida adenina dinucleotídeo fosfato reduzida (NADPH), e é o maior sistema redox celular presente nos organismos vivos[66]. A tiorredoxina é uma proteína pequena com atividade redox, que é reduzida pela TrxR com utilização de NADPH. O mecanismo de redução de substratos dependentes de TrxR envolve a transferência de elétrons da NADPH para a flavina adenina dinucleotídeo (FAD).[51,68,74]

Três formas de TrxR foram identificadas em mamíferos: a TrxR,1 que é citosólica; a TrxR2, presente em mitocôndrias; e a tiorredoxina-glutationa redutase (TGR/TrxR3), com atividades de glutationa e de TrxR, específica dos testículos.[38,68]

As TrxR são organizadoras celulares que atuam no controle das funções da tiorredoxina e na redução de diversos substratos. As TrxR contêm um domínio FAD, um domínio ligante de NADPH, um domínio de interfase e um resíduo de selenocisteína, responsável por sua função enzimática. A presença da selenocisteína no sítio ativo da enzima demonstra a importância do selênio para sua atividade e explica por que esse elemento é necessário para a proliferação celular, uma vez que o controle do estado redox necessário à produção de dNTP ou à ativação de fatores de transcrição depende de tiorredoxina.[38,68] Uma característica notável da TrxR é sua sensibilidade a condições de oxidação, o que promove alteração de sua conformação. Essa mudança pode afetar sua interação com outras moléculas e pode ter importância no início da sinalização do estresse oxidativo. Por esse motivo, sugere-se que a selenocisteína presente na TrxR funcione como sensor de estados de oxidação no controle da sinalização celular.[30]

A TrxR é a única enzima conhecida que catalisa a redução da tiorredoxina oxidada, dependente de NADPH. Portanto, muitos processos celulares são dependentes dessa enzima. O sistema tiorredoxina catalisa a redução de dissulfetos proteicos, doando um hidrogênio para a ribonucleotídeo redutase (enzima essencial para a síntese de DNA),[37] para a tiorredoxina peroxidase (enzima crítica na defesa antioxidante) e, também, para a proteína dissulfeto-isomerase (PDI) – a principal enzima que catalisa a formação de dissulfetos proteicos dentro do retículo endoplasmático.[68,74]

O sistema tiorredoxina tem papel central na regulação da expressão gênica por meio do controle redox de fatores de transcrição, como o fator nuclear *kappa* B (NF-kappa B), a endonuclease APE1/Ref-1, a proteína ativadora-1 (AP-1), o citocromo P53 (CYP53), os receptores de glicocorticoides e as quinases reguladoras da apoptose, o que modula indiretamente as atividades celulares, como proliferação, morte programada e ativação da resposta imune.[68]

Uma vez que a expressão da TrxR é induzida na presença de ativadores do fator 2 relacionado ao fator eritroide 2 (Nrf2), sugere-se que essa enzima apresente papel protetor na carcinogênese. Nesses casos, seu papel seria manter as funções celulares essenciais, inclusive a síntese de dNTP das células cancerosas, mas também promover resposta regulatória contra as transformações malignas, o que contribuiria para o sistema de defesa celular e preveniria a iniciação do câncer. No entanto, existem hipóteses de que o papel protetor na fase de promoção da doença se modifique e a enzima atue intensificando o crescimento tumoral. Portanto, muitos estudos ainda são necessários para investigação mais profunda sobre a função dessa enzima nos diferentes estágios do processo de carcinogênese.[10]

Glutationas peroxidases

Cerca de metade das selenoproteínas já caracterizadas apresenta função antioxidante. Dentre os diferentes grupos, o das GPx é o mais numeroso. Atualmente, quatro membros da família da GPx (GPx1-GPx4) têm função bem estabelecida. A GPx clássica (GPx1), a selenoproteína mais abundante em mamíferos, foi a primeira a ser identificada e está presente no citosol celular, onde funciona como antioxidante, reduzindo peróxidos de hidrogênio (H_2O_2) e hidroperóxidos orgânicos livres e transformando-os, respectivamente, em água e álcool. A GPx gastrintestinal (GPx2) é a selenoproteína antioxidante mais importante no cólon e protege o organismo dos mamíferos da toxicidade causada por hidroperóxidos lipídicos. A GPx3, extracelular, tem expressão elevada nos rins e pode ter função antioxidante nos túbulos renais ou nos espaços extracelulares. A GPx fosfolipídio hidroperóxido (GPx4) é diretamente responsável pela redução de hidroperóxidos lipídicos. Ela reage com hidroperóxidos fosfolipídicos e com hidroperóxidos pouco solúveis, além de metabolizar colesterol e hidroperóxidos de éster de colesterol em lipoproteínas de baixa densidade oxidadas.[13,32,85] A GPx6 foi caracterizada em epitélio olfatório e em tecidos embrionários. Outras variantes da GPx, nas quais o resíduo de selenocisteína é substituído por cisteína, incluem a GPx5 com expressão restrita no epidídimo e a GPx fosfolipídio hidroperóxido sem a selenocisteína, nomeada GPx7.[47,68,90] A última GPx a ser identificada foi a GPx8, que é uma proteína de membrana do retículo endoplasmático e, em conjunto com a GPx7, parece atuar na regulação do dobramento de proteínas; todavia, pouco se conhece sobre suas funções.[12] Essas enzimas diferem em sua distribuição tecidual e nos substratos específicos para degradação.[3,9]

Todas as GPx reduzem H_2O_2 e hidroperóxidos a partir da glutationa reduzida (GSH), no entanto, a especificidade para o substrato é bastante diferente para cada isoforma. O metabolismo da GSH é um dos mecanismos de defesa antioxidante mais importantes do sistema biológico e é representado pelas seguintes reações (para hidroperóxidos lipídicos e H_2O_2, respectivamente):

$$ROOH + 2GSH \xrightarrow{GPx} ROH + GSSG + H_2O$$

$$H_2O_2 + 2GSH \xrightarrow{GPx} GSSG + 2H_2O$$

O ciclo catalítico demonstrado na Figura 14.7 é responsável pela regeneração da GSH, para que sua atividade de redução de espécies reativas seja mantida e ocorra sua oxidação para glutationa dissulfeto (GSSH). Assim, uma molécula de H_2O_2 é reduzida a duas moléculas de água, enquanto duas moléculas de GSH são oxidadas em uma reação catalisada pela GPx. A GSSG pode ser reduzida pela glutationa redutase.[39]

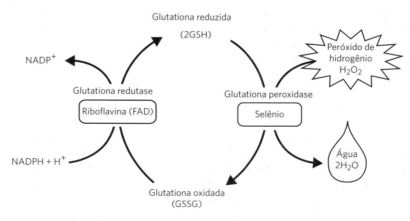

Figura 14.7 Ciclo oxidação-redução da glutationa.
Fonte: Linus Pauling Institute.[50]

A síntese de selenoproteínas é totalmente dependente da disponibilidade de selênio. Em casos de baixa ingestão, ocorre o direcionamento do mineral para a síntese de determinadas selenoproteínas, enquanto outras recebem quantidades menores. Em razão disso, algumas isoformas perdem sua atividade de forma mais rápida na deficiência em selênio. Outras podem não apresentar alterações em casos de deficiência moderada, perdendo atividade apenas após carência grave e prolongada no mineral. A perda de atividade implica, também, a redução da estabilidade enzimática, o que, por sua vez, reduz os níveis dos respectivos RNAm. Essa característica é menos importante do que a perda de atividade da enzima, mas as diferenças na estabilidade dos RNAm específicos de cada selenoproteína influenciarão no direcionamento do selênio para cada uma delas. Quando há a repleção do mineral, as selenoproteínas que apresentam maior estabilidade são sintetizadas de forma mais rápida em relação às menos estáveis, de forma que a GPx1 e a GPx3 são as que apresentam resposta mais rápida à depleção em selênio e, após a repleção, demoram mais tempo para se tornar detectáveis e atingir novamente os níveis máximos de expressão.[11]

Selenoproteína P (SePP)

A SePP é uma glicoproteína extracelular com cerca de oito a dez resíduos de selenocisteína por molécula e responde por aproximadamente 60% do total de selênio no plasma humano.[87] É uma proteína plasmática altamente glicosilada, composta por 366 aminoácidos, produzida e secretada principalmente pelo fígado, mas também é expressa em outros órgãos, como coração, rins e cérebro. Cerca de dois terços da molécula estão dobrados em um domínio N-terminal com um resíduo de selenocisteína. O domínio C-terminal restante inclui nove resíduos de selenocisteína. Ao domínio N-terminal é atribuída a função redox e, ao domínio C-terminal, a capacidade de transporte de selênio. A SePP responde às alterações na ingestão alimentar de selênio, e sua síntese é reduzida em casos de deficiência no mineral.[16,24,86]

Três funções foram propostas para a SePP. A primeira relaciona-se com o transporte de selênio, em virtude de seu grande conteúdo do mineral (é a única selenoproteína que contém mais de um átomo de selênio por cadeia polipeptídica) e de sua localização extracelular. No entanto, inicialmente acreditou-se que, como o selênio está ligado à proteína de forma covalente, seria necessária a quebra desta para a liberação do mineral. Esse fato colocou em dúvida o papel de transporte atribuído à SePP, porém, a partir de um estudo realizado em ratos *knockout* para o gene da SePP, concluiu-se que essa selenoproteína é responsável pelo transporte de selênio do fígado para os rins, uma vez que, na ausência de SePP, houve redução importante da atividade renal da GPx. Entretanto, a atividade cerebral não foi afetada nos ratos com deleção parcial do gene, o que demonstrou que o cérebro necessita de expressão local de SePP para seu funcionamento adequado. Esse fato deu origem ao chamado ciclo da selenoproteína no cérebro, sendo que a SePP poderia exercer função de estocagem do selênio. O fato de as concentrações de selênio no cérebro não serem dependentes do conteúdo plasmático do mineral poderia explicar o porquê da resistência maior do cérebro à deficiência alimentar em selênio. Por outro lado, como citado anteriormente, o mecanismo de transporte de selênio por meio da SePP ainda não foi totalmente esclarecido.[15,71]

A SePP também pode desempenhar papel na ligação com metais pesados, em especial o mercúrio, como relatado por Yoneda e Suzuki,[98] quando demonstraram a ligação da SePP com um complexo equimolar de mercúrio-selênio administrado em ratos e reproduzido *in vitro*. No entanto, como a ligação ocorreu com a administração concomitante de cloreto de mercúrio e selenito e na ausência do segundo não houve a ligação com a SePP, é pouco provável que tal condição se repita fora dos laboratórios. Apesar de a SePP parecer apta a se ligar a metais, em especial por seu alto conteúdo de histidina e de cisteína, evidências de que esse fenômeno ocorra em condições fisiologicamente relevantes ainda não estão disponíveis.[16,98]

Como terceira função proposta para a SePP, algumas evidências sugerem efeito antioxidante *in vivo* e *in vitro*. Em estudos *in vitro*, este efeito pôde ser observado com a redução de hidroperóxidos fosfolipídicos, tendo como doadores de elétrons a GSH ou a tiorredoxina,[83] e com a inibição da oxidação de lipoproteínas de baixa densidade (LDL).[87] Em estudo *in vivo*, o mesmo efeito foi observado em hepatócitos de ratos com danos oxidativos induzido por diquate. Este é um herbicida que gera ânions superóxido, os quais promovem a peroxidação lipídica em hepatócitos, o que pode resultar em necrose hepática. Após a repleção, a SePP protegeu os hepatócitos dos ratos deficientes em selênio contra os danos oxidativos gerados pelo diquate. O mecanismo provável para essa ação é que a reação desses superóxidos com o óxido nítrico (produzido pelo endotélio) poderia gerar peroxinitritos e derivados de compostos oxidantes nas proximidades das células endoteliais e, dessa forma, a SePP localizada extracelularmente na superfície dessas células poderia protegê-las da oxidação e prevenir a necrose hepática.[14]

Outras selenoproteínas

O selenoproteoma humano é formado por 17 famílias de selenoproteínas, algumas das quais codificadas por genes diferentes com funções semelhantes, a exemplo das GPx (oito genes), TrxR (três genes), iodotironina desiodinases (dois genes) e selenofosfato sintetase (SPS2). Outras selenoproteínas com funções menos conhecidas incluem as Sep 15, K, M, N, R, S e W. Existem, também, algumas selenoproteínas não caracterizadas funcionalmente até o momento, as Sel H, I, O, T e V.[68]

Redução do risco de doenças crônicas não transmissíveis

Câncer

Evidências epidemiológicas, ensaios com modelos animais e trabalhos de intervenção clínica em seres humanos dão ênfase ao efeito do selênio na proteção contra o câncer. Alguns mecanismos pelos quais o selênio pode reduzir o risco de câncer são aceitos; entre eles, a modulação da divisão celular, a alteração metabólica de alguns carcinógenos, a proteção celular contra danos oxidativos, o estímulo ao sistema imunológico e a inibição da atividade de enzimas hepáticas ou a ativação de enzimas destoxificantes. Os estudos, apesar de controversos, indicam que a deficiência em selênio parece estar relacionada à maior incidência de câncer do trato gastrintestinal, principalmente de cólon, além de câncer de pulmão, de mama e de útero, de próstata, de tireoide e de pele.[23,61]

Revisão sistemática com metanálise objetivou responder a duas questões acerca da relação entre o *status* de selênio no organismo e o câncer: se há relação etiológica entre a exposição ao selênio e o risco de câncer, e qual a eficácia da suplementação de selênio na redução do risco de câncer em humanos. Foram analisados 83 ensaios clínicos randomizados, com 27.232 pacientes. A incidência global e a mortalidade em decorrência de câncer em geral não sofreram redução com a suplementação de selênio. A hipótese gerada em outros estudos isolados, de que a suplementação de selênio em indivíduos com concentrações sanguíneas baixas poderia reduzir o risco de desenvolvimento de câncer, não foi confirmada. Os autores afirmam que, em geral, não há evidências que sugiram que o maior consumo de selênio por meio da alimentação ou de suplementação reduza o risco de câncer em humanos. Entretanto, sugerem novas investigações para avaliar o potencial do selênio em modificar o risco de câncer de acordo com características genéticas particulares.[92]

Doenças cardiovasculares

Algumas evidências sugerem que a deficiência em selênio possa exacerbar o risco de desenvolvimento de doenças cardiovasculares. Os mecanismos propostos para os possíveis efeitos protetores do selênio incluem a redução das concentrações de colesterol em LDL (LDL-c), possivelmente por aumentar o catabolismo periférico por meio de seus efeitos sob o metabolismo do hormônio da tireoide, e a inibição da modificação oxidativa da LDL *in vitro*, podendo reduzir a formação de células espumosas. Além disso, a deficiência em selênio pode induzir alteração na produção de prostaglandinas, é intimamente relacionada à agregação plaquetária, é associada com o aumento de hidroperóxidos lipídicos que podem causar injúria endotelial e é, também, relacionada à função imunológica prejudicada, incluindo número reduzido de células T circulantes e sensibilidade reduzida de linfócitos. Entretanto, estudos sugerem que a associação inversa entre concentrações sanguíneas de selênio e prevalência de doenças cardiovasculares seria observada em populações que ingerem baixas quantidades de selênio, mas não nas com altas ingestões. Concentrações séricas de selênio de 55 µg/L são associadas a risco aumentado de doenças cardiovasculares.[2,61] Além disso, alguns estudos, ainda que controversos, vêm relacionando o *status* de selênio com concentrações de homocisteína, a qual é considerada importante fator de risco para o desenvolvimento de doenças cardiovasculares. Há relatos de aumento das concentrações de homocisteína plasmática em ratos recebendo dieta suplementada com selênio[89] e de ausência de alterações nas concentrações de homocisteína em razão da suplementação com selênio em humanos,[91] bem como de associação inversa entre homocisteína total e concentração sérica de selênio.[33]

Por outro lado, propõe-se que concentrações séricas de selênio elevadas exercem efeito negativo sobre o perfil lipídico,[31] com aumento das concentrações de colesterol total, de LDL-c, de colesterol em lipoproteínas de alta densidade (HDL-c), de triacilgliceróis e de apolipoproteínas B e A1 em indivíduos com ingestões adequadas do mineral[8,48] ou com aumento das concentrações de colesterol total e colesterol não HDL em indivíduos com ingestões limítrofes.[78] Ainda, a suplementação diária em longo prazo com antioxidantes, incluindo o selênio (100 µg/dia, como selenometionina proveniente de levedura enriquecida), apresentou efeitos deletérios sobre as concentrações plasmáticas de triacilgliceróis quando comparada ao tratamento com placebo.[36]

310 BASES BIOQUÍMICAS E FISIOLÓGICAS DA NUTRIÇÃO

O papel da suplementação de selênio sobre o risco de desfechos cardiovasculares ainda é controverso. Em metanálise que incluiu 16 ensaios clínicos randomizados (43.998 indivíduos), não se observou associação significativa entre a suplementação de selênio e a mortalidade por doença arterial coronariana (DAC). Entretanto, foram registradas associações entre proteína C reativa (PCR) sérica e glutationa peroxidase, com redução da primeira e aumento da segunda pela suplementação com o mineral. Os resultados sugerem efeito positivo da suplementação com selênio na redução do estresse oxidativo e da inflamação em pacientes com DAC.[42]

Ao considerar as informações controversas relacionadas ao possível papel do selênio na incidência de doenças cardiovasculares e à ausência de explicações plausíveis sobre os mecanismos de ação envolvidos, recomenda-se que a utilização indiscriminada de suplementos de selênio ou de outras estratégias para aumentar as concentrações sanguíneas do mineral em níveis superiores aos necessários à atividade ótima das selenoproteínas não deve ser incentivada por não ser justificada.[80]

Diabetes melito

O diabetes melito é uma doença crônica que apresenta muitas complicações, entre elas, a aterosclerose. A peroxidação lipídica aumentada e a capacidade antioxidante reduzida podem contribuir para o desenvolvimento de complicações dessa doença. Indivíduos diabéticos geralmente apresentam concentrações séricas e eritrocitárias de selênio reduzidas, além de atividade diminuída de enzimas antioxidantes, dentre elas, a GPx. Durante muito tempo, acreditou-se que a suplementação com selênio facilitaria a melhor regulação homeostática das concentrações de glicose sanguínea.[61] Essa característica é, em geral, atribuída ao fato de que o estresse oxidativo exerce influência importante no surgimento e na progressão da resistência à insulina e do diabetes melito, bem como no desenvolvimento de complicações secundárias à doença. Assim, postula-se que a ação benéfica do selênio estaria relacionada a seu papel na destoxificação de peróxidos, sobretudo via GPx1. Entretanto, alguns estudos vêm demonstrando uma ambiguidade no que se refere ao papel do selênio na incidência do diabetes melito. Até o presente momento, os dados disponíveis são inconsistentes e considera-se que há um enigma relacionado à interação desses dois fatores.[57]

As células betapancreáticas são bastante suscetíveis à toxicidade quando expostas a concentrações elevadas de glicose. O resultado de concentrações intracelulares cronicamente elevadas desse açúcar é o aumento na produção de radicais livres em decorrência de diversos mecanismos, os quais podem danificar aquelas células ou promover a apoptose e, consequentemente, prejudicar suas funções essenciais. Por outro lado, mesmo em condições fisiológicas, um nível controlado de estresse oxidativo é necessário à ação da insulina em tecidos sensíveis.

A ligação da insulina a seu receptor promove a formação de H_2O_2, o qual contribui para a inibição da proteína tirosina fosfatase 1B (PTP 1B), envolvida na inibição da sinalização desse hormônio, pois catalisa a desfosforilação da subunidade beta do receptor de insulina e do substrato 1 do receptor de insulina (IRS 1). Entretanto, a exposição prolongada das células a concentrações elevadas de glicose pode ser caracterizada como promotora de estresse oxidativo e de resistência à insulina. Uma série de alterações bioquímicas ocorre nessas situações, dentre elas aumento na quantidade de doadores de elétrons (NADH e flavina adenina dinucleotídeo – FADH2) e fluxo de elétrons acelerado através da membrana mitocondrial interna. Isso promove um limiar mais alto de gradiente de prótons pela membrana da mitocôndria, o que culminará, ao final e na presença de oxigênio molecular, na produção de radicais superóxido ($0_2^{-\bullet}$). Esses radicais inibem a atividade da enzima glicose-6-fosfato desidrogenase, chave na via da pentose fosfato. Em resposta ao nível de estresse oxidativo aumentado, as quinases associadas à mitocôndria são ativadas ou as fosfatases são inibidas.

Dentre as quinases sensíveis ao estresse oxidativo, está a proteína quinase D (PKD), a qual, quando ativada, estimula a expressão de genes que codificam proteínas com atividade antioxidante. Outra quinase que pode ser ativada é a c-jun quinase amino terminal (JNK), a qual reduz o metabolismo da glicose e induz a resistência à insulina por fosforilar o resíduo de serina da subunidade beta do receptor de insulina, o substrato 1 do receptor de insulina e a proteína quinase B (AKT/PKB), conhecida por atuar na translocação de transportadores de glicose 4 (GLUT4). Por fim, tanto em células beta quanto em tecidos sensíveis à insulina, a ativação da JNK promove a translocação do fator de transcrição *forkhead box O* (FoxO) para o núcleo celular, o qual também ativa a transcrição de genes que codificam enzimas antioxidantes. Outra característica importante das concentrações intracelulares elevadas de glicose é a formação dos produtos finais de glicação avançada (AGE), os quais também contribuem para a resistência à insulina. A formação dessas substâncias no músculo esquelético ativa a proteína quinase C (PKC) que, por sua vez, parece ter importância chave na redução da fosforilação do resíduo de tirosina do IRS 1 (para melhor compreensão dos aspectos bioquímicos relacionados ao metabolismo normal da insulina, sugere-se consultar o Capítulo Aspectos bioquímicos e nutricionais do diabetes melito).[57]

São poucos os estudos em seres humanos que relatam efeitos benéficos antidiabéticos verdadeiros do selênio. A carência de intervenções controladas por placebo e que incluam número aceitável de participantes ainda é prevalente no que se refere aos possíveis efeitos antidiabéticos favoráveis da suplementação com o mineral. Além disso, variações importantes nos desenhos experimentais de muitos estudos, como as concentrações de selênio utilizadas e o estado de saúde dos indivíduos avaliados, comprometem de forma significativa a comparação dos dados. Alguns trabalhos relatam resultados positivos, demonstrando, sobretudo, concentrações sanguíneas de selênio significativamente menores em pacientes portadores de diabetes melito quando comparados a indivíduos saudáveis, redução das concentrações de substâncias oxidantes, como TBARS (substâncias reativas ao ácido tiobarbitúrico) e da atividade do NF-kappa B e, também, redução da excreção urinária de albumina.[26,43,95]

Metanálise avaliou o efeito da suplementação de selênio no metabolismo glicídico e no perfil lipídico de indivíduos com síndrome metabólica. As concentrações sanguíneas de insulina nos pacientes suplementados reduziram significativamente, bem como houve aumento do índice QUICKI, que verifica a sensibilidade à insulina. Entretanto, os demais parâmetros para avaliação do metabolismo glicídico e do perfil lipídico não sofreram alteração.[82]

No diabetes gestacional, alguns resultados demonstram relação inversamente proporcional entre concentrações plasmáticas de selênio e teste oral de tolerância à glicose (TOTG) e redução das concentrações de selênio conforme a progressão da gestação, uma

312   BASES BIOQUÍMICAS E FISIOLÓGICAS DA NUTRIÇÃO

vez que essas concentrações são proporcionalmente maiores em mulheres saudáveis do que nas com tolerância alterada à glicose e com diabetes melito.[35,44,84]

Por outro lado, existem diversos estudos realizados em modelos animais. Entretanto, um fato importante é que a maioria deles utilizou ratos ou camundongos com diabetes melito tipo 1 induzido quimicamente. Ainda, as concentrações de selênio utilizadas foram sempre bastante elevadas quando extrapoladas e comparadas às utilizadas em seres humanos. Em geral, os efeitos positivos sobre as disfunções metabólicas decorrentes do diabetes (principalmente hiperglicemia e hiperlipidemia) foram observados apenas nos grupos tratados com selenato de sódio e não nos tratados com selenometionina ou selenito de sódio.[4-6,58,59] Há, também, relatos de ação nula, mesmo com a utilização de doses elevadas de selenato de sódio[24]. Já nos tratamentos que utilizaram o selenito de sódio, em geral, os benefícios observados apresentaram maior relação com processos celulares agravados com a progressão do diabetes, entre eles a peroxidação lipídica e o estresse oxidativo do retículo endoplasmático.[67,75,88]

Entretanto, alguns estudos vêm demonstrando que as concentrações sanguíneas elevadas de selênio podem ter relação positiva com a progressão do diabetes. Nesses casos, os estudos da influência do mineral na regulação do metabolismo da glicose são direcionados ao diabetes melito tipo 2. Em 2004, McClung et al.[52] demonstraram que camundongos com superexpressão hepática e musculoesquelética da GPx1 apresentavam peso e porcentagem de gordura corporal significativamente maiores em comparação aos controles. Aqueles animais desenvolveram hiperglicemia, hiperinsulinemia e hiperleptinemia após seis meses de ingestão de dieta adequada em selênio. A resistência à insulina foi associada a redução de 30 a 70% na fosforilação da subunidade beta do receptor de insulina e na Akt.[52] Outros estudos observaram, também, que o antagonista da insulina PTP 1B apresentou as atividades mais baixas em animais que consumiram dietas deficientes em selênio, aumentando de forma progressiva com a quantidade do mineral adicionada às rações.[55,56]

Estudos de suplementação com selênio em seres humanos, de longa duração (superior a cinco anos), evidenciam incidências mais altas de diabetes melito nos grupos que receberam os suplementos[79] e associações positivas entre glicemia e concentrações plasmáticas de selênio,[20] além de perfis alterados de lipidemia nos quintis mais altos de concentração sanguínea de selênio.[8]

Um estudo de revisão sistemática com metanálise avaliou a possível relação entre a suplementação/concentrações séricas ou plasmáticas de selênio e a incidência de diabetes melito. Nos estudos em que não houve suplementação, observou-se relação direta entre o risco de desenvolver diabetes e a exposição ao selênio (risco aumentado para os indivíduos com concentrações séricas de selênio ≥ 140 μg/L em comparação àqueles com valores < 45 μg/L). Já para os estudos experimentais, a suplementação de selênio elevou o risco de desenvolver diabetes em 11% se comparado ao placebo, com risco relativo maior em mulheres do que em homens.[93]

Os mecanismos pelos quais o selênio possivelmente exerceria ação negativa em relação ao diabetes melito são escassos e inconclusivos, entretanto, existem algumas especulações. Foi demonstrado que a superexpressão hepática de GPx1 em camundongos promove hiperinsulinemia por desregular a produção e a secreção da insulina nas ilhotas de Langerhans, uma vez que se observou massa celular beta e conteúdo pancreático do hormônio aumentados, bem como potencial de membrana mitocondrial e secreção de insulina estimulada por glicose aumentados nas ilhotas desses animais em comparação aos selvagens (com expressão hepática de GPx1 normal). Observaram-se, também, níveis reduzidos de estresse oxidativo nesses camundongos, o que disparou mecanismos epigenéticos de hiperacetilação de histonas H3 e H4 na região promotora do gene do Pdx1 (*homeobox* pancreático e duodenal 1 ou fator promotor da insulina 1 – fator de transcrição necessário ao desenvolvimento e à maturação das células betapancreáticas), os quais, entretanto, não foram suficientes para impedir a hiperinsulinemia.[40,94]

Outra hipótese relaciona-se ao possível efeito adverso do metabolismo alterado de carboidratos na homeostase do selênio, com envolvimento da SePP e do coativador 1-alfa do receptor ativado por proliferador de peroxissomo (PGC-1-alfa). Como já descrito, a SePP representa a principal fração de selênio no plasma e é responsável pela distribuição do mineral aos tecidos periféricos. Foi identificado na região promotora do gene da SePP, muito próximo ao sítio de ligação do fator nuclear de hepatócito-4-alfa (HNF-4-alfa), um sítio de ligação para o fator de transcrição Fox O1a. Esses dois sítios de ligação são coativados pelo PGC-1-alfa em resposta a hormônios, como glucagon, insulina e glicocorticoides. O complexo Fox O1a/PGC-1-alfa é envolvido na regulação da transcrição de enzimas gliconeogênicas, como a glicose 6-fosfatase e a fosfoenolpiruvato carboxiquinase, e a SePP parece ser regulada da mesma forma, uma vez que a expressão do PGC-1alfa induzida pelo glicocorticoide dexametasona aumentou de maneira significativa os níveis de RNAm e a secreção de SePP em hepatócitos de ratos. Esse envolvimento do selênio com o metabolismo de carboidratos pode ainda ser considerado, visto que se observa um ciclo, no diabetes não tratado, em que a hiperglicemia promove expressão hepática maior do PGC-1alfa e de enzimas gliconeogênicas, o que resulta em produção elevada de glicose hepática e aumenta ainda mais a hiperglicemia[77].

Sistema imune

Concentrações adequadas de selênio são essenciais para o funcionamento do sistema imune, pois influenciam o desenvolvimento e a expressão de respostas não específicas, humorais e celulares. A deficiência em selênio reduz a efetividade das células imunológicas, enquanto a suplementação pode exercer efeito contrário, provavelmente por meio de três mecanismos distintos: regulação da concentração de células T com alta afinidade por receptores de interleucina 2 (IL2) e promoção de resposta aumentada dessas células; prevenção de danos oxidativos em células do sistema imune; e alteração da agregação plaquetária via redução da produção de tromboxanos em relação a leucotrienos. A questão do estresse oxidativo é de interesse especial, uma vez que macrófagos e neutrófilos, quando ativados, produzem rapidamente maiores quantidades de espécies reativas de oxigênio (ERO). Entretanto, nessas células fagocíticas, concentrações adequadas de ERO são essenciais para a atividade microbicida e para a sinalização intracelular apropriada, responsável por ativação, diferenciação e comunicação celular. A deficiência em selenoproteínas reguladoras da produção de ERO e do estado redox em células imunes pode promover a morte destas em virtude de danos oxidativos. Em contrapartida, a superexpressão ou a atividade alterada dessas selenoproteínas podem desregular o mecanismo oxidativo necessário às funções fagocíticas. Alguns efeitos benéficos do selênio para a imunidade também podem ser explicados pela manutenção da integridade das membranas das células imunocompetentes. Efeitos da deficiência em selênio podem incluir contagem reduzida de células T e prejuízos na proliferação e na sensibilidade de linfócitos. Também já foi observado em seres humanos que a suplementação com selênio aumenta a atividade de células *natural killer* e reduz o eritema e a peroxidação lipídica de células da pele provocados por exposição à radiação ultravioleta, a ativação e a replicação do vírus HIV em células T, a ativação do NF-kappa-B, a atividade lipoxigenase de células B, a morte celular e os danos ao DNA; além disso, favorece a apoptose de células tumorais e aumenta a resposta da fito-hemoaglutinina em linfócitos, entre outras.[13,37,53,66,86]

Ainda em relação ao sistema imunológico do organismo humano, novo teste diagnóstico a partir de um marcador bioquímico para a doença de Alzheimer (DA) tem sido proposto. A literatura tem direcionado para a possível relação entre distúrbios neurodegenerativos, declínio do sistema imune e alterações nas concentrações de selênio e de selenoproteínas antioxidantes em células sanguíneas e no cérebro. Dentre a linhagem de células sanguíneas, os neutrófilos expressam exclusivamente a selenoenzima metionina sulfóxido redutase B1 (MsrB1). Foi registrada redução significativa na atividade dessa enzima em indivíduos com DA em relação àqueles sem a doença. Diante disso, há possibilidade de aplicar este biomarcador para o diagnóstico diferencial da DA.[1]

A fisiopatologia de outra condição de caráter imunológico, a doença inflamatória intestinal (DII), parece estar associada ao *status* de selênio e de selenoproteínas. Ao que parece, o selênio atua em vias de sinalização inflamatórias, sobretudo ao afetar o funcionamento de dois fatores de transcrição: o NF-kappa-B e o receptor ativado por proliferador de peroxissomo gama (PPAR-gama). A suplementação de selênio em pacientes com DII como terapia adjunta parece favorecer a continuidade do estado de remissão da doença, com controle do *status* pró-inflamatório.[62]

FONTES ALIMENTARES E RECOMENDAÇÕES DE INGESTÃO

A quantidade de selênio em alimentos é muito variável entre diferentes países e regiões. Sua concentração nos solos é responsável por um ciclo que afeta tanto os animais que consomem as pastagens quanto alimentos vegetais, nos quais a quantidade do mineral é inteiramente dependente do solo. A quantidade de proteínas também influencia a concentração de selênio nos alimentos, uma vez que o mineral pode se incorporar a elas no lugar do enxofre. O processamento, sobretudo térmico, em altas temperaturas, pode reduzir a quantidade de selênio em virtude da volatilização.

A castanha-do-brasil e o rim bovino são considerados as melhores fontes de selênio. Carne bovina, frango, peixe e ovos, além de serem ricos em proteínas, também apresentam quantidades importantes de selênio e, em muitos países, são a principal fonte alimentar do mineral. Leite e derivados também podem fornecer boas quantidades do mineral, dependendo da espécie animal e do conteúdo de gordura, com o leite de vaca e os leites com maior quantidade de gordura sendo os que apresentam as menores concentrações. Frutas e verduras, em geral, são pobres em selênio, com exceção de vegetais denominados "acumuladores" de selênio, como alho, mostarda-indiana, brócolis, couve-de-bruxelas, couve-rábano, couve-flor, repolho, cebola e alguns cogumelos, os quais podem fornecer quantidades importantes do mineral quando consumidos adequadamente. O levedo de cerveja também pode ser classificado como fonte de selênio. Em regiões com solos que apresentam quantidade suficiente de selênio, o trigo é boa fonte do mineral e, por consequência, o consumo de pães e cereais pode contribuir para sua ingestão.[2,60,69]

As recomendações de ingestão de selênio foram baseadas em dois estudos de intervenção: 1) na China, demonstrou-se que o nível máximo da atividade da GPx no plasma é atingido com ingestão de 41 µg/dia. Com ajuste para peso corporal de homens norte--americanos, esse valor foi fixado em 52 µg/dia; 2) na Nova Zelândia, sugeriu-se a necessidade média estimada (*estimated average requirement* – EAR) próxima a 38 µg/dia. A média dos dois valores resultou no estabelecimento de uma EAR de 45 µg/dia para homens e mulheres com idades entre 19 e 70 anos. O valor da ingestão dietética recomendada (*recommended dietary allowance* – RDA) para o mesmo grupo de indivíduos foi calculado como 120% da EAR e arredondado para 55 µg/dia.[41]

BIODISPONIBILIDADE

O selênio apresenta-se nos alimentos de diversas formas, principalmente em vegetais, nos quais podem existir mais de 15 formas diferentes. Em produtos animais, a variedade de compostos é muito menor. Entretanto, a biodisponibilidade depende inteiramente da forma química do mineral e, de maneira geral, os compostos orgânicos são mais bem absorvidos do que os inorgânicos. Além disso, pode haver a influência de outros fatores relacionados à alimentação, como quantidade de proteína, gordura e metais pesados, e também do estado nutricional do indivíduo em relação ao selênio. A despeito desses fatores, a absorção do mineral é considerada elevada e varia entre 70 e 95%.

Em carnes, a biodisponibilidade é alta, principalmente pelo fato de as formas predominantes serem a selenometionina e a selenocisteína. Quando comparado à carne, o brócolis (alimento "acumulador" de selênio) apresentou biodisponibilidade mais baixa e menor taxa de incorporação às selenoproteínas. Acredita-se que essas diferenças ocorram em decorrência da predominância das formas metiladas do selênio no brócolis.[27]

Em regiões com solos ricos em selênio, a farinha de trigo também é fonte alimentar que apresenta biodisponibilidade elevada. Em peixes, o conteúdo do mineral, em geral, é significativo, porém a interação com metais pesados, sobretudo o mercúrio, pode reduzir a biodisponibilidade, uma vez que a ligação entre ambos dá origem a complexos insolúveis. Nesses casos, a absorção pode ser reduzida para valores entre 20 e 50%.[66]

Determinadas espécies de peixes, entre elas o salmão, apresentam biodisponibilidade elevada.[22] Fox et al.[28] verificaram que a absorção de selênio proveniente de refeições compostas por peixe foi semelhante à do selenato (87,7% *vs.* 93,4% para peixe cozido e 90,4% *vs.* 93,4% para peixe salgado), e que a retenção tecidual foi significativamente superior à do selenato (85,3% *vs.* 65,4% e 86,2% *vs.* 57,5% para peixe cozido e para peixe salgado, respectivamente). Concluiu-se que o selênio contido em peixes apresenta biodisponibilidade elevada e que o processamento (tanto a cocção quanto a salga) não interfere na utilização do mineral.[28]

O selênio encontrado no leite parece ser tão biodisponível quanto o selenito. Em indivíduos ileostomizados, a absorção fracionada do mineral proveniente do leite bovino desnatado foi de 73,3%, enquanto a do leite fermentado foi de 64,1%. A fermentação pode ter sido responsável pela alteração na composição de selênio, promovendo a diferença na absorção entre os dois tipos de leite[19]. A absorção de selênio presente em outros produtos lácteos, como iogurte, queijo cremoso, coalhada e leite condensado, e em sobremesas, como pudins e sorvetes, pode ultrapassar os 80%.[60]

DEFICIÊNCIA

Em seres humanos, a ingestão de quantidades muito baixas de selênio pode resultar em duas enfermidades principais. A doença de Keshan, cardiomiopatia que afeta crianças e mulheres jovens, é detectada principalmente na China, em regiões com solos muito pobres em selênio. A forma aguda é caracterizada por insuficiência súbita da função cardíaca e a fase crônica, por cardiomegalia de moderada a grave, promovendo graus diferentes de insuficiência cardíaca. As características histopatológicas incluem necrose multifocal, substituição fibrosa do miocárdio e miocitólise. A doença de Kashin-Beck, também decorrente de baixas concentrações de selênio no organismo, é uma osteoartrite endêmica que ocorre durante a pré-adolescência ou a adolescência. Seu aspecto patológico mais marcante é a degeneração necrótica dos condrócitos, que pode promover nanismo e deformação das articulações.[17]

Indivíduos com alterações ou mau funcionamento do trato digestório podem apresentar deficiência em selênio. A má absorção ou o aumento das perdas intestinais podem produzir estados de deficiência marginal.[61] Outros grupos mais suscetíveis à deficiência são crianças e idosos.

TOXICIDADE

O primeiro caso de envenenamento relacionado a altas doses de selênio foi diagnosticado no ano de 1925, na China. Cerca de 40 anos mais tarde, verificou-se que o selênio presente em grandes quantidades no milho da região chinesa de Enshi era responsável por uma endemia de selenose. Sintomas como perda de unhas e cabelos foram imediatamente revertidos com a exclusão do milho da alimentação diária. Nos casos em que houve danos ao sistema nervoso central, o tempo necessário à remissão dos sintomas foi maior.[97]

A toxicidade do selênio é dependente de diversos fatores, entre eles, do composto e do método de administração utilizados, do tempo de exposição, do estado fisiológico e da idade do indivíduo, e da interação com outros compostos. Entretanto, a toxicidade por formas orgânicas ou inorgânicas de selênio resulta em características clínicas semelhantes, porém com velocidade de início e relação com as concentrações teciduais do mineral diferentes. Além da fragilidade e da perda de unhas e cabelos, a intoxicação por selênio também pode causar alterações gastrintestinais, erupções cutâneas, odor de alho na respiração, fadiga, irritabilidade e anormalidades do sistema nervoso. Também podem ocorrer alterações no funcionamento do sistema endócrino, na síntese de hormônios da tireoide e de hormônios relacionados ao crescimento. Alguns pesquisadores sugerem que os sintomas mais graves ocorrem com ingestões que variam de cerca de 3 a 7 mg/dia, e os sintomas moderados, com cerca de 1,3 mg/dia. Este último valor relaciona-se a concentração de selênio no sangue de 1.350 µg/L.[41,60]

Ambas as formas, orgânica e inorgânica, são igualmente tóxicas em casos de ingestão excessiva crônica. A selenometionina, quando consumida em doses elevadas, promove aumento importante nas concentrações teciduais de selênio, ao contrário das formas inorgânicas. Entretanto, os precursores inorgânicos são mais tóxicos, e doses muito menores podem causar intoxicação.[41]

Ao ponderar as variações muito grandes nos marcadores bioquímicos, o limite superior tolerável de ingestão (*tolerable upper intake level* – UL) para o selênio foi baseado nos sinais de redução de brilho e perda de unhas e cabelos, por serem os sintomas de selenose mais frequentemente observados. Para adultos, esse valor é de 400 µg/dia.[41]

AVALIAÇÃO DO ESTADO NUTRICIONAL

A avaliação do estado nutricional do indivíduo em relação ao selênio compreende a análise de sua concentração em sangue, urina, cabelos e unhas. Em virtude das variações existentes no *status* de selênio em âmbito mundial, não há parâmetros de referência totalmente aceitos como normais para esses índices.[86] De maneira geral, os biomarcadores sanguíneos e a excreção urinária refletem um estado nutricional de curto a médio prazos, e unhas e cabelos indicam exposição entre seis e 12 meses anteriores à avaliação. A utilização do sangue e suas frações, principalmente o plasma, para análise da concentração de selênio, é muito comum, entretanto, há problemas em relação ao uso do plasma como biomarcador, pois selenometionina incorpora-se de forma aleatória em proteínas no lugar da metionina, e esse selenoaminoácido é a principal forma presente na alimentação.[96] O fato de unhas e cabelos não necessitarem de procedimentos invasivos para serem coletados torna-os bastante interessantes. No entanto, cabelos são sujeitos a muitas variações biológicas e também à contaminação com produtos químicos, como xampus e tinturas. As interferências com as unhas são menos importantes. A urina é considerada um bom índice para avaliar a excreção do mineral. Sugere-se que os valores excretados se correlacionam com as concentrações plasmáticas e que, a partir do total de selênio eliminado, pode-se estimar a ingestão alimentar.[60,72,76]

Quando há deficiência no mineral, a atividade das enzimas dependentes dele pode ser utilizada como parâmetro de avaliação, visto que há redução de atividade. Na hierarquia das selenoenzimas, as mais dependentes de suprimento adequado de selênio são a GPx citosólica e a extracelular, sendo as mais indicadas como biomarcadores do estado nutricional na deficiência. Outros índices também podem ser utilizados, entre eles, a concentração plasmática de SePP, a razão de conversão de T4 em T3 e a atividade de tiorredoxina. A SePP é considerada biomarcador bastante útil em razão da grande quantidade de resíduos de selenocisteína presentes em sua molécula e por ser a principal selenoproteína do plasma. Além disso, já foi demonstrado que a resposta das concentrações de SePP à suplementação com selênio em indivíduos com ingestão limítrofe (10 µg/dia) não é direta e proporcional à quantidade ingerida, como no caso da GPx 3, o que indica a primeira como biomarcador mais acurado.[96] Para a avaliação do selênio em estudos de suplementação, pode-se utilizar a atividade plaquetária da GPx, uma vez que responde de forma rápida ao aumento no consumo do mineral, provavelmente em virtude de sua meia-vida mais curta.[86]

Vale destacar que polimorfismos em genes que codificam as selenoproteínas podem interferir na resposta ao consumo alimentar e à suplementação de selênio. Ensaio clínico do tipo *crossover*, denominado SU.BRA.NUT, realizado no Brasil, avaliou a resposta à suplementação de castanha-do-brasil durante oito semanas, de acordo com variações genéticas em indivíduos adultos saudáveis. Polimorfismos de nucleotídeo único nos genes que codificam a GPx1 (rs1050450, rs3811699 e rs1800699), a GPX4 (rs713041), a SePP (rs3877899 e rs7579), a selenoproteína F (rs5845) e a selenoproteína S (rs34713741) foram genotipados. Além disso, a expressão dos genes foi avaliada. Os autores verificaram que SNP nos genes que codificam a GPx1 e a SePP foram associados a diferentes respostas de biomarcadores moleculares e bioquímicos do *status* de selênio após a suplementação com castanha-do-brasil.[21]

Outro ensaio clínico avaliou o consumo de peixe e mexilhão sobre a atividade da GPx, além do papel dos SNP nos genes que codificam a GPx1 (rs1050450), a GPx4 (rs713041) e a SePP (rs7579 e rs3877899) no resultado da suplementação. Indivíduos homozigotos selvagens para o polimorfismo rs3877899 no gene da SePP que consumiram peixe e mexilhão apresentaram maiores concentrações plasmáticas de SePP em relação aos carreadores do alelo variante.[46]

Em resumo, a avaliação das concentrações de selenoproteínas é mais útil em relação às concentrações sanguíneas do mineral, porém conclusões geradas a partir da determinação da concentração de apenas uma selenoproteína não são aplicáveis a todas as funções biológicas exercidas pelo selênio. Portanto, para uma avaliação mais acurada, é necessário utilizar um conjunto de biomarcadores e considerar as principais variações genéticas que podem interferir na biodisponibilidade do selênio.[86]

REFERÊNCIAS

1. Achilli C, Ciana A, Minetti G. Brain, immune system and selenium: a starting point for a new diagnostic marker for Alzheimer's disease? Perspect Public Health. 2018;138(4): 223-6.
2. Alissa EM, Bahijri SM, Ferns GA. The controversy surrounding selenium and cardiovascular disease: a review of the evidence. Med Sci Monit. 2003;9(1):RA9-18.
3. Arthur JR. The glutathione peroxidases. Cel Molec Life Sci. 2000;57(13-14):1825-35.
4. Aydemir-Koksoy A, Turan B. Selenium inhibits proliferation signaling and restores sodium/potassium pump function of diabetic rat aorta. Biol Trace Elem Res. 2008;126(1-3):237-45.
5. Battell ML, Delgatty HL, McNeill JH. Sodium selenate corrects glucose tolerance and heart function in STZ diabetic rats. Mol Cell Biochem. 1998;179(1-2):27-34.
6. Berg EA, Wu JY, Campbell L, Kagey M, Stapleton SR. Insulin-like effects of vanadate and selenate on the expression of glucose-6-phosphate dehydrogenase and fatty acid synthase in diabetic rats. Biochimie. 1995;77(12):919-24.
7. Berry MJ. Insights into the hierarchy of selenium incorporation. Nat Genet. 2005;37(11):1162-3.
8. Bleys J, Navas-Acien A, Stranges S, Menke A, Miller ER, Guallar E. Serum selenium and serum lipids in US adults. Am J Clin Nutr. 2008;88(2):416-23.
9. Brigelius-Flohé R. Glutathione peroxidases and redox-regulated transcription factors. Biol Chem. 2006;387(10-11):1329-35.
10. Brigelius-Flohé R. Selenium compounds and selenoproteins in cancer. Chem Biodivers. 2008;5(3):389-95.
11. Brigelius-Flohé R. Tissue-specific functions of individual glutathione peroxidases. Free Radic Biol Med. 1999;27(9-10):951-65.

SELÊNIO

12. Brigelius-Flohé R, Maiorino M. Glutathione peroxidases. Biochim Biophys Acta. 2013;1830(5):3289-303.
13. Brown KM, Arthur JR. Selenium, selenoproteins and human health: a review. Public Health Nutr. 2001;4(2B):593-9.
14. Burk RF, Hill KE, Awad JA, Morrow JD, Kato T, Cockell KA, et al. Pathogenesis of diquat-induced liver necrosis in selenium-deficient rats: assessment of the roles of lipid peroxidation and selenoprotein P. Hepatology. 1995;21(2):561-9.
15. Burk RF, Hill KE. Orphan selenoproteins. Bioessays. 1999;21(3):231-7.
16. Burk RF, Hill KE. Selenoprotein P: an extracellular protein with unique physical characteristics and a role in selenium homeostasis. Annu Rev Nutr. 2005;25:215-35.
17. Burk RF, Levander OA. Selênio. In: Shills ME, Shike M, Ross AC, Caballero B, Cousins RJ (eds.). Tratado de nutrição moderna na saúde e na doença. 9. ed. Barueri: Manole; 2003. p.285-96.
18. Burk RF, Levander OA. Selenium. In: Shills ME, Shike M, Ross AC, Caballero B, Cousins RJ (eds.). Modern nutrition in health and disease. 9.ed. Philadelphia: Williams & Wilkins; 1999. p.285-96.
19. Chen J, Lindmark-Månsson H, Drevelius M, Tidehag P, Hallmans G, Hertervig E, et al. Bioavailability of selenium from bovine milk as assessed in subjects with ileostomy. Eur J Clin Nutr. 2004;58(2):350-5.
20. Czernichow S, Couthouis A, Bertrais S, Vergnaud AC, Dauchet L, Galan P, et al. Antioxidant supplementation does not affect fasting plasma glucose in the supplementation with antioxidant vitamins and minerals (SU.VI.MAX) study in France: association with dietary intake and plasma concentrations. Am J Clin Nutr. 2006;84(2):395-9.
21. Donadio JLS, Rogero MM, Guerra- Shinohara EM, Barbosa F, Desmarchelier C, Borel P, et al. Genetic variants in selenoprotein genes modulate biomarkers of selenium status in response to Brazil nut supplementation (the SU.BRA.NUT study). Clin Nutr. 2018;pii:S0261-5614(18)30123-7.
22. Dumont E, Vanhaecke F, Cornelis R. Selenium speciation from food source to metabolites: a critical review. Anal Bioanal Chem. 2006;385(7):1304-23.
23. El-Bayoumy K. The protective role of selenium on genetic damage and on cancer. Mutat Res. 2001;475(1-2):123-39.
24. Erbayraktar Z, Yilmaz O, Artmann AT, Cehreli R, Coker C. Effects of selenium supplementation on antioxidant defense and glucose homeostasis in experimental diabetes mellitus. Biol Trace Elem Res. 2007;118(3):217-26.
25. Fairweather-Tait SJ, Bao Y, Broadley MR, Collings R, Ford D, Hesketh JE, et al. Selenium in human health and disease. Antioxid Redox Signal. 2011;14(7):1337-83.
26. Faure P, Ramon O, Favier A, Halimi S. Selenium supplementation decreases nuclear factor-kappa B activity in peripheral blood mononuclear cells from type 2 diabetic patients. Eur J Clin Invest. 2004;34(7):475-81.
27. Finley JW, Grusak MA, Keck A, Gregoire BR. Bioavailability of selenium from meat and broccoli as determined by retention and distribution of ^{75}Se. Biol Trace Elem Res. 2004;99(1-3):191-209.
28. Fox TE, van den Heuvel EGHM, Atherton CA, Dainty JR, Lewis DJ, Langford NJ, et al. Bioavailability of selenium from fish, yeast and selenate: a comparative study in humans using stable isotopes. Eur J Clin Nutr. 2004;58(2):343-9.
29. Francesconi KA, Pannier F. Selenium metabolites in urine: a critical overview of past work and current status. Clin Chem. 2004;50(12):2240-53.
30. Ganter HE. Selenium metabolism, selenoproteins and mechanisms of cancer prevention: complexities with thioredoxin reductase. Carcinogenesis 1999; 20(9):1657-66.
31. Gharipour M, Sadeghi M, Behmanesh M, Salehi M, Nezafati P, Gharpour A. Selenium homeostasis and clustering of cardiovascular risk factor: a systematic review. Acta Biomed. 2017;88(3):263-70.
32. Gonzaga IB, Martens A, Cozzolino SMF. Selênio. In: Cozzolino SMF (ed.). Biodisponibilidade de nutrientes. Barueri: Manole; 2005. p.539-77.
33. González S, Huerta JM, Álvarez-Uría J, Fernández S, Patterson AM, Lasheras C. Serum selenium is associated with plasma homocysteine concentrations in elderly humans. J Nutr. 2004;134(7):1736-40.
34. Hartikainen H. Biogeochemistry of selenium and its impact on food chain quality and human health. J Trace Elem Med Biol. 2005;18(4):309-18.

35. Hawkes WC, Alkan Z, Lang K, King JC. Plasma selenium decrease during pregnancy is associated with glucose intolerance. Biol Trace Elem Res. 2004;100(1):19-29.
36. Hercberg S, Bertrais S, Czernichow S, Noisette N, Galan P, Jaouen A, et al. Alterations of the lipid profile after 7.5 years of low-dose antioxidant supplementation in the SU.VI.MAX study. Lipids. 2005;40(4):335-42.
37. Hoffmann PR. Mechanisms by which selenium influences immune responses. Arch Immunol Ther Ex (Warsz). 2007;55(5):289-97.
38. Holmgren A. Antioxidant function of thioredoxin and glutaredoxin systems. Antioxid Redox Signal. 2000;2(4):811-20.
39. Huber PC, Almeida WP, Fátima A. Glutationa e enzimas relacionadas: papel biológico e importância em processos patológicos. Química Nova. 2008;31(5):170-98.
40. Hwang D, Seo S, Kim Y, Kim C, Shim S, Jee S, et al. Selenium acts as an insulin-like molecule for the downregulation of diabetic symptoms via endoplasmic reticulum stress and insulin signalling proteins in diabetes-induced non-obese diabetic mice. J Biosci. 2007;32(4):723-35.
41. Institute of Medicine. National academies press. Dietary reference intakes for vitamin C, vitamin E, selenium, and carotenoids. Washington, DC: National Academy Press; 2000.
42. Ju W, Li X, Li Z, Wu GR, Fu XF, Yang XM, et al. The effect of selenium supplementation on coronary heart disease: A systematic review and meta-analysis of randomized controlled trials. J Trace Elem Med Biol. 2017;44:8-16.
43. Kähler W, Kuklinski B, Rühlmann C, Plötz C. [Diabetes mellitus – a free radical-associated disease. Results of adjuvant antioxidant supplementation]. Z Gesamte Inn Med. 1993;48(5):223-32.
44. Kilinc M, Guven MA, Ezer M, Ertas IE, Coskun A. Evaluation of serum selenium levels in Turkish women with gestational diabetes mellitus, glucose intolerants, and normal controls. Biol Trace Elem Res. 2008;123(1-3):35-40.
45. Kobayashi Y, Ogra Y, Ishiwata K, Takayama H, Aimi N, Suzuki KT. Selenosugars are key and urinary metabolites for selenium excretion within the required to low-toxic range. Proc Natl Acad Sci U S A. 2002;99(25):15932-36.
46. Koop TI, Outzen M, Olsen A, Vogel U, Ravn-Haren G. Genetic polymorphism in selenoprotein P modifies the response to selenium-rich foods on blood levels of selenium and selenoprotein P in a randomized dietary intervention study in Danes. Genes Nutr. 2018;13(20):1-10.
47. Kryukov GV, Castellano S, Novoselov SV, Lobanov AV, Zehtab O, Guigo R, et al. Characterization of mammalian selenoproteomes. Science. 2003;300(5624):1439-43.
48. Laclaustra M, Stranges S, Navas-Acien A, Ordovas JM, Guallar E. Serum selenium and serum lipids in US adults: National Health and Nutrition Examination Survey (NHANES) 2003-2004. Atherosclerosis. 2010;210(2):643-8.
49. Letavayová L, Vlcková V, Brozmanová J. Selenium: from cancer prevention to DNA damage. Toxicology. 2006;227(1-2):1-14.
50. Linus Pauling Institute. Disponível em: http://lpi.oregonstate.edu/infocenter/minerals/selenium/. Acesso em: 05 out. 2011.
51. Lu J, Holmgren A. The thioredoxin antioxidant system. Free Radic Biol Med. 2014;66:75-87.
52. McClung JP, Roneker CA, Mu W, Lisk DJ, Langlais P, Liu F, et al. Development of insulin resistance and obesity in mice overexpressing cellular glutathione peroxidase. Proc Natl Acad Sci U S A. 2004;101(24):8852-7.
53. Mckenzie RC, Rafferty TS, Beckett GJ. Selenium: an essential element for immune function. Immunol Today. 1998;19(8):342-5.
54. Meuillet E, Stratton S, Cherukuri DP, Goulet A, Kagey J, Porterfield B, et al. Chemoprevention of prostate cancer with selenium: an update on current clinical trials and preclinical findings. J Cel Biochem. 2004;91(3):443-58.
55. Mueller AS, Bosse AC, Most E, Klomann SD, Schneider S, Pallauf J. Regulation of the insulin antagonistic protein tyrosine phosphatase 1B by dietary selenium studied in growing rats. J Nutr Biochem. 2009;20(4):235-47.
56. Mueller AS, Klomann SD, Wolf NM, Schneider S, Schmidt R, Spielmann J, et al. Redox regulation of protein tyrosine phosphatase 1B by manipulation of dietary selenium affects the triglyceride concentration in rat liver. J Nutr. 2008;138(12):2328-36.

57. Mueller AS, Mueller K, Wolf NM, Pallauf J. Selenium and diabetes: an enigma? Free Radic Res. 2009;43(11):1029-59.
58. Mueller AS, Pallauf J. Compendium of the antidiabetic effects of supranutritional selenate doses. In vivo and in vitro investigations with type II diabetic db/db mice. J Nutr Biochem. 2006;17(8):548-60.
59. Mueller AS, Pallauf J, Rafael J. The chemical form of selenium affects insulinomimetic properties of the trace element: investigations in type II diabetic dbdb mice. J Nutr Biochem. 2003;14(11):637-47.
60. Navarro-Alarcon M, Cabrera-Vique C. Selenium in food and the human body: a review. Sci Total Environ. 2008;400(1-3):115-41.
61. Navarro-Alarcón M, López-Martínez MC. Essentiality of selenium in the human body: relationship with different diseases. Sci Tot Environ. 2000;249(1-3):347-71.
62. Nettleford SK, Prabhu KS. Selenium and selenoproteins in gut inflammation – a review. Antioxidantes (Basel). 2018;7(3):1-12.
63. Nickel A, Kottra G, Schmidt G, Danier J, Hofmann T, Daniel H. Characteristics of transport of selenoamino acids by epithelial amino acid transporters. Chem Biol Interact. 2009;177(3):234-41.
64. Oldfield JE. Selenium world atlas (update edition). Grimbergen: Selenium-Tellurium Development Association (STDA); 2002.
65. Oldfield JE. The two faces of selenium. J Nutr. 1987;117(12):2002-8.
66. Ortuño J, Ros G, Periago MJ, Martinez C, López G, Rodrigo J. Importancia nutricional del selenio. Arch Latinoam Nutr. 1997;47(1):6-13.
67. Ozdemir S, Ayaz M, Can B, Turan B. Effect of selenite treatment on ultrastructural changes in experimental diabetic rat bones. Biol Trace Elem. Res. 2005;107(2):107-67.
68. Papp LV, Lu J, Holmgren A, Khanna KH. From selenium to selenoproteins: synthesis, identity, and their role in human health. Antioxid Redox Signal. 2007;9(7):755-806.
69. Rayman MP. The importance of selenium to human health. Lancet. 2000;356(9225):233-41.
70. Reilly C. Selenium in food and health. London: Chapman & Hall; 1996.
71. Richardson R. More roles for selenoprotein P: local selenium storage and recycling protein in the brain. Biochem J. 2005;386(Pt2):e5-7.
72. Robinson MF, Lvickenzie JM, Thomson CD, van Rij AL. Metabolic balance of zinc, copper, cadmium, iron, molybdenum and selenium in young New Zealand women. Br J Nutr. 1973;30(2):195-205.
73. Rotruck JT, Pope AL, Ganther HE, Swanson AB, Hafeman DG, Hoekstra WG. Selenium: biochemical role as a component of glutathione peroxidase. Science. 1973;179(4073):588-90.
74. Rundlöf AK, Arnés ESJ. Regulation of the mammalian selenoprotein thioredoxin reductase 1 in relation to cellular phenotype, growth, and signaling events. Antioxid Redox Signal. 2004;6(1):41-52.
75. Sheng XQ, Huang KX, Xu HB. New experimental observation on the relationship of selenium and diabetes mellitus. Biol Trace Elem Res. 2004;99(1-3):241-53.
76. Shiobara Y, Yoshida T, Suzuki JT. Effects of dietary selenium species on selenium concentrations in hair, blood, and urine. Toxicol Appl Pharmacol. 1998;152(2):309-14.
77. Steinbrenner H, Speckmann B, Pinto A, Sies H. High selenium intake and increased diabetes risk: experimental evidence for interplay between selenium and carbohydrate metabolism. J Clin Biochem Nutr. 2011;48(1):40-5.
78. Stranges S, Laclaustra M, Ji C, Cappuccio FP, Navas-Acien A, Ordovas JM, et al. Higher selenium status is associated with adverse blood lipid profile in British adults. J Nutr. 2010;140(1): 81-7.
79. Stranges S, Marshall JR, Natarajan R, Donahue RP, Trevisan M, Combs GF, et al. Effects of long-term selenium supplementation on the incidence of type 2 diabetes: a randomized trial. Ann Intern Med. 2007;147(4):217-23.
80. Stranges S, Navas-Acien A, Rayman MP, Guallar E. Selenium status and cardiometabolic health: state of the evidence. Nutr Metab Cardiovasc Dis. 2010;20(10):754-60.
81. Sunde RA. Selenium. In: O'Dell BL, Sunde RA (eds.). Handbook of nutritionally essential mineral elements. New York: Marcel Dekker; 1997. p.493-556.
82. Tabrizi R, Akbari M, Moosazadeh M, Lankarani KB, Heydari ST, Kolahdooz F, et al. The effects of selenium supplementation on glucose metabolism and lipid profiles among patients with me-

tabolic diseases: a systematic review and meta-analysis of randomized controlled trials. Horm Metab Res. 2017;49(11):826-30.

83. Takebe G, Yarimizu J, Saito Y, Hayashi T, Nakamura H, Yodoi J, et al. A comparative study on the hydroperoxide and thiol specificity of the glutathione peroxidase family and selenoprotein P. J Biol Chem. 2002;277(43):41254-8.

84. Tan M, Sheng L, Qian Y, Ge Y, Wang Y, Zhang H, et al. Changes of serum selenium in pregnant women with gestational diabetes mellitus. Biol Trace Elem Res. 2001;83(3):231-7.

85. Tapiero H, Townsend DM, Tew KD. The antioxidant role of selenium and seleno-compounds. Biomed Pharmacother 2003;57(3-4):134-44.

86. Thomson CD. Assessment of requirements for selenium and adequacy of selenium status: a review. Eur J Clin Nutr. 2004;58(3):391-402.

87. Traulsen H, Steinbrenner H, Buchczyk DP, Klotz LO, Sies, H. Selenoprotein P protects low-density lipoprotein against oxidation. Free Radic Res. 2004;38(2):123-8.

88. Ulusu NN, Turan B. Beneficial effects of selenium on some enzymes of diabetic rat heart. Biol Trace Elem Res. 2005;103(3):207-16.

89. Uthus EO, Yokoi K, Davis CD. Selenium deficiency in Fisher-344 rats decreases plasma and tissue homocysteine concentrations and alters plasma homocysteine and cysteine redox status. J Nutr. 2002;132(6):1122-8.

90. Utomo A, Jiang X, Furuta S, Yun J, Levin DS, Wang YC, et al. Identification of a novel putative non-selenocysteine containing phospholipid hydroperoxide glutathione peroxidase (NPGPx) essential for alleviating oxidative stress generated from polyunsaturated fatty acids in breast cancer cells. J Biol Chem. 2004;279(42):43522-9.

91. Venn BJ, Grant AM, Thomson CD, Green TJ. Selenium supplements do not increase plasma total homocysteine concentrations in men and women. J Nutr. 2003;133(2):418-20.

92. Vinceti M, Filippini T, Del Giovane C, Dennert G, Zwahlen M, Brinkman M, et al. Selenium for preventing cancer. Cochrane Database Syst Rev. 2018;29(1).

93. Vinceti M, Filippini T, Rothman KJ. Selenium exposure and the risk of type 2 diabetes: a systematic review and meta-analysis. Eur J Epidemiol. 2018;33(307):1-22.

94. Wang XD, Vatamaniuk MZ, Wang SK, Roneker CA, Simmons RA, Lei XG. Molecular mechanisms for hyperinsulinaemia induced by overproduction of selenium-dependent glutathione peroxidase-1 in mice. Diabetologia. 2008;51(8):1515-24.

95. Whiting PH, Kalansooriya A, Holbrook I, Haddad F, Jennings PE. The relationship between chronic glycaemic control and oxidative stress in type 2 diabetes mellitus. Br J Biomed Sci. 2008;65(2):71-4.

96. Xia Y, Hill KE, Byrne DW, Xu J, Burk RF. Effectiveness of selenium supplements in a low-selenium area of China. Am J Clin Nutr. 2005;81(4):829-34.

97. Yang G, Wang S, Zhou R, Sun S. Endemic selenium intoxication of humans in China. Am J Clin Nutr. 1983;37(5):872-81.

98. Yoneda S, Suzuki KT. Detoxification of mercury by selenium by binding of equimolar Hg-Se complex to a specific plasma protein. Toxicol Appl Pharmacol. 1997;143(2):274-80.

15

Manganês

KÁTIA RAU DE ALMEIDA CALLOU
SILVIA MARIA FRANCISCATO COZZOLINO

INTRODUÇÃO

O manganês é um metal essencial para o funcionamento normal dos sistemas biológicos dos seres vivos. A origem de seu nome advém da existência de dois minerais escuros encontrados em uma região da Grécia denominada *Magnesia*. Esses minerais diferiram quanto a suas propriedades: enquanto um deles atraía quimicamente o ferro, o outro (dióxido de manganês) não apresentava essa propriedade e era usado para descolorir materiais. A partir do século XVI, conseguiu-se diferenciar esses dois compostos. Michele Mercanti (médico e filósofo romano) denominou o *magnesia negra* de *manganesum* e, mais tarde, de manganês, enquanto o *magnesia alba* ficou conhecido como óxido de magnésio e o metal isolado, posteriormente, como magnésio.[18,19]

O manganês e alguns óxidos, em especial os dióxidos de manganês, têm sido utilizados desde a Idade da Pedra em pinturas rupestres encontradas em cavernas. Isso se deve, sobretudo, à capacidade desses compostos de conferir cor.[18] A partir de então, foram bastante utilizados no Império Romano, na Idade Média e até a atualidade.[24,72]

Em 1774, o manganês foi isolado pela primeira vez como metal livre por meio da redução de seu dióxido com o carbono. No entanto, sua essencialidade somente foi confirmada em 1931, a partir de estudos que observaram associação da deficiência nesse mineral com déficits de crescimento e com dificuldades de reprodução em experimentos com roedores.[45,61,62] Em seres humanos, apenas alguns casos de deficiência foram observados.

O manganês é bastante encontrado na natureza, estando presente em rochas, solos, água e alimentos. Constitui cerca de 0,1% da crosta terrestre, o que o torna o 12º elemento mais abundante. No meio ambiente, o manganês é comumente encontrado como composto inorgânico, e sua concentração nos solos é bastante variável, tendo sido encontrados valores de 40 a 900 mg/kg.[21] Já na água de beber, o teor é bem menor, variando de 0,001 a 0,1 mg/L. O ar, apesar de não ser considerado fonte natural de manganês, tem apresentado teores variados, em virtude da emissão desse elemento na atmosfera pelas indústrias de produção de ferro e aço, pelos fornos de coque e em razão do arraste do mineral dos solos pelas enxurradas.[69,70] Os valores de manganês no ar de áreas rurais e urbanas variam de 0,005 a 0,07 µg/m³. Já para áreas próximas a indústrias, o teor é bem mais alto, tendo sido encontrados valores entre 0,13 e 0,3 µg/m³, possivelmente por causa da contaminação da atmosfera pelo mineral.[10,88]

Os compostos orgânicos do manganês estão presentes em fungicidas, em aditivos utilizados na gasolina, como agentes de contraste em exames de ressonância magnética e em tintas utilizadas por artistas.[1]

Quanto ao aspecto químico, o manganês é um metal de transição que pode ser encontrado em 11 estados de oxidação: do -3 ao +7, sendo a valência mais estável a $+2^{54}$ e a mais abundante, a +4. O Mn^{2+} é a forma absorvida pelo organismo e pode estar presente em soluções neutras, em metaloenzimas ou formando complexo com enzimas. O Mn^{3+} é encontrado no plasma e seu papel biológico é muito importante, em virtude de sua ligação à transferrina (Tf) e da interação com o ferro férrico (Fe^{3+}).[16]

ASPECTOS FISIOLÓGICOS: ABSORÇÃO, METABOLISMO E BIODISPONIBILIDADE

O conteúdo total de manganês no organismo é de 10 a 20 mg, com meia-vida biológica de três a dez semanas, sendo um pouco maior nos homens do que nas mulheres. Cerca de 1 a 5% do manganês ingerido em uma refeição é absorvido ao longo de todo o intestino delgado[4] e, de forma diferente dos outros elementos-traço, a taxa de absorção parece não ser efetivamente alterada pela quantidade desse mineral proveniente da alimentação, exceto nos casos de alta ingestão ou de alta exposição cutânea dos indivíduos em áreas de risco de envenenamento, como em ambientes de mineração.[42,20]

O manganês pode ser absorvido a partir da ingestão pela alimentação, suplementos vitamínicos, água e fórmulas infantis, e também pode ser absorvido por inalação em ambientes de mineração ou próximos de metalúrgicas ou através da pele e da administração endovenosa. O manganês é rapidamente absorvido pelo trato gastrintestinal (se ingerido) e pelos pulmões (em caso de inalação). Após a absorção, é distribuído para outros tecidos, como fígado, pâncreas, rins e cérebro.[20] A quantidade do mineral retida nesses órgãos dependerá de seu metabolismo e de sua absorção e, como consequência de todos os fatores que influenciam a absorção, incluindo a ingestão, o estado fisiológico e nutricional do indivíduo, bem como as possíveis carências nutricionais, especialmente em ferro e em cálcio.

No caso da ingestão elevada de manganês, a homeostase é mantida por discreta diminuição da absorção gastrintestinal, além das mudanças no metabolismo hepático e do aumento da excreção biliar e pancreática.[4]

A redução da absorção intestinal do manganês também ocorre em razão do aumento da ingestão de ferro e de fitato por meio da alimentação e pelas características intrínsecas dos indivíduos, como idade e sexo.[31] O fitato, por exemplo, atua reduzindo a disponibilidade de manganês solúvel para a absorção por causa da formação de um complexo insolúvel[24] e o ferro, por possuir propriedades físico-químicas similares ao manganês, compartilha alguns dos mesmos mecanismos de transporte e de absorção.[20] Tem sido postulado que esses dois minerais, de fato, apresentam relação de interdependência, sendo transportados pelo transportador de metais bivalente 1 (DMT1, do inglês *divalent metal transporter 1*).[7,20] Proteínas envolvidas na regulação do transporte, na captação, na absorção e na estocagem do ferro e do manganês também têm sido identificadas.[34] Por outro lado, indivíduos com deficiência em ferro têm risco aumentado de toxicidade pelo manganês.[20]

O conhecimento da idade do indivíduo é importante em estudos de absorção e de retenção do manganês, uma vez que, em virtude da imaturidade do sistema de excreção, crianças tendem a apresentar maior retenção desse mineral e, assim, são mais suscetíveis à toxicidade. Homens, apesar de apresentarem menor absorção do manganês por possuírem maiores quantidades de ferro no organismo, contêm maior estoque corpóreo.[30,32,33]

A ingestão diária de manganês é de aproximadamente 2 a 9 mg,[1] apenas com pequena quantidade absorvida pelos enterócitos, sobretudo na região do íleo. O restante é excretado pelas fezes. A absorção pode ser aumentada pela presença do citrato e inibida pelo cálcio e pelo ferro.[11] Alguns estudos indicam que o manganês é absorvido por mecanismo de transporte ativo de alta especificidade, no entanto, a difusão passiva também tem sido implicada na movimentação do manganês pelos enterócitos. O Mn^{2+} proveniente do trato gastrintestinal entra na circulação portal ligado à albumina ou à alfamacroglobulina. No fígado, parte do Mn^{2+} é removida pelos hepatócitos por transporte passivo, saturável e unidirecional, sendo, em seguida, conjugada na bile e excretada para o interior do intestino, enquanto pequeno percentual é oxidado a Mn^{3+}, transportado no plasma ligado à Tf e captado pelos tecidos extra-hepáticos ou excretado pela urina.[11,44] A maior parte do manganês absorvido é excretada na bile e no suco pancreático, sendo a eliminação pelo sistema renal quase inexistente.[44] Quando a excreção via bile está prejudicada (em casos de cirrose, por exemplo) ou diminuída (em bebês), o manganês tende a se acumular nos tecidos, predispondo o indivíduo a sinais de toxicidade.[4]

Sob condições de ingestão normal, a homeostase sistêmica do manganês é mantida por meio de dois processos: do transporte do Mn^{2+} dos enterócitos para o sangue e da remoção do mineral pelos hepatócitos. Nas células, o controle do balanço do manganês é realizado por meio dos mecanismos de absorção, retenção e excreção. Esses mecanismos estão em delicado equilíbrio para manter as concentrações de manganês suficientes para o bom funcionamento de diversos tecidos e organelas.[66,68] Nos mamíferos, as concentrações desse mineral variam de tecido para tecido, tendo sido encontrados valores de 0,3 a 2,9 µg/g (base úmida). Tecidos que possuem altas demandas de energia (cérebro) e são bastante pigmentados (retina) apresentam teores mais elevados de manganês. Assim, órgãos ricos em mitocôndrias, como fígado, ossos, pâncreas e rins, apresentam concentrações bem maiores de manganês do que os outros tecidos e o plasma.[70]

IMPORTÂNCIA BIOLÓGICA

O manganês é um nutriente essencial ao atuar como cofator de enzimas como a arginase, a glutamina sintetase, a superóxido dismutase (SOD) e a piruvato carboxilase. Por meio dessas enzimas, este mineral apresenta papel importante na digestão, na reprodução, na defesa antioxidante e na produção de energia, bem como nas respostas neuronais e imunes.[20] Em uma visão sistêmica, o manganês auxilia na regulação da homeostase da glicemia, no crescimento e no desenvolvimento corpóreo; é necessário para a formação dos tecidos conectivo e ósseo, além de ser importante na absorção do cálcio e na manutenção do funcionamento adequado do cérebro.[20]

Apesar de atuar como cofator da enzima antioxidante SOD expressa nas mitocôndrias,[57] quando em excesso, torna-se envolvido na produção de espécies reativas de oxigênio (ERO). Nas células, o manganês está presente tanto no núcleo como nas mitocôndrias, exercendo sua ação no metabolismo de macromoléculas, podendo ora funcionar como ativador enzimático ora como constituinte de metaloenzimas.[39]

As enzimas ativadas pela presença do manganês são as oxidorredutases, as liases, as ligases, as quinases, as descarboxilases e as transferases. No entanto, grande parte dessas enzimas pode ser ativada por outros minerais (p. ex., magnésio), excetuando-se as glicosiltransferases. Já as metaloenzimas incluem a SOD, a arginase,[74] a piruvato carboxilase e a fosfoenolpiruvato carboxiquinase.[16,61,63]

Conforme citado anteriormente, o manganês atua no metabolismo dos carboidratos, das proteínas e dos lipídios por meio da ativação de enzimas-chave ou como cofator enzimático. Sua função nos processos metabólicos de cada macronutriente será explicada separadamente para efeitos didáticos.

Manganês e metabolismo dos carboidratos

O manganês atua na fase glicolítica no ciclo de Krebs e também nos processos de gliconeogênese, de síntese de lactose e de síntese de glicoproteínas.

A primeira enzima da qual o manganês pode participar é a 2-fosfo-D-glicerato hidroliase (enolase), uma enzima citoplasmática de grande importância na via glicolítica e presente em organismos procariontes e eucariontes.[53]. É uma metaloenzima[14] que catalisa a desidratação do 2-fosfo-D-glicerato (PGA, do inglês *2-phospho-D-glycerate*) para o fosfoenolpiruvato (PEP, do inglês *phosphoenolpyruvate*) na via glicolítica e a reação reversa, a hidratação do PEP para o PGA, na gliconeogênese (Figura 15.1).[84]

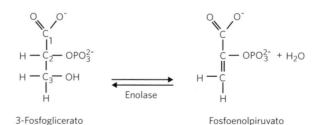

Figura 15.1 Reação catalisada pela enolase (etapa da via glicolítica) dependente de cátion bivalente.

A enolase necessita de íons metálicos bivalentes para sua atividade, sendo o cofator natural o Mg^{+2} (íon magnésio), o qual confere maior atividade.[13,85] No entanto, o Mg^{+2} pode ser substituído por outros íons metálicos bivalentes, como Mn^{+2}, Zn^{+2}, Co^{+2}, Ni^{+2} e Cu^{+2}, que conferem menor atividade se comparados ao Mg^{+2} e ao Ca^{+2}. A enolase é uma enzima dimérica, encontrada em mamíferos como homo ou heterodímero, formada por três subunidades: alfa, beta e gama, codificadas por três genes distintos. O peso molecular da maioria das enolases estudadas está dentro de uma faixa que varia de 80 a 100 kDa, entretanto a massa de uma subunidade simples varia geralmente de 40 a 50 kDa. Algumas de suas subunidades podem estar envolvidas na etiologia de doenças autoimunes e em vários tipos de câncer.[53]

Ainda durante a glicólise, a transferência do grupo fosfato do PEP para o difosfato de adenosina (ADP, do inglês *adenosine diphosphate*) é catalisada pela enzima piruvato quinase, que necessita da presença do K^+ e também do Mn^{2+} ou do Mg^{2+}. Essa é a décima e última reação da glicólise, com formação de uma molécula de trifosfato de adenosina (ATP, do inglês *adenosine triphosphate*) e um piruvato (Figura 15.2). É importante considerar que a deficiência em manganês é bastante rara nos seres humanos e, mesmo que aconteça, a reação descrita anteriormente não é prejudicada, uma vez que o magnésio também é um cátion bivalente e pode substituir o manganês sem consequências para o metabolismo.[49]

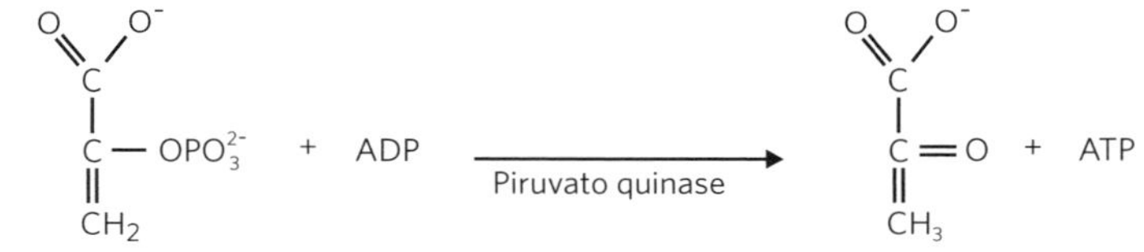

Fosfoenolpiruvato   Piruvato

Figura 15.2 Síntese do piruvato.
ADP: difosfato de adenosina; ATP: trifosfato de adenosina.

O piruvato resultante passa por uma série de reações que resultam na formação de acetilcoenzima A (acetil-CoA), ou pode ser transformado novamente em glicose por meio da gliconeogênese. No entanto, esta última etapa não pode acontecer simplesmente de forma inversa à glicólise, pois a reação da conversão do piruvato em PEP é irreversível e necessita da ação de duas enzimas: piruvato carboxilase e fosfoenolpiruvato carboxiquinase. A piruvato carboxilase é uma metaloenzima que contém uma molécula de biotina e um átomo de manganês em cada uma de suas quatro subunidades. Apesar de a atividade dessa enzima encontrar-se ligeiramente reduzida em animais deficientes em manganês se comparados ao grupo controle, a gliconeogênese parece não ser afetada, uma vez que o magnésio pode substituir o manganês, aparentemente sem comprometimento da função metabólica.[9] O manganês atua como cofator da primeira enzima, a qual é responsável pela conversão do piruvato em oxaloacetato na mitocôndria (Figura 15.3) e está envolvido na gliconeogênese, na lipogênese, na biossíntese de neurotransmissores e na secreção de insulina induzida por glicose nas células pancreáticas.[49]

$$\text{ATP} + \text{Piruvato} + HCO_3^- \xrightleftharpoons{\text{Piruvato carboxilase}} \text{ADP} + \text{Pi} + \text{Oxaloacetato}$$

Figura 15.3 Formação do oxaloacetato.
ADP: difosfato de adenosina; ATP: trifosfato de adenosina; HCO_3^-: bicarbonato; Pi: fosfato inorgânico.

A outra enzima que necessita do manganês é a fosfoenolpiruvato carboxiquinase, enzima da classe das liases que catalisa a descarboxilação e a fosforilação do oxaloacetato para formar PEP, usando trifosfato de guanosina (GTP, do inglês *guanosine triphosphate*) como doador de fosfato (Figura 15.4). A enzima está presente nas mitocôndrias e no citosol de células hepáticas dos mamíferos, e a reação da qual participa faz parte do mecanismo de gliconeogênese.[8,49,54]

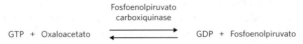

Figura 15.4 Etapa da gliconeogênese dependente do manganês.
GTP: trifosfato de guanosina; GDP: difosfato de guanosina.

No ciclo de Krebs, o manganês faz parte do sítio ativo da enzima isocitrato desidrogenase,[87] que catalisa a reação de descarboxilação oxidativa do isocitrato para formar o alfacetoglutarato. A interação desse mineral com o grupamento carbonila do composto intermediário oxalossuccinato facilita a etapa de descarboxilação, o que favorece a formação do alfacetoglutarato (Figura 15.5).[49]

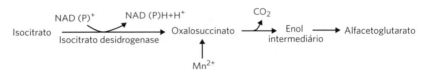

Figura 15.5 Etapa do ciclo de Krebs dependente do manganês.
NAD: nicotinamida adenina dinucleotídeo; NADH: nicotinamida adenina dinucleotídeo reduzida;
NADP: nicotinamida adenina dinucleotídeo fosfato; NADPH: nicotinamida adenina dinucleotídeo fosfato reduzida;
CO_2: dióxido de carbono; Mn^{2+}: íon manganês

O manganês também é importante para o metabolismo da galactose por meio da atividade da enzima galactosil transferase, responsável pela formação da lactose. A atividade dessa enzima é aumentada por cátions (manganês, cobre, zinco, cádmio, cálcio),[73] os quais ajudam a estabilizar a conformação da enzima e facilitam sua interação com o substrato. No entanto, sua ação será influenciada pela presença de alfalactoalbumina. Nesse caso, a galactosil transferase está envolvida na síntese de lactose e, na ausência de alfalactoalbumina, torna-se envolvida na síntese de glicoproteínas (Figura 15.6).

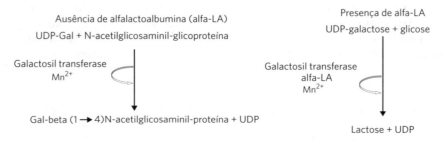

Figura 15.6 Síntese de glicoproteínas e síntese de lactose.
UDP-Gal: uridina difosfato-galactose.

Manganês e metabolismo proteico

O manganês atua ativando ou facilitando as reações químicas envolvidas no metabolismo de proteínas e de aminoácidos (Figura 15.7) por meio de sua ação sobre a arginase e a glutamina sintetase.

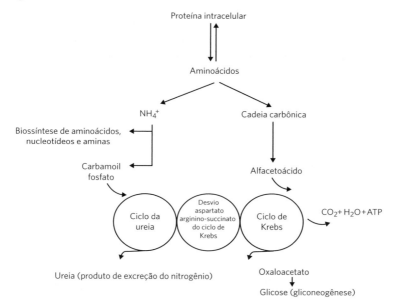

Figura 15.7 Síntese e catabolismo de aminoácidos.
NH_4: amônia; ATP: trifosfato de adenosina; CO_2: dióxido de carbono.

A arginase é uma enzima citosólica responsável pela formação da ureia e dependente do manganês. Para cada mol da enzima, existem 4 mols de Mn^{2+}.[44] Essa enzima é importante para o metabolismo hepático dos aminoácidos.

Durante o metabolismo do nitrogênio, por meio do ciclo da ornitina, o manganês liga-se à arginase (tipo 1) e catalisa a hidrólise de L-arginina em L-ornitina e ureia[15,47] (Figura 15.8).

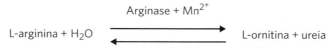

Figura 15.8 Formação da ureia (etapa do ciclo da ornitina).

A arginase é importante por converter a amônia em ureia e, desse modo, é responsável pela destoxificação hepática.[15,47] Sua atividade também tem sido observada em tecidos extra-hepáticos que não apresentam o ciclo da ureia. Nesse caso, as arginases 1 e 2 regulam as concentrações celulares do substrato L-arginina para a produção de óxido nítrico e/ou controlam as concentrações de L-ornitina para a biossíntese de poliaminas ou para a síntese de colágeno por meio da geração de prolina.[74,76]

Nas glândulas mamárias das lactantes, por exemplo, a atividade da arginase aumenta em 25% para garantir o suprimento de prolina para a biossíntese da proteína do leite. Além disso, a atividade da arginase encontra-se aumentada durante a gestação para garantir o suprimento necessário de poliaminas do feto em formação.[6]

Já a glutamina sintetase, enzima dependente do manganês, é encontrada em concentrações elevadas no encéfalo, sendo responsável pela formação da glutamina (Figura 15.9). Auxilia o controle do pH,[47] remove a amônia do meio e, no cérebro, parece estar associada a mais de 80% do manganês encontrado.[64] É interessante notar que, mesmo nos casos graves de deficiência em manganês em ratos, a atividade cerebral da enzima glutamina sintetase encontrou-se inalterada. Esse fato sugere que a enzima tem prioridade para a utilização do manganês, ou que o magnésio pode substituir o manganês em casos de deficiência.[44]

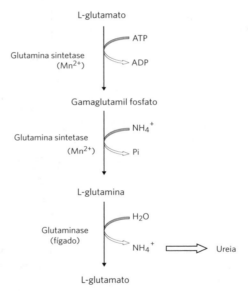

Figura 15.9 Remoção da amônia por meio da ação da glutamina sintetase.
ATP: trifosfato de adenosina; ADP: difosfato de adenosina; Mn^{2+}: íon de manganês; NH$_4^+$: íon de amônia; Pi: fosfato inorgânico.

Manganês e metabolismo lipídico

O manganês também atua na síntese de triacilgliceróis por meio da ação da enzima fosfoenolpiruvato carboxiquinase. Essa enzima está envolvida no processo de gliconeogênese hepática, mas também foi reconhecida no tecido adiposo, atuando na glicerogênese.[49]

No tecido adiposo branco, a glicerogênese e o processo de reesterificação dos ácidos graxos livres são importantes por controlarem a liberação desses compostos para o sangue e, no tecido adiposo marrom, por controlarem a taxa dos ácidos graxos liberados para a mitocôndria para o processo de termogênese. Já durante o jejum, a glicerogênese é responsável pela síntese do glicerol-3-fosfato em quantidade suficiente para garantir a esterificação hepática de 65% dos ácidos graxos em triacilgliceróis.[49]

A atividade da fosfoenolpiruvato carboxiquinase limita a taxa de gliconeogênese e de glicerogênese, controlando o fluxo por meio do ciclo do triacilglicerol e entre os tecidos hepáticos e adiposos.[49]

Manganês e atividade antioxidante

O manganês também apresenta ação antioxidante por fazer parte do sítio ativo da enzima SOD, considerada a primeira linha de defesa contra os radicais livres gerados durante o metabolismo aeróbio celular.

Diversos produtos tóxicos são resultantes dos processos metabólicos e incluem o superóxido, o peróxido de hidrogênio e o radical hidroxila. O superóxido é formado pela auto-oxidação do oxigênio molecular e faz parte da cadeia transportadora de elétrons (principalmente por meio dos complexos 1 e 3) e do ciclo de Krebs.[48,56] O excesso de radicais livres nas células é resultante da incapacidade ou da baixa atividade das enzimas antioxidantes em depurar esses compostos, ou do excesso de sua produção. Quando o sistema de defesa antioxidante, representado pelas enzimas SOD, catalase (CAT) e glutationa peroxidase (GPx) e por compostos bioativos, minerais e vitaminas, não consegue deter a produção elevada de ERO, a ação dos radicais livres pode ocasionar danos às proteínas, aos lipídios e aos ácidos nucleicos, o que altera a atividade biológica dessas biomoléculas e favorece a ocorrência de mutações no DNA. Desse modo, os efeitos cumulativos das ERO resultam em alterações genéticas em função de danos ao DNA e em diversos problemas metabólicos, os quais parecem contribuir para o envelhecimento celular (Figura 15.10).[35]

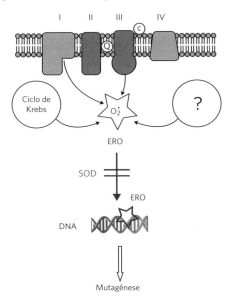

Figura 15.10 Ação da enzima superóxido dismutase na redução do radical superóxido, produzido durante a fosforilação oxidativa na mitocôndria.

I: complexo NADH desidrogenase; II: complexo succinato desidrogenase; III: complexo ubiquinona citocromo C oxidorredutase; IV: complexo citocromo oxidase; Q: citocromo Q; C: citocromo C; ERO: espécies reativas de oxigênio; SOD: superóxido dismutase; DNA: ácido desoxirribonucleico.

Fonte: adaptada de Whittaker.[83]

A enzima Mn-SOD (SOD-2) está localizada nas mitocôndrias e, apesar de ser encontrada em concentração menor do que a Cu/Zn-SOD, é essencial para a sobrevivência dos organismos aeróbios e para o desenvolvimento de mecanismos que combatam o excesso de ERO, uma vez que catalisa a reação de dismutação do superóxido por meio de sua remoção e da conversão em oxigênio e em peróxido de hidrogênio (Figura 15.11).[78]

$$2\ O_2^- + 2H^+ \;\xrightleftharpoons[\;]{\text{Mn-SOD}}\; H_2O_2 + O_2$$

Figura 15.11   Reação de dismutação do radical superóxido por meio da atividade da superóxido dismutase.

Mn-SOD: manganês-superóxido dismutase.

A importância dessa enzima foi descrita por meio de estudo realizado em ratos, no qual a supressão do gene da SOD-2 resultou na morte dos animais entre cinco e 21 dias após o nascimento.[50,51] Além do papel dessa enzima na sobrevivência dos seres vivos em ambientes aeróbios,[39] ela também está envolvida na redução do risco de inflamação e de câncer.[46]

A relação entre a Mn-SOD e o câncer tem sido bastante estudada. Nos estágios iniciais do desenvolvimento da doença, tem-se observado que o estresse oxidativo aliado à baixa atividade das enzimas antioxidantes resulta em danos ao DNA e em injúria celular. Essas observações sugerem que a baixa concentração e a fraca atividade da Mn-SOD estejam envolvidas no processo de carcinogênese. Segundo Kinnula,[46] a Mn-SOD apresenta atividade antitumoral por meio da proteção das células contra os efeitos danosos dos radicais livres ou por meio da indução da apoptose celular. O efeito supressor de tumor dessa enzima tem sido registrado em diversos tipos de células com fenótipo maligno, por intermédio da modulação dos fatores de transcrição relacionados ao estado redox da célula. No entanto, em estágios mais avançados do câncer, a Mn-SOD não consegue retardar a proliferação das células tumorais, mas atua de forma a tentar controlar o excesso da produção dos radicais livres decorrentes do grau de estresse oxidativo moderado ou alto.[57]

O aumento da expressão da Mn-SOD tem sido detectado em câncer do trato gastrintestinal e correlaciona-se com o mau prognóstico da doença, com estágios avançados da progressão do câncer e com potencial metastático.[78] É interessante notar que a expressão elevada da enzima resulta no aumento de peróxidos de hidrogênio. Esses peróxidos ativam o fator nuclear kappa B (NF-kappaB, do inglês *nuclear factor kappa B*) e proteína ativadora 1 (AP-1, do inglês *activator protein 1*) dependente do *status* redox celular e, como consequência, ocorre a ativação das metaloproteinases dependentes de zinco da matriz celular (MMP-1 e MMP-2, do inglês *matrix metalloproteinases 1 and 2*) e o possível aumento na invasão tumoral. Desse modo, a expressão elevada da enzima após a instalação da doença pode representar indicação do estágio da doença, o que possibilitaria intervenção terapêutica mais adequada.[41]

Atualmente, diversos estudos têm procurado investigar a relação entre as variações genéticas associadas a Mn-SOD e o maior risco de desenvolvimento de doenças. Nesse sentido, polimorfismos no gene da SOD-2 parecem estar associados ao diabetes tipo 2, à hipertensão arterial e ao câncer de próstata.[3,41,60] Quando essas variações ocorrem na região promotora do gene, a expressão da enzima pode estar prejudicada, em razão das mudanças na estrutura secundária da enzima e da alteração de seu transporte nas mitocôndrias.[57]

A associação do polimorfismo *SOD2* Val9Ala (rs4880) com o risco de desenvolvimento de câncer de mama foi observada em metanálise com 34 estudos do tipo caso-controle que avaliou mulheres na pré-menopausa com baixo consumo de antioxidantes.[80] Foi detectado maior risco para o câncer de próstata na presença de um ou dois alelos variantes em indivíduos caucasianos, o que sugere a influência da etnia sobre o risco da doença.[82] No entanto, o desenvolvimento de doenças depende de diversos fatores, incluindo as características inerentes da população, como idade, sexo, estado nutricional do indivíduo em relação ao manganês, ao ferro, ao magnésio e a outros minerais, além do estágio da doença e do uso de medicamentos que podem mascarar alterações na expressão da atividade da enzima.

O papel do manganês nos sistemas biológicos é resultado da atividade das enzimas dele dependentes, da existência de polimorfismos genéticos e de sua captação pelo sítio ativo das enzimas. Conforme explicado anteriormente, a atividade das enzimas é importante para a manutenção do metabolismo normal das macromoléculas, para o equilíbrio energético e para a manutenção do *status* redox celular.

No entanto, a expressão e a atividade dessas enzimas podem ser influenciadas pela existência de polimorfismos nos genes que as codificam e pelo mecanismo por meio do qual a Mn-SOD adquire o manganês para atuar como cofator enzimático.[83] O mecanismo exato pelo qual o manganês é necessário à ativação da enzima Mn-SOD ainda precisa ser elucidado de forma mais detalhada.

FONTES ALIMENTARES E RECOMENDAÇÕES NUTRICIONAIS

As principais fontes de manganês na alimentação são nozes, grãos integrais, cereais, hortaliças folhosas verde-escuras e chás.[1] A água de beber também contém o mineral, porém em menor concentração.[44] Os suplementos vitamínico-minerais apresentam teores de manganês que variam de 1 a 20 mg/comprimido.[5]

Ao considerar a alimentação infantil, observa-se que o extrato aquoso da soja apresenta quantidades bem mais elevadas de manganês (200 a 300 µg/L) do que o leite de vaca (30 a 50 µg/L) e o leite humano (3 a 10 µg/L). Desse modo, diversos estudos avaliaram o efeito da ingestão desses alimentos sobre o risco de deficiência ou de toxicidade do manganês. Os resultados mostraram que não há indícios de que o leite humano promova a deficiência em manganês e de que o extrato de soja predisponha a maior risco de toxicidade em bebês. Apesar da ausência de dados sobre a biodisponibilidade de manganês proveniente da ingestão de diversos tipos de leite em neonatos, sabe-se que homens adultos conseguem absorver melhor o manganês do leite humano (8%) do que o do leite de vaca (2%) e o do extrato de soja (1%).[4]

No Brasil, a média de ingestão de manganês é de aproximadamente 2 mg/dia, valor semelhante ao obtido em estudo francês, porém o consumo em outras regiões do mundo varia de 2 a 6 mg/dia, com exceção de indivíduos vegetarianos, que costumam ingerir quantidades maiores, podendo chegar a 11 mg/dia.[22,38]

Apesar de existirem evidências científicas quanto à essencialidade do manganês para os seres humanos, ainda não foram estabelecidas as recomendações de ingestão do elemento, apenas a ingestão adequada (AI)[29] (Tabela 15.1) e o limite superior tolerável de ingestão (UL). Para os pacientes que necessitam de nutrição parenteral total (NPT), a Sociedade Americana de Nutrição Parenteral recomenda de 0,06 a 0,1 mg/dia para adultos. Já para as crianças em NPT e que pesam até 10 kg, a recomendação é de 1 µg/kg/dia.[59]

Tabela 15.1 Ingestão adequada e limite superior tolerável de ingestão para o manganês

Estágio de vida	AI (mg/dia)	UL (mg/dia)
Recém-nascidos		
0-6 meses	0,003	ND
7-12 meses	0,6	ND
Crianças		
1-3 anos	1,2	2,0
4-8 anos	1,5	3,0
Homens		
9-13 anos	1,9	6,0
14-18 anos	2,2	9,0
19-70 anos	2,3	11,0
Mulheres		
9-13 anos	1,6	6,0
14-18 anos	1,6	9,0
19-70 anos	1,8	11,0
Gestação		
≤ 18 anos	2,0	9,0
19-50 anos	2,0	11,0
Lactação		
≤ 18 anos	2,6	9,0
19-50 anos	2,6	11,0

ND: não determinado
Fonte: IOM.[29]

DEFICIÊNCIA

A deficiência em manganês tem sido observada em estudos de experimentação com animais de diversas espécies, incluindo ratos, porcos e frangos,[36,44] e em alterações bioquímicas e em defeitos estruturais em ossos e cartilagens.[44] Essa deficiência tem efeitos significativos na produção de ácido hialurônico, de condroitina sulfato, de heparina e de outros tipos de mucopolissacarídeos, os quais são importantes para o crescimento e a manutenção do tecido conectivo, da cartilagem e dos ossos.[87] Esses efeitos parecem ser influenciados pela redução da atividade da enzima glicosil transferase, importante para a síntese de proteoglicanos.[52] Desse modo, estruturas do organismo caracterizadas pela presença de proteoglicanos podem ser danificadas. Um exemplo importante com sérias consequências para o organismo é o desenvolvimento prejudicado dos otólitos, estruturas calcificadas do ouvido interno e responsáveis pelo equilíbrio do corpo e pelos reflexos. Os otólitos apresentam matriz rica em proteoglicanos e, como resultado da deficiência em manganês, pode ocorrer a síndrome denominada ataxia, a qual é caracterizada pela falta de coordenação e de equilíbrio e pela retração da cabeça. No entanto, essas condições não foram demonstradas nos seres humanos.[43]

Strause et al.[75] afirmam, ainda, que a deficiência em manganês resulta na inibição da atividade dos osteoblastos e dos osteoclastos. De fato, alguns estudos mostraram que mulheres com osteoporose tendem a apresentar baixa concentração de manganês no sangue e que a suplementação desse mineral melhorou a saúde óssea em mulheres na pós-menopausa.

Outras consequências do déficit em manganês incluem anormalidades no metabolismo de carboidratos, diminuição da tolerância à glicose, alterações no metabolismo lipídico e na síntese e na ação da insulina.[69]

A deficiência em manganês sobre a saúde de animais (ratos) tem sido investigada na literatura, com registros de efeitos danosos sobre a integridade pancreática e sobre a síntese e a degradação da insulina. Algumas hipóteses foram sugeridas e incluem a destruição das células betapancreáticas e a redução da atividade da enzima Mn-SOD, a qual poderia resultar em maior suscetibilidade do pâncreas aos danos causados pelos radicais livres. Já a diminuição da síntese de insulina pode afetar o metabolismo de carboidratos por meio da redução do número de transportadores de glicose no tecido adiposo. Nesse sentido, alguns estudos foram realizados em seres humanos. Apesar de um estudo ter encontrado diminuição da glicose sanguínea em um paciente diabético resistente à insulina e submetido à suplementação oral com cloreto de manganês (5 mg, na forma de $MnCl_2$),[67] outra pesquisa mostrou que, além da ausência de efeito da suplementação, esse grupo de pacientes não costuma apresentar baixas concentrações sanguíneas de manganês.[79] Além do efeito da deficiência em manganês sobre a função endócrina pancreática, há indícios de que esta também afeta a secreção pancreática exógena, com aumento da síntese da enzima amilase.[44]

Quanto ao metabolismo lipídico, a deficiência em manganês parece afetar a integridade das membranas celulares em razão de mudanças na composição lipídica e/ou do aumento da peroxidação lipídica em resposta à redução da atividade da Mn-SOD. Em animais, tanto o aumento do teor de gordura hepática quanto a hipocolesterolemia e os teores reduzidos da lipoproteína de alta densidade (HDL, do inglês *high-density lipoprotein*) foram observados.[44]

O primeiro caso de deficiência em manganês em humanos foi verificado em 1972, após a omissão acidental do nutriente de uma dieta que estava sendo usada para estudar os efeitos da deficiência em vitamina K. A dieta fornecida ao paciente durante quatro semanas continha apenas 0,3 mg de manganês/dia e, como resultado, foram percebidos sinais de perda de peso, dermatite e redução do crescimento dos cabelos e das unhas, além de hipocolesterolemia.[26]

Anos após a detecção da deficiência em manganês em seres humanos, Friedman et al.[37] estudaram o efeito da deficiência crônica nesse mineral em homens jovens adultos, os quais receberam, durante 39 dias, uma dieta deficiente, a qual continha apenas 0,11 mg de manganês/dia. Todos os indivíduos foram caracterizados pelo balanço negativo de manganês, porém apenas cinco desenvolveram sinais de deficiência (dermatite), os quais desapareceram após a suplementação. Durante o período de depleção, o cálcio, o fósforo e a fosfatase alcalina séricos estavam aumentados, o que corrobora resultados de estudos realizados em animais nos quais a remodelação óssea foi afetada.

No entanto, apesar de a deficiência em manganês nos seres humanos ser extremamente rara em virtude da presença desse mineral em uma grande variedade de alimentos,[66] algumas doenças parecem estar relacionadas com possíveis distúrbios de seu metabolismo. Concentrações reduzidas de manganês no sangue foram encontradas em indivíduos com síndrome de Down, com doenças nas articulações, com epilepsia e com osteoporose. A deficiência em manganês também parece ser um possível fator etiológico para a má formação congênita e para erros inatos de metabolismo.[65,69]

TOXICIDADE

Os efeitos tóxicos do manganês são decorrentes de seu acúmulo no cérebro, em virtude da incapacidade do organismo em eliminar o excesso, ou por causa da exposição elevada dos indivíduos aos óxidos de manganês presentes no ar ou na água de beber. Alguns grupos de risco foram identificados e incluem indivíduos com doenças hepáticas e com anemia grave, bebês submetidos à NPT por longo período de tempo e trabalhadores de regiões de mineração, ou que estejam expostos à inalação do manganês em indústrias produtoras de aço e de ferro, entre outros.[17,23,24,28,29,69,70]

Os casos de toxicidade não são frequentes na população saudável, porque o organismo consegue manter a homeostase mesmo em casos de ingestões superiores ao UL.[69] A ingestão de 15 mg de manganês/dia por mulheres não promoveu consequências neurotoxicológicas, apenas foi observada elevação da concentração plasmática de manganês e aumento da atividade da enzima Mn-SOD.[25]

Resultados de diversos estudos que avaliaram o efeito do consumo de altas doses de manganês sobre o risco de desenvolvimento de toxicidade mostraram que a exposição alimentar ao manganês (de 0,8 a 20 mg/dia) é bem tolerada em indivíduos saudáveis e é regulada principalmente pela excreção biliar do mineral, responsável pela eliminação de aproximadamente 90% do conteúdo proveniente da alimentação.[33] Desse modo, condições que impossibilitem a excreção adequada do mineral, como as doenças hepáticas, predispõem o organismo a maior retenção de manganês nos tecidos corporais, podendo resultar no acúmulo desse elemento no cérebro.[2]

A terapia de NPT por longo período resulta em estase biliar.[30] Praticamente todo o manganês presente nas fórmulas administradas é absorvido de forma rápida pelo organismo, e a dificuldade de excreção do elemento ou a imaturidade do sistema biliar (no caso dos bebês)[27] favorecem a ocorrência de neurotoxicidade.[17,40]

Já a anemia ferropriva está associada ao aumento na absorção do manganês e ao maior acúmulo desse elemento no cérebro.[34,35,65] O transporte do manganês e do ferro para os tecidos extra-hepáticos, como o cérebro, é dependente da endocitose mediada pela Tf. Em ratos, a deficiência em ferro causa aumento da Tf cerebral e de seus receptores, o que resulta em possível acúmulo de manganês e em alterações neuroquímicas.[27]

Comportamentos hiperativos de crianças também foram associados à toxicidade por ingestão de água de poço contaminada por manganês, no Canadá, nos Estados Unidos e em Bangladesh. Essas crianças apresentaram altas concentrações de manganês nos cabelos.[12,81]

Os sinais clínicos de toxicidade pelo manganês são mais comuns em trabalhadores expostos diariamente durante anos a concentrações superiores a 5 mg/m³. A inalação dos óxidos de manganês das indústrias pode causar uma condição semelhante à doença de Parkinson, conhecida como manganismo. Essa condição afeta o sistema nervoso central e é caracterizada por disfunções motoras e neurológicas, incluindo irritabilidade, diminuição da capacidade cognitiva e redução da velocidade de resposta em testes cognitivos, mudanças de humor, comportamentos compulsivos, distonia e alteração do sono e vigília.[20,70,77]

Pacientes com manganismo não respondem ao tratamento com levodopa, droga de uso frequente para os indivíduos com Parkinson. Seus sintomas podem evoluir com o avançar da toxicidade, podendo ocasionar alterações de função hepática, hiperbilirrubinemia e disfunção cardíaca.[20] Acredita-se que o mecanismo de toxicidade aconteça por causa da formação de radicais de oxigênio produzidos no ciclo redox e entre os íons de manganês e as catecolaminas.[72,77] Cabe ressaltar que essa doença psicótica acomete apenas alguns trabalhadores expostos a altas concentrações de manganês na atmosfera.[70]

O acúmulo de manganês nos tecidos cerebrais é resultante dos processos de captação pulmonar e do transporte via bulbo olfatório até o sistema nervoso central. Para tanto, os óxidos de manganês necessitam atravessar a barreira hematoencefálica e ligar-se aos receptores que são dependentes de ferro e de outros cátions. Nesse sentido, o acúmulo do manganês dependerá do estado nutricional do indivíduo em relação ao ferro e do tipo de óxido de manganês inalado.[69] Os mecanismos pelos quais o manganês proveniente do ar é absorvido e acumulado nos tecidos cerebrais ainda precisam ser mais bem estudados.

AVALIAÇÃO DO ESTADO NUTRICIONAL

Atualmente, não existe um biomarcador sensível e confiável para avaliar o estado nutricional do indivíduo em relação ao manganês. Os marcadores bioquímicos são utilizados para avaliar a exposição dos indivíduos à inalação do manganês ou sua ingestão pelos alimentos.

O manganês sanguíneo e o urinário têm sido usados para avaliar a exposição dos trabalhadores das indústrias de ferro e aço e os da área de mineração. No sangue total, os valores considerados normais são de 7 a 12 µg/L e, no soro, de 0,6 a 4,3 µg/L. As concentrações de manganês no sangue total não são consideradas bons indicadores da absorção desse elemento, pois praticamente não se alteram com a inalação de grandes quantidades de manganês e, além disso, podem ser influenciadas pela ingestão alimentar. Existem, também, grandes variabilidades inter e intraindividual. O manganês urinário também não é considerado bom marcador, pois apenas cerca de 1% do manganês absorvido é excretado pela urina.[69] A determinação das concentrações de manganês em cabelos também tem sido utilizada, mas apresenta interferências externas, como o uso de produtos que contenham o mineral e é influenciada pelo grau de pigmentação dos cabelos.[63] Concentrações normais de manganês na urina e nos cabelos encontram-se abaixo de 1 µg/L e 4 mg/kg, respectivamente. Como o tempo de meia-vida do manganês no sangue é de 30 a 40 dias e na urina é de, no máximo, de 30 horas, esses biomarcadores são considerados de curto prazo e utilizados para avaliar a exposição de algumas semanas ao manganês e a exposição do dia anterior ou de dois dias, respectivamente.[69]

Alguns estudos têm aplicado testes neurocomportamentais, neurológicos e análise por ressonância magnética de varredura cerebral para avaliar possíveis sinais subclínicos de toxicidade do manganês e seu teor retido no cérebro. Apesar de esses métodos ainda não serem validados como marcadores de toxicidade, grande parte dos resultados dos estudos realizados em seres humanos e em macacos mostrou aumento do teor de manganês no globo pálido e ocorrência de alguns sinais subclínicos, como irritabilidade, insônia e distúrbios no sistema motor. A distribuição do manganês no cérebro dos macacos seguiu a ordem: substância negra > núcleo estriado > hipocampo > córtex frontal.[24,69]

A avaliação do estado nutricional em relação ao manganês em indivíduos com doença hepática é ainda mais difícil, pois esse elemento é removido do organismo alguns dias após a exposição e, nesses casos, a determinação das concentrações sanguíneas de manganês deve ser realizada precocemente.[72]

Estudos sugerem que a determinação da concentração de manganês nos eritrócitos e em células mononucleares, bem como da atividade da enzima SOD, seja mais eficiente em avaliar o estado nutricional do indivíduo em relação a esse mineral do que a determinação no sangue total.[16,46,71,72] Em pacientes em NPT, por exemplo, as concentrações de manganês nas células mononucleares apresentaram-se reduzidas, mas mantiveram-se inalteradas no sangue total e no plasma.[55] Já a atividade da SOD nos linfócitos pode ser uma medida útil para o monitoramento toxicológico decorrente da exposição ao manganês.[25]

REFERÊNCIAS

1. Agency for Toxic Substances and Disease Registry. Toxicological profile for manganese. Atlanta: US Department of Health and Human Services, Public Health Service; 2000.
2. Aggarwal A, Vaidya S, Shah S, Singh J, Desai S, Bhatt M. Reversible parkinsonism and T1W pallidal hyperintensities in acute liver failure. Mov Disord. 2006;21(11):1986-90.
3. Arsova-Sarafinovska Z, Matevska N, Petrovski D, Banev S, Dzikova S, Georgiev V, et al. Manganese superoxide dismutase (MnSOD) genetic polymorphism is associated with risk of early-onset prostate cancer. Cell Biochem Funct. 2008;26(7):771-7.
4. Aschner JL, Aschner M. Nutritional aspects of manganese homeostasis. Mol Aspects Med. 2005;26(4-5):353-62.
5. Aschner M, Erikson KM, Dorman DC. Manganese dosimetry: species differences and implications for neurotoxicity. Critic Rev Toxicol. 2005;35(1):1-32.
6. Ash DE. Structure and function of arginases. J Nutr. 2004;134(10 Suppl.):2760S-4S.
7. Au C, Benedetto A, Aschner M. Manganese transport in eukaryotes: the role of DMT1. Neurotoxicology. 2008;29(4):569-76.
8. Baly DL, Keen CL, Hurley LS. Pyruvate carboxylase and phosphoenolpyruvate carboxykinase activity in developing rats: effect of manganese deficiency. J Nutr. 1985;115(7):872-9.
9. Baly DL, Walter Jr RM, Keen CL. Manganese metabolism and diabetes. In: Klimis-Tavantzis DJ. Manganese in health and disease. Boca Raton: CRC; 1994. p.101-13.
10. Barceloux DG. Manganese. J Clin Toxicol. 1999;37(2):293-307.
11. Biesalski HK, Grimm P. Minerais e elementos-traço. In: Nutrição, texto e atlas. Porto Alegre: Artmed; 2007.
12. Bouchard M, Laforest F, Vandelac L, Bellinger D, Mergler D. Hair manganese and hyperactive behaviors: pilot study of school-age children exposed through tap water. Environ Health Perspect. 2007;115(1):122-7.

MANGANÊS

13. Brewer JM. Specificity and mechanism of action of metal ions in yeast enolase. FEBS Letters. 1985;182(1):8-14.
14. Brewer JM. Yeast enolase: mechanism of activation by metal ions. CRC Crit Rev Biochem. 1981;11(3):209-54.
15. Brock AA, Chapman SA, Ulman EA, Wu G. Dietary manganese deficiency decreases rat hepatic arginase activity. J Nutr. 1994;124(3):340-4.
16. Buchman AL. Manganês. In: Shills ME, Shike M, Ross AC, Caballero B, Cousins RJ. Nutrição moderna na saúde e na doença. 10. ed. Barueri: Manole; 2009. p.351-6.
17. Burton NC, Guilarte TR. Manganese neurotoxicity: lessons learned from longitudinal studies in nonhuman primates. Environ Health Perspect. 2009;117(3):325-32.
18. Calvert JB. Chromium and manganese. Disponível em: http://mysite.du.edu/~jcalvert/phys/chromang.htm [Acesso em: 01 jul. 2011].
19. Chalmin E, Vignaud C, Salomon H, Farges F, Susini J, Menu M. Minerals discovered in paleolithic black pigments by transmission electron microscopy and micro-X-ray absorption near-edge structure. Appl Phys A. 2006;83(12):213-8.
20. Chen P, Bornhorst J, Aschner M. Manganese metabolism in humans. Front Biosci (Landmark Ed). 2018;23:1655-79.
21. Cooper WC. The health implications of increased manganese in the environment resulting of combustion of fuel additives: a review of the literature. J Toxicol Environ Health. 1984;14(1):23-46.
22. Couzy F, Aubree E, Magliola C, Mareschi JP. Average mineral and trace element content in daily adjusted menus (DAM) of French adults. J Trace Elem Electrolytes Health Dis. 1988;2(2):79-83.
23. Crossgrrove J, Zheng W. Manganese toxicity upon over exposure. NMR Biomed. 2004;17(8):544-53.
24. Davidsson L, Almgren A, Juillerat MA, Hurrell RF. Manganese absorption in humans: the effect of phytic acid and ascorbic acid in soy formula. Am J Clin Nutr. 1995;62(5):984-7.
25. Davis CD, Greger JL. Longitudinal changes of manganese-dependent superoxide dismutase and other indexes of manganese and iron status in women. Am J Clin Nutr. 1992;55(3):747-52.
26. Doisy Jr E. Micronutrient controls of biosynthesis of clotting proteins and cholesterol. In: Hemphill DD (ed.). Trace substances in environmental health. v. 6. Columbia: University of Missouri; 1972. p.193-9.
27. Erikson KM, Aschner M. Manganese neurotoxicity and glutamate-GABA interaction. Neurochem Int. 2003;43(4-5):475-80.
28. Erikson KM, Thompson K, Aschner J, Aschner M. Manganese neurotoxicity: a focus on the neonate. Pharmacol Ther. 2007;113(2):369-77.
29. Institute of Medicine (IOM). DRI – dietary reference intakes for vitamin A, vitamin K, arsenic, boron, chromium, copper, iodine, iron, manganese, molybdenum, nickel, silicon, vanadium, and zinc. Washington: National Academies Press; 2002. p.82-189. Disponível em http://www.nap.edu [Acesso em: 20 out. 2011].
30. Fell JME, Meadows N, Khan K, Long SG, Milla PJ, Reynolds AP, et al. Manganese toxicity in children receiving long-term parenteral nutrition. Lance 1996;347(9010):1218-21.
31. Finley JW. Manganese absorption and retention by young women is associated with serum ferritin concentration. Am J Clin Nutr. 1999;70(1):37-43.
32. Finley JW, Johnson PE, Johnson LK. Sex affects manganese absorption and retention by humans from a diet adequate in manganese. Am J Clin Nutr. 1994;60:949-55.
33. Finley JW, Penland JG, Pettit RE, Davis CD. Dietary manganese intake and type of lipid do not affect clinical or neuropsychological measures in health young women. J Nutr. 2003;133(9):2849-56.
34. Fitsanakis VA, Zhang N, Garcia S, Aschner M. Manganese (Mn) and iron (Fe): interdependency of transport and regulation. Neurotox Res. 2010;18(2):124-31.
35. Fitsanakis VA, Piccola G, Marreilha dos Santos AP, Aschner JL, Aschner M. Putative proteins involved in manganese transport across the blood brain barrier. Hum Exp Toxicol. 2007;26(4):295-302.
36. Freeland-Graves J, Llanes C. Models to study manganese deficiency. In: Klimis-Tavantzis DJ (ed.). Manganese in health and disease. Boca Raton: CRC; 1994. p.39-86.
37. Friedman BJ, Freeland-Graves JH, Bales CW, Behmardi F, Shorey-Kutschke RL, Willis RA, et al. Manganese balance and clinical observations in young men fed a manganese-deficient diet. J Nutr. 1986;117(1):133-43.

38. Gibson RS. Content and bioavailability of trace elements in vegetarian diets. Am J Clin Nutr. 1994;59(5 Suppl.):1223S-32S.
39. Gunter TE, Gavin CE, Gunter KK. The case for manganese interactions with mitochondria. Neurotoxicology. 2009;30(4):727-9.
40. Iinuma Y, Kubota M, Uchiyama M, Yagi M, Kanada S, Yamazaki S, et al. Whole-blood manganese levels and brain manganese accumulation in children receiving long-term home parenteral nutrition. Pediatr Surg Int. 2003;19(4):268-72.
41. Jiang Y, Goldberg ID, Shi YE. Complex roles of tissue inhibitors of metalloproteinases in cancer. Oncogene. 2002;21(14):2245-52.
42. Johnson PE, Lykken GI, Korynta ED. Absorption and biological half-life in humans of intrinsic and extrinsic ^{54}Mn tracers from foods of plant origins. J Nutr. 1991;121(5):711-7.
43. Keen CL., Lonnerdal B, Hurley LS. Manganese. In: Frieden E. Biochemistry of the essential ultratrace elements. New York: Plenum Publishing; 1984. p.89-132.
44. Keen CL, Zidenberg-Cherr S. Manganeso. In: Ziegler E, Filer LJ. Conocimentos actuales sobre nutrición. 7. ed. Washington, DC: Instituto Internacional de Ciencias de la Vida (ILSI); 1997. p.357-68.
45. Kemmerer AR, Elvehjem CA, Hart EB. Studies on the relation of manganese to the nutrition of the mouse. J Biol Chem. 1931;92:623-30.
46. Kinnula VL, Crapo JD. Superoxide dismutases in malignant cells and human tumors. Free Radic Biol Med. 2004;36(6):143-8.
47. Kuhn NJ, Ward S, Piponski M, Young TW. Purification of human hepatic arginase and its manganese (II) dependent and pH dependent interconversion between active and inactive forms: a possible pH-sensing function of the enzyme on the ornithine cycle. Arch Biochem Biophys. 1995;320(1):24-34.
48. Kussmaul L, Hirst J. The mechanism of superoxide production by NADH: ubiquinone oxidoreductase (complex I) from bovine heart mitochondria. Proc Natl Acad Sci U S A. 2006;103(20):7607-12.
49. Nelson DL, Cox MM. Glycolysis, gluconeogenesis, and the pentose phosphate pathway. In: Lehninger principles of biochemistry. 4.ed. New York: W. H. Freeman and Company Press; 2005.
50. Lebovitz RM, Zhang H, Vogel H, Cartwright Jr J, Dionne L, Lu N, et al. Neurodegeneration, myocardial injury, and perinatal death in mitochondrial superoxide dismutase deficient mice. Proc Natl Acad Sci U S A. 1996;93(18):9782-7.
51. Li Y, Huang TT, Carlson EJ, Melov S, Ursell PC, Olson JL et al. Dilated cardiomyopathy and neonatal lethality in mutant mice lacking manganese superoxide dismutase. Nate Genet. 1995;11(4):376-81.
52. Liu AC, Heinrichs BS, Leach RM Jr. Influence of manganese deficiency on the characteristics of proteoglycans of avian epiphyseal growth plate cartilage. Poult Sci. 1994;73(5):663-9.
53. Liu KJ, Shih NY. The role of enolase in tissue invasion and metastasis of pathogens and tumor cells. J Cancer Mol. 2007;3(2):45-8.
54. Maggini S, Stoecklin-Tschan FB, Mörikofer-Zwez S, Walter P. A physiological role of Mn2+ in the regulation of cytosolic phosphoenolpyruvate carboxykinase from rat liver is unlikely. Biochem J. 1993;292(Pt2):365-70.
55. Matsuda A, Kimura M, Takeda T, Kataoka M, Sato M, Itokawa Y. Changes in manganese content of mononuclear blood cells in patients receiving total parenteral nutrition. Clin Chem. 1994;40(5):829-32.
56. Messner KR, Imlay JA. Mechanism of superoxide and hydrogen peroxide formation by fumarate reductase, succinate dehydrogenase, and aspartate oxidase. J Biol Chem. 2002;277(45):42563-71.
57. Miao L, St Clair DK. Regulation of superoxide dismutase genes: implications in disease. Free Radic Biol Med. 2009;47(4):344-56.
58. Mikhak B, Hunter DJ, Spiegelman D, Platz EA, Wu K, Erdman JW Jr, et al. Manganese superoxide dismutase (MnSOD) gene polymorphism, interactions with carotenoid levels, and prostate cancer risk. Carcinogenesis. 2008;29(12):2335-40.
59. Mirtallo J, Canada T, Johnson D, Kumpf V, Petersen C, Sacks G, et al. Special report: safe practices for parenteral Nutrition. JPEN J Parenter Enteral Nutr. 2004;28(6):S39-70.
60. Nakanishi S, Yamane K, Ohishi W, Nakashima R, Yoneda M, Nojima H, et al. Manganese superoxide dismutase Ala16Val polymorphism is associated with the development of type 2 diabetes in Japanese-Americans. Diabetes Res Clin Pract. 2008;81(3):381-5.

MANGANÊS

61. Nielsen FH. Boron, manganese, molybdenum, and other trace elements. In: Bowman BA, Russell RM. Present knowledge in nutrition. 9. ed. v.1. Washington, DC: Intl Life Sciences Inst; 2006. p.506-26.
62. Orten ER, McColumm EV. Effects of deprivation of manganese in the rat. J Biol Chem. 1931;92:651-78.
63. Paul PK. Manganese neurotoxicity: a review of clinical features, imaging and pathology. Neurotoxicology. 1999;20(2-3):227-38.
64. Prohaska JR. Functions of trace elements in brain metabolism. Physiol Rev. 1987;67(3):858-901.
65. Roth JA, Garrick MA. Iron interactions and other biological reactions mediating the physiological and toxic actions of manganese. Biochem Pharmacol. 2003;66(1):1-13.
66. Roth JA. Homeostatic and toxic mechanisms regulating manganese uptake, retention and elimination. Biol Res. 2006;39(1):45-57.
67. Rubenstein AH, Levin NW, Elliott GA. Manganese-induced hypoglycemia. Lancet. 1962;2(7270):1348-51.
68. Sandström B, Davidsson L, Eriksson R, Alpsten M, Bogentoft C. Retention of selenium (75Se), Zinc (65Zn) and manganese (54Mn) in humans after intake of a labelled vitamin and mineral supplement. J Trace Elem Eletrolytes Health Dis. 1987;1(1):33-8.
69. Santamaria AB. Manganese exposure, essentiality & toxicity. Indian J Med Res. 2008;128(4):484-500.
70. Santamaria AB, Sulsky S. Risk assessment of an essential element: manganese. J Toxicol Environ Health A. 2010;73(2):128-55.
71. Sauberlich HE, Skala JH, Dowdy RP. Laboratory tests for the assessment of nutritional status. Cleveland: CRC Press; 1974.
72. Sayre EV, Smith RW. Compositional categories of ancient glass. Science. 1961;133(3467):1824-26.
73. Segawa T, Sugai S. Interactions of divalent metal ions with bovine, human and goat alfa-lactalbumin. J Biochem. 1983;93(5):1321-8.
74. Shishova EY, Di Costanzo L, Emig FA, Ash DE, Christianson DW. Probing the specificity determinants of amino acid recognition by arginase. Biochemistry. 2009;48(1):121-31.
75. Strause L, Saltman P, Glowacki J. The effect of deficiencies of manganese and copper on osteoinduction and on resorption of bone particles in rats. Calcif Tissue Int. 1987;41(3):145-50.
76. Strause L, Saltman P, Smith KT, Bracker M, Andon MB. Spinal bone loss in postmenopausal women supplemented with calcium and trace minerals. J Nutr. 1994;124(7):1060-4.
77. Takeda A. Manganese action in brain function. Brain Res Rev. 2003;41(1):79-87.
78. Valko M, Rhodes CJ, Moncol J, Izakovic M, Mazur M. Free radicals, metals and antioxidants in oxidative stress-induced cancer. Chem Biol I-nteract. 2006;160(1):1-40.
79. Walter RM Jr, Aoki TT, Reen CL. Acute oral manganese administration does not consistently affect glucose tolerance in non-diabetic and type II diabetic humans. J Trace Elem Exp Med. 1991;4(2):1050-6.
80. Wang S, Wang F, Dai J, Peng Y, Guo X, et al. Association between manganese superoxide dismutase (MnSOD) Val-9Ala polymorphism and cancer risk. Eur J Cancer. 2009;45(16):2874-81.
81. Wasserman GA, Liu X, Parvez F, Ahsan H, Levy D, Factor-Litvak P, et al. Water manganese exposure and children's intellectual function in Araihazar, Bangladesh. Environ Health Perspect. 2006;114(1):124-9.
82. Wei B, Zhang Y, Xi B, Su J. Manganese superoxide dismutase polymorphism and prostate cancer risk: a meta-analysis. J Nanjing Med Univ. 2009;23(5):340-6.
83. Whittaker JW. Metal uptake by manganese superoxide dismutase. Biochim Biophys Acta. 2010;1804(2):298-307.
84. Wold F. Enolase. In: Boyer PD. The enzymes. 3. ed. v.5. New York: Academic Press; 1974. p.499-538.
85. Wold F, Ballou CE. Studies on the enzyme enolase. II kinetic studies. J Biol Chem. 1957;227(1):313-28.
86. World Health Organization (WHO). Manganese and its compounds: environmental aspects. Geneva: WHO; 2004.
87. Wright RO, Amarasiriwardena C, Woolf AD, Jim R, Bellinger DC. Neuropsychological correlates of hair arsenic, manganese, and cadmium levels in school-age children residing near a hazardous waste site. Neurotoxicology. 2006;27(2):210-6.
88. Zlotkin SH, Atkinson S, Lockitch G. Trace elements for nutrition for premature infants. Clin Perinatol. 1995;22(1):223-40.

16
Cromo

ANNA FLÁVIA FERREIRA PASSOS
ARIANA VIEIRA ROCHA
CRISTIANE COMINETTI
SILVIA MARIA FRANCISCATO COZZOLINO

INTRODUÇÃO: DESCOBERTA E ASPECTOS BIOQUÍMICOS

O cromo foi descoberto em 1765 e isolado em 1797 pelo químico Louis Nicolas, por meio de ensaios com o mineral crocoíta ($PbCrO_4$). Cromo deriva da palavra grega *chroma*, que significa "aquilo que apresenta cor". É possível que essa denominação seja em referência às colorações distintas das soluções do metal, que podem ser verde, azul, amarelo ou laranja, de acordo com seu estado de oxidação.[15] Na nutrição humana, a essencialidade do cromo foi documentada em 1977,[34] quando uma paciente em nutrição parenteral total (NPT) apresentou sintomas similares ao diabetes resistente à insulina e o quadro foi revertido após a suplementação com o cromo. O cromo é considerado um mineral-traço[40] ou metal de transição,[35] e se apresenta em valências que variam de -2 até +6.[77] Dessa forma, a atividade biológica, a absorção, a distribuição tecidual e a toxicidade desse metal são conferidas por seu estado de valência.[48,60]

A forma trivalente (Cr^{3+}) é considerada essencial ao organismo, pois atua no metabolismo da glicose, dos lipídios e do colesterol, além de ser cofator para proteínas de baixo peso molecular, entre elas a substância ligadora do cromo de baixo peso molecular (LMWCr),[57,68,70,71,74] ou cromodulina. A forma hexavalente (Cr^{6+}) não tem valor nutricional, é carcinogênica e é tóxica para os seres humanos em razão de sua capacidade elevada de oxidação e penetração nas membranas biológicas, podendo induzir peroxidação lipídica e causar danos ao DNA. O efeito não ocorre diretamente, mas o Cr^{6+} pode promover eventos que resultam em transformação neoplásica de células e, consequentemente, em câncer.[28,64,72,73]

O cromo é encontrado naturalmente em rochas, animais, plantas, solos, gases e poeiras vulcânicas[28] e entra em várias matrizes ambientais, como ar, água e solos, nas formas trivalente e hexavalente, por meio de ampla variedade de fontes naturais e antropogênicas.[65] Ambas as formas podem entrar no meio ambiente como resultado da descarga das indústrias de aço, de galvanoplastia, de curtimento, e de oxidação e tingimento.[28] Uma vez liberado no solo, as características físico-químicas desse ambiente determinarão a taxa e a extensão da adsorção da espécie do cromo, assim como as transformações redox microbianas que são consideradas o principal controle ambiental de sua especiação,[29] pois muitas bactérias são capazes de reduzir a forma hexavalente à trivalente por meio de reações enzimáticas ou não.[39]

A forma hexavalente, a qual possui níveis de toxicidade muito mais elevados que a trivalente, não é encontrada em alimentos; por isso, destaca-se que o cromo presente em alimentos se apresenta apenas no estado trivalente. Qualquer forma do cromo hexavalente nos alimentos ou na água, como contaminante, também pode ser reduzida a cromo trivalente no ambiente ou por meio do ácido do estômago[61].

ASPECTOS FISIOLÓGICOS: DIGESTÃO, ABSORÇÃO, METABOLISMO, REABSORÇÃO E EXCREÇÃO

Desde a descoberta da essencialidade do cromo para os mamíferos, pouco progresso foi realizado ao longo dos anos para estabelecer a necessidade nutricional desse mineral. Ao contrário do cromo, houve grandes avanços no que se refere às funções nutricionais e bioquímicas de outros metais de transição, como vanádio, manganês, ferro, cobalto, níquel, cobre e zinco. Na verdade, a essencialidade do cromo tem sido questionada desde que foi proposta pela primeira vez, e um dos motivos é a dificuldade em determinar suas concentrações em amostras biológicas.[70]

Os minerais do grupo de transição, como o cromo, são capazes de formar hidratos que podem se tornar hidróxidos à medida que o pH gastrintestinal aumenta. Os hidróxidos podem sofrer precipitação ou formar extensos agregados com solubilidade reduzida. O cromo trivalente pode formar complexos com vários ligantes diferentes, os quais podem intensificar ou dificultar a absorção e a retenção tecidual.[62] Apenas 0,5 a 2% do cromo presente na alimentação é absorvido[17,35] e os mecanismos de absorção e transporte de íons cromo ainda são considerados incertos, porém acredita-se que a absorção seja inversamente proporcional ao consumo.[70] Em seres humanos, a porcentagem de absorção de cromo da alimentação foi maior quando o consumo era menor, indicando um controle homeostático na absorção desse mineral.[62]

A absorção do cromo ocorre por meio de difusão passiva[17] e a forma orgânica possui absorção melhor do que a inorgânica. Há outros mecanismos sugeridos que podem influenciar na absorção do cromo. Indivíduos que consumiram cerca de 10 µg absorveram 2% e, com o aumento da ingestão para 40 µg, a absorção reduziu para 0,5%, o que sugere algum mecanismo regulatório na absorção de acordo com a dose ingerida.[6] Após a absorção, o cromo trivalente entra na circulação por meio da transferrina e de seu receptor, a mesma proteína que transporta o ferro. Esse mecanismo sugere possíveis interações entre o ferro e o cromo, como uma competição mútua, de forma que o excesso de ferro poderia otimizar o transporte do cromo.[40,63]

Após entrar na circulação o cromo é transferido para a cromodulina, um peptídeo que contém glicina, L-cisteína, L-glutamato e L-aspartato, e quatro íons de cromo trivalente.[35,69] Caso haja ingestão de cromo na forma hexavalente, esta é rapidamente convertida à forma trivalente após a absorção. O cromo pode ser transportado pela transferrina[63] e também pela albumina, por globulinas e, possivelmente, por lipoproteínas,[25,47] e a insulina, cuja ação é potencializada pelo cromo, parece ajudar no transporte por meio da transferrina.[35,69,71]

As reservas corporais de cromo variam entre 0,4 e 6 mg, sendo relativamente maiores em recém-nascidos do que em adultos ou idosos.[17] O cromo absorvido é armazenado no fígado, no baço e nos tecidos moles,[40] e tem predileção pelos ossos, nos quais sua captação parece ser rápida. Tem-se observado acúmulo do metal em ossos, baço, fígado e rins.[62] A quantidade de cromo no organismo pode ser reduzida em algumas situações, por exemplo, quando a alimentação é rica em açúcares simples (com mais de 35% das calorias totais diárias). Nesse caso, a excreção de cromo na urina pode ser aumentada.[36] Infecção, exercícios acentuados, gestação, lactação e estados de estresse (como trauma físico) podem aumentar as perdas e resultar em deficiência, especialmente se a ingestão já for baixa.[41]

A maior parte do cromo ingerido não é absorvida e é excretada nas fezes.[62] Já o cromo absorvido (0,5 a 2%) é excretado principalmente na urina, e em pequenas quantidades nos cabelos, na bile, nas fezes e no suor. Pelo menos 80% do cromo absorvido é eliminado pelos rins. Os mecanismos detalhados do metabolismo renal do cromo não são claramente conhecidos.[70] Em caso de diurese excessiva, como ocorre no diabetes descompensado ou na diurese associada ao alcoolismo, há aumento das perdas renais, assim como após a administração de insulina em diabéticos, durante a gestação, nas atividades físicas intensas, na infecção, no trauma físico e nos estresses. [17,57]

IMPORTÂNCIA BIOLÓGICA

O cromo é essencial para a saúde dos seres humanos,[26] pois atua no metabolismo de carboidratos e de lipídios, função relacionada ao mecanismo de ação da insulina.[16] O cromo trivalente parece ter efeitos benéficos sobre os marcadores inflamatórios e de estresse oxidativo, e a falta desse mineral na alimentação pode causar sérias complicações para a saúde, como diabetes e problemas cardiovasculares. Ao contrário do íon trivalente, no estado de oxidação 6, o cromo é considerado um composto mutagênico e carcinogênico em animais.[23,33,53]

Nos anos 1950, verificou-se a presença, em seres humanos, de um composto anteriormente isolado de leveduras denominado fator de tolerância à glicose (*glucose tolerance factor* – GTF), constituído por cromo trivalente, glicina, glutamato, cisteína e ácido nicotínico. O GTF foi considerado a forma biologicamente ativa do cromo trivalente em razão de sua capacidade de reduzir as concentrações plasmáticas de glicose em ratos diabéticos alimentados com dietas deficientes em cromo[11] e, também, por potencializar as funções normais da insulina, incluindo a promoção da entrada da glicose no interior das células.

Décadas mais tarde foi descoberto um oligopeptídeo que se liga ao cromo, o LMWCr, o qual, por exibir estrutura e função semelhantes à calmodulina, foi denominado cromodulina.[38,67] A cromodulina é assim conhecida quando está carregada com quatro íons de cromo e, quando não possui tais íons ligados, é denominada apocromodulina e é expressa principalmente no citosol e no núcleo celular.[25,70,71] A sequência dos aminoácidos na estrutura da cromodulina ainda não foi identificada. Existem apenas algumas especulações, conforme apresentado na Figura 16.1.[20]

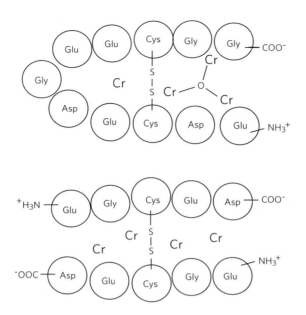

Figura 16.1 Modelos sugeridos para a sequência dos aminoácidos na estrutura da cromodulina e para os locais de ligação do cromo.

Gly: glicina; Glu: glutamato; Cys: cisteína; Asp: aspartato; Cr: cromo; NH$_3^+$: amina; COO$^-$: carboxila, S: sulfeto.

Fonte: Dinakarpandian et al.[20]

A cromodulina é encontrada em maior quantidade no fígado e nos rins de mamíferos, bem como na urina humana, maior rota de excreção do cromo absorvido,[14,42] e parece ser armazenada nas células dependentes de insulina, como adipócitos, miócitos e hepatócitos.[71] A constituição da cromodulina é semelhante à do GTF, sendo composta por glicina, cisteína, glutamato e aspartato, e possui aspecto tetranuclear, com sítios de ligação para quatro íons de cromo trivalente.[25] Para alguns pesquisadores, o GTF é a forma na qual o cromo se encontra em leveduras e funciona como fornecedor de cromo ao organismo, não sendo a forma ativa do mineral.[71]

Apesar de seu baixo peso molecular, a cromodulina estabelece forte ligação com quatro íons de cromo e, dessa forma, atinge sua atividade máxima.[14,57,66,69] Essa molécula parece, ainda, interferir na atividade de fosfatases e de quinases, o que amplifica a ação da insulina.[11,25,52,67] A cromodulina é armazenada intracelularmente em sua forma inativa, a apocromodulina, como mencionado anteriormente, no citosol e no núcleo. Ao se ligar ao cromo livre, forma-se a holocromodulina (forma ativa), o que acontece em consequência do aumento das concentrações de insulina.[25,67,69,70]

O cromo potencializa a ação da insulina *in vitro* e *in vivo*[62] e, de acordo com algumas proposições, a quantidade do metal ligado à cromodulina intracelular influenciará o estímulo à ação da insulina. A cromodulina favorece a sensibilidade à insulina por meio da estimulação da atividade da enzima tirosina quinase do receptor insulínico na membrana plasmática. O sítio de ativação parece estar localizado próximo ou no próprio sítio ativo da tirosina quinase, causando a inibição da enzima fosfotirosina fosfatase (inativadora da tirosina quinase). Em resposta ao aumento da glicemia, a insulina é liberada de forma rápida para a circulação e se liga na subunidade de seu receptor, que está localizado na parte externa da membrana plasmática. Isso promove uma alteração conformacional que resulta na autofosforilação dos resíduos de tirosina na subunidade localizada na parte interna da membrana. Essa alteração desencadeia diversas reações de fosforilação que resultarão na translocação dos transportadores de glicose (GLUT) para a membrana plasmática. O mecanismo proposto para explicar a ação da cromodulina como parte do sistema de autoamplificação da sinalização da insulina sugere que a cromodulina possa ser estocada na forma de apocromodulina no núcleo de células sensíveis à insulina. Vale destacar que o aumento da insulina circulante pode provocar duas situações: maior mobilização do cromo para as células-alvo, mediada pela transferrina; e a mobilização de receptores de transferrina a partir de vesículas intracelulares para se fundirem com a membrana plasmática. Sendo assim, a transferrina saturada com cromo se liga a seus respectivos receptores, e o complexo formado sofre endocitose. Por fim, quatro íons de cromo trivalente se unirão à apocromodulina, tornando-a ativa e, dessa forma, ela se ligará ao sítio ativo no receptor da insulina, completando a ativação do receptor e amplificando o sinal da insulina (Figura 16.2).[25]

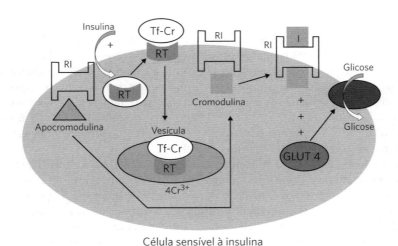

Figura 16.2 Mecanismo proposto para a participação do cromo na ação da insulina.
RI: receptor de insulina; RT: receptor de transferrina; Tf-Cr: complexo transferrina-cromo; I: insulina.
Fonte: Gomes et al.[25]

Há evidências de que o cromo possa interagir diretamente com a molécula de insulina[52] e, ainda, de que a cromodulina atuaria na internalização da insulina, no aumento do número de seus receptores e na sensibilidade das células pancreáticas.[7,11,52] Um mecanismo também associado à essa resposta está relacionado com a translocação do GLUT. Em estudo que tratou adipócitos com cromo, verificou-se aumento da translocação de GLUT4 para a membrana plasmática associado à redução do conteúdo de colesterol nesta parte da célula.[13] Além disso, a partir de estudos *in vitro* sugere-se que a regulação da translocação de GLUT4 pelo cromo possa ser independente das proteínas de sinalização da insulina, como receptor de insulina (IR), substrato do receptor de insulina 1 (IRS-1), fosfatidilinositol 3-quinase (PI3K) ou proteína quinase B (Akt).[30] Entretanto, as evidências científicas ainda são contraditórias em relação à sensibilidade pancreática, pois haveria maior produção de insulina, fato que foi observado por alguns pesquisadores e por outros não.[52] A ação sensibilizadora da insulina exercida pelo cromo faria sentido não apenas se provocasse aumento na produção de insulina, mas também melhora em sua ação.[52,56]

Existem evidências de que o cromo também pode desempenhar papel importante na redução do risco de aterosclerose e de doenças cardiovasculares, por reduzir o acúmulo de placas de gordura nas artérias e as concentrações de colesterol total, de colesterol em lipoproteínas de baixa densidade (LDL-c) e de triacilgliceróis.[1,18,27] Algumas evidências sobre a função do cromo no metabolismo lipídico em indivíduos com dislipidemias parecem estar relacionadas com o aumento das concentrações de colesterol em lipoproteínas de alta densidade (HDL-c) e com a redução do colesterol total, de LDL-c e de colesterol em lipoproteínas de muito baixa densidade (VLDL-c), por meio do aumento da atividade da enzima lipase de lipoproteína. A redução da concentração plasmática de colesterol induzida pelo cromo tem relação com o fato de esse mineral promover a inibição da enzima hepática hidroximetilglutaril-CoA redutase, resultando no efeito hipolipemiante.[25] Entretanto, há pesquisadores que não encontraram alterações significativas nos lipídios séricos com a suplementação de cromo.[5] Dessa forma, mais estudos são necessários para saber ao certo sobre o benefício da suplementação de cromo na redução do risco de doenças cardiovasculares em diabéticos.[52]

Embora os mecanismos de ação não estejam claramente esclarecidos quanto ao perfil lipídico, especula-se que o cromo (na forma de picolinato de cromo) possa reduzir as concentrações de colesterol por meio de mecanismo semelhante ao do fármaco metformina, um antidiabético oral da classe das biguanidas. Esse fármaco ativa a quinase ativada por AMP (AMPK) e esta, por sua vez, atua na redução da expressão da proteína 1 de ligação ao elemento regulatório de esteróis (SREBP-1), a qual pertence a uma família de fatores de transcrição envolvidos na expressão de genes relacionados à síntese e absorção de colesterol, de ácidos graxos, de triacilgliceróis e de fosfolipídios.[13,30,76]

Apesar de os mecanismos moleculares de ação do cromo ainda não serem bem descritos e conclusivos, sinais de deficiência marginal em roedores são associados à diminuição da tolerância à glicose e ao aumento das concentrações plasmáticas de insulina, de colesterol e de triacilgliceróis.[25,43]

Pacientes com intolerância à glicose, diabetes melito e hipercolesterolemia e, também, indivíduos idosos, tendem a apresentar menores concentrações séricas de cromo. Isso pode demonstrar que o cromo, além de estar ligado ao metabolismo de carboidratos, interfere no metabolismo proteico e lipídico simultaneamente, sendo assim um nutriente importante para o controle de doenças cada vez mais comuns.[25] Outra associação relatada é a do cromo com a síndrome metabólica (SM). Em um estudo de coorte prospectivo, mais de três mil indivíduos americanos adultos foram acompanhados durante 23 anos. Após esse período, verificou-se associação inversa entre a concentração de cromo nas unhas dos pés e a incidência de SM, explicada principalmente pelas concentrações sanguíneas de lipídios.[9]

Dentre outras ações, o cromo também pode influenciar o metabolismo das proteínas ao promover maior estímulo da captação de aminoácidos e, assim, aumentar a síntese proteica.[25] Embora a importância do cromo na patogênese das doenças cardiovasculares e do diabetes tipo 2 não seja totalmente esclarecida até o momento, os mecanismos moleculares responsáveis por esses efeitos benéficos poderão ser elucidados por meio de estudos na área da genômica nutricional.[66]

FONTES ALIMENTARES E RECOMENDAÇÕES DE INGESTÃO

O cromo está presente nos alimentos na forma inorgânica ou em complexos orgânicos.[62] É amplamente distribuído em diversos tipos de alimentos[17,62], porém a maior parte deles contribui com menos de 1 a 2 μg por porção e, ainda, pode haver perdas durante o processamento.[58] As fontes alimentares de cromo trivalente incluem mariscos, ostras, carnes, fígado, queijos, grãos integrais, frutas, feijão-verde, espinafre e brócolis.[55] Leite e derivados têm pouca quantidade de cromo.[17]

O cromo nos suplementos está disponível nas formas de cloreto, nicotinato, picolinato e citrato de cromo. O cloreto de cromo parece ter biodisponibilidade baixa,[11] entretanto, em razão das limitações na absorção de cromo em seres humanos, não se sabe ao certo quais as melhores formas para ingestão.[8] As abordagens utilizadas para estimar as necessidades de cromo incluíram pesquisas de equilíbrio, excreção urinária, concentrações plasmáticas de cromo e glicose no sangue, e concentrações de insulina. Entretanto, essas abordagens ainda não foram consideradas satisfatórias.[8,32] Há relatos de que as concentrações de cromo no suor, nos cabelos e no sangue diminuem com o avançar da idade,[18] o que pode sugerir que as pessoas com idade mais avançada sejam mais vulneráveis à depleção de cromo do que os adultos mais jovens.[36]

Em 2014, a European Food Safety Authority (EFSA) publicou que o cromo não estava mais na lista de nutrientes essenciais à saúde. O parecer científico da EFSA concluiu que o estabelecimento de recomendações de ingestão de cromo também não é apropriado, considerando que não há evidências de efeitos benéficos associados à ingestão deste mineral em indivíduos saudáveis.[16,22]

Todavia, de maneira geral, considera-se que indivíduos com deficiência marginal ou com reservas corporais diminuídas de cromo podem apresentar necessidades maiores, como é o caso de indivíduos com alimentação rica em açúcares simples ou que realizam atividade física extenuante, bem como aqueles em situações de resposta de fase aguda (traumatismo físico, infecção e algumas neoplasias). Nessas situações, os limites superiores de ingestão servem como parâmetro para a reposição de cromo. Em pacientes submetidos à NPT prolongada, os níveis de suplementação intravenosa de 10 a 20 μg/dia são considerados adequados.[17] Poucos efeitos adversos graves têm sido evidenciados em relação ao consumo elevado de cromo e, talvez por esse motivo, o Instituto de Medicina dos Estados Unidos não estabeleceu o limite superior tolerável de ingestão (UL) para esse mineral.[32,60] A Tabela 16.1 apresenta os valores de ingestão adequada (AI) de cromo.

Tabela 16.1 Ingestão adequada de cromo de acordo com o estágio de vida

Idade	Ingestão adequada de cromo (μg/dia)	
	Recém-nascidos	
0-6 meses	0,2	
7-12 meses	5,5	
	Crianças	
1-3 anos	11	
4-8 anos	15	
	Meninas	Meninos
9-13 anos	21	25
14-18 anos	24	35
	Adultos	
	Mulheres	Homens
19-50 anos	25	35
51 a > 70 anos	20	30
	Gestação	
≤ 18 anos	29	
19-50 anos	30	
	Lactação	
≤ 18 anos	44	
19-50 anos	45	

Fonte: Institute of Medicine.[32]

BIODISPONIBILIDADE

Em geral, a biodisponibilidade do cromo é baixa, e os valores não ultrapassam os 3%.[4,25] Estudo realizado por Anderson et al. em seres humanos observou que, quando as ingestões alimentares diárias de cromo atingiram 40 μg, a absorção aparente, mensurada pela excreção urinária, diminuiu para 0,5% por dia.[6] A vitamina C pode aumentar a absorção do cromo,[8,50] assim como o oxalato[25] (presente em algumas hortaliças e grãos),[16] os aminoácidos e o amido. Acredita-se, ainda, que a niacina também possa ajudar na absorção.[50] Verificou-se, em pesquisas realizadas em animais, que concentrações elevadas de fitato podem reduzir a absorção de cromo.[8] Quantidades elevadas de minerais, como zinco, ferro e vanádio, também podem interferir na absorção do cromo.[8] É difícil avaliar a biodisponibilidade de cromo em seres humanos por causa das baixas concentrações nos tecidos biológicos e da variação na solubilidade dos sais de cromo, sendo sua absorção sensível a reações físico-químicas dentro do trato gastrintestinal.[16,62]

Uma possível contraindicação à ingestão de altas doses de cromo trivalente pode estar relacionada ao prejuízo no estado nutricional do indivíduo em relação ao ferro, pois o cromo pode competir com esse mineral pela ligação com a transferrina. Como mencionado anteriormente, essa proteína é responsável pelo transporte do cromo e de ferro recém-absorvidos. Apenas 30% da transferrina está carregada com ferro, e isso sugere que essa proteína possa transportar, também, outros íons metálicos.[21,32] Vale ressaltar que outras proteínas, além da transferrina, podem transportar o cromo, e isso faz com que os sítios de ligação da transferrina fiquem disponíveis para a ligação com o ferro quando a demanda desse mineral for maior.[25,71]

Dietas ricas em açúcares simples podem estimular a excreção de cromo. Nesse sentido, a ingestão elevada desses açúcares em longo prazo, associada à ingestão marginal de cromo, pode contribuir para a deficiência em cromo.[36] Experimentos com animais mostraram que, em longo prazo, o consumo de alguns medicamentos pode afetar a absorção de cromo, uma vez que essas substâncias interferem com a acidez do estômago ou com as prostaglandinas do trato gastrintestinal.[19,62] Esses medicamentos podem tanto reforçar os efeitos do cromo, quando administrados em conjunto, quanto aumentar a absorção deste. Os antiácidos e os antagonistas de receptor H_2 (cimetidina, famotidina, niatidina e ranitidina), e também os inibidores da bomba de prótons (omeprazol, lansoprazol, rabeprazol, pantoprazol e esomeprazol) alteram a acidez do estômago e podem prejudicar a absorção ou aumentar a excreção de cromo, enquanto os betabloqueadores (atenolol ou propanolol), a insulina, o ácido nicotínico e os anti-inflamatórios não esteroides (AINE) (ibuprofeno, indometacina, naproxeno, piroxicam e ácido acetilsalicílico) podem aumentar a absorção.[19,32]

SUPLEMENTAÇÃO DE CROMO E DIABETES TIPO 2

A suplementação de cromo (prescrito normalmente na forma de picolinato de cromo) em pacientes com diabetes tipo 2 tem sido um dos temas mais abordados sobre esse elemento. As formas de cromo utilizadas em suplementos têm sido uma questão discutida ao longo dos últimos anos.[58]

Estudos verificaram correlação entre o diabetes tipo 2 e as baixas concentrações de cromo nos cabelos e nas unhas.[51] O interesse pelo suposto efeito benéfico dessa suplementação iniciou-se ao se observar pacientes que estavam em NPT e que tiveram a reversão do quadro de resistência à insulina após receberem suplementação de cromo.[34]

Alguns estudos demonstram que a suplementação de cromo pode atuar positivamente no controle glicêmico, na melhora da sensibilidade à insulina, na redução de estresse oxidativo, na melhora no perfil lipídico e em outras variáveis; todavia, outros estudos sugerem que esses dados são inconclusivos, principalmente em relação ao controle glicêmico e insulínico.[44-46,51,54] Em 2018, uma análise conjunta de diversos estudos sugeriu que a suplementação de cromo pode ser considerada adjuvante na terapia com fármacos em diabéticos tipo 2.[31]

Diante de resultados divergentes entre estudos de suplementação de cromo e diabetes,[2,35,75] as diretrizes da Sociedade Brasileira de Diabetes (SBD) de 2017-2018 e da American Diabetes Association (ADA) referem que ainda não há embasamento científico suficiente para recomendar o uso de suplemento de cromo no tratamento e na redução do risco de desenvolvimento da doença.[3,59]

A maioria das pesquisas sobre suplementação de cromo refere-se ao tratamento e à redução do risco de alterações glicêmicas e lipídicas, mas os suplementos de cromo também são procurados por praticantes de atividade física como elemento ergogênico. Entretanto, alguns estudos não identificaram efeitos benéficos da suplementação com picolinato de cromo sobre a massa livre de gordura nem sobre a gordura corporal. O progresso nesse campo tem sido limitado, sobretudo pela falta de um método simples e amplamente aceito para a identificação de indivíduos deficientes em cromo, dos quais se esperaria melhor resposta à suplementação e, também, pela dificuldade de indução de deficiência nesse mineral em animais.[57] Além disso, efeitos prejudiciais à saúde em razão da suplementação com cromo também têm sido relados, incluindo distúrbios do sono, alterações de humor, dores de cabeça, aumento da excreção de minerais-traço e alteração do metabolismo do ferro.[5]

DEFICIÊNCIA

A deficiência em cromo é relativamente rara e pode resultar em concentrações elevadas de glicose sanguínea, de insulina circulante, de colesterol e de triacilgliceróis, bem como em possível diminuição da massa magra.[8] Pacientes recebendo NPT sem adição de cromo desenvolveram os sintomas da deficiência, os quais foram revertidos após a suplementação com esse mineral.[47]

A deficiência em cromo é prevalente em atletas – por causa da atividade física extenuante –, em mulheres no período da gestação e em idosos – pela incapacidade relacionada à idade de converter cromo inorgânico em sua forma ativa. Outras perdas de cromo são atribuídas ao consumo elevado de alimentos refinados, conforme já referido anteriormente. Alimentos com grandes quantidades de açúcares simples não apresentam quantidades significativas de cromo e facilitam a perda por meio da excreção urinária, o que pode, em longo prazo, resultar em deficiência.[71]

TOXICIDADE

A toxicidade do cromo depende de seu estado de oxidação. O cromo hexavalente e as espécies íon cromato (CrO_4^{-2}) e íon permanganato ($Cr_2O_7^{-2}$) são tóxicas, mutagênicas e cancerígenas.[39] Quando ingerido, o cromo trivalente possui baixo grau de toxicidade, principalmente por sua baixa absorção.[71] O cromo hexavalente e seus compostos podem causar vários efeitos tóxicos por meio da inalação, como fibrose pulmonar, bronquite crônica e câncer de pulmão.[49] Além disso, o cromo hexavalente é um metal altamente tóxico,[66] sendo considerado agente cancerígeno das vias respiratórias e de vários outros tipos de órgãos em seres humanos.[63] A toxicidade por cromo pode causar, ainda, doenças como dermatoses alérgicas, úlceras, perfurações do septo nasal, asma ocupacional e bronquite. A ingestão oral resulta em irritação gastrintestinal, choque cardiocirculatório e necrose tubular aguda. Os efeitos tóxicos crônicos do cromo se devem à exposição ocupacional, à poluição ambiental, à contaminação de alimentos e ao envenenamento intencional ou acidental.[17]

Estudos epidemiológicos relatam incidência elevada de câncer de pulmão em trabalhadores expostos à inalação de cromo hexavalente.[63] Após a inalação, as partículas de cromo se acumulam na bifurcação dos brônquios e as concentrações desse elemento nas regiões do pulmão podem atingir 15,8 mg/g de tecido.[10] O cromato pode induzir danos ao DNA, mutação, instabilidade genômica e modulação epigenética das histonas, contribuindo para a carcinogênese. Entretanto, os mecanismos moleculares que relacionam o cromo hexavalente ao câncer de pulmão não estão totalmente esclarecidos.[62] Há, ainda, relatos de associação entre suplementação com picolinato de cromo e danos oxidativos em DNA. Ainda, alguns efeitos adversos desta suplementação podem incluir disfunção hepática, insuficiência renal, prejuízo neuronal e anemia.[12,16]

DETERMINAÇÃO DO ESTADO NUTRICIONAL

As concentrações teciduais de cromo são 10 a 100 vezes maiores do que as plasmáticas. As dosagens de cromo são realizadas por espectrometria de absorção atômica no sangue, na urina e nos cabelos. Algumas análises também são feitas nas unhas.[9] Entretanto, essas análises não refletem de forma segura as concentrações de cromo no organismo.[17,24] A mensuração do cromo no sangue é considerada difícil, em razão das concentrações extremamente baixas, o que dificulta o estabelecimento de limites de detecção até mesmo em instrumentos sensíveis. Além disso, as concentrações séricas ou plasmáticas podem não estar em equilíbrio no organismo.[32,42,61,62] Também não se identificou ainda nenhuma enzima específica[42,62,63] ou outro marcador bioquímico para avaliação do cromo.[42,61]

REFERÊNCIAS

1. Abraham AS, Brooks BA, Eylath U. Chromium and cholesterol-induced atherosclerosis in rabbits. Ann Nutr Metab. 1991;35(4):203-7.
2. Althuis MD, Jordan NE, Ludington EA, Wittes JT. Glucose and insulin responses to dietary chromium supplements: a meta-analysis. Am J Clin Nutr. 2002;76(1):148-55.
3. American Diabetes Association, Bantle JP, Wylie-Rosett J, Albright Al, Apovian CM, Clarck NG, et al. A position statement of the American Diabetes Association. Nutrition recommendations and interventions for diabetes. Diabetes Care. 2008;31(Suppl. 1):S61-78.
4. Anderson RA, Bryden NA, Polansky MM. Dietary chromium intake. Freely chosen diets, institutional diets and individual foods. Biol Trace Elem Res. 1992;32:117-21.
5. Anderson RA, Polansky MM, Bryden NA, Roginski EE, Mertz W, Glinsmann W. Chromium supplementation of human subjects: effects on glucose, insulin, and lipid variables. Metabolism. 1983;32(9):894-9.
6. Anderson RA, Kozlovsky AS. Chromium intake, absorption and excretion of subjects consuming self-selected diets. Am J Clin Nutr. 1985;41(6):1177-83
7. Anderson RA. Chromium, glucose intolerance and diabetes. J Am Coll Nutr. 1998;17(6):548-55.
8. Australian Government. Department of Health and Ageing. National Health and Medical Research Council. Nutrient Reference Values for Australia and New Zealand Including Recommended Dietary Intakes. Chromium. Canberra: NHMRC; 2006. p.165-70.
9. Bai J, Xun P, Morris S, Jacobs Jr DR, Liu K, He K. Chromium exposure and incidence of metabolic syndrome among American young adults over a 23-year follow-up: the CARDIA Trace Element Study. Sci Rep. 2015;5:15606.

CROMO 353

10. Beaver LM, Stemmy EJ, Schwartz AM, Damsker JM, Constant SL, Ceryak SM, et al. Lung inflammation, injury, and proliferative response after repetitive particulate hexavalent chromium exposure. Environ Health Perspect. 2009;117(12):1896-902.

11. Cefalu WT, Hu FB. Role of chromium in human health and in diabetes. Diabetes Care. 2004;27(11):2741-51.

12. Cerulli J, Grabe DW, Gauthier I, Malone M, McGoldrick MD. Chromium picolinate toxicity. Ann Pharmacother. 1998;32(4):428-31.

13. Chen G, Liu P, Pattar GR, Tackett L, Bhonagiri P, Strawbridge AB, Elmendorf JS. Chromium activates glucose transporter 4 trafficking and enhances insulin-stimulated glucose transport in 3T3-L1 adipocytes via a cholesterol-dependent mechanism. Mol Endocrinol. 2006;20:857-70.

14. Clodfelder BJ, Vincent JB. The time-dependent transport of chromium in adult rats from the bloodstream to the urine. J Biol Inorg Chem. 2005;10(4):383-93.

15. Costa LS, Pereira FRS, Farias RF, Pereira FC. Avaliação espectrofotométrica das formas Cr^{3+}, Cr_4^{-2} e $Cr_2O_7^{-2}$. Eclet Quim 2010;35.

16. Cozzolino SMF. Biodisponibilidade de Nutrientes. 5. ed. Barueri: Manole; 2016.

17. Cunha DF, Cunha SFC. Cromo. In: Dutra de Oliveira JE, Marchini JS. Ciências nutricionais. São Paulo: Sarvier; 1998.

18. Davies S, McLaren Howard J, Hunnisett A, Howard M. Age-related decreases in chromium levels in 51,665 hair, sweat, and serum samples from 40,872 patients – implications for the prevention of cardiovascular disease and type II diabetes mellitus. Metabolism. 1997;46(5):469-73.

19. Davis ML, Seaborn CD, Stoecker BJ. Effects of over-the-counter drugs on 51chromium retention and urinary excretion in rats. Nutr Res. 1995;15(2):201-10.

20. Dinakarpandian D, Morrissette V, Chaudhary S, Amini K, Bennett B, Van Horn JD. An informatics search for the low-molecular weight chromium-binding peptide. BMC Chem Biol. 2004;16(4):1-7.

21. Doisy RJ, Streeten DHP, Freiberg JM, Schneider AJ. Chromium metabolism in man and biochemical effect. In: Prasad A, Oberleas D (eds.). Trace elements in human health and disease: essential and toxic elements. v.2. New York: Academic Press; 1976. p.79-104.

22. European Food Safety Authority (EFSA). Scientific Opinion on Dietary Reference Values for chromium. EFSA J. 2014;12(10):3845.

23. Ferreira ADQ. O impacto do crômio nos sistemas biológicos. Quim Nova. 2002;25(4):572-8.

24. Gibson RS. Principles of nutritional assessment. 2. ed. New York: Oxford University; 2005.

25. Gomes MR, Rogero MM, Tirapegui J. Considerações sobre o cromo, insulina e exercício físico. Rev Bras Med Esporte. 2005;11(5):262-6.

26. Government of Canada, Environment Canada, Health Canada. Chromium and its compounds. Priority Substance List Assessment Report 1994; En/40-215/40E.

27. Hermann J, Arquitt A. Effect of chromium supplementation on plasma lipids, apolipoproteins, and glucose in elderly subjects. Nutr Res. 1994;14(5):671-4.

28. Hirata S, Kozaki D, Sakanishi K, Nakagoshi N, Tanaka K. Simultaneous determinations of Cr(VI) and Cr(III)by ion-exclusion/cation-exchange chromatography with an unmodified silica-gel column. Anal Sci. 2010;26(3):387-90.

29. Hu L, Diez-Rivas C, Hasan AR, Solo-Gabriele H, Fieber L, Cai Y. Transport and interaction of arsenic, chromium and copper associated with CCA-treated wood in columns of sand and sand amended with peat. Chemosphere. 2010;78(8):989-95.

30. Hua Y, Clark S, Ren J, Sreejayan N. Molecular mechanisms of chromium in alleviating insulin resistance. J Nutr Biochem. 2012;23(4):313-9.

31. Huang H, Chen G, Dong Y, Zhu Y, Chen H. Chromium supplementation for adjuvant treatment of type 2 diabetes mellitus: Results from a pooled analysis. Mol Nutr Food Res. 2018;62(1).

32. Institute of Medicine. DRIs – dietary reference intakes for vitamin A, vitamin K, arsenic, boron, chromium, copper, iodine, iron, manganese, molybdenum, nickel, silicon, vanadium and zinc. Washington, DC: National Academy; 2002. 800 p.

33. Jain SK, Rains JL, Croad JL. High glucose and ketosis (acetoacetate) increases, and chromium niacinate decreases, IL- 6, IL-8, and MCP-1 secretion and oxidative stress in U937 monocytes. Antioxid Redox Signal. 2007;9(10):1581-90.

34. Jeejeebhoy KN, Chu RC, Marliss EB, Greenberg GR, Bruce-Robertson A. Chromium deficiency, glucose intolerance and neuropathy reversed by chromium supplementation, in a patient receiving long-term total parenteral nutrition. Am J Clin Nutr. 1977;30(4):531-8.
35. Kohlmeier M. Nutrient metabolism. Food Science and Technology International Series. London: Academic Press; 2003.
36. Kozlovsky AS, Moser PB, Reiser S, Anderson RA. Effects of diets high in simple sugars on urinary chromium losses. Metabolism. 1986;35(6):515-8.
37. Lau FC, Bagchi M, Sen CK, Bagchi D. Nutrigenomic basis of beneficial effects of chromium (III) on obesity and diabetes. Mol Cel Biochem. 2008;317(1-2):1-10.
38. Levina A, Lay PA. Chemical properties and toxicity of chromium (III) nutritional supplements. Chem Res Toxicol. 2008;21(3):563-71.
39. Li Y, Low GK, Scott JA, Amal R. The role of iron in hexavalent chromium reduction by municipal and fill leachate. J Hazard Mat. 2009;161(2-3):657-62.
40. Lim TH, Sargent T 3rd, Kusubov N. Kinetics of trace element chromium (III) in the human body. Am J Phisiol. 1983;244(4):R445-54.
41. Lukaski HC, Bolonchuk WW, Siders WA, Milne DB. Chromium supplementation and resistance training: effects on body composition, strength, and trace element status of men. Am J Clin Nutr. 1996;63(6):954-65.
42. Lukaski HC. Chromium as a supplement. Annu Rev Nutr. 1999;19(4):279-302.
43. Lukaski HC. Magnesium, zinc, and chromium nutriture and physical activity. Am J Clin Nutr. 2000;72(2 Suppl.):585S-93S.
44. Mann JI, De Leeuw I, Hermansen K, Karamanos B, Karlström B, Katsilambros N, et al; Diabetes and Nutrition Study Group (DNSG) of the European Association for the Study of Diabetes (EASD), evidence-based nutritional approaches to the treatment and prevention of diabetes mellitus. Nutr Metab Cardiovasc Dis. 2004;14(6):373-94.
45. Marmett B, Nunes RB. Effects of chromium picolinate supplementation on control of metabolic variables: a systematic review. J Food Nutr Res. 2016;4(10): 633-9.
46. Martin J, Wang ZQ, Zhang XH, Wachtel D, Volaufova J, Matthews DE, et al. Chromium picolinate supplementation attenuates body weight gain and increases insulin sensitivity in subjects with type 2 diabetes. Diabetes Care. 2006;29(8):1826-32.
47. Mertz W. Chromium in human nutrition: a review. J Nutr. 1993;123(4):626-33.
48. Mertz W. Chromium occurrence and function in biological systems. Physiol Rev. 1969;49(2):163-239.
49. Myers JM, Myers CR. The effects of hexavalent chromium on thioredoxin reductase and peroxiredoxins in human bronchial epithelial cells. Free Radic Biol Med. 2009;47(10):1477-85.
50. Offenbacher E. Promotion of chromium absorption by ascorbic acid. Trace Elem Elect. 1994;11:178-81.
51. Racek J, Trefil L, Rajdl D, Mudrová V, Hunter D, Senft V. Influence of chromium-enriched yeast on blood glucose and insulin variables, blood lipids, and markers of oxidative stress in subjects with type 2 diabetes mellitus. Biol Trace Elem Res. 2006;109(3):215-30.
52. Rajpathak S, Rimm EB, Li T, Morris JS, Stampfer MJ, Willett WC, et al. Lower toenail chromium in men with diabetes and cardiovascular disease compared with healthy men. Diabetes Care. 2004;27(9):2211-6.
53. Saiyed ZM, Lugo JP. Impact of chromium dinicocysteinate supplementation on inflammation, oxidative stress, and insulin resistance in type 2 diabetic subjects: an exploratory analysis of a randomized, double-blind, placebo-controlled study. Food Nutr Res. 2016;60:31762.
54. Santos HIR, Faria SC. A suplementação de cromo na resistência à insulina e diabetes mellitus tipo 2 [monografia]. Porto: Faculdade de Ciências da Nutrição e Alimentação da Universidade do Porto; 2009.
55. Schroeder HA. The role of chromium in mammalian. Am J Clin Nutr. 1968;21(3):230-44.
56. Schwarz K, Mertz W. Chromium (III) and the glucose tolerance factor. Arch Biochem Biophys. 1959;85:292-5.
57. Shindea UA, Sharma G, Xu YJ, Dhalla NS, Goyal RK. Insulin sensitising action of chromium picolinate in various experimental models of diabetes mellitus. J Trace Elem Med Biol. 2004;18(1):23-32.

58. Silva AGH, Cozzolino SMF. Cromo. In: Cozzolino SMF. Biodisponibilidade de nutrientes. 3. ed. Barueri: Manole; 2009.
59. Sociedade Brasileira de Diabetes (SBD). Diretrizes da Sociedade Brasileira de Diabetes, 2017-2018. São Paulo: SBD; 2017. p. 1-383.
60. Staniek H, Krejpcio Z, Iwanik K. Evaluation of the acute oral toxicity class of tricentric chromium(III) propionate complex in rat. Food Chem Toxicol. 2010;48(3):859-64.
61. Stoecker BJ. Chromium. In: Bowman B, Russell R (eds.). Present knowledge in nutrition. 8. ed. Washington, DC: ILSI Press; 2001. p. 366-72.
62. Stoecker BJ. Chromium. In: Shils ME, Olson JA, Shike M, Ross AC. Modern nutrition in health and disease. 9. ed. Philadelphia: Lippincott Williams and Wilkins; 1999. p. 277-82.
63. Stoecker BJ. Cromo. In: Shils ME, Olson JA, Shike M, Ross AC. Nutrição moderna na saúde e na doença. 10. ed. Barueri: Manole; 2009.
64. Sun H, Clancy HA, Kluz T, Zavadil J, Costa M. Comparison of gene expression profiles in chromate transformed BEAS-2B cells. PLoS One. 2011;6(3):e17982.
65. Thirunavukkarasu M, Penumathsa SV, Juhasz B, Zhan L, Cordis G, Altaf E. Niacin-bound chromium enhances myocardial protection from ischemia reperfusion injury. A J Physiol Heart Circ Physiol. 2006;291(2):H820-6.
66. Venkatramreddy V, Vutukuru SS, Tchounwou PB. Ecotoxicology of hexavalent chromium in freshwater fish: a critical review. Rev Environ Health. 2009;24(2):129-45.
67. Vincent JB. Mechanisms of chromium action: low-molecular-weight chromium-binding substance. J Am Coll Nutr. 1999;18(1):6-12.
68. Vincent JB. Recent advances in the nutritional biochemistry of trivalent chromium. Proc Nutr Soc. 2004;63(1):41-7.
69. Vincent JB. Relationship between glucose tolerance factor and low-molecular weight chromium-binding substance. J Nutr. 1994;124(1):117-9.
70. Vincent JB. The biochemistry of chromium. J Nutr. 2000;130(4):715-8.
71. Vincent JB. The nutritional biochemistry of chromium (III). New York: Elsevier; 2007.
72. Wise SS, Holmes AL, Qin Q, Xie H, Katsifis SP, Thompson WS, et al. Comparative genotoxicity and cytotoxicity of four hexavalent chromium compounds in human bronchial cells. Chem Res Toxicol. 2010;23(2):365.
73. Wise SS, Wise Sr JP. Chromium and genomic stability. Mutat Res. 2012;733(0):78-82.
74. Yamamoto A, Wada O, Manabe S. Evidence that chromium is an essential factor for biological activity of low-molecular-weight chromium-binding substance. Biochem Biophys Res Commun. 1989;163(1):189-93.
75. Yin RV, Phung OJ. Effect of chromium supplementation on glycated hemoglobin and fasting plasma glucose in patients with diabetes mellitus. Nutr J. 2015;13(14):14.
76. Zhou G, Myers R, Li Y, Chen Y, Shen X, Fenyk-Melody J, Wu M, Ventre J, Doebber T, Fujii N, Musi N, Hirshman MF, Goodyear LJ, Moller DE. Role of AMP-activated protein kinase in mechanism of metformin action. J Clin Invest. 2001;108:1167-74.
77. Zenz C, Dickerson OB, Horvath EP (eds.). Occupational medicine. 3.ed. St. Louis: Mosby; 1994.

17

Elementos-traço

KÁTIA RAU DE ALMEIDA CALLOU
GRAZIELA BIUDE SILVA DUARTE
ISABELA SARAIVA DE ALMEIDA
LARISSA BEZERRA SANTOS
SILVIA MARIA FRANCISCATO COZZOLINO

INTRODUÇÃO

O termo elementos-traço surgiu na literatura em meados da década de 1980, incluindo os compostos cujas necessidades nutricionais eram menores que 1 mg/kg de peso corporal ou inferiores a 50 µg/kg na dieta de animais de laboratório.[88] Por definição, são os compostos que estão presentes em pequenas quantidades e que contribuem com apenas 0,01% do peso corpóreo.[150] Estão presentes nos alimentos, no solo, na água e no ar, mas muitas vezes não são detectados em análises laboratoriais em razão de sua pequena proporção no ambiente e nos fluidos corporais.[35] Apesar de geralmente ocorrerem em pequenas quantidades, muitos desses elementos são essenciais para a saúde, visto que participam como grupo prostético de enzimas e metaloproteínas, contribuindo para o bom funcionamento das vias metabólicas. Além disso, auxiliam nas funções estruturais e reprodutivas em mamíferos e na regulação homeostática do organismo.[150]

Neste capítulo, serão abordados os seguintes elementos-traço: arsênio, boro, molibdênio, níquel, silício e vanádio.

ARSÊNIO

Histórico

O arsênio foi utilizado como veneno durante milhares de anos.[35] Em 1937, os compostos produzidos a partir do arsênio passaram a ser utilizados como medicamentos específicos para o tratamento de transtornos alimentares, de sífilis, de tuberculose, de reumatismo, de infecções cutâneas e de outras enfermidades. Seu uso, porém, tem diminuído por causa da substituição do elemento por tratamentos mais eficazes.[87]

Os sais inorgânicos do arsênio são rotineiramente utilizados como componentes de pesticidas agrícolas, e os sais orgânicos, na suinocultura. Também são usados por indústrias e metalúrgicas, assim como na área médica.[75]

O arsênio tem sido sempre um tema bastante controverso. Inúmeros casos de toxicidade foram relatados em diversas regiões do mundo por contaminação do meio ambiente com quantidades elevadas do mineral. Além disso, apesar de terem sido observados sinais de deficiência na alimentação de animais de laboratório, o arsênio não é considerado um elemento essencial para a vida humana.[87]

Distribuição na natureza

O arsênio é encontrado naturalmente no meio ambiente, em quantidades que variam de 1,5 a 3 mg/kg. Está presente nos solos, na água, em sedimentos e rochas, no ar e em organismos vivos. No entanto, seu teor tem aumentado significativamente em razão da contaminação dos solos pelo lixo industrial e pela utilização de pesticidas na agricultura, entre outros fatores.[75]

A quantidade de arsênio nas rochas varia de 0,5 a 2,5 mg/kg, com exceção das de origem argilosa, que apresentam maiores concentrações.[35] Nos solos, a concentração costuma apresentar grande variação dentro do mesmo país. Os solos não contaminados contêm de 0,1 a 40 mg de arsênio/kg;[14] a água, de 1 a 10 µg/L e as áreas de mineração, de 100 a 500 µg/L.[140] As águas termais da Nova Zelândia e as águas geotérmicas do Japão apresentam teores elevados de arsênio: acima de 8,5 mg/L e entre 1,8 e 6,4 mg/L, respectivamente.[35]

No ar, o arsênio está presente como arsenato e arsenito, com teores abaixo de 1,5 ng/m^3 em áreas rurais, entre 0,5 e 3 ng/m^3 em áreas urbanas e acima de 50 ng/m^3 em áreas industriais.[30]

Nos organismos vivos, o arsênio acumula-se nos tecidos dependendo do grau de exposição ao elemento ou da quantidade e da forma química ingerida. Nas plantas, o teor costuma variar de 0,01 a 5 µg/g e, em animais marinhos, de 0,005 a 0,3 mg/kg. Nos mamíferos, esse elemento-traço acumula-se principalmente na pele, nos tecidos e nas unhas.[75]

Aspectos bioquímicos

O arsênio é um elemento da família 5A da tabela periódica, podendo ocorrer nos estados de oxidação +5, +3, 0 e -3. Pode fazer liga com metais e ligações covalentes com carbono, hidrogênio, oxigênio e enxofre[39]. No meio biológico, o arsênio existe tanto em estado trivalente quanto pentavalente. Em ambientes aquosos e na presença de oxigênio, a forma predominante do arsênio é o arsenato [As (V)], sob as formas de $H_2AsO_4^-$ e $HAsO_4^{2-}$. Já em ambiente anóxico, a forma predominante é o arsenito, sob as formas $H_3AsO_3^-$ e $H_2AsO_3^-$.[35]

Conforme citado anteriormente, o arsênio pode ocorrer nas formas orgânica ou inorgânica. Os compostos orgânicos mais importantes parecem ser os que possuem o grupamento metila e apresentam baixa toxicidade.[89] Já os compostos inorgânicos, em especial o As (III) e o As (V), são as formas mais tóxicas e podem ser encontrados em pesticidas e em águas contaminadas.[141]

Aspectos fisiológicos: digestão, absorção, metabolismo, excreção e biodisponibilidade

A absorção, a excreção e o acúmulo do arsênio são influenciados pela quantidade e pela forma química ingerida. A exposição ao arsênio pode ocorrer por contato com o ar, por meio da inalação de poeira e fumaça ou, ainda, por meio da ingestão pela alimentação. Uma vez que o arsênio pode estar presente como espécies orgânicas ou inorgânicas, suas propriedades físico-químicas e sua biodisponibilidade diferem de acordo com a forma química. Desse modo, o estudo do metabolismo do mineral torna-se bastante complexo.[74,75,89]

A absorção do arsênio inorgânico, por exemplo, é influenciada pela solubilidade da substância ingerida. No homem, a taxa de absorção do arsenato e do arsenito inorgânicos em soluções aquosas é superior a 90%, diferentemente do trióxido de arsênio, cuja porcentagem de absorção encontra-se entre 20 e 30%.[89] Uma vez absorvidas, as formas inorgânicas são transportadas para o fígado para serem metiladas a óxidos de monometilarsenato, dimetilarsenato e trimetilarsina. Em mamíferos, as formas inorgânicas necessitam ser reduzidas a As (III), como pré-requisito para metilação. Contudo, uma fração desses compostos inorgânicos pode ficar retida em tecidos ricos em queratina, como pele, unhas e cabelos.[74,75,89]

A absorção do arsênio orgânico depende de sua forma química, podendo ocorrer por meio de transporte ativo ou por difusão simples. Uma vez absorvido, pode passar por todo o organismo sem sofrer transformações, sendo posteriormente excretado pela via urinária.[76,145]

A biodisponibilidade do arsênio inorgânico ingerido é influenciada pela matriz alimentar, pela solubilidade do próprio composto arsenical e pela presença de constituintes de outros alimentos e nutrientes no trato gastrintestinal.[75]

Importância bioquímica e biológica

O arsênio é um elemento-traço conhecido por ser altamente tóxico aos sistemas biológicos dos seres vivos. Seu poder venenoso para os tecidos do corpo tem sido atribuído a suas propriedades bioquímicas, que podem interferir nas vias metabólicas, no reparo do DNA, na expressão de genes de fatores de transcrição e na atividade de diversas enzimas importantes para o funcionamento normal do organismo.[40] A toxicidade do mineral depende da quantidade de ingestão e do tempo de exposição dos indivíduos ao elemento. Mecanismos de desintoxicação do arsênio foram desenvolvidos durante a evolução dos seres vivos, sendo alguns organismos mais resistentes à toxicidade do que outros.[25]

As propriedades bioquímicas do arsênio são semelhantes às do fósforo. Por apresentar características físico-químicas bastante similares, o arsenato pode substituir o fosfato na formação do trifosfato de adenosina (ATP) e em outros intermediários de fosfato envolvidos no metabolismo dos carboidratos. Isso pode resultar em desaceleramento do metabolismo normal da glicose, além de interromper a geração de energia celular e a secreção de diversos hormônios, e de alterar vias de sinalização celular.[141] Em concentrações fisiológicas normais de arsênio, essas alterações nas reações são irrelevantes, uma vez que as vias metabólicas priorizam a utilização de fosfato, o que facilita seu transporte celular e dificulta o do arsenato.[25] Essa irrelevância deve-se, também, à afinidade reduzida dos transportadores celulares de fosfato pelo arsenato em mamíferos.[148] Apenas em casos de intoxicação aguda pelo mineral há a possibilidade da ocorrência desses mecanismos, embora não exista comprovação científica.[25]

Nas células, o arsenato pode servir como substrato para diversas enzimas que erroneamente o reconhecem, em razão de sua semelhança química com o fosfato. Já os ésteres de arsenato participam de reações de hidrólise das vias metabólicas dos seres vivos, em diversas ordens de magnitude mais rápidas do que seu análogo fosfato. A consequência é o desacoplamento da fosforilação oxidativa, a interrupção da produção de energia e a instabilidade do DNA.[25,141]

Outra propriedade do arsênio, especialmente o arsenito e os compostos orgânicos arsenicais, é sua capacidade de estabelecer ligações covalentes com compostos sulfidrilas.[141,149] A interação desses compostos de arsênio com a di-hidrolipoamida, por exemplo, resulta na formação de adutos, compostos que têm sido associados a danos ao DNA.[40]

A di-hidrolipoamida é o cofator de diversas enzimas, como a piruvato desidrogenase e a alfacetoglutarato desidrogenase.[40,75,141] Essas enzimas são inativadas pela complexação com o As (III), o que resulta na inibição da produção do ATP, afetando o metabolismo corpóreo.[75] As reações envolvidas são mostradas na Figura 17.1.

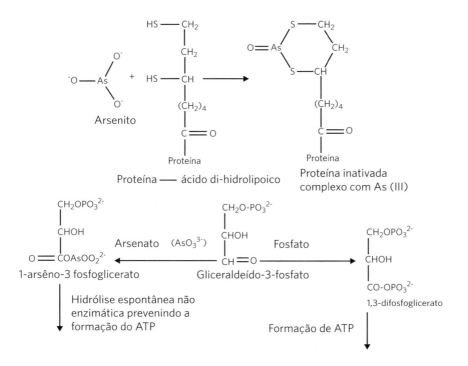

Figura 17.1 Ação do arsênio sobre a produção de trifosfato de adenosina e sobre a inativação do complexo enzimático.

Fonte: Mandal e Suzuki.[75]

360 BASES BIOQUÍMICAS E FISIOLÓGICAS DA NUTRIÇÃO

Parece pouco provável, no entanto, que o arsenito, o arsenato e seus compostos metilados em baixas concentrações bloqueiem completamente a produção de ATP e a atividade enzimática durante a glicólise e o ciclo do ácido cítrico. Essas vias metabólicas são essenciais à vida; no entanto, um efeito local e de menor magnitude pode ocorrer em razão do possível armazenamento dos metabólitos do arsênio, os quais, em grande quantidade, podem ser responsáveis pela produção de energia insuficiente durante o ciclo do ácido cítrico.[141]

Além disso, o arsênio induz diversas alterações nas células que estão exemplificadas no Quadro 17.1.

Quadro 17.1 Ação do arsênio em indivíduos expostos em curto ou longo prazos

Ação do arsênio	Mecanismo de ação	Outros resultados
Aumento do estresse oxidativo	- Geração de ERO por meio de sua interação com compostos antioxidantes e participação no processo pró--inflamatório - Formação de ERO durante a oxidação de arsenito a arsenato - Mecanismo exato ainda não elucidado	- A exposição crônica ao arsênio ocasionou aumento do estresse oxidativo nos indivíduos - O estresse oxidativo pode desencadear diabetes por causa da destruição progressiva das células betapancreáticas - Indução de genotoxicidade - Pode resultar em oxidação proteica e em peroxidação lipídica - Aumento da suscetibilidade para doenças cardiovasculares, câncer e alterações neurológicas
Alteração na expressão gênica/proteica	- O arsênio pode influenciar a expressão de uma variedade de proteínas envolvidas na transdução do sinal e na transcrição gênica - Aumento na expressão e/ou na fosforilação da AP-1 - Aumento de TNF-alfa - Inibição do PPAR-gama	- As principais vias afetadas nos casos de toxicidade pelo arsênio incluem: a via de fosforilação da tirosina; a via das proteínas quinases (MAPK); e as famílias dos fatores de transcrição NF-kappaB e AP-1 - Aumento do risco de câncer
Ação sobre a atividade de enzimas	- Alteração da atividade das enzimas antioxidantes SOD, CAT, GPx, GST, GR - Regulação da atividade da tiorredoxina redutase, da heme oxigenase redutase e da NADPH oxidase in vitro - Inibição da atividade da piruvato desidrogenase e alteração da atividade do citocromo P450	- A exposição em curto prazo a baixas concentrações de arsênio resulta em aumento da atividade das enzimas antioxidantes - A exposição crônica ao mineral promove diminuição da atividade dessas enzimas
Alteração na atividade mitocondrial	- Indução da disfunção mitocondrial, resultado do excesso de peroxinitrito	- As mitocôndrias podem mediar os efeitos mutagênicos do arsênio. Essas organelas são afetadas pelo excesso de arsênio, sendo induzidas a formar peroxinitrito, o qual tem sido associado indiretamente ao aumento de mediadores pró--inflamatórios. Esses mediadores estão associados a doenças coronarianas e à aterosclerose

AP-1: proteína ativadora 1; CAT: catalase; ERO: espécies reativas de oxigênio; GPx: glutationa peroxidase; GR: glutationa redutase; GST: glutationa S transferase; MAPK: proteína quinase ativada por mitógeno; NADPH: adenina nicotinamida dinucleotídeo fosfato; PPAR-gama: receptor gama ativado por proliferador de peroxissomo; SOD: superóxido dismutase; TNF-alfa: fator de necrose tumoral alfa.
Fonte: Flora.[40]

Fontes e recomendações de ingestão

O arsênio está presente nos alimentos em quantidades extremamente baixas, encontrado nas formas químicas orgânica e inorgânica. As principais fontes são peixes e animais marinhos, nos quais a arsenobetaína é a forma predominante. Outras fontes do mineral são as carnes de aves e os cereais, em especial o arroz.[7]

A forma inorgânica do arsênio tem sido considerada carcinogênica, dependendo da quantidade ingerida pelos indivíduos. O arsênio inorgânico ocorre naturalmente na água, no solo e no ar, e pode estar presente em maior quantidade em regiões de mineração e em solos nos quais se utilizam pesticidas que contenham este mineral. Dentre os alimentos considerados fontes de arsênio inorgânico estão os peixes de água marinha, os crustáceos, os moluscos e o arroz.[77]

Estudo realizado por Husain e colaboradores (2016) analisou o teor de arsênio em 578 amostras de peixes de 15 espécies consumidas no Kuwait para avaliar se o consumo regular deste alimento oferecia risco à saúde da população. Os resultados mostraram que o risco de toxicidade e de possível efeito carcinogênico foi maior em crianças com alimentação regular com peixes do tipo Hamoor, específico do litoral da região. Por outro lado, a tilápia, peixe encontrado no litoral brasileiro, apresentou o menor teor do mineral. Os autores indicaram, ainda, que o teor de arsênio encontrado nos animais varia de acordo com sua alimentação, sendo maior nos peixes de água profunda, mas que a preocupação maior se refere à alimentação infantil. As crianças costumam ingerir teores mais elevados de arsênio por quilo de peso corporal, o que representa um grupo de risco importante em relação aos efeitos deletérios desse elemento[51]. De forma semelhante, a alimentação infantil desbalanceada e com consumo elevado de arroz e de cereais matinais que contenham este alimento predispõe este grupo ao risco de toxicidade pelo arsênio. Vale salientar que o risco é aumentado, principalmente, em regiões próximas à mineração, nas quais o solo é contaminado por arsênio. Desse modo, a indicação proposta pela Food and Drug Administration (FDA) é equilibrar a alimentação infantil para reduzir o risco de alterações metabólicas ocasionadas pelo excesso de arsênio na alimentação. Essa orientação foi resultado de uma conferência anual (National Nutrient Databank Conference) com o objetivo de regulamentar ações referentes à rotulagem de alimentos, além de propor medidas para promover a segurança alimentar e a redução do risco de danos à saúde pelo consumo de gorduras trans, de sódio e, como mencionado anteriormente, de arsênio.[77]

A Food and Agriculture Organization (FAO) e a Organização Mundial da Saúde (OMS) estabeleceram para o arsênio inorgânico o valor de ingestão semanal aceitável provisória (*provisional tolerable weekly intake* – PTWI) de 15 µg/kg de peso corpóreo, baseando-se em estudos epidemiológicos que analisaram a associação do consumo de água potável com o risco de toxicidade pelo mineral. No entanto, em razão da ausência de dados toxicológicos apropriados para o ser humano, a recomendação de ingestão para as espécies orgânicas de arsênio não pôde ser estipulada. Posteriormente, a OMS recomendou o nível máximo de arsênio em água potável de 10 µg/L.[37,38]

No Brasil, os limites máximos para a ingestão do arsênio foram estipulados pelo Decreto n. 55.871 da Agência Nacional de Vigilância Sanitária (Anvisa), que regulamentou os valores máximos para bebidas alcoólicas e fermento-destiladas (0,1 mg/kg) e para outros alimentos (1 mg/kg). No caso das gorduras (vegetais, hidrogenadas e emulsões refinadas) e do leite pronto para consumo, o valor máximo estipulado pela Portaria n. 685, também da Anvisa, foi de 0,1 mg/kg. Para açúcares, cereais, gelados comestíveis, ovos e produtos de ovos, chá, mate, café e produtos do cacau e de seus derivados, o valor máximo estipulado pela mesma Portaria foi de 1 mg/kg.[15,16]

Deficiência

Os sinais de deficiência em arsênio foram observados pela privação do mineral em estudos utilizando cabras, ratos e outros animais. A privação de arsênio provocou atraso no crescimento e diminuição da fertilidade, além de diminuição dos triacilgliceróis séricos e danos ao miocárdio em cabras lactantes.[35]

Toxicidade

Nos seres humanos, os sinais de toxicidade por arsênio foram observados principalmente em indivíduos residentes em áreas endêmicas. A exposição crônica a concentrações elevadas de arsênio na água de beber ou a inalação de grande quantidade desse elemento por trabalhadores de usinas e em regiões de mineração costuma ocasionar quadros de arsenicose.[87] Isso causa diversos danos à saúde humana, podendo ocorrer lesões cutâneas, problemas respiratórios, cardiovasculares, neurológicos, gastrintestinais, hepáticos, renais, imunológicos e reprodutivos, além de possíveis efeitos mutagênicos e carcinogênicos.[75]

Estudos epidemiológicos desenvolvidos em Bangladesh, em Taiwan e na Suíça apontam possível efeito diabetogênico do arsênio. No entanto, os mecanismos envolvidos nessa associação ainda não estão completamente elucidados, mas parecem ser decorrentes do aumento do estresse oxidativo induzido pela exposição ao mineral.[141]

BORO

Aspectos bioquímicos

O boro é o quinto elemento e o único não metal da família 3A da tabela periódica. Considerado um átomo pequeno (peso molecular de 10,81 g/mol) e com alta energia de ionização, possui três elétrons na camada de valência, o que resulta em ligações covalentes em vez de ligações metálicas. O átomo de boro não doa prótons, entretanto, atua como um ácido de Lewis ao aceitar íons hidroxil.[28,35,65,119]

Os compostos de boro, denominados boratos, podem resultar da ligação com outros elementos. Ao se ligar a quatro átomos de oxigênio, o composto resultante no arranjo tetraédrico é o ânion borato e, no caso de três átomos de oxigênio provenientes do arranjo trigonal-planar, é o ácido ortobórico.[70]

A formação do boro ocorreu durante a nucleossíntese de elementos de baixo peso, a partir do evento *Big Bang*. Sua presença na natureza é rara, representando apenas 0,001% do total de elementos existentes, e as principais formas geológicas de borato encontradas são: bórax ($Na_2B_4O_7$), ácido bórico ($B(OH)_3$), colemanita ($Ca[B_3O_4(OH)_3]\cdot H_2O$), quernita ($Na_2[B_4O_5(OH)_4]\cdot 2H_2O$) e ulexita ($NaCa[B_5O_6(OH)_6]\cdot 5H_2O$).[9,34,65]

As concentrações mais altas de boro são encontradas nas rochas sedimentares, no mar, em carvões e em solos. Aproximadamente 1,8 a 5,3 bilhões de quilos de boro são liberados na atmosfera a cada ano, a partir da utilização para fins comerciais, bem como por oceanos, intemperismos de rochas, vulcões, combustão de carvão e incêndios florestais.[28]

Em 1824, Jöns Jakob Berzelius foi o primeiro a sintetizar um composto de boro, mas somente em 1923 seu papel biológico como nutriente essencial para plantas foi reconhecido. Evidências atuais indicam que o boro pode ser um nutriente necessário para animais. Durante anos, alguns compostos de boro, como o borato de sódio e o ácido bórico, eram utilizados como métodos de conservação de alguns alimentos, principalmente durante as crises alimentares nas I e II Guerras Mundiais. Entretanto, com o surgimento dos casos de toxicidade relacionados a esse elemento, optou-se pela suspensão do uso desses compostos para tal finalidade.[9,28,119,129]

O boro é encontrado, de modo geral, na forma de ácido bórico em pH fisiológico, o que pode resultar na formação de complexos de éster com grupamentos hidroxilas de compostos orgânicos, normalmente encontrados em plantas. Sugere-se que a participação bioquímica do boro seja sutil, atuando indiretamente e permitindo melhor funcionamento de outros nutrientes e hormônios.[129]

A participação do boro em uma variedade de ações metabólicas tem sido registrada, como na interação com outros micronutrientes, como cálcio, vitamina D e magnésio, e com substâncias biológicas importantes, como polissacarídeos, piridoxina, riboflavina, ácido de-hidroascórbico e nucleotídeos de piridina, além da influência na concentração de hormônios esteroides e do papel antioxidante.[28]

Aspectos fisiológicos: digestão, absorção, metabolismo e excreção

Grande parte do boro está presente no organismo humano em tecidos corporais e em fluidos na forma química de ácido bórico. A concentração sérica total desse elemento varia de 15,3 a 79,5 ng/g, sendo 98,4% presentes como ácido bórico e 1,6% como ânion borato. No total, estima-se que o conteúdo de boro no organismo humano varie de 3 a 20 mg, com suas maiores concentrações localizadas em ossos, unhas e cabelos.[28] Quando proveniente da ingestão de alimentos, é rapidamente absorvido no trato gastrintestinal, e a absorção pode alcançar os 90%. Pequenas quantidades podem ser absorvidas em membranas de mucosas, como boca, olhos e vagina, e pela exposição por inalação. O local exato da absorção intestinal do boro ainda é desconhecido. A maior parte do boro ingerido é hidrolisada, resultando em ácido bórico, o qual, por ser um componente neutro, é facilmente absorvido e transportado pelos enterócitos. O mecanismo de absorção ainda não está completamente esclarecido, entretanto, sugere-se que esse processo ocorra por meio de difusão passiva. Estudos realizados com ovos de sapos (*Xenopus laevis*) indicam que o ácido bórico pode atravessar diretamente a membrana da bicamada lipídica com eficiência moderada. Após a absorção, os compostos de boro, a maioria na forma de ácido bórico, são distribuídos para os tecidos moles, com exceção do tecido adiposo. Esse elemento é armazenado em órgãos, como glândula tireoide e baço, e em fluidos, como sêmen e sangue; no entanto, a maior parte é acumulada nos ossos.[9,28,129]

Com relação à excreção, mais de 90% da quantidade de boro ingerida é excretada, o que indica a possível existência de mecanismos regulatórios homeostáticos para prevenir a toxicidade. Aproximadamente metade do boro filtrado nos rins é recuperada do lúmen tubular. Apenas pequena quantidade é excretada pelas fezes (0,04 a 0,016 mg/dia) e menos ainda pela bile, pelo suor e pela respiração.[9,28,64,129]

Importância bioquímica e biológica

A partir de 2008, o número de estudos sobre o boro aumentou expressivamente, tendo sido reconhecidas ações do mineral sobre o crescimento e a manutenção óssea, a modulação do estresse oxidativo e a inflamação. A deficiência relativa no mineral pode afetar a susceptibilidade e/ou o agravamento de doenças, como a artrite, as doenças cardiovasculares, a osteoporose e o câncer.[88]

Atividade enzimática

O boro exerce influência em pelo menos 26 enzimas diferentes, e pode atuar na regulação de suas atividades em vias do metabolismo dos substratos energéticos, na liberação da insulina e outros. Os mecanismos pelos quais esse elemento liga-se a enzimas e a cofatores ainda não são totalmente esclarecidos e necessitam de mais estudos.[28]

O boro pode ter papel essencial na regulação de algumas vias que utilizam proteases de serina ou oxidorredutases. A atividade dessas enzimas que necessitam de piridina ou de nucleotídeos flavina (nicotinamida adenina dinucleotídeo – NAD⁺, nicotinamida adenina dinucleotídeo fosfato reduzida – NADPH, ou flavina adenina dinucleotídeo – FAD) pode ser inibida reversivelmente pelo boro, por meio da formação de análogos de estado de transição e por competição com NAD ou FAD.[50]

O boro é capaz de inibir *in vitro* a atividade das enzimas glicose-6-fosfato desidrogenase e gliceraldeído-3-fosfatase desidrogenase (GPD), importantes na via glicolítica. Essa inibição pode influenciar a liberação da insulina, o que sugere que esse mecanismo possa estar relacionado com alteração no metabolismo da NADPH. Essas mudanças podem alterar a dinâmica da membrana celular e resultar na liberação da secreção de insulina, por meio da despolarização da membrana pela NADPH nas células betapancreáticas. Há evidências de que a NADPH influencia a secreção de insulina por intermédio do aumento da atividade dos canais de cálcio dependentes de voltagem, de tal modo que, quando a via das pentoses é inibida, menos NADPH fica disponível, o que resulta em diminuição do influxo de cálcio na célula.[50]

Alterações das concentrações de NADPH em razão do efeito inibitório do boro nas enzimas na via da pentose fosfato reduzem a demanda por oxigênio. O boro atua na diminuição dos danos oxidativos causados pela diminuição da produção de NADPH e da enzima gama-glutamiltranspeptidase. Esse papel do boro pode ser atribuído ao possível aumento da quantidade de glutationa (GSH) no organismo, enzima que desempenha papel protetor nas células contra os radicais de oxigênio.[50]

Boro e metabolismo ósseo

O papel do boro na saúde óssea está relacionado com a formação de hormônios esteroides e possivelmente a prevenção da desmineralização óssea. Evidências mostram que a suplementação de boro em mulheres na pós-menopausa reduz significativamente a excreção urinária de cálcio e magnésio, aumentando as concentrações séricas de estradiol e a absorção de cálcio. A associação entre boro e 17-betaestradiol favorece a absorção de cálcio, de fósforo e de magnésio, bem como a retenção de cálcio e de magnésio.[28,100] O estado nutricional adequado do indivíduo em relação ao boro pode afetar beneficamente o tecido conjuntivo, o que contribui para a manutenção óssea.[64]

O boro também pode auxiliar o metabolismo ósseo por meio da interação com a vitamina D. Sugere-se que esse elemento possa desempenhar papel na hidroxilação e/ou no aumento da meia-vida da vitamina D no organismo, baseado em sua capacidade de complexar-se com grupos hidroxil em compostos orgânicos.[28]

Boro e sistema imune/inflamatório

Estudos indicam que o boro pode estar envolvido em processos inflamatórios e na função imune de alguns animais. A hipótese para tal participação está baseada no conceito de que o boro atua como um sinal supressor, regulando a atividade de enzimas que geralmente encontra-se elevada no processo inflamatório.[65] Assim, quantidades fisiológicas de boro alimentar reduzem o risco de doenças inflamatórias por meio do controle do balanço do sistema inflamatório, permitindo que os patógenos sejam eliminados.[65]

A primeira indicação de que o estado nutricional do indivíduo em relação ao boro poderia afetar o sistema inflamatório e o estresse oxidativo surgiu na década de 1990, a partir de um estudo clínico duplo-cego realizado com indivíduos diagnosticados com osteoartrite e indivíduos sadios. Após a suplementação com 6 mg de boro por dia durante 30 dias, os indivíduos apresentaram melhora do quadro inflamatório, assim como da dor associada. Esse trabalho estimulou os pequisadores a estudar a associação do boro com diversas doenças e a identificar possíveis ações do mineral.[88]

Pesquisas de depleção e de suplementação, assim como estudos em culturas de células, começaram a ser realizadas em modelos animais na tentativa de elucidar a ação do boro sobre marcadores de estresse oxidativo, de inflamação e sua ação diante de células cancerígenas. Esses estudos possibilitaram demonstrar que o boro está associado à inibição do lipopolissacarídeo (LPS) e, consequentemente, do fator de necrose tumoral alfa (TNF-alfa) em indivíduos com leucemia; ao aumento da capacidade antioxidante total plasmática, bem como à redução da proteína C-reativa (PCR) e da interleucina-6 (IL-6); à inibição da proliferação celular nos casos de câncer de próstata e mama, além de ao aumento do sistema de defesa antioxidante celular. Desse modo, sugere-se a associação do boro aos efeitos benéficos à saúde humana por meio da melhora do quadro de estresse oxidativo, da possível melhora da inflamação e da inibição da proliferação celular. Esses fatos sugerem que o estado nutricional do indivíduo em relação ao boro pode influenciar a gravidade de doenças caracterizadas pelo estresse oxidativo e inflamação, além da possibilidade de atuar inibindo o agravamento do câncer. No entanto, são necessários mais estudos para a confirmação e elucidação dos mecanismos de ação relacionados a essas doenças.[88]

Boro e função cerebral

A literatura relata estudos realizados em animais e em humanos nos quais a deficiência em boro resulta na diminuição da atividade elétrica cerebral, similar à observada em casos de má nutrição não específica. Acarreta, ainda, prejuízo no desempenho de velocidade motora, na destreza, na atenção e na memória de curto prazo em humanos.[101]

Esses efeitos podem ser resultantes de mudanças nas membranas, o que afeta a transmissão dos impulsos nervosos.[65] Quando realizado exame de eletroencefalograma em homens e mulheres idosos com deficiência em boro, observa-se maior e menor atividade nas baixas e nas altas frequências, respectivamente.[91]

Boro e função hormonal

O boro alimentar pode alterar as concentrações séricas e plasmáticas de vários hormônios, como calcitonina, 17-betaestradiol, 25-hidroxicolecalciferol e tri-iodotironina e, consequentemente, influenciar suas atividades no organismo. Todos esses hormônios atuam nas membranas celulares, e o boro pode ter efeito nesse local.[66]

Fontes alimentares e recomendações de ingestão

Assim como outros elementos, a concentração de boro nos alimentos depende de seu teor presente nos solos. Altas concentrações podem ser encontradas em países como China, Brasil e Rússia, e na região oeste dos Estados Unidos. As influências geológicas e as variações nos métodos analíticos utilizados para determinação da concentração de boro resultam em ampla gama de seu conteúdo em um mesmo alimento. Evidências indicam que populações de países que apresentam altas concentrações de boro apresentam ingestão maior do que 6 a 8 mg/dia e algumas fontes de água podem fornecer até 29 mg de boro/dia em apenas um litro.[79,80,120,130]

Entre os alimentos com maior concentração de boro estão as frutas (exceto as cítricas) e as hortaliças folhosas e legumes, quando cultivados sem fertilizantes químicos. Fontes proteicas, como carnes, peixes e laticínios, apresentam baixos teores desse mineral.[9,28]

Além dos alimentos, outra fonte importante de boro à qual a população está diariamente exposta é a água. As concentrações desse elemento na água em algumas regiões do mundo, como Europa, Turquia e China, excedem o nível de ingestão segura. Atualmente são discutidos métodos para diminuir os teores de boro da água dessas regiões. Uma das propostas é a utilização da tecnologia de dessalinização termal, por meio da qual é possível reduzir a concentração de boro efetivamente a próxima de zero. Outro método utilizado para essa finalidade é a dessalinização por osmose reversa, porém a remoção desse elemento não é eficiente.[46,79]

De acordo com a OMS, a alimentação contribui com 1,2 mg/dia da ingestão de boro, enquanto o ar e a água contribuem com 0,44 µg/dia e de 0,2 a 0,6 mg/dia, respectivamente.[9]

A escassez de dados da concentração de boro nas tabelas de composição de alimentos dificulta a estimativa de sua ingestão pela população geral. Ainda não existem dados suficientes para estabelecer recomendação de ingestão, nem mesmo a ingestão adequada (AI) para o boro. Além disso, as diretrizes propostas para seu consumo seguro em humanos utilizam dados de estudos realizados em animais. A partir desses dados, foi estabelecido o limite superior tolerável de ingestão (UL) (Tabela 17.1).[6,17,51,129]

ELEMENTOS-TRAÇO

Tabela 17.1 Recomendação de limite superior tolerável de ingestão de boro em diversos estágios de vida

Estágio de vida	UL (mg/dia)
Recém-nascidos e crianças	
0-12 meses	ND
1-3 anos	3
4-8 anos	6
9-13 anos	11
Adolescentes	
14-18 anos	17
Adultos	
> 19 anos	20
Gestação	
14-18 anos	17
> 18 anos	20
Lactação	
14-18 anos	17
-> 18 anos	20

UL: limite superior tolerável de ingestão; ND: não determinado.
Fonte: Institute of Medicine.[53]

Deficiência

Estudos realizados em animais mostraram que a deficiência em boro pode resultar em comprometimento no crescimento e no desenvolvimento ósseo. A deficiência em boro em humanos e em animais resultou no aumento da excreção urinária de cálcio.[119]

O *status* de outros micronutrientes pode ser influenciado pela deficiência em boro, como na exacerbação dos sinais de deficiência em vitamina D_3. Já a alimentação pobre em magnésio agrava os sintomas de deficiência em boro em ratos, com redução do crescimento e aumento dos rins e do baço.[28]

Toxicidade

O boro pode ser tóxico quando consumido em quantidades excessivas. Relatos de envenenamentos acidentais indicam doses letais de 3.000 a 6.000 mg para crianças e de 15.000 a 20.000 mg para adultos.[9,28]

Os sintomas clínicos da toxicidade de boro são similares aos da pelagra: náuseas, vômitos, diarreia, doença renal, hipotermia, eritema, inquietação e cansaço. A ingestão crônica de boro pode resultar em diminuição do apetite, náuseas, perda de peso e diminuição do volume seminal e da atividade sexual. Os sintomas bioquímicos de toxicidade de boro incluem riboflavinúria e deficiência em riboflavina em razão da inibição das enzimas desidrogenases.[28]

Avaliação do estado nutricional

As principais metodologias utilizadas para a determinação de boro exigem técnicas sensíveis de detecção. Os valores obtidos na análise de mamíferos, por exemplo, encontram-se próximos ao nível de detecção da maioria dos instrumentos utilizados. Entre os métodos mais utilizados para análise de boro estão os espectrofotométricos, por serem rápidos, simples e sensíveis, e os espectofluorimétricos, que têm como vantagem a sensibilidade e os curtos períodos de reação.[9,35]

Atualmente, não existe um biomarcador padrão-ouro para avaliação do estado nutricional do indivíduo em relação ao boro. A excreção desse mineral na urina é bastante eficiente, entretanto, esse marcador avalia apenas o consumo recente. A avaliação do consumo alimentar, associada à concentração de boro na urina, pode ser o melhor indicador do estado nutricional do indivíduo.[124] Indivíduos suplementados com 10 mg/dia de boro por quatro semanas apresentaram aumento de 1,64 para 10,16 mg/dia na excreção urinária desse mineral.[119,129]

As concentrações de boro no plasma e no soro também podem ser utilizadas como marcadores do estado nutricional. Estudos realizados em humanos observaram aumento nas concentrações plasmáticas de boro após o consumo de alimentação com maior teor desse mineral.[49]

MOLIBDÊNIO

Aspectos históricos

O molibdênio é um elemento-traço que foi identificado como essencial para plantas antes da confirmação de sua essencialidade em animais.[99] Sua importância vital para as plantas se dá em razão de sua participação no ciclo do nitrogênio, por meio das molibdoenzimas envolvidas na fixação do nitrogênio e na conversão do nitrato em amônia.[62]

O primeiro relato da essencialidade do molibdênio para os seres humanos foi apenas evidenciado em 1953, quando a xantina oxidase (XO) foi identificada como enzima dele dependente.[35] De 1971 até os dias atuais, diversos relatos da deficiência em molibdênio foram associados à diminuição da atividade da enzima sulfito oxidase, em razão, principalmente, de causas genéticas que resultam em deficiência no cofator molibdênio, e em morte dos recém-nascidos alguns dias após o parto.[7,23,55,103]

Os sinais de deficiência e de toxicidade do molibdênio em indivíduos saudáveis são praticamente inexistentes, em razão da alta capacidade de adaptação do homem a concentrações variadas do mineral.[64] Apesar de o molibdênio ser de importância vital para a sobrevivência das mais variadas espécies, pouca atenção tem sido dispensada a seu estudo.

Distribuição na natureza e aspectos químicos

O molibdênio é encontrado naturalmente no meio ambiente, em solos, rochas, água, ar e em organismos vivos. A crosta terrestre contém de 1 a 1,4 mg/kg de molibdênio, principalmente sob a forma de molibdenito. Rochas magmáticas e sedimentos orgânicos apresentam maior teor do metal quando comparadas às rochas sedimentares. O molibdênio também é encontrado na água de beber em concentrações maiores quando próxima a fontes industriais. Em áreas de mineração, foram encontrados até 400 μg/L em águas da superfície e até 25.000 μg/L em águas subterrâneas. Já no ar, a concentração de molibdênio é baixa se comparada aos outros elementos-traço, tendo sido encontrados valores de 0,01 a 0,03 $\mu g/m^3$ em áreas urbanas e de 0,001 a 0,0032 $\mu g/m^3$ em áreas rurais. Na flora e na fauna, o teor de molibdênio é influenciado pela quantidade do mineral nos solos e por sua biodisponibilidade em seres vivos.[6]

Quanto ao aspecto químico, o molibdênio é um metal de transição com número atômico 42 e com cinco estados de valência (+2, +3, +4, +5 e +6),[6,34] sendo os mais comuns o Mo^{4+} e Mo^{6+}. Nesses estados de oxidação, o molibdênio possui afinidade com óxidos, sulfetos, tiolatos ou ligantes de hidróxido e nitrogênio. Em sua forma hexavalente, o molibdênio é bastante solúvel em pH fisiológico e assemelha-se ao íon transportador de enxofre, sendo essa a forma absorvida pelos sistemas biológicos dos seres vivos.[35]

Aspectos fisiológicos: digestão, absorção, metabolismo, excreção e biodisponibilidade

O molibdênio, em sua forma hexavalente mais estável (molibdato), é absorvido rapidamente pelas células epiteliais do trato gastrintestinal. A alta taxa absortiva do mineral é independente da quantidade ingerida, o que sugere que esse mecanismo ocorra por processo passivo.[143] No entanto, estudos realizados em ratos indicam que, possivelmente, a absorção ocorra por meio de um carreador responsável pela absorção de sulfato. A inibição da absorção do molibdênio pelo sulfato sugere a presença desse carreador.[143,144]

Normalmente, o molibdênio encontra-se ligado a proteínas tanto para o transporte no sangue quanto para o armazenamento em tecidos. A concentração plasmática de molibdênio varia de 0,5 a 15 μg/dL,[12] sendo também altamente variável nos tecidos corporais. As maiores concentrações foram encontradas no fígado, nos rins e nas suprarrenais, e as menores, na pele, no esôfago, na traqueia, na aorta, no útero e na bexiga.[99]

A principal via de excreção é a urinária e reflete o nível de ingestão do molibdnênio, sendo o sistema renal responsável pela regulação homeostática.[99]

Quanto a sua biodisponibilidade, ainda existem poucos estudos na literatura;[94] no entanto, estudos de modelagem compartimental sugerem que o molibdênio proveniente de alimentação diversificada apresente biodisponibilidade entre 76 e 83%.[98,99,144] É importante considerar que esses valores podem sofrer maior variação decorrente da presença de elementos que interfiram na biodisponibilidade do molibdênio, como o tungstênio e o cobre.[6]

Importância bioquímica e biológica

Nos seres humanos, o molibdênio atua como cofator de pelo menos três enzimas: sulfito oxidase, XO e aldeído oxidase. Em todas essas enzimas, o metal está complexado a uma molécula de pterina (molibdopterina) (Figura 17.2).[99]

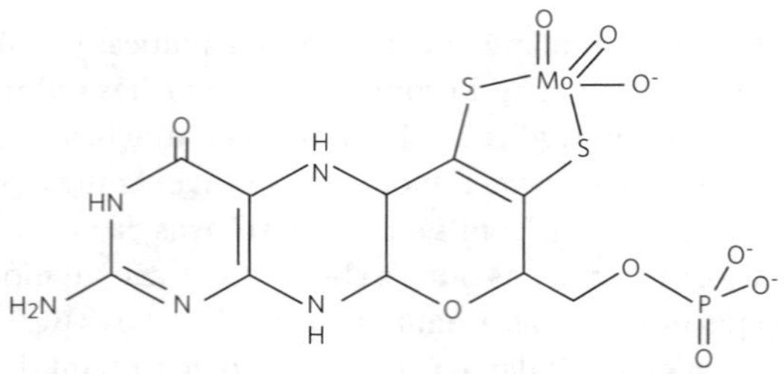

Figura 17.2 Estrutura do cofator molibdênio.

A sulfito oxidase está localizada no espaço intermembrana mitocondrial e atua na etapa final da degradação dos aminoácidos sulfurados. Essa enzima catalisa a conversão do sulfito proveniente do metabolismo da cisteína, da metionina e/ou de outros compostos em sulfato inorgânico e tem sido isolada em tecidos hepáticos de diversas espécies, incluindo bovinos, frangos, ratos e seres humanos. A importância da sulfito oxidase está na destoxificação do sulfito, composto tóxico para as células do organismo em razão de sua alta reatividade com moléculas biológicas, além de formar o sulfato. O sulfato proveniente da oxidação do sulfito é utilizado em reações de síntese de sulfolipídios, de mucopolissacarídeos e de glicoproteínas sulfatadas importantes para o desenvolvimento de tecidos, especialmente os do sistema nervoso.[107]

A deficiência na enzima sulfito oxidase resulta no acúmulo de sulfito, de taurina, de S-sulfocisteína e de tiossulfato. É importante ressaltar que a deficiência em molibdênio resulta em deficiência no cofator molibdênio e, consequentemente, no prejuízo da atividade das enzimas dependentes desse metal, o que pode resultar em comorbidades associadas[7]. A Figura 17.3 mostra o efeito da deficiência em sulfito oxidase no metabolismo da metionina e da cisteína.

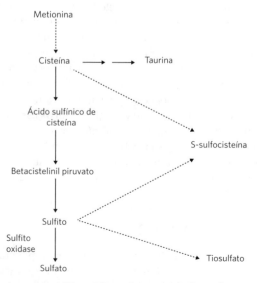

Figura 17.3 Ação da enzima sulfito oxidase sobre o metabolismo de aminoácidos sulfurados.
Fonte: adaptada de Arnold et al.[7] e Rajagopalan.[108]

A enzima XO, diferentemente da sulfito oxidase, está envolvida no catabolismo de nucleotídeos e de desoxinucleotídeos. É responsável pela conversão da hipoxantina em xantina e da xantina em ácido úrico. Nos mamíferos, essa enzima está presente principalmente no fígado e na mucosa do intestino delgado. A XO é um homodímero que consiste em uma FAD, dois grupamentos Fe_2/S_2 e um complexo de molibdopterina. Nesse complexo, o átomo de molibdênio alterna-se entre os estados de oxidação Mo^6 e Mo^4.[149] A Figura 17.4 apresenta o efeito da XO no metabolismo das purinas.

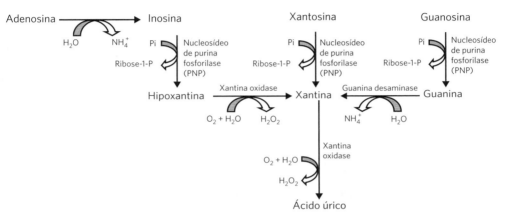

Figura 17.4 Catabolismo das purinas em animais e ação da enzima xantina oxidase com a consequente formação do ácido úrico.
Fonte: adaptada de Voet e Voet.[150]

Já a aldeído oxidase é bastante semelhante à XO. A similaridade se deve ao peso molecular da enzima, à composição do cofator e à especificidade do substrato, diferindo das outras enzimas por utilizar apenas o oxigênio como aceptor final de elétrons. Essa enzima está presente principalmente no fígado, e sua atividade parece ser controlada por fatores hormonais e genéticos. Seu mecanismo de ação, porém, ainda não foi bem elucidado.[107]

O cofator molibdênio também é importante para a atividade catalítica da nitrogenase, enzima fundamental para o processo de fotossíntese. Essa enzima catalisa a redução do dinitrogênio em amônia e é encontrada nas plantas e em organismos inferiores, como as bactérias. O produto resultante pode ser utilizado para a biossíntese de ácidos nucleicos, de aminoácidos e de outros compostos nitrogenados essenciais à vida. A enzima nitrogenase consiste em duas proteínas: componente 1 e componente 2. A primeira é uma molibdoferrodoxina que contém dois átomos de molibdênio e a segunda, uma ferroproteína-azoferrodoxina.[149]

Fontes alimentares e recomendações nutricionais

As principais fontes de molibdênio são os alimentos de origem vegetal, em especial os legumes, os grãos e as castanhas.[94] A quantidade do mineral presente nos alimentos

372 BASES BIOQUÍMICAS E FISIOLÓGICAS DA NUTRIÇÃO

depende do conteúdo do elemento presente no solo onde são cultivados. Produtos de origem animal, além de frutas e algumas hortaliças, apresentam baixas concentrações do mineral.[64]

O Food and Nutrition Board estipulou a ingestão dietética de referência (RDA) de 45 µg/dia de molibdênio para a população adulta. Para recém-nascidos, em razão da falta de informações para o estabelecimento da RDA ou da necessidade média estimada (EAR), as recomendações foram baseadas na AI. Já para as crianças, a EAR foi uma extrapolação daquela de adultos.[53] A Tabela 17.2 mostra os valores de referência para a ingestão de molibdênio.

Tabela 17.2 Valores de referência para a ingestão de molibdênio

Estágios da vida	EAR (µg/dia)	RDA (µg/dia)
0-6 meses	–	2 (AI)
7-12 meses	–	3 (AI)
1-3 anos	13	17
4-8 anos	17	22
9-13 anos	26	34
14-18 anos	33	43
19-50 anos	34	45
51-70 anos	34	45
> 70 anos	34	45
Gestantes	40	50
Lactantes		
< 18 anos	35	50
19-50 anos	36	50

AI: ingestão adequada; EAR: necessidade média estimada; RDA: ingestão dietética de referência.
Fonte: Institute of Medicine.[53]

Deficiência

A deficiência em molibdênio nos seres humanos é bastante rara. Apenas um caso de deficiência foi observado em indivíduo submetido à nutrição parenteral total prolongada para o tratamento da doença de Crohn. Os sinais clínicos incluíram irritabilidade, taquicardia, taquipneia e cegueira noturna.[1] No entanto, os sintomas da deficiência no mineral ocorrem com maior frequência em bebês que não conseguem sintetizar o cofator molibdênio em razão de uma anormalidade genética autossômica recessiva, que resulta na falta da enzima sulfito oxidase. As consequências desse erro do metabolismo são danos neurológicos graves, convulsões e morte dos recém-nascidos poucos dias após o parto.[6,7,23,55,99,103] Até pouco tempo, o tratamento incluía o alívio dos sintomas, embora não houvesse cura para a doença. No entanto, foi descoberto que um tipo de deficiência no cofator molibdênio pode ser tratado com a administração intravenosa do monofosfato de piranopterina cíclica purificada, o que resulta na normalização dos marcadores clínicos.[148]

Toxicidade

Em animais, principalmente nos ruminantes, os efeitos da toxicidade pelo molibdênio são mais comuns e incluem retardo no crescimento, falência renal, deformidades ósseas, anemia e alterações reprodutivas.[145] Já nos seres humanos, os casos de toxicidade são bastante raros, por causa da capacidade de adaptação do organismo a concentrações elevadas. Entretanto, sinais e sintomas de toxicidade em indivíduos residentes na Armênia[66] e em trabalhadores expostos a altas concentrações de molibdênio no ar[151] foram relatados. Os solos da região da Armênia apresentam teores bastante elevados do elemento, o que resultou em ingestão de aproximadamente 10 a 15 mg/dia. A alta ingestão ocasionou alterações bioquímicas, como a elevação das concentrações séricas de ácido úrico e da enzima XO nos tecidos corpóreos. Esses indivíduos passaram a apresentar sintomas semelhantes à gota, com dores nas articulações,[66] De forma semelhante aos indivíduos da Armênia, a alta inalação de molibdênio também ocasionou sintomas similares à gota, além de dores de cabeça.

Os sintomas referidos anteriormente são clássicos da intoxicação pelo molibdênio em humanos, mas estudo realizado por Meeker et al.[81] mostrou associação entre a infertilidade masculina e as concentrações sanguíneas de molibdênio, o que indica outros efeitos da exposição elevada ao mineral.

NÍQUEL

Introdução

O níquel é um metal de transição de coloração branca prateada extremamente brilhante e maleável, capaz de resistir a altas temperaturas e à corrosão. É o 24º elemento mais abundante da crosta terrestre, podendo ser encontrado em solos, água e ar, além de ser emitido durante erupções vulcânicas. Acredita-se que constitua aproximadamente 7 a 10% do núcleo da terra, sendo essa a maior fonte desse metal no planeta.[136] O níquel é raramente encontrado como um metal puro na natureza, ocorrendo principalmente em combinação com outros elementos, como ferro e enxofre. Os minérios de níquel mais comuns são as pentlanditas, compostas de sulfureto e ferro, e as lateritas de níquel.[154] O níquel pode ser liberado no meio ambiente por fontes naturais e antropogênicas e, após circular por vários ambientes, é transportado biologicamente para os organismos vivos. Ele ingressa no solo e na superfície da água pela erosão e pela dissolução de pedras e solos, assim como por precipitação atmosférica, por processos industriais, pela queima de combustíveis fósseis e pela aplicação de fertilizantes e de adubos orgânicos.[121]

O níquel foi descoberto apenas no século XVIII e o nome foi derivado da antiga palavra alemã *kupfernickel*, que significa *old Nick's copper* ou o cobre do diabo. O nome foi dado por mineiros que procuravam por cobre e encontraram o que eles julgavam ser um material sem utilidade deixado pelo diabo para enganá-los. Em 1751, o níquel foi isolado pelo mineralogista sueco Axel Fredrick Cronstedt, que estava inicialmente investigando um mineral chamado nicolita e esperava extrair cobre desse minério.[136]

O primeiro estudo que mostrou a ação biológica do níquel foi realizado em 1826, quando foram descritos sinais de sua toxicidade em coelhos e em cachorros após ingestão oral do metal.[94] O níquel mostrou ser essencial para o crescimento de alguns micro-organismos, como da cepa de alga *Oscillatoria* spp. e da bactéria *Alcaligenes eutrophus*. Entretanto, ainda não foi identificado o papel bioquímico do níquel nesses organismos. Acredita-se que o níquel seja ainda necessário para o crescimento de microalgas marinhas que utilizam a ureia como a única fonte de nitrogênio. Provavelmente, o níquel é necessário para a síntese e para a atividade da enzima urease nesses organismos.[78] A essencialidade do níquel para os seres humanos permanece desconhecida.[35]

Estudos indicam que as formas mono, di e trivalente do níquel são aparentemente importantes na bioquímica, com destaque para a forma divalente (Ni^{2+}).[95] Essa forma é estável em uma gama de pH e de condições redox presentes nos solos.[154] Assim como outros íons da primeira série de transição da tabela periódica, o Ni^{2+} pode complexar-se, quelar-se ou ligar-se com outras substâncias, particularmente com aminoácidos e proteínas.[95]

O níquel é um metal de grande utilidade para a indústria na produção de ligas metálicas, de tubos, de chapas, de fios, de baterias de níquel-cádmio e no processo de galvanoplastia.[133]

Aspectos fisiológicos: digestão, absorção, metabolismo e excreção

Em seres humanos, o níquel pode ser absorvido pelos pulmões, pelo trato gastrintestinal e pela pele, e a exposição primária ao elemento é derivada dos alimentos e da água de beber, com ingestão diária aproximada de 3 a 10 µg/kg de peso corporal,[26,132] Ainda não está claro o mecanismo pelo qual o níquel é absorvido pelos enterócitos, entretanto, estudos indicam que o transporte apical ocorre por difusão facilitada pela mesma proteína responsável pelo transporte do ferro, o transportador de metal bivalente 1 (DMT1).[43,138] É comprovado que o *status* de ferro influencia na absorção do níquel.[90,137] O transporte através da membrana basolateral também parece ocorrer via difusão facilitada por um complexo de aminoácidos ou por outro complexo com moléculas de baixo peso.[43,90] Todavia, há indícios da presença de transporte ativo nesta membrana.[95]

Após ser absorvido, o níquel é transportado pelo sangue ligado, principalmente, à albumina e, em menor quantidade, à alfa 2-macroglobulina e a aminoácidos, como histidina e cisteína.[43,90] O níquel é amplamente encontrado nos tecidos, contudo, em baixas concentrações (ng/g). As glândulas tireoide e suprarrenais apresentam as maiores concentrações do metal, com 141 e 132 µg/kg de peso seco, respectivamente. Outros tecidos, como cabelos, ossos e fígado, possuem menos de 50 µg/kg de peso seco.[95]

A maior parte do níquel ingerido não é absorvida. Essa porção não absorvida é excretada principalmente pelas fezes. Já o níquel absorvido tem como sua principal via de eliminação os rins, sendo complexado com compostos de baixo peso molecular para ser excretado na urina.[54,95] Pequenas quantidades do metal também podem ser eliminadas pela bile. As quantidades de níquel encontradas no suor podem ser elevadas, o que indica secreção ativa pelas glândulas sudoríparas.[95]

Importância bioquímica e biológica

O níquel é um elemento-traço de extrema importância para diversos seres vivos, uma vez que é essencial para a atividade de enzimas que participam dos ciclos do carbono, do oxigênio e do nitrogênio. Está envolvido na utilização e/ou na formação de gases (monóxido de carbono, dióxido de carbono, metano, amônia e oxigênio) e no sistema de defesa celular contra espécies reativas de oxigênio (ERO). Oito enzimas são dependentes do mineral: a glioxilase, a acirredutona dioxigenase, a superóxido dismutase dependente de níquel, a urease, a níquel-ferro hidrogenase, a monóxido de carbono desidrogenase (CODH), a acetil-CoA sintase e a metil-CoM redutase. É importante considerar que essas enzimas não são essenciais para os vertebrados, mas sim para os organismos inferiores, como as bactérias e os micróbios, e algumas delas para as plantas.[106] O Quadro 17.2 mostra a ação de cada uma dessas enzimas.

Quadro 17.2 Enzimas dependentes de níquel

Enzimas	Função biológica
CO-desidrogenase	Ciclo do carbono Catalisa a oxidação reversível do CO em CO_2
Acetil-CoA sintase	Ciclo do carbono Interage com a CO desidrogenase Catalisa a reação de síntese de acetil-CoA utilizando o CO_2 gerado pela CO-desidrogenase
Metil Co-M redutase (MCR)	Ciclo do carbono Catalisa a reação que produz metano pelas bactérias metanogênicas
Urease	Ciclo do nitrogênio Catalisa a hidrólise da ureia em amônia e bicarbonato Facilita a assimilação do nitrogênio em plantas, algas e bactérias
Glioxilase	Catalisa a conversão do metilglioxal (espécie tóxica que forma adutos com o DNA) em lactato
Acirredutona dioxigenase	Catalisa a reação com o oxigênio para formar espécies peroxil
Níquel superóxido dismutase	Catalisa a conversão do superóxido em oxigênio e água
Níquel-ferro hidrogenases	Catalisa a redução de prótons para H_2

CO: monóxido de carbono; CO_2: dióxido de carbono; H_2: gás hidrogênio.
Fonte: adaptado de Ragsdale.[106,107]

Apesar de não haver evidências científicas que confirmem a essencialidade do níquel em humanos, acredita-se que a ingestão seja benéfica para a microbiota intestinal, uma vez que o elemento participa como cofator de enzimas de bactérias.[64]

Fontes alimentares e recomendações

As principais fontes de níquel são grãos, hortaliças, leguminosas, nozes e alimentos à base de chocolate.[64]

Quanto às recomendações de ingestão do mineral, até o momento foram estabelecidos apenas os valores de UL. Os UL para as crianças entre 1 e 3, 4 e 8 e 9 e 13 anos de idade são de 0,2, 0,3 e 0,6 mg/dia de sais solúveis de níquel, respectivamente. Para os adolescentes e os adultos, o UL é de 1 mg/dia.[51]

Biodisponibilidade

O níquel é um elemento-traço pouco biodisponível para os sistemas biológicos dos seres vivos. De 1 a 5% do níquel é absorvido dos alimentos,[35] e sua captação no lúmen intestinal, principalmente no jejuno, ocorre por meio do DMT1, cuja expressão é influenciada pelo *status* de ferro. Desse modo, o ferro e outros elementos, como fitatos, taninos e cálcio, contribuem para diminuir a absorção do níquel nas células do trato gastrintestinal.[53,64]

Deficiência

A essencialidade do níquel nos seres humanos é bastante questionável em razão da ausência de casos de deficiência e da inexistência de enzimas ou cofatores dependentes de níquel. No entanto, a privação de níquel na alimentação de ratos resultou em aumento de mortalidade perinatal, diminuição do crescimento e problemas no desenvolvimento hepático dos animais. Adicionalmente, a deficiência em níquel prejudicou a absorção intestinal do ferro e alterou as concentrações hepáticas de ferro, cobre e zinco.[52]

Toxicidade

Não existem evidências na literatura sobre os efeitos adversos do consumo de quantidades elevadas de níquel. Alguns casos de toxicidade pelo mineral foram observados em razão da ingestão de altas doses de sais de níquel. Sinais de toxicidade foram relatados em indivíduos que ingeriram acidentalmente 0,5 a 2,5 g de sulfato de níquel em água contaminada, com ocorrência de náuseas, dores abdominais, diarreia, vômitos e, em metade dos indivíduos, de alterações hematológicas. Pessoas com hipersensibilidade ao níquel podem, ainda, desenvolver sintomas semelhantes à dermatite. Já em ratos, ocorreu diminuição do ganho de peso, fato que foi considerado para o estabelecimento dos valores de UL.[51]

Estudos epidemiológicos têm mostrado que trabalhadores de áreas de mineração e de refinarias de níquel apresentam risco aumentado de doenças respiratórias e de câncer nasal.[4,34,116,127] Além disso, a exposição crônica ao mineral afeta diversos órgãos, incluindo os sistemas cardiovascular e respiratório, a pele e os rins.[27]

A maior parte dos estudos tem procurado elucidar o mecanismo pelo qual o níquel pode estar relacionado ao surgimento de câncer.[24,27,60] Estudo realizado por Denkhaus e Salnikow[27] mostrou como possíveis efeitos do excesso do mineral o aumento do estresse oxidativo, a indução de metilação do DNA e a supressão da acetilação de histonas, processos que podem estar envolvidos no processo da carcinogênese.

SILÍCIO

Introdução

O silício é um elemento amplamente distribuído na natureza, sendo o segundo mais presente na crosta terrestre após o oxigênio, e o sétimo mais abundante no universo.[131]

É considerado um elemento ultratraço, por sua necessidade estimada ser inferior a 1 mg/dia para humanos, e um metaloide, por possuir características de metais e de não metais.[35,94] O nome silício é derivado do latim *silex* ou *silicis,* que significam sílex ou pedra. O silício não é encontrado em sua forma livre na natureza, ocorrendo sempre ligado a outro elemento, especialmente ao oxigênio, formando o composto sílica (SiO_2). Ao se combinar com outro elemento, a sílica dá origem aos silicatos, compostos insolúveis que apresentam fórmula $Si_aO_bX_c$, em que X pode ser um cátion, como alumínio, magnésio ou hidrogênio.[128,133] Pequenas quantidades de silício solúvel, principalmente na forma de ácido ortossilícico [$Si(OH)_4$], também podem ser encontradas em águas naturais. O silício puro é um sólido que pode existir em duas formas. A primeira é composta de cristais pretos brilhantes e a outra é um pó amorfo de coloração marrom. Ambos os tipos apresentam pontos de fusão e de ebulição elevados.[133,138]

A importância do silício foi inicialmente verificada em estudo *in vitro*, no qual foi observada sua presença em áreas de crescimento ativo em ossos de ratos e de camundongos, sugerindo sua associação com o cálcio no processo de calcificação óssea.[20] Posteriormente, estudos realizados em animais submetidos a dietas com baixas concentrações de silício demonstraram sua importância em vertebrados. Os animais que receberam baixa ou nenhuma quantidade de silício apresentaram retardo no crescimento e alterações estruturais no crânio.[21,123] Entretanto, não há estudos suficientes sobre a bioquímica do silício que comprovem sua essencialidade no ciclo de vida de mamíferos, o que faz com que esse elemento não seja amplamente considerado essencial para humanos.[33,93,147]

Aspectos fisiológicos: digestão, absorção, metabolismo e excreção

O mecanismo de absorção do silício ainda não está totalmente elucidado, contudo, sabe-se que depende de sua forma alimentar.[43] A alimentação normalmente fornece ácido ortossilícico, silicatos e sílica polimérica não hidrolisada, a qual é insolúvel no trato gastrintestinal e representa a principal fonte alimentar de silício.[108,110] Para ser absorvido, o silício alimentar é hidrolisado a ácido ortossilícico e, aproximadamente, 40% são absorvidos.[29] As espécies poliméricas de sílica são pouco absorvíveis, pois interagem fortemente com a camada de muco, tornando-se lentas para atravessar essa camada, além de apresentarem maior tamanho molecular.[59] Quanto maior o grau de polimerização do silício, menor sua absorção intestinal.[133]

O ácido ortossilícico é a fonte mais biodisponível de silício, com captação superior a 50% da quantidade ingerida.[108,110] Esse composto é capaz de atravessar a camada mucosa facilmente, pois sua interação com o muco é muito baixa. A captação do ácido ortossilícico acontece predominantemente no intestino delgado proximal e acredita-se que sua rápida absorção ocorra em razão da presença de transporte paracelular ou transcelular. As espécies poliméricas que não forem quebradas no intestino não serão absorvidas e serão excretadas nas fezes.[59]

Após a absorção, concentrações séricas tanto de ácido ortossilícico como de silicatos podem ser detectadas. As concentrações de silício aumentam significativamente após o consumo de alimentos-fonte, atingindo um pico 120 minutos após a ingestão.[56] Na circulação sanguínea, o silício não se associa a proteínas plasmáticas, difundindo-se para os eritrócitos ou para outros tecidos.[135] A principal via de excreção do silício é a urinária, sendo a função renal importante determinante de sua concentração plasmática. O silício é filtrado pelos glomérulos e eliminado com pouca reabsorção tubular.[2] Boa parte do silício absorvido é eliminada dentro de quatro a oito horas após a ingestão, entretanto, uma parte é captada pelos tecidos, o que atrasa sua eliminação total do corpo.[56,110] O silício é distribuído para todos os tecidos do organismo e é encontrado em maiores concentrações em tecidos conectivos, incluindo ossos, tendões, ligamentos e cartilagens.[29]

Importância bioquímica e biológica

A principal atuação do silício parece ser na formação e na saúde óssea, em razão de seu papel na estabilização do colágeno tipo I e na diferenciação celular dos osteoblastos. Além disso, o silício interage com outros minerais, como cobre, magnésio e zinco, os quais são importantes para o crescimento e o desenvolvimento ósseo.[29,126]

A importância do silício foi inicialmente demonstrada em experimentos em galinhas e em ratos, com papel na formação óssea e na produção de mucopolissacarídeos, de glicosaminoglicanos e de colágeno de tecidos conectivos. O silício parece estar diretamente relacionado com os componentes desses tecidos.[20,123]

Carlisle[20] observou que o silício localizava-se em áreas de crescimento ativo em ossos de ratos e de camundongos e que suas concentrações aumentavam concomitantemente com as de cálcio, sugerindo que o silício está associado com o cálcio em um estágio inicial da calcificação. Em experimento com privação de silício, observou-se redução da enzima hepática ornitina aminotransferase, responsável pela conversão da ornitina em prolina, e redução na quantidade de hidroxiprolina, aminoácido presente no colágeno, na tíbia de animais deficientes em silício.[123] A suplementação de silício em animais resultou em aumento da densidade mineral óssea da tíbia e do fêmur de animais deficientes em cálcio e em aumento na concentração de colágeno na derme, apresentando correlação positiva com a concentração de hidroxiprolina da cartilagem.[19,63] Em ratas ovariectomizadas suplementadas com silício, houve aumento na área de superfície dos osteoblastos e na taxa de deposição mineral na área metafisária do osso trabecular, além de inibição da perda óssea.[48,112] Resultados semelhantes foram observados em pesquisas *in vitro* nas quais houve estímulo à síntese de colágeno tipo 1 em células humanas do tipo osteoblastos e aumento da diferenciação osteoblástica.[108] Outra evidência que reforça o papel do silício no tecido ósseo é a liberação de ácido ortossilícico de géis e cimentos utilizados em cirurgias ortopédicas, que parece facilitar o processo de cicatrização.[67,71]

Os benefícios do silício no tecido ósseo de seres humanos foram inicialmente observados em estudo sobre o efeito da suplementação com sais de silício na evolução do volume ósseo trabecular. Indivíduos com osteoporose que receberam o silício nas formas injetável e oral apresentaram aumento significativo no volume trabecular em relação aos indivíduos-controle que não foram suplementados.[121] Outras pesquisas têm mostrado associação entre a maior ingestão alimentar de silício e a densidade mineral óssea do quadril de homens, de mulheres na pré-menopausa e de mulheres com idades entre 50 e 62 anos que faziam tratamento de reposição hormonal, o que sugere a importância do *status* de estrógeno no metabolismo do silício.[57,73] O silício parece, também, ter relação com os vasos sanguíneos e com a aterosclerose, visto que os vasos possuem glicosaminoglicanos e colágeno, os quais são afetados pela deficiência nesse nutriente. Um estudo francês observou concentrações elevadas de silício na aorta, tanto de coelhos como de humanos e, ainda, relação inversa entre a concentração de silício na aorta humana e o grau de aterosclerose. Entre os animais que receberam dieta hipercolesterolêmica suplementada com silício, constatou-se infiltração moderada de lipídios limitada ao endotélio, não alcançando a lâmina elástica interna. Observou-se, também, que as fibras elásticas estavam intactas e muitas vezes engrossadas, constituindo uma barreira para a penetração de lipídios.[69] Entretanto, resultados conflitantes foram encontrados por Nakashima,[85] o qual notou que a concentração de silício apresentou relação direta com a presença de aterosclerose. Isso pode ter sido proveniente dos diferentes tecidos aórticos utilizados para a determinação de silício. Outro estudo observou relação inversa entre a presença de ácido silícico na água de beber e a prevalência de doenças coronarianas na Finlândia, sugerindo que a falta de silício pode ser fator etiológico para a aterosclerose.[123]

O silício pode, ainda, prevenir intoxicações por alumínio em razão de sua capacidade de interagir com íons Al^{3+}, sendo a forma oligomérica da sílica a que apresenta maior capacidade de reduzir a biodisponibilidade desse mineral. Essa interação formaria silicatos de alumínio, o que preveniria a competição do alumínio por sítios de ligação do ferro.[58,116] Estudos têm sugerido que a suplementação de silício poderia ser utilizada como terapia para a prevenção do acúmulo de alumínio no cérebro, o que parece estar relacionado com a doença de Alzheimer.[33]

O silício parece ser essencial para organismos primitivos, como vírus, bactérias e fungos, além de desempenhar papel fundamental na sobrevivência e na replicação de algas, esponjas e diatomáceas.[55] O silício exerce papel essencial no crescimento de alimentos, como arroz, trigo, aveia e pepino, além de aumentar a resistência contra doenças causadas por fungos e por bactérias e ser capaz de eliminar pragas de insetos.[59,72]

Fontes alimentares e recomendações de ingestão

As principais fontes de silício são os alimentos de origem vegetal ricos em fibras, os quais fornecem maiores quantidades do nutriente do que os de origem animal, além da água mineral, do café e da cerveja. Para as crianças, as principais fontes de silício são o leite materno e as fórmulas infantis, ao passo que a quantidade em grãos e hortaliças é pouco significativa.[89,115]

As plantas monocotiledôneas, como cereais, arroz e ervas, são capazes de acumular de dez a 20 vezes mais silício do que as dicotiledôneas. As fontes mais ricas em silício são os cereais integrais (cevada, aveia, farelo de arroz e farelo de trigo), com grande parte do nutriente nas cascas. Portanto, o refinamento reduz a concentração de silício dos alimentos. Produtos derivados desses cereais, como cereais matinais, pães, biscoitos e massas, também apresentam quantidades elevadas de silício. Alguns tipos de feijões, o espinafre e as leguminosas podem ser boas fontes de silício. Já as frutas, em geral, contêm baixas quantidades, exceto a banana e as frutas secas. Contudo, o silício contido na banana é de baixa biodisponibilidade. A cerveja é outra fonte rica em silício, pois durante o processamento da cevada e do lúpulo ocorre a quebra da sílica em formas mais solúveis, como em ácido ortossilícico. A água de beber pode conter grandes quantidades de silício disponível, porém sua concentração depende da geologia circundante.[59,133] Na Tabela 17.3, constam os valores de silício encontrados em alguns alimentos.

BASES BIOQUÍMICAS E FISIOLÓGICAS DA NUTRIÇÃO

Tabela 17.3 Conteúdo de silício em alimentos

Alimentos	Silício (μg/100 g; peso úmido)
Bife bovino	121
Peito de frango	109
Mexilhões	9.588
Arroz integral	16.200
Farinha de trigo integral	2.770
Aveia em flocos	18.800
Leite de vaca	76
Leite de soja	580
Feijões	5.577
Espinafre	1.782
Bananas	6.195
Cerveja	1.980
Chá de folhas	18.100

Fonte: Robberecht et al.[114]

O silício pode ser adicionado a alimentos processados sob a forma de silicatos, como silicato de cálcio e aminossilicato de sódio. Acredita-se que os aditivos de silicato não sejam facilmente absorvidos no trato gastrintestinal.[59]

A RDA para o silício não foi estabelecida, mas ingestão mínima diária entre 10 e 25 mg foi sugerida, com base na excreção urinária de 24 horas.[22] Outra recomendação, baseada na quantidade de silício capaz de prevenir sinais de deficiência em ratos, sugere que a ingestão seja entre 5 e 10 mg/dia.[125] Maiores quantidades de silício podem ser necessárias quando há ingestão elevada de molibdênio e com o envelhecimento, em razão da redução na produção de ácido clorídrico.[93]

Biodisponibilidade

A biodisponibilidade do silício é influenciada por seu grau de polimerização, o qual é inversamente proporcional a sua absorção intestinal. Logo, o ácido ortossilícico, ou sílica monomérica, é a forma mais biodisponível do nutriente, por ser uma molécula pequena e de carga neutra.[133,134] A quantidade da substância é outro fator que interfere na absorção e na disponibilidade da sílica. Seu limite de solubilidade é entre 2 e 3 mM em pH neutro, portanto, em concentrações mais elevadas, são encontrados polímeros maiores e menos absorvíveis.[134] Quanto maior a concentração de silício em um alimento, menor parece ser sua biodisponibilidade, com exceção das bebidas que contêm silício, sendo a água a mais biodisponível (50 a 80%). Alimentos como feijões, flocos de aveia e mexilhões, que contêm quantidade elevada de silício, apresentaram baixa disponibilidade do nutriente.[113]

As fibras alimentares são capazes de reduzir a absorção intestinal de alguns minerais, inclusive do silício. Observou-se que o balanço de silício foi menor após o consumo de alimentação rica em fibra.[61] O cálcio parece interferir na absorção de silício, o que pode ser resultado da competição deste mineral com a sílica pela mesma via de absorção ou da formação de silicatos de cálcio insolúveis que reduzem a biodisponibilidade da sílica.[59]

O envelhecimento e seu consequente efeito na redução da produção de ácido clorídrico parecem diminuir a absorção de silício ao reduzirem a habilidade em metabolizar a sílica alimentar. Contudo, não foi observada diferença significativa na absorção entre jovens e idosos.[59]

Deficiência

A deficiência em silício foi inicialmente descrita em galinhas e em ratos, e a principal consequência relatada foi metabolismo anormal do tecido conectivo e dos ossos.[124] Entretanto, ainda não há estudos sobre as consequências da deficiência em silício em humanos.[13] Visto que a ingestão alimentar de silício varia entre 20 e 50 mg/dia para a maioria da população ocidental e que ingestões elevadas (140 a 204 mg/dia) foram encontradas na China e na Índia,[59] pode-se observar que esses valores ultrapassam bastante as sugestões de ingestão diária, o que poderia ser indicativo de que a ocorrência de deficiência seria um evento raro em humanos.

Toxicidade

Até o momento, nenhum sintoma de intoxicação em humanos pela ingestão de silício presente em alimentos e em água foi relatado.[51] Fatores como absorção limitada e excreção urinária eficiente garantem que a intoxicação via alimentos seja rara.[92] Já o uso prolongado de altas doses de silicato (trissilicato de magnésio), contido em analgésicos e em antiácidos, pode resultar em formação de cálculos renais, causando danos crônicos aos rins.[51] Pacientes em hemodiálise crônica são possíveis vítimas de intoxicação e as concentrações elevadas de silício foram associadas a nefropatias, a doenças nos ossos e no fígado, ao surgimento de erupções na pele e ao crescimento capilar.[31,118]

A inalação em longo prazo de partículas de sílica e de silicatos cristalinos, como quartzo e asbesto, pode provocar cicatrizes nos pulmões, resultando em quadro de silicose.[59]

Avaliação do estado nutricional

Indicador específico do status de silício ainda não foi estabelecido.[92] Diversos estudos avaliaram as concentrações séricas ou plasmáticas de silício por meio de técnicas variadas, como espectrometria de absorção atômica eletrotermal, entretanto, os valores apresentaram grande variabilidade, em razão, possivelmente, de alterações na matriz e de perdas na absorção. Valores de referência de silício foram originados de estudo em 1.325 indivíduos saudáveis com idades entre 18 e 90 anos, em que se observou decréscimo das concentrações séricas com o avançar da idade, especialmente em mulheres. O método utilizado foi a espectrometria de absorção atômica, que mostrou bom desempenho analítico e graus de precisão e reprodutibilidade elevados.[13] Estudos encontraram concentrações séricas de silício variando de 11 a 31 µg/dL.[13,142] Nielsen[92] sugere que concentrações de silício abaixo do menor valor desse intervalo e excreção urinária de menos de 10 µg/dia sejam utilizados como indicadores do estado nutricional do indivíduo em relação ao silício.

VANÁDIO

Introdução

O vanádio, cuja descoberta data de 1831, é um elemento-traço metálico, resistente à corrosão que, em soluções, é capaz de produzir uma gama de cores. Em razão das colorações que produz, foi nomeado em homenagem à deusa sueca *Vanadis*. O vanádio existe em vários estados de oxidação, variando de -1 a +5. Em sistemas biológicos, as formas mais comuns são a pentavalente, V^{5+}, conhecida como vanadato ou monovanadato (VO^-_3, VO^{3-}_4 ou HVO^{2-}_4), que predomina nos fluidos extracelulares, e a tetravalente, V^{4+}, conhecida como vanadil (VO^{2+}), que predomina nos fluidos intracelulares.[10,42] Apesar de ser estudada há mais de 50 anos, a essencialidade do vanádio ainda não foi completamente estabelecida. Isso se deve ao fato de não haver conhecimento completo dos processos metabólicos que envolvem esse mineral e, também, pela ausência de sintomas de deficiência bem definidos no homem. Não há dúvida, no entanto, de que o vanádio é um elemento bioativo. Seu papel farmacológico vem despertando interesse, com evidências de sua participação como cofator positivo ou negativo na atividade de enzimas. Estudos apontam sua participação no metabolismo de triacilgliceróis e de colesterol, na atividade osteogênica, na oxidação da glicose e na síntese hepática de glicogênio.[11,41,44, 95,96,111]

Aspectos fisiológicos: digestão, absorção, metabolismo e excreção

Estudos em animais têm mostrado que, em geral, menos de 5% do vanádio alimentar ingerido é absorvido pelo trato gastrintestinal.[43,96,117] A absorção de vanádio varia de acordo com o estado de oxidação de seus compostos, sendo sugerido que a absorção do ânion vanadato (+5) seja de três a cinco vezes mais efetiva que a do cátion vanadil (+4).[47,95,96] No estômago, antes da absorção pelo duodeno, a maioria do vanádio ingerido é convertida à forma vanadil, por mecanismo ainda desconhecido.[10,47] Estudos *in vivo* mostraram, no entanto, que o vanadil sofre oxidação espontânea para vanadato.[69] O mecanismo de absorção intestinal do vanadil também é desconhecido; já o do vanadato, sugerido por estudos *in vitro*, ocorre por meio do sistema de transporte do fosfato ou de outros sistemas de transporte de íons.[43]

A distribuição de vanádio para os tecidos, por intermédio do sangue, ocorre rapidamente, com meia-vida de uma hora. O transporte de vanadil é realizado pela albumina, pela ferritina e pela transferrina, enquanto o vanadato é transportado apenas pela transferrina. Nas células sanguíneas, no plasma e em outros fluidos corporais, o vanadato é convertido em vanadil; no entanto, como resultado da tensão de oxigênio, certa quantidade de vanadato persiste no sangue. Sendo assim, a forma mais prevalente de vanádio no sangue é o cátion vanadil.[47,83,96]

A entrada de vanádio nas células pode ocorrer em ambas as formas, catiônica e/ou aniônica. Similarmente ao que ocorre no plasma, no meio intracelular o vanadato é reduzido a vanadil, principalmente pela glutationa, sendo, em seguida, ligado a uma variedade de ligantes, dentre os quais se destacam o fosfato e algumas proteínas que contêm ferro. O vanadil pode ser reconvertido a vanadato por vias de oxidação que envolvem a NADPH.[43]

A quantidade total de vanádio encontrada no corpo humano é baixa, com um *pool* de cerca de 100 a 200 µg.[17,43] O acúmulo de vanádio ocorre principalmente em ossos, dentes, rins e fígado.[10,42,78,91]

A excreção renal é a principal via de eliminação do vanádio absorvido, por meio dos metabólitos urinários diascorbato de vanádio e complexo vanadil-transferrina. Além das perdas urinárias, pequena quantidade de vanádio é excretada pela bile e pelas fezes.[10,43,96]

Importância bioquímica e biológica

A discussão sobre a essencialidade do vanádio é de longa data. Seu papel farmacológico está bem documentado, no entanto, isso não pode ser confundido com essencialidade, visto que a atividade farmacológica manifesta-se apenas acima de determinado limiar de concentração consideravelmente maior do que o necessário para defini-lo como essencial.[43,45]

O vanádio é utilizado de forma farmacológica no tratamento da hipercolesterolemia, da hipertrigliceridemia e da hiperglicemia, além de apresentar efeitos diuréticos e natriuréticos, anticarcinogênicos, na contração dos vasos sanguíneos e no aumento da afinidade do oxigênio por hemoglobina e por mioglobina.[83,104,109,139]

Os compostos de vanádio atuam como cofatores de enzimas ligadas ao metabolismo do iodo e do ferro, além de exibir efeitos sobre o metabolismo da glicose, por meio da modulação da insulina.[52] O efeito do uso dos compostos de vanádio na diminuição das concentrações de glicose no sangue é bastante estudado. Vários mecanismos têm sido propostos para explicar a ação insulinomimética do vanádio, exercida tanto pelo vanadato quanto pelo vanadil. Uma das hipóteses predominantes é a de que o vanádio age na modulação de várias enzimas envolvidas no metabolismo da glicose, como a glicose-6--fosfato, a 6-fosfofrutoquinase e a frutose-2,6-bifosfatase. A ação do vanadato na fosforilação de resíduos de tirosina não ocorre nos receptores de insulina, e sim nas proteínas quinases do citoplasma, o que afeta o metabolismo da glicose e dos lipídios, assim como nas proteínas quinases dos receptores não insulínicos da membrana plasmática, o que inibe a lipólise e estimula a captação de glicose.[8,42,68,105]

O vanádio inibe a atividade da Na^+/K^+-ATPase, enzima que permite o transporte dos íons contra seus gradientes de concentração, envolvida no processo de formação de ATP. Isso acontece por causa da ligação do vanadato ao sítio de hidrólise do ATP. O vanadato também é capaz de formar compostos quaternários com a miosina e de impedir sua ligação com a actina, prejudicando, assim, a contração muscular.[42,86]

Estudos examinando a deficiência em vanádio sugeriram a associação desse mineral com a função da glândula tireoide e o metabolismo de iodo e com doenças maníaco--depressivas.[40,91]

Fontes alimentares e recomendações de ingestão

O teor de vanádio nos alimentos de origem vegetal depende da quantidade desse elemento presente no solo e da planta que o metaboliza. Os solos podem ter sua concentração de vanádio aumentada por sua origem rochosa ou pelas atividades do homem, em locais de mineração, próximo a indústrias e pelo uso de fertilizantes e pesticidas. A quantidade de vanádio no solo relaciona-se fortemente com o teor de matéria orgânica presente. Concentrações pequenas de vanádio são importantes para o crescimento das plantas e, quando presentes em pesticidas e fertilizantes, aceleram a maturação dos frutos e o metabolismo das plantas.[52]

O vanádio está distribuído nos solos, no ar, em vegetais e no reino animal.[152] Apesar de estar amplamente distribuído nas mais diversas fontes alimentares, o teor nos alimentos é muito baixo e, por isso, a ingestão diária é baixa.[41,43] Não há RDA estabelecida para esse elemento, no entanto, a quantidade de 10 μg tem sido sugerida para alcançar as necessidades diárias. O UL estabelecido para esse mineral é de 1,8 mg/dia.[51]

Alguns poucos itens alimentares destacam-se por apresentar concentrações relativamente altas de vanádio, como pimenta-preta, sucos de maçã enlatados, salsa, semente de endro, cogumelos, adoçantes, grãos, cereais, filés de peixe, cerveja e vinho. As ostras são particularmente ricas em vanádio, com concentrações de até 12 μg/100 g.[17,43,102] A refinação e o processamento de alimentos parecem aumentar o conteúdo de vanádio. Esse aumento, porém, provavelmente se origina do processamento realizado em equipamentos de aço inoxidável e pode não ser biodisponível para os seres humanos.[36,41]

Biodisponibilidade

Alguns elementos presentes na alimentação, como cromo, íons ferrosos, hidróxido de alumínio e proteínas, podem afetar as taxas de conversão de vanadato em vanadil no estômago e, consequentemente, influenciar as taxas de absorção do vanádio alimentar.[96]

Deficiência

Os sintomas de deficiência em vanádio têm sido relatados por estudos em animais, como cabras, ratos e galinhas. Os principais sintomas observados nesses estudos incluem reprodução comprometida, com aumento da taxa de abortos e da mortalidade perinatal; alterações bioquímicas, com glicemia elevada e diminuição das concentrações séricas de creatinina, de lipoproteínas e de enzimas desidrogenases; mudanças no metabolismo da tireoide e anormalidades ósseas.[3,5,8,41,83,94,95,143]

Toxicidade

Conforme exposto anteriormente, o vanádio pode ser obtido por meio da ingestão alimentar, da exposição dérmica e da inalação. Indivíduos residentes em áreas contaminadas por vanádio apresentam risco aumentado de toxicidade, podendo apresentar sintomas que incluem dores de cabeça, confusão mental, irritações nos olhos, cólicas gastrintestinais e diarreia. Alguns grupos de risco foram identificados e incluem trabalhadores de indústria e de áreas de mineração, residentes próximos a grandes áreas industriais e crianças que costumam brincar em solos contaminados por vanádio. A identificação destes grupos partiu de estudos que analisaram o teor de vanádio nos solos. Dentre os países, a China se configura como grande área de exposição a altas concentrações de vanádio, devendo-se ter o cuidado de limitar o tempo de exposição das pessoas em diversos locais do país, bem como orientar as crianças para não brincarem em áreas contaminadas pelo mineral.[153]

A toxicidade provocada pelo vanádio e por seus compostos depende de uma série de fatores, como a via de administração e a toxicidade inerente do composto em particular. Em geral, os compostos pentavalentes são os mais tóxicos.[10,82] Apesar de pouco comum, a toxicidade sistêmica em longo prazo tem sido relatada em humanos em casos de doses acima de 10 mg.[32,42] Essa quase inexistência de toxicidade provavelmente se deve ao fato de o vanádio ser pouco absorvido pelo intestino e por, logo após atingir a corrente sanguínea, ser rapidamente transportado pela albumina e pela transferrina aos órgãos e aos tecidos.[47] Além disso, pequenas quantidades de vanádio podem permanecer ligadas a moléculas de gordura, não produzindo toxicidade imediata. Isso explica os fenômenos dos efeitos prolongados do vanádio, que são comumente encontrados semanas após a cessação de sua administração.[84]

Avaliação do estado nutricional

As técnicas comumente utilizadas para avaliar o status de vanádio são a análise por ativação com nêutrons e a espectrofotometria de absorção atômica sem chama. As concentrações séricas, plasmáticas e eritrocitárias de vanádio são geralmente baixas em adultos saudáveis, não sendo, portanto, bons indicadores.[17,18,42,43]

REFERÊNCIAS

1. Abumrad NN. Amino acid intolerance during prolonged total parenteral nutrition reversed by molybdate therapy. Am J Clin Nutr. 1981;34(11):2551-9.
2. Adler AJ, Berlyne GM. Silicon metabolism II. Renal handling in chronic renal failure patients. Nephron. 1986;44(1):36-9.
3. Alexander NM. Vanadium. In: Frieder E, ed. Biochemistry of the essential ultratrace elements. New York: Plenum; 1984.
4. Anderson A. Recent follow up of nickel refining workers in Norway and respiratory cancer. In: Nieboer E, Nriagu JO, eds. Nickel and human health: current perspectives. New York: Wiley; 1992. p.621-7.
5. Anke M. Spurenelement (trace element) Symposium: new trace elements. Jena: Friedrich-Schiller Universitat; 1986.
6. Anke MK. Molybdenum. In: Merian E, ed. Elements and their compounds in the environment. 2. ed. Weinheim: Wiley-VCH; 2004.
7. Arnold GL, Greene CL, Stout JP, Goodman SI. Molybdenum cofactor deficiency. J Pediatr. 1993;123(4):595-8.
8. Badmaev V, Prakash S, Majeed M. Vanadium: a review of its potential role in the fight against diabetes. J Altern Complement Med. 1999;5(3):273-91.
9. Bakirdere S, Örenay S, Korkmaz M. Effect of boron on human health. Open Miner Process J. 2010;3:54-9.
10. Barceloux DG. Vanadium. Clin Toxicol. 1999;37(2):265-78.
11. Barrio DA, Etcheverry SB. Potential use of vanadium compounds in therapeutics. Cur Med Chem. 2010;17(31):3632-42.
12. Berdanier CD. Trace minerals. Molybdenum. Advanced nutrition micronutrients. Boca Raton: CRC Press; 1998. p.212-4.
13. Bissé E, Epting T, Beil A, Lindinger G, Lang H, Wieland H. Reference values for serum silicon in adults. Anal Biochem. 2005;337(1):130-5.
14. Bowen HJM. Elemental chemistry of the elements. London: Academic Press; 1979. p.60.

386 BASES BIOQUÍMICAS E FISIOLÓGICAS DA NUTRIÇÃO

15. Brasil. Decreto n. 55.871, de 26 de março de 1965. Estabelece ou dispõe sobre os limites máximos para os contaminantes inorgânicos em alimentos. Diário Oficial da República Federativa do Brasil, Brasília (1965 abr 09); Sec.1, parte 1:3611.

16. Brasil. Portaria n. 685/98, de 26 de agosto de 1998. Estabelece ou dispõe sobre princípios gerais para o estabelecimento de níveis máximos de contaminantes químicos em alimentos. Diário Oficial da República Federativa do Brasil, Brasília (1998 set 24); Sec.1, parte 1:1415-37.

17. Byrne AR, Kosta L. Vanadium in foods and in human body fluids and tissues. Sci Total Environ 1978;10(1):17-30.

18. Byrne AR, Versieck J. Vanadium determination at the ultra-trace element level in biological reference material and serum by radiochemical neutron activation analysis. Biol Trace Elem Res. 1990;26-27:257-63.

19. Calomme MR, Vanden Berghe DA. Supplementation of calves with stabilized orthosilicic acid. Effect on the Si, Ca, Mg, and P concentrations in serum and the collagen concentration in skin and cartilage. Biol Trace Elem Res. 1997;56(2):153-65.

20. Carlisle EM. Silicon: a possible factor in bone calcification. Science. 1970;67(3916):279-80.

21. Carlisle EM. Silicon: as an essential element for the chick. Science. 1972;178(4061):619-21.

22. Carlisle EM. Silicon. In: O'Dell, Boyd L, Sunde RA. Handbook of nutritionally essential minerals. New York: Marcel Dekker; 1997.

23. Cohen HJ, Fridovich I, Rajagopalan KV. Hepatic sulfite oxidase. A functional role for molybdenum. J Biol Chem. 1971;246(2):374-82.

24. Costa M, Davidson TL, Chen H, Ke Q, Zhang P, Yan Y, et al. Nickel carcinogenesis: epigenetics and hypoxia signaling. Mutat Res. 2005;592(1-2):79-88.

25. Dani SU. The arsenic for phosphorus swap is accidental, rather than a facultative one, and the question whether arsenic is nonessential or toxic is quantitative, not a qualitative one. Sci Total Environ. 2011;409(22):4889-90.

26. Das KK, Das SN, Dhundasi SA. Nickel, its adverse health effects & oxidative stress. Indian J Med Res. 2008;128(4):412-25.

27. Denkhaus E, Salnikow K. Nickel essentiality, toxicity, and carcinogenicity. Crit Rev Oncol Hematol. 2002;42(1):35-56.

28. Devirian TA, Volpe SL. The physiological effects of dietary boron. Crit Rev Food Sci Nutr. 2003;43(2):219-31.

29. Días-Gómes NM, Bissé E, Senterre T, Gónzalez-Gónzalis NL, Domenech E, Lindiger G, Epting T, Barros F. Levels of silicon in maternal, cord, and newborn serum and their relation with those of zinc and copper. JPGN. 2017;64(4):605-9.

30. DG Environment European Commission. DG environment, ambient air pollution by As, Cd and Ni compounds. Position Paper. Working Group on Arsenic, Cadmium and Nickel Compounds, 2000.

31. D'Haese PC, Shaheen FA, Huraib SO, Djukanovic L, Polenakovic MH, Spasovski G, et al. Increased silicon levels in dialysis patients due to high silicon content in the drinking water, inadequate water treatment procedures, and concentrate contamination: a multicentre study. Nephrol Dial Transplant. 1995;10(10):1838-44.

32. Domingo JL. Vanadium: a review of the reproductive and developmental toxicity. Reprod Toxicol. 1996;10(3):175-82.

33. Domingo JL, Gómez M, Colomina MT. Oral silicon supplementation: an effective therapy for preventing oral aluminum absorption and retention in mammals. Nutr Clin Care. 2011;69(1):41-51.

34. Easton DF, Peto J, Morgan LG, Metcalfe LP, Usher V, Doll R. Respiratory cancer in Welsh nickel refiners: which nickel compounds are responsible? In: Nieboer E, Nriagu JO, eds. Nickel and human health: current perspectives. New York: Wiley; 1992. p.603-19.

35. Eckert CD. Outros elementos-traço. In: Shills M, Shike M, Ross AC, Caballero B, Cousins RJ. Nutrição moderna na saúde e na doença. 10. ed. Barueri: Manole; 2009. p.351-6.

36. Faelton S. The complete book of minerals for health. Emmaus: Rodale; 1981.

37. FAO/WHO Codex Alimentarius Commission. Position paper on arsenic. 13ª Session Codex Committee on Food Additives and Contaminants, 22-26 Mar. 1999. CX/FAC 99/21. Haia: FAO/WHO; 1998.

ELEMENTOS-TRAÇO

38. FAO/WHO. Codex Alimentarius Commission. Position paper on arsenic. 13ª Session Codex Committee on Food Additives and Contaminants, 9-13 Mar. 1998. CX/FAC 98/23. Haia: FAO/WHO; 1997.
39. Ferguson JF, Gavis J. A review of the arsenic cycle in natural waters. Water Res. 1971;6(11):1259-74.
40. Flora SJS. Arsenic-induced oxidative stress and its reversibility. Free Radic Biol Med. 2011;51(2):257-81.
41. French RJ, Jones PJH. Role of vanadium in nutrition: metabolism, essentiality and dietary considerations. Life Sci. 1992;52(4):339-46.
42. Goldfine AB, Patti ME, Zuberi L, Goldstein BJ, LeBlanc R, Landaker EJ, et al. Metabolic effects of vanadyl sulfate in humans with non-insulin dependent diabetes mellitus: in vivo and in vitro studies. Metabolism. 2000;49(3):400-10.
43. Gropper SS, Smith JL, Groff JL. Ultratrace elements. In: Gropper SS, Smith JL. Advanced nutrition and human metabolism. 5. ed. Belmont: Cengage Learning; 2008.
44. Gruzewska K, Michno A, Pawelczyk T, Bielarczyk H. Essentiality and toxicity of vanadium supplements in health and pathology. J Physiol Pharmacol. 2014;65:603e11.
45. Harland BF, Harden-Williams BA. Is vanadium of human nutritional importance yet? J Am Diet Assoc. 1994;94(8):891-4.
46. Hilal N, Kim GJ, Somerfield C. Boron removal from saline water: a comprehensive review. Desalination. 2011;273(1):23-35.
47. Hirano S, Suzuki KT. Exposure metabolism and toxicity for rare earths and related compounds. Environ Health Perspect. 1996;104(Suppl. 1):85-95.
48. Hott M, de Pollak C, Modrowski D, Marie PJ. Short-term effects of organic silicon on trabecular bone in mature ovariectomised rats. Calcif Tissue Int. 1993;53(3):174-9.
49. Hunt CD. The biochemical effects of physiological amounts of dietary boron. J Trace Elem Exper Med. 1996;9(Suppl. 7):185-215.
50. Hunt CD. One possible role of dietary boron in higher animals and humans. Biol Trace Elem Res. 1998;66(1-3):205-25.
51. Hussain A, Kannan K, Chan HM, Laird B, Al-Amiri H, Dashti B, et al. A comparative assessment of Arsenic risks nad the nutritional benefits of fish comsumption in Kuwait: Arsenic vesrus ômega-3 fatty acids. Arch Environ Contam Toxicol. 2017;72(1):108-18.
52. Imtiaz M, Rizwan S, Xiong S, Li H, Ashraf M, Shahzad SM, et al. Vanadium, recent advancements and research prospects: A review. Environ Int. 2015;80:79-88.
53. Institute of Medicine. DRIs - dietary reference intakes vitamin A, vitamin K, arsenic, boron, chromium, copper, iodine, iron, manganese, molybdenum, nickel, silicon, vanadium, and zinc. Washington, DC: National Academy; 2001.
54. Janicka K, Cempel M. Effect of nickel (II) chloride oral exposure on urinary nickel excretion and some other elements. Pol J Environ Stud. 2003;12(5):563-6.
55. Johnson JL. Prenatal diagnosis of molybdenum cofactor deficiency and isolated sulfite oxidase deficiency. Prenat Diagn. 2008;23(1):6-8.
56. Jugdaohsingh R, Anderson SH, Tucker KL, Elliott H, Kiel DP, Thompson RP, et al. Dietary silicon intake and absorption. Am J Clin Nutr. 2002;75(5):887-93.
57. Jugdaohsingh R, Tucker KL, Qiao N, Cupples LA, Kiel DP, Powell JJ. Dietary silicon intake is positively associated with bone mineral density in men and premenopausal women of the Framingham offspring cohort. J Bone Miner Res. 2004;19(2):297-307.
58. Jugdaohsingh R, Reffitt DM, Oldham C, Day JP, Fifield LK, Thompson RP, et al. Oligomeric but not monomeric silica prevents aluminum absorption in humans. Am J Clin Nutr. 2000;71(4):944-9.
59. Jugdaohsingh R. Silicon and bone health. J Nutr Health Aging. 2007;11(2):99-110.
60. Kasprzak KS, Sunderman FW Jr, Salnikow K. Nickel carcinogenesis. Mutat Res. 2003;533(1-2):67-97.
61. Kelsay JL, Behall KM, Prather ES. Effect of fiber from fruits and vegetables on metabolic responses of human subjects, II. Calcium, magnesium, iron, and silicon balances. Am J Clin Nutr. 1979;32(9):1876-80.
62. Kendrick MJ, May MT, Plishka MJ, Robinson KD. Molybdenum and tungsten in biological systems. In: Kendrick MJ. Metals in biological systems. New York: Ellis Horwood; 1992.

63. Kim MH, Bae YJ, Choi MK, Chung YS. Silicon supplementation improves the bone mineral density of calcium-deficient ovariectomized rats by reducing bone resorption. Biol Trace Elem Res. 2009;128(3):239-47.
64. Kohlmeier M. Nutrient metabolism. Food Science and Technology, International Series. London: Academic Press; 2006.
65. Kot F. Boron sources, speciation and its potential impact on health. Rev Environ Sci Biotechnol. 2009;8(1):3-28.
66. Kovalskiy VV, Yarovaya GA, Shmavonyan DM. Changes of purine metabolism in man and animals under conditions of molybdenum biogeochemical provinces. Zh Obshshch Biol. 1961;22:179-91.
67. Kubo K, Tsukasa N, Uehara M, Izumi Y, Ogino M, Kitano M, et al. Calcium and silicon from bioactive glass concerned with formation of nodules in periodontal-ligament fibroblasts in vitro. J Oral Rehabil. 1997;24(1):70-5.
68. Li Jing, Elberg G, Crans DC, Shechter Y. Evidences for the distinct vanadyl (+4)-dependent activating system for manifesting insulin-like effects. Biochemistry. 1996;35(25):8314-28.
69. Loeper J, Goy-Loeper J, Rozensztajn L, Fragny M. The antiatheromatous action of silicon. Atherosclerosis. 1979;33(4):397-408.
70. Loomis WD, Durst RW. Review: chemistry and biology of boron. Biofactors. 1992;3(4):229-39.
71. Loty C, Sautier JM, Tan MT, Oboeuf M, Jallot E, Boulekbache H, et al. Bioactive glass stimulates in vitro osteoblast differentiation and creates a favorable template for bone tissue formation. J Bone Miner Res. 2001;16(2):231-9.
72. Ma JF, Yamaji N. Functions and transport of silicon in plants. Cell Mol Life Sci. 2008;65(19):3049-57.
73. Macdonald HM, Hardcastle AC, Jugdaohsingh R, Fraser WD, Reid DM, Powell JJ. Dietary silicon interacts with oestrogen to influence bone health: evidence from the Aberdeen Prospective Osteoporosis Screening Study. Bone. 2011;50(3):681-7.
74. Maihara VA, Fávaro DIT. Elementos tóxicos. In: Cozzolino SMF. Biodisponibilidade de nutrientes. 4. ed. Barueri: Manole; 2012.
75. Mandal BK, Suzuki KT. Arsenic round the world: a review. Talanta. 2002;58(1):201-35.
76. Marafante E, Vahter M, Dencker L. Metabolism of arsenocholine in mice, rats and rabbits. Sci Total Environ. 1984;334(3):223-40.
77. Mayne ST, Spungen JH. The US Food and Drug Administration's role in improving nutrition: Labeling and other authorities. Food Composition and Analysis. 2017;1-19.
78. McGrath SP. Chromium and nickel. In: Alloway BJ. Heavy metals in soils. 2. ed. London: Springer; 1995.
79. Meacham S, Karakas A, Wallace A, Altun F. Boron in human health: evidence for dietary recommendations and public policies. Open Miner Process J. 2010;3:36-53.
80. Meacham S. What do we know about boron in relation to human health? In: IV International Boron Symposium, 2009. Eskisehir: Gurup Matbaacilik; 2009. p.533-45.
81. Meeker JD, Rossano MG, Protas B, Diamond MP, Puscheck E, Daly D, et al. Cadmium, lead, and other metals in relation to semen quality: human evidence for molybdenum as a male reproductive toxicant. Environ Health Perspect. 2008;116(11):1473-9.
82. Mitchell WG. Influence of pH on toxicity of vanadium in mice. Proc Soc Exp Biol Med. 1953;84(2):404-5.
83. Mukherjee B, Patra B, Mahapatra S, Banerjee P, Tiwari A, Chatterjee M. Vanadium: an element of atypical biological significance. Toxicol Lett. 2004;150(2):135-43.
84. Nakai M, Watanabe H, Fujiwara C, Kakegawa H, Satoh T, Takada J, et al. Mechanism of insulin-like action of vanadyl sulfate: studies on interaction between rat adipocytes and vanadium compounds. Biol Pharm Bull. 1995;18(5):719-25.
85. Nakashima Y, Kuroiwa A, Nakamura M. Silicon contents in normal, fatty streaks and atheroma of human aortic intima: its relationship with glycosaminoglycans. Br J Exper Pathol. 1985;66(1):123-7.
86. Nechay BR. Mechanisms of action of vanadium. Annu Rev Pharmacol Toxicol. 1984;24:501-24.
87. Ng JC, Wang J, Shraim A. A global health problem caused by arsenic from natural sources. Chemosphere. 2003;52(9):1353-9.

ELEMENTOS-TRAÇO

88. Nielsen FH. Historical and recent aspects of boron in human and animal health. Boron. 2017;2(3):153-60.
89. Nielsen FH. Interactions between essential trace and ultratrace elements. Ann NY Acad Sci. 1980;355:152-64.
90. Nielsen FH. Outros oligoelementos. In: Ziegler EE, Filer Jr JR, eds. Conocimientos atuales sobre nutrición. Washington, DC: ILSI; 1998.
91. Nielsen FH. Boron, manganese, molybdenum and other trace elements. In: Bowman BAB, Russell RM (eds.). Present knowledge in nutrition. 9. ed. Washington, DC: ILSI; 2006.
92. Nielsen FH. Is boron nutritionally relevant? Nutr Rev. 2008;66(4):183-91.
93. Nielsen FH. Micronutrients in parenteral nutrition: boron, silicon, and fluoride. Gastroenterology. 2009;137(Suppl. 5):490S-3S.
94. Nielsen FH. Nickel. In: Frieden E. Biochemistry of the essential ultratrace elements. 3. ed. New York: Plenum; 1984.
95. Nielsen FH. Ultratrace elements in nutrition: current knowledge and speculation. J Trace Elem Exp Med. 1998;11(2-3):251-74.
96. Nielsen FH. Ultratrace minerals. In: Shils ME, Shike M, Olson J, eds. Modern nutrition in health and disease. 9. ed. Baltimore: Lippincott Williams & Wilkins; 1999.
97. Nielsen FH. Vanadium in mammalian physiology and nutrition. Metal Ions Biol Syst. 1995;31:543-73.
98. Novotny JA, Turlund JR. Molybdenum intake influences molybdenum kinetics in men. J Nutr. 2007;137(1):37-42.
99. Novotny JA, Turlund JR. Molybdenum kinetics in humans differs during depletion and repletion. J Nutr. 2006;136(4):953-7.
100. Novotny JA. Molybdenum nutriture in humans. J Evid Based Compl Altern Med. 2011;16(3):164-8.
101. Palacios C. The role of nutrients in bone health, from A to Z. Crit Rev Food Sci Nutr. 2006;46(8):621-8.
102. Penland JG. The importance of boron nutrition for brain and physiological function. Biol Trace Elem Res. 1998;66(1-3):299-317.
103. Pennington JA, Jones JW. Molybdenum, nickel, cobalt, vanadium, and strontium in total diets. J Am Diet Assoc. 1987;87(12):1644-50.
104. Per H, Gümüs, H, Ichida K, Cag-layan O, Kumandas, S. Molybdenum cofactor deficiency: clinical features in a Turkish patient. Brain Dev. 2007;29(9):365-68.
105. Poucheret P, Verma S, Grynpas MD, McNeill JH. Vanadium and diabetes. Mol Cell Biochem. 1998;188(1-2):73-80.
106. Ragsdale SW. Nickel and the carbon cycle. J Inorg Biochem. 2007;101(11-12):1657-66.
107. Ragsdale SW. Nickel-based enzyme systems. J Biol Chem. 2009;284(28):18571-5.
108. Rajagopalan KV. Molybdenum: an essential trace element in human nutrition. Ann Rev Nutr. 1988;8:401-27.
109. Reffitt DM, Ogston N, Jugdaohsingh R, Cheung HF, Evans BA, Thompson RP, et al. Orthosilicic acid stimulates collagen type 1 synthesis and osteoblastic differentiation in human osteoblast--like cells in vitro. Bone. 2003;32(2):127-35.
110. Reffitt DM, Jugdaohsingh R, Thompson RP, Powell JJ. Silicic acid: its gastrointestinal uptake and urinary excretion in man and effects on aluminium excretion. J Inorg Biochem. 1999;76(2):141-7.
111. Rehder D. Structure and function of vanadium compounds in living organisms. Biometals. 1992;5(1):3-12.
112. Richert DA, Westerfeld WW. Isolation and identification of the xanthine oxidase factor as molybdenum. J Biol Chem. 1953;203(2):915-23.
113. Rico H, Gallego-Lago JL, Hernández ER, Villa LF, Sanchez-Atrio A, Seco C, et al. Effect of silicon supplement on osteopenia induced by ovariectomy in rats. Calcif Tissue Int. 2000;66(1):53-5.
114. Robberecht H, Van Cauwenbergh R, Van Vlaslaer V, Hermans N. Dietary silicon intake in Belgium: sources, availability from foods, and human serum levels. Sci Total Environ. 2009;407(16):4777-82.

390 BASES BIOQUÍMICAS E FISIOLÓGICAS DA NUTRIÇÃO

115. Robberecht H, van Dyck K, Bosscher D, van Cauwenbergh R. Silicon in foods: content and bio-availability. Int J Food Prop. 2008;28(3):638-45.
116. Roberts RS, Julian JA, Jadon N, Muir DCF. Cancer mortality in Ontario nickel workers. In: Nieboer E, Nriagu JO (eds.). Nickel and human health: current perspectives. New York: Wiley; 1992. p.629-48.
117. Rondeau V, Jacqmin-Gadda H, Commenges D, Helmer C, Dartigues JF. Aluminum and silica in drinking water and the risk of Alzheimer's disease or cognitive decline: findings from 15-year follow-up of the PAQUID cohort. Am J Epidemiol. 2009;169(4):489-96.
118. Roshchin AV, Ordzhonikidze EK, Shalganova IV. Vanadium – toxicity, metabolism, carrier state. J Hyg Epidemiol Microbiol Immunol. 1980;24(4):377-83.
119. Saldanha LF, Gonick HC, Rodriguez HJ, Marmelzat JA, Repique EV, Marcus CL. Silicon-related syndrome in dialysis patients. Nephron. 1997;77(1):48-56.
120. Samman S, Naghii MR, Lyons Wall PM, Verus AP. The nutritional and metabolic effects of boron in humans and animals. Biol Trace Elem Res. 1998;66(1-3):227-35.
121. Schaumlöffel D. Nickel species: analysis and toxic effects. J Trace Elem Med Biol. 2012;26(1):1-6.
122. Schiano A, Eisinger F, Detolle P, Laponche AM, Brisou B, Eisinger J. Silicium, tissu osseux et immunité. Rev Rhum Mal Osteoartic. 1979;46(7-9):483-6.
123. Schwarz K, Milne DB. Growth-promoting effects of silicon in rats. Nature. 1972;239(5371):333-4.
124. Schwarz K. Silicon, fibre, and atherosclerosis. Lancet. 1977;1(8009):454-7.
125. Seaborn CD, Nielsen FH. Silicon deprivation decreases collagen formation in wounds and bone, and ornithine transaminase enzyme activity in liver. Biol Trace Elem Res. 2002;89(3):251-61.
126. Seaborn CD, Nielsen FH. Silicon: a nutritional beneficence for bones, brains and blood vessels? Nutrition Today. 1993;28(4):13-8.
127. Seilkop SK, Oller AR. Respiratory cancer risks associated with low-level nickel exposure: an integrated assessment based on animal, epidemiological, and mechanistic data. Regul Toxicol Pharmacol. 2003;37(2):173-90.
128. Shümann K. Dietary reference intakes for trace elements revisited. J Trace Elem Med Biol. 2006;20(1):59-61.
129. Silva AGHAL, Cozzolino SMF. Molibdênio. In: Cozzolino SMF. Biodisponibilidade de nutrientes. 4. ed. Barueri: Manole; 2012. p.837-44.
130. Silva AGH, Cozzolino SMF. Boro. In: Cozzolino SMF. Biodisponibilidade de nutrientes. 4. ed. Barueri: Manole; 2011.
131. Sjöberg S. Silica in aqueous environments. J Non Cryst Solids. 1996;196(1-3):51-7.
132. Sommers MA. The history of silicon. In: Sommers MA. Silicon. New York: The Rosen Publishing Group; 2008.
133. Sparrow G. Silicon. New York: Marshall Cavendish; 2004.
134. Sripanyakorn S, Jugdaohsingh R, Thompson RPH, Powell JJ. Dietary silicon and bone health. Nutr Bull. 2005;30(3):222-30.
135. Sripanyakorn S, Jugdaohsingh R, Dissayabutr W, Anderson SHC, Thompson RPH, Powell JJ. The comparative absorption of silicon from different foods and food supplements. Br J Nutr. 2009;102(6):825-34.
136. Stimola A. What is nickel? In: Stimola A. Nickel. New York: The Rose Publishing Group; 2007.
137. Tallkvist J, Tjälve H. Effect of dietary iron-deficiency on the disposition of nickel in rats. Toxicol Lett. 1997;92(2):131-8.
138. Tallkvist J, Bowlus CL, Lönnerdal B. Effect of iron treatment on nickel absorption and gene expression of the divalent metal transporter (DMT1) by human intestinal caco-2 cells. Pharmacol Toxicol. 2003;92(3):121-4.
139. Thomas J. Silicon. New York: Marshall Cavendish; 2001.
140. Thompson KH, Leichter J, McNeil JH. Studies of vanadyl sulfate as a glucose-lowering agent in *STZ* diabetic rats. Biochem Biophys Res Commun. 1993;197(3):1549-55.
141. Thornton I. Sources and pathways of arsenic in the geochemical environment: health implications. Geological Society Special Publication. 1996;113:153-61.
142. Tseng CH. The potential biological mechanisms of arsenic-induced diabetes mellitus. Toxicol Appl Pharmacol. 2004;197(2):67-83.

143. Turlund JR, Keyes WR, Peiffer GL. Molybdenum absorption, excretion, and retention studied with stables isotopes in young men at five intakes of dietary molybdenum. Am J Clin Nutr. 1995;62(4):790-6.
144. Turlund JR, Weaver CM, Kim SK, Keyes WR, Gizaw Y, Thompson KH. Molybdenum absorption and utilization in humans from soy and kale intrinsically labeled with stable isotopes of molybdenum. Am J Clin Nutr. 1999;69(6):1217-23.
145. Uthus EO, Nielsen FH. Spurenelement (trace element) Symposium: molybdenum, vanadium and other trace elements. Jena: Friedrich-Schiller Universitat; 1989.
146. Vahter M, Marafante E, Dencker L. Metabolism of arsenobetaine in mice, rats and rabbits. Sci Total Environ. 1983;30:197-211.
147. Van Dyck K, Robberecht H, van Cauwenbergh R, van Vlaslaer V, Deelstra H. Indication of silicon essentiality in humans: serum concentrations in Belgian children and adults, including pregnant women. Biol Trace Elem Res. 2000;77(1):25-32.
148. Veldman A, Santamaria-Araujo JA, Sollazzo S, Pitt J, Gianello R, Yaplito-Lee J, et al. Successful treatment of molybdenum cofactor deficiency type A with cPMP. Pediatrics. 2010;125(5):1249-54.
149. Villa-Bellosta R, Sorribas V. Arsenate transport by sodium/phosphate cotransporter type IIb. Toxicol Appl Pharmacol. 2010;247(1):36-40.
150. Voet D, Voet JG. Biochemistry. 4. ed. New York: Wiley; 2004.
151. Vyscocil A, Viau C. Assessment of molybdenum toxicity in humans. J Appl Toxicol. 1999;19(3):185-92.
152. Walravens PA, Moure-Eraso R, Solomons CC, Chappell WR, Bentley G. Biochemical abnormalities in workers exposed to molybdenum dust. Arch Environ Health. 1979;34(5):302-8.
153. Yang J, Teng Y, Wu J, Chen H, Wang G, Song L, et al. Current status and associated human health risk of vanadium in soil in China. Chemosphere. 2016;16:31778-7.
154. Yusuf M, Fariduddin Q, Hayat S, Ahmad A. Nickel: an overview of uptake, essentiality and toxicity in plants. Bull Environ Contam Toxicol. 2011;86(1):1-17.

18

Vitamina A

BRUNA ZAVARIZE REIS
LUCIA YUYAMA
LINA YONEKURA
JAIME PAIVA LOPES AGUIAR

ANDERSON SANTOS SOUZA
ADRIANA ENRICONI
MYRIAN ABECASSIS FABE
KALINY DE SOUZA LIRA

INTRODUÇÃO

A vitamina A é um micronutriente essencial ao organismo humano e de outros vertebrados, cuja função fisiológica mais conhecida é no processo visual, com participação no grupo prostético das opsinas, proteínas sensíveis à luz na retina, sendo a cegueira noturna um dos primeiros sintomas de sua deficiência. Outras funções fisiológicas da vitamina A relacionam-se à integridade dos tecidos epiteliais, à síntese de algumas glicoproteínas, à produção de muco e à resistência às infecções mediada pela ação moduladora da resposta imune. Esta vitamina também age como reguladora e moduladora do crescimento, da diferenciação e da proliferação celular, na regulação da expressão gênica, na reprodução e no desenvolvimento embrionário.[2,21,28,43]

O termo vitamina A é empregado genericamente para todos os derivados de betaionona (exceto retinoides, cujo termo é provitamina A) que possuam atividade biológica do retinol todo-*trans* ou que estejam correlacionados de modo estrutural a ele. A vitamina A e seus derivados pertencem a uma classe de compostos relacionados de forma estrutural denominada retinoides. Este grupo inclui compostos naturais e sintéticos,[28] e apresenta estrutura de 20 carbonos com um anel cicloexenil substituído (betaionona) e uma cadeia lateral tetraênica com um grupo hidroxila (retinol todo-trans), um aldeído (retinal), um ácido carboxílico (ácido retinoico) ou um éster (éster de retinila), no carbono 15, que apresentam atividade biológica de retinol[28] (Figura 18.1). A fórmula empírica do retinol é $C_{20}H_{30}O$ e contém, em sua estrutura química, o anel betaionona ligado a uma estrutura terpênica.

A vitamina A é encontrada na natureza na forma livre ou esterificada em alimentos de origem animal e em um pequeno número de bactérias. Em sua forma livre, de retinol, é quimicamente instável e não é encontrada em grande quantidade em alimentos e tecidos; nestes, está presente na forma de ésteres, sobretudo o palmitato de retinila. As formas retinal e ácido retinoico podem ocorrer nos alimentos em pequenas quantidades, geralmente na configuração todo-*trans*. Há outra forma de vitamina A pré-formada, o 3-de-hidrorretinol (também chamado de vitamina A$_2$), que é encontrada em peixes de água doce e anfíbios. Ela pode ser reduzida para retinol *in vivo* e apresenta cerca de 30 a 40% da atividade biológica do retinol (vitamina A$_1$).

Nos alimentos de origem vegetal, são encontradas as provitaminas A ou os carotenoides. Dos 600 carotenoides presentes na natureza, menos de 10% são fontes potenciais de vitamina A, destacando-se o betacaroteno, quantitativamente o mais importante, além dos alfa e gama carotenos e da criptoxantina (Figura 18.2).

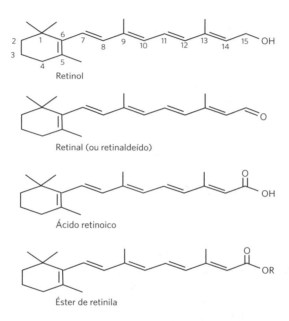

Figura 18.1 Estruturas de retinoides com atividade de vitamina A.

Para que os retinoides sejam coletivamente chamados de provitamina A, devem possuir pelo menos um anel betaionona insubstituível. Na atualidade, vários estudos têm mostrado que alguns carotenoides apresentam atividade antioxidante e, portanto, podem ser importantes do ponto de vista nutricional, não apenas em razão das funções como precursores de vitamina A.

Mesmo com a descoberta da vitamina A, em 1913, por dois grupos independentes de pesquisadores[41], há várias questões a serem discutidas no âmbito do metabolismo de retinoides, bem como em relação a seus efeitos terapêuticos. O grande desafio é a importante tarefa de desenvolver estratégias e ações eficientes para o controle adequado e a prevenção da hipovitaminose A.

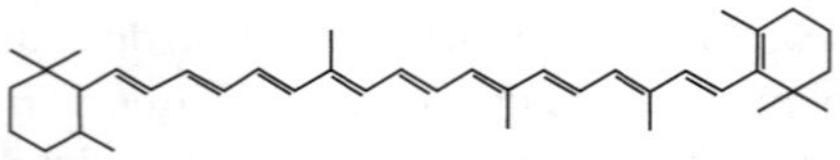

Betacaroteno

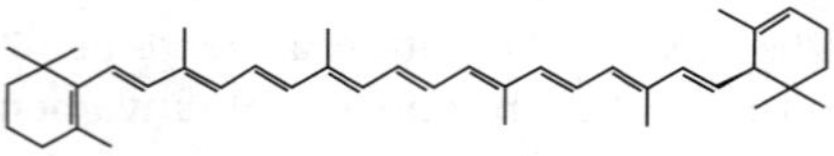

Alfacaroteno

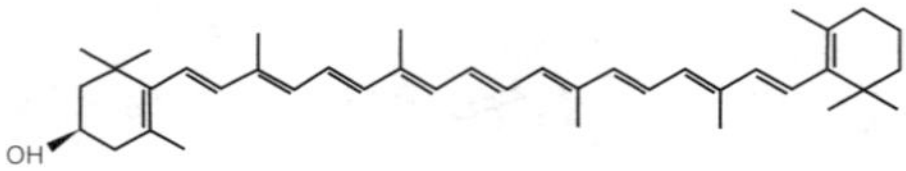

Betacriptoxantina

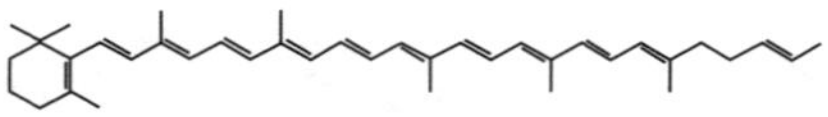

Gamacaroteno

Figura 18.2 Estrutura dos carotenoides com atividade de provitamina A.

IMPORTÂNCIA BIOLÓGICA

Ácido retinoico

A grande importância da vitamina A no binômio saúde-doença pode ser evidenciada entre as inúmeras funções emergentes atribuídas ao ácido retinoico, como sua participação no desenvolvimento de tecidos e órgãos. Além das funções na visão, a vitamina A está relacionada com muitos processos fisiológicos, como proliferação e diferenciação celular, espermatogênese, desenvolvimento fetal, resposta imunológica, paladar, audição, apetite e crescimento. O ácido retinoico é inativo na manutenção da reprodução e no ciclo visual, mas promove o crescimento e a diferenciação celular, enquanto o retinol é essencial para a fertilidade de animais. O mecanismo de ação na diferenciação celular foi esclarecido com a descoberta de seu primeiro receptor, o RAR--alfa1 (receptor de ácido retinoico alfa 1), o qual mostra que o fator de transcrição nuclear pode ser ativado por meio do ácido retinoico todo-*trans*. No total, foram identificados seis receptores de retinoides RAR e RXR, pertencendo à superfamília de receptores nucleares de hormônios.

Há duas famílias de receptores nucleares de retinoides. A primeira a ser caracterizada liga ácido retinoico e foi chamada de RAR. Há três tipos: proteínas alfa, beta e gama--RAR. Não se sabe quando foi descoberto o ligante fisiológico para a segunda família de receptores retinoides e, portanto, ela foi chamada de RXR (receptores de retinoides desconhecidos). Os RXR também ocorrem nas formas alfa, beta e gama. Sabe-se, atualmente, que o RXR liga apenas ácido retinoico 9-cis, enquanto o RAR liga tanto ácido retinoico todo-*trans* como 9-cis. Na ligação com o ácido retinoico, os receptores sofrem dimerização e ativação, ligando-se, então, aos elementos responsivos a hormônios no

DNA. Os receptores existem sob diversas formas, não apenas como homodímeros RAR e RXR, mas também como heterodímeros RAR-RXR.

Os RXR podem formar heterodímeros com os receptores de calcitriol e de hormônio da tireoide, bem como com pelo menos duas outras proteínas dedos de zinco, para os quais ligantes fisiológicos ainda não foram identificados, que são os receptores *chicken ovalbumin upstream promoter-transcription factor* (COUP) e os receptores ativados por proliferador de peroxissomo (PPAR).[52] Da mesma forma que para outros receptores hormonais ativos, essas são proteínas dedos de zinco. A expressão de grande variedade de genes é modulada pela vitamina A. Entre os genes regulados por essa vitamina, estão os que codificam a queratina, o colágeno e a colagenase, todos importantes para o cito-esqueleto e para a matriz extracelular, e os que codificam a fosfatase alcalina, os ativa-dores de plasminogênio e o fator de crescimento da epiderme.

Vitamina A no ciclo visual

A vitamina A (11-cis-retinal) é um componente dos pigmentos visuais de cones e bastonetes, situados na retina, porção dos olhos sensível à luz. Os cones são responsáveis pela visão das cores em luminosidade intensa e os bastonetes, principalmente, pela visão em luminosidade baixa e no escuro. A rodopsina, pigmento visual dos bastonetes na retina, consiste no 11-cis-retinal ligado de modo específico à proteína opsina. Quando a luz atinge o pigmento visual, ocorre a isomerização da dupla ligação 11-cis e a disso-ciação do complexo rodopsina, dando origem à opsina e ao retinal-trans, que é inativo na síntese da rodopsina. O retinal-trans inativo, pela ação da retinal redutase na presen-ça da nicotinamida adenina dinucleotídeo reduzida (NADH), transforma-se em retinol--trans, também inativo na síntese da rodopsina. Com o retinol-trans na circulação, a retina capta o retinol 11-cis, que é oxidado a retinal 11-cis por ação reversiva da reduta-se retinêmica na presença de nicotinamida adenina dinucleotídeo (NAD). O retinal 11-cis une-se, então, à opsina, ressintetizando a rodopsina. Nos processos de desintegração da rodopsina e isomerização do retinol, há liberação de energia, que ativa o nervo óptico e resulta na excitação nervosa que propicia a visão. Portanto, o 11-cis-retinaldeído é a forma mais importante para a iniciação do ciclo visual. Quando há diminuição do retinol circulante, a reconstituição da rodopsina torna-se mais lenta, provocando, em última instância, cegueira noturna, a alteração funcional mais grave decorrente da hipovitami-nose A.

Vitamina A e resposta imune

A vitamina A é um dos principais nutrientes com ação imunomoduladora, e influen-cia tanto o sistema imune inato quando o adaptativo. Os metabólitos desta vitamina podem afetar as funções gerais dos linfócitos, como proliferação de células B e ativação e proliferação de células T.[14,42] O ácido retinoico aumenta a citotoxicidade e a proliferação de células T, além de promover a diferenciação de células T-*helper*-2 (T_H2) e potencializar o desenvolvimento de células T_{Reg}.[42] Na presença de estímulos inflamatórios, como o fator de necrose tumoral alfa (TNF-alfa), o ácido retinoico aumenta a maturação das células dendríticas e a capacidade de apresentação de antígenos, sendo ambos os efeitos mediados por receptores RXR.[19]

Alguns estudos associam a deficiência em vitamina A ao aumento de doenças infecciosas, como tuberculose,[47] asma e distúrbios alérgicos.[13] Entretanto, os efeitos da suplementação com vitamina A na redução do risco de tais doenças ainda são controversos e parecem ser diferentes de acordo com o sexo.[29]

ASPECTOS FISIOLÓGICOS: DIGESTÃO, ABSORÇÃO, TRANSPORTE, METABOLISMO E EXCREÇÃO

Vitamina A

A vitamina A pré-formada e os retinoides são substâncias lipossolúveis e, portanto, dependem da ingestão concomitante de lipídios para que sejam adequadamente absorvidos. Primeiro, ocorre a ruptura mecânica e enzimática da matriz alimentar na boca, no estômago e no duodeno, com liberação das moléculas de ésteres de retinila ou carotenoides, as quais, por sua vez, são incorporadas às gotículas de lipídios em emulsão no estômago (Figura 18.3). Com a ação das lipases gástricas e, posteriormente, das lipases pancreáticas e dos sais biliares secretados no duodeno, ocorre a formação de micelas mistas compostas por sais biliares e produtos da hidrólise de lipídios, que são responsáveis pela solubilização de nutrientes lipossolúveis no lúmen intestinal. Ésteres de retinila são hidrolisados pelas lipases pancreáticas no duodeno, pela fosfolipase B na superfície das células da mucosa intestinal e pelas hidrolases de ésteres de retinila no intestino.[50]

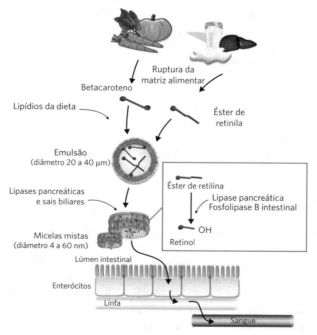

Figura 18.3 Digestão, absorção e metabolismo de vitamina A.
Fonte: adaptada de Yonekura e Nagao.[67]

O retinol livre, em concentrações fisiológicas, é absorvido via transportadores STRA6 (*stimulated by retinoic acid gene 6 protein homolog*)[31] e RBPR2 (*retinol binding protein receptor 2*),[1] porém, em concentrações farmacológicas, é absorvido por difusão simples.[12,23] No interior dos enterócitos, o retinol se liga à proteína CRBP-II (*cellular retinol binding protein type-II*), é reesterificado pela ação da enzima LRAT (*lecitin-retinol acil transferase*) e secretado como componente dos quilomícrons no sistema linfático (Figura 18.3).[48]

Os quilomícrons seguem pelo duto torácico e entram na circulação sanguínea, na qual exercem a função de carreadores de ácidos graxos (na forma de triacilgliceróis) e de retinol para os diversos tecidos periféricos[64] até o ponto em que ficam depletados em triacilgliceróis e passam a ser chamados de quilomícrons remanescentes.[22,23]

Os ésteres de retinila dos quilomícrons remanescentes entram no fígado pela veia porta e são captados, por meio de receptores específicos, pelas células do parênquima hepático, nas quais são hidrolisados a retinol, que, então, se une à apo-RBP para que seja secretado (Figura 18.4) ligado à RBP4 ou esterificado como éster de retinila associado ao quilomícron remanescente.[53] Quando as reservas hepáticas da vitamina são adequadas, a maior parte do retinol recém-ingerido é transferida para as células estreladas hepáticas (HSC) e armazenada como ésteres de retinila.[24,33]

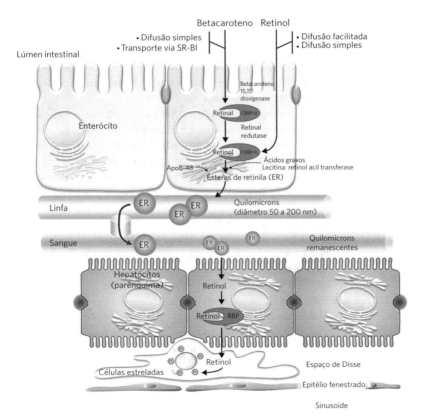

Figura 18.4 Absorção e metabolismo da vitamina A e do betacaroteno.
Fonte: adaptada de Yonekura e Nagao.[67]

O fígado é o principal local do metabolismo e do armazenamento de retinoides no organismo.[7] Há dois tipos de células hepáticas importantes para esses processos: as células do parênquima (também conhecidas como hepatócitos) e as células estreladas, ou células de Ito, que armazenam gorduras no espaço entre os capilares e os hepatócitos (células perissinusoidais). Os hepatócitos compreendem cerca de 66% das células do fígado e contêm 90% da massa de proteína total.[16] As HSC são relativamente muito menores e menos abundantes, compreendendo apenas 6 a 8% de células no fígado e contendo 1% de proteína hepática.[16] É bem estabelecido que os hepatócitos estão envolvidos de forma central na captação e no processamento de retinol no fígado, e que desempenham papel fundamental no armazenamento do retinoide hepático.

A vitamina A é armazenada sobretudo no fígado, na ordem de 50 a 80% do seu total no organismo. Normalmente, essa reserva é suficiente para vários meses. O éster predominante nas células estreladas é o palmitato de retinila (76 a 82%), com pequena proporção de estearato (9 a 12%), oleato (5 a 7%) e linoleato (3 a 4%), o que reflete o padrão de ácidos graxos da alimentação.

A mobilização da vitamina A dos estoques hepáticos ocorre por meio da hidrólise dos ésteres de retinila, seguida da associação do retinol resultante com a RBP4 e com a transtirretina (TTR) e do transporte na circulação na forma de complexo retinol-RBP4--TTR, ou como ésteres de retinila esterificados associados a quilomícrons remanescentes.[7] Na circulação, o complexo retinol-RBP4-TTR é facilmente reconhecido pelos receptores STRA6 situados na superfície das células com maior afinidade pela RBP4, captando o retinol da circulação pelo processo de endocitose.[31,54] Embora a RBP4 também possa se ligar ao ácido retinoico *in vitro*, o ácido retinoico liberado para a circulação pelo fígado é transportado ligado à albumina.

A secreção da RBP4-TTR ocorre apenas na forma *holo*, ou seja, após ligar-se ao retinol. Portanto, quando as reservas hepáticas dessa vitamina estão baixas, ocorre acúmulo de RBP no fígado. Esse estado carencial em retinol é a base fundamental das provas de resposta relativa a uma dose (RDR), na qual o palmitato de retinila administrado via oral pode ser rapidamente liberado para a circulação na forma de retinol-RBP4-TTR, um complexo proteico de alto peso molecular que é capaz de reduzir a perda do retinol no filtrado glomerular.[7]

A RBP4 pertence à família das lipocalinas, que compreende as proteínas com função de transporte.[34] É a proteína transportadora de retinol na circulação, ou seja, do fígado para os tecidos periféricos. Embora os estudos clínicos sejam conflitantes, há evidências de que a RBP4 possa ser caracterizada como uma possível adipocina, o que pode se associar à obesidade e suas comorbidades, em especial a resistência à insulina, o diabete tipo 2 e certos componentes da síndrome metabólica.[32]

Após a captação do retinol do complexo RBP4-TTR, a apo-RBP é filtrada nos glomérulos. Pequena quantidade pode ser perdida na urina, mas a maioria é reabsorvida nos túbulos renais proximais e é catabolizada por hidrolases dos lisossomos. Essa parece ser a principal via para o catabolismo da RBP4; a apoproteína não é reciclada.[40,44]

O retinol captado pelos receptores de superfície da célula se liga a uma RBP intracelular, encontrada em muitos tecidos. Neles, com exceção da retina, o retinol é oxidado para retinaldeído e, depois, para ácido retinoico por meio da ação da álcool desidrogenase e da retinol desidrogenase. O ácido retinoico também é captado do plasma por uma proteína ligadora de ácido retinoico intracelular encontrada em vários tecidos, mas não em músculos, rins, intestino delgado, fígado, pulmões ou baço.[10]

Betacaroteno e outros retinoides com atividade provitamina A

O betacaroteno e os outros retinoides com atividade provitamínica A são absorvidos por difusão simples e por transporte via SR-BI *(scavenger receptor B type I)*,[60] e hidrolisados no interior das células da mucosa intestinal pela betacaroteno 15,15'-dioxigenase, gerando retinal, que é logo complexado pela CRBP-II. O complexo retinal--CRBP-II é reduzido a retinol-CRBP-II pela retinal redutase e esterificado pela LRAT (Figura 18.3).[67]

Os ésteres de retinila formados são secretados pelos enterócitos junto aos ésteres de retinol provenientes da alimentação. A quebra oxidativa central do betacaroteno origina duas moléculas de retinaldeído. Entretanto, como verificado anteriormente, a atividade biológica do betacaroteno na base molar é consideravelmente mais baixa que a do retinol, e não duas vezes maior como seria esperado. A maior ou a menor absorção de betacaroteno depende da integridade da matriz alimentar das plantas, do conteúdo de gordura da alimentação, da ingestão de carotenos e da adequação das reservas de vitamina A.

Nos últimos anos, vários estudos mostraram o envolvimento de proteínas transportadoras/receptoras na absorção de lipídios e no metabolismo de lipoproteínas. Dados experimentais obtidos de células[11,12] e de animais *knockout* para alguns genes[60] apontam para o envolvimento do receptor SR-BI na captação de retinoides pelos enterócitos.[67] Em humanos, constatou-se que as concentrações plasmáticas de betacaroteno, de alfacaroteno e de betacriptoxantina estão associadas a polimorfismos no gene que codifica o receptor SR-BI.[3] A existência de um mecanismo de absorção de retinoides via proteína transportadora pode ser a explicação para a grande variabilidade interindividual nas respostas plasmáticas após a ingestão desses compostos.

FONTES ALIMENTARES, BIODISPONIBILIDADE E RECOMENDAÇÕES DE INGESTÃO

Fontes de vitamina A

Considerando que a vitamina A não é sintetizada pelo organismo humano, ela deve ser obtida por meio de uma alimentação que seja fonte dessa substância.[39] A vitamina A pré-formada é encontrada quase exclusivamente em produtos de origem animal, como leite humano, fígado, óleos de peixe, gema de ovo, leite integral e produtos lácteos. Os carotenoides com atividade provitamina A são encontrados em hortaliças de folhas verde-escuras (p. ex., espinafre, amaranto, couve-manteiga), hortaliças alaranjadas (p. ex., abóbora e cenoura) e frutas não cítricas amarelo-alaranjadas (p. ex., mamão e manga)[4] (Tabela 18.1).

400 BASES BIOQUÍMICAS E FISIOLÓGICAS DA NUTRIÇÃO

Tabela 18.1 Equivalentes de atividade de retinol (μg RAE/100 g) em alimentos brasileiros

Alimento	Vitamina A (μg RAE/100 g)
Abóbora-menina	554
Acerola	109
Agrião	229
Cenoura crua	375
Couve-manteiga	342
Espinafre	229
Fígado bovino grelhado	14.574
Goiaba	100
Mamão formosa	94
Manga Haden	81

RAE: equivalentes de atividade de retinol.
Fontes: TACO;[57] Rodriguez-Amaya et al.[50]

Biodisponibilidade

A forma de obtenção da vitamina A, em geral, varia de acordo com o nível de desenvolvimento dos países. Por exemplo, em países desenvolvidos, os carotenoides com atividade provitamínica A respondem por aproximadamente 30% da ingestão diária da vitamina, sendo o restante consumido na forma de vitamina A pré-formada, a partir de alimentos de origem animal. Esse cenário se inverte em países em desenvolvimento, com os carotenoides presentes em frutas e hortaliças fornecendo a maior parte (> 70%) da vitamina A.[58]

De maneira geral, sabe-se que o retinol apresenta alta biodisponibilidade (entre 70 a 90%) por ser ligado a lipídios e por conseguir atravessar com facilidade as membranas celulares, enquanto os carotenoides provitamina A apresentam baixa biodisponibilidade (cerca de 9 a 22%). A biodisponibilidade dos carotenoides e a sua bioconversão em retinol são influenciadas por diversos fatores, com destaque para a matriz alimentar, o método de preparo ou processamento e a presença de outros componentes na alimentação (p. ex., a gordura aumenta, enquanto a fibra alimentar diminui a biodisponibilidade dos carotenoides).[58]

A matriz alimentar pode ter influência importante na bioconversão dos carotenoides em retinol. Por exemplo, espinafre e cenoura cozidos e amassados têm taxas de bioconversão de betacaroteno em vitamina A diferentes, 21:1 e 15:1, respectivamente, sobretudo por causa da localização do betacaroteno nessas plantas. Nas folhas de espinafre, o composto encontra-se na forma de proteínas de pigmentação nos cloroplastos, ao passo que, na cenoura, encontra-se na forma de cristal nos cromoplastos.[50] O betacaroteno presente em algumas variedades de arroz apresenta biodisponibilidade e taxa de conversão em vitamina A altas, visto que esse alimento tem matriz alimentar simples e facilmente digerível. Além disso, a razão de conversão pode ser influenciada pela quantidade de vitamina A pré-formada presente na alimentação, sendo menos eficiente quando a vitamina é ingerida a partir de outras fontes alimentares.[58]

A quantidade de gordura ingerida influencia a taxa de bioconversão do betacaroteno em vitamina A, considerando a lipossolubilidade da vitamina. Vegetais amarelos e folho-

VITAMINA A   401

sos verde-escuros necessitam de uma quantidade mínima de gordura (2,4 g por refeição) para que os carotenoides sejam bem absorvidos e para melhorar o *status* do indivíduo em relação à vitamina A.[49]

Além disso, importantes variações na taxa de bioconversão do betacaroteno em vitamina A são relacionadas a diferenças genéticas individuais. O gene que codifica a enzima betacaroteno 15,15'-monoxigenase (BCMO1), responsável pela bioconversão do betacaroteno em retinol, é polimórfico, o que pode contribuir para um fenótipo alterado. A combinação de alguns dos polimorfismos encontrados nesse gene pode reduzir a atividade da enzima em aproximadamente 60%, além de favorecer acúmulo importante de betacaroteno plasmático.[58]

Recomendações de vitamina A

Equivalentes de retinol

A vitamina A contida nos alimentos é expressa em termos de equivalentes de atividade de retinol (RAE), ou seja, a soma das vitaminas provenientes do retinol pré-formado e dos retinoides. Por causa da baixa absorção dos carotenos e da clivagem incompleta para gerar retinol, é geralmente aceito que 12 µg de betacaroteno sejam equivalentes a 1 µg de retinol ou a um RAE, e que 24 µg de outros retinoides sejam equivalentes a 1 µg de retinol (Tabela 18.2).[28] A absorção e a oxidação do caroteno variam de acordo com a ingestão.

Tabela 18.2   Fatores de conversão em equivalentes de retinol

1 equivalente de atividade de retinol (RAE)
= 1 µg de retinol todo-*trans*
= 12 µg de betacaroteno todo-*trans*
= 24 µg de outras provitaminas A
1 UI de atividade de vitamina A
= 0,3 µg RAE
= 0,3 µg de retinol todo-*trans*
= 3,6 µg de betacaroteno todo-*trans*
= 7,2 µg de outras provitaminas A

Fonte: Institute of Medicine.[28]

Na Tabela 18.3 estão apresentados os valores atualmente propostos pelos Estados Unidos e pelo Canadá para a ingestão de vitamina A (*Dietary Reference Intakes* – DRI).[28]

Tabela 18.3   Recomendações de ingestão para vitamina A e limites superiores toleráveis de ingestão (UL)

Estágio de vida	EAR (µg RAE/dia)	RDA (µg RAE/dia)	UL (µg/dia)*
Lactentes			
0-6 meses	–	400 µg/dia (AI)	600
7-12 meses	–	500 µg/dia (AI)	600
Crianças			
1-3 anos	210	300	600
4-8 anos	275	400	900

▶

Estágio de vida	EAR (mg RAE/dia)	RDA (mg RAE/dia)	UL (mg/dia)*
Homens			
9-13 anos	445	600	1.700
14-18 anos	630	900	2.800
19 a > 70 anos	625	900	3.000
Mulheres			
9-13 anos	420	600	1.700
14-18 anos	485	700	2.800
19 a > 70 anos	500	700	3.000
Gestação			
≤ 18 anos	530	750	2.800
19-50 anos	550	770	3.000
Lactação			
≤ 18 anos	885	1.200	2.800
19-50 anos	900	1.300	3.000

RAE: equivalente de atividade de retinol. 1 μg RAE = 1 μg retinol, 12 μg betacaroteno e 24 μg alfacaroteno ou betacriptoxantina.

AI: ingestão adequada; EAR: necessidade média estimada; RDA: ingestão dietética recomendada; UL: limite superior tolerável de ingestão.

* Vitamina A pré-formada.

Fonte: Institute of Medicine.[28]

DEFICIÊNCIA E TOXICIDADE

Deficiência

A OMS estima que, a cada ano, entre 250 e 500 mil crianças em idade pré-escolar perdem a visão, parcial ou totalmente, pela falta de vitamina A, e dois terços delas morrem dentro de poucos meses após ficarem cegas.[62] A deficiência em vitamina A é um dos maiores problemas de nutrição e saúde pública em diversos países, e afeta cerca de 190 milhões de indivíduos no mundo. Globalmente, pelo menos 40 milhões de pré-escolares estão deficientes em vitamina A, e cerca de 13,8 milhões apresentam sinais de danos oculares (xeroftalmia) como resultado dessa deficiência. A deficiência em vitamina A é a causa mais comum de cegueira que pode ser prevenida em crianças. A deficiência crônica em vitamina A ainda é um dos problemas nutricionais mais resistentes nos países em desenvolvimento e, provavelmente, a causa mais importante a ser combatida para a prevenção da cegueira em crianças.[4]

Dessa forma, a alimentação e a nutrição são fundamentais para o desenvolvimento humano e devem estar inseridas em um contexto de ações integradas voltadas para a prevenção de processos carenciais, como a hipovitaminose A, e a promoção da saúde e dos estilos de vida saudáveis, conforme preconiza o Ministério da Saúde.[4]

Segundo a OMS, as concentrações séricas de retinol são classificadas como normais (≥ 0,70 μmol/L), marginais (de 0,35 a 0,70 μmol/L) e deficientes (< 0,35 μmol/L). A OMS sugere, ainda, a seguinte interpretação para a prevalência de baixas concentrações de retinol sérico: problema de saúde pública leve (entre 2 e 9,9%); problema de saúde pública moderado (entre 10 e 19,9%) e problema de saúde pública grave (≥ 20%).[62] A Figura 18.5 mostra a prevalência da deficiência em vitamina A no mundo em 2013 em crianças com idade de 6 a 59 meses.

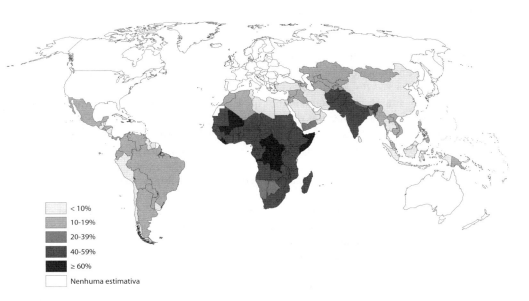

Figura 18.5   Mapa da prevalência de deficiência em vitamina A em crianças de seis a 59 meses.
Fonte: Stevens et al.[56]

De acordo com a OMS, a deficiência em vitamina A, além de ser a principal causa de cegueira em crianças, eleva os riscos de mortalidade por infecções que são comuns na infância. Para as crianças, a falta de vitamina A causa deficiência visual grave e cegueira, além de aumentar, de forma significativa, o risco de doença grave e até de morte, a partir de infecções comuns da infância, como diarreia e sarampo[62]. Para as mulheres grávidas em áreas de alto risco, a deficiência em vitamina A ocorre principalmente durante o último trimestre, quando a demanda para o feto e para a mãe é maior. A deficiência da mãe é evidenciada pela alta prevalência de cegueira noturna durante esse período. O impacto da deficiência em vitamina A na transmissão vertical do vírus da imunodeficiência humana (HIV) necessita de maior investigação.[62]

A ingestão insuficiente de vitamina A ou de seus precursores, durante longo período, origina diversas anormalidades, como perda de apetite e de peso, alterações epiteliais, diminuição da resistência às infecções e hipovitaminose A, que acarreta síndrome ocular – a xeroftalmia –, a qual pode conduzir a um quadro de cegueira irreversível.[26,39,65]

A deficiência em vitamina A interfere no epitélio respiratório, diminuindo a multiplicação das células mucosas e das células basais, o que pode resultar em metaplasia escamosa com subsequente perda dos mecanismos de defesa contra a invasão de micro-

-organismos e em desencadeamento de fenômenos obstrutivos ocasionados por aumento da reatividade brônquica.[39,65] A vitamina A é necessária para o desenvolvimento normal do feto de mamíferos e está envolvida na formação alveolar dos pulmões durante o período neonatal.[15] Ela também é necessária para a manutenção da arquitetura alveolar após a formação dos alvéolos.[39]

Uma vez que a vitamina A é necessária para a manutenção das barreiras da mucosa contra agentes patogênicos, é provável que sua deficiência aumente o risco de infecções agudas do trato respiratório.[39] O aumento na incidência da infecção aguda do trato respiratório (pneumonia) é maior em crianças com deficiência em vitamina A, indicada por baixas concentrações de retinol plasmático.[5] As infecções mais fortemente associadas à deficiência em vitamina A são aquelas nas quais a função do epitélio está comprometida, como o sarampo, a diarreia e as doenças respiratórias.[43] As diarreias e as complicações decorrentes do sarampo, as quais são doenças endêmicas em países em desenvolvimento, apresentaram redução na incidência após o início da suplementação de vitamina A na alimentação das crianças.[59]

A desnutrição energético-proteica resulta na deficiência funcional em vitamina A. As concentrações circulantes da vitamina são muito baixas e o desenvolvimento de sinais clínicos de xeroftalmia pode ocorrer, apesar de as reservas hepáticas de retinol estarem adequadas. O problema ocorre em razão da síntese prejudicada da RBP pelo fígado e por dificuldades na liberação do retinol das reservas hepáticas. A deficiência em zinco prejudica a síntese da RBP de forma similar e, também, pode ser causa secundária da deficiência em vitamina A funcional, que responde à suplementação com esse mineral.

A vitamina A tem papel fundamental na formação de rodopsina, o pigmento visual essencial para os receptores da retina responsáveis pela adaptação ao escuro.[20,55] A deficiência moderada nessa vitamina resulta em dificuldade de adaptação ao escuro; com a progressão da deficiência, há inabilidade para enxergar no escuro, seguida de xerose conjuntival, ou seja, a superfície conjuntival perde o brilho e a transparência, sofrendo um processo de espessamento e endurecimento. Nas áreas da conjuntiva nas quais a xerose é mais intensa, formam-se as manchas de Bitot, depósitos de material espumoso, resultantes do acúmulo de células epiteliais descamadas, fosfolipídios e bacilos saprófitas. O declínio na produção de muco também causa metaplasia escamosa e queratinização das células epiteliais da conjuntiva, provocando ressecamento, enrugamento e espessamento da córnea (xeroftalmia). Com o progresso da deficiência, há queratinização da córnea. Nesse estágio, a condição ainda é reversível, embora possa haver cicatrizes residuais da córnea. O próximo estágio é a ulceração da córnea e a ceratomalácia, condição em que a córnea seca se torna opaca, em decorrência do aumento da ação proteolítica, que progride rapidamente para a cegueira irreversível.[18] Além disso, em países em desenvolvimento, a deficiência em vitamina A parece aumentar a incidência de anemia, com necessidade de pesquisas epidemiológicas para comprovar essa associação.[55]

A vitamina A também tem efeito sobre o metabolismo energético, a diferenciação dos adipócitos e o metabolismo dos lipídios.[26,39,65] Além disso, a deficiência em vitamina A pode induzir alterações no fígado, na aorta e no metabolismo lipídico no coração de ratos.[65]

Embora na última década tenham ocorrido iniciativas em diferentes partes do mundo com o objetivo de controlar a deficiência em vitamina A, os transtornos relacionados a essa deficiência ainda são um problema importante de saúde pública, especialmente para crianças de países em desenvolvimento.[8]

Toxicidade

Nas condições de ingestão moderada de retinol e com reservas hepáticas abaixo de 70 µmol/kg, o ácido retinoico é o maior metabólito do retinol, tanto no fígado quanto nos tecidos periféricos. Quando a ingestão de retinol aumenta e a concentração hepática atinge valores superiores a 70 µmol/kg, uma via diferente aumenta em importância no catabolismo do retinol recentemente absorvido nas células do parênquima hepático – a via do citocromo P450 microssomal dependente de oxidação –, a qual o transforma em vários metabólitos polares (incluindo o 4-hidroxirretinol), que são, dessa forma, excretados por meio da urina e da bile. Portanto, verifica-se que há um mecanismo catabólico que permite a excreção do excesso de retinol. Porém, com ingestões muito elevadas, esse sistema satura, o que pode ser um dos aspectos da toxicidade do retinol, desde que não haja mais capacidade para seu catabolismo e sua excreção. Os ésteres de retinila armazenados nas HSC são liberados de modo vagaroso para as células do parênquima para o catabolismo e o retinol tem efeito tóxico crônico considerável.

A toxicidade por ingestão de vitamina A ocorre quando uma grande dose (9.000 µg RAE/dia) é ingerida por período prolongado de tempo, o que pode resultar em hipervitaminose A.[65] O limite superior tolerável de ingestão (UL) da vitamina A estabelecido pelo Comitê Científico da Alimentação Europeu e pelo Instituto de Medicina norte-americano é de 3.000 µg RAE/dia, independentemente da fonte da vitamina A.[28]

A ingestão excessiva de vitamina A pode ser resultado do consumo de altas quantidades de suplementos vitamínicos, de alimentos fortificados, e também do consumo de fígado e produtos de fígado.[9,27]

A hipervitaminose A pode causar efeitos sobre o sistema nervoso central, anormalidades hepáticas, alterações ósseas e anormalidades congênitas, característica conhecida como teratogenia.[25,36,46,66] Estudos em humanos indicam que a vitamina A em excesso estimula a reabsorção óssea e, portanto, inibe a formação óssea. Esses efeitos podem produzir perda óssea e contribuir para o desenvolvimento de osteoporose e fraturas.[30,37] Contudo, o papel da vitamina A no metabolismo ósseo é pouco compreendido e parece que tanto baixas quanto altas concentrações séricas de vitamina A podem estar associadas a riscos de fratura.[38,45]

Em experimentos realizados em animais, observou-se que o excesso de vitamina A pode promover a malformação do sistema nervoso central (incluindo hidrocefalia e espinha bífida) e favorecer o surgimento de fenda palatina, de defeitos cardíacos e, também, de malformação ocular.[21] O tipo de anormalidade depende da quantidade de vitamina A, bem como do estágio gestacional em que a vitamina A é administrada. As anormalidades encontradas em crianças foram associadas a concentrações significativamente altas de retinol no soro de mães após o consumo excessivo de vitamina A.[6]

Em face da tendência de bioacumulação de vitamina A no organismo humano, o consumo de grandes doses nos meses antes da concepção pode promover o aumento do risco teratogênico. Além disso, ingestão elevada de vitamina A antes da sétima semana de gestação pode causar malformação do feto.[21]

CONTROLE DA DEFICIÊNCIA EM VITAMINA A

Há quatro tipos de programas para a prevenção de cegueira e morte de crianças menores de cinco anos de idade ocasionadas por deficiência em vitamina A.

Dose única

Dose única de 60.000 µg de acetato ou palmitato de retinol, em óleo ou como comprimidos dispersíveis em água. Pode ser administrada por via oral ou intravenosa e é repetida em intervalos de quatro a seis meses. Metade da dose é dada para crianças menores de um ano. Cerca da metade é absorvida e retida no organismo. Essa dose pode provocar sinais transientes de intoxicação, afetando de 0,7 a 2,5% das crianças; a inclusão de 40 mg de tocoferol reduz a toxicidade aguda do retinol.

Medidas de longa duração

Deve-se encorajar o consumo de hortaliças folhosas verde-escuras, assim como de frutas e hortaliças amarelo-alaranjados. Entretanto, a absorção e a utilização do caroteno de folhas verdes são relativamente baixas.[4]

Enriquecimento de alimentos

A vitamina A pode ser adicionada a uma variedade de alimentos, entretanto, do ponto de vista da saúde pública, alimentos enriquecidos precisam ser cuidadosamente direcionados para grupos vulneráveis da população. Nos últimos anos, a biofortificação de alimentos é uma estratégia que vem recebendo atenção, com o desenvolvimento de pesquisas para sua aplicação.[17,35,61] A introdução de produtos agrícolas biofortificados consiste em variedades de plantas obtidas em programas de melhoramento genético vegetal e que foram selecionadas por apresentarem maiores concentrações de micronutrientes. Esse tipo de alimento visa complementar as intervenções existentes, proporcionando uma maneira sustentável e de baixo custo para as populações com acesso limitado aos sistemas formais de mercado e de saúde.[17]

Variedades biofortificadas apresentam potencial de fornecer benefícios contínuos em países subdesenvolvidos e em desenvolvimento, a um custo recorrente inferior ao da suplementação e da fortificação pós-colheita. Alimentos como arroz, milho, abóbora, batata-doce e mandioca já estão sendo melhorados geneticamente para apresentarem concentrações mais altas de provitamina A.[17] Um estudo conduzido com crianças (cinco a 10 anos de idade) na África do Sul avaliou o efeito do consumo de batata-doce biofortificada com betacaroteno durante 53 dias. Esse alimento promoveu oferta adicional de 1.031 µg de RAE/dia e proporcionou aumento significativo dos estoques hepáticos de vitamina A nas crianças.[61] A batata-doce biofortificada apresenta a polpa laranja e alto teor de betacaroteno, sendo considerada o exemplo mais bem-sucedido de biofortificação de uma cultura básica.[35] A produção doméstica de frutos ricos em carotenos alcalinos aumentará, também, a ingestão de outros nutrientes.

Avaliação do estado nutricional

O único método direto de medida do estado nutricional dos indivíduos em relação à vitamina A é por biópsia hepática com medida das reservas de ésteres de retinila. Esse é um procedimento invasivo que não pode ser considerado para investigações de rotina e pesquisas populacionais. O estado nutricional do indivíduo também pode ser avaliado por testes funcionais, clínicos e bioquímicos.

Dose-resposta relativa

O RDR é um método indireto capaz de estimar as reservas hepáticas de vitamina A. Após a coleta de uma amostra de sangue, em jejum, para dosagem do retinol (vitamina A no tempo zero – V0), é administrada, por via oral, uma solução de palmitato de retinila (450 a 1.000 µg) e, cinco horas depois, nova amostra de sangue é coletada para avaliação da concentração de retinol pós-suplementação (V5). A RDR é calculada pela equação: RDR = (V5 – V0) × 100/V5. Se a RDR for superior a 20%, é indicativa de reserva hepática inadequada de vitamina A. O ponto de corte e a classificação utilizados para se caracterizar como um problema de saúde pública (leve, moderado e grave) estão apresentados na Tabela 18.4. A grande limitação do teste RDR é a influência de infecções e, provavelmente, a deficiência em proteína e as doenças hepáticas, pois as concentrações da RBP podem estar muito baixas para produzir resposta ao teste.

Tabela 18.4 Indicadores biológicos de deficiência em vitamina A em crianças de seis a 71 meses de idade e classificação como problema de saúde pública

Indicadores	Problemas de saúde pública		
	Leve	Moderado	Grave
Funcional			
Cegueira noturna (presente entre 24 e 71 meses)	> 0 a < 1%	≥ 1 a < 5%	≥ 5%
Bioquímico			
Retinol sérico (≤ 0,70 µmol/L)[†]	≥ 2 a < 10%	≥ 10 a < 20%	≥ 20%
Retinol no leite materno (≤ 1,05 µmol/L)[†]	< 10%	≥ 10 a < 25%	≥ 25%
RDR (≤ 20%)[†]	< 20%	≥ 20 a < 30%	≥ 30%
MRDR (≥ 0,06)[†]	< 20%	≥ 20 a < 30%	≥ 30%
S30DR (≥ 20%)[†]	< 20%	≥ 20 a < 30%	≥ 30%
Histológico			
CIC/ICT (anormal para 24 a 71 meses de idade)	< 20%	≥ 20 a < 40%	≥ 40%

[†] Ponto de corte; RDR: resposta relativa a uma dose; MRDR: resposta a uma dose de retinol modificada; S30DR: dose de retinol sérico de 30 dias; CIC: impressão citológica conjuntival; ICT: impressão citológica com transferência.
Fonte: WHO.[63]

Resposta a uma dose de retinol modificada

Outra medida que pode ser utilizada é o teste de resposta a uma dose de retinol modificada (MRDR), semelhante à RDR, com a diferença de que o palmitato de retinila é substituído pelo 3,4-didesidrorretinol (também conhecido como desidrorretinol, vitamina A_2 ou DR), composto natural e biologicamente ativo de vitamina A, que se liga à RBP sem alterar as concentrações do retinol.[63] Única amostra de sangue é tomada cinco horas após a administração da dose oral de 3,4-didesidrorretinol. A principal desvantagem operacional do MRDR é o fato de o composto não estar disponível para comércio. A relação molar é calculada da seguinte forma: MRDR = SDR/SR, em que SR é a concentração sérica de retinol e SDR, a concentração sérica do 3,4-didesidrorretinol. Valor de MRDR superior a 0,06 é indicativo de reserva hepática inadequada de vitamina A. O ponto de corte e a classificação utilizados para caracterizar como um problema de saúde pública (leve, moderado e grave) estão apresentados na Tabela 18.4.

Dose de retinol sérico de 30 dias

A dose de retinol sérico de 30 dias (S30DR) é similar à RDR e a segunda amostra é coletada nos tempos de 30 a 45 dias. De acordo com a Organização Mundial da Saúde (OMS), tanto a RDR quanto a MRDR têm sido utilizadas como indicadores de risco em populações, em especial com crianças de 6 a 71 meses de idade (Tabela 18.4).[63]

Retinol sérico

A dosagem do retinol sérico é um dos indicadores bioquímicos mais utilizados no diagnóstico do *status* de vitamina A. Apesar da baixa sensibilidade nos casos de depleção moderada das reservas hepáticas e dos processos infecciosos, este método tem se revelado fidedigno em situações nas quais as concentrações de vitamina A estão muito baixas ou em excesso.[63] Concentração de retinol sérico inferior a 20 µg/dL (0,70 µmol/L) é considerada baixa (Tabela 18.4).

Retinol no leite materno

A concentração de retinol no leite materno é apontada como indicador fidedigno do *status* de vitamina A de uma população. Concentrações iguais ou inferiores a 30 µg/dL (1,05 µmol/L) são indicativas de um quadro de hipovitaminose A (Tabela 18.4).[63]

Outros indicadores

O método de diluição isotópica tem sido considerado o melhor índice para avaliar o estado nutricional dos indivíduos em relação à vitamina A, uma vez que mede as reservas corporais globais. Uma das limitações do método é o alto custo, decorrente da utilização de isótopos estáveis e de equipamentos sofisticados.

Testes funcionais e clínicos

Em estudos de campo, sinais clínicos de deficiência em vitamina A, que incluem mancha de Bitot, xerose, ulceração da córnea e ceratomalácia, podem ser utilizados para identificar os indivíduos que sofrem de deficiência em vitamina A. De acordo com a classificação da OMS, a xeroftalmia pode ser considerada um problema de saúde pública quando as prevalências de cegueira e mancha de Bitot, em crianças de 6 a 71 meses, ultrapassam os percentuais de 1 e 0,5%, respectivamente.[63] Para o comprometimento corneal ativo, a prevalência crítica é de 0,01%, e para as sequelas cicatriciais, de 0,05%.

VITAMINA A

Os primeiros sinais de dano da córnea são detectados pela impressão citológica conjuntival (CIC), entretanto, as anormalidades somente se desenvolvem quando as reservas hepáticas estão muito depletadas. A CIC é o termo utilizado para descrever a técnica por meio da qual camadas superficiais da conjuntiva ocular são removidas com a utilização de um papel-filtro de acetato de celulose para a análise histológica posterior. Como critério para o diagnóstico citológico, tem sido utilizada a presença ou a ausência de células caliciformes, assim como o aspecto morfológico das células epiteliais. A prevalência desse indicador abaixo do ponto de corte tem sido empregada para definição de um problema de saúde pública, assim como a classificação em leve, moderado e grave (Tabela 18.4).

REFERÊNCIAS

1. Alapatt P, Guo F, Komanetsky SM, Wang S, Cai J, Sargsyan A, et al. Liver retinol transporter and receptor for serum retinol-binding protein (RBP4). J Biol Chem. 2013;288(2):1250-65.
2. Amann PM, Eichmüller SB, Schmidt J, Bazhin AV. Regulation of gene expression by retinoids. Curr Med Chem. 2011;18(9):1405-12.
3. Borel P, Moussa M, Reboul E, Lyan B, Defoort C, Vincent-Baudry S, et al. Human plasma levels of vitamin E and carotenoids are associated with genetic polymorphisms in genes involved in lipid metabolism. J Nutr. 2007;137(12):2653-9.
4. Brasil. Ministério da Saúde/Unicef. Cadernos de atenção básica: carências de micronutrientes. In: Ministério da Saúde, Unicef (eds.). Brasília: Ministério da Saúde/Unicef; 2007.
5. Brown N, Roberts C. Vitamin A for acute respiratory infection in developing countries: a metaanalysis. Acta Paediatr. 2004;93(11):1437-42.
6. Chagas MHdC, Flores H, Campos FAC, Santana RA, Lins ECB. Teratogenia da vitamina A. Rev Bras Saúde Mater Infant. 2003;3(3):247-52.
7. D'Ambrosio DN, Clugston RD, Blaner WS. Vitamin A metabolism: an update. Nutrients. 2011;3(1):63-103.
8. da Silva R, Lopes Jr E, Sarni RO, Taddei JAAC. Níveis plasmáticos de vitamina A em crianças carentes com pneumonia na fase aguda e após recuperação. J Pediatr (Rio J). 2005;81(2):162-8.
9. Dever JT, Tanumihardjo SA. Hypervitaminosis A in experimental nonhuman primates: evidence, causes, and the road to recovery. Am J Primatol. 2009;71(10):813-6.
10. Duester G. Families of retinoid dehydrogenases regulating vitamin A function. FEBS J. 2000;267(14):4315-24.
11. During A, Dawson HD, Harrison EH. Carotenoid transport is decreased and expression of the lipid transporters SR-BI, NPC1L1, and ABCA1 is downregulated in Caco-2 cells treated with ezetimibe. J Nutr. 2005;135(10):2305-12.
12. During A, Harrison EH. Mechanisms of provitamin A (carotenoid) and vitamin A (retinol) transport into and out of intestinal Caco-2 cells. J Lipid Res. 2007;48(10):2283-94.
13. Elenius V, Palomares O, Waris M, Turunen R, Puhakka T, Rückert B, et al. The relationship of serum vitamins A, D, E and LL-37 levels with allergic status, tonsillar virus detection and immune response. PLoS One. 2017;12(2):e0172350.
14. Erkelens MN, Mebius RE. Retinoic acid and immune homeostasis: a balancing act. Trends Immunol. 2017;38(3):168-80.
15. Esteban-Pretel G, Marín MP, Renau-Piqueras J, Barber T, Timoneda J. Vitamin A deficiency alters rat lung alveolar basement membrane: reversibility by retinoic acid. J Nutr Biochem. 2010;21(3):227-36.
16. Friedman SL. Hepatic stellate cells: protean, multifunctional, and enigmatic cells of the liver. Physiol Rev. 2008;88(1):125-72.

17. Garg M, Sharma N, Sharma S, Kapoor P, Kumar A, Chunduri V, Arora P. Biofortified crops generated by breeding, agronomy, and transgenic approaches are improving lives of millions of people around the world. Front Nutr. 2018;5:12.
18. Gatica LV, Vega VA, Zirulnik F, Oliveros LB, Gimenez MS. Alterations in the lipid metabolism of rat aorta: effects of vitamin A deficiency. J Vasc Res. 2006;43(6):602-10.
19. Geissmann F, Revy P, Brousse N, Lepelletier Y, Folli C, Durandy A, et al. Retinoids regulate survival and antigen presentation by immature dendritic cells. J Exp Med. 2003;198(4):623-34.
20. Green HN, Mellanby E. Vitamin A as an anti-infective agent. Br Med J. 1928;2(3537):691.
21. Gutierrez-Mazariegos J, Theodosiou M, Campo-Paysaa F, Schubert M. Vitamin A: a multifunctional tool for development. Semin Cell Dev Biol. 2011 Aug;22(6):603-10.
22. Harrison EH, Hussain MM. Mechanisms involved in the intestinal digestion and absorption of dietary vitamin A. J Nutr. 2001;131(5):1405-8.
23. Harrison EH. Mechanisms of digestion and absorption of dietary vitamin A. Annu Rev Nutr. 2005;25:87-103.
24. Havel RJ. Chylomicron remnants: hepatic receptors and metabolism. Curr Opin Lipidol. 1995;6(5):312-6.
25. Hendrickx AG, Peterson P, Hartmann D,Hummler H. Vitamin A teratogenicity and risk assessment in the macaque retinoid model. Reprod Toxicol. 2000;14(4):311-23.
26. Hernandez LHH, Teshima S-i, Koshio S, Ishikawa M, Tanaka Y, Alam S. Effects of vitamin A on growth, serum anti-bacterial activity and transaminase activities in the juvenile Japanese flounder, Paralichthys olivaceus. Aquaculture. 2007;262(2-4):444-50.
27. Hittelman WN, Liu DD, Kurie JM, Lotan R, Lee JS, Khuri F, et al. Proliferative changes in the bronchial epithelium of former smokers treated with retinoids. J Natl Cancer Instit. 2007;99(21):1603-12.
28. IOM. Dietary Reference Intakes: the essential guide to nutrient requirements. Washington, DC: National Academies. Institute of Medicine (IOM); 2006.
29. Jensen KJ, Sondergaard MJ, Andersen A, Martins C, Erikstrup C, Aaby P, et al. Long-term sex--differential effects of neonatal vitamin A supplementation on in vitro cytokine responses. Br J Nutr. 2017;118(11):942-48.
30. Johansson S, Lind PM, Håkansson H, Oxlund H, Orberg J, Melhus H. Subclinical hypervitaminosis A causes fragile bones in rats. Bone. 2002;31(6):685-9.
31. Kawaguchi R, Yu J, Honda J, Hu J, Whitelegge J, Ping P, et al. A membrane receptor for retinol binding protein mediates cellular uptake of vitamin A. Science. 2007;315(5813):820-5.
32. Kotnik P, Fischer-Posovszky P, Wabitsch M. RBP4: a controversial adipokine. Eur J Endocrinol. 2011;165(5):703-11.
33. Kudo S. The morphology of release of vitamin A-containing lipid droplets by hepatocytes in rat liver. Anat Rec. 1989;225(1):11-20.
34. Lange DC, Kothari R, Patel RC, Patel SC. Retinol and retinoic acid bind to a surface cleft in bovine β-lactoglobulin: a method of binding site determination using fluorescence resonance energy transfer. Biophys Chem. 1998;74(1):45-51.
35. Laurie SM, Faber M, Claasen N. Incorporating orange-fleshed sweet potato into the food system as a strategy for improved nutrition: The context of South Africa. Food Res Int. 2018;104:77-85.
36. Lewis-McCrea LM, Lall SP. Effects of phosphorus and vitamin C deficiency, vitamin A toxicity, and lipid peroxidation on skeletal abnormalities in Atlantic halibut (Hippoglossus hippoglossus). J Appl Ichthyol.y 2010;26(2):334-43.
37. Lind T, Lind PM, Jacobson A, Hu L, Sundqvist A, Risteli J, et al. High dietary intake of retinol leads to bone marrow hypoxia and diaphyseal endosteal mineralization in rats. Bone. 2011;48(3):496-506.
38. Maggio D, Polidori MC, Barabani M, Tufi A, Ruggiero C, Cecchetti R, et al. Low levels of carotenoids and retinol in involutional osteoporosis. Bone. 2006;38(2):244-8.
39. Majchrzak D, Fabian E, Elmadfa I. Vitamin A content (retinol and retinyl esters) in livers of different animals. Food Chem. 2006;98(4):704-10.
40. Mangelsdorf DJ. Vitamin A receptors. Nutr Rev. 1994;52(2).
41. McCollum EV, Davis M. The necessity of certain lipids in the diet during growth. J Biol Chem. 1913;15:167-75.

VITAMINA A

42. Mora JR, Iwata M, Von Andrian UH. Vitamin effects on the immune system: vitamins A and D take centre stage. Nat Rev Immunol. 2008;8(9):685.
43. Oliveira JMd, Rondó PHdC. Evidências do impacto da suplementação de vitamina A no grupo materno-infantil. Cad Saúde Pública. 2007;23(11):2565-75.
44. Ong DE. Cellular transport and metabolism of vitamin A: Roles of the cellular retinoid-binding proteins. Nutr Rev. 1994;52(2).
45. Opotowsky AR, Bilezikian JP. Serum vitamin A concentration and the risk of hip fracture among women 50 to 74 years old in the United States: a prospective analysis of the NHANES I follow-up study. Am J Med. 2004;117(3):169-74.
46. Penniston KL, Tanumihardjo SA. Vitamin A in dietary supplements and fortified foods: Too much of a good thing? J Am Diet Assoc. 2003;103(9):1185-7.
47. Qrafli M, El Kari K, Aguenaou H, Bourkadi JE, Sadki K, El Mzibri M. Low plasma vitamin A concentration is associated with tuberculosis in Moroccan population: a preliminary case control study. BMC Res Notes. 2017;10(1):421.
48. Reboul E. Absorption of vitamin A and carotenoids by the enterocyte: focus on transport proteins. Nutrients. 2013;5(9):3563-81.
49. Ribaya-Mercado JD, Maramag CC, Tengco LW, Dolnikowski GG, Blumberg JB, Solon FS. Carotene-rich plant foods ingested with minimal dietary fat enhance the total-body vitamin A pool size in Filipino schoolchildren as assessed by stable-isotope-dilution methodology. Am J Clin Nutr. 2007;85(4):1041-9.
50. Rodriguez-Amaya DB, Kimura M, Amaya-Farfan J. Fontes Brasileiras de carotenóides: Tabela brasileira de composição de carotenóides em alimentos. Brasília: Ministerio do Meio Ambiente; 2014.
51. Rodriguez-Amaya DB. Carotenoids and food preparation: the retention of provitamin A carotenoids in prepared, processed and stored foods. Arlington, VA: John Snow Incorporated/OMNI Project; 1997.
52. Rowe A, Brickell PM. The nuclear retinoid receptors. Int J Exp Pathol. 1993;74(2):117.
53. Schreiber R, Taschler U, Preiss-Landl K, Wongsiriroj N, Zimmermann R, Lass A. Retinyl ester hydrolases and their roles in vitamin A homeostasis. Biochim Biophys Acta. 2012;1821(1):113-23.
54. Senoo H, Smeland SR, Malaba L, Bjerknes T, Stang E, Roos N, et al. Transfer of retinol-binding protein from HepG2 human hepatoma cells to cocultured rat stellate cells. Proc Natl Acad Sci U S A. 1993;90(8):3616-20.
55. Souza WAd, Boas V, da Costa OMG. A deficiência de vitamina A no Brasil: um panorama. Rev Panam Salud Pública. 2002;12:173-9.
56. Stevens GA, Bennett JE, Hennocq Q, Lu Y, De-Regil LM, Rogers L,et al. Trends and mortality effects of vitamin A deficiency in children in 138 low-income and middle-income countries between 1991 and 2013: a pooled analysis of population-based surveys. Lancet Glob Health. 2015;3(9):e528--e36.
57. TACO. Tabela brasileira de composição de alimentos (TACO). 4. ed. Campinas: Núcleo de Estudos e Pesquisas em Alimentação - Universidade Estadual de Campinas (NEPA-UNICAMP); 2011.
58. Tang G. Bioconversion of dietary provitamin A carotenoids to vitamin A in humans. Am J Clin Nutr. 2010;91(5):1468S-73S.
59. Tansug N, Polat M, Çeşme S, Taneli F, Gözmen S, Özlem Tokuşoğlu, et al. Vitamin A status of healthy children in Manisa, Turkey. Nutr J. 2010;9(1):34.
60. van Bennekum A, Werder M, Thuahnai ST, Han CH, Duong P, Williams DL, et al. Class B scavenger receptor-mediated intestinal absorption of dietary β-carotene and cholesterol. Biochemistry. 2005;44(11):4517-25.
61. van Jaarsveld PJ, Faber M, Tanumihardjo SA, Nestel P, Lombard CJ, Benadé AJ. β-Carotene–rich orange-fleshed sweet potato improves the vitamin A status of primary school children assessed with the modified-relative-dose-response test. Am J Clinical Nutr. 2005;81(5):1080-7.
62. WHO. Global prevalence of vitamin A deficiency in populations at risk 1995-2005: WHO global database on vitamin A deficiency. Geneva: WHO; 2009.
63. WHO. Indicators for assessing vitamin A deficiency and their application in monitoring and evaluating intervention programmes. Geneva: WHO; 1996.
64. Wolf G. Uptake of retinoids by adipose tissue. Nutr Rev. 1994;52(10):356-58.

65. Yang H, Chen K, Zhang X, Wang L, Li C, Tao H, et al. Vitamin A deficiency results in dysregulation of lipid efflux pathway in rat kidney. Pediatr Nephrol. 2010;25(8):1435-44.
66. Yeh Y-H, Lee Y-T, Hsieh H-S, Hwang DF. Effect of taurine on toxicity of vitamin A in rats. Food Chem. 2008;106(1):260-8.
67. Yonekura L, Nagao A. Intestinal absorption of dietary carotenoids. Mol Nutr Food Res. 2007;51(1):107-15.

19

Vitamina D

MARIANA AGOSTINHO DE PÁDUA LOPES
LÍGIA ARAÚJO MARTINI

INTRODUÇÃO

A vitamina D (VD) é provavelmente o hormônio mais antigo de que se tem conhecimento. Fitoplânctons que habitavam o mar do Sargaço há mais de 750 milhões de anos já apresentavam ergosterol, o qual podia ser convertido em VD_2 após exposição à luz solar. Posteriormente, cerca de 350 milhões de anos atrás, quando os vertebrados deixaram o ambiente aquático e passaram a viver também em terra, mantiveram a capacidade de sintetizar VD_3 (colecalciferol) na pele. Isso, inclusive, foi necessário para que os dinossauros apresentassem uma forma bem eficiente de absorção de cálcio, capaz de manter saudáveis suas enormes estruturas ósseas.[44]

Em humanos, a VD passou a ter importância após a Revolução Industrial. Com a queima do carvão para alimentar as indústrias e o aumento da população nas cidades, a exposição solar, especialmente nas crianças, foi reduzida, o que aumentou os índices de desenvolvimento do raquitismo, doença altamente prevalente na época, a qual chegava a acometer 80-90% das crianças em países do hemisfério norte no fim do século XIX. No início do século XX, dois estudos comprovaram a eficácia da exposição solar para o tratamento do raquitismo, levando governos a orientar os pais a expor seus filhos ao sol e a indústria a fortificar alimentos com VD para erradicar esta doença nos Estados Unidos e na Europa.[41]

Atualmente, o diagnóstico de insuficiência e de deficiência em VD está sendo bastante questionado diante da crescente quantidade de pessoas que apresentam concentrações de VD abaixo da normalidade por determinação bioquímica. A questão é se, de fato, a população está ingerindo e sintetizando pouco ou se há algum erro na definição dos critérios de determinação e dos valores de referência.[103]

Em 2011, o Institute of Medicine (IOM) estabeleceu como adequadas concentrações de 25-hidroxicolecalciferol [25(OH)D] $\geq$ 20 ng/mL para a manutenção da saúde óssea. Porém, no mesmo ano, a Endocrine Society identificou diversos estudos demonstrando o platô de hormônio da paratireoide (PTH) com concentrações de 25(OH)D entre 30 e 40 ng/mL e, portanto, definiu concentrações de 25(OH)D < 20 ng/mL como insuficientes,

414 BASES BIOQUÍMICAS E FISIOLÓGICAS DA NUTRIÇÃO

concentrações entre 21-29 ng/mL como suficientes e, pelo menos, 30 ng/mL como ideais para a máxima saúde musculoesquelética.[46] Apesar de ainda não haver consenso a respeito da concentração de 25(OH)D caracterizada como ideal, os diferentes pontos de corte para deficiência, insuficiência, eutrofia e toxicidade foram sugeridos por Holick[46] (Tabela 19.1).

Tabela 19.1 Classificação do *status* de VD de acordo com a concentração sérica de 25(OH)D

Classificação	25(OH)D (ng/mL)	25(OH)D (nmol/L)
Deficiente	< 20	< 50
Insuficiente	> 20 a < 30	> 52 a < 72
Adequado	> 30	> 75
Desejável	> 30 a < 60	> 75 a < 250
Intoxicação	> 150	> 375

Fonte: adaptada de Holick.[46]

ASPECTOS FISIOLÓGICOS: METABOLISMO DA VITAMINA D

De forma geral, a VD de origem alimentar é biodisponível durante as diferentes fases da vida; entretanto, por ser lipossolúvel, pode ter sua absorção reduzida quando a ingestão de gordura é insuficiente[92] ou em situações fisiopatológicas que dificultem a absorção adequada de gorduras, como em casos de pancreatite.

Além disso, com o avançar da idade, o conteúdo do precursor da VD na pele diminui,[67] o que reduz a capacidade de síntese. Desta forma, o pico da concentração sérica de VD em idosos é apenas 30% da observada em indivíduos jovens quando expostos à mesma quantidade de radiação.[40] Apesar destes fatores, sugere-se, de forma geral, que 15 minutos de exposição solar, três vezes por semana, seriam suficientes para suprir a necessidade de VD em crianças, adultos jovens e também em idosos.[42,44]

Após a ingestão de alimentos naturalmente fontes ou fortificados com VD, de suplementos contendo VD ou da exposição solar, a VD se liga à sua proteína transportadora (DBP, sigla em inglês para proteína transportadora de vitamina D), e é transportada até o fígado, onde ocorre sua conversão a 25-hidroxicolecalciferol [25(OH)D] (Figura 19.1). Apesar desta forma química de VD não ter atividade biológica, vale ressaltar que é extremamente importante, pois é a forma utilizada como biomarcador de sua ingestão alimentar e/ou síntese após exposição solar, não apenas em razão da sua meia-vida longa (entre duas e três semanas) mas, principalmente, por esta reação de hidroxilação não sofrer controle homeostático.[92]

Após a primeira etapa de metabolização em nível hepático, a 25(OH)D é novamente hidroxilada, principalmente nos rins e na posição 1, pela ação da enzima 1 alfa-hidroxilase (CYP27B1), formando, então a $1,25(OH)_2D_3$ ou calcitriol, sendo esta a forma ativa da VD.[46] Além dos rins, esta reação de hidroxilação também pode ocorrer em outros tecidos, como mama, próstata, cólon e células do sistema imune; assim, a $1,25(OH)_2D_3$ pode exercer seus efeitos de forma endócrina, autócrina e parácrina, estimulando a transcrição de genes que apresentam elemento de resposta à VD (VDRE), por meio da interação do calcitriol com seu receptor nuclear (VDR, sigla em inglês para receptor para vitamina D) (Figura 19.1).[46] Contrariamente à 25(OH)D, a 1,25(OH)$_2$D$_3$ tem meia-vida curta (de 4 a 6 horas)[92] e sua síntese é muito bem regulada pelas concentrações séricas de cálcio e fósforo e pela concentração plasmática de PTH.[46] A VD ainda pode ser hidroxilada, também em nível renal, na posição 24. Acredita-se que este metabólito seja formado para degradar o excesso de 25(OH)D, prevenindo, assim, um estado de toxicidade. Todavia, mais estudos são necessários para que se possa esclarecer outras eventuais funções deste metabólito.[92]

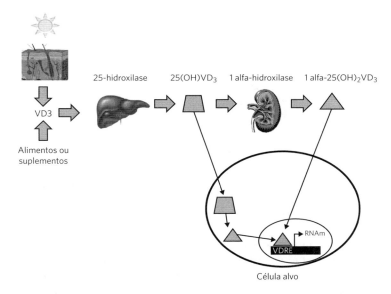

Figura 19.1 Visão geral do metabolismo da vitamina D.
Fonte: adaptada de Holick.[43]

FUNÇÕES

A função clássica da VD é participar do controle da homeostase do cálcio e do fósforo. Quando a ingestão de cálcio é insuficiente, ocorre estímulo para a glândula paratireoide secretar PTH, o qual tem objetivo de normalizar a concentração sérica de cálcio, pelo aumento da reabsorção óssea (liberação de cálcio dos ossos para o sangue), pela redução da excreção urinária de cálcio e pelo aumento da atividade da enzima 1 alfa--hidroxilase nos rins (Figura 19.2).[59,87,92] A 1,25(OH)$_2$D$_3$ formada em nível renal estimula a absorção intestinal de cálcio por meio da interação com seu receptor nuclear VDR presente nos enterócitos. Dessa forma, com o aumento da absorção de cálcio estimulado pela VD, associado com o consumo adequado de alimentos-fonte de cálcio, sensores de cálcio presentes na glândula paratireoide reconhecem a normalização da concentração sérica de cálcio e, consequentemente, a concentração de PTH também volta aos valores normais por retroalimentação negativa (*feedback* negativo).[42,43]

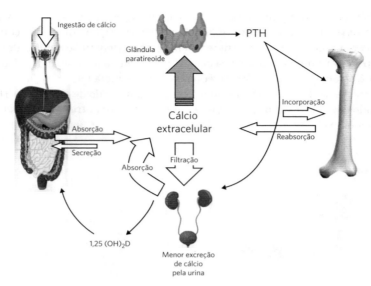

Figura 19.2 Papel da vitamina D na regulação do metabolismo do cálcio.
Fonte: adaptada de Holick.[43]

Vitamina D e manutenção da massa óssea

Estima-se que, sem a presença de VD, apenas de 10 a 15% do cálcio ingerido é absorvido, ao passo que, na presença da vitamina, a absorção intestinal deste mineral aumenta para cerca de 30 a 40%.[24] Dessa forma, a manutenção de concentrações séricas adequadas de VD pode reduzir significativamente o risco de osteoporose e de fraturas ósseas em idosos.[87]

Uma metanálise de 12 estudos randomizados duplo-cegos controlados por placebo investigou o efeito da suplementação com VD na prevenção de fraturas não vertebrais e de quadril em idosos. De forma geral, não foram observados efeitos benéficos em indivíduos tratados com doses de até 400 UI/dia. Contudo, sabe-se que a ação da VD é dose-dependente, sendo necessária a suplementação em doses maiores (entre 482 e 700 UI/dia) para reduzir as fraturas não vertebrais e de quadril em 20 e 18%, respectivamente.[9] Com relação à concentração sérica de 25(OH)D, sugere-se redução da incidência de fraturas em indivíduos com valores a partir de 75 nmol/L (30 ng/mL).[10] Entretanto, os melhores resultados foram observados nos indivíduos cuja concentração sérica esteve entre 90 e 100 nmol/L.[8]

No Brasil, a prevalência de todos os tipos de fraturas em decorrência de fragilidade óssea é considerada elevada, variando de 15 a 24% em homens e mulheres, respectivamente.[88] Estudo realizado por Pinheiro e colaboradores[89] identificou que a prevalência de osteoporose e fraturas osteoporóticas em São Paulo foi de 33 e 11,5%, respectivamente.

Existem diferentes protocolos para o tratamento da deficiência em VD e para a consequente redução do risco de fraturas. Entre eles, vale ressaltar o estudo conduzido por Cashman e colaboradores,[16] o qual sugeriu que a ingestão de VD necessária para que a maioria dos indivíduos acima de 64 anos de idade mantenha concentração sérica de VD acima de 32 ng/mL durante o inverno é de 1.548 UI/dia. No Brasil, nas recomendações para o tratamento e suplementação da deficiência em VD, determinadas pela Sociedade Brasileira de Endocrinologia, preconiza-se o uso do colecalciferol (VD$_3$) para pacientes com osteoporose e risco de fraturas aumentado, com o objetivo de manter as concentrações de 25(OH)D acima de 30 ng/mL, sendo necessárias doses diárias de manutenção entre 1.000 e 2.000 UI.[68]

A VD também pode contribuir para a redução das fraturas por diminuir o risco de queda, uma vez que as células do músculo esquelético expressam VDR e, portanto, necessitam de VD para funcionar adequadamente.[41] Descreve-se melhora significativa do desempenho em testes de velocidade e força muscular quando a concentração de 25(OH)D aumenta de 4 para 16 ng/dL. Os resultados foram ainda melhores com o aumento da concentração para valores acima de 40 ng/dL.[8] De forma semelhante ao previamente descrito, os resultados são dose-dependentes, o que sugere que a dose de 400 UI/dia de VD seja ineficaz e indica a necessidade de suplementação com pelo menos 700 UI/dia de VD para haver redução do risco de fraturas. Mulheres tratadas com 800 UI de VD$_2$ mais cálcio durante cinco meses tiveram risco 72% menor de queda em comparação ao grupo placebo.[13]

Vitamina D e doenças autoimunes

Existem diversos estudos que relacionam os benefícios da VD e da exposição solar para a redução do risco de doenças autoimunes, como esclerose múltipla (EM), artrite reumatoide (AR), lúpus eritematoso sistêmico (LES), doença de Crohn e diabetes tipo 1.[3,15,21,38,73,75,76,79,95,98,99,106,110] A relação entre deficiência em VD e doenças autoimunes passou a existir a partir do conhecimento de que células do sistema imune, como linfócitos, monócitos e macrófagos, são capazes de metabolizar VD por expressarem VDR e 1 alfa-hidroxilase. Assim, nestas células, o calcitriol exerce atividade imunomoduladora importante, de forma autócrina e parácrina.[46]

Para ilustrar o papel da VD na resposta imune, é importante destacar a ação autócrina da 25(OH)D. Quando um agente infeccioso como o *Mycobacterium tuberculosis* estimula monócitos ou macrófagos, o calcitriol formado interage com o VDR e estimula a expressão de catelicidina, peptídeo capaz de destruir o agente infeccioso. É também provável que a 1,25(OH)$_2$D$_3$ produzida nos monócitos ou macrófagos é liberada para agir localmente nos linfócitos T ativados, os quais regulam a síntese de citocinas, bem como nos linfócitos B ativados, que regulam a síntese de imunoglobulinas.[46] Além disso, em humanos com concentrações séricas de 25(OH)D menores do que 10 ng/mL (25 nmol/L), tanto monócitos quanto macrófagos não conseguem iniciar a resposta imune inata. Isto pode estar relacionado com o fato de indivíduos negros, os quais são geralmente deficientes em VD, serem mais susceptíveis a contrair tuberculose quando comparados com indivíduos brancos.[65]

Experimentalmente, o calcitriol modula a resposta das células T pelo aumento da produção de fator de transformação de crescimento beta (TGF-beta) e interleucina (IL)-4 e inibição da produção de IL-1 e IL-2, do fator de necrose tumoral alfa (TNF-alfa) e do interferon gama (IFN-gama). Neste sentido, estudos epidemiológicos mostraram que a deficiência em VD pode ser importante na fisiopatologia de distúrbios autoimunes.[12]

BASES BIOQUÍMICAS E FISIOLÓGICAS DA NUTRIÇÃO

A EM é uma doença complexa que apresenta fatores de risco genéticos e ambientais. Houve progresso notável nas pesquisas com foco no papel da deficiência em VD decorrente da menor exposição da pele à radiação solar como fator de risco para a EM.[94,100] Contudo, os mecanismos exatos do impacto nas concentrações de VD no curso, na gravidade e na recaída da doença precisam ser mais bem investigados.[55,101] Diversos estudos mostram a influência da latitude na prevalência de EM, ou seja, quanto mais ao norte ou mais ao sul, maior a prevalência desta doença. Regiões do sul da França em que há maior exposição à radiação UVB estão associadas com menor prevalência de EM, quando comparadas às regiões ao norte.[83] Além disso, o risco de desenvolvimento de EM é 41% menor em mulheres que fazem uso de suplementos em comparação às que não utilizam suplementos com VD.[80]

O efeito preciso da VD na progressão da EM ainda não é completamente elucidado. Os mecanismos moleculares envolvidos nessa associação e os efeitos da suplementação de VD sobre a fisiopatologia e a sintomatologia da doença ainda não estão totalmente esclarecidos. A suplementação de VD tem sido considerada terapia complementar na EM, contudo, é necessária atenção no estabelecimento das concentrações ótimas de VD que podem ser usadas para efeitos clínicos e imunomoduladores desejados nesses pacientes, bem como cuidados nutricionais adequados para evitar reações adversas, como a hipercalcemia.

Também foi observado efeito imunomodulador da VD em doenças reumáticas. Esta associação entre deficiência em VD, LES e AR foi observada ao se identificar que indivíduos que vivem próximos à Linha do Equador têm menor risco de desenvolver doenças autoimunes.[85] Sugere-se que a VD também seja importante na fisiopatologia do LES, uma vez que suas manifestações cutâneas reduzem significativamente diante de exposição à luz solar. Foi demonstrado que indivíduos portadores de LES apresentaram menores concentrações de 25(OH)D em comparação àqueles sem a doença.[20,23]

São poucos os ensaios clínicos randomizados que investigaram os benefícios clínicos da suplementação de VD em doenças reumáticas. Há, também, uma série de limitações entre os estudos realizados, bem como diferentes esquemas de suplementação e avaliação de diferentes desfechos, o que dificulta a comparação dos resultados. Apesar disso, parece haver tendência de redução da atividade da doença reumática com a utilização da suplementação de vitamina D na AR, com possível redução na recorrência, e no LES, com redução significativa da positividade de antígenos, que é um biomarcador de manifestações clínicas.[29]

Desde a década de 1980 reconhece-se que a deficiência em VD dificulta a secreção pancreática de insulina e que o tratamento com calcitriol melhora a função das células beta e a tolerância à glicose em animais.[111] Em humanos, descreve-se a associação entre baixa exposição à radiação solar, baixa concentração de 25(OH)D e maior incidência de diabetes melito tipo 1.[112] Assim, a suplementação de crianças com VD é considerada medida de prevenção desta doença.[113] Da mesma forma, a suplementação da mãe durante o período gestacional reduziu a agressão autoimune na prole.[19] Além disso, resultados de um estudo de coorte mostraram que a suplementação com VD durante o primeiro ano de vida reduziu em 80% o risco de desenvolvimento de diabetes tipo 1 ao passo que nas crianças deficientes o risco foi 200% maior.[39] Adicionalmente, em adultos com diabetes tipo 1, a deficiência grave em VD aumentou o risco de mortalidade em 2,7 vezes.[52]

Vitamina D e câncer

A associação entre deficiência em VD e desenvolvimento de câncer foi descrita a partir de estudos ecológicos indicando que indivíduos residentes em áreas de latitude elevada, onde a exposição à radiação ultravioleta é menor, apresentam maior risco desenvolvimento de diferentes tipos de câncer quando comparados aos residentes em áreas mais próximas à Linha do Equador.[43] Posteriormente, o calcitriol foi considerado um agente quimiopreventivo promissor em razão de seus efeitos autócrinos e parácrinos no controle da apoptose, proliferação e diferenciação celular em diversos modelos experimentais *in vitro* e *in vivo* para o estudo do câncer.[58] Esses mecanismos ocorrem pelo fato de várias outras células, em especial as de cólon, mama e próstata, apresentarem a capacidade de metabolizar VD. Desta forma, o calcitriol formado nestas células interage com seu receptor nuclear e estimula a expressão de diversos genes supressores de tumor.[70,82] Portanto, a partir da elucidação desses mecanismos moleculares, diversos estudos epidemiológicos prospectivos e retrospectivos indicam que indivíduos com concentrações séricas de 25(OH)D abaixo de 20 ng/mL apresentam risco cerca de 30 a 50% maior de desenvolvimento de câncer de cólon, mama e próstata.[1,27,43,69]

Nesse sentido, resultados do estudo de coorte *Nurses' Health Study*, em que foram analisados 36.826 indivíduos, mostram que o risco de desenvolvimento de câncer de cólon foi inversamente associado com a concentração sérica de 25(OH)D. O risco foi quase 50% menor nos indivíduos que apresentavam concentração média de 39,9 ng/mL (99,7 nmol/L) em comparação àqueles com valores médios de 16,2 ng/mL (40,5 nomol/L).[28] Resultados semelhantes foram observados em estudo prospectivo que investigou a associação entre a ingestão de VD e câncer de cólon em 1.954 homens. Nestes, o risco foi 47% menor nos indivíduos com ingestão de VD entre 233 e 652 UI/dia em comparação àqueles com ingestão entre 6 e 94 UI/dia.[35] Observou-se, também, que o risco de desenvolvimento de câncer de cólon e de reto foi 44 e 50% menor, respectivamente, no grupo de indivíduos com as maiores concentrações séricas de 25(OH)D em comparação aos que apresentavam as menores concentrações.[63]

Estudos que investigaram a relação de VD com o câncer de mama ressaltaram que maior ingestão foi associada com risco aproximadamente 50% menor de desenvolvimento desta doença, em comparação com a menor ingestão.[32,62] Além disso, um estudo caso-controle observou que mulheres com câncer de mama apresentaram concentrações de VD menores do que aquelas do grupo controle, e o incremento de 10 ng/mL na concentração sérica de 25(OH)D foi associado com risco 64% menor de desenvolver câncer de mama do tipo triplo-negativo, um subtipo de câncer agressivo, que acomete geralmente mulheres jovens.[109] Da mesma forma, apesar de algumas limitações metodológicas, metanálise mostrou que o risco relativo de desenvolvimento de câncer de mama com o aumento de 10 ng/mL na concentração sérica de 25(OH)D foi 89% menor.[30] Outro estudo de revisão também destacou a associação inversa entre as concentrações séricas de VD e o risco de desenvolvimento de câncer de mama, enfatizando a necessidade de estudos clínicos bem delineados e randomizados para compreender as associações entre VD, desenvolvimento, recorrência e sobrevência do câncer de mama em seus diferentes estágios.[5]

Sugere-se, também, associação entre deficiência em VD e câncer de próstata. Em estudo caso-controle, homens com câncer de próstata com baixa exposição ao sol apre-

420 BASES BIOQUÍMICAS E FISIOLÓGICAS DA NUTRIÇÃO

sentaram risco maior de agravamento da doença.[33] Da mesma forma, o risco de mortalidade por câncer de próstata foi 22% maior em indivíduos no menor quartil de concentração sérica de 25(OH)D em comparação àqueles no maior quartil.[26] Kristal e colaboradores[57] sugeriram concentrações séricas ideais de VD entre aproximadamente 45 e 70 nmol/L para a redução do risco de desenvolvimento de câncer de próstata, uma vez que concentrações mais baixas e mais altas foram associadas ao aumento do risco total deste tipo de câncer, caracterizando possível efeito de curva em "U". Todavia, apesar destes resultados, três metanálises concluíram que existe pouca ou nenhuma evidência sobre a associação entre concentração sérica de 25(OH)D ou exposição solar com o risco de desenvolvimento de câncer de próstata e/ou sua evolução,[30,33,34] o que impossibilita a determinação de recomendações clínicas neste sentido.

Vitamina D e doenças crônicas não transmissíveis

A obesidade e o sedentarismo, o qual representa menor tempo dedicado a atividades ao ar livre e exposição solar reduzida, ajudam a explicar a crescente deficiência em VD em países industrializados. O índice de massa corporal (IMC) foi inversamente correlacionado com a concentração sérica de VD tanto em adultos[108] quanto em crianças.[54] Da mesma forma, circunferência de cintura, somatório das dobras cutâneas e porcentagem de gordura corporal elevados foram associados com baixa concentração sérica de VD em indivíduos com idade acima de 64 anos participantes do *Longitudinal Aging Study,*[102] e em adolescentes obesos.[64,93] Essa correlação inversa é explicada pela propriedade lipossolúvel da molécula de 25(OH)D, o que a faz ser facilmente sequestrada da circulação sanguínea e retida no citosol de adipócitos, impedindo, assim, sua ação em outros tecidos.[108]

A associação entre deficiência em VD, progressão do diabetes tipo 2 e eventos macrovasculares futuros foi apontada por estudos observacionais,[51,77,90] e estudos *in vivo* e *in vitro* indicam potenciais papéis da VD na estimulação da secreção de insulina (por meio do VDR nas células betapancreáticas), na modulação das respostas imunes, na diminuição da inflamação sistêmica e na redução da resistência periférica à insulina (por meio do VDR nos músculos e fígado).[36,84,114] Em revisão, Muscogiuri e colaboradores,[81] reforçam que, apesar dos dados clínicos apoiarem a suplementação de VD na redução do risco e no tratamento de diabetes tipos 1 e 2, os estudos apresentam dados conflitantes e contraditórios, em razão da grande heterogeneidade observada em pacientes com diabetes, e dos diferentes esquemas e durações da terapia de suplementação, o que dificulta o estabelecimento de recomendação concreta.[81]

Sugere-se que a concentração sérica de VD exerce papel importante na evolução e no prognóstico da SM. Indivíduos no menor tercil de concentração sérica de VD apresentaram valores maiores de IMC, com maior quantidade de gordura no tronco e maior resistência à insulina, quando comparados aos indivíduos no maior quartil. Neste mesmo estudo, a concentração sérica da VD foi inversamente relacionada com concentrações de marcadores pró-inflamatórios (proteína C-reativa, IL-6 e TNF-alfa).[6] Da mesma forma, a concentração de VD foi positivamente associada com a de adiponectina e inversamente associada com parâmetros de resistência à insulina em indivíduos não diabéticos.[66] Observou-se, ainda, associação inversa da VD com adiposidade e concentração plasmática de triacilgliceróis em mulheres após a menopausa.[18]

Resultados de três ciclos do estudo *National Health and Nutrition Examination Survey* (NHANES) – 2001-2002, 2003-2004 e 2005-2006 – com 5.867 adolescentes com idades entre 12 e 19 anos mostraram que o risco de SM foi maior nos indivíduos pertencentes ao primeiro quartil de concentração sérica de VD em comparação àqueles do terceiro quartil. Além disso, a circunferência de cintura, a pressão sistólica e o índice *homeostatic model assessment of insulin resistance* (HOMA-IR) foram inversamente associados, ao passo que as concentrações de colesterol em lipoproteínas de alta densidade (HDL-c) foram positivamente associadas com a concentração sérica de VD.[31]

Indivíduos portadores de SM são mais susceptíveis à deficiência em VD em razão de a obesidade alterar a biodisponibilidade desta vitamina, aumentando ainda mais o risco de deficiência.[43] Assim, observou-se que, após a exposição solar ou suplementação com 50.000 UI de ergocalciferol (VD$_2$), indivíduos obesos tiveram aumento menor da concentração sérica de VD do que os indivíduos do grupo controle com peso normal.[108] Da mesma forma, a concentração sérica desta vitamina foi inversamente associada com a massa de gordura em resposta a suplementação com 2.000 UI de VD.[25] Observou-se também que, quanto maior a perda de peso, maior o aumento da concentração sérica de VD em mulheres.[72] Em resumo, os resultados dos estudos supracitados indicam não apenas o papel da VD na fisiopatologia da SM, mas também ressaltam que indivíduos obesos são mais resistentes ao tratamento com VD, e necessitam de maior quantidade desta vitamina para atingir concentrações adequadas.

Vitamina D e sarcopenia

Deficiência em VD e perda de massa muscular costumam ocorrer juntas e estão inter-relacionadas, apresentando sinais clínicos comuns, como fraqueza, quedas e fragilidade, na idade avançada.[11,37] Entre os possíveis mecanismos do efeito da VD na força e função musculares, destaca-se sua ação no VDR, que tende a diminuir em quantidade com o envelhecimento.[7,17]

Há mais de uma década, Visser e colaboradores[104] mostraram que adultos idosos com concentrações séricas de 25(OH)D abaixo de 10 μg/mL (25 nmol/L) tinham probabilidade duas vezes maior de ter sarcopenia – definida como perda de força de preensão palmar ou perda de massa muscular esquelética dos membros – do que os idosos com concentrações superiores a 20 μg/mL (50 nmol/L). Entretanto, ainda não há evidências sobre os benefícios funcionais do efeito de concentrações de VD mais elevadas sobre a massa e a composição muscular,[107] mas a suplementação de VD pode ter potencial para preservar a massa muscular, a força e a função física no envelhecimento e para prevenir e tratar a sarcopenia.[96]

FONTES E RECOMENDAÇÕES NUTRICIONAIS

A principal causa da insuficiência e deficiência em VD consiste na exposição solar insuficiente, uma vez que esta é a principal fonte de VD. Por outro lado, são poucos os alimentos que contêm VD naturalmente.[46,91] Peixes gordurosos, como salmão, cavala e arenque, cogumelos expostos ao sol ou irradiados, óleos de fígado de peixe, como o de bacalhau, são fontes dessa vitamina. Vegetais não contêm quantidades significativas e não são considerados alimentos-fonte desse nutriente (Tabela 19.2). Diferentemente de países mais distantes da Linha do Equador, onde a incidência dos raios solares é reduzida, no Brasil não é obrigatória a fortificação de alimentos com VD.[103] Por outro lado, alguns tipos de carnes bovina, suína e aves têm apresentado maior teor de VD em sua composição em razão da adição de 25-hidroxiergocalciferol [25(OH)D$_2$] na ração animal.[46]

Do ponto de vista químico, existem duas formas de VD. O colecalciferol ou VD$_3$ é produzido na pele durante a exposição solar e está presente somente em peixes e óleos de fígado de bacalhau.[105] Já a VD$_2$ (ergocalciferol) é produzida comercialmente a partir de levedura irradiada e também está presente em cogumelos expostos natural ou artificialmente aos raios UVB.[53] Entretanto, é importante destacar que ambas as formas são encontradas nos alimentos e apresentam potencial de suprir a demanda fisiológica deste nutriente.[47,105] As recomendações de ingestão de VD para as populações norte-americana e canadense atuais estão apresentadas na Tabela 19.3. Vale ressaltar que no Brasil a Anvisa preconiza a ingestão de 5 µg/dia (200 UI).[2]

Tabela 19.2 Alimentos-fonte de vitamina D

Alimento	Quantidade de VD
Salmão selvagem (100 g)	600-1.000 UI de VD$_3$
Salmão de cativeiro (100 g)	100-250 UI de VD$_2$ ou VD$_3$
Sardinha em lata (100 g)	300 UI de VD$_3$
Cavala em lata (100 g)	250 UI de VD$_3$
Atum em lata (100 g)	236 UI de VD$_3$
Cogumelo tipo shitake fresco (100 g)	100 UI de VD$_2$
Cogumelo tipo shitake seco ao sol (100 g)	1.600 UI de VD$_2$
Gema de ovo	20 UI de VD$_3$ ou VD$_3$

Fonte: adaptada de Holick et al.[45]

DEFICIÊNCIA

Atualmente, a deficiência em VD ainda é bastante prevalente em todos os grupos populacionais, com aproximadamente um bilhão de pessoas classificadas como deficientes ou com concentrações insuficientes de VD.[46] Além do raquitismo, a deficiência em VD é fator de risco para outros distúrbios ósseos, como osteopenia, osteomalácia e osteoporose, o que implica maior risco de fraturas em diferentes faixas etárias.[74,87] Mais recentemente, com o avanço das metodologias moleculares, observou-se que a VD pode ser metabolizada em diversos outros tecidos, como pâncreas, próstata, mama, cólon, rins e macrófagos, além dos previamente conhecidos e implicados no controle da homeostase óssea; portanto, a deficiência nesta vitamina pode então estar relacionada a outros processos fisiopatológicos também extremamente relevantes para a saúde pública, como doenças autoimunes, síndrome metabólica (SM) e câncer.[43]

Apesar do exposto anteriormente, poucos indivíduos apresentam concentração sérica de 25(OH)D acima de 30 ng/mL. Pelo menos 40% da população idosa norte-americana e europeia apresenta deficiência em VD.[43] Curiosamente, mesmo em indivíduos

Tabela 19.3 Recomendação de ingestão de vitamina D de acordo com o grupo populacional e a faixa etária

Faixa etária e grupo populacional	Recomendações do Institute of Medicine				Recomendações do Comitê para pacientes com risco de deficiência em VD	
	AI	EAR	RDA	UL	Necessidade diária	UL
Bebês						
0-6 meses	400 UI (10 µg)	-	-	1.000 UI (25 µg)	400-1.000 UI	2.000 UI
6-12 meses	400 UI (10 µg)	-	-	1.500 UI (38 µg)	400-1.000 UI	2.000 UI
Crianças						
1-3 anos	-	400 UI (10 µg)	600 UI (15 µg)	2.500 UI (63 µg)	600-1.000 UI	4.000 UI
4 a 8 anos	-	400 UI (10 µg)	600 UI (15 µg)	3.000 UI (75 µg)	600-1.000 UI	4.000 UI
Homens e mulheres						
9-13 anos	-	400 UI (10 µg)	600 UI (15 µg)	4.000 UI (100 µg)	600-1.000 UI	4.000 UI
14-18 anos	-	400 UI (10 µg)	600 UI (15 µg)	4.000 UI (100 µg)	600-1.000 UI	4.000 UI
19-30 anos	-	400 UI (10 µg)	600 UI (15 µg)	4.000 UI (100 µg)	1.500-2.000 UI	10.000 UI
31-50 anos	-	400 UI (10 µg)	600 UI (15 µg)	4.000 UI (100 µg)	1.500-2.000 UI	10.000 UI
51-70 anos	-	400 UI (10 µg)	600 UI (15 µg)	4.000 UI (100 µg)	1.500-2.000 UI	10.000 UI
> 70 anos	-	400 UI (10 µg)	800 UI (20 µg)	4.000 UI (100 µg)	1.500-2.000 UI	10.000 UI
Gestação e lactação						
14-18 anos	-	400 UI (10 µg)	600 UI (15 µg)	4.000 UI (100 µg)	600-1.000 UI	4.000 UI
19-30 anos	-	400 UI (10 µg)	600 UI (15 µg)	4.000 UI (100 µg)	1.500-2.000 UI	10.000 UI
31-50 anos	-	400 UI (10 µg)	600 UI (15 µg)	4.000 UI (100 µg)	1.500-2.000 UI	10.000 UI

AI: ingestão adequada; EAR: necessidade média estimada; RDA: ingestão dietética recomendada; UL: limite superior; VD: vitamina D.
Fonte: adaptada a partir de Holick.[46]

residentes em países próximos à Linha do Equador, a prevalência de concentrações inadequadas de VD é muito alta, atingindo 81 e 63% da população no Oriente Médio e na Ásia, respectivamente.[87] No Brasil, um estudo com idosos residentes em São Paulo mostrou que o cenário também é preocupante, com 72 e 43% dos indivíduos institucionalizados e não institucionalizados, respectivamente, apresentando concentração sérica de VD abaixo da recomendada.[97]

Gestantes, negros, hispânicos, indivíduos com pigmentação de melanina aumentada, crianças obesas e adultos que evitam a exposição solar apresentam risco elevado para deficiência e insuficiência em VD. Na gestação a inadequação da VD aumenta o risco de pré-eclâmpsia,[61] a necessidade de realização de cesariana,[71] os distúrbios pulmonares ou das vias respiratórias[14] e as cáries dentárias nos filhos.[46] Em uma cidade bastante ensolarada do Nordeste do Brasil, foi encontrada prevalência de 14,2% de gestantes com deficiência e 44,7% com insuficiência em VD.[86] Assim como no Brasil, muitas gestantes não recebem suplementação de VD em outros países, como China, Índia e países do Oriente Médio e das Américas Central e do Sul, cuja recomendação varia de 400-600 unidades internacionais (UI) de VD.[47] Contudo, estudos mostraram que 600 UI de VD não seriam suficientes para manter concentrações de 25(OH)D acima de 20 ng/mL, o que explicaria o risco elevado de deficiência em VD em gestantes, mesmo quando há suplementação da vitamina.[46] Com relação às crianças, mesmo nos Estados Unidos, onde leite e alguns sucos são fortificados com VD, 50% das crianças entre 1 e 5 anos e 70% entre 6 e 11 anos apresentam concentração de 25(OH)D < 30 ng/mL.[60] Estima-se que 60% dos adultos no mundo inteiro sejam deficientes em VD.[22]

Considerando a exposição solar como a fonte mais importante de VD, existem alguns fatores que podem limitar a absorção de raios UVB necessários para síntese e metabolização da VD em sua forma ativa. Latitudes elevadas e a absorção de UVB pelo ozônio e oxigênio explicam por que a exposição ao sol acima ou abaixo de 33º não impacta a produção de VD e, também, por que pouca VD é produzida antes das 9h00 e depois das 15h00.[78] Da mesma maneira, a melanina e a aplicação de protetores solares competem na pele com a absorção de UVB, diminuindo a eficiência do sol em produzir VD.[105]

TOXICIDADE

A intoxicação por VD, principalmente a produzida durante a exposição solar, é extremamente rara, uma vez que o excesso de pré-vitamina D_3 e de vitamina D_3 é fotodegradado em produtos que não apresentam qualquer efeito sobre a atividade calcêmica.[105] A única razão para que haja intoxicação é por ingestão intencional ou não intencional de quantidades excessivas de VD por período prolongado,[4,50,56] como erro de dosagens nas unidades de suplementos ou na fortificação de alimentos. Nessas circunstâncias, foram observados casos de hipercalcemia e hiperfosfatemia e concentrações séricas de 25(OH)D entre 350 e 550 ng/dL.[50]

O IOM relatou poucos estudos em que concentrações séricas de 25(OH)D superiores a 50 ng/mL estavam associadas, assim como a deficiência em VD, com risco de mortalidade aumentado, especialmente para doenças cardiovasculares. Tal efeito caracterizaria uma curva em "U", em que concentrações séricas de 25(OH)D muito baixas e muito altas estariam relacionadas com maior risco. Entretanto, verificou-se que indivíduos com concentrações superiores a 50 ng/mL possivelmente estavam sendo tratados para deficiência em VD e que o risco de mortalidade elevado é mais provável de ser decorrente da condição anterior de deficiência em VD.[49]

CONCLUSÕES E PERSPECTIVAS FUTURAS

Pode-se concluir que, apesar de inicialmente a deficiência em VD ser associada apenas a distúrbios ósseos, estudos mais recentes mostram que, na verdade, esta condição é fator de risco para diferentes doenças crônicas. Assim, ao considerar a alta prevalência de deficiência/insuficiência em VD e de doenças crônicas em todo o mundo, inclusive no Brasil, estudos que investiguem o efeito da suplementação com VD como medida terapêutica destas doenças são necessários. A Sociedade Brasileira de Endocrinologia não indica suplementação generalizada de VD para toda a população, reforçando que os benefícios do tratamento são mais evidentes nas populações em risco para deficiência.[68]

Considerando também a aplicação cada vez mais frequente das metodologias "ômicas" na área de alimentação e nutrição, estudos futuros podem ainda preencher importantes lacunas no conhecimento a respeito do papel da VD na fisiopatologia das doenças crônicas, tanto pela elucidação de novos alvos moleculares para esta vitamina quanto na identificação de indivíduos e/ou populações mais susceptíveis à deficiência nesta vitamina e, consequentemente, mais propensos a desenvolver doenças crônicas, em razão da presença de polimorfismos em genes relacionados com absorção, metabolismo e/ou funções da VD.

REFERÊNCIAS

1. Adams SV, Newcomb PA, Burnett-Hartman AN, White E, Mandelson MT, Potter JD. Circulating 25-hydroxyvitamin-d and risk of colorectal adenomas and hyperplastic polyps. Nutr Cancer. 2011;63:319-26.
2. Agência Nacional de Vigilância Sanitária (Anvisa). Consulta pública n. 80, de 13 de dezembro de 2004. DOU 17 de dezembro de 2004.
3. Amital H, Szekanecz Z, Szücs G, Dankó K, Nagy E, Csépány T, et al. Serum concentration of 25-OH vitamin D in patients with systemic lupus erythematosus (SLE) are inversely related to disease activity: is it time to routinely supplement patients with SLE with vitamin D? Ann Rheum Dis. 2010;69:1155-7.
4. Araki T, Holick MF, Alfonso BD, Charlap E, Romero CM, Rizk D, Newman LG. Vitamin D intoxication with severe hypercalcemia due to manufacturing and labelling errors for two dietary supplements made in the United States. J Clin Endocrinol Metab. 2011;96(12):3603-8.
5. Atoum M, Alzoughool F. Vitamin D and breast cancer: latest evidence and future steps. Breast Cancer (Aucl). 2017;11:1-8.
6. Bella A, Garcovich C, D'Adamo, Lombardo M, Tesauro M, Donadel G, et al. Serum 25-hydroxyvitamin D levels are inversely associated with systemic inflammation in severe obese subjects. Intern Emerg Med. 2013;8(1):33-40.
7. Bischoff-Ferrari HA, Borchers M, Gudat F, Durmuller U, Stahelin HB, Dick W. Vitamin D receptor expression in human muscle tissue decreases with age. J Bone Min Res. 2004;19:265.
8. Bischoff-Ferrari HA, Giovannucci E, Willett WC, Dietrich T, Dawson-Hughes B. Estimation of optimal serum concentration of 25-hydrixyvitamin D for multiple health outcomes. Am J Clin Nutr. 2006;84:18-28.

BASES BIOQUÍMICAS E FISIOLÓGICAS DA NUTRIÇÃO

9. Bischoff-Ferrari HA, Willett WC, Wong JB, Stuck AE, Staehelin HB, Orav J, et al. Prevention od nonvertebral fractures with oral vitamin D supplementation and dose dependency: a meta-analysis of randomized controlled trials. Arch Intern Med. 2009;169:551-61.
10. Bischoff-Ferrari HA. Vitamin D and fracture prevention. Endocrinol Metab Clin North Am. 2010;39:347-53.
11. Bischoff-Ferrari HA. Relevance of vitamin D in muscle health. Rev Endocr Metab Disord. 2012;13:71.
12. Borges MC, Martini LA, Rogero MM. Current perspectives on vitamin D, immune system, and chronic diseases. Nutrition. 2011;27:399-404.
13. Broe KE, Chen TC, Weinberg J, Bischoff-Ferrari HA, Holick MF, Kiel DP. A higher dose of vitamin D reduces the risk of falls in nursing home residents: a randomized, multiple-dose study. J Am Geriatr Soc. 2007;55:234-9.
14. Camargo CA JR, Rifas-Shiman SL, Litonjua AA, Litonjua AA, Rich-Edwards JW, Weiss ST, et al. Maternal intake of vitamin D during pregnancy and risk of recurrent wheeze in children at 3 y of age. Am J Clin Nutr. 2007;85(3):788-95.
15. Cantorna MT, Hayes CE, Deluca HF. 1,25dihydroxycholecalciferal inhibits the progression of arthritis in murine models of human arthritis. J Nutr. 1998;128;68-72.
16. Cashman KD, Wallace JM, Horigan G, Hill TR, Barnes MS, Lucey AJ, et al. Estimation of the dietary requirement for vitamin D in free-living adults >64 y of age. Am J Clin Nutr. 2009;89:1366-74.
17. Ceglia L, Da Silva MM, Park LK, Morris E, Harris SS, Bischoff-Ferrari HA, et al. Multi-step immune fluorescent analysis of vitamin D receptor loci and myosin heavy chain isoforms in human skeletal muscle. J Mol Histol. 2010;41:137 e42.
18. Chacko SA, Song Y, Manson JE, Van Horn L, Eaton C, Martin LW, et al. Serum 25-hydroxyvitamin D concentration in relation to cardiometabolic risk factors and metabolic syndrome in postmenopausal women. Am J Clin Nutr. 2011;94(1):209-17.
19. Chiu KC, Chu A, Go VLW, Saad MF. Hypovitaminosis D is associated with insulin resistance and β cell dysfunction. Am J Clin Nutr. 2004;79:820-5.
20. Cutillas-Marco E, Morales-Suárez-Varela M, Marquina-Vila A, Grant W. Serum 25-hydroxyvitamin D levels in patients with cutaneous lupus erythematosus in Mediterranean region. Lupus. 2010;19:810-4.
21. Cutolo M, Otsa K, Uprus M, Paolino S, Seriolo B. Vitamin D in rheumatoid arthritis. Autoimmunity Rev. 2007;7:59-64.
22. Daly RM, Gagnon C, Lu ZX, Magliano DJ, Dunstan DW, Sikaris KA, et al. Prevalence of vitamin D deficiency and its determinants in Australian adults aged 25 years and older: a national, population-based study. Clin Endocrinol. 2012;77:26-35.
23. Damanhouri LH. Vitamin D deficiency in Saudi patients with systemic lupus erythematosus. Saudi Med J. 2009;30:1291-5.
24. DeLuca HF. Overview of general physiologic features and functions of vitamin D. Am J Clin Nutr. 2004;80:1689S-1696S.
25. Dong Y, Stallmann-Jorgensen IS, Pollock NK, Harris RA, Keeton D, Huang Y, et al. A 16-week randomized clinical trial of 2000 international units daily vitamin D3 supplementation in black youth: 25-hydroxyvitamin D, adiposity, and arterial stiffness. J Clin Endocrinol Metab. 2010;95:4584-91.
26. Fang F, Kasperzyk JL, Shui I, Hendrickson W, Hollis BW, Fall K, et al. Prediagnostic plasma vitamin D metabolites and mortality among patients with prostate cancer. PloS One. 2011;6:e12625.
27. Fedirko V, Riboli E, Bueno-de-Mesquita HB, Rinaldi S, Pischon T, Norat T, et al. Prediagnostic circulating parathyroid hormone concentration and colorectal cancer in the European prospective investigation into cancer and nutrition cohort. Cancer Epidemiol Biomarkers Prev. 2011;20:767-78.
28. Feskanich D, MA J, Fuchs CS, Kirkner GJ, Hankinson SE, Hollis BW, Giovannucci EL. Plasma vitamin D metabolites and risk of colorectal cancer in women. Cancer Epidemiol Biomarkers Prev. 2004;13:1502-8.
29. Franco AS, Freitasa TQ , Bernardo WM, Pereira RMR. Vitamin D supplementation and disease activity in patients with immune-mediated rheumatic diseases A systematic review and meta-analysis. Medicine (Baltimore). 2017;96(23).
30. Gandini S, Boniol M, Haukka J, Byrnes G, Cox B, Sneyd MJ, et al. Meta-analysis of observational studies of serum 25-hydroxyvitamin D levels and colorectal, breast and prostate cancer and colorectal adenoma. Int J Cancer. 2011;128:1414-24.

31. Ganji V, Zhang X, Tangpricha V. Serum 25-hydroxyvitamin D concentration are associated with prevalence of metabolic syndrome and various cardiometabolic risk factors in US children and adolescents based on assay-adjusted serum 25-hydroxyvitamin D data from NHANES 2001-2006. Am J Clin Nutr. 2011;94(1):225-33.
32. Garland CF, Garland FC, Gorham ED, Lipkin M, Newmark H, Mohr SB, et al. The role of vitamin D in cancer prevention. Am J Public Health. 2006;96:252-61.
33. Gilbert R, Metcalfe C, Oliver SE, Whiteman DC, Bain C, Ness A, et al. Life course sun exposure and risk of prostate cancer: population-based nested case-control study and meta-analysis. Int J Cancer. 2009;125:1414-23.
34. Gilbert R, Martin RM, Beynon R, Harris R, Savovic J, Zuccolo L, et al. Association of circulating and dietary vitamin D with prostate cancer risk: systematic review and dose-dependent meta--analysis. Cancer Causes Control. 2011;22:319-40.
35. Gorham ED, Garland CF, Garland FC, Grant WB, Mohr SB, Lipkin M, et al. Vitamin D and prevention of colorectal cancer. J Steroid Biochem Mol Biol. 2005;97:179-94.
36. Gysemans CA, Cardozo AK, Callewaert H, Giulietti A, Hulshagen L, Bouillon R, et al. 1,25-Dihydroxyvitamin D3 modulates expression of chemokines and cytokines in pancreatic islets: implications for prevention of diabetes in nonobese diabetic mice. Endocrinology. 2005;146:1956-64.
37. Halfon M, Phan O, Theta D. Vitamin D: a review on its effects on muscle strength, the risk of fall, and frailty. Biomed Res Int. 2015;953241.
38. Heine G, Lahl A, Müller C, Worm M. Vitamin D deficiency in patients with cutaneous lupus erythematosus in prevalence throughout the year. Br J Dermatol. 2010;163:863-5.
39. Hypponen E, Laara E, Reunanen A, Jarvelin M-R, Virtanen SM. Intake of vitamin D and risk of type 1 diabetes: a birth-cohort study. Lancet. 2001;358:1500-3.
40. Holick MF, Matsuoka LY, Wortsman J. Age, vitamin D, and solar ultraviolet. Lancet. 1989;2:1104-5.
41. Holick MF. Resurrection of vitamin D deficiency and rickets. J Clin Invest. 2006;116:2062-72.
42. Holick MF. Vitamin D. In: Shils ME, Shike M, Ross AC, Caballero B, Cousins RJ (orgs.). Modern nutrition in health and disease. Philadelphia: Lippincott Williams & Wilkins; 2006. p.376-98.
43. Holick MF. Vitamin D deficiency. N Engl J Med. 2007;357:266-81.
44. Holick MF. Vitamin D: a D-Lightful health perspective. Nutr Rev. 2008;66:S182-S194.
45. Holick MF, Binkley NC, Bischoff-Ferrari HA, Gordon CM, Hanley DA, Heaney RP, et al. Evaluation, treatment, and prevention of vitamin D deficiency: an Endocrine Society clinical practice guideline. J Clin Endocrinol Metab. 2011;96(7):1911-30.
46. Holick MF. The vitamin D deficiency pandemic: Approaches for diagnosis, treatment and prevention. Rev Endocr Metab Disord. 2017;18:153-65.
47. Hossein-Nezhad A, Holick MF. Vitamin D for health: a global perspective. Mayo Clin Proc. 2013;88(7):720-55.
48. Institute of Medicine (IOM). Dietary reference intake for calcium and vitamin D. Washington, DC: National Academies; 2010.
49. Institute of Medicine (IOM). Dietary reference intakes for calcium and vitamin D. Committee to Review Dietary Reference Intakes for Calcium and Vitamin D. Washington, DC: National Academies; 2011.
50. Jacobus CH, Holick MF, Shao Q, Chen TC, Holm IA, Kolodny JM, et al. Hypervitaminosis D associated with drinking milk. N Engl J Med. 1992;326(18):1173-7.
51. Joergensen C, Gall, MA, Schmedes A, Tarnow L, Parving HH, Rossing P. Vitamin D levels and mortality in type 2 diabetes. Diabetes Care. 2010;33:2238-43.
52. Joergensen C, Hovind P, Schmedes A, Parving H-H, Rossing P. Vitamin D levels, microvascular complications, and mortality in type 1 diabetes. Diabetes Care. 2011;34:1081-5.
53. Keegan RJ, Lu Z, Bogusz JM, Williams JE, Holick MF. Photobiology of vitamin D in mushrooms and its bioavailability in humans. Dermato-endocrinol. 2013;5(1):165-76.
54. Khor GL, Chee WS, Shariff ZM, Poh BK, Arumugam M, Rahman JA, Theobald HE. High prevalence of vitamin D insufficiency and its association with BMI-for-age among primary school children in Kuala Lumpur, Malaysia. BMC Public Health. 2011;11:96.
55. Koduah P, Friedemann P, Dörr J-M. Vitamin D in the prevention, prediction and treatment of neurodegenerative and neuroinflammatory diseases. EPMA J. 2017;8:313-25.

56. Koutkia P, Chen TC, Holick MF. Vitamin D intoxication associated with an over-the-counter supplement. N Engl J Med. 2001;345(1):66-7.
57. Kristal AR, Till C, Song X, Tangen CM, Goodman PJ, Neuhauser ML, et al. Plasma vitamin D and prostate cancer risk: results from the Selenium and Vitamin E Cancer Prevention Trial. Cancer Epidemiol Biomarkers Prev. 2014;23(8):1494-504.
58. Krishnan AV, Feldman D. Mechanisms of the anti-cancer and anti-inflammatory actions of vitamin D. Ann Rev Pharmacol Toxicol. 2011;51:311-36.
59. Kroll MH, BI C, Garber CC, Liu D, Caston-Balderrama A, Zhang K, et al. Temporal relationship between vitamin D status and parathyroid hormone in the United States. PLoS One. 2015;10(3).
60. Kumar J, Muntner P, Kaskel FJ, Hailpern SM. Prevalence and associations of 25-hydroxyvitamin D deficiency in US children: NHANES 2001-2004. Pediatrics. 2009;124(3):e362-70.
61. Llah MI, Koch CA, Tamanna S, Rouf S. Shamsuddin. Vitamin D deficiency and the risk of preeclampsia and eclampsia in Bangladesh. Horm Metab Res. 2013;45(9):682-7.
62. Lee MS, Huang YC, Wahlqvist ML, Wu TY, Chou YC, Wu MH, et al. Vitamin D decreases risk of breast cancer in premenopausal women of normal weight in subtropical Taiwan. J Epidemiol. 2011;21:87-94.
63. Lee JE, Li H, Chan AT, Hollis BW, Lee IM, Stampfer MJ, et al. Circulating levels of vitamin D and colon and rectal cancer: the Physicians' Health Study and a meta-analysis of prospective studies. Cancer Prev Res. 2011;4:735-43.
64. Lenders CM, Feldman HA, Von Scheven E, Merewood A, Sweeney C, Wilson DM, et al. Relation of body fat indexes to vitamin D status and deficiency among obese adolescents. Am J Clin Nutr. 2009;90:459-67.
65. Liu PT, Stenger S, Li H, Tan BH, Krutzik SR, Ochoa MT, et al. Toll-like receptor triggering of vitamin D-mediated human antimicrobial response. Science. 2006;311:1770-3.
66. Liu E, Meigs JB, Pittas AG, McKeown NM, Economos CD, Booth SL, Jacques PF, et al. Plasma 25-hydroxyvitamin D is associated with markers of the insulin resistant phenotype in nondiabetic adults. J Nutr. 2009;139:329-34.
67. MacLaughlin JA, Holick MF. Aging decreases the capacity of human skin to produce vitamin D_3. J Clin Invest. 1985;76:1536-8.
68. Maeda SS, Borba VZC, Camargo MBR, Silva DMW, Borges JLC, Bandeira F, Lazaretti-Castro M. Recomendações da Sociedade Brasileira de Endocrinologia e Metabologia (SBEM) para o diagnóstico e tratamento da hipovitaminose D. Arq Bras Endocrinol Metab. 2014;58(5).
69. Mahendra A, Karishma, Choudhury BK, Sharma T, Bansal N, Bansal R, Gupta S. Vitamin D and gastrointestinal cancer. J Lab Physicians. 2018;10(1):1-5.
70. Mamede AC, Tavares SD, Abrantes AM, Trindade Jmaia JM, Botelho MF. The role of vitamins in cancer: a review. Nutr Cancer. 2011;63:479-94.
71. Merewood A, Mehta SD, Chen TC, Holick MF, Bauchner H. Association between severe vitamin D deficiency and primary caesarean section. J Clin Endocrinol Metab. 2009;94(3):940-5.
72. Mason C, Xiao L, Imayama I, Duggan CR, Bain C, Foster-Schubert KE, et al. Effects of weight loss on serum vitamin D in postmenopausal women. Am J Clin Nutr. 2011;94(1):95-103.
73. McDowell TY, Amr S, Culpepper WJ, Langenberg P, Royal W, Beyer C, Bradham DD. Sun exposure, vitamin D and age at disease onset in relapsing multiple sclerosis. Neuroepidemiology. 2011;36:39-45.
74. Mechica JB. Raquitismo e osteomalacia. Arq Bras Endocrinol Metab. 1999;43:457-66.
75. Mehta B, Ramanathan M, Weinstock-Guttman B. Vitamin D and multiple sclerosis: can vitamin D prevent disease progression. Expert Rev Neurother. 2011;11:469-71.
76. Merlino LA, Curtis J, Mikuls TR, Cerhan JR, Criswell LA, Saag KG. Vitamin D intake is inversely associated with rheumatoid arthritis: results from the Iowa Women's Health Study. Arthritis and Rheumatism. 2004;50;72-7.
77. Mitri J, Muraru MD, Pittas AG. Vitamin D and type 2 diabetes: A systematic review. Eur J Clin Nutr. 2011;65:1005-15.
78. Moan J, Dahlback A, Porojnicu AC. At what time should one go out in the sun? Adv Exp Med Biol. 2008;624:86-8.
79. Mosayebi G, Ghazavi A, Ghasami K, Jand Y, Kokhaei P. Therapeutic effects of vitamin D3 in multiple sclerosis patients. Immunol Invest. 2011;40(6):627-39.

VITAMINA D

80. Munger KL, Zhang SM, O'Reilly E, Hernán MA, Olek MJ, Willett WC, Ascherio A. Vitamin D intake and incidence od multiple sclerosis. Neurology. 2004;62:60-5.
81. Muscogiuri G, Altieri B, Annweiler C, Balercia G, Pal HB, Boucher BJ, et al. Vitamin D and chronic diseases: the current state of the art. Arch Toxicol. 2017;91:97-107.
82. Nagpal S, NA S, Rathnachalam R. Noncalcemic action sof vitamin D receptor ligands. Endocr Rev. 2005;26:662-87.
83. Orton S-M, Wald L, Confavreux C, Vukusic S, Krohn JP, Ramagopalan SV, et al. Association of UV radiation with multiple sclerosis prevalence and sex ratio in France. Neurology. 2011;76:425-31.
84. Park S, Kim DS, Kang S. Vitamin D deficiency impairs glucose-stimulated insulin secretion and increases insulin resistance by reducing PPAR-gamma expression in nonobese Type 2 diabetic rats. J. Nutr Biochem. 2016;27:257-65.
85. Pelajo CF, Lopez-Benitez JM, Miller LC. Vitamin D and autoimmune rheumatologic disorders. Autoimmun Rev. 2010;9:507-10.
86. Pereira-Santos M, Carvalho GQ, Couto RD, Santos DJ, Oliveira AM. Vitamin D deficiency and associated factors among pregnant women of a sunny city in Northeast of Brazil. Clin Nutr ESPEN. 2018;23:240-4.
87. Peters BSE, Martini LA. Nutritional aspects of the prevention and treatment of osteoporosis. Arq Bras Endocrinol Metab. 2010;54:179-85.
88. Pinheiro MM, Ciconelli RM, Martini LA, Ferraz MB. Clinical risk factors for osteoporotic fractures in Brazilian women and men: the Brazilian Osteoporosis Study (BRAZOS). Osteop Int. 2009;20(3):399-408.
89. Pinheiro MM, Neto ETR, Machado FS, Omura F, Yang JHK, Szejnfeld J, Szejnfeld V. Risk factors for osteoporotic fractures and low bone density in pre and postmenopausal women. Rev Saúde Pública. 2010;44:479-85.
90. Pittas AG, Lau J, HU FB, Dawsonhughes B. The role of vitamin D and calcium in type 2 diabetes. A systematic review and meta-analysis. J Clin Endocrinol Metab. 2007;92:2017-29. of follow-up: Vitamin D and diabetes—A prospective study. Diabet Med. 2010;27:1107-15.
91. Premaor MO, Furlanetto TW. Hipovitaminose D em adultos: entendendo melhor a apresentação de uma velha doença. Arq Bras Endocrinol Metab. 2006;50:25-37.
92. Pretience A, Goldberg GR, Schoenmarkers I. Vitamin D across the lifecycle: physiology and biomarkers. Am J Clin Nutr. 2008;88:500S-506S.
93. Rajakumar K, Heras JL, Chen TC, Lee S, Holick MF, Arslanian SA. Vitamin D status, adiposity, and lipids in black American and Caucasian children. J Clin Endocrinol Metab. 2011;96:1560-7.
94. Ramagopalan SV, Handel AE, Giovannoni G, Rutherford Siegel S, Ebers GC, Chaplin G. Relationship of UV exposure to prevalence of multiple sclerosis in England. Neurology. 2011;76:1410-4.
95. Ritterhouse LL, Crowe SR, Niewold TB, Kamen DL, Macwana SR, Roberts VC, et al. Vitamin D deficiency is associated with an increased autoimmune response in healthy individuals and in patients with systemic lupus erythematosus. Ann Rheum Dis. 2011 [Epub ahead of print].
96. Robinson SM, Reginster JY, Rizzoli R, Shaw SC, Kanis JA, Bautmans I, Bischoff-Ferrari H. Does nutrition play a role in the prevention and management of sarcopenia? Clin Nutr. 2017;pii:S0261-5614(17)30299-6.
97. Saraiva GL, Cendoroglo MS, Ramos LR, Araújo LM, Vieira JG, Maeda SS, et al. Prevalência da deficiência, insuficiência de vitamina D e hiperparatiroidismo secundário em idosos institucionalizados e moradores na comunidade da cidade de São Paulo, Brasil. Arq Bras Endocrinol Metab. 2007;51:437-42.
98. Shankar A, Sabanayagam C, Kalindini S. Serum 25-hydroxyvitamin D levels and prediabetes among subjects free of diabetes. Diabetes Care. 2011;34:1114-9.
99. Shaygannejad V, Golabchi K, Haghighi S, Dehghan H, Moshayedi A. A comparative study of 25(OH) vitamin D serum levels in patients with multiple sclerosis and control group in Isfahan, Iran. Int J Prev Med. 2010;1:195-201.
100. Simpson Jr S, Blizzard L, Otahal P, Van der Mei I, Taylor B. Latitude is significantly associated with the prevalence of multiple sclerosis: a meta-analysis. J Neurol Neurosurg Psychiatry. 2011;82(10):1132-41.
101. Sintzel MB, Rametta M, Reder AT. Vitamin D and multiple sclerosis: a comprehensive review. Neurol Ther. 2018;7(1):59-85.

102. Snijder MB, Van Dam RM, Visser M, Deeg DJ, Dekker JM, Bouter LM, Seidell JC, LIPS P. Adiposity in relation to vitamin D status and parathyroid hormone levels: a population-based study in older men and women. J Clin Endocrinol Metab. 2005;90: 4119-23.

103. Vilaça TS, Lazaretti-Castro. Vitamina D: aspectos fisiológicos e metabólicos. In: Martini LA, Peters BSE, organizadores. Cálcio e vitamina D: fisiologia, nutrição e doenças associadas. Barueri, SP: Manole; 2017:30-3.

104. Visser M, Deeg DJH, Lips P. Low vitamin D and high parathyroid hormone levels as determinants of loss of muscle strength and muscle mass (sarcopenia): the longitudinal aging study Amsterdam. J Clin Endocrinol Metab. 2003;88:5766.

105. Wacker M, Holick MF. Sunlight and vitamin D: a global perspective for health. Dermato-Endocrinol. 2013;5(1):51-108.

106. Wen H, Baker JF. Vitamin D, immunoregulation, and rheumatoid arthritis. J Clin Rheumatol. 2011;17:102-7.

107. Wong YY, Flicker L. Hypovitaminosis D and frailty: epiphenomenon or causal? Maturitas. 2015;82:328.

108. Wortsman J, Matsuoka LY, Chen TC, Lu Z, Holick MF. Decreased bioavailability of vitamin D in obesity. Am J Clin Nutr. 2000;72:690-3.

109. Yao S, Sucheston LE, Millen AE, Johnson CS, Trump DL, Nesline MK, et al. Pretreatment serum concentration of 25-hydroxyvitamin D and breast cancer prognostic characteristics: a case-control and a case-series study. PloS One. 2011;6:e17251.

110. Yildiz M, Tettenborn B, Putzki N. Vitamin D levels in Swiss multiple sclerosis patients. Swiss Med Wkly. 2011;141:w12192.

111. Zella JB, DeLuca HF. Vitamin D and autoimmune diabetes. J Cell Biochem. 2003;88:216-22.

112. Zhang R, Naughton DP. Vitamin D in health and disease: current perspectives. Nutr J. 2010;9:65-78.

113. Zipitis CS, Akobeng AK. Vitamin D supplementation in early childhood and risk of type 1 diabetes: a systematic review and meta-analysis. Arch Dis Child. 2008;93:512-7.

114. Zhou QG, Hou FF, Guo ZJ, Liang M, Wang G, Zhang X. 1,25-Dihydroxyvitamin D improved the free fatty-acid-induced insulin resistance in cultured C2C12 cells. Diabetes Metab Res Rev. 2008;24:459-64.

20

Vitamina K

MARILENE DE VUONO CAMARGO PENTEADO
WYSLLENNY NASCIMENTO DE SOUZA

INTRODUÇÃO

Há 25 anos, o metabolismo da vitamina K era considerado apenas no âmbito de seu papel na regulação da coagulação sanguínea. Entretanto, estudos têm revelado que essa vitamina possui múltiplas funções ligadas à carboxilação do ácido glutâmico (Glu), transformando-o em ácido gama-carboxiglutâmico (Gla), em que a vitamina K atua como cofator. Essa reação de carboxilação (ligação do cálcio com proteínas dependentes de vitamina K) é fundamental para o processo de coagulação sanguínea.[56,58,59] O Gla normalmente é distribuído em diversos órgãos e tecidos e apresenta as mais variadas atividades, motivo pelo qual sugere-se que a vitamina K esteja envolvida em várias funções, entre elas, no metabolismo ósseo, e estaria relacionada à diminuição do risco de fraturas na terceira idade.

ESTRUTURA QUÍMICA E DISTRIBUIÇÃO NA NATUREZA

A vitamina K é uma vitamina lipossolúvel que ocorre em duas formas biologicamente ativas: a vitamina K_1 (filoquinona) e a vitamina K_2 (menaquinona ou MK) (Figuras 20.1a e b). A filoquinona, forma mais comum, está presente em hortaliças de folhas verdes e em óleos vegetais, enquanto as MK ocorrem em produtos de origem animal, como carnes, ovos e queijos.[3,44] Os compostos de vitamina K possuem estrutura de naftoquinona e diferem entre si na cadeia lateral do carbono na posição três. A estrutura exata da vitamina K_1 é o composto 2-metil-3-fitil-1,4-naftoquinona, enquanto as MK, que são sintetizadas por bactérias, constituem-se em uma série de vitaminas designadas MK-n, em que o "n" representa o número de resíduos isoprenoides na cadeia lateral. As MK naturais variam de MK-4 a MK-13.[33,44,57] Existe, ainda, a menadiona (2-metil-1,4-naftoquinona) ou vitamina K_3 (Figura 20.1c), que não é um composto encontrado na natureza, sendo, em geral, utilizada como fonte da vitamina para a alimentação animal, a qual converte-se facilmente em MK-4 nos tecidos animais, e torna-se biologicamente ativa.[17]

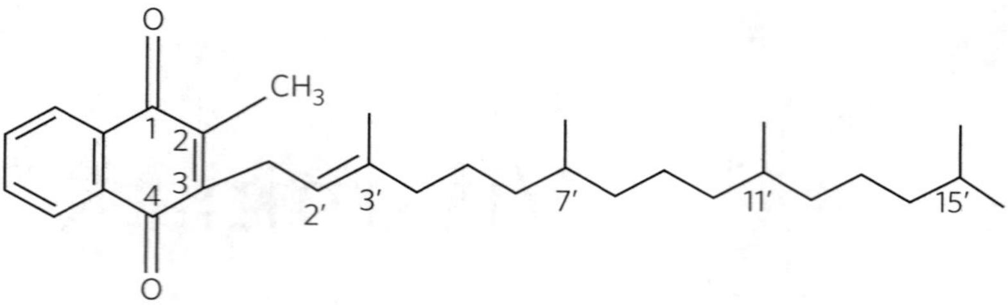

Figura 20.1a Estrutura química da filoquinona (vitamina K_1).
Fonte: Penteado.[44]

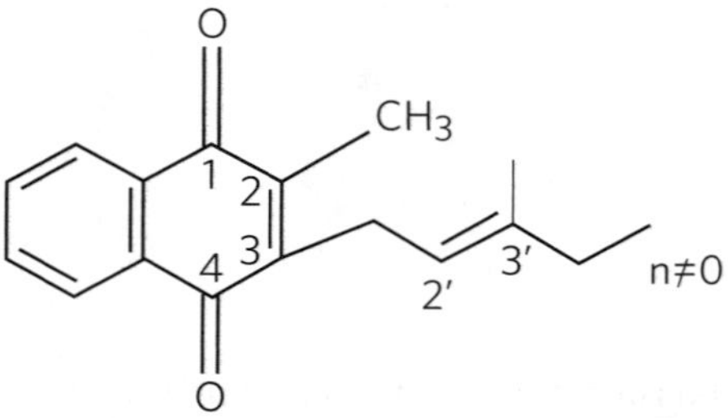

Figura 20.1b Estrutura química da menaquinona (vitamina K_2).
Fonte: Penteado.[44]

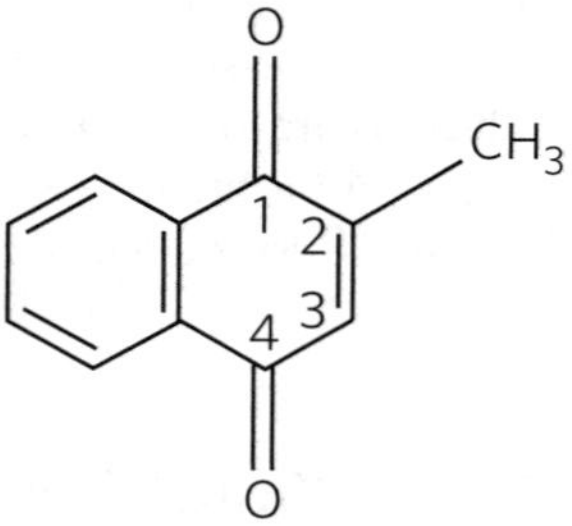

Figura 20.1c Estrutura química da menadiona (vitamina K_3).
Fonte: Penteado.[44]

IMPORTÂNCIA BIOLÓGICA

O papel bioquímico mais conhecido e elucidado da vitamina K é como cofator para a carboxilação de proteínas que catalisam a conversão do Glu em Gla (Figura 20.2). Essa carboxilação é uma reação importante que capacita as proteínas de coagulação a se ligarem ao cálcio e permite, assim, a interação entre os fosfolipídios da membrana das plaquetas e as células endoteliais, o que, por sua vez, possibilita o processo de coagulação sanguínea normal.[14,51] Isso pode ser alcançado por todas as formas de vitamina K, embora com diferentes afinidades enzimáticas.

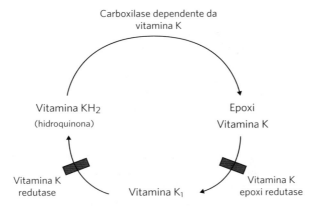

Figura 20.2 Ciclo da vitamina K. A varfarina inibe a ação das redutases (barras), bloqueando a síntese de vitamina K$_1$ e vitamina KH$_2$.
Fonte: Penteado.[44]

As proteínas dependentes de vitamina K hepática que estão envolvidas na coagulação sanguínea são os fatores II (protrombina), VII, IX, proteínas X e C, S e Z. Todas necessitam da vitamina K para a ativação fisiológica. Múltiplas proteínas dependentes de vitamina K foram identificadas em tecidos extra-hepáticos, porém seus papéis biológicos ainda estão sendo elucidados. Das proteínas extra-hepáticas, a osteocalcina e as proteínas da matriz (Gla da matriz) talvez sejam as mais estudadas quanto ao seu papel na regulação do cálcio em ossos e em tecidos moles.[60]

Atualmente, tem crescido o número de estudos epidemiológicos que enfocam as possíveis relações entre a ingestão de vitamina K e as doenças crônicas não transmissíveis (DNCT), principalmente nas doenças cardiovasculares,[4,18,23] na saúde óssea,[36,37,63] nos distúrbios metabólicos[43,45] e no câncer.[40,41]

METABOLISMO E BIODISPONIBILIDADE

A vitamina K é absorvida no intestino delgado e é transportada pela via linfática, necessitando de fluxo normal de bile e de suco pancreático, além de teor adequado de gordura na alimentação,[32] a qual possibilita aumento na absorção dessa vitamina, possivelmente pelo estímulo da secreção biliar e pela formação de micelas.[39] Ao alcançar o fígado, a filoquinona é reduzida à hidronaftoquinona (KH$_2$), que é cofator ativo para a carboxilase.[14] A eficiência de absorção da K$_1$ pode ser muito variada, sendo menos eficiente quando proveniente de folhas verdes, nas quais a vitamina está intimamente ligada às membranas dos tilacoides e cloroplastos, e mais eficiente quando proveniente de alimentos processados.

Estudos mostram que a eficiência na absorção da vitamina K foi mensurada em 40 a 80%, dependendo do veículo pelo qual é administrada, e que a fração excretada não depende da dose administrada.[15] Fatores não alimentares, como idade, sexo e/ou menopausa, parecem afetar o metabolismo de vitamina K.[13]

Estudos sugeriram que o transporte de vitamina K em diferentes tipos de células não é uniforme. O fígado e os ossos são frequentemente citados como exemplos de tecidos com diferentes exigências funcionais da vitamina K,[51,64] o que implica diferentes modos ou diferentes níveis de eficiência de absorção dessa vitamina. Em adultos saudáveis, cerca de 80% da filoquinona livre é absorvida. As MK não competem com a filoquinona pela absorção e também são absorvidas pelo sistema linfático. A menadiona é principalmente absorvida pelo sistema porta e, no fígado, é alquilada para MK-4, embora também possa ser absorvida pelo sistema linfático.[20,38]

Ainda não foi totalmente elucidado o mecanismo pelo qual a vitamina K é retomada pelos hepatócitos. Entretanto, com base no conhecimento de que a vitamina K é absorvida em grande parte pelos quilomícrons remanescentes (QR), parece seguro afirmar que ela segue o já delineado caminho dos QR captados pelo fígado.[58] O interesse dos pesquisadores em relação ao estado nutricional em relação a vitamina K e a saúde óssea tem feito emergir estudos acerca do transporte da vitamina para as células ósseas. Existem fortes evidências, em nível funcional, de que a falta de apolipoproteína E resulta em absorção diminuída de vitamina K em osteoblastos.[53]

Essa vitamina é catabolizada rapidamente e excretada pelo fígado, principalmente pela bile. Independentemente da dose consumida, 20% são excretados pela urina em três dias, enquanto entre 40 e 50% o são pelas fezes. Esse catabolismo mostra a rápida depleção das reservas hepáticas em pessoas com alimentação pobre em vitamina K. Os metabólitos principais da filoquinona e das MK são conjugados de ácidos glicurônicos que resultam da oxidação da cadeia lateral.[24]

Existe ampla discussão com relação ao aproveitamento da MK produzida pelas bactérias intestinais. Os estudos iniciais baseavam-se nas observações clínicas de pacientes que recebiam dieta com quantidades muito baixas ou nulas de vitamina K e só desenvolviam episódios de sangramento quando altas doses de antibióticos eram administradas.[1] A maioria dos trabalhos não confirmou que a MK sintetizada pela microbiota intestinal é diretamente absorvida no cólon.

Por fim, sabe-se que a quantidade de vitamina K_1 presente nos alimentos é influenciada por fatores como a fertilização e as condições do solo, o clima, a área geográfica, o estado de maturação e a variação sazonal, sendo verificado que nos meses de verão a quantidade da filoquinona aumenta mais que nos meses de inverno.[13,15] Entretanto, alguns pesquisadores consideram essa afirmativa contestável.[7]

INTERAÇÕES MEDICAMENTOSAS

O uso de anti-inflamatórios e anticoagulantes pode resultar em deficiência em vitamina K, pois esses medicamentos interagem com a vitamina K da alimentação. Essas influências são elucidadas por alguns estudos,[2,24,34] e a interação com os anti-inflamatórios é a menos conhecida. Já os anticoagulantes, em especial a varfarina, são comumente utilizados por indivíduos idosos como profiláticos e para tratamento de fenômenos tromboembólicos. Tais medicamentos inibem a enzima K epoxirredutase, os fatores de coagulação sanguínea e as proteínas responsáveis pela coagulação.[32]

Para que os fatores II, VII, IX, X e as proteínas C e S se tornem ativos é necessário que ocorra a gamacarboxilação do Glu, o que possibilita, assim, a adesão dessas proteínas aos fosfolipídios de superfície, acelerando o processo de coagulação.[21,50] A vitamina K na forma reduzida (KH_2) atua como cofator essencial para o processo da gamacarboxilação dos fatores de coagulação. Nesse processo, a KH_2 é oxidada à epoxi vitamina K e, a seguir, retorna à KH_2 pela ação de duas redutases, completando o ciclo da vitamina K.[42] A varfarina inibe a ação das duas redutases, o que reduz a quantidade de vitamina KH_2 disponível e limita o processo de coagulação,[59] conforme apresentado na Figura 20.2.

Dessa forma, deve-se ter controle dos alimentos-fonte de vitamina K, mantendo um limiar adequado, pois altas doses dessa vitamina na alimentação resultam em estado de coagulação fora do limite terapêutico.[21,24] Ressalta-se ainda que as interações medicamentosas acontecem entre os anticoagulantes e os anti-inflamatórios não hormonais (AINH), com aumento do efeito coagulante e, consequentemente, diminuição da principal função da vitamina K.[32]

VITAMINA K NA COAGULAÇÃO SANGUÍNEA

A vitamina K atua como cofator para a carboxilação de resíduos específicos de Glu para formar o Gla, aminoácido presente nos fatores de coagulação (fatores II, VII, IX e X) (Figura 20.3). A carboxilação capacita as proteínas de coagulação a ligarem-se ao cálcio, permitindo, assim, a interação entre os fosfolipídios da membrana das plaquetas e as células endoteliais, o que, por sua vez, possibilita o processo de coagulação sanguínea normal.[17,42] Na coagulação sanguínea, ocorre a transformação do fibrinogênio em fibrina insolúvel com a interferência de uma enzima proteolítica (trombina), que se origina da protrombina (fator II) por meio de fatores dependentes da vitamina K: a pró-convertina (fator VII), o fator anti-hemofílico B (fator IX) e o fator Stuart (fator X).[32]

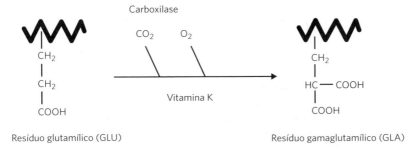

Figura 20.3 Reação de carboxilação dependente de vitamina K.
Fonte: Penteado.[44]

VITAMINA K NA SAÚDE ÓSSEA E NA OSTEOPOROSE

A osteoporose é um problema significativo de saúde pública, principalmente conforme cresce a expectativa de vida da população. Tem surgido considerável interesse em relação à vitamina K e à prevenção da osteoporose, e a osteocalcina, proteína dependente de vitamina K, tem sido um dos alvos fundamentais de estudo, pois está presente em altas concentrações nos ossos. O papel exato da osteocalcina no metabolismo ósseo ainda é desconhecido, mas acredita-se estar envolvida na regulação da maturação óssea.

A osteocalcina é produzida por osteoblastos maduros e, assim, a concentração plasmática elevada tem sido comumente utilizada como marcador para formação e *turnover* ósseo. A síntese de osteocalcina é regulada pela 1,25-di-hidroxivitamina D e a capacidade de ligação de minerais à osteocalcina depende da gama-carboxilação dependente da vitamina K. A osteocalcina totalmente carboxilada é, com frequência, assumida como necessária para a saúde do esqueleto; no entanto, não há evidências claras de que exista associação entre o aumento das concentrações plasmáticas de osteocalcina e a diminuição da descarboxilação na mineralização óssea humana. Como a vitamina K é necessária para a carboxilação da osteocalcina, concluiu-se que as concentrações insuficientes de filoquinona no plasma podem resultar em mineralização óssea insuficiente. Estudos epidemiológicos têm mostrado que a baixa ingestão de filoquinona está associada ao aumento de fraturas do quadril, da coluna ou ao risco de fratura do colo femoral.[6,61,65]

Alguns estudos clínicos avaliaram o efeito da suplementação de filoquinona sobre a perda óssea[5,8,49] e sugeriram que baixas concentrações de vitamina K no organismo estão associadas ao aumento no risco de fraturas. Outros estudos epidemiológicos relataram a associação entre estado nutricional em relação a vitamina K e marcadores de saúde óssea, em que o baixo consumo dessa vitamina ou suas baixas concentrações no organismo estão associados ao maior risco de fratura de quadril nas mulheres mais velhas e nos homens, à menor massa óssea em mulheres idosas e em homens, e ao aumento do metabolismo ósseo em meninas.[10,36]

VITAMINA K EM OUTRAS DOENÇAS CRÔNICAS

Aterosclerose

A aterosclerose é uma doença cardiovascular causada, em parte, pela calcificação das artérias coronárias. A proteína da matriz de Gla, dependente de vitamina K, é expressa no músculo liso vascular das células que estão envolvidas com o processo de calcificação em artérias coronárias.[46] Em ratos, o antagonismo dessa vitamina com a varfarina inibe a carboxilação da vitamina K dependente de proteínas da matriz de Gla, o que resulta em calcificação arterial.[12,54] Além disso, foi demonstrado que dietas ricas nessa vitamina podem reverter a calcificação da aorta e melhorar sua elasticidade em ratos tratados com varfarina.[9] Em humanos, o papel potencial da ingestão de vitamina K na proteção contra a calcificação vascular é limitado. Um ensaio randomizado e controlado em mulheres na pós-menopausa avaliou o efeito da suplementação de filoquinona, de cálcio e de vitamina D, e verificou melhora da elasticidade na artéria carótida e da complacência em comparação à suplementação sem filoquinona.[27] Mecanismos subjacentes de como a suplementação de vitamina K desempenha papel na redução de doenças cardiovasculares ainda precisam ser elucidados e outros estudos são necessários para determinar se e como as diferentes formas de vitamina K têm eficiência variável na redução do risco dessas doenças.

Dismenorreia

Tem sido relatada possível associação entre a vitamina K e o sistema endócrino. Sabe-se que a forma mais abundante mensurada em órgãos reprodutivos é a MK-4, o que sugere papel dessa vitamina na reprodução feminina.[25] Na China, a injeção de vitamina K por acupuntura tem sido tratamento-padrão para a dismenorreia desde a década de 1980.[64] Estudo piloto randomizado não controlado, realizado na Itália e na China, sugere que, em mulheres com idade entre 14 e 25 anos, a injeção dessa vitamina por acupuntura diminui as dores menstruais rapidamente, permitindo maior participação nas atividades cotidianas, e reduz a quantidade de medicação a ser ingerida para o controle da dor.[22] A mudança da osteocalcina descarboxilada foi examinada em resposta a dois regimes diferentes de terapia de reposição hormonal em mulheres na pós-menopausa. Nesse estudo, houve diminuição da osteocalcina descarboxilada, a qual pode ser atribuída ao efeito da terapia de reposição hormonal sobre as concentrações aumentadas de triacilgliceróis, as quais, por sua vez, elevam as concentrações de vitamina K que ficam à disposição dos ossos para carboxilação. Em conjunto, esses estudos implicam a ausência do estrogênio como fator determinante das concentrações de vitamina K em mulheres na pós-menopausa, embora os mecanismos sejam atualmente desconhecidos.

Diabetes melito

O interesse científico sobre papel da vitamina K no diabetes tipo 2 é crescente. As evidências apontam que as concentrações de osteocalcina também podem afetar a sensibilidade à insulina e o diabetes tipo 2 por meio da regulação da expressão do gene da insulina e de marcadores da proliferação de células-beta.[35] Foi relatado que a osteocalcina aumenta a secreção e a sensibilidade à insulina e diminui a gravidade do diabetes tipo 2.[35] Porém, em humanos, foram observadas relações entre o aumento total da osteocalcina carboxilada e o aumento da sensibilidade à insulina.[30,31] Estes últimos estudos sugerem que a vitamina K pode reduzir a resistência à insulina e o risco de diabetes tipo 2 por carboxilar a osteocalcina. Dois estudos investigaram a relação entre a filoquinona da alimentação e a sensibilidade à insulina. O primeiro foi um estudo observacional que mostrou que a alta ingestão de filoquinona foi associada à sensibilidade à insulina e ao controle glicêmico.[66] O outro foi um estudo randomizado controlado, que indicou maior sensibilidade à insulina após a suplementação com filoquinona entre homens.[11] Entretanto, os mecanismos ainda são pouco conhecidos.

Foi sugerido que a osteocalcina pode funcionar como um hormônio no metabolismo energético, regulando a sensibilidade à insulina por meio de efeito sobre a adiponectina.[45] A osteocalcina também funciona como regulador da maturação óssea pelo cálcio, porque tanto o cálcio quanto a insuficiência em vitamina D estão associados consistentemente a um risco aumentado de diabetes tipo 2.[45] A vitamina K poderia, portanto, reduzir a resistência à insulina e o risco de diabetes tipo 2 por meio de efeitos sobre o metabolismo do cálcio.

A ingestão de vitamina K e o risco de diabetes do tipo 2 foram investigados em idosos. Encontrou-se baixo risco para diabetes melito concomitantemente associado ao aumento da ingestão de vitamina K.[28] Em concordância com esses resultados, estudo holandês com 10 anos de seguimento concluiu que a ingestão de filoquinona e de MK foi inversamente associada com o risco de desenvolvimento de diabetes melito tipo 2.[48]

Estudos preliminares mostraram que a vitamina K influencia outros fatores de risco relacionados ao diabetes. Estudos tanto *in vitro*[47] quanto observacionais[30] sugeriram que a ingestão dessa vitamina pode diminuir a inflamação, o que poderia igualmente melhorar a sensibilidade à insulina. Em resumo, os resultados desses estudos mostram que tanto a ingestão de filoquinona quanto a de MK pode ser associada à redução no risco de diabetes tipo 2.

O estudo PREDIMED, de delineamento longitudinal e prospectivo realizado com 7.216 participantes, relatou que maior ingestão de filoquinona foi associada com menor risco de mortalidade cardiovascular, menor risco de câncer e menor mortalidade por todas as causas (HR: 0,64; IC 95%; HR: 0,57; IC95%; HR: 0,52; 95%, respectivamente).[31]

Finalmente, outra proteína dependente de vitamina K ganhou atenção no cenário científico: a Gas 6 (proteína 6 específica anticrescimento). A Gas 6 funciona como uma molécula semelhante a um fator de crescimento, uma vez que interage com os receptores tirosina-quinases (RTK) da família TAM. Adicionalmente, o sistema Gas6-TAM também pode desempenhar papéis na inflamação, na homeostase celular, em doenças vasculares, no câncer e na adiposidade.[26] Entretanto, até o momento não existem ferramentas para investigar a relação direta entre a ingestão de vitamina K e a função da Gas6, pois não é possível medir sua forma descarboxilada.[26]

RECOMENDAÇÕES DE INGESTÃO

Não há, até o momento, necessidade média estimada (EAR) e ingestão dietética recomendada (RDA) para a vitamina K. Existe apenas a indicação da ingestão adequada (AI), que é o nível médio da ingestão habitual de filoquinona que se presume ser adequado, com base na observação de grupos de pessoas aparentemente saudáveis. A determinação das recomendações de vitamina K torna-se difícil em razão da síntese de MK pela microbiota intestinal. No fígado, as reservas não são mantidas por longo período e a proporção armazenada é diferente para a forma de filoquinona em relação às de MK. O consumo insuficiente de filoquinona por meio da alimentação resulta em deficiência em vitamina K, mesmo sem alteração nas concentrações de MK no fígado.[19]

A AI de vitamina K, segundo o Institute of Medicine (IOM),[29] está fixada em 120 e 90 mg/dia para homens e mulheres, respectivamente, como mostra a Tabela 20.1. Essa ingestão de vitamina K é considerada segura no que se refere à sua função na coagulação sanguínea. No entanto, as dúvidas sobre se a ingestão de vitamina K afeta o grau de carboxilação da osteocalcina, os problemas técnicos associados aos exames usuais e as incertezas sobre o significado fisiológico das alterações induzidas pela alimentação impedem que a osteocalcina pouco carboxilada (ucOc) seja utilizada para estimar as necessidades de vitamina K. Ainda é difícil estabelecer, no atual estado da ciência, se a ingestão dessa vitamina tem papel etiológico na osteoporose.[29]

Tabela 20.1 Recomendações diárias para a vitamina K

Estágios de vida	AI (µg/dia) homens	AI (µg/dia) mulheres
0-6 meses	2,0	2,0
7-12 meses	2,5	2,5
1-3 anos	30	30
4-8 anos	55	55
9-13 anos	60	60
14-18 anos	75	75
19-> 70 anos	120	90
Gestação		
14-18 anos		75
19-50 anos		90
Lactação		
14-18 anos		75
19-50 anos		90

Fonte: Institute of Medicine.[29]

TOXICIDADE E DEFICIÊNCIA

Não existe limite superior tolerável de ingestão (UL) estabelecido, pois não há casos conhecidos de toxicidade relacionados à vitamina K. Um equívoco comum é considerar que o excesso de ingestão de vitamina K resulta em maior coagulação. Proteínas dependentes de vitamina K têm número limitado de gamacarboxilação por molécula de resíduos de Glu; dessa forma, não ocorre a gamacarboxilação e, consequentemente, não há coagulação excessiva.[60] Entre as principais causas de deficiência em vitamina K, destacam-se a inadequação alimentar, embora seja bastante rara; a doença hemorrágica do recém-nascido, que é caracterizada por uma síndrome relacionada à deficiência em vitamina K; o uso de medicamentos; a nutrição parenteral total (NPT) por longos períodos;[15] a síndrome de má absorção, a obstrução biliar e as megadoses de vitamina A e E, pois são antagonistas da vitamina K.[39]

AVALIAÇÃO DO ESTADO NUTRICIONAL

O grau em que uma proteína dependente de vitamina K é carboxilada tem sido utilizado para a avaliação do estado nutricional do indivíduo em relação a essa vitamina. Como a gama-carboxilação é um evento pós-traducional dependente de vitamina K, essa medida de carboxilação de proteínas que dependem da vitamina é usada como indicador funcional do estado nutricional, enquanto a concentração total de proteínas dependentes de vitamina K é influenciada por outros fatores, independentes dela.[52,60]

Nas pessoas saudáveis em jejum, a concentração de vitamina K plasmática (filoquinona) é menor que 1 ng/mL (2,2 nmol/L), não existindo proteína carreadora específica. Medidas como a dosagem da vitamina K plasmática podem ser utilizadas, porém os métodos disponíveis não são práticos para avaliação rotineira.[16] A concentração da filoquinona plasmática não se correlaciona adequadamente com o estado nutricional em relação à vitamina K, pois é dependente da ingestão recente da vitamina em 24 horas.[7]

Um dos métodos utilizados na avaliação do estado nutricional dos indivíduos em relação à vitamina K é o tempo de protrombina, que mede a habilidade de síntese dos fatores de coagulação dependentes desta. Porém, o tempo de protrombina não é indicador sensível, porque a concentração de protrombina no plasma precisa diminuir muito para que os valores fiquem fora da faixa de normalidade.

A excreção urinária de Gla, a proteína induzida pela deficiência ou pelo antagonismo de vitamina K e a ucOc também são utilizadas como indicadores do estado nutricional. A ucOc é o marcador mais sensível no antagonismo à vitamina K resultante da inibição da enzima epoxirredutase (pelo tratamento com a varfarina), que produz efeito diverso na produção de proteínas por diferentes tecidos, juntamente ao déficit na ingestão de vitamina K, em que a osteocalcina circulante parece ser a primeira proteína Gla a aparecer no plasma, na forma descarboxilada.[13]

Altas concentrações de proteína Gla de matriz defosfo-não carboxilada (dp-ucMGP) indicam baixo estado nutricional em relação a vitamina K.[62] Todavia, ainda estão sendo estudados métodos mais sensíveis na indicação da deficiência em vitamina K e, provavelmente, o diagnóstico de deficiência será mais preciso no futuro.

REFERÊNCIAS

1. Allison PM, Mummah-Schendel LL, Kindberg CG, Harms CS, Bang NU, Suttie JW. Effects of a vitamin K-deficient diet and antibiotics in human volunteers. J Lab Clin Med. 1987;110(2):180-8.
2. Berkner KL. The vitamin K-dependent carboxylase. J Nutr. 2000;130(8):1877-80.
3. Beulens JW, van der A DL, Grobbee DE, Sluijs I, Spijkerman AM, van der Schouw YT. Dietary phylloquinone and menaquinones intakes and risk of type 2 diabetes. Diabetes Care. 2010;33(8):1699-705.
4. Beulens JW, Bots ML, Atsma F, Bartelink ML, Prokop M, Geleijnse JM, et al. High dietary menaquinone intake is associated with reduced coronary calcification. Atherosclerosis. 2009;203(2):489-93.
5. Binkley N, Harke J, Krueger D, Engelke J, Vallarta-Ast N, Gemar D, et al. Vitamin K treatment reduces undercarboxylated osteocalcin but does not alter bone turnover, density, or geometry in healthy postmenopausal North American women. J Bone Miner Res. 2009;24(6):983-91.
6. Bolton-Smith C, McMurdo ME, Paterson CR, Mole PA, Harvey JM, Fenton ST, et al. Two-year randomized controlled trial of vitamin K1 (phylloquinone) and vitamin D3 plus calcium on the bone health of older women. J Bone Miner Res. 2007;22(4):509-19.
7. Booth SL, Suttie JW. Dietary intake and adequacy of vitamin K. J Nutr. 1998;128(5):785-8.
8. Booth SL, Dallal G, Shea MK, Gundberg C, Peterson JW, Dawson-Hughes B. Effect of vitamin K supplementation on bone loss in elderly men and women. J Clin Endocrinol Metab. 2008;93(4):1217-23.
9. Braam LA, Hoeks AP, Brouns F, Hamulyák K, Gerichhausen MJ, Vermeer C. Beneficial effects of vitamins D and K on the elastic properties of the vessel wall in postmenopausal women: a follow-up study. Thromb Haemost. 2004;91(2):373-80.
10. Cockayne S, Adamson J, Lanham-New S, Shearer MJ, Gilbody S, Torgerson DJ. Vitamin K and the prevention of fractures: systematic review and meta-analysis of randomized controlled trials. Arch Intern Med. 2006;166(12):1256-61.
11. Cranenburg EC, Schurgers LJ, Vermeer C. The coagulation vitamin that became omnipotent. Thromb Haemost. 2007;98(1):120-5.

VITAMINA K 441

12. Dalmeijer GW, van der Schouw YT, Vermeer C, Magdeleyns EJ, Schurgers LJ, Beulens JW. Circulating matrix Gla protein is associated with coronary artery calcification and vitamin K status in healthy women. J Nutr Biochem. 2013;24(4):624-8.

13. Damon M, Zhang NZ, Haytowitz DB, Booth SL. Phylloquinone (vitamin K1) content of vegetables. J Food Composit Analysis. 2005;18:751-8.

14. Davidson KW, Sadowski JA. Determination of vitamin K compounds in plasma or serum by HPLC using postcolumn chemical reduction and fluorometric detection. In: McCornick DB, Suttie J, Wagner C (eds.). Vitamin and coenzymes: methods in enzymology. San Diego: Academic Press; 1997. p.408-21.

15. Dôres SMC, Paiva SAR, Campana AO. Vitamina K: metabolismo e nutrição. Rev Nutr. 2001;14(3):207-18.

16. Dutra de Oliveira JE, Marchini JS. Ciências nutricionais. São Paulo: Sarvier; 1998. p.403.

17. Elder SJ, Haytowitz DB, Howe J, Peterson JW, Booth SL. Vitamin K contents of meat, dairy and fast food in the U. S. diet. J Agric Food Chem. 2006;54(2):463-7.

18. Erkkilä AT, Booth SL, Hu FB, Jacques PF, Lichtenstein AH. Phylloquinone intake and risk of cardiovascular diseases in men. Nutr Metab Cardiovasc Dis. 2007;17(1):58-62.

19. FAO & WHO. Human vitamin and mineral requeriments. Rome: FAO; 2001. p.303. Disponível em: ftp://ftp.fao.org/es/esn/nutrition/Vitrni/vitrni.html. Acesso em: 20 abr. 2011.

20. Ferland G. The vitamin K dependent proteins: an update. Nutr Rev. 1998;58(8):223-30.

21. Ferreira DW, Haytowitz DB, Tassinari MA, Peterson JW, Booth SL, USDA ARS. Vitamin K contents of grains, cereals, fast-food breakfasts and baked goods. J Food Sci. 2006;71(1):66-70.

22. Ferron M, Hinoi E, Karsenty G, Ducy P. Osteocalcin differentially regulates beta cell and adipocyte gene expression and affects the development of metabolic diseases in wild-type mice. Proc Nate Acad Sci U S A. 2008;105(13):5266-70.

23. Gast GC, de Roos NM, Sluijs I, Bots ML, Beulens JW, Geleijnse JM, et al. A high menaquinone intake reduces the incidence of coronary heart disease. Nutr Metab Cardiovasc Dis. 2009;19(7):504-10.

24. Greenblatt DJ, von Moltke LL. Interaction of warfarin with drugs, natural substances, and foods. J Clin Pharmacol. 2005;45(2):127-32.

25. Helms JM. Acupuncture for the management of primary dysmenorrhea. Obstet Gynecol. 1987;69(1):51-6.

26. Hsiao F-C, Lin Y-F, Hsieh P-S, Chu N-F, Shieh Y-S, Hsieh C-H, et al. Circulating growth arrest-specific 6 protein is associated with adiposity, systemic inflammation, and insulin resistance among overweight and obese adolescents. J Clin Endocrinol Metab. 2013;98:E267e74.

27. Huber AM, Davidson KW, O'Brien-Morse ME, Sadowski JA. Tissue phylloquinone and menaquinones in rats are affected by age and gender. J Nutr. 1999;129(5):1039-44.

28. Ibarrola-Jurado N, Salas-Salvadó J, Martínez-González MA, Bulló M. Dietary phylloquinone intake and risk of type 2 diabetes in elderly subjects at high risk of cardiovascular disease. Am J Clin Nutr. 2012;96(5):1113-8.

29. Institute of Medicine. Dietary reference intakes for vitamin A, vitamin K, arsenic, boron, chromium, copper, iodine, iron, manganese, molybdenum, nickel, silicon, vanadium, and zinc. Washington, D.C.: National Academies; 2001. p.773.

30. Juanola-Falgarona M, Salas-Salvado J, Estrut R, Portillo MP, Casas R, Miranda J, et al. Associação entre consumo de filoquinona na dieta e marcadores de risco metabólico periférico relacionados à resistência à insulina e diabetes em idosos em alto risco cardiovascular. Cardiovasc Diabetol. 2013;12:7.

31. Juanola-Falgarona M, Salas-Salvadó J, Martínez-González MA, Corella D, Estruch R, Ros E, et al. Dietary intake of vitamin K is inversely associated with mortality risk. J Nutr. 2014;144(5):743-50.

32. Klack K, Carvalho JF. Vitamina K: metabolismo, fontes e interação com o anticoagulante varfarina. Rev Bras Reumatol. 2006;46(6):398-406.

33. Knapen MHJ, Schurgers LJ, Vermeer C. Vitamin K2 supplementation improves hip bone geometry and bone strength indices in postmenopausal women. Osteoporos Int. 2007;18(7):963-72.

34. Levine MN, Raskob G, Beyth RJ, Kearon C, Schulman S. Hemorrhagic complications of anticoagulant treatment – the seventh ACCP conference on antithrombotic and thrombolytic therapy. Chest. 2004;126(3 Suppl):2875S-310S.

35. Li Y, Chen JP, Duan L, Li S. Effect of vitamin K2 on type 2 diabetes mellitus: A review. Diabetes Res Clin Pract. 2018;136:39-51.
36. Macdonald HM, McGuigan FE, Lanham-New SA, Fraser WD, Ralston SH, Reid DM. Vitamin K1 intake is associated with higher bone mineral density and reduced bone resorption in early postmenopausal Scottish women: no evidence of gene-nutrient interaction with apolipoprotein E polymorphisms. Am J Clin Nutr. 2008;87(5):1513-20.
37. McLean RR, Booth SL, Kiel DP, Broe KE, Gagnon DR, Tucker KL, et al. Association of dietary and biochemical measures of vitamin K with quantitative ultrasound of the heel in men and women. Osteoporos Int. 2006;17(4):600-7.
38. Michellazzo F, Cozzolino S. Vitamina K. In: Cozzolino S. Biodisponibilidade de nutrientes. 2. ed. Barueri: Manole; 2009. p.340-53.
39. Mourão DM, Sales NS, Coelho SB, Pinheiro-Santana HM. Biodisponibilidade de vitaminas lipos-solúveis. Rev Nutr. 2005;18(4):529-39.
40. Nimptsch K, Rohrmann S, Kaaks R, Linseisen J. Dietary vitamin K intake in relation to cancer incidence and mortality: results from the Heidelberg cohort of the European Prospective Investigation into Cancer and Nutrition (EPIC-Heidelberg). Am J Clin Nutr. 2010;91(5):1348-58.
41. Nimptsch K, Rohrmann S, Linseisen J. Dietary intake of vitamin K and risk of prostate cancer in the Heidelberg cohort of the European Prospective Investigation into Cancer and Nutrition (EPIC-Heidelberg). Am J Clin Nutr. 2008;87(4):985-92.
42. Oldenburg J, Watzka M, Rost S, Müller CR. VKORC1: molecular target of coumarins. J Thromb Haemost. 2007;5(suppl.1):1-6.
43. Pan Y, Jackson RT. Dietary phylloquinone intakes and metabolic syndrome in US young adults. J Am Col Nutr. 2009;28(4):369-79.
44. Penteado MVC. Vitaminas K. In: Penteado MVC. Vitaminas: aspectos nutricionais, bioquímicos, clínicos e analíticos. Barueri: Manole; 2003. p.167-97.
45. Pittas AG, Lau J, Hu F, Dawson-Hughes B. The role of vitamin D and calcium in type 2 diabetes. A systematic review and meta-analysis. J Clin Endocrinol Metab. 2007; 92(6):2017-29.
46. Price PA, Faus SA, Williamson MK. Warfarin causes rapid calcification of the elastic lamellae in rat arteries and heart valves. Arterioscler Thromb Vasc Biol. 1998;18(9):1400-7.
47. Reddi K, Henderson B, Meghji S, Wilson M, Poole S, Hopper C, et al. Interleukin 6 production by lipopolysaccharide-stimulated human fibroblasts is potently inhibited by naphthoquinone (vitamin K) compounds. Cytokine. 1995;7(3):287-90.
48. Rees K, Guraewal S, Wong YL, Majanbu DL, Mavrodaris A, Stranges S, et al. Is vitamin K consumption associated with cardio-metabolic disorders? A systematic review. Maturitas. 2010;67(2):121-8.
49. Rejnmark L, Vestergaard P, Charles P, Hermann AP, Brot C, Eiken P, et al. No effect of vitamin K1 intake on bone mineral density and fracture risk in perimenopausal women. Osteoporos Int. 2006;17(8):1122-32.
50. Rombouts EK, Rosendaal FR, van der Meer FJ. Influence of dietary vitamin K intake on subtherapeutic oral anticoagulant therapy. Br J Haematol. 2010;149(4):598-605.
51. Sato T, Ohtani Y, Yamada Y, Saitoh S, Harada H. Difference in the metabolism of vitamin K between liver and bone in vitamin K-deficient rats. Br J Nutr. 2002;87(4):307-14.
52. Sauberlich HE. Laboratory test for the assessment of nutritional status. 2. ed. Boca Raton: CRC Press; 1999. p.267-75.
53. Schilling AF, Schinke T, Münch C, Gebauer M, Niemeier A, Priemel M, et al. Increased bone formation in mice lacking apolipoprotein E. J Bone Miner Res. 2005;20(2):274-82.
54. Schurgers LJ, Spronk HM, Soute BA, Schiffers PM, DeMey JG, Vermeer C. Regression of warfarin--induced medial elastocalcinosis by high intake of vitamin K in rats. Blood. 2007;109(7):2823-31.
55. Shea MK, Booth SL, Massaro JM, Jacques PF, D'Agostino RB Sr, Dawson-Hughes B, et al. Vitamin K and vitamin D status: associations with inflammatory markers in the Framingham Offspring Study. Am J Epidemiol. 2008;167(3):313-20.
56. Shea MK, Gundberg CM, Meigs JB, Dallal GE, Saltzman E, Yoshida M, et al. Gama-carboxylation of osteocalcin and insulin resistance in older men and women. Am J Clin Nutr. 2009;90(5):1230-5.

VITAMINA K 443

57. Shearer MJ, Newman P. Metabolism and cell biology of vitamin K. Thromb Haemost. 2008;100(4):530-47.
58. Shiraki M, Tsugawa N, Okano T. Recent advances in vitamin K-dependent Gla-containing proteins and vitamin K nutrition. Osteopor Sarcopen. 2015:22e38.
59. Tondato F. Interação de fármacos e alimentos com warfarina. Rev Soc Bras Cardiol 2004; 5:770-8.
60. Truong JT, Booth SL. Emerging issues in vitamin K research. J Evid Based Complement Alternat Med. 2011;16(1):73-9.
61. Tsugawa N, Shiraki M, Suhara Y, Kamao M, Ozaki R, Tanaka K, et al. Low plasma phylloquinone concentration is associated with high incidence of vertebral fracture in Japanese women. J Bone Miner Metab. 2008;26(1):79-85.
62. Cranenburg EC, Koos R, Schurgers LJ, Magdeleyns EJ, Schoonbrood TH, Landewé RB, et al. Characterisation and potential diagnostic value of circulating matrix Gla protein (MGP) species. Thromb Haemost. 2010;104(4):811-22.
63. Vermeer C, Shearer MJ, Zittermann A, Bolton-Smith C, Szulc P, Hodges S, et al. Beyond deficiency: potential benefits of increased intakes of vitamin K for bone and vascular health. Eur J Nutr. 2004;43(6):325-35.
64. Wang L, Cardini F, Zhao W, Regalia AL, Wade C, Forcella E, et al. Vitamin K acupuncture point injection for severe primary dysmenorrhea: an international pilot study. Med Gen Med. 2004;6(4):45.
65. Yaegashi Y, Onoda T, Tanno K, Kuribayashi T, Sakata K, Orimo H. Association of hip fracture incidence and intake of calcium, magnesium, vitamin D, and vitamin K. Eur J Epidemiol. 2008;23(3):219-25.
66. Yoshida M, Jacques PF, Meigs JB, Saltzman E, Shea MK, Gundberg C, et al. Effect of vitamin K supplementation on insulin resistance in older men and women. Diabetes Care. 2008;31(11):2092-6.

21

Vitamina E

KALUCE GONÇALVES DE SOUSA ALMONDES
ARIANA VIEIRA ROCHA
ANDRESSA FREIRE SALVIANO
SILVIA MARIA FRANCISCATO COZZOLINO

INTRODUÇÃO

A vitamina E foi descoberta em 1922 por Evans e Bishop, a partir de observações de que ratas grávidas apresentavam falhas reprodutivas quando alimentadas com dietas contendo os vários fatores nutricionais conhecidos até então, e que essas falhas eram corrigidas a partir da suplementação com dieta formulada com alface fresca, gérmen de trigo ou alfafa, o que implicava a existência de um fator nutricional desconhecido.[1,4]

O primeiro nome dado a essa vitamina foi fator X antiesterilidade e, mais tarde, foi chamada de vitamina E, por ter sido descoberta após a vitamina D.[10] Em 1936, a substância lipossolúvel ativa foi isolada do gérmen de trigo e recebeu o nome de tocoferol (do grego *tokos* = parto, *pherein* = produzir; e *ol*, sufixo químico que representa álcool),[1,4,5] o qual foi posteriormente denominado alfatocoferol. O beta e o gamatocoferol foram isolados de óleos vegetais em 1937,[11] e o deltatocoferol, em 1947.[33] Em seguida, os quatro tocotrienóis de ocorrência natural (alfa, beta, gama, deltatocotrienóis) foram identificados.[10] O termo vitamina E é comumente utilizado para designar grupos derivados de tocoferol e de tocotrienol que têm atividade dessa vitamina, em que o mais ativo é o alfatocoferol.[4]

Os tocoferóis e os tocotrienóis, em seu estado puro, têm cor amarela pálida e são praticamente inodoros. A forma de acetato de alfatocoferol tem aparência similar, e o éster succinato de hidrogênio é um pó branco granulado. Os vitâmeros não esterificados são insolúveis em água e solúveis em etanol, acetona, clorofórmio, éter e óleos vegetais. A oxidação dos vitâmeros é lenta na presença de oxigênio atmosférico, mas é acelerada por luz, calor, alcalinidade e alguns metais, como ferro ou sais de prata.[2,4]

Para que um composto tenha atividade de vitamina E, deve conter um anel duplo (núcleo cromanol), ligado no carbono seis a um grupo hidroxil e no carbono dois a um grupo metil, além de uma cadeia lateral de 16 carbonos. A cadeia lateral dos tocoferóis é saturada, e a dos tocotrienóis é insaturada nas posições 3', 7' e 11'. Os tocoferóis e os tocotrienóis na forma alfa são trimetilados no anel cromanol; na forma beta e gama, são dimetilados e na forma delta, são monometilados (Figura 21.1).[10] Na natureza, a vitami-

VITAMINA E   445

na E ocorre na forma D e, quando sintetizada, é uma mistura das formas D e L. Ambos, tocoferol e tocotrienol, ocorrem como uma variedade de isômeros, sendo o acetato ou os ésteres de succinato os produtos comercialmente disponíveis.[4]

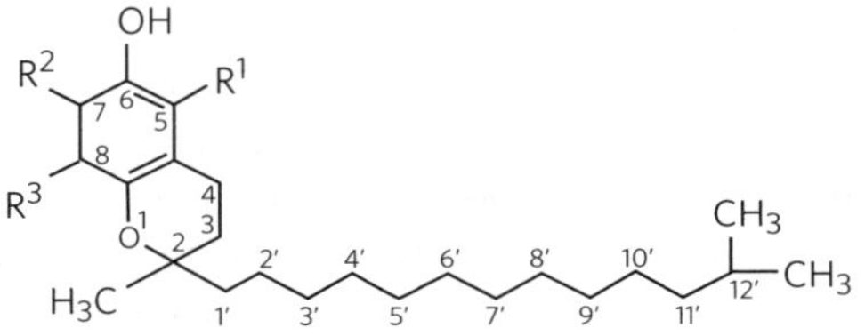

$R^1 = R^2 = R^3 = CH_3$	Alfatocoferol
$R^1 = R^3 = CH_3$, $R^2 = H$	Betatocoferol
$R^1 = H$; $R^2 = R^3 = CH_3$	Gamatocoferol
$R^1 = R^2 = H$; $R^3 = CH_3$	Deltatocoferol

$R^1 = R^2 = R^3 = CH_3$	Alfatocotrienol
$R^1 = R^3 = CH_3$, $R^2 = H$	Betatocotrienol
$R^1 = H$; $R^2 = R^3 = CH_3$	Gamatocotrienol
$R^1 = R^2 = H$; $R^3 = CH_3$	Deltatocotrienol

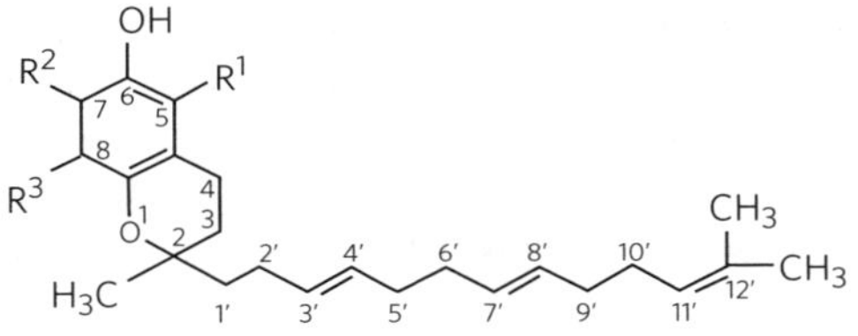

Figura 21.1   Estrutura de tocoferóis e tocotrienóis.

ASPECTOS FISIOLÓGICOS: DIGESTÃO, ABSORÇÃO, METABOLISMO E EXCREÇÃO

Atualmente, o metabolismo da vitamina E no organismo está mais esclarecido, entretanto, ainda são necessários mais estudos em relação ao conhecimento total sobre a absorção e o transporte intracelular dessa vitamina.[5,27] Sabe-se que os mesmos processos necessários para a digestão e a absorção de gorduras dos alimentos se aplicam para os tocoferóis[1] e, talvez, todas as formas da vitamina E possam ser absorvidas nas células intestinais, porém, pesquisas têm mostrado que pode existir seletividade.[6]

Durante muito tempo acreditou-se que a absorção de vitamina E ocorria somente por difusão passiva.[8,15] No entanto, outros mecanismos de transporte mediado por receptores foram elucidados. Em 2006, a absorção de tocoferol mediada parcialmente pelo receptor de classe B tipo I (SR-BI) foi demonstrada pela primeira vez. Também já foi evidenciado o papel do transportador de colesterol intracelular 1 (NPC1L1, *Niemann--Pick C1-Like 1*), envolvido na absorção do betatocoferol e do gamatocotrienol.[24,29] Em 2017, foi descrito o papel adicional da molécula *cluster-determinant 36* (CD36) no processo de absorção do tocoferol.[24]

A absorção de vitamina E depende das secreções biliares e pancreáticas,[8,37] sendo necessária, também, a formação de micelas,[15] bem como a síntese e a secreção de quilomícrons.[37] As micelas são constituídas de ácidos biliares, de monoacilgliceróis e de ácidos graxos livres liberados da gordura alimentar por ação de enzimas pancreáticas.[37] Apenas 20 a 40% do alfatocoferol ingerido é absorvido e, por isso, a absorção dos tocoferóis é considerada ineficiente.[5] Ressalta-se, ainda, que essa absorção e a eficiência desse processo dependem da quantidade de gordura consumida[3,5,8] e também de sua quantidade no lúmen intestinal.[3,8] Indivíduos com obstrução biliar, com doença hepática, com pancreatite ou com fibrose cística podem apresentar dificuldades em absorver a vitamina E, assim como outros nutrientes lipossolúveis.[8] Na ausência das secreções biliares ou pancreáticas, tanto a absorção quanto a secreção da vitamina E são reduzidas,[37] o que pode comprometer sua utilização pelo organismo.

Dentro dos enterócitos, a vitamina E se combina com outros lipídios e com lipoproteínas, como os quilomícrons,[1,2,5,16,36] que chegam à corrente sanguínea pela via linfática.[1,2,16] Ao chegar à corrente sanguínea, os quilomícrons sofrem ação da lipase de lipoproteína (LPL),[1] que está presente no revestimento endotelial das paredes dos capilares[37] e atua na hidrólise dos triacilgliceróis presentes nos quilomícrons, o que dá origem aos quilomícrons remanescentes,[1,2,5] que são captados pelo fígado.[5] Nesse processo de catabolismo dos quilomícrons, parte da vitamina E recém-absorvida é transferida para lipoproteínas circulantes, e outra parte permanece nos quilomícrons remanescentes. Durante a ação da LPL, os núcleos dos quilomícrons diminuem, o que resulta em excesso de superfície e na transferência da vitamina E para as lipoproteínas de alta densidade (HDL), as quais a entregam para todas as lipoproteínas circulantes que também distribuem a vitamina aos tecidos periféricos.[37] O processo anteriormente descrito pode ser visualizado na Figura 21.2.

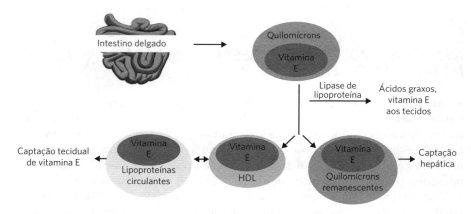

Figura 21.2 Vias de absorção e distribuição da vitamina E nos tecidos durante o catabolismo dos quilomícrons.
Fonte: adaptada de Traber.[37]

No fígado, ocorre diferenciação entre os compostos da vitamina E, em razão dos graus de afinidade que eles apresentam em relação à proteína ligadora de tocoferol expressa nos hepatócitos.[5] Como exemplo, a proteína de transferência de alfatocoferol (alfa-TTP), de 32 kDa, escolhe o alfatocoferol de forma seletiva entre os tocoferóis para se incorporar às lipoproteínas de muito baixa densidade (VLDL)[6] e, assim, o alfatocoferol é secretado para o intestino associado às VLDL.[27] Acredita-se que o transporte da vitamina E nos enterócitos seja menos eficiente do que o dos lipídios.[2]

O fígado é responsável pelo controle e pela liberação da vitamina E no plasma e, ao contrário das outras vitaminas lipossolúveis, o excesso dessa vitamina não é acumulado nesse órgão, mas é metabolizado e excretado na bile.[37] De acordo com Traber,[37] a maior concentração de vitamina E no organismo humano encontra-se no tecido adiposo, no qual mais de 90% do alfatocoferol está presente nas gotículas de gordura e não em membranas. A principal via de excreção da vitamina E é a fecal[1] e, geralmente, menos de 1% da vitamina ingerida (ou de seu metabólito) é encontrada na urina.[4] A pele também pode ser uma via de excreção da vitamina E,[34,36,37] assim como as glândulas sebáceas.[37]

FUNÇÕES

A vitamina E atua na prevenção do estresse oxidativo, na proteção das membranas celulares e na regulação da agregação plaquetária e da ativação da proteína quinase C (PKC).[43] A principal função da vitamina E é como antioxidante de sistemas biológicos, de importância fundamental na manutenção da integridade da membrana das células, ao proteger ácidos graxos poli-insaturados (AGPI) contra a peroxidação lipídica, os quais são mais vulneráveis em virtude da abundância nas células e da susceptibilidade à oxidação pela presença de grupos metilênicos entre as duplas ligações.[8,20]

A peroxidação lipídica inicia-se pelo ataque à bicamada lipídica de qualquer espécie suficientemente reativa para abstrair um átomo de hidrogênio de um AGPI. Após iniciado, o processo torna-se autocatalítico, com formação de hidroperóxidos e produtos secundários. A partir da abstração do átomo de hidrogênio dos AGPI é formado o radical lipídico (L•), ao qual é rapidamente adicionada uma molécula de oxigênio, o que resulta na formação do radical peroxil (LOO•), que é capaz de reagir com outro AGPI e iniciar nova cadeia de oxidação a partir da formação de outro radical lipídico. O radical peroxil combina-se com o átomo de hidrogênio abstraído e forma um hidroperóxido lipídico (LOOH). Na presença de metais, como ferro ou cobre, os hidroperóxidos lipídicos podem formar radicais alcoxil (LO•) e LOO• (Figura 21.3).[20]

A ação antioxidante do alfatocoferol ocorre pela interferência na propagação da cadeia de radicais livres quando reage com o LOO•, formando um LOOH e um alfatocoferil (Figura 21.3).[7] Este último é relativamente não reativo e estável de modo suficiente para reagir com um segundo radical peroxil lipídico, com formação de outro produto não reativo, a tocoferil-quinona.[8]

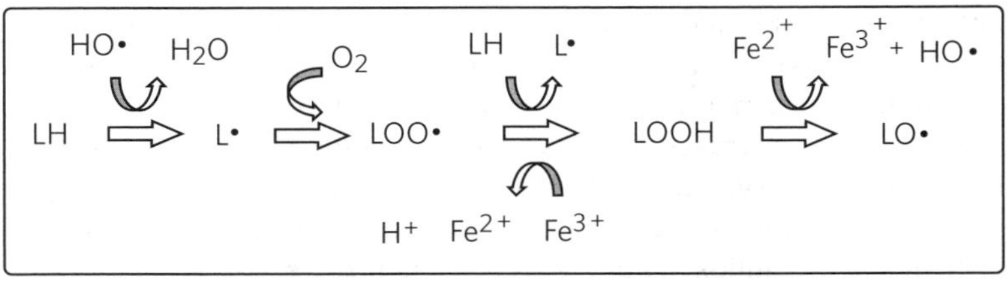

Figura 21.3 Esquema da peroxidação lipídica.

Fonte: Loureiro et al.[20]

A atividade antioxidante da vitamina E está relacionada a sua capacidade de doar o hidrogênio fenólico, que está ligado ao grupo hidroxil no carbono seis de seu anel cromatinol, e à habilidade do sistema do anel cromatinol em estabilizar um elétron não pareado, dessa forma, finalizando reações em cadeia de radicais livres com AGPI.[8,10,12] Assim, o alfatocoferol pode competir por radicais peroxil de forma muito mais rápida que os AGPI, e pequenas quantidades da vitamina são capazes de realizar a proteção antioxidante de uma quantidade relativamente grande de AGPI.[8,10]

O alfatocoferol é considerado importante antioxidante, além de ser componente significativo na estabilização de membranas. Nelas, sua cadeia lateral está embutida dentro da bicamada lipídica com o anel cromanol e a hidroxila do carbono seis direcionados para o exterior. Esse posicionamento estabiliza a membrana e facilita a doação do átomo de hidrogênio para o radical peroxil. O radical tocoferil pode migrar da bicamada lipídica para a superfície da membrana e ser regenerado a alfatocoferol ao interagir com agentes de redução solúveis em água, que lhe doam um átomo de hidrogênio, o que explica o porquê de a molécula de alfatocoferol ter a capacidade de remover muitos radicais. A extensão da reciclagem da vitamina E no âmbito celular ainda permanece desconhecida, porém acredita-se que os mais prováveis doadores de hidrogênio para a regeneração da vitamina são o ácido ascórbico e a glutationa (Figura 21.4).[10]

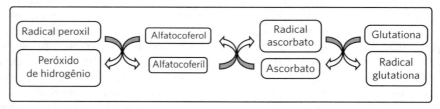

Figura 21.4 Mecanismo antioxidante da vitamina E.

Em virtude de sua ação antioxidante, a vitamina E tem papel importante na proteção da saúde geral em condições que envolvem a atuação de radicais livres.[8,9,16,25,30,35,39,41] Dessa forma, estudos têm revelado que a vitamina E tem função crucial na redução do risco de alguns tipos de câncer[13,18] e de doenças cardiovasculares.[19] Tocoferóis e tocotrienóis também participam de importantes mecanismos bioquímicos relacionados ao surgimento do diabetes[22] e da obesidade.[28] Em relação às doenças neurodegenerativas, a vitamina E tem sido considerada um nutriente importante na proteção do sistema nervoso central, especialmente do cerebelo, contra o dano oxidativo, bem como na coordenação motora e na preservação da aprendizagem, da memória e das respostas emotivas.[38] Além disso, a vitamina E tem sido estudada em situações clínicas como hemodiálise[41] e em outros agravos à saúde, como catarata,[42] tabagismo e imunodeficiência.[26]

Além de sua função antioxidante, a vitamina E também exerce ações não antioxidantes importantes. Dentre elas, destaca-se a inibição da atividade da PKC pelo aumento da atividade da proteína fosfatase A_2, a qual inibe a autofosforilação da isoforma PKC-alfa.

A PKC está envolvida em diversos mecanismos do processo inflamatório, como na agregação plaquetária, na produção de óxido nítrico e de radicais superóxidos por neutrófilos e macrófagos, na expressão de ciclo-oxigenases, entre outros.[25,35] Assim, a vitamina E pode atuar, por exemplo, inibindo a agregação plaquetária e atenuando a atividade de ciclo-oxigenases ao reduzir a produção de óxido nítrico, consequentemente reduzindo as concentrações de peroxinitritos necessários à ativação dessas enzimas.[39] Além desses efeitos, a vitamina E também pode diminuir a proliferação de células do músculo liso e potencializar a síntese de prostaciclinas, que são vasodilatadoras e inibidoras da agregação plaquetária em células humanas endoteliais, e pode, também, inibir a produção de citocinas pró-inflamatórias por células endoteliais e imunes e reduzir a expressão de moléculas de adesão nas células endoteliais.[21]

FONTES E RECOMENDAÇÕES NUTRICIONAIS

A vitamina E é sintetizada apenas por plantas e as principais fontes alimentares são os óleos vegetais, assim como a fração lipídica das sementes oleaginosas e castanhas. O alfatocoferol está concentrado principalmente nos cloroplastos das células, o que faz com que as plantas verdes contenham mais vitamina E do que as amarelas.[8]

A presença de vitamina E em frutas e em hortaliças é geralmente insignificante por causa do baixo teor lipídico desses alimentos.[31] Entretanto, sementes e outros subprodutos do seu processamento servem como fontes alternativas de óleos comestíveis com conteúdo considerável de tocoferóis e de tocotrienóis. Alguns alimentos explorados atualmente em estudos incluem camelina, guariroba, uva, goiaba, jatobá, jerivá, limão, macaúba, melão, laranja, mamão, maracujá, pinha, abóbora, graviola, tamarindo, tangerina e tomate.[31]

Os óleos vegetais, como principal fonte de vitamina E, apresentam concentrações variadas de tocoferóis e tocotrienóis, o que tem influência nas suas diferentes propriedades e aplicações. A Tabela 21.1 apresenta os principais óleos vegetais comestíveis utilizados e as concentrações de tocoferóis e tocotrienóis presente em cada um deles.[31]

Pode-se observar que óleos de gérmen de trigo, de girassol, de algodão e de cártamo são ricos em alfatocoferol, enquanto óleos de soja, de milho, de linhaça e de canola são ricos em gamatocoferol. Tocotrienóis podem ser encontrados na cevada, no coco, na palma, no farelo de arroz e no gérmen de trigo.[31]

Quanto aos alimentos de origem animal, a gema de ovo, o fígado e o leite contêm tocoferol, porém tais produtos são fontes relativamente pobres nessa vitamina.[4]

As recomendações nutricionais da vitamina E determinadas pelo Institute of Medicine[14] estão demonstradas na Tabela 21.2.

Tabela 21.1 Óleos vegetais comestíveis e concentrações de tocoferóis e tocotrienóis

Óleo vegetal	Alfatocoferol	Betatocoferol	Gamatocoferol	Deltatocoferol	Alfatocotrienol	Betatocotrienol	Gamatocotrienol	Deltatocotrienol
Cevada	14,2-20,1	0,6-1,9	3,5-15,1	0,9-4,6	46,5-76,1	nd-12,4	8,5-18,6	0,5-2,6
Coco	0,2-1,8	tr-0,2	tr-0,1	nd-0,4	1,1-3,0	nd-0,2	0,3-0,6	nd-0,1
Milho	18,0-25,7	0,9-1,1	44,0-75,2	2,2-3,2	0,9-1,5	nd	1,3-2,0	nd-0,3
Algodão	30,5-57,3	0,04-0,3	10,5-31,7	tr	nr	nr	nr	nr
Linhaça	0,5-1,2	nd-tr	52,0-57,3	0,8-1,0	nd	nd	nd	nd
Oliva	11,9-17,0	nd-0,3	0,9-1,3	nd-tr	nd-tr	nd	nd	nd-tr
Palma	6,0-42,0	nd-0,4	tr-0,02	nd-0,02	5,7-26,0	nr-0,8	11,3-36,0	3,3-8,0
Amendoim	8,9-30,4	nd-0,4	3,5-19,2	0,8-3,1	nd	nd	nd	nd
Canola	18,9-24,0	nd-tr	37,0-51,0	1,0-1,9	nd	nd	nd	nd
Farelo de arroz	0,7-15,9	0,2-2,5	0,3-8,0	0,03-2,7	0,8-13,8	tr-2,6	1,7-23,1	0,1-2,5
Cártamo	36,7-47,7	nd-1,2	tr-2,6	tr-0,6	nd	nd	nd	nd
Gergelim	0,2-36,0	0,3-0,8	16,0-57,0	0,2-13,0	tr	nd	0,3	nr
Soja	9,5-12,0	1,0-1,3	61,0-69,9	23,9-26,0	nd	nd	nd	nd
Girassol	32,7-59,0	tr-2,4	1,4-4,5	0,3-0,5	0,1	nd	tr	tr
Gérmen de trigo	151,0-192,0	31,2-65,0	tr-52,3	nd-0,6	2,5-3,6	nd-8,2	nd-1,8	nd-0,2

nd: não detectado; nr: não relatado; tr: traços.
Fonte: Shahidi e Camargo.[31]

VITAMINA E 451

Tabela 21.2 Recomendações de vitamina E para diferentes estágios de vida

Estágios de vida	AI	EAR	RDA	UL
		(mg/dia de alfatocoferol)		
0-6 meses	4	–	–	–
7-12 meses	5	–	–	–
1-3 anos	–	5	6	200
4-8 anos	–	6	7	300
9-13 anos	–	9	11	600
14-18 anos	–	12	15	800
≥ 19 anos	–	12	15	1.000
Gestação (≤ 18 anos)	–	12	15	800
Gestação (19-50 anos)		12	15	1.000
Lactação (≤ 18 anos)	–	16	19	800
Lactação (19-50 anos)		16	19	1.000

EAR: *estimated average requirement* – necessidade média estimada; RDA: *recommended dietary allowance* – ingestão dietética recomendada; UL: *tolerable upper intake level* – limite superior tolerável de ingestão.
Fonte: Institute of Medicine.[14]

BIODISPONIBILIDADE

A eficiência da absorção da vitamina E diminui com o aumento do consumo. A ingestão de lipídios, principalmente de triacilgliceróis de cadeia média, auxilia na absorção,[27] enquanto a alimentação rica em AGPI pode diminuir a absorção da vitamina E. Dentre alguns mecanismos propostos para explicar essa relação, um deles sugere que os AGPI podem melhorar a solubilidade da vitamina E nas micelas, e isso prejudica a absorção nos enterócitos.[2] Além disso, os AGPI podem, ainda, aumentar a possibilidade de oxidação lipídica, o que pode ocasionar a perda da vitamina E, uma vez que pode ser destruída nesse processo.[27]

A biodisponibilidade da vitamina E é influenciada por vários fatores, como: (1) a quantidade de vitamina E e a ingestão de nutrientes interferentes; (2) proteínas envolvidas na absorção da vitamina E e as diferenças individuais na eficiência de absorção da vitamina que são influenciadas, por exemplo, por doenças; (3) metabolismo da vitamina E; (4) fatores de estilo de vida; (5) sexo; e (6) polimorfismos genéticos. A Figura 21.5 enumera os fatores envolvidos na biodisponibilidade de vitamina E.[29]

Em relação a possíveis interações da vitamina E com fármacos e nutrientes, não há evidências em estudos com modelos animais ou em ensaios clínicos randomizados com humanos para sugerir que a ingestão de tocoferóis e de tocotrienóis em doses nutricionalmente relevantes pode causar interações adversas com drogas ou com outros nutrientes. No entanto, o consumo de altas doses de suplementos de vitamina E (≥ 300 mg/dia) pode ocasionar interações com os medicamentos aspirina, varfarina, tamoxifeno e ciclosporina A, os quais podem ter suas atividades alteradas. Contudo, para a maioria das drogas, as interações com vitamina E, mesmo em altas doses, não foram observadas.[23]

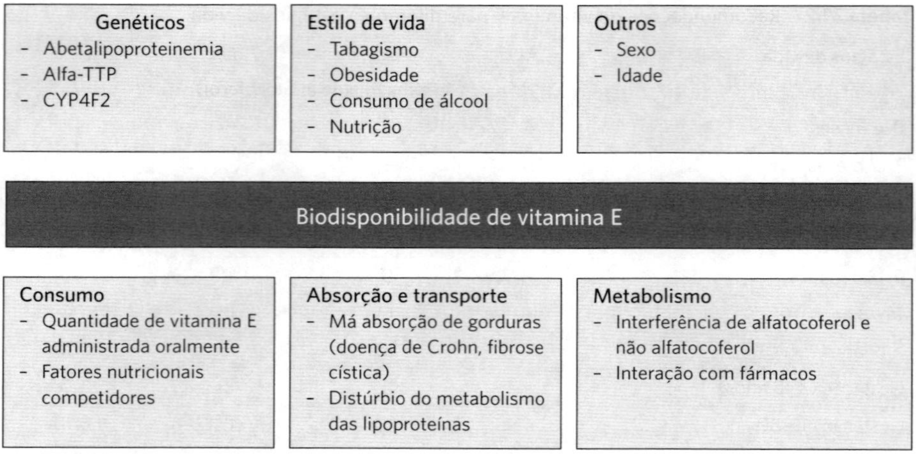

Genéticos	Estilo de vida	Outros
- Abetalipoproteinemia - Alfa-TTP - CYP4F2	- Tabagismo - Obesidade - Consumo de álcool - Nutrição	- Sexo - Idade

Biodisponibilidade de vitamina E

Consumo	Absorção e transporte	Metabolismo
- Quantidade de vitamina E administrada oralmente - Fatores nutricionais competidores	- Má absorção de gorduras (doença de Crohn, fibrose cística) - Distúrbio do metabolismo das lipoproteínas	- Interferência de alfatocoferol e não alfatocoferol - Interação com fármacos

Figura 21.5 Fatores envolvidos na biodisponibilidade da vitamina E.

alfa-TTP: proteína de transferência de alfatocoferol;
CYP4F2: citocromo P450, família 4, subfamília F, polipeptídeo 2.

Fonte: Schmölz et al.[29]

DEFICIÊNCIA

A deficiência em vitamina E é rara em humanos e não se têm observado dados na literatura que mostrem sintomas de deficiência em decorrência de dietas contendo baixas quantidades da vitamina. A deficiência ocorre como resultado de anormalidades no gene que codifica a alfa-TTP, da síndrome de má absorção de gordura ou da desnutrição energético-proteica. No entanto, os sintomas associados a essas causas podem ser revertidos pela suplementação com vitamina E, se fornecida antes que ocorram danos irreversíveis ao sistema neurológico. Entre os sintomas da deficiência em vitamina E destacam-se neuropatia periférica, ataxia espinocerebelar, miopatia esquelética e retinopatia pigmentada.[14,17,32]

TOXICIDADE

Há poucas evidências de efeitos adversos provenientes do consumo alimentar de vitamina E, os quais podem ser causados por doses excessivas na forma de suplementos, de alimentos fortificados ou de fármacos. Em altas doses, o efeito de vitaminas lipossolúveis pode ser antagonizado, resultando em disfunções, como mineralização óssea prejudicada, armazenamento hepático da vitamina A reduzido e coagulopatias, as quais podem ser corrigidas pela administração de suplementos alimentares de vitaminas D, A e K, respectivamente. Alguns sinais ou sintomas de toxicidade podem ser observados quando doses maiores que 1.000 UI de vitamina E são consumidos, incluindo dor de cabeça, fadiga, náuseas, visão dupla, fraqueza muscular, creatinúria, desconforto gastrintestinal, hemorragias, tromboflebite, concentrações alteradas de lipoproteínas ou de lipídios séricos, efeitos na tireoide e redução da agregação plaquetária.[8,14]

AVALIAÇÃO DO ESTADO NUTRICIONAL

Para avaliar o estado nutricional dos indivíduos em relação à vitamina E, as concentrações séricas ou plasmáticas de tocoferol são consideradas úteis, e as análises podem ser realizadas por meio de fluorometria ou de cromatografia líquida de alta resolução. Esta última metodologia é considerada específica e rápida.[20] Essas análises podem indicar deficiência em vitamina E, entretanto, a determinação das concentrações plasmáticas é insuficiente para pacientes com má absorção lipídica. Dessa forma, o cálculo das concentrações plasmáticas de alfatocoferol deve considerar, também, as concentrações séricas de lipídios, as quais são calculadas da seguinte maneira: divide-se a concentração plasmática de alfatocoferol pela soma da concentração sérica de colesterol e de triacilgliceróis.[27] O tocoferol é expresso em mol de colesterol ou por mg de lipídios séricos ou totais, porque ele é transportado pelas lipoproteínas do plasma.[6] Os valores das concentrações plasmáticas da vitamina E considerados normais são: [> 12 µmol de alfatocoferol/L (µm) ou 5 µg/mL] e [> 0,8 mg de alfatocoferol/g de lipídios totais (colesterol mais triacilgliceróis)] ou, ainda, 2,8 mg/g de colesterol. Com relação às concentrações de vitamina E no tecido adiposo, os valores considerados normais são maiores que 100 µg alfatocoferol/mg de triacilgliceróis.[37]

REFERÊNCIAS

1. Ball GFM. Vitamin E. In: Bioavailability and analysis of vitamins in foods. London: Chapman & Hall; 1998. p.195-239.
2. Ball GFM. Vitamin E. In: Vitamins in foods. Analysis, bioavailability and stability. Boca Raton: CRC Press Taylor & Francis Group; 2006. p.119-36.
3. Berdanier CD. Advanced nutrition. Micronutrients. In: Series: Modern nutrition. v.2. Boca Raton: CRC Press; 2000. p.52-8.
4. Berdanier CD, Zempleni J. Advanced nutrition: macronutrients, micronutrients, and metabolism. Boca Raton: CRC Press Taylor & Francis Group; 2009. p.341-8.
5. Bianchini-Pontuschka R, Penteado MVC. Vitamina E. In: Penteado MVC. Vitaminas: aspectos nutricionais, bioquímicos, clínicos e analíticos. Barueri: Manole; 2003. p.123-64.
6. Bortoli MC, Cozzolino SMF. Vitamina E. In: Cozzolino SMF. Biodisponibilidade de nutrientes. 3.ed. Barueri: Manole; 2009. p.319-39.
7. Brigelius-Flohé R. Vitamin E: the shrew waiting to be tamed. Free Radic Biol Med. 2009;46(5):543-54.
8. Combs Jr GF. Vitamin E. In: The vitamins. Fundamental aspects in nutrition and health. 3. ed. San Diego: Elsevier Academic; 2008. p.181-212.
9. Devi SA. Aging brain: prevention of oxidative stress by vitamin E and exercise. Scientific World Journal. 2009;9:366-72.
10. Eitenmiller R, Lee J. Vitamin E: food chemistry, composition, and analysis. New York: Marcel Dekker; 2004. p.1-38.
11. Emerson OH, Emerson GA, Mohammad A, Evans HE. The chemistry of vitamin E. Tocopherols from various source. J Biol Chem. 1937;122:99-107.
12. Engin KN. Alpha-tocopherol: looking beyond an antioxidant. Mol Vis. 2009;15:855-60.
13. Hu F, Wu Z, Li G, Teng C, Liu Y, Wang F, Zhao Y, Pang D. The plasma level of retinol, vitamins A, C and α-tocopherol could reduce breast cancer risk? A meta-analysis and meta-regression. J Cancer Res Clin Oncol. 2015;141(4):601-14.
14. Institute of Medicine. Food and Nutrition Board. Dietary reference intakes for vitamin C, vitamin E, selenium, and carotenoids. Washington, DC: National Academies; 2000. p.186-283.

15. Iqbal J, Hussain MM. Intestinal lipid absorption. Am J Physiol Endocrinol Metab. 2009;296(6):E1183-94.
16. Ju J, Picinich SC, Yang Z, Zhao Y, Suh N, Kong AN, et al. Cancer-preventive activities of tocopherols and tocotrienols. Carcinogenesis. 2010;31(4):533-42.
17. Kalra V, Grover J, Ahuja GK, Rathi S, Khurana DS. Vitamin E deficiency and associated neurological deficits in children with protein-energy malnutrition. J Trop Pediatr. 1998;44(5):291-5.
18. Kong P, Cai Q, Geng Q, Wang J, Lan Y, Zhan Y, Xu D. Vitamin intake reduce the risk of gastric cancer: Meta-analysis and systematic review of randomized and observational studies. PLoS One. 2014;9(12):e116060.
19. Loffredo L, Perri L, Di Castelnuovo A, Iacoviello L, De Gaetano G, Violi F.Supplementation with vitamin E alone is associated with reduced myocardial infarction: a meta-analysis. Nutr. Metab Cardiovasc Dis. 2015;25(1):354–63.
20. Loureiro APM, Mascio PD, Medeiros MHG. Formação de adutos exocíclicos com bases de DNA: implicações em mutagênese e carcinogênese. Quim Nova. 2002;25(5):777-93.
21. Meydani M. Vitamin E and atherosclerosis: beyond prevention of LDL oxidation. J Nutr. 2001;131(2):366S-8S.
22. Patel N, Amin P, Shenoy A. Is vitamin E supplementation effective in reducing mortality related to cardiovascular events in people with type 2 diabetes mellitus? A systematic review. IJC Metab Endocr. 2016;12:42-5.
23. Podszun M, Frank J. Vitamin E – drug interactions: molecular basis and clinical relevance. Nutr Res Rev. 2014;27(1): 215-31.
24. Reboul E. Vitamin E bioavailability: mechanisms of intestinal absorption in the spotlight. Antioxidants (Basel). 2017;6(4): 95.
25. Reiter E, Jiang Q, Christen S. Anti-inflammatory properties of a- and γ-tocopherol. Mol Aspects Med. 2007;28(5-6):668-91.
26. Rizvi S, Raza ST, Ahmed F, Ahmad A, Abbas S, Mahdi F. The role of vitamin E in human health and some diseases. Sultan Qaboos Univ Med J. 2014;14(2):e157-65.
27. Roncada MJ. Vitaminas lipossolúveis. In: Dutra-de-oliveira JE, Marchini JS. Ciências nutricionais. São Paulo: Sarvier; 1998. p.167-89.
28. Sato K, Gosho M, Yamamoto T, Kobayashi Y, Ishii N, Ohashi T, et al Vitamin E has a beneficial effect on nonalcoholic fatty liver disease: A meta-analysis of randomized controlled trials. Nutrition. 2015;31(7-8):923-30.
29. Schmölz L, Birringer M, Lorkowski S, Wallert M. Complexity of vitamin E metabolism. World J Biol Chem. 2016;7(1):14-43.
30. Sen CK, Khanna S, Roy S. Tocotrienols in health and disease: the other half of the natural vitamin E family. Mol Aspects Med. 2007;28(5-6): 692-728.
31. Shahidi F, Camargo AC. Tocopherols and tocotrienols in common and emerging dietary sources: occurrence, applications, and health benefits. Int J Mol Sci. 2016;17(10):17-45.
32. Sokol RJ. Vitamin E deficiency and neurological disorders. In: Packer L, Fuchs J. Vitamin E in health and disease. New York: Marcel Dekker; 1993.
33. Stern MH, Robeson CD. Delta-tocopherol: isolation from soybean oil and properties. J Am Chem Soc. 1947;69(4):869-74.
34. Traber MG. Vitamin E. In: Shils ME, Olson JA, Shike M, Ross AC. Modern nutrition in health and disease. 9. ed. Baltimore: Williams & Wilkins; 1999. p.347-62.
35. Traber MG, Atkinson J. Vitamin E, antioxidant and nothing more. Free Radic Biol Med. 2007;43(1):4-15.
36. Traber MG, Elsner A, Brigelius-Flohé R. Synthetic as compared with natural vitamin E is preferentially excreted as α-CEHC in human urine; studies using deuterated α-tocopheryl acetates. FEBS Left. 1998;437(1-2):145-8.
37. Traber MG. Vitamina E. In: Shils ME, Olson JA, Shike M, Ross AC. Nutrição moderna na saúde e na doença. 10. ed. Barueri: Manole; 2009.
38. Ulatowski LM, Manor D. Vitamin E and neurodegeneration. Neurobiol Dis. 2015;84:78-83.
39. Wu D, Meydani SN. Age-associated changes in immune and inflammatory responses: impact of vitamin E intervention. J Leukoc Biol. 2008;84(4):900-14.

40. Yang CS, Lu G, Ju J, Li GX. Inhibition of inflammation and carcinogenesis in the lung and colon by tocopherols. Ann NY Acad Sci. 2010;1203:29-34.
41. Yang SK, Xiao L, Xu B, Xu XX, Liu FY, Sun L. Effects of vitamin E-coated dialyzer on oxidative stress and inflammation status in hemodialysis patients: a systematic review and meta-analysis. Ren Fail. 2014;36(5):722-31.
42. Zhang Y, Jiang W, Xie Z, Wu W, Zhang D. Vitamin E and risk of age-related cataract: a meta--analysis. Public Health Nutr. 2015;18(15):2804-14.

22

Vitamina C

LANA PACHECO FRANCO
ARIANA VIEIRA ROCHA
CRISTIANE COMINETTI

INTRODUÇÃO

Descoberta e aspectos bioquímicos

O ácido ascórbico, ou vitamina C, é um micronutriente hidrossolúvel essencial para a saúde do ser humano.[40] A história dessa vitamina está relacionada ao tratamento e à prevenção da doença causada por sua deficiência, denominada escorbuto.[7] Relatos antigos mostram que desde 1515 a.C. os egípcios tinham conhecimento sobre o escorbuto. Essa doença dizimou as forças militares greco-romanas[78] e se tornou epidêmica no norte e no centro da Europa, na Idade Média.[14] No século XVIII, as longas viagens marítimas foram responsáveis pelo aumento significativo do escorbuto. Os marinheiros permaneciam a bordo por longos períodos, sem renovar os suprimentos alimentares e, logo, não sobreviviam. Nessa situação, o baixo consumo de alimentos cítricos foi relacionado ao desenvolvimento da doença.[43]

O médico escocês da marinha britânica, James Lind, foi o primeiro a concluir que consumir frutas poderia prevenir a deficiência em vitamina C. Ao contrário da maioria dos pesquisadores que discutia o assunto na época, Lind apresentava considerável experiência prática no assunto, em razão da vivência nos navios da marinha britânica. Esse pesquisador demonstrou, por meio de um teste clínico, o valor terapêutico do consumo de laranjas e limões na cura da doença, e os resultados foram publicados em um livro, em 1753.[7,84] Lind salientou a importância do consumo de limões, laranjas e hortaliças verdes na prevenção e na cura do escorbuto. Nessa época, os alimentos capazes de prevenir o escorbuto foram denominados antiescorbúticos, porém o princípio químico ainda não tinha sido identificado.[5] No ano de 1795, a marinha britânica tornou obrigatória a ingestão diária de sucos de frutas cítricas.[78]

Em 1911, o bioquímico polonês Casimir Funk descobriu a niacinamida, o fator antiberibéri, e criou-se a expressão *vital amin* (amina vital), que deu origem à palavra vitamina e a definiu como "certa substância alimentar imprescindível à saúde".[78] Em 1928, o cientista húngaro Albert von Szent-Györgyi descobriu e isolou o fator antiescorbútico em vários alimentos, e o denominou "vitamina C".[46,85] No mesmo ano, os pesquisadores

VITAMINA C   457

Wagh e King isolaram a vitamina C de limões e conseguiram identificar que ela era idêntica ao ácido hexurônico, pois esse também desempenhava atividade antiescorbútica.[5] Finalmente, em 1933, Hirst e Haworth descreveram a estrutura da vitamina C (Figura 22.1) e Szent-Györgyi sugeriu a mudança do nome para ácido ascórbico, em virtude de suas propriedades antiescorbúticas.[7,46]

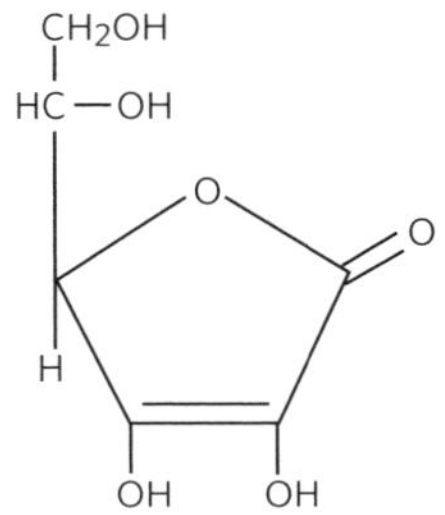

Figura 22.1   Estrutura do ácido ascórbico.

Ainda em 1933, Reichstein et al. publicaram a síntese dos ácidos D-ascórbico e L-ascórbico que, atualmente servem de base para a produção industrial da vitamina C. Esses pesquisadores conseguiram comprovar que o ácido L-ascórbico sintetizado apresenta a mesma atividade biológica da substância natural.[14,46]

Em 1937, Haworth e Szent-Györgyi foram ganhadores do prêmio Nobel por seus trabalhos com a vitamina C.[14] Entretanto, as pesquisas do químico americano Linus Pauling, também ganhador do prêmio Nobel, foram as responsáveis por sua popularização. Pauling recomendava doses elevadas da vitamina para o tratamento de resfriados, gripes e outras viroses, bem como sua utilização para a prevenção do câncer e de outras doenças crônicas.[64] Atualmente, a vitamina C ainda é utilizada de forma ampla para prevenir ou tratar essas doenças.[60]

O nome trivial da vitamina C ou ácido ascórbico é L-ascorbato ($C_6H_8O_6$), sendo 2-oxo-L-treo-hexono-1, 4-lactona-2,3-enediol a denominação química. Suas principais formas são o ácido L-ascórbico e o ácido deidroascórbico.[51] A vitamina C também recebe as denominações de L-ácido ascórbico, ascorbato e vitamina antiescorbútica.[42] O ascorbato é a forma reduzida da vitamina C, a qual também existe fisiologicamente na forma oxidada, o ácido deidroascórbico.[38,90]

Ambas as formas, reduzida e oxidada, são igualmente ativas, porém a oxidada está menos difundida nas substâncias naturais. A transformação do ácido ascórbico em ácido deidroascórbico ocorre de forma natural no organismo e é reversível (Figura 22.2).[93] Portanto, a vitamina C é capaz de doar elétrons provenientes da dupla-ligação entre os carbonos dois e três e, nesse momento, é oxidada enquanto outra substância é reduzida. Por essa capacidade, a vitamina C é conhecida como antioxidante.[40] Nesse processo, a vitamina C doa um elétron e forma o radical livre L-ascorbila (ácido semi deidroascórbico). Em relação aos outros radicais livres, o L-ascorbila é relativamente estável e não reativo. A meia-vida desse radical depende da concentração e da presença de metais-traço, além de oxigênio, o que varia entre segundos e minutos. O ácido semideidroascórbico pode ser reduzido e formar novamente vitamina C. No entanto, caso haja a doação de mais um elétron, ocorre novamente a oxidação, formando o ácido deidroascórbico, mais estável (Figura 22.3).[11]

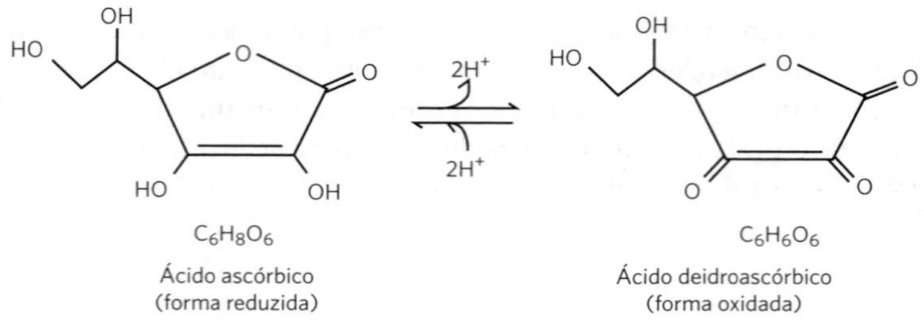

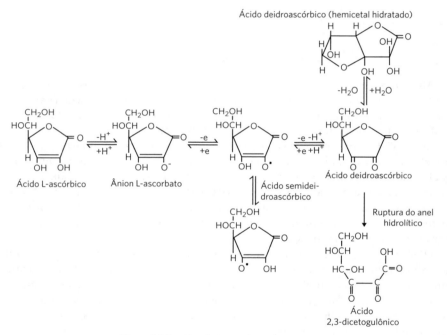

Figura 22.2 Oxidação do ácido ascórbico em deidroascórbico.

Figura 22.3 Metabolismo do ácido ascórbico.
Fonte: Levine et al.[40]

A estabilidade do ácido deidroascórbico depende da concentração, da temperatura e do pH, e é de apenas alguns minutos.[92] Como o ácido deidroascórbico apresenta diferentes estruturas, não se sabe ao certo sua forma predominante *in vivo*, mas acredita-se que seja o hemicetal hidratado. A formação do radical L-ascorbila e do ácido deidroascórbico a partir da vitamina C é mediada por oxidantes, como oxigênio molecular, metais-traço (ferro, zinco), superóxido, radical hidroxila, ácido hipocloroso e espécies reativas de nitrogênio. Dentre os metabólitos formados da vitamina C pela hidrólise do ácido deidroascórbico, o oxalato é o produto final de grande significado clínico. O ácido deidroascórbico também pode ser reduzido para formar o radical L-ascorbila, se receber um elétron, ou diretamente para vitamina C, se receber dois elétrons. A redução química é mediada pela glutationa, e a redução enzimática, por várias proteínas.[40]

ASPECTOS FISIOLÓGICOS: ABSORÇÃO, METABOLISMO, REABSORÇÃO E EXCREÇÃO

O ácido ascórbico é sintetizado por todas as plantas e por grande parte dos animais. No entanto, ao contrário de muitas outras espécies, os seres humanos não são capazes de realizar essa síntese. Isso se deve à falta da enzima L-gulonolactona oxidase, presente na parte terminal da rota biossintética da vitamina C a partir da glicose (Figura 22.4). Acredita-se que o gene humano que codifica essa enzima passou por mutações ao longo do tempo e deixou de ser expresso há milhões de anos.[53,54,58] Por isso, o consumo de alimentos fontes de vitamina C é fundamental para sua disponibilização nos seres humanos.[94]

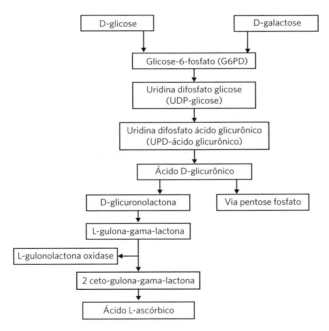

Figura 22.4 Biossíntese do L-ácido ascórbico em animais.
Fonte: adaptada de Naidu.[51]

O ácido ascórbico é absorvido na parte superior do intestino delgado, circula pelo sangue e atinge suas maiores concentrações no córtex suprarrenal, na hipófise, no cérebro e no pâncreas, aproximadamente 120 a 180 minutos após a ingestão.[24,58] A vitamina C é armazenada, até certa quantidade, no fígado e no baço[70] e pode, ainda, ser armazenada no interior das células por duas vias diferentes: a primeira via se dá pelo transporte, como ascorbato; e a segunda, pela reciclagem de ascorbato.[88] Na primeira, o próprio ácido ascórbico é conduzido por um dos dois transportadores de vitamina C sódio-dependentes (SVCT1 e SVCT2, *sodium-dependent vitamin C transporter 1 and 2*), os quais também necessitam de energia e dois íons sódio para desempenhar suas ações e não transportam a forma oxidada da vitamina C, o ácido deidroascórbico. Ambos, SVCT1 e SVCT2, fazem parte da superfamília de transportadores de nucleobases e são diferentes de outros transportadores sódio-dependentes. O SVCT1 é uma glicoproteína transportadora localizada nas faces apical e basal das células epiteliais.[9] Também pode ser encontrado no intestino, no fígado e nos rins.[88] Nos rins, o SVCT1 participa da reabsorção da vitamina C para a circulação.[5,17,37] O SVCT2 é uma proteína de membrana amplamente distribuída nos tecidos.[87] Na via de reciclagem do ascorbato, o ácido ascórbico é oxidado em ácido deidroascórbico, o qual é conduzido pelos transportadores de glicose 1, 3 e 4 (GLUT1, GLUT3 e GLUT4)[72,73,75] e reduzido imediatamente a ácido ascórbico no espaço intracelular.[25,72,73,92] Os GLUT 1 a 4 apresentam afinidade pelo ácido deidroascórbico igual ou superior em relação à glicose.[40] Os dois mecanismos de transporte do ácido ascórbico estão ilustrados na Figura 22.5. Ressalta-se que tanto a forma reduzida quanto a oxidada podem ser transportadas pelas membranas plasmáticas.[75]

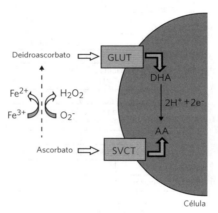

Figura 22.5 Transporte de vitamina C no organismo.
AA: ácido ascórbico; DHA: ácido deidroascórbico; Fe^{2+}: ferro ferroso; Fe^{3+}: ferro férrico; GLUT: transportador de glicose; H_2O_2: peróxido de hidrogênio; O_2^-: radical superóxido; SVCT: transportador de vitamina C sódio-dependente.
Fonte: adaptada de Duarte e Lunec.[25]

Mesmo diante dessas informações, o mecanismo responsável pelo armazenamento da vitamina C ainda não está totalmente elucidado.[55] Uma das hipóteses é que a reciclagem do ascorbato, que é o processo responsável pelo transporte do ácido deidroascórbico, seja a via predominante,[32] uma vez que essa reciclagem depende da disponibilidade do substrato (ácido deidroascórbico). Porém, é provável que haja pouco ou nenhum ácido deidroascórbico no sangue total ou no plasma.[23]

Depois de ser transportada pelos SVCT1 e SVCT2, a vitamina C deixa as células intestinais em direção às veias mesentéricas e às células tubulares renais para ser reabsorvida pela circulação.[40,77]

A vitamina C se acumula em vários tecidos humanos e chega ao fígado pelo sistema venoso portal hepático. Além da veia hepática, a vitamina C está presente na circulação geral na forma livre.[23] Se a forma oxidada estiver presente, acredita-se que seja apenas em quantidades traço. Nos indivíduos saudáveis, em algumas células do sangue, como neutrófilos, monócitos, linfócitos e plaquetas, pode-se verificar a presença do ácido ascórbico, assim como no sêmen e na urina.[27] Além das células circulantes, não há informações confiáveis sobre a distribuição geral dessa substância nos tecidos de indivíduos com depleção. Por isso, considera-se que os dados sobre a concentração de vitamina C nas células circulantes sejam representativos da quantidade presente em outros tecidos. Acredita-se, ainda, que a partir do sangue, a vitamina C se distribua livremente no espaço extracelular como micronutriente hidrossolúvel e esteja disponível para o transporte celular.[77] As concentrações de vitamina C nos tecidos dependem da concentração plasmática que, por sua vez, está correlacionada com a ingestão desse nutriente.[58] No plasma é encontrado apenas o íon ascorbato, em concentrações entre 30 e 90 µM (0,5 e 1,6 mg/dL).

A taxa de utilização do ácido ascórbico pode ser afetada por alguns fatores, como concentração, variação na atividade dos transportadores, taxa de reciclagem, eficiência enzimática e presença ou ausência de condições que possam acelerar a utilização, como o estresse oxidativo. Por isso, a utilização acelerada de vitamina C em tabagistas pode ocasionar redução em suas concentrações no organismo.[2,40] Isso pode ocorrer, também, em casos de doenças, como sepse, infarto agudo do miocárdio, diabetes e pancreatite.[68]

Nos rins, o ácido ascórbico passa pela filtração glomerular e pela reabsorção tubular.[47] As características específicas e os mecanismos de reabsorção ainda precisam ser mais bem esclarecidos. Estudos revelam que a reabsorção não é completa, pois já foi evidenciada a presença de vitamina C na urina, mesmo em concentrações plasmáticas baixas.[29,40]

Outros experimentos não detectaram a presença de ácido ascórbico na urina quando utilizadas doses inferiores a 100 mg/dia em homens e a 60 mg/dia em mulheres. Sugere-se que deve existir um limiar plasmático para que ocorra a excreção urinária do ácido ascórbico e que abaixo desse limite não é possível detectar concentrações na urina, sendo os rins os órgãos responsáveis pelo controle rígido das concentrações plasmáticas da vitamina C.[40] A vida média do ácido ascórbico em indivíduos adultos é em torno de 10 a 20 dias,[51] e os principais metabólitos do catabolismo dessa vitamina são o ácido deidroascórbico, o ácido 2,3-dicetogulônico e o ácido oxálico, conforme mostra a Figura 22.6.

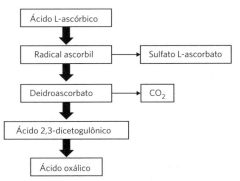

Figura 22.6 Catabolismo do ácido ascórbico.
AGT: alanina-glioxilato aminotransferase; DAO: D-aminoácido oxidase; GRHPR: glioxilato redutase/hidroxipiruvato redutase; LDH: lactato desidrogenase; O2: oxigênio; H2O2: peróxido de hidrogênio; NH4: amônia; NADPH: nicotinamida adenina dinucleotídeo fosfato reduzida; NADP+: nicotinamida adenina dinucleotídeo fosfato; NAD+: nicotinamida adenina dinucleotídeo; NADH: nicotinamida adenina dinucleotídeo reduzida.
Fonte: adaptada de Naidu.[51]

IMPORTÂNCIA BIOLÓGICA

A vitamina C é doadora de elétrons ou agente redutor/antioxidante, e suas funções são atribuídas a essa ação.[40,51] O ácido ascórbico atua na hidroxilação de várias reações de biossíntese.[31,38,39] Na maioria dessas reações, o ascorbato fornece os elétrons necessários às enzimas, o que é primordial para a atividade enzimática total.[31]

Em diversos sistemas metabólicos, a vitamina C atua como cofator, como na síntese de noradrenalina e de dopamina,[24] e na biossíntese do colágeno, por meio das enzimas férricas lisil e prolil hidroxilases.[10] Essas enzimas catalisam a hidroxilação dos resíduos prolil e lisil nos polipeptídeos de colágenos e estabilizam sua estrutura terciária.[15,66] Além disso, já foi observada a ação da vitamina C no aumento da expressão de genes envolvidos na biossíntese do colágeno em fibroblastos.[15] Dessa forma, o ácido ascórbico é indispensável na integridade do tecido conjuntivo,[13] sendo importante no processo de cicatrização.[65] Porém, o mecanismo pelo qual o ácido ascórbico atua na síntese de colágeno é complexo e ainda não totalmente elucidado.[56]

Há estoque de vitamina C na derme e epiderme, o que reforça sua ação nesse tecido. Além do envolvimento na produção de colágeno, a vitamina C age na prevenção do estresse oxidativo na derme, causado por poluentes, por radiação ultravioleta e por outros fatores, bem como na diminuição do risco de desenvolvimento de doenças da pele. No entanto, esses processos são pouco elucidados e estudos de intervenção devem ser realizados para esclarecer essa relação.[15,16,69]

As enzimas hidroxilases que necessitam de íons ferro ou cobre como cofatores também exigem a presença específica de ácido ascórbico como doador de elétrons para manter esses íons na forma reduzida. Nesse papel, o ácido ascórbico elimina muitos tipos de radicais livres e também regenera a forma reduzida de alfatocoferol.[4] A primeira ação redutora da vitamina C reconhecida foi na redução do ferro férrico (Fe^{3+}) para ferroso (Fe^{2+}), reação importante para as funções desenvolvidas por esse mineral, como sua participação na molécula de hemoglobina, que é essencial no transporte de oxigênio. Além disso, o ácido ascórbico auxilia a absorção de ferro, mantendo-o na forma reduzida (Fe^{2+}).[24] Nesse sentido, o ácido ascórbico apresenta efeito benéfico na prevenção da anemia ferropriva, uma vez que atua como agente facilitador da absorção do ferro não heme pelos enterócitos.

A vitamina C está envolvida na biossíntese de carnitina, da histamina e de vários esteroides suprarrenais.[76] Essa vitamina é necessária no metabolismo do colesterol, na atividade da hemoproteína citocromo P450[8,38] e na síntese de neurotransmissores.[39] A vitamina C parece participar também da transdução de sinais no sistema nervoso central, modulando a ligação entre neurotransmissores e seus receptores. Além disso, atua na defesa antioxidante das células do sistema nervoso e na formação da bainha de mielina. Por sua ação no sistema nervoso, a relação da vitamina C nos processos cognitivos (aprendizado, memória, locomoção etc.), bem como em doenças neurológicas, tem sido investigada. A deficiência em vitamina C parece estar relacionada ao pior prognóstico em doenças degenerativas, como Alzheimer, Parkinson, Huntington, esclerose e em alterações psiquiátricas como depressão, ansiedade e esquizofrenia. No entanto, os estudos já realizados são pouco conclusivos e os mecanismos de ação ainda não elucidados.[35]

O ácido ascórbico é considerado importante antioxidante no fluido extracelular,[28,39,79] pois protege o sangue dos radicais livres[39,52] e também os lipídios plasmáticos dos danos causados pelos radicais peróxidos na peroxidação lipídica.[28,39] Nessa qualidade, a vitamina C é considerada essencial à vida, em virtude de suas propriedades antioxidantes que protegem as células ou podem reduzir os danos causados pelo estresse oxidativo.[59]

Nas hemácias, a função da vitamina C é incerta, principalmente pela dificuldade em mensurar o ascorbato nessas células. O efluxo de ascorbato dos eritrócitos ocorre de forma lenta e, por essa razão, não se acredita que as hemácias exerçam papel de estocar a vitamina. Algumas evidências suportam a teoria da transferência de elétrons do ascorbato através da membrana dos eritrócitos, para um receptor no meio extracelular, provavelmente para o radical ascorbato, formado pela oxidação do ascorbato extracelular.[49,58]

Sugere-se que o ácido ascórbico possui dupla ação em processos oxidativos, podendo atuar como antioxidante ou pró-oxidante; neste caso, a maioria dos resultados foi observada em modelos experimentais *in vitro*.[38] Os elétrons presentes na molécula de vitamina C são capazes de reduzir moléculas de minerais, como cobre e ferro, o que resulta na formação de superóxido e de peróxido de hidrogênio e, consequentemente, de espécies reativas de oxigênio (ERO).[58]

A vitamina C apresenta efeitos benéficos para o sistema imune, pois estimula a migração de neutrófilos para áreas de infecção e contribui para o processo de fagocitose e morte de patógenos. Auxilia, ainda, na apoptose de neutrófilos e na atividade de *clearance* dos macrófagos. Por sua ação de estímulo à atividade das células imunes, a vitamina C parece atuar na prevenção e no tratamento de doenças respiratórias (incluindo resfriado comum) e de infecções sistêmicas.[15] Essa ação pode ser particularmente importante para indivíduos com maior risco de desenvolvimento dessas doenças, como idosos e pacientes com comprometimento do sistema imune.

Além das ações do ácido ascórbico descritas, há evidências de que essa vitamina possa ser importante para a produção de interleucina 18 (IL-18), uma citocina que atua como fator coestimulador para a produção de interferon-gama (IFN-gama) por determinadas células. Foi demonstrado que a expressão elevada dessa citocina se correlaciona com a malignidade de tumores de pele.[22] Em células de câncer gástrico, a produção de IL-18 é reforçada pelo fator de crescimento do endotélio vascular (VEGF), resultando em aumento na migração de IL-18 nesse tecido.[34] No câncer de mama, a IL-18 pode induzir a expressão da transferrina,[63] que é um regulador positivo de crescimento e de proliferação celular.[62] Nesse sentido, o ácido ascórbico pode ser eficaz na redução do risco de câncer por meio da regulação da produção de IL-18, uma vez que desempenha papel importante no controle de diversas células cancerosas (Figura 22.7). Sugere-se, também, que o ascorbato possa exercer efeito antitumoral por meio da síntese elevada de colágeno.[38]

A polêmica existente entre a vitamina C e sua relação com o câncer ocorre em razão da falta de reprodutibilidade dos efeitos terapêuticos em pacientes com essa doença, e esse problema é agravado pelas incertezas associadas aos diagnósticos e ao uso inadequado de placebos nos estudos clínicos.[38,57]

A atividade anticarcinogênica do ascorbato também já foi relacionada à sua atuação como pró-oxidante, o que reduziu o crescimento de tumores em ratos.[20] Pesquisadores sugerem que a formação do peróxido de hidrogênio (H_2O_2) pode ser induzida pelo ácido ascórbico (Figura 22.8).[21,38] Esses estudos podem servir de base para a aplicação do ascorbato como pró-oxidante no tratamento do câncer. Entretanto, antes da utilização do ascorbato na terapia, é necessário elucidar completamente os mecanismos pelos quais este inibe a proliferação de células cancerosas.[38]

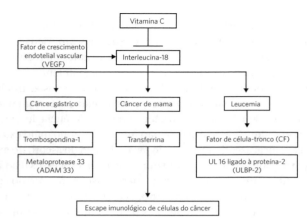

Figura 22.7 Modelo de inibição da interleucina-18 (IL-18) pelo ascorbato. O ascorbato inibe o escape imunológico induzido por IL-18 de diversas células cancerosas, como células gástricas, das mamas, da pele e do sangue.

alfa-AASA: alfa-aminoadípico-semialdeído; alfa-AAA: ácido alfa-aminoadípico; P6C: delta-1-piperideína-6-carboxilato.

Fonte: adaptada de Lee.[38]

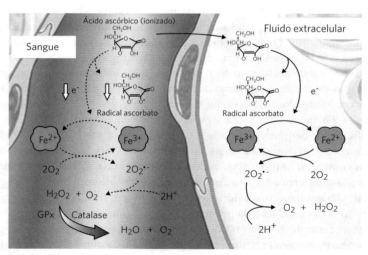

Figura 22.8 A formação de peróxido de hidrogênio (H_2O_2) induzida por ascorbato ocorre preferencialmente no fluido extracelular em relação ao sangue.

*Enzima deficiente na hiperprolinemia tipo II; P5C: delta-1-pirrolina-5-carboxilato; P5C redutase: delta-1-pirrolina-5-carboxilato redutase; P5C desidrogenase: delta-1-pirrolina-5-carboxilato desidrogenase; O2: oxigênio; H2O: água; NAD: nicotinamida adenina dinucleotídeo; NADH: nicotinamida adenina dinucleotídeo reduzida; NADP: nicotinamida adenina dinucleotídeo fosfato; NADPH: nicotinamia adenina dinucletídeo fosfato reduzida.

Fonte: adaptada de Lee.[38]

O ácido ascórbico também é capaz de acelerar o metabolismo oxidativo e evitar a utilização de piruvato pela glicólise. Essa propriedade ajuda a inibir a proliferação de células tumorais, mas não de células normais; no entanto, a relevância desses sistemas para a fisiologia *in vivo* é incerta.[38]

Embora algumas evidências epidemiológicas sugiram que os alimentos ricos em vitamina C desempenhem papel protetor contra o desenvolvimento do câncer de boca, de laringe, de esôfago e de estômago, estudos de intervenção com suplementos não mostraram tais efeitos.[76]

Por outro lado, a deficiência em vitamina C parece estar relacionada ao desenvolvimento de gastrite e úlcera péptica. Acredita-se que a vitamina C exerça papel protetor contra essas doenças, por meio de sua atividade antioxidante e de redução da cascata inflamatória. Sendo assim, haveria relação negativa entre o consumo de vitamina C e o desenvolvimento de gastrite, de úlceras e de câncer gástrico.[1]

Outras pesquisas sugerem que a maior ingestão de frutas, hortaliças e grãos integrais esteja associada ao risco reduzido de doença cardíaca, mas estudos prospectivos relacionados à doença cardiovascular (DCV) e consumo ou concentrações séricas de vitamina C apresentaram resultados distintos.[76] A vitamina C parece aumentar a vasodilatação do endotélio, o que impediria a disfunção endotelial associada à aterosclerose, à hipercolesterolemia, à hipertensão, ao diabetes e ao tabagismo,[48] além de impedir a oxidação das lipoproteínas de baixa densidade (LDL).[25]

O papel da vitamina C na redução do risco de desenvolvimento de DCV permanece controverso, pois estudos prospectivos não comprovaram esse efeito. Mesmo assim, resultados de diversos estudos epidemiológicos associam baixas concentrações de vitamina C no plasma com aumento da mortalidade por DCV e câncer.[18]

Em relação ao diabetes, indivíduos que apresentam essa doença apresentam menores concentrações plasmáticas de vitamina C, em razão do aumento do estresse oxidativo, causado pela hiperglicemia. Sendo assim, indivíduos diabéticos podem se beneficiar do maior consumo de vitamina C, uma vez que há relação inversa entre as concentrações de ácido ascórbico e as concentrações de hemoglobina glicosilada, de glicose plasmática de jejum e pós-prandial, e de marcadores de estresse oxidativo.[15]

Os dados clínicos e experimentais publicados na década de 1970 sugeriram efeito protetor da vitamina C sobre a formação de colelitíase (cálculos biliares).[30,91] Além disso, os animais que apresentaram deficiência em vitamina C desenvolveram mais frequentemente essa doença.[91] Esse fato se deve à limitação nas concentrações da vitamina C nos hepatócitos, uma vez que a conversão do colesterol em ácidos biliares no fígado é dependente da concentração dessa vitamina. Sabe-se que a vitamina C aumenta a taxa de 7-alfa-hidroxilação do colesterol, reação que pode ser reduzida quando há deficiência em ácido ascórbico, o que, por consequência, reduz a produção dos ácidos biliares.[30,91]

O ácido ascórbico também pode apresentar atividade antiapoptótica, pois determina a diminuição na produção de peroxinitritos (ONOO-), que estão associados ao surgimento de diversos quadros patológicos, por aumentar as taxas de apoptose. Por meio desse mecanismo, a vitamina C pode ser um agente modulador da apoptose e manter a estabilidade funcional de determinado tecido.[24]

Mitocôndrias de seres humanos parecem apresentar quantidades importantes de vitamina C, as quais podem ser ainda maiores de acordo com a ingestão alimentar ou a suplementação da vitamina.[74] No entanto, o mecanismo preciso da captação ou do transporte da vitamina C para dentro das mitocôndrias não é conhecido. Sagun et al.[74] relatam que a vitamina C, em sua forma oxidada, entra nas mitocôndrias por meio do GLUT1. A Figura 22.9 ilustra o possível mecanismo de captação e reciclagem da vitamina C nas células. O ácido ascórbico na forma oxidada (deidroascorbato) é transportado para dentro da célula e, em seguida, para dentro da mitocôndria por intermédio do GLUT1. O ácido ascórbico é então reduzido e, em contato com as ERO, protege o genoma mitocondrial. Os mecanismos envolvidos na captação, na fixação e na reciclagem da vitamina C nas mitocôndrias parecem ser similares aos que ocorrem no citoplasma. A vitamina C protege os genes mitocondriais da lesão oxidativa provocada pelas ERO geradas no metabolismo e durante o estresse oxidativo; essas espécies podem reagir com os ácidos nucleicos e gerar citotoxicidade e mutagenicidade ao DNA.[74]

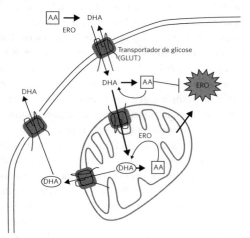

Figura 22.9 Esquema de captação e reciclagem da vitamina C na célula e na mitocôndria.
DHA: deidroascorbato; AA: ácido ascórbico; ERO: espécies reativas de oxigênio
Fonte: adaptada de Pinnel et al.[66]

Estudos discutem o papel da vitamina C na regulação de fatores de transcrição e de marcadores epigenéticos. A vitamina C também parece atuar no processo de metilação do DNA e na regulação da expressão gênica.[15] Os efeitos da vitamina C na expressão de genes também têm sido estudados no contexto da diferenciação celular, pois o ácido ascórbico estimula, *in vitro*, a diferenciação de vários tipos de células mesenquimais, como adipócitos, condrócitos, mioblastos, osteoblastos e odontoblastos. A vitamina C pode aumentar a expressão dos genes que codificam proteínas de ligação do ferro (transferrina e ferritina) e vários outros genes que são conhecidos por fazer parte da resposta celular aos radicais livres, como o da glutationa peroxidase, os das metalotioneínas e o da glutationa-S-transferase. Esses dados sugerem que os perfis de expressão gênica observados podem ser resultado dos efeitos pró-oxidantes da vitamina C.[25] Com o intuito de esclarecer a terapêutica antioxidante, estudos acerca de polimorfismos em genes envolvidos no metabolismo das vitaminas antioxidantes podem ser promissores.[25]

FONTES ALIMENTARES E RECOMENDAÇÕES DE INGESTÃO

A vitamina C é amplamente encontrada em frutas cítricas e em hortaliças verde-escuras.[26] Em média, uma porção de frutas ou legumes fornece em torno de 30 mg de vitamina C.[43] O leite humano fornece ácido ascórbico suficiente para prevenir o escorbuto em lactentes.[4,12] Alimentos de origem animal apresentam pouca quantidade e os grãos não contêm ácido ascórbico.[81] A vitamina C é considerada a mais instável das vitaminas em alimentos.[4]

O teor final da vitamina C nos alimentos depende de alguns fatores, uma vez que ela é rapidamente perdida na cocção, por causa de sua solubilidade em água e, além disso, é suscetível à oxidação química e enzimática durante o processamento, armazenamento e cozimento dos alimentos. A via oxidativa de degradação do ácido ascórbico é a mais importante para a perda de vitamina C em alimentos. Na presença de quantidades de oxigênio e de metais-traço de transição, em especial, cobre e ferro, um complexo metal-oxigênio-ascorbato é formado. A principal enzima responsável pela degradação de ácido ascórbico nos tecidos vegetais, após a colheita, é a ascorbato oxidase, que catalisa a oxidação do ácido ascórbico em ácido deidroascórbico. Essa enzima apresenta atividade máxima a 40°C e é quase totalmente inativada a 65°C. Por isso, o aquecimento rápido, como o branqueamento de frutas e legumes ou a pasteurização de sumos de frutas, impede a ação dessa enzima durante o pós-processo de armazenamento.[4]

A limitação ou a redução do tempo de exposição do alimento ao ar e à cocção ajudam a reduzir as perdas da vitamina, assim como quantidades elevadas de flavonoides presentes nas frutas.[6,80] A vitamina C é muito estável em alimentos embalados e estocados em baixas temperaturas, não expostos à luz e em que o oxigênio do espaço livre foi retirado.[70] Dessa forma, alimentos de origem vegetal consumidos *in natura* apresentam maior disponibilidade de vitamina C. A Tabela 22.1 expõe as quantidades de vitamina C presentes em alguns alimentos.

Tabela 22.1 Teores de vitamina C em alimentos

Alimentos	Vitamina C (mg/100 g)
Abacate	13
Abacaxi	15,4
Abobrinha crua	2,1
Acerola	1.700
Alface	35
Banana-nanica	5,9
Beterraba crua	3,1
Brócolis	115
Caju	252
Cenoura crua	5,1
Couve	105
Couve-flor	73
Ervilha	25
Espinafre	52
Framboesa	25
Goiaba	273
Kiwi	71

▶

Laranja	49,3
Leite	0,8
Mamão-papaia	61,4
Manga	27,5
Melancia	9,2
Mexerica	112
Morango	64
Páprica	138
Repolho-branco	45,2
Repolho-roxo	50
Suco de abacaxi	10,4
Suco de laranja	50
Suco de limão	45,9
Tangerina-poncã	48,8
Tomate	24,5
Uva	10,6

Fonte: Rios e Penteado,[70] Silva e Cozzolino,[80] Taco.[86]

A concentração de ácido ascórbico no camu-camu (*Myrciaria dubia* (H.B.K.) McVaugh) é superior à da acerola, que é de aproximadamente 1,79 g/100 g na polpa.[50] O camu-camu é um fruto típico da Amazônia, espécie silvestre nativa nas margens dos rios e dos lagos. Sua distribuição geográfica é limitada aos cursos dos rios e, dependendo da região, também pode ser chamado de caçari. Vale ressaltar que da casca se extraem as antocianinas, compostos bioativos e com utilidade como corantes naturais.[50]

Os resultados obtidos na pesquisa de Smiderle e Souza[82] apresentam concentrações superiores às encontradas na literatura em relação à concentração de vitamina C na polpa do camu-camu (2,3 g/100 g de polpa). Andrade et al.[3] encontraram 3 g de vitamina C/100 g de polpa. Esses resultados demonstram que o camu-camu é um fruto com teor de vitamina C superior ao encontrado na acerola, que era considerada a fruta mais rica nessa vitamina. Comparando, ainda, o camu-camu com outras frutas, observou-se que a quantidade dessa vitamina é 13 vezes superior à do caju (0,218 g/100 g) e 65 vezes maior que à do limão (0,044 g/100 g).[82]

O teor de vitamina C no camu-camu pode variar de 1,6 a 3 g/100 g na polpa.[61] Ao avaliar a estabilidade do ácido ascórbico em néctar de camu-camu, Maeda et al.[44] encontraram aproximadamente 2,6 g/100 g de vitamina C, porém Yuyama et al.[95] obtiveram concentrações que variaram de cerca de 3,6 a 6,2 g/100 g de ácido ascórbico. Vale, então, ressaltar que a concentração e a estabilidade da vitamina C nesse fruto variam de acordo com a espécie, o estágio de maturação, o tempo e a temperatura de processamento, o pH e a presença de oxigênio e de enzimas.[44,61]

A quantidade de vitamina C necessária para prevenir o escorbuto em humanos é em torno de 10 mg/dia.[19] Os valores de ingestão de vitamina C recomendados pelo Institute of Medicine (IOM)[33] para as diferentes fases de desenvolvimento estão apresentados na Tabela 22.2.

VITAMINA C

Tabela 22.2 Valores diários recomendados de vitamina C de acordo com o estágio de vida

Ingestão adequada (AI) de vitamina C (mg/dia) para bebês*		
Idade	AI	
0-6 meses	40	
7-12 meses	50	
Ingestão dietética recomendada (RDA) de vitamina C (mg/dia) para crianças, adolescentes, adultos e idosos		
Crianças/adolescentes	Meninas	Meninos
1-3 anos	15	15
4-8 anos	25	25
9-13 anos	45	45
14-18 anos	65	75
Adultos/idosos	Mulheres	Homens
19-> 70 anos	75	90
Ingestão dietética recomendada (RDA) de vitamina C (mg/dia) na gestação e na lactação		
	Gestação	Lactação
≤ 18 anos	80	115
19-50 anos	85	120

*Valores de ingestão dietética recomendada (RDA) não disponíveis.
Fonte: Institute of Medicine.[33]

As necessidades de vitamina C podem aumentar em algumas situações, como na gestação, na lactação, em doenças inflamatórias crônicas e agudas, após cirurgias e em pacientes com queimaduras graves e em atletas.[81]

Apesar de o IOM (2000)[33] não relatar aumento da necessidade de ingestão de vitamina C por praticantes de atividade física, a Sociedade Brasileira de Medicina do Esporte aborda a recomendação de ingestão de 500 a 1.500 mg por dia[83], e no posicionamento da American Dietetic Association, Dietitians of Canada e American College of Sports Medicine recomendou-se a ingestão de 100 a 1000 mg diariamente para atletas em treinamentos longos e/ou de alta intensidade.[71] Todavia, na versão mais recente do posicionamento sobre desempenho atlético, essas instituições não reforçaram tal recomendação. Houve destaque apenas para o fato de que a alimentação adequada é segura e é a estratégia mais efetiva para garantir a ingestão de micronutrientes antioxidantes por atletas. Destacou-se, ainda, que não há evidências científicas suficientes para recomendar a suplementação com antioxidantes para prevenção do estresse oxidativo induzido pelo exercício físico e que nos casos em que o atleta decide fazer uso dessa estratégia, os níveis superiores toleráveis de ingestão (UL) não devem ser atingidos, considerando a possibilidade de ação pró-oxidante dos nutrientes.[87] Essas recomendações visam melhorar a imunidade e a capacidade antioxidante nesses indivíduos e suprir a possível necessidade aumentada desse nutriente. Entretanto, as evidências sobre a maior necessidade de vitamina C em atletas são escassas e novos estudos precisam ser realizados.

Apesar de a ingestão de 10 mg/dia de vitamina C ser suficiente para evitar o desenvolvimento de escorbuto, o consumo de 100 a 200 mg/dia é necessário para atingir a saturação dos estoques corporais em indivíduos saudáveis e parece ser suficiente para a redução do risco de desenvolvimento de doenças crônicas, bem como de doenças respiratórias e inflamatórias na maior parte da população. Esse consumo pode ser de extrema importância para indivíduos idosos, particularmente suscetíveis ao desenvolvimento de doenças respiratórias graves que aumentam a morbidade e a mortalidade nessa população.[15,41]

Para fumantes, o IOM recomenda um acréscimo de 35 mg/dia na ingestão, em razão do aumento do estresse oxidativo e da utilização de vitamina C nesses indivíduos (IOM, 2000).

Alguns estudos sugerem que o consumo acima de 200 mg não resulta em maior biodisponibilidade da vitamina C e, portanto, seria desnecessário. Dessa forma, a ingestão diária de pequenas quantidades seria mais eficiente do que a ingestão única de uma dose maior de vitamina C.[16]

BIODISPONIBILIDADE

A biodisponibilidade de um nutriente representa a proporção deste que permanece disponível para atuar em processos metabólicos do organismo após seu consumo e absorção.[16]

Os ácidos ascórbico e deidroascórbico apresentam a mesma biodisponibilidade.[1] A biodisponibilidade da vitamina C é próxima a 100% quando administrada em doses baixas para indivíduos com baixa concentração plasmática do nutriente. No entanto, em doses mais elevadas, sua disponibilidade é reduzida. Um exemplo disso é a utilização de suplementos orais, conforme observado no estudo de Levine et al.,[42] que apresentou percentual de biodisponibilidade em torno de 87% para cada 30 mg de vitamina C ingerida, assim como de 80% para 100 mg, de 72% para 200 mg, de 63% para 500 mg e de menos de 50% para 1.250 mg de vitamina C.

A concentração inicial de vitamina C no organismo parece influenciar significativamente a biodisponibilidade após o consumo, tanto para fontes alimentares quanto sintéticas. Apesar de a vitamina C sintética e a presente nos alimentos serem idênticas, as frutas e hortaliças são ricas em outros micronutrientes, além de fibras e fitoquímicos, capazes de afetar a biodisponibilidade da vitamina C.[16]

Apesar de grande parte dos estudos não ter encontrado diferença significativa na absorção de vitamina C proveniente de alimentos em comparação à sintética, outros sugerem que o consumo de vitamina C proveniente dos alimentos resulta em maior acúmulo nos tecidos.[16]

Além do processo de cocção, a absorção da vitamina C presente nos alimentos pode sofrer alteração pelos componentes da refeição, sendo possível que a interação entre os alimentos provoque aumento ou diminuição da absorção de vitamina C. Nesse aspecto, destacam-se o ferro, a vitamina E, alguns tipos de fibras e os flavonoides. No entanto, até o momento, os estudos em humanos são inconclusivos e essa relação ainda não foi elucidada.[16]

Dada a complexidade da determinação da biodisponibilidade da vitamina C, os dados publicados devem ser interpretados com cautela ao serem aplicados na prática clínica.[58] Em geral, o consumo de vitamina C proveniente de alimentos é o mais recomendado, pois promove a ingestão concomitante de outros nutrientes e fitoquímicos, o que contribui para a manutenção da saúde e para a redução do risco de doenças.[16]

DEFICIÊNCIA

A deficiência em vitamina C causa o escorbuto. O nome escorbuto pode ser derivado do italiano *scorbutico*, que significa pessoa irritável, neurótica, descontente.[80] Os sinais clínicos do escorbuto podem aparecer quando a ingestão de vitamina C é em torno de 10 mg/dia por períodos prolongados, conforme já mencionado.[89] O escorbuto se caracteriza por alterações na gengiva (hemorragia e perda de dentes), dor nas extremidades, má-formação óssea nos lactentes, manifestações hemorrágicas e úlceras, e pode ser fatal.[36] Os sintomas sistêmicos em crianças incluem cansaço, fadiga, baixo ganho de peso, perda de apetite e irritabilidade.[67] As manifestações dermatológicas incluem petéquias, equimoses, hiperqueratose e hemorragia perifolicular.[58]

Outros sintomas também podem ser observados, como a anemia macrocítica (deficiência em folato) ou hipocrômica (deficiência em ferro), que podem estar relacionadas com o escorbuto.[67] Como as fontes de folato são também as de ácido ascórbico, a anemia macrocítica pode ser manifestada, porém, acredita-se que a vitamina C poderia manter as reservas normais de folato na forma reduzida. Atribui-se a anemia hipocrômica à menor absorção do ferro, a qual pode ser facilitada pela presença de ascorbato.[80]

Considerando que o corpo humano não possui a capacidade de estocar grande quantidade de vitamina C, em razão de sua característica hidrossolúvel, o consumo adequado é essencial para a prevenção da deficiência.[15] A concentração plasmática de vitamina C varia entre 30 e 90 µM (0,5 a 1,6 mg/dL) e é considerada baixa quando atinge entre 11 e 23 µmol/L, e deficiente quando abaixo de 11 µmol/L (~0,18 mg/dL).[1]

As concentrações plasmática e tecidual de vitamina C podem ser prejudicadas pelo processo de desenvolvimento de doenças, especialmente as que resultam em estado pró-oxidante. A vitamina C representa um dos principais antioxidantes do organismo e sua concentração é reduzida pelo estado pró-oxidante provocado por essas doenças. Indivíduos fumantes ou diabéticos apresentam menores concentrações de vitamina C no organismo, o que pode ocorrer em razão do baixo consumo ou do aumento no metabolismo da vitamina. A depleção da vitamina C também parece ocorrer em doenças agudas, como infarto do miocárdio, pancreatite e sepse.[58]

Deficiência em vitamina C foi observada em pacientes com úlcera péptica ou infecção por *H. pylori*. Nesses indivíduos a quantidade necessária de ingestão de vitamina C para saturar os estoques corporais parece ser três vezes maior, em comparação com indivíduos saudáveis.[1]

Além disso, a deficiência em ácido ascórbico pode ocorrer em indivíduos subnutridos, alcoolistas, pessoas idosas que recebem dietas restritas e lactentes alimentados exclusivamente com leite de vaca.[70] Também é frequente em pessoas com doenças do trato gastrintestinal.[80] O tabagismo e o abuso de álcool ou drogas pode aumentar a utilização de vitamina C pelo organismo e, consequentemente, o risco de deficiência. A exposição a poluentes e o tabagismo passivo também parecem prejudicar os estoques da vitamina.[15] Indivíduos bem nutridos desenvolvem os sinais de deficiência após quatro a seis meses de baixo consumo de vitamina C.[80]

Indivíduos com doenças renais devem ser observados com cautela, já que a excreção da vitamina C se dá via urinária. A concentração de ácido ascórbico pode aumentar na insuficiência renal e diminuir na hemodiálise e, portanto, a conduta nutricional deve considerar esses aspectos a fim de evitar a deficiência ou a toxicidade.[58]

TOXICIDADE

Desde 1970, com a publicação do livro *Vitamina C e o resfriado comum*, de Linus Pauling, existe grande interesse em relação aos efeitos da ingestão de altas doses dessa vitamina no organismo humano. Esse livro destaca o benefício na redução da incidência de resfriado comum com o uso contínuo de doses elevadas de vitamina C, ou seja, maiores que 1 g/dia. Vários estudos tentaram repetir a experiência de Pauling, mas os resultados foram inconsistentes e variáveis, não sendo possível fornecer uma conclusão definitiva em torno da extensão do benefício para a saúde global por meio da alta ingestão diária de vitamina C.[19]

Foi demonstrado que doses superiores a 1 g/dia podem causar efeitos colaterais, como diarreia e cólica renal,[19] assim como hiperoxalúria (excreção de quantidade excessiva de oxalatos na urina). Sugere-se que a ingestão maior que 1 g/dia pode causar distúrbios gastrintestinais graves.[89]

A suplementação com vitamina C em doses acima de determinado limiar, ou sob certas condições, como sobrecarga de ferro, poderá causar efeitos toxicológicos, pois em vez de atuar como antioxidante, essa vitamina atuará como pró-oxidante. A suplementação de vitamina C não tem sido recomendada para pessoas com concentrações elevadas de ferro ou em condições patológicas associadas à sobrecarga desse mineral, como na hemocromatose (sobrecarga de ferro no organismo).[25]

A administração de doses elevadas de vitamina C também é contraindicada em casos de hiperoxalúria[39,45] e em pacientes com insuficiência renal ou submetidos a diálise.[39] O oxalato é o produto final do catabolismo do ácido ascórbico, com papel significativo na formação de cálculos renais.[88] Em pacientes com insuficiência renal, a vitamina C é retida e convertida em oxalatos insolúveis que podem se acumular em diversos órgãos.[45] Os pacientes com doença renal terminal não são capazes de excretar o ácido ascórbico, pois não ocorre filtração glomerular, o que ocasiona hiperoxalemia. A vitamina C é dialisável e se perde durante a diálise. Em razão da reposição excessiva, pacientes com doença renal terminal submetidos a diálise apresentam baixas concentrações plasmáticas de ácido ascórbico.[39] Após o transplante renal, a administração de 2 g/dia de vitamina C para pacientes submetidos a diálise promoveu o desenvolvimento de insuficiência renal por causa do depósito de cristais de oxalato de cálcio.[45]

Apesar de os estudos que determinam a relação entre a vitamina C e a saúde oral serem inconclusivos, há relatos de que essa vitamina pode ter efeitos erosivos nos dentes, por reduzir o pH oral. Sendo assim, o consumo de vitamina C mastigável ou efervescente deve considerar possíveis danos à saúde bucal.[58]

AVALIAÇÃO DO ESTADO NUTRICIONAL

O método mais comum para avaliar as reservas corporais de vitamina C no organismo é por meio das concentrações plasmáticas, que podem refletir a ingestão pregressa ou a depleção da vitamina em razão do baixo consumo, porém as reservas teciduais podem estar adequadas. A concentração de vitamina C presente nos leucócitos é maior que a observada no plasma, no sangue total ou nos eritrócitos; por isso, avaliar as concentrações dessa vitamina nas células leucocitárias pode ser útil para verificar os estoques

VITAMINA C

teciduais, uma vez que o sangue total e os eritrócitos são indicadores menos sensíveis da deficiência. A excreção urinária de ascorbato é um biomarcador da deficiência em vitamina C, pois nessa condição os níveis de excreção da vitamina diminuem, embora não haja referências para a interpretação desses valores na urina em razão da oxidação não enzimática do ascorbato que dá origem ao oxalato e, assim, essa metodologia é pouco utilizada. Outro método para verificar as reservas corporais de ácido ascórbico é por meio da administração de uma dose-teste de 500 mg de ascorbato seguida pela verificação da excreção urinária e, caso os níveis estejam baixos, sugere-se depleção dos estoques.[81]

REFERÊNCIAS

1. Aditi A, Graham DY. Vitamin C, gastritis, and gastric disease: a historical review and update. Dig Dis Sci. 2012;57(10):2504-15.
2. Alberg A. The influence of cigarette smoking on circulating concentrations of antioxidant micronutrients. Toxicology. 2002;180(2):121-37.
3. Andrade JS, Aragão CG, Galeazzi MAM, Ferreira SAN. Changes in the concentration of total vitamin C during maturation and ripening of camu-camu (Myrciaria dubia (H.B.K.) Mc Vaugh) fruits cultivated in the upland of Brazilian Central Amazon. Acta Horti. 1995;370:177-80.
4. Ball GFM. Vitamins in foods, analysis, bioavailability, and stability. Boca Raton: Taylor & Francis; 2006.
5. Belin S, Kaya F, Burtey S, Fontes M. Ascorbic acid and gene expression: another example of regulation of gene expression by small molecules? Curr Genom. 2010;11(1):52-7.
6. Bender DA, Bender AE. Nutrition, a reference handbook. Oxford: Oxford University; 1997. p.416-9.
7. Birch GG, Parker KJ. Vitamin C: recent aspects of its physiological and technological importance. London: Applied Science; 1974. p.1.
8. Block G. Vitamin C and cancer prevention: the epidemiologic evidence. Am J Clin Nutr. 1991;53(1 Suppl):270S-825.
9. Boyer JC, Campbell CE, Sigurdson WJ, Kuo SM. Polarized localization of vitamin C transporters, SVCT1 and SVCT2, in epithelial cells. Biochem Biophys Res Commu. 2005;334(1):150-6.
10. Boyera N, Galey I, Bernard BA. Effect of vitamin C and its derivatives on collagen synthesis and cross-linking by normal human fibroblasts. Inter J Cosmet Sci. 1998;20(3):151-8.
11. Buettner GR. The pecking order of free radicals and antioxidants:lipid peroxidation, alpha-tocopherol, and ascorbate. Arch Biochem Biophys. 1993;300(2):535-43.
12. Burck CJ, Modolow R. Infantile scurvy: an old diagnosis revisited with a modern dietary twist. Am J Clin Derm. 2007;8(2):103-6.
13. Canter PH, Wider B, Ernst E. The antioxidant vitamins A, C, E and selenium in the treatment of arthritis: of arthritis: a systematic review of randomized clinical trials. Rheumatology. 2007;46(8):1223-33.
14. Carpenter KJ. The history of scurvy and vitamin C. Cambridge: Cambridge University; 1986.
15. Carr AC, Maggini S. Vitamin C and immune function. Nutrients. 2017;9(11). pii: E1211.
16. Carr AC, Vissers MC. Synthetic or food-derived vitamin C: are they equally bioavailable? Nutrients. 2013;5(11):4284-304.
17. Castro T, Low M, Salazar K, Montecinos H, Cifuentes M, Yáñez AJ et al. Differential distribution of the Sodium-vitamin C cotransporter-1 along the proximal tubule of the mouse and human kidney. Kidney Int. 2008;74(10):1278-86.
18. Catania AS, Barros CS, Ferreira SRG. Vitaminas e minerais com propriedades antioxidantes e risco cardiometabólico: controvérsias e perspectivas. Arq Bras Endocrinol Metab. 2009;53(5).
19. Chatterjee IB. The history of vitamin C research in India. J Biosci. 2009;34(2):185-94.
20. Chen Q, Espey MG, Sun AY, Pooput C, Kirk KL, Krishna MC et al. Pharmacologic doses of ascorbate act as a prooxidant and decrease growth of aggressive tumor xenografts in mice. Proc Natl Acad Sci USA. 2008;105(32):11105-9.

21. Chen Q, Espey MG, Sun AY, Lee JH, Krishna M, Shacter E et al. Ascorbate in pharmacologic concentrations selectively generates ascorbate radical and hydrogen peroxide in extracellular fluid in vivo. Proc Natl Acad Sci USA. 2007;104(21):8749-54.
22. Cho D, Hahm E, Kang JS, Kim YI, Yang Y, Park JH et al. Vitamin C downregulates interleukin-18 production by increasing reactive oxygen intermediate and mitogen-activated protein kinase signaling in B16F10 murine melanoma cells. Melanoma Res. 2003;13(6):549-54.
23. Dhariwal KR, Hartzell WO, Levine M. Ascorbic acid and dehydroascorbic acid measurements in human plasma and serum. Am J Clin. 1991;54(4):712-6.
24. Douglas CR. Tratado de fisiologia aplicada à nutrição. São Paulo: Robe Editorial; 2002.
25. Duarte TL, Lunec J. Review: when is an antioxidant not an antioxidant? A review of novel actions and reactions of vitamin. Free Radic Res. 2005;39(7):671-86.
26. Fisberg M. O papel dos nutrientes no crescimento e desenvolvimento infantil. São Paulo: Sarvier; 2008.
27. Fraga CG, Motchnik PA, Shigenaga MK, Helbock HJ, Jacob RA, Ames BN. Ascorbic acid protects against endogenous oxidative DNA damage in human sperm. Proc Natl Acad Sci USA. 1991;88(24):11003-6.
28. Frei B, England L, Ames BN. Ascorbate is an outstanding antioxidant in human blood plasma. Proc Natl Acad Sci USA. 1989;86(16):6377-81.
29. Friedman GJ, Sherry S, Ralli EP. The mechanism of the excretion of vitamin C by the human kidney at low and normal plasma levels of ascorbic acid. J Clin Invest. 1940;19(5):685-9.
30. Ginter E. Cholesterol: vitamin C controls its transformation to bile acids. Science. 1973;179(4074):702-4.
31. González MJ, Miranda-Massari JR, Mora EM, Guzmán A, Riordan NH, Riordan HD et al. Ortho-molecular oncology review: ascorbic acid and cancer 25 years later. Interg Cancer Therapies. 2005;4(1):32-44.
32. Huang J, Agus DB, Winfree CJ, Kiss S, Mack WJ, McTaggart RY et al. Dehydroascorbic acid, a blood–brain barrier transportable form of vitamin C, mediates potent cerebroprotection in experimental stroke. Proc Natl Acad Sci USA. 2001;98(20):11720-4.
33. Institute of Medicine. Dietary reference intakes for vitamin C, vitamin E, selenium and carotenoids. Washington, DC: National Academy; 2000. p.95-185.
34. Kim KE, Song H, Kim TS, Yoon D, Kim CW, Bang SI et al. Interleukin-18 is a critical factor for vascular endothelial growth factor-enhanced migration in human gastric cancer cell lines. Oncogene. 2007;26(10):1468-76.
35. Kocot J, Luchowska-Kocot D, Kiełczykowska M, Musik I, Kurzepa J. Does vitamin C influence neurodegenerative diseases and psychiatric disorders? Nutrients. 2017;9(7). pii:E659.
36. Larralde M, Santos Muñoz A, Boggio P, Di Gruccio V, Weis I, Schygiel A. Scurvy in a 10-month-old boy. Int J Dermatol. 2007;46(2):194-8.
37. Lee JH, Oh CS, Mun GH, Kim JH, Chung YH, Hwang YI et al. Immunohistochemical localization of sodium-dependent L-ascorbic acid transporter 1 protein in rat kidney. Histochem Cell Biol. 2006;126(4):491-4.
38. Lee WJ. The prospects of vitamin C in cancer therapy. Immune Network. 2009;9(5):147-52.
39. Levine M. New concepts in the biology and biochemistry of ascorbic acid. N Engl J Med. 1986;314(14):892-902.
40. Levine M, Katz A, Padayatty SJ. Vitamina C. In: Shills ME, Shike M, Ross AC, Caballero B, Cousins RJ. Nutrição moderna na saúde e na doença. 10.ed. Barueri: Manole; 2009.
41. Levine M, Wang Y, Padayatty SJ, Morrow J. A new recommended dietary allowance of vitamin C for healthy young women. Proc Natl Acad Sci USA. 2001;98(17):9842-6.
42. Levine M, Conry-Cantilena C, Wang Y, Welch RW, Washko PW, Dhariwal KR et al. Vitamin C pharmacokinetics in healthy volunteers: evidence for a recommended dietary allowance. Proc Natl Acad Sci USA. 1996;93(8):3704-9.
43. Lykkesfeldt J, Christen S, Wallock LM, Chang HH, Jacob RA, Ames BN. Ascorbate is depleted by smoking and repleted by moderate supplementation: a study in male smokers and nonsmokers with matched dietary antioxidant intakes. Am J Clin Nutr. 2000;71(2):530-6.
44. Maeda RN, Pantoja L, Yuyama LKO, Chaar JM. Determinação da formulação e caracterização do néctar de camu-camu. Cienc Tecnol Aliment. 2006;26(1):70-4.

VITAMINA C

45. Mandl J, Szarka A, Bánhegyi G. Vitamin C: update on physiology and pharmacology. Br J Pharmacol. 2009;157(7):1097-110.
46. Manela-Azulay M, Mandarim-de-Lacerda CA, Perez MA, Filgueira AL, Cuzzi T. Vitamina C. An Bras Dermatol. 2003;78(3):265-74.
47. Martin M, Ferrier B, Roch-Ramel F. Renal excretion of ascorbic acid in the rat: a micropuncture study. Am J Physiol. 1983;244(3):F335-41.
48. May JM. Is ascorbic acid an antioxidant for the plasma membrane? FASEB J. 1999;13(9):995-1006.
49. May JM, Qu Z, Cobb CE. Recycling of the ascorbate free radical by human erythrocyte membranes. Free Radic Biol Med. 2001;31(1):117-24.
50. Metzker M. Pela soberania científica da Amazônia. Revista Sebrae. 2001;2:47-51.
51. Naidu KA. Vitamin C in human health and disease is still a mystery? An overview. Nutr J. 2003;2:7.
52. Niki E. Action of ascorbic acid as a scavenger of active and stable oxygen radicals. Am J Clin Nutr. 1991;54(6 Suppl):1119S-24S.
53. Nishikimi M, Yagi K. Biochemistry and molecular biology of ascorbic acid biosynthesis. Subcell Biochem. 1996;25:17-39.
54. Nishikimi M, Fukuyama R, Minoshima S, Shimizu N, Yagi K. Cloning and chromosomal mapping of the human nonfunctional gene for L-gulono-gamma-lactone oxidase, the enzyme for L-ascorbic acid biosynthesis missing in man. J Biol Chem. 1994;269(18):13685-8.
55. Nualart FJ, Rivas CI, Montecinos VP, Godoy AS, Guaiquil VH, Golde DW et al. Recycling of vitamin C by a bystander effect. J Biol Chem. 2003;278(12):10128-33.
56. Nusgens BV, Humbert P, Rougier A, Colige AC, Haftek M, Lambert CA et al. Topically applied vitamin C enhances the mRNA level of collagens I and III, their processing enzymes and tissue inhibitor of matrix metalloproteinase 1 in the human dermis. J Invest Dermatol. 2001;116(6):853-9.
57. Ohno S, Ohno Y, Suzuki N, Soma G, Inoue M. High-dose vitamin C (ascorbic acid) therapy in the treatment of patients with advanced cancer. Anticancer Res. 2009;29(3):809-15.
58. Padayatty SJ, Levine M. Vitamin C: the known and the unknown and Goldilocks. Oral Dis. 2016;22(6):463-93.
59. Padayatty SJ, Katz A, Wang Y, Eck P, Kwon O, Lee JH et al. Vitamin C as an antioxidant: evaluation of its role in disease prevention. J Am Coll Nutr 2003;22(1):18-35.
60. Padayatty SJ, Sun AY, Chen Q, Espey MG, Drisko J, Levine M. Vitamin C: intravenous use by complementary and alternative medicine practitioners and adverse effects. Plos One. 2010;5(7):e11414.
61. Pantoja L, Yuyama LKO, Chaar JM. Estabilidade de ácido ascórbico e antocianinas em néctar de camu-camu (Myrciaria dubia (H. B. K.) McVaugh). Cienc Tecnol Aliment. 2007;27(2):313-6.
62. Park S, Cheon S, Cho D. The dual effects of interleukin-18 in tumor progression. Cell Mol Immunol. 2007;4(5):329-35.
63. Park S, Yoon SY, Kim KE, Lee HR, Hur DY, Song H et al. Interleukin-18 induces transferring expression in breast cancer cell line MCF-7. Cancer Lett. 2009;286(2):189-95.
64. Pauling L. Evolution and the need for ascorbic acid. Proc Natl Acad Sci USA. 1970;67(4):1643-8.
65. Phillips CL, Combs SB, Pinnell SR. Effects of ascorbic acid on proliferation and collagen synthesis in relation to the donor age of human dermal fibroblasts. J Invest Dermatol. 1994; 103(2):228-32.
66. Pinnel SR, Murad S, Darr D. Induction of collagen synthesis by ascorbic acid. A possible mechanism. Arch Dermatol. 1987;23(12):1684-6.
67. Popovich D, McAlhany A, Adewumi AO, Barnes MMK. Scurvy: forgotten but definitely not gone. Journal of Pediatric Health Care. 2009;23(6):405-15.
68. Price KD, Price CS, Reynolds RD. Hyperglycemia-induced ascorbic acid deficiency promotes endothelial dysfunction and the development of atherosclerosis. Atherosclerosis 2001;158(1):1-12.
69. Pullar JM, Carr AC, Vissers MCM. The roles of vitamin C in skin health. Nutrients. 2017;9(8). pii:E866.
70. Rios MDG, Penteado MVC. Vitamina C. In: Penteado MVC. Vitaminas: aspectos nutricionais, bioquímicos, clínicos e analíticos. Barueri: Manole; 2003. p.201-21.
71. Rodriguez NR, DiMarco NM, Langley S; American Dietetic Association; Dietitians of Canada; American College of Sports Medicine. Position of the American Dietetic Association, Dietitians of Canada, and the American College of Sports Medicine: nutrition and athletic performance. J Am Diet Assoc. 2009;109(3):509-27.

BASES BIOQUÍMICAS E FISIOLÓGICAS DA NUTRIÇÃO

72. Rumsey SC, Daruwala R, Al-Hasani H, Zarnowski MJ, Simpson IA, Levine M. Dehydroascorbic acid transport by GLUT4 in Xenopus oocytes and isolated rat adipocytes. J Biol Chem. 2000;275(36):28246-53.
73. Rumsey SC, Kwon O, Xu GW, Burant CF, Simpson I, Levine M. Glucose transporter isoforms GLUT1 and GLUT3 transport dehydroascorbic acid. J Biol Chem. 1997;272(30):18982-9.
74. Sagun KC, Cárcamo JM, Golde DW. Vitamin C enters mitochondria via facilitative glucose transporter 1 (Glut1) and confers mitochondrial protection against oxidative injury. FASEB J. 2005;19(12):1657-67.
75. Savini I, Rossi A, Pierro C, Avigliano L, Catani MV. SVCT1 and SVCT2: key proteins for vitamin C uptake. Amino Acids. 2008;34(3):347-55.
76. Schleicher RL, Carroll MD, Ford ES, Lacher DA. Serum vitamin C and the prevalence of vitamin C deficiency in the United States: 2003-2004 National Health and Nutrition Examination Survey (NHANES). Am J Clin Nutr. 2009;90(5):1252-63.
77. Schorah CJ, Sobala GM, Sanderson M, Collis N, Primrose JN. Gastric juice ascorbic acid: effects of disease and implications for gastric carcinogenesis. Am J Clin Nutr. 1991;53(1 Suppl): 287S-93S.
78. Sharman IM. Vitamin C: historical aspects. In: Birch GG, Parker KJ (eds.). Vitamin C: recent aspects of its physiological and technological importance. New York: Wiley; 1974. p.1-15.
79. Sies H, Stahl W, Sundquist AR. Antioxidant functions of vitamins. Vitamins E and C, beta-carotene and other carotenioids. Ann NY Acad Sci. 1992;669:7-20.
80. Silva VL, Cozzolino SMF. Vitamina C. In: Cozzolino SMF. Biodisponibilidade de nutrientes. 2.ed. Barueri: Manole; 2007.
81. Silva VL, Cozzolino SMF. Vitamina C. In: Cozzolino SMF. Biodisponibilidade de nutrientes. 3.ed. Barueri: Manole; 2009.
82. Smiderle OJ, Sousa RCP. Teor de vitamina C e características físicas do camu-camu em dois estádios de maturação. Revista Agro@mbiente On-line. 2008;2(2):61-3.
83. Sociedade Brasileira de Medicina do Esporte. Modificações dietéticas, reposição hídrica, suplementos alimentares e drogas: comprovação de ação ergogênica e potenciais riscos para a saúde. Rev Bras Med Esp 2009; 15(2):3-12.
84. Stewart CP, Guthrie D (eds.). Lind's treatise on scurvy. Edinburgh: Edinburgh University; 1953.
85. Szent-Gyorgy A. Vitamin C. J Biol Chem. 1928;22:1387-409.
86. Taco. Tabela brasileira de composição de alimentos/Nepa-Unicamp. Versão II. 2.ed. Campinas: Nepa-Unicamp; 2006.
87. Thomas DT, Erdman KA, Burke LM. Position of the Academy of Nutrition and Dietetics, Dietitians of Canada, and the American College of Sports Medicine: nutrition and athletic performance. J Acad Nutr Diet. 2016;116(3):501-28.
88. Tsukaguchi H, Tokui T, Mackenzie B, Berger UV, Chen XZ, Wang Y et al. A family of mammalian Na⁺-dependent L-ascorbic acid transporters. Nature. 1999;399(6731):70-5.
89. Unim H, Byamukama E. Regular vitamin C supplementation during pregnancy reduces hospitalization: outcomes of a Ugandan rural cohort study. Pan Afr Med J 2010;5:15.
90. Vera JC, Rivas CI, Fischbarg J, Golde DW. Mammalian facilitative hexose transporters mediate the transport of dehydroascorbic acid. Nature. 1993;364(6432):79-82.
91. Walcher T, Haenle MM, Kron M, Hay B, Mason RA, Walcher D et al. Vitamin C supplement use may protect against gallstones: an observational study on a randomly selected population. BMC Gastroenterology. 2009;9:74.
92. Wang Y, Russo TA, Kwon O, Chanock S, Rumsey SC, Levine M. Ascorbate recycling in human neutrophils: induction by bacteria. Proc Natl Acad Sci USA. 1997;94(25):13816-9.
93. Welch RW, Wang R, Crossman A Jr, Park JB, Kirk KL, Levine M. Accumulation of vitamin C (ascorbate) and its oxidized metabolite dehydroascorbic acid occurs by separate mechanisms. J Biol Chem. 1995;270(21):12584-92.
94. Wilson L. The clinical definition of scurvy and the discovery of vitamin C. J Hist Med. 1975;30(1):40-60.
95. Yuyama K, Aguiar JPL, Yuyama LKO. Camu-camu: um fruto fantástico como fonte de vitamina C. Acta Amazonica. 2002;32(1):169-74.

23

Vitamina B₁

AMANDA BATISTA DA ROCHA ROMERO
RAFAEL BAROFALDI BUENO
SILVIA MARIA FRANCISCATO COZZOLINO

INTRODUÇÃO

A vitamina B_1 foi a primeira vitamina a ser descoberta, no século XX, a partir da condição clínica associada à sua deficiência alimentar, o beribéri. A causa do beribéri foi atribuída inicialmente a uma espécie de "gás venenoso" proveniente de solos úmidos e, posteriormente, a uma bactéria desconhecida. Na década de 1880, nas Índias Orientais Holandesas, Cornelis Pekelharing, professor de patologia, e seu assistente, Cornelis Winkler, acreditaram ter isolado a bactéria causadora do beribéri. No entanto, Christiaan Eijkman, médico responsável pelo laboratório de bacteriologia e patologia na Holanda, observou que algumas aves de seus estudos apresentaram "fraqueza nas pernas" similar ao quadro de polineurite característica do beribéri em humanos, apesar de não terem sido infectadas. Eijkman suspeitou que a causa poderia ser de origem alimentar, já que as galinhas alimentadas com arroz branco desenvolveram a paralisia, enquanto as aves alimentadas com arroz não polido não apresentaram o mesmo quadro.[5] Então, em 1890, o pesquisador constatou que o farelo de arroz contém uma substância vital – vitamina – que mais tarde seria conhecida como vitamina B_1 ou tiamina.[31]

Posteriormente, Gerrit Grijns continuou os estudos de Eijkman e elucidou a relação entre o consumo de arroz polido e prejuízos ao sistema nervoso periférico. Em 1934, o químico Williams determinou a estrutura química da tiamina e a sintetizou em laboratório.[1,2,6]

ESTRUTURA QUÍMICA E OCORRÊNCIA

A molécula de tiamina é composta por um anel pirimidínico (2,5-dimetil-6-amino-pirimidina) ligado a um anel tiazol (4-metil-5-hidroxi-etil-tiazol) por uma ponte de metileno entre o átomo de carbono C3 do anel de pirimidina e o átomo de nitrogênio N3 do anel de tiazol (Figura 23.1).[36]

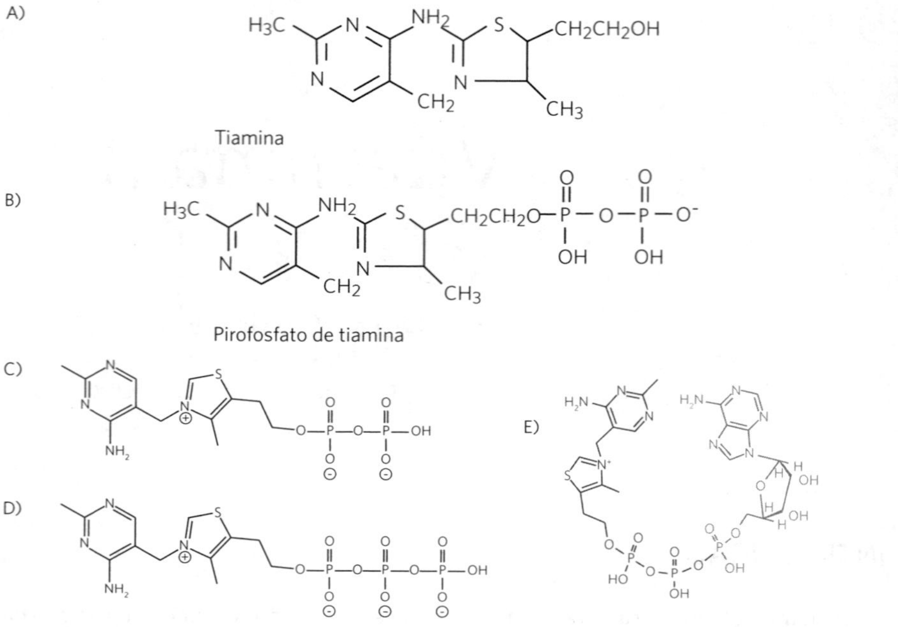

478 BASES BIOQUÍMICAS E FISIOLÓGICAS DA NUTRIÇÃO

Figura 23.1 Estrutura química da tiamina (A) e seus derivados fosforilados: (B) tiamina monofosfato, (C) tiamina pirofosfato, (D) tiamina trifosfato e (E) adenosina tiamina trifosfato.
Fonte: Gangolf et al., 2010;[9] Manzetti et al., 2014.[22]

Nos organismos vivos, a tiamina está presente na sua forma livre e em seus derivados fosforilados, como tiamina monofosfato (TMP), tiamina difosfato, também conhecida como tiamina pirofosfato (TPP), tiamina trifosfato (TTP) e adenosina tiamina trifosfato (AThTP).[34]

A TPP é a forma biológica mais abundante no corpo humano e é encontrada principalmente em leucócitos e eritrócitos, enquanto o plasma contém tiamina livre e TMP, ainda que em concentrações baixas.[21] Todas as formas de vitamina B_1 são precursoras importantes do metabolismo energético celular e na função neuromuscular, principalmente TPP e TTP.[17]

A AThTP, um derivado adenilado de tiamina, ainda não tem sua função totalmente esclarecida, já que está presente em concentrações insignificantes em tecidos humanos, mas postula-se que possa desempenhar algum papel em tecidos pouco diferenciados e com divisão celular rápida, como o tecido fetal.[9]

Propriedades físico-químicasA tiamina apresenta alta solubilidade em água (100 g/100 mL) e é pouco solúvel em etanol (1 g/100 mL). Possui aparência cristalina, odor característico e gosto levemente amargo.[1]

A estabilidade da tiamina depende da temperatura, do pH, da radiação e da presença de bases inorgânicas, enzimas e metais.[7] Essa vitamina é mais estável em meios ácidos do que em soluções básicas e é facilmente degradada com o aquecimento, constituindo-se na vitamina do complexo B mais termolábil.[1] A temperatura, o pH e o tempo de aquecimento, de processamento e de estocagem são os principais fatores que contribuem para a perda de tiamina em produtos alimentícios.[7]

METABOLISMO DA TIAMINA

O organismo pode adquirir a tiamina por meio de duas fontes: a alimentar e a proveniente da microbiota intestinal. Micro-organismos presentes no cólon produzem precursores de tiazol e hidroximetil pirimidina fosfato ou tiamina na sua forma fosforilada e biologicamente ativa, a TPP, a qual é absorvida de forma imediata pelos transportadores de TPP (TPPT) presentes nos colonócitos.[22,25]

A tiamina proveniente da alimentação, essencialmente em sua forma fosforilada, é hidrolisada por fosfatases, como a fosfatase alcalina, presentes no lúmen intestinal. Na sua forma livre, a tiamina é então absorvida por difusão passiva, em altas concentrações, ou por mecanismos independentes de sódio e dependentes de pH – via transportadores de membrana – em situações de baixa concentração.[28] Os transportadores de tiamina, THTR1 (codificado pelo gene *SLC19A2)* e THTR2 (codificado pelo gene *SLC19A3)*, promovem o influxo dessa vitamina para o meio intracelular[30,36] e atuam por meio de mecanismo antiporte tiamina/H⁺.[29]

Após ser transportada para o meio intracelular, a tiamina é convertida em TPP pela enzima tiamina pirofosfoquinase-1 (TPK-1). A TPP intracelular pode seguir quatro caminhos: 1) atuar como cofator para a enzima transcetolase (TK); 2) ser convertida em TTP por meio da tiamina quinase; 3) ser desfosforilada pela tiamina pirofosfatase (TPPase) para TMP, que, posteriormente, pode ser convertida novamente à tiamina por meio da ação da enzima tiamina monofosfatase (TMPase); ou 4) ser transportada para as mitocôndrias pelo transportador de tiamina pirofosfato (TPC), onde será cofator para a atividade das enzimas do complexo piruvato desidrogenase (PDHC), alfa-cetoglutarato

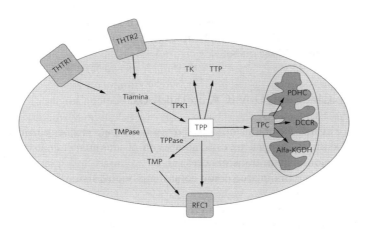

Figura 23.2 Metabolismo intracelular de tiamina.

THTR1: transportador de tiamina 1; THTR2: transportador de tiamina 2; TPK1: tiamina pirofosfoquinase-1; TPP: tiamina pirofosfato; TK: transcetolase; TTP: tiamina trifosfato; TMP: tiamina monofosfato; TPPase: tiamina pirofosfatase; TMPase: tiamina monofosfatase; RFC1: *reduced folate carrier* 1; TPC: transportador de tiamina pirofosfato; PDHC: piruvato desidrogenase; DCCR: desidrogenase de cetoácidos de cadeia ramificada (DCCR); alfa-KGDH: alfa-cetoglutarato desidrogenase.

Fonte: adaptada de Zastre et al., 2013;[37] Zhao et al., 2002;[38] e Gibson e Zhang, 2002.[11]

desidrogenase (alfa-KGDH) e complexo enzimático desidrogenase de cetoácidos de cadeia ramificada (DCCR).[37,38] O controle da concentração intracelular de tiamina ocorre por meio do carreador de folato reduzido (do inglês, *reduced folate carrier* – RFC1), um carreador de ânions codificado pelo gene *SLC19A1*, que permite o efluxo de TPP e TMP da célula e reduz o seu conteúdo intracelular (Figura 23.2).[39]

O TPP é o único metabólito conhecido da tiamina que age como cofator enzimático e está presente principalmente no meio intracelular, representando cerca de 80% do conteúdo da tiamina existente no organismo.[21] Já a TMP é encontrada no meio extracelular e serve como substrato para a síntese das formas ativas de tiamina. O TTP (5 a 10% do conteúdo de tiamina) está envolvido na ativação de canais de cloreto e, ainda, age como doador de fosfato em reações de fosforilação no metabolismo energético.[22]

ASPECTOS FISIOLÓGICOS: ABSORÇÃO, ARMAZENAMENTO E EXCREÇÃO

A tiamina é absorvida diretamente pelo trato gastrintestinal e, por ser uma vitamina hidrossolúvel, circula livremente no plasma e nos eritrócitos, ou seja, sem moléculas carreadoras, até ser excretada na urina. A tiamina está presente em altas concentrações no músculo esquelético, coração, rins, cérebro e fígado, onde pode ser armazenada apenas por um período máximo de 18 dias. Portanto, a ingestão dessa vitamina deve ser contínua e regular para manter suas concentrações plasmáticas adequadas.[23]

Alguns fatores podem influenciar a absorção e a excreção da tiamina. A captação intestinal é aumentada quando a concentração luminal diminui e é reduzida pela presença de álcool e em determinadas situações em que há comprometimento absortivo, como doenças intestinais, e no envelhecimento. Já a excreção urinária pode aumentar com a intensificação da atividade metabólica, exercícios físicos e em situações de insuficiência renal, hemodiálise e diabetes.[16,33]

IMPORTÂNCIA BIOQUÍMICA E FISIOLÓGICA

A tiamina e as suas formas fosforiladas são essenciais para reações enzimáticas e não enzimáticas. Dentre as enzimáticas, estão aquelas envolvidas no metabolismo de lipídios, glicose, aminoácidos e neurotransmissores.

A forma ativa da tiamina atua como cofator em quatro sistemas enzimáticos: TK, PDHC, DCCR e alfa-KGDH.[12]

A TK atua na via das pentoses, uma via alternativa no metabolismo de carboidratos cuja finalidade é a formação de nicotinamida adenina dinucleotídeo fosfato (NADPH) e ribose-5-fosfato. A partir dessa reação, o NADPH pode ser utilizado na síntese de esteroides, ácidos graxos, aminoácidos, neurotransmissores e glutationa. Já a ribose-5-fosfato será utilizada para a síntese de ácidos nucleicos. No entanto, em caso de inibição da síntese de ácidos nucleicos, a ribose-5-fosfato pode entrar na fase não oxidativa da via das pentoses, na qual a TK e a TPP são necessárias para transformar ribose-5-fosfato novamente em glicose-6-fosfato.[23]

VITAMINA B1

481

A tiamina também é cofator do complexo enzimático PDHC, que catalisa a descarboxilação do piruvato para convertê-lo em acetil-CoA, enquanto gera nicotinamida adenina dinucleotídeo (NADH). O NADH é um carreador de elétrons ricos em energia, os quais, na cadeia transportadora de elétrons, serão convertidos em ATP, fonte de energia para as células, e o acetil-CoA produzido pode fazer parte do ciclo do ácido cítrico e gerar ATP adicional. Além da participação na síntese de ATP, o complexo PDHC é também importante para a produção do neurotransmissor acetilcolina e de mielina.[22,23]

O complexo DCCR promove a entrada de aminoácidos de cadeia ramificada no ciclo do ácido cítrico e o alfa-KGDH catalisa a conversão de ácido alfacetoglutárico em succinil-CoA no ciclo do ácido cítrico, gerando NADH. Essa reação tem ainda papel importante na manutenção das concentrações de glutamato, aspartato e ácido gama-aminobutírico (GABA). O GABA é um neurotransmissor inibitório no cérebro que impede a excitação excessiva dos neurônios.[23]

Além das ações enzimáticas, a tiamina e os fosfatos de tiamina podem regular a função de canais de cloreto de alta condutância, modificar o transporte de sódio e servir como doadores de fosfato para a fosforilação de proteínas sinápticas. A TTP tem ação na aglomeração de algumas proteínas envolvidas na transmissão de impulsos nervosos, sendo a principal delas a acetilcolina, o que sugere que a tiamina desempenhe papel importante na regulação da neurotransmissão colinérgica.[3,4,11]

FONTES ALIMENTARES E RECOMENDAÇÕES DE INGESTÃO

As principais fontes de tiamina são os alimentos não processados, principalmente pães, cereais, amêndoas, sementes e a maioria das hortaliças. As necessidades de ingestão da tiamina são definidas pelo Institute of Medicine,[15] de acordo com o sexo e o estágio de vida (Tabela 23.1).

Tabela 23.1 Valores de ingestão de referência para tiamina por sexo e estágio de vida

Estágio de vida	EAR (mg/dia)		RDA (mg/dia)		AI (mg/dia)
	Homens	Mulheres	Homens	Mulheres	
0-6 meses	ND	ND	ND	ND	0,2
7-12 meses	ND	ND	ND	ND	0,3
1-3 anos	0,4	0,4	0,5	0,5	ND
4-8 anos	0,5	0,5	0,6	0,6	ND
9-13 anos	0,7	0,7	0,9	0,9	ND
14-18 anos	1,0	0,9	1,2	1,0	ND
19-> 70 anos	1,0	0,9	1,2	1,1	ND
Gestação	–	1,2	–	1,4	ND
Lactação	–	1,2	–	1,4	ND

EAR: necessidade média estimada; RDA: ingestão dietética recomendada; AI: ingestão adequada; ND: não disponível.
Fonte: Institute of Medicine.[15]

FATORES ANTINUTRICIONAIS

Fatores antitiamina podem ser encontrados com frequência em alimentos e outros produtos e afetar o metabolismo dessa vitamina. Esses fatores podem ser divididos em três grupos: tiaminases, polifenóis e antagonistas de tiamina.

Tiaminases

A tiaminase I é principalmente encontrada em ostras, vísceras de peixes frescos, pteridífitas (plantas do gênero das samambaias) e em algumas bactérias (p. ex. *Bacillus thiaminolyticus*). Essas substâncias têm a capacidade de provocar uma troca de bases com ácidos orgânicos ou compostos de sulfidril, o que inibe a ação da tiamina.[1]

A tiaminase II é encontrada apenas em micro-organismos e hidrolisa a ligação metileno-tiazol-N. As tiaminases somente têm a capacidade de agir durante os processos de preparação ou digestão dos alimentos. Essas substâncias não agem em meio intracelular, exceto se houver dano tecidual.[8,18,24]

Polifenóis

Os polifenóis têm ação antitiamina importante, principalmente os termoestáveis, como os encontrados em chás, café, farelo de arroz, mirtilo, morango e outras frutas e hortaliças.[2] Os polifenóis ionizam-se em soluções com altas temperaturas e pH maior que 6,5. O radical OH⁻ interage com o C-2, abrindo o anel pirimídico e inserindo um derivado de sulfidril. Na presença de oxigênio, os compostos fenólicos oxidam e polimerizam a tiamina, permitindo a reação com quinonas e dando origem à tiamina dissulfido (ThSSTh).[1,8]

Antagonistas da tiamina

As duas substâncias mais comuns que atuam como antagonistas da tiamina são a oxitiamina e a piritiamina. A formação desses componentes pode ocorrer quando uma piridina substitui o anel tiazol, formando a piritiamina, ou quando um grupamento amino substitui o grupo funcional da tiamina, resultando em uma molécula de oxitiamina.[2]

A oxitiamina é convertida em pirofostato e compete com a tiamina na formação de enzimas dependentes de TDP. No entanto, essas enzimas perdem a função fisiológica. A oxitiamina tem a capacidade de reduzir o apetite, diminuir o crescimento e o ganho de peso, além de causar bradicardia e aumento das concentrações de piruvato sanguíneo. Entretanto, não causa nenhum distúrbio neurológico.[2]

A piritiamina interfere na ação da tiamina quinase, inibindo a conversão de tiamina em TDP. Também provoca a perda de tiamina dos tecidos, causando sintomas neurológicos, bradicardia e cardiomegalia, mas não causa aumento das concentrações sanguíneas de piruvato.[2]

DEFICIÊNCIA

A deficiência em tiamina é uma condição potencialmente letal e está associada ao baixo consumo dessa vitamina, visto que seu conteúdo no corpo é limitado e é altamente utilizado pelos tecidos, bem como a condições patológicas que resultam em hipermetabolismo, como câncer e problemas que promovem má absorção intestinal.[19,20]

A redução do conteúdo de tiamina no organismo compromete a atividade das enzimas TK e do complexo alfa-KGDH e, como consequência, limita a produção de ATP e resulta em acidose lática. Essa condição gera déficits de energia, diminuição da síntese de ácidos graxos e ácidos nucleicos, inflamação e estresse oxidativo, que causam disfunção neuronal, morte celular e desmielinização.[13]

As principais consequências da deficiência em tiamina são o beribéri e a encefalopatia de Wernicke (EW). O beribéri pode ser classificado como seco, caracterizado por neuropatia periférica crônica; ou úmido, que se manifesta com insuficiência cardíaca e anormalidades metabólicas, além de neuropatia periférica.[35]

A EW é uma condição aguda caracterizada pela falta de coordenação voluntária muscular (ataxia), alterações motoras oculares e distúrbios da atividade mental. Nesses casos, a administração de tiamina é capaz de reverter os sintomas. A administração parenteral da vitamina é a forma mais eficaz de reversão da deficiência, no entanto ocorrem déficits neurológicos persistentes em alguns casos, como amnésia residual e confabulação, e a condição aguda pode progredir para a síndrome de Korsakoff (SK).[10] O consumo excessivo de álcool é uma das principais causas da síndrome, porém o jejum, a inanição e a nutrição parenteral prolongada podem estar associados a essa condição.[14]

A tiamina está relacionada a outros distúrbios neurológicos, como a doença de Alzheimer (DA), na qual ocorre desequilíbrio entre a fosforilação e a desfosforilação da vitamina, o que pode contribuir para o metabolismo cerebral reduzido da glicose na doença.[26]

TOXICIDADE

Assim como as demais vitaminas hidrossolúveis, a toxicidade de tiamina é incomum. Para se alcançar uma dosagem que cause efeitos deletérios ao organismo, seria necessária suplementação com doses superiores às recomendações. Os efeitos da superdosagem de tiamina são principalmente choque anafilático, distúrbios respiratórios, náuseas, dores abdominais e, em algumas ocasiões, morte. No entanto, os casos relatados de efeitos adversos da superdosagem de tiamina estão relacionados a injeções intramusculares, intravenosas ou intraespinhais desse componente.[4,15]

Não há relatos de efeitos adversos relacionados à suplementação alimentar de tiamina. O organismo tem grande capacidade de, em casos de superdosagem, aumentar a excreção e diminuir a absorção da vitamina, evitando efeitos adversos. Considerando esses fatos, ainda não foi estabelecido o limite superior tolerável de ingestão (UL) para a tiamina.[15]

AVALIAÇÃO DO ESTADO NUTRICIONAL

O estado nutricional do indivíduo em relação à tiamina foi tradicionalmente avaliado por meio da determinação do coeficiente de atividade da enzima TK em eritrócitos. Esse método, funcional e indireto, apresenta algumas limitações relacionadas à baixa precisão e à instabilidade da enzima, que pode ser inativada durante o armazenamento e o processamento das amostras.[27]

A quantificação direta de TTP em sangue total ou nos eritrócitos, por meio da técnica de cromatografia líquida de alta eficiência (do inglês, *high performance liquide chromatography* – HPLC), parece ser um bom indicador do *status* de tiamina e tem boa correlação com o coeficiente de atividade da TK. Trata-se de um método simples e com sensibilidade, seletividade e precisão adequadas para avaliação laboratorial de rotina em pacientes com suspeita de deficiência em tiamina. Já que não existem mecanismos hormonais que regulam a homeostase de tiamina, a concentração de TTP nos eritrócitos reflete os níveis de ingestão alimentar dessa vitamina.[32]

REFERÊNCIAS

1. Bal GFM. Vitamins in foods: analysis, bioavailability, and stability. Boca Raton: CRC Press; 2006.
2. Berdanier CD, Zempleni J. Advanced nutrition: macronutrients, micronutrients and metabolism. Boca Raton: CRC Press; 2009.
3. Buttendorf L. Thiamine in excitable tissues: reflections on a non-cofactor role. Metab Brain Dis. 1994;9(3):183-209.
4. Butterworth RF. Tiamina. In: Shils ME, Shike M, Ross AC, Caballero B, Cousins RJ. Nutrição moderna: na saúde e na doença. Barueri: Manole; 2009.
5. Carpenter KJ. The discovery of thiamin. Ann Nutr Metab. 2012;61(3):219-23.
6. Davis RE, Icke GC. Clinical chemistry of thiamin. Adv Clin Chem. 1983;23:93-140.
7. Dwivedi BK, Arnold RG. Chemistry of thiamine degradation in food products and model systems: a review. J Agric Food Chem. 1973;21(1):54-60.
8. Evans WC. Thiaminases and their effects on animal. Vitam Horm 1975;33:467-504.
9. Gangolf M, Czerniecki J, Radermecker M, Detry O, Nisolle M, Jouan C et al. Thiamine status in humans and content of phosphorylated thiamine derivatives in biopsies and cultured cells. PLoS One. 2010;5(10):e13616.
10. Gibson GE, Hirsch JA, Fonzetti P, Jordan BD, Cirio RT, Elder J. Vitamin B1 (thiamine) and dementia. Ann N Y Acad Sci. 2016;1367(1):21-30.
11. Gibson GE, Zhang H. Interactions of oxidative stress with thiamine homeostasis promote neurodegeneration. Neurochem Int. 2002;40(6):493-504.
12. Gruber-Bzura BM, Krzysztoń-Russjan J, Bubko I, Syska J, Jaworska M, Zmysłowski A et al. Role of thiamine in Huntington's disease pathogenesis: In vitro studies. Adv Clin Exp Med. 2017;26(5):751-60.
13. Hazell AS, Faim S, Wertheimer G, Silva VR, Marques CS. The impact of oxidative stress in thiamine deficiency: a multifactorial targeting issue. Neurochem Int. 2013;62(5):796-802.
14. Hutcheon DA. Malnutrition-induced Wernicke's encephalopathy following a water-only fasting diet. Nutr Clin Pract. 2015;30(1):92-9.
15. Institute of Medicine. Dietary reference intakes for thiamin, riboflavin, niacin, vitamin B6, folate, vitamin B12, pantothenic acid, biotin, and choline. Washington, DC: National Academy of Press; 1998.
16. Jacobs P, Wood L. Vitamin B1. Disease-a-Month. 2003;49(11):646-52.
17. Jenčo J, Krčmová LK, Solichová D, Solicha P. Recent trends in determination of thiamine and its derivatives in clinical practice. J Chromatogr A. 2017;1510:1-12.

VITAMINA B1   **485**

18. Jenkins AH, Schyns G, Potot S, Sun G, Begley TP. A new thiamin salvage pathway. Nat Chem Biol. 2007;3(8):492-7.
19. Lefevre C, Mallett LH, Wick L. Myocardial ischemia in an adolescent secondary to nutritional thiamine deficiency. Proc (Bayl Univ Med Cent). 2018;31(1):51-2.
20. Leite HP, de Lima LFP, Taddei JAAC, Paes ÂT. Effect of blood thiamine concentrations on mortality: Influence of nutritional status. Nutrition. 2018;48:105-10.
21. Losa R, Sierra MI, Fernández A, Blanco D, Buesa JM. Determination of thiamine and its phosphorylated forms in human plasma, erythrocytes and urine by HPLC and fluorescence detection: a preliminary study on cancer patients. J Pharm Biomed Anal. 2005;37(5):1025-9.
22. Manzetti S1, Zhang J, van der Spoel D. Thiamin function, metabolism, uptake, and transport. Biochemistry. 2014;53(5):821-35.
23. Martel JL, Franklin DS. Vitamin B1 (thiamine) [updated 2017 Dec 26]. In: StatPearls [Internet]. Treasure Island (FL): StatPearls; 2018.
24. Murata K. Actions of two types of thiaminases on thiamin and its analogues. Ann NY Acad Sci. 1982;378:146-56.
25. Nabokina SM, Ramos MB, Said HM. Mechanism(s) involved in the colon-specific expression of the thiamine pyrophosphate (TPP) transporter. PLoS One. 2016;11(2):e0149255.
26. Pan X, Sang S, Fei G, Jin L, Liu H, Wang Z et al. Enhanced activities of blood thiamine diphosphatase and monophosphatase in Alzheimer's disease. PLoS One. 2017;12(1):e0167273.
27. Puxty JA, Haskew AE, Ratcliffe JG, McMurray J. Changes in erythrocyte transketolase activity and the thiamine pyrophosphate effect during storage of blood. Ann Clin Biochem. 1985;22(Pt 4):423-7.
28. Rindi G, Laforenza U. Thiamine intestinal transport and related issues: recent aspects. Proc Soc Exp Biol Med. 2000;224(4):246-55.
29. Said HM, Balamurugan K, Subramanian VS, Marchant JS. Expression and functional contribution of hTHTR-2 in thiamin absorption in human intestine. Am J Physiol Gastrointest Liver Physiol. 2004;286(3):G491-8.
30. Said HM, Mohammed ZM. Intestinal absorption of water-soluble vitamins: an update. Curr Opin Gastroenterol. 2006;22(2):140-6.
31. Sugiura S. When was B1, the first vitamin, discovered?: an alternative perspective. J Nutr Sci Vitaminol (Tokyo). 2016;62(5):372-4.
32. Talwar D, Davidson H, Cooney J, St JO'Reilly D. Vitamin B(1) status assessed by direct measurement of thiamin pyrophosphate in erythrocytes or whole blood by HPLC: comparison with erythrocyte transketolase activation assay. Clin Chem. 2000;46(5):704-10.
33. Thornalley PJ, Babaei-Jadidi R, Al Ali H, Rabbani N, Antonysunil A, Larkin J et al. High prevalence of low plasma thiamine concentration in diabetes linked to a marker of vascular disease. Diabetologia. 2007;50(10):2164-70.
34. Tylicki A, Łotowski Z, Siemieniuk M, Ratkiewicz A. Thiamine and selected thiamine antivitamins: biological activity and methods of synthesis. Biosci Rep. 2018;38(1).
35. Vannucchi H, Cunha SFDC. Funções plenamente reconhecidas de nutrientes-vitaminas do complexo B: tiamina, riboflavina, niacina, piridoxina, biotina e ácido pantotênico. S.l.: ILSI Brasil; 2009.
36. Wolak N, Zawrotniak M, Gogol M, Kozik A, Rapala-Kozik M. Vitamins B1, B2, B3 and B9: occurrence, biosynthesis pathways and functions in human nutrition. Mini Rev Med Chem. 2017;17(12):1075-111.
37. Zastre JA, Sweet RL, Hanberry BS, Ye S. Linking vitamin B1 with cancer cell metabolism. Cancer Metab. 2013;1(1):16.
38. Zhao R, Gao F, Goldman ID. Reduced folate carrier transports thiamine monophosphate: an alternative route for thiamine delivery into mammalian cells. Am J Physiol Cell Physiol. 2002;282(6):C1512-7.
39. Zhao R, Gao F, Wang Y, Diaz GA, Gelb BD, Goldman ID. Impact of the reduced folate carrier on the accumulation of active thiamin metabolites in murine leukemia cells. J Biol Chem. 2001;276(2):1114-8.

24

Vitamina B$_2$

BRUNA ZAVARIZE REIS
RAFAEL BAROFALDI BUENO
SILVIA MARIA FRANCISCATO COZZOLINO

INTRODUÇÃO

A riboflavina foi descoberta no final do século XIX como um composto amarelo fluorescente presente no soro do leite. No entanto, não havia associação a propriedades vitamínicas. Em 1933, a riboflavina foi isolada e, em 1935, foi sintetizada por dois grupos de pesquisadores em Zurique. Contudo, somente em 1938, os pesquisadores Warburg e Christin demonstraram sua ação como coenzima da D-aminoácido oxidase. Atualmente, são conhecidas diversas flavinas naturais que participam de inúmeros processos metabólicos essenciais ao organismo.[18-20]

A riboflavina, de acordo com a nomenclatura mais atual, tem sua estrutura química definida como 7,8-dimetil-10-ribitil-isoaloxazina, e seu peso molecular é de 376,4 kD. A cadeia ribitil é responsável pelo prefixo "ribo" do nome riboflavina.

As principais formas biologicamente ativas da riboflavina são a flavina mononucleotídeo (FMN) e a flavina adenina dinucleotídeo (FAD), que atuam no metabolismo como coenzimas para uma variedade de flavoproteínas respiratórias. A FAD está presente em maior quantidade nos tecidos biológicos, enquanto a FMN se encontra em menor quantidade. Apenas plantas e micro-organismos são capazes de sintetizar riboflavina, enquanto os animais devem adquiri-la por meio da alimentação.[18]

A estrutura dessa vitamina e de suas formas ativas pode ser observada na Figura 24.1.

A vitamina B$_2$ cristalizada tem aparência amarelada, é inodora e tem sabor levemente ácido. Em soluções neutras, a riboflavina apresenta cor amarela fluorescente, é parcialmente solúvel em água (10 a 13 mg/100 mL a 25°C) e pouco solúvel em etanol (4,5 mg/100 mL a 25°C).[7]

A riboflavina é uma substância muito estável quando seca; no entanto, em soluções aquosas, é facilmente degradada pela luz visível e por radiação UV, e a taxa de degradação é aumentada de acordo com a elevação da temperatura e do pH. Os principais produtos da fotodegradação são o lumicromo (7,8-dimetil-aloxazina) e a lumiflavina (7,8,10-trimetil-isoaloxazina). Nenhum desses componentes exerce as funções biológicas da riboflavina.[6]

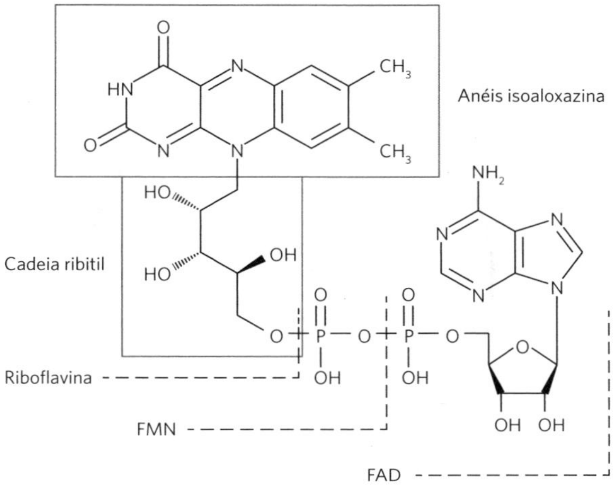

Figura 24.1 Estruturas químicas da riboflavina (com destaque para a cadeia ribitil e os anéis isoaloxazina) e de suas formas ativas (FMN e FAD).

FAD: flavina adenina dinucleotídeo; FMN: flavina mononucleotídeo.

Fonte: adaptada de Yonezawa e Inui.[21]

IMPORTÂNCIA BIOLÓGICA

Os seres humanos necessitam de riboflavina para formação dos eritrócitos, gliconeogênese, regulação das enzimas tireoidianas, reparo do DNA, produção de energia, síntese de ácidos graxos e aminoácidos, ativação do ácido fólico e produção de glutationa.[4,20]

A FAD e a FMN atuam como coenzimas em reações de oxidação e redução ligadas a diversas vias metabólicas, principalmente nas vias de produção de energia por meio da cadeia respiratória (Quadro 24.1).[8,15]

Quadro 24.1 Descrição das enzimas dependentes de riboflavina e seu substrato preferencial

FAD ou FMN	FAD
Ubiquinona redutase	Xantina oxidase
Monoamina oxidase	Citocromo redutase
NADH-citocromo P450 redutase	Succinato desidrogenase
D-aminoácido oxidase	Glicerofosfato desidrogenase
Acil-CoA desidrogenase	Glutationa redutase
Di-hidrolipoil desidrogenase	
NADH desidrogenase	**FMN**
L-aminoácido oxidase	Lactato desidrogenase

FAD: flavina adenina dinucleotídeo; FMN: flavina mononucleotídeo.

No ciclo do ácido cítrico, a FAD atua como cofator da succinato desidrogenase, transportando dois elétrons, juntamente ao hidrogênio, para a formação de ATP e transformação da molécula de succinato em fumarato (Figura 24.2).[8]

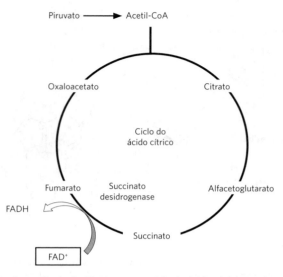

Figura 24.2 Ação da succinato desidrogenase no ciclo do ácido cítrico, tendo como cofator a FAD.
FAD: flavina adenina dinucleotídeo; FADH: flavina adenina dinucleotídeo reduzida.

A FAD, além de participar como transportadora de elétrons no ciclo do ácido cítrico, atua como cofator em diversas reações, como na degradação de fenilalanina, tirosina, leucina, isoleucina, triptofano, ácidos graxos e na síntese de esfingolipídios.[8,10]

A FMN participa da etapa inicial de ligação da nicotinamida adenina dinucleotídeo na forma reduzida (NADH) ao ciclo do ácido cítrico. Ela recebe dois hidrogênios, um proveniente da NADH e outro, da cadeia de transporte de elétrons. Em seguida, a $FMNH_2$ faz a transferência desses dois hidrogênios a um aglomerado de ferro e enxofre, que será transportado pela membrana interna da mitocôndria, contra o gradiente de prótons, favorecendo a formação de energia para a síntese de ATP.[8]

Certas flavoproteínas atuam com papel bem diferente, como receptores de luz. Os criptocromos são uma família de flavoproteínas amplamente distribuídas nos filos eucarióticos, que mediam os efeitos da luz azul no desenvolvimento das plantas e os efeitos da luz sobre os ritmos circadianos de mamíferos (oscilações na fisiologia e bioquímica, com um período de 24 horas). Os criptocromos são homólogos de outra família de flavoproteínas, as fotoliases. Encontradas em procariotos e eucariotos, as fotoliases usam a energia da luz absorvida para reparar danos no DNA.[8]

DIGESTÃO, ABSORÇÃO, METABOLISMO E EXCREÇÃO

A absorção da riboflavina ocorre principalmente no jejuno, porém o duodeno e o íleo também têm participação nesse processo, o qual é realizado por um receptor específico, com gasto de energia e dependência de sódio.[1,13] O receptor da riboflavina é saturável em concentrações superiores a 66,5 μmol (25 mg). Sais biliares aparentemente facilitam o processo de absorção.

Embora o principal sítio de absorção da riboflavina seja o intestino delgado, o intestino grosso colabora com a captação dessa vitamina. A riboflavina absorvida pelo cólon é sintetizada principalmente pela microbiota intestinal. Alimentações baseadas em vegetais promovem maior formação de riboflavina pela microbiota intestinal, quando comparadas àquelas baseadas em carnes.[1,13]

Para os análogos de riboflavina (principalmente FAD e FMN) serem absorvidos, são convertidos em riboflavina pela acidificação e pela ação de proteases (Figura 24.3). A FMN sofre a ação de FMN-fosfatase e da fosfatase alcalina e é convertida em riboflavina. A FAD sofre a ação da FAD-pirofosfatase e da fosfatase alcalina e é convertida em FMN e, depois, convertida em riboflavina. Após a formação, a riboflavina se liga a um receptor específico na membrana apical, sendo transportada para dentro dos enterócitos.[21] Uma vez dentro dessas células, a riboflavina pode se ligar a um transportador específico ou à albumina e ser carreada para os tecidos; pode sofrer a ação de uma flavoquinase e ser convertida em FMN e utilizada como flavoenzima ou, ainda, pode sofrer a ação de uma flavoquinase e ser convertida em FMN e, posteriormente, ser transformada em FAD por ação da FAD sintase e ser utilizada como flavoenzima.[1,9,13]

Três transportadores de riboflavina em humanos foram clonados e caracterizados, pertencentes à família SLC52 de transportadores de soluto, cuja mais recente nomenclatura é: RFVT1/SLC52A1, RFVT2/SLC52A2 e RFVT3/SLC52A3.[21] O RFVT1 está presente principalmente na placenta e no intestino delgado; o RFVT2 encontra-se em maior quantidade no cérebro e glândulas salivares e o RFVT3 está distribuído nos testículos, intestino delgado e próstata.[21]

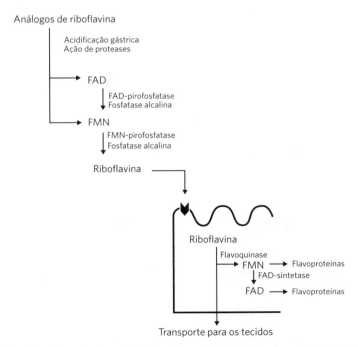

Figura 24.3 Mecanismo de degradação de análogos de riboflavina, absorção e biotransformação.
FAD: flavina adenina dinucleotídeo; FMN: flavina mononucleotídeo.

Assim como as demais vitaminas hidrossolúveis, a riboflavina é pouco armazenada pelo organismo. O principal estoque de riboflavina do organismo ocorre no fígado, que armazena cerca de um terço do conteúdo corporal.[19] A excreção de riboflavina, metabólitos e elementos fotodegradativos ocorre principalmente pela urina.[19]

A biotransformação da riboflavina começa a partir da absorção pelos enterócitos, assim como mostrado na Figura 24.3. A riboflavina é convertida em sua forma ativa no citoplasma das células, principalmente hepáticas, renais e cardíacas.[17] Embora a biotransformação ocorra principalmente no citoplasma, as mitocôndrias também apresentam um ciclo de riboflavina/FAD.[8]

Inicialmente, a riboflavina precisa ser fosforilada pela flavoquinase, formando a FMN. Parte dessa FMN é associada a proteínas específicas, formando flavoproteínas funcionais; outra parte é convertida em FAD pela ação da FAD-sintase e adição de um fosfato inorgânico. A FAD é complexada com outras flavoproteínas com funções de desidrogenases e oxidases (Figura 24.4).[9,17] Ela também pode ser ligada a resíduos de aminoácidos, desempenhando função autocatalítica.[3]

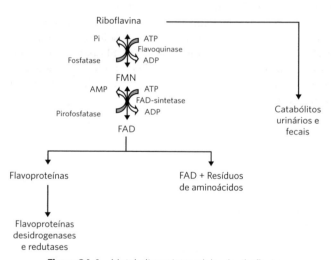

Figura 24.4 Metabolismo intracelular da riboflavina.
Pi: fósforo inorgânico; ATP: trifosfato de adenosina; ADP: difosfato de adenosina; FMN: flavina mononucleotídeo; AMP: monofosfato de adenosina; FAD: flavina adenina dinucleotídeo.

FONTES ALIMENTARES, BIODISPONIBILIDADE E RECOMENDAÇÕES DE INGESTÃO

O organismo humano não tem a capacidade de sintetizar a riboflavina, por isso há a necessidade de se obter essa vitamina por meio da alimentação. As principais fontes de riboflavina são ovos, carnes, farelo de trigo, leite e derivados.[14]

Embora a riboflavina esteja presente em grande variedade de cereais, há perda de até 60% no processo de descascamento e refinamento dos grãos. Populações que têm dietas baseadas principalmente em arroz polido podem estar sob risco de deficiência em riboflavina.[14,19] Durante o cozimento dos alimentos, estima-se perda de cerca de 20%

da sua concentração, podendo chegar a 50% se houver exposição solar durante o processo (fotólise).[20]

Aproximadamente 95% da flavina alimentar é biodisponível, até o máximo de cerca de 27 mg absorvidos por refeição ou dose única.[14]

As recomendações de ingestão de riboflavina são definidas pelo Institute of Medicine,[14] de acordo com o sexo e o estágio de vida (Tabela 24.1).

Tabela 24.1 Ingestão dietética de referência (DRI) para riboflavina, segundo a idade e o gênero

Estágio de vida	EAR (mg/dia)		RDA (mg/dia)		AI (mg/dia)
	Homens	Mulheres	Homens	Mulheres	
0-6 meses	–	–	–	–	0,3
7-12 meses	–	–	–	–	0,4
1-3 anos	0,4	0,4	0,5	0,5	–
4-8 anos	0,5	0,5	0,6	0,6	–
9-13 anos	0,8	0,8	0,9	0,9	–
14-18 anos	1,1	0,9	1,3	1,0	–
19-> 70 anos	1,1	0,9	1,3	1,1	–
Gestação	–	1,2	–	1,4	–
Lactação	–	1,3	–	1,6	–

AI: ingestão adequada; EAR: necessidade média estimada; RDA: ingestão dietética recomendada.
Fonte: Institute of Medicine.[14]

DEFICIÊNCIA

A deficiência em riboflavina é principalmente causada pela baixa ingestão por longo período. É comumente observada em países em desenvolvimento, associada a deficiências em outras vitaminas hidrossolúveis, e afeta principalmente mulheres e crianças. A ingestão de galactoflavina, antagonista da riboflavina, também pode ser uma causa da deficiência.[2,19]

Indivíduos que fazem uso crônico de algumas medicações podem apresentar risco de desenvolver a deficiência de riboflavina, em decorrência das interações entre o fármaco e a vitamina. Medicamentos como o probenecida, a clorpromazina, as fenotiazinas, os barbitúricos, o antibiótico estreptomicina e os contraceptivos orais podem diminuir a absorção intestinal ou a reabsorção renal, por mecanismos diversos, entre eles, a competição com a riboflavina. Alguns fármacos, como a ouabaína, a teofilina e a penicilina, são antagonistas da riboflavina, por dificultarem a ligação da flavina com as flavoproteínas.[20]

A consequência da deficiência em riboflavina é, principalmente, a diminuição da atividade das enzimas dela dependentes. Por conta da diminuição da atividade dessas enzimas, ocorrem sinais clínicos, como glossite, inflamações do trato respiratório, edema de mucosas, estomatites, anemia e dermatites. No entanto, esses sinais são muito inespecíficos e podem caracterizar a deficiência em outros nutrientes, visto que a riboflavina é necessária para a metabolização da vitamina B_6, do folato, da niacina e da vitamina K, ocorrendo sobreposição de deficiências vitamínicas. Além dos sintomas descritos, a deficiência em riboflavina por período muito longo pode afetar o desenvolvimento corporal e cognitivo de crianças.[14,19]

TOXICIDADE

A toxicidade de riboflavina originada por ingestão de suplementos ainda não foi confirmada. Talvez não seja comum porque a absorção se torna saturada com quantidades acima de 30 mg. Assim como outras vitaminas hidrossolúveis, a riboflavina é rapidamente excretada pela urina, o que evita riscos à saúde.[22] O limite superior tolerável de ingestão (UL) da riboflavina ainda não foi definido em razão da falta de informações a respeito de sua toxicidade.[17]

AVALIAÇÃO DO ESTADO NUTRICIONAL

O *status* da riboflavina pode ser medido em grande variedade de amostras biológicas, incluindo urina, plasma e eritrócitos.[16] O método considerado padrão-ouro para avaliação do estado nutricional do indivíduo em relação à riboflavina é o coeficiente de atividade da glutationa redutase eritrocitária.[16] Esse coeficiente é calculado pela razão entre a atividade da enzima estimulada pela FAD e a atividade basal da enzima; valores $\geq 1,3$ indicam estado de deficiência na vitamina.[11] Esse ensaio reflete o estado da riboflavina em longo prazo; no entanto, sabe-se que algumas condições afetam o seu desempenho, incluindo a deficiência em glicose-6-fosfato desidrogenase, betatalassemia, hipo e hipertireoidismo.[11]

A concentração plasmática não é um bom marcador do *status* corporal de riboflavina, pois os eritrócitos refletem melhor a saturação dos tecidos. A determinação da glutationa redutase eritrocitária e a dosagem de piridoxina oxidase são considerados marcadores sensíveis da depleção de riboflavina.[20] A excreção urinária de riboflavina e de seus metabólitos também pode ser utilizada na avaliação do estado nutricional do indivíduo em relação a essa vitamina, uma vez que ocorre rápido aumento da excreção urinária quando há saturação dos tecidos.[5,12] A excreção de riboflavina é reduzida para 40 µg/24 h durante a deficiência, em comparação com 120 µg/24 h quando o *status* ideal é atingido.[12] Entretanto, esse parâmetro pode ser influenciado pela idade, atividade física, temperatura corporal, tratamento com certas drogas e balanço nitrogenado negativo.[5]

REFERÊNCIAS

1. Barile M, Giancaspero TA, Leone P, Galluccio M, Indiveri C. Riboflavin transport and metabolism in humans. J Inherit Metab Dis. 2016;39(4):545-57.
2. Bates CJ. In: Bourne GH, editor. Nutritional disorders and requirements. Basel: Karger; 1987. p. 215-65.
3. Brizio C, Otto A, Brandsch R, Passarella S, Barile M. A protein factor of rat liver mitochondrial matrix involved in flavinylation of dimethylglycine dehydrogenase. Eur J Biochem. 2000;267(14):4346-54.

4. Buehler BA. Vitamin B2: Riboflavin. JEBIM. 2011;16(2):88-90.
5. Chastain JL, McCormick DB. Flavin catabolites: identification and quantitation in human urine. Am J Clin Nutr. 1987;46(5):830-4.
6. Choe E, Huang R, Min DB. Chemical reactions and stability of riboflavin in foods. J Food Sci. 2005;70(1).
7. Coffman RE, Kildsig DO. Effect of nicotinamide and urea on the solubility of riboflavin in various solvents. J Pharm Sci. 1996;85(9):951-54.
8. Cox MM, Nelson DL. Lehninger principles of biochemistry. New York: WH Freeman; 2008.
9. Foraker AB, Khantwal CM, Swaan PW. Current perspectives on the cellular uptake and trafficking of riboflavin. Adv Drug Deliv Rev. 2003;55(11):1467-83.
10. Gregersen N, Andresen BS, Pedersen CB, Olsen RK, Corydon TJ, Bross P. Mitochondrial fatty acid oxidation defects: remaining challenges. J Inherit Metab Dis. 2008;31(5):643-57.
11. Hill MHE, Bradley A, Mushtaq S, Williams EA, Powers HJ. Effects of methodological variation on assessment of riboflavin status using the erythrocyte glutathione reductase activation coefficient assay. Br J Nutr. 2008;102(2):273-8.
12. Horwitt MK, Harvey CC, Hills OW, Liebert E. Correlation of urinary excretion of riboflavin with dietary intake and symptoms of ariboflavinosis. Journal Nutr. 1950;41(2):247-64.
13. Huang SN, Swaan PW. Involvement of a receptor-mediated component in cellular translocation of riboflavin. J Pharmacol Exp Ther. 2000;294(1):117-25.
14. Institute of Medicine. Dietary reference intakes: the essential guide to nutrient requirements. Washington, DC: National Academies Press; 2006.
15. Massey V. The chemical and biological versatility of riboflavin. Biochem Soc Trans. 2000;28(4):283-96.
16. McAuley E, McNulty H, Hughes C, Strain JJ, Ward M. Riboflavin status, MTHFR genotype and blood pressure: current evidence and implications for personalised nutrition. Proc Nutr Soc. 2016;75(3):405-14.
17. Merrill AH Jr, Lambeth JD, Edmondson DE, McCormick DB. Formation and mode of action of flavoproteins. Annu Rev Nutr. 1981;1:281-317.
18. Northrop-Clewes CA, Thurnham DI. The discovery and characterization of riboflavin. Ann Nutr Metab. 2012;61(3):224-30.
19. Powers HJ. Riboflavin (vitamin B-2) and health. Am J Clin Nutr. 2003;77(6):1352-60.
20. Vannucchi H, Cunha SFDC. Funções plenamente reconhecidas de nutrientes-vitaminas do complexo B: tiamina, riboflavina, niacina, piridoxina, biotina e ácido pantotênico. S.l.: ILSI Brasil; 2009.
21. Yonezawa A, Inui K. Novel riboflavin transporter family RFVT/SLC52: identification, nomenclature, functional characterization and genetic diseases of RFVT/SLC52. Mol Aspects Med. 2013;34(2):693-701.
22. Zempleni J, Galloway JR, McCormick DB. Pharmacokinetics of orally and intravenously administered riboflavin in healthy humans. Am J Clin Nutr. 1996;63(1):54-66.

25

Vitamina B$_6$

BÁRBARA RITA CARDOSO
SILVIA MARIA FRANCISCATO COZZOLINO

INTRODUÇÃO

A vitamina B$_6$ foi identificada, primeiramente, por Ohdake, em 1932. Esse pesquisador, ao tentar isolar a vitamina B$_1$ em arroz polido, encontrou a vitamina B$_6$ como um subproduto. Nessa mesma época, diversos grupos de cientistas buscavam caracterizar as vitaminas do complexo B, e cinco laboratórios anunciaram o isolamento independente da vitamina. No ano seguinte, a descrição da fórmula da vitamina B$_6$ foi finalmente concluída e, por sua semelhança estrutural com a piridina, o pesquisador húngaro Paul György nomeou a vitamina de piridoxina.[51]

O termo vitamina B$_6$ é genérico para piridoxal, piridoxina e piridoxamina, bem como para suas formas 5'-fosforiladas (piridoxal 5'-fosfato, piridoxina 5'-fosfato e piridoxamina 5'-fosfato, respectivamente) (Figura 25.1). Todas apresentam como estrutura básica um anel piridina, e diferem entre si quanto ao substituinte na posição 4 (C4) do anel. Na piridoxina, o C4 carrega um grupo hidroximetil (–CH$_2$OH); já para a formação do piridoxal, o C4 tem um aldeído (–CHO) e, para compor a piridoxamina, o C4 está ligado a um grupo aminometil (–CH$_2$NH$_2$).[10,18] As seis formas vitamínicas de B$_6$ são enzimaticamente convertidas na forma mais ativa, piridoxal 5'-fosfato e, por isso, são consideradas equivalentes biológicos no organismo humano.[3,44]

A vitamina B$_6$, em especial as formas ativas piridoxal 5'-fosfato e piridoxina 5'-fosfato, é coenzima em reações de desaminação e transaminação. Também atua como cofator para a enzima delta-amino-levulinato sintase, que catalisa a síntese do heme; para a glicogênio fosforilase, responsável pela degradação do glicogênio; e para a cistationa--beta-sintetase e a cistationinase, que participam da síntese de cisteína. Além disso, essa vitamina participa como cofator na síntese de niacina, a partir de triptofano, e está envolvida nas reações de descarboxilação necessárias à síntese de serotonina, noradrenalina e histamina. Assim, a vitamina B$_6$ se destaca por participar da síntese e da degradação de aminoácidos, embora também esteja envolvida em processos relacionados ao metabolismo de carboidratos e de ácidos graxos. Além disso, essa vitamina desempenha papel antioxidante importante, neutralizando radicais livres com a mesma capacidade que os tocoferóis e os carotenoides.[19,24,59]

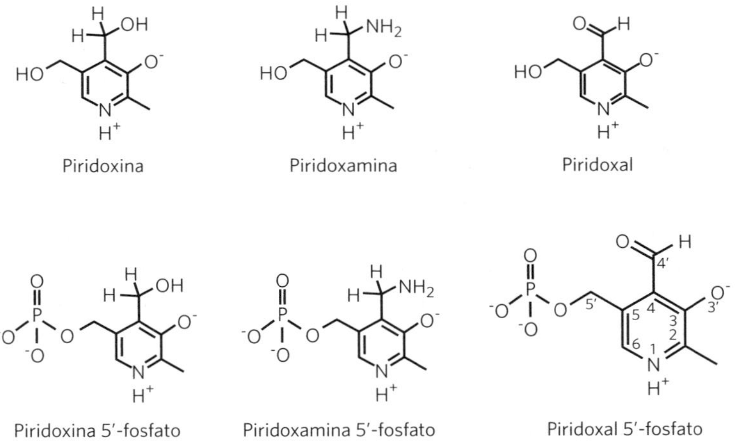

Figura 25.1 Formas químicas da vitamina B_6.

FUNÇÕES BIOQUÍMICAS DA VITAMINA B_6

Metabolismo de aminoácidos

Ao atuar como coenzima, o piridoxal 5'-fosfato se liga à apoenzima por meio de uma base de Schiff, ou seja, pela condensação de seu grupo aldeído com o grupo épsilon-amino de um resíduo específico de lisina no sítio ativo da enzima.

O piridoxal 5'-fosfato tem a capacidade de fazer várias ligações com um aminoácido e, por isso, é requisitado por enzimas que participam de reações de desaminação, transaminação, descarboxilação, transulfuração e dessulfuração no metabolismo de aminoácidos.[10,37,65]

- Desaminação: a remoção do grupo alfa-amino é o primeiro passo no catabolismo de aminoácidos. Essa etapa pode ser realizada por enzimas dependentes de piridoxal 5'-fosfato.
- Transaminação: aminotransaminases catalisam a conversão reversível de aminoácidos em suas formas alfa-cetoácidos. Para isso, ocorre a transferência do grupo amino do aminoácido para a molécula de piridoxal 5'-fosfato, formando piridoxamina-fosfato como intermediário.
- Descarboxilação: as enzimas descarboxilases atuam quebrando ligações covalentes, o que libera água, amônia e gás carbônico como subprodutos. Algumas dessas enzimas têm o piridoxal 5'-fosfato como cofator e são essenciais para a biossíntese dos neurotransmissores serotonina, dopamina e ácido gama-aminobutírico (GABA).
- Transulfuração e dessulfuração: essas reações envolvem a transferência de grupos sulfidrílicos. No metabolismo da cisteína e no catabolismo da cistationa, enzimas dependentes de piridoxal 5'-fosfato catalisam reações de transulfuração e de dessulfuração, respectivamente.

Metabolismo de carboidratos

O piridoxal 5'-fosfato é cofator para a enzima glicogênio fosforilase, atuando, assim, como doador ou receptor de prótons quando a enzima mobiliza sequencialmente moléculas de glicose-1-fosfato a partir do glicogênio. O piridoxal 5'-fosfato também é requisitado por transaminases que convertem aminoácidos gliconeogênicos em alfa-cetoácidos, que servirão de substrato para a produção de glicose.[37,65]

O piridoxal 5'-fosfato ligado à enzima glicogênio fosforilase no tecido muscular constitui uma forma de reserva de vitamina B_6 no tecido animal, já que essa enzima se acumula em situações de consumo abundante da vitamina. Dessa maneira, o estoque de glicogênio fosforilase se apresenta como fonte endógena de piridoxal 5'-fosfato para situações de jejum em que é necessário sintetizar glicose com urgência.[2]

Metabolismo de lipídios

O papel da vitamina B_6 no metabolismo de lipídios ainda não está bem elucidado. Entretanto, a deficiência nessa vitamina em animais se correlacionou com a alteração da conversão de ácido alfa-linolênico em ácido eicosapentaenoico (EPA) e em ácido docosa-hexaenoico (DHA), provavelmente por causa da redução de atividade das enzimas delta-6-dessaturase e acil-CoA redutase.[70] O piridoxal 5'-fosfato também atua como cofator de enzimas responsáveis pela síntese de fosfolipídios, como a serina palmitoil-transferase e, desse modo, a deficiência em vitamina B_6 também acarreta redução da mielinização dos neurônios.[11]

A deficiência em vitamina B_6 pode ocasionar sintomas clínicos, como dermatite, esteatose hepática, aterosclerose, hipertrigliceridemia e hipercolesterolemia e, embora não se conheçam os mecanismos fisiológicos envolvidos nesses processos, tais manifestações sugerem a importância da vitamina B_6 no metabolismo de lipídios.[11]

Metabolismo de moléculas com um carbono

O termo *pool* de moléculas com um átomo de carbono inclui aqueles metabólitos com apenas um carbono, como os grupamentos metil ($-CH_3$) e aldeído ($-CHO$), que podem ser utilizados em reações de biossíntese.

A vitamina B_6, assim como o folato e o ácido fólico, atua como coenzima para enzimas que participam do metabolismo de moléculas com um átomo de carbono, processo fundamental para a metilação do DNA e para a síntese de nucleotídeos.[9,13,37]

A metionina, proveniente da alimentação ou do catabolismo da homocisteína, é convertida em S-adenosil-metionina (SAM) pela enzima metionina adenosiltransferase. Esse metabólito é considerado importante doador de grupamentos metil para reações de transmetilação, envolvidas no metabolismo de creatina, DNA, RNA, lipídios, proteínas, neurotransmissores, hormônios e outras moléculas. Desse modo, a SAM é subsequentemente convertida a S-adenosil-homocisteína (SAH) por processo de transmetilação, e será, então, hidrolisada à homocisteína. Essa molécula, uma vez formada, tem dois destinos possíveis. O primeiro deles é remetilação, para que haja a reconversão em metionina. Nessa via há envolvimento também do folato. Inicialmente, a serina hidroximetil transferase e a glicina descarboxilase, enzimas dependentes de piridoxal 5'-fosfato, transferem unidades de um único átomo de carbono da serina e da glicina, respectivamente, para o tetra-hidrofolato, o que dá origem ao 10-metileno tetra-hidrofolato. Este, por sua vez, pode fornecer moléculas de um único átomo de carbono para a síntese de purina e timidina, ou pode ser convertido em 5-metil tetra-hidrofolato que, em reação catalisada pela metionina sintetase, doa um grupamento metil para a remetilação da homocisteína em metionina. O segundo destino da homocisteína é a metabolização pela via da transulfuração, cujo intuito é catabolizá-la em enxofre para posterior excreção urinária. Nessa via, a forma ativa da vitamina B_6 atua como cofator da enzima cistationina betassintetase, que age na primeira etapa, em que a homocisteína se condensa com uma molécula de serina para formar cistationina. Na sequência, a enzima gamacistationase, também dependente de vitamina B_6, hidrolisa a cistationina para gerar cisteína e alfacetobutirato (Figura 25.2).[9,13,37]

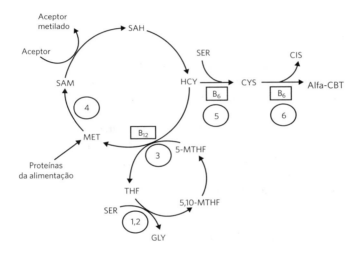

Figura 25.2 Metabolismo da homocisteína

1: serina hidroximetil transferase; 2: glicina descarboxilase; 3: metionina sintetase; 4: metionina adenosil transferase; 5: cistationina betassintetase; 6: gama-cistationase; SER: serina; GLY: glicina; 5,10 MTHF: 10-metilenotetra-hidrofolato; 5 MTHF: 5-metil tetra-hidrofolato; THF: tetra-hidrofolato; MET: metionina; SAM: S-adenosil-metionina; Cys: cistationina; alfa-CTB: alfacetobutirato.

Fonte: Paniz et al.[54]

Biossíntese do heme

A primeira etapa da síntese do heme consiste na condensação entre glicina e succinil CoA para formar ácido gama-aminolevulínico. Tal reação é catalisada pela enzima gama--aminolevulinato sintase, cujo cofator é o piridoxal 5'-fosfato. Na sequência, duas moléculas de ácido gama-aminolevulínico se condensam por processo de desidratação para formar o porfobilinogênio. Enzimas adicionais atuam em sequência para combinar quatro moléculas de porfobilinogênio em protoporfirina IX que, finalmente, fixam a molécula de ferro no anel tetrapirrólico para formar o heme[2] (Figura 25.3).

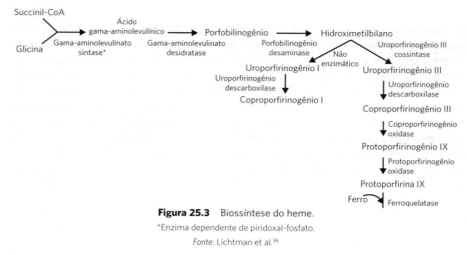

Figura 25.3 Biossíntese do heme.
*Enzima dependente de piridoxal-fosfato.
Fonte: Lichtman et al.[36]

Função imune

Estudos em humanos e animais mostram que a deficiência em vitamina B_6 resulta em respostas imunes humoral e mediada por células reduzidas, com diminuição do crescimento e da maturação de linfócitos, e queda na produção de anticorpos e na atividade de células T, indicando que a baixa ingestão dessa vitamina reduz as citocinas produzidas por linfócitos T-*helper* 1 (Th1) e promove a via dos linfócitos T-*helper* 2 (Th2).[11,38]

Apesar de não se conhecer exatamente os mecanismos pelos quais a vitamina B_6 influencia no sistema imune, acredita-se que sua importância seja decorrente de seu papel na biossíntese de ácidos nucleicos e de proteínas, uma vez que os anticorpos e as citocinas são formados a partir de aminoácidos.[38]

VITAMINA B_6 EM ALIMENTOS E SUPLEMENTOS

Apenas plantas e micro-organismos apresentam capacidade para sintetizar a vitamina B_6. Assim, a microbiota intestinal é capaz de sintetizar vitamina B_6, porém o local é distante do sítio de absorção da vitamina e, como consequência, os seres humanos não se beneficiam dessa fonte, diferentemente dos ruminantes, cuja microbiota produz vitamina B_6 em quantidades relevantes em local próximo ao de absorção.[11]

O piridoxal e a piridoxamina são encontrados em alimentos de origem animal, enquanto a piridoxina é encontrada principalmente em produtos de origem vegetal. Nas plantas encontra-se também a piridoxina na forma glicosilada, em especial como piridoxina-5'--beta-glicosídio, uma vez que essa é a forma predominante de armazenamento da vitamina nos vegetais. Porém, acredita-se que esses compostos glicosilados apresentem biodisponibilidade reduzida quando comparados às outras formas vitamínicas, por dependerem de uma glicosidase, responsável pela hidrólise no momento da absorção.[10,19] Entre os vegetais com maiores concentrações de piridoxina na forma glicosídica destacam-se o feijão--verde cru, a cenoura crua e o suco de laranja, que apresentam de 58 a 70% do total de vitamina B_6 glicosilada. Nos cereais, mais de 90% da vitamina B_6 está no farelo e no germe, e cerca de 75 a 90% da vitamina é perdida na moagem dos grãos para a fabricação de farinha.[3]

Nos animais, o maior estoque de B_6 é encontrado nos músculos e, dessa maneira, as carnes (bovina, suína, frango e peixes) se destacam como maiores fontes dessa vitamina. Do mesmo modo, os tubérculos e os cereais integrais se apresentam como boas fontes alimentares, embora a vitamina B_6 se encontre amplamente distribuída entre os alimentos.[10,33]

Perdas de vitamina B_6 podem ocorrer por meio do cozimento na água e, também, pelo aquecimento ou armazenamento prolongado, visto que os derivados fosforilados de piridoxina e de piridoxal podem reagir com resíduos lisil de proteínas inespecíficas, formando piridoxil-lisina, composto de baixa biodisponibilidade. Além disso, o contato entre ascorbato e piridoxina sob temperaturas elevadas (em torno de 50°C) pode provocar a formação de 6-hidroxi-piridoxina, um composto inativo. A biodisponibilidade da vitamina B_6 de uma dieta mista é de aproximadamente 75%, mas ressalta-se que uma refeição rica em fibras pode interferir de forma negativa, pois esse componente pode retardar o processo de desfosforilação, fundamental para a absorção.[10,33] A biodisponibilidade de vitamina B_6 em pão de trigo e em manteiga de amendoim é de cerca de 75 e 63%, respectivamente, e o grão de soja apresenta redução da biodisponibilidade da vitamina em torno de 6% quando comparado à carne vermelha.[3]

Em razão da relação entre vitaminas B_6, B_{12} e ácido fólico na participação do ciclo da metionina/homocisteína, debate-se a possibilidade de acrescentar vitamina B_6 aos alimentos que já são enriquecidos com ácido fólico. Entretanto, poucos países, como a Hungria, adotam essa metodologia, adicionando de maneira conjunta a vitamina B_6 (880 µg/100 g de farinha), a vitamina B_{12} e o ácido fólico.[65] Os alimentos, quando fortificados com vitamina B_6, habitualmente são acrescidos de piridoxina hidrocloreto, visto que é a forma química mais estável em comparação a outros componentes vitamínicos.[10]

ABSORÇÃO, METABOLISMO E EXCREÇÃO DA VITAMINA B_6

Quantidade relevante de vitamina B_6 proveniente da alimentação encontra-se associada a proteínas, formando bases de Shiff. Como etapa antecessora da absorção, o complexo vitamina-proteína deve ser dissociado, e tal reação é dependente do pH ácido encontrado no estômago. Dessa maneira, o consumo de medicamentos que objetivam aumentar o pH do estômago, como os inibidores da bomba de prótons, pode prejudicar a biodisponibilidade da vitamina.[3]

A absorção da vitamina B_6 proveniente da alimentação ocorre principalmente no jejuno e inicia com a hidrólise das formas fosforiladas pela fosfatase alcalina na borda em escova dos enterócitos, enquanto as formas glicosiladas são hidrolisadas pela glicosidase presente na mucosa, ou são transportadas intactas para serem hidrolisadas em outros tecidos. Na sequência, as formas não fosforiladas entram nos enterócitos por meio de difusão passiva.[27,33] A absorção da vitamina B_6 é aparentemente ilimitada, visto que altas doses são bem absorvidas, embora alguns estudos *in vitro* sugiram a existência de carreadores saturáveis e pH-dependentes.[60,61]

No citosol dos enterócitos, piridoxal, piridoxina e piridoxamina são fosforilados pela piridoxal quinase, e transaminases interconvertem piridoxal 5'-fosfato e piridoxamina 5'-fosfato. A conversão de uma forma vitamínica específica em outra pelo metabolismo intracelular cria um gradiente de concentração na membrana apical, aumentando, assim, a captação por difusão. Para que esses compostos sejam liberados na circulação portal, perdem novamente o grupo fosfato, o que permite fácil passagem pela membrana basolateral.[3,37]

No plasma, as formas predominantes de vitamina B_6 são piridoxal 5'-fosfato, piridoxina e ácido piridóxico, seguidos de piridoxal e de concentrações mais baixas de piridoxina-fosfato, piridoxamina e piridoxamina 5'-fosfato.[13] Os principais transportadores de vitamina B_6 pela circulação são a albumina (no plasma) e a hemoglobina (nos eritrócitos), que se torna importante transportador em casos de ingestão de vitamina B_6 em doses farmacológicas. Os transportadores só aceitam as formas não fosforiladas da vitamina, o que representa importante mecanismo: as formas fosforiladas ficam presas dentro das células, enquanto as formas livres podem ser transportadas. Assim, para que as células consigam captar a vitamina B_6, ela se dissocia da proteína transportadora e, ao entrar, é rapidamente fosforilada pela piridoxal quinase.[33,37]

O fígado é o principal destino da vitamina B_6 absorvida, embora outros tecidos, como o cérebro, também possam captar formas não fosforiladas presentes na circulação. No fígado e em outros tecidos, a enzima piridoxal quinase catalisa a fosforilação de piridoxal, piridoxina e piridoxamina; então, piridoxamina 5'-fosfato e piridoxina 5'-fosfato são convertidas a piridoxal 5'-fosfato pela enzima piridoxina fosfato oxidase, flavoproteína sensível à deficiência em vitamina B_2. As moléculas de piridoxal 5'-fosfato livres no fígado são hidrolisadas a piridoxal para que sejam transportadas ligadas à albumina, visto que o piridoxal 5'-fosfato não atravessa as membranas celulares[2,45] (Figura 25.4).

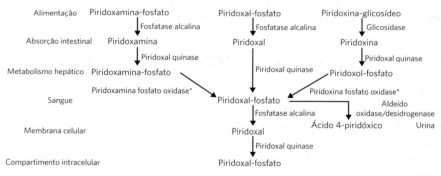

Figura 25.4 Metabolismo da vitamina B_6.
*Enzimas dependentes de riboflavina.
Fonte: Clayton,[10] Depeint et al.,[13] e Leonard.[35]

Nos tecidos, as moléculas de piridoxal 5'-fosfato se ligam às proteínas a fim de evitar a ação das fosfatases e, assim, a capacidade das proteínas em se ligar a essa vitamina limita seu acúmulo e minimiza sua toxicidade. Entretanto, músculos, plasma e eritrócitos apresentam alta capacidade de ligação à piridoxina 5'-fosfato e figuram como locais importantes de depósito de B_6. Estima-se que a concentração corporal de vitamina B_6 seja de aproximadamente 15 nmol/g, correspondendo a 1.000 μmol em um ser humano adulto.[36] Ressalta-se que o tecido muscular esquelético representa 80% do *pool* de vitamina B_6 do organismo e, nesse tecido, a maior parte da vitamina se encontra na forma de piridoxina fosfato ligada à enzima glicogênio fosforilase.[27,37,45]

O piridoxal 5'-fosfato remanescente nas células é rapidamente desfosforilado e oxidado de forma irreversível a ácido 4-piridóxico pela aldeído oxidase (presente nos tecidos hepático e renal) ou pela aldeído desidrogenase (presente em todos os tecidos). O ácido 4-piridóxico é liberado na circulação e excretado pela urina, embora pequena parcela também seja excretada pelas fezes. O ácido 4-piridóxico representa o maior produto de excreção de vitamina B_6, embora outras formas da vitamina também sejam encontradas. Em casos de consumo de vitamina B_6 em doses farmacológicas, observa-se que grande parte da vitamina inalterada é excretada pela urina, e as proporções das formas vitamínicas excretadas podem variar.[27,45]

RECOMENDAÇÕES DE INGESTÃO

As concentrações sanguíneas de piridoxal 5'-fosfato foram o principal indicador utilizado para a definição das ingestões dietéticas recomendadas (RDA) de vitamina B_6 pelo Institute of Medicine em 1998[27] (Tabela 25.1). Desse modo, os valores de recomendação estabelecidos para adultos não foram baseados em pontos de corte diretamente relacionados com sintomas clínicos ou fisiológicos de deficiência, visto que essas manifestações em geral aparecem apenas em condições de consumo muito baixo (menor que 0,5 mg/dia). Assim, embora a recomendação para adultos seja de 1,3 mg/dia, acredita-se que o consumo de 1 mg/dia seja suficiente para a maioria desses indivíduos.

Tabela 25.1 Recomendação de ingestão dietética de vitamina B_6

Estágio de vida	EAR (mg/dia)	AI (mg/dia)	RDA (mg/dia)	UL (mg/dia)
Recém-nascidos				
0-6 meses	–	0,1	–	–
7-12 meses	–	0,3	–	–
Crianças				
1-3 anos	0,4	–	0,5	30
4-8 anos	0,5	–	0,6	40
Homens				
9-13 anos	0,8	–	1,0	60
14-18 anos	1,1	–	1,3	80
19-50 anos	1,1	–	1,3	100
51-> 70 anos	1,4	–	1,7	100
Mulheres				
9-13 anos	0,8	–	1,0	60
14-18 anos	1,0	–	1,2	80
19-50 anos	1,1	–	1,3	100
51-70 anos	1,3	–	1,5	100
Gestação	1,6	–	1,9	100
Lactação	1,7	–	2,0	100

AI: ingestão adequada; EAR: necessidade média estimada; RDA: ingestão dietética recomendada; UL: limite superior tolerável de ingestão.
Fonte: Institute of Medicine.[27]

Uma vez que o piridoxal 5'-fosfato participa como coenzima no metabolismo dos aminoácidos, existem indícios de que o consumo aumentado de proteínas exija maior consumo de vitamina B_6, o que indicaria a determinação da necessidade de B_6 conforme a ingestão de proteína. Entretanto, os menores valores encontrados em avaliações bioquímicas de indivíduos com alto consumo de proteína podem ser reflexo de maior retenção tecidual de piridoxal 5'-fosfato, e o aumento da excreção de triptofano pode ocorrer por causa do maior consumo desse aminoácido. Diante da falta de consenso, o Institute of Medicine[27] não usa a relação entre consumo proteico e necessidades de vitamina B_6.

DEFICIÊNCIA

Os índices de deficiência em vitaminas do complexo B, com manifestações sintomáticas clássicas, diminuíram nos últimos anos, entretanto, evidências mostram a ocorrência de deficiência subclínica nessas vitaminas, com destaque para a riboflavina e para a vitamina B_6. Nesse sentido, a deficiência isolada em vitamina B_6 é rara, pois geralmente é acompanhada de deficiência em outras vitaminas do complexo B. A deficiência subclínica em B_6 pode estar presente por meses, sem que o indivíduo apresente alterações passíveis de identificação nos exames bioquímicos. Porém, quando observadas, as primeiras alterações bioquímicas são diminuição de piridoxal 5'-fosfato no plasma e de piridoxal e ácido 4-piridóxico na urina, com aumento de ácido xanturênico e de cistationina urinários. Além disso, podem-se encontrar concentrações elevadas de homocisteína, decorrente da alteração do metabolismo da cisteína.[10,16,45,65]

A deficiência em B_6 não tem como principal causa o consumo insuficiente, visto que essa vitamina é encontrada em ampla variedade de alimentos. Na maioria das situações, a deficiência ocorre por má absorção, fatores genéticos, interação com drogas ou necessidades aumentadas, como no caso de doença celíaca, hepatopatias, problemas renais crônicos, consumo exagerado de álcool e tabagismo.[65]

O uso prolongado de drogas, como isoniazida, cicloserina, hidralazina, penicilamina e levodopa pode acarretar depleção de vitamina B_6. Acredita-se que essas substâncias formam bases de Schiff com a vitamina B_6, que competem pelos sítios de ligação na enzima piridoxal quinase, impedindo a formação de piridoxal 5'-fosfato.[13]

Os sintomas clássicos da deficiência em B_6 incluem alterações de pele, como dermatite seborreica e glossite, além de distúrbios no sistema nervoso central, como depressão e neuropatia periférica, com convulsões e confusão mental.[16,27,45] Essas alterações neurológicas ocorrem em razão da alteração na síntese de neurotransmissores, em especial o GABA, principal neurotransmissor inibitório do sistema nervoso central.[2]

Uma vez que a vitamina B_6 participa de diferentes vias metabólicas, sua deficiência pode ser caracterizada por uma gama de sintomas e pode estar relacionada com a presença de algumas doenças, como síndrome pré-menstrual, síndrome do túnel do carpo, câncer e distúrbios cognitivos.[50,65] Um estudo que avaliou o consumo de vitamina B_6 e a mortalidade em duas populações chinesas demonstrou que o alto consumo dessa vitamina estava inversamente relacionado com taxa de mortalidade, especialmente causada por doenças cardiovasculares.[80]

TOXICIDADE

Não há relatos na literatura a respeito de efeitos colaterais associados ao alto consumo de vitamina B_6 proveniente dos alimentos. Entretanto, altas doses dessa vitamina são utilizadas na forma de suplemento para muitas condições, como síndrome pré-menstrual, hiperêmese da gestação, hiper-homocisteinemia, síndrome do túnel do carpo e neuropatias.[63] Nesse sentido, os relatos existentes sobre os efeitos tóxicos de vitamina B_6 se referem ao consumo de piridoxina, principal componente dos suplementos.[27]

O consumo excessivo de piridoxina está associado à neuropatia sensorial, em que o indivíduo apresenta ataxia, fraqueza muscular, redução de reflexos límbicos, ausência de potencial de ação em nervos sensoriais e, em algumas situações, dores ósseas e fraqueza muscular.[27,45,63] Nessa doença, o excesso de piridoxina provoca degeneração dos axônios e da bainha de mielina e, na sequência, observa-se aumento da apoptose neuronal. Aparentemente, os neurônios periféricos são mais suscetíveis aos danos da intoxicação por vitamina B_6 por não terem a proteção da barreira hematoencefálica, que controla a entrada da vitamina no sistema nervoso central.[23,31] O excesso de piridoxal 5'-fosfato foi associado à disfunção plaquetária, resultando em sangramento excessivo em uma criança.[6] Embora esse efeito colateral tenha sido registrado na literatura pela primeira vez recentemente, traz o alerta para mais um possível efeito tóxico da vitamina B_6.

As doses relacionadas aos efeitos tóxicos da vitamina B_6 variam. As primeiras manifestações podem aparecer com o consumo superior a 50 mg por dia,[63] embora alguns estudos relatem efeitos adversos com doses entre 1 e 6 g por dia.[23,31,72] De maneira geral, o surgimento dos sintomas é dependente da dose e também do tempo de consumo e, assim, a neuropatia sensorial é reversível com a suspensão do suplemento, apesar de doses muito altas por período prolongado poderem provocar danos neurológicos permanentes.[51,63]

AVALIAÇÃO DO ESTADO NUTRICIONAL

Os indicadores do *status* de vitamina B_6 podem ser divididos em diretos – incluindo-se a determinação das concentrações da vitamina no plasma e nos eritrócitos, bem como a avaliação da concentração de ácido 4-piridóxico na urina – e em indiretos ou funcionais – em que se avaliam a saturação das enzimas eritrocitárias aspartato e alanina aminotransferases e a concentração de metabólitos do triptofano. A variação na concentração de metabólitos de metionina após sobrecarga com esse aminoácido também pode ser utilizada como parâmetro para avaliação.[27,45]

Parâmetros diretos

A concentração plasmática de piridoxal 5'-fosfato, determinada por cromatografia líquida de alta eficiência (CLAE) ou por métodos enzimáticos, reflete a concentração dessa vitamina no fígado, e não no tecido muscular, já que este é mais resistente à depleção. O piridoxal 5'-fosfato plasmático se associa positivamente ao consumo alimentar, responde à suplementação com aumento de até dez vezes e reflete a deficiência e a repleção dentro de uma a duas semanas.[71] Concentrações acima de 30 nmol/L de piridoxal 5'-fosfato são consideradas adequadas, enquanto valores próximos de 20 nmol/L são indicativos de deficiência na vitamina. Vários fatores podem influenciar a concentração plasmática de piridoxal 5'-fosfato; desse modo, a realização de atividade física e o jejum prolongado, situações em que ocorre maior liberação de glicogênio, podem mascarar uma deficiência, enquanto o aumento da idade, a gestação e o tabagismo podem refletir em menores concentrações do biomarcador. Uma vez que o piridoxal 5-fosfato se liga à albumina, qualquer alteração nas concentrações circulantes de albumina, como as que ocorrem em razão do uso de algumas drogas, da gestação e do estado pró-inflamatório exacerbado, pode invalidar a fidedignidade desse indicador. Assim, recomenda-se que esse parâmetro seja avaliado concomitantemente com outros.[27,65] Ainda, a manipulação inadequada das amostras de plasma pode acarretar alterações significativas na concentração de piridoxal 5'-fosfato, pois sua concentração decai dentro de horas sob temperatura ambiente e exposição à luz.[71]

As concentrações de piridoxal 5'-fosfato nos eritrócitos e no sangue total também são utilizadas como marcadores do estado nutricional do indivíduo em relação à vitamina B_6. O piridoxal 5'-fosfato eritrocitário responde mais rapidamente às flutuações no consumo alimentar ou de suplementos que o plasma, e é considerado alternativa mais confiável para avaliação do *status* de B_6 quando o indivíduo apresenta inflamação ou baixa concentração de albumina.[71] A alta capacidade de ligação da hemoglobina com o piridoxal 5'-fosfato faz a concentração eritrocitária dessa vitamina se elevar de forma desproporcional nos indivíduos que consomem vitamina B_6 em maior quantidade e, dessa maneira, pode-se não encontrar correlação exata entre os parâmetros plasmáticos e eritrocitários.[27,37] Até o momento, não há valores de referência para a concentração de piridoxal 5'-fosfato nos eritrócitos.

O cálculo da razão entre ácido 4-piridóxico:(piridoxal 5'-fosfato + piridoxal), denominado índice PAr, é considerado um marcador altamente confiável para avaliar o catabolismo de vitamina B_6 decorrente de processo pró-inflamatório, e pode revelar alterações associadas a processos patogênicos e predizer o estado inflamatório.[71]

A determinação da concentração total das formas vitamínicas de B_6 é um indicador pouco utilizado, pois há flutuações consideráveis em razão de fatores variados, como o ciclo menstrual.[27]

Cerca de 50% da vitamina B_6 ingerida é excretada pela urina e, por isso, a determinação da concentração urinária de ácido 4-piridóxico é um marcador utilizado para avaliar as necessidades da vitamina. Esse parâmetro avalia a exposição atual, uma vez que responde imediatamente a mudanças no consumo alimentar e, assim, não pode ser utilizado como único indicador do estado nutricional. Esse metabólito pode ser determinado de maneira fácil por CLAE e, uma vez que a excreção urinária sofre variações causadas pelo ritmo circadiano, a coleta de urina de 24 horas provê informações mais precisas.[71] Ressalta-se que alguns medicamentos (isoniazida, penicilina e ciclosporina) podem aumentar a excreção de vitamina B_6, alterando o resultado do exame.[37,65]

Parâmetros indiretos

A mensuração *in vitro* da atividade de aminotransferases (aspartato ou alanina), com ou sem adição de piridoxal 5'-fosfato, é um marcador de longo prazo, pois está relacionado à meia-vida dos eritrócitos (120 dias). Esse método de avaliação considera a taxa entre holoenzima e apoenzima, que reflete a disponibilidade de piridoxal 5'-fosfato no momento em que os eritrócitos forem lançados na circulação. Desse modo, em casos de deficiência em vitamina B_6, será observada maior proporção das enzimas na forma de apoenzimas. O resultado, então, é expresso como um coeficiente entre a taxa de atividade da enzima quando adicionado o piridoxal 5'-fosfato e a taxa de atividade da enzima sem adição deste. Esses índices tendem a ficar menores com a idade, e o alcoolismo pode, falsamente, provocar redução dos coeficientes.[37,65]

O teste de sobrecarga de metionina é um parâmetro utilizado para avaliar o estado nutricional do indivíduo em relação à vitamina B_6 e é pautado no fato de que no metabolismo da metionina duas vias são dependentes de piridoxal 5'-fosfato: a da cistationa sintetase e a da cistationase. No jejum, a deficiência em vitamina B_6 reflete aumento de homocisteína de maneira sutil; no entanto, após uma carga de metionina (aproximadamente 100 mg L-metionina/kg de peso corporal), é possível observar concentrações altas de homocisteína, por causa da diminuição do mecanismo de transulfuração. Existem protocolos diferentes para a realização desse teste no que diz respeito às doses e ao tempo de amostragem, o que complica as interpretações e as comparações entre os diferentes estudos.[37,65]

A determinação da concentração urinária de ácido xanturênico também é um parâmetro indireto de avaliação do estado nutricional do indivíduo em relação à vitamina B_6. O catabolismo de triptofano, cuja principal via ocorre pela reação de quinureninases dependentes de piridoxal 5'-fosfato, resulta na liberação de ácido xanturênico em pequenas quantidades. Entretanto, sob condições de deficiência em vitamina B_6, essa via é priorizada pelo organismo, o que resulta no aumento da excreção de metabólitos, como o ácido xanturênico e, à medida que a deficiência aumenta, observa-se também aumento da excreção de 3-hidroxiquinurenina e de quinurenina. A primeira enzima envolvida no catabolismo do triptofano é estimulada por hormônios esteroidais; consequentemente, situações que alteram o estado hormonal, como gestação, uso de contraceptivos orais e reposição hormonal na menopausa, podem aumentar a excreção desses catabólitos.[27,37,65]

A avaliação do estado nutricional do indivíduo em relação à vitamina B_6 deve ser apropriadamente realizada com a combinação de indicadores diretos e indiretos, visto que os diferentes parâmetros apresentam vieses variados (Tabela 25.2).[16]

Tabela 25.2 Parâmetros para avaliação do estado nutricional de indivíduos em relação à vitamina B_6 e seus respectivos valores de referência

Parâmetros		Valor de referência
Diretos	Piridoxal 5'-fosfato plasmático	> 30 nmol/L*
	Vitamina B_6 total plasmática	> 40 nmol/L
	Excreção urinária de ácido 4-piridóxico	> 3 nmol/dia
	Excreção urinária total de vitamina B_6	> 0,5 nmol/dia ou 20 µg/g creatinina
Indiretos	Aspartato-aminotransferase	< 1,8 (< 80%)
	Alanina-aminotransferase	< 1,25 (< 25%)
	Excreção urinária de ácido xanturênico (2 g triptofano)	< 65 nmol/dia
	Excreção urinária de cistationina (3 g L-metionina)	< 350 nmol/dia

*Piridoxal 5'-fosfato plasmático < 20 nmol/L é considerado indício de deficiência.
Fonte: Mackey et al.,[37] Spinneker et al.,[65] e Ueland et al.[71]

VITAMINA B₆ NA SAÚDE E NA DOENÇA

Vitamina B₆ e estresse oxidativo

Estudos sugerem que a vitamina B₆ apresenta papel antioxidante relevante nas células. Os primeiros trabalhos, realizados em fungos e leveduras, verificaram que esses seres, quando deficientes em vitamina B₆, se tornavam mais sensíveis aos danos provocados pelos radicais livres. Já em eucariotos, o papel antioxidante da vitamina B₆ está relacionado principalmente à capacidade da piridoxina em neutralizar o oxigênio singlete.[40,41]

Piridoxal e piridoxina são as formas vitamínicas de B₆ mais reativas, atuando como "varredores" de superóxido e de radicais hidroxil em ensaios *in vitro*, embora a piridoxamina tenha se apresentado mais efetiva na prevenção da formação de superóxidos e de hemoglobina glicada, além de minimizar a peroxidação de membranas de eritrócitos em situação de auto-oxidação de glicose. Ressalta-se a capacidade da piridoxina de se ligar a até oito moléculas de hidroxil, o que a torna um "varredor" tão eficiente quanto as vitaminas C e E.[13,40,41]

Além do papel de "varredor" de radicais livres, estudos em animais destacam a atividade do piridoxal como quelante de ferro, o que aumenta a excreção do mineral; o papel da piridoxina em prevenir estresse oxidativo nas células renais provocado por excesso de cromo; e também a ação da piridoxamina em prevenir hepatotoxicidade causada por excesso de cobre.[13]

O papel antioxidante da vitamina B₆ também se relaciona com a prevenção da formação de produtos de glicação avançada e de lipoperoxidação. Essas substâncias estão aumentadas em indivíduos diabéticos e hiperlipidêmicos e se correlacionam com complicações renais e vasculares observadas nessas doenças.[13,49] Do mesmo modo, o papel antioxidante da vitamina B₆ se mostra benéfico na regulação da proliferação celular, contribuindo, assim, para a redução do risco da carcinogênese.[34]

Vitamina B₆ e atividade neurológica

A vitamina B₆ é cofator para a síntese de neurotransmissores, como dopamina, serotonina e GABA. A dopamina tem como aminoácido precursor a tirosina, que é convertida a L-DOPA por intermédio da enzima L-tirosina hidroxilase. Na etapa seguinte, a enzima DOPA-descarboxilase, dependente de piridoxal 5'-fosfato, catalisa a síntese de dopamina a partir da L-DOPA. Essa segunda enzima também é fundamental para a síntese de serotonina, cujo precursor é o aminoácido triptofano. No metabolismo desse neurotransmissor, a DOPA-descarboxilase é requisitada para a conversão de 5-hidroxi-triptofano em serotonina. O GABA, por sua vez, é sintetizado pela reação de descarboxilação do L-glutamato, realizada pela L-glutamato descarboxilase (Figura 25.5).[24]

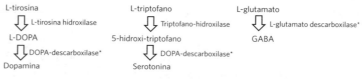

Figura 25.5 Metabolismo de neurotransmissores.
*Enzimas dependentes de piridoxol-fosfato.
Fonte: Hellmann e Mooney.[24]

Esses neurotransmissores desempenham diferentes papéis no sistema nervoso central. O GABA se destaca pelo efeito inibitório sobre a neurotransmissão; a dopamina modula processos relacionados à motivação, ao controle emocional, à atenção, à memória e à cognição; já a serotonina é responsável pela regulação do sono, do apetite e do ritmo circadiano.[14,67]

A vitamina B_6 apresenta estreita relação com o mecanismo patológico da depressão, uma vez que nessa doença se observa- redução de alguns neurotransmissores, em especial de serotonina, dopamina e GABA, todos dependentes de piridoxal 5'-fosfato para síntese.[36] Nesse sentido, estudos sugerem que a deficiência nessa vitamina está relacionada à maior prevalência de depressão e também à exacerbação dos sintomas.[43,64] Outra explicação para a relação entre consumo de vitamina B_6 e depressão é o fato de essa vitamina desempenhar papel no metabolismo da homocisteína, juntamente às vitamina B_{12} e ácido fólico. A homocisteína, quando presente em altas concentrações, pode exercer papel neurotóxico, provocando morte neuronal.[7] Dessa maneira, a deficiência conjunta nas vitaminas B_6, B_{12} e ácido fólico pode se apresentar como fator de risco para a depressão.[32,69] Entretanto, os efeitos da suplementação com vitamina B_6 isolada objetivando o tratamento da depressão ainda são inconclusivos,[36,43] ao passo que a suplementação dessa vitamina em conjunto com outros nutrientes, importantes para o metabolismo da homocisteína e também necessários para a síntese de neurotransmissores, tem se mostrado efetiva ao minimizar a sintomatologia da depressão.[1,20]

Vitamina B_6 e controle da êmese

A vitamina B_6 é comumente prescrita para controle de náuseas e vômitos que ocorrem durante a gestação, apresentando-se como alternativa não medicamentosa segura para a redução dos sintomas indesejados.[28,79] Dessa maneira, muitas medicações cujo objetivo é minimizar a êmese durante a gestação incluem a vitamina B_6 em sua composição, embora os mecanismos ainda não estejam bem elucidados.

Apesar de não haver relação direta entre o estado nutricional em relação à vitamina B_6 e a incidência de náuseas e vômitos na gestação,[15] a suplementação com essa vitamina se mostrou eficiente em reduzir a intensidade dos sintomas, bem como sua frequência.[29,59,66,73]

As doses de vitamina B_6 mais utilizadas em estudos que observaram benefícios da suplementação variam entre 10 e 50 mg/dia,[28,29,59,66,73] embora Ebrahimi et al.[15] sugiram que doses de até 500 mg por dia possam ser usadas sem efeitos colaterais e sem comprometer o desenvolvimento fetal.

Vitamina B_6 e hiperoxalúria

O principal componente dos cálculos renais é o oxalato de cálcio, correspondendo a aproximadamente 60% das urolitíases. Nesse sentido, a hiperoxalúria consiste em importante fator de risco para o desenvolvimento de litíase renal.[30,53]

Na hiperoxalúria secundária, o oxalato consumido por meio da alimentação pode contribuir em até 50% com a excreção urinária deste; entretanto, a concentração aumentada dessa substância na urina também pode ser decorrente de sua maior absorção no intestino ou da produção endógena excessiva. O oxalato urinário produzido endogenamente é derivado da quebra de ácido ascórbico e, também, da conversão de glioxilato a oxalato pela enzima lactato desidrogenase (Figura 25.6).[53]

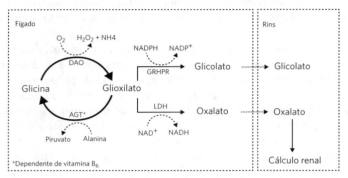

Figura 25.6 Metabolismo do oxalato.

AGT: alanina-glioxilato aminotransferase; DAO: D-aminoácido oxidase; GRHPR: glioxilato redutase/hidroxipiruvato redutase; LDH: lactato desidrogenase; O_2: oxigênio; H_2O_2: peróxido de hidrogênio; NH_4: amônia; NADPH: nicotinamida adenina dinucleotídeo fosfato reduzida; $NADP^+$: nicotinamida dinucleotídeo fosfato; NAD^+: nicotinamida adenina dinucleotídeo; NADH: nicotinamida adenina dinucleotídeo reduzida.

Fonte: adaptada de Danpure.[12]

A hiperoxalúria primária é decorrente de um erro inato do metabolismo e pode ser classificada em tipo 1 e tipo 2. No tipo 1, diferentes mutações no gene da alanina-glioxilato aminotransferase provocam redução da atividade dessa enzima hepática, o que resulta no acúmulo de glioxilato, que, por sua vez, pode ser substrato para a enzima lactato desidrogenase. Já no tipo 2, forma mais branda da doença, observa-se atividade diminuída da enzima glioxilato redutase/hidroxipiruvato redutase, o que resulta em maior quantidade de glioxilato disponível para conversão em oxalato pela lactato desidrogenase.[26]

O piridoxal 5'-fosfato é cofator para a alanina-glioxilato aminotransferase, enzima envolvida na conversão alternativa de glioxilato à glicina. Dessa maneira, a suplementação de piridoxina otimiza o metabolismo alternativo do glioxilato, reduzindo a formação de oxalato. Doses recomendadas variam entre 5 e 20 mg/kg/dia, sem exceder 1 g/dia para adultos.[8] Os pacientes com hiperoxalúria secundária e com hiperoxalúria primária do tipo 1 podem se beneficiar desse tratamento, enquanto os indivíduos com hiperoxalúria primária tipo 2 não respondem a essa intervenção.[5,26,48,53]

Erros inatos do metabolismo responsivos à vitamina B_6

Epilepsia sensível à piridoxina (enzima alfa-aminoadípico semialdeído desidrogenase)

A epilepsia sensível à piridoxina é uma doença autossômica recessiva rara, caracterizada clinicamente pela presença de múltiplas convulsões, que podem iniciar no período pré-natal, quando de início precoce ou, raramente, até os 3 anos de idade, quando de início tardio. Essas convulsões repetidas podem ser acompanhadas por alterações gastrintestinais, como distensão abdominal e vômitos, além de irritabilidade, hipotermia e acidose metabólica. Como consequência das crises convulsivas, o indivíduo pode apresentar alterações cognitivas importantes. Nesse sentido, acredita-se que quanto mais tarde o início das convulsões e quanto mais rapidamente diagnosticada a causa e realizado o tratamento, menores os efeitos deletérios no desenvolvimento do bebê.[58] Independentemente da época em que as crises epiléticas comecem, uma característica importante dessa doença é a incapacidade do neonato em responder à terapia medicamentosa antiepilética; entretanto, a crise é de imediato responsiva a 100 mg de piridoxina intravenosa. Desse modo, é rotina clínica realizar um teste de dependência à piridoxina nos casos em que as crises não cessam com as medicações e têm início antes dos 2 anos de idade.[25,55,77] Nessa situação, a administração de piridoxina durante monitoramento por eletroencefalograma mostrará melhora imediata da atividade cerebral.[55,77]

A principal causa da epilepsia sensível à piridoxina está relacionada a mutações no gene *ALDH7A1*, localizado na região cromossômica 5q31, que codifica a enzima alfa-aminoadípico-semialdeído-desidrogenase (alfa-AASA desidrogenase), a qual participa do catabolismo da lisina. Diversas mutações nesse gene já foram identificadas e todas refletem menor atividade da enzima.[4,57,68] Como consequência, o indivíduo apresenta acúmulo de alfa-AASA e de delta-1-piperideína-6-carboxilato (P6C). Esse segundo me-

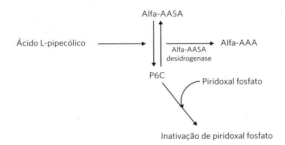

Figura 25.7 Catabolismo do ácido pipecólico.
alfa-AASA: alfa-aminoadípico-semialdeído; alfa-AAA: ácido alfa-aminoadípico;
P6C: delta-1-piperideína-6-carboxilato
Fonte: Farrant et al.[17] e Mills et al.[46]

tabólito se condensa com o piridoxal 5'-fosfato, inativando-o e, dessa maneira, a síntese de GABA e de outros neurotransmissores fica diminuída (Figura 25.7).[45,46,56]

O tratamento com piridoxina deve ser realizado durante toda a vida, e as doses mais utilizadas ficam em torno de 15 mg/kg/dia até 500 mg/dia. A suspensão desse tratamento por mais de nove dias pode provocar o retorno das crises convulsivas.[22,55,77] Sugere-se também dieta restrita em lisina, a fim de reduzir seus metabólitos tóxicos, e a suplementação com L-arginina, objetivando criar competitividade para o transporte de lisina e subsequente redução no acúmulo de alfa-AASA.[39]

Epilepsia sensível ao piridoxal 5'-fosfato

A deficiência em piridox(ami)ina-fosfato oxidase causada por 17 mutações autossômicas recessivas já identificadas no gene que codifica essa enzima foi descrita inicialmente por Mills et al.[47] ao observarem crianças que apresentavam epilepsia neonatal. As crises convulsivas eram resistentes à administração de drogas anticonvulsivantes e, também, de piridoxina, mas respondiam ao tratamento com piridoxal 5'-fosfato, sugerindo atividade reduzida da enzima piridoxi(ami)na-fosfato oxidase,[47] já que essa catalisa a oxidação de piridoxamina 5'-fosfato e de piridoxina 5'-fosfato a piridoxal 5'-fosfato.[62] O gene da enzima piridox(ami)ina-fosfato oxidase tem localização cromossômica 17q21.2, e mutações em diferentes regiões foram identificadas, todas refletindo menor atividade da enzima.[21,47]

Assim como na epilepsia sensível à piridoxina, os indivíduos que apresentam epilepsia em virtude de atividade reduzida da piridox(ami)ina-fosfato oxidase devem ser tratados de forma contínua com vitamina B_6, porém especificamente na forma de piridoxal 5'-fosfato,[22,47] em doses que podem variar entre 30 e 60 mg/kg/dia, podendo chegar a 100 mg/kg/dia.[39]

Hiperprolinemia tipo 2 (enzima delta-1-pirrolina-5-carboxilato desidrogenase)

A hiperprolinemia tipo 2 é uma doença autossômica recessiva causada pela deficiência na enzima delta-1-pirrolina-5-carboxilato desidrogenase (P5C desidrogenase), que resulta em alteração do metabolismo da prolina. Como consequência, tem-se acúmulo de P5C, que se condensa com o piridoxal 5'-fosfato, impedindo sua ação como cofator (Figura 25.8).[17,77] A deficiência na enzima P5C desidrogenase também acarreta aumento da prolina plasmática e urinária, bem como acúmulo de 4-hidroxiprolina e glicina na urina. Esses metabólitos são avaliados para a realização do diagnóstico.[74-76]

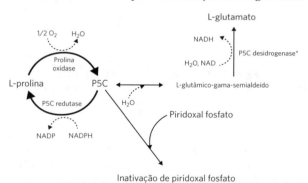

Figura 25.8 Catabolismo da prolina em pacientes com hiperprolinemia tipo II.
*Enzima deficiente na hiperprolinemia tipo II; P5C: delta-1-pirrolina-5-carboxilato; P5C redutase: delta-1-pirrolina-5-carboxilato redutase; P5C desidrogenase: delta-1-pirrolina-5-carboxilato desidrogenase; O_2: oxigênio; H_2O: água; NAD: nicotinamida adenina dinucleotídeo; NADH: nicotinamida adenina dinucleotídeo reduzida; NADP: nicotinamida adenina dinucleotídeo fosfato; NADPH: nicotinamia adenina dinucletídeo fosfato reduzida
Fonte: adaptada de Farrant et al.[17]

Clinicamente, a doença se caracteriza pela presença de convulsões e pelo desenvolvimento de encefalopatia na infância, embora alguns indivíduos sejam assintomáticos.[74] Bioquimicamente, indivíduos acometidos por hiperprolinemia tipo 2 apresentam aumento de prolina plasmática e de delta-1-pirrolina-5-carboxilato urinário, além de diminuição da atividade de P5C desidrogenase em leucócitos e fibroblastos da pele.[39]

Uma vez que o excesso de P5C se condensa com piridoxal 5'-fosfato em grande proporção, acredita-se que os indivíduos com hiperprolinemia tipo 2 tenham necessidades aumentadas de vitamina B_6 e estejam sempre em alto risco de deficiência em piridoxina.[17]

Hipofosfatasia

A família de enzimas fosfatases alcalinas é composta por quatro isoformas, três das quais específicas (placentária, intestinal e de células germinativas) e uma tecidual não específica. As isoformas específicas têm como função catalisar a hidrólise de fosfomonoésteres com a liberação de fosfato inorgânico, e a enzima não específica apresenta papel fundamental para a mineralização óssea por ser mais abundante nos rins, no fígado e nos ossos.[52]

Na hipofosfatasia, a atividade da fosfatase alcalina não específica está reduzida em virtude das mutações no gene que a codifica (*ALPL*), localizado na região cromossômica 1p36.1-34. Mais de 200 mutações diferentes já foram identificadas no gene *ALPL*, resultando em alta variabilidade de genótipos.[42] A principal alteração clínica apresentada pelos pacientes acometidos por essa doença se refere aos problemas de mineralização óssea, que podem surgir na infância ou na fase adulta.[78]

A fosfatase alcalina tem papel relevante no metabolismo da vitamina B_6, visto que essa enzima é necessária para a hidrólise do piridoxal 5'-fosfato, permitindo que essa molécula passe pela barreira hematoencefálica e entre nas células. Dessa forma, em casos de deficiência na enzima, ocorre menor disponibilidade do cofator para a síntese de neurotransmissores como o GABA. Assim, quando esses pacientes apresentam crises epiléticas, a suplementação com vitamina B_6 se mostra eficiente em minimizar as anormalidades encefalográficas.[52]

REFERÊNCIAS

1. Almeida OP, Marsh K, Alfonso H, Flicker L, Davis TM, Hankey GJ. B-vitamins reduce the long-term risk of depression after stroke: the VITATOPS-DEP trial. Ann Neurol. 2010;68(4):503-10.
2. Ball GFM. Vitamin B6. In: Ball GFM, editor. Vitamin: their role in the human body. London: Blackwell; 2004. p. 310-23.
3. Ball GFM. Vitamin B6. In: Ball GFM. Vitamins in foods: analysis, bioavailability, and stability. Boca Raton: Taylor & Francis Group; 2006.
4. Bennett CL, Chen Y, Hahn S, Glass IA, Gospe SM Jr. Prevalence of ALDH7A1 mutations in 18 North American pyridoxine-dependent seizure (PDS) patients. Epilepsia. 2009;50(5):1167-75.
5. Bobrowski AE, Langman CB. The primary hyperoxalurias. Semin Nephrol. 2008;28(2):152-62.
6. Borst AJ, Tchapyjnikov D. B6 and bleeding: a case report of a novel vitamin toxicity. Pediatrics. 2018;141(s5):e20172039.
7. Bottiglieri T. Homocysteine and folate metabolism in depression. Progr Neuropsychopharmacol Biol Psychiatry. 2005;29:1103-12.
8. Bouzidi H, Majdoub A, Daudon M, Najjar MF. Hyperoxalurie primitive une revue de la littérature. Primary hyperoxaluria: A review. Nephol Ther. 2016;12(6):431-6.
9. Cardoso IL. Homocisteína e doença cardiovascular. Revista da Faculdade de Ciências da Saúde. 2009;6:198-206.
10. Clayton PT. B6-responsive disorders: a model of vitamin dependency. J Inherit Metab Dis. 2006;29(2-3):317-26.
11. Combs GF. The vitamins: fundamental aspects in nutrition and health. Ithaca: Elsevier; 2008.

12. Danpure CJ. Primary hyperoxaluria type 1: AGT mistargeting highlights the fundamental differences between the peroxisomal and mitochondrial protein import pathways. Biochim Biophys Acta. 2006;1763(12):1776-84.
13. Depeint F, Bruce WR, Shangari N, Mehta R, O'Brien PJ. Mitochondrial function and toxicity: role of B vitamins on the one-carbon transfer pathways. Chem Biol Interact. 2006;163(1-2):113-32.
14. Di Giovanni G, Esposito E, Di Matteo V. Role of serotonin in central dopamine dysfunction. CNS Neurosci Ther. 2010;16(3):179-94.
15. Ebrahimi N, Maltepe C, Einarson A. Optimal management of nausea and vomiting of pregnancy. Int J Womens Health. 2010;2:241-8.
16. FAO – Food and Agriculture Organization, WHO – World Health Organization. Thiamin, riboflavin, niacin, vitamin B6, pantothenic acid and biotin Human vitamin and mineral requirements. In: FAO/WHO. Human vitamin and mineral requirements. Rome: Food and Nutrition Division; 2001. p. 27-51.
17. Farrant RD, Walker V, Mills GA, Mellor JM, Langley GJ. Pyridoxal phosphate de-activation by pyrroline-5-carboxylic acid. J Biol Chem. 2001;276(18):15107-16.
18. Fitzpatrick TB, Amrhein N, Kappes B, Macheroux P, Tews I, Raschle T. Two independent routes of de novo vitamin B6 biosynthesis: not that different after all. Biochem J. 2007;407(1):1-13.
19. Fitzpatrick TB, Moccand C, Roux C. Vitamin B6 biosynthesis: charting the mechanistic landscape. Chem Bio Chem. 2010;11(9):1185-93.
20. Ford AH, Flicker L, McCaul K, van Bockxmeer F, Hegarty S, Hirani V et al. The B-VITAGE trial: a randomized trial of homocysteine lowering treatment of depression in later life. Trials. 2010;11:1-8.
21. Gospe SM Jr. Pyridoxine-dependent epilepsy and pyridoxine phosphate oxidase deficiency: unique clinical symptoms and non-specific EEG characteristics. Dev Med Child Neurol. 2010;52(7):599-604.
22. Gospe SM. Pyridoxine-dependent seizures: findings from recent studies pose new questions. Pediatr Neurol. 2002;26(3):181-5.
23. Head KA. Peripheral neuropathy: pathogenic mechanisms and alternative therapies. Altern Med Rev. 2006;11(4):294-329.
24. Hellmann H, Mooney S. Vitamin B6: a molecule for human health? Molecules. 2010;15(1):442-59.
25. Hoffmann GF, Schmitt B, Windfuhr M, Wagner N, Strehl H, Bagci S et al. Pyridoxal 5'-phosphate may be curative in early-onset epileptic encephalopathy. J Inherit Metab Dis. 2007;30(1):96-9.
26. Hoppe B, Beck BB, Milliner DS. The primary hyperoxalurias. Kidney Int. 2009;75(12):1264-71.
27. Institute of Medicine. Dietary reference intakes for thiamin, riboflavin, niacin, vitamin B6, folate, vitamin B12, pantothenic acid, biotin, and choline. Washington, DC: National Academy of Press; 1998.
28. Jamigorn M, Phupong V. Acupressure and vitamin B6 to relieve nausea and vomiting in pregnancy: a randomized study. Arch Gynecol Obstet. 2007;276(3):245-9.
29. Jewell D, Young G. Withdrawn: interventions for nausea and vomiting in early pregnancy. Cochrane Database Syst Rev. 2010;(9):CD000145.
30. Johri N, Cooper B, Robertson W, Choong S, Rickards D, Unwin R. An update and practical guide to renal stone management. Nephron Clin Pract. 2010;116(3):c159-71.
31. Jortner BS. Mechanisms of toxic injury in the peripheral nervous system: neuropathologic considerations. Toxicol Pathol. 2000;28(1):54-69.
32. Kim JM, Stewart R, Kim SW, Yang SJ, Shin IS, Yoon JS. Predictive value of folate, vitamin B12 and homocysteine levels in late-life depression. Br J Psychiatry. 2008;192(4):268-74.
33. Kohlmeier M. Water-soluble vitamins and non-nutrients. In: Köhlmeier M. Nutrient metabolism. London: Academic Press; 2006. p. 539-642.
34. Komatsu S, Yanaka N, Matsubara K, Kato N. Antitumor effect of vitamin B6 and its mechanisms. Biochim Biophys Acta. 2003;1647(1-2):127-30.
35. Leonard JV. Recent advances in amino acid and organic acid metabolism. J Inherit Metab Dis. 2007;30(2):134-8.
36. Lichtman MA, Beutler E, Kaushansky K, Kipps TJ, Seligsohn U, Prchal J. Williams hematology. New York: McGraw Hill Medical; 2006.
37. Mackey AD, Davis SR, Gregory III JF. Vitamina B6. In: Shills ME, Shike M, Ross AC, Caballero B, Cousins RJ. Nutrição moderna na saúde e na doença. 10. ed. Barueri: Manole; 2009. p. 485-94.

38. Maggini S, Wintergerst ES, Beveridge S, Hornig DH. Selected vitamins and trace elements support immune function by strengthening epithelial barriers and cellular and humoral immune responses. Br J Nutr. 2007;98(Suppl 1):S29-35.
39. Mastrangelo M. Actual insights into treatable inborn errors of metabolism causing epilepsy. J Pediatr Neurosci. 2018;13(1):13-23.
40. Matxain JM, Padro D, Ristilä M, Strid A, Eriksson LA. Evidence of high *OH radical quenching efficiency by vitamin B6. J Phys Chem B. 2009;113(29):9629-32.
41. Matxain JM, Ristilä M, Strid A, Eriksson LA. Theoretical study of the antioxidant properties of pyridoxine. J Phys Chem A. 2006;110(48):13068-72.
42. Mentrup B, Marschall C, Barvencik F, Amling M, Plendl H, Jakob F et al. Functional characterization of a novel mutation localized in the start codon of the tissue-nonspecific alkaline phosphatase gene. Bone. 2011;48(6):1401-8.
43. Merete C, Falcon LM, Tucker KL. Vitamin B6 is associated with depressive symptomatology in Massachusetts elders. J Am Coll Nutr. 2008;27(3):421-7.
44. Merrill Jr AH, Burnham FS. Vitamin B-6. In: Brown ML. Present knowledgment in nutrition. Washington, DC: International Life Sciences Institute; 1992. p. 155-61.
45. Millet A, Salomons GS, Cneude F, Corne C, Debillon T, Jakobs C et al. Novel mutations in pyridoxine-dependent epilepsy. Eur J Pediatr Neurol 2011;15(1):74-7.
46. Mills PB, Struys E, Jakobs C, Plecko B, Baxter P, Baumgartner M et al. Mutations in antiquitin in individuals with pyridoxine-dependent seizures. Nat Med. 2006;12(3):307-9.
47. Mills PB, Surtees RA, Champion MP, Beesley CE, Dalton N, Scambler PJ et al. Neonatal epileptic encephalopathy caused by mutations in the PNPO gene encoding pyridox(am)ine 5'-phosphate oxidase. Hum Mol Genet. 2005;14(8):1077-86.
48. Monico CG, Rossetti S, Olson JB, Milliner DS. Pyridoxine effect in type I primary hyperoxaluria is associated with the most common mutant allele. Kidney Int. 2005;67(5):1704-9.
49. Monnier VM. Interventions against the Maillard reaction in vivo. Arch Biochem Biophys. 2003;419(1):1-15.
50. Monograph. Vitamin B6 (pyridoxine, pyridoxal-5-phosphate). Altern Med Rev. 2001;6(1): 87-92.
51. Mooney S, Leuendorf J, Hendrickson C, Hellmann H. Vitamin B6: a long known compound of surprising complexity. Molecules. 2009;14(1):329-51.
52. Mornet E. Hypophosphatasia. Best Pract Res Clin Rheumatol. 2008;22(1):113-27.
53. Ortiz-Alvarado O, Miyaoka R, Kriedberg C, Moeding A, Stessman M, Monga M. Pyridoxine and dietary counseling for the management of idiopathic hyperoxaluria in stone-forming patients. Urology. 2011;77(5):1054-8.
54. Paniz C, Grotto D, Schmitt GC, Valentini J, Schott KL, Pomblum VJ et al. Fisiopatologia da deficiência de vitamina B12 e seu diagnóstico laboratorial. J Bras Patol Med Lab. 2005;41(5):323-34.
55. Pearl PL. New treatment paradigms in neonatal metabolic epilepsies. J Inherit Metab Dis. 2009;32(2):204-21.
56. Pearl PL, Capp PK, Novotny EJ, Gibson KM. Inherited disorders of neurotransmitters in children and adults. Clin Biochem. 2005;38(12):1051-8.
57. Plecko B, Paul K, Paschke E, Stoeckler-Ipsiroglu S, Struys E, Jakobs C et al. Biochemical and molecular characterization of 18 patients with pyridoxine dependent epilepsy and mutations of the antiquin (ALDH7A1) gene. Hum Mutat. 2007;28(1):19-26.
58. Rooy RLP, Halbertsma FJ, Struijs EA, van Spronsen FJ, Lunsing RJ, Schippers HM et al. Pyridoxine dependent epilepsy: Is late onset a predictor for favorable outcome? Eur J Paedr Neurol. 2018;22(4):662-6.
59. Sahakian V, Rouse D, Sipes S, Rose N, Niebyl J. Vitamin B6 is effective therapy for nausea and vomiting of pregnancy: a randomized, double-blind placebo-controlled study. Obstet Gynecol. 1991;78(1):33-6.
60. Said ZM. Recent advances in carrier-mediated intestinal absorption of water-soluble vitamins. Annu Rev Physiol. 2004;66:419-46.
61. Said ZM, Subramanian VS, Vaziri ND, Said HM. Pyridoxine uptake by colonocytes: a specific and regulated carrier-mediated process. Am J Cell Physiol. 2008;294(5):C1192-7.
62. Salvo ML, Contestabile R, Safo MK. Vitamin B6 salvage enzymes: mechanism, structure and regulation. Biochim Biophys Acta. 2011;1814(11):1597-608.

63. Sanders T, Emery P. Vitamins. In: Sanders T, Emery P. Molecular basis of human nutrition. London: Taylor & Francis; 2003. p. 101-4.
64. Skarupski KA, Tangney C, Li H, Ouyang B, Evans DA, Morris MC et al. Longitudinal association of vitamin B-6, folate, and vitamin B-12 with depressive symptoms among older adults over time. Am J Clin Nutr. 2010;92(2):330-5.
65. Spinneker A, Sola R, Lemmen V, Castillo MJ, Pietrzik K, González-Gross M. Vitamin B6 status, deficiency and its consequences – an overview. Nutr Hosp. 2007;22(1):7-24.
66. Sripramote M, Lekhyananda N. A randomized comparison of ginger and vitamin B6 in the treatment of nausea and vomiting of pregnancy. J Med Assoc Thai. 2003;86(9):846-53.
67. Stahl SM. Essential psychopharmacology: neuroscientific basis and practical application. Cambridge: Cambridge University; 2002.
68. Striano P, Battaglia S, Giordano L, Capovilla G, Beccaria F, Struys EA et al. Two novel ALDH7A1 (antiquitin) splicing mutations associated with pyridoxine-dependent seizures. Epilepsia. 2009;50(4):933-6.
69. Tolmunen T, Hintikka J, Ruusunen A, Voutilainen S, Tanskanen A, Valkonen VP et al. Dietary folate and the risk of depression in Finnish middle-aged men. Psychother Psychosom. 2004;73(6):334-9.
70. Tsuge H, Hotta N, Hayakawa T. Effects of vitamin B-6 on (n-3) polyunsaturated fatty acid metabolism. J Nutr. 2000;130(2S Suppl):333S-4S.
71. Ueland PM, Ulvik A, Rios-Avila L, Midttun O, Gregogy JF. Direct and functional biomarkers of vitamin B6 status. Annu Rev Nutr. 2015;35:33-70.
72. Van Hunsel F, van de Koppel S, van Puijenbroek E, Kant A. Vitamin B6 in health supplements and neuropathy: case series assessment of spontaneously reported cases. Drug Saf. 2018.
73. Vutyavanich T, Wongtra-ngan S, Ruangsri R. Pyridoxine for nausea and vomiting of pregnancy: a randomized, double-blind, placebo-controlled trial. Am J Obstet Gynecol. 1995;173(3 Pt 1):881-4.
74. Walker V. N-(pyrrole-2-carboxyl) glycine a diagnostic marker of hyperprolinaemia type II: mass spectra of trimethylsilyl derivatives. Clin Chim Acta. 2009;405(1-2):153-4.
75. Walker V, Mills GA, Peters SA, Merton WL. Fits, pyridoxine, and hyperprolinaemia type II. Arch Dis Child. 2000;82(3):236-7.
76. Walker V, Mills GA, Mellor JM, Langley GJ, Farrant RD. A novel pyrroline-5-carboxylic acid and acetoacetic acid adduct in hyperprolinaemia type II. Clin Chim Acta. 2003;331(1-2):7-17.
77. Wang H, Kuo M. Vitamin B6 related epilepsy during childhood. Chang Gung Med J. 2007;30(5):396-401.
78. Wei KW, Xuan K, Liu YL, Fang J, Ji K, Wang X. Clinical, pathological and genetic evaluations of Chinese patients with autosomal-dominant hypophosphatasia. Arch Oral Biol. 2010;55(12):1017-23.
79. Zachary AF, Robert DS, Austin GB. Practical selection of antiemetics. Am Fam Physician. 2004;69(5):1169-74.
80. Zhao L, Shu X, Li H, Gao J, Han L, Wang J et al. Prospective cohort studies of dietary vitamin B6 intake and risk of cause-specific mortality. Clin Nutr. 2018.

26

Vitamina B$_{12}$

DENISE MAFRA
MILENA BARCZA STOCKLER PINTO
BÁRBARA RITA CARDOSO

INTRODUÇÃO

A vitamina B$_{12}$, isolada por Smith em 1948,[35] também é conhecida como cobalamina, um micronutriente essencial que é sintetizado apenas por micro-organismos. A estrutura da cobalamina foi descoberta por Hodgkin[18] e tem peso molecular de aproximadamente 1.300 a 1.500 Da.[12]

A estrutura química da vitamina B$_{12}$ é a mais complexa dentre as vitaminas, apresentando um átomo central de cobalto, que é circundado por um anel tetrapirrólico – um grupo nucleotídico que consiste na base 5,6-dimetilbenzimidazol – e uma ribose fosforilada esterificada com 1-amino, 2-propanol.[12,31] Esse grupo se chama cobalamina e pode apresentar diferentes ligantes, que determinarão a nomenclatura específica: água (aquacobalamina), cianeto (cianocobalamina), hidroxil (hidroxicobalamina), metil (metilcobalamina) e S-deoxiadenosina (deoxiadenosilcobalamina). Quimicamente, o termo B$_{12}$ engloba hidroxicobalamina e cianocobalamina, embora usualmente as outras formas químicas também sejam incluídas (Figura 26.1).[31]

A cianocobalamina é a forma mais estável de B$_{12}$, sendo comumente utilizada pela indústria na elaboração dos suplementos alimentares. Essa vitamina é termoestável; entretanto, a exposição à luz causa a dissociação do grupo cianeto, com consequente formação da hidroxicobalamina. Essa reação fotolítica não implica redução da atividade da vitamina.[3]

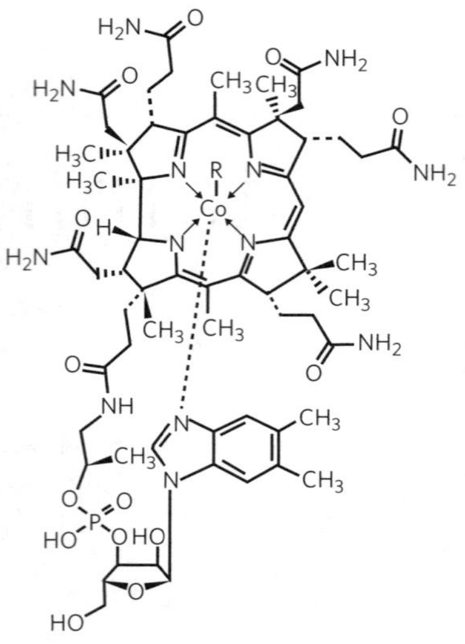

Figura 26.1 Estrutura da cobalamina.

Fonte: Dali-Youcef e Andrès.[10]

IMPORTÂNCIA BIOLÓGICA

Nas células, a vitamina B_{12} está envolvida na reparação e na síntese de mielina, com o metabolismo de ácidos nucleicos e com a transferência de grupos metil, pois é cofator para duas enzimas: a metionina sintase, que necessita da cobalamina na forma de metil, e a L-metilmalonil-CoA mutase, dependente de 5'-deoxiadenosilcobalamina (adenosil B_{12}). Dessa maneira, a vitamina B_{12} também é essencial para a formação e a regeneração de eritrócitos e para o metabolismo energético.[11,39]

Metionina sintase

A metionina sintase é a enzima-chave no metabolismo do folato. Essa vitamina é predominantemente encontrada na circulação na forma de metiltetra-hidrofolato, a qual pode ser captada pelas células. Entretanto, necessita ser imediatamente conjugada com moléculas de glutamato para que seja retida dentro da célula e, assim, possa transportar moléculas com um carbono para a síntese de bases nitrogenadas e de metionina. Porém, o metiltetra-hidrofolato não é conjugável e necessita ser metabolizado a tetra-hidrofolato. Nessa reação, catalisada pela enzima metionina sintase, dependente de metilcobalamina, o grupo metil é transferido para a homocisteína, gerando metionina e tetra-hidrofolato. Após a metilação da homocisteína, a metionina é convertida a S-adenosil-metionina (SAM) em reação catalisada pela enzima metionina adenosiltransferase. Subsequentemente, a SAM é metabolizada a S-adenosil-homocisteína (SAH) pelo processo de transmetilação, sendo, então, hidrolisada a homocisteína, completando o ciclo (Figura 26.2). Na deficiência em vitamina B_{12}, o folato não será conjugado, causando deficiência intracelular nessa vitamina. Do mesmo modo, a concentração de SAM ficará reduzida e as concentrações de homocisteína estarão aumentadas.[4,24,31]

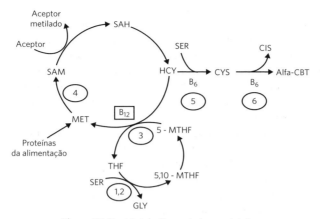

Figura 26.2   Metabolismo da homocisteína.

Enzimas envolvidas na catálise das reações: 1: serina hidroximetil transferase; 2: glicina descarboxilase; 3: metionina sintetase; 4: metionina adenosil transferase; 5: cistationina betassintetase; 6: gamacistationase; SER: serina; GLY: glicina; 5,10-MTHF: 5,10-metilenotetra-hidrofolato; 5-MTHF: 5-metil tetra-hidrofolato; THF: tetra-hidrofolato; MET: metionina; SAM: S-adenosil-metionina; Cys: cistationina; alfa-CTB: alfacetobutirato.

Fonte: Ng et al.[30]

L-metilmalonil-CoA mutase

A enzima L-metilmalonil-CoA mutase catalisa a conversão de L-metilmalonil-CoA para succinil-CoA, intermediário importante do ciclo do ácido cítrico ou ciclo de Krebs. Nesse ciclo, o propionil-CoA, proveniente da betaoxidação de ácidos graxos e da degradação dos esqueletos de carbono dos aminoácidos de cadeia ramificada, é convertido a D-metilmalonil-CoA, que sofre processo de racemização para conversão a L-metilmalonil-CoA. Na deficiência em vitamina B_{12}, a síntese de succinil-CoA está interrompida e a reação é desviada para a formação de ácido metilmalônico (MMA). Por conseguinte, observa-se aumento das concentrações de MMA e de ácido propiônico, o que acarreta acidose metabólica (Figura 26.3).[3,4,31]

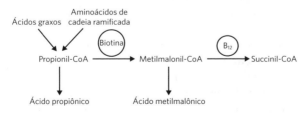

Figura 26.3   Metabolismo do metilmalonil-CoA.

Vitamina B_{12} e o sistema nervoso central

A SAM é a maior doadora de grupamentos metil do organismo humano e, por isso, é essencial para a síntese de poliaminas e para as reações de transmetilação, como aquelas necessárias no processo de síntese e de manutenção da mielina. Além disso, a síntese da colina também depende da vitamina B_{12}, ainda que de maneira indireta. A síntese *de novo* de colina, que tem atividade relacionada com a memória e também com o sistema nervoso simpático, tem início na descarboxilação da serina para formar etanolamina, por reação dependente de vitamina B_6. Na sequência, esse componente é progressivamente metilado e, assim, essas etapas se tornam dependentes de metilcobalamina e de folato para a síntese de metionina. Nesse sentido, a deficiência em vitamina B_{12} está relacionada com problemas de mielinização e de neurotransmissão, o que pode acarretar em encefalopatia e mielopatia.[4,36]

A deficiência em vitamina B_{12} implica também aumento das concentrações de homocisteína, que apresenta papel neurotóxico por promover a excitotoxicidade e aumentar a produção de radicais livres no sistema nervoso central, além de causar danos ao endotélio.[5,16,17] Anormalidades no sistema nervoso central decorrentes da deficiência em B_{12} também se relacionam com a síntese excessiva de MMA,[26,36] e sugere-se que o MMA acumulado iniba a formação da bainha de mielina por competir com a malonil-CoA na síntese de lipídios.[4]

Dessa maneira, muitos estudos sugerem que a deficiência em vitamina B_{12}, ainda que subclínica, possa estar relacionada com depressão, declínio cognitivo, doença de Alzheimer e outras doenças psiquiátricas.[14,30,33,37] A deficiência nutricional em vitamina B_{12} está associada à inflamação nessas condições, visto que doenças neurodegenerativas são, em sua maioria, doenças inflamatórias. Estudos relatam que concentrações de B_{12} abaixo do ideal exacerbariam a neurodegeneração, acelerando a inflamação. Além disso, a homocisteína aumentada, presente nessas doenças, está também associada à hipometilação do DNA.[25]

FONTES ALIMENTARES E BIODISPONIBILIDADE

Apenas membros do reino *Archaea* e certas bactérias são capazes de sintetizar a cobalamina, o que pode ocorrer por duas vias alternativas: a via aeróbica, que tem sido estudada em espécies de *Pseudomonas denitrificans*, e a anaeróbica, em *Propionibacterium shermanii* e *Salmonella typhimurium*.[27] Os micro-organismos presentes no intestino humano também sintetizam vitamina B_{12}, porém, a maior concentração de bactérias no intestino está no cólon, local em que a B_{12} é pouco absorvida e, assim, as fezes humanas podem conter alta concentração dessa vitamina.[4]

A contaminação dos alimentos pela vitamina B_{12} contida no solo, associada à atividade das bactérias ali presentes, é a principal forma de transporte da vitamina pela cadeia alimentar até chegar aos animais do topo, como os humanos. Da mesma forma, camarões e ostras, ao se alimentarem de micro-organismos, armazenam a vitamina B_{12} e fornecem-na aos outros animais que os consumirem.[4]

Assim, alimentos de origem animal, como produtos lácteos, carnes, fígado, peixes e ovos são as únicas fontes naturais de vitamina B_{12}, pois adquirem a vitamina indiretamente das bactérias (Tabela 26.1).[41] As únicas fontes alimentares de vitamina B_{12} de origem vegetal são as algas, como a *nori* (*Porphyra tenera* e *Spirulina*), que contêm grandes quantidades da vitamina.[4,28] Entretanto, a biodisponibilidade da vitamina encontrada nesses vegetais é questionável.[4]

VITAMINA B12

Tabela 26.1 Conteúdo de vitamina B_{12} em alimentos

Alimentos	Peso (g)	Vitamina B_{12} (µg)
Bife de fígado cozido	100	112
Mariscos ao vapor	100	99
Ostras cozidas	100	27
Fígado de frango cozido	100	19
Ostras cruas	100	16
Coração cozido	100	14
Arenque cozido	100	10
Caranguejo cozido	100	9
Truta cozida	100	5
Salmão cozido	100	2,8
Carne bovina cozida	100	2,5
Carneiro cozido	100	2,4
Atum cozido	100	1,8
Camarão cozido	100	1,5
Iogurte baixo teor de gordura	245	1,4
Leite desnatado	245	0,93
Leite integral	245	0,87
Queijo *cottage*	28,4	0,80
Carne de porco cozida	100	0,60
Ovo cozido	50	0,49
Frango cozido (carne clara)	100	0,36
Frango cozido (carne escura)	100	0,32
Queijo *cheddar*	28,4	0,24

Fonte: Hands.[15]

A vitamina B_{12} está presente nos alimentos sob diferentes formas. Nesse sentido, carnes e peixes contêm predominantemente adenosil e hidroxicobalamina; nos produtos lácteos, essas formas vitamínicas são encontradas junto à metilcobalamina.[3]

Poucos estudos foram realizados para avaliar a biodisponibilidade da vitamina B_{12} em diferentes alimentos. Evidências sugerem que uma refeição com 1,5 a 2,5 µg da vitamina satura os receptores localizados no íleo, o que limita, assim, a absorção. A biodisponibilidade da vitamina presente na carne de carneiro é de aproximadamente 60%, enquanto nos ovos e nas trutas esse valor não ultrapassa 45%. Já o fígado de boi, por apresentar alto teor de B_{12}, tem menor taxa de biodisponibilidade, em torno de 11%.[19]

DIGESTÃO, ABSORÇÃO, METABOLISMO E EXCREÇÃO

A absorção de vitamina B_{12} é um processo complexo. Essa vitamina ingerida via alimentar está associada a proteínas e, no estômago, sua liberação é dependente da secreção ácida e da pepsina. A vitamina B_{12} livre, então, se liga imediatamente à haptocorrina, uma mistura de glicoproteínas secretadas pelas células gástricas e pelas glândulas salivares. Essas glicoproteínas protegem a vitamina da desnaturação química no estômago. O pH ácido do estômago garante a alta afinidade da ligação entre B_{12} e haptocorrina e, quando esse complexo alcança o duodeno, a haptocorrina é hidrolisada pelas enzimas pancreáticas e a elevação do pH provoca aumento da afinidade da vitamina pelo fator intrínseco (FI). O FI é uma glicoproteína de 60 kDa secretada pelas células parietais do estômago e protege a vitamina B_{12} das enzimas pancreáticas. Na sequência, o complexo vitamina B_{12} e FI (vit. B_{12} – FI) é reconhecido pela cubilina, receptor coexpresso com a megalina, localizado nas células epiteliais do íleo distal. A vitamina B_{12} é então absorvida por endocitose, mecanismo responsável pela absorção de pelo menos 60% da cobalamina ingerida.[1,10,11]

Depois que a cobalamina é absorvida, dissocia-se do FI e liga-se a um de seus transportadores, transcobalamina II (holo-Tc) ou transcobalamina I, também denominada haptocorrina. A transcobalamina I carrega a maior parte da vitamina B_{12} circulante; entretanto, como não há receptores para esse transportador nas células, essa vitamina é indisponível. Por outro lado, a holo-Tc carrega a menor parte da cobalamina circulante (de 10 a 30%), mas é a responsável pelo transporte da vitamina para todas as células.[6,27]

A captação da cobalamina pelas células ocorre por endocitose, via interação do complexo holo-Tc e cobalamina com receptores celulares. Após a entrada na célula, a holo-Tc é digerida pelos lisossomos e parte da cobalamina servirá como cofator para as enzimas metionina sintase, que participa do catabolismo da homocisteína em metionina, e metil tetra-hidrofolato redutase, que participa da síntese de purinas e pirimidinas. Outra parte da vitamina é transferida para a mitocôndria, na qual é transformada em adenosil B_{12}, cofator da metilmalonil-CoA mutase, responsável pela formação de succinil-CoA a partir de metilmalonil-CoA, produtos do catabolismo de ácidos graxos (Figura 26.4).[10,23]

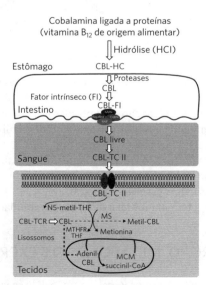

Figura 26.4 Metabolismo e bioquímica da cobalamina.

CBL: cobalamina; HC: haptocorrina; FI: fator intrínseco; CUBN: cubilina; AMN: proteína amnionless; RAP: proteína associada a receptor; TC II: transcobalamina II; TC IIR: receptor de transcobalamina II; THF: tetra-hidrofolato; MTHFR: metilenotetra-hidrofolato redutase; MS: metionina sintase; MCM: metilmalonil coenzima A mutase.

Fonte: adaptada de Vogel et al.[40]

VITAMINA B12

521

A excreção de vitamina B_{12} ocorre pelas fezes, sendo proveniente da síntese bacteriana, da bile e da porção não absorvida da alimentação. A quantidade de vitamina excretada diariamente é de aproximadamente 0,1 a 0,2% do estoque total corporal.[29]

RECOMENDAÇÕES DE INGESTÃO

A definição dos valores de ingestão dietética recomendada (*recommended dietary allowances* – RDA) de vitamina B_{12} se baseou na quantidade necessária para a manutenção do estado hematológico e das concentrações séricas normais de B_{12}. Assim, segundo o Institute of Medicine dos Estados Unidos, a dose diária de vitamina B_{12} necessária para o organismo é de 2,4 µg para adultos.[19] A recomendação para cada faixa etária encontra-se na Tabela 26.2.

Tabela 26.2 Recomendações de ingestão de vitamina B_{12} de acordo com o estágio de vida

Estágio de vida	EAR (µg/dia)	RDA (µg/dia)
0-6 meses	–	0,4 (AI)
7-12 meses	–	0,5 (AI)
1-3 anos	0,7	0,9
4-8 anos	1,0	1,2
9-13 anos	1,5	1,8
> 14 anos	2,0	2,4
Gestação	2,2	2,6
Lactação	2,4	2,8

AI: ingestão adequada; EAR: necessidade média estimada; RDA: ingestão dietética recomendada.
Fonte: Institute of Medicine.[19]

DEFICIÊNCIA E TRATAMENTO

As causas da deficiência em vitamina B_{12} podem ser classificadas em três categorias: redução da capacidade absortiva, aumento das necessidades e consumo insuficiente – causa mais observada entre os indivíduos que não consomem quaisquer fontes alimentares de origem animal.[13]

Os idosos apresentam alto risco de deficiência em cobalamina, visto que a capacidade absortiva dessa vitamina proveniente da alimentação é reduzida com a idade. Além disso, essa população comumente faz uso de medicamentos que inibem a secreção ácida no estômago (p. ex., inibidores da bomba de prótons e inibidores de receptores H_2). Tais drogas, ao interferirem negativamente sobre a secreção ácida, retardam a liberação de B_{12} da fração proteica dos alimentos. Do mesmo modo, esses medicamentos permitem o crescimento indesejado de bactérias no intestino, e isso pode acarretar em consumo da vitamina presente no lúmen intestinal por essa microbiota. Outras alterações no intestino, especialmente no íleo, também podem ser causa da deficiência de absorção da cobalamina, como cirurgias de ressecção, doença de Crohn e doença celíaca.[9,37]

A anemia perniciosa também se apresenta como causa importante da má absorção de B_{12}. Essa doença autoimune se caracteriza pela presença de anticorpos anti-FI e anticélulas parietais, que resultam em inibição de fatores fundamentais para a absorção de cobalamina. Associada a essa doença, tem-se a gastrite atrófica, consequência da destruição da mucosa oxíntica, com perda das células parietais, produtoras de FI e de ácido clorídrico.[22]

Outras condições, menos prevalentes, também podem ser causa da deficiência em B_{12}, como hipergastrinemia, cirurgia bariátrica, infecção por HIV, insuficiência pancreática crônica e terapia com radiação na pelve. Do mesmo modo, o uso crônico de drogas antidiabéticas, como fenformina e metformina, reduz a biodisponibilidade da cobalamina.[13]

A deficiência em cobalamina inibe a formação de purinas e pirimidinas, que são essenciais para síntese de RNA e DNA. Entretanto, em algumas condições, como no vegetarianismo ou veganismo, parece haver habilidade do organismo em reabsorver a vitamina B_{12} excretada na bile como forma de manter as necessidades básicas das células e, assim, retardar o aparecimento de sintomas mais graves e até evitar deficiência franca.[13]

Além disso, a deficiência em B_{12} pode promover aumento nas concentrações plasmáticas de homocisteína, uma vez que essa substância não pode ser convertida em metionina, o que pode resultar em hipometilação do DNA.[20] A metilação do DNA é um dos mecanismos de regulação epigenética que compreende processos naturais e cruciais para a homeostase celular.[34]

Dieta deficiente em B_{12} em roedores promoveu hipometilação acelerada do DNA e aumento da incorporação de uracila no genoma, o que interferiu diretamente na integridade genômica e aumentou o risco de carcinogênese.[7] De fato, a deficiência em vitamina B_{12} durante a gestação em camundongos resultou em aumento da tumorigênese intestinal na prole, provavelmente em razão de programação metabólica específica que, ao longo do tempo, resulta em hipometilação de oncogenes.[8] Além disso, análises *in vitro* que incorporam deficiência em B_{12} relataram hipometilação do DNA em células cancerígenas.[32]

As manifestações clínicas relacionadas com as anormalidades metabólicas decorrentes da redução da síntese de purinas e pirimidinas são anemia megaloblástica, excesso de homocisteína plasmática, defeitos neurológicos, malformações, aumento do risco de trombose e doença renal.[42] Além disso, parece que a deficiência em B_{12} também está relacionada ao retardo do crescimento intrauterino.[18]

O tratamento clássico para a deficiência em vitamina B_{12}, quando a causa não é a deficiência alimentar, é a administração intramuscular na de cianocobalamina. Estudos mostram que a administração de 1.000 mg/dia durante uma semana, seguidos por 1.000 mg/semana durante um mês, e depois uma injeção da mesma dose uma vez por mês é eficiente. Em casos em que a deficiência é nutricional, a suplementação de cianocobalamina cristalina tem sido utilizada por via oral ou nasal, com dose em torno de 1.000 mg/dia.[1,2,10]

AVALIAÇÃO DO ESTADO NUTRICIONAL

Vitamina B_{12} sérica

A avaliação das concentrações séricas de cobalamina é o teste mais utilizado para diagnosticar deficiência em vitamina B_{12}, por apresentar baixo custo e ser a mais conhecida. Entretanto, esse biomarcador não se distingue entre a vitamina biodisponível e aquela sem atividade e, por isso, esse parâmetro não apresenta alta especificidade. Além disso, as concentrações circulantes de cobalamina são influenciadas por vários fatores, como presença de doenças renais, alterações hepáticas e mieloproliferativas, além da concentração de seus transportadores. As concentrações séricas de B_{12} se alteram muito tardiamente em casos de depleção, o que limita o uso isolado desse parâmetro. Assim, sugere-se que ele seja utilizado em conjunto com outros biomarcadores, como a holo-Tc, o MMA ou a homocisteína.[10,13] De maneira geral, as concentrações séricas de cobalamina podem ser interpretadas da seguinte maneira:[6]

- \> 300 pg/mL: deficiência em cobalamina improvável.
- 200 a 300 pg/mL: valor limítrofe – deficiência em cobalamina possível.
- \< 200 pg/mL: deficiência em cobalamina (especificidade de 95 a 100%).

Holo-Tc

A determinação da holo-Tc plasmática é válida pelo fato de representar a vitamina B_{12} disponível para as células, ao contrário da avaliação das concentrações séricas de B_{12} total. A concentração de holo-Tc é o primeiro parâmetro a alterar em caso de deficiência em cobalamina e, assim, esse biomarcador se torna muito útil no monitoramento de populações com consumo alimentar subótimo. Apesar de haver alta correlação entre a vitamina B_{12} sérica e a holo-Tc, a avaliação das concentrações plasmáticas de holo-Tc ainda não é amplamente realizada em razão do custo do exame.[21,27]

Idade, sexo e etnia podem refletir em variações na concentração de holo-Tc e, por isso, os parâmetros de referência ainda necessitam ser mais bem avaliados. Do mesmo modo, insuficiência hepática ou renal pode refletir em alteração na holo-Tc circulante e, assim, esse parâmetro não terá validade.[31] Sugere-se o intervalo de referência de 200 a 400 pmol/L como adequado.[27]

Homocisteína

Concentrações elevadas de homocisteína podem ser decorrentes de menor disponibilidade de metilcobalamina como cofator da enzima metionina sintase para a conversão de homocisteína em metionina. Entretanto, o aumento de homocisteína também pode ocorrer por deficiência em outras vitaminas, como B_2, B_6 e, especialmente, folato.

Dessa maneira, apesar de a homocisteína se apresentar como biomarcador sensível, a deficiência em folato deve ser excluída antes do diagnóstico de deficiência em B_{12}.[13] Para isso, a associação dos valores de homocisteína com os de MMA permite distinguir entre a deficiência em cobalamina e em folato, visto que o MMA estará elevado somente na insuficiência de B_{12}.[31] Concentrações séricas adequadas de homocisteína variam entre 5 e 14 µmol/L.[6]

Ácido metilmalônico

A determinação das concentrações de MMA pode ser realizada no soro e na urina, e valores altos refletem deficiência no cofator adenosil-cobalamina para a conversão de L-metilmalonil-CoA em succinil-CoA. Esse biomarcador apresenta maior especificidade para avaliação da deficiência em B_{12} quando comparado à homocisteína, pois não sofre interferência do estado nutricional em relação a outras vitaminas, apesar de poder ser alterado em casos de insuficiência renal e hipovolemia.[6] Entretanto, ressalta-se que esse exame apresenta alto custo, tornando-o inviável em muitos casos.[6,38]

Não há consenso quanto aos valores de referência para MMA, e os estudos referem diferentes pontos de corte, que variam, habitualmente, entre 210 e 450 nmol/L.[6,10]

A deficiência em vitamina B_{12} é diagnosticada em alguns casos e, preferencialmente, por meio da associação de vários parâmetros, por exemplo, quando as concentrações séricas de cobalamina estão abaixo de 150 pmol/L e o indivíduo já apresenta alterações hematológicas; ou quando se obtêm valores séricos da vitamina abaixo de 150 pmol/L em duas análises realizadas em ocasiões distintas, ou quando as concentrações séricas de cobalamina estão inferiores a 150 pmol/L, juntamente a concentrações elevadas de homocisteína (> 13 μmol/L) e/ou de MMA (450 nmol/L), sem a presença de doença renal crônica e deficiência em folato e vitamina B_6.[6]

REFERÊNCIAS

1. Andrès E, Loukile NH, Noel E, Kaltenbach G, Abdelgheni MB, Perrin AE et al. Vitamin B12 (cobalamin) deficiency in elderly patients. CMAJ. 2004;(171):251-9.
2. Andrès E, Affenberger S, Vinzio S, Kurtz JE, Noel E, Kaltenbach G et al. Food-cobalamin malabsorption in elderly patients: clinical manifestations and treatment. Am J Med. 2005;118(10):1154-9.
3. Ball GFM. Vitamin B12. In: Ball GFM, editor. Vitamins: their role in the human body. Oxford: Blackwell; 2004. p. 383-91.
4. Basu TK, Dickerson JW. Vitamin B12 (cobalamins). In: Basu TK, Dickerson JW. Vitamin in human health and disease. Wallingford: CAB International; 1996. p. 106-24.
5. Bottiglieri T. Homocysteine and folate metabolism in depression. Prog Neuropsychopharmacol Biol Phychiatry. 2005;29(7):1103-12.
6. Chatthanawaree W. Biomarkers of cobalamin (vitamin B12) deficiency and its application. J Nutr Health Aging. 2011;15(3):227-31.
7. Choi SW, Friso S, Ghandour H, Bagley PJ, Selhub J, Mason JB. Vitamin B-12 deficiency induces anomalies of base substitution and methylation in the DNA of rat colonic epithelium. J Nutr. 2004;134(4):750-5.
8. Ciappio ED, Liu Z, Brooks RS, Mason JB, Bronson RT, Crott JW. Maternal B vitamin supplementation from preconception through weaning suppresses intestinal tumorigenesis in Apc1638N mouse offspring. Gut. 2011;60(12):1695-702.
9. Coté GA, Howden CW. Potential adverse effects of proton pump inhibitors. Curr Gastroenterol Rep. 2008;10(3):208-14.
10. Dali-Youcef N, Andrès E. An update on cobalamin deficiency in adults. QJM. 2009;102(1):17-28.
11. FAO/WHO. Vitamin B12. In: FAO/WHO. Human vitamin and mineral requirements. Rome: Food and Nutrition Division; 2004. p. 279-88.
12. Froese DS, Gravel RA. Genetic disorders of vitamin B_{12} metabolism: eight complementation groups-eight genes. Expert Rev Mol Med. 2010;12:e37.
13. Green R. Indicators for assessing folate and vitamin B-12 status and for monitoring the efficacy of intervention strategies. Am J Clin Nutr. 2011;94(2):666S-72S.
14. Güzelcan Y, van Loon P. Vitamin B12 status in patients of Turkish and Dutch descent with depression: a comparative cross-sectional study. Ann Gen Phychiatry. 2009;8:18-23.
15. Hands ES. Nutrients in food. Philadelphia: Lippincott Williams & Wilkins; 2000.
16. Hathcock JN. Vitamin and mineral safety: a summary review. Washington, DC: Council for Responsible Nutrition; 1997.

VITAMINA B12 · 525

17. Herbert V. Vitamin B-12. In: Brown ML. Present knowledgment in nutrition. Washington, DC: International Life Sciences Institute; 1992. p. 170-7.

18. Hodgkin DC, Kamper J, Mackay M, Pickworth J, Trueblood KN, White JG. Structure of vitamin B12. Nature. 1956;178:64-6.

19. Institute of Medicine. Dietary reference intakes for thiamin, riboflavin, niacin, vitamin B6, folate, vitamin B12, pantothenic acid, biotin, and choline. Washington, DC: National Academy of Sciences; 1998.

20. Kulkarni A, Dangat K, Kale A, Sable P, Chavan-Gautam P, Joshi S. Effects of altered maternal folic acid, vitamin B12 and docosahexaenoic acid on placental global DNA methylationpatterns in Wistar rats. PLoS One. 2011;6(3):e17706.

21. Kwang-Sook W, Kim K, Park JS, Park JI, Han JY. Relationship between the Levels of holotranscobalamin and vitamin B12. Korean J Lab Med. 2010;30(2):185-9.

22. Lahner E, Annibale B. Pernicious anemia: new insights from a gastroenterological point of view. World J Gastroenterol. 2009;15(41):5121-8.

23. Li F, Watkins D, Rosenblatt DS. Vitamin B12 and birth defects. Mol Genet Metab. 2009;98(1-2):166-72.

24. Lichtman MA, Beutler E, Kaushansky K, Kipps T, Seligsohn U, Prchal J. Williams hematology. New York: McGraw Hill Medical; 2006.

25. McCaddon A. Vitamin B12 in neurology and ageing; clinical and genetic aspects. Biochimie. 2013;95(5):1066-76.

26. McCracken C, Hudson P, Ellis R, McCaddon A; Medical Research Council Cognitive Function and Ageing Study. Methylmalonic acid and cognitive function in the Medical Research Council Cognitive Function and Ageing Study. Am J Clin Nutr. 2006;84(6):1406-11.

27. Nexo E, Hoffmann-Lücke E. Holotranscobalamin, a marker of vitamin B-12 status: analytical aspects and clinical utility. Am J Clin Nutr. 2011;94(1):359S-65S.

28. Nicolas JP, Guéant JL. Gastric intrinsic factor and its receptor. In: Wickramasinghe SN, editor. Megaloblastic anaemias, clinical haematology. London: Bailliere Tindall; 1995. p. 515-31.

29. Nitin K, Mullin P, Torgovnick J, Capasso G. Nitrous oxide "whippit" abuse presenting with cobalamin responsive psychosis. J Med Toxicol. 2006;2(2):71-4.

30. Ng T, Feng L, Niti M, Kua EH, Yap KB. Folate, vitamin B12, homocysteine, and depressive symptoms in a population sample of older chinese adults. J Am Geriatr Soc. 2009; 57(5): 871-6.

31. Paniz C, Grotto D, Schmitt GC, Valentini J, Schott KL, Pomblum VJ, et al. Fisiopatologia da deficiência de vitamina B12 e seu diagnóstico laboratorial. Bras Patol Med Lab. 2005;41(5):323-34.

32. Piyathilake CJ, Johanning GL, Macaluso M, Whiteside M, Oelschlager DK, Heimburger DC et al. Localized folate and vitamin B-12 deficiency in squamous cell lung cancer is associated with global DNA hypomethylation. Nutr Cancer. 2000;37(1):99-107.

33. Sachdev P. Homocisteína e transtornos psiquiátricos. Rev Bras Psiquiatr. 2004;26(1):50-6.

34. Shah PP, Donahue G, Otte GL, Capell BC, Nelson DM, Cao K et al. Lamin B1 depletion in senescent cells triggers large-scale changes in gene expression and the chromatin landscape. Genes Dev. 2013;27:1787-99.

35. Smith EL. Purification of anti-pernicious anaemia factors from liver. Nature. 1948;161(4095):638-9.

36. Smith AD, Refsum H. Vitamin B-12 and cognition in the elderly. Am J Clin Nutr. 2009;(89):707S-11S.

37. Stover PJ. Vitamin B12 and older adults. Curr Opin Clin Nutr Metab Care. 2010;13(1):24-7.

38. Tangney CC, Tang Y, Evans DA, Morris MC. Biochemical indicators of vitamin B12 and folate insufficiency and cognitive decline. Neurology. 2009;72(2):361-7.

39. Tufan G, Demin S, Gökçe Ç. Vitamin B12 and autonomic dysfunctions. Abstract. J Eletrocardiol. 2007;40(4):S16.

40. Vogel T, Dali-Youcef N, Kaltenbach G, Andrès E. Homocysteine, vitamin B12, folate and cognitive functions: a systematic and critical review of the literature. Int J Clinical Pratice. 2009;63(7):1061-7.

41. Watanabe F. Vitamin B12 sources and bioavailability. Exp Biol Med. 2007;232(10):1266-74.

42. Wickramasinghe SN. Diagnosis of megaloblastic anaemias. Blood Rev. 2006;20(6):299-318.

27

Ácido fólico

NADIR DO NASCIMENTO NOGUEIRA
DANILLA MICHELLE COSTA E SILVA

INTRODUÇÃO

O ácido fólico, ácido pteroilglutâmico ou vitamina B_9 pode ser designado também por folato, seu termo genérico.[97] Os folatos são compostos por um anel pterina e um ácido p-aminobenzoico e podem conter de uma a seis moléculas de glutamato, que são unidas por ligações peptídicas (Figura 27.1).[43]

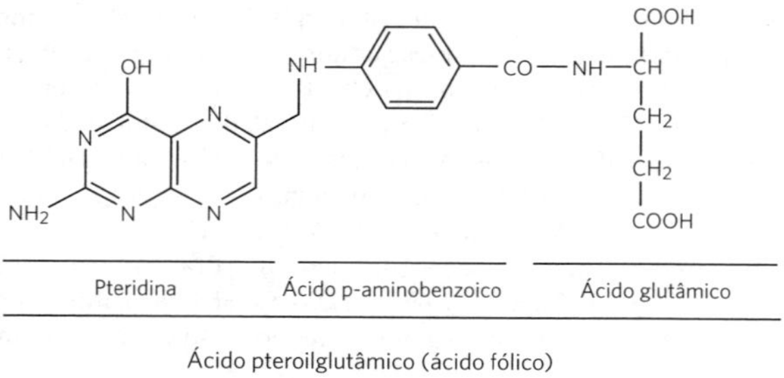

Ácido pteroilglutâmico (ácido fólico)

Figura 27.1 Estrutura do ácido fólico.

O ácido fólico é a forma sintética da vitamina, oxidada por completo e encontrada apenas em alimentos fortificados, suplementos e medicamentos. O ácido fólico não tem atividade como coenzima e, dentro da célula, deve ser reduzido à forma metabolicamente ativa de tetra-hidrofolato. A L-5-metil-tetra-hidrofolato (L-5-metil-THF) é a forma predominante nos alimentos e representa cerca de 98% do folato no plasma humano.[75]

Estudos que comparam a L-5-metil-THF e o ácido fólico mostram que os dois compostos têm atividade fisiológica semelhante, além de biodisponibilidade e absorção em doses equimolares. Quanto à biodisponibilidade, são fortes as evidências de que a L-5--metil-THF é tão efetiva quanto o ácido fólico na melhora do *status* de folato, quando medido por meio de sua concentração sanguínea e por indicadores funcionais, como a homocisteína plasmática.[75]

O ácido fólico é necessário para a remetilação da metionina a partir da homocisteína.[91] A metionina proveniente da alimentação é convertida em S-adenosilmetionina, que age como cofator em muitas reações de metilação.[24] Durante essas reações, seu grupo metil pode ser transferido para outras substâncias, como neurotransmissores, DNA, RNA, fosfolipídios, creatina e dinucleotídeos CpG, o que tem efeitos na expressão gênica e na estabilidade genômica.[88]

ASPECTOS FISIOLÓGICOS: DIGESTÃO, ABSORÇÃO E METABOLISMO

O ácido fólico – pteroilmonoglutamato – é absorvido como tal, enquanto o folato proveniente dos alimentos – derivados de poliglutamato – é previamente hidrolisado a monoglutamato, na membrana apical dos enterócitos, por uma hidrolase. Ambas as formas são absorvidas no intestino delgado proximal.[105]

A absorção do folato alimentar ocorre por dois processos. O folato natural é metabolizado pelas conjugases, no intestino delgado superior, em monoglutamato, que é absorvido por carreadores específicos na membrana apical por transporte ativo, dependente da saturação e do pH. De forma contrária, os folatos sintéticos são relativamente estáveis como monoglutamatos e têm melhor biodisponibilidade que o folato natural, sendo transportados por difusão passiva, que independe do pH.[8,71]

Diversos fatores do lúmen intestinal podem impedir a absorção do folato em sua forma natural. Entre eles, destacam-se a liberação parcial da matriz alimentar, a destruição de sua estrutura no trato gastrintestinal e a hidrólise incompleta do glutamato.[38] Em contraste, a forma monoglutamato não necessita de liberação a partir das estruturas celulares para ser absorvida, e é menos suscetível à destruição no intestino.[20] Além disso, elementos pós-absortivos podem interferir na biodisponibilidade do folato, como o estado nutricional do indivíduo em relação à vitamina ou a outros nutrientes específicos, bem como variações genéticas e em mecanismos homeostáticos.[98]

Nos enterócitos, para entrar no ciclo do folato e atuar como cofator e fonte de grupos metil, o ácido fólico é reduzido a di-hidrofolato (DHF) e, em seguida, a tetra-hidrofolato (THF) pela DHF redutase (DHFR), enzima expressa no fígado e em outros tecidos. O THF é, então, metabolizado, via serina hidroximetiltransferase e 5,10-metilenotetra-hidrofolato redutase (MTHFR), a L-5-metil-THF,[83] na presença de riboflavina.[69] O 5-metil-THF pode atravessar a barreira hematoencefálica e é a forma metabolicamente ativa do folato,[93] sendo internalizado pelas células periféricas por carreadores de folato reduzido ou por receptores de folato (Figura 27.2).[54]

A quantidade de ácido fólico sérico tecidual em seres humanos é de aproximadamente 34 a 68 µmol (15 a 30 mg), e 50% encontra-se no fígado. Nos eritrócitos, o folato apresenta-se na forma de poliglutamatos ligados à hemoglobina.[36] No soro ou plasma, o folato está presente como monoglutamatos. Estudos têm demonstrado relação direta entre a quantidade de L-5-metil-THF que aparece no sangue e a quantidade de ácido fólico ingerida. O mecanismo exato pelo qual o folato ou o ácido fólico são transferidos do intestino delgado para o sangue não é totalmente elucidado. Quantidade significativa de folato não determinada é transportada para o fígado via circulação portal. Dessa forma, sua absorção absoluta dificilmente pode ser estimada.[90,103]

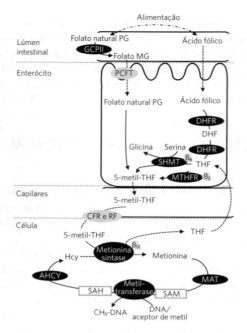

Figura 27.2 Digestão, absorção e metabolismo do folato e do ácido fólico.

PG: poliglutamato; MG: monoglutamato; PCFT: transportador de folato acoplado a próton; DHFR: di-hidrofolato redutase; DHF: di-hidrofolato; THF: tetra-hidrofolato; SHMT: serina hidroximetil transferase; MTHFR: metilenotetra--hidrofolato redutase; B_6: vitamina B_6; B_2: vitamina B_2; CFR: carreador de folato reduzido; RF: receptor de folato; Hcy: homocisteína; B_{12}: vitamina B_{12}; MAT: metionina adenosiltransferase; SAM: S-adenosilmetionina; DNA: ácido desoxirribonucleico; CH_3: metil; SAH: S-adenosil-homocisteína; AHCY: S-adenosil-homocisteína hidrolase.

Fonte: adaptada de Laanpere et al.[54] e Obeid et al.[69]

No fígado, o folato poderá ser metabolizado pela enzima DHFR e armazenado, bem como liberado para a bile ou para a circulação sanguínea, do qual cerca de dois terços permanecem ligados a proteínas.[71] A atividade da DHFR hepática é limitada, o que resulta no aparecimento de ácido fólico não metabolizado e de ácido fólico reduzido no plasma, quando ingerido em dose única superior a 200 µg.[9,49,83]

O folato, assim como outras vitaminas do complexo B, está envolvido no metabolismo de um carbono e desempenha papel central na regulação da função celular e na metilação de proteínas e do DNA, além de participar na síntese de novo de purinas e pirimidinas e ser importante substrato no ciclo metionina-folato e homocisteína.[50] Sendo assim, sua disponibilidade é importante determinante na regulação epigenética da expressão gênica em vários sistemas fisiológicos. A metilação do DNA é uma mecanismo de regulação epigenética em que um grupo metil é adicionado à quinta posição do anel de citosina[25] e, por esse mecanismo, o folato parece atuar na programação fetal.[86]

Portanto, a presença de ácido fólico não metabolizado no plasma é preocupante, embora sua repercussão metabólica necessite ser mais bem esclarecida. O excesso de ingestão de doadores metil pode resultar em hipermetilação ou, em alguns casos, hipometilação de genes reguladores envolvidos na homeostase energética, o que contribui para efeitos metabólicos negativos.[72,93]

O 5-metilenotetra-hidrofolato é o principal doador metil para a conversão de homocisteína em metionina, em reação dependente de vitamina B_{12}, catalisada pela metionina sintase. Por sua vez, a metionina é adenosilada em S-adenosilmetionina (SAM), que é o doador universal de metil para reações de metilação de ácidos nucleicos, de proteínas, de fosfolipídios e de neurotransmissores. Após doar seu grupo metil, a SAM é reconvertida em homocisteína, que pode ser metabolizada para cisteína por meio de um processo dependente de vitamina B_6, ou pode ser remetilada para a síntese de metionina por meio da conversão de colina em betaína (Figura 272.).[69,72]

O gene que codifica a MTHFR pode apresentar polimorfismos de nucleotídeo único, sendo um dos mais comuns o rs1801133, em que há a troca de uma citosina por uma timina no nucleotídeo 677 (677 C→T), a qual resulta na codificação de uma valina em vez de uma alanina no códon 222 da proteína (Ala222Val), e na diminuição na atividade da enzima, com consequente aumento na concentração plasmática de homocisteína. A hiper-homocisteinemia está associada a diversos desfechos cardíacos negativos, como doença arterial coronariana, hipertensão e acidente vascular cerebral, e[33,48] concentrações de folato no sangue têm sido correlacionadas negativamente com concentrações plasmáticas de homocisteína.[86]

BIODISPONIBILIDADE

Biodisponibilidade é definida como a proporção de nutriente que é absorvida e armazenada ou utilizada em reações metabólicas.[20] Inúmeros fatores podem afetar a biodisponibilidade de um nutriente, como sua concentração, fatores alimentares, matriz do alimento, forma química, número de resíduos ligados à molécula, suplementos alimentares, estado de saúde e nutricional do indivíduo, excreção e interações nutriente-nutriente.[17,40]

As concentrações séricas, plasmáticas e eritrocitárias de folato são utilizadas como biomarcadores para avaliar sua biodisponibilidade. Desses, os melhores indicadores são os séricos e os plasmáticos, uma vez que as mudanças nas concentrações de folato nos eritrócitos respondem de modo mais lento, pois menos de 1% dos eritrócitos circulantes são repostos diariamente. Estudos que visem monitorar o *turnover* do folato nos eritrócitos devem ter duração mínima de 16 semanas.[37,59,103]

A biodisponibilidade do folato depende da forma em que é ingerido e se é consumido por meio da alimentação ou como suplemento.[71] Nos alimentos, é, em geral, mais baixa do que a do ácido fólico, porém, a extensão dessa diferença não está clara. Estudos de intervenção de longo prazo encontraram biodisponibilidade do ácido fólico estimada entre 30 e 98%.[41] Em outros estudos, também de intervenção, identificou-se que a biodisponibilidade do folato proveniente de frutas, de hortaliças e de fígado foi de aproximadamente 80%.[16,97] O valor de 50% de biodisponibilidade para folatos a partir dos alimentos, usado na definição das ingestões dietéticas de referência (*dietary reference intakes* – DRI), subestima a biodisponibilidade do folato alimentar.[46]

Em protocolos experimentais de curto prazo, a biodisponibilidade do folato é comumente avaliada pelo monitoramento de suas concentrações no plasma e por métodos biocinéticos. Contudo, a curva de aparecimento de folato no plasma é afetada pela retenção hepática pós-absorção e pelo estado nutricional do indivíduo.[73] Além disso, a diferenciação entre as concentrações plasmáticas de folato de origem endógena, que derivam dos estoques corporais, e aquelas provenientes da alimentação torna-se difícil.[70]

Estudos que utilizaram folato marcado indicaram diferentes respostas cinéticas plasmáticas para o ácido fólico em relação ao folato natural. Em função desse comportamento, seu uso fica comprometido para fins de estimativa da absorção relativa em estudos de dose única.[100,101]

A utilização do folato no soro ou no plasma de jejum como parâmetro para avaliação da biodisponibilidade do folato natural, comparada à resposta induzida pelo ácido fólico, deve ser feita com cautela, pela provável subestimação da "biodisponibilidade relativa". Com base nessas evidências, tem-se sugerido que as concentrações de ácido fólico sejam substituídas, como valores de referência para o folato, pelo ácido (6S)-5-metiltetra--hidrofólico (5-CH_3H_4PteGlu), forma natural do folato encontrado na circulação sistêmica.[102]

Estudos apontam que a biodisponibilidade do folato pode, ainda, ser afetada por polimorfismos genéticos, principalmente pelo rs1801133 (677C→T) no gene da MTHFR. Essa enzima catalisa a redução irreversível do 5,10-metilenotetra-hidrofolato em 5-metiltetra-hidrofolato, forma necessária ao processo de metilação celular.[39,87]

Alguns antimetabólitos de folato são utilizados clinicamente, como na quimioterapia do câncer (metotrexato), nos tratamentos antibacteriano (trimetoprima) e antimalárico (pirimetamina), e afetam o metabolismo do ácido fólico por inibição da DHFR.[13]

Drogas antiepilépticas, incluindo difenil-hidantoína (fenitoína), fenobarbital e primidona, também podem causar deficiência em folato. O mecanismo exato pelo qual esses medicamentos interferem no metabolismo do folato ainda não é totalmente claro. As duas enzimas hepáticas envolvidas no metabolismo da vitamina, a glutamato formiminotransferase e a metilenotetra-hidrofolato desidrogenase, mostram atividade aumentada em ratos recebendo fentoína ou fenobarbital.[7]

Ainda com relação ao efeito de drogas sobre a biodisponibilidade do folato, é importante registrar a participação dos contraceptivos orais, um dos meios mais difundidos para o controle da natalidade. Embora ainda não se conheça o mecanismo exato dessa interferência, tem sido verificada redução nas concentrações de folato no soro e nos eritrócitos.[89]

A baixa concentração de folato no soro também é frequente entre os alcoolistas. A deficiência em folato, que está presente na maioria dos indivíduos que consome álcool, pode ser um fator na etiologia da má absorção intestinal encontrada nessas pessoas.

FONTES ALIMENTARES E RECOMENDAÇÃO DE INGESTÃO

As melhores fontes alimentares de folato são folhas verde-escuras, frutas, fígado, feijão, soja, couve, laranja, frutos secos, cereais e leguminosas.[35,65] No entanto, a necessidade dessa vitamina é difícil de ser alcançada por meio da alimentação, uma vez que o folato é instável ao calor e, por isso, sofre perdas consideráveis durante o processamento de alimentos em temperaturas elevadas.[81]

A recomendação para ingestão de folato tem por base os equivalentes de folato da dieta (do inglês, *dietary folate equivalents*, DFE), necessários à manutenção do folato eritrocitário. Os DFE são valores ajustados para as diferenças na absorção entre as formas

ÁCIDO FÓLICO

monoglutamato e poliglutamato. As quantidades recomendadas não diferem entre homens e mulheres; estas, em período fértil e que pretendem engravidar, devem ingerir diariamente 400 µg de ácido fólico, a partir de alimentos fortificados, de suplementos ou de ambos, em adição ao consumo de folato natural, com o intuito de evitar o risco de defeitos no fechamento do tubo neural do concepto.[71]

Durante os períodos de gestação e lactação, a ingestão de folato deve ser aumentada em 50 e 25%, respectivamente. O Institute of Medicine (IOM)[71] recomenda a ingestão diária de 600 µg para gestantes e de 500 µg para lactantes (Tabela 27.1).

Tabela 27.1 Valores de ingestão dietética de referência para o folato

Estágio de vida	DRI (µg/dia DFE)	
	EAR	RDA
0-6 meses	–	65 (AI)
7-12 meses	–	85 (AI)
1-3 anos	120	150
4-8 anos	160	200
9-13 anos	250	300
14-18 anos	330	400
19-30 anos	320	400
31-> 70 anos	320	400
Gestação	520	600
Lactação	450	500

AI: ingestão adequada; DRI: ingestão dietética de referência; EAR: necessidade média estimada;
RDA: ingestão dietética recomendada; DFE:equivalentes de folato da dieta.
Fonte: IOM.[46]

DEFICIÊNCIA

A deficiência em folato pode resultar da ingestão alimentar inadequada e/ou de variações genéticas que interferem na desconjugação enzimática no metabolismo de unidades de um carbono.[21] Essa condição está associada, em adultos, ao risco aumentado para doenças cardiovasculares, para demência, para certos tipos de câncer e para osteoporose.[12,29,58,82,94]

A ingestão inadequada da vitamina promove a diminuição de suas concentrações no soro e nos eritrócitos, o aumento na concentração sanguínea da homocisteína e, por último, a anemia macrocítica.[46] Concentrações de folato no soro < 10 nmol/L e nas células vermelhas < 340 nmol/L são consideradas baixas.[74] Acredita-se que, depois da deficiência primária ou secundária em ferro, o segundo fator em importância etiológica da anemia, principalmente na gestação, seja a deficiência em ácido fólico.

Dados disponíveis na literatura sobre o consumo de folato no período periconcepcional são escassos. No entanto, estudos de abrangência nacional com gestantes têm demonstrado que o déficit no consumo da vitamina é um problema de saúde pública.[6,11,55]

Uma das complicações indiretas que influenciam a saúde materna é a anemia, que é especialmente comum entre mulheres em idade reprodutiva. Do ponto de vista nutricional, deficiências em ferro, em vitamina B_{12} e em folato causam mudanças hematológicas que, se não tratadas, podem evoluir para o quadro de anemia.[47,84] A anemia decorrente da deficiência em ácido fólico em países desenvolvidos é rara, mas ainda ocorre em países em desenvolvimento, em especial em áreas endêmicas para malária e com alta incidência de anemia por deficiência em ferro, de hemoglobinopatias e de HIV.[3] A anemia perniciosa afeta cerca de 0,13% da população, com ligeiro aumento nas mulheres.

O papel do ácido fólico nas reações bioquímicas envolvidas no metabolismo de aminoácidos e na síntese de DNA torna essa vitamina um nutriente crítico na embriogênese. Durante esse período, ocorre o fechamento do tubo neural, estrutura a partir da qual o cérebro e a coluna vertebral são derivados. Defeitos no fechamento do tubo neural (DTN) são as principais causas de mortalidade em recém-nascidos e, secundariamente, de defeitos cardíacos congênitos.[26,32] Evidências apontam o efeito protetor da suplementação com ácido fólico nos períodos pré e periconcepcional na prevenção desse defeito.[57] Ainda com relação a alterações metabólicas decorrentes da deficiência em ácido fólico, evidências apontam que concentrações moderadamente elevadas de homocisteína no período preconcepcional estão inversamente associadas aos escores de desenvolvimento psicomotor e cognitivo de lactentes e crianças.[64]

Dados apresentados pela Organização Mundial da Saúde (OMS) colocaram o Brasil entre os cinco primeiros países com taxas elevadas de anencefalia e espinha bífida.[99] O ácido fólico age como doador de grupos metil na síntese de DNA, e a relação entre sua deficiência e os DTN pode ser decorrente de alterações nos padrões de expressão gênica, visto que a metilação do DNA influencia na transcrição e na estabilidade genômica.[104]

Estudo *in vitro* revelou que a deficiência em folato pode comprometer a saúde e a função placentária, o que reforça a importância da suplementação pré-natal com a vitamina.[2] Por outro lado, concentrações suprafisiológicas de ácido fólico, também *in vitro*, mostraram-se prejudiciais à saúde e à função placentária, repercutindo na diminuição da viabilidade trofoblástica. A administração das formas ativas da vitamina B_{12}, metilcobalamina e adenosilcobalamina, combinadas, parece ser eficaz na neutralização dos efeitos do excesso de folato.[85]

INTERVENÇÕES NUTRICIONAIS: FORTIFICAÇÃO E SUPLEMENTAÇÃO COM ÁCIDO FÓLICO

Em geral, o crescimento rápido e as multiplicações celulares são eventos centrais do desenvolvimento fetal e necessitam do suprimento adequado de ácido fólico.[51] Em razão do aumento nas demandas, as gestantes são mais suscetíveis a desenvolver deficiência em folato e, por essa razão, devem ingerir a vitamina proveniente de alimentos ou de suplementos de forma correta, a fim de manter um *status* adequado.[35]

Desde que testes randomizados realizados na década de 1990 mostraram que a suplementação com ácido fólico no início da gestação pode reduzir o risco de DTN em recém-nascidos, essa vitamina tem sido bastante estudada na epidemiologia perinatal.[66] A ingestão adequada de folato durante o período periconcepcional protege contra vários tipos de malformações congênitas, incluindo DTN, que podem causar a morte de bebês com menos de um ano de idade.[1]

ÁCIDO FÓLICO

A ingestão aumentada, por sua vez, tem sido associada ao risco reduzido de lábio leporino, de pré-eclâmpsia, de hipertensão gestacional, de descolamento de placenta e de aborto espontâneo; ao tamanho do bebê ao nascer; e à idade gestacional.[31,34,42,67,68,80,95,96] No entanto, os resultados são conflitantes. Estudo que analisou a ingestão de folato alimentar, o uso de suplemento com ácido fólico e as concentrações plasmáticas de folato materno, medidos no segundo trimestre, não demonstrou associação com a idade gestacional, com o peso ao nascer e com a circunferência cefálica.[66]

No Brasil, o Programa Nacional de Suplementação de Ferro recomenda que a suplementação com ácido fólico seja iniciada pelo menos 30 dias antes da data em que se planeja engravidar, para a prevenção da ocorrência de DTN, e que deve ser mantida durante toda a gestação para a prevenção da anemia, com 40 mg de ferro elementar e 400 µg de ácido fólico.[15] São evidentes as dificuldades em se alcançar as necessidades de folato com uma alimentação isenta de alimentos fortificados. Por outro lado, um suprimento adequado dessa vitamina, mediante suplementação no período periconcepcional, tem mostrado cobertura limitada e baixa efetividade.[27] Logo, a fortificação de produtos com ácido fólico surge como alternativa para promover aumento na ingestão dessa vitamina entre mulheres em idade reprodutiva.[78]

Como medida para a prevenção de deficiências em folato, incluindo as DTN, no Brasil, em dezembro de 2002, foi aprovado o Regulamento Técnico para a Fortificação Obrigatória das Farinhas de Trigo e Milho com Ferro e Ácido Fólico (RDC n. 344), nas proporções de 4,2 e 0,15 mg, respectivamente, para 100 g do produto.[4] Recentemente, esses valores foram atualizados (RDC n. 150/2017) para o mínimo de 4 mg e 140 µg, e o máximo de 9 mg e 220 µg de ferro e ácido fólico, respectivamente, por 100 g do produto, passando a ser obrigatórios a partir de abril de 2019.[5]

O monitoramento constante dos valores adotados na fortificação é importante para maximizar os benefícios e evitar o potencial risco de excesso de ácido fólico, bem como atentar-se a novos efeitos adversos associados ao excesso.[19] A fortificação da farinha com ferro e ácido fólico já é praticada em outros países e tem demonstrado resultados satisfatórios na redução da incidência de DTN, a exemplo dos Estados Unidos, em que estudos demonstram redução de 19%;[44] no Chile, de 40%;[30] e no Irã, de 31%.[1] Por meio dessa medida obrigatória, no Brasil, a partir de 2004, constatou-se redução de 35% na incidência de DTN.[22]

A fortificação de alimentos é uma estratégia que aumenta a ingestão de ácido fólico em todos os seguimentos populacionais. No entanto, expõe a população geral a efeitos adversos indesejados e, por esse motivo, não tem sido adotada em todos os países.[10]

Diferentemente das evidências sobre os benefícios da prevenção da anemia por deficiência em folato, do ponto de vista da saúde pública, o risco de problemas neurológicos é pequeno e não comprovado para os valores de ácido fólico usados em programas de fortificação obrigatórios. Vale ainda destacar que, embora a anemia por deficiência em B_{12} possa ser mascarada por altas doses de ácido fólico, isso não tem se mostrado um problema desde que a fortificação foi implementada nos EUA. Até o presente, ainda se discute sobre a estratégia obrigatória de fortificação de alimentos com ácido fólico, embora existam fortes evidências de que essa estratégia de intervenção pode reduzir o índice de DTN e, também, melhorar as taxas de deficiência em folato na população.[62]

TOXICIDADE

A ingestão excessiva de folato pode mascarar a deficiência em vitamina B_{12}, retardar o tratamento e contribuir para a ocorrência ou o agravamento de neuropatias. Pelo fato de o folato participar de reações de metilação do DNA, o excesso pode também apresentar possíveis efeitos adversos como alergias[61,92] e outros, ainda desconhecidos, envolvendo aspectos epigenéticos.[18,71]

Os valores de limite superior tolerável de ingestão (UL) foram estabelecidos para o folato a partir de alimentos fortificados, suplementos ou ambos, e não incluíram o folato natural dos alimentos. Com isso, a ingestão diária acima de 800 e 1.000 µg de folato para adolescentes e adultos, respectivamente, representa risco de efeitos adversos à saúde.[71] Contudo, um estudo revisou relatórios de quatro Comitês Consultivos de Peritos na Europa e nos EUA que estabeleceram o valor de UL, e propôs que esses relatórios são inconsistentes, visto que há evidências de danos neurológicos decorrentes da exposição prolongada a doses de ácido fólico entre 0,5 e 1 mg, na presença de deficiência em vitamina B_{12}. Dessa forma, o autor enfatiza a necessidade urgente de revisão dos valores de UL, e sugere a adição de vitamina B_{12} às políticas de fortificação de ácido fólico.[79]

A introdução de alimentos fortificados com ácido fólico, bem como o aumento na utilização de suplementos com essa forma resultam no aparecimento de ácido fólico livre no sangue, e algumas evidências têm mostrado que a presença dessa forma não natural de folato pode ter efeitos deletérios.[63] Nesse sentido, a ingestão de L-5-metil-THF pode ter vantagens sobre a forma de ácido fólico, em função de a primeira reduzir o potencial de mascarar sintomas hematológicos da deficiência em vitamina B_{12}.[75]

Existe consenso de que a suplementação com ácido fólico tem inúmeros benefícios com importante impacto na saúde. No entanto, sugere-se que populações expostas ao ácido fólico também podem sofrer impacto negativo quanto a alterações degenerativas e no desenvolvimento. A suplementação com ácido fólico com altas doses (5 mg/dia) em homens com histórico de infertilidade resultou em alterações epigenéticas, enquanto em homens sem história de infertilidade, a exposição em curto prazo (90 dias) e em baixas dosagens (400 µg/dia) não resultou em metilação do DNA do esperma.[23] Atenção especial também tem sido dada à relação entre a fortificação com o ácido fólico e o risco de câncer de cólon. Além disso, no início do ciclo da vida, a vitamina parece influenciar na resistência à insulina. Com base nessas evidências, fica demonstrada a falta de consenso em relação à estratégia de fortificação obrigatória como medida populacional.[56]

No Brasil, poucos estudos investigaram os efeitos da implantação da política nacional de fortificação de farinhas de trigo e milho com ferro e ácido fólico no *status* da vitamina em mulheres em idade reprodutiva. Estudo realizado em Recife identificou que a prevalência de mulheres cujo consumo excedeu o UL foi de 48% e de 13,7% para adolescentes e adultas, respectivamente. O consumo de alimentos fontes de folato não se correlacionou com as concentrações eritrocitárias da vitamina. Nas mulheres pesquisadas, tanto o consumo de alimentos fontes de folato quanto as concentrações eritrocitárias da vitamina se elevaram em patamares superiores às recomendações internacionais.[27]

O ácido fólico adicionado aos alimentos durante a fortificação é 70 a 85% biodisponível em comparação com 50% do folato naturalmente encontrado em alimentos. Portanto, durante a gestação, o uso concomitante de suplementos pode expor a mãe e o concepto a doses excessivas da vitamina.[97] Em estudo realizado na Carolina do Norte, nos EUA, pesquisadores verificaram que 51% das gestantes relataram ter feito uso de suplemento de ácido fólico antes da gravidez e 66%, durante esse período. Os autores constataram, ainda, que uma em cada dez mulheres ingeriram suplementos de ácido fólico em doses que ultrapassavam o UL.[45] No Canadá, onde a fortificação de alimentos e a recomendação de suplementos pré-natais também são obrigatórias, altas concentrações de folato e ácido fólico não metabolizado foram encontradas na circulação materna e fetal.[76]

Até 2013, o Ministério da Saúde do Brasil recomendava a suplementação de gestantes com 5 mg de ácido fólico a partir da 20ª semana de gestação, 400% a mais que o UL fixado para mulheres adultas nessa fase da vida.[14,15,71] Dessa forma, considerando-se a fortificação obrigatória, o uso de suplementos e as diretrizes de saúde pública recomendando suplementação periconcepcional e pré-natal, são necessárias maiores investigações acerca dos efeitos duradouros de altas ingestões de ácido fólico, especialmente durante a gravidez, a fim de serem realizadas recomendações que não repercutam negativamente em longo prazo.

AVALIAÇÃO DO ESTADO NUTRICIONAL

O folato pode ser avaliado pela medida direta de sua concentração no plasma ou no soro e nos eritrócitos, bem como pela determinação de biomarcadores funcionais. A escolha do indicador depende do propósito da análise e do desenho do estudo.[52]

O estado nutricional do indivíduo em relação ao folato pode ser medido pela determinação do folato total ou pela análise da soma das formas de folato individual no plasma e nos eritrócitos. O folato no plasma ocorre na forma de monoglutamato e pode ser diretamente medido. Nos eritrócitos, encontra-se como poliglutamato ligado à hemoglobina e necessita ser desconjugado a monoglutamato para sua determinação.[77]

A concentração de folato no plasma é sensível a mudanças na ingestão do folato alimentar e reflete o folato circulante, que é transportado para os tecidos. Por sua vez, o folato nos eritrócitos reflete o estado nutricional do indivíduo em relação a vitamina em longo prazo, uma vez que essas células incorporam o folato durante sua formação e o retêm nos 120 dias de meia-vida. A concentração de folato nos eritrócitos não é propensa a mudanças alimentares agudas, sendo o indicador preferível para avaliação do *status* da vitamina.[52]

A homocisteína plasmática total, por ser sensível a mudanças na ingestão de folato, tem sido sugerida como biomarcador funcional do *status* de folato. O metabolismo normal da homocisteína necessita de suprimento adequado de folato e, na deficiência nessa vitamina, ocorre hiper-homocisteinemia.[28,60] Contudo, a homocisteína é um marcador de baixa especificidade em virtude de vários fatores de confusão, como as concentrações das vitaminas B_{12} e B_6.[53]

Os valores de referência para as concentrações de folato no organismo estão apresentados na Tabela 27.2.

Tabela 27.2 Valores de referência e pontos de corte para concentrações sanguínea de folato

Compartimento	Deficiência	Marginal	Adequado
Plasma/soro (nmol/L)	< 7	7 a 10	> 10
Eritrócitos (nmol/L)	< 305	305 a 340	> 340
Eritrócitos (nmol/L), preconcepção e gestação	–	–	> 906

Fontes: Clarke e Banfield,[24] Dantas et al.,[27] Honein et al.[44] e Sato et al.[82]

REFERÊNCIAS

1. Abdollahi Z, Elmadfa I, Djazayery A, Golalipour MJ, Sadighi J, Salehi F et al. Efficacy of flour fortification with folic acid in women of childbearing age in Iran. Ann Nutr Metab. 2011;58(3):188-96.
2. Ahmed T, Fellus I, Gaudet J, MacFarlane AJ, Fontaine-Bisson B, Bainbridge SA. Effect of folic acid on human trophoblast health and function in vitro. Placenta. 2016;37:7-15.
3. Almeida LC, Cardoso MA. Recommendations for folate intake in women: implication for public health strategies. Cad Saúde Pública. 2010;26(11):2011-26.
4. Anvisa. Resolução RDC n. 344, de 13 de dezembro de 2002 [acesso em 17 dez 2018]. Disponível em: -http://portal.anvisa.gov.br/documents/10181/2718376/RDC_344_2002_COMP.pdf/b4d87885--dcb9-4fe3-870d-db57921cf73f.
5. Anvisa. Resolução RDC n. 150, de 13 de abril de 2017 [acesso em 7 set 2017]. Disponível em: http://pesquisa.in.gov.br/imprensa/jsp/visualiza/index.jsp?jornal=1&pagina=37&data=17/04/2017.
6. Azevedo DV, Sampaio HAC. Consumo alimentar de gestantes adolescentes atendidas em serviços de assistência pré-natal. Rev Nutr 2003;16(3):273-80.
7. Bailey LB. Factors affecting folate bioavailability. Food Technol. 1988;41:206-38.
8. Bailey R. Folate and vitamin B12 recommended intakes and status in the United Status. Nutr Rev. 2001;62(6 Pt 2):S14-20.
9. Bailey SW, Ayling JE. The extremely slow and variable activity of dihydrofolate reductase in human liver and its implications for high folic acid intake. Proc Natl Acad Sci USA. 2009;106:15424–9.
10. Bailey R. Total folate and folic acid intake from foods and dietary supplements in the United States: 2003-2006. Am J Clin Nutr. 2010;91(1):231–7.
11. Barros DC, Pereira RA, Gama SGN, Leal MC. O consumo alimentar de gestantes adolescentes no município do Rio de Janeiro. Cad Saúde Pública. 2004;20(Suppl 1):S121-9.
12. Bazzano LA, Reynolds K, Holder KN, He J. Effects of folic acid supplementation on risk of cardiovascular diseases: a meta-analysis of randomised controlled trials. JAMA. 2006;296(22):2720-6.
13. Blakley RL. Dihydrofolate reductase. In: Blakley RL, Benkovic SJ, editors. Folates and pterins: chemistry and biochemistry of folates. New York: Wiley; 1984.
14. Brasil. Ministério da Saúde. Unicef. Cadernos de atenção básica: carências de micronutrientes. Série A. n. 20. Brasília: Ministério da Saúde; 2007. p. 23-38.
15. Brasil. Ministério da Saúde. Secretaria de Atenção à Saúde. Departamento de Atenção Básica. Programa nacional de suplementação de ferro: manual de condutas gerais. Brasília: Ministério da Saúde; 2013. 24 p.
16. Brouwer IA, van Dusseldorp M, West CE, Meyboom S, Thomas CM, Duran M et al. Dietary folate from vegetables and citrus fruit decreases plasma homocysteine concentrations in humans in a dietary controlled trial. J Nutr. 1999;129(6):1135-9.
17. Brouwer IA, van Dusseldorp M, West CE, Steegers-Theunissen RP. Bioavailability and bioefficacy of folate and folic acid in man. Nutr Res Rev. 2001;14(2):267-94.
18. Campbell DE, Boyle RJ, Thornton CA, Prescott SL. Mechanisms of allergic disease: environmental and genetic determinants for the development of allergy. Clin Exp Allergy. 2015;45(5):844-58.
19. Castillo-Lancellotti C, Tur JA, Uauy R. Impact of folic acid fortification of flour on neural tube defects: a systematic review. Public Health Nutr. 2013;16(5):901-11.
20. Caudill M. Folate bioavailability: implications for establishing dietary recommendations and optimizing status. Am J Clin Nutr. 2010;91(5):1455S-60S.

ÁCIDO FÓLICO

21. Caudill M. The role of folate in reducing chronic and developmental disease risk: an overview. J Food Sci. 2008;69(1):55-60.
22. Chakraborty H, Nyarko KA, Goco N, Moore J, Moretti-Ferreira D, Murray JC et al. Folic acid fortification and women's folate levels in selected communities in Brazil: a first look. Int J Vitam Nutr Res. 2014;84(5-6):286-94.
23. Chan D, McGraw S, Klein K, Wallock LM, Konermann C, Plass C et al. Stability of the human sperm DNA methylome to folic acid fortification and short-term supplementation. Hum Reprod. 2017;32(2):272-83.
24. Clarke S, Banfield K. S-adenosylmethionine-dependent methyltransferases. In: Carmel R, Jacobson DW, editors. Homocysteine in healthy and disease. Cambridge: Cambridge; 2001.
25. Crider KS, Yang TP, Berry RJ, Bailey LB. Folate and DNA methylation: a review of molecular mechanisms and the evidence for folate's role. Adv Nutr. 2012;3:21-38.
26. Daly LE, Kirke PN, Molloy A, Weir DG, Scott JM. Folate levels and neural tube defects: implications for prevention. JAMA. 1995;274(21):1698-702.
27. Dantas JA, Diniz AS, Arruda IKG. Consumo alimentar e concentrações intra-eritrocitárias de folato em mulheres do Recife, Nordeste do Brasil. ALAN. 2010;60(3):227-34.
28. De Benoist B. Conclusions of a WHO Technical Consultation on folate and vitamin B12 deficiencies. Food Nutr Bull. 2008;29(Suppl 2):S238-44.
29. Durga J, van Boxtel MP, Schouten EG, Kok FJ, Jolles J, Katan MB et al. Effect of 3-year folic acid supplementation on cognitive function in older adults in the FACIT trial: a randomised, double blind, controlled trial. Lancet. 2007;369(9557):208-16.
30. Estudio Inta. Harina enriquecida con ácido fólico. Nutrición 2003;9:20-1.
31. Fawzi WW, Msamanga GI, Urassa W, Hertzmark E, Petraro P, Willett WC et al. Vitamins and perinatal outcomes among HIV-negative women in Tanzania. N Engl J Med. 2007;356(14):1423-31.
32. Fleming A. The role of folate in prevention of neural tube defects: human and animal studies. Nutr Rev. 2001;59(8 Pt 2):S13-20.
33. Frosst P, Blom HJ, Milos R, Goyette P, Sheppard CA, Matthews RG et al. A candidate genetic risk factor for vascular disease: a common mutation in methylenetetrahydrofolate reductase. Nat Genet. 1995;10(1):111-3.
34. George L, Mills JL, Johansson ALV, Nordmark A, Olander B, Granath F et al. Plasma folate levels and risk of spontaneous abortion. JAMA. 2002;288(15):1867-73.
35. Gonzáles AL, García M. Ácido fólico y defectos del tubo neural en atención primaria. MEDIFAM. 2003;13(4):305-10.
36. Greenberg JA, Bell SJ, Guan Y, Yu Y. Folic acid supplementation and pregnancy: more than just neural tube defect prevention. Rev Obstet Gynecol. 2011;4(2):52-79.
37. Gregory JF. Case study: folate bioavailability. J Nutr. 2001;131(4 Suppl):1376S-82S.
38. Gregory JFIII, Quinlivan EP, Davis SR. Integrating the issues of folate bioavailability, intake and metabolism in the era of fortification. Trends Food Sci Technol. 2005;16(6-7):229-40.
39. Guinotte CL, Burns MG, Axume JA, Hata H, Urrutia TF, Alamilla A et al. Methylenetetra-hydrofolate reductase 677C/T variant modulates folate status response to controlled folate intakes in young women. J Nutr. 2003;133(5):1272-80.
40. Hambidge KM. Micronutrient bioavailability: dietary reference intake and a future perspective. Am J Clin Nutr. 2010;91(5):1430S-2S.
41. Hannon-Fletcher MP, Armstrong NC, Scott JM, Pentieva K, Bradbury I, Ward M et al. Determining bioavailability of food folates in a controlled intervention study. Am J Clin Nutr. 2004;80(4):911-8.
42. Hernandez-Diaz S, Werler MM, Louik C, Mitchell AA. Risk of gestational hypertension in relation to folic acid supplementation during pregnancy. Am J Epidemiol. 2002;156(9):806-12.
43. Hoffbrand AV, Weir DG. The history of folic acid. Br J Haematol. 2001;113(3):579-89.
44. Honein MA, Paulozzi LJ, Mathews TJ, Erickson JD, Wong LY. Impact of folic acid fortification of the US food supply on the occurrence of neural tube defects. JAMA. 2001;285(23):2981-6.
45. Hoyo C, Murtha AP, Schildkraut JM, Forman MR, Calingaert B, Demark-Wahnefried W et al. Folic acid supplementation before and during pregnancy in the Newborn Epigenetics Study (NEST). BMC Public Health. 2011;11(1):46.

46. Institute of Medicine. Food and Nutrition Board (FNB). Dietary Reference Intakes for thiamin, riboflavin, niacin, vitamin B6, folate, vitamin B12, pantothenic acid, biotin and choline. Washington: The National Academies; 1998. 564p.
47. Jamil KM, Rahman AS, Bardhan PK, Khan AI, Chowdhury F, Sarker SA et al. Micronutrients and anaemia. J Health Popul Nutr. 2008;26(3):340-55.
48. Joseph J, Loscalzo J. Methoxistasis: integrating the roles of homocysteine and folic acid in cardiovascular pathobiology. Nutrients. 2013;5(8):3235-56.
49. Kelly P, McPartlin J, Goggins M, Weir DG, Scott JM. Unmetabolized folic acid in serum: acute studies in subjects consuming fortified food and supplemts. Am J Clin Nutr. 1997;65(6):1790-5.
50. Kim KC, Friso S, Choi SW. DNA methylation, an epigenetic mechanism connecting folate to healthy embryonic development and aging. J Nutr Biochem. 2009;20:917-26.
51. Krishnaswamy K, Nair MK. Importance of folate in human nutrition. Br J Nutr. 2001;85 (Suppl 2):115-24.
52. Lamers Y. Indicators and methods for folate, vitamin B-12, and vitamin B-6 status assessment in humans. Curr Opin Clin Nutr Metabol Care. 2011;14(5):445-54.
53. Lamers Y, Prinz-Langenohl R, Moser R, Pietrzik K. Supplementation with [6S]-5-methyltetrahydrofolate or folic acid equally reduces plasma total homocysteine concentrations in healthy women. Am J Clin Nutr. 2004;79(3):473-8.
54. Laanpere M, Altmäe S, Stavreus-Evers A, Nilsson TK, Yngve A, Salumets A. Folate-mediated one--carbon metabolism and its effect on female fertility and pregnancy viability. Nutr Rev. 2010;68(2):99-113.
55. Lima HT, Saunders C, Ramalho A. Ingestão dietética de folato em gestantes do município do Rio de Janeiro. Rev Bras S Mater Infant. 2002;2(3):303-11.
56. Lucock M, Yates Z. Folic acid fortification: a double-edged sword. Curr Opin Clin Nutr Metab Care. 2009;12(6):555-64.
57. Lumley J, Watson L, Watson M, Bower C. Periconceptional supplemtation with folate and/or multivitamins for preventing neural tube defects. Cochrone Database Sys Rev. 2001;(3):CD001056.
58. Maruti SS, Ulrich CM, White E. Folate and one-carbon metabolism nutrients from supplements and diet in relation to breast cancer risk. Am J Clin Nutr. 2009;89(2):624-33.
59. McNulty H, Pentieva K. Folate bioavailability. Proc Nutr Soc. 2004;63(4):529-36.
60. McNulty H, Scott J. Intake and status of folate and related B-vitamins: considerations and challenges in achieving optimal status. Br J Nutr. 2008;99(Suppl 3):S48-54.
61. McStay CL, Prescott SL, Bower C, Palmer DJ. Maternal folic acid supplementation during pregnancy and childhood allergic disease outcomes: a question of timing? Nutrients. 2017;9(2).
62. Mills JL, Molloy AM, Reynolds EH. Do the benefits of folic acid fortification outweigh the risk of masking vitamin B12 deficiency? BMJ. 2018;360:k724.
63. Morris MS, Jacques PF, Rosenberg IH, Selhub J. Circulating unmetabolized folic acid and 5-methyltetrahydrofolate in relate to anemia, macrocytosis, and cognitive test performance in American seniors. Am J Clin Nutr. 2010;91(6):1733-44.
64. Murphy MM, Fernandez-Ballart JD, Molloy AM, Canals J. Moderately elevated maternal homocysteine at preconception is inversely associated with cognitive performance in children 4 months and 6 years after birth. Matern Child Nutr. 2017;13(2).
65. Nasser C, Nobre C, Mesquita S, Ruiz JG, Carlos HR, Prouvot L, et al. Semana da conscientização sobre a importância do ácido fólico. J Epilepsy Clin Neur Physiol. 2005;11(4):199-203.
66. Nilsen RM, Vollset SE, Monsen AL, Ulvik A, Haugen M, Meltzer HM et al. Infant birth size is not associated with maternal intake and status of falate during the second trimester in Norwegian pregnant women. J Nutr. 2010;140(3):572-9.
67. Nilsen RM, Vollset SE, Rasmussen SA, Ueland PM, Daltveit AK. Folic acid and multivitamin supplement use and risk of placental abruption: a population-based registry study. Am J Epidemiol. 2008;167(7);867-74.
68. Nogueira NN, Joaquim VP, Cozzolino SMF. Mudanças na concentração plasmática de zinco e ácido fólico em adolescentes grávidas submetidas a diferentes esquemas de suplementação. Cad Saúde Pública. 2002;18:109-18.
69. Obeid R, Holzgreve W, Pietrzik K. Is 5-methyltetrahydrofolate an alternative to folic acid for the prevention of neural tube defects? J Perinat Med. 2013;41(5):469-83.

ÁCIDO FÓLICO   539

70. Öhrvik V, Büttner BE, Rychlik M, Lundin E, Witthöft CM. Folate bioavailability from breads and a meal assessed with a human stable-isotope area under the curve and ileostomy model. Am J Clin Nutr. 2010;92(3):532-8.
71. Otten J, Hellwig J, Meyers L, editors. Dietary reference intakes: the essential guide to nutrient requirements. Washington, DC: National Academies Press; 2006 [acesso em 24 out 2011]. Disponível em: http://www.nap.edu/catalog/11537.html.
72. Pannia E, Cho CE, Kubant R, Sánchez-Hernández D, Huot PS, Harvey Anderson G. Role of maternal vitamins in programming health and chronic disease. Nutr Rev. 2016;74(3):166-80.
73. Pentieva K, McNulty H, Reichert R, Ward M, Strain JJ, McKillop DJ et al. The short-term bioavailabilities of [6S]-5-methyltetrahydrofolate and folic acid are equivalent in men. J Nutr. 2004;134(3):580-5.
74. Pfeiffer CM, Hughes JP, Lacher DA, Bailey RL, Berry RJ, Zhang M et al. Estimation of trends in serum and RBC folate in the U.S. population from pre- to postfortification using assay-adjusted data from the NHANES 1988-2010. J Nutr. 2012;142:886-93.
75. Pietrzik K, Bailey L, Shane B. Folic acid and L-5-methyltetrahydrofolate: comparison of clinical pharmacokinetics and pharmacodynamics. Clin Pharmacokinet. 2010;49(8):535-48.
76. Plumptre L, Masih SP, Ly A, Aufreiter S, Sohn KJ, Croxford R et al. High concentrations of folate and unmetabolized folic acid in a cohort of pregnant Canadian women and umbilical cord blood. Am J Clin Nutr. 2015;102(4):848-57.
77. Quinlivan EP, Hanson AD, Gregory JF. The analysis of folate and its metabolic precursors in biological samples. Anal Biochem. 2006;348(2):163-84.
78. Rader JI. Folic acid fortification, folate status and plasma homocysteine. J Nutr. 2002;132(Suppl 8):2466S-70S.
79. Reynolds EH. What is the safe upper intake level of folic acid for the nervous system? Implications for folic acid fortification policies. Eur J Clin Nutr. 2016;70(5):537-40.
80. Rolschau J, Kristoffersen K, Rolschau J, Grinsted P, Schaumburg E, Foged N. The influence of folic acid supplement on the outcome of regnancies in the county of Funen in Denmark. Part I. Eur J Obstet Gynecol Reprod Biol. 1999;87(2):105-10.
81. Santos LMP, Pereira MZ. Efeito da fortificação com ácido fólico na redução dos defeitos do tubo neural. Cad Saúde Pública. 2007;23(1):17-24.
82. Sato Y, Honda Y, Iwamoto J, Kanoko T, Satoh K. Effect of folate and mecobalamin on hip fractures in patients with stroke: a randomized controlled trial. JAMA. 2005;293(9):1082-8.
83. Schmitz JC, Stuart RK, Priest DG. Disposition of folic acid and its metabolites: a comparison with leucovorin. Clin Pharmacol Ther. 1994;55(5):501-8.
84. Selhub J, Jacques PF, Dallal G, Choumenkovitch S, Rogers G. The use of blood concentrations of vitamins and their respective functional indicators to define folate and vitamin B12 status. Food Nutr Bull. 2008;29(2 Suppl):S67-73.
85. Shah T, Joshi K, Mishra S, Otiv S, Kumbar V. Molecular and cellular effects of vitamin B12 forms on human trophoblast cells in presence of excessive folate. Biomed Pharmacother. 2016;84:526-34.
86. Silva C, Keating E, Pinto E. The impact of folic acid supplementation on gestational and long term health: Critical temporal windows, benefits and risks. Porto Biomed J. 2017;2(6):315-32.
87. Solis C, Veenema K, Ivanov AA, Tran S, Li R, Wang W et al. Folate intake at RDA levels is inadequate for Mexican American men with the methylenetetrahydrofolate reductase 677TT genotype. J Nutr. 2008;138(1):67-72.
88. Stead LM, Brosnan JT, Brosnan ME, Vance DE, Jacobs RL. Is it time to reevaluate methyl balance in humans? Am J Clin Nutr. 2006;83(1):5-10.
89. Steegers-Theunissen RPM, Van Rossum JM, Steegers EA, Thomas CM, Eskes TK. Sub-50 oral contraceptives affect folate kinetics. Gynecol Obstet Invest. 1993;36(4):230-3.
90. Steinberg SE. Mechanisms of folate homeostasis. Am J Physiol. 1984;24(4 Pt 1)6:G319-24.
91. Stover PJ. Physiology of folate and vitamin B12 in healthy and disease. Nutr Rev. 2004;62(6 Pt 2): S3-12.
92. Tuokkola J, Luukkainen P, Kaila M, Takkinen HM, Niinistö S, Veijola R et al. Maternal dietary folate, folic acid and vitamin D intakes during pregnancy and lactation and the risk of cows' milk allergy in the offspring. Br J Nutr. 2016;116(4):710-8.

540   BASES BIOQUÍMICAS E FISIOLÓGICAS DA NUTRIÇÃO

93. Verhaar MC, Wever RM, Kastelein JJ, van Dam T, Koomans HA, Rabelink TJ. 5-methyltetrahydrofolate, the active form of folic acid, restores endothelial function in familial hypercholesterolemia. Circulation. 1998;97:237-41.
94. Wang X, Qin X, Demirtas H, Li J, Mao G, Huo Y et al. Efficacy of folic acid supplementation in stroke prevention: a meta-analysis. Lancet. 2007;369(9576):1876-82.
95. Wen SW, Chen XK, Rodger M, White RR, Yang Q, Smith GN et al. Folic acid supplementation in early second trimester and the risk of preeclampsia. Am J Obstet Gynecol. 2008;198(1):45.e1-7.
96. Wilcox AJ, Lie RT, Solvoll K, Taylor J, McConnaughey DR, Abyholm F et al. Folic acid supplements and risk of facial clefts: national population based case-control study. BMJ. 2007;334(7591):464-7.
97. Winkels R, Brouwer IA, Siebelink E, Katan MB, Verhoef P. Bioavailability of food folates is 80% of that of folic acid. Am J Clin Nutr. 2007;85(2):465-73.
98. Winkels R, Brouwer IA, Verhoef P, van Oort FV, Durga J, Katan MB. Gender and body size affect the response of erythrocyte folate to folic acid treatment. J Nutr. 2008;138(8):1456-61.
99. World Health Organization. World atlas of birth defects, 2003 [acesso em 17 dez 2018]. Disponível em: http://apps.who.int/iris/bitstream/handle/10665/42630/9241580291_eng.pdf?sequence=1&isAllowed=y.
100. Wright A, Finglas PM, Dainty JR, Hart DJ, Wolfe CA, Southon S et al. Single oral doses of ^{13}C forms of pteroylmonoglutamic acid and 5-formyltetrahydrofolic acid elicit differences in short-term kinetics of labeled and unlabelled folates in polasma: potential problems in interpretation of folate bioavailability studies. Br J Nutr. 2003;90(2):363-71.
101. Wright A, Finglas PM, Dainty JR, Wolfe CA, Hart DJ, Wright DM et al. Differential kinetic behaviour and distribution for pteroylmonoglutamic acid and reduced folates: a revised hypothesis of the primary site of PteGlu metabolism in humans. J Nutr. 2005;135(3):619-23.
102. Wright AJ, Dainty JR, Finglas PM. Folic acid metabolism in human subjects revisited: potential implications for proposed mandatory folic acid fortification in the UK. Br J Nutr. 2007;98(4):667-75.
103. Wright AJ, King MJ, Wolfe CA, Powers HJ, Finglas PM. Comparison of (6S)-5-methyltetrahydrofolic acid v. folic acid as the reference folate in longer-term human dietary intervention studies assessing the relative bioavailability of natural food folates: comparative changes in folate satus following a 16-week placebo-controlled study in healthy adults. Br J Nutr. 2010;103(5):724-9.
104. Zeisel SH. Importance of methyl donors during reproduction. Am J Clin Nutr. 2009;89(2):S673-7.
105. Zhao R, Matherly LH, Goldman ID. Membrane transporters and folate homeostasis: intestinal absorption and transport into systemic compartments and tissues. Expert Rev Mol Med. 2009;11:e4.

28

Niacina

JANAINA LOMBELLO SANTOS DONADIO
CRISTIANE COMINETTI
SILVIA MARIA FRANCISCATO COZZOLINO

INTRODUÇÃO

O termo niacina compreende as formas amida e ácido da vitamina, a nicotinamida e o ácido nicotínico, respectivamente. O ácido nicotínico foi descoberto em 1867 como produto da oxidação da nicotina, entretanto, nenhuma relação com a nutrição foi estabelecida naquele momento. Somente em 1935 é que a niacina foi descoberta como componente da coenzima II nicotinamida adenina dinucleotídeo fosfato (NADP). As funções metabólicas da niacina estão relacionadas a seu papel como integrante das coenzimas nicotinamida adenina dinucleotídeo (NAD) e NADP, as quais funcionam como carreadoras de elétrons nas reações de oxidorredução no metabolismo oxidativo. O aminoácido triptofano pode ser utilizado para sintetizar niacina na proporção de 60:1, ou seja, a partir de 60 mg do aminoácido sintetiza-se 1 mg de niacina. Tal fato implica a importância de fontes proteicas na alimentação para garantir tanto o suprimento de niacina quanto de seu precursor, o triptofano. A deficiência grave em niacina causa a pelagra, cujos primeiros sinais clínicos são dermatite, diarreia e demência, sendo as principais causas a baixa ingestão da vitamina, bem como a de triptofano e de outras vitaminas que participam do metabolismo da niacina.[1-3] A estrutura química da niacina e seus derivados pode ser vista na Figura 28.1.

IMPORTÂNCIA BIOLÓGICA

As funções biológicas da niacina podem ser resumidas em seu papel como precursora de coenzimas ou carreadores NAD e NADP (Figura 28.2).[30] A parte reativa de ambas as moléculas é a porção nicotinamida, derivada da piridina, sintetizada a partir da niacina. Na maioria das reações de oxidorredução, o substrato oxidado perde íon hidreto (um átomo de hidrogênio mais dois elétrons), o qual é aceito pelo anel nicotinamida da coenzima. Diversas vitaminas atuam como coenzimas, entretanto, nem todas exercem essa função. As vitaminas do complexo B, como tiamina (B_1), riboflavina (B_2), niacina

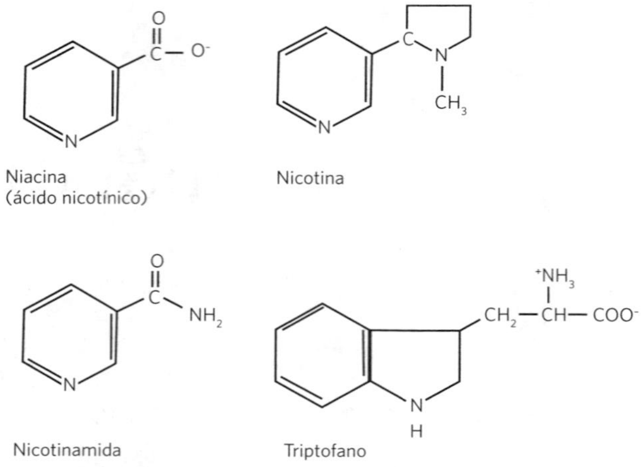

Figura da niacina e seus derivados (estruturas químicas):

- Niacina (ácido nicotínico)
- Nicotina
- Nicotinamida
- Triptofano

Figura 28.1 Estrutura da niacina e seus derivados.
Fonte: adaptada de Nelson e Cox.[23]

(B_3), piridoxina (B_6), biotina, ácido fólico (B_9), ácido pantotênico (B_5) e cobalamina (B_{12}), atuam como coenzimas. As vitaminas lipossolúveis, como A, D e E, não atuam como coenzimas. A vitamina K atua como coenzima de algumas carboxilases na maturação hepática de alguns fatores de coagulação sanguínea.[2,29]

Por definição, uma coenzima não é específica de uma reação, ela é utilizada em diversas reações, auxiliando na transferência de elétrons ou de grupos de átomos nas reações químicas. As coenzimas podem agir sob duas formas: solúvel e grupo prostético. Na forma solúvel, a coenzima liga-se ao substrato durante a reação e é modificada e liberada ao final. Uma reação independente é necessária para restaurar a forma original da coenzima. Como grupo prostético, a coenzima fica ligada à enzima, permanecendo assim durante a reação. No caso das coenzimas NAD e NADP, suas atuações são na forma solúvel nas reações de oxidorredução. Nem todas as enzimas precisam de coenzimas ou cofatores para exercer suas ações. Das seis classes principais, oxidorredutases e transferases necessitam de coenzimas, e quase todas as outras classes de enzimas – hidrolases, liases (sintases), isomerases e ligases (sintetases) – precisam de cofatores; nesse caso, os minerais agem dessa maneira.[1,2,7]

Inúmeras reações bioquímicas que ocorrem durante a síntese e a degradação de nutrientes utilizam NAD e NADH como coenzimas. De maneira simplificada, nas reações catabólicas (vias catabólicas ou catabolismo), a degradação dos metabólitos complexos libera energia (reação exergônica), a qual é transferida e armazenada como trifosfato de adenosina (ATP) e nicotinamida adenina dinucleotídeo fosfato reduzida (NADPH). Esses dois compostos são as principais fontes de energia para as reações de síntese (anabólicas). Nessas reações, um pequeno número de compostos gera grande variedade de produtos. Todos os macronutrientes são degradados em seus compostos mais simples durante o processo de digestão e, depois, em um composto comum a todos, a acetil coenzima A (acetil-CoA).[23,31]

Nos tópicos a seguir, estão detalhadas algumas vias bioquímicas que utilizam NAD e NADH como coenzimas.

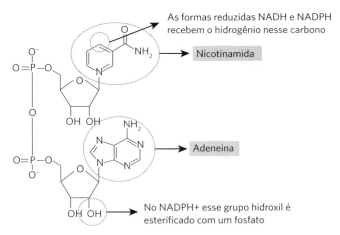

Figura 28.2 Estrutura química da nicotinamida adenina dinucleotídeo (NAD).
Fonte: adaptada de Nelson e Cox.[23]

Glicólise e formação de piruvato

O processo da glicólise (do grego *glykys* = doce e *lysis* = quebra) consiste na degradação de uma molécula de glicose com seis carbonos para gerar duas moléculas de um composto com três carbonos, o piruvato. Essa degradação ocorre em uma série de reações catalisadas de forma enzimática. A glicólise foi a primeira via metabólica elucidada e é muito bem compreendida, sendo considerada uma via central praticamente universal do catabolismo da glicose e a única fonte de energia metabólica em alguns tecidos e células de mamíferos, como eritrócitos, cérebro e espermatozoides.[23] A glicólise pode ser dividida em dez etapas, sendo as cinco primeiras consideradas a fase preparatória. Na primeira etapa da glicólise, a fase preparatória, em que uma hexose (seis carbonos) é transformada em duas trioses (três carbonos) – gliceraldeído 3-fosfato (GAP) e di-hidroxiacetona fosfato (DHAP) –, não há consumo de NAD, somente de dois ATP. Na primeira reação da segunda etapa da glicólise, a enzima gliceraldeído 3-fosfato desidrogenase (GAPDH) oxida e fosforila o GAP com a utilização de NAD$^+$ e fosfato inorgânico (Pi), formando 1,3-bisfosfoglicerato, o primeiro composto de alta energia. Essa é a primeira de duas reações da glicólise que resulta na formação de ATP. Nessa reação, como o GAP é oxidado, a NAD é reduzida a NADH (Figura 28.3).[23,28,29]

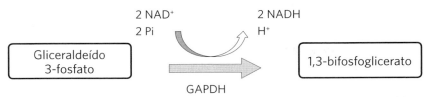

Figura 28.3 Formação do primeiro composto de alta energia da glicólise, o 1,3-bisfosfoglicerato.
Fonte: adaptada de Nelson e Cox.[23]

O saldo final da glicólise é a biossíntese de duas moléculas de piruvato, dois ATP e duas moléculas de NADH. O piruvato é indispensável para a regeneração da NAD⁺ e para garantir a manutenção da glicólise, uma vez que esse composto existe nas células em concentrações limitantes (Figura 28.4). Existem duas opções para regenerar a NAD⁺, as quais dependem da disponibilidade de oxigênio. Se não há oxigênio disponível, a NAD⁺ é regenerada pela fermentação e, se há oxigênio disponível, a NAD⁺ é regenerada pela fosforilação oxidativa.[23,28,30]

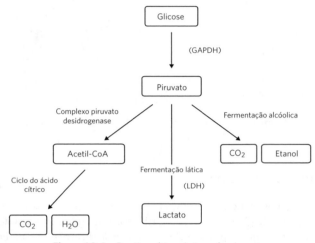

Figura 28.4 Destinos bioquímicos do piruvato.
GAPDH: gliceraldeído 3-fosfato desidrogenase; CO_2: gás carbônico; LDH: lactato desidrogenase; H_2O: água.

Fermentação alcoólica

Nas leveduras e em algumas bactérias, a NAD⁺ é regenerada na redução do piruvato ao etanol pela álcool desidrogenase (ADH) em duas etapas. Na primeira, o piruvato é descarboxilado pela enzima piruvato descarboxilase, a qual requer magnésio (Mg^{2+}), formando acetaldeído. Na segunda, o acetaldeído é reduzido a etanol e a CO_2 pela ADH.[24] A ADH hepática de mamíferos metaboliza os álcoois produzidos pela microbiota intestinal, bem como os ingeridos. Diversos produtos da indústria como cervejas, champanhe, pães e bolos são produzidos por meio da fermentação alcoólica (Figura 28.5).[23,28]

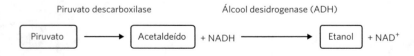

Figura 28.5 Formação do etanol a partir de piruvato.

É importante não confundir NADH com NADPH. A NADH será utilizada na fosforilação oxidativa para sintetizar ATP, já a NADPH será utilizada na biossíntese de carboidratos, proteínas e lipídios. A NADP é usada na via das pentoses-fosfato e na biossíntese redutora. NADPH é gerada pela oxidação da glicose 6-fosfato. Tecidos envolvidos na biossíntese de lipídios são ricos em enzimas da via das pentoses, e a primeira reação dessa via utiliza NADP.[28,30]

Fermentação lática

A fermentação lática é a redução do piruvato em lactato, catalisada pela enzima lactato desidrogenase (LDH), com a oxidação de NADH, regenerando NAD⁺. Esse processo ocorre nas hemácias, as quais não apresentam mitocôndrias; nas fibras musculares, quando o suprimento de oxigênio é baixo, decorrente de esforço intenso; e nas fibras musculares de contração rápida (brancas) (Figura 28.6).[24] O lactato formado no sangue pode ser então levado ao fígado, onde será transformado em glicose durante a recuperação de uma atividade física intensa. De maneira geral, o termo fermentação é utilizado para o processo de obtenção de energia na forma de ATP sem consumo de oxigênio ou alteração nas concentrações de NAD⁺ ou NADH. [23,28,30]

Complexo piruvato-desidrogenase

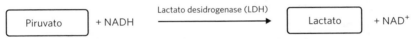

Figura 28.6 Formação do lactato.

Em situações nas quais o suprimento de oxigênio é suficiente, glicose, aminoácidos e lipídios são oxidados a H_2O e CO_2 por meio do ciclo de Krebs e da cadeia de transporte de elétrons. Para isso, o esqueleto de carbonos da glicose e dos lipídios é oxidado até a formação do grupamento acetil da acetil-CoA. Os aminoácidos também podem entrar no ciclo de Krebs dessa forma, mas podem ser convertidos em outros compostos intermediários do ciclo.[23,28] Como descrito anteriormente, a oxidação da glicólise resulta em duas moléculas de piruvato, as quais serão convertidas em acetil-CoA.[23] Essa reação consiste basicamente na transferência de grupos acetil do piruvato para a coenzima A, ou seja, na remoção do grupo carboxil (COO⁻) do piruvato na forma de CO_2, processo chamado de descarboxilação oxidativa, catalisado pelo complexo piruvato desidrogenase (CPD). Esse complexo é composto por três enzimas (E1: piruvato desidrogenase, E2: di-hidrolipoil transacetilase e E3: di-hidrolipoil desidrogenase) e quatro coenzimas dependentes de vitaminas hidrossolúveis (tiamina, niacina, ácido pantotênico e riboflavina) e do ácido lipoico. O processo de transformação do piruvato em acetil-CoA envolve diversas etapas, e a redução de NAD⁺ em NADH ocorre apenas na última reação.[23,28,30] A equação geral do processo pode ser observada na Figura 28.7.

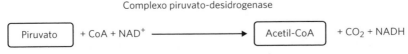

Figura 28.7 Formação da acetil-coenzima A (acetil-CoA) a partir do piruvato.

Ciclo do ácido cítrico

O ciclo do ácido cítrico, também conhecido por ciclo de Krebs ou ciclo do ácido tricarboxílico refere-se a um conjunto de reações enzimáticas que oxida as unidades de dois carbonos da acetil-CoA. Esse ciclo é a chave do metabolismo de todos os nutrientes: carboidratos, lipídios e proteínas convergem para o intermediário acetil-CoA. A energia liberada das reações é armazenada nas coenzimas NADH. Cada ciclo forma três moléculas de NADH, as quais serão oxidadas na cadeia de transporte de elétrons. Esse ciclo tem como etapa inicial a condensação de uma molécula de acetil-CoA com uma de oxaloacetato, formando citrato (ácido cítrico). O nome do ciclo deriva do primeiro produto. Uma visão geral do ciclo encontra-se na Figura 28.8. Um aspecto interessante do ciclo é a formação de oxaloacetato na última reação, pois como ele também é utilizado na primeira etapa, tal fato garante a capacidade ilimitada de oxidação do ciclo. Nas células, as concentrações de oxaloacetato são pequenas.[20,29,31] Na Tabela 28.1, estão descritas as oito etapas do ciclo com seus substratos e produtos principais, além das coenzimas utilizadas. As etapas 3, 4 e 8 utilizam NAD como coenzima e serão explicadas a seguir.

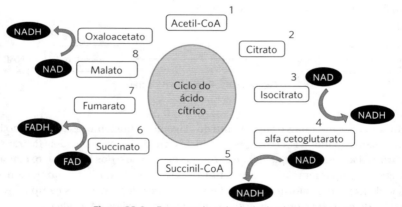

Figura 28.8 Esquema do ciclo do ácido cítrico.

Tabela 28.1 Reações do ciclo do ácido cítrico

Etapa	Substrato	Produto	Enzima	Coenzima
1	Acetil-CoA + oxaloacetato + H_2O	Citrato	Citrato sintase	–
2	Citrato	Isocitrato	Aconitase	–
3	Isocitrato + NAD^+	Alfacetoglutarato + NADH	Isocitrato desidrogenase	NAD^+
4	Alfacetoglutarato + CoA + NAD^+	Succinil-CoA + NADH	Alfacetoglutarato desidrogenase	NAD^+
5	Succinil-CoA	Succinato	Succinil-CoA sintetase	–
6	Succinato + FAD^+	Fumarato + $FADH_2$	Succinato desidrogenase	FAD^+
7	Fumarato	Malato	Fumarase	–
8	Malato + NAD^+	Oxaloacetato + NADH	Malato desidrogenase	NAD^+

Fontes: Nelson e Cox;[23] Vannucchi e Chiarello.[29]

Etapa 3: oxidação e descarboxilação do isocitrato

É na etapa 3 do ciclo do ácido cítrico, catalisada pela isocitrato desidrogenase (IDH), que ocorre a produção do primeiro CO_2 e da primeira molécula de NADH do ciclo, com oxidação e remoção do grupo carboxila para formar alfacetoglutarato. A enzima também tem o Mg^{2+} como cofator, e a reação não ocorre diretamente: há formação do composto intermediário oxalossuccinato (cetona), pela oxidação do isocitrato (álcool secundário), e esse composto é descarboxilado para então dar origem ao alfacetoglutarato.[23,28] Essa é a primeira das quatro reações de oxidorredução do ciclo. Uma das maneiras de controlar a velocidade do ciclo é a quantidade de alfacetoglutarato formado (Figura 28.9).[29]

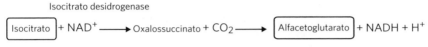

Figura 28.9 Formação de alfacetoglutarato.

Etapa 4: segunda descarboxilação oxidativa

A formação do composto succinil-CoA necessita de uma segunda remoção de grupos carboxila de um alfacetoácido pela alfacetoglutarato desidrogenase. Na verdade, essa reação é catalisada pelo complexo enzimático alfacetoglutarato desidrogenase, composto por três enzimas: alfacetoglutarato desidrogenase (E1), di-hidrolipoil-transuccinilase (E2) e di-hidrolipoil desidrogenase (E3). Esse complexo é muito semelhante ao complexo da piruvato desidrogenase.[23,30] A equação geral do processo pode ser observada na Figura 28.10.

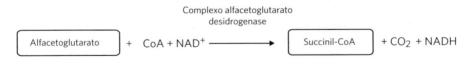

Figura 28.10 Formação de succinil-coenzima A (succinil-CoA).

Etapa 8: a reação final do ciclo

A etapa final do ciclo do ácido cítrico é a regeneração do oxaloacetato por meio da oxidação do malato, catalisada pela malato desidrogenase e que utiliza NAD como aceptor de elétrons (Figura 28.11).[23]

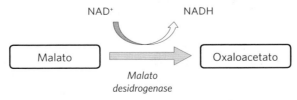

Figura 28.11 Regeneração de oxaloacetato.

Outras reações

No metabolismo de ácidos graxos, diversas etapas da betaoxidação necessitam de NAD. Na biossíntese desses compostos, duas enzimas dependem de NADH. A oxidação de ácidos graxos envolve um conjunto de quatro reações principais na remoção sucessiva de dois carbonos na forma de acetil-CoA: oxidação do acil-CoA graxo, com formação de uma enoil-CoA com dupla-ligação (FAD); hidratação da dupla-ligação; oxidação do hidroxiacil (NAD) e clivagem, com formação de acil-CoA e acetil-CoA. A terceira reação, em que ocorre a oxidação do hidroxiacil, necessita da presença de NAD como coenzima. Na formação de corpos cetônicos também ocorre a utilização de NADH. No metabolismo de proteínas, as principais etapas são a remoção do nitrogênio e a oxidação da cadeia carbônica. Diversos aminoácidos formam primeiramente glutamato, e a glutamato desidrogenase utiliza NAD ou NADP. Conforme descrito anteriormente, a NADP é utilizada na biossíntese de diversos compostos, como aminoácidos, glutamina, esteroides, ácidos graxos e colesterol.[20,29,31]

Poli (ADP-ribose) polimerase

A poli (ADP-ribose) polimerase (PARP) é uma enzima localizada no núcleo de todas as células, que também utiliza NAD como substrato e é responsável por sintetizar polímeros de ADP-ribose (200 moléculas) em resposta à quebra na fita do DNA, sendo os principais alvos proteicos as histonas ou mesmo as PARP. A PARP tem grande importância no reparo de danos no DNA, e atua na apoptose, com a inativação do gene supressor de tumor que codifica a proteína p53.[6,12] Existe uma PARP que contribui com a homeostase dos telômeros e, por isso, está relacionada à estabilidade genômica. Essa enzima participa da regulação de diversas vias do metabolismo nuclear, como replicação de DNA, estrutura da cromatina, transcrição, diferenciação celular, degradação de proteínas e morte celular. Quando a lesão ao DNA é muito grave, as caspases são estimuladas pela cascata de apoptose desencadeada, clivam e inativam as PARP, o que causa morte celular com lesão irreparável do DNA.[4,16,17,18]

DIGESTÃO, ABSORÇÃO, TRANSPORTE, METABOLISMO E EXCREÇÃO

A niacina é encontrada nos alimentos como nucleotídeos de nicotinamida [NAD(H) e NADP(H)], em especial na forma de nicotinamida livre (NAm), a qual é preferencialmente absorvida. Tanto o ácido nicotínico quanto a nicotinamida são absorvidos por um processo saturável dependente de sódio.[1,4]

As formas NAD e NADP são digeridas para liberar NAm. Ambas as coenzimas são degradadas por uma enzima da mucosa intestinal, a NAD(P) glico-hidrolase, formando NAm e ADP-ribose. A molécula de NAD pode ter sua ligação pirofosfato rompida, o que origina nicotinamida mononucleotídeo (NMN) e 5'-AMP, ou ser clivada por uma fosfodiesterase, com formação de nicotinamida ribosídeo (NR) e ADP. A NMN pode ser desfosforilada gerando também NR, a qual pode formar NAm por duas vias: hidrólise com formação de ribose e fosforilação com produção de ribose-1-fosfato. A quebra da NAm em ácido nicotínico provavelmente envolve a participação de micro-organismos da microbiota intestinal, os quais são de grande importância para a absorção de niacina (Figura 28.12).[8]

A niacina e a nicotinamida são absorvidas por difusão simples na mucosa intestinal. Aproximadamente 30% da niacina é complexada com proteínas, e esse complexo é absorvido pelos tecidos.[4] Em baixas concentrações, a absorção ocorre por difusão facilitada dependente de sódio e, em altas concentrações, ambas as formas são absorvidas por difusão passiva. Não foi observada nenhuma influência da presença de alimentos na absorção de niacina.[3,8]

No plasma a niacina é transportada como ácido nicotínico e nicotinamida, com predominância da última.[2,8] Entre as células adjacentes, também existe a troca de NAD; nesse caso, a conexina-43, componente das junções celulares, funciona como transportador de NAD entre as células.[23] A captação de niacina entre os diferentes tecidos não ocorre por meio do mesmo mecanismo de absorção. Nos eritrócitos, essa captação é feita por transporte iônico; nos túbulos renais, é realizada por transporte saturável dependente de sódio e, no cérebro, por transporte dependente de energia.[4]

O metabolismo da niacina e da nicotinamida ocorre no fígado por vias bioquímicas diferentes. Por exemplo, o produto formado pelo metabolismo da niacina é o ácido nicotinúrico; em contrapartida, os produtos formados pelo metabolismo da nicotinamida são N-metilnicotinamida e 2 e 4-piridonas. Esses metabólitos são excretados na urina e a quantificação é importante, pois servem como marcadores bioquímicos do estado nutricional do indivíduo em relação à niacina.[4]

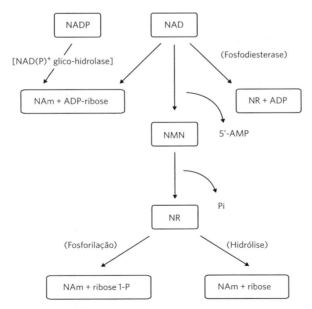

Figura 28.12 Metabolismo da nicotinamida adenina dinucleotídeo (NAD).

NAD: nicotinamida adenina dinucleotídeo; NADP: nicotinamida adenina dinucleotídeo fosfato; NAm: nicotinamida livre; NR: nicotinamida ribosídeo; ADP: adenosina difosfato; NMN: nicotinamida mononucleotídeo; 5-AMP: 5′-adenosina monofosfato; Pi: fósforo inorgânico; ribose 1-P: ribose 1-fosfato.

Fonte: Creeke et al.[8]

A niacina pode ser sintetizada a partir do aminoácido triptofano, conforme mostra a Figura 28.13.

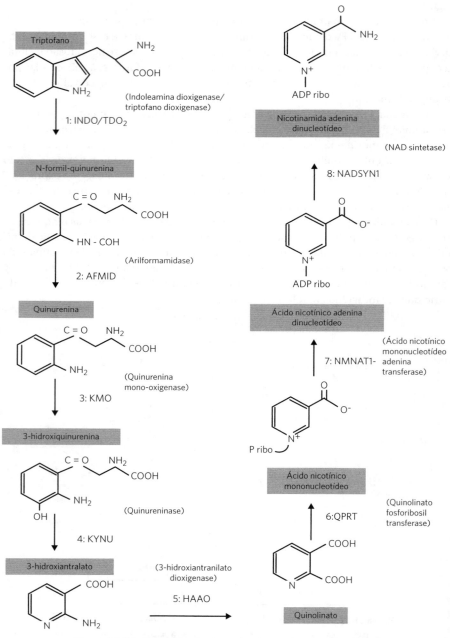

Figura 28.13 Síntese de nicotinamida adenina dinucleotídeo (NAD) a partir do aminoácido triptofano.
Fonte: Cervantes-Laurent et al.[6]

FONTES, RECOMENDAÇÃO E BIODISPONIBILIDADE

A niacina está bem distribuída nos alimentos, uma vez que carnes, peixes e cereais integrais são as principais fontes. Nos diferentes alimentos, essa vitamina encontra-se principalmente em sua forma complexada: nos alimentos de origem vegetal, está complexada com carboidratos (niacitinas) e peptídeos (niacinogênios), ambos conhecidos como niacitinas, as quais apresentam baixa biodisponibilidade.[8,23] Nos alimentos de origem animal, está complexada com dinucleotídeos na forma de NADH e NADPH, os quais têm alta biodisponibilidade. Para tornar a niacina disponível em sua forma de niacitina, um tratamento alcalino é necessário para estimular a hidrólise dos ésteres.[8] Além das fontes de niacina, outras fontes importantes são aquelas de triptofano, como leite e ovos. A conversão de triptofano em niacina depende de fatores hormonais e da história nutricional do indivíduo.[4]

Os valores recomendados para ingestão de niacina nos diferentes estágios de vida são mostrados na Tabela 28.2.

Tabela 28.2 Ingestões dietéticas de referência para niacina em diferentes estágios de vida

Estágio de vida	EAR (mg/dia)	RDA (mg/dia)	UL (mg/dia)
Recém-nascidos			
0-6 meses (AI)	–	2	–
7-12 meses (AI)	–	4	–
Crianças e adolescentes			
1-3 anos	5	6	10
4-8 anos	6	8	15
Meninos			
9-13 anos	9	12	20
14-18 anos	12	16	30
Meninas			
9-13 anos	9	12	20
14-18 anos	11	14	30
Adultos			
Homens			
19-70 anos	12	16	35
> 70 anos	12	16	35
Mulheres			
19-70 anos	11	14	35
> 70 anos	11	14	35
Gestação			
14-18 anos	14	18	30
19-50 anos	14	18	35
Lactação			
14-18 anos	13	17	30
19-50 anos	13	17	35

AI: ingestão adequada; EAR: necessidade média estimada; RDA: ingestão dietética recomendada; UL: limite superior tolerável de ingestão.
Fonte: Institute of Medicine.[14]

DEFICIÊNCIA

A deficiência em niacina foi conhecida como o mal da rosa e, posteriormente, o nome pelagra foi adotado. Descrita primeiramente por Gaspar Casal em 1735, a doença é caracterizada por uma dermatite fotossensível, que afeta todas as áreas expostas ao sol, e as queimaduras atingem principalmente a região da face e das mãos. Nos estágios iniciais da doença, os principais sintomas são dermatite, diarreia e demência, motivo pelo qual a pelagra é conhecida também como doença dos três "D". Nos estágios avançados, aparecem sintomas como desorientação, alucinações e delírio.[1,4,31] Apesar dessa classificação geral, a doença raramente manifesta alterações cutâneas, neurológicas e digestivas ao mesmo tempo, e o diagnóstico clínico atual da pelagra é realizado basicamente pela análise das alterações cutâneas, as quais são muito específicas.[25] A dermatite fotossensível causada pela deficiência em niacina sugere um defeito no reparo dos danos ao DNA, especificamente a falha na síntese de poli (ADP-ribose) em resposta aos danos causados pela radiação UV. A demência que ocorre por deficiência em niacina se apresenta como esquizofrenia, com alucinações e delírios, e responde rapidamente ao tratamento com a vitamina.[21,31]

Um aspecto nutricional fundamental na etiologia da pelagra é a relação de outras vitaminas na biossíntese do aminoácido triptofano e, por isso, a causa da pelagra não é somente a deficiência em nicotinamida. Vitaminas, como B_6 e B_2, e minerais, como ferro e cobre participam da biossíntese do triptofano; por isso, dietas pobres nesses micronutrientes podem resultar em pelagra. A associação da deficiência em zinco e do alcoolismo também pode contribuir na etiologia da doença. Por outro lado, uma alimentação com excesso de leucina também pode desencadear a pelagra, uma vez que esse aminoácido compete com o triptofano na absorção e pode afetar a síntese de niacina.[4]

A pelagra pode ocorrer por deficiência em niacina ou por incapacidade de absorção e metabolização da niacina e do triptofano. Casos não muito frequentes são encontrados em alcoólicos crônicos e em pacientes utilizando medicamentos que afetam o metabolismo do triptofano, como isoniazida, usada no tratamento da tuberculose,[9] e azatioprina, para o tratamento da epilepsia.[26] Atualmente a pelagra não é muito comum, sendo casos esporádicos descritos como decorrência de uma alimentação monótona; de tratamento da tuberculose; de má absorção intestinal; de casos de HIV positivo, pelo comprometimento no metabolismo do triptofano; e do alcoolismo.[27] Casos da doença foram relatados como consequência de emergências humanitárias em alguns países da África.[27,31]

TOXICIDADE

O efeito clínico do excesso do consumo de niacina na forma de ácido nicotínico, observado principalmente com o tratamento farmacológico da vitamina para redução do risco de doenças cardiovasculares, é a vermelhidão facial. As doses nas quais foram observados efeitos adversos variam de 1.000 a 3.000 mg/dia, mas estes já podem ser observados em doses de 50 mg/dia. Outros efeitos são problemas intestinais (dores abdominais, diarreia e constipação), hiperglicemia e fadiga. O consumo de niacina na forma de nicotinamida na dose de 1.000 mg/dia não causa vermelhidão facial; sendo assim, o UL da nicotinamida é maior que o do ácido nicotínico. Entretanto, a distinção das duas formas químicas só foi utilizada para determinação dos valores de UL na União Europeia e no Reino Unido; nos Estados Unidos não houve essa distinção.[22]

AVALIAÇÃO DO ESTADO NUTRICIONAL

Diferentemente de outros nutrientes, o estado nutricional do indivíduo em relação à niacina é avaliado por meio da quantificação dos principais metabólitos na urina, e não no sangue. Os metabólitos medidos são: 1-metilnicotinamida (1-MN), 1-metil-2--piridona-5-carboxamida (2-PIR) e 1-metil-4-piridona-5-carboxamida (4-PIR). Normalmente, é determinada a razão entre 2-PIR:1-MN ou a concentração de cada metabólito individual em relação à creatinina. Outro método alternativo para avaliar o estado nutricional em relação à niacina é medir a atividade das coenzimas NAD e NADP. A determinação das concentrações eritrocitárias de NAD e NADP é uma maneira mais direta de avaliar o *status* de niacina, pois elas respondem a alterações da quantidade de niacina da alimentação. Porém, como as concentrações de NADP são relativamente constantes, tem-se proposto a utilização da razão NAD:NADP.[8]

Em estudo que utilizou a razão NAD:NADP em pacientes com sinais clínicos de pelagra, verificou-se que esse não foi um bom biomarcador e, se utilizada em estudos populacionais, pode subestimar a prevalência de deficiência em niacina. Nesse caso, a quantificação dos metabólitos na urina seria o melhor método.[8]

FARMACOLOGIA DA NIACINA

O ácido nicotínico vem sendo utilizado em doses farmacológicas no tratamento da hiperglicemia. O conceito de dose farmacológica é diferente da função do nutriente, em que doses de 100 a 200 vezes superiores à ingestão dietética recomendada (RDA) são utilizadas. As ações farmacológicas do ácido nicotínico são diferentes das ações da nicotinamida e poucas são compartilhadas entre as duas substâncias. Isso se deve, provavelmente, às diferentes vias de metabolização: o ácido nicotínico é metabolizado por conjugação com a glicina, o que dá origem ao ácido nicotinúrico, e a nicotinamida é metilada a N-metilnicotinamida e depois oxidada em derivados de piridona carboxiamida.[9] Doses farmacológicas de 1 a 3 g/dia reduzem as concentrações séricas de colesterol em lipoproteínas de baixa densidade (LDL-c) e aumentam as de colesterol em lipoproteínas de alta densidade (HDL-c), o que sugere efeito benéfico na redução do risco e no tratamento de doenças cardiovasculares.[21] Os efeitos hipolipidêmicos do ácido nicotínico envolvem quatro principais fatores: inibição da lipólise no tecido adiposo, inibição da síntese e secreção de lipoproteína de muito baixa densidade (VLDL) no fígado, redução das concentrações séricas de lipoproteína (a) e aumento nas concentrações séricas de HDL, principalmente a HDL2, responsável pelo transporte reverso do colesterol. As ações farmacológicas da nicotinamida, por sua vez, relacionam-se basicamente à inibição da enzima poli (ADP ribose) sintetase, envolvida no reparo do DNA e nas células-beta do pâncreas. Agentes diabetogênicos causam danos no DNA das células-beta.[9]

A combinação de niacina com estatinas parece ser muito mais eficiente em melhorar o perfil lipídico em comparação ao tratamento isolado com estatinas.[24] A niacina é muito eficiente em aumentar as concentrações séricas de HDL-c e em atuar na redução do processo de aterosclerose. Esse composto vem sendo empregado no tratamento de dislipidemia desde 1950, quando foi observada sua capacidade em reduzir o colesterol sérico.[5]

No ano de 2003, receptores para niacina (GPR109A) foram identificados nos adipócitos e nas células do sistema imune e os mecanismos de ação foram descobertos. A niacina liga-se em seus receptores nos adipócitos e reduz a atividade da adenilato ciclase, diminuindo a quantidade de AMP cíclico, o que inativa a proteína quinase A (PKA). Sem a ativação da PKA, as lipases também não são ativadas e, assim, a hidrólise dos triacilgliceróis em ácidos graxos livres não acontece. Com a inibição da lipólise, a mobilização de ácidos graxos livres no fígado também é reduzida e, portanto, priva o fígado dos substratos necessários para a síntese de VLDL e de LDL.[15]

Após duas horas da administração de uma única dose oral de niacina, as concentrações séricas de triacilgliceróis começam a reduzir, e a redução máxima é observada após quatro horas. Entretanto, as concentrações de LDL-c são diminuídas após quatro ou cinco dias de tratamento. Outro potencial mecanismo de ação da niacina em reduzir a progressão da aterogênese é a expressão do receptor de ácido nicotínico por macrófagos. Apesar de a ligação entre o receptor de ácido nicotínico e o receptor ativado por proliferador de peroxissomo gama (PPAR-gama) não estar totalmente esclarecida, evidências mostram que o ácido nicotínico aumenta a expressão e a transcrição do PPAR-gama em macrófagos. Como o PPAR-gama está relacionado ao aumento da oxidação de lipídios, este seria mais um mecanismo relacionado aos efeitos benéficos da niacina no perfil lipídico.[11]

Uma revisão sistemática recente de ensaios clínicos randomizados comparou o efeito do tratamento somente com niacina ou combinado com estatinas na melhora de desfechos relacionados a doenças cardiovasculares. O efeito farmacológico da niacina em aumentar as concentrações de HDL-c (em 21,9% ou 9,31 mg/dL) foi confirmado. Apesar de não terem sido observadas diferenças nas taxas de mortalidade por todas as causas, o tratamento somente com niacina foi associado a uma tendência para menor risco de mortalidade cardiovascular, de morte coronariana, de infarto agudo do miocárdio não fatal, de revascularização e de acidente vascular encefálico. Os efeitos adversos do tratamento com ácido nicotínico foram perda do controle glicêmico, resistência à insulina, maior risco de efeitos adversos no trato gastrintestinal e vermelhidão da pele.[10,32] A nicotinamida não exerce efeitos benéficos no perfil lipídico, apesar de exercer as funções bioquímicas da niacina.[32]

ENVELHECIMENTO

Outro tópico de pesquisa mais atual é a relação da niacina com processos relacionados ao envelhecimento. A observação de que as concentrações de NAD diminuem com o aumento da idade conduziu pesquisadores a sugerirem que as baixas concentrações de NAD contribuem para os efeitos bioquímicos do envelhecimento.[21] Em nível celular, foi observado que a senescência é induzida pela redução de NAD intracelular, sendo os mediadores as enzimas NAD-dependentes poli (ADP-ribose) polimerase (PARP) e as sirtuínas (SIRT).[13]

REFERÊNCIAS

1. Ball GFM. Vitamins in food: analysis, bioavailability and stability. Boca Raton: Taylor & Francis; 2006.
2. Berdanier CD, Zempleni J. Advanced nutrition. Macronutrients, micronutrients and metabolism. Boca Raton: CRC; 2009. p. 386-90.
3. Bogan KL, Brenner C. Nicotinic acid, nicotinamide, and nicotinamide riboside: a molecular evaluation of NAD+ precursor vitamins in human nutrition. Ann Rev Nutr. 2008;28:115-30.
4. Bourgeois C, Cervantes-Laurean D, Moss J. Niacina. In: Shils ME, Shike M, Ross AC, Caballero B, Cousins RJ. Modern nutrition in health and desease. 10. ed. Philadelphia: Williams & Wilkins; 2010. p. 474-84.
5. Brooks EL, Kuvin JT, Karas RH. Niacin's role in the statin era. Expert Opin Pharmacother. 2010;11(14):2291-300.
6. Cervantes-Laurean D, McElvaney G, Moss J. Niacina. In: Shils ME, Shike M, Ross AC, Caballero B, Cousins RJ. Tratado de nutrição moderna na saúde e na doença. 9. ed. v. 1. Barueri: Manole; 2003.
7. Combs GF Jr. The vitamins: fundamental aspects in nutrition and health. 3. ed. Amsterdam: Elsevier Academic; 2008. p. 295-311.
8. Creeke PI, Dibari F, Cheung E, van den Briel T, Kyroussis E, Seal AJ. Whole blood NAD and NADP concentrations are not depressed in subjects with clinical pellagra. J Nutr. 2007;137(9):2013-7.
9. DiPalma JR, Thayer WS. Use of niacin as a drug. Ann Rev Nutr. 1991;11:169-87.
10. Garg A, Sharma A, Krishnamoorty P, Garg J, Virmani D, Sharma T et al. Role of niacin in current clinical practice: a systemaic review. Am J Med. 2017;130:173-87.
11. Gille A, Bodor ET, Ahmed K, Offermanns S. Nicotinic acid: pharmacological effects and mechanisms of action. Annu Rev Pharmcol Toxicol. 2008;48:79-106.
12. Hageman GJ, Stierum RH. Niacin, poly(ADP-ribose) polymerase-1 and genomic stability. Mutat Res. 2001;475(1-2):45-65.
13. Imai S, Guarente L. NAD+ and sirtuins in aging and disease. Trends Cell Biol. 2014;24:464-71.
14. Institute of Medicine. DRIs – dietary reference intakes for thiamin, riboflavin, niacin, vitamin B6, folate, vitamin B12, pantothenic acid, biotin, and coline. Washington, DC: National Academy; 1998.
15. Keener A, Sanossian N. Niacin for stroke prevention: evidence and rationale. CNS Neurosci Therapeut. 2008;14(4):287-94.
16. Kirkland JB. Niacin status, NAD distribution and ADP-ribose Metabolism. Curr Pharm Design. 2009;15(1):3-11.
17. Kirkland JB. Niacin status impacts chromatin structure. J Nutr. 2009;139(12):2397-401.
18. Kirkland JB. Poly ADP-ribose polymerase-1 and health. Experim Biol Med (Maywood). 2010;235(5):561-8.
19. Kohlmeier M. Nutrient metabolism. 2. ed. Espanha: Academy Press; 2006. p. 570-9.
20. Marzocco AT, Bayardo B. Bioquímica básica. 3. ed. Rio de Janeiro: Guanabara Koogan; 2007.
21. Meyer-Ficca M, Kirkland JB. Niacin. Adv Nutr. 2016;7:556-8.
22. Minto C, Vecchio MG, Lamprecht M, Gregori D. Definition of a tolerable upper intake level of niacin: a systematic review nad meta-analysis of the dose-dependent effects of nicotinamide and nicotinic acid supplementation. Nutr Rev. 2017;75(6):471-90.
23. Nelson DL, Cox MM. Principles of biochemistry. 5. ed. New York: W.H. Freeman and Company; 2008.
24. Okamoto H, Ishikawa A, Yoshitake Y, Kodama N, Nishimuta M, Fukuwatari T et al. Diurnal variations in human urinary excretion of nicotinamide catabolites: effects of stress on the metabolism of nicotinamide. Am J Clin Nutr. 2003;77(2):406-10.
25. Pérez-Cejudoa JA, Camesellea D, Palacios-Llopisb S, García-Vázquez O. Pelagra: estudio clínico, histopatológico y epidemiológico de 7 casos. Actas Dermo-Sifiliogr. 2012;103(1):51-8.
26. Santos RD. Farmacologia da niacina ou ácido nicotínico. Arq Bras Cardiol. 2005;85(5):17-9.
27. Seal AJ, Creeke P, Dibari F, Cheung E, Kyroussis E, Semedo P et al. Low and deficient niacin status and pellagra are endemic In postwar Angola. Am J Clin Nutr. 2007;85:218-24.

28. Stryer L, Berg JM, Tymoczko JL. Bioquímica. 6. ed. Rio de Janeiro: Guanabara Koogan; 2008.
29. Vannucchi H, Chiarello PG. Niacina. In: Cozzolino SMF. Biodisponibilidade de nutrientes. 3. ed. Barueri: Manole; 2009.
30. Voet D, Voet JG, Pratt CW. Fundamentos de bioquímica – a vida em nível molecular. 2. ed. Porto Alegre: Artmed; 2008.
31. Wan P, Moat S, Anstey A. Pellagra: a review with emphasis on photosensivity. Br J Dermatol. 2011;164(6):1188-200.
32. Xiao C, Dash S, Morgantini C, Hegele RA, Lewis GF. Pharmacological targeting of the atherogenic dyslipidemia complex: the next frontier in CVD prevention beyond lowering LDL cholesterol. Diabetes. 2016;65:1767-78.

29

Ácido pantotênico

KALUCE GONÇALVES DE SOUSA ALMONDES
ISADORA NOGUEIRA VASCONCELOS
SILVIA MARIA FRANCISCATO COZZOLINO

INTRODUÇÃO

O ácido pantotênico, também conhecido como vitamina B_5, tem seu nome derivado do grego *pantothen*, que significa "em toda a parte". Foi primeiramente identificado em 1933 como nutriente essencial para leveduras.[22] Em 1946, descobriu-se que essa vitamina fazia parte da estrutura da coenzima A (CoA).[3] Em 1953, publicou-se sua estrutura bioquímica e, no ano seguinte, sua essencialidade para a nutrição humana foi confirmada.[21]

O ácido pantotênico existe como ácido livre, com peso molecular de 219,2 Da, ou como sal de cálcio, com peso molecular de 476,5 Da.[1,3] Na forma líquida, é um óleo amarelo pálido, higroscópico, solúvel em água e em acetato de etila, e ligeiramente solúvel em éter etílico. Já em sua forma seca, o sal é incolor, inodoro, de sabor amargo, moderadamente higroscópico, mais solúvel em água, ligeiramente solúvel em acetato de etila e insolúvel em éter etílico.[1] A vitamina é instável ao calor e ao pH ácido ou alcalino.[3]

O ácido pantotênico, cujo nome químico é di-hidroxi-beta, beta-dimetilbutiril-beta-alanina, é um produto da condensação de beta-alanina e de um derivado do ácido butírico (ácido pantoico). A CoA contém o ácido pantotênico ligado à beta-mercaptoetilamina, sendo essa estrutura chamada de panteteína, que, por sua vez, é ligada a uma adenina e a uma ribose 3'-fosfato[1,3,21] (Figura 29.1).

Animais não são capazes de sintetizar o ácido pantotênico e são dependentes da ingestão exógena, ao contrário de diversas plantas, bactérias e fungos, que podem sintetizá-lo.[11,20] A *Escherichia coli*, por exemplo, pode produzir e secretar 15 vezes mais que o necessário para sua biossíntese intracelular de CoA, o que aponta para a contribuição da microbiota bacteriana no suprimento da vitamina em humanos,[11] além de sua importância na produção biológica de ácido pantotênico para uso alimentar, cosmético e farmacêutico.[20]

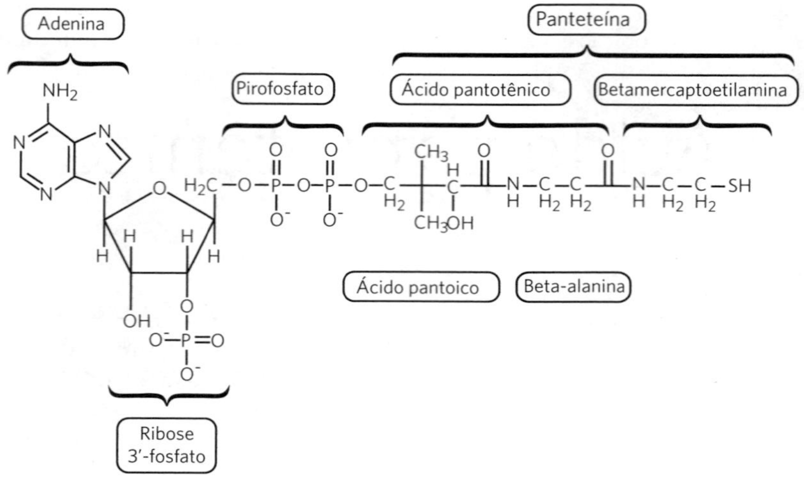

Figura 29.1 Coenzima A.

ASPECTOS FISIOLÓGICOS: DIGESTÃO, ABSORÇÃO, METABOLISMO, EXCREÇÃO

O ácido pantotênico é fornecido ao organismo humano, além da produção proveniente de bactérias e fungos, a partir de fontes alimentares, nas quais existe na forma de CoA ou de fosfopanteteína.[2] No lúmen intestinal, estas são hidrolisadas por fosfatases, formando panteteína, que, em seguida, transforma-se em ácido pantotênico por meio da ação de panteteinases secretadas pela mucosa intestinal.[2,5] O ácido pantotênico, juntamente ao íon sódio, atravessa a membrana apical dos enterócitos por meio do transportador multivitamínico dependente de sódio (SMVT),[5,16] que se expressa em taxas mais altas no jejuno. Em altas quantidades, o ácido pantotênico também é absorvido pela mucosa do intestino delgado por difusão simples.[4]

Após atravessar o enterócito, o ácido pantotênico passa para a corrente sanguínea, pela qual é distribuído para os tecidos.[14] O ácido pantotênico é transportado no plasma e nos eritrócitos, sendo este último compartimento o principal meio de transporte no sangue. Em homens adultos, o conteúdo da vitamina no sangue total é de 1.120 a 1.960 ng/mL. O plasma contém a vitamina apenas em sua forma livre, enquanto os eritrócitos a contêm na forma de 4'-fosfopantotenato e de panteteína.[4]

Os tecidos, como coração, músculos e fígado, absorvem o ácido pantotênico utilizando o mesmo transportador multivitamínico do intestino,[2] e o processo é saturável e dependente de energia. De modo diferente dos outros órgãos, no cérebro há processo de transporte específico para manter a demanda sempre presente da vitamina nos tecidos cerebrais, pois o fluido cerebrospinal está em constante renovação e a CoA está envolvida na síntese do neurotransmissor acetilcolina. Assim, mesmo em baixas concentrações, a vitamina é parcialmente fosforilada e absorvida pelo cérebro,[4] por difusão facilitada.[2]

A maior concentração da CoA é encontrada no fígado, nas glândulas adrenais, nos rins, no cérebro, no coração e nos testículos, localizada principalmente nas mitocôndrias. A concentração da CoA nesses tecidos, com exceção do cérebro, parece não ser afetada pela deficiência na vitamina, o que se deve, provavelmente, a um mecanismo de conservação, por ser reutilizada a partir da degradação de outras moléculas que contêm pantotenato.[4]

No fígado, a CoA é sintetizada a partir do ácido pantotênico no lado citosólico da membrana mitocondrial. Após a síntese, ela é transportada para dentro da mitocôndria, com início do transporte por meio da ligação de uma adenina que é reconhecida no sítio da mitocôndria e, assim, a CoA é absorvida por um processo de absorção específico, dependente de energia, que é sensível ao gradiente eletroquímico e ao pH.[5]

A síntese de CoA ocorre em cinco etapas:[19] o ácido pantotênico é primeiro fosforilado para formar 4'-fosfopantotenato – em reação catalisada pela pantotenato quinase –, o qual é condensado com cisteína, obtendo-se como produto a 4'-fosfopantotenoilcisteína, por meio da ação da 4'-fosfopantotenoilcisteína sintetase. A 4'-fosfopantotenoilcisteína é descarboxilada pela ação da 4'-fosfopantotenoilcisteína descarboxilase, o que dá origem à 4'-fosfopanteteína, que é, então, convertida a defosfo-CoA, pela fosfopanteteína adeniltransferase. A defosfo-CoA é finalmente fosforilada, obtendo-se a CoA, pela ação da defosfo-CoA quinase (Figura 29.2).[11]

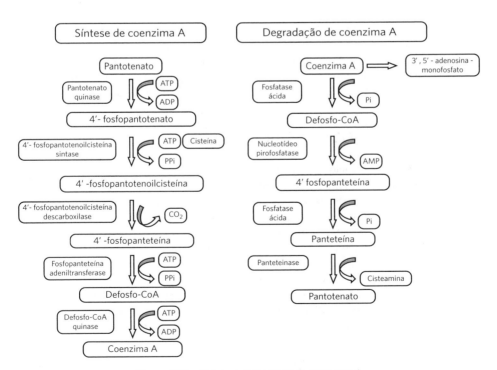

Figura 29.2 Síntese e degradação da coenzima A.
AMP: monofosfato de adenosina; ADP: difosfato de adenosina; ATP: trifosfato de adenosina; CO_2: gás carbônico; Pi: fósforo inorgânico; PPi: pirofosfato.

A regulação das vias de síntese e de degradação da CoA pode ocorrer em diversos pontos, como na expressão dos genes que codificam as enzimas biossintéticas, na regulação da atividade enzimática (incluindo modificação pós-traducional), e na compartimentação, na degradação e na interconversão entre CoA e seus derivados tioéster.[19] Entre as enzimas que participam da síntese de CoA, a pantotenato quinase catalisa a primeira etapa da biossíntese, a qual é limitante, pois é regulada por *feedback* quando há disponibilidade aumentada da CoA ou de tioesterases de CoA, em resposta ao estado metabólico das células.[11,19] A fosfopanteteína adeniltransferase também é importante na regulação da CoA, principalmente quando a regulação pela pantotenato quinase é interrompida.[11]

Quando há altas concentrações do ácido pantotênico no plasma, ocorre secreção da vitamina pelos túbulos renais. No entanto, quando necessário, ocorre reabsorção tubular para manter as quantidades da vitamina no plasma.[4] A excreção da CoA ocorre pela via urinária e, para que isso seja possível, a molécula é hidrolisada até ácido pantotênico, o qual é excretado em sua forma intacta. A quantidade excretada varia proporcionalmente com a ingestão alimentar e pode ser medida por avaliação de radioimunoensaio ou por análise microbiológica de *Lactobacillus plantarum*.[8] Humanos excretam na urina de 0,8 a 8,4 mg de ácido pantotênico por dia.[4]

A conversão da CoA em ácido pantotênico envolve várias etapas de hidrólise, com a formação dos produtos ácido pantotênico, cisteamina e 3',5'-adenosina monofosfato,[11,23] sendo esta participante da estrutura da proteína carreadora de acil (ACP), envolvida na síntese de ácidos graxos.[23]

No processo de conversão da CoA em ácido pantotênico, inicialmente, a CoA é desfosforilada pela fosfatase ácida lisossomal para formar defosfo-CoA. A seguir, pela ação da pirofosfatase nucleotídeo, a 4'-fosfopanteteína é liberada e pode ser reutilizada para a síntese da CoA ou pode ser novamente desfosforilada por fosfatases para panteteína, a qual é clivada pela panteteinase em ácido pantotênico e em cisteamina[2,23] (Figura 29.2).

IMPORTÂNCIA BIOQUÍMICA E FISIOLÓGICA

A coenzima ativa do ácido pantotênico, CoA, é cofator obrigatório para aproximadamente 4% de todas as enzimas dos mamíferos.[9]

Com isso, várias reações metabólicas necessitam de quantidades adequadas de ácido pantotênico, a maioria delas utilizando a CoA como doador ou como aceptor de grupos acetil ou acil, como no metabolismo de carboidratos, de lipídios e de aminoácidos,[10] na respiração aeróbia mitocondrial e na produção de energia pelo ciclo do ácido cítrico[9,21] e na síntese de isoprenoides, esfingolipídios, glicoproteínas, glicolipídios e melatonina.[21]

A CoA e seus metabólitos têm a capacidade de regular vias metabólicas em vários níveis, sendo substrato ou produto dessas vias, como na regulação alostérica e na regulação pós-traducional por acetilação de proteínas.[19] A seguir, são apresentadas algumas vias metabólicas, com destaque para as etapas em que o ácido pantotênico participa.

Glicólise e ciclo do ácido cítrico

Na etapa final da glicólise, em condições aeróbias, o piruvato sofre oxidação total, sendo convertido em acetil-CoA, conectando, assim, a glicólise ao ciclo do ácido cítrico.

Para a formação da acetil-CoA, o piruvato passa por uma descarboxilação oxidativa, com transferência de seu grupo acetil para a CoA. Essa reação é catalisada pelo complexo enzimático piruvato desidrogenase (Figura 29.3).[12]

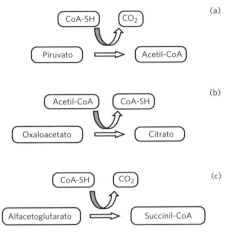

Figura 29.3 Etapas da via glicolítica e do ciclo de Krebs.
(a) conversão de piruvato a acetil-CoA na via glicolítica; (b) conversão de oxaloacetato a citrato no ciclo de Krebs; (c) conversão de alfacetoglutarato a succinil-CoA no ciclo de Krebs.
CoA-SH: coenzima; CO_2: gás carbônico.
Fonte: adaptada de Nelson e Cox.[13]

No ciclo do ácido cítrico, a CoA é necessária em dois momentos: no primeiro, uma molécula de acetil-CoA inicia o ciclo pela condensação com o oxaloacetato, com formação de citrato pela ação da enzima citrato sintase; no segundo, pela descarboxilação do alfacetoglutarato, no qual o grupo remanescente se liga à CoA e forma o succinil-CoA; essa reação é catalisada pela alfacetoglutarato desidrogenase (Figura 29.3).[12] Após oito reações enzimáticas que resultam na produção de NADH e $FADH_2$, a energia gerada pelo ciclo do ácido cítrico é transferida para a cadeia transportadora de elétrons.[9]

Biossíntese de ácidos graxos

Na biossíntese de ácidos graxos, a participação do ácido pantotênico ocorre pela utilização do grupo acil da acetil-CoA na etapa inicial da incorporação de dois carbonos na cadeia crescente do ácido graxo e nas etapas subsequentes à utilização de mais dois carbonos do grupo malonil do malonil-CoA. Além disso, nesse processo de biossíntese, estão envolvidas duas enzimas para as quais o ácido pantotênico é essencial como cofator, a acetil-CoA carboxilase e a ácido graxo sintase. A acetil-CoA carboxilase catalisa a reação de síntese de malonil-CoA formada pela carboxilação de acetil-CoA. A ácido graxo sintase é um sistema enzimático complexo que catalisa a série de reações repetidas da biossíntese de ácidos graxos, incluindo a condensação das duas unidades de carbono no aumento da cadeia de acil graxo, seguidas das reações de redução, desidratação e novamente redução. A ácido graxo sintase possui em sua estrutura a ACP, que tem como grupo prostético a fosfopanteteína. Os grupos acil unem-se à ACP pela ligação tioéster com a sulfidrila terminal do grupo fosfopanteteína (Figura 29.4).[12,15]

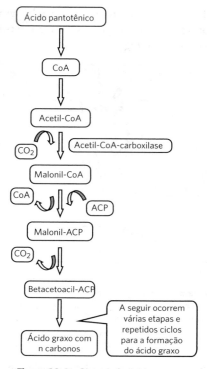

Figura 29.4 Síntese de ácidos graxos.
CoA: coenzima A; CO_2: gás carbônico.
Fonte: adaptada de Marzzoco e Torres.[12]

Betaoxidação de ácidos graxos

CoA e acetil-CoA são importantes moduladores alostéricos da oxidação de ácidos graxos, e o derivado malonil-CoA também é regulador-chave da absorção e da oxidação de ácidos graxos pelas mitocôndrias.[19]

A degradação de ácidos graxos libera carbonos na forma de acetil-CoA, que são disponibilizados para o ciclo do ácido cítrico, sendo oxidados a CO_2 e H_2O. Ácidos graxos com número par de átomos de carbono, por exemplo, liberam duas unidades de carbono em cada ciclo de betaoxidação e, nesse ciclo, são utilizadas enzimas que têm a participação da CoA, como a acil-CoA desidrogenase, a enoil-CoA hidratase, a beta-hidroxicil--CoA-desidrogenase e a acil-CoA-acetiltransferase.[13] Além disso, os substratos formados nesse processo também apresentam a CoA em sua estrutura. Na Figura 29.5 está o exemplo da oxidação de palmitoil-CoA, um ácido graxo com 16 átomos de carbono.

Degradação de aminoácidos

A degradação oxidativa de aminoácidos também é dependente de CoA, e seus produtos catabólicos podem ser utilizados no ciclo do ácido cítrico.[21] Entre os aminoácidos,

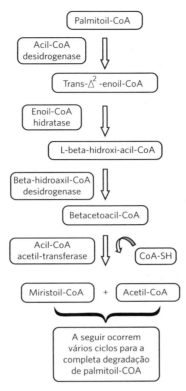

Figura 29.5 Degradação de ácidos graxos.
CoA-SH: coenzima A.
Fonte: adaptada de Nelson e Cox.[13]

sete são convertidos a acetil-CoA (triptofano, lisina, fenilalanina, tirosina, leucina, isoleucina e treonina) e quatro, a succinil-CoA (metionina, isoleucina, treonina e valina). A degradação do aminoácido treonina tem duas vias, em uma delas é convertido em succinil-CoA e, na outra, em piruvato, pela conversão anterior à glicina (Figura 29.6). Em todas essas vias, há necessidade da CoA.[13]

Síntese de aminoácidos

A síntese dos aminoácidos arginina, leucina e metionina depende do ácido pantotênico pela necessidade de componentes biossintéticos.[21] A síntese de arginina inicia-se a partir da acetilação de glutamato, com formação de N-acetilglutamato, sendo necessária a utilização de acetil-CoA. Os aminoácidos essenciais leucina e metionina são derivados do piruvato e do oxaloacetato, respectivamente. Em bactérias, a via de síntese da leucina apresenta uma etapa na qual há utilização de acetil-CoA, e na via de síntese de metionina há uma etapa que utiliza succinil-CoA, o qual possui átomos de carbono derivados da acetil-CoA (Figura 29.7).[13]

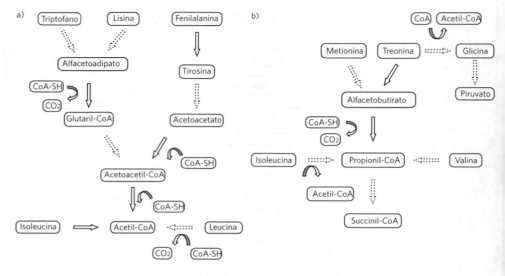

Figura 29.6 Degradação de aminoácidos.
(a) aminoácidos convertidos a acetil-CoA; (b) aminoácidos convertidos a succinil-CoA e piruvato.
As setas tracejadas indicam etapas das reações não demonstradas na figura.
CoA-SH: coenzima A; CO_2: gás carbônico.
Fonte: adaptada de Nelson e Cox.[13]

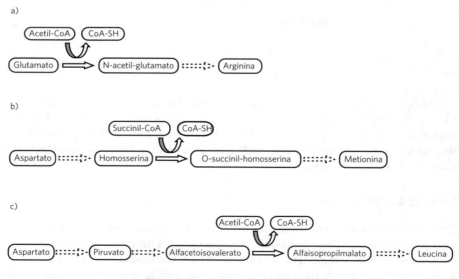

Figura 29.7 Síntese de aminoácidos.
(a) síntese de arginina; (b) síntese de metionina; (c) síntese de leucina.
As setas tracejadas indicam etapas das reações não demonstradas na figura.
CoA: coenzima A.
Fonte: adaptada de Nelson e Cox.[13]

Síntese do heme

A CoA participa da síntese do heme pela utilização do substrato succinil-CoA.[5] O heme está presente em proteínas que transportam ou armazenam oxigênio, como a hemoglobina ou a mioglobina, e consiste em uma estrutura orgânica complexa ligada ao ferro ferroso (Fe^{2+}), a protoporfirina IX.[13]

Para a formação da protoporfirina, é necessária a utilização de delta-aminolevulinato, que é formado pela reação entre glicina e succinil-CoA,[13] sendo este último derivado da descarboxilação do alfacetoglutarato no ciclo de Krebs,[5] como descrito anteriormente (Figura 29.8).

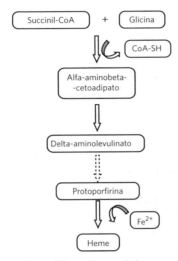

Figura 29.8 Síntese do heme.
A seta tracejada indica etapas da reação não demonstradas na figura.
CoA-SH: coenzima A; Fe^{2+}: ferro ferroso.
Fonte: adaptada de Nelson e Cox.[13]

Biossíntese de colesterol

A CoA também participa da primeira etapa da biossíntese de colesterol (Figura 29.9). Esse processo inicia com a condensação de duas moléculas de acetil-CoA, com produção de acetoacetil-CoA, o qual se condensa com outra molécula de acetil-CoA e resulta na formação de 3-hidroxi-3-metilglutaril-CoA.[12]

Em razão de sua participação na síntese de colesterol, essa coenzima também é importante para a síntese de isoprenoides, como hormônios esteroides e vitaminas A e D.[21]

Acetilação e acilação de proteínas

As proteínas podem ser acetiladas no N terminal pela CoA, o que pode resultar na alteração da estrutura e, consequentemente, da função e do metabolismo. Por exemplo, a acetilação de hormônios peptídicos pode ativar o hormônio alfa estimulante de mela-

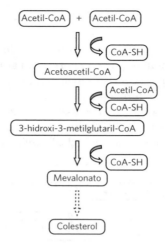

Figura 29.9 Síntese do colesterol.
A seta tracejada indica etapas da reação não demonstradas na figura.
CoA-SH: coenzima A.
Fonte: adaptada de Marzzoco e Torres.[12]

nócitos (alfa-MSH) ou inativar a betaendorfina, e a acetilação de histonas pode alterar a conformação da cromatina e mudar sua sensibilidade às nucleases. A acilação de proteínas ocorre por meio da doação do grupo acil de ácidos graxos-CoA, sendo os mais comuns o ácido mirístico e o palmítico, o que resulta em modificações na localização ou na atividade das proteínas.[21]

Enzimas hepáticas envolvidas no metabolismo da glicose e dos ácidos graxos e nos ciclos do ácido cítrico e da ureia são acetiladas. A acetilação também é importante para as enzimas envolvidas na betaoxidação cardíaca.[19] A acetilação pode alterar a atividade enzimática de acordo com a demanda metabólica, podendo explicar, por exemplo, a reprogramação metabólica ocorrida em células cancerígenas, que mesmo na presença de níveis normais de oxigênio, utilizam, preferencialmente, a glicólise para produzir lactato e outros intermediários metabólicos, o chamado "efeito Warburg", o que tem possibilitado o desenvolvimento de novas terapias contra o câncer.[19]

Papel na função cerebral

O cérebro representa 2% do peso corporal e mais de 20% do gasto energético total do organismo, sendo o órgão mais metabolicamente ativo do corpo.[9]

Por suas funções no metabolismo, o ácido pantotênico contribui, via CoA, para a estrutura e função das células cerebrais, por meio do seu envolvimento na síntese de colesterol, de aminoácidos, de fosfolipídios e de ácidos graxos, bem como na síntese de neurotransmissores e de hormônios esteroides.[9]

O ácido pantotênico é ativamente transportado ao cérebro através da barreira hematoencefálica, e mecanismos específicos de captação celular determinam sua distribuição, garantindo regulação rígida e concentrações comparativamente maiores às observadas no plasma (até 50 vezes).[9]

FONTES ALIMENTARES E RECOMENDAÇÕES DE INGESTÃO

O ácido pantotênico na forma de CoA é encontrado em alimentos, como órgãos de animais, gema de ovo, amendoim e favas e, em menor quantidade, em carnes magras, leite, batatas e legumes verdes e cereais integrais.[5,9] Não há ingestão dietética recomendada (RDA) estabelecida para ácido pantotênico,[8] porém a ingestão adequada (AI) recomendada de acordo com o estágio de vida pode ser observada na Tabela 29.1.

Tabela 29.1 Ingestão adequada (AI) recomendada de ácido pantotênico

Estágio de vida	AI (mg/dia)
0-6 meses	1,7
7-12 meses	1,8
1-3 anos	2,0
4-8 anos	3,0
9-13 anos	4,0
14-18 anos	5,0
≥ 19 anos	5,0
Gestação 14-50 anos	6,0
Lactação 14-50 anos	7,0

Fonte: Institute of Medicine.[8]

BIODISPONIBILIDADE

Poucos estudos têm avaliado a biodisponibilidade de ácido pantotênico. Tarr et al.[18] avaliaram a biodisponibilidade da vitamina na alimentação de homens estadunidenses saudáveis que receberam dois tipos de alimentação nutricionalmente equivalentes à dos EUA. Uma delas era uma fórmula contendo 8,2 mg/dia de ácido pantotênico e a outra era composta de alimentos-fonte que fornecia 11,5 mg/dia da vitamina. A biodisponibilidade de ácido pantotênico encontrada foi de 40 a 61%, com média de 50%, de acordo com os dados do pantotenato urinário.

DEFICIÊNCIA

Em virtude da ampla distribuição de ácido pantotênico em alimentos, a deficiência nessa vitamina em humanos é pouco frequente,[6] porém ocorre em casos de desnutrição grave,[4] geralmente associada à deficiência em outros nutrientes;[6] no tratamento com ácido ômega-metilpantotênico, antagonista do ácido pantotênico;[4] em função de dificuldades na conversão de CoA em ácido pantotênico, por conta de insuficiência na produção e na ação enzimática; na competição com biotina e ácido alfalipoico pelo transportador na mucosa intestinal, e na disbiose.[7]

Os sintomas da deficiência em ácido pantotênico incluem parestesia dos dedos e dos pés,[3,9] depressão, fadiga, insônia, vômitos e fraqueza muscular,[3] dermatite e diarreia.[9]

Além disso, pode ocorrer alteração na tolerância à glicose, sensibilidade aumentada à insulina e redução na produção de anticorpos[3] e, em nível cerebral, pode resultar em encefalopatia, em mudança de comportamento e em desmielinização.[9]

A CoA é um cofator necessário para a produção de cortisol e de acetilcolina. A diminuição da produção de CoA no cérebro em razão da falta de ácido pantotênico pode promover redução da produção de acetilcolina, com consequentes distúrbios do sono. Nas glândulas suprarrenais, essa deficiência pode resultar em concentrações mais baixas de cortisol (fadiga adrenal), o que promove aumento da inflamação, de alergias e de artrite.[7]

TOXICIDADE

Não há dados na literatura que mostrem problemas em humanos com a ingestão de altas doses de ácido pantotênico. O que tem sido observado é que doses massivas, por exemplo, de 10 g/dia, produzem leve desconforto intestinal e diarreia.[4]

AVALIAÇÃO DO ESTADO NUTRICIONAL

O *status* de ácido pantotênico pode ser determinado por meio da avaliação da ingestão alimentar da vitamina ou das concentrações sanguíneas e urinárias. Podem ser utilizadas técnicas microbiológicas, radioimunoensaio, ensaio imunoenzimático (ELISA), cromatografia gasosa e avaliação funcional. O soro contém ácido pantotênico livre desprovido de CoA, enquanto os eritrócitos contêm consideravelmente mais ácido pantotênico, em especial na forma de CoA. Tem sido recomendado proceder a análise no sangue total para evitar problemas com hemólise, e a faixa de 1,57 a 2,66 μmol/L pode ser considerada normal. A excreção urinária de ácido pantotênico é mais confiável para a avaliação do estado nutricional de indivíduos quando comparada à avaliação sanguínea, pois a vitamina está em seu estado livre e não precisa de tratamento enzimático, como é necessário para o sangue total e os eritrócitos. Além disso, a excreção urinária se correlaciona com a ingestão alimentar da vitamina, e pode ser utilizada como indicador do estado nutricional. Concentrações abaixo de 1 mg/dia de ácido pantotênico urinário são consideradas anormalmente baixas.[17]

REFERÊNCIAS

1. Ball GFM. Vitamins in foods: analysis, bioavailability, and stability. Food science and technology. Boca Raton: Taylor & Francis; 2006. p. 211-9.
2. Bender DA, Bender AE. Nutrition: a reference handbook. Oxford: Oxford University; 1997.
3. Berdanier CD. Advanced nutrition. Micronutrients. Modern Nutrition Series. v. 2. Boca Raton: CRC; 1994. p. 105-9.
4. Combs GF Jr. The vitamins: fundamental aspects in nutrition and health. 3. ed. Amsterdam: Elsevier Academic; 2008. p. 345-54.
5. Depeint F, Brunce WR, Shangari N, Mehta R, O'Brien PJ. Mitochondrial function and toxicity: role of the B vitamin family on mitochondrial energy metabolism. Chem Biol Interact. 2006;163(1-2):94-112.

6. Food and Agriculture Organization of the United Nations. World Health Organization. Human vitamin and mineral requirements. Report of a joint FAO/WHO expert consultation. Bangkok, 2001.

7. Gominak SC. Vitamin D deficiency changes the intestinal microbiome reducing B vitamin production in the gut. The resulting lack of pantothenic acid adversely affects the immune system, producing a "pro-inflammatory" state associated with atherosclerosis and autoimmunity. Medical Hypotheses. 2016;94:103-7.

8. Institute of Medicine. Dietary reference intakes for tiamin, riboflavin, niacin, vitamin B_6, folate, pantothenic acid, biotin, and choline. Washington, DC: National Academy; 1998.

9. Kennedy DO. B vitamins and the brain: mechanisms, dose and efficacy: a review. Nutrients. 2016;8:68.

10. Kohlmeier M. Nutrient metabolism. Food Science and Tecnology, International Series. Academic; 2006.

11. Leonardi R, Zhang YM, Rock CO, Jackowski S. Coenzyme A: back in action. Prog Lipid Res. 2005;44(2-3):125-53.

12. Marzzoco A, Torres BB. Bioquímica básica. 3. ed. Rio de Janeiro: Guanabara Koogan; 2007.

13. Nelson DL, Cox MM. Principles of biochemistry. 5. ed. New York: W. H. Freeman and Company; 2008.

14. Plesofsky-Vig N. Pantothenic acid. In: Ziegler EE, Filer Jr LJ. Present knowledge in nutrition. 7. ed. Washington, DC: ILSI, International Life Sciences Institute; 1996.

15. Rébeillé F, Ravanel S, Marquet A, Mendel RR, Webb ME, Smith AG et al. Roles of vitamins B5, B8, B9, B12 and molybdenum cofactor at cellular and organismal levels. Nat Prod Rep. 2007;24(5):949-62.

16. Said HM, Mohammed ZM. Intestinal absorption of water-soluble vitamins: an update. Curr Opin Gastroenterol. 2006;22(2):140-6.

17. Sauberlich HE. Laboratory tests for the assessment of nutritional status. 2. ed. Boca Raton: CRC; 1999.

18. Tarr JB, Tamura T, Robert SEL. Availability of vitamin B6 and pantothenate in an average American diet in man. Am J Clin Nutr. 1981;34(7):1328-37.

19. Theodoulou FL, Sibon OCM, Jackowski S, Gout I. Coenzyme A and its derivatives in cellular metabolism and disease. Biochem Soc Trans. 2014;42:1025-32.

20. Tigu F, Zhang J, Liu G, Cai Z, Li Y. Highly active pantothenate synthetase from Corynebacterium glutamicum enables the production of D-pantothenic acid with high productivity. Appl Microbiol Biotechnol. 2018;102(14):6039-46.

21. Trumbo PR. Ácido pantotênico. In: Shils ME, Shike M, Ross AC, Caballero B, Cousins RJ. Tratado de nutrição moderna na saúde e na doença. 10. ed. Barueri: Manole, 2010. p. 495-502.

22. Webb ME, Smith AG, Abell C. Biosynthesis of pantothenate. Nat Prod Rep. 2004;21(6):695-721.

23. Wittwer CT, Burkhard D, Ririe K, Rasmussen R, Brown J, Wyse BW, et al. Purification and properties of a pantetheine-hydrolyzing enzyme from pig kidney. J Biol Chem. 1983;258(16):9733-8.

30

Colina

GRAZIELA BIUDE SILVA DUARTE
ISABELA SARAIVA DE ALMEIDA
LARISSA BEZERRA SANTOS
SILVIA MARIA FRANCISCATO COZZOLINO

INTRODUÇÃO

A colina foi descoberta em 1862, por Strecker, e quimicamente sintetizada em 1866.[38] Entretanto, apenas em 1998 foi reconhecida oficialmente como um nutriente essencial para o ser humano pelo Instituto de Medicina dos Estados Unidos (IOM).[22]

A colina (trimetil-beta-hidroxietanolamônia)[44] é definida como uma amina quaternária, que pode ser encontrada em diversos alimentos. A maior parte da colina encontra-se na forma de fosfolipídios, como a esfingomielina e a fosfatidilcolina (lecitina), sendo esta última responsável por 95% do *pool* total de colina nos tecidos de mamíferos.[40,54] Além disso, a colina é necessária para a formação de outros compostos essenciais, em quantidades pequenas, como o fator de ativação de plaquetas, a acetilcolina, os plasmalógenos de colina, a lisofosfatidilcolina, a fosfocolina, a glicerofosfocolina e a betaína (Figura 30.1).[54,55]

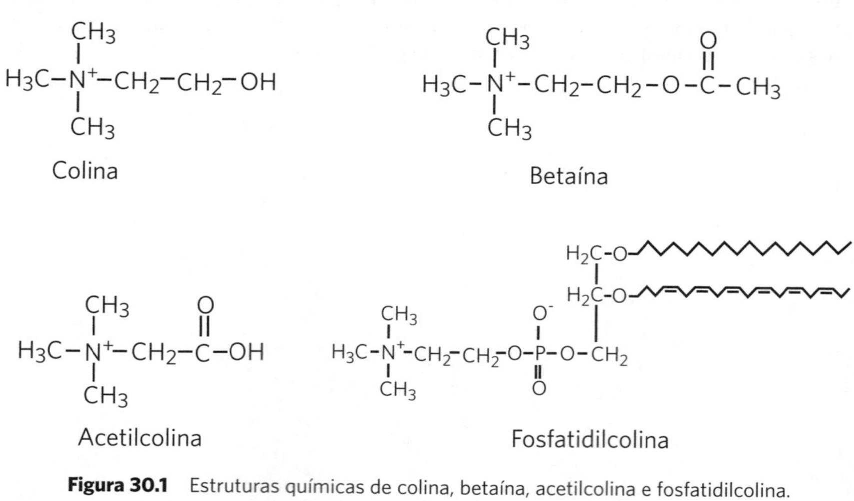

Figura 30.1 Estruturas químicas de colina, betaína, acetilcolina e fosfatidilcolina.

A via da biossíntese da colina como componente de fosfolipídios foi descrita em 1941, por Du Vigneaud (apud Shills),[38] e a rota para sua incorporação à fosfatidilcolina foi esclarecida a partir de 1956. A importância da colina como nutriente foi, de início, descrita em estudo pioneiro sobre a insulina, no qual pâncreas de cães foram retirados e, posteriormente, esses animais foram mantidos sob terapia insulínica. Ao final do estudo, foi observada redução nos danos hepáticos nos cães que receberam pâncreas cru na alimentação, enquanto os demais desenvolveram infiltrações de gordura e morreram. O componente ativo responsável por essa ação era a colina, proveniente da fosfatidilcolina pancreática. Desse estudo, o termo lipotrópico surgiu para descrever a ação desse nutriente e de outras substâncias que previnem o depósito de gordura no fígado.[55]

ASPECTOS FISIOLÓGICOS: DIGESTÃO, ABSORÇÃO, METABOLISMO E EXCREÇÃO

A colina pode ser obtida por duas vias, sendo uma exógena, proveniente da alimentação, e outra endógena, a partir da síntese *de novo*. Entretanto, a síntese *de novo* não é suficiente para suprir as necessidades humanas e a baixa ingestão de colina pode promover sinais de deficiência.[35,54]

Após a ingestão a partir de fontes alimentares, parte da colina é metabolizada por bactérias intestinais antes de ser absorvida pelos enterócitos, que irão degradá-la para formar betaína e metilaminas.[54] A outra parte remanescente é absorvida no lúmen do intestino delgado por meio de proteínas transportadoras nos enterócitos.[22]

Grande parte da colina ingerida é convertida em fosfatidilcolina, um fosfolipídio essencial para tecidos e células de mamíferos e que se encontra presente em todas as células nucleadas. A fosfatidilcolina também é importante para a secreção de lipoproteína de muito baixa densidade (VLDL) a partir de células hepáticas. Além disso, após sua metabolização, compostos secundários como o diacilglicerol (DAG), o ácido fosfatídico e o ácido araquidônico, por exemplo, são formados e sinalizam outras moléculas.[19,26] Ao entrar na célula, a colina é fosforilada em fosfocolina por meio da colina quinase (CK) ou oxidada em betaína em alguns tipos de células, como os hepatócitos.[25,54]

O processo de oxidação da colina em betaína ocorre no fígado e nos rins e é irreversível. A colina é oxidada em aldeído de betaína pela enzima colina desidrogenase, no interior da membrana mitocondrial. Em seguida, ocorre a oxidação do aldeído de betaína em betaína, pela enzima betaína aldeído desidrogenase na presença de NAD^+, ambos localizados tanto na mitocôndria como no citosol (Figura 30.2).[9]

Os processos de absorção e distribuição da betaína são rápidos e atingem o pico máximo de uma a duas horas, aproximadamente. A betaína é transportada por meio de um sistema de transporte de aminoácidos, principalmente pelo sistema A e pelo transportador ácido gama-aminobutírico de betaína, e é armazenada de maneira ativa via Na^+ e Cl^- ou por via passiva, independente de Na^+. A concentração sérica de betaína em humanos varia de 20 a 70 mmol/L, entretanto, valores maiores podem ser observados em neonatos, em razão do aumento da demanda de colina. A catabolização da betaína ocorre a partir de várias reações enzimáticas, principalmente em mitocôndrias de células hepáticas e renais. Reações de transmetilação, presentes em processos biológicos vitais, envolvem a transferência de grupos metil por meio do ciclo da metionina/homo-

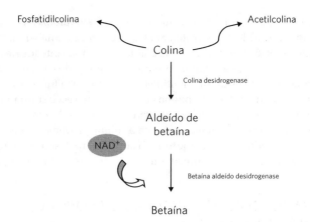

Figura 30.2 Oxidação de colina em betaína.

cisteína. A eliminação da betaína ocorre principalmente pelo próprio metabolismo, mesmo na presença de doses relativamente altas.[9]

A colina pode ser sintetizada a partir da biossíntese *de novo* por meio da metilação da fosfatidiletanolamina em fosfatidilcolina, por intermédio de duas isoformas da enzima fosfatidiletanolamina-N-metiltransferase (PEMT) dependente de magnésio. A isoforma 1 da enzima (PEMT1), localizada no retículo endoplasmático, é responsável por cerca de 80% da atividade da enzima, enquanto a isoforma 2 (PEMT2), presente na membrana de mitocôndrias de hepatócitos, representa apenas 20% da atividade total da PEMT.[10,35]

A síntese de cada molécula de fosfatidilcolina consome três moléculas de S-adenosilmetionina e gera três moléculas de S-adenosil-homocisteína.[40] A expressão do gene da PEMT é induzida pelo estrógeno, e esse gene possui vários elementos de resposta em sua região promotora. Sua ativação máxima ocorre durante a gestação a termo. Mulheres jovens apresentam maior disponibilidade de colina por meio da biossíntese endógena, principalmente durante a gestação e a lactação, nas quais a demanda e a capacidade para síntese endógena são maiores. Esse processo é fundamental para o desenvolvimento do feto.[18] Polimorfismos de nucleotídeo único (SNP) no gene da PEMT impedem a indução da enzima mediante a presença de estrógeno, tendo como consequência funcional a perda parcial de sua função, o que, por sua vez, diminui a síntese endógena de colina. A baixa síntese endógena de colina pode aumentar o risco para o desenvolvimento de disfunção em órgãos, principalmente diante de baixa ingestão por meio da alimentação.[11,35]

A biossíntese e a hidrólise da fosfatidilcolina são controladas por mecanismos regulatórios a partir da via de Kennedy em duas reações distintas. A primeira reação ocorre em três etapas enzimáticas para formação da fosfatidiletanolamina. A enzima etanolamina quinase catalisa a fosforilação da etanolamina dependente de trifosfato de adenosina (ATP), produzindo fosfatidiletanolamina e adenosina difosfato (ADP) como subproduto. Na segunda etapa, limitante para a reação, a enzima CTP:fosfatidiletanolamina citidiltransferase utiliza a fosfoetanolamina e o CTP (trifosfato de citidina) para formar um doador de alta energia, a CDP-etanolamina. Por fim, a enzima CDP-etanolamina:1,2 diacilglicerol etanolamina fosfotransferase catalisa a última etapa da reação utilizando CDP-etanolamina e diacilglicerol ou alquilacilglicerol para formar fosfatidiletanolamina.[19] A fosfatidilcolina é formada a partir da metilação da fosfatidiletanolamina pela PEMT, utilizando a S-adenosilmetionina como doador de metil. Essa via é mais ativa no fígado, sendo a que mais contribui para a síntese *de novo* de parte da colina em mamíferos adultos.[54]

Paralelamente, a segunda reação da via de Kennedy é composta por etapas similares à primeira, exceto pelo envolvimento da colina em vez de etanolamina para formação da fosfatidilcolina (Figura 30.3).[19]

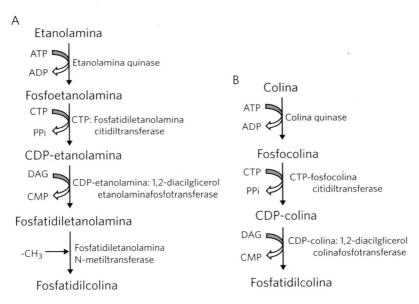

Figura 30.3 Biossíntese de fosfatidilcolina por meio da via de Kennedy. A) Formação da fosfatidilcolina a partir da etanolamina; B) Formação da fosfatidilcolina a partir da colina.
ADP: difosfato de adenosina; ATP: trifosfato de adenosina; CDP: difosfato de citidina; CH_3: metil; CTP: trifosfato de citidina; DAG: diacilglicerol; PPi: fósforo inorgânico.
Fonte: adaptada de Gibellini e Smith.[19]

A liberação de colina a partir de fosfatidilcolina, de fosfocolina e de glicerofosfocolina alimentares pode ser mediada por enzimas pancreáticas, como a fosfolipase A2, a lisofosfolipase e a glicerofosfocolina fosfodiesterase. A colina livre formada entra na circulação portal hepática, enquanto a fosfatidilcolina pode ser transportada para a linfa pelos quilomícrons.[23-25]

O armazenamento da colina pelos tecidos ocorre por meio de difusão e de transporte mediado. A colina livre é transportada por um mecanismo mediado por carreador específico através da barreira hematoencefálica, a uma taxa proporcional à concentração de colina sérica. Em neonatos, esse transportador de colina encontra-se muito ativo.[22]

Parte da colina proveniente da alimentação é acetilada e forma, junto à acetil-CoA e à catálise da enzima colina acetiltransferase, a acetilcolina, um neurotransmissor presente em grande parte dos terminais de neurônios colinérgicos e em alguns tecidos não nervosos, como a placenta. A enzima colina acetiltransferase é expressa em praticamente todas as células vivas.[6]

A absorção de colina pelo organismo humano é bastante eficaz e, por esse fato, indivíduos saudáveis excretam pouca quantidade desse nutriente pelas fezes. Nos rins, cerca de 270 mg de colina são filtrados diariamente e a maioria é reabsorvida por mecanismos ainda não esclarecidos.[24]

IMPORTÂNCIA BIOQUÍMICA E BIOLÓGICA

Doação de grupos metil

A betaína é um derivado metílico do aminoácido glicina que foi primeiramente descoberta no século XIX em suco de beterraba (*Beta vulgaris*) e, posteriormente, encontrada em outros organismos. Exerce funções fisiológicas importantes por ser fonte catabólica de grupos metil via transmetilação para uso em várias vias bioquímicas, fornecendo uma unidade de carbono que pode preservar quantidades de metionina e colina necessárias ao organismo.[8]

Como já citado, a principal função da betaína é a transferência de grupos metil para vias bioquímicas em processos biológicos. A formação da metionina a partir da metilação da homocisteína ocorre por meio de dois processos independentes.[51,53] O primeiro é a via da betaína, mediante a transferência de um grupo metil catalisado pela enzima metil betaína homocisteína transferase (BHMT), também chamada de betaína transmetilase. Estudos epidemiológicos mostram que indivíduos com altas concentrações séricas de homocisteína apresentam maior risco para doenças cardiovasculares, doença de Alzheimer, demência, defeitos do tubo neural (DTN), entre outras doenças metabólicas. Assim, a presença de betaína pode melhorar a relação homocisteína:metionina, por meio da redução das concentrações séricas de homocisteína. Alimentação rica em betaína tende a diminuir o risco de doenças cardiovasculares em indivíduos saudáveis.[8] Entretanto, alguns estudos não encontraram associação entre a ingestão regular de betaína, colina ou folato e doenças cardiovasculares.[13] Outra via para formação de metionina é por meio do 5-metiltetra-hidrofolato (CH_3-THF), formado a partir da ação da metileno tetra-hidrofolato redutase (MTHFR). A vitamina B_{12} e o ácido fólico participam da reação de transferência de grupos metil, catalisada pela enzima metionina sintetase.[9,51]

Interação no metabolismo de betaína, folato e metionina

Os metabolismos da colina, do folato e da metionina interagem entre si durante a conversão de homocisteína em metionina. A baixa ingestão de colina e de folato pode diminuir a concentração de S-adenosilmetionina (SAM), o que promove hipometilação do DNA e influencia na transcrição e na expressão de genes, assim como na estabilidade genômica.[53] Possíveis alterações em uma dessas vias metabólicas, como a deficiência em um nutriente, resultam em mecanismos compensatórios entre elas. A via de remetilação dependente de betaína pode ser essencial quando a disponibilidade de folato é baixa, em razão de menor ingestão da vitamina ou da diminuição de sua utilização.

Além da deficiência nesses nutrientes, outros fatores, como os SNP nos genes de enzimas envolvidas nessa via podem resultar no aumento da concentração plasmática de homocisteína.[7,50,52]

Função neuronal: acetilcolina

A acetilcolina é um neurotransmissor que se encontra amplamente distribuído no sistema nervoso central e é sintetizada a partir da colina e de acetil-CoA por meio da enzima colina acetiltransferase (ChAT). Seu transporte ocorre via transportador vesicular de acetilcolina e, posteriormente, o armazenamento é feito em vesículas pré-sinápticas. Esse transportador apresenta gradiente de prótons para dirigir a captação das aminas.[1,4] Cada vesícula pré-sináptica que armazena acetilcolina possui de 2 mil a 10 mil moléculas desse neurotransmissor.[20]

Após a liberação na fenda sináptica, a acetilcolina se liga a dois diferentes tipos de receptores: receptor nicotínico de acetilcolina e receptor muscarínico de acetilcolina. Durante a transmissão neuronal, a acetilcolina é rapidamente hidrolisada pela enzima acetilcolinesterase, formando colina e acetato na fenda sináptica. A acetilcolinesterase é expressa em células neuronais, musculares e em alguns tipos de células hematopoiéticas.[29] Assim, dentro do terminal pré-sináptico, as vesículas são recicladas e a colina é transportada mais uma vez ao terminal por meio do transportador de colina pré-sináptica de alta afinidade (CHT) para ser reutilizada na síntese de uma nova molécula de acetilcolina. Grande parte da colina transportada pelo CHT é eficientemente convertida em acetilcolina. Assim, o transportador é considerado fator limitante na biossíntese de desse neurotransmissor.[1,20] O restante da colina pode ser catabolizado ou então ser incorporado a fosfolipídios, os quais, por sua vez, podem ser novamente fonte de colina.[29]

A ingestão alimentar de colina pode afetar diretamente a estimulação colinérgica, e o aumento da síntese de acetilcolina no cérebro está associado a maior liberação da transmissão de estímulo nervoso por esse neurotransmissor. A acetilcolina apresenta propriedades tróficas e pode ter influência na estrutura e na organização de regiões do cérebro, na neurogênese, na mielinização e na formação de sinapses.[6] Além disso, é frequentemente requisitada por nervos que controlam a respiração, a frequência cardíaca e a atividade dos músculos esqueléticos.[35,55]

Desenvolvimento cerebral do neonato

Durante a gestação, as necessidades de colina são maiores em virtude do aumento da demanda nesse período e, geralmente, a produção endógena no fígado não é suficiente para manter as concentrações adequadas desse nutriente.[56] Nesse sentido, o aumento da demanda promove depleção dos estoques de colina durante a gestação.[51] Nesse período a colina é importante não apenas para o crescimento da placenta, como também para o desenvolvimento do cérebro e da medula espinal do feto, e para a manutenção das concentrações plasmáticas de homocisteína materna.[6,50,51]

O fornecimento materno de colina é muito importante para o desenvolvimento fetal, pois a expressão da PEMT em tecidos placentários e no fígado fetal é baixa ou até mesmo ausente. Quando esse fornecimento é adequado, elementos de resposta ao estrógeno que estão presentes na região promotora do gene da PEMT e elevados no período gestacional induzem a expressão de PEMT e aumentam, desse modo, a biossíntese de fosfatidilcolina.[33]

A colina é um nutriente essencial para a biossíntese de metabólitos importantes que desempenham papel fundamental no desenvolvimento cerebral do feto. A fosfatidilcolina, constituinte celular de membranas, é importante durante os processos de divisão celular e crescimento, relacionados à estrutura e à função cerebral.[27] Além disso, participa da secreção de VLDL, a qual remove gordura do fígado, visto que a produção hepática materna de triacilgliceróis aumenta no terceiro trimestre gestacional.[42,43,47] A esfingomielina está presente em concentrações elevadas nos tecidos nervosos e é necessária para a mielinização de fibras nervosas nos sistemas nervosos central e periférico.[31]

A colina é necessária para o fechamento normal do tubo neural durante a gestação. A suplementação com ácido fólico é importante para reduzir os riscos de DTN e seu metabolismo está relacionado ao da colina nas vias de doação de grupos metil. As reações de metilação, nas quais ambos têm participação, podem influenciar o fechamento adequado do tubo neural.[50,51] Além disso, acredita-se que os efeitos da colina no fechamento do tubo neural podem estar relacionados com mudanças na expressão de genes, uma vez que a deficiência alimentar nesse nutriente pode diminuir as concentrações de SAM, resultando em hipometilação do DNA, o que, por sua vez, pode influenciar na transcrição de genes e na estabilidade genômica.[50] Pesquisa realizada em mulheres avaliou a ingestão alimentar de colina no período periconcepcional. As mulheres que se encontravam no último quartil inferior para ingestão diária de colina apresentaram risco quatro vezes maior de gerar bebê com DTN comparadas às mulheres no maior quartil de ingestão.[37]

Estudos conduzidos em modelos animais mostram que a diminuição do suprimento de colina pode resultar em diminuição da neurogênese no córtex cerebral e no hipocampo. A baixa ingestão de colina pela mãe também pode desencadear diminuição do cérebro do feto, com um número consideravelmente menor de células progenitoras fetais nas camadas germinais do córtex e do hipocampo.[56]

Os neonatos apresentam altas concentrações séricas de colina livre, que são mantidas nos 12 a 24 meses seguintes de vida. Essas concentrações também são elevadas nas lactantes, garantindo, por meio do leite materno, suprimento adequado de colina ao recém-nascido. A síntese de colina pelas células mamárias pode ocorrer por meio da atividade da PEMT via fosfatidiletanolamina. A captação de colina pelas células epiteliais mamárias ocorre por dois processos: um saturável (cinética de Michaelis-Menten) e outro não saturável e linear.[55] Nas glândulas mamárias, os fosfolipídios são sintetizados, sobretudo via CDP-colina e, em menor quantidade, pela PEMT.[2,21] A fosfocolina é derivada da fosforilação da colina livre com catálise da colina quinase ou pela hidrólise da fosfatidilcolina, por meio da fosfolipase C.[17] A glicerofosfocolina também pode ser derivada da fosfatidilcolina por meio da fosfolipase A.[34]

Câncer

A colina é o único nutriente cuja deficiência alimentar promove o desenvolvimento de hepatocarcinoma na ausência de qualquer outro carcinógeno conhecido.[55] Em alguns tipos de câncer, como de mama, próstata e cérebro, foram observadas alterações no metabolismo de colina. Entre essas alterações, estão o aumento de fosfocolina e outros metabólitos da colina, a elevação da absorção de colina e o aumento da atividade da colina quinase, bem como da atividade das fosfolipases C e D em células cancerígenas. Essas mudanças podem ser detectadas por meio de espectroscopia de ressonância magnética não invasiva, a qual tem sido utilizada como biomarcador endógeno do câncer. Enzimas envolvidas no metabolismo desse nutriente, como a colina quinase e a fosfolipase D, são sugestões de alvos terapêuticos.[28,40]

O aumento da incidência de câncer de fígado espontâneo e o aumento da sensibilidade aos produtos químicos cancerígenos estão associados à deficiência alimentar em colina em ratos. Sugere-se que esses eventos possam estar relacionados ao dano e à regeneração hepática, à redução da metilação e ao reparo do DNA danificado, ao estresse oxidativo elevado e à ativação da proteína quinase C (PKC).[40]

A deficiência em colina em ratos pode desencadear aumento da peroxidação lipídica no fígado, o que pode modificar o DNA e ocasionar o câncer. A PKC tem sua sinalização aumentada mediante quadro de deficiência em colina e pode estar envolvida no fator de sinalização de crescimento das células hepáticas. Alterações nos mecanismos de apoptose também podem contribuir para a carcinogênese decorrente da deficiência em colina.[55]

Dados de uma metanálise de estudos epidemiológicos indicam, por meio de análise de dose-resposta, que a ingestão de 100 mg/dia de colina mais betaína ajudou a reduzir em 11% a incidência de câncer.[39]

Doença hepática gordurosa não alcoólica

A doença hepática gordurosa não alcoólica (DHGNA) é um termo utilizado para descrever um grupo abrangente de doenças definidas como esteatose, geralmente associada a um quadro de síndrome metabólica. É definida pela deposição de gordura hepática na ausência do consumo excessivo de álcool. Atualmente, é considerada a doença hepática mais comum e que pode progredir para condições mais graves, como cirrose e hepatocarcinoma celular.[16]

O fígado é um órgão essencial para o metabolismo e o armazenamento de colina. O papel da colina como doador de grupos metil pode ser considerado mecanismo associado à DHGNA, pois a deleção de genes necessários tanto para essa função (*Bhmt, Chdh*) como outros importantes para a síntese de S-adenosilmetionina (*Mat1*) e de colina endógena (*Pemt*) resultaram em acúmulo de gordura no fígado de animais. As baixas concentrações de colina estão associadas à alteração na composição de membranas mitocondriais, em que as concentrações de fosfatidiletanolamina e fosfatidilcolina são reduzidas após a oxidação da cardiolipina nessas membranas. A disfunção mitocondrial é um mecanismo central relevante na fisiopatologia da DHGNA. Em animais, as concentrações hepáticas de colina e seus metabólitos encontram-se reduzidas em situações de deficiência nesse nutriente.[8,22] Outros estudos, ainda realizados em modelos animais, mostram que a betaína contribuiu para amenizar distúrbios relacionados à DHGNA por ser eficaz em reverter as mudanças no metabolismo de ácidos graxos e lipídios, os quais, por sua vez, atenuam o estresse do retículo endoplasmático e restauram a função mitocondrial.[14] No entanto, mais estudos são necessários para que posteriormente seja possível compreender melhor os potenciais benefícios desses compostos na DHGNA e em outros tipos de esteatose em humanos.

FONTES ALIMENTARES E RECOMENDAÇÕES DE INGESTÃO

Em 2008, o Departamento de Agricultura dos Estados Unidos (USDA) realizou atualização da versão do banco de dados da tabela de composição de alimentos com o acréscimo de dados da concentração de colina. Entre os alimentos-fonte de colina estão ovos, carne bovina, carne de porco e soja.[41,49] A colina é encontrada nos alimentos em sua forma livre ou esterificada, como fosfocolina, glicerofosfocolina, fosfatidilcolina e esfingomielina.[49] A lecitina, fração rica em fosfatidilcolina, é habitualmente adicionada a alimentos como agente emulsificante. Em relação aos suplementos alimentares, a colina pode ser encontrada na forma de cloreto de colina, bitartarato de colina ou como lecitina (25% de fosfatidilcolina).[35]

A quantidade de betaína nos alimentos é dependente de fatores como condições de crescimento, estresse osmótico e diferentes métodos de cocção. O cozimento do alimento pode promover perdas consideráveis de betaína. Farinha de trigo, gérmen de trigo, quinoa, beterraba, espinafre e macarrão são boas fontes de betaína (Tabela 30.1).[9,41,49]

Tabela 30.1 Alimentos-fontes de colina e betaína

Alimento	Colina	Betaína
	(mg/100 g de alimento)	
Ovo	0,6	0,5
Bacon cozido	12,1	3,1
Lombo de porco cozido	2,2	1,4
Fígado bovino frito	56,7	5,6
Carne moída, 75% magra, grelhada	2,2	7,5
Carne moída, 85% magra, grelhada	2,3	8,5
Soja	47,3	1,8
Farelo de trigo	50,9	1.339,3
Gérmen de trigo torrado	69,2	1.240,5
Beterraba crua	4,1	114,4
Espinafre cozido	1,7	645,1
Espinafre cru	2,2	599,8
Massas/arroz	4,2	89,9

Fonte: United States Department of Agriculture.[41]

Estudo de Chiuve et al.[7] observou, por meio de um questionário de frequência alimentar semiquantitativo aplicado em participantes do Nurses' Health Study, que os alimentos que mais contribuíram para a ingestão de colina e de betaína foram o leite de vaca e o espinafre, respectivamente. Já os alimentos que mais contribuíram para a ingestão dos compostos glicerofosfocolina ou fosfocolina, fosfatidilcolina e esfingomielina foram o leite de vaca, a carne bovina e a carne de frango, respectivamente. A ingestão média de colina foi de 323 mg/dia, e a de betaína, de 189 mg/dia.

A recomendação de ingestão adequada (AI) de colina para adultos, de acordo com o IOM, é de 550 mg/dia para homens e de 450 mg/dia para mulheres (Tabela 30.2). Apesar das recomendações estabelecidas, as necessidades de colina podem ser atingidas pela síntese endógena em algumas fases da vida.[23] A média de ingestão em algumas regiões como Estados Unidos e Europa é de 300 mg/dia para colina e 240 mg/dia para betaína.[7,13,15] Os valores estabelecidos poderão sofrer alterações em razão dos diferentes estágios de vida, como na gestação e na lactação, nos quais a demanda é maior.

Tabela 30.2 Valores de ingestão adequada (AI) e limite superior tolerável de ingestão (UL) para colina de acordo com faixa etária e sexo

Estágio de vida	AI (mg/dia)	UL (g/dia)
Recém-nascidos e crianças		
0-6 meses	125	ND
7-12 meses	150	ND
1-3 anos	200	1,0
4-8 anos	250	1,0
9-13 anos	375	2,0
Homens		
14-18 anos	550	3,0
19-> 70 anos	550	3,5
Mulheres		
14-18 anos	400	3,0
19-> 70 anos	425	3,5
Gestação		
14-18 anos	450	3,0
19-50 anos	450	3,5
Lactação		
14-18 anos	550	3,0
19-50 anos	550	3,5

ND: não determinado.
Fonte: Institute of Medicine.[23]

BIODISPONIBILIDADE

Não existem dados estimados sobre a porcentagem de absorção dos diferentes metabólitos da colina. Como já descrito, parte da colina ingerida é metabolizada antes de ser absorvida pelos enterócitos e o restante é absorvido ao longo do intestino delgado. Portanto, a biodisponibilidade de colina é dependente da eficiência desses processos de absorção intestinal.[22]

DEFICIÊNCIA

Os impactos do consumo inadequado de colina em nível de saúde pública começaram a ser estudados recentemente. Avaliação do consumo desse nutriente sugere que a maioria da população não ingere a quantidade preconizada pelas DRI.[54]

A deficiência em colina pode promover danos hepáticos, em que grandes quantidades de lipídios, principalmente triacilgliceróis, podem ser acumuladas nos hepatócitos. O acúmulo de gordura no fígado se deve ao fato de o triacilglicerol não ser encapsulado na VLDL, em razão de menor produção de fosfatidilcolina, o que prejudica sua exportação do fígado.[55]

Além disso, outras consequências funcionais decorrentes da baixa ingestão de colina podem ocorrer, como os danos hepáticos em razão do aumento da atividade das enzimas aminotransferases séricas e a indução da apoptose. Também são observados apoptose secundária e danos musculares, em razão do aumento da creatina fosfoquinase no sangue. A função renal pode ser prejudicada pela habilidade de concentração anormal, reabsorção de água livre, excreção de sódio, taxa de filtração glomerular alterada, fluxo renal plasmático e hemorragia renal aguda. Em alguns casos, podem ocorrer infertilidade, prejuízo no crescimento, hipertensão arterial e anormalidades ósseas.[40,52,55]

Como consequência da ingestão inadequada de colina pode haver diminuição da capacidade de metilação da homocisteína para ressíntese de metionina, o que aumenta as concentrações plasmáticas de homocisteína. Isso pode resultar em aumento do risco para doenças cardiovasculares, câncer, declínio cognitivo e fraturas ósseas.[54]

As mulheres são menos suscetíveis à deficiência em colina que os homens, pois o estrógeno aumenta a síntese endógena de colina pela via *de novo*. Entretanto, durante a gestação e a lactação, a demanda desse nutriente é maior, tornando a mulher tão vulnerável a um quadro de deficiência quanto o homem.[48,52,55]

TOXICIDADE

A ingestão de colina em doses altas tem sido associada a efeitos adversos, como hipotensão, sudorese, odor corporal, salivação e hepatotoxicidade. Alguns efeitos, como odor corporal de peixe, podem ser atribuídos à excreção de quantidades excessivas de trimetilamina, metabólito formado a partir da colina. Esses sintomas foram observados mediante a administração de 10 a 16 g/dia de cloreto de colina.[22]

Os valores de limite superior tolerável de ingestão (UL) para colina foram baseados em único caso de hipotensão e em outros estudos envolvendo efeitos colinérgicos e odor corporal de peixe após a administração oral de altas doses de colina. Os valores para o nível no qual efeitos adversos não são observados (*no observed adverse effect level* – NOAEL) não foram definidos em razão da insuficiência de dados. O menor nível no qual efeitos adversos são observados (*lowest observed adverse effect level* – LOAEL), de aproximadamente 7,5 g/dia, foi estimado a partir de estudo piloto em pacientes com doença de Alzheimer, em que alguns indivíduos relataram, como efeito adverso, hipotensão e odor corporal de peixe. Outros sintomas, como náuseas e diarreia, podem ser referidos a partir da ingestão dessa dosagem.[3,22]

A escassez de dados sobre a ingestão alimentar de colina, bem como a real ingestão por meio de suplementos alimentares dificulta a caracterização de efeitos adversos nas populações brasileira, norte-americana e canadense.[30] Mais estudos são necessários para obtenção de dados e estabelecimento de valores limites de ingestão segura.

AVALIAÇÃO DO ESTADO NUTRICIONAL

A concentração plasmática de colina pode ser utilizada como biomarcador do estado nutricional de indivíduos em relação a essa vitamina, porém apresenta variações em função da alimentação. É medida como colina livre na fração solúvel em água. Em indivíduos com ingestão baixa de colina, a concentração no plasma pode diminuir até 30% em três semanas, podendo aumentar duas vezes após refeição com alta quantidade desse nutriente. Após a ingestão de suplementos, a concentração pode aumentar de três a quatro vezes. A desvantagem desse biomarcador é que a concentração de colina parece não diminuir mais que 50% do valor basal, independentemente de o indivíduo encontrar-se deficiente em colina há mais de uma semana. Sugere-se que esse fato possa estar relacionado com mecanismos homeostáticos da vitamina.[12,36,45,46]

A deficiência em colina pode promover danos hepáticos, aumentando a atividade da alanina aminotransferase no sangue. Assim, essa enzima poderia ser utilizada como parâmetro de avaliação. No fígado, a concentração de fosfocolina, altamente correlacionada com a alimentação, diminui de 10 a 20% em relação aos valores normais depois de duas semanas com baixa ingestão de colina e alimentação satisfatória em metionina, folato e vitamina B_{12}.[32,46]

Entre os biomarcadores utilizados para a avaliação do *status* de colina estão os ensaios de colina, de betaína e de concentração de fosfatidilcolina no plasma. Entretanto, nenhum desses parâmetros é suficiente para presumir quais indivíduos desenvolverão disfunção de órgãos mediante baixa ingestão alimentar de colina.[12,30]

REFERÊNCIAS

1. Abreu-Villaça Y, Filgueiras CC, Manhães AC. Developmental aspects of the cholinergic system. Behav Brain Res. 2011;221(2):367-78.
2. Blusztajn JK, Pomfret EA, Zeisel SH. Rat and human mammary tissue can synthesize choline moiety via the methylation of phosphatidylethanolamine. Biochem J. 1988;256(3):821-8.
3. Boyd WD, Graham-White J, Blackwood G, Glen I, McQueen J. Clinical effects of choline in Alzheimer senile dementia. Lancet. 1977;2(8040):711.
4. Brunton LL, Lazo JS, Parker KL. Goodman & Gilman – as bases farmacológicas da terapêutica. 10. ed. São Paulo: McGraw-Hill; 2005.
5. Buchman AL, Dubin M, Jenden D, Moukarzel A, Roch MH, Rice K et al. Lecithin increases plasma free choline and decreases hepatic steatosis in long-term total parenteral nutrition patients. Gastroenterology. 1992;102(4 Pt 1):1363-70.
6. Caudill MA. Pre- and postnatal health: evidence of increased choline needs. J Am Diet Assoc. 2010;110(8):1198-206.
7. Chiuve SE, Giovannucci EL, Hankinson SE, Zeisel SH, Dougherty LW, Willett WC et al. The association between betaine and choline intakes and the plasma concentrations of homocysteine in women. Am J Clin Nutr. 2007;86(4):1073-81.
8. Corbin KD, Zeisel SH. Choline metabolism provides novel insights into non-alcoholic fatty liver disease and its progression. Curr Opin Gastroenterol. 2012;28(2):159-65.
9. Craig SA. Betaine in human nutrition. Am J Clin Nutr. 2004;80(3):539-49.
10. Cui Z, Houweling M. Phosphatidylcholine and cell death. Biocim Biophys Acta. 2002;1585(2-3):87-96.
11. Da Costa K, Kozyreva OG, Song J, Galanko JA, Fischer LM, Zeisel SH. Common genetic polymorphisms have major effects on the human requirement for the nutrient choline. FASEB J. 2006;20(9):1336-44.

12. Da Costa KA, Niculescu MD, Craciunescu CN, Fischer LM, Zeisel SH. Choline deficiency increases lymphocyte apoptosis and DNA damage in human. Am J Clin Nutr. 2006;84(1):88-94.
13. Dalmeijer GW, Olthof MR, Verhoef P, Bots ML, van der Schouw YT. Prospective study on dietary intakes of folate, betaine, and choline and cardiovascular disease risk in women. Eur J Clin Nutr. 2008;62(3):386-94.
14. Day CR, Kempson SA. Betaine chemistry, roles, and potential use in liver disease. Biochim Biophys Acta. 2016;1860:1098-106.
15. Detopoulou P, Panagiotakos DB, Antonopoulou S, Pitsavos C, Stefanadis C. Dietary choline and betaine intakes in relation to concentrations of inflammatory markers in health adults: the ATTICA study. Am J Clin Nutr. 2008;87(2):424-30.
16. Dongiovanni P, Lanti C, Riso P, Valenti L. Nutritional therapy for nonalcoholic fatty liver disease. J Nutr Biochem. 2016,29:1-11.
17. Exton JH. Phosphatidylcholine breakdown and signal transduction. Biochim Biophys Acta. 1994;1212(1):26-42.
18. Fischer LM, da Costa KA, Kwock L, Galanko J, Zeisel SH. Dietary choline requirements of woman: effects of estrogen and genetic variation. Am J Clin Nutr. 2010;92(5):1113-9.
19. Gibellini F, Smith TK. The Kennedy pathway – de novo synthesis of phosphatidyletanola-mina and phosphatidylcholine. IUBMB Life. 2010;62(6):414-28.
20. Guyton AC, Hall JE. Tratado de fisiologia médica. 11. ed. Rio de Janeiro: Elsevier; 2006.
21. Infante JP, Kinsella JE. Phospholipid synthesis in mammary tissue. Choline and ethanolamine kinases: kinetic evidence for two discrete active sites. Lipids. 1976;11(10):727-35.
22. Institute of Medicine. Dietary reference intakes for thiamin, riboflavin, niacin, vitamin B_6, folate, pantothenic acid, biotin, and choline. Washington, DC: National Academy; 1998.
23. Kamath AV, Darling IM, Morris ME. Choline uptake in human intestinal Caco-2 cells in carrier--mediated. J Nutr. 2003;133(8):2607-11.
24. Kohlmeier M. Nutrient metabolism. Food Science and Technology, International Series. London: Academic Press; 2006.
25. Li Z, Vance DE. Phosphatidylcholine and choline homeostasis. J Lipid Res. 2008;49:1187-94.
26. McMaster CR. From yeast to humans – roles of the Kennedy pathway for phosphatidylcholine synthesis. FEBS Letters. 2018;592(8):1256-72.
27. Morgane PJ, Mokler DJ, Galler JR. Effects of prenatal protein malnutrition on the hippocampal formation. Neurosci Biobehav Rev. 2002;26(4):471-83.
28. Morse DL, Carroll D, Day S, Gray H, Sadarangani P, Murthi S et al. Characterization of breast cancers and therapy response by MRS and quantitative gene expression profiling in the choline pathway. NMR Biomed. 2009;22(1):114-27.
29. Nirogi R, Mudigonda K, Kandikere V, Ponnamaneni R. Quantification of acetylcholine, an essential neurotransmitter, in brain microdialysis samples by liquid chromatography mass spectrometry. Biomed Chromatogr. 2010;24:39-48.
30. Nogueira NN. Colina. In: Cozzolino SMF. Biodisponibilidade de nutrientes. 4. ed. Barueri: Manole; 2011.
31. Oshida K, Shimizu T, Takase M, Tamura Y, Shimizu T, Yamashiro Y. Effects of dietary sphingomyelin on central nervous system myelination in developing rats. Pediatr Res. 2003;53(4):589-93.
32. Pomfret EA, da Costa KA, Zeisel SH. Effects of choline deficiency and methotrexate treatment upon rat liver. J Nutr Biochem. 1990;1(10):533-41.
33. Resseguie M, Song J, Niculescu MD, da Costa KA, Randall TA, Zeisel SH. Phosphatidyletanolamina N-methyltransferase (PEMT) gene expression is induced by estrogen in human and mouse primary hepatocytes. FASEB J. 2007;21(10):2622-32.
34. Samborski RW, Ridway ND, Vance DE. Metabolism of molecular species of phosphatidy-lethanolamine and phosphatidylcholine in rat hepatocytes during prolonged inhibition of phosphatidylethanolamine N-methyltransferase. J Lipid Res. 1993;34(1):125-37.
35. Sanders LM, Zeisel SH. Choline: dietary requirements and role in brain development. Nutr Today. 2007;42(4):181-6.
36. Savendahl L, Mar MH, Underwood LE, Zeisel SH. Prolonged fasting results in diminished plasma choline concentration but does not cause liver dysfunction. Am J Clin Nutr. 1997;66(3):622-5.

37. Shaw GM, Carmichael SL, Yang W, Selvin S, Schaffer DM. Periconceptional dietary intake of choline and betaine and neural tube defects in offspring. Am J Epidemiol. 2004;160(2):102-9.
38. Shills ME, Olson JA, Shike M, Ross AC. Tratado de nutrição moderna na saúde e na doença. 10. ed. Barueri: Manole; 2010. p. 495-502.
39. Sun S, Li X, Ren A, Du M, Du H, Shu Y et al. Choline and betaine consumption lowers cancer risk: a meta-analysis of epidemiologic studies. Sci Rep. 2016;6:35547.
40. Ueland PM. Choline and betaine in health and disease. J Inherit Metab Dis. 2011;34(1):3-15.
41. United States Department of Agriculture. Disponível em: https://www.ars.usda.gov/ARSUserFiles/80400525/Data/Choline/Choln02.pdf. Acesso em: 28 mar. 2019.
42. Vance DE. Role of phosphatidylcholine biosynthesis in the regulation of lipoprotein homeostasis. Curr Opin Lipidol. 2008;19(3):229-34.
43. Yao ZM, Vance DE. The active syntheses of fosfatidylcholine is required for very low density lipoprotein secretion from rat hepatocytes. J Biol Chem. 1988;263(6):2998-3004.
44. Zeisel SH. Dietary choline: biochemistry, physiology, and pharmacology. Annu Rev Nutr. 1981;1:95-121.
45. Zeisel SH, da Costa KA, Franklin PD, Alexander EA, Lamont JT, Sheard NF et al. Choline an essential nutrient for humans. FASEB J. 1991;5(7):2093-8.
46. Zeisel SH. Choline phospholipids: signal transduction and carcinogeneses. FASEB J. 1993;7(6):551-7.
47. Zeisel SH, Blusztajan JK. Choline and human nutrition. Annu Rev Nutr. 1994;14:269-96.
48. Zeisel SH, Mar MH, Zhou Z, da Costa KA. Pregnancy and lactation are associated with diminished concentrations of choline and its metabolites in rat liver. J Nutr. 1995;125(12):3049-54.
49. Zeisel SH, Mar MH, Howe JC, Holden JM. Concentrations of choline-containing compounds and betaine in common foods. J Nutr. 2003;133(5):1302-2920.
50. Zeisel SH. The fetal origins of memory: the role of dietary choline in optimal brain development. J Pediatr. 2006;149(5 Suppl.):S131-6.
51. Zeisel SH, Niculescu MD. Perinatal choline influences brain structure and function. Nutr Rev. 2006;64(4):197-203.
52. Zeisel SH. Gene response elements, genetic polymorphisms and epigenetics influence the human dietary requirement for choline. IUBMB Life. 2007;59(6):380-7.
53. Zeisel SH. Importance of methyl donors during reproduction. Am J Clin Nutr. 2009;89(2):673S-7S.
54. Zeisel SH, da Costa KA. Choline: an essential nutrient for public health. Nutr Rev. 2009;67(11):615-23.
55. Zeisel SH, Nicolescu MD. Colina e fosfatidilcolina. In: Shills ME, Olson JA, Shike M, Ross AC. Tratado de nutrição moderna na saúde e na doença. 10. ed. Barueri: Manole; 2010. p. 562-73.
56. Zeisel SH. Choline, other methyl-donors and epigenetics. Nutrients. 2017;9(5):445.

31

Biotina

LARISSA BEZERRA SANTOS
ISABELA SARAIVA DE ALMEIDA
GRAZIELA BIUDE SILVA DUARTE
SILVIA MARIA FRANCISCATO COZZOLINO

INTRODUÇÃO

A biotina, também conhecida como vitamina B_7 ou H, é uma vitamina hidrossolúvel essencial para os mamíferos e faz parte do grupo das vitaminas do complexo B. A descoberta da biotina foi decorrente de várias investigações que tiveram início em meados de 1900. Foi inicialmente caracterizada por Wildiers, em 1901, como um fator de crescimento essencial para algumas leveduras, o qual recebeu o nome de bios.[109] Sua importância em mamíferos foi descoberta por Boas, em 1927, durante a realização de experimento nutricional em que animais alimentados com clara de ovo crua desidratada desenvolviam sintomas de dermatite, perda de pelos e disfunção neuromuscular, síndrome que ficou conhecida como injúria da clara de ovo. A presença de um fator nutricional na gema do ovo e no fígado, denominado fator de proteção X, foi capaz de reverter esses sintomas.[16] A doença é decorrente da deficiência em biotina, a qual não é absorvida após ligação de alta afinidade com a avidina. Essa glicoproteína presente na clara de ovo não cozida apresenta quatro sítios de ligação para a biotina e pode ser desnaturada pela ação do calor.[30]

A partir do conhecimento de que a dermatite e a perda de pelos em animais ocasionadas pelo consumo de ovo cru poderiam ser evitadas pela ingestão de fígado e rim, György investigou o fator protetor presente nesses alimentos e o denominou de vitamina H, letra proveniente da palavra alemã *Haut*, que significa pele. Posteriormente, foi demonstrado que a biotina era a mesma vitamina H.[31] Em 1936, Kögl e Tönnis conseguiram isolar e caracterizar, a partir da gema do ovo de pato, o fator "bios" que estimulava o crescimento da levedura e o nomearam de biotina.[49]

A importância da biotina na nutrição humana foi verificada por Sydenstricker,[100] ao induzir a injúria da clara de ovo em voluntários e, em seguida, revertê-la com a suplementação de biotina.[100] No mesmo ano, sua estrutura química foi descoberta.[27]

A biotina apresenta fórmula empírica $C_{10}H_{16}N_2O_3S$ e massa molar de 244,31 g/mol. Em sua forma livre, é uma substância cristalina incolor, bastante estável ao calor, à luz e ao ar, entretanto, lábil à radiação ultravioleta e aos agentes álcalis e oxidantes.[29] Como consequência da presença de três carbonos assimétricos na estrutura da biotina, é possível a existência de oito estereoisômeros. Entretanto, apenas a d-(+)-biotina é encontrada na natureza e apresenta atividade vitamínica. A biocitina, uma forma de biotina ligada a um resíduo de lisina (épsilon-N-biotinil-L-lisina), também é biologicamente ativa em uma base molar em várias espécies, inclusive em mamíferos. A biotina apresenta uma combinação de dois anéis cíclicos em sua estrutura. Um anel é composto por uma substância derivada da ureia, o ureído, enquanto o outro, conhecido como anel tetra-hidrotiofeno, possui uma cadeia lateral de ácido valérico ligado a ele e é composto por um átomo de enxofre[66] (Figura 31.1a e b).

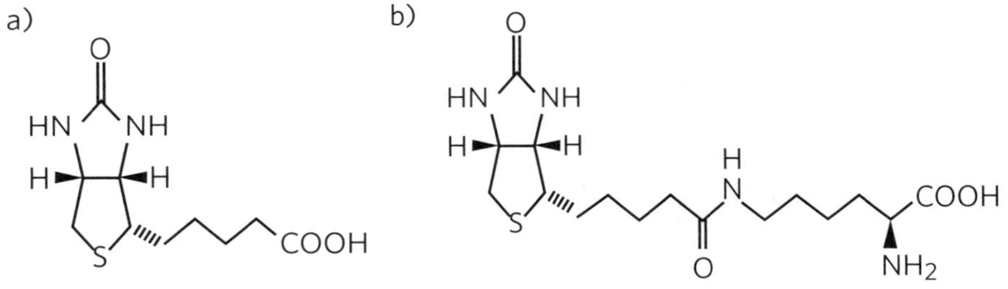

Figura 31.1   Estruturas químicas de (a) biotina e (b) biocitina.

ASPECTOS FISIOLÓGICOS: DIGESTÃO, ABSORÇÃO, METABOLISMO E EXCREÇÃO

O intestino humano pode ser exposto a ambas as formas de biotina existentes, a alimentar e a bacteriana. A microbiota naturalmente presente no intestino grosso sintetiza e libera quantidade importante de biotina livre no lúmen intestinal, porém sua contribuição para o conteúdo total de biotina corporal não é clara.[84] A biotina alimentar pode ser encontrada em sua forma livre e ligada à proteína. Na maioria dos alimentos, como carnes e cereais, ela é encontrada ligada de modo covalente a polipeptídeos por meio de uma ligação amida com a lisina.[66] A biotina ligada à proteína deve ser digerida em biotina livre para, então, ser absorvida no intestino delgado. Inicialmente, a digestão é realizada por proteases e peptidases gastrintestinais, que dão origem à biocitina e biotina contendo pequenos peptídeos. Essas formas de biotina sofrem ação da enzima biotinidase (BTD), que completa, assim, a digestão, liberando biotina livre da biocitina e de peptídeos biotinilados. Pequena quantidade desses peptídeos pode ser absorvida sem digestão prévia. A enzima BTD é secretada no suco pancreático, mas também pode ser derivada de outras secreções intestinais, da microbiota intestinal e da membrana apical dos enterócitos. A fase de digestão realizada pela BTD é essencial para garantir a absorção da biotina ligada à proteína e a sua biodisponibilidade.[84,122] A deficiência em BTD, condição desencadeada por variações no gene que codifica a enzima, impossibilita a conversão de biocitina em biotina livre, o que resulta no comprometimento da absorção intestinal da vitamina.[15]

Em baixas concentrações de biotina livre no lúmen intestinal, a absorção através da membrana apical dos enterócitos ocorre por meio de um mecanismo sódio-dependente, saturável em uma faixa micromolar. Para haver o reconhecimento por parte desse mecanismo, o grupo carboxila da porção do ácido valérico deve estar livre, e o anel de ureído, intacto. Esse sistema transportador ficou conhecido como transportador multivitamínico sódio-dependente (SMVT)[84,98] (Figura 31.2). O mesmo sistema apresenta afinidade por outra vitamina hidrossolúvel, o ácido pantotênico, e ainda pelo ácido lipoico, um antioxidante intra e extracelular e substrato metabólico para regulação redox de outros antioxidantes. No entanto, o resultado da interação entre esses três micronutrientes em relação ao transporte na membrana ainda é ignorado.[84,122]

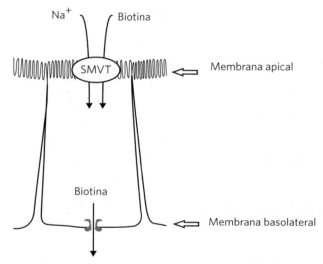

Figura 31.2 Transporte da biotina na célula intestinal.
Na⁺: sódio; SMVT: transportador multivitamínico sódio-dependente.
Fonte: adaptada de Said.[84]

A razão do transporte de biotina e sódio é de 1:1. Na presença de grandes quantidades de biotina no lúmen intestinal (acima de 25 µmol/L), há o predomínio da difusão passiva não saturável. O sítio de maior absorção de biotina parece ser o jejuno, seguido pelo íleo.[63,122] Em estudo *in vitro* com cultura de células epiteliais intestinais Caco-2 humanas foi observado que a absorção intestinal da biotina é regulada por uma via mediada pela proteína quinase C (PKC) intracelular e por vias mediadas por Ca^{2+}/calmodulina. A ativação da via mediada pela PKC é capaz de reduzir a absorção de biotina, e um leve aumento em sua absorção é observado com a inibição dessa via. A inibição da absorção pela PKC parece ser decorrente da redução do número e da atividade dos transportadores de biotina. Inibidores específicos da via mediada por Ca^{2+}/calmodulina causam inibição significativa na absorção da biotina.[83] Estudo utilizando mutagênese em um sítio dirigido mostrou que ambos os sítios potenciais de fosforilação do transportador SMVT humano pela PKC estão envolvidos em mediar os efeitos dessa quinase na absorção da biotina.[85]

A saída da biotina dos enterócitos ocorre pelo transporte por meio da membrana basolateral, sendo o mecanismo mediado por transportador não dependente de sódio. Estudos em animais mostraram que a ingestão de álcool promove inibição significativa do transporte de biotina por intermédio das membranas apical e basolateral jejunais.[98] O transporte da biotina pela membrana apical do intestino humano parece ser inibido, também, pela presença das drogas anticonvulsivantes carbamazepina e primidona.[84]

O mecanismo de transporte da biotina do intestino para o fígado e para os outros tecidos ainda não foi totalmente elucidado. Alguns estudos sugerem que mais de 80% da biotina é encontrada livre no plasma, cerca de 12% encontram-se ligados de modo covalente a proteínas plasmáticas, e menos de 10% estão ligados de maneira reversível a proteínas plasmáticas, como alfa e beta-globulinas.[33,71] A BTD parece ser a única proteína plasmática de ligação da biotina ou talvez de transporte dessa vitamina para dentro das células. Essa função de transporte justifica-se em virtude de essa proteína possuir dois sítios de ligação de alta afinidade para a biotina.[33]

A proteína transportadora SMVT, além de ser responsável pela absorção intestinal da biotina livre, parece ser a única capaz de realizar a reabsorção renal dessa vitamina, bem como sua absorção hepática e nos tecidos periféricos.[6,122] Em grandes quantidades de biotina, pode ocorrer o transporte por difusão. Nas células linfoides, a absorção de biotina parece ser mediada por um mecanismo acoplado ao sódio, por meio do transportador monocarboxilato 1 (MCT1). A distribuição da biotina é desigual entre os compartimentos celulares, o que é atribuído à semelhança de sua rota com a distribuição das carboxilases.[33] Em amostras de fígado de rato, observou-se que a maior parte da biotina encontra-se no citoplasma, no qual está localizada a acetil-CoA carboxilase, sendo a mitocôndria o segundo local mais abundante. Pequena quantidade é encontrada no núcleo e parece estar ligada às histonas.[122]

O fígado representa o principal órgão de metabolismo da biotina, e o sistema renal desempenha papel fundamental em sua homeostase. Após uma parte ser absorvida pelos tecidos, a biotina circulante no sangue é filtrada nos glomérulos renais, sendo recuperada na reabsorção tubular pelas células epiteliais, através do transportador SMVT.[6,7] Um adulto excreta aproximadamente 100 nmol de biotina e de seus catabólitos por dia na urina, sendo a vitamina a maior parte desse conteúdo. Na excreção biliar, o conjunto biotina e catabólitos é bem menor.[79,122] Uma rota alternativa à excreção ou à incorporação às carboxilases dependentes de biotina seria o catabolismo, separadamente ou em combinação, de dois componentes da biotina. Na primeira via, a cadeia lateral de ácido valérico pode ser oxidada na betaoxidação, gerando os compostos bisnorbiotina e tetranorbiotina. Essa via parece ocorrer por meio da ativação metabólica da conjugação da coenzima A. Na segunda via, o enxofre do anel tetra-hidrotiofeno da biotina sofre oxidação, dando origem aos compostos D-sulfóxido de biotina, L-sulfóxido de biotina e biotina sulfona. A combinação da betaoxidação e da oxidação do enxofre pode resultar na formação de compostos como a tetranorbiotina-1-sulfóxido. Os catabólitos da biotina são importantes nos fluidos corporais e nas células, e sua concentração é aproximadamente igual à concentração de biotina intacta.[63,115]

A biotina é essencial para a formação fetal, e sua alta concentração no feto a partir do segundo trimestre de gestação confirma o transporte placentário ativo existente. A condução da biotina pela placenta é feita por meio da membrana de microvilosidades, que contém um sistema transportador dependente de sódio semelhante ao mecanismo SMVT.[45,66]

IMPORTÂNCIA BIOQUÍMICA E BIOLÓGICA

A biotina exerce papel fundamental como cofator para enzimas carboxilases que participam das reações da gliconeogênese, do metabolismo de ácidos graxos e do catabolismo de aminoácidos. A biotina desempenha, ainda, papel na sinalização celular e na regulação da expressão gênica.

Carboxilases dependentes de biotina

A biotina é essencial para a atividade de diversas enzimas que catalisam reações de carboxilação, descarboxilação ou transcarboxilação, atuando como cofator transportador do grupo carboxila. As enzimas carboxilases estão presentes no metabolismo de mamíferos e catalisam a incorporação de bicarbonato (HCO_3^-) em um receptor sob a forma de um grupo carboxila.[43] As carboxilases são sintetizadas como apocarboxilases, suas formas inativas. A adição de biotina ocorre a partir da ligação covalente de seu grupo carboxila com um grupamento épsilon-amino das apocarboxilases, originando, assim, a forma ativa holocarboxilase.[111] A biotinilação das apocarboxilases ocorre em duas etapas (Figura 31.3). Inicialmente, o grupo carboxila da cadeia valérica da biotina é ativado pelo trifosfato de adenosina (ATP) em uma reação dependente de magnésio (Mg^{2+}), resultando na formação do composto intermediário biotinil-5'-AMP e na liberação de pirofosfato. Na segunda etapa, a biotina é transferida do composto biotinil-5'-AMP para o grupamento épsilon-amino de um resíduo de lisina das apocarboxilases, com a liberação de AMP. As duas reações são catalisadas pela proteína holocarboxilase sintetase, também conhecida como proteína ligase de biotina (*biotin protein ligase*), que está presente tanto no citosol como nas mitocôndrias.[57,58,111]

A deficiência na atividade da holocarboxilase sintetase, comumente decorrente de alterações no domínio de ligação da biotina dessa proteína, gera redução na atividade de todas as carboxilases dependentes de biotina, o que ocasiona sintomas como cetoacidose e acidose lática. Esse quadro pode ser revertido, na maioria dos casos, com a administração oral de biotina.[90] Entretanto, alguns pacientes não respondem ao tratamento. A presença de duas mutações *missense* no gene da holocarboxilase sintetase, p.L216R e p.L237P, pode interromper a ligação da enzima com a biotinil-5'-AMP, fato que explicaria a resistência desses pacientes à terapia de suplementação.[62]

Nos mamíferos, foram detectados cinco tipos de enzimas carboxilases dependentes de biotina: as isoformas I e II (isoformas alfa e beta) da acetil-CoA carboxilase, a piruvato carboxilase, a metilcrotonil-CoA carboxilase e a propionil-CoA carboxilase. Todas essas enzimas apresentam reações catalíticas semelhantes, diferindo entre si por suas vias e substratos. As carboxilases dependentes de biotina são constituídas por três unidades funcionais: a biotina carboxilase (BC), a proteína transportadora da carboxila da biotina (BCCP) e a carboxila transferase (CT). As reações de carboxilação ocorrem em duas etapas distintas, que envolvem a carboxilação da biotina presente na estrutura das carboxilases seguida da reação de descarboxilação do composto carboxibiotina (Figura 31.4). Inicialmente, a biotina é carboxilada com dióxido de carbono (CO_2) por meio de ataque nucleofílico na posição N-1 pelo composto carboxifosfato, formado pela reação entre HCO_3^- e ATP, originando a carboxibiotina. Essa primeira reação necessita da presença de íons metálicos divalentes, que estariam envolvidos no direcionamento do

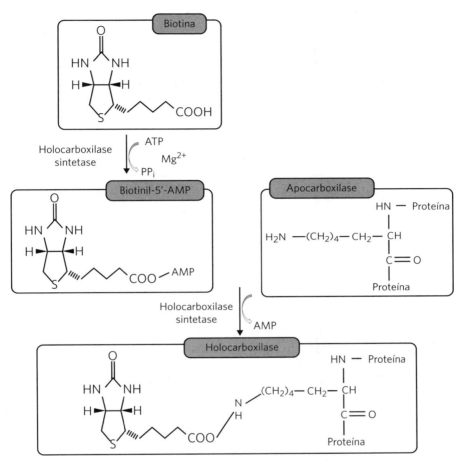

Figura 31.3 Biotinilação das apocarboxilases.

AMP: monofosfato de adenosina; ATP: trifosfato de adenosina; Mg^{2+}: magnésio; PPi: fósforo inorgânico.

ataque do grupo HCO_3^- ao fosfato gama da molécula de ATP e, ainda, na redução da repulsão entre as cargas negativas dessas duas espécies. A segunda etapa ocorre com transferência do grupo carboxila a um substrato, em que há a descarboxilação da biotina com formação de CO_2 e enolato. A BCCP é a unidade à qual a biotina é covalentemente ligada. A BC catalisa a fixação do CO_2 à BCCP ligada à biotina. A unidade CT liga o grupo carboxila da carboxibiotina ao substrato específico de cada carboxilase.[43,46]

A enzima acetil-CoA carboxilase desempenha a função de catalisar a carboxilação da acetil-CoA para formar malonil-CoA, substrato essencial na síntese de ácidos graxos e sistemas de alongamento da cadeia e que também atua na inibição da oxidação lipídica (Figura 31.5). Foram identificadas duas isoformas da acetil-CoA carboxilase que são codificadas por genes distintos e compartilham aproximadamente 70% da sequência de aminoácidos.[43]

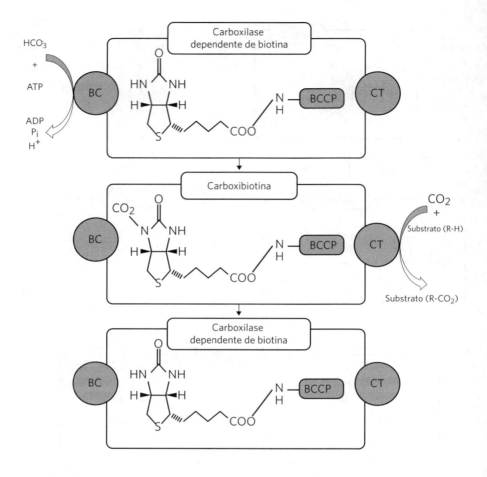

Figura 31.4 Reação de carboxilação catalisada por carboxilases dependentes de biotina.
ADP: difosfato de adenosina; ATP: trifosfato de adenosina; BC: biotina carboxilase; BCCP: proteína transportadora de carboxila da biotina; CT: carboxila transferase; H$^+$: hidrogênio; HCO$_3^-$: bicarbonato; Pi: fósforo inorgânico.

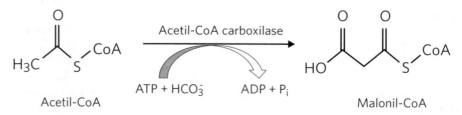

Figura 31.5 Reação de carboxilação da acetil-CoA.
ADP: difosfato de adenosina; ATP: trifosfato de adenosina; HCO$_3^-$: bicarbonato; Pi: fósforo inorgânico.

A acetil-CoA carboxilase I é encontrada no citosol das células e desempenha papel central na síntese *de novo* de ácidos graxos a partir de glicose e de outros combustíveis (Figura 31.6).[43] Apresenta massa de 265 kDa, formando dímeros e polímeros fortemente associados. A acetil-CoA carboxilase I é muito expressa em tecidos lipogênicos, como o hepático, o adiposo branco e marrom e as glândulas mamárias em lactação. A atividade dessa carboxilase pode ser regulada pela fosforilação ou pela desfosforilação de resíduos de serina e pela presença de substâncias alostéricas, como o citrato, ambos mecanismos que facilitam a rápida resposta às demandas metabólicas. O gene da acetil-CoA carboxilase I é regulado por pelo menos três promotores, e sua expressão pode ser afetada pelo estado hormonal e nutricional do organismo. Situações de fome ou deficiência em insulina podem reduzir a atividade da enzima por inibição da transcrição de seu gene e/ou por aumento de seus níveis de fosforilação. Por outro lado, alimentação rica em carboidratos ou tratamento com insulina são capazes de aumentar sua síntese e atividade por meio de sua desfosforilação ou pela presença aumentada de citrato.[1,17,55] Diversos fatores de transcrição são capazes de controlar a expressão da acetil-CoA carboxilase I, entre eles o receptor X hepático (LXR), o receptor X de retinoide (RXR), o *forkhead box O* (FOX O) e as isoformas de coativadores de receptor ativado por proliferadores de peroxissomo gama (PPAR-gama). A proteína 1c de ligação ao elemento regulatório de esteróis (SREBP1c) destaca-se como principal controlador do gene da acetil-CoA carboxilase I.[123]

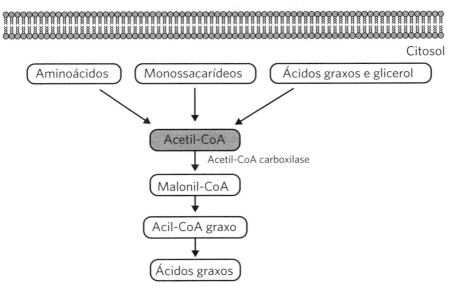

Figura 31.6 Reação de síntese *de novo* de ácidos graxos.

A acetil-CoA carboxilase II é uma enzima de massa de 280 kDa e está presente nas mitocôndrias celulares, nas quais desempenha papel na inibição da oxidação dos ácidos graxos. É expressa principalmente nos músculos esquelético e cardíaco e, em menor quantidade, no tecido adiposo branco.[17] Sua presença na mitocôndria de tecidos não lipogênicos sugere que a malonil-CoA é essencial não apenas como substrato para a síntese de ácidos graxos de cadeia longa, mas também para regular a oxidação desses compostos. Esse controle ocorre por meio da inibição da carnitina palmitoil transferase 1, enzima que transporta os ácidos graxos de cadeia longa pela membrana mitocondrial para serem oxidados.[1,17,55] Assim como a acetil-CoA carboxilase I, a acetil-CoA carboxilase II pode ser regulada tanto pela fosforilação ou pela desfosforilação, quanto pela presença de citrato. Sua expressão está aumentada durante a diferenciação das células dos músculos esquelético e cardíaco, na medida em que há redução da expressão de acetil--CoA carboxilase I.[17]

Estudos têm avaliado o uso de inibidores de acetil-CoA carboxilase para o tratamento de obesidade e de alterações metabólicas. Acredita-se que a inibição da acetil-CoA carboxilase I possa reduzir a síntese *de novo* de ácidos graxos e ser benéfica na terapia de doenças como a síndrome metabólica.[34,82] Estudos com ratos *knockout* para o gene da acetil-CoA carboxilase II mostraram que esses animais apresentam oxidação de ácidos graxos aumentada, concentrações de transaminase glutâmica hepática reduzidas e são, ainda, resistentes à obesidade induzida por dietas ricas em gordura e à insulina. Com isso, inibidores moleculares de acetil-CoA carboxilase II podem desencadear um quadro metabólico favorável contra o diabetes tipo 2 induzido pela obesidade.[1] Entretanto, os fármacos inibidores de acetil-CoA carboxilase não fazem distinção entre as duas isoformas existentes, e seu impacto na regulação da secreção de insulina nas células betapancreáticas ainda não foi completamente elucidado.[82]

A piruvato carboxilase é uma enzima localizada na matriz mitocondrial que catalisa a carboxilação do piruvato em oxalacetato, composto intermediário no ciclo de Krebs (Figura 31.7). Essa reação é ativada alostericamente pela acetil-CoA.[44] A piruvato carboxilase catalisa uma reação anaplerótica, ou seja, de preenchimento, pois restabelece as concentrações de oxalacetato, que foram utilizadas de forma direta ou indireta no ciclo de Krebs.[44,106]

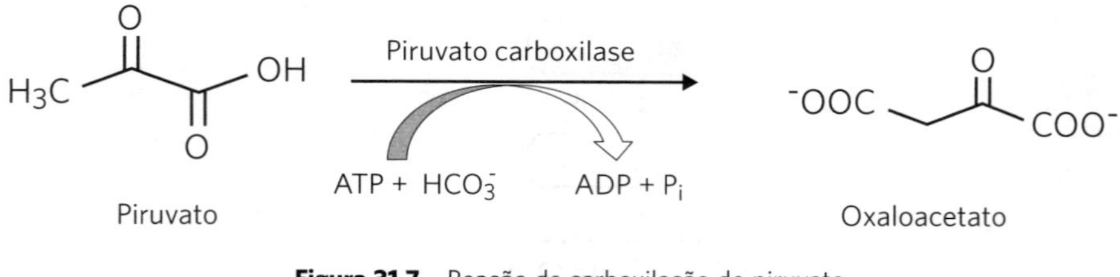

Figura 31.7 Reação de carboxilação do piruvato.

A piruvato carboxilase apresenta-se nos organismos nas formas alfa 4 e alfa beta 4. A forma alfa 4 é encontrada em vertebrados, sendo composta por quatro subunidades, cada uma com massa de 120 a 130 kDa. É expressa em maior quantidade no fígado, no tecido adiposo, nos rins, nas glândulas mamárias em lactação e nas ilhotas pancreáticas e, em menor quantidade, no coração, no cérebro e na glândula adrenal. Situações de jejum e de diabetes aumentam de duas a três vezes a atividade da piruvato carboxilase, provavelmente pelo aumento da secreção de glicocorticoides e pela ação do hormônio glucagon. Alimentação rica em carboidratos aumenta a expressão de piruvato carboxilase nas células betapancreáticas. No fígado, a presença de insulina reduz a atividade da enzima. Em adipócitos, a piruvato carboxilase tem sua expressão inibida pelo fator de necrose tumoral alfa (TNF-alfa) e aumentada pelo PPAR-gama. Ao contrário da acetil-Coa carboxilase, a piruvato carboxilase não tem sua atividade regulada pelo processo de fosforilação.[44,104] Ela participa das vias metabólicas que dependem do oxalacetato, como gliconeogênese, lipogênese, glicogênese, síntese de aminoácidos e neurotransmissores, e da secreção de insulina dependente de glicose nas ilhotas pancreáticas (Figura 31.8).[60,105]

Na gliconeogênese, que ocorre predominantemente no fígado, há a produção de glicose a partir de outros precursores, como lactato, glicerol e aminoácidos provenientes da hidrólise de proteínas teciduais. A piruvato carboxilase inicia a gliconeogênese na matriz mitocondrial, convertendo piruvato em oxalacetato. O oxalacetato deve ser reduzido a malato, visto que não pode atravessar a membrana da mitocôndria. Após ser transportado para o citosol, o malato é reoxidado a oxalacetato, que é, então, convertido em fosfoenolpiruvato pela enzima fosfoenolpiruvato carboxiquinase (PEPCK). O fosfoenolpiruvato é convertido em glicose ao percorrer o caminho inverso da glicólise.

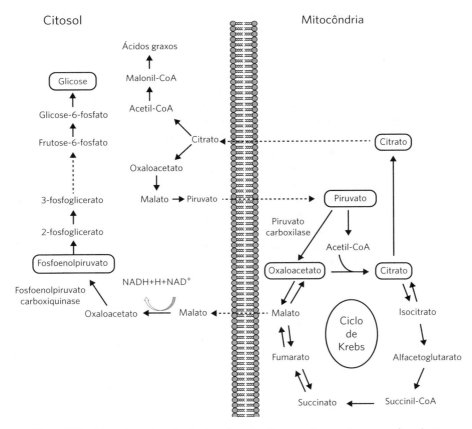

Figura 31.8 Mecanismo de ação da piruvato carboxilase na gliconeogênese e na lipogênese.
ADP: difosfato de adenosina; ATP: trifosfato de adenosina; HCO$_3^-$: bicarbonato; Pi: fósforo inorgânico.

Na lipogênese, a piruvato carboxilase está envolvida na síntese *de novo* de ácidos graxos, que ocorre principalmente no fígado e no tecido adiposo. O oxalacetato proveniente do piruvato é condensado à acetil-CoA, formando o citrato. Esse composto é capaz de atravessar a membrana mitocondrial e, ao chegar ao citosol celular, é clivado, produzindo oxalacetato e acetil-CoA. A translocação do citrato para o citosol ocorre quando há quantidade elevada de citrato na mitocôndria. No citosol, a acetil-CoA é carboxilada pela acetil-Coa carboxilase I para formar malonil-CoA, um substrato para a síntese de ácidos graxos. Já o oxalacetato é convertido em malato, o qual, por sua vez, é convertido em piruvato. O piruvato retorna para a mitocôndria, na qual é novamente carboxilado para originar o oxalacetato. Nos adipócitos, a piruvato carboxilase está envolvida na síntese de glicerol, que formará triacilgliceróis a partir de sua esterificação com ácidos graxos livres. O fosfoenolpiruvato produzido a partir do oxalacetato é convertido em glicerol via di-hidroxiacetona fosfato.[44,60]

Nas células beta do pâncreas, a piruvato carboxilase apresenta atividade elevada e parece auxiliar a secreção de insulina induzida por glicose. A exocitose de insulina pelas células beta é um processo que necessita de ATP. A alta atividade do ciclo de Krebs, ocasionada pela oxidação do piruvato proveniente da glicose, produz quantidade elevada de nicotinamida adenina dinucleotídeo reduzida (NADH). Esse composto é capaz de ativar a fosforilação oxidativa e produzir ATP. A piruvato carboxilase fornece oxalacetato como substrato para o ciclo de Krebs. Além disso, ela contribui para a formação de NADH pelo ciclo do piruvato, também chamado de lançadeira piruvato-malato. Nesse ciclo, o oxalacetato é convertido em malato na mitocôndria para ser liberado no citosol, o qual é convertido em piruvato pela enzima málica. A descarboxilação do malato em piruvato produz nicotinamida adenina dinucleotídeo fosfato reduzida (NADPH).[44,108] Dentre as manifestações clínicas e biológicas da deficiência em piruvato carboxilase, destacam-se a baixa atividade da enzima no plasma, a acidemia láctica, a hiperamonemia, a citrulinemia e as disfunções neurológicas, como retardo mental e atraso no desenvolvimento.[60]

A metilcrotonil-CoA carboxilase é uma enzima mitocondrial expressa principalmente nos rins e no fígado e está envolvida na quarta etapa do catabolismo do aminoácido leucina. É composta por subunidades alfa e beta com pesos de 80 e 60 kDa, respectivamente. A metilcrotonil-CoA carboxilase alfa possui 725 aminoácidos e contém o sítio de ligação da biotina, enquanto a metilcrotonil-CoA carboxilase beta possui 563 aminoácidos.[21] A metilcrotonil-CoA carboxilase catalisa a carboxilação da 3-metilcrotonil-CoA, formando 3-metilglutaconil-CoA (Figura 31.9).[11,43]

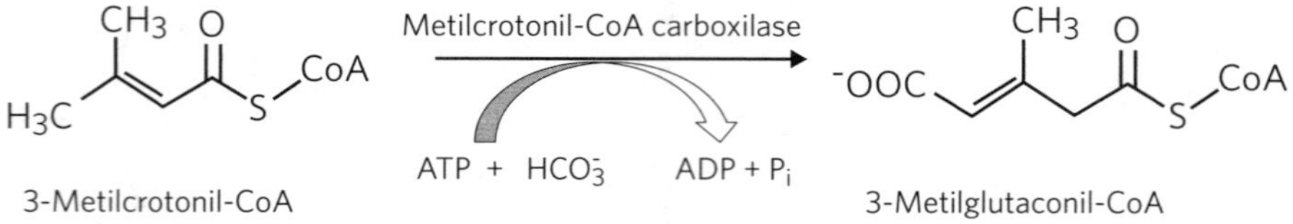

Figura 31.9 Reação de carboxilação da 3-metilcrotonil-CoA.

ADP: difosfato de adenosina; ATP: trifosfato de adenosina; HCO_3^-: bicarbonato; PI: fósforo inorgânico.

A leucina é um aminoácido de cadeia ramificada exclusivamente cetogênico, logo, seu esqueleto carbônico não serve como substrato para a gliconeogênese. Ela é metabolizada principalmente nos tecidos periféricos, como nos músculos, em vez de no fígado. Os metabólitos finais de sua degradação são a acetil-CoA e o ácido acetoacetato, que poderão servir de substrato para o ciclo de Krebs (Figura 31.10). O catabolismo da leucina fornece energia para as células musculares, estimula a secreção de insulina pelas células pancreáticas e fornece, ainda, nitrogênio para a produção de alanina e glutamina, que servirão de substrato para a gliconeogênese hepática.[61,114]

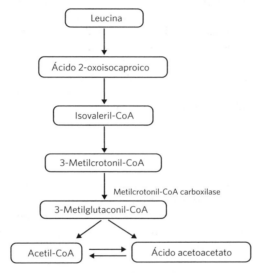

Figura 31.10 Metabolismo da leucina.

A deficiência em metilcrotonil-CoA carboxilase é uma doença genética autossômica recessiva, decorrente de mutações em qualquer um dos genes *MCCA* ou *MCCB*.[21] Os sintomas mais comuns dessa deficiência são convulsões, acidose metabólica com excreção aumentada de ácido 3-hidroxi-isovalérico (3-HIA) e 3-metilcrotonilglicina, concentrações elevadas de 3-hidroxi-isovalerilcarnitina no sangue e na urina e deficiência secundária em carnitina.[11,21]

A propionil-CoA carboxilase está localizada na matriz mitocondrial e é responsável pela carboxilação do propionil-CoA, formando metilmalonil-CoA (Figura 31.11).[86] A propionil-CoA carboxilase é constituída por subunidades não idênticas alfa e beta com estruturas alfa 4 beta 4 e alfa 6 beta 6.

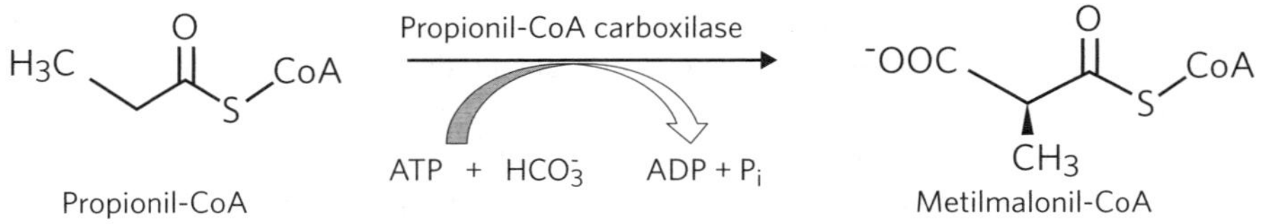

Figura 31.11 Reação de carboxilação da propionil-CoA.

ADP: difosfato de adenosina; ATP: trifosfato de adenosina; HCO_3^-: bicarbonato; Pi: fósforo inorgânico.

A subunidade alfa é codificada pelo gene *PCCA* e contém o sítio de ligação da biotina. Já a subunidade beta contém o sítio de ligação da propionil-CoA e é codificada pelo gene *PCCB*. As subunidades alfa e beta possuem massa de 72 e 56 kDa, respectivamente. A propionil-CoA é produzida a partir do catabolismo dos aminoácidos isoleucina, metionina, treonina e valina, dos ácidos graxos de cadeia ímpar, da timina, da uracila e do colesterol.[9] A carboxilação da propionil-CoA origina metilmalonil-CoA, que sofre rearranjo em seus carbonos, formando succinil-CoA. Esse composto é utilizado no ciclo de Krebs. A presença de mutações em qualquer um dos genes, *PCCA* ou *PCCB*, provoca deficiência na atividade da propionil-CoA carboxilase, com consequente acúmulo de propionil-CoA. O acúmulo de propionil-CoA e de seus metabólitos – ácido metilcítrico, ácido láctico, ácido 3-hidroxipropiônico e 3-hidroxi-2-metilbutírico – gera efeitos tóxicos, acarretando quadro de acidúria propiônica. Os sintomas da acidúria propiônica são complicações no sistema nervoso com atrofia cerebral ou cerebelar, epilepsia, retardo mental, problemas cardíacos, convulsões, desidratação e hepatomegalia. Entre os distúrbios metabólicos, destacam-se a cetoacidose e a hiperglicinemia.[32,86] A acidúria propiônica afeta o metabolismo de alguns aminoácidos como a glicina, a lisina, a glutamina e a alanina.[87]

Biotina e expressão gênica

Evidências acerca do papel importante da biotina na expressão de genes surgiram em 1968, em estudo pioneiro que mostrou que a expressão de glicoquinase em fígado de ratos era dependente dessa vitamina.[25] Desde então, os pesquisadores identificaram mais de 2 mil genes que dependem de biotina para sua expressão, comprovando, assim, que a função da biotina vai além do clássico papel de servir como coenzima para carboxilases.[115,122]

A regulação gênica dependente de biotina afeta a transcrição de genes que codificam enzimas envolvidas nos processos de glicólise e de gliconeogênese, no metabolismo da biotina, em transportadores de vitaminas e em fatores de transcrição.[12,26,56,75,76,80,90,93-95] A expressão desses genes necessita de transformação da biotina em biotinil-5'-AMP pela holocarboxilase sintetase, além da ativação de guanilato ciclase solúvel e da proteína quinase dependente de GMPc.[56] Outros sinais envolvidos são os fatores de transcrição, como o fator nuclear kappa B (NF-kappaB), o Sp1 e o Sp3, e os receptores tirosina quinase.[90,115] Os genes dependentes de biotina encontram-se distribuídos em grupos no DNA, de forma não aleatória, de acordo com a localização cromossomal, a função biológica, a função molecular e as vias de sinalização.[115]

Biotina e metabolismo da glicose

Diversos resultados de estudos sugerem que a biotina tem papel importante no funcionamento normal do pâncreas e no metabolismo da glicose. A biotina é capaz de afetar a expressão de genes do metabolismo da glicose, como aqueles que codificam a enzima glicolítica glicoquinase e a enzima gliconeogênica PEPCK. No fígado, a enzima glicoquinase catalisa a fosforilação da glicose em situações de hiperglicemia, facilitando a remoção do seu excesso. No pâncreas, regula a secreção de insulina em resposta a mudanças na concentração de glicose sanguínea.[81,99,102] Estudos *in vitro* e *in vivo* mostraram que na presença de biotina há aumento na expressão da glicoquinase hepática e pancreática[16,81,99,102] e redução na expressão da PEPCK hepática, que converte oxalaceta-to em fosfoenolpiruvato, indicando que a administração de biotina reduz a expressão de genes gliconeogênicos.[99] A suplementação de biotina em animais também aumentou a secreção de insulina nas ilhotas isoladas e a expressão de fatores de transcrição envolvi-dos na expressão de insulina, além de ter melhorado a tolerância à glicose.[54]

Após deficiência crônica em biotina em animais, a sua suplementação reduziu a expressão de marcadores de inflamação e de fibrose pancreática, o que induziu proces-so de reparação tecidual, e melhorou a função exócrina e endócrina do pâncreas.[24]

Em pacientes com diabetes tipo 1 e 2, a suplementação com biotina reduziu a glice-mia de jejum e a hemoglobina glicada[36] e foi observada correlação inversa entre a con-centração de biotina sérica e a glicemia de jejum.[59] A suplementação combinada com biotina e picolinato de cromo também melhorou o metabolismo da glicose e o controle glicêmico em pacientes com diabetes tipo 2, resultando em menores valores de hemo-globina glicada e glicemia de jejum e melhor tolerância à glicose.[3,89]

Biotina e mecanismos epigenéticos

O DNA no núcleo celular encontra-se ligado às proteínas histonas, que desempenham papel crucial para o enovelamento do DNA na cromatina. Modificações nas histonas afetam a estrutura da cromatina e permitem a regulação da expressão gênica. Vários mecanismos de regulação da expressão gênica relacionados às histonas e conhecidos como mecanismos epigenéticos – metilação, acetilação, fosforilação, ubiquitinação, ri-bosilação etc. – já estão claramente definidos na literatura. A biotina encontra-se ligada às histonas, por meio de ligações covalentes com resíduos de lisina, em um processo chamado de biotinilação, demonstrando, assim, sua participação na regulação epigené-tica da expressão gênica.[50,51,116,122] Entre as cinco principais classes de histonas conhecidas em mamíferos (H1, H2A, H2B, H3 e H4), foram identificados, em três delas, 11 sítios de biotinilação, sendo cinco na histona H2A, quatro na H3 e três na H4.[18,20,47,48]

A biotinilação de histonas desempenha papel em processos como proliferação celu-lar,[74,92] condensação mitótica de cromatina, silenciamento de genes e resposta celular a danos ao DNA.[78] A biotinilação é catalisada pela holocarboxilase sintetase e, possivel-mente, pela BTD,[40,41,74,112] sendo a primeira apontada como a mais importante.[19] Trata-se de um processo reversível, no entanto os mecanismos de mediação da desbiotinilação são, em grande parte, desconhecidos.[122] Sugere-se que a BTD possa catalisar, também, a desbiotinilação de histonas.[8]

FONTES ALIMENTARES E RECOMENDAÇÕES DE INGESTÃO

Apesar de a biotina estar distribuída de forma ampla na maioria dos alimentos naturais, seu conteúdo absoluto é comparativamente mais baixo que o das demais vitaminas hi-drossolúveis. As principais fontes alimentares incluem fígado, gema de ovo e amêndoas, sendo fontes menos ricas as carnes em geral, os peixes, os laticínios e alguns vegetais, como a cenoura, o brócolis e a alcachofra.[10,91,119] Não há ingestão dietética recomendada (*recommended dietary allowance* – RDA) estabelecida para biotina, uma vez que ainda não há dados suficientes para sua determinação. Os valores estimados para a ingestão adequada (*adequate intake* – AI) de acordo com o estágio de vida e o sexo podem ser observados na Tabela 31.1. Algumas condições especiais, no entanto, podem aumentar as necessidades de biotina, como gestação, lactação e terapia com anticonvulsivantes e ácido lipoico.[119]

Tabela 31.1 Ingestão adequada recomendada de biotina

Estágio de vida	AI (µg/dia)
Recém-nascidos e crianças	
0-6 meses	5
7-12 meses	6
1-3 anos	8
4-8 anos	12
Homens	
9-13 anos	20
14-18 anos	25
19-> 70 anos	30
Mulheres	
9-13 anos	20
14-18 anos	25
19-> 70 anos	30
Gestação	
14-50 anos	30
Lactação	
14-50 anos	35

AI: ingestão adequada.
Fonte: Institute of Medicine.[42]

BIODISPONIBILIDADE

Informações consideráveis sobre a biodisponibilidade da biotina são ainda limitadas. Em estudos pioneiros realizados com a administração de doses orais farmacológicas de biotina, foram estimados valores de 24 a 58% de biodisponibilidade, baseados na recuperação urinária da vitamina.[10,14,22] No entanto, os métodos de avaliação usados nesses estudos apresentavam fragilidades que podem ter subestimado esses valores. Um estudo de Zempleni et al.[118] forneceu contribuição significativa acerca dos métodos de avaliação da biodisponibilidade da biotina. Administrou-se biotina tanto em dose oral quanto intravenosa e analisaram-se os metabólitos por meio de um método de ensaio de ligação da avidina por cromatografia líquida de alta eficiência (*high performance liquid chromatography* – HPLC), que separou cromatograficamente a biotina livre e seus metabólitos, ambos presentes na urina. No geral, os resultados desse estudo mostraram que a biotina livre é absorvida quase de forma completa, mesmo quando doses farmacológicas são administradas. Apesar de os resultados já publicados, as dúvidas a respeito da biodisponibilidade da biotina nos alimentos ainda permanecem.[117-119]

DEFICIÊNCIA

Embora a deficiência sintomática de biotina seja considerada rara em humanos,[112] os sintomas podem incluir dermatite, conjuntivite, perda de cabelos, diminuição de tônus muscular e incapacidade de coordenação dos movimentos musculares voluntários.[77,121] Os grupos mais suscetíveis são indivíduos com síndrome do intestino curto e doenças inflamatórias intestinais, crianças com desnutrição proteico-calórica grave, pacientes em hemodiálise crônica, pacientes com alimentação parenteral total sem suplementação de biotina e gestantes.[13,119] A gestação é uma condição clínica de particular preocupação em relação ao estado nutricional, uma vez que estudos em animais têm mostrado efeitos teratogênicos decorrentes da deficiência em biotina.[64] Em ratos, as malformações mais comuns encontradas foram sindactilia, micrognatia, micromelia e fenda palatina.[67,72,107,110,119-121]

A deficiência em biotina tem sido associada, ainda, à intolerância à glicose,[28] à diminuição da espermatogênese,[23] à hiperlipidemia[28] e à redução da expressão do gene *SL-C19A3*, que codifica um potencial transportador de biotina em linfócitos humanos.[103] Além disso, células deficientes em biotina apresentam suscetibilidade acentuada a danos oxidativos.[121] Estudo mostrou que a deficiência em biotina potencializa a resposta inflamatória de células dendríticas em humanos.[2] Estudos conduzidos em modelos animais relacionaram a deficiência em biotina com diminuição do número de células esplênicas e da porcentagem de linfócitos B no baço, com inibição da maturação dos timócitos e com aumento da produção de citocinas pró-inflamatórias.[2,4,5,52,53,113]

O uso prolongado de alguns fármacos anticonvulsivantes e antibióticos pode promover deficiência em biotina pela inibição de sua absorção intestinal ou pelo aumento de seu catabolismo.[69,70,121] O aumento do catabolismo da biotina também pode estar presente durante a gestação, em fumantes e em alcoolistas.[68,88,98,119,121]

A ingestão de grande quantidade de clara de ovo crua pode provocar deficiência em biotina, uma vez que a avidina presente nesse alimento se liga fortemente à biotina, impedindo sua absorção intestinal.[13,119] Em indivíduos que apresentam deficiência em BTD, doença metabólica hereditária considerada erro inato do metabolismo, ocorre depleção da biotina endógena em razão da incapacidade do organismo em reaproveitar a vitamina ou utilizá-la ligada à proteína fornecida pela alimentação, originando, por sua vez, um quadro de deficiência múltipla em carboxilases (DMC).[119] A depleção em biotina também pode ocorrer em razão do decréscimo na expressão do gene *SLC5A6*, que codifica o SMVT, proteína responsável pela absorção da biotina livre no intestino, pelo transporte hepático e em tecidos periféricos e pela reabsorção renal.[121]

TOXICIDADE

Estudos que utilizaram altas doses de biotina em humanos ou animais não relataram efeitos adversos e, por isso, valores de limite superior tolerável de ingestão (*tolerable upper intake level* – UL) ainda não foram determinados.[42] Há, no entanto, um valor para limite seguro de ingestão de biotina, definido como o nível em que efeitos adversos não são observados (*no observed adverse effects level* – NOAEL), de 2.500 µg/dia.[35,42]

AVALIAÇÃO DO ESTADO NUTRICIONAL

Os indicadores do estado nutricional de indivíduos em relação à biotina mais utilizados são as concentrações urinárias reduzidas de biotina e as concentrações urinárias elevadas de 3-HIA. O 3-HIA é um metabólito da leucina que apresenta suas concentrações urinárias aumentadas como resultado da diminuição da atividade da betametilcrotonil--CoA, carboxilase dependente de biotina.[37,65] Vários estudos apontam o uso do 3-HIA urinário como indicador precoce e sensível de deficiência em biotina.[37,39,96] Alguns estudos mais recentes vêm apontando, também, a determinação plasmática de 3-HIA como novo biomarcador de deficiência em biotina em humanos.[38,97] A determinação direta de biotina e de seus metabólitos na urina pode ser realizada por métodos microbiológicos ou por radioimunoensaios de capacidade de ligação com a avidina por HPLC. Já a determinação sérica de biotina e de seus metabólitos não é considerada um bom indicador de deficiência.[65,73,101]

REFERÊNCIAS

1. Abu-Elheiga L, Brinkley WR, Zhong L, Chirala SS, Woldegiorgis G, Wakil SJ. The subcellular localization of acetyl-CoA carboxylase 2. Proc Nat Acad Sci USA. 2000;95(4):1444-9.
2. Agrawal S, Agrawal A, Said HM. Biotin deficiency enhances the inflammatory response of human dendritic cells Sudhanshu et al. Am J Physiol Cell Physiol. 2016;311:C386-91.
3. Albarracin C, Fuqua B, Geohas J, Juturu V, Finch MR, Komorowski JR. Combination of chromium and biotin improves coronary risk factors in hypercholesterolemic type 2 diabetes mellitus: a placebo-controlled, double-blind randomized clinical trial. J Cardiometab Syndr. 2007;2(2):91-7.
4. Baez-Saldana A, Díaz G, Espinoza B, Ortega E. Biotin deficiency induces changes in subpopulations of spleen lymphocytes in mice. Am J Clin Nutr. 1998;67:431-7.
5. Baez-Saldana A, Ortega E. Biotin deficiency blocks thymocyte maturation, accelerates thymus involution, and decreases nose-rump length in mice. J Nutr. 2004;134:1970-7.
6. Balamurugan K, Ortiz A, Said HM. Biotin uptake by human intestinal and liver epithelial cells: role of the SMVT system. Am J Physiol Gastrointest Liver Physiol. 2003;285(1):G73-7.
7. Balamurugan K, Vaziri ND, Said HM. Biotin uptake by human proximal tubular epithelial cells: cellular and molecular aspects. Am J Physiol Gastrointest Liver Physiol. 2005;288(4):F823-31.
8. Ballard TD, Wolff J, Griffin JB, Stanley JS, van Calcar S, Zempleni J. Biotinidase catalyzes debiotinylation of histones. Eur J Nutr. 2002;41(2):78-84.
9. Ballhausen D, Mittaz L, Boulat O, Bonafé L, Braissant O. Evidence for catabolic pathway of propionate metabolism in CNS: expression pattern of methylmalonyl-CoA mutase and propionyl-CoA carboxylase alpha-subunit in developing and adult rat brain. Neuroscience. 2009;164(2):578-87.
10. Bates CJ, Heseker H. Human bioavailability of vitamins. Nutr Res Rev. 1994;7(1):93-127.
11. Baumgartner MR. Molecular mechanism of dominant expression in 3-methylcrotonyl-CoA carboxylase deficiency. J Inherit Metab Dis. 2005;28(3):301-9.
12. Baur B, Suormala T, Baumgartner ER. Biocytin and biotin uptake into NB2a neuroblastoma and C6 astrocytoma cells. Brain Res. 2002; 925(2):111-21.
13. Bender DA. Optimum nutrition: thiamin, biotin and pantothenate. Proc Nutr Soc. 1999;58(2):427-33.
14. Bitsch R, Salz I, Hötzel D. Studies on bioavailability of oral biotin doses for humans. Int J Vitam Nutr Res. 1989;59(1):65-71.
15. Blanton SH, Pandya A, Landa BL, Javaheri R, Xia X, Nance WE et al. Fine mapping of the human biotinidase gene and haplotype analysis of five common mutations. Hum Hered. 2000;50(2):102-11.

16. Boas MA. The effect of desiccation upon the nutritive properties of egg-white. Biochem J. 1927;21(3):712-24.
17. Brownsey RW, Boone AN, Elliott JE, Kulpa JE, Lee WM. Regulation of acetyl-CoA carboxylase. Biochem Soc Trans. 2006;34(Pt 2):223-7.
18. Camporeale G, Shubert EE, Sarath G, Cerny R, Zempleni J. K8 and K12 are biotinylated in human histone H4. Eur J Biochem. 2004;271(11):2257-63.
19. Camporeale G, Giordano E, Rendina R, Zempleni J, Eissenberg JC. Drosophila holocarbo-xylase synthetase is a chromosomal protein required for normal histone biotinylation, gene transcription patterns, lifespan and heat tolerance. J Nutr. 2006;136(11):2735-42.
20. Chew YC, Camporeale G, Kothapalli N, Sarath G, Zempleni J. Lysine residues in N- and C-terminal regions of human histone H2A are targets for biotinylation by biotinidase. J Nutr Biochem 2006;17(4):225-33.
21. Chu CH, Cheng D. Expression, purification, characterization of human 3-methylcrotonyl-CoA carboxylase (MCCC). Protein Expr Purif. 2007;53(2):421-7.
22. Clevidence B, Marshall M, Canary JJ. Biotin levels in plasma and urine of healthy adults consuming physiological levels of biotin. Nutr Res. 1988;8:1109-18.
23. Dakshinamurti K. Biotin - a regulator of gene expression. J Nutr Biochem. 2005;16(7):419-23.
24. Dakshinamurti K, Bagchi RA, Abrenica B, Czubryt MP. Microarray analysis of pancreatic gene expression during biotin repletion in biotin-deficient rats. Can J Physiol Pharmacol. 2015;93(12):1103-10.
25. Dakshinamurti K, Cheah-Tan C. Liver glucokinase of the biotin deficient rat. Can J Biochem. 1968;46(1):75-80.
26. De la Vega LA, Stockert RJ. Regulation of the insulin and asialoglycoprotein receptors via cGMP--dependent protein kinase. Am J Physiol Cell Physiol. 2000;279(6):C2037-42.
27. Du Vigneaud V. The structure of biotin. Science. 1942;96(2499):455-61.
28. Fernandez-Mejia C. Pharmacological effects of biotin. J Nutr Biochem. 2005;16(7):424-7.
29. Friedrich W. Biotin. In: Vitamins. Berlin: Walter de Gruyter; 1988.
30. Green NM. Avidin. Adv Protein Chem. 1975;29:85-133.
31. György P, Melville DB, Burk D, DU Vigneaud V. The possible identity of vitamin H with biotin and coenzyme R. Science. 1940;91(2358):243-5.
32. Haberlandt E, Canestrini C, Brunner-Krainz M, Möslinger D, Mussner K, Plecko B et al. Epilepsy in patients with propionic acidemia. Neuropediatrics. 2009;40(3):120-5.
33. Harland GW. Biotin. In: Combs GF. The vitamins: fundamental aspects in nutrition and health. 3. ed. Amsterdam: Elsevier Academic; 2008.
34. Harwood HJ Jr. Treating the metabolic syndrome: acetyl-CoA carboxylase inhibition. Expert Opin Ther Targets. 2005;9(2):267-81.
35. Hathcock JN. Vitamin and mineral safety. Am J Clin Nutr. 1997;66(2):427-37.
36. Hemmati M, Babaei H, Abdolsalehei M. Survey of the effect of biotin on glycemic control and plasma lipid concentrations in type 1 diabetic patients in Kermanshah in Iran (2008-2009). Oman Med J. 2013;28(3):195-8.
37. Henrich CL, Carnell N, Mock NI. Indicators of marginal biotin deficiency and repletion in humans: validation of 3-hydroxyisovaleric acid excretion and a leucine challenge. Am J Clin Nutr. 2002;76(5):1061-8.
38. Horvath TD, Stratton SL, Bogusiewicz A, Pack L, Moran J, Mock DM. Quantitative measurement of plasma 3-hydroxyisovaleryl carnitine by lc-ms/ms as a novel biomarker of biotin status in humans. Anal Chem. 2010;82(10):4140-4.
39. Horvath TD, Stratton SL, Bogusiewicz A, Owen SN, Mock DM, Moran JH. Quantitative measurement of urinary excretion of 3-hydroxyisovaleryl carnitine by LC-MS/MS as an indicator of biotin status in humans. Anal Chem. 2010;82(22):9543-8.
40. Hymes J, Fleischhauer K, Wolf B. Biotinylation of histones by human serum biotinidase: assessment of biotinyl-transferase activity in sera from normal individuals and children with biotinidase deficiency. Biochem Mol Med. 1995;56(1):76-83.
41. Hymes J, Wolf B. Human biotinidase isn't just for recycling biotin. J Nutr. 1999;129(25 Suppl.):485S--9S.

42. Institute of Medicine. Dietary reference intakes for tiamin, riboflavin, niacin, vitamin B[6], folate, pantothenic acid, biotin, and choline. Washington, DC: National Academy; 1998.
43. Jitrapakdee S, Wallace JC. The biotin enzyme family: conserved structural motifs and domain rearrangements. Curr Protein Pept Sci. 2003;3(3):217-29.
44. Jitrapakdee S, St Maurice M, Rayment I, Cleland WW, Wallace JC, Attwood PV. Structure, mechanism and regulation of pyruvate carboxylase. Biochem J. 2008;413(3):369-87.
45. Karl PI, Fisher SE. Biotin transport in microvillous membrane vesicles, cultured trophoblasts, and isolated perfused human placenta. Am J Physiol Cell Physiol. 1992;262(2):C302-8.
46. Knowles JR. The mechanism of biotin-dependent enzymes. Annu Rev Biochem. 1989;58:195-221.
47. 40Kobza K, Sarath G, Zempleni J. Prokaryotic BirA ligase biotinylates K4, K9, K18 and K23 in histone H3. BMB Rep. 2008;41(4):310-5.
48. Kobza K, Camporeale G, Rueckert B, Kueh A, Griffin JB, Sarath G et al. K4, K9, and K18 in human histone H3 are targets for biotinylation by biotinidase. FEBS J. 2005;272(16):4249-59.
49. Kögl F, Tönnis B. Über das Bios-Problem. Darstellung von krystallisiertem Biotin aus Eigelb. Hoppe-Seyler's Zeitschrift für physiologische Chemie. 1936;242(1-2):43-73.
50. Kothapalli N, Camporeale G, Kueh A, Chew YC, Oommen AM, Griffin JB et al. Biological functions of biotinylated histones. J Nutr Biochem. 2005;16(7):446-8.
51. Kothapallia N, Sarath G, Zempleni J. Biotinylation of K12 in histone H4 decreases in response to DNA double-strand breaks in human. J Nutr. 2005;135(10):2337-42.
52. Kuroishi T. Regulation of immunological and inflammatory functions by biotin. Can J Physiol Pharmacol. 2015;93:1091-6.
53. Kuroishi T, Kinbara M, Sato N, Tanaka Y, Nagai Y, Iwakura Y et al. Biotin status affects nickel allergy via regulation of interleukin-1beta production in mice. J Nutr. 2009;139:1031-6.
54. Lazo de la Vega-Monroy ML, Larrieta E, German MS, Baez-Saldana A, Fernandez-Mejia C. Effects of biotin supplementation in the diet on insulin secretion, islet gene expression, glucose homeostasis and beta-cell proportion. J Nutr Biochem. 2013;24(1):169-77.
55. Lee WM, Elliott JE, Brownsey RW. Inhibition of acetyl-CoA carboxylase isoforms by pyridoxal phosphate. J Biol Chem. 2005;280(51):41835-43.
56. León-del-Río A. Biotin-dependent regulation of gene expression in human cells. J Nutr Biochem. 2005;16(7):432-4.
57. León-Del-Río A, Leclerc D, Akerman B, Wakamatsu N, Gravel RA. Isolation of a cDNA encoding human holocarboxylase synthetase by functional complementation of a biotin au-xotroph of Escherichia coli. Proc Nat Acad Sci USA. 1995;92(10):4626-30.
58. Lombard J, Moreira D. Early evolution of the biotin-dependent carboxylase family. BMC Evol Biol. 2011;11(232):1-44.
59. Maebashi M, Makino Y, Furukawa Y, Ohinata K, Kimura S, Sato T. Therapeutic evaluation of the effect of biotin on hypeglycemia in patients with noninsulin dependent diabetes mellitus. J Clin Biochem Nutr. 1993;14:211-8.
60. Marin-Valencia I, Roe CR, Pascual JM. Pyruvate carboxylase deficiency: mechanisms, mimics and anaplerosis. Mol Genet Metab. 2010;101(1):9-17.
61. Matthews DE, Bier DM, Rennie MJ, Edwards RH, Halliday D, Millward DJ et al. Regulation of leucine metabolism in man: a stable isotope study. Science. 1981;214(4525):1129-31.
62. Mayende L, Swift RD, Bailey LM, Soares da Costa TP, Wallace JC, Booker GW et al. A novel molecular mechanism to explain biotin-unresponsive holocarboxylase synthetase deficiency. J Mol Med. 2011;90(1):81-8.
63. McMahon RJ. Biotin in metabolism and molecular biology. Annu Rev Nutr. 2002;22:221-39.
64. Mock DM. Biotin: from nutrition to therapeutics. Nutr. 2017;147:1487-92.
65. Mock DM. Biotin status: which are valid indicators and how do we know? J Nutr. 1999;129(25 Suppl.):498S-503S.
66. Mock DM. Biotin. In: Shills ME, Shike M, Ross AC, Caballero B, Cousins RJ. Modern nutrition in health and disease. 10. ed. Philadelphia: Lippincott Williams & Wilkins; 2006.
67. Mock DM. Marginal biotin deficiency is teratogenic in mice and perhaps humans: a review of biotin deficiency during human pregnancy and effects of biotin deficiency on gene expression and enzyme activities in mouse dam and fetus. J Nutr Biochem. 2005;16(7):435-7.

BIOTINA

68. Mock DM, Stadler DD, Stratton SL, Mock NI. Biotin status assessed longitudinally in pregnant women. J Nutr. 1997;127(5):710-6.
69. Mock DM, Dyken ME. Biotin deficiency results from long-term therapy with anticonvulsants. Gastroenterology. 1995;108(4):A740.
70. Mock DM, Dyken ME. Biotin catabolism is accelerated in adults receiving long-term therapy with anticonvulsants. Neurology. 1997;49(5):1444-7.
71. Mock DM, Malik MI. Distribution of biotin in human plasma: most of the biotin is not bound to protein. Am J Clin Nutr. 1992;56(2):427-32.
72. Mock DM, Said HM. Introduction to advances in understanding of the biological role of biotin at the clinical, biochemical and molecular level. J Nutr. 2009;139(1):152-3.
73. Mock NI, Malik MI, Stumbo PJ, Bishop WP, Mock DM. Increased urinary excretion of 3-hydroxyisovaleric acid and decreased urinary excretion of biotin are sensitive early indicators of decreased status in experimental biotin deficiency. Am J Clin Nutr. 1997;65(4):951-8.
74. Narang MA, Dumas R, Ayer LM, Gravel RA. Reduced histone biotinylation in multiple carboxylase deficiency patients: a nuclear role for holocarboxylase synthetase. Hum Mol Genet. 2004;13(1):15-23.
75. Pacheco-Alvarez D, Solórzano-Vargas RS, Gravel RA, Cervantes-Roldán R, Velázquez A, León-Del-Río A. Paradoxical regulation of biotin utilization in brain and liver and implications for inherited multiple carboxylase deficiency. J Biol Chem. 2004;279(50):52312-8.
76. Pacheco-Alvarez D, Solórzano-Vargas RS, León-del-Río A. Biotin in metabolism and its relationship to human disease. Arch Med Res. 2002;33(5):439-47.
77. Patel DP, Swink SM, Castelo-Soccio L. A review of the use of biotin for hair loss. Skin Appendage Disord. 2017;3:166-9.
78. Peters DM, Griffin JB, Stanley JS, Beck MM, Zempleni J. Exposure to UV light causes increased biotinylation of histones in Jurkat cells. Am J Physiol Cell Physiol. 2002;283(3):C878-84.
79. Rodriguez-Melendez R. Importancia del metabolismo de la biotina. Rev Invest Clin. 2000;52(2):194-9.
80. Rodriguez-Melendez R, Cano S, Méndez ST, Velázquez A. Biotin regulates the genetic expression of holocarboxylase synthetase and mitochondrial carboxylases in rats. J Nutr. 2001;131(7):1909-13.
81. Romero-Navarro G, Cabrera-Valladares G, German MS, Matschinsky FM, Velazquez A, Wang J et al. Biotin regulation of pancreatic glucokinase and insulin in primary cultured rat islets and in biotin-deficient rats. Endocrinology. 1999;140:4595-600.
82. Ronnebaum SM. Chronic suppression of acetyl-CoA carboxylase 1 in beta-cells impairs insulin secretion via inhibition of glucose rather than lipid metabolism. J Biol Chem. 2008;283(21):14248-56.
83. Said HM. Cellular uptake of biotin: mechanisms and regulation. J Nutr. 1999;129(25 Suppl.):490S-3S.
84. Said HM. Cell and molecular aspects of human intestinal biotin absorption. J Nutr. 2009;139(1):158-62.
85. Said HM. Intestinal absorption of water-soluble vitamins in health and disease. Biochem J. 2011;437(3):357-772.
86. Scholl-Bürgi S, Sass JO, Heinz-Erian P, Amann E, Haberlandt E, Albrecht U et al. Changes in plasma amino acid concentrations with increasing age in patients with propionic academia. Amino Acids. 2010;38(5):1473-81.
87. Scholl-Bürgi S, Sass JO, Zschocke J, Karall D. Amino acid metabolism in patients with propionic acidaemia. J Inherit Metabol Dis. 2010;35(1):65-70.
88. Sealey WM, Teague AM, Stratton SL, Mock DM. Smoking accelerates biotin catabolism in women. Am J Clin Nutr. 2004;80(4):932-5.
89. Singer GM1, Geohas J. The effect of chromium picolinate and biotin supplementation on glycemic control in poorly controlled patients with type 2 diabetes mellitus: a placebo-controlled, double-blinded, randomized trial. Diabetes Technol Ther. 2006;8(6):636-43.
90. Solórzano-Vargas RS, Pacheco-Alvarez D, León-del-Río A. Holocarboxylase synthetase is an obligate participant in biotin-mediated regulation of its own expression and of biotin-dependent carboxylases mRNA levels in human cells. Proc Nat Acad Sci USA. 2002;99(8):5325-30.

91. Staggs CG, Sealey WM, McCabe BJ, Teague AM, Mock DM. Determination of the biotin content of select foods using accurate and sensitive HPLC/avidin binding. J Food Composit Anal. 2004;17(6):767-76.
92. Stanley JS, Griffin JB, Zempleni J. Biotinylation of histones in human cells: effects of cell proliferation. Eur J Biochem. 2001;268(20):5424-9.
93. Stockert RJ. Regulation of the human asialoglycoprotein receptor by cAMP. J Biol Chem. 1993;268(26):19540-4.
94. Stockert RJ. The asialoglycoprotein receptor: relationships between structure, function, and expression. Physiol Rev. 1995;75(3):591-609.
95. Stockert RJ, Ren Q. Cytoplasmic protein mRNA interaction mediates cGMP-modulated translational control of the asialoglycoprotein receptor. J Biol Chem. 1997;272(14):9161-5.
96. Stratton SL, Horvath TD, Bogusiewicz A, Matthews NI, Henrich CL, Spencer HJ et al. Urinary excretion of 3-hydroxyisovaleryl carnitine is an early and sensitive indicator of marginal biotin deficiency in humans. J Nutr. 2011;141(3):353-8.
97. Stratton SL, Horvath TD, Bogusiewicz A, Matthews NI, Henrich CL, Spencer HJ et al. Plasma concentration of 3-hydroxyisovaleryl carnitine is an early and sensitive indicator of marginal biotin deficiency in humans. Am J Clin Nutr. 2010;92(6):1399-405.
98. Subramanya SB, Subramanian VS, Kumar JS, Hoiness R, Said HM. Inhibition of intestinal biotin absorption by chronic alcohol feeding: cellular and molecular mechanisms. Am J Physiol Gastrointest Liver Physiol. 2011;300(3):G494-501.
99. Sugita Y, Shirakawa H, Sugimoto R, Furukawa Y, Komai M. Effect of biotin treatment on hepatic gene expression in streptozotocin-induced diabetic rats. Biosci Biotechnol Biochem. 2008;72(5):1290-8.
100. Sydenstricker VP, Singal SA, Briggs AP, DeVaughn NM, Isbell H. Observations on the "egg white injury" in man and its cure with biotin concentrate. JAMA. 1942;118(14):1199-200.
101. Velázquez A, Zamudio S, Báez A, Murguía-Corral R, Rangel-Peniche B, Carrasco A. Indicators of biotin status: a study of patients on prolonged total parenteral nutrition. Eur J Clin Nutr. 1994;44(1):11-6.
102. Vilches-Flores A, Tovar AR, Marin-Hernandez A, Rojas-Ochoa A, Fernandez-Mejia C. Biotin increases glucokinase expression via soluble guanylate cyclase/protein kinase G, adenosine triphosphate production and autocrine action of insulin in pancreatic rat islets. J Nutr Biochem. 2010;21(7):606-12.
103. Vlasova TI, Stratton SL, Wells AM, Mock NI, Mock DM. Biotin deficiency reduces expression of SLC19A3, a potential biotin transporter, in leukocytes from human blood. J Nutr. 2005;135(1):42-7.
104. Wallace JC. My favorite pyruvate carboxylase. IUBMB Life. 2010;62(7):535-8.
105. Wallace JC, Jitrapakdee S, Chapman-Smith A. Pyruvate carboxilase. Int J Biochem Cell Biol. 1998;30(1):1-5.
106. Wang D, Yang H, De Braganca KC, Lu J, Yu Shih L, Briones P et al. The molecular basis of pyruvate carboxylase deficiency: mosaicism correlates with prolonged survival. Mol Genet Metab. 2008;95(1-2):31-8.
107. Watanabe T, Nagai Y, Taniguchi A, Ebara S, Kimura S, Fukui T. Effects of biotin deficiency on embryonic development in mice. Nutrition. 2009;25(1):78-84.
108. Wiederkehr A, Wollheim CB. Minireview: implication of mitochondria in insulin secretion and action. Endocrinology. 2006;147(6):2643-9.
109. Wildiers E. Nouvelle substance indispensable au développement de la levure. La Cellule. 1901;18:313-32.
110. Wolf B. Disorders of biotin metabolism. In: Scriver CR, Beaudet AR, Sly W, Valle D, editors. The metabolic & molecular bases of inherited disease. 8.ed. New York: Mc-Graw-Hill; 2001.
111. Wolf B, Feldman GL. The biotin-dependent carboxylase deficiencies. Am J Hum Genet. 1982;34(5):699-716.
112. Xia B, Pang L, Zhuang Z, Liu J. Biotin-mediated epigenetic modifications: potential defense against the carcinogenicity of benzo[a]pyrene. Toxicology Letters. 2016;241:216-24
113. Xue J, Zempleni J Epigenetic synergies between biotin and folate in the regulation of pro-inflammatory cytokines and repeats. Scand J Immunol. 2013;78(5).

114. Yang J, Chi Y, Burkhardt BR, Guan Y, Wolf BA. Leucine metabolism in regulation of insulin secretion from pancreatic beta cells. Nutr Rev. 2010;68(5):270-9.
115. Zempleni J. Uptake, localization and noncarboxylase roles of biotin. Annu Rev Nutr. 2005;25:175-96.
116. Zempleni J, Chew YC, Hassan YI, Wijeratne SS. Epigenetic regulation of chromatin structure and gene function by biotin: are biotin requirements being met? Nutr Rev. 2008;68:S46-8.
117. Zempleni J, Mock DM. Advanced analysis of biotin metabolites in body fluids allows a more accurate measurement of biotin bioavailability and metabolism in humans. J Nutr. 1999;129:494S-7S.
118. Zempleni J, Mock DM. Bioavailability of biotin given orally to humans in pharmacologic doses. Am J Clin Nutr. 1999;69(3):504-8.
119. Zempleni J, Mock DM. Biotin biochemistry and human requirements. J Nutr Biochem. 1999;10(3):128-38.
120. Zempleni J, Mock DM. Marginal biotin deficiency is teratogenic. Soc Exp Biol Med. 2000;223(1):14-21.
121. Zempleni J, Wijeratne SS, Hassan YI. Biotin and biotinidase deficiency. Expert Rev Endocrinol Metab. 2008;3(6):715-24.
122. Zempleni J, Wijeratne SS, Hassan YI. Biotin. Biofactors. 2009;35(1):36-46.
123. Zhao LF, Iwasaki Y, Zhe W, Nishiyama M, Taguchi T, Tsugita M et al. Hormonal regulation of acetyl-CoA carboxylase isoenzyme gene transcription. Endocr J. 2010;57(4): 317-24.

32

Compostos bioativos de alimentos

ANA CAROLINA DA SILVA LIMA
TATHIANY JÉSSICA FERREIRA
MARIA ADERUZA HORST

INTRODUÇÃO

Compostos bioativos de alimentos (CBA) são substâncias extranutricionais que geralmente são encontrados em pequenas quantidades nos alimentos. São extensivamente estudados por seus potenciais efeitos benéficos na promoção da saúde humana e devem ser consumidos preferencialmente por meio da alimentação habitual, em especial pelo consumo de frutas e hortaliças. Esses compostos podem variar em estruturas químicas e em funções e estão distribuídos em três grandes grupos: polifenóis, glicosinolatos e carotenoides, e cada um desses grupos também apresenta subdivisões (Figura 32.1).

Ampla gama de compostos bioativos já foi descrita e muitos outros continuam a ser descobertos e estudados com relação a sua influência na saúde humana. CBA são apontados como responsáveis por muitos efeitos benéficos da alimentação rica em frutas e hortaliças (Quadro 32.1). CBA apresentam algumas características em comum: pertencem a alimentos do reino vegetal; são substâncias orgânicas e, geralmente, de baixo peso molecular; não são indispensáveis nem sintetizados pelo organismo humano; e apresentam ação protetora da saúde quando presentes na alimentação de maneira contínua e em quantidades significativas.

COMPOSTOS BIOATIVOS DE ALIMENTOS 607

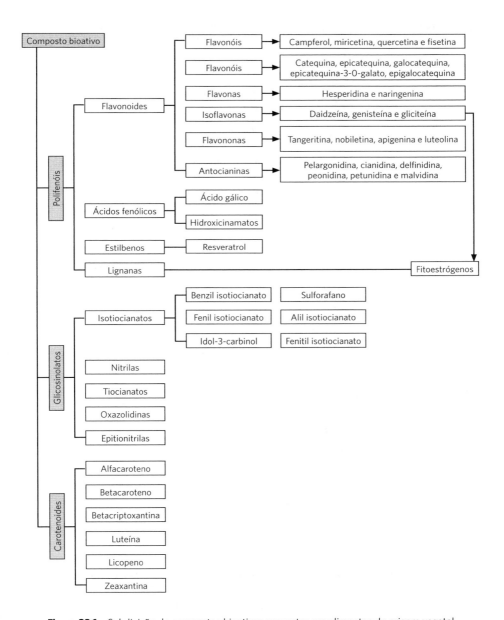

Figura 32.1 Subdivisão de compostos bioativos presentes em alimentos de origem vegetal.

608 BASES BIOQUÍMICAS E FISIOLÓGICAS DA NUTRIÇÃO

Quadro 32.1 Exemplos de compostos bioativos de alimentos (CBA) e alimentos-fonte

	CBA	Alimentos	Referências
Polifenóis	Ácido gálico	Uva, vinho, manga, chá-verde e chá-preto	Crozier, Jaganath e Clifford[21]
	Antocianidinas	Morango, amora-vermelha, jabuticaba, figo, ameixa, uva, cereja, romã, cacau, repolho-roxo e feijão	Bobbio e Bobbio[12]
	Apigenina	Salsa, cebola, laranja, chá, camomila e brotos de trigo	Shukla e Gupta[101] Patel, Shukla e Gupta[81]
	Isoflavonas (genisteína e daidzeína)	Soja, feijão, alfafa, linhaça, sementes e brotos	Dixon e Ferreira[24] Piskula, Yamakoshi e Iwai[86]
	Quercetina	Cebola e frutas cítricas	Lee, Chen e Tseng[59] Sharma et al.[100]
	Resveratrol	Uva e vinho tinto	Erdogan e Vang[27] Granados-Soto[34]
	Curcumina	Açafrão-da-terra	Prasad et al.[88]
	Catequinas e epigalocatequinas	Chá-verde e cacau	Shankar, Ganapathy e Srivastava[99] Zhou et al.[121]
Carotenoides	Betacaroteno	Cenoura, damasco, espinafre e brócolis	Rao, Ray e Rao[90]
	Licopeno	Tomate, produtos de tomate processado, melancia e goiaba vermelha	Rao, Ray e Rao[90]
Glicosinolatos	Alil isotiocianato	Mostarda	Terada, Masuda e Watanabe[110]
	Fenitil isotiocianato	Agrião, rabanetes e nabo	IARC[42]
	Indol-3-carbinol	Repolho, rabanete, couve-flor, brócolis e couve-de-bruxelas	IARC[42] Aggarwal et al.[3]
	Sulforafano	Brócolis e couve-flor	Fahey, Zhang e Talalay[29] IARC[42]
	Organossulfurados	Cebola, alho, alho-poró e cebolinha	Khanum et al.[53] Milner[72] Sengupta, Ghosh e Bhattacharjee[98]

Os CBA são, em sua maioria, metabólitos secundários das plantas. Geralmente, estão relacionados aos sistemas de defesa dos vegetais contra a radiação ultravioleta ou às agressões de insetos ou patógenos.[67] Como existem em grande número, podem ser subdivididos em grupos com milhares de compostos distintos. Algumas substâncias são próprias de alguma espécie ou gênero de plantas; outras são unidas por um complicado critério de classificação. A Figura 32.1 mostra um diagrama simplificado dessa classificação.

Dentre as principais ações biológicas exercidas pelos CBA estão a atividade antioxidante, a modulação da expressão de genes que codificam enzimas de destoxificação, a modulação do sistema imune, a redução da agregação plaquetária, o controle do metabolismo hormonal, a redução da pressão sanguínea e as atividades antibacteriana e antiviral.[16,52]

A atividade biológica dos CBA está relacionada à sua estrutura molecular e, do ponto de vista bioquímico, torna-se imprescindível compreender a relação existente entre estrutura e atividades promotoras da saúde. É nesse campo que muitas pesquisas estão centradas. Um CBA pode apresentar certa atividade biológica *in vitro* e não ser biodisponível ou ser rapidamente metabolizado e excretado *in vivo*, tornando-se ineficaz. Portanto, uma abordagem completa sobre a atividade biológica dessas substâncias deve envolver o estudo da sua estrutura, a qual, por sua vez, está associada à biodisponibilidade do composto e, consequentemente, aos seus efeitos biológicos. O presente capítulo visa ilustrar as estruturas químicas dos principais CBA, bem como descrever os principais efeitos biológicos de impacto na ciência da nutrição atribuídos a esses compostos.

GRUPOS DE COMPOSTOS BIOATIVOS

Polifenóis (ou compostos bioativos fenólicos)

Aspectos gerais

Compostos fenólicos ou polifenóis estão presentes em alimentos de origem vegetal e são alvo de interesse de pesquisadores há décadas, originalmente em razão de sua importância na fisiologia das plantas. Esses compostos exercem função de fotoproteção, de controle da ação de hormônios vegetais, de defesa contra micro-organismos e insetos, além de serem responsáveis pela pigmentação e por algumas características organolépticas dos alimentos. Os polifenóis também estão envolvidos no crescimento, no desenvolvimento e na defesa das plantas contra predadores e patógenos. Por volta dos anos de 1980 e 1990, os potenciais efeitos benéficos desses compostos para a saúde começaram a ser mais intensamente estudados.[21] Contudo, os diferentes subgrupos dos polifenóis diferem de maneira significativa quanto à estabilidade, à biodisponibilidade e, consequentemente, às funções fisiológicas relacionadas à promoção da saúde humana.

Os polifenóis apresentam estrutura química comum, derivada do benzeno, ligada a um grupo hidrofílico. Quimicamente podem ser definidos como substâncias que possuem um anel aromático com um ou mais grupamentos hidroxila ligados. Com base em sua estrutura e na maneira pela qual os anéis polifenólicos se ligam uns aos outros, são classificados em quatro famílias: flavonoides, ácidos fenólicos, lignanas e estilbenos. A grande diversidade estrutural dos polifenóis é explicada pelas modificações às quais a estrutura desses compostos está sujeita, como hidroxilação, metilação, acilação, glicosilação, entre outras.[21]

Compostos fenólicos bioativos abrangem desde estruturas simples, de baixo peso molecular com único anel aromático, até estruturas grandes e complexas, como é o caso dos taninos e seus polifenóis derivados. Assim, os fenólicos podem ser classificados e arranjados de acordo com o número de átomos de carbono (Tabela 32.2) e são comumente encontrados conjugados a açúcares e a ácidos orgânicos. Alimentos processados e bebidas, como chás, vinhos, café e chocolate podem conter produtos provenientes do metabolismo de polifenóis, que podem ser mais bem definidos como derivados polifenólicos.[21]

BASES BIOQUÍMICAS E FISIOLÓGICAS DA NUTRIÇÃO

Quadro 32.2 Estrutura química básica de compostos bioativos fenólicos e polifenólicos

Esqueleto	Classificação	Estrutura básica
C6-C1	Ácidos fenólicos	
C6-C2	Acetofenonas	
C6-C2	Ácido fenilacético	
C6-C3	Ácidos hidroxicinâmicos	
C6-C3	Cumarinas	
C6-C4	Naftoquinonas	
C6-C1-C6	Xantonas	
C6-C2-C6	Estilbenos	
C6-C3-C6	Flavonoides	

Fonte: adaptado de Crozier, Jaganath e Clifford.[21]

Os polifenóis exibem grande variedade de propriedades, dependendo das suas estruturas particulares. Dentre essas propriedades está a de fornecer pigmentação amarela, alaranjada, vermelha e azul, bem como a capacidade de influenciar o sabor e o aroma dos alimentos. Alguns polifenóis voláteis, como a vanilina e o eugenol (que é responsável pelo odor característico do cravo), são compostos com potencial aromatizante importante, mas os principais sabores associados com os polifenóis são o amargor e a adstringência (resultante de interações de taninos com proteínas salivares). A capacidade de interação dos polifenóis com proteínas também resulta em inibição de enzimas digestivas, com consequente redução da digestibilidade de proteínas alimentares; por essa razão, alguns polifenóis são descritos como fatores antinutricionais.[19]

Os polifenóis recebem muita atenção da comunidade científica por seus numerosos efeitos biológicos, como sequestro de espécies reativas de oxigênio (ERO) e de nitrogênio e modulação da atividade de algumas enzimas específicas, bem como seu potencial como agentes antibióticos, antialergênicos e anti-inflamatórios.[67]

Em processos fisiológicos básicos, a atividade pró-oxidante – assim como aquela antioxidante – atribuída aos polifenóis também pode apresentar benefícios. Por exemplo, ao atuar como antioxidantes, os polifenóis aumentam a sobrevivência celular, o que é interessante, por exemplo, para o retardo do envelhecimento. Contudo, como pró-oxidantes, podem induzir a apoptose ou o bloqueio da proliferação celular, o que é relevante para a redução do risco de câncer. Descreve-se também que os polifenóis podem apresentar diversos mecanismos de ação independentes de sua capacidade antioxidante convencional, incluindo ação genômica, no sentido de reduzir o risco de doenças crônicas não transmissíveis. Outros efeitos biológicos específicos incluem a modulação da expressão de diferentes enzimas, dentre elas a telomerase, a ciclo-oxigenase e a lipoxigenase. Os polifenóis podem, ainda, interagir com vias de transdução de sinal e receptores celulares, mecanismos evidenciados em estudos de Genômica Nutricional.[18,117]

Os polifenóis presentes na alimentação humana constituem um dos grupos mais numerosos e amplamente distribuídos de compostos naturais do reino vegetal. Dentre os polifenóis com atividade biológica, os flavonoides destacam-se como os principais e mais estudados.[18,31,65] Os compostos fenólicos ocorrem de maneira natural em plantas e podem ser classificados em dois grandes grupos: os flavonoides e os não flavonoides, os quais, por sua vez, também podem ser subdivididos.

Flavonoides

Estruturalmente, os flavonoides constituem substâncias aromáticas com 15 átomos de carbono (C15) em seu esqueleto básico, o qual é composto por dois anéis aromáticos conectados por uma ponte de três carbonos, caracterizados como difenilpropanos (C6–C3–C6) (Figura 32.2). O esqueleto C15 dos flavonoides é biogeneticamente derivado do fenilpropano (C6-C3) e de três unidades de acetato (C6). Portanto, flavonoides são derivados de benzo-gama-pirona de origem vegetal,[116] e pode ocorrer facilmente interconversão entre eles. Esses compostos são provenientes de rota biossintética mista, na qual uma parte do esqueleto da estrutura advém do ácido chiquímico e outra do acetil-CoA.[83]

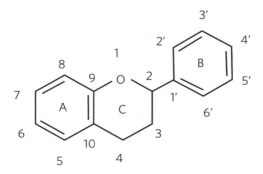

Figura 32.2 Estrutura básica dos flavonoides.

BASES BIOQUÍMICAS E FISIOLÓGICAS DA NUTRIÇÃO

Os flavonoides representam o grupo mais numeroso de compostos polifenólicos descritos no reino vegetal, com efeitos pronunciados na manutenção e na promoção da saúde humana e, assim, apresentam grande interesse científico e comercial. Esses compostos estão presentes nas angiospermas, especialmente na epiderme das folhas e na casca dos frutos. As subclasses dos flavonoides de maior importância nutricional são flavonóis, flavonas, flavanóis (ou flavan-3-óis), antocianidinas, flavanonas e isoflavonas (Figura 32.3). Comparativamente, presentes em menores quantidades na alimentação, também cabe destacar os di-hidroflavonóis, as flavana-3,4-dióis, as cumarinas, as chalconas, as di-hidrochalconas e as auronas.[21] Essas subclasses ainda são subdivididas de acordo com os grupamentos químicos a elas conjugados.

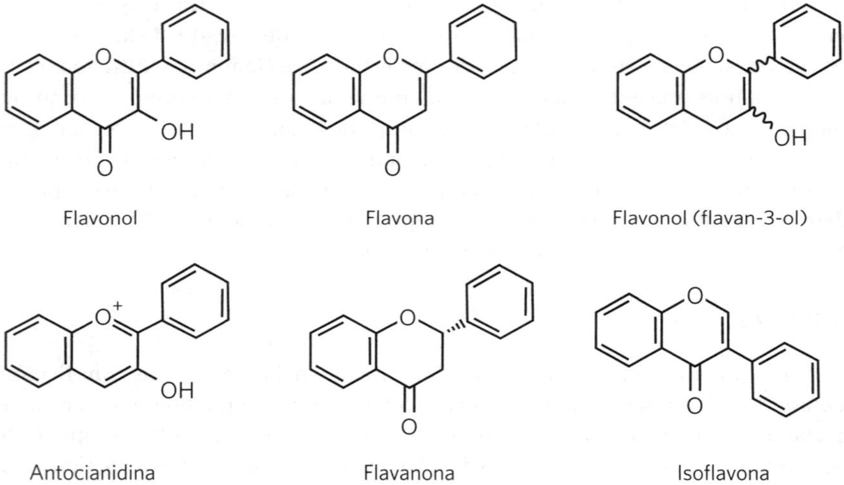

Flavonol   Flavona   Flavonol (flavan-3-ol)

Antocianidina   Flavanona   Isoflavona

Figura 32.3 Estrutura química dos principais flavonoides presentes na alimentação humana.
Fonte: adaptada de Crozier, Jaganath e Clifford.[21]

O esqueleto base dos flavonoides possibilita a inserção de muitos grupamentos químicos substituintes. Geralmente, grupamentos hidroxila estão presentes nas posições 4', 5 e 7. A ligação com açúcares é muito comum, e a maioria dos flavonoides é naturalmente glicosilada. Ambos, açúcares e hidroxilas, aumentam a solubilidade dos flavonoides, ao passo que outros grupos químicos, como metil e isopentil, tornam a molécula mais lipofílica. Assim, a atividade biológica dos flavonoides é dependente da estrutura química e das suas inúmeras substituições, visto que essas moléculas podem ser alteradas por alguns processos, como glicosilação, esterificação, hidroxilação, amilação e outras.[41]

Os flavonoides podem ser encontrados em praticamente todos os alimentos de origem vegetal. De acordo com o banco de dados do Departamento de Agricultura dos Estados Unidos (*United States Department of Agriculture* – USDA), para o conteúdo de flavonoides de alimentos selecionados, as flavanonas hesperidina, naringenina e eriodictilol são encontradas principalmente em frutas cítricas e seus sucos. As flavonas luteolina e apigenina são predominantes em ervas aromáticas, salsa, aipo e pimentão. Os flavonóis quercetina, caempferol, miricetina e isoramnetina são encontrados em muitas

COMPOSTOS BIOATIVOS DE ALIMENTOS   613

frutas e legumes, como maçãs, *cranberries*, cebola, feijão e erva-doce. Os flavan-3-óis (+)-catequina, (-)-epicatequina, (-)-epigalocatequina, teaflavina e seus ésteres de galato são encontrados em grandes quantidades em chás, vinho e cacau. As antocianidinas cianidina, delfinidina, malvidina, pelargonidina, peonidina e petunidina estão presentes em diferentes variedades de bagas, uvas e nozes. A soja e seus produtos são a principal fonte das isoflavonas daidzeína, genisteína e gliciteína (Quadro 32.3).[6]

Os flavonóis são os flavonoides mais amplamente distribuídos em vegetais, entretanto são ausentes em algas e em fungos. A distribuição e a variação estrutural dos flavonóis são bem documentadas, sendo os principais flavonóis nutricionais o caempferol, a miricetina, a quercetina e seu metabólito isoramnetina, e a fisetina.[51] A quantidade desses compostos nas plantas e sua biodisponibilidade sofrem modificações por diversos fatores, entre eles o tipo de planta e crescimento, a exposição à luz, os padrões climáticos, o grau de maturação e o processamento dos alimentos que os contêm.[4] As flavonas não são amplamente distribuídas em alimentos, com ocorrência significativa apenas no aipo, na salsa e em algumas ervas. As frutas cítricas apresentam a tangeritina e a nobiletina. Já a apigenina e a luteolina, presentes na camomila, na salsa, na alcachofra e no manjericão, foram descritas como quimiopreventivas em culturas de células tumorais.[63,68,101,116]

Quadro 32.3 Principais subclasses de flavonoides e exemplos de alguns alimentos-fonte

Subclasses de flavonoides	Exemplos	Alimentos
Flavanonas	Hesperidina, naringenina, eriodictiol, naringina	Especiarias (orégano seco), toranja, limão, laranja, suco de toranja, suco de limão e suco de laranja
Flavonas	Luteolina, apigenina, vitexina, orientina	Especiarias (orégano seco, semente de aipo, salsa seca, tomilho), aipo, salsa e pimentão
Flavonóis	Quercetina, caempferol, miricetina, isoramnetina, rutina, tilirosida, aromadendrina, silimarina, silibina	Alcaparras, especiarias (açafrão), maçãs, *cranberries*, rúcula, aspargos, brócolis, repolho, cebolinha, coentro, endívia, erva-doce, gengibre, mostarda, quiabo, cebola, pimentão, rabanete (cru, sementes, folhas), feijão e trigo-mourisco
Flavanóis	(+)-catequina (+)-galocatequina (-)-epicatequina (-)-epigalocatequina (-)-epicatequina-3-galato (-)-epigalocatequina-3-galato, teaflavina, teaflavina-3-galato, teaflavina-3'-galato, teaflavina-3,3'-digalato, tearubiginas	Maçãs, favas, nozes, pistache, vinho, cacau, chá-verde, chá-preto e soja
Antocianidinas	Cianidina, delfinidina, malvidina, pelargonidina, peonidina, petunidina	Bagas (mirtilo europeu, amora-silvestre, amora, arônia, sabugueiro, framboesas, mirtilo americano, *cranberries*), groselha, uvas, ameixa, repolho-roxo, berinjela, nozes, pistache, vinho e feijão-preto
Isoflavonas	Daidzeína, genisteína, gliciteína	Trevo-vermelho, soja e produtos de soja (extrato, farinha, iogurte e outros)

Fonte: traduzido de Alkhalidy, Wang e Liu.[6]

Os flavanóis ou flavan-3-óis são a classe estruturalmente mais complexa de flavonoides e podem ser representados por monômeros simples de catequina e por seu isômero epicatequina, a qual pode ser hidroxilada para formar as galocatequinas, encontradas em chás e frutos, como o chá-verde e o cacau, respectivamente. Podem ainda ser esterificados com ácido gálico e formar estruturas complexas, como as proantocianidinas, que podem ocorrer na forma de polímeros complexos em estruturas de mais de 50 unidades. As proantocianidinas são constituídas de unidades de (epi)catequinas, ou mais raramente, de (epi)galocatequinas em estruturas conhecidas como taninos condensados (Figura 32.4).[21]

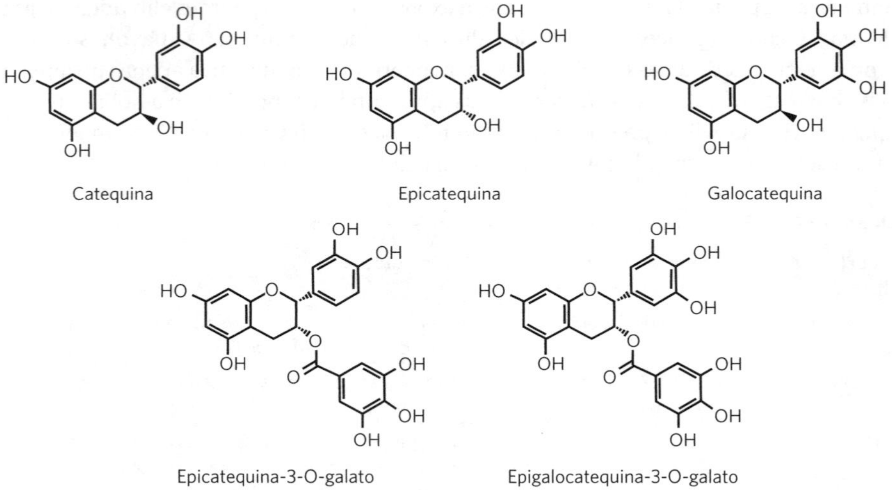

Catequina   Epicatequina   Galocatequina

Epicatequina-3-O-galato   Epigalocatequina-3-O-galato

Figura 32.4 Estrutura química dos principais flavonóis presentes na alimentação humana.
Fonte: adaptada de Crozier, Jaganath e Clifford.[21]

As antocianidinas são responsáveis pelas colorações vermelha, azul e roxa das frutas. Porém, também podem ser encontradas em folhas, caules, sementes, tecidos e raízes de uma variedade de plantas. Até o momento, cerca de 635 compostos de antocianinas (antocianidinas glicosiladas) já foram identificados.[39] As antocianidinas mais comuns incluem pelargonidina, cianidina, delfinidina, peonidina, petunidina e malvidina, as quais se diferenciam estruturalmente apenas com relação a dois radicais (Figura 32.5). Em tecidos vegetais, esses compostos estão invariavelmente conjugados a açúcares, e são então conhecidos como antocianinas (Figura 32.6), as quais podem também se conjugar a hidroxicinamatos e a ácidos orgânicos, como o ácido acético. Em certos produtos, como vinhos tintos, ocorrem reações enzimáticas que aumentam o número de polifenóis derivados de antocianinas.

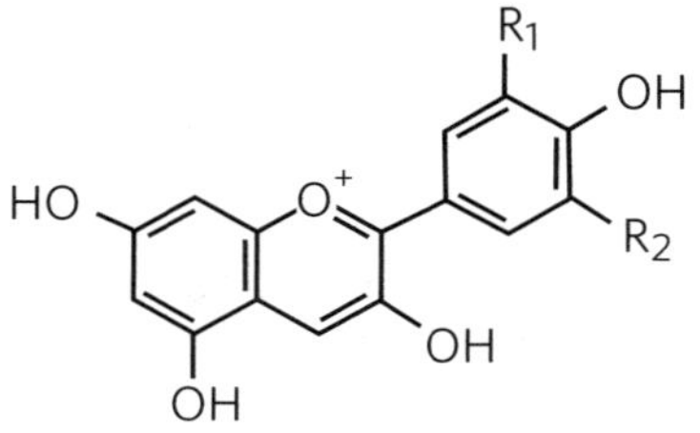

COMPOSTOS BIOATIVOS DE ALIMENTOS

615

Pelargonidina	$\longrightarrow$ R_1=H; R_2=H
Cianidina	$\longrightarrow$ R_1=OH; R_2=H
Delfinidina	$\longrightarrow$ R_1=OH; R_2=OH
Peonidina	$\longrightarrow$ R_1=OCH$_3$; R_2=H
Petunidina	$\longrightarrow$ R_1=OCH$_3$; R_2=OH
Malvidina	$\longrightarrow$ R_1=OCH$_3$; R_2=OCH$_3$

Figura 32.5   Estrutura química das principais antocianidinas presentes na alimentação humana.
Fonte: adaptada de Crozier, Jaganath e Clifford.[21]

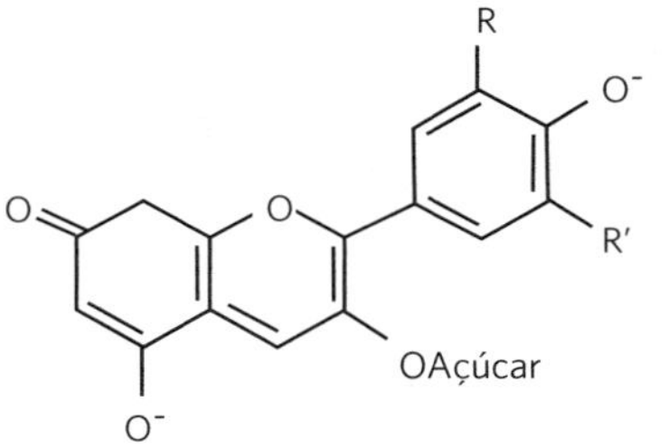

Figura 32.6   Estrutura química das antocianinas (antocianidinas glicosiladas).
Fonte: adaptada de Crozier, Jaganath e Clifford.[21]

As flavanonas estão presentes de maneira mais expressiva nas frutas cítricas e a sua forma glicosilada mais comum é a hesperidina-7-O-rutinosídeo (ou simplesmente hesperidina), cujo análogo naringenina-7-O-rutinosídeo (Figura 32.7) é encontrado na casca das frutas cítricas. As flavanonas rutinosídeos são responsáveis, em parte, pelo sabor amargo das cascas dessas frutas.

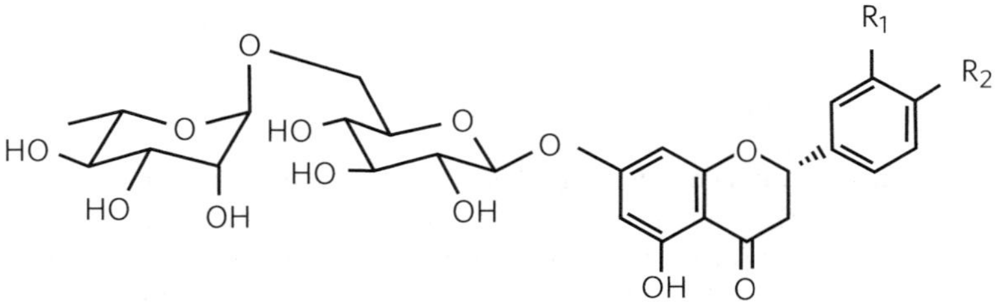

Hesperidina-7-O-rutinosídeo $\longrightarrow$ R_1=OH; R_2=OCH$_3$

Naringenina-7-O-rutinosídeo $\longrightarrow$ R_1=OH; R_2=OH

Figura 32.7   Estrutura química das principais flavanonas presentes na alimentação humana.
Fonte: adaptada de Crozier, Jaganath e Clifford.[21]

As isoflavonas são encontradas com exclusividade em leguminosas, sendo a soja a maior fonte nutricional desse flavonoide. A principal diferença entre as isoflavonas e as demais classes de flavonoides é a ligação do anel B na posição 3 e não na posição 2. Três isoflavonas foram identificadas na soja e seus produtos derivados, a daidzeína, a genisteína e a gliciteína (formas agliconas). Esses compostos estão normalmente presentes nos alimentos em suas formas conjugadas (7-O-beta-glicosídeos): malonilglicosídeos (6''-O-malonildaidzina, 6''-O-malonilgenistina e 6''-O-malonilglicitina), acetilglicosídeos (6''-O-acetildaidzina, 6''-O-acetilgenistina, 6''-O-acetilglicitina) e glicosídeos desesterificados (daidzina, genistina e glicitina) (Figura 32.8). Esses flavonoides receberam muita atenção da comunidade científica em virtude de sua similaridade estrutural com o estrogênio (17-beta-estradiol) (Figura 32.8), sendo, inclusive, designados como fitoestrógenos, ou estrogênios não esteroidais.[85]

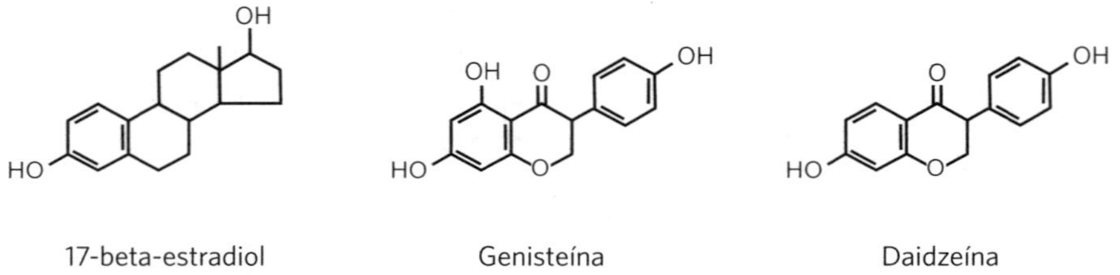

17-beta-estradiol   Genisteína   Daidzeína

Figura 32.8   Estrutura química do 17-beta-estradiol e das isoflavonas genisteína e daidzeína.

Apesar de quase sempre estarem relacionadas à soja, por este ser o alimento que apresenta as concentrações mais altas desses compostos, as isoflavonas também podem ser encontradas em outras leguminosas, como o feijão e em vegetais, como a alfafa, a linhaça e o vinho tinto, bem como em sementes e brotos.[86] Nas plantas, as isoflavonas estão conjugadas a açúcares e são biologicamente inativas. As bactérias intestinais se encarregam de hidrolisá-las em sua forma aglicona, sendo as formas biologicamente ativas mais importantes para a saúde humana a genisteína e a daidzeína.[109] Esses compostos são metabolizados e excretados em até 24 horas após o consumo.[97]

Polifenóis não flavonoides

Os principais polifenóis não flavonoides presentes na alimentação humana são os ácidos fenólicos (C6-C1), incluindo o ácido gálico, que é precursor biossintético dos taninos hidrolisáveis (Figura 32.9); os hidroxicinamatos (C6-C3) e seus derivados conjugados; e os estilbenos polifenólicos (C6-C2-C6). O ácido gálico é o ácido fenólico mais comum e ocorre amplamente como várias unidades conjugadas com açúcares, as quais são denominadas galotaninos, mas estes são encontrados apenas em extensão limitada em componentes alimentares. As principais fontes de ácido gálico na alimentação humana são uvas, vinho, manga, chá-verde e chá-preto, nos quais geralmente esse ácido está na forma não glicosilada. O ácido elágico e os elagitaninos são encontrados em framboesas e em morangos, e em grande concentração em romã, nas amoras e no caqui. Também ocorrem em menor concentração em nozes, em avelãs e em vinhos envelhecidos em barris de carvalho.[21]

COMPOSTOS BIOATIVOS DE ALIMENTOS 617

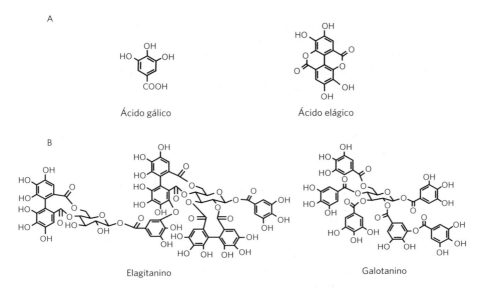

Figura 32.9 Ácido gálico e seus derivados.
Fonte: adaptada de Crozier, Jaganath e Clifford.[21]

Os hidroxicinamatos mais comuns são o ácido p-cumárico, o ácido ferúlico, o ácido sinápico (ou sinapínico) e, principalmente, o ácido cafeico (Figura 32.10). Essas substâncias ocorrem na forma conjugada, por exemplo, com ácido tartárico ou ácido quínico, sendo coletivamente referidos como ácidos clorogênicos. Estes estão presentes principalmente em grãos de café. Consumidores regulares dessa bebida podem ter ingestão diária de até um grama desse polifenol e, para muitas pessoas, esta é a principal fonte alimentar de fenóis.[21]

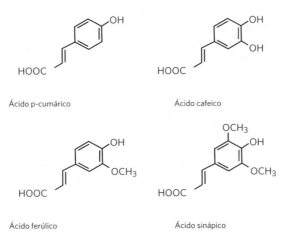

Figura 32.10 Principais hidroxicinamatos presentes na alimentação humana.
Fonte: adaptada de Crozier, Jaganath e Clifford.[21]

Já os estilbenos são fitoalexinas (substâncias antimicrobianas) produzidas pelas plantas em resposta a patógenos, a doenças, a injúrias e ao estresse. O principal estilbeno da alimentação é o resveratrol, que pode estar nas formas *cis* ou *trans* (Figura 32.11). O *trans*-resveratrol é a forma estérica mais comum e apresenta maior atividade biológica quando protegido de pH elevado e da luz ultravioleta.[103]

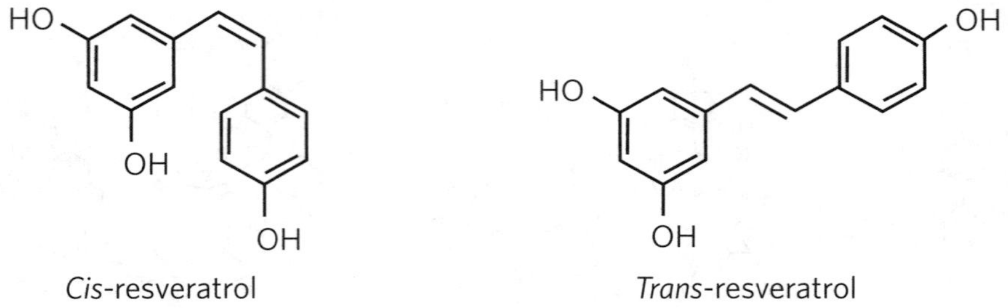

Cis-resveratrol   Trans-resveratrol

Figura 32.11   Principais estilbenos presentes na alimentação humana.
Fonte: adaptada de Crozier, Jaganath e Clifford.[21]

O consumo humano de resveratrol é proveniente, principalmente, do vinho tinto, porém, quantidades menores podem ser encontradas em frutas, no repolho-roxo (*Brassica oleracea*), em certas ervas e no espinafre. Esse polifenol recebeu a atenção em todo o mundo por sua capacidade de reduzir o risco de grande variedade de doenças em animais, em razão de suas propriedades cardioprotetora,[114] anti-inflamatória, anticancerígena,[26,112] antioxidante, antidiabética[17] e antiviral.[10] Também foi verificado que o resveratrol pode ser útil na proteção contra danos cerebrais em casos de lesões isquêmicas.[113] Esse composto também atraiu atenção por ser associado à longevidade.[61] Os efeitos protetores do consumo de vinho tinto são frequentemente atribuídos ao resveratrol; no entanto, a hipótese mais provável é que haja sinergismo entre os compostos fenólicos encontrados nessa bebida. Há também que se destacar que as concentrações de compostos bioativos fenólicos em vinhos tintos variam amplamente de acordo com a variedade e os fatores ambientais, como a temperatura, o tipo de solo e de água, e os fungos que atacam as plantas.[36]

Glicosinolatos

Os glicosinolatos são um grupo de CBA encontrados principalmente em hortaliças da família *Cruciferae,* gênero *Brassica,* espécie *oleracea,* como a couve, o repolho, o brócolis, o rabanete, o nabo, a mostarda, o agrião, a couve-flor e a couve-de-bruxelas. Mais de 120 glicosinolatos diferentes já foram identificados em plantas.[28] Os glicosinolatos e os compostos produzidos a partir da sua hidrólise despertam interesse na nutrição, pois, em particular, a alimentação rica em crucíferas demonstra benefícios para a saúde, incluindo associação com risco reduzido de doenças cardiovasculares, de alguns tipos de câncer e de doenças neurodegenerativas.[44,76,119]

As propriedades biológicas benéficas relacionadas às hortaliças crucíferas podem ser atribuídas ao seu alto conteúdo de glicosinolatos, os quais também são responsáveis pelo odor pungente e pelo sabor amargo desses vegetais. O conteúdo de glicosinolatos nas crucíferas varia de acordo com o vegetal, dependendo da espécie, do clima e de outras condições de cultivo. Glicosinolatos são tioglicosídeos (compostos com enxofre – grupamento funcional – SH ligado a um açúcar) biologicamente inativos que devem ser hidrolisados em isotiocianatos (ITC), em nitrilas, em tiocianatos, em epitionitrilas ou em oxazolidinas para se tornarem ativos, tanto nas plantas quanto nos seres humanos (Figura 32.12).

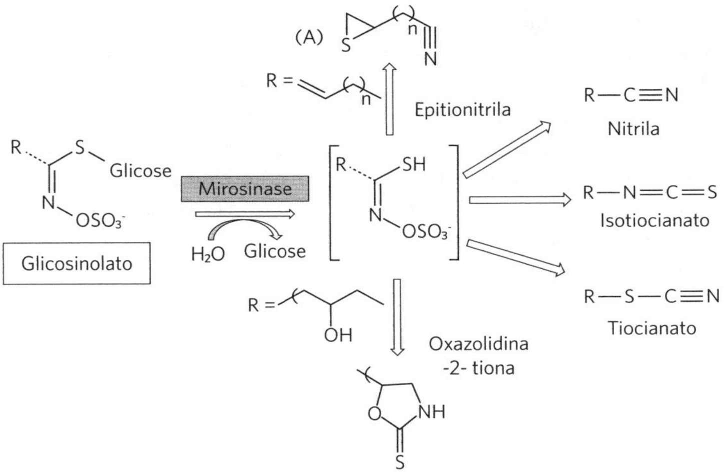

Figura 32.12 Estrutura dos glicosinolatos e de seus metabólitos. A hidrólise de glicosinolatos é catalisada pela mirosinase, o que gera aglicanas instáveis e libera glicose. As condições de reação e da cadeia lateral desses compostos (R) podem resultar em uma série de produtos, como nitrilas, isotiocianatos, tiocianatos, epitionitrilas e oxazolidina-2-tiona.
Fonte: adaptada de Dinkova-Kostova e Kostov.[23]

A estrutura dos glicosinolatos é formada de ésteres de (Z)-N-hidroxiaminossulfato ligados a uma beta-D-glicopiranose seguida de um grupo sulfato e uma cadeia lateral variável. Os glicosinolatos são classificados de acordo com a estrutura química e os mais estudados são os alifáticos, as metiltioalquilas, os aromáticos e os heterocíclicos.[28]

Os glicosinolatos são compostos hidrofílicos, química e termicamente estáveis e a sua hidrólise ocorre por reação enzimática mediada pela enzima mirosinase (betatiogli-cosidase). Essa enzima co-ocorre nas plantas que contêm glicosinolatos em comparti-mentos isolados e entra em contato com estes apenas quando a planta sofre alguma injúria. Os glicosinolatos, a exemplo dos polifenóis, estão relacionados com o sistema de defesa das plantas. No dano celular, o processo de hidrólise produzirá glicose, sulfato e aglicanas que podem sofrer fragmentação e/ou rearranjo molecular, resultando em outros compostos com atividade biológica (Figura 32.12).[40]

Após o consumo de hortaliças brássicas, a hidrólise de glicosinolatos, *in vivo*, pode ocorrer via ação das mirosinases presentes na hortaliça, ou por ação da microbiota co-lônica, que também apresenta atividade de betatioglicosidase. A mastigação tem papel importante na ruptura das estruturas celulares, especialmente de hortaliças não processadas, o que expõe os glicosinolatos à mirosinase e é o primeiro passo para a formação de produtos decorrentes da hidrólise.[23] A exceção são os alimentos cozidos, nos quais a mirosinase é inativada, o que impede, assim, a formação de ITC, de tiocianatos e de nitrilas durante a mastigação.[40]

Apenas pequena parte dos glicosinolatos intactos provenientes da alimentação é absorvida pelo organismo humano. Entretanto, uma vez absorvidos, não são hidrolisados para suas formas bioativas, pois o organismo humano não produz a enzima mirosinase. Dessa forma, são excretados intactos na urina ou retornam para o intestino via ducto biliar e podem então ser hidrolisados pela microbiota intestinal.[7] Após a ingestão, os glicosinolatos podem ser parcialmente absorvidos na sua forma intacta pelo estômago, porém, a maior parte desses compostos é metabolizada no lúmen intestinal.[8] Sugere-se que quando a mirosinase está ativa, a hidrólise dos glicosinolatos ocorre no intestino delgado proximal. No entanto, quando a mirosinase é inativada (por exemplo, por cozimento), os glicosinolatos intactos podem atingir o cólon, onde são metabolizados pela microbiota intestinal (Figura 32.13).[8] Estudos *in vitro* com brássicas cozidas sugerem que a microbiota intestinal exerce função semelhante à da mirosinase na hidrólise de glicosinolatos, sendo responsável por 18% da hidrólise desses compostos a ITC em duas horas.[33]

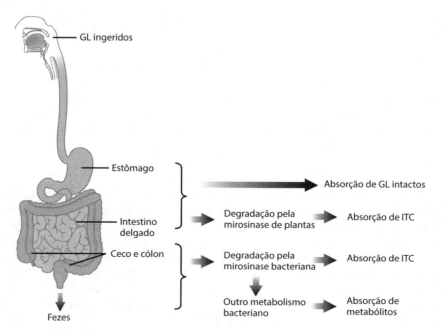

Figura 32.13 Metabolismo dos glicosinolatos (GL) e seus produtos no organismo humano. Pequena porção de GL intactos pode ser parcialmente absorvida no estômago. A maior porção dos GL chega ao intestino delgado, onde pode ser hidrolisada pela mirosinase da planta e os produtos de degradação, isotiocianatos (ITC), serão absorvidos. Os GL não hidrolisados pela mirosinase seguem até o cólon, onde podem ser hidrolisados pela ação da microbiota e então absorvidos.
Fonte: adaptada de Barba et al.[8]

COMPOSTOS BIOATIVOS DE ALIMENTOS

621

O conteúdo de glicosinolatos em plantas é crucial para a avaliação de seus efeitos biológicos, porém, é difícil obter estimativa desse valor. As concentrações variam nas plantas, qualitativa e quantitativamente, em virtude da intervenção de vários fatores, como a espécie e o cultivar da planta em questão, o tipo de tecido, a idade fisiológica e a saúde da planta, os fatores ambientais (como as práticas agronômicas, os defensivos agrícolas, as condições climáticas) e os ataques de insetos e de micro-organismos.[13]

Além das variações citadas, o conteúdo de glicosinolatos pode ser afetado também por condições de estocagem e de processamento dos alimentos. O cozimento também tem repercussão por inativar a mirosinase, o que reduz a hidrólise dos glicosinolatos. Mesmo diante de todas essas variáveis, tem-se assumido que o consumo de hortaliças brássicas reflete a ingestão de glicosinolatos e seus produtos de hidrólise. Host e William-son[40] estimam que o consumo de hortaliças brássicas na Alemanha é de aproximadamente 54 g/dia *per capita*, e que 54% desse valor se refere ao consumo de repolho--branco, de couve-flor e de repolho-roxo. No Brasil ainda não há estimativa de ingestão.

Isotiocianatos

Os ITC são os principais e mais estudados metabólitos formados pela hidrólise de glicosinolatos ingeridos a partir de crucíferas. Após a absorção, os ITC podem ser metabolizados e excretados ou podem se depositar em alguns tecidos. A absorção normalmente ocorre de forma passiva pelas membranas dos enterócitos.[37] Uma vez absorvidos, os ITC são conjugados com a glutationa, sofrem consecutivas reações mediadas por enzimas e são excretados na urina pela via do ácido mercaptúrico como conjugados de N-acetilcisteína (NAC). A excreção de NAC foi demonstrada em ratos e em humanos e pode ser usada como biomarcador seletivo para a formação e a absorção de ITC no trato gastrintestinal.[94] Com relação aos tecidos, a maior quantidade de ITC é encontrada na mucosa intestinal, no fígado, nos rins e na bexiga, seguidos dos pulmões e do baço. O cérebro e o coração contêm concentrações muito baixas de ITC.[8]

A estrutura genérica dos ITC é: RN = C = S, em que R é um grupo alquila ou arila. As estruturas de alguns ITC são ilustradas na Figura 32.14.

A estrutura química do glicosinolato determina qual ITC será formado, o que resulta em compostos cognatos [por exemplo, a partir da glicorafarina será formado o sulforafano (SFN); a partir da sinigrina, o alil ITC (AITC); e a partir da gliconasturitina, o fenetil ITC (PEITC)] (Figura 32.15). Essa informação é relevante, pois o efeito biológico dos ITC varia de acordo com a estrutura da cadeia lateral. Por exemplo, estudo *in vitro* demonstrou que o SFN é absorvido mais rapidamente, mantém a concentração intracelular por mais tempo e em quantidades mais elevadas do que outros ITC, e tem a maior potência de induzir a expressão de duas enzimas de fase 2: a glutationa S-transferase (GST) e a quinona redutase (QR).[74]

Os ITC são compostos altamente eletrofílicos, o que facilita reações com o nitrogênio, o oxigênio ou o enxofre nucleofílicos. Eles reagem espontaneamente com grupos sulfidril presentes na molécula de glutationa (GSH). Uma dose inicial elevada de ITC resulta em aumento da expressão da enzima GST, responsável pela conjugação dos ITC com a GSH, provavelmente porque essa enzima é promotora da adição do grupo tiol da GSH ao carbono central eletrofílico do ITC (Figura 32.16). O produto correspondente a essa reação de adição é o ditiocarbamato (GSH-ITC). A rápida conjugação com a GSH no interior dos enterócitos ajuda a manter o gradiente e o rápido acúmulo intracelular de ditiocarbamatos.[40]

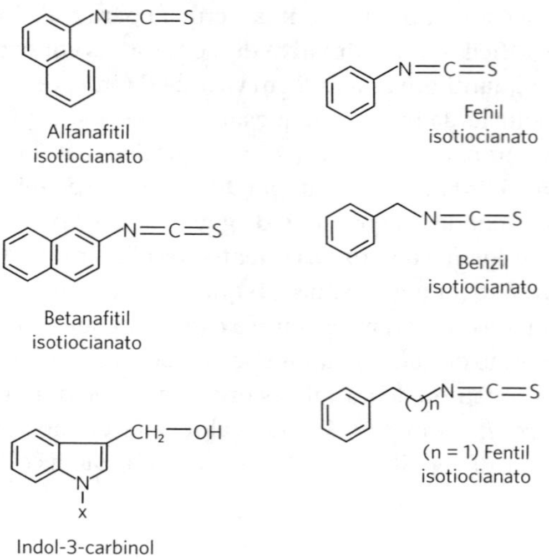

BASES BIOQUÍMICAS E FISIOLÓGICAS DA NUTRIÇÃO

Figura 32.14 Estrutura de alguns isotiocianatos

Fonte: adaptada de Navarro et al.[74]

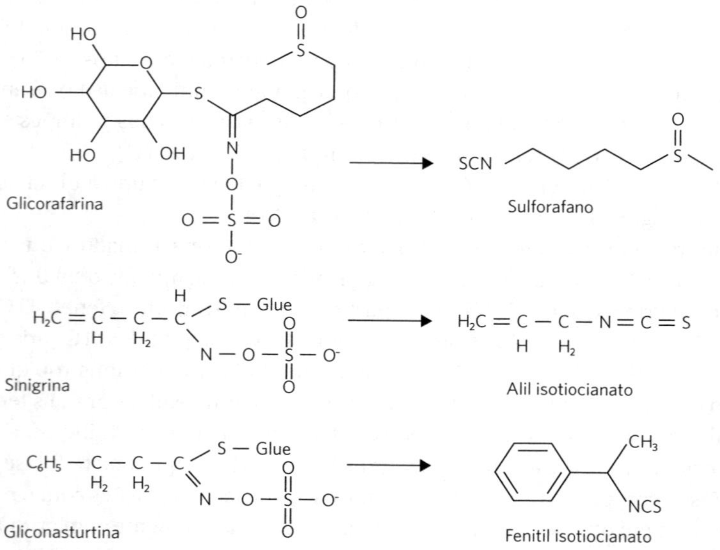

Figura 32.15 Conversão de alguns glicosinolatos a seus respectivos ITC.

Fonte: adaptada de Navarro et al.[74]

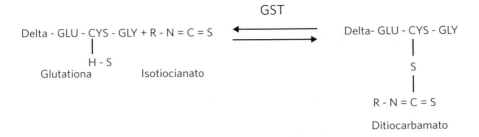

Figura 32.16 Metabolismo de ITC *in vivo:* conjugação com a GSH celular.
Fonte: adaptada de Navarro et al.[74]

Os mecanismos de ação dos ITC são múltiplos e incluem, pelo menos, alterações na expressão e na atividade de enzimas metabolizadoras de xenobióticos – como as citocromo p450 (CYP) e as GST –, o que resulta em modificações do metabolismo de carcinógenos; em inibição do ciclo celular e indução da apoptose; em inibição da angiogênese e da metástase; em alterações no padrão de acetilação de histonas; e em modulação das atividades antioxidantes, anti-inflamatórias e imunomoduladoras. A habilidade de um composto isolado exercer diversos efeitos sobre eventos que estão intimamente envolvidos na patogênese das doenças crônicas torna os ITC agentes promissores na promoção da saúde humana.[23]

Ao contrário dos glicosinolatos, a maioria dos ITC é volátil e pode ser perdida para a atmosfera por vaporização durante a fervura. Assim, perda significativa de ITC é esperada durante o processamento de alimentos. Por exemplo, a perda do alil isotiocianato ocorre quando o alimento atinge 88°C.

CAROTENOIDES

O termo carotenoides refere-se a uma classe de pigmentos sintetizados por plantas, algas e bactérias fotossintetizantes, mas não por animais. São responsáveis pelas cores amarela, alaranjada e vermelha nas plantas, com exceção dos carotenoides fitoeno e fitoflueno, que são incolores.[102] Existem aproximadamente 750 carotenoides na natureza,[106] entretanto, apenas cerca de 100 deles estão presentes na alimentação,[92] e 13 compostos e oito metabólitos são encontrados em tecidos humanos, variando de acordo com os padrões alimentares individuais. Destes, alfa e betacarotenos, betacriptoxantina, luteína, zeaxantina e licopeno são responsáveis por aproximadamente 90% das concentrações plasmáticas dos carotenoides.[50] Contudo, o plasma apresenta apenas 1% dos carotenoides do organismo. As concentrações mais elevadas são encontradas no fígado, mas os carotenoides também podem ser depositados no tecido adiposo, no cólon, no pâncreas, na próstata, na mácula lútea e na pele.[84]

O organismo humano não é capaz de sintetizar carotenoides, e depende da ingestão alimentar; assim, frutas e hortaliças constituem suas principais fontes. Alfa e betacarotenos, betacriptoxantina, luteína e licopeno consistem nos principais carotenoides presentes na alimentação,[5] sendo o betacaroteno o mais amplamente distribuído em alimentos.[92]

Carotenoides são os CBA mais estudados em vários de seus aspectos, incluindo a elucidação de suas propriedades físico-químicas, a estabilidade e as alterações durante o processamento e a estocagem, a biossíntese e o metabolismo, bem como a biodisponibilidade, as implicações na saúde humana e a relação entre estrutura e funções biológicas. Além disso, são amplamente utilizados pela indústria de alimentos no desenvolvimento de produtos alimentícios enriquecidos, como corantes naturais, como antioxidantes e alguns deles como fontes de pró-vitamina A.[43] O uso desses compostos é, também, bastante disseminado na indústria cosmética e farmacêutica.[70]

Em animais e em seres humanos, os carotenoides apresentam dentre suas principais funções a propriedade de serem convertidos em vitamina A (alguns deles), e a habilidade de fornecer proteção contra a foto-oxidação, em decorrência de sua atuação como sequestradores de ERO e por interagirem sinergicamente com outros antioxidantes.[56,65] Ações biológicas em favor da saúde humana dos carotenoides resultam, por exemplo, de sua capacidade antioxidante, da atuação no sistema imune e do aumento da densidade da mácula lútea em primatas.[30,56] Entretanto, estudos demonstram que os carotenoides também apresentam ações relacionadas ao controle da expressão gênica, especialmente de enzimas metabolizadoras de xenobióticos; e à regulação da comunicação e da proliferação celular.[73,91,111] Na transcrição gênica, os mecanismos de ação desses compostos parecem estar relacionados à indução da expressão de enzimas de destoxificação, via ativação do *nuclear factor erythroid 2–related factor 2* (Nrf2), que tem afinidade por sequências de ácidos nucleicos chamadas de elemento de resposta a antioxidantes (ERA), que regulam a expressão de enzimas antioxidantes.[9] Contudo, vale destacar que as diferentes ações biológicas desses compostos não ocorrem isoladamente, mas sim de forma integrada, uma vez que essas ações podem estar relacionadas ao efeito antineoplásico conferido aos carotenoides.

Como associações do consumo de carotenoides com a promoção da saúde humana, pode-se ressaltar a redução do risco de desenvolvimento de degeneração macular relacionada à idade, de catarata, de doenças cardiovasculares e de alguns tipos de câncer. Estudos epidemiológicos apontam para a existência de relação positiva entre maior consumo de carotenoides, com consequente aumento de suas concentrações plasmáticas e teciduais, e a redução do risco de desenvolvimento de doenças crônicas não transmissíveis.[47,115] Nos Estados Unidos, a Food and Drug Administration (FDA) não permite alegações de funcionalidade para alimentos ricos em carotenoides, argumentando que os estudos são ainda inconsistentes.[31] Por outro lado, apesar de nem todas as associações serem plenamente reconhecidas, no Brasil, a Agência Nacional de Vigilância Sanitária (Anvisa) aceita algumas alegações relacionadas à promoção da saúde, como a de capacidade antioxidante relacionada a alimentos ricos em licopeno, luteína e zeaxantina.[2]

Com relação à promoção da saúde, atividades biológicas são atribuídas a esses compostos, sendo a mais reconhecida a sua função como pró-vitamina A. Contudo, podem ser destacadas outras ações, como capacidade antioxidante, filtração da luz solar, indução da comunicação celular (via aumento da expressão de conexinas) e modulação da resposta imune. Destacam-se também algumas associações, como a redução do risco de doenças crônicas não transmissíveis, incluindo alguns tipos de câncer.[66]

Estrutura

Carotenoides apresentam estrutura de cadeia longa com duplas ligações entre carbonos e simetria bilateral, contendo um tetraterpeno com 40 átomos de carbono, formado por oito unidades de isoprenoides de cinco carbonos.[92] Os diferentes compostos são gerados essencialmente por modificações adicionais a uma estrutura básica, como ciclização, hidrogenação, adição de grupos funcionais contendo oxigênio, rearranjos, encurtamento de cadeias ou combinação dessas modificações.[92] No entanto, a formação de anéis nas extremidades e a adição de átomos de oxigênio são as principais modificações, responsáveis pelas características de cor e capacidade antioxidante. A estrutura dos carotenoides mais comuns está demonstrada na Figura 32.17. A presença de duplas ligações conjugadas favorece a isomerização da forma *cis* para a *trans*, sendo a última mais estável e a mais comumente encontrada em plantas. Contudo, pouco se conhece a respeito da influência biológica dessa isomerização na saúde humana.[89]

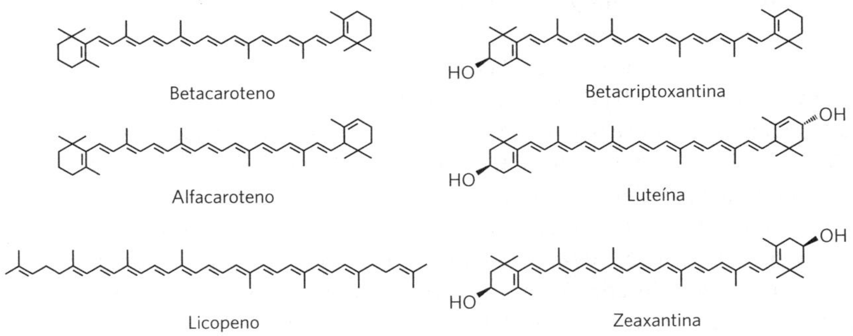

Figura 32.17 Estrutura dos principais carotenoides presentes na alimentação.
Fonte: adaptada de Lima e Horst.[62]

Os carotenoides podem ser distribuídos em duas classes: os carotenos, altamente apolares, formados apenas por carbono e hidrogênio, como o betacaroteno e o licopeno, os quais têm como característica a presença de uma cadeia carbônica linear ou ciclizada em um ou nos dois terminais da molécula;[14,71] e as xantofilas, carotenoides polares, como a luteína e a zeaxantina, que apresentam em sua estrutura, além de carbono e hidrogênio, o oxigênio.[93] Tais diferenças influenciam as atividades biológicas desses compostos.

Os carotenoides podem também ser classificados como aqueles que apresentam atividade de pró-vitamina A e em compostos sem tal capacidade. Bioquimicamente, para um carotenoide apresentar atividade pró-vitamínica A, sua estrutura deve apresentar ao menos um anel beta-ionona (trimetil ciclo-hexano conjugado) não substituído e uma cadeia lateral poliênica ligada. A outra extremidade da molécula pode variar quanto à estrutura cíclica ou acíclica e ser alongada, mas não encurtada a um fragmento poliênico contendo menos do que 11 carbonos.[77] Por essa razão, nem todos os carotenoides apresentam função de provitamina A.

Nesse sentido, o betacaroteno parece ser o composto que apresenta maior eficiência de conversão em vitamina A, uma vez que sua clivagem resulta, em última instância, em duas moléculas de vitamina A.[57] Entretanto, seu mecanismo de clivagem é controverso, tendo sido sugeridas duas hipóteses: clivagem central ou excêntrica da molécula. No caso da primeira, pode ocorrer cisão nos dois átomos centrais de carbono do betacaroteno, o que resulta em duas moléculas de retinaldeído, que são subsequentemente reduzidas a retinol (vitamina A).[58] Já a clivagem excêntrica do betacaroteno dá origem a diferentes metabólitos denominados beta-apocarotenais, que podem ser, então, convertidos em retinaldeídos ou oxidados em ácidos beta-apocarotenoicos. Estes últimos são também eventuais precursores do ácido retinoico. Além disso, alguns dos apocarotenais são relativamente polares, podendo ser transportados do intestino ao fígado pelo sistema porta.[32]

A vitamina A é essencial aos processos normais de crescimento e de desenvolvimento, à proteção da pele, ao bom funcionamento do sistema imune e à visão. Frequentemente, essas funções são atribuídas apenas aos carotenoides que apresentam função pró-vitamínica A, especialmente os alfa e betacarotenos e a betacriptoxantina.[64] Em países emergentes, carotenoides com função de pró-vitamina A consistem na principal fonte alimentar dessa vitamina.

Outra função biológica associada à estrutura química dos carotenoides é a capacidade antioxidante, que depende do número de duplas ligações em sua estrutura. Nesse sentido, o mais eficiente é o licopeno, que representa aproximadamente 30% dos carotenoides totais do plasma.[22] Todavia, alfa e betacarotenos, luteína, zeaxantina e criptoxantina também apresentam capacidade antioxidante pronunciada.[109]

Entretanto, como todos os antioxidantes, os carotenoides também podem exercer atividade pró-oxidante em determinadas circunstâncias, em particular quando ocorre o consumo de doses elevadas e em condições de estresse oxidativo intensificado.[79] Interações cooperativas entre betacaroteno e outros antioxidantes são essenciais para determinar, em última instância, o efeito antioxidante/pró-oxidante desse carotenoide em cultura de células. A presença de outros antioxidantes, como a vitamina E, pode limitar o caráter pró-oxidante do betacaroteno. Em cultura de células neoplásicas de diferentes linhagens, a adição de vitamina E possibilitou a reversão completa dos efeitos pró-oxidantes desse carotenoide.[78]

A longa cadeia de ligações simples e duplas alternadas (unidades isoprênicas), comum a todos os carotenoides, confere a estes a capacidade de filtrar a luz visível. Essa propriedade é importante, mais especificamente para os olhos, onde carotenoides exercem função de absorção da luz azul. O acúmulo dos carotenoides luteína e zeaxantina na mácula lútea resulta em proteção de estruturas essenciais contra danos oxidativos. Essa região da retina é assim denominada em virtude de sua cor amarelada resultante do acúmulo de luteína e de zeaxantina.[57] Esses carotenoides, que não podem ser sintetizados pelo organismo humano, devem ser obtidos a partir da alimentação. Fontes incluem gema de ovos, milho, suco de laranja, melão *orange*, pimenta e hortaliças verde-escuras, como couve, espinafre e brócolis.[97]

A capacidade de filtrar a luz azul, atribuída aos carotenoides, foi classificada na sequência: luteína > zeaxantina > betacaroteno > licopeno.[48] A identificação de subprodutos de oxidação de luteína e de zeaxantina na retina humana e em outros tecidos oculares endossa o papel antioxidante de xantofilas no olho humano.[11]

PRINCIPAIS EFEITOS DE COMPOSTOS BIOATIVOS DE ALIMENTOS NA PROMOÇÃO DA SAÚDE HUMANA

Os CBA presentes na alimentação habitual do ser humano apresentam diversos efeitos biológicos. Há evidências importantes de que esses compostos exerçam papéis na redução do risco de doenças crônicas não transmissíveis, principalmente no câncer e nas doenças cardiovasculares. Entretanto, os efeitos desses CBA na promoção da saúde dependem de uma série de fatores, incluindo as quantidades consumidas e a biodisponibilidade desses compostos.[87]

Nesse sentido, muitos mecanismos são propostos para os efeitos dos CBA no organismo humano. Um exemplo é a capacidade de alterar o metabolismo de carcinogênicos químicos por modificar o sistema endógeno de enzimas metabolizadoras de xenobióticos. Sabe-se que os mamíferos são dotados de um complexo sistema de defesa, e quando os xenobióticos entram no organismo, sofrem uma série de transformações mediadas por enzimas. Existem basicamente dois tipos de enzimas de biotransformação: as enzimas de fase 1, que incluem aquelas da família do citocromo P-450 dependentes de mono-oxigenases, geralmente responsáveis pela ativação dos compostos e, por esse motivo, chamadas de ativadoras; e as enzimas de fase 2, como as GST, a QR e a UDP-glicuronosil transferase, dentre outras, que têm como principal característica o poder de adição ou de conjugação de cofatores endógenos, como GSH e ácido glicurônico, formando produtos não tóxicos e passíveis de excreção; por essa razão, também são chamadas de destoxificadoras.[18] Sugere-se que os CBA atuam como quimioprotetores, por atuar na indução de enzimas que metabolizam os carcinógenos, transformá-los em suas formas menos reativas e direcioná-los à excreção.[105]

Com relação a estudos de quimioprevenção, são encontrados muitos compostos com essa atividade, e estes são separados em duas classes funcionais. A primeira inclui indutores monofuncionais, que modulam a expressão e a atividade de enzimas de fase 2. A segunda é composta de indutores bifuncionais, que exercem influência em enzimas de ambas as fases (1 e 2).[115] Evidências sugerem efeitos nutrigenômicos dos CBA, como a modulação da expressão de genes que codificam enzimas, em nível transcricional. A indução da transcrição desses genes pode ser mediada pelo receptor Ah, uma proteína celular que liga hidrocarbonetos aril, o que resulta na formação de um complexo que age no núcleo da célula e controla a expressão de genes que codificam enzimas envolvidas em uma série de processos de biotransformação. Esse sistema é ativado por ambos os indutores, mono e bifuncionais. A ativação transcricional pode ser iniciada pela ligação do Nrf2 com o ERA na região promotora do gene ou, alternativamente, com o elemento de resposta a xenobióticos (ERX). Os ERA são sequências de nucleotídeos encontradas na região promotora de vários genes que codificam enzimas de fase 2.[60] A identificação dos ERA foi o passo inicial para a elucidação dos mecanismos moleculares de resposta quimioprotetora dos CBA. Atualmente, já existem trabalhos que explicam detalhadamente as vias de sinalização que resultam na modulação da expressão de genes que codificam enzimas antioxidantes e de destoxificação, o que caracteriza a ação quimiopreventiva de muitos compostos bioativos.[18]

Os produtos de hidrólise dos glicosinolatos podem atuar como agentes quimiopreventivos em várias etapas do processo carcinogênico. Podem impedir que ocorram danos no DNA por inibir a ativação do carcinógeno, por bloquear a atividade de enzimas de fase 1 ou, ainda, por eliminar carcinogênicos reativos por indução da expressão das enzimas de fase 2. Também podem atuar inibindo a proliferação por interromper o ciclo celular ou por ativar mecanismos apoptóticos e, assim, eliminar células malignas e pré-malignas.[120]

Existem evidências convincentes de que certos ITC provenientes de alimentos, bem como alguns análogos sintéticos, são inibidores efetivos de tumores quimicamente induzidos em um ou mais órgãos de roedores, como bexiga, cólon, esôfago, pulmões,[20] mamas, pâncreas e estômago.[1,20,38,82,108] Estudos de biologia molecular mostram que a atividade quimiopreventiva dos ITC não somente inibe o desenvolvimento, como também elimina a estabilidade de células neoplásicas.

Com relação aos polifenóis, estudos experimentais em animais e em humanos verificaram que o aumento na ingestão desses compostos pode prevenir a formação da lipoproteína de baixa densidade oxidada (LDLox), reduzir a tendência à formação de coágulos, manter os níveis de pressão sanguínea e elevar a capacidade antioxidante total do sangue.[67] Tais efeitos podem ser atribuídos à capacidade dos polifenóis de reduzir o estresse oxidativo e, assim, inibir a oxidação da LDL; bem como de reduzir o nível de arginina di-metil assimétrica (ADMA), inibidor endógeno da enzima óxido nítrico sintase endotelial. Dessa forma, o óxido nítrico torna-se mais biodisponível, o que limita a disfunção endotelial e previne o desenvolvimento de alterações ateroscleróticas. Outra possível ação atribuída aos polifenóis é a de inibir a atividade da enzima conversora de angiotensina (ECA), e diminuir a concentração de angiotensina II, o que modula o sistema renina-angiotensina-aldosterona e, dessa forma, a pressão arterial.[95] Contudo, postula-se que os polifenóis também atuem diretamente como sequestradores de radicais livres, enquanto asseguram a proteção e a regeneração de outros antioxidantes de origem alimentar. As atividades biológicas dos polifenóis na forma aglicona ou, algumas vezes, glicosilados, presentes em alimentos foram amplamente avaliadas *in vitro* em enzimas purificadas, em cultura de células e em tecidos isolados. O reflexo da atividade antioxidante dos polifenóis sugere que o metabolismo destes apresente efeito considerável. Por exemplo, a hidrofobicidade dos polifenóis é intermediária entre a vitamina C, altamente hidrofílica, e a vitamina E, altamente hidrofóbica. Os polifenóis agem nas interfaces hidrolipídicas e podem estar envolvidos nas vias de regeneração das vitaminas C e E.[68]

As atividades antioxidantes e de proteção de órgãos e sistemas vitais (fígado, cérebro, rins, sistema cardiovascular) são dois dos mecanismos de atuação de vários compostos bioativos, como os flavonoides (isoflavonas da soja, catequinas do chá-verde e do chá-preto), as antocianinas (feijão, morango, amora, cereja, casca de uvas e vinho tinto), os carotenoides, como o licopeno (tomate, melancia e goiaba), dentre outros. Os carotenoides são considerados agentes potentes na redução do risco de câncer, e a luteína e a zeaxantina reduzem o risco de desenvolvimento de degeneração macular relacionada à idade.[69]

CBA atuam na redução da agregação plaquetária e do risco de trombose e de aterosclerose, bem como nas alterações no metabolismo do colesterol. Compostos sulfurados do alho e polifenólicos de uvas e vinhos tintos (procianidinas), do cacau, do chocolate e dos chás orientais, dentre outros, são importantes compostos relacionados a esses efeitos.[67] Atuam também no controle das concentrações de hormônios esteroides e do metabolismo endócrino. As isoflavonas presentes na soja são alternativa para a terapia

COMPOSTOS BIOATIVOS DE ALIMENTOS 629

de reposição hormonal, tendo como efeitos benéficos a diminuição do risco de câncer, de doenças cardiovasculares e da osteoporose (inibem a atividade dos osteoclastos, células ósseas responsáveis pela reabsorção óssea).[104]

Polifenóis também apresentam atividade anti-inflamatória e, dentre os potenciais mecanismos moleculares para essa atividade, pode-se incluir a inibição de enzimas, como as ciclo-oxigenases e as lipoxigenases.[118] Além disso, sugere-se que tais efeitos estejam relacionados à modulação da atividade de várias proteínas e de fatores de transcrição implicados na síntese de citocinas e de moléculas de adesão.[96] Entretanto, os mecanismos ainda não estão totalmente elucidados.

Os polifenóis têm sido sugeridos, também, como ingredientes ativos para terapia no tratamento de doenças neurodegenerativas. Dentre os possíveis mecanismos associados à alegação neuroprotetora estão a capacidade de sequestrar radicais livres e a de modular a neuroplasticidade.[107] Estudos têm descrito também atividade antiplaquetária de flavonoides, como hesperidina,[46] genisteína[55] e apigenina.[75] Esses compostos atuam na inibição de moléculas ativadoras de plaquetas envolvidas na via de agregação, como o colágeno, o difosfato de adenosina (ADP), o tromboxano A2 (TXA2), a trombina, o fator ativador de plaquetas (FAP), a ciclo-oxigenase 1 (COX-1) e o ácido araquidônico (AA).[52]

Outra alegação dos polifenóis que tem sido estudada, em especial para os flavonoides, é seu efeito antiadipogênico. Revisão sobre o assunto concluiu que esses compostos podem regular várias vias e afetar diferentes alvos moleculares durante o desenvolvimento dos adipócitos, o que inclui a ativação de vias dependentes da proteína quinase ativada por monofosfato de adenosina (AMPK), a redução da expressão de fatores de transcrição adipogênicos, a indução da apoptose, a inibição da expansão clonal e a parada do ciclo celular.[51]

Os CBA também podem modular eventos epigenéticos, como a metilação do DNA e a acetilação de histonas. Ao contrário do silenciamento transcricional por modificações genéticas, eventos epigenéticos não interferem no conteúdo da informação dos genes afetados e são potencialmente reversíveis. Por exemplo, a hipermetilação do DNA pode resultar no silenciamento gênico e ter implicações importantes no controle da carcinogênese. Já a acetilação de histonas neutraliza a carga positiva dos resíduos de lisina (K), o que diminui a afinidade das histonas pelo DNA, que possui carga negativa. Esse evento permite o desprendimento do DNA das histonas do nucleossomo, afrouxando a estrutura da cromatina e permitindo o acesso de fatores de transcrição.[35] Em culturas de células de câncer de mama, o tratamento com genisteína e licopeno reinduziu a expressão do gene *Gstp1*, e esse efeito foi acompanhado de desmetilação da região promotora desse gene. Contudo, nenhum dos tratamentos alterou o padrão de metilação de outro gene supressor de tumor, o *Rar*.[54]

Os polifenóis presentes no chá-verde e no chá-preto (epigalocatequina galato, epicatequina galato, epigalocatequina, galocatequina, epicatequina e catequina) podem também atuar sobre patógenos, como *Helicobacter pylori*, *Staphylococcus aureus*, *Escherichia coli*, vírus da hepatite C e influenza, entre outros, inibindo o crescimento de cepas patogênicas. Além disso, esses compostos são capazes de estimular a microbiota comensal e benéfica.[25]

Além disso, os polifenóis podem modular a composição da microbiota intestinal e, portanto, influenciar indiretamente o seu próprio metabolismo e biodisponibilidade, uma vez que alguns micro-organismos atuam na formação de metabólitos bioativos que podem ser mais facilmente absorvidos.[25,49,80] Nesse sentido, o consumo de chá-verde por dez dias aumentou a proporção de bifidobactérias em oito de dez indivíduos avaliados. A proporção de bifidobactérias em cinco desses oito indivíduos diminuiu após a interrupção da ingestão de chá-verde. Em conclusão, os autores sugerem que o consumo de chá-verde pode agir como prebiótico e melhorar o ambiente do cólon, aumentando a proporção das espécies de bifidobactérias.[45]

Outro efeito interessante dos polifenóis é a indução da adesão de bactérias benéficas às células intestinais, o que permite que probióticos permaneçam aderidos à mucosa por período maior e, consequentemente, potencialize seus efeitos.[15] Assim, alimentação rica em CBA pode exercer influência importante sobre a microbiota intestinal, alterando não apenas a composição, mas também a funcionalidade da microbiota, o que pode contribuir para a redução do risco de desenvolvimento de doenças e para a promoção da saúde.

CONSIDERAÇÕES FINAIS

As estruturas químicas e a classificação dos CBA parecem estar bem definidas, contudo, as possibilidades de efeitos na promoção da saúde ainda carecem de estudos. Evidências se acumulam sobre os efeitos terapêuticos dos CBA, o que aumenta a importância do entendimento do metabolismo desses compostos, de suas funções biológicas e de seus metabólitos *in vivo*. Ainda existem muitas lacunas a serem preenchidas a respeito desse assunto, o qual pode se constituir em campo promissor para novas pesquisas, em especial sobre a relação dose/efeitos em humanos. É importante, também, ressaltar que a alimentação exerce papel fundamental no estilo de vida saudável, mas não é fator único. A prática de atividade física regular e orientada, a redução do consumo de álcool e a abolição do tabagismo são atitudes também fundamentais para a redução do risco de doenças crônicas não transmissíveis.

REFERÊNCIAS

1. Abbaoui B, Telu KH, Lucas CR, Thomas-Ahner JM, Schwartz SJ, Clinton SK et al. The impact of cruciferous vegetable isothiocyanates on histone acetylation and histone phosphorylation in bladder cancer. J Proteomics. 2017;156:94-103.
2. Agência Nacional de Vigilância Sanitária. Alimentos com alegações de propriedades funcionais e ou de saúde. Alegações de propriedade funcional aprovadas [acesso em 15 mar 2018]. Disponível em: http://portal.anvisa.gov.br/alimentos/alegacoes.
3. Aggarwal BB, Ichikawa H. Molecular targets and anticancer potential of indole-3-carbinol and its derivatives. Cell Cycle. 2005;4(9):1201-15.
4. Aherne SA, O'Brien NM. Dietary flavonols: chemistry, food content, and metabolism. Nutrition. 2002;18(1):75-81.
5. Alaluf S, Heinrich U, Stahl W, Tronnier H,Wiseman S. Dietary carotenoids contribute to normal human skin color and UV photosensitivity. J Nutr. 2002;132:399-403.
6. Alkhalidy H, Wang Y, Liu D. Dietary flavonoids in the prevention of T2D: an overview. Nutrients. 2018;10(4):438.
7. Angelino D, Jeffery E. Glucosinolate hydrolysis and bioavailability of resulting isothi-ocyanates: focus on glucoraphanin. J Funct Foods. 2014;7:67-76.

COMPOSTOS BIOATIVOS DE ALIMENTOS

8. Barba FJ, Nikmaram N, Roohinejad S, Khelfa A, Zhu Z, Koubaa M. Bioavailability of glucosinolates and their breakdown products: impact of processing. Front Nutr. 2016;3:24.
9. Ben-Dor A, Steiner M, Gheber L, Danilenko M, Dubi N, Linnewiel K et al. Carotenoids activate the antioxidant response element transcription system. Mol Cancer Ther. 2005;4(1):177-86.
10. Berardi V, Ricci F, Castelli M, Galati G, Risuleo G. Resveratrol exhibits a strong cytotoxic activity in cultured cells and has an antiviral action against polyomavirus: potential clinical use. J Exp Clin Cancer Res. 2009;28:96.
11. Bernstein PS, Khachik F, Carvalho LS, Muir GJ, Zhao DY, Katz NB. Identification and quantitation of carotenoids and their metabolites in the tissues of the human eye. Exp Eye Res. 2001;72:215-23.
12. Bobbio PA, Bobbio FO. Pigmentos naturais. In: Bobbio PA, Bobbio FO, editores. Introdução à química de alimentos. 2. ed. São Paulo: Varela; 1995. p. 191-223.
13. Bravo L. Polyphenols: chemistry, dietary sources, metabolism, and nutritional significance. Nutr Rev. 1998;56:317-33.
14. Britton G. Structure and properties of carotenoids in relation to function. FASEB J. 1995;9(15):1551-8.
15. Bustos I, García-Cayuela T, Hernández-Ledesma B, Peláez C, Requena T, Martínez-Cuesta MC. Effect of flavan-3-ols on the adhesion of potential probiotic lactobacilli to intestinal cells. J Agric Food Chem. 2012;60(36):9082-8.
16. Carratu E, Sanzini E. Sostanze biologicamente attive presenti negli alimenti di origine vegetable. Ann Ist Super Sanit. 2005;41(1):7-16.
17. Chang CC, Chang CY, Huang JP, Hung LM. Effect of resveratrol on oxidative and inflammatory stress in liver and spleen of streptozotocin-induced type 1 diabetic rats. Chin J Physiol. 2012;55(3):192-201.
18. Chen C, Kong ANT. Dietary cancer-chemo preventive compounds: from signaling and gene expression to pharmacological effects. TRENDS Pharmacol Sci. 2005;26(6):319-26.
19. Cheynier V. Polyphenols in foods are more complex than often thought. Am J Clin Nutr 2005;81(Suppl 1):223S-9S.
20. Conaway CC, Jiao D, Kohri T, Liebes L, Chung FL. Disposition and pharmacokinetics of phenethyl isothiocyanate and 6-phenylhexyl isothiocyanate in F344 rats. Drug Metab Dispos. 1999;27(1):13-20.
21. Crozier A, Jaganath IB, Clifford MN. Dietary phenolics: chemistry, bioavailability and effects on health. Nat Prod Rep. 2009;26(8):1001-43.
22. Di Mascio P, Kaiser S, Sies H. Lycopene as the most efficient biological carotenoid singlet oxygen quencher. Arch Biochem Biophys. 1989;274(2):532-8.
23. Dinkova-Kostova AT, Kostov RV. Glucosinolates and isothiocyanates in health and disease. Trends Mol Med. 2012;18(6):337-47.
24. Dixon RA, Ferreira D. Genistein. Phytochemistry. 2002;60(3):205-11.
25. Duda-Chodak A, Tarko T, Satora P, Sroka P. Interaction of dietary compounds, especially polyphenols, with the intestinal microbiota: a review. Eur J Nutr. 2015;54(3):325-41.
26. Dybkowska E, Sadowska A, Świderski F, Rakowska R, Wysocka K. The occurrence of resveratrol in foodstuffs and its potential for supporting cancer prevention and treatment. A review. Rocz Panstw Zakl Hig. 2018;69(1):5-14.
27. Erdogan CS, Vang O. Challenges in analyzing the biological effects of resveratrol. Nutrients. 2016;8(6):353.
28. Fahey JW, Zalcmann AT, Talalay P. The chemical diversity and distribution of glucosinolates and isothiocyanates among plants. Phytochemistry. 2001;56(1):5-51.
29. Fahey JW, Zhang Y, Talalay P. Broccoli sprouts: an exceptionally rich source of inducers of enzymes that protect against chemical carcinogens. Proc Natl Acad Sci USA. 1997;94(19):10367-72.
30. Fiedor J, Burda K. Potential role of carotenoids as antioxidants in human health and disease. Nutrients 2014;6(2):466-88.
31. Food and Drug Administration [acesso em 15 mar 2018]. Disponível em: http://www.fda.gov.
32. Furr HC, Clark RM. Intestinal absorption and tissue distribution of carotenoids. J Nutr Biochem. 1997;8:364-77.
33. Getahun SM, Chung FL. Conversion of glucosinolates to isothiocyanates in humans after ingestion of cooked watercress. Cancer Epidemiol Biomarkers Prev. 1999;8(5):447-51.

34. Granados-Soto V. Pleiotropic effects of resveratrol. Drug News Perspect. 2003;16(5):299-307.
35. Grunstein M. Histone acetylation in chromatin structure and transcription. Nature. 1997;389(6649):349-52.
36. Guerrero RF, García-Parrilla MC, Puertas B, Cantos-Villar E. Wine, resveratrol and health: a review. Nat Prod Commun. 2009;4(5):635-58.
37. Hanschen FS, Lamy E, Schreiner M, Rohn S. Reactivity and stability of glucos-inolates and their breakdown products in foods. Angew Chem Int Ed Engl. 2014;53(43):11430-50.
38. Hara M, Hanaoka T, Kobayashi M, Otani T, Adachi HY, Montani A et al. Cruciferous vegetables, mushrooms, and gastrointestinal cancer risks in a multicenter, hospital-based case-control study in Japan. Nutr Cancer. 2003;46(2):138-47.
39. He J, Giusti MM. Anthocyanins: natural colorants with health-promoting properties. Annu Rev Food Sci Technol. 2010;1:163-87.
40. Host B, Williamsson G. A critical review of the bioavailability of glucosinolates and related compounds. Nat Prod Rep. 2004;21:425-47.
41. Huber LS, Rodriguez-Amaya DB. Flavonóis e flavonas: fontes brasileiras e fatores que influenciam a composição em alimentos. Alim Nutr. 2008;19(1):97-108.
42. IARC Working Group, World Health Organization. Cruciferous vegetables, isothiocyanates and indoles. Lyon: IARC; 2004. (IARC Handbook for Cancer Prevention, 9).
43. Ishida BK, Chapman MH. Carotenoid extraction from plants using a novel, environmentally friendly solvent. J Agric Food Chem. 2009;57(3):1051-9.
44. Jaafaru MS, Abd Karim NA, Enas ME, Rollin P, Mazzon E, Abdull Razis AF. Protective effect of glucosinolates hydrolytic products in Neurodegenerative Diseases (NDDs). Nutrients. 2018;10(5):580.
45. Jin JS, Touyama M, Hisada T, Benno Y. Effects of green tea consumption on human fecal microbiota with special reference to Bifidobacterium species. Microbiol Immunol. 2012;56(11):729-39.
46. Jin YR, Han XH, Zhang YH, Lee JJ, Lim Y, Chung JH et al. Antiplatelet activity of hesperetin, a bioflavonoid, is mainly mediated by inhibition of PLC-gamma2 phosphorylation and cyclooxygenase-1 activity. Atherosclerosis. 2007;194(1):144-52.
47. Johnson EJ. The role of carotenoids in human health. Nutr Clin Care. 2002;5(2):47-9.
48. Junghans A, Sies H, Stahl W. Macular pigments lutein and zeaxanthin as blue light filters studied in liposomes. Arch Biochem Biophys. 2001;391:160-4.
49. Kemperman RA, Gross G, Mondor S, Possemiers S, Marzorati M, de Wiele TV et al. Impact of polyphenols from black tea and red wine/grape juice on a gut model microbiome. Food Research International. 2013;53(2):659-69.
50. Khachik F, Englert G, Beecher GR, Smith Jr JC. Isolation, structural elucidation, and partial synthesis of lutein dehydratation products in extracts from human plasma. J Chromatogr B Biomed Appl. 1995;670(2):219-33.
51. Khalilpourfarshbafi M, Gholami K, Murugan DD, Abdul Sattar MZ, Abdullah NA. Differential effects of dietary flavonoids on adipogenesis. Eur J Nutr. 2018.
52. Khan H, Jawad M, Kamal MA, Baldi A, Xiao J, Nabavi SM et al. Evidence and prospective of plant derived flavonoids as antiplatelet agents: Strong candidates to be drugs of future. Food Chem Toxicol. 2018;S0278-6915(18)30079-6.
53. Khanum F, Anilakumar KR, Viswanathan KR. Anticarcinogenic properties of garlic: a review. Crit Rev Food Sci Nutr. 2004;44(6):479-88.
54. King-Batoon A, Leszczynska JM, Klein CB. Modulation of gene methylation by genistein or lycopene in breast cancer cells. Environ Mol Mutagen. 2008;49(1):36-45.
55. Kondo K, Suzuki Y, Ikeda Y, Umemura K. Genistein, an isoflavone included in soy, inhibits thrombotic vessel occlusion in the mouse femoral artery and in vitro platelet aggregation. Eur J Pharmacol. 2002;455(1):53-7.
56. Krinsky NI. Actions of carotenoids in biological systems. Annu Rev Nutr. 1993;13:561-87.
57. Krinsky NI, Johnson EJ. Carotenoid actions and their relation to health and disease. Mol Aspects Med. 2005; 26(6):459-516.
58. Lakshman MR, Mychkovsky I, Attlesey M. Enzymatic conversion of all-trans-β-carotene to retinal by cytosolic enzyme from rabbit and rat intestinal mucosa. Proc Natl Acad Sci. 1989;86:9124-8.

59. Lee WJ, Chen YR, Tseng TH. Quercetin induces FasL-related apoptosis, in part, through promotion of histone H3 acetylation in human leukemia HL-60 cells. Oncol Rep. 2011;25(2):583-91.
60. Lhoste EF, Gloux K, De Waziers I, Garrido S, Lory S, Philippe C et al. The activities of several detoxification enzymes are differentially induced by juices of garden cress, water cress and mustard in human HepG2 cell. Chem Biol Interac. 2004;150(3):211-9.
61. Li YR, Li S, Lin CC. Effect of resveratrol and pterostilbene on aging and longevity. Biofactors. 2018;44(1):69-82.
62. Lima ACS, Horst MA. Funções plenamente reconhecidas de nutrientes: carotenoides. 2. ed. São Paulo: ILSI; 2017. (Série de Publicações ILSI Brasil, 6).
63. Lindenmeyer F, Li H, Menashi S, Soria C, Lu H. Apigenin acts on the tumor cell invasion process and regulates protease production. Nutr Cancer. 2001;39(1):139-47.
64. Linus Pauling Institute. Vitamin A [acesso em 01 ago 2018.]. Disponível em: http://lpi.oregonstate.edu.
65. Lorenzo Y, Azqueta A, Luna L, Bonilla F, Domínguez G, Collins AR. The carotenoid beta-cryptoxanthin stimulates the repair of DNA oxidation damage in addition to acting as an antioxidant in human cells. Carcinogenesis. 2009;30(2):308-14.
66. Maiani G, Castón MJ, Catasta G, Toti E, Cambrodón IG, Bysted A et al. Carotenoids: actual knowledge on food sources, intakes, stability and bioavailability and their protective role in humans. Mol Nutr Food Res. 2009;2:S194-218.
67. Manach C, Scalbert A, Morand C, Rémésy C, Jiménez L. Polyphenols: food sources and bioavailability. Am J Clin Nutr. 2004;79(5):727-47.
68. Manach C, Williamson G, Morand C, Scalbert A, Rémésy C. Bioavailability and bioefficacy of poliphenols in humans. I Review of 97 intervention studies. Am J Clin Nutr. 2005;81(Suppl.1):230S--42S.
69. Mares-Perlman JA, Millen AE, Ficek TL, Hankinson SE. The body of evidence to support a protective role for lutein and zeaxanthin in delaying chronic disease. Overview. J Nutr. 2002;132(3):517S--24S.
70. Martín A, Mattea F, Gutiérrez L, Miguel F, Coce-Ro MJ. Co-precipitation of carotenoids and bio--polymers with the supercritical anti-solvent process. J Supercrit Fluids. 2007;41(1):138-47.
71. Mesquita SS, Teixeira CMLL, Servulo EFC. Carotenoides: propriedades, aplicações e mercado. Rev Virtual Quim. 2017;9(2):672-88.
72. Milner JA. Preclinical perspectives on garlic and cancer. J Nutr. 2006;136(3):827S-31S.
73. Nagao A. Absorption and function of dietary carotenoids. Forum Nutr. 2009;61:55-63.
74. Navarro SL, Li F, Lampe JW. Mechanisms of action of isothiocyanates in cancer chemoprevention: an update. Food Funct. 2011;2(10):579-87.
75. Navarro-Núñez L, Lozano ML, Palomo M, Martínez C, Vicente V, Castillo J et al. Apigenin inhibits platelet adhesion and thrombus formation and synergizes with aspirin in the suppression of the arachidonic acid pathway. J Agric Food Chem. 2008;56(9):2970-6.
76. Novío S, Cartea ME, Soengas P, Freire-Garabal M, Núñez-Iglesias MJ. Effects of brassicaceae isothiocyanates on prostate cancer. Molecules. 2016;21(5):626.
77. Olson JA. Carotenoids and human health. Arch Latinoam Nutr. 1999;49(3):7S-11S.
78. Palozza P, Calviello G, Serini S, Maggiano N, Lanza P, Ranelletti FO et al. β-carotene at high concentrations induces apoptosis by enhancing oxy-radical production in human adenocarcinoma cells. Free Radic Biol Med. 2001;30(9):1000-7.
79. Palozza P, Luberto C, Calviello G, Ricci P, Bartoli GM. Antioxidant and prooxidant role of β-carotene in murine normal and tumor thymocytes: effects of oxygen partial pressure. Free Rad Biol Med. 1997;22:1065-73.
80. Parkar SG, Stevenson DE, Skinner MA. The potential influence of fruit polyphenols on colonic microflora and human gut health. Int J Food Microbiol. 2008;124(3):295-8.
81. Patel D, Shukla S, Gupta S. Apigenin and cancer chemoprevention: progress, potential and promise (review). Int J Oncol. 2007;30(1):233-45.
82. Pawlik A, Wała M, Hać A, Felczykowska A, Herman-Antosiewicz A. Sulforaphene, an isothiocyanate present in radish plants, inhibits proliferation of human breast cancer cells. Phytomedicine. 2017;29:1-10.

83. Pereira ISP; Rodrigues VF, Vega MRG. Flavonoides do gênero Solanum. Rev Virtual Quim. 2016;8(1):4-26.
84. Perez-Galvez A, Minguez-Mosquera MI. Esterification of xanthophylls and its effect on chemical behavior and bioavailability of carotenoids in the human. Nutr Res. 2005;25:631-40.
85. Pilsáková L, Riecansky I, Jagla F. The physiological actions of isoflavone phytoestrogens. Physiol Res. 2010;59(5):651-64.
86. Piskula MK, Yamakoshi J, Iwai Y. Daidzein and genistein but not their glucosides are absorbed from the rat stomach. FEBS Lett. 1999;447(2-3):287-91.
87. Pokimica B, García-Conesa MT. Critical evaluation of gene expression changes in human tissues in response to supplementation with dietary bioactive compounds: moving towards better--quality studies. Nutrients. 2018;10(7):807.
88. Prasad S, Gupta SC, Tyagi AK, Aggarwal BB. Curcumin, a component of golden spice: from bedside to bench and back. Biotechnol Adv. 2014;32(6):1053-64.
89. Rao AV, Rao LG. Carotenoids and human health. Pharmacol Res. 2007;55(3):207-16.
90. Rao AV, Ray MR, Rao LG. Lycopene. Adv Food Nutr Res. 2006;51:99-164.
91. Richelle M, Pridmore-Merten S, Bodenstab S, Enslen M, OFfford EA. Hidrolysis of isoflavone glycosides to aglycones by betaglycosidase does not alter plasm and urine isoflavone pharmacokinetics in post-menopausal women. J Nutr. 2002;132(9):2587-92.
92. Rodriguez-Amaya DB, Kimura M, Amaya-Farfan J. Fonte brasileiras de carotenoides: tabela brasileira de composição de carotenoides em alimentos. Brasília: Ministério do Meio Ambiente; 2008.
93. Rodriguez-Amaya DB. Carotenoides y preparación de alimentos: la retención de los carotenoides provitamina A en alimentos preparados, processados y almacenados. Campinas: USAID, 1999.
94. Rungapamestry V, Rabot S, Fuller Z, Ratcliffe B, Duncan AJ. Influence of cooking duration of cabbage and presence of colonic microbiota on the excretion of N-acetylcysteine conjugates of allyl isothiocyanate and bioactivity of phase 2 enzymes in F344 rats. Br J Nutr. 2008;99(4):773-81.
95. Rzepecka-Stojko A, Stojko J, Jasik K, Buszman E. anti-atherogenic activity of polyphenol-rich extract from bee pollen. Nutrients. 2017;9(12):1369.
96. Séfora-Sousa M, De Angelis-Pereira MC. Mecanismos moleculares de ação anti-inflamatória e antioxidante de polifenóis de uvas e vinho tinto na aterosclerose. Rev Bras Pl Med. 2013;15(4):617-26.
97. Semba RD, Dagnelie G. Are lutein and zeaxanthin conditionally essential nutrients for eye health. Med Hypotheses. 2003;61(4):465-72.
98. Sengupta A, Ghosh S, Bhattacharjee S. Allium vegetables in cancer prevention: an overview. Asian Pac J Cancer Prev. 2004;5(3):237-45.
99. Shankar S, Ganapathy S, Srivastava RK. Green tea polyphenols: biology and therapeutic implications in cancer. Front Biosci. 2007;12:4881-99.
100. Sharma A, Kashyap D, Sak K, Tuli HS, Sharma AK. Therapeutic charm of quercetin and its derivatives: a review of research and patents. Pharm Pat Anal. 2018;7(1):15-32.
101. Shukla S, Gupta S. Apigenin: a promising molecule for cancer prevention. Pharm Res. 2010;27(6):962-78.
102. Sies H, Stahl W. Nutritional protection against skin damage from sunlight. Annu Rev Nutr. 2004;24:173-200.
103. Singh N, Agrawal M, Doré S. Neuroprotective properties and mechanisms of resveratrol in in vitro and in vivo experimental cerebral stroke models. ACS Chem Neurosci. 2013;4(8):1151-62.
104. Somekawa Y, Chiguchi M, Ishibashi T, Aso T. Soy intake related to menopausal symptoms, serum lipids, and bone mineral density in postmenopausal Japanese women. Obstet Gynecol. 2001;97(1):109-15.
105. Stan SD, Kar S, Stoner GD, Singh SV. Bioactive food components and cancer risk reduction. J Cell Biochem. 2008;104(1):339-56.
106. Takaichi S. Carotenoids in algae: distributions, biosyntheses and functions. Mar Drugs. 2011;9(6):1101-18.
107. Tang G, Dong X, Huang X, Huang XJ, Liu H, Wang Y et al. A natural diarylheptanoid promotes neuronal differentiation via activating ERK and PI3K-Akt dependent pathways. Neuroscience. 2015;303:389-401.

COMPOSTOS BIOATIVOS DE ALIMENTOS

108. Tang L, Zirpoli GR, Guru K, Moysich KB, Zhang Y, Ambrosone CB et al. Consumption of raw cruciferous vegetables is inversely associated with bladder cancer risk. Cancer Epidemiol Biomarkers Prev. 2008;17(4):938-44.
109. Tapiero H, Townsend DM, Tew KD. The role of carotenoids in the prevention of human pathologies. Biomed Pharmacother. 2004;58(2):100-10.
110. Terada Y, Masuda H, Watanabe T. Structure-activity relationship study on isothiocyanates: comparison of TRPA1-activating ability between allyl isothiocyanate and specific flavor components of wasabi, horseradish, and white mustard. J Nat Prod. 2015;78(8):1937-41.
111. Tsuchihashi R, Sakamoto S, Kodera M, Nohara T, Kinjo J. Microbial metabolism of soy isoflavones by human intestinal bacterial strains. J Nat Med. 2008;62:456-60.
112. Udenigwe CC, Ramprasath VR, Aluko RE, Jones PJ. Potential of resveratrol in anticancer and anti-inflammatory therapy. Nutr Rev. 2008;66(8):445-54.
113. Wang Q, Xu J, Rottinghaus GE, Simonyi A, Lubahn D, Sun GY, Sun AY. Resveratrol protects against global cerebral ischemic injury in gerbils. Brain Res. 2002;958(2):439-47.
114. Wang Z, Zou J, Cao K, Hsieh TC, Huang Y, Wu JM. Dealcoholized red wine containing known amounts of resveratrol suppresses atherosclerosis in hypercholesterolemic rabbits without affecting plasma lipid levels. Int J Mol Med. 2005;16(4):533-40.
115. Wasserman WW, Fahl WE. Funcional antioxidant responsive elements. Proc Natl Acad Sci 1997;94:5361-6.
116. Williamsson G, Manach C. Bioavailability and bioefficacy of poliphenols in humans. II Review of 93 intervention studies. Am J Clin Nutr. 2005;81:243S-55S.
117. Yang L, Xian D, Xiong X, Lai R, Song J, Zhong J. Proanthocyanidins against oxidative stress: from molecular mechanisms to clinical applications. Biomed Res Int. 2018;2018:8584136.
118. Yoon JH, Baek SJ. Molecular targets of dietary polyphenols with anti-inflammatory properties. Yosei Med J. 2005;46(5):585-96.
119. Zhang X, Shu XO, Xiang YB, Yang G, Li H, Gao J et al. Cruciferous vegetable consumption is associated with a reduced risk of total and cardiovascular disease mortality. Am J Clin Nutr. 2011;94(1):240-6.
120. Zhang Y. Molecular mechanism of rapid cellular accumulation of anticarcinogenic isothiocyanates. Carcinogenesis. 2001;22(3):425-31.
121. Zhou Y, Tang J, Du Y, Ding J, Liu JY. The green tea polyphenol EGCG potentiates the antiproliferative activity of sunitinib in human cancer cells. Tumour Biol. 2016;37(7):8555-66.

PARTE 3

Nutrição nas diferentes fases da vida

33

Subnutrição e repercussões na saúde

VINICIUS JOSÉ BACCIN MARTINS
ANA PAULA GROTTI CLEMENTE
ANA LYDIA SAWAYA

INTRODUÇÃO

A subnutrição é definida pela Organização Mundial da Saúde (OMS) como um desequilíbrio celular entre a oferta de nutrientes e de energia e a demanda necessária do organismo para assegurar crescimento, manutenção e funções específicas.[9] A Food and Agriculture Organization (FAO) estima que cerca de 793 milhões de pessoas em todo o mundo ainda sofram de subnutrição, ou seja, uma em cada nove pessoas no mundo não tem acesso suficiente a alimentos para ter uma vida ativa e saudável.[14] A subnutrição materna e a infantil são responsáveis por cerca de 3,5 milhões de mortes em crianças abaixo dos cinco anos de idade e por 35% da carga de doenças nessa faixa etária.[4] Estatura, peso e peso ao nascer baixos são responsáveis, em conjunto, por 2,2 milhões de mortes de crianças até cinco anos de idade no mundo e por 21 anos de vida perdidos por incapacidade (*disability-adjusted life year* – Daly).[4] Um Daly é equivalente à perda de um ano de vida saudável.

Além de graves consequências para a saúde, a economia de um país também é afetada pela subnutrição. Na infância, essa condição acarreta repercussões biológicas, como o aumento da morbimortalidade e o atraso no desenvolvimento motor e cognitivo da criança. Além disso, tais repercussões refletem nas condições sociais de toda uma população, pois são extrapoladas para a vida adulta e trazem prejuízos ao desempenho intelectual, à capacidade de trabalho, à expectativa de vida e aos desfechos reprodutivos de indivíduos adultos, perpetuando o ciclo intergeracional da pobreza e da subnutrição.[43,73] A baixa estatura em razão do déficit nutricional acomete cerca de 178 milhões de crianças até cinco anos de idade nos países em desenvolvimento e é o tipo mais prevalente de subnutrição no mundo, correspondendo a 24,1%.[4]

AVALIAÇÃO ANTROPOMÉTRICA

Para detectar a subnutrição, deve-se monitorar o estado nutricional, que é uma ferramenta fundamental para avaliação das condições de saúde, sobretudo das crianças, e para detectar alterações em seu desenvolvimento. O diagnóstico pode ser realizado por meio da avaliação antropométrica, que é um método de investigação em nutrição baseado na medição das variações físicas de alguns segmentos corporais ou da composição corporal, isto é, da quantidade de gordura e massa magra. O uso de indicadores antropométricos na avaliação do estado nutricional de indivíduos ou coletividades é, entre várias opções, o método mais adequado e viável para ser adotado em serviços de saúde, considerando as suas vantagens, como baixo custo, simplicidade de realização, facilidade na aplicação e padronização, número amplo de variáveis que podem ser mensuradas, além de não ser invasivo.

As medidas mais utilizadas são a estatura e o peso, que são comparados com curvas de referência elaboradas por meio de mensurações de indivíduos saudáveis para cada idade e sexo. Em crianças de até cinco anos de idade, recomenda-se a mensuração do peso e da estatura e a comparação dessas variáveis com os padrões de referência para obtenção dos índices antropométricos: 1) peso para idade (P/I); 2) estatura para idade (E/I); e 3) peso para estatura (P/E). Esses três índices apresentam significados clínicos diferentes. O déficit de E/I indica processo crônico ou pregresso de retardo do crescimento linear, enquanto o déficit de P/E indica acúmulo insuficiente de massa corporal ou catabolismo de tecidos corporais e, portanto, uma situação de depleção nutricional aguda. O índice P/I expressa alterações agudas e crônicas, ou seja, indica acúmulo insuficiente de massa corporal, acompanhado ou não de retardo no crescimento linear. Para crianças acima de cinco anos de idade e adolescentes, recomenda-se outro critério de classificação denominado índice de massa corporal para idade (IMC/I), obtido pela divisão do peso corporal mensurado em kg pelo quadrado da estatura em metros, para cada idade e sexo. Além disso, o índice E/I é utilizado para classificação de retardo no crescimento em crianças acima de cinco anos de idade e adolescentes. Para avaliação de adultos (> 19 anos) recomenda-se o IMC.[74] Para o cálculo do estado nutricional, podem ser utilizados os softwares de domínio público, como o *Anthro*, para crianças menores de cinco anos,[76] e *Anthro plus*,[77] para as maiores, que utilizam as curvas da OMS.

ETIOLOGIA DA SUBNUTRIÇÃO

A subnutrição é uma síndrome multifatorial que tem como causa fatores normalmente associados à pobreza, à carência alimentar e às condições ambientais desfavoráveis, como a falta de saneamento básico e de água de boa qualidade.[17] De acordo com a etiologia, subnutrição é considerada primária quando é de origem nutricional, e secundária quando é causada por doenças não nutricionais, como cardiopatias, nefropatias, doenças crônicas ou por uma variedade de alterações metabólicas desencadeadas pelo estresse agudo (como trauma, sepse e condições inflamatórias agudas) que resultam no catabolismo das reservas endógenas de proteínas, carboidratos e gorduras.

O papel das infecções

Um importante agente etiológico da subnutrição é a infecção. A subnutrição aumenta a frequência, a intensidade e a duração das infecções, formando-se um ciclo vicioso que prejudica a saúde do indivíduo (Figura 33.1). Os efeitos da infecção em indivíduos subnutridos são maiores porque os mecanismos de resistência estão diminuídos. Além disso, o diagnóstico clínico é, muitas vezes, dificultado por causa das respostas anormais do subnutrido e muitas doenças podem evoluir com poucos sintomas e sinais característicos. As infecções, por sua vez, alteram o estado nutricional, o que promove o agravamento da subnutrição, principalmente se a alimentação oferecida não for suficiente para suprir os gastos energéticos elevados durante o processo infeccioso e as necessidades de nutrientes, como proteínas de alto valor biológico, vitaminas e minerais.

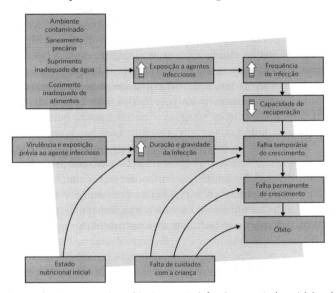

Figura 33.1 Inter-relação entre meio ambiente, agente infeccioso e estado nutricional de crianças.

Hábitos alimentares inadequados

Embora a subnutrição primária esteja vinculada à insegurança alimentar e nutricional encontrada na pobreza, a subnutrição não é o simples resultado dessa insegurança. Muitas crianças podem apresentar baixo peso ou baixa estatura em razão de práticas alimentares e cuidados de saúde inadequados. Acesso inadequado aos serviços de saúde também contribui para o desenvolvimento de subnutrição. Em muitos países em que a subnutrição é um problema de saúde pública, a produção de alimentos não é o fator limitante, exceto em condições episódicas de fome. Outros fatores importantes são a ausência de informação a respeito da importância da amamentação exclusiva (até seis meses após o nascimento), as práticas de alimentação complementar inadequadas e, por fim, o frágil vínculo mãe e filho, em função da falta de tempo da mãe para cuidados apropriados com a criança e cuidados durante a gestação.[73]

Além disso, a escolha incorreta dos alimentos no momento de sua compra pode favorecer uma alimentação deficiente em quantidade e qualidade. É cada vez mais comum que as crianças consumam guloseimas, como salgadinhos, balas, bolachas e refrigerantes no horário das refeições, o que reduz proporcionalmente a ingestão de hortaliças, frutas, carnes e leite.

Outros fatores associados à subnutrição

A subnutrição materna antes e/ou durante a gestação tende a gerar um recém-nascido de baixo peso e de menor comprimento, quadro que pode se agravar após o nascimento em razão de condições precárias de vida. Um estudo realizado em São Paulo verificou que condições de moradia precárias são importantes fatores de risco para o desenvolvimento de subnutrição.[62] Nessas condições, houve chance duas vezes mais alta de uma criança ou um adolescente desenvolver baixa estatura quando não havia piso em todos os cômodos e aumento em 60% da chance de desenvolver baixa estatura quando não havia abastecimento de água encanada em casa.

Outros fatores,[66] ainda, estão associados à subnutrição: 1) rede social da família frágil ou pequena, pois por meio dela a pessoa recebe sustentação emotiva, ajuda material, serviços e informações; e 2) experiências adversas da mãe, como solidão, impotência e fatalismo. Além disso, as condições adversas se potencializam mutuamente. A debilidade da mãe – muito associada a tais condições – unida a uma visão parcial e de defesa da realidade denominada velamento reforça a impotência para lidar com problemas e acentua uma concepção fatalista da própria vida. Tal situação psicológica tende a exacerbar a influência das condições adversas, uma vez que a mãe tem dificuldade de vislumbrar perspectivas de mudança e se resigna à sua situação. A experiência de solidão reforça a debilidade e a dificuldade de enxergar uma solução, pois a mãe tem dificuldade de encontrar alguém para compartilhar suas dificuldades.

TIPOS DE SUBNUTRIÇÃO

A subnutrição pode acometer todos os grupos etários, mas é mais prevalente em lactentes e crianças menores de 5 anos de idade, pois o crescimento longitudinal acelerado aumenta as necessidades nutricionais e, em consequência, o gasto energético. As deficiências energético-proteicas, em geral, são simultâneas, mas, às vezes, há predomínio de uma forma e, se for suficientemente grave, pode resultar no desenvolvimento do marasmo ou *kwashiorkor*. As diferenças na etiologia entre marasmo e *kwashiorkor* podem ocorrer de acordo com áreas geográficas, tipos de alimentos ingeridos, idade, ausência ou presença de infecções e de diarreia. O marasmo, deficiência em energia, é mais prevalente antes de um ano de idade e representa o resultado extremo de adaptação à baixa ingestão alimentar ou à fome. Já o *kwashiorkor* é mais frequente após 18 meses de idade, apresenta edema e esteatose hepática e, por isso, exibe uma falha em algum aspecto dessa adaptação.[12] A presença de edema no *kwashiorkor* é considerada diagnóstico diferencial. Os pacientes com *kwashiorkor* edematoso têm, com frequência, cabelos finos e dermatose típica, enquanto no marasmo ocorre perda grande de gordura subcutânea e de tecido muscular, com redução marcante no crescimento, mas sem edema.[29,60]

No *kwashiorkor*, a perda de peso é, em geral, menos grave em comparação ao marasmo, embora seja muito variável. Muitas crianças têm baixo peso, enquanto outras têm P/I normal, mesmo após a cessação do edema. É causado principalmente pelo consumo de uma alimentação com baixa concentração de proteínas de alto valor biológico, de minerais e de vitaminas, e pelo consumo preferencial de alimentos mais ricos em carboidratos. Nas regiões onde o *kwashiorkor* é frequente, observa-se que essa doença ocorre em crianças após o desmame quando passam a consumir papas preparadas à base de mandioca ou outros tubérculos, com carência de produtos de origem animal.

Subnutrição crônica: baixa estatura

O tipo mais prevalente de subnutrição atualmente no mundo é a baixa estatura, resultado da combinação entre alimentação inadequada e insuficiente durante o crescimento e da frequência alta de infecções decorrentes de locais de moradia insalubres. Por isso, a baixa estatura é o melhor indicador de subnutrição crônica e, como consequência, em populações cronicamente subnutridas, a baixa estatura no adulto é altamente prevalente.[12]

PRINCIPAIS ALTERAÇÕES HORMONAIS DA SUBNUTRIÇÃO

Muitos hormônios estão alterados na subnutrição visando à manutenção da homeostase diante do consumo inadequado/insuficiente de alimentos. As principais alterações hormonais envolvem o eixo hipotálamo-hipófise-adrenal (HHA), o eixo hipotálamo-hipófise-gonadal (HHG), os hormônios tireoidianos e pancreáticos, e o eixo do crescimento.

Cortisol

A liberação de cortisol pelo córtex adrenal é estimulada pelo hormônio adrenocorticotrófico (ACTH), produzido na adeno-hipófise em resposta ao hormônio hipotalâmico liberador de corticotrofina (CRH). A secreção de cortisol ocorre em 15 a 30 pulsos pequenos por dia. O cortisol apresenta ritmo circadiano com variações diurnas, aumentando sua concentração à medida que a luz do dia surge ao amanhecer, e com pico após 30 minutos ao acordar. O ritmo circadiano do cortisol é geralmente determinado na primeira infância.[30] O cortisol é o principal hormônio responsável pelo controle do estresse crônico no organismo, portanto, indivíduos subnutridos apresentam aumento desse hormônio.[72] Parece que a concentração de cortisol aumentada na subnutrição é secundária, pelo menos em parte, ao decréscimo na taxa de depuração metabólica e ao aumento do número de receptores nucleares de glicocorticoides (GR).[45]

O cortisol tem efeitos catabólicos importantes durante a subnutrição, na medida em que promove o aumento das atividades gliconeogênica, proteolítica e lipolítica. Esses efeitos são responsáveis por manter a glicemia normal e por garantir o fornecimento de energia ao cérebro. A glicose é o principal substrato energético do sistema nervoso. O cortisol interage com receptores GR localizados no citosol e no núcleo das células-alvo para promover seus efeitos. Um estudo mostrou que crianças marasmáticas sem infecção apresentaram maior quantidade de GR nucleares em leucócitos em comparação com crianças bem nutridas com infecção.[45] No entanto, as concentrações de cortisol nessas crianças eram mais baixas do que aquelas com marasmo e infecção. Isso é importante porque demonstra que a infecção é um forte estímulo para aumentar as concentrações de cortisol. Além disso, o maior número de GR demonstra que o estado nutricional modula a ação desses receptores, além de alterar as concentrações circulantes de glicocorticoide.[45]

Leptina

A leptina é um hormônio produzido no tecido adiposo e considerado um dos principais sinais adipostáticos, pois fornece boa medida do volume do tecido adiposo. A leptina tem sido considerada também como um hormônio sinalizador da fome, em razão de sua alta sensibilidade em situações de déficit de energia para sinalização do sistema nervoso central e ativação de mecanismos contrarregulatórios. Seus efeitos dão-se, sobretudo, na estimulação da economia de energia, com a redução dos hormônios tireoidianos, da taxa metabólica basal e da velocidade de síntese e degradação de proteínas.[57] Estudo em crianças com *kwashiorkor* ou marasmo demonstrou menor concentrações de leptina em comparação com crianças saudáveis.[65] Resultados similares foram observados em crianças com subnutrição leve a moderada.[50]

Hormônios reprodutivos

A puberdade é um período de maturação sexual e de fertilidade que inclui um processo complexo de mudanças comportamentais e somáticas. O início da puberdade ocorre pela reativação (a primeira ativação é no período fetal) da secreção hipotalâmica do hormônio liberador de gonadotrofina (GnRH), o qual ativa o eixo HHG a produzir esteroides sexuais. Entre muitos fatores que influenciam as conexões neurais que controlam a secreção de GnRH, informações sobre o estado do combustível metabólico e dos estoques de energia dadas pela concentração de leptina formam um dos pilares para início da puberdade e para sua progressão. Os mecanismos do controle metabólico são dinâmicos e resultam da inibição do eixo HHG em situações intensas ou prolongadas de diminuição da disponibilidade de energia, ao passo que a ativação ocorre quando a energia se torna disponível e em quantidades adequadas. A produção de leptina pelo tecido adiposo influencia a produção de GnRH e a puberdade. Embora a estimulação direta da produção de GnRH pela leptina seja possível, o envolvimento de circuitos intermediários parece prevalecer, visto que o efeito da leptina na secreção de GnRH é mediado, ao menos em parte, pela *kisspeptina*, um peptídeo produzido pelos neurônios que expressam receptores de leptina e são fundamentais na modulação da secreção do GnRH.[52]

Sabe-se que é necessário atingir um peso corporal crítico para a iniciação da puberdade, independentemente da idade em que se iniciou o estirão do crescimento da adolescência. Um estudo[58] observou correlação entre desenvolvimento puberal e massa magra, a partir da constatação de que o aumento do hormônio folículo estimulante (FSH) ocorreu com mesma estatura, peso corporal e quantidade de massa magra em meninos mexicanos subnutridos e sadios. Nos primeiros, o desenvolvimento puberal aconteceu um ano mais tarde que nos últimos.

A subnutrição, portanto, provoca prejuízo da atividade reprodutiva e atraso da maturação sexual. Pacientes subnutridos de ambos os sexos, com puberdade retardada, apresentaram concentrações de FSH ainda mais diminuídas que as de hormônio luteinizante

(LH). Além disso, concentrações aumentadas de prolactina foram encontradas em pacientes com subnutrição grave, quando comparados com indivíduos eutróficos (não subnutridos) da mesma população. Foi sugerido que a hiperprolactinemia pode contribuir para o retardamento da puberdade. A prolactina age alterando a função aminérgica no hipotálamo e, assim, inibe a liberação de GnRH e, consequentemente, de FSH e LH. Atraso da menarca (primeira menstruação) de até dois anos foi registrado em meninas subnutridas, assim como atraso de um ano no estágio puberal em meninos. As gonadotropinas urinárias apenas aumentaram após dois a quatro anos em relação à idade cronológica.[60]

Hormônios tireoidianos

Os principais hormônios produzidos pela glândula tireoide são a 3,5,3,5-tetraiodotironina (T_4) e, em menor concentração, a 3,5,3-tri-iodotironina (T_3). Ambos têm papel significativo em muitos processos fisiológicos, como crescimento linear, desenvolvimento neural, taxa metabólica e temperatura corporal.[54] O efeito geral é o de acelerar em todas as células do organismo os processos orgânicos, tanto anabólicos como catabólicos.

Os efeitos da subnutrição no eixo hipotálamo-hipófise-tireoide dependem da duração da doença. Na subnutrição aguda, ocorre a redução nas concentrações totais de T_3 e T_4 em razão da redução das proteínas plasmáticas carreadoras desses hormônios, mas permanece o estado de eutireoidismo. Já a subnutrição prolongada destrói os mecanismos adaptativos, resultando em hipotireoidismo com baixas concentrações de T_3 livre (a forma ativa do hormônio) e aumento de rT_3 (forma inativa). A redução de T_3 diminui a termogênese e o consumo de oxigênio, o que permite maior conservação de energia mediante a escassez de substrato. Esses efeitos parecem ser regulados perifericamente no organismo, e não via sistema nervoso central, uma vez que a resposta do hormônio estimulador de tireoide (TSH) ao estímulo provocado pelo hormônio hipotalâmico liberador do TSH (TRH) é normal.[60]

Além de alterações na subnutrição grave como marasmo e *kwashiorkor*, também são descritas alterações na baixa estatura tanto em crianças como em adultos. Crianças com baixa estatura apresentaram menor concentração de T_4 livre e concentrações similares de TSH e T_3 livre, em comparação com crianças saudáveis sem baixa estatura.[51] Em mulheres adultas com excesso de peso e baixa estatura foram descritas menores concentrações de T_3 em comparação com mulheres sem baixa estatura com excesso de peso.[63] Todas essas alterações parecem visar à ativação de mecanismos para conservação de energia.

Metabolismo da glicose e da insulina

A relação entre subnutrição no início da vida e desenvolvimento das células beta-pancreáticas é complexa. A restrição alimentar causa efeitos opostos em fetos e ratos adultos no metabolismo da glicose e na supressão do gene que codifica a insulina no pâncreas. Os fetos de ratas subnutridas apresentaram aumento do RNAm da insulina e do metabolismo oxidativo da glicose, ao passo que, quando a subnutrição foi mantida até a idade adulta, ocorreu diminuição na expressão do gene da insulina e de genes relacionados ao metabolismo oxidativo.[46] Além disso, a massa de células beta mostrou-se aumentada em fetos de ratas prenhes com subnutrição, e esses fetos apresentaram hiperinsulinemia, à medida que, quando essa restrição alimentar foi mantida até a vida adulta, a massa de células beta diminuiu e observaram-se hipoinsulinemia e diminuição da secreção de insulina, provavelmente causada pela hiperestimulação precoce desse órgão, levando-o à falência.[46]

Em adição aos estudos em animais, crianças com subnutrição apresentam anormalidades no metabolismo da glicose. Essas alterações parecem variar de acordo com a duração e a gravidade da subnutrição. Hipoglicemia grave é normalmente encontrada em casos terminais, mas, em geral, concentrações de glicose baixas ou mesmo normais podem ser encontradas em crianças subnutridas, provavelmente como resultado da adaptação metabólica. A importância da manutenção da homeostase glicêmica se justifica pelo fato de o cérebro e alguns tecidos utilizarem principalmente a glicose como substrato, portanto, as alterações que ocorrem no metabolismo energético parecem ter o objetivo de preservar o tecido nervoso de possíveis carências de substrato energético. Os efeitos da subnutrição no primeiro ano de vida na tolerância à glicose e nas concentrações plasmáticas de insulina parecem ser independentes do peso ao nascer e associar-se, na vida adulta, à hiperinsulinemia e à diminuição da sensibilidade à insulina no teste de tolerância à glicose, com piora à medida que o IMC aumenta.[27]

Hormônio do crescimento

O hormônio do crescimento (GH) é produzido pelas células somatotróficas da adeno-hipófise. Sua secreção se dá quando núcleos neuronais hipotalâmicos são estimulados e liberam hormônio liberador do hormônio do crescimento (GHRH) no sistema porta-hipofisário, atingindo as células somatotróficas hipofisárias e determinando, assim, sua secreção. Os núcleos hipotalâmicos responsáveis pela produção de GHRH são o hipotalâmico ventromedial e o arqueado. O GH estimula, principalmente, o fígado a produzir pequenos peptídeos denominados somatomedinas, também conhecidos como fatores de crescimento semelhantes à insulina (IGF), por sua estrutura ser semelhante à pró-insulina e por apresentarem alguns efeitos semelhantes à insulina. O crescimento longitudinal tem sido atribuído ao efeito do IGF. Pelo menos quatro somatomedinas foram isoladas, mas duas são particularmente relevantes: a somatomedina A ou IGF-2, importante para o crescimento fetal, e a somatomedina C ou IGF-1. Esta última tem efeitos no metabolismo intermediário durante o crescimento pós-natal. Age de forma prioritária na síntese de DNA e RNA e no número e no tamanho das células na maioria dos órgãos e dos tecidos e, em particular, no crescimento ósseo. No metabolismo proteico, aumenta a síntese proteica, bem como apresenta efeito poupador de proteínas, promovendo aumento da massa magra.

Crianças subnutridas apresentam alterações no eixo GH-IGF, com concentrações elevadas de GH, mas com baixas concentrações plasmáticas de IGF-1. Isso pode ser causado pela resistência ao GH que a subnutrição promove no fígado, diminuindo a síntese de IGF-1, o que seria responsável pelo aumento do GH plasmático, uma vez que o IGF-1 age no sistema nervoso central, controlando a síntese de GH por mecanismo de retroalimentação negativa. Três são os fatores que parecem regular a resistência ao GH na subnutrição: (1) menor expressão do receptor hepático de GH ou defeito nos mecanismos intracelulares pós-receptor, tal como encontrado em modelos animais de inanição e deficiência de proteínas, respectivamente; (2) menor concentração de insulina e de T_3 no sangue;[13] e (3) concentrações de aminoácidos essenciais mais baixas.[68]

A redução na concentração de IGF-1 é o principal fator para a diminuição do crescimento em crianças subnutridas. O IGF-1 também está associado ao crescimento e à diferenciação de órgãos. Alguns estudos mostraram que o IGF-1 apresenta efeitos importantes na mielinização do cérebro, pois estimula o aumento da expressão de genes associados à mielina, bem como o aumento do número de oligodendrócitos e de neurônios. Dessa forma, em crianças com retardo do crescimento intrauterino, a expressão de IGF-1 está diminuída e o crescimento de órgãos, particularmente o crescimento de neurônios no cérebro, pode estar diminuído.[32]

O GH e o IGF-1 também são importantes para o desenvolvimento e para as funções normais do sistema imune, pois o IGF-1 age estimulando o funcionamento dos neutrófilos e, desse modo, baixas concentrações desse fator de crescimento podem contribuir para a diminuição da função do sistema imune em crianças subnutridas. A menor concentração de IGF-1, por outro lado, é determinante para a diminuição do crescimento linear. Por essa razão, o IGF-1 é considerado um biomarcador do estado nutricional em crianças.[31]

Estudo realizado com meninas em idade escolar, moradoras de favelas do município de São Paulo, classificadas de acordo com o estado nutricional como eutróficas ou com baixa estatura, mostrou que ambos os grupos apresentaram concentrações de IGF-1 significativamente abaixo dos valores normais, evidenciando a alta sensibilidade desse hormônio às influências das condições socioeconômicas precárias.[60] Quando o estado nutricional do grupo eutrófico foi reavaliado por meio de parâmetros antropométricos após correção para o estágio puberal, observou-se que o déficit nutricional se correlacionou às concentrações de IGF-1.

As alterações hormonais mais importantes na subnutrição estão descritas na Figura 33.2.

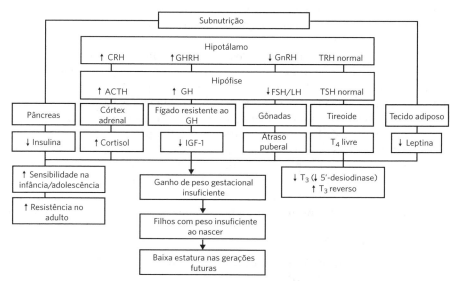

Figura 33.2 Principais alterações hormonais observadas na subnutrição e consequências futuras.
ACTH: hormônio adrenocorticotrófico; CRH: hormônio liberador de corticotropina; FSH: hormônio folículo estimulante; GH: hormônio do crescimento; GHRH: hormônio liberador do hormônio do crescimento; GnRH: hormônio liberador de gonadotropina; IGF-1: fator de crescimento semelhante à insulina 1; LH: hormônio luteinizante; TRH: hormônio liberador do hormônio estimulador da tireoide; TSH: hormônio estimulдor da tireoide; T_4: tiroxina; T_3: tri-iodotironina.

Alterações hormonais no marasmo: adaptação à fome

No marasmo, a depleção de tecido muscular esquelético e de gordura subcutânea ocorre na tentativa de proteger de forma parcial os órgãos vitais, como o cérebro, o coração e as vísceras. Essas alterações são acompanhadas por concentrações aumentadas de cortisol e catabolismo proteico elevado, principalmente no tecido muscular, o que resulta na disponibilização do aminoácido alanina, principal substrato para a gliconeogênese. Nessas condições há também aumento da lipólise, o que promove a utilização de ácidos graxos como fonte energética e de glicerol como substrato para a gliconeogênese, e a preservação de carboidratos pelas células. Além disso, ocorre resistência às ações do GH dependentes de IGF-1, como o crescimento em estatura.

Muitas enzimas se apresentam alteradas na subnutrição marasmática. Nos músculos, por exemplo, as enzimas aldolase e piruvato quinase, da via glicolítica, apresentam atividade diminuída, enquanto ocorre aumento da atividade da alanina-aminotransferase, enzima que transfere o grupo alfa-amino para o piruvato, gerando alanina para circulação e posterior captação hepática para gliconeogênese. Além disso, ocorrem alterações importantes de várias enzimas hepáticas, por exemplo, diminuição da expressão da enzima fenilalanina hidroxilase, a qual converte fenilalanina em tirosina, diminuição das enzimas do ciclo da ureia e aumento da atividade das enzimas ativadoras de aminoácidos, envolvidas na síntese proteica. Isso provavelmente mantém a concentração de aminoácidos essenciais, como a fenilalanina, e diminui a síntese de tirosina (não essencial).

Quando há ingestão reduzida de proteína, ocorre aumento adaptativo de 90 para 95% na proporção reciclada de aminoácidos para a síntese e diminuição no catabolismo dos aminoácidos, o que reduz acentuadamente a síntese da ureia pela menor atividade das enzimas do ciclo de ureia e, por consequência, a excreção de nitrogênio urinário. Todas essas alterações favorecem a economia de substratos que seriam utilizados para a manutenção homeostática.

Os processos catabólicos nos músculos e no tecido adiposo podem ser detectados nas crianças marasmáticas muito antes de atingirem os 60% de peso esperado para a idade, utilizado como valor diagnóstico, e o sucesso da adaptação metabólica é evidenciado pelo metabolismo normal e pela ausência de hipoalbuminemia grave (Figura 33.3). O predomínio da ação catabólica ocorre, também, por causa da baixa concentração plasmática de insulina. Além disso, a síntese de betalipoproteínas, essenciais para o transporte de triacilgliceróis do fígado para os depósitos de gordura, também está mantida e pode contribuir muito para a prevenção da esteatose hepática nessas crianças, fato frequentemente observado no *kwashiorkor*. Em geral, a ausência de anormalidades metabólicas e de desarranjos celulares nesse tipo de subnutrição indica habilidade, mesmo em crianças muito jovens, para manter a homeostase por períodos prolongados de restrição alimentar.

Kwashiorkor: desadaptação causada pelo desequilíbrio na qualidade da alimentação

O *kwashiorkor* está associado a uma série de anormalidades bioquímicas que podem ser observadas muito antes do aparecimento da doença. O fígado é particularmente afetado, pois a gordura ali produzida não é transportada de forma adequada para os

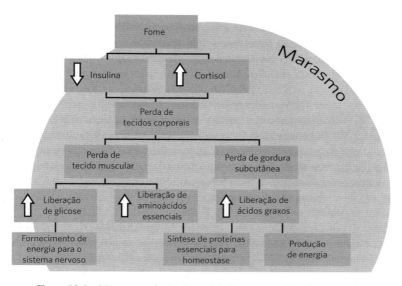

Figura 33.3 Marasmo: adaptação metabólica a um regime de economia.

tecidos extra-hepáticos, principalmente para músculos e tecido adiposo e, em consequência, é acumulada nesse órgão. Essas crianças não mobilizam os estoques de proteína de sua musculatura de forma suficiente para manter a função dos órgãos essenciais. Nelas, concentrações de cortisol menores que no marasmo são observadas e, em uma fase pré-*kwashiorkor*, concentrações mais elevadas de insulina são detectadas, fator que inibe a proteólise muscular.

As mudanças metabólicas mais importantes encontradas no *kwashiorkor* referem-se à redução marcante na concentração de proteínas plasmáticas. Em consequência da deficiência alimentar em aminoácidos essenciais e da pequena ativação da proteólise muscular, a produção de proteínas hepáticas, como a albumina, está diminuída, o que resulta em um padrão alterado de aminoácidos plasmáticos, com redução das concentrações de aminoácidos essenciais, mas com valores normais ou até elevados de aminoácidos não essenciais. As baixas concentrações plasmáticas de albumina, entre outras proteínas, geram alteração no balanço hidroeletrolítico no organismo, com diminuição da pressão coloidosmótica (pressão osmótica da proteína) nos vasos sanguíneos e consequente extravasamento da água contida neles para o meio intersticial, gerando edema (Figura 33.4). Além disso, a diminuição da pressão e do fluxo sanguíneo aumenta a retenção de sódio e de água.

Concentrações elevadas de insulina podem ser encontradas em crianças com *kwashiorkor*, o que indica que a ação anabólica desse hormônio na musculatura e no tecido adiposo poderia estar ativada, preservando esses tecidos do catabolismo.[60] Mesmo que a ingestão energética possa estar muito abaixo do recomendado, como descrito para as crianças com *kwashiorkor* (cerca de 50%), bastaria que ela estivesse em excesso em relação à ingestão de proteína para que o estresse hipoglicêmico não ocorresse, não promovendo, assim, elevação das concentrações de glicocorticoides ou, ainda, não permitindo seus efeitos de forma pronunciada como no marasmo. De acordo com esses

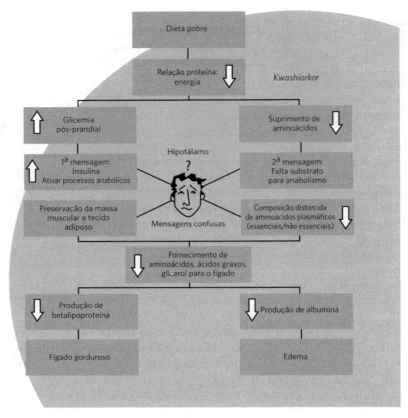

Figura 33.4 Desadaptação metabólica provocada por um excesso relativo de carboidratos em relação à proteína ingerida.

aspectos,[60] o *kwashiorkor* seria provocado por uma mensagem confusa que chegaria ao hipotálamo, o que resultaria na manutenção de concentrações relativamente mais elevadas de insulina do que de cortisol, apesar da pouca oferta de substrato, promovendo a preservação da massa muscular e adiposa e, por outro lado, prejudicando o fígado e o metabolismo hepático.

No *kwashiorkor*, foi descrita a redução nas concentrações circulantes de T_4 e T_3 em razão do declínio de proteínas carreadoras TBG (globulina ligadora de tiroxina), pré-albumina e albumina, além da diminuição em nível periférico (fígado e rins) da atividade da enzima que converte T_4 em T_3, a 5'-desiodinase (que promove a ação do hormônio nas células).[5]

Estudo clássico que avaliou a secreção de catecolaminas urinárias e seus metabólitos em crianças com *kwashiorkor* encontrou diminuição das concentrações de dopamina e aumento da adrenalina. Segundo os autores,[34] é provável que o aumento da excreção de adrenalina tenha ocorrido em razão do estresse causado por infecções correlatas ao estado de saúde das crianças, e a diminuição da excreção de dopamina tenha resultado, possivelmente, da ingestão alimentar precária de proteínas.

CONSEQUÊNCIAS DA SUBNUTRIÇÃO AO LONGO DO CICLO DE VIDA

Coexistência entre subnutrição e obesidade

O sobrepeso e a obesidade têm alcançado proporções epidêmicas, com cerca de 1,9 bilhão de adultos (maiores de 18 anos) e 380 milhões de crianças de zero a 19 anos em idade escolar acometidas em todo o mundo, tornando esta a primeira geração prevista para ter uma vida mais curta em comparação a seus pais.[75] Apesar de, no passado, ter sido encontrada apenas em populações com ingestão alimentar em excesso, atualmente a obesidade tem sido, com frequência, encontrada associada à subnutrição nos países com baixa renda *per capita*.

Um dos primeiros estudos em populações urbanas pobres foi realizado no final da década de 1990, por meio de um censo para investigar o perfil socioeconômico e o estado nutricional de 2.411 indivíduos moradores em favelas de São Paulo.[59] Foi encontrada prevalência de 30% de subnutrição (baixa estatura ou baixo peso) e de 15% de obesidade; cerca de 9% dos lares apresentavam ao menos um membro com subnutrição e um com obesidade. Mais tarde, outro estudo realizado em uma das regiões ainda mais pobres do país encontrou, igualmente, coexistência de subnutrição e obesidade no estado de Alagoas.[20] As condições de moradia eram de extrema pobreza: a maioria das famílias vivia em barracos de plástico com apenas um cômodo e um aparelho doméstico, quase todas as habitações não tinham revestimentos no chão, a maioria das habitações não tinha abastecimento de água de boa qualidade, os indivíduos utilizavam água sem tratamento e quase todas as casas não tinham banheiro ou geladeira. Entre as crianças (< 10 anos de idade), observou-se alta prevalência de baixo peso e de baixa estatura (20%). Entre os adultos, foi observada maior prevalência de excesso de peso (25%), comparada ao baixo peso (20%). Ambos os distúrbios nutricionais foram mais comuns em mulheres do que em homens, e a prevalência de sobrepeso/obesidade nas mulheres foi aproximadamente o dobro quando comparada aos homens. Dentre os indivíduos com baixa estatura, 30% apresentaram sobrepeso/obesidade e 16%, baixo peso.

A alimentação de indivíduos adultos (subnutridos ou não, obesos ou não) foi avaliada para investigar a relação entre a ingestão de alimentos e o estado nutricional.[21] O consumo médio de energia foi de 63% em relação à ingestão recomendada e, após o ajuste para nível de atividade física leve e baixa estatura, os valores foram em torno de 70% e compatíveis com o panorama de subnutrição na população. No grupo com baixa estatura, observou-se tendência de menor consumo de energia em homens com baixo peso (5.882 kJ ou 1.405 kcal), em comparação a homens obesos (7.226 kJ ou 1.726 kcal). Por outro lado, entre as mulheres com baixa estatura, não se observou relação do consumo de energia com o estado nutricional, havendo consumo energético similar para as mulheres subnutridas e as obesas (4.527 kJ ou 1.081 kcal e 4.686 kJ ou 1.119 kcal, respectivamente). Esses resultados levantaram a possibilidade de que a alta prevalência de sobrepeso/obesidade, em particular entre as mulheres com baixa estatura, poderia estar associada à ingestão alimentar insuficiente, se considerados os valores de referência para a ingestão adequada. Por outro lado, é importante considerar que um balanço energético positivo deve ter efetivamente ocorrido para o desenvolvimento da obesidade. Pode-se, portanto, supor que os valores recomendados poderiam ser muito altos para essa população, em razão do menor tamanho corporal, apesar da correção para baixa estatura e para baixo gasto energético. Como um todo, a alimentação habitual era bastante monótona (número de preparações no jantar: 21), composta basicamente de café, pão, açúcar, margarina, arroz, feijão, frango ensopado, milho e ovos de galinha. Outro fator a ser considerado que poderia explicar a presença de pessoas com sobrepeso/obesidade é a quantidade de gordura na alimentação. No entanto, os resultados não revelaram alta ingestão de gordura (25% em média) ou diferenças nesse macronutriente entre homens e mulheres obesas, quando comparados a eutróficos ou subnutridos.[21]

É possível que a atividade física fosse particularmente baixa, pois a taxa de desemprego era muito alta (81,6%). As atividades físicas mais vigorosas descritas pelas mulheres foram caminhar longas distâncias de forma ocasional para obter e transportar água para a família e a lavagem de roupas à mão. Por essa razão, outros mecanismos metabólicos podem ser responsáveis pelo balanço energético positivo, como diminuição considerável no gasto de energia em decorrência de atividade física encontrada em estudo com água duplamente marcada, em adolescentes com baixa estatura.[35] É possível, também, que a diferença em mulheres com baixa estatura/baixo peso em comparação àquelas com baixa estatura/obesidade tenha decorrido de um aumento no gasto energético em relação ao consumo de energia por causa de maior frequência de infecções e parasitoses nas primeiras.

Em outros países, esse mesmo perfil tem sido encontrado em crianças e adolescentes pobres. Um estudo sul-africano[40] selecionou aleatoriamente crianças e adolescentes (entre um e 20 anos de idade) em uma comunidade rural com altos níveis de pobreza para investigar a prevalência de baixa estatura e sobrepeso/obesidade e o risco de doenças metabólicas. A baixa estatura foi a forma de subnutrição mais prevalente (18%) nas crianças com idade entre um e quatro anos. A prevalência de sobrepeso e obesidade foi moderada na primeira infância e baixa no final da infância, mas aumentou progressivamente nas meninas a partir de 10 anos de idade, alcançando prevalências entre 10 e 15% entre 10 e 16 anos de idade e entre 15 e 25% entre 17 e 20 anos de idade. Quando estratificadas pelo estadiamento puberal, as meninas com estadiamento 5 apresentaram prevalência de sobrepeso e obesidade de 35%, enquanto nos meninos a prevalência não alcançou 1%.

Outra pesquisa com representatividade nacional realizada no México[1] encontrou coexistência de 6,2% de mães com adiposidade central elevada e crianças com baixa estatura. Esse fenômeno foi mais prevalente em localidades rurais e entre famílias indígenas. Ainda, um estudo realizado com crianças mexicanas pobres e que viviam em zona rural[16] encontrou coexistência de obesidade e subnutrição no mesmo ambiente, com altas prevalências de baixa estatura e sobrepeso ou obesidade. Todas as famílias viviam em condições de pobreza, com alto número de pessoas por residência, e acima de 30% das famílias eram de origem indígena, além de o saneamento estar presente em menos de 20% da comunidade. A prevalência de baixa estatura em crianças com idade entre quatro e cinco anos foi de 21,3% para a população não indígena e de 42,7% para a população indígena. A prevalência de sobrepeso ou obesidade entre as crianças com baixa estatura foi o dobro nas indígenas, sendo 5,9% em crianças não indígenas e 12,1% em indígenas. Os fatores mais associados a esse quadro nas crianças foram: mães mais jovens e com baixa estatura, menor educação, pior estado socioeconômico, menor percepção do estado social e tamanho da família.

De forma semelhante, o mesmo tipo de associação entre baixa estatura e sobrepeso foi encontrado na China, em crianças pobres.[71] Das 453 crianças com sobrepeso e idade entre zero e cinco anos, 57,6% apresentaram baixa estatura (E/I < - 2), 41% apresentaram E/I entre - 2 e 2 z escore e somente 1,4% apresentou E/I > 2 escore z. A prevalência de baixa estatura em todas as crianças foi de 30%, enquanto a prevalência de baixo peso foi de 10%.

Alteração da composição corporal

Estudos em crianças subnutridas mostraram valores diminuídos na taxa metabólica de repouso (TMR).[28,64] Essa diminuição do gasto energético possibilita a economia de energia e, consequentemente, o aumento da quantidade de massa gorda.[55,62] Observou--se, também, redução na oxidação de gordura no jejum e após uma refeição em crianças com baixa estatura.[36] Análises subsequentes mostraram que os valores baixos da TMR ocorreram em razão da menor percentual de massa magra, uma vez que o tecido muscular é mais metabolicamente ativo e consome mais energia, comparado ao tecido adiposo. Parece, portanto, que em condições ambientais em que o consumo de energia e nutrientes é insuficiente ou inadequado, o organismo prefere diminuir o crescimento e o gasto energético e ativar mecanismos de conservação de energia.

Para avaliar o impacto da baixa estatura na distribuição de gordura corporal na adolescência, meninas senegalesas com 11 anos de idade foram acompanhadas até os 15 anos de idade.[3] As adolescentes com baixa estatura apresentaram aumento das dobras cutâneas bicipital e subescapular, sugerindo maior deposição de gordura subcutânea na parte superior do corpo. Além disso, as meninas com baixa estatura apresentaram tendência para acumular gordura subcutânea no tronco em comparação às meninas com estatura normal.

Um estudo prospectivo de 36 meses com meninas de baixa estatura moradoras de favelas no município de São Paulo encontrou que elas apresentavam maior suscetibilidade para ganho de peso relativo à estatura apresentada, em relação ao grupo-controle, quando a alimentação era mais rica em gordura, aumentando, assim, o risco futuro de desenvolver obesidade.[61] Nessa mesma linha, outro acompanhamento com adolescentes entre 11 e 15 anos de idade encontrou que meninos e meninas com baixa estatura acumularam mais gordura corporal e ganharam menos massa magra em relação ao grupo eutrófico.[47] Ainda, observou-se que o acúmulo de gordura corporal nas crianças com baixa estatura não é distribuído igualmente no corpo, sendo maior no tronco em relação às crianças de estatura normal.[37] Essas alterações também foram encontradas em adolescentes com baixa estatura leve (E/I entre -2 e -1 escore z), mostrando que mesmo um pequeno déficit de estatura já pode acarretar aumento no risco de síndrome metabólica.[6]

Um número crescente de estudos vem mostrando que o cortisol parece ter efeito--chave na programação após a restrição alimentar intrauterina ou durante a infância[39] e tem sido associado ao aumento da gordura corporal e, mais especificamente, da adiposidade central.[70] O excesso de cortisol está associado a alterações profundas do metabolismo intermediário, resultando, em longo prazo, em mudanças no metabolismo lipídico[11] e no aumento da produção do fator de necrose tumoral alfa (TNF-alfa).[42] O número de GR é maior no tecido adiposo central, comparado ao periférico. Ainda, o cortisol aumenta a atividade da lipase de lipoproteína, o que acelera a velocidade de captação de ácidos graxos plasmáticos.[53]

Hipertensão

Prevalências elevadas de hipertensão arterial têm sido encontradas em crianças, adolescentes e adultos com baixa estatura nutricional. Um estudo[18] que investigou a pressão arterial em uma amostra de adolescentes moradores de favelas e com baixa estatura apontou prevalência elevada de pressão arterial acima dos percentis 90 e 95 ajustados para estatura. Cerca de 19% dos meninos e 23% das meninas apresentaram hipertensão diastólica (maior que P_{95}), e 33% dos meninos e 27% das meninas apresentaram risco para hipertensão. A prevalência de casos de pressão arterial sistólica ou diastólica acima do percentil 90 foi de 51%. Adultos moradores de uma favela da região nordeste do Brasil também apresentaram alta prevalência de hipertensão arterial (28,5%), que foi maior de acordo com a redução da estatura.[22] Essa doença foi mais prevalente nas mulheres obesas e baixas em comparação às mulheres obesas de estatura normal. A baixa estatura materna está associada, de forma independente, à obesidade, à obesidade abdominal e ao aumento da pressão arterial, além de ser determinante importante da saúde dos filhos, pois está associada ao baixo peso ao nascer e à baixa estatura.[19]

O desenvolvimento intrauterino dos rins é afetado pela subnutrição materna em razão do menor número de néfrons formados.[33] A estrutura renal e, especificamente, o número de néfrons são alguns dos principais determinantes da pressão sanguínea e da função renal, de forma que indivíduos com baixo número de néfrons apresentam hipertensão arterial ao longo da vida. Há evidências, também, de alteração na morfologia renal em indivíduos subnutridos, como alterações no tamanho do órgão[41] e menor número de glomérulos (Figura 33.5).[25] A subnutrição também pode provocar mudanças na função vascular, afetando sua função moduladora e contribuindo para o desenvolvimento de hipertensão e doenças cardiovasculares (Figura 33.5).[25] As células endoteliais regulam ativamente o tônus e a reatividade vascular, respondendo a mediadores neurais e químicos e, assim, controlando o grau de contração do vaso.[25]

Sabe-se que a subnutrição também promove alterações no sistema renina-angiotensina-aldosterona e simpatoadrenal. Meninas nascidas pequenas para a idade gestacional apresentaram aumento da concentração plasmática de noradrenalina, quando comparadas a crianças nascidas com peso adequado para a idade gestacional.[26] Os meninos, por sua vez, apresentaram aumento da atividade da enzima conversora de angiotensina (ECA) e de angiotensina II, quando comparados a crianças adequadas para idade gestacional.

Diabetes melito

O número total de pessoas com diabetes no mundo está projetado para 366 milhões em 2030, com Índia, China, Estados Unidos, Indonésia, Paquistão, Brasil, Bangladesh, Japão, Filipinas e Egito sendo os dez países que apresentarão o maior número de diabéticos. Desses países, apenas os Estados Unidos e o Japão são desenvolvidos, e os outros são considerados em desenvolvimento.[78] Embora a prevalência de diabetes tipo 2 em indivíduos que foram subnutridos no início da vida não seja conhecida, sabe-se que países pobres e com processo de urbanização acelerado são particularmente vulneráveis

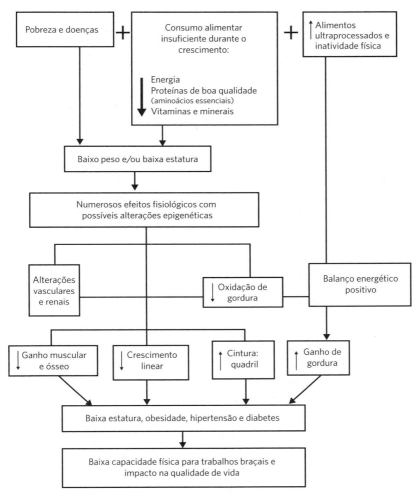

Figura 33.5 Associação entre a baixa estatura e as doenças crônicas não transmissíveis com o impacto na qualidade de vida.

e têm apresentado aumento da prevalência de diabetes tipo 2.[79] A presença de diabetes em adultos da Etiópia apresentou associação importante com história de subnutrição e falta de saneamento básico na infância, o que reforça a importância do desenvolvimento pós-natal adequado para a manutenção da saúde em longo prazo.[15]

A avaliação do metabolismo da glicose e da insulina de adolescentes com baixa estatura mostrou concentrações plasmáticas de insulina de jejum e valores de *homeostasis model assessment of beta-cell function* (HOMA beta, que avalia a função das células betapancreáticas) significativamente menores, quando comparados aos de adolescentes com estatura normal. Ao mesmo tempo, valores do *homeostastic model assessment of insulin sensitivity* (HOMA-S, que avalia a sensibilidade à insulina) foram maiores nas criaças do grupo de baixa estatura. O aumento da sensibilidade à insulina nessa faixa etária pode ser decorrente do maior número de receptores periféricos de insulina, em especial no tecido adiposo e no muscular, e pode estabelecer um mecanismo contrarregulatório para compensar a diminuição de insulina, o qual contribui para aumentar a gordura corporal, como descrito anteriormente.[48] Estudo com adolescentes subnutridos mostrou que mesmo na baixa estatura leve (E/I entre -2 e -1 escore z) e na presença de sobrepeso (IMC para idade acima do percentil 85), o metabolismo da insulina e da glicose está alterado em relação a adolescentes com sobrepeso e estatura normal.[7] Além disso, adolescentes com baixa estatura leve e sobrepeso apresentaram aumento da glicemia, o que não foi observado nos adolescentes com estatura normal e sobrepeso.

Mulheres adultas com baixa estatura e obesas apresentaram maior nível de resistência à insulina, juntamente aos perfis glicêmico e lipídico alterados, em relação a mulheres obesas mas com estatura normal.[23] Esse quadro se agravou com o aumento do IMC. Apesar de um aumento na massa corporal total estar associado ao declínio moderado na sensibilidade periférica da insulina, a obesidade abdominal promoveu declínio muito mais acentuado da sensibilidade à insulina e foi acompanhada por redução do estímulo da glicose periférica e da produção de insulina. Os valores de *homeostastic model assessment of insulin resistance* (HOMA-IR, que avalia a resistência à insulina) e de HOMA beta foram significativamente maiores no grupo de baixa estatura, em comparação àqueles do grupo com estatura média. Além disso, em comparação às mulheres de estatura média, as mulheres com baixa estatura apresentaram concentrações mais elevadas de hemoglobina glicada, de colesterol total e de colesterol em lipoproteínas de baixa densidade (LDL-c), enquanto as concentrações de colesterol em lipoproteínas de alta densidade (HDL-c) foram significativamente menores. Após análise estatística, a estatura foi identificada como o principal fator associado à resistência à insulina.

SUBNUTRIÇÃO, ESTRESSE E ALTERAÇÕES EPIGENÉTICAS

A subnutrição é um dos estimuladores mais poderosos do estresse. O estresse envolve dois principais mecanismos de resposta no organismo: o eixo formado pelo sistema nervoso simpático – medula adrenal (SMA), que estimula a síntese e a liberação de adrenalina e noradrenalina – e o eixo HHA, que atua por meio do estímulo à produção de cortisol. Além da resposta *luta ou fuga* em relação ao estresse agudo, vários eventos de vida diária, como o estresse nutricional, podem produzir estresse crônico e, com o tempo, resultar no desgaste do organismo e até em morte. O estresse aumenta as concentrações de cortisol, suprimindo a variação circadiana da secreção em decorrência do estímulo persistente sobre o eixo HHA e da consequente hipersecreção de CRH e ACTH.

Alterações importantes na função do sistema nervoso autônomo são observadas na subnutrição. Crianças indianas subnutridas de cinco a dez anos de idade foram comparadas com eutróficas[2] quanto à função do sistema nervoso parassimpático (avaliando a frequência cardíaca no repouso e a razão entre as medidas deitado e em pé, assim como durante pressão expiratória por 15 segundos – chamada razão de Valsalva) e à função do sistema nervoso simpático (mensurando a pressão sanguínea durante exercício estático, por meio da execução de um teste em que o indivíduo exercia pressão com a mão em determinado objeto por um minuto e do teste para mensuração da resistência galvânica da pele). Os resultados mostraram que a frequência cardíaca de repouso foi significativamente maior no grupo subnutrido, assim como a função parassimpática estava reduzida nessas crianças. Os exames para avaliação da atividade simpática demonstraram mudança na pressão arterial sistólica e diastólica e na resistência galvânica da pele nas crianças subnutridas, indicando aumento no tônus simpático.

A secreção de cortisol é a primeira resposta metabólica ao estresse psicológico, e a hipersecreção desse hormônio é encontrada na depressão, no estresse relacionado ao trabalho e em indivíduos com baixa renda. Além disso, condições precárias de vida, como a pobreza, que aumentam a prevalência de depressão e ansiedade, também são responsáveis por maior secreção de cortisol. Nessa situação, foi demonstrada relação entre fatores socioeconômicos e aumento do risco de doenças coronarianas e diabetes tipo 2. Esses fatores psicossociais estimulariam a atividade dos mecanismos de resposta ao estresse e seriam, ao menos em parte, responsáveis pelo aumento na frequência dessas doenças.[67]

Homens e mulheres expostos à fome quando no útero de suas mães, na chamada fome holandesa que ocorreu na Segunda Guerra Mundial, apresentaram aumento da resposta do eixo HHA em resposta a um estresse psicológico, sem, contudo, terem sido encontradas diferenças na concentração basal e no pico de cortisol, quando foram comparados àqueles concebidos antes e depois da fome.[10]

A evolução dos estudos sobre os efeitos do estresse no organismo tem fornecido evidências de que a presença dessa alteração no início da vida – seja por mecanismo fisiológico ou psicológico, ou, como acontece para a grande maioria das pessoas, pela combinação desses dois fatores – modifica, por meio de mecanismos epigenéticos (ativação ou desativação de genes em um processo que envolve, entre outros, a metilação do DNA por influência do meio ambiente), a neurogênese, a plasticidade cerebral e sua capacidade de regeneração, a formação dendrítica e o número de sinapses, além da função cognitiva, do controle do apetite, da quantidade de gordura corporal, entre muitos outros fatores.[56] A negligência no início da vida e o cuidado precário ou insuficiente estão associados a alterações permanentes nos mecanismos de controle do estresse, o que aumenta a vulnerabilidade a esse estado na vida adulta e a hipersensibilidade aos episódios estressantes, como a resposta de medo. Isso, por sua vez, diminui a capacidade cognitiva e aumenta a vulnerabilidade ao consumo de álcool, por exemplo. O comportamento materno pode efetivamente mudar os padrões de controle genético ao estresse. A informação genética ligada à resposta neuroendócrina ao estresse pode ser programável pela estimulação materna. Em modelos experimentais, o comportamento de maternagem intenso promove neurobiologia do estresse, que é menos reativa e mais resiliente a desafios no futuro da vida do filhote. Os mecanismos são muito específicos e envolvem modificações relativamente permanentes de controle da expressão dos genes dos GR. Há estudos mostrando que essas modificações podem ser revertidas mediante situações ambientais positivas e estimulantes em âmbito social.[30]

A presença de cuidadores afetivamente ligados às crianças pode impedir elevações de cortisol (em lactentes e crianças), mesmo durante ameaças externas. Essa resposta permite que as crianças solicitem ajuda, expressando emoções negativas, sem acionar esse componente endócrino da resposta ao estresse. De maneira inversa, quando a paternidade é insuficiente e/ou é a fonte da ameaça, os relacionamentos podem ser fonte importante de estresse, detectado fisiologicamente pelo aumento do cortisol e outros fatores em crianças.[30]

Por meio da avaliação dos efeitos em longo prazo da subnutrição perinatal em ratos adultos, com redução de 50% do consumo alimentar a partir do 14º dia de gestação até o final da lactação, na atividade do eixo HHA e no sistema simpatoadrenal em condições basais e de estresse causado por imobilização por duas horas, verificou-se que a subnutrição promoveu impacto muito mais acentuado do efeito da corticosterona nas células-alvo responsivas ao estresse em relação aos ratos-controle.[44]

Em síntese, a associação entre doenças relacionadas à pobreza (principalmente infecções respiratórias, diarreicas e parasitoses) com menor consumo de energia, de proteínas de boa qualidade e de micronutrientes suficientemente importantes para acarretar baixo peso e baixa estatura desencadeia uma série de fenômenos fisiológicos para garantir a sobrevivência, mas que são deletérios em longo prazo. Entre vários fatores descritos na literatura, destacam-se as alterações hormonais que favorecem a magreza e a baixa estatura, como o aumento do catabolismo proteico muscular e adiposo e a redução do crescimento (relação cortisol:insulina alta e diminuição dos hormônios IGF-1 e T_3). Essas alterações metabólicas causam malformação em vasos sanguíneos e rins, com diminuição do número de néfrons, modificações aparentemente permanentes no metabolismo intermediário, o que promove a diminuição da oxidação de gordura, o prejuízo da síntese muscular e óssea, mas o aumento na gordura abdominal. Essas adaptações fisiológicas parecem ser reguladas por mecanismos epigenéticos, uma vez que passam para as gerações seguintes e, quando associadas ao alto consumo de alimentos industrializados e de baixo custo e ao estilo de vida urbano com grande inatividade física, resultam em balanço energético positivo e em acúmulo de gordura corporal. Em longo prazo, esse perfil metabólico favorece o desenvolvimento de doenças crônicas não transmissíveis, como obesidade, diabetes e hipertensão, e de menor capacidade para o trabalho braçal,[24] o que acarreta perpetuação da pobreza e menor qualidade de vida (Figura 33.5).

RECUPERAÇÃO NUTRICIONAL

Uma das variáveis biológicas que mais têm impacto na saúde em longo prazo das crianças subnutridas é a recuperação em estatura. Atenção especial à qualidade da alimentação é fundamental durante a recuperação nutricional, sobretudo na qualidade da proteína ingerida, para permitir o ganho em estatura sem que haja aumento exagerado no fornecimento energético, com favorecimento posterior de obesidade. Um grupo de crianças em idade escolar[38] foi alimentado com dieta rica em proteína e outro foi alimentado com dieta adicionada de óleo. O primeiro apresentou incremento de estatura diretamente relacionado com a quantidade de suplementação de proteína, enquanto para o grupo com adição de óleo na dieta, nenhum efeito sobressalente foi observado.

Tanto a quantidade de proteína quanto de energia são importantes reguladores do IGF-1, pois cada um desses elementos é essencial para a restauração das concentrações séricas desse hormônio. A realimentação com dieta normocalórica e normoproteica após cinco dias de jejum aumentou a concentração de IGF-1 em até 70% em relação a concentração basal antes da restrição alimentar, enquanto a realimentação com dieta isocalórica, mas hipoproteica, retardou a recuperação na concentração de IGF-1 por dois dias; as concentrações desse hormônio não alcançaram 50% dos valores anteriores à restrição. Além disso, a realimentação com dieta hipocalórica e hipoproteica por mais de cinco dias diminuiu ainda mais a concentração de IGF-1.[68] Esses dados mostram a importância da alimentação e, principalmente, de aminoácidos essenciais na recuperação da estatura.

Uma das diversas estratégias no combate à subnutrição infantil é o investimento na criação de centros de recuperação, com atendimento ambulatorial e em hospital-dia. Em São Paulo, no ano de 1994, iniciou-se como projeto de extensão universitária e consolidou-se como centro de referência, o Centro de Recuperação e Educação Nutricional (CREN), que oferece assistência ambulatorial para crianças com subnutrição leve e de hospital-dia para aquelas que apresentam subnutrição moderada ou grave (Figura 33.6). O acompanhamento diário de uma criança em hospital-dia visa proporcionar melhoria global do estado nutricional, cognitivo, motor, psicológico e do *status* social. A rotina inclui cinco refeições balanceadas ao dia, uma hora de sono pela manhã e uma hora pela tarde, além de atividades físicas moderadas. Os horários das refeições são planejados com os professores para que as crianças aprendam a estabelecer uma rotina, além de aprender sobre alimentação saudável e adequada, bem como práticas de higie-

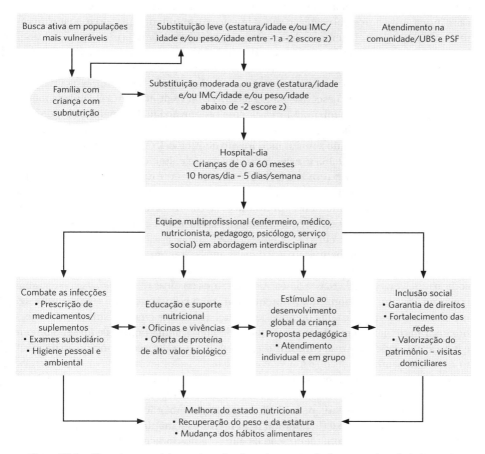

Figura 33.6 Fluxo de encaminhamento e atendimento para pacientes em regime de tratamento em hospital-dia em um Centro de Recuperação e Educação Nutricional (CREN).

660 BASES BIOQUÍMICAS E FISIOLÓGICAS DA NUTRIÇÃO

ne. A alimentação é nutricionalmente adequada e elaborada com alimentos típicos brasileiros, como arroz, feijão, carnes, frutas e legumes. As crianças também recebem ferro e vitaminas (A, complexo B, C e D) na forma de suplementos, em doses profiláticas. Durante o dia, há o envolvimento em atividades educacionais em grupos de aproximadamente 15 crianças, de acordo com sua idade. As crianças permanecem no Centro, de segunda a sexta-feira, a partir de 7h30 até 17h30. Pediatras, enfermeiros, nutricionistas, assistentes sociais, psicólogos e professores participam do tratamento. Há acompanhamento diário da saúde de cada criança, realização de exames laboratoriais periódicos, assim como evolução clínica e antropométrica. Os pais também estão envolvidos no tratamento em atividades frequentes por meio da participação em oficinas educativas. Há visitas periódicas a suas casas e apoio social e psicológico.

As crianças tratadas no ambulatório são acompanhadas regularmente em consulta por pediatras e nutricionistas para prevenir e tratar as comorbidades e para a orientação da alimentação. Consultas de acompanhamento são definidas de acordo com as necessidades individuais, mas, de início, são mensais. Testes de laboratório também são realizados a cada seis meses. As famílias são acompanhadas por assistentes sociais e, quando necessário, é acionada a rede de proteção social municipal, entretanto quando o estado de carência de acesso aos alimentos é detectado, o centro oferta à família uma cesta básica.

Uma descrição do perfil nutricional e de saúde das crianças tratadas no CREN de São Paulo[69] mostrou que 92,5% delas recuperaram pelo menos um índice antropométrico e 67,9% recuperaram peso e estatura. Quase metade das crianças apresentou recuperação nutricional de mais de 0,5 escore z em E/I (46,2%) e cerca de 40% em P/I. A idade média das crianças na admissão foi de 23,7 meses, com proporção igual de meninos e meninas. A duração média do tratamento foi de 16,4 meses para todas as crianças, e mais tempo de tratamento foi associado a maior incremento de P/I e E/I. O peso ao nascer médio de todas as crianças foi de 2.563 g, e cerca de 40% foram classificadas com baixo peso ao nascer (< 2.500 g). O ganho em estatura foi estatisticamente diferente de acordo com o peso ao nascer, sendo maior entre aqueles que nasceram menores. As doenças mais prevalentes durante o tratamento foram infecções do trato respiratório superior, 82% das quais desenvolvidas pelo menos uma vez, diarreia (44%) e infecções do trato respiratório inferior (18%).

Vários estudos acompanharam as crianças após o tratamento no CREN. As crianças recuperadas apresentaram incremento de E/I maior que P/I e houve normalização da composição corporal e da massa óssea. Além disso, as crianças recuperadas apresentaram consumo de proteína significativamente maior em comparação ao grupo-controle, mesmo após anos de alta. Foi demonstrado que, quando as crianças subnutridas receberam tratamento adequado, a recuperação do crescimento ocorreu e foi seguida por ganho apropriado de massa corporal, de conteúdo mineral ósseo e construção de hábito alimentar saudável.[8]

Outro estudo com crianças recuperadas foi realizado para determinar a eficácia do tratamento na normalização do metabolismo da insulina. A concentração média de insulina plasmática ajustada para idade e estágio puberal não diferiu estatisticamente entre os grupos controle e recuperado para meninos e meninas. Também não houve diferença significativa na concentração de glicose e nos índices HOMA beta e HOMA-S entre os grupos controle e recuperado, demonstrando que o grupo tratado apresentou melhora dessas variáveis e, dessa forma, menor chance de desenvolver diabetes.[49]

Um estudo realizado com o objetivo de determinar a atividade do cortisol encontrou menor resposta desse hormônio ao estresse após a recuperação nutricional em comparação com crianças subnutridas, mas semelhante ao de controles bem nutridos, indicando resposta normal do eixo HHA após o tratamento. A resposta diária ao cortisol também foi avaliada após um estímulo desagradável (imersão da mão direita em água fria por um minuto) e um estímulo agradável (assistir um vídeo com imagens da natureza). Após a aplicação do estímulo desagradável, houve aumento do cortisol em todas as crianças (controles, baixa estatura e baixo peso), com exceção do grupo de crianças recuperadas.[51] Além de apresentarem normalização da insulina e do metabolismo da glicose[49] e adequada resposta ao estresse, as crianças recuperadas de subnutrição de ambos os sexos também apresentaram concentrações normais de leptina (Figura 33.7).[50] Contudo, foi observada menor concentração de T_4 livre nas crianças recuperadas por meio do tratamento do CREN em comparação com as crianças controles.[51] Isso pode indicar um efeito de programação que pode promover o acúmulo de gordura corporal na vida adulta, o que justifica a manutenção de observação contínua de indicadores antropométricos e clínicos, bem como o encorajamento para estilos de vida saudável nessas crianças.

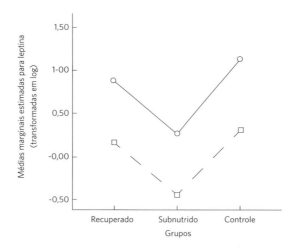

Figura 33.7 Concentrações séricas de leptina dos grupos de estudo divididos pelo sexo. Os meninos (linha tracejada) têm concentrações de leptina significativamente menores do que as meninas (linha contínua). As concentrações de leptina em ambos os sexos no grupo subnutrido foram significativamente inferiores aos dos outros dois grupos.[50]

CONSIDERAÇÕES FINAIS

A subnutrição ainda é um problema de saúde pública importante entre a população pobre e, nos países em desenvolvimento, além de prevalências elevadas de excesso de peso, tem sido descrita a coexistência entre subnutrição e obesidade, com crianças subnutridas e pais com obesidade vivendo na mesma residência, e ainda, crianças com baixa estatura e excesso de peso. Essa condição aumenta consideravelmente os gastos de saúde e prejudica a capacidade do país de superar a pobreza.

Este capítulo mostrou, além da subnutrição grave, os efeitos em longo prazo da subnutrição crônica. Nesta última, os resultados são consistentes com aumento da suscetibilidade para acumular gordura, principalmente na região central do corpo, com baixa oxidação lipídica, diminuição do gasto energético, resistência à insulina e aumento das doenças crônicas não transmissíveis na vida adulta.

Se a subnutrição materna pode exercer efeitos importantes sobre o desenvolvimento fetal de futuras gerações, esse conhecimento é de grande importância para a saúde pública. Os resultados apresentados em crianças recuperadas de subnutrição antes de seis anos de idade em hospital-dia e ambulatório são particularmente relevantes, pois demonstram que a recuperação adequada de peso e estatura permite a normalização da composição corporal, da densidade mineral óssea, da produção e do metabolismo da insulina, da concentração de leptina e de cortisol.

REFERÊNCIAS

1. Barquera S, Peterson KE, Must A, Rogers BL, Flores M, Houser R et al. Coexistence of maternal central adiposity and child stunting in Mexico. Int J Obes (Lond). 2007;31(4):601-7.
2. Bedi M, Babbar R, Chakrabarty AS, Sachdev HP. Comparative study of autonomic nervous system activity in malnourished and normal children in India. Ann Trop Pediatr. 1999;19(2):185-9.
3. Bénéfice E, Garnier D, Simondon KB, Malina RM. Relationship between stunting in infancy and growth and fat distribution during adolescence in Senegalese girls. Eur J Clin Nutr. 2001;55(1):50-8.
4. Black RE, Allen LH, Bhutta ZA, Caulfield LE, de Onis M, Ezzati M et al. Maternal and child undernutrition: global and regional exposures and health consequences. Lancet. 2008;371(9608):243-60.
5. Brown P, Brasel JA. Endocrine changes in the malnourished child. In: Suskind RM, Lewinter-Suskind L (eds.). The malnourished child. New York: Raven; 1990. (Nestlé Nutrition Worshop Series, 19.)
6. Clemente AP, Santos CD, Martins VJ, Benedito-Silva AA, Albuquerque MP, Sawaya AL. Mild stunting is associated with higher body fat: study of a low-income population. J Pediatr. 2011;87(2):138-44.
7. Da Luz Santos CD, Clemente AP, Martins VJ, Albuquerque MP, Sawaya AL. Adolescents with mild stunting show alterations in glucose and insulin metabolism. J Nutr Metab. 2010;2010:943070.
8. Das Neves J, Martins PA, Sesso R, Sawaya A. Malnourished children treated in day-hospital or outpatient clinics exhibit linear catch-up and normal body composition. J Nutr. 2006;136(3):648-55.
9. De Onis M, Monteiro C, Clugston G. The worldwide magnitude of protein energy malnutrition: An overview from the WHO global database on child growth. Bull World Health Organ. 1993;71(6):703-12.
10. De Rooij SR, Painter RC, Phillips DI, Osmond C, Tanck MW, Bossuyt PM et al. Cortisol responses to psychological stress in adults after prenatal exposure to the Dutch famine. Psychoneuroendocrinology. 2006;31(10):1257-65.
11. Dimitriou T, Maser-Gluth C, Remer T. Adrenocortical activity in healthy children is associated with fat mass. Am J Clin Nutr. 2003;77(3):731-6.
12. Emery P. Metabolic changes in malnutrition. Eye. 2005;19(10):1029-34.
13. Fazeli PK, Klibanski A. Determinants of GH resistance in malnutrition. J Endocrinol. 2014;27;220(3):R57-65.
14. Food and Agriculture Organization of the United Nations. FAO 2015 – statistical pocketbook [acesso em 09 abr 2018]. Disponível em: http://www.fao.org/3/a-i4691e.pdf.
15. Fekadu S, Yigzaw M, Alemu S, Dessie A, Fieldhouse H, Girma T et al. Insulin-requiring diabetes in Ethiopia: Associations with poverty, early undernutrition and anthropometric disproportion. Eur J Clin Nutr. 2010;64(1):192-8.

SUBNUTRIÇÃO E REPERCUSSÕES NA SAÚDE 663

16. Fernald L, Neufeld L. Overweight with concurrent stunting in very young children from rural Mexico: prevalence and associated factors. Eur J Clin Nutr. 2007;61(5):623-32.
17. Fernandes BS, Fernandes MTB, Bismarck-Nasr EM, Albuquerque MP. Vencendo a desnutrição: abordagem clínica e preventiva. 2. ed. São Paulo: Salus; 2004.
18. Fernandes MT, Sesso R, Martins PA, Sawaya AL. Increased blood pressure in adolescents of socioeconomic status with short stature. Pediatr Nephrol. 2003;18(5):435-9.
19. Ferreira HS, Moura FA, Cabral Jr CR, Florêncio TM, Vieira RC, de Assunção ML. Short stature of mothers from an area endemic for undernutrition is associated with obesity, hypertension and stunted children: a population-based study in the semi-arid region of Alagoas, Northeast Brazil. Brit J Nutr. 2009;101(8):1239-45.
20. Florêncio TT, Ferreira HS, França APT, Cavalcante JC, Sawaya L. Obesity and undernutrition in a very-low-income population in the city of Maceió, northeastern Brazil. Brit J Nutr. 2001;86(2):277-84.
21. Florêncio TT, Ferreira HS, Cavalcante JC, Luciano SM, Sawaya AL. Food consumed does not account for the higher prevalence of obesity among stunted adults in a very-low-income population in the Northeast of Brazil (Maceió, Alagoas). Eur J Clin Nutr. 2003;57(11):1437-46.
22. Florêncio TT, Ferreira HS, Cavalcante JC, Sawaya AL. Short stature, obesity and arterial hypertension in a very low income population in North-eastern Brazil. Nutr Metab Cardiovasc Dis. 2004;14(1):26-32.
23. Florêncio TT, Ferreira HS, Cavalcante JC, Stux GR, Sawaya AL. Short stature, abdominal obesity, insulin resistance and alterations in lipid profile in very low-income women living in Maceió, north-eastern Brazil. Eur J Cardiovasc Prev Rehabil. 2007;14(2):346-8.
24. Florêncio TT, Ferreira HS, Cavalcante JC, Assunção ML, Sawaya AL. Short stature and food habits as determining factors for the low productivity of sugarcane labourers in the State of Alagoas, north-eastern Brazil. Arch Latinoam Nutr. 2008;58(1):33-9.
25. Franco Mdo C, Arruda RM, Fortes ZB, de Oliveira SF, Carvalho MH, Tostes RC et al. Severe nutritional restriction in pregnant rats aggravates hypertension, altered vascular reactivity, and renal development in spontaneously hypertensive rats offspring. J Cardiovasc Pharmacol. 2002;39(3):369-77.
26. Franco MC, Casarini DE, Carneiro-Ramos MS, Sawaya AL, Barreto-Chaves ML, Sesso R. Circulating renin-angiotensin system and catecholamines in childhood: is there a role for birthweight? Clin Sci .2008;114(5):375-80.
27. González-Barranco J, Ríos-Torres JM, Castillo-Martínez L, López-Alvarenga JC, Aguilar-Salinas CA, Bouchard C et al. Effect of malnutrition during the first year of life on adult plasma insulin and glucose tolerance. Metabolism. 2003;52(8):1005-11.
28. Grillol LP, Siqueira AF, Silva AC, Martins PA, Verreschi IT, Sawaya AL. Lower resting metabolic rate and higher velocity of weight gain in a prospective study of stunted vs nonstunted girls living in the shantytowns of Sao Paulo, Brazil. Eur J Clin Nutr. 2005;59(7):835-42.
29. Grover Z, Ee LC. Protein energy malnutrition. Pediatr Clin North Am. 2009;56(5):1055-68.
30. Gunnar M, Quevedo K. The neurobiology of stress and development. Annu Rev Psychol. 2007;58:145-73.
31. Hawkes CP, Grimberg A. Insulin-like growth factor-I is a marker for the nutritional state. Pediatr Endocrinol Rev. 2015;13(2):499-511.
32. Hay WW. Nutrition-gene interactions during intrauterine life and lactation. Nutr Rev. 1999;57(5 Pt 2):S20-30.
33. Hinchliffe SA, Lynch MR, Sargent PH, Howard CV, Van Velzen D. The effect of intrauterine growth retardation on the development of renal nephrons. Br J Obstet Gynaecol. 1992;99(4):296-301.
34. Hoeldtke R, Wurtman R. Excretion of catecholamines and catecholamine metabolites in kwashiorkor. Am J Clin Nutr. 1973;26(2):205-10.
35. Hoffman D, Sawaya AL, Coward WA, Wright A, Martins PA, Nascimento C, et al. Energy expenditure of stunted and nonstunted boys and girls living in the shantytowns of São Paulo, Brazil. Am J Clin Nutr. 2000;72(4):1025-31.
36. Hoffman D, Sawaya AL, Verreschi I, Tucker KL, Roberts SB. Why are nutritionally stunted children at increased risk of obesity? Studies of metabolic rate and fat oxidation in shantytown children from São Paulo, Brazil. Am J Clin Nutr. 2000;72(3):702-7.

37. Hoffman DJ, Martins PA, Roberts SB, Sawaya AL. Body fat distribution in stunted compared with normal-height children from the shantytowns of São Paulo, Brazil. Nutrition. 2007;23(9): 640-6.

38. Kabir I, Rahman MM, Haider R, Mazumder RN, Khaled MA, Mahalanabis D. Increased height gain of children fed a high-protein diet during convalescence from shigellosis: a six-month follow-up study. J Nutr. 1998;128(10):1688-91.

39. Kajantie E, Eriksson J, Barker DJ, Forsén T, Osmond C, Wood PJ, et al. Birthsize, gestational age and adrenal function in adult life: Studies of dexamethasone suppression and ACTH1-24 stimulation. Eur J Endocrinol. 2003; 149(6):569-75.

40. Kimani-Murage EW, Kahn K, Pettifor JM, Tollman SM, Dunger DB, Gómez-Olivé XF, et al. The prevalence of stunting, overweight and obesity, and metabolic disease risk in rural South African children. BMC Public Health. 2010; 10:158.

41. Konje J, Bell SC, Morton JJ, de Chazal R, Taylor DJ. Human fetal kidney morphometry during gestation and the relationship between weight, kidney morphometry and plasma active renin concentration at birth. Clin Sci. 1996; 91(2):169-75.

42. Kruger H, Pretorius R, Schutte A. Stunting, adiposity, and low-grade inflammation in African adolescents from a township high school. Nutrition. 2010; 26(1):90-9.

43. Lake A. UNICEF. The first 1,000 days: a singular window of opportunity. 2017. Disponível em: <https://blogs.unicef.org/blog/first-1000-days-singular-opportunity/>. Acessado em: 15 ago. 2017.

44. Lesage J, Dufourny L, Laborie C, Bernet F, Blondeau B, Avril I, et al. Perinatal malnutrition programs sympathoadrenal and hypothalamic-pituitary-adrenal axis responsiveness to restraint stress in adult male rats. J Neuroendocrinol. 2002; 14(2):135-43.

45. Manary MJ, Muglia LJ, Vogt SK, Yarasheski KE. Cortisol and its action on the glucocorticoid receptor in malnutrition and acute infection. Metabolism. 2006; 55(4):550-4.

46. Martín MA, Fernández E, Pascual-Leone AM, Escrivá F, Alvarez C. Protein calorie restriction has opposite effects on glucose metabolism and insulin gene expression in fetal and adult rat endocrine pancreas. Am J Physiol Endocrinol Metab. 2004; 286(4):E542-50.

47. Martins PA, Hoffman DJ, Fernandes MT, Nascimento CR, Roberts SB, Sesso R, et al. Stunted children gain less lean body mass and more fat mass than their non-stunted counterparts: a prospective study. Br J Nutr. 2004; 92(5):819-25.

48. Martins P, Sawaya A. Evidence for impaired insulin production and higher sensitivity in stunted children living in slums. Br J Nutr. 2006; 95(5):996-1001.

49. Martins VJ, Martins PA, Neves J, Sawaya AL. Children recovered from malnutrition exhibit normal insulin production and sensitivity. Br J Nutr. 2008; 99(2):297-302.

50. Martins VJ, Neves AP, Franco Mdo C, Clemente AP, Sawaya AL. Impact of nutritional recovery with linear growth on the concentrations of adipokines in undernourished children living in Brazilian slums. Br J Nutr. 2014; 28;112(6):937-44.

51. Martins VJ, Neves AP, Garcia MC, Spadari RC, Clemente AP, de Albuquerque MP, Hoffman DJ, Sawaya AL. Normal cortisol response to cold pressor test, but lower free thyroxine, after recovery from undernutrition. Br J Nutr. 2016; 14;115(1):14-23.

52. Martos-Moreno G, Chowen J, Argente J. Metabolic signals in human puberty: effects of over and undernutrition. Mol Cell Endocrinol. 2010; 324(1-2):70-81.

53. Masuzaki H, Paterson J, Shinyama H, Morton NM, Mullins JJ, Seckl JR et al. A transgenic model of visceral obesity and the metabolic syndrome. Science. 2001; 294(5549):2166-70.

54. McAninch EA, Bianco AC. Thyroid hormone signaling in energy homeostasis and energy metabolism. Ann N Y Acad Sci. 2014; 1311:77-87.

55. McCue M. Starvation physiology: reviewing the different strategies animals use to survive a common challenge. Comp Biochem Physiol. Part A Mol Integr Physiol. 2010; 156(1):1-18.

56. McEwen B. Physiology and neurobiology of stress and adaptation: central role of the brain. Physiol Rev 2007; 87(3):873-904.

57. Prentice AM, Moore SE, Collinson AC, O'Connell MA. Leptin and undernutrition. Nutr Rev. 2002; 60(10 Pt 2):S56-67; discussion S68-84, 85-7.

58. Parra A, Ramos-Galván R, Cervantes C, Sánchez M, Gálvez de la Vega MA. Plasma gonadotrophins profile in relation to body composition in underprivileged boys. Acta Endocrinol. 1982; 99(3):326-33.

SUBNUTRIÇÃO E REPERCUSSÕES NA SAÚDE

665

59. Sawaya AL, Dallal G, Solymos G, de Sousa MH, Ventura ML, Roberts SB, et al. Obesity and malnutrition in a Shantytown population in the city of São Paulo, Brazil. Obes Res. 1995; 3 Suppl2:107s--15s.

60. Sawaya AL. Transição: desnutrição energético-protéica e obesidade. In: Desnutrição urbana no Brasil em um período de transição. São Paulo: Cortez, 1997. p.35-61.

61. Sawaya AL, Grillo LP, Verreschi I, da Silva AC, Roberts SB. Mild stunting is associated with higher susceptibility to the effects of high fat diets: studies in a shantytown population in São Paulo, Brazil. J Nutr. 1998; 128(2. Suppl):415S-20S.

62. Sawaya AL, Martins P, Hoffman D, Roberts SB. The link between childhood undernutrition and risk of chronic diseases in adulthood: a case study of Brazil. Nutr Rev. 2003; 61(5 Pt 1):168-75.

63. Sawaya AL, Martins PA, Baccin Martins VJ, Florêncio TT, Hoffman D, do Carmo P Franco M, das Neves J. Malnutrition, long-term health and the effect of nutritional recovery. Nestle Nutr Workshop Ser Pediatr Program. 2009; 63:95-105; 105-8, 259-68.

64. Soares-Wynter S, Walker S. Resting metabolic rate and body composition in stunted and nonstunted children. Am J Clin Nutr. 1996; 64(2):137-41.

65. Soliman AT, ElZalabany MM, Salama M, Ansari BM. Serum leptin concentrations during severe protein-energy malnutrition: correlation with growth parameters and endocrine function. Metabolism. 2000; 49(7):819-25.

66. Solymos G, Freitas S, Marinotti C. Vencendo a desnutrição: abordagem psicológica. São Paulo: Salus, 2002. Disponível em: http://www.desnutricao.org.br ou www.CREN.org.br. Acessado em: 19/12/2012.

67. Strike P, Steptoe A. Psychosocial factors in the development of coronary artery disease. Prog Cardiovasc Dis. 2004; 46(4):337-47.

68. Thissen J, Underwood L, Ketelslegers J. Regulation of insulin-like growth factor-I in starvation and injury. Nutr Rev. 1999; 57(6):167-76.

69. Vieira MFA, Ferraro AA, Nascimento Souza MH, Fernandes MT, Sawaya AL. Height and weight gains in a nutrition rehabilitation day-care service. Public Health Nutr. 2010; 13(10):1505-10.

70. Wallerius S, Rosmond R, Ljung T, Holm G, Björntorp P. Rise in morning saliva cortisol is associated with abdominal obesity in men: a preliminary report. J Endocrinol Invest. 2003; 26(7):616-9.

71. Wang X, Höjer B, Guo S, Luo S, Zhou W, Wang Y. Stunting and 'overweight' in the WHO Child Growth Standards - malnutrition among children in a poor area of China. Public Health Nutr. 2009; 12(11):1991-8.

72. Waterlow JC. Protein energy malnutrition. London: Edward Arnold, 1992.

73. World Bank. Repositioning nutrition as central to development. A strategy for large-scale action. Washington, DC: World Bank, 2006. Disponível em http://siteresources.worldbank.org/NUTRITION/Resources/281846-1131636806329/NutritionStrategy.pdf. Acesso em: 17/5/2011.

74. WHO World Health Organization. Physical status: the use and interpretation of anthropometry. Geneve: WHO – -Technical framework; 1995. p.4-36.

75. WHO Obesity and overweight. Revisado em fevereiro de 2018. Disponível em http://www.who.int/mediacentre/factsheets/fs311/en/. Acessado em 08/03/2018

76. WHO. Anthro for personal computers, version 3.2.2, 2011: Software for assessing growth and development of the world's children. Geneva: WHO, 2010. Disponível em: http://www.who.int/childgrowth/software/en/.

77. WHO AnthroPlus for personal computers Manual: Software for assessing growth of the world's children and adolescents. Geneva: WHO, 2009. Disponível em: http://www.who.int/growthref/tools/en/.

78. Wild S, Roglic G, Green A, Sicree R, King H. Global prevalence of diabetes: estimates for the year 2000 and projections for 2030. Diabetes Care. 2004; 27(5):1047-53.

79. Yajnik C. Early life origins of insulin resistance and type 2 diabetes in India and other Asian countries. J Nutr. 2004; 134(1):205-10.

34

Alimentação nos primeiros anos de vida

LILIANE VIANA PIRES
LEILA LEIKO HASHIMOTO
LUCIANE LUCA DE ALENCAR
SILVIA MARIA FRANCISCATO COZZOLINO

INTRODUÇÃO

O desenvolvimento infantil é um processo que inicia na concepção e inclui o crescimento físico, bem como a maturação neurológica, comportamental, cognitiva, social e afetiva da criança.[58,105] O objetivo final desse processo é o alcance de seu potencial genético, ao considerar o contexto de vida. A alimentação faz parte desse universo, como fator essencial para o crescimento e o desenvolvimento adequados do ser humano, em especial nos primeiros anos de vida. De modo geral, a qualidade e o tipo de alimento oferecido nos primeiros anos de vida são determinantes para a redução do risco de doenças crônicas no futuro, com forte impacto na qualidade de vida dos indivíduos.

O crescimento e o desenvolvimento são características marcantes na infância. A maior parte das crianças não sofre interrupção nesses processos, uma vez que existe um complexo sistema de controle para iniciação e cessação do crescimento.[52]

O crescimento estatural necessita de ingestão adequada de nutrientes com a finalidade de evitar as deficiências que podem promover o nanismo, o raquitismo e outras anormalidades do crescimento linear. Associados à alimentação, os hormônios também têm papel importante no crescimento e no desenvolvimento da criança.

Ao longo deste capítulo serão abordados os principais aspectos nutricionais relacionados à lactação e à alimentação nos primeiros anos de vida, os quais são determinantes para o crescimento e o desenvolvimento adequados da criança.

LACTAÇÃO

Importância do aleitamento materno

O leite humano é, indiscutivelmente, o melhor alimento para a criança até os seis primeiros meses de vida. Suas características atendem as necessidades nutricionais da criança e promovem imunoproteção, redução do aparecimento de doenças infecciosas e diarreias, e retardo na exposição a alérgenos alimentares. Além disso, o ato de amamentar aumenta o vínculo entre mãe e filho, o que confere vantagens psicológicas à mãe e à criança.[86,130]

A Organização Mundial da Saúde (OMS) recomenda a amamentação de forma exclusiva até os seis meses de vida. A partir dessa idade, deve ser introduzida a alimentação complementar, a qual deve atender às necessidades nutricionais e prevenir a morbidade – incluindo desnutrição e obesidade – e a mortalidade infantil associada à amamentação, que pode ser mantida até os dois anos de idade ou mais. [130,136]

Os benefícios à saúde promovidos pelo aleitamento materno podem ser observados até mesmo na fase adulta, pois estão relacionados com a redução de doenças crônicas, dentre elas, hipertensão, dislipidemias e diabetes.[86] Ressalta-se que a amamentação promove, também, vantagens para a saúde da mulher, como prevenção da anemia pós--parto e do câncer de mama.[99,136]

O leite humano é facilmente digerido pelo organismo e seus nutrientes são biodisponíveis. É atribuído a esse alimento o fortalecimento do sistema imunológico, que ainda se encontra imaturo, o que promove proteção contra infecções pela presença de substâncias bioativas. Além dessa ação, o leite materno também auxilia na digestão e na absorção dos nutrientes.[78,100,132]

Em razão da complexidade da composição do leite materno, muitas pesquisas mostram que seu consumo exclusivo dispensa a necessidade de ingestão de qualquer outro líquido, como água, chás ou sucos. A partir dos seis meses de vida, quando a alimentação complementar é iniciada, deve-se atentar para a frequência do consumo, a consistência, a contribuição energética e a quantidade adequada de micronutrientes essenciais para essa fase da vida, como ferro, zinco, cálcio, vitaminas A, D e folato, entre outros.[25,130,136]

Alguns fatores devem ser destacados ao introduzir precocemente a alimentação complementar, dentre eles, a redução no tempo de aleitamento, o aumento da exposição a substâncias alergênicas dos alimentos e a interação entre nutrientes, principalmente aqueles presentes no leite materno, como o ferro e o zinco.[25,130,134]

Nos últimos anos, tem-se discutido a participação da microbiota intestinal sobre o desenvolvimento de doenças crônicas não transmissíveis. O aleitamento materno tem sido considerado um dos principais determinantes da microbiota intestinal no estágio inicial de vida. Conforme já mencionado, o leite materno contém, além dos nutrientes, uma complexa mistura de imunoglobulinas, de hormônios, de citocinas, de oligossacarídeos e de bactérias. Já foi evidenciado que a composição da microbiota de crianças amamentadas com leite materno é distinta daquelas alimentadas com fórmulas infantis, o que se deve, provavelmente, à complexa composição do leite materno.[11,110]

Prevalência do aleitamento materno

A prática do aleitamento materno e a inserção da alimentação complementar são medidas efetivas para reduzir a mortalidade infantil. O aleitamento materno exclusivo tem sido considerado a melhor estratégia em saúde pública e com maior potencial para a redução da mortalidade na infância.[77]

Análises sobre o aleitamento materno no Brasil nas últimas três décadas mostram tendência ascendente dessa prática, principalmente quando avaliados os dados da Pesquisa Nacional sobre Saúde Materno-Infantil e Planejamento Familiar de 1986 e a Pesquisa Nacional de Demografia e Saúde da Criança e da Mulher de 2006. No entanto, na última Pesquisa Nacional de Saúde realizada em 2013, observou-se estabilização da prevalência de aleitamento materno comparada aos dados de 2006.[16]

A Pesquisa Nacional de Demografia e Saúde (PNDS) mostrou prevalência da prática do aleitamento materno exclusivo em crianças até os seis meses de 39,8% e a de não aleitamento de 8,2%.[34] A II Pesquisa de Prevalência do Aleitamento Materno (PPAM) nas capitais brasileiras e no Distrito Federal mostrou aumento de um mês e meio no tempo médio de aleitamento materno no país, o qual era de 296 dias em 1999, e passou para 342 dias em 2008. Quanto ao aleitamento materno exclusivo por crianças menores de quatro meses, o estudo mostrou aumento na prevalência de 35% em 1999, para 52% em 2008. Resultado semelhante ao observado pela PNDS foi obtido em relação à prevalência de aleitamento materno exclusivo (41%) em crianças menores de seis meses.[123,124]

Os dados referentes aos indicadores de aleitamento materno têm mostrado que essa prática se diferencia entre as diversas regiões e municípios brasileiros.[34,89] Em 2008, a II PPAM mostrou que as capitais dos Estados da região norte foram as que apresentaram maior prevalência de amamentação exclusiva em menores de seis meses (45,9%), e as da região nordeste, a pior situação (37%). Entre as capitais, esse indicador variou de 27,1% em Cuiabá (MT) a 56,1% em Belém (PA).[123,124]

A OMS, com o intuito de aumentar a prevalência do aleitamento materno exclusivo até os seis meses, elaborou os dez passos para o aleitamento materno bem-sucedido, conforme apresentado no Quadro 34.1.[131]

Quadro 34.1 Dez passos para aleitamento materno bem-sucedido – OMS/Unicef

1. Ter uma política de aleitamento materno que seja rotineiramente transmitida a toda a equipe de saúde.
2. Treinar toda a equipe de saúde em relação às práticas necessárias para implantação dessa política.
3. Informar todas as gestantes sobre o manejo e os benefícios do aleitamento materno.
4. Auxiliar todas as mães a iniciarem a amamentação na primeira hora de vida do bebê.
5. Mostrar às mães como amamentar e manter a lactação, mesmo quando separadas de seus filhos.
6. Não oferecer nenhum outro alimento ou bebida além do leite materno, sem indicação médica.
7. Praticar o alojamento conjunto 24 horas por dia (permitir que mães e bebês permaneçam juntos).
8. Incentivar o aleitamento materno em livre demanda.
9. Não oferecer chupetas ou bicos/mamadeiras a crianças amamentadas.
10. Promover a formação de grupos de apoio à amamentação e encaminhar as mães a esses grupos após alta hospitalar.

Fonte: World Health Organization.[131]

Fisiologia da lactação

As glândulas mamárias começam a se desenvolver durante a sexta semana de vida intrauterina, quando ocorre a formação dos sulcos ectodérmicos que compõem a superfície ventral do embrião. A partir de então, é formado o sistema ductal nas mamas. Os canais principais são formados no momento do nascimento; a partir daí as glândulas mamárias continuam subdesenvolvidas até a puberdade.[30,90]

As glândulas mamárias maduras são compostas de 15 a 25 lobos, que são separados por septos dispostos abaixo do tecido fibroso, o qual cobre toda a superfície das mamas. O tecido adiposo recobre toda a superfície das mamas e dos espaços entre os lobos. Cada lobo consiste de vários lóbulos, os quais são constituídos por grande número de alvéolos. Cada alvéolo é dotado de um pequeno ducto que se junta aos outros para formar um único ducto maior em cada lobo, e este converge separadamente para o mamilo (ductos lactíferos). Antes de esses ductos se abrirem nos mamilos, são formados os seios lactíferos, que servem como pequenos reservatórios de leite durante a gestação. Os mamilos são circundados por um tecido pigmentado especializado chamado de aréola, o qual contém glândulas sebáceas e sudoríparas. Durante o período pós-parto as aréolas se tornam importantes, pois suas glândulas secretam substâncias que protegem e lubrificam os mamilos durante a lactação (Figura 34.1).[30,50]

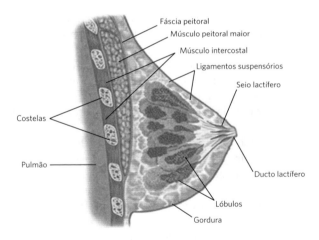

Figura 34.1 Glândula mamária (secção sagital).

Após o nascimento, a primeira mudança significativa sobre o sistema mamário ocorre na puberdade. O desenvolvimento das mamas é dependente de vários estímulos hormonais, sendo o estrogênio o principal fator envolvido em seu crescimento nessa idade. Na gestação ocorre a diferenciação total do tecido glandular mamário, pois antes dessa fase, os alvéolos são pequenos, sólidos e preenchidos com uma massa de tecido granular. Efeitos combinados de progesterona, estrogênio, insulina, prolactina, hormônios da tireoide e outros fatores de crescimento estão associados ao desenvolvimento das glândulas mamárias e suas funções.[30,55]

A concentração dos hormônios reprodutivos aumenta durante a gestação; entre eles estão: estrogênio, progesterona, lactogênio placentário, prolactina e oxitocina, o que promove o desenvolvimento mamário para a produção de leite. Outros hormônios, conhecidos como hormônios metabólicos, também participam na fase de diferenciação das glândulas mamárias, os quais têm o papel de atuar no organismo quando este se modifica, como no caso da gestação. Esses hormônios participam do desenvolvimento dos ductos, como é o caso do hormônio do crescimento (GH), e são essenciais para a secreção do leite (hormônio da tireoide e glicocorticoides). Em estudos com culturas de células, tem sido verificado que a insulina pode ter papel importante no desenvolvimento mamário.[66,93,119] Na Figura 34.2, está representado o papel dos hormônios no desenvolvimento mamário.

Enfatiza-se que, apesar de o estrogênio e a progesterona promoverem o desenvolvimento das mamas durante a gestação, também têm o papel de inibir a secreção de leite. Após o parto, ocorre redução desses hormônios e, assim, inicia-se a lactação.[48]

A principal função das glândulas mamárias é a produção de leite; essas glândulas são um dos órgãos humanos que mais se submetem a ciclos repetidos de desenvolvimento estrutural, diferenciação e regressão. Durante a gestação, dois processos complexos ocorrem: 1) mamogênese – fase de desenvolvimento das glândulas mamárias; e 2) lactogênese – fase de síntese e secreção do leite. A produção de leite é mantida até o momento em que a criança não mais necessite dele, ou quando os fatores envolvidos na manutenção e na estimulação da lactação deixam de agir para estimular as glândulas. A partir de então, as glândulas mamárias involuem e o ciclo pode ser repetido em uma nova etapa reprodutiva.[30]

A fase de mamogênese ocorre no início da gestação. As mamas aumentam de tamanho e volume a partir da sexta à oitava semana de gestação, além de apresentarem alterações vasculares significativas, como fenômeno preparativo para a gestação. Modificações nos mamilos são evidenciadas, pois estes se tornam ampliados, pigmentados e eréteis.[30,46,50]

A partir do segundo trimestre, o aumento do tamanho dos lóbulos é progressivo. Na metade da gestação, a proliferação do epitélio alveolar cessa, sendo refletida pelo decréscimo acentuado na quantidade de mitose celular. A partir de então, inicia-se a diferenciação do tecido alveolar em epitélio secretor. Próximo ao término da gestação, os alvéolos começam a se encher de material amorfo, que consiste de proteínas, células descamadas e leucócitos.[30,46]

O período denominado lactogênese se dá com o início da formação da secreção láctea e da lactação, responsáveis pela produção e pela ejeção do leite, respectivamente. Esse período é inteiramente dependente de hormônios e é dividido em duas fases: lactogênese 1 (ocorre a partir da 20ª semana de gestação e pode ser detectada pelo aumento da concentração plasmática de lactose e de alfalactoalbumina), e lactogênese 2 (ocorre entre 24 e 48 horas após o parto, sendo caracterizada pelo início de secreção abundante de leite e pela transição na composição do colostro para o leite maduro).[7,96]

Composição do leite materno

O leite humano é considerado um alimento complexo, no qual já foram identificadas mais de 200 substâncias. O leite materno é produzido especialmente para o lactente, e

ALIMENTAÇÃO NOS PRIMEIROS ANOS DE VIDA

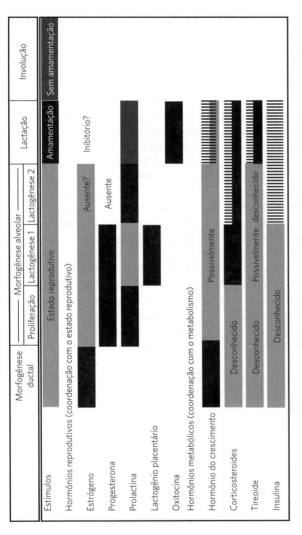

Morfogênese: é a ação que intervém no crescimento

Figura 34.2 Participação dos hormônios reprodutivos e metabólicos no desenvolvimento das glândulas mamárias.
Fonte: Neville et al.[93]

a composição nutricional se modifica para se adequar às suas necessidades, e para se tornar compatível com seu estado metabólico e fisiológico.[25,130,136]

A classificação do leite materno está relacionada a suas alterações de composição. Até sete dias após o parto, o leite é classificado como colostro; do oitavo ao 14º dia após o parto, é chamado de leite de transição; e, após o 15º dia, é denominado leite maduro.[4,74]

O colostro é rico em proteínas, minerais e fatores imunológicos, e fornece ao recém--nascido grandes quantidades de anticorpos maternos. Estes últimos são de grande importância para essa fase da vida, pois o sistema imunológico da criança ainda não está completamente desenvolvido. A cor amarela desse fluido se deve ao alto conteúdo de carotenos. Além disso, o colostro possui ação laxativa, que auxilia na eliminação do mecônio e no equilíbrio da microbiota intestinal, protegendo o lactente de infecções.[4,6,94,98]

A composição do leite de transição e do leite maduro se altera mais lentamente. Essas modificações ocorrem de acordo com as necessidades do lactente e são observadas do início para o final da mesma mamada, e ao longo de todo o dia.[74]

Em geral, a composição do leite varia quanto à presença de micronutrientes, e essa variação também se associa a fatores genéticos e nutricionais da mãe, bem como ao período de lactação. Esse alimento contém lipídios, proteínas, carboidratos, vitaminas, minerais, substâncias imunocompetentes (imunoglobulina A, enzimas, interferona), além de substâncias conhecidas como fatores tróficos ou moduladores de crescimento.[130,136]

O leite humano contém centenas de substâncias que podem afetar o padrão de crescimento das crianças em curto e longo prazos. Essa variabilidade na composição do leite pode explicar, em parte, o crescimento que antecede ao desmame. No início da vida, o crescimento é lento em tamanho físico (comprimento e peso), quando comparado ao desenvolvimento do cérebro. Nesse contexto, o leite humano contém quantidade de lactose proporcional às necessidades metabólicas do sistema nervoso central, além de gorduras específicas para construção dos tecidos desse sistema.[13,62,76,136]

Quanto à quantidade de nutrientes, o leite materno possui diferentes teores de proteínas. Um exemplo é o leite materno para o bebê prematuro, o qual apresenta maior quantidade de proteínas (3,5 a 4 g/kg de peso corporal/dia) em relação ao leite da mãe de recém-nascido a termo. Essa quantidade é reduzida com o amadurecimento do leite, permanecendo em torno de 2 a 2,5 g/kg de peso corporal/dia. Além disso, no leite maduro, a concentração de caseína e de albumina é de 30 e 70%, respectivamente, diferentemente do leite de vaca, que apresenta 82% de caseína. A importância dessa concentração de proteínas no leite materno se deve ao fato de a albumina ser digerida mais facilmente e, com isso, acelerar o esvaziamento gástrico. Além disso, a lactoalbumina é um dos precursores da síntese de lactose pelas glândulas mamárias.[45]

A concentração de lipídios no leite materno é de cerca de 50% do valor calórico. Seu conteúdo aumenta progressivamente durante a lactação e, também, durante a mesma mamada. Vários aspectos devem ser considerados quanto ao teor de lipídios, como a alimentação materna, o período de lactação e o tempo de gestação. Sabe-se que, no início da mamada, o leite é mais rico em substâncias imunológicas, e que ao final, as gorduras estão em maior quantidade. Quanto ao tipo de gordura, o leite materno contém concentrações significativas de ácidos graxos de cadeia longa, como o ácido araquidô-nico e o docosa-hexaenoico (DHA), os quais são constituintes essenciais dos fosfolipídios de membranas do tecido cerebral e dos eritrócitos. Esses tipos de ácidos graxos também estão relacionados com a cognição, o crescimento e a visão.[9,45,127]

A lactose e os oligossacarídeos são os principais carboidratos do leite materno. A quantidade de lactose no colostro é de 4 g/100 mL e, no leite maduro, é de 6 a 7 g/100 mL, e sua absorção é superior a 90%. A concentração de oligossacarídeos é em torno de 1,3 g/100 mL.[127]

Componentes essenciais para defesa imunológica também são encontrados no leite humano, como a lactoferrina, que é uma glicoproteína ligada ao ferro, a qual tem papel importante na proteção contra infecções gastrintestinais. Algumas pesquisas mostram que essa glicoproteína auxilia no transporte do ferro com o intuito de reduzir sua oxidação e sua concentração intestinal. No entanto, ainda não há consenso sobre sua participação na absorção desse mineral. Outras substâncias importantes para a defesa imunológica são as imunoglobulinas A e G (IgA e IgG). A IgA secretora é produzida pelas glândulas mamárias, sendo a principal imunoglobulina encontrada no colostro. Como também é encontrada no intestino, tem o papel de impedir a proliferação de vírus e de bactérias na mucosa intestinal e de neutralizar as toxinas. Também é encontrada no leite humano a lisozima, enzima que possui ação antimicrobiana inespecífica e que age sobre as paredes celulares de enterobactérias e bactérias Gram-positivas e, juntamente à IgA secretora, promove a destruição de bactérias patogênicas.[25,127]

ALIMENTAÇÃO COMPLEMENTAR

Define-se alimentação complementar como aquela que ocorre no período em que outros alimentos ou líquidos são oferecidos à criança em adição ao leite materno. Deve ser iniciada a partir do sexto mês de vida da criança, pois complementa os benefícios do leite materno, o qual se recomenda ser mantido preferencialmente até os dois anos de vida ou mais. Enfatiza-se que a prática da alimentação complementar não deve ser introduzida em substituição ao leite materno. Vale salientar que crianças alimentadas com fórmulas lácteas podem iniciar a alimentação complementar antes do sexto mês de vida.[25,136]

A alimentação complementar tem como propósito fornecer energia, proteínas, vitaminas e sais minerais que sejam adequados ao crescimento e ao desenvolvimento, uma vez que o leite materno não é capaz de suprir completamente as necessidades dessa fase da vida. A partir desse estágio, a criança atinge o desenvolvimento neuromuscular, com sustentação da cabeça, reflexos para deglutição, como reflexo lingual, e início da erupção dos primeiros dentes, o que facilita a mastigação. Ocorre, também, nessa fase, a maturidade fisiológica, que auxilia a digestão e a excreção dos alimentos complementares ao leite materno.[25,136]

Na transição da amamentação para a alimentação complementar, os alimentos devem ser preparados especialmente para a criança, a fim de atender suas necessidades, respeitando os hábitos alimentares da família, suas características socioeconômicas e culturais e a disponibilidade de alimentos. Nesse momento, são formadas as bases da alimentação que a criança levará por toda a vida. Atualmente, é observado aumento da obesidade infantil em todo o mundo, em todas as classes sociais e, por isso, é necessário estimular o consumo de alimentos saudáveis já nos primeiros meses de vida.[8,109,126,128]

O comportamento alimentar da criança está relacionado ao desenvolvimento anatômico, fisiológico e cognitivo, mas também à interação que ela tem com seu cuidador, ao vínculo de afeição, à sensibilidade e ao equilíbrio que existe entre eles. Nesse processo de aprendizagem e de formação do comportamento alimentar, os pais exercem o papel de primeiros educadores nutricionais. A alimentação dos pais costuma ser decisiva na formação do hábito alimentar na infância. Sendo assim, aos profissionais da saúde cabe orientar tanto a fase de desenvolvimento físico e fisiológico, como psicológico e comportamental.[8,43,126]

A alimentação complementar deve ser nutricionalmente adequada em quantidade e qualidade, e assegurar a inocuidade dos alimentos. É necessário que forneça energia e micronutrientes (especialmente ferro, zinco, cálcio, vitamina A, vitamina C e folato), de forma balanceada e diversificada para promoção de crescimento e desenvolvimento adequados na infância.[88,137]

A introdução de alimentos deve ocorrer de forma lenta e gradual, em preparações simples, sem misturar muitos tipos de alimentos. Isso permite que a criança conheça o sabor de cada alimento isoladamente. A transição da alimentação láctea para a complementar tem, também, o objetivo de proporcionar à criança o aprendizado e a aceitação dos novos alimentos a ela oferecidos. A aceitação de um novo alimento pode ser verificada após, em média, oito a dez exposições a ele. A relutância em consumir novos alimentos é denominada neofobia alimentar, característica comum no processo de adaptação e de formação dos hábitos alimentares em crianças. É importante destacar que cada novo alimento deve ser oferecido em um intervalo de pelo menos três dias para que a criança possa se familiarizar com o sabor e a textura. Nesse processo de introdução de novos alimentos, também é importante ficar atento às possíveis reações adversas aos novos alimentos.[25,33,137]

A forma de apresentação e a preparação dos alimentos são instrumentos importantes para torná-los mais atrativos à criança. O estímulo multissensorial contribui para o reconhecimento dos novos alimentos, o que incentiva a criança a pegar, a cheirar e a provar. A partir disso, é possível oferecer uma alimentação variada, contemplando alimentos de todos os grupos alimentares (verduras, legumes, frutas, carnes, leguminosas, cereais, entre outros).[25,137]

O conhecimento da fisiologia da criança é o ponto inicial para a elaboração de um plano alimentar, de acordo com a idade e a fase do desenvolvimento. Um ponto a ser considerado é a oferta de quantidades de alimentos compatíveis com a capacidade gástrica, a qual varia de 30 a 40 mL/kg de peso em crianças de 6 a 24 meses de idade. Outro aspecto fisiológico relevante é o tempo médio de esvaziamento gástrico que varia de 1 a 3 horas, conforme a composição, a concentração e o volume da refeição. Refeições muito concentradas em proteínas, gorduras e amido tornam o processo de esvaziamento gástrico mais lento. Para crianças de até 12 meses de idade, recomenda-se um volume de 100 a 200 g para as refeições salgadas.[43,54]

Ao introduzir os alimentos complementares, devem ser priorizados aqueles com valor energético adequado, ricos em ferro, em vitamina A e em zinco. Além disso, a oferta de alimentos deve ser variada, com o intuito de prevenir deficiências em nutrientes específicos, pois uma alimentação monótona pode ser uma causa de baixa ingestão de micronutrientes.[22,25,137] No Quadro 34.2 estão descritas orientações para uma alimentação saudável.

Os guias de alimentação infantil são elaborados com o objetivo de garantir que as crianças alcancem a ingestão dietética recomendada (RDA) para todos os nutrientes, de acordo com as recomendações do Institute of Medicine (IOM).[71-73] A partir dessas diretrizes, são elaborados os guias alimentares para que a população seja orientada sobre quais alimentos e porções devem ser consumidos ao longo do dia para atingir as recomendações. Dentre essas ferramentas, a pirâmide alimentar é bastante utilizada nesse processo (Figura 34.3).

Quadro 34.2 Dez passos da alimentação saudável para crianças brasileiras com menos de 2 anos de idade

1. Fornecer somente leite materno até os 6 meses de idade, sem oferecer água, chás ou qualquer outro alimento.
2. A partir dos 6 meses, oferecer, de forma lenta e gradual, outros alimentos, mantendo o leite materno até os 2 anos de idade ou mais.
3. A partir dos 6 meses, oferecer alimentos complementares (cereais, tubérculos, carnes, frutas e legumes) três vezes ao dia para crianças que estejam em aleitamento materno, e cinco vezes ao dia para as crianças desmamadas.
4. A alimentação complementar deve ser oferecida sem rigidez de horários, respeitando-se a vontade da criança.
5. A alimentação complementar deve ser espessa desde o início e oferecida com colher; começar com consistência pastosa (papas/purês) e, gradativamente, aumentar sua consistência até chegar à alimentação da família.
6. Oferecer à criança diferentes alimentos ao dia. Uma alimentação variada é uma alimentação colorida.
7. Estimular o consumo diário de frutas, verduras e legumes nas refeições.
8. Evitar açúcar, café, enlatados, frituras, refrigerantes, balas, salgadinhos e outras guloseimas nos primeiros anos de vida. Usar sal com moderação.
9. Cuidar da higiene no preparo e no manuseio dos alimentos; garantir seu armazenamento e conservação adequados.
10. Estimular a criança doente e convalescente a se alimentar, oferecendo sua alimentação habitual e seus pratos preferidos, respeitando sua aceitação.

Fonte: Ministério da Saúde.[22]

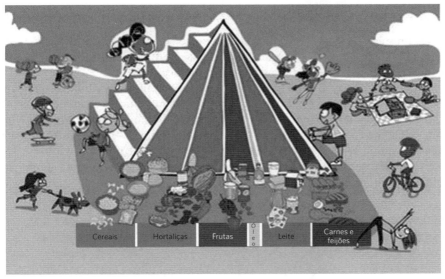

Figura 34.3 Pirâmide alimentar americana para crianças.
Fonte: U.S. Department of Health and Human Services and U.S. Department of Agriculture.[120]

A pirâmide alimentar é dividida em seis faixas coloridas que representam os cereais, as hortaliças, as frutas, os óleos, o leite, as carnes e as leguminosas. Além disso, é recomendada a realização de exercícios físicos pelas crianças, seja por meio de brincadeiras ou prática de algum esporte condizente com a idade.[120] A Tabela 34.1 apresenta os tamanhos das porções para cada grupo de alimentos.

Tabela 34.1 Porções diárias para cada grupo de alimentos da pirâmide alimentar americana para crianças

Grupo alimentar	Porções/dia	Tamanho das porções
Grãos	6 a 11	1 fatia de pão $1/2$ xícara de arroz (cozido) $1/2$ xícara de massa
Frutas	2 a 4	$1/4$ de melão médio 1 fruta inteira $3/4$ xícara de suco $1/2$ xícara de suco enlatado $1/2$ xícara de frutas vermelhas ou uvas
Hortaliças	3 a 5	$1/2$ xícara, cruas ou cozidas 1 xícara cheia
Leite	2 a 3	1 xícara de leite, iogurte 57 g de queijo
Carne	2 a 3	57 a 86 g sem gordura, cozida $1/2$ xícara de feijões (sem caldo) 1 ovo
Gorduras/doces	Limitar	

Fonte: Heird e Cooper.[62]

O Ministério da Saúde,[22] no guia alimentar para crianças menores de 2 anos, apresenta a pirâmide alimentar (representada na Figura 34.4) como instrumento a ser utilizado na elaboração de planos alimentares para crianças brasileiras.

Essa pirâmide é composta por oito grupos de alimentos, distribuídos em quatro níveis, da base ao topo, conforme sua participação quantitativa na alimentação. Os grupos estabelecidos incluem: grupo 1 – cereais, pães e tubérculos (de três a cinco porções); grupo 2 – verduras e legumes (três porções); grupo 3 – frutas (de três a quatro porções); grupo 4 – leites, queijos e iogurtes (três porções); grupo 5 – carnes e ovos (duas porções); grupo 6 – feijões (uma porção); grupo 7 – óleos e gorduras (duas porções); grupo 8 – açúcares e doces (uma porção).

ALIMENTAÇÃO NOS PRIMEIROS ANOS DE VIDA

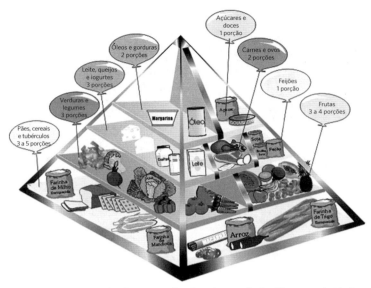

Figura 34.4 Pirâmide alimentar infantil – crianças de 6 a 23 meses de idade.
Fonte: Ministério da Saúde.[22]

Na Tabela 34.2, estão apresentados os tamanhos das porções para cada grupo de alimentos.

Tabela 34.2 Porções/dia para cada grupo de alimentos da pirâmide alimentar brasileira para crianças menores de 2 anos

Grupo alimentar	Porções/dia	Tamanho das porções
Cereais, pães e tubérculos	3 a 5	2 colheres (sopa) de arroz cozido $1/2$ pão francês $1^1/_2$ colher (sopa) de mandioca cozida 1 colher (sopa) de amido de milho 4 biscoitos tipo maisena
Verduras e legumes	3	4 fatias de cenoura cozida 1 colher (sopa) de couve $1^1/_2$ colher (sopa) de abobrinha cozida 2 colheres (sopa) de brócolis cozido $1^1/_2$ colher (sopa) de chuchu cozido
Frutas	3 a 4	$1/2$ banana-nanica ou $1/2$ maçã ou $1/2$ fatia de abacaxi 1 laranja $1/_3$ mamão-papaia
Leites, queijos e iogurtes	3	1 xícara de leite tipo C 2 colheres (sopa) de leite em pó integral $1^1/_2$ colher (sopa) de requeijão 1 pote de iogurte natural $1^1/_2$ fatia de queijo minas

▶

Feijões	1	1 colher (sopa) de feijão cozido ou de lentilha cozida ou de soja cozida $^1/_2$ colher (sopa) de grão-de-bico cozido ou de feijão-branco cozido
Carnes e ovos	2	2 colheres (sopa) de carne moída $^1/_3$ filé de frango grelhado 1 ovo $^1/_3$ filé de peixe cozido $^1/_4$ bife de fígado bovino
Óleos e gorduras	2	$^1/_2$ colher (sopa) de óleo de soja ou de óleo de girassol ou de azeite de oliva $^1/_4$ colher (sopa) de margarina ou de manteiga
Açúcares e doces	1	$^1/_2$ colher (sopa) de açúcar refinado 1 colher (sopa) de açúcar mascavo grosso $1^1/_2$ colher (sobremesa) de geleia $^1/_4$ fatia de goiabada 1 colher (sopa) de doce de leite

Fonte: Ministério da Saúde.[22]

IMPORTÂNCIA, NECESSIDADES E RECOMENDAÇÕES DE NUTRIENTES

Importância

O fornecimento de energia e de nutrientes por meio de uma alimentação adequada tem repercussão importante na saúde das crianças, em razão do período de crescimento e desenvolvimento rápidos. A inadequação no consumo de nutrientes pode comprometer o estado nutricional, causar deficiências ou excesso/toxicidade e aumentar a susceptibilidade a infecções e à diarreia, e até mesmo prejudicar a maturação dos sistemas nervoso, visual, mental e intelectual.[31]

Um exemplo associado à carência nutricional é o nanismo, o qual está relacionado com o déficit no crescimento linear, acompanhado de ganho de peso inadequado. A baixa estatura final reflete a desaceleração do crescimento como resposta adaptativa à nutrição insuficiente.[79,101] Esse tipo de desnutrição é observado pelas curvas de crescimento, ou seja, pelo indicador estatura para a idade (E/I), enquanto o peso para a idade (P/I) e os demais índices bioquímicos nutricionais permanecem dentro dos limites de normalidade. As condições socioeconômicas representam importante fator contribuinte para esse quadro.

A restrição energética pode reduzir as concentrações do fator de crescimento semelhante à insulina-1 (IGF-1) e a atividade eritrocitária da $Na^+K^{+/-}$ ATPase, responsável pela homeostase dos íons sódio e potássio. Além disso, a ação do GH também é influenciada pelo grau de restrição energética.[101,117] Tem sido observado em pesquisas realizadas tanto em animais quanto em humanos que o aumento nas concentrações de GH associado à redução nas concentrações de IGF-1, de proteína de ligação do fator de crescimento semelhante à insulina-3 (IGFBP-3) e de insulina são efeitos consequentes da restrição energética.[75,142]

ALIMENTAÇÃO NOS PRIMEIROS ANOS DE VIDA

Por outro lado, a obesidade infantil é um problema grave nos dias atuais, refletindo interações complexas entre fatores genéticos e ambientais. Nesse aspecto, é evidente que o padrão alimentar infantil tem se modificado ao longo dos anos e, aliado à redução na prática de exercícios físicos, favorece a gênese dessa doença. O aumento da prevalência de obesidade implicará em maior número de casos de diabetes melito tipo 2 e de doenças cardiovasculares na vida adulta dessa população.

Muitos estudos têm mostrado forte impacto do genótipo, do histórico de amamentação, da composição da microbiota intestinal, do padrão de expressão gênica e de programação fetal no desenvolvimento da obesidade. Dentre estes fatores, destaca-se o aleitamento materno, que oferece substâncias que atuam na regulação do crescimento, como os hormônios hipofisários.[59] As pesquisas têm buscado confirmar a presença de componentes, como leptina, grelina, IGF-1, resistina e adiponectina no leite materno. A presença dessas substâncias diferenciaria crianças amamentadas com leite materno daquelas alimentadas com fórmulas.[10,42,85,102,103]

A elucidação dessas informações também é importante para avaliar os efeitos do aleitamento materno sobre a regulação do apetite em adultos.[121] Revisão mais detalhada sobre a participação dos hormônios relacionados com o crescimento e o desenvolvimento de crianças e adolescentes está descrita no Capítulo 35.

Dada a grande importância dos aspectos nutricionais na saúde do ser humano, com papel relevante na infância, o Ministério da Saúde criou, em 1999, a Política Nacional de Alimentação e Nutrição, que propõe respeitar, proteger, promover e prover os direitos humanos a saúde e alimentação. Desde então, foram criadas ações, programas e estratégias para tal propósito, como a fortificação da alimentação infantil com micronutrientes em pó (NutriSUS), o Programa Nacional de Suplementação de Vitamina A, e o Programa Peso Saudável e Prevenção e Controle de Agravos Nutricionais.

Necessidades de energia

A necessidade estimada de energia (*estimated energy requirement* – EER) é definida como o valor médio necessário de ingestão diária de energia para manutenção do balanço energético. Refere-se à energia proveniente da alimentação e ao gasto por processos fisiológicos e por atividade física. Essa medida, em indivíduos saudáveis, considera idade, sexo, peso, estatura e nível de atividade física. Na infância, a necessidade energética inclui, também, a energia associada à deposição dos tecidos, em razão do crescimento intenso nessa faixa etária.[72]

Para obter os valores de EER nos diferentes estágios de vida, são utilizadas equações compostas pela soma do gasto energético total (obtido pelo método de água duplamente marcada) e da deposição de energia, de acordo com o sexo.

- Sexo masculino
  - EER = 88,5 – 61,9 × idade (anos) + NAF x [26,7 × peso (kg) + 903 × estatura (m)] + 20 kcal de depósito.
- Sexo feminino:
  - EER = 135,3 – 30,8 × idade (anos) + NAF × [10,0 × peso (kg) + 934 × estatura (m)] + 20 kcal de depósito.

680 BASES BIOQUÍMICAS E FISIOLÓGICAS DA NUTRIÇÃO

Os níveis de atividade física (NAF) para crianças de 3 a 8 anos estão apresentados na Tabela 34.3.

Tabela 34.3 Níveis de atividade física estabelecidos para crianças de 3 a 8 anos de idade

NAF	Sexo feminino	Sexo masculino
Sedentário	1,0	1,0
Leve	1,13	1,16
Moderado	1,26	1,31
Intenso	1,42	1,56

NAF: níveis de atividade física.
Fonte: Institute of Medicine.[72]

Recomendações nutricionais

Macronutrientes

Além do aspecto quantitativo da necessidade estimada de energia, é essencial considerar, também, as fontes energéticas provenientes da alimentação que preencherão qualitativamente essas necessidades, com proporções adequadas de carboidratos, lipídios e proteínas.

Carboidratos

O papel primário dos carboidratos é o de prover energia ao organismo, em especial ao cérebro, o qual tem a glicose como combustível metabólico preferencial para seu funcionamento. O tecido hematopoiético também é dependente de glicose. Em casos de ingestão insuficiente de carboidratos, o organismo pode dispor tanto das proteínas exógenas consumidas quanto das próprias reservas corporais para produzir glicose (gliconeogênese). A prevenção da hipoglicemia é um aspecto que deve ser considerado ao se preparar o plano alimentar de crianças.[62] Para o estabelecimento das recomendações de ingestão de carboidratos, considerou-se a quantidade mínima de glicose utilizada pelo cérebro, com um acréscimo de 15% referente ao coeficiente de variação. Assim, foram definidos 130 g/dia de ingestão recomendada de carboidratos.[72]

Entretanto, a quantidade ingerida de carboidratos frequentemente ultrapassa a ingestão recomendada, estando a mediana da ingestão entre 220 e 330 g/dia para homens e entre 180 e 230 g/dia para mulheres. O intervalo de distribuição aceitável (*acceptable macronutrient distribution range* – AMDR) para carboidratos, estipulado pelo IOM para crianças de 1 a 8 anos de idade, é de 45 a 65%, o mesmo recomendado para indivíduos adultos (Tabela 34.4).[72]

No grupo dos carboidratos, destaca-se a fibra alimentar. Suas funções no organismo consistem em retardar o esvaziamento gástrico, reduzir a concentração de glicose pós-prandial, promover efeito laxativo por meio do aumento do volume fecal, entre outros. Além disso, as fibras podem interferir na absorção de colesterol e de gorduras provenientes da alimentação, reduzindo, assim, a concentração de lipídios na corrente sanguínea.[72]

ALIMENTAÇÃO NOS PRIMEIROS ANOS DE VIDA   681

Tabela 34.4   Intervalos de distribuição aceitável de macronutrientes em relação ao valor calórico total, segundo faixa etária, propostos pelo Institute of Medicine

Macronutrientes	Percentual de energia	
	1-3 anos	4-18 anos
Carboidratos	45-65	45-65
Gorduras totais	30-40	25-35
Ácido linoleico (ômega-6)	5-10	5-10
Ácido linolênico (ômega-3)	0,6-1,2	0,6-1,2
Proteínas	5-20	10-30

Fonte: Institute of Medicine.[72]

Não foram definidas RDA para fibra alimentar na infância. Assim, os valores para ingestão de fibras são baseados na ingestão adequada (*adequate intake* – AI). Os valores estabelecidos são de 19 g/dia de fibra total para crianças de 1 a 3 anos de idade e de 25 g/dia de fibra total para crianças de 4 a 8 anos de idade.[72]

Lipídios

Os lipídios são os substratos mais energéticos fornecidos ao organismo e contribuem para a absorção de compostos lipossolúveis, como vitaminas (A, D, E e K) e carotenoides. O AMDR para gorduras foi estimado com base no nível de ingestão que possibilita a redução do risco de doenças crônicas e que seja suficiente para alcançar as necessidades desse nutriente. Para crianças de um a três anos de idade, esse valor é de 30 a 40% em relação ao valor calórico total, e de 25 a 35% para aquelas com quatro a 18 anos de idade (Tabela 34.4).[72]

Há subdivisões das recomendações quanto ao tipo de ácido graxo. Deve ser dada maior ênfase aos ácidos graxos essenciais quanto à adequação, já que eles não são sintetizados pelo organismo. Além disso, esses nutrientes essenciais têm efeitos positivos no crescimento fetal e infantil, bem como no desenvolvimento do sistema nervoso central (neurológico, comportamental e de aprendizagem) e no desenvolvimento visual.[53,67,70,118] A recomendação de ácido linolênico (ômega-3) é de 0,6 a 1,2% das gorduras totais para crianças e adultos. Para o ácido linoleico (ômega-6), recomenda-se entre 5 e 10% das gorduras totais.[72]

Proteínas

As proteínas desempenham papéis estruturais e funcionais no organismo. Podem se apresentar como enzimas, hormônios, transportadores ou componentes de membranas celulares. A necessidade média estimada (*estimated average requirement* – EAR) de proteínas para crianças entre um e três anos de idade é de 0,87 g de proteína/kg/dia, e de 0,76 g de proteína/kg/dia para aquelas entre quatro e oito anos. Esses valores são baseados no alcance das necessidades proteicas, além da quantidade de depósito destinada ao crescimento intenso que ocorre nesse período. Para crianças de 1 e 3 anos de idade, o AMDR para proteínas é de 5 a 20% em relação ao valor energético total, e de 10 a 30% da energia para aquelas entre 4 e 18 anos (Tabela 34.4).[72]

682 BASES BIOQUÍMICAS E FISIOLÓGICAS DA NUTRIÇÃO

Além da adequação das necessidades proteicas totais, também é importante avaliar as recomendações para aminoácidos essenciais (Tabela 34.5).

Tabela 34.5 Ingestão dietética recomendada de aminoácidos essenciais para crianças e adolescentes de 1 a 18 anos de idade

Aminoácidos	1-3 anos (mg/kg/dia)	4-18 anos (mg/kg/dia)
Aminoácidos aromáticos	46	38
Isoleucina	28	25
Leucina	56	47
Licina	51	43
Aminoácidos sulfúricos	25	21
Treonina	27	22
Triptofano	7	6
Valina	32	27

Fonte: Heird e Cooper.[62]

Micronutrientes

As necessidades de micronutrientes na infância estão aumentadas a fim de se promover normalidade no crescimento físico e mental, na maturação sexual, no desenvolvimento neuromotor e no funcionamento do sistema imune. Há evidências de que a deficiência em micronutrientes específicos, como cálcio, zinco, iodo, ferro, vitaminas D e A, pode promover déficit de crescimento e outros efeitos no desenvolvimento e na saúde da criança.[29] A seguir, serão destacados aspectos sobre os principais micronutrientes de relevância na infância.

Zinco

O zinco apresenta funções catalíticas, estruturais e regulatórias no organismo. É componente de diversas enzimas e hormônios, regula a expressão gênica, tem papel no crescimento ósseo normal e na função imunológica, além de exercer atividade antioxidante.[29,83] Em relação a seu papel no crescimento e no desenvolvimento infantil, o zinco interage com hormônios relacionados ao crescimento ósseo, como somatomedina C, osteocalcina, testosterona, hormônios da tireoide e insulina.

As necessidades de zinco na infância estão aumentadas em razão de sua participação na síntese de ácidos nucleicos e no metabolismo proteico, na promoção da replicação e da diferenciação celular normal e, consequentemente, no crescimento adequado da criança.[29] O cálculo da EAR foi determinado pela divisão entre a necessidade fisiológica (medida pelo zinco excretado na urina) e a fração absorvida do mineral. Como a excreção endógena de zinco em crianças não foi mensurada, foram utilizados dados extrapolados de adultos jovens, ou seja, foi realizada análise fatorial da recomendação média (EAR) de adultos para o cálculo da EAR de crianças. Considerando um coeficiente de variação de 10%, a RDA de zinco para crianças de 7 meses a 3 anos é de 3 mg/dia; para crianças de 4 a 8 anos, é de 5 mg/dia; e na faixa de 9 a 13 anos, é de 7 mg/dia. Valores das recomendações de ingestão e valores superiores toleráveis de ingestão (UL) estão apresentados na Tabela 34.6.[73]

ALIMENTAÇÃO NOS PRIMEIROS ANOS DE VIDA

Tabela 34.6 Recomendações dos principais micronutrientes envolvidos no crescimento e no desenvolvimento infantil

Micronutriente	1-3 anos			4-8 anos			9-13 anos		
	EAR	RDA	UL	EAR	RDA	UL	EAR	RDA	UL
Zinco (mg/dia)	2,5	3	7	4	5	12	7	8	23
Ferro (mg/dia)	3	7	40	4,1	10	40	5,9[1]/5,7[2]	8	40
Cálcio (mg/dia)	500	700	2.500	800	1.000	2.500	1.100	1.300	3.000
Iodo (µg/dia)	65	90	200	65	90	300	73	120	600
Vitamina D (UI/dia)	400	600	2.500	400	600	3.000	400	600	2.500
Vitamina A (RAE/dia)	210	300	600	275	400	900	445[1]/420[2]	600	1.700

EAR: necessidade média estimada; RAE: equivalentes da atividade do retinol; [1]meninos; [2]meninas; RDA: ingestão dietética recomendada; UI: unidade internacional; UL: limite superior tolerável de ingestão.
Fonte: Institute of Medicine.[71]

Conforme já discutido, a deficiência em zinco pode ser fator limitante para o crescimento estatural e para o desenvolvimento da criança. Além disso, o estado nutricional da criança inadequado em relação ao zinco aumenta a susceptibilidade e a gravidade de infecções, e promove o déficit de crescimento, o retardo da maturação sexual e a diminuição das defesas antioxidantes.[83]

Com a deficiência em zinco, ocorre inicialmente mobilização das reservas funcionais, podendo evoluir para anorexia pelo aumento de norepinefrina e alterações no hipotálamo, defeitos no crescimento fetal, cicatrização lenta, intolerância à glicose pela diminuição de produção de insulina; hipogonadismo, atrofia testicular, atraso na maturação sexual e esquelética, restrição da utilização de vitamina A, disfunções imunológicas, hipogeusia, alterações de comportamento, aprendizado e memória, diarreia, dermatite e alopecia.[141]

Alguns dos fatores que predispõem à deficiência em zinco são consumo inadequado por meio da alimentação, desnutrição energético-proteica, consumo excessivo de nutrientes que interferem na absorção de zinco (fitato, oxalato e fibras) e má absorção intestinal. Também existem outros fatores secundários que ocasionam a deficiência em zinco, como doenças que prejudicam a absorção intestinal e/ou o aumento das perdas intestinais do mineral, como fibrose cística, outras síndromes de má absorção, doença inflamatória intestinal, doença de Crohn, anemia hemolítica, entre outras. A idade pode ser fator importante a ser considerado na relação entre a deficiência em zinco e o desenvolvimento cognitivo, pois as crianças são particularmente vulneráveis a essa deficiência durante períodos de rápido crescimento e desenvolvimento. Além disso, a deficiência em zinco pode ser mais evidente em crianças prematuras e, também, naquelas com doenças crônicas com problemas de absorção.[84]

Nesse sentido, além da alimentação balanceada com alimentos fontes de zinco, a suplementação desse mineral mostra-se eficaz no aumento do crescimento linear e no ganho de peso em crianças que apresentam déficit prévio. Imdad et al.[68] sugerem que a suplementação preventiva de zinco tem efeito positivo no crescimento linear, especialmente se for suplementado isoladamente. Esses autores verificaram que, em países desenvolvidos, a suplementação com dose de 10 mg/dia, por 24 meses, resultou em aumento de 0,37 cm (± 0,25) na estatura de crianças menores de 5 anos de idade em relação ao grupo-controle. A administração de zinco também tem sido utilizada para

684 BASES BIOQUÍMICAS E FISIOLÓGICAS DA NUTRIÇÃO

tratamento e redução do risco de desenvolvimento de doenças frequentes na infância, como diarreia, infecções no trato respiratório, pneumonia e malária.[97,138] Aggarwal et al.[1] observaram que a suplementação de zinco reduziu significativamente a frequência e a gravidade de diarreia e de infecções respiratórias em crianças de 3 meses a 5 anos.

Ferro

As funções do ferro estão amplamente descritas na literatura, como sua participação como componente estrutural de proteínas (enzimas e hemoglobina) no transporte de oxigênio para todos os tecidos do organismo e no desenvolvimento da cognição.[49,82]

Para o cálculo das necessidades de ferro na infância, foram consideradas as perdas basais e as necessidades especiais para o crescimento, o aumento de ferro nos tecidos e os estoques do mineral.[73] Para crianças de 1 a 3 anos de idade, a recomendação diária é de 7 mg de ferro; para aquelas com 4 a 8 anos, é de 10 mg; e para as de 9 a 13, é de 8 mg, pois nessa fase ocorre rápido processo de incorporação de ferro corporal.[17] O ferro obtido por meio da alimentação pode estar sob duas formas diferentes: heme e não heme. O processo de absorção do ferro não heme depende das condições presentes no lúmen intestinal, como pH, presença de ácido ascórbico e de fatores inibidores (ácido fítico, polifenóis e cálcio). O ferro heme, encontrado em carnes, é a forma mais biodisponível e é liberado após a digestão mecânica e enzimática da mioglobina.[73]

No caso de deficiência prolongada em ferro, ocorre a anemia ferropriva, um dos fatores relacionados ao baixo peso ao nascer, ao atraso do desenvolvimento psicomotor em crianças e à mortalidade materna. A anemia pode ocorrer por causa da ingestão inadequada de ferro, da absorção insuficiente ou das perdas excessivas. Em sua fase mais avançada, essa doença está associada a sintomas clínicos, como fraqueza, diminuição da capacidade respiratória e tontura. Mesmo na ausência de anemia, a deficiência em ferro pode acarretar distúrbios neurocognitivos.[56,63,81]

Com relação ao sistema endócrino, há relatos de que a deficiência em ferro promove a redução da sensibilidade à insulina, bem como a diminuição das concentrações de tiroxina (T_4). Também tem sido descrito que, durante tal deficiência, pode haver aumento nas concentrações de interleucina-1 (IL-1) e diminuição das concentrações de interleucina-2 (IL-2), o que se traduz em estado pró-inflamatório acentuado. O aumento nas concentrações de IL-1 e a diminuição nas concentrações de T_4 promovem déficits no processo de aprendizagem e no sistema cognitivo de crianças e adolescentes. Esses resultados também podem explicar o efeito da deficiência em ferro no sistema imunológico, uma vez que crianças com deficiência nesse mineral têm maior incidência de doenças infecciosas.[139]

As crianças em idade pré-escolar compõem um grupo de risco para anemia ferropriva. Essa carência nutricional é a de maior magnitude no Brasil e acomete aproximadamente metade dos pré-escolares.[143] Organizações nacionais e internacionais adotam estratégias para controle e redução da anemia ferropriva, como fortificação de alimentos, suplementação de ferro e/ou outros micronutrientes, e educação nutricional. No Brasil, as ações integradas com esse intuito são a Estratégia Amamenta e Alimenta Brasil (promoção de alimentação saudável), o Programa Nacional de Suplementação de Ferro para populações de risco, a fortificação das farinhas de trigo e milho (Resolução RDC n. 344/2002)[19] e a recente Estratégia de Fortificação da Alimentação Infantil com Micronutrientes em pó (NutriSUS) para crianças em ambiente escolar.

ALIMENTAÇÃO NOS PRIMEIROS ANOS DE VIDA

De acordo com o Manual Operacional do Programa de Suplementação de Ferro (2005),[23] a dose administrada é de 25 mg de ferro elementar, uma vez por semana, para crianças de 6 a 24 meses de vida. A dose preconizada varia de 1 a 2 mg de ferro/kg peso/dia, principalmente em locais onde a prevalência de anemia é elevada.[23] De-Regil et al.[39] indicam que a suplementação de ferro parece ser eficaz para a melhora das concentrações de hemoglobina e para a redução do risco de anemia em crianças menores de 12 anos.

Como outra estratégia para prevenção da anemia, o Ministério da Saúde determinou a fortificação com ferro e ácido fólico das farinhas de trigo e milho produzidas no país a partir de 2002. A fortificação é um procedimento eficaz para garantir a ingestão diária recomendada dos nutrientes pela população. A partir da atualização de 2017 (Resolução RDC n. 150), fica estabelecido que cada 100 g de farinha de trigo e de milho devem fornecer de 4 a 9 mg de ferro e entre 140 e 220 µg de ácido fólico.[20] No Brasil, existem poucos estudos que avaliam a eficácia da fortificação de alimentos com ferro. Formoso et al.,[47] ao verificarem o efeito da fortificação de farinhas com ferro sobre a anemia em pré-escolares em Pelotas/RS, não encontraram resultados positivos nas concentrações de hemoglobina das crianças avaliadas, o que pode ser parcialmente explicado pelo consumo insuficiente de farinhas e/ou pela baixa disponibilidade do ferro adicionado.

Contudo, a suplementação de ferro deve ser realizada com muito critério, a fim de não provocar alterações na homeostase desse mineral no organismo. O desbalanço na homeostase de ferro influencia a atividade das citocinas e o mecanismo efetor da imunidade mediada por macrófagos. Dessa forma, altas concentrações de ferro reduzem, também, a sensibilidade do interferon gama (IFN-gama), o que resulta em menor expressão do fator de necrose tumoral-alfa (TNF-alfa), do complexo principal de histocompatibilidade (MHC) de antígenos classe 2 ou das moléculas de adesão intercelular, uma vez que o ferro está envolvido nas vias de imunidade dos neutrófilos e macrófagos pela formação de radicais hidroxilas tóxicos. Por outro lado, a restrição de ferro afeta a proliferação e a diferenciação dos linfócitos B e T *helper*, enquanto a sobrecarga resulta em disfunção das células *natural killer*, prejudicando os neutrófilos citotóxicos, e alterando as taxas dos linfócitos CD4+ para CD8+.[51]

Além disso, as ações antagonistas de ferro e zinco reforçam a avaliação criteriosa da necessidade de suplementação desses minerais. Os efeitos interativos se devem à estrutura similar dos dois elementos, que competem pelo mesmo transportador de metais bivalentes 1 (DMT1), localizado na membrana apical do epitélio do intestino delgado. O efeito da suplementação oral de zinco (10 mg/dia) foi avaliado em 30 crianças entre 8 e 9 anos por três meses.[36] A administração crônica de zinco foi capaz de reduzir as concentrações de ferro sérico, mas não foi suficiente para causar anemia. Assim, a restrição e/ou o excesso de ferro devem ser bem monitorados e, principalmente em crianças, a deficiência deve ser corrigida a tempo de evitar maiores consequências à saúde.

Cálcio

O cálcio é fundamental para a formação e o metabolismo dos ossos. Além disso, está relacionado com o transporte através de membranas celulares, a função imune, a sinalização intracelular, a ativação ou liberação de enzimas, a coagulação sanguínea, a contração muscular e a transmissão de impulsos nervosos. O cálcio também tem relação estreita com o colecalciferol e com o fósforo; nos rins, o hormônio da paratireoide (PTH) atua aumentando a síntese de 1,25 di-hidroxi vitamina D_3 (1,25(OH)$_2D_3$, a forma ativa da vitamina D) por meio de estímulo a 1-alfa-hidroxilase, o que reduz a excreção urinária de cálcio e favorece a eliminação do fósforo. Esse efeito fosfatúrico é importante, pois quando há fósforo em excesso pode ocorrer a formação de um complexo com o cálcio, o que reduz a disponibilidade de cálcio livre. Nos ossos, a $1,25(OH)_2D_3$ age em sinergismo com o PTH, mobilizando cálcio e fósforo, mediante a indução da diferenciação de células precursoras de osteoclastos, responsáveis pela reabsorção óssea.[40,60,71]

A saúde óssea foi selecionada como indicador para a elaboração das recomendações nutricionais para cálcio e vitamina D. Esse parâmetro consiste no equilíbrio entre a deposição de cálcio nos ossos, a manutenção óssea e a perda óssea nos diferentes estágios de vida.[29] Para a infância, o valor de ingestão recomendado considera a deposição de cálcio nos ossos e o balanço positivo de cálcio, o qual é dependente de ingestão, absorção e excreção desse mineral. A ingestão adequada é essencial para o crescimento ósseo e estatural, em que a deposição de cálcio nos ossos nesse período é determinante da massa óssea do adulto. Tal deposição, em crianças entre 2 e 5 anos de idade, varia de 60 a 100 mg/dia e para crianças de 6 a 8 anos, de 100 a 160 mg/dia. A RDA para crianças de 1 a 3 anos é de 700 mg de cálcio/dia; para crianças de 4 a 8 anos, é de 1.000 mg/dia; e para aquelas até 13 anos, é de 1.300 mg/dia.[71]

Durante o período de crescimento ósseo intenso, a absorção de cálcio é máxima. Crianças amamentadas conseguem absorver cerca de 55 a 60% do cálcio do leite humano. Os bebês alimentados com fórmulas infantis recebem maior quantidade de cálcio que os alimentados por aleitamento materno. Entretanto, o cálcio encontrado nas fórmulas é absorvido em menores quantidades em comparação ao cálcio presente no leite humano.[71]

A deficiência crônica em cálcio pode ser resultante de ingestão inadequada ou de baixa absorção intestinal. Mesmo com ingestão insuficiente, a homeostase do cálcio é mantida por meio da regulação hormonal, que pode retirar o mineral de outros compartimentos do organismo, principalmente do tecido ósseo. Isso pode resultar em diminuição da massa óssea e suas consequências, como o raquitismo nas crianças.[29,60,107]

Sob outra ótica, um estudo avaliou a associação entre a ingestão de cálcio e fatores de risco cardiometabólicos em 350 crianças entre 8 e 9 anos de idade em escolas privadas e públicas no município de Viçosa (MG).[114] Alta prevalência (97,4%) de inadequação do consumo de cálcio foi observada nessa população, a qual foi associada ao excesso de adiposidade abdominal (circunferência da cintura) e à inflamação subclínica (proteína C-reativa).

Iodo

O iodo é componente essencial dos hormônios da tireoide, sendo 65% do T_4 e 59% da tri-iodotironina (T_3) compostos por esse elemento. Os hormônios tireoidianos regulam muitas reações bioquímicas, especialmente a síntese proteica e a atividade enzimática. São fundamentais para todos os órgãos humanos, com ênfase no cérebro em desenvolvimento, nos músculos, no coração, na pituitária e nos rins.[28,64]

Como componente estrutural, o iodo é necessário para a síntese de hormônios tireoidianos. A baixa disponibilidade de iodo para a tireoide diminui significativamente a síntese desses hormônios. A produção de hormônios tireoidianos é controlada pelo hormônio estimulante da tireoide (TSH), o qual é secretado pela glândula pituitária em resposta às concentrações circulantes de T_3 e T_4, sendo esse um sistema clássico de retroalimentação (*feedback*) negativa, e pelo mecanismo autorregulatório em resposta à disponibilidade de iodo.[14,35] A atividade dos hormônios tireoidianos é fundamental em todas as fases da vida, mas particularmente na vida intrauterina, para recém-nascidos e crianças.[35,44]

A glândula tireoide, cujo bom funcionamento depende da concentração de iodo, age nos processos de crescimento e desenvolvimento do cérebro e do sistema nervoso central desde o segundo trimestre da gestação até os 3 anos de idade. A deficiência em iodo nesse período pode ocasionar deficiência hormonal e consequentes danos ao sistema nervoso central e, em casos mais graves, pode estar relacionada às taxas de natimortalidade e de nascimentos de crianças com baixo peso. Crianças com deficiência em iodo têm baixo rendimento escolar e baixo desenvolvimento cognitivo.[35] As alterações por deficiência em iodo incluem retardo mental, hipotireoidismo, bócio, cretinismo e outras anormalidades de crescimento e desenvolvimento. Para promoção do crescimento e do desenvolvimento adequados na infância e para prevenção dos sintomas de deficiência em iodo, a RDA para a faixa etária de 1 a 8 anos foi estabelecida em 90 µg/dia, e para crianças até 13 anos esse valor é de 120 µg/dia.[73]

No Brasil, onde a deficiência em iodo e o bócio se tornaram problemas de saúde pública, foram legalizadas medidas profiláticas e terapêuticas por meio da iodação do sal desde a década de 1950. Em 2013, a Agência Nacional de Vigilância Sanitária do Ministério da Saúde (Resolução RDC n. 23)[21] reduziu o teor de iodo no sal destinado ao consumo humano, de 20 a 60 mg de iodo/kg de sal para 15 a 45 mg de iodo/kg de produto, utilizando a forma de iodato de potássio. Essa medida considerou o aumento do consumo de sal pela população brasileira nas últimas décadas e o consequente excesso de iodo urinário evidenciado por avaliações populacionais.

A toxicidade do iodo ocorre, geralmente, em razão do consumo elevado de sal ou do alto teor de iodo no sal, resultado do precário monitoramento do processo de iodação. Em populações com histórico de deficiência em iodo, um súbito aumento na ingestão de iodo pode causar hiper ou hipotireoidismo em indivíduos suscetíveis, cuja concentração de iodo na urina é maior que 200 µg/L. A extensão do risco depende, ainda, do tempo de ingestão excessiva de iodo e da gravidade da deficiência relativa nesse elemento. Pacientes com hipertireoidismo têm alta taxa metabólica, apresentam temperatura corporal elevada e têm perda de peso mesmo com ingestão energética normal.

Vitamina D (calciferol)

A vitamina D, também conhecida como calciferol, é um pró-hormônio relacionado com o crescimento e o desenvolvimento ósseo, além de exercer função na imunidade, na reprodução e na secreção de insulina. Essa vitamina também desempenha papel importante no metabolismo do cálcio e na manutenção da mineralização óssea.

O metabolismo da vitamina D é diferenciado em razão de sua síntese ocorrer na pele, em resposta à exposição à luz solar. A via metabólica para a síntese de vitamina D começa com a transformação fotoquímica do 7-de-hidrocolesterol em vários compostos secosteroides, inclusive o colecalciferol (vitamina D3-D3). É obtida, também, por meio da alimentação, sendo óleos de peixes, ovos e carnes as principais fontes desse nutriente. Entretanto, as fontes alimentares não fornecem isoladamente quantidades suficientes para manutenção das concentrações adequadas de 25-hidroxivitamina D [25(OH)D], a qual é usualmente utilizada como marcador do estado nutricional em relação à vitamina D.[15,115] A partir desse metabólito, ocorre a conversão para sua forma ativa $1,25(OH)_2D_3$.

Foi demonstrado que o colecalciferol pode ser convertido em outros secosteroides pela ação da enzima citocromo P450scc (CYP11A1). Esses secosteroides – especialmente 20(OH)D, 22(OH)D, 17(OH)D, 20,23(OH)2D, 20,22(OH)2D e 17,20,23(OH)3D – foram identificados na pele, nas glândulas adrenais, na placenta e, em menores concentrações, no soro humano. Muitas das moléculas produzidas pela ação da CYP11A1 podem sofrer novas hidroxilações por outras enzimas, como a CYP27B1, a CYP24A1 e a CYP27A1, e produzirem novos compostos secosteroides que parecem exercer funções agonistas quando ligados a receptores da vitamina D (VDR). Além disso, muitos desses novos secoesteroides são biologicamente ativos, reduzindo a atividade calcêmica, o que pode ajudar a explicar os efeitos pleiotrópicos de vitamina D, especialmente no que se refere aos efeitos antiproliferativo, pró-diferenciação e anti-inflamatório.[5]

As recomendações nutricionais para vitamina D são estabelecidas com base na deposição de massa óssea, da mesma forma que em relação ao cálcio. Assim, a RDA foi estabelecida em 600 µg de vitamina D/dia para crianças e adolescentes de um a 18 anos de idade.[71] Os valores podem ser expressos em microgramas (µg) ou em unidades internacionais (UI). Por meio de estudos em animais, estabeleceu-se que 1 UI equivale a 40 µg de 25(OH)D. Em humanos, como a atividade da 25(OH)D é cinco vezes maior, considera-se que 1 UI equivale a 5 µg de 25(OH)D.[32]

A deficiência em vitamina D pode ocasionar malformação óssea, resultando em raquitismo, o qual é caracterizado pelo crescimento deficiente e pela baixa estatura em crianças. Além disso, também pode causar descalcificação de ossos e de dentes. A deficiência prolongada em vitamina D em crianças pode torná-las mais susceptíveis a desenvolver osteoporose ou osteomalácia quando adultas, assim como várias morbidades não associadas a problemas ósseos (doenças cardiovasculares, diabetes melito tipo 1 e 2, câncer de próstata e de intestino grosso, entre outras).[12,15]

Alguns grupos são considerados de risco para deficiência em vitamina D, como crianças amamentadas com leite materno, mas sem suplementação/exposição solar adequada; com pele escura; com exposição limitada ao sol e necessidade de rigorosa fotoproteção; com má absorção de gorduras; com insuficiência renal e síndrome nefrótica; ou em uso de algumas drogas, como anticonvulsivantes. Em casos de obesidade, parte da vitamina D é sequestrada pelo tecido adiposo; no entanto, ainda não é claro se essa redistribuição tem impacto na mineralização óssea.[87]

A Sociedade Brasileira de Pediatria recomenda a suplementação profilática de 400 UI de vitamina D/dia a partir da primeira semana de vida até os 12 meses, e de 600 UI de vitamina D/dia dos 12 aos 24 meses, inclusive para as crianças em aleitamento materno exclusivo, independentemente da região do país. No entanto, a suplementação para os recém-nascidos pré-termo só deve ser administrada quando apresentarem tolerância plena à nutrição enteral e peso superior a 1.500 g. Nesses casos, a suplementação oral indicada é de 400 UI/dia. Nos grupos de risco, descritos anteriormente, recomenda-se a dose mínima diária de 600 UI.[1,112]

Na situação de deficiência em vitamina D, Winzenberg et al.[129] sugerem que a suplementação da vitamina possa resultar em melhorias na densidade mineral óssea de todo o corpo, porém ressaltam que esse resultado necessita de confirmação.

Vitamina A (retinol)

A função fisiológica mais conhecida da vitamina A é no processo visual, como grupo prostético dos pigmentos visuais. Participa também do crescimento, do desenvolvimento ósseo e do tecido epitelial, da regulação da expressão gênica, da diferenciação celular e do processo imunológico.[140]

Para a promoção do crescimento e do desenvolvimento adequados na infância e para a prevenção dos sintomas de deficiência, foi estabelecida a RDA de 300 µg/dia para crianças de 1 a 3 anos de idade, de 400 µg/dia para crianças de 4 a 8 anos e de 600 µg/dia para crianças de 9 a 13 anos.[73]

A hipovitaminose A ainda é considerada um problema de saúde pública no Brasil, sobretudo na região nordeste. Os pré-escolares constituem a principal população de risco para essa deficiência, em razão da demanda nutricional extrema nessa fase de crescimento e do desenvolvimento expressivo. Essa carência está associada à deficiência proteico-calórica, sobretudo entre os grupos de baixo nível socioeconômico. Como consequência, a deficiência em vitamina A provoca xeroftalmia e pode evoluir para um quadro de cegueira irreversível, além de comprometer o desenvolvimento infantil e o processo de aprendizagem e intensificar a gravidade de diarreia e de processos infecciosos.[113]

Estudos sugerem que a suplementação com vitamina A esteja associada à redução de, aproximadamente, 23 a 30% da mortalidade geral de crianças com idade entre 6 meses e 5 anos.[95] Em 2005, o Ministério da Saúde implantou o Programa Nacional de Suplementação de Vitamina A, intitulado Vitamina A Mais, com o objetivo de reduzir a prevalência de deficiência em vitamina A entre crianças de 6 a 59 meses de idade e entre mulheres no pós-parto que residam em áreas consideradas de risco para a deficiência. A dosagem administrada é de 100.000 UI, uma vez a cada seis meses para crianças de 6 a 11 meses de vida, e de 200.000 UI, uma vez a cada seis meses para crianças até 59 meses.[23]

AVALIAÇÃO NUTRICIONAL

O crescimento é um processo biológico dinâmico e contínuo de formação, caracterizado por hiperplasia e hipertrofia celular, associado a fatores genéticos e ambientais, como saúde, alimentação, higiene e habitação, o qual culmina no aumento do tamanho corpóreo. Contudo, é um processo inconstante, por apresentar variações nas diferentes fases da vida (Figura 34.5). Sua avaliação é a melhor medida para definir a saúde e o estado nutricional de crianças, uma vez que, invariavelmente, deficiências nutricionais interferem nesse processo.[133]

O estado nutricional de um indivíduo pode ser definido como o resultado do equilíbrio entre o consumo de nutrientes para suprir as necessidades e o gasto energético para realização de processos fisiológicos e atividades cotidianas e/ou físicas. Pode ser classificado em adequado nutricionalmente ou eutrófico, quando há o equilíbrio entre o consumo e as necessidades nutricionais; em carência nutricional, quando o consumo está insuficiente, seja quantitativa ou qualitativamente, em relação às necessidades; e em distúrbio nutricional, quando ocorre excesso de consumo em relação às necessidades.[27]

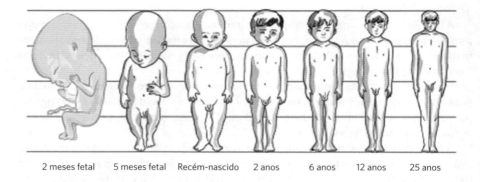

2 meses fetal   5 meses fetal   Recém-nascido   2 anos   6 anos   12 anos   25 anos

Figura 34.5   Ritmo de crescimento das diversas partes do corpo.
Fonte: Ministério da Saúde.[26]

A avaliação do estado nutricional tem como objetivo determinar a quantidade ingerida do nutriente, as reservas e as possíveis deficiências, bem como o grau de comprometimento para o organismo, seja anatômico ou funcional, e as consequências da junção de todos esses fatores.[62] Desse modo, é possível promover e proteger a saúde da criança e, por meio de diagnóstico e tratamento precoces para sub ou superalimentação, evitar que desvios do crescimento possam comprometer sua saúde atual e sua qualidade de vida futura.[26]

A avaliação do estado nutricional pode ser realizada por meio de índices estáticos ou dinâmicos que permitem acompanhar o desenvolvimento da criança. Os métodos de avaliação podem ser bioquímicos, clínicos ou antropométricos.[26] Neste tópico, será abordado o método antropométrico, que é o mais utilizado para a avaliação do estado nutricional de crianças.

A antropometria consiste na avaliação da dimensão corpórea. Seu principal objetivo é quantificar e verificar a distribuição dos componentes nutricionais que contribuem para o peso corporal. Tem sido muito utilizada mundialmente por ser inócua, de boa aceitação populacional e de baixo custo. Os dados antropométricos obtidos são empregados em tabelas e em curvas que apresentam pontos de corte definidos, sendo posteriormente comparados a valores de referência capazes de diagnosticar o estado nutricional e fornecer estimativas de prevalência e de gravidade das alterações nutricionais.[26,65]

As medidas avaliam características nutricionais, composição e proporcionalidade corporal da criança desde o nascimento.[106,135] Utilizam-se três índices para essa avaliação: P/I, E/I e peso/estatura (P/E). Os resultados obtidos são expressos em escore z, em percentis ou em percentuais de mediana.[26,125,135] A avaliação do peso e do índice de massa corporal (IMC) tem sido mais utilizada em estudos epidemiológicos. No entanto, alterações na estatura têm sido relacionadas à desnutrição e aos casos de mortalidade infantil.[26]

A seguir, serão descritas as principais medidas para caracterizar a criança quanto ao seu estado nutricional.

Perímetro cefálico

A avaliação do perímetro cefálico é importante na avaliação nutricional desde o nascimento até 24 meses de idade. De maneira indireta, reflete o crescimento cerebral, bastante acelerado nesse período. Para aferição dessa medida, utiliza-se a fita métrica posicionada firmemente, tendo como referencial na parte anterior as bordas supraorbitrárias e, na parte posterior, a proeminência occipital em seu ponto mais saliente.[18,135]

Peso

Também conhecido como massa corporal, o peso consiste na soma de todos os componentes corporais (água, gordura, ossos, músculos) e reflete o equilíbrio energético-proteico do indivíduo. É uma medida sensível de crescimento e eficaz para detectar deficiências nutricionais, assim como sobrepeso e obesidade.[18]

Crianças nascidas com baixo peso necessitam de maior atenção porque tendem a permanecer com baixo peso e são consideradas em risco nutricional.[26]

Estatura

A estatura expressa o crescimento linear corpóreo e representa a soma dos membros inferiores, da pelve, da coluna vertebral e do crânio.[122] Pode ser descrita de duas formas: comprimento, para crianças menores de dois anos de idade, quando a medição é realizada em decúbito dorsal (deitado de ventre para cima); e estatura, utilizada em crianças maiores de 2 anos de idade.

A estatura é determinada pela interação de herança genética, fatores ambientais e estado nutricional, os quais possibilitarão maior ou menor expressão de seu potencial genético.[26] Em crianças menores de cinco anos de idade, os fatores ambientais têm maior relevância, enquanto os fatores genéticos são mais expressos a partir do quinto ano de vida.[26,57]

Índices antropométricos

A combinação de dois ou mais parâmetros antropométricos resulta em índices que descrevem alguns aspectos do estado nutricional, sendo os índices P/E, P/I e E/I bastante utilizados. Para crianças a partir de 2 anos de idade, também é utilizado o IMC.[18]

Após o cálculo do índice, ele deve ser avaliado em relação aos pontos de corte, como percentil ou escore z. Percentil reflete a parte percentual em que o indivíduo se encontra em relação ao valor de referência. Escore z pode ser utilizado para estabelecer a variabilidade média entre os indivíduos ou a relação da diferença entre o indivíduo e a média da população; representa a distância medida em unidades de desvio-padrão.[26]

O índice P/E consiste na relação entre peso atual para a estatura de acordo com o sexo. Demonstra o percentual de peso que a criança atingiu conforme sua estatura (Tabela 34.7). É considerado bom detector de deficiência em curto prazo, sendo também eficaz no diagnóstico de excesso de peso, e para sua determinação não é necessário informar a idade.[18,26] É importante ressaltar que não há referência da OMS[135] em relação ao índice P/E para crianças maiores de 5 anos de idade.

692 BASES BIOQUÍMICAS E FISIOLÓGICAS DA NUTRIÇÃO

Tabela 34.7 Índice P/E (peso para estatura) para crianças de 0-5 anos de idade

Valores críticos		Diagnóstico nutricional
< percentil 0,1	< escore z –3	Magreza acentuada
≥ percentil 0,1 e < percentil 3	≥ escore z –3 e < escore z –2	Magreza
≥ percentil 3 e ≤ percentil 85	≥ escore z –2 e ≤ escore z +1	Eutrofia
> percentil 85 e ≤ percentil 97	> escore z +1 e ≤ escore z +2	Risco de sobrepeso
> percentil 97 e ≤ percentil 99,9	> escore z +2 e ≤ escore z +3	Sobrepeso
> percentil 99,9	> escore z +3	Obesidade

Fonte: World Health Organization.[135]

O índice P/I representa a porcentagem de peso corpóreo da criança em relação a sua idade. É adequado para acompanhar o desenvolvimento e reflete o estado nutricional atual, contudo, não é adequado para avaliar o estado nutricional pregresso.[18,26,135] O diagnóstico nutricional em relação ao percentil e ao escore z para esse índice encontra-se na Tabela 34.8.

Tabela 34.8 Índice P/I (peso para idade) para crianças de 0-5 anos e de 5-10 anos de idade

Valores críticos		Diagnóstico nutricional
< percentil 0,1	< escore z –3	Muito baixo peso para a idade
≥ percentil 0,1 e < percentil 3	≥ escore z –3 e < escore z –2	Baixo peso para a idade
≥ percentil 3 e ≤ percentil 97	≥ escore z –2 e ≤ escore z +2	Peso adequado para a idade
> percentil 97	> escore z +2	Peso elevado para a idade*

* Não recomendado para determinar excesso de peso. Para esse caso, o mais recomendado é a utilização do índice P/E ou IMC para a idade.
Fonte: World Health Organization[135] e De Onis et al.[37]

O índice E/I representa o crescimento linear da criança e é o índice que melhor indica o efeito cumulativo de situações adversas sobre o crescimento da criança. É considerado o indicador mais sensível para aferir a qualidade de vida de uma população. Na Tabela 34.9, estão apresentados os diagnósticos nutricionais em relação aos percentis ou ao escore z.[26]

Tabela 34.9 Índice E/I (estatura para idade) para crianças de 0-5 anos e de 5-10 anos de idade

Valores críticos		Diagnóstico nutricional
< percentil 0,1	< escore z –3	Muito baixa estatura para a idade
> percentil 0,1 e < percentil 3	> escore z –3 e < escore z –2	Baixa estatura para a idade
≥ percentil 3	≥ escore z –2	Estatura adequada para a idade

Este índice não é recomendado para determinar excesso de peso. Para esse caso, o mais recomendado é a utilização do índice P/E ou IMC para a idade.
Fonte: World Health Organization[135] e De Onis et al.[37]

ALIMENTAÇÃO NOS PRIMEIROS ANOS DE VIDA 693

Índice de massa corporal

O IMC é calculado pela divisão do peso, em quilogramas (kg), pela estatura (m) ao quadrado. Utilizado para crianças maiores de 2 anos de idade, apresenta algumas inconformidades, pois se baseia na estatura atual da criança, a qual pode estar inadequada, o que compromete, assim, o diagnóstico. Além disso, não permite o conhecimento da origem do excesso de peso, ou seja, se é proveniente de massa magra, de massa gorda ou de massa óssea.[135] Na Tabela 34.10, encontram-se os valores de percentis e de escore z para IMC com os respectivos diagnósticos nutricionais.

Tabela 34.10 Índice de massa corpórea (IMC) para crianças de 0-10 anos de idade

Valores críticos		Diagnóstico nutricional	
		0-5 anos	5-10 anos
< percentil 0,1	< escore z –3	Magreza acentuada	Magreza acentuada
≥ percentil 0,1 e < percentil 3	≥ escore z –3 e < escore z –2	Magreza	Magreza
≥ percentil 3 e ≤ percentil 85	≥ escore z –2 e ≤ escore z +1	Eutrofia	Eutrofia
> percentil 85 e ≤ percentil 97	> escore z +1 e ≤ escore z +2	Risco de sobrepeso	Sobrepeso
> percentil 97 e ≤ percentil 99,9	> escore z +2 e ≤ escore z +3	Sobrepeso	Obesidade
> percentil 99,9	> Escore-z +3	Obesidade	Obesidade grave

Fonte: World Health Organization[135] e De Onis et al.[37]

Curvas de referência

As curvas de referência originam-se da distribuição gráfica das medidas de peso e de estatura de indivíduos saudáveis, sem riscos eminentes, ou seja, que vivam em condições socioeconômicas, culturais e ambientais satisfatórias, e que possam atingir seu potencial genético, tornando-se referência de comparação para a população.[111]

A tabela do National Center for Health Statistics (NCHS), recomendada pela OMS desde 1977 e adotada pelo Ministério da Saúde do Brasil, foi amplamente utilizada por longo período, contudo, apresenta limitações. Entre as principais, está o fato de que foi baseada em dados de crianças apenas dos Estados Unidos, e que muitas crianças menores de dois anos de idade recebiam fórmulas lácteas e, com isso, aquelas em aleitamento materno exclusivo, quando avaliadas por meio dessa tabela, não atingiam ou estavam sempre próximas à faixa de inadequação para peso e estatura.[92]

Em 2007, a partir do Estudo Multicêntrico de Referência para o Crescimento da OMS (*WHO Multicentre Growth Reference Study* – MGRS), que foi realizado entre 1997 e 2003, nos continentes africano, americano, asiático e europeu, foram estabelecidas e adotadas as novas curvas de referência para o crescimento de crianças e adolescentes brasileiros. Os modelos dessas novas curvas de referência estão apresentados nas Figuras 34.6 e 34.7.[38]

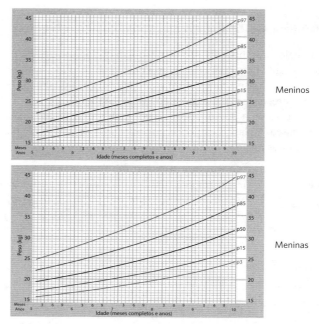

Figura 34.6 Curva de referência, em percentis, do peso por idade para meninos e meninas de 5 a 10 anos.
Fonte: De Onis et al.[38]

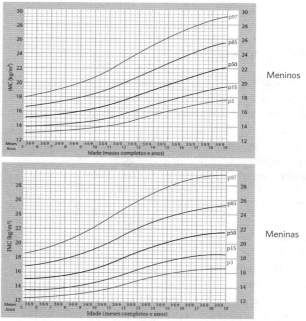

Figura 34.7 Curva de referência, em escore z, do índice de massa corpórea por idade para meninos e meninas de 0 a 19 anos de idade.
Fonte: De Onis et al.[38]

Os gráficos e as tabelas apresentadas neste tópico estão disponíveis em <http://www.who.int/childgrowth/en/>.

A relação entre percentil e escore z para os principais pontos de corte frequentemente aplicados para parâmetros antropométricos está representada na Figura 34.8, tendo por base a distribuição normal (ou curva de Gauss), a qual se aplica para a maioria dos parâmetros antropométricos utilizados no acompanhamento do crescimento.[26]

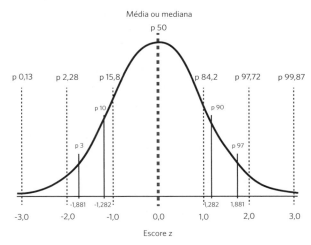

Figura 34.8   Relação entre percentil e escore z.
Fonte: Ministério da Saúde.[26]

Avaliação nutricional da criança pré-termo

A OMS define como pré-termo ou criança prematura aquela nascida com menos de 37 semanas de gestação. A criança pré-termo não deve ser avaliada com os mesmos parâmetros da criança nascida a termo, uma vez que suas necessidades, assim como sua estrutura corpórea, são diferenciadas. Portanto, devem ser utilizadas tabelas e curvas específicas até os 24 meses de idade, período em que esse grupo atinge valores semelhantes aos nascidos a termo, e os métodos para avaliação são semelhantes.[26]

Muitos são os métodos para avaliação nutricional de crianças. No entanto, deve-se destacar que, dependendo do objetivo da avaliação, é recomendada a utilização de um índice específico. Ressalta-se, ainda, que os métodos antropométricos apresentam limitações quando utilizados de forma isolada.

PROGRAMAÇÃO METABÓLICA

Atualmente, tem-se estudado a influência da programação fetal sobre o risco de desenvolvimento de doenças crônicas na vida adulta. O termo programação fetal é utilizado para definir alteração intrauterina ocorrida em um ponto crítico do desenvolvimento fetal, a qual teria a capacidade de afetar permanentemente o metabolismo orgânico. A placenta é o órgão que une mãe e filho, e, por meio dela, ocorrem as trocas de oxigênio e de gás carbônico, o transporte de nutrientes e de resíduos do metabolismo fetal. Esse órgão também é fonte de peptídeos e de muitos hormônios esteroides que influenciam o metabolismo e o desenvolvimento fetal e placentário, assim como a fisiologia materna durante a gestação.[70,91]

Alterações na homeostase da placenta podem conduzir ao desenvolvimento anormal da vasculatura placentária e promover, por exemplo, hipóxia e estado nutricional materno deficiente. Nessas situações, a placenta pode se adaptar, ocorrendo, assim, a modificação da expressão e da atividade de transportadores, com o objetivo de manter o crescimento fetal normal. A adaptação a essas alterações ocorre por regulação epigenética.[70,91]

O termo epigenética refere-se à regulação da expressão gênica que pode ativar ou desativar genes e determinar quais proteínas serão traduzidas, e que não modifica a sequência de nucleotídeos do DNA. Dessa forma, a metilação do DNA, o silenciamento do RNAm por meio de microRNA e as modificações de histonas são mecanismos epigenéticos que regulam a expressão gênica.[41,108]

De modo geral, a programação epigenômica é a soma de interações derivadas do próprio metabolismo e da microbiota, bem como de fatores externos, como alimentação, produtos farmacêuticos e compostos ambientais.[104] A mesma sequência de nucleotídeos do DNA está presente em todas as células de um mesmo indivíduo, porém, diferenças nos padrões de expressão gênica ocorrem em razão da regulação epigenética, a qual mantém certos conjuntos de genes ativados ou expressos, e outros, desativados ou silenciados.[70]

Primeiros mil dias de vida

Estudos epidemiológicos sugerem que condições ambientais adversas no início do desenvolvimento estão associadas ao maior risco de surgimento de doenças na fase adulta. Ainda que os mecanismos não estejam totalmente elucidados, sugere-se a participação da regulação epigenética.[104]

As modificações epigenéticas podem ser transmitidas para outras gerações, com evidências de que desempenham papel crítico na programação nutricional. No entanto, por meio de orientação e educação nutricional adequadas durante a gestação até os primeiros dois anos de vida, é possível diminuir a carga de doenças crônicas não transmissíveis.[104]

O termo *primeiros 1.000 dias de vida* resulta da soma dos nove meses de gestação (270 dias) e dos dois primeiros anos de vida da criança (730 dias). Heijmans et al.[3,61] avaliaram indivíduos com idade próxima a 60 anos que foram gerados durante o rigoroso inverno holandês de 1944 e 1945 e observaram que eles apresentaram menor padrão de metilação do gene que codifica o fator de crescimento semelhante à insulina 2 (IGF2), responsável, principalmente, pelo crescimento e divisão celular, quando comparados aos irmãos do mesmo sexo, mas que não foram submetidos ao mesmo grau de restrição nutricional durante o desenvolvimento fetal. Esses dados são os primeiros a contribuir com apoio empírico para a hipótese de que condições ambientais precoces podem causar alterações epigenéticas em humanos, as quais persistem ao longo da vida e podem ser transmitidas para outras gerações.[61] A fase dos 1.000 dias é crucial para o desenvolvimento da criança, visto que a desnutrição nesse período pode causar consequências

ALIMENTAÇÃO NOS PRIMEIROS ANOS DE VIDA

697

metabólicas, prejudicar o desenvolvimento cerebral e neurocognitivo e, em particular, afetar a multiplicação neuronal.

Outro fator determinante para o desenvolvimento infantil e a programação metabólica saudáveis é a colonização da microbiota intestinal. A microbiota participa dos processos de desenvolvimento da barreira intestinal, da ativação e maturação do sistema imune do bebê, do desenvolvimento neurológico e metabólico, e da velocidade de crescimento. O estabelecimento da microbiota intestinal é afetado principalmente pelo tipo de parto (cesárea *versus* parto normal), pelo tipo de aleitamento (materno ou fórmula), pelo tempo de amamentação, pelo ambiente, pelo uso de antibióticos e pelo padrão alimentar infantil. O leite materno inclui componentes que favorecem o desenvolvimento de microbiota saudável, como oligossacarídeos, imunoglobulinas A e G, cerca de 600 espécies diferentes de micro-organismos (10^3-10^4 UFC/mL), agentes antimicrobianos (lisozima e lactoferrina) e citocinas regulatórias do sistema imune [IL-10 e fator de transformação de crescimento beta (TGF-beta)]. Assim, a primeira transição do microbioma intestinal depois do nascimento tem dominância de bactérias acidoláticas, como *Bifidobacterium*.[116]

A introdução de alimentos sólidos permite o aumento da diversidade e da abundância de bactérias com genes que codificam proteínas envolvidas na utilização de carboidratos, na biossíntese de vitaminas e na degradação de xenobióticos. As alterações no microbioma ocorrem até os três anos de idade, quando sua composição se mantém estável e similar à de um adulto, com predominância dos filos *Firmicutes* e *Bacteroidetes*. Esse processo reforça a atenção ao aleitamento materno e à alimentação na primeira infância, dada sua repercussão no desenvolvimento adequado e na prevenção de perturbações associadas à disbiose, como alergias alimentares, dermatite atópica, doenças inflamatórias intestinais, obesidade, enterocolite necrosante e asma, em curto e em longo prazos.[80,116]

Como metas futuras, destaca-se a necessidade de identificação de regiões epigeneticamente sensíveis no genoma humano; de fatores microbiológicos, alimentares e ambientais e suas interações em um indivíduo; e dos possíveis fatores relacionados à idade nas quais a programação epigenética está mais susceptível. Assim, essas descobertas poderão melhorar a compreensão de diversos fatores envolvidos na etapa crucial do desenvolvimento humano e, então, auxiliar na redução do desenvolvimento de doenças crônicas e proporcionar melhor qualidade de vida.[104]

CONSIDERAÇÕES FINAIS

A alimentação nos primeiros anos de vida é considerada fator primordial para o crescimento e o desenvolvimento adequados da criança e, também, para reduzir o risco do aparecimento de doenças relacionadas à má nutrição. Nessa relação entre nutrição e desenvolvimento infantil, deve ser considerada, principalmente, a quantidade dos alimentos oferecidos à criança, bem como o teor de nutrientes que esses alimentos contêm. Além disso, deve-se atentar para a fase fisiológica em que a criança se encontra, pois em cada estágio de vida há necessidade de ingestão de nutrientes específica, com o objetivo de atingir crescimento estatural adequado, desenvolvimento cognitivo ideal e redução do risco de desenvolvimento de doenças crônicas.

REFERÊNCIAS

1. Abrams SA; Committee on Nutrition. Calcium and vitamin D requirements of enterally fed preterm infants. Pediatrics. 2013;131:e1676-83.
2. Aggarwal R, Sentz J, Miller MA. Role of zinc administration in prevention of childhood diarrhea and respiratory illnesses: a metaanalysis. Pediatrics 2007;119(6):1120-30.
3. Agosti M, Tandoi F, Morlacchi L, Bossi A. Nutritional and metabolic programming during the first thousand days of life. Pediatr Med Chir 2017;39(2):157.
4. Allen LH. Pregnancy and lactation. In: Bowman BA, Russell RM, editors. Present knowledge in nutrition. 8.ed. Washington, DC: ILSI; 2002. p.403-15.
5. Almeida ACF, de Paula FJA, Monetiro JP, Almeida CAN, DelCiampo LA, Aragon DC et al. Do all infants need vitamin D supplementation? PlosOne 2018;13(4).
6. American Academy of Pediatrics. Work Group on Breast-feeding. Breastfeeding and the use of human milk. Pediatrics. 1997;100(6):10359.
7. Anderson SM, Rudolph MC, McManaman JL, Neville MC. Key stages in mammary gland development. Secretory activation in the mammary gland: it's not just about milk protein synthesis. Breast Cancer Res. 2007;9(1):204.
8. Arimatea JE, Castro LMC, Rotenberg S. Práticas alimentares de crianças menores de um ano: as orientações de profissionais de saúde e as recomendações do Ministério da Saúde. CERES. 2009;4(2):65-78.
9. Atkinson SA. Human milk feeding of the micropremie. Clin Perinatol. 2000;27(1):235-45.
10. Aydin S, Ozkan Y, Erman F, Gurates B, Kilic N, Colak R et al. Presence of obestatin in breast milk: relationship among obestatin, ghrelin, and leptin in lactating women. Nutrition. 2008;24(7-8):689-93.
11. Azad MB, Konya T, Maughan H, Guttman DS, Field CJ, Chari RS et al. Gut microbiota of healthy Canadian infants: profiles by mode of delivery and infant diet at 4 months. CMAJ. 2013;185(5):385-94.
12. Bandeira F, Griz L, Dreyer P, Eufrazino C, Bandeira C, Freese E. Vitamin D deficiency: a global perspective. Arq Bras Endocrinol Metab. 2006;50(4):640-6.
13. Bartok CJ, Ventura AK. Mechanisms underlying the association between breastfeeding and obesity. Int J Pediatr Obes. 2009;4(4):196-204.
14. Bender DA, Bender AE. Nutrition, a reference handbook. Oxford: Oxford University; 1997. p.416-9.
15. Biesalski HK. Vitamin D recommendations – beyond deficiency. Ann Nutr Metab. 2011;5(1):10-6.
16. Boccolini CS, Boccolini PMM, Monteiro FR, Venâncio SI, Giugliani ERJ. Tendência de indicadores do aleitamento materno no Brasil em três décadas. Rev Saude Pública. 2017;51:108.
17. Bortolini GA, Fisberg M. Orientação nutricional do paciente com deficiência de ferro. Rev Bras Hematol Hemoter. 2010;32(Suppl.2):105-13.
18. Brasil ALD, Devincenzi MU, Ribeiro LC. Nutrição infantil. In: Silva SMCS, Mura JDP, editors. Tratado de alimentação, nutrição & dietoterapia. 2ª ed. São Paulo: Roca; 2011. p.409-22.
19. Brasil. Agência Nacional De Vigilância Sanitária. Resolução de Diretoria Colegiada (RDC) 344, de 13 de dezembro de 2002. Dispõe sobre regulamento técnico para fortificação das farinhas de trigo e das farinhas de milho com ferro e ácido fólico. Diário Oficial da União 18 dez 2002. p. 58.
20. Brasil. Agência Nacional De Vigilância Sanitária. Resolução de Diretoria Colegiada (RDC) 150, de 13 de abril de 2017. Dispõe sobre o enriquecimento das farinhas de trigo e de milho com ferro e ácido fólico. Diário Oficial da União 17 abr 2017. p. 37.
21. Brasil. Agência Nacional De Vigilância Sanitária. Resolução de Diretoria Colegiada (RDC) 23, de 24 de abril de 2013. Dispõe sobre o teor de iodo no sal destinado ao consumo humano e dá outras providências. Diário Oficial da União 30 dez 2013. p. 64.
22. Brasil. Ministério da Saúde. Guia alimentar para crianças menores de dois anos. Brasília: Ministério da Saúde, Secretaria de Política de saúde, Organização Pan-Americana de Saúde; 2002.
23. Brasil. Ministério da Saúde. Manual operacional programa nacional de suplementação de ferro. Brasília: Ministério da Saúde; 2005.

ALIMENTAÇÃO NOS PRIMEIROS ANOS DE VIDA

24. Brasil. Ministério da Saúde. Pesquisa Nacional de Demografia e Saúde da Criança e da Mulher – PNDS 2006. Brasília: Ministério da Saúde; 2009. p.195-212.
25. Brasil. Ministério da Saúde. Saúde da criança: nutrição infantil: aleitamento materno e alimentação complementar. Ministério da Saúde, Secretaria de Atenção à Saúde, Departamento de Atenção Básica. Brasília: Ministério da Saúde; 2009.
26. Brasil. Ministério da Saúde. Secretaria de Políticas de Saúde. Departamento de Atenção Básica. Saúde da criança: acompanhamento do crescimento e desenvolvimento infantil/Ministério da Saúde. Secretaria de Políticas de Saúde. Brasília: Ministério da Saúde; 2012.
27. Brasil. Ministério da Saúde. Vigilância alimentar e nutricional – Sisvan: orientações básicas para a coleta, processamento, análise de dados e informação em serviços de saúde. Brasília: Ministério da Saúde; 2004.
28. Brent GA. The molecular basis of thyroid hormone action. New Engl J Med. 1994;331(13):847-53.
29. Bueno AL, Czepielewski MA. The importance for growth of dietary intake of calcium and vitamin D. J Pediatr. 2008;84(5):386-94.
30. Buhimschi CS. Endocrinology of lactation. Obstet Gynecol Clin North Am. 2004;31(4):963-79.
31. Carvalho CA, Fonsêca PCA, Priore SE, Franceschini SCC, Novaes JF. Food consumption and nutritional adequacy in Brazilian children: a systematic review. Rev Paul Pediatr. 2015;33(2):211-21.
32. Cominetti C, Cozzolino SMF. Vitamina D (calciferol). In: Cozzolino SMF. Biodisponibilidade de nutrientes. Barueri: Manole; 2012. p.343-64.
33. Cooke L. The importance of exposure for healthy eating in childhood: a review. J Hum Nutr Diet. 2007;20(4):294-301.
34. Das UN. Is obesity an inflammatory condition? Nutrition. 2001;17(11-12):953-66.
35. De Benoist B, McLean E, Andersson M, Rogers L. Iodine deficiency in 2007: global progress since 2003. Food Nutr Bull. 2008;29(3):195-202.
36. de Brito NJ, Rocha ÉD, de Araújo Silva A; Costa JB, França MC, das Graças Almeida M et al. Oral zinc supplementation decreases the serum iron concentration in healthy schoolchildren: a pilot study. Nutrients. 2014;6(9):3460-73.
37. De Onis M, Garza C, Victora CG, Bhan MK, Norum KR. The WHO Multicentre Growth Reference Study (MGRS): rationale, planning, and implementation. Food Nutr Bull. 2004;25(Suppl.1):S1-45.
38. De Onis M, Onyango AW, Borghi E, Siyam A, Nishida C, Siekmann J. Development of a WHO growth reference for school-aged children and adolescents. Department of Nutrition, World Health Organization. Bull World Health Organ. 2007;85(9):660-7.
39. De-Regil LM, Jefferds ME, Sylvetsky AC, Dowswell T. Intermittent iron supplementation for improving nutrition and development in children under 12 years of age. Cochrane Database Syst Rev. 2011;(12):CD009085.
40. Duszyński J, Koziel R, Brutkowski W, Szczepanowska J, Zabłocki K. The regulatory role of mitochondria in capacitative calcium entry. Biochim Biophys Acta. 2006;1757(5-6):380-7.
41. Egger G. Epigenetics in human disease and prospects for epigenetic therapy. Nature. 2004;429.
42. Elmlinger MW, Hochhaus F, Loui A, Frommer KW, Obladen M, Ranke MB. Insulinlike growth factors and binding proteins in early milk from mothers of preterm and term infants. Horm Res. 2007;68(3):124-31.
43. Euclydes MP. Nutrição do lactente: base científica para uma alimentação adequada. Viçosa: Suprema; 2000.
44. Fávaro DIT, Hui ML, Cozzolino SM, Maihara VA, Armelin MJ, Vasconcellos MB, et al. Determination of various nutrients and toxic elements in different Brazilian regional diets by Neutron activation analysis. J Trace Elements Med Biol. 1997;11(3):129-36.
45. Feferbaum R, Quintal VS. Nutrição enteral do recém-nascido pré-termo. Rev Pediat Modern. 2000;36:133-40.
46. Ferguson DJP, Anderson TJ. A morphologic study of the changes which occur during pregnancy in the human breast. Virchows Arch A Pathol Anat Histopathol. 1983;401(2):163-75.
47. Formoso MCA, Santos IS, Barros AJD. Efeito da fortificação de farinhas com ferro sobre anemia em pré-escolares, Pelotas, RS. Rev Saúde Pública. 2007;41(4):539-48.

48. Freeman ME, Kanyicska B, Lerant A, Nagy G. Prolactin: structure, function and regulation of secretion. Physiol Rev. 2000;80(4):1523-631.
49. Fretham AJB, Carlson ES, Georgieff MK. The role of iron in learning and memory. Adv Nutr. 2011;2(2):112-21.
50. Fuchs AR. Physiology and endocrinology of lactation. In: Gabbe SG, Niebyl JR, Simpson JL, editors. Obstetrics, normal & problem pregnancies. New York: Churchill Livingstone; 1986. p.549-77.
51. Gasche C, Lomer MCE, Cavill I, Weiss G. Iron, anaemia, and inflammatory bowel diseases. Gut. 2004;53(8):1190-7.
52. Gat-Yablonski G, Yackobovitch-Gavan M, Philli M. Nutrition and bone growth in pediatrics. Endocrinol Metab Clin North Am. 2009;38(3):565-86.
53. Gibson RA, Makrides M. N-3 polyunsaturated fatty acid requirements of term infants. Am J Clin Nutr. 2000;71(Suppl.71):251S-5S.
54. Giugliani ERJ, Victora CG. Alimentação complementar. J Pediat. 2000;76:S253-62.
55. Glass RH, Kase NG. The breast. In: Speroff L, Glass RH, Kase NG, editors. Clinical gynecologic endocrinology and infertility. 6. ed. Philadelphia: Lippincott Williams and Wilkins; 1999. p.595-641.
56. Grantham-McGregor S. A review of studies on the effect of iron deficiency on cognitive development in children. J Nutr. 2001;131(2S-2):649S-68S.
57. Habicht JP, Martorell R, Yarbrough C, Malina RM, Klein RE. Height and weight standards for preschool children. How relevant are ethnic differences in growth potential? Lancet. 1974;1(7858):661-4.
58. Halpern R, Giugliani ERJ, Victora CG, Barros FC, Horta BL. Fatores de risco para suspeita de atraso no desenvolvimento neuropsicomotor aos 12 meses de vida. J Pediatr. 2000;76(6):421-8.
59. Hamosh M. Bioactive factors in human milk. Pediatr Clin North Am. 2001;48(1):69-86.
60. Harkness LS, Bonny AE. Calcium and vitamin D status in the adolescent: key roles for bone, body weight, glucose tolerance, and estrogen biosynthesis. J Pediatr Adolesc Gynecol. 2005;18(5):305-11.
61. Heijmans BT, Tobi EW, Stein AD, Putter H, Blauw GJ, Susser ES, Slagboom PE, Lumey LH. Persistent epigenetic differences associated with prenatal exposure to famine in humans. PNAS. 2008;105(44):17046-9.
62. Heird WC, Cooper A. Infância. In: Shils ME, Olson JA, Shike M, Ross AC, Caballero B, Cousins RJ, editores. Nutrição moderna na saúde e na doença. 10. ed. Barueri: Manole; 2009. p.855-77.
63. Henriques GS, Cozzolino SMF. Ferro. In: Cozzolino SMF. Biodisponibilidade de nutrientes. Barueri: Manole; 2012. p. 645-73.
64. Henriques GS, Pires LV, Cozzolino SMF. Iodo. In: Cozzolino SMF. Biodisponibilidade de nutrientes. Barueri: Manole; 2012.
65. Heymsfield SB, Baumgartner RN. Composição corporal e antropometria. In: Shils ME, Olson JA, Shike M, Ross AC, Caballero B, Cousins RJ, editors. Nutrição moderna na saúde e na doença. 10. ed. Barueri: Manole; 2009. p.805-26.
66. Hovey RC, Trott J, Vonderhaar BK. Establishing a framework for the functional mammary gland: From endocrinology to morphology. J Mammary Gland Biol Neoplasia. 2002;7(1):17-38.
67. Huffman SLI, Harika RK, Eilander A, Osendarp SJ. Essential fats: how do they affect growth and development of infants and young children in developing countries? A literature review. Matern Child Nutr. 2011;7(Suppl.3):44-65.
68. Imdad A, Bhutta ZA. Effect of preventive zinc supplementation on linear growth in children under 5 years of age in developing countries: a meta-analysis of studies for input to the lives saved tool. BMC Public Health. 2011;11(Suppl.3):S22.
69. Innis SM. Dietary omega-3 fatty acids and developing brain. Brain Res. 2008;1237:35-43.
70. Innis SM. Metabolic programming of long-term outcomes due to fatty acid nutrition in early. Matern Child Nutr. 2011;7(Suppl.2):112-23.
71. Institute of Medicine. Dietary reference intakes for calcium and vitamin D. Washington, DC: The National Academy; 2011.
72. Institute of Medicine. Dietary reference intakes for vitamin A, vitamin K, arsenic, boron, chromium, copper, iodine, iron, manganese, molybdenum, nickel, silicon, vanadium and zinc. Washington, DC: The National Academy; 2001.

ALIMENTAÇÃO NOS PRIMEIROS ANOS DE VIDA

73. Institute of Medicine. Dietary references intakes of energy, carbohydrate, fiber, fat, fatty acids, cholesterol, protein, and amino acids. Washington, DC: National Academy; 2002.
74. Institute of Medicine. Nutrition during lactation. Washington, DC: National Academy; 1991.
75. Jackson SW, Underwood LE, Clemmons DR. Effects of caloric or protein restriction on insulin-like growth factor-1 (IGF-I) and IGF-binding proteins in children and adults. J Clin Endocrinol Metab. 1995;80(2):443-9.
76. Jensen RG. Handbook of milk composition. San Diego: Academic; 1995.
77. Jones, G, Steketee RW, Black RE, Bhutta ZA, Morris SS; Bellagio Child Survival Study Group. How many child deaths can we prevent this year? Lancet. 2003;362(9377):65-71.
78. Lawrence RA, Lawrence RM. Breastfeeding: a guide for the medical profession. 6. ed. London: Mosby; 2005.
79. Lifshitz F, Tarim O, Smith M. Nutritional growth retardation. In: Lifshitz F. Pediatric endocrinology: a clinical guide. 3. ed. New York: Marcel Dekker; 1996.
80. Lu CY, Ni YH. Gut microbiota and the development of pediatric diseases. J Gastroenterol. 2015 Jul;50(7):720-6.
81. Lynch MF, Griffin IJ, Hawthorne KM, Chen Z, Hamzo MG, Abrams SA. Iron absorption is more closely related to iron status than to daily iron intake in 12-to 48-mo-old children. J Nutr. 2007;137(1):88-92.
82. Madan N, Rusia U, Sikka M, Sharma S, Shankar N. Developmental and neurophysiologic deficits in iron deficiency in children. Indian J Pediatr. 2011;78(1):58-64.
83. Maggini S, Wenzlaff S, Hornig D. Essential role of vitamin C and zinc in child immunity and health. J Int Med Res. 2010;38(2):386-414.
84. Maret W, Sandstead HH. Zinc requirements and risks and benefits of zinc supplementation. J Trace Elem Med Biol. 2006;2(1):3-18.
85. Martin LJ, Woo JG, Geraghty SR, Altaye M, Davidson BS, Banach W. Adiponectin is present in human milk and is associated with maternal factors. Am J Clin Nutr. 2006;83(5):1106-11.
86. Martins-Filho J. O aleitamento materno no contexto socioeconômico cultural. Aleitamento materno: perspectivas atuais. In: Issler H, editor. O aleitamento materno no contexto atual: políticas, práticas e bases científicas. São Paulo: Sarvier; 2008. p.31.
87. Misra M, Pacaud D, Petryk A, Collett-Solberg PF, Kappy M; Drug and Therapeutics Committee of the Lawson Wilkins Pediatric Endocrine Society. Vitamin D deficiency in children and its management: review of current knowledge and recommendations. Pediatrics. 2008;122:398-417.
88. Monte CMG, Giugliani ERJ. Recomendações para alimentação complementar da criança em aleitamento materno. J Pediatr. 2001;80(Suppl 5):131-41.
89. Monteiro CA. O panorama da nutrição infantil nos anos 90. Cadernos de Políticas Sociais. Série Documentos para Discussão. v.1. Brasília: Unicef; 1997.
90. Moore KL. The integumentary system. The skin, the cutaneous appendages, and the teeth. In: Moore KL, editor. The developing human. Clinically oriented embryology. 3. ed. Philadelphia: W.B. Saunders; 1982. p.432-46.
91. Myatt L. Placental adaptive responses and fetal programming. J Physiol. 2006;572(Pt 1):25-30.
92. National Center for Health Statistics. Growth curves for children birth – 18 years. Vital and Health Statistics, Series 11, n. 165. Department of Health Education and Welfare Publication n.º 78-1650. Washington, DC: Government Printing Office; 1977.
93. Neville MC, McFadden TB, Forsyth I. Hormonal regulation of mammary differentiation and milk secretion. J Mammary Gland Biol Neoplasia. 2002;7(1):59-66.
94. Neville MC, Morton J. Physiology and endocrine changes underlying human lactogenesis II. J Nutr. 2001;131(11):3005S-8S.
95. Oliveira JM, Rondó PHC. Evidências do impacto da suplementação de vitamina A no grupo materno-infantil. Cad Saúde Pública. 2007;23(11):2565-75.
96. Pang WW, Hartmann PE. Initiation of human lactation: secretory differentiation and secretory activation. J Mammary Gland Biol Neoplasia. 2007;12(4):211-21.
97. Patel AB, Mamtani M, Badhoniya N, Kulkarni H. What zinc supplementation does and does not achieve in diarrhea prevention: a systematic review and meta-analysis. BMC Infect Dis. 2011;11:122.
98. Patton S, Canfield LM, Huston GE, Ferris AM, Jensen RG. Carotenoids of human colostrums. Lipids. 1990;25(3):159-65.

99. Ramos CV, Almeida JAG. Alegações maternas para o desmame: estudo qualitativo. J Pediatr. 2003;79(5):385-90.
100. Riordan J. The biological specificity of breast milk. In: Breastfeeding and human lactation. Boston: Jones and Bartlett; 2004.
101. Rising R, Scaglia JF, Cole C, Tverskaya R, Duro D, Lifshitz F. Exogenous recombinant human growth hormone effects during suboptimal energy and zinc intake. Nutr Metab. 2005;2(1):10.
102. Savino F, Fissore MF, Grassino EC, Nanni GE, Oggero R, Silvestro L. Ghrelin, leptin and IGF-I levels in breast-fed and formulafed infants in the first years of life. Acta Paediatr. 2005;94(5):531-7.
103. Savino F, Liguori SA. Update on breast milk hormones: leptin, ghrelin and adiponectin. Clin Nutr. 2008;27(1):42-7.
104. Shenderov BA, Midtvedt T. Epigenomic programing: a future way to health? Microb Ecol Health Dis. 201;25.
105. Sigolo ARL, Aiello ALR. Análise de instrumentos para triagem do desenvolvimento infantil. Paideia. 2011;21(48):51-60.
106. Sigulem DM, DeVincenzi MU, Lessa AC. Diagnóstico do estado nutricional da criança e do adolescente. J Pediatr. 2000;6(3):S275-84.
107. Silva AGH, Pires LV, Cozzolino SMF. Cálcio. In: Cozzolino SMF. Biodisponibilidade de nutrientes. Barueri: Manole; 2012. p.579-611.
108. Simmons D. Epigenetic influence and disease. Nature Educatio. 2008;1(1):6.
109. Simon VGN, Souza JMP, Souza SB. Introdução de alimentos complementares e sua relação com variáveis demográficas e socioeconômicas, em crianças no primeiro ano de vida, nascidas em Hospital Universitário no município de São Paulo. Rev Bras Epidemiol. 2003;6(1):29-38.
110. Sitarik AR, Bobbitt KR, Havstad SL, Fujimura KE, Levin AM, Zoratti EM et al. Breast milk TGFβ is associated with neonatal gut microbial composition. J Pediatric Gastroenterol Nutrition. 2017;65(3):e60–7.
111. Soares NT. Um novo referencial antropométrico de crescimento: significados e implicações. Rev Nutr. 2003;16(1):93-104.
112. Sociedade Brasileira de Pediatria. Departamento de Nutrologia. Deficiência de vitamina D em crianças e adolescentes. Rio de Janeiro: Sociedade Brasileira de Pediatria; 2014. (Documento científico.)
113. Souza WA, Vilas Boas OMGC. A deficiência de vitamina A no Brasil: um panorama. Rev Panam Salud Publica. 2002;12(3):173-9.
114. Suhett LG; Silveira BKS; Filgueiras MS; Peluzio MDCG; Hermsdorff HHM; Novaes JF. Inverse association of calcium intake with abdominal adiposity and C-reactive protein in Brazilian children. Public Health Nutr. 2018;6:1-9.
115. Tai K, Need AG, Horowitz M, Chapman IM. Vitamin D, glucose, and insulin sensitivity. Nutrition. 2008;24(3):279-85.
116. Tanaka M; Nakayama J. Development of the gut microbiota in infancy and its impact on health in later life. Allergol Int. 2017;66(4):515-22.
117. Tarim O, Chasalow FI, Murphy J, Rising R, Carrillo A, Lifshitz F. Evaluation of differential effects of carbohydrate and fat intake on weight gain, IGFI and erythrocyte Na+K+ATPase activity in suboptimal nutrition in rats. J Am Coll Nutr. 1997;16(2):159-65.
118. Tinoco SMB, Sichieri R, Moura AS, Santos FS, Carmo MGT. Importância dos ácidos graxos essenciais e os efeitos dos ácidos graxos trans do leite materno para o desenvolvimento fetal e neonatal. Cad Saúde Pública. 2007;23(3):525-34.
119. Topper YJ, Freeman CS. Multiple hormone interactions in the developmental biology of the mammary gland. Physiol ver. 1980;60(4):1049-106.
120. U.S. Department of Health and Human Services and U.S. Department of Agriculture. Dietary Guidelines for Americans, 2005. 6.ed. Washington, DC: Government Printing Office; 2005.
121. Valassi E, Scacchi M, Cavagnini F. Neuroendocrine control of food intake. Nutr Metab Cardiovasc Dis. 2008;18(2):158-68.
122. Vasconcelos FCA. Avaliação nutricional de coletividades. 4. ed. Florianópolis: UFSC; 2007. p.20-8.

ALIMENTAÇÃO NOS PRIMEIROS ANOS DE VIDA

123. Venancio SI, Escuder MML, Saldiva SRDM, Giugliani ERJ. A prática do aleitamento materno nas capitais brasileiras e Distrito Federal: situação atual e avanços. J Pediatr. 2010;86(4):317-24.

124. Venancio SI, Saldiva SRDM, Castro ALS, Gouveia AGC, Santana AC, Pinto JCC et al. Projeto Amamentação e Municípios: a trajetória de implantação de uma estratégia para a avaliação e monitoramento das práticas de alimentação infantil no estado de São Paulo, no período de 1998-2008. Bepa. 2010;7(83):4-15.

125. Victora CG, Gigante DP, Barros AJD, Monteiro CAM, Onis M. Estimativa de prevalência de déficit de altura/idade a partir da prevalência de déficit de peso/idade em crianças brasileiras. Rev Saúde Pública. 1998;32(4):321-7.

126. Vieira GO, Silva LR, Vieira TO, Almeida JAG, Cabral VA. Hábitos alimentares de crianças menores de 1 ano amamentadas e nãomamentadas. J Pediatr. 2004;80(5):411-6.

127. Vinagre RD, Diniz EMA. O leite humano e sua importância na nutrição do recémnascido prematuro. São Paulo: Atheneu; 2001.

128. Vitolo MR. Nutrição: da gestação à adolescência. Rio de Janeiro: Reichmann & Affonso; 2003.

129. Winzenberg T, Powell S, Shaw KA, Jones G. Effects of vitamin D supplementation on bone density in healthy children: systematic review and meta analysis. BMJ 2011;342:c7254.

130. World Health Assembly Resolution. Infant and young child nutrition. v.4. Geneva: WHO; 2001.

131. World Health Organization. Evidence for the ten steps to successful breastfeeding. Geneva: World Health Organization; 1998.

132. World Health Organization. Infant feeding: the physiological basis. Bulletin of the World Health Organization 1989;67:1-107.

133. World Health Organization. Physical status: the use and interpretation of anthropometry. WHO Technical Report Series, 854. Geneva: Report of a WHO Expert Committee; 1995.

134. World Health Organization. The infant and young child feeding. Model Chapter for textbooks for medical students and allied health professionals. Geneva: World Health Organization; 2009. p.3-8.

135. World Health Organization. The optimal duration of exclusive breastfeeding: a systematic review. WHO/01.08. WHO/FCH/CAH/01.23. Geneva: WHO; 2001.

136. World Health Organization. WHO Child Growth Standards: length/heightforage, weight-for-age, weight-for-length, weight-for-height and body mass index-for-age. Methods and development. WHO (nonserial publication). Geneva: WHO; 2006.

137. World Health Organization/Unicef. Complementary feeding of young children in developing countries: a review of current scientific knowledge. Geneva: World Health Organization; 1998.

138. Yakoob MY, Theodoratou E, Jabeen A, Imdad A, Eisele TP, Ferguson J et al. Preventive zinc supplementation in developing countries: impact on mortality and morbidity due to diarrhea, pneumonia and malaria. BMC Public Health. 2011;11(Suppl.3):2-10.

139. Yehuda S, Rabonovitz S, Mostofsky DI. Nutritional deficiencies in learning and cognition. J Pediatr Gastroenterol Nutr 2006;43(Suppl.3):S22-5.

140. Yuyama LKO, Marinho HA, Alencar FH, Yonekura L, Cozzolino SMF. Vitamina A (retinol) e carotenoides. In: Cozzolino SMF. Biodisponibilidade de nutrientes. Barueri: Manole; 2012. p.297-342.

141. Yuyama LKO, Yonekura L, Aguiar JPL, Rodrigues MLCF, Cozzolino SMF. Zinco. In: Cozzolino SMF. Biodisponibilidade de nutrientes. Barueri: Manole; 2012. p.695-720.

142. Zamboni G, Dufillot D, Antoniazzi F, Valentini R, Gendrel D, Tato L. Growth hormonebinding proteins and insulin-like growth factor-binding proteins in protein-energy malnutrition, before and after nutritional rehabilitation. Pediatr Res. 1996;39(3):410-4.

143. Zancul MS. Fortificação de alimentos com ferro e vitamina A. Medicina Ribeirão Preto. 2004;37:45-50.

35

Alimentação na adolescência

NECESSIDADES NUTRICIONAIS ASSOCIADAS AO CRESCIMENTO E AO DESENVOLVIMENTO

SILVIA ELOIZA PRIORE
ELIANE RODRIGUES DE FARIA
FRANCIANE ROCHA DE FARIA
MARIA DO CARMO GOUVEIA PELUZIO
SYLVIA DO CARMO CASTRO FRANCESCHINI
MAURO FISBERG

INTRODUÇÃO

Segundo a Organização Mundial da Saúde (OMS), a adolescência é definida como o período de vida compreendido entre 10 e 19 anos de idade, como fase de transição da infância para a idade adulta, caracterizada pelas mudanças físicas e psicológicas e pela puberdade – processo fisiológico de maturação hormonal e de crescimento somático que torna o organismo apto a se reproduzir.[109] Entre 10 e 14 anos de idade, ocorre o estirão de crescimento e o surgimento das características sexuais secundárias, e entre 15 e 19 anos, a finalização do crescimento e do desenvolvimento morfológico.[75]

As mudanças físicas que ocorrem durante a puberdade, incluindo o crescimento acelerado, o desenvolvimento das gônadas e dos órgãos reprodutores secundários e as alterações na composição corporal, são mediadas por hormônios.[86] Entre eles, o estrógeno, que favorece o armazenamento de gordura e, em baixas concentrações, a absorção de cálcio e a redução do *turnover* ósseo, além da testosterona, que contribui com o aumento da massa magra e do tecido adiposo na região torácica.[31]

Na puberdade ocorrem aumentos de aproximadamente 50% do peso e de 15 a 25% da estatura final do adulto, bem como aumento das necessidades de energia e nutrientes.[75,109] A alimentação insuficiente ou inadequada pode retardar o crescimento e a maturação sexual,[75] e a adoção de hábitos alimentares inadequados, como omissão de refeições, consumo reduzido de frutas e hortaliças, consumo excessivo de alimentos com

ALIMENTAÇÃO NA ADOLESCÊNCIA

alta densidade calórica e de bebidas alcoólicas, e tabagismo, são alguns fatores de risco associados a doenças crônicas não transmissíveis.[108,109]

ESTIRÃO, PUBERDADE, MATURAÇÃO SEXUAL, COMPOSIÇÃO CORPORAL E ÓSSEA

O estirão de crescimento se inicia por volta dos nove anos e meio de idade nas meninas, um a dois anos antes que nos meninos, com a ocorrência do pico de velocidade de crescimento (PVC) aos 12 e aos 14 anos de idade, respectivamente.[56,57] Já o pico de velocidade de ganho de peso no sexo feminino ocorre próximo à menarca, entre os estágios 3 e 4 de maturação sexual das mamas: M3 – M4 (Quadro 35.1), no período de desaceleração do crescimento, diferente do masculino, que ocorre junto ao PVC, cronologicamente entre 13 e 14 anos de idade, no estágio de maturação sexual da genitália 4: G4 (Quadro 35.1).[88]

Quadro 35.1 Estágios de maturação sexual ou estágios de Tanner

Feminino – mamas (M)
▪ M1: mama infantil, com elevação somente da papila
▪ M2: broto mamário. Aumento inicial da glândula mamária, com elevação da aréola e da papila, formando pequena saliência. O diâmetro da aréola aumenta e sua textura se modifica
▪ M3: maior aumento da mama e da aréola, mas sem separação de seus contornos
▪ M4: maior crescimento da mama e da aréola, sendo que esta forma uma segunda saliência acima do contorno da mama
▪ M5: mamas com aspecto adulto. O contorno areolar é incorporado ao contorno da mama
Masculino – genitálias (G)
▪ G1: pênis, testículos e escroto de tamanho e proporções infantis
▪ G2: aumento inicial do volume testicular (3 a 4 mL). Pele escrotal muda de textura e torna-se avermelhada. Aumento do pênis: pequeno ou ausente
▪ G3: crescimento peniano, principalmente em comprimento. Maior crescimento dos testículos e do escroto
▪ G4: continua o crescimento peniano, principalmente em diâmetro e com maior desenvolvimento da glande. Maior crescimento dos testículos e do escroto, cuja pele se torna mais pigmentada
▪ G5: desenvolvimento completo da genitália, que assume tamanho e forma adulta
Feminino e masculino – pelos públicos (P)
▪ P1: ausência de pelos públicos, podendo haver leve penugem semelhante à observada na parede abdominal
▪ P2: aparecimento de pelos longos, finos e lisos ou pouco encaracolados, levemente pigmentados, principalmente na base do pênis ou ao longo dos grandes lábios, para os sexos masculino e feminino, respectivamente
▪ P3: maior quantidade de pelos, mais grossos, escuros e encaracolados, espalhando-se esparsamente pela sínfise púbica
▪ P4: pelos do tipo adulto, cobrindo mais densamente a região púbica, mas ainda sem atingir a face interna das coxas
▪ P5: pilosidade pubiana igual à de adulto, em quantidade e distribuição, invadindo a face interna das coxas
▪ P6: extensão dos pelos para cima da região púbica

Fonte: Tanner.[98]

O aumento de tecido adiposo ocorre em ambos os sexos no período que antecede a adolescência, sendo utilizado como reserva para o crescimento. No sexo masculino, tal aumento é mais lento, e é superado pelo ganho da massa livre de gordura corporal.[86]

As alterações na composição corporal estão associadas ao estágio de maturação sexual, e a idade cronológica dos acontecimentos pode variar entre os indivíduos, uma vez que dependem de processos genéticos, hormonais e ambientais, os quais devem ser considerados durante a avaliação do estado nutricional do adolescente.[6]

PRINCIPAIS HORMÔNIOS RELACIONADOS À PUBERDADE E AO ESTIRÃO DE CRESCIMENTO NA ADOLESCÊNCIA

Hormônios

Os hormônios são substâncias biologicamente ativas produzidas em tecidos especiais, liberadas para a circulação e transportadas pela corrente sanguínea para as células, os órgãos e os tecidos, onde exercem efeitos específicos a partir de sua ligação a receptores que se encontram na superfície celular ou no interior das células-alvo.[9]

No geral, o sistema endócrino funciona com mecanismos de retroalimentação negativos e positivos (*feedbacks* negativos e positivos) que garantem a homeostasia metabólica do organismo.[9]

A capacidade de resposta da célula-alvo à ação dos hormônios é determinada por sua combinação de receptores, os quais interagem com hormônios de forma específica, garantindo que, mesmo que esses hormônios tenham estruturas químicas semelhantes, possam produzir efeitos distintos. A interação hormônio-receptor é de alta afinidade, o que permite que as células respondam às baixas concentrações hormonais. Além disso, tipos celulares diferentes, embora com os mesmos receptores, podem apresentar respostas distintas mediante o mesmo hormônio em razão dos alvos intracelulares diferentes.[71]

Os mecanismos de ação hormonal ocorrem via receptores localizados na membrana, no citosol ou no núcleo das células. Após a ligação do hormônio ao domínio extracelular do receptor localizado na membrana celular, este sofre mudança conformacional, equivalente àquela produzida pela ligação de uma molécula efetora a uma enzima alostérica, resultando nos efeitos em cascata do hormônio e na amplificação do sinal ao originar determinados segundos mensageiros, como o monofosfato de adenosina cíclico (AMPc) (Figura 35.1).[71]

Os hormônios esteroides, por serem hidrofóbicos, são carreados no sangue ligados às proteínas transportadoras específicas até as células-alvo, nas quais passam através das membranas plasmáticas por difusão simples e ligam-se às proteínas receptoras localizadas no núcleo (Figura 35.1). Essa interação desencadeia mudanças na conformação dos receptores que interagem com sequências reguladoras específicas do DNA, denominadas elementos de resposta a hormônios (HRE), podendo ativar ou reduzir a expressão de genes específicos adjacentes aos HRE, alterando, dessa forma, a expressão gênica e o metabolismo celular.[70]

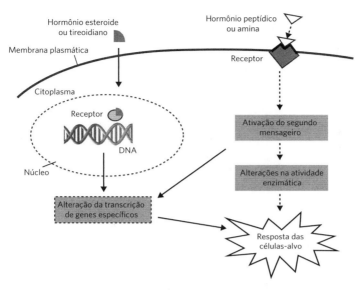

Figura 35.1 Mecanismos de ação hormonal.

Em geral, a interação hormônio-receptor resulta em pelo menos seis tipos diferentes de transdução de sinais, os quais estão apresentados no Quadro 35.2.[70] Os hormônios podem ser classificados quanto à estrutura química, à síntese e ao mecanismo de ação, conforme apresentado no Quadro 35.3. Na Figura 35.2 encontram-se os principais hormônios sintetizados pela adeno-hipófise que atuam na adolescência, envolvidos na puberdade e no estirão de crescimento.

Quadro 35.2 Diferentes tipos de transdução de sinais da interação hormônio-receptor

Tipos	Característica
Canais iônicos de entrada	Alteração no potencial de membrana, resultando na abertura ou no fechamento de um canal iônico
Receptor enzimático	Ativação da enzima receptora pelo hormônio, que geralmente é uma proteína quinase, a qual fosforila resíduos de tirosina
Receptor esteroide	Alteração da expressão de genes mediante a interação entre um hormônio esteroide ou uma molécula semelhante e um receptor presente no núcleo celular
Receptor serpenteante	Ligação do hormônio ao receptor que ativa uma proteína intracelular de ligação GTP, a qual regula uma enzima que gera um segundo mensageiro
Receptor sem atividade enzimática intrínseca	Ligação do hormônio ao receptor sem atividade enzimática intrínseca, ativando uma proteína quinase solúvel no citosol
Receptor de adesão	Interação do receptor por adesão na superfície celular com moléculas presentes na matriz extracelular, o que transmite a informação ao citoesqueleto

GTP: trifosfato de guanosina.
Fonte: Nelson e Cox.[70]

Quadro 35.3 Classificação dos hormônios

Estrutura química	Processo de síntese	Forma de ação	Exemplos
Aminas	Aminoácidos modificados, solúveis em água	Via receptores de superfície	Epinefrina, norepinefrina e dopamina
Peptídeos (3 a 200 resíduos de aminoácidos) e proteínas	Sintetizados nos ribossomos como proteínas precursoras, que possuem cadeias peptídicas mais longas (pró-hormônios), as quais são clivadas por proteínas proteolíticas para formar os peptídeos ativos	Promovem mudanças na atividade enzimática por mecanismos alostéricos ou por modificações covalentes. Hormônios de ação rápida	TRH, LH, GH, insulina, glucagon, somatostatina, hormônio da paratireoide, calcitonina, todos os hormônios do hipotálamo e da hipófise
Esteroides	Sintetizados a partir do colesterol ou dos ácidos graxos em vários tecidos endócrinos. A ação do GHRH ocorre via receptor acoplado à proteína G estimulatória (Gs), que ativa a adenilciclase, elevando as concentrações intracelulares de AMPc, que, por sua vez, aumenta a concentração do fator de transcrição específico da hipófise (PIT-1), estimulando a síntese de GH.[97] Por outro lado, a ação inibitória da SST ocorre em seus receptores (STT_{1-5}) que são acoplados à proteína G inibitória (Gi), diminuindo a atividade da adenilciclase e o influxo de cálcio intracelular[67]	Via receptores nucleares. Interagem com o DNA, alterando a expressão de genes específicos. Modificam o complemento enzimático da célula, aumentando ou reduzindo a síntese de proteína(s) reguladora(s). Hormônios de ação lenta, sendo necessárias horas ou dias para seu efeito completo	Hormônios tireoidianos, retinoides e vitamina D, glicocorticoides e mineralocorticoides, testosterona, estradiol e progesterona

AMPc: monofosfato de adenosina cíclico; GH: hormônio do crescimento; GHRH: hormônio liberador do GH; LH: hormônio luteinizante; SST: somatostatina; TRH: hormônio liberador da tireotrofina.

Fonte: Bolander e Franklyn[9] e Nelson e Cox.[71]

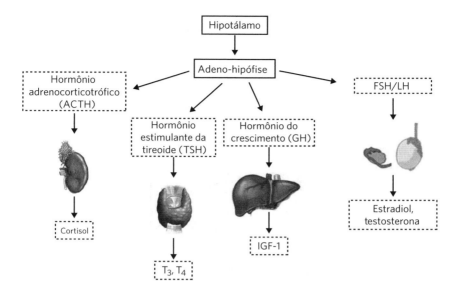

Figura 35.2 Hormônios sintetizados pela adeno-hipófise.
FSH: hormônio folículo-estimulante; IGF-1: fator de crescimento semelhante à insulina 1;
LH: hormônio luteinizante; T_3: tri-iodotironina; T_4: tiroxina.
Fonte: Bolander e Franklyn.[9]

Hormônio de crescimento

O hormônio do crescimento (GH) é sintetizado e liberado pela adeno-hipófise e regulado pelo hormônio liberador do GH (GHRH), que estimula sua produção (*feedback* positivo), e pela somatostatina (SST), que bloqueia sua secreção (*feedback* negativo).[67,96]

O GH é um polipeptídeo que apresenta quatro alfa-hélices antiparalelas em sua estrutura. Sua forma predominante é uma molécula proteica de cadeia simples de 191 aminoácidos,[100] com peso molecular de 22 kDa, presente na circulação associada a globulinas carreadoras, as quais prolongam sua meia-vida no plasma por aproximadamente 20 minutos.[9] O mecanismo de ação do GH ocorre por meio do receptor de membrana pertencente à superfamília dos receptores das citocinas (GHR).[100]

As ações indiretas do GH são mediadas pelo estímulo de secreção do fator de crescimento semelhante à insulina 1 (IGF-1), que atua na proliferação de condrócitos e na síntese de matriz cartilaginosa nos tecidos esqueléticos (Figura 35.3).[9,103]

O GH estimula a síntese hepática de IGF-1, o qual é transportado por proteínas carreadoras (IGFBP) – principalmente pela IGFBP-3 – que modulam sua atividade biológica.[67] Existem dois tipos de receptores para as IGF: 1) o tipo 1, com estrutura semelhante ao receptor de insulina, encontrado na superfície celular como homodímero, composto por dois monômeros idênticos de IGF-1R, ambos contendo duas subunidades alfa e duas subunidades beta; 2) o receptor do tipo 2 (IGF-2R), que é uma proteína monomérica com domínio extracelular.[25,45] As diferenças entre esses dois tipos de receptores para IGF estão apresentadas no Quadro 35.4.

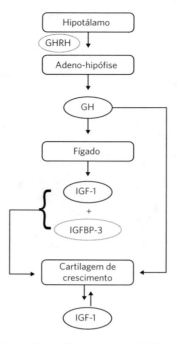

Figura 35.3   Eixo endócrino GH/IGF-1.
GH: hormônio do crescimento; IGF-1: fator de crescimento semelhante à insulina 1;
IGFBP-3: proteína carreadora de IGF tipo 3.

Quadro 35.4   Características dos receptores do fator de crescimento semelhante à insulina IGF-1R e IGF-2R

Características	IGF-1R	IGF-2R
Estrutura química	Semelhante ao receptor de insulina Estrutura composta por dois monômeros de IGF-1R	Não apresenta homologia com o receptor de insulina Proteína monomérica
Localização	Membrana celular	Membrana celular
Possíveis ligantes	IGF-1, IGF-2 e insulina Apresenta alta afinidade por IGF-1 e baixa por insulina	IGF-2 e manose-6-fosfato Apresenta baixa afinidade por IGF-1 e não sofre ação da insulina
Mecanismos de ação	Ativação dos domínios tirosina--quinases nas subunidades beta	Possivelmente pela ativação da proteína G

IGF-1: fator de crescimento semelhante à insulina 1; IGF-2: fator de crescimento semelhante à insulina 2; IGF-1R: receptor de fator de crescimento semelhante à insulina 1; IGF-2R: receptor de fator de crescimento semelhante à insulina 2.
Fonte: El-Shewy et al.,[25] Jain et al.[45] e Longui[53]

A interação entre o IGF-1 e o IGF-1R estimula a mitose celular em todo o organismo, sobretudo na cartilagem de crescimento, além de promover o acúmulo de glicogênio e a síntese proteica no tecido muscular.[86]

A secreção de GH é predominantemente noturna, e a amplitude do pulso de secreção é correlacionada positivamente com a velocidade de crescimento estatural e, portanto, depende da idade e do estágio de maturação sexual.[86]

As principais funções bioquímicas do GH estão apresentadas na Figura 35.4.

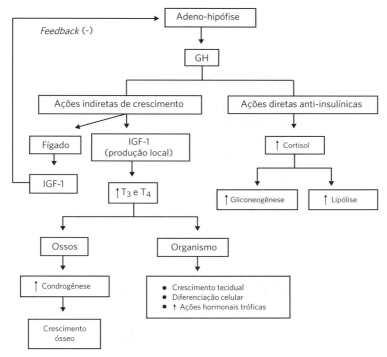

Figura 35.4 Principais funções metabólicas do hormônio de crescimento.
GH: hormônio de crescimento; IGF-1: fator de crescimento semelhante à insulina 1; T_3: tri-iodotironina; T_4: tiroxina.
Fonte: adaptada de Bolander e Franklyn.[9]

Hormônios tireoidianos

Os hormônios tireoidianos tri-iodotironina (T_3) e tiroxina (T_4) são sintetizados na glândula tireoide a partir de uma proteína precursora, a tireoglobulina (TG) (660 kDa), que representa cerca de 70 a 80% do conteúdo proteico dessa glândula.[9,101] Cada molécula de TG contém 70 resíduos de tirosina que constituem o substrato de ligação do iodo para a síntese dos hormônios tireoidianos, que são liberados por proteólise.[59]

Dessa forma, o iodo é fundamental para a produção desses hormônios, sendo o iodeto absorvido no trato gastrintestinal e captado na circulação pelas células foliculares por transporte ativo através da membrana, sob ação do hormônio estimulador da tireoide (TSH).[101] O TSH atua via receptor transmembrana na célula-alvo da tireoide, ativando a adenilato ciclase e as proteínas quinases dependentes de AMPc.[9] A necessidade nutricional estimada de iodo para adolescentes de 10 a 13 anos de idade é de 73 µg/dia, e para aqueles de 14 a 18 anos de idade, de 95 µg/dia.[83]

Os hormônios tireoidianos atuam por meio de receptores localizados no núcleo das células-alvo, estimulando o metabolismo de proteínas, lipídios e carboidratos, bem como ativando a expressão de genes que codificam enzimas catabólicas importantes.[7,71] Esses hormônios também são essenciais no funcionamento do eixo GHRH-GH-IGF-1, visto que estimulam a síntese de GH e IGF-1. Além disso, possuem efeito direto na cartilagem de crescimento, incentivando a proliferação e a diferenciação dos condrócitos.[103]

Hormônio da paratireoide

O hormônio da paratireoide (PTH) é um polipeptídeo composto por 84 aminoácidos, secretado pelas principais células da paratireoide na forma de um pré-pró-hormônio de 115 aminoácidos, que, após clivagem no citoplasma, dá origem ao pró-PTH e ao PTH.[60]

Após sua síntese, o PTH é armazenado em vesículas de secreção, podendo ser metabolizado, com os fragmentos aminoterminais degradados e os fragmentos carboxiterminais liberados na circulação, juntamente à forma ativa, que é rapidamente captada do sangue pelo fígado, tendo meia-vida inferior a quatro minutos.[36]

Os mecanismos de ação do PTH ocorrem por meio de sua ligação ao receptor do PTH/PTHrP do tipo 1 (peptídeo relacionado ao PTH) localizado na membrana plasmática e acoplado à proteína G, o que aumenta a produção de AMPc e ativa as proteínas quinases (Figura 35.5).[36]

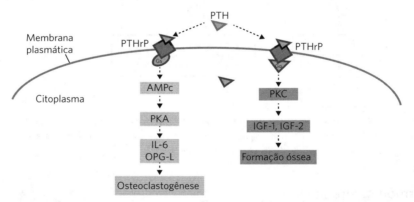

Figura 35.5 Mecanismos de transdução de sinais do hormônio da paratireoide. O PTH liga-se ao receptor específico tipo 1 (PTH/PTHrP) que, acoplado à proteína Gs, estimula a adenilciclase, elevando as concentrações de AMPc o qual, por sua vez, ativa o sistema da proteína quinase A (PKA), associada à secreção de interleucina-6 (IL-6) e do ligante da osteoprotegerina (OPG-L), fatores de diferenciação de osteoclastos vinculados à reabsorção óssea. A interação do PTH com o PTH/PTHrP acoplado à proteína Gq ativa a proteína quinase C (PKC), que estimula a produção de fatores de crescimento (IGF-1, IGF-2).
Fonte: adaptada de Gracitelli et al.[36]

O receptor PTH/PTHrP do tipo 1 possui um domínio extracelular, um sítio de ligação do hormônio e um domínio transmembrana composto por sete hélices que formam três alças extracelulares, três alças intracelulares e um domínio intracelular. A ligação do hormônio ao receptor PTH/PTHrP ativa sua subunidade alfa, responsável pela ativação dos segundos mensageiros, resultando na ação hormonal.[60]

Esse hormônio atua diretamente sobre os ossos e os rins e, indiretamente, sobre o intestino, aumentando a concentração de cálcio na circulação.[36] Dessa forma, pequenas variações nas concentrações de cálcio sérico, que podem ser ocasionadas pela baixa ingestão desse nutriente ou pela presença de fatores antinutricionais da alimentação que reduzem sua biodisponibilidade, podem ser detectadas pelos receptores de cálcio, localizados na membrana plasmática das células da paratireoide, resultando na liberação de PTH.

Vitamina D

A vitamina D_3, também denominada colecalciferol, possui estrutura esteroide e pertence ao grupo das vitaminas lipossolúveis. O hormônio calcitriol (1,25-di-hidroxi-colecalciferol) é produzido no fígado e nos rins a partir da vitamina D_3 por meio de enzimas de hidroxilação.[23,60]

A produção da vitamina D pela derme depende do tempo e da intensidade de exposição solar, bem como da quantidade de melanina produzida pelo indivíduo, sendo a alimentação uma fonte secundária dessa vitamina. Para sua ação, deve ser hidroxilada no fígado a 25-hidroxivitamina D, ou calcidiol, e nos túbulos renais proximais, a 1,25-di--hidroxicolecalciferol, ou calcitriol, que sofre efeito do PTH, da hipocalcemia e da hipofosfatemia.[23,68] Assim como os hormônios esteroides, o calcitriol se liga aos receptores proteicos específicos localizados no núcleo das células intestinais, estimulando a síntese de proteínas que favorecem a absorção do cálcio alimentar.[71] O calcitriol age diretamente na cartilagem de crescimento, na formação e na reabsorção óssea, bem como promove a absorção intestinal de cálcio e fósforo utilizados na mineralização óssea.[23,68]

A avaliação da ingestão de alimentos fontes de vitamina D e a exposição adequada à luz solar são relevantes, uma vez que existem estudos mostrando altas prevalências de deficiência dessa vitamina na população, considerado como problema de saúde mundial e nacional e que já é verificado também em adolescentes.[50,74,79] Dessa forma, a necessidade de suplementação dessa vitamina deve ser analisada com cautela, para que também não ultrapasse os valores do UL, com risco de efeitos tóxicos no organismo.

A avaliação da associação entre baixas concentrações de vitamina D e doenças cardiovasculares, diabetes, câncer, doenças autoimunes, função cognitiva, entre outros, tem sido alvo de pesquisas. Entretanto, no momento ainda não é possível comprovar relação de causa-efeito.[55] A Sociedade Brasileira de Endocrinologia e Metabologia aponta que a vitamina D ativa modula a síntese de PTH, aumenta a absorção de cálcio pelo intestino e está relacionada a melhor massa óssea e função muscular, porém, as suas fontes alimentares são escassas e os seres humanos dependem principalmente da produção cutânea catalisada pelos raios UVB solares. Entretanto, esses mesmos especialistas destacam que não se indica a suplementação generalizada de vitamina D para toda a população, sendo seus benefícios mais evidentes especialmente nas populações com risco para deficiência.[55]

Hormônios sexuais

O hormônio liberador de gonadotropina (GnRH) é um decapeptídeo sintetizado na região hipotalâmica e é transportado para a hipófise via sistema porta. Esse hormônio induz a síntese e a secreção dos hormônios folículo estimulante (FSH) e luteinizante (LH), ao se ligar a seu receptor de superfície celular que aumenta a entrada de cálcio para a célula, hidrolisa os fosfoinositídios e ativa a proteína quinase C (PKC). A regulação da síntese e da secreção desses hormônios é modulada pelos estrógenos e pelos andrógenos que aumentam e diminuem, respectivamente, o número de receptores de GnRH.[9]

Sob o estímulo do FSH e do LH, as gônadas secretam os esteroides sexuais (testosterona e estradiol) que, além de estimularem a gametogênese, são os principais responsáveis pelas alterações físicas ocorridas no período puberal, a saber, o aparecimento das características sexuais secundárias, as mudanças na composição corporal, o estirão de crescimento e a fusão das epífises ósseas com a parada do crescimento.[63,86]

A concentração plasmática de testosterona se relaciona com o estágio de desenvolvimento genital e o volume testicular nos meninos, principalmente nos estágios G3 e G4 de Tanner, até atingir os valores de adultos.[63] Mais de 97% da testosterona circulante no sangue encontra-se ligada à albumina e à globulina ligadora de hormônios sexuais (SHBG), que é uma glicoproteína plasmática que regula a ação anabólica dos hormônios sexuais. A fração livre biologicamente ativa da testosterona total (TT) é determinada pelo índice de androgênio livre (IAL) no plasma.[76] A testosterona é metabolizada à di-hidrotestosterona, o que aumenta sua afinidade pelos receptores nucleares androgênios.[9]

A elevação das concentrações de SHBG está relacionada ao aumento da concentração de estrógenos, dos hormônios tireoidianos e do GH, enquanto andrógenos, obesidade, glicocorticoides e insulina inibem sua síntese.[8,62]

O aumento das concentrações de estradiol também ocorre de acordo com os estágios de maturação sexual. O FSH estimula o crescimento folicular, assim como a atividade da aromatase, enzima envolvida na síntese de estrógenos, enquanto o LH estimula a secreção de andrógenos, os quais podem ser aromatizados a estradiol. No homem, a maioria do estradiol provém da aromatização periférica da testosterona e, na mulher, da secreção das células granulosas dos ovários, sendo apenas 10% produzidos pela conversão periférica a partir da testosterona e da androstenediona.[63]

Insulina

A insulina, produzida no pâncreas pelas células beta das ilhotas de Langerhans, é uma proteína com peso molecular de 5,8 kDa, com duas cadeias polipeptídicas, A e B, ligadas por duas pontes dissulfeto, sintetizada como precursor inativo de uma única cadeia, denominada pré-pró-insulina. Após a remoção proteolítica da sequência de sinalização e a formação de três pontes dissulfeto, é produzida a pró-insulina, que é estocada nos grânulos de secreção das células betapancreáticas. O aumento das concentrações de glicose sanguínea desencadeia a secreção da insulina, que sofre ação de proteases específicas, convertendo a pró-insulina em insulina ativa por meio da clivagem de duas ligações peptídicas.[71]

A insulina regula tanto enzimas do metabolismo quanto estimula a expressão de genes específicos.[70] No crescimento longitudinal, atua modulando a secreção de GH, dos IGF e das IGFBP.[53] O receptor proteico de insulina (INS-R) ativo é constituído por duas subunidades alfa idênticas que contêm o domínio de ligação à insulina e duas subunidades beta que possuem a atividade de proteína quinase. A sinalização por meio do INS-R é iniciada quando a ligação da insulina ativa a atividade tirosina-quinase, que estimula a autofosforilação das subunidades beta, desencadeando uma cascata de reações que resultam na resposta da célula-alvo (Figura 35.6).[70]

No período da puberdade, a resistência à insulina desencadeada é transitória e fisiológica, parcialmente explicada pelo aumento dos hormônios esteroides sexuais e do GH. Já no estágio pós-púbere de maturação sexual, os adolescentes retornam aos valores de sensibilidade à insulina observados nas fases pré-puberal e adulta.[26,37,84,92]

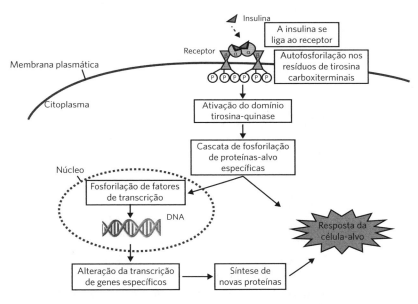

Figura 35.6 Mecanismos de transdução de sinais da insulina.
Fonte: adaptada de Nelson e Cox.[70]

Leptina

A leptina é uma proteína composta por 167 aminoácidos, com uma sequência inicial de 21 aminoácidos, de peso molecular 16 kDa, que apresenta estrutura terciária semelhante à classe das citocinas 1 e às pontes dissulfeto, podendo ser encontrada no plasma na forma livre ou ligada às proteínas carreadoras.[3] É produzida em maiores quantidades no tecido adiposo subcutâneo[86] e codificada pelo gene *OB* presente nos adipócitos, localizado no cromossomo 7.[3,85]

A liberação da leptina ocorre em pulsos durante o dia, e os maiores picos de secreção acontecem a partir da meia-noite, seguem durante a madrugada e diminuem no início da manhã.[51]

A ação da leptina no hipotálamo ocorre no núcleo arqueado, estimulando e/ou inibindo os neurônios orexígenos e anorexígenos e controlando, dessa forma, os mecanismos de fome e de saciedade, bem como a ingestão de alimentos e o gasto energético (Figura 35.7).[3,85]

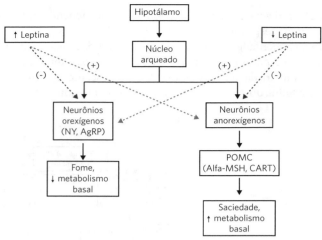

Figura 35.7 Mecanismos de ação da leptina no balanço energético.

AgRP: proteína relacionada a agouti; alfa-MSH: hormônio alfa estimulante de melanócitos; CART: peptídeo derivado da cocaína; NY: neuropeptídeo Y; POMC: proteína derivada da pro-opiomelanocortina. O aumento da concentração de leptina inibe a atividade dos neurônios orexígenos e ativa os anorexígenos, o que resulta na redução da ingestão alimentar e no aumento do gasto energético. Por outro lado, a diminuição nas concentrações de leptina reduz o estímulo aos neurônios anorexígenos e deixa de inibir os neurônios orexígenos, promovendo o aumento da ingestão alimentar e a redução do gasto energético. Alterações no peso corporal regulam, indiretamente, as concentrações de leptina plasmática, informando sobre as reservas de energia estocadas na forma de tecido adiposo.

Fonte: adaptada de Almanza-Pérez et al.[3] e Ribeiro et al.[85]

Além da regulação do balanço energético, a leptina também atua no sistema reprodutor, via eixo hipotálamo-hipófise-gonodal (HHG), acelerando o pulso de liberação do GnRH, estimulando a síntese do LH e do FSH e regulando a produção dos hormônios esteroides.[66] No sexo feminino, quanto maior a concentração sérica de leptina, mais cedo ocorre a menarca. No masculino, o aumento nas concentrações de leptina ocorre antes do aumento da testosterona, e a redução, cerca de três anos após o pico de secreção deste último hormônio.[66,89]

Durante a puberdade, ocorre aumento das concentrações séricas de leptina, sendo maiores durante e após esse período no sexo feminino, comparado ao masculino, uma vez que se relacionam com as mudanças na composição corporal ocorridas durante essa fase da vida e apresentam correlação positiva com o percentual de gordura corporal.[66,86,104] Portanto, a leptina é considerada um agente permissivo para o início da puberdade, pois atua no hipotálamo, informando que a quantidade de gordura corporal é suficiente para iniciar e manter os ciclos menstruais.[3,66,86,89]

A leptina também atua no metabolismo lipídico, com a ativação da adenililciclase e o aumento da oxidação lipídica no músculo esquelético e no fígado, o que reduz a atividade da enzima estearoil-CoA dessaturase e a síntese de triacilgliceróis a partir de ácidos graxos monoinsaturados.[28,66]

Concentrações séricas elevadas de leptina caracterizam a resistência à leptina e estão associadas à obesidade em crianças, à hipertensão arterial, à hipertrigliceridemia, à resistência insulínica e à síndrome metabólica.[102] No Quadro 35.5, encontram-se as principais funções dos hormônios descritos neste capítulo.

ALIMENTAÇÃO NA ADOLESCÊNCIA

Quadro 35.5 Principais ações dos hormônios envolvidos no estirão de crescimento e na puberdade na adolescência

Hormônios	Efeitos
Hormônio de crescimento (GH)	Estimula o crescimento longitudinal Estimula a síntese de IGF-1 Atua no metabolismo proteico: estimula a síntese proteica (anabolismo) Aumenta a velocidade de crescimento longitudinal, a síntese de colágeno do tipo 1 e a mineralização óssea Aumenta a absorção de cálcio Atua no metabolismo de carboidratos: resposta aguda → reduz a glicemia (lipogênese, glicogênese muscular); resposta crônica → aumenta a glicemia (resistência insulínica) Atua no metabolismo lipídico: lipólise (principalmente da gordura central)
Fator de crescimento semelhante à insulina 1 (IGF-1)	Aumenta a proliferação dos condrócitos Aumenta o tamanho das células da zona hipertrófica
Glicocorticoide	Inibe a proliferação dos condrócitos Retarda a senescência da placa de crescimento Induz a apoptose dos condrócitos
Hormônio tireoidiano	Estimula a proliferação e a diferenciação dos condrócitos Aumenta a utilização celular de glicose por tecidos extra-hepáticos Estimula a gliconeogênese hepática Estimula a lipólise Participa da síntese proteica (enzimas e hormônios) Atua na formação do sistema nervoso central Aumenta a termogênese Regula o eixo GH/IGF-1
Estrógeno	Estimula o crescimento longitudinal Acelera a senescência dos condrócitos, ocasionando a fusão das epífises ósseas Atua no desenvolvimento das mamas Atua na maturação do trato urogenital do sexo feminino
Andrógeno	Estimula a proliferação da cartilagem de crescimento Estimula a síntese de matriz óssea Estimula a secreção de GH e, consequentemente, a expressão de IGF-1 Regula a gonodotrofina e a espermatogênese Atua no desenvolvimento do trato reprodutor a partir dos ductos de Wolffian durante a diferenciação sexual masculina Estimula a síntese de proteínas e o aumento da massa muscular (efeito anabólico)
Vitamina D	Aumenta a absorção intestinal de cálcio e fósforo → regulação das concentrações adequadas desses nutrientes Reduz a síntese de PTH Atua no desenvolvimento da placa de crescimento
Hormônio da paratireoide (PTH)	Aumenta a atividade osteoclástica Aumenta a reabsorção renal de cálcio e de fósforo e a reabsorção óssea Aumenta a produção de fatores de diferenciação de osteoclastos (interleucinas, ligante da osteoprotegerina) Ação anabólica: aumenta a proliferação dos osteoblastos e reduz a apoptose dos pré-osteoblastos e osteoblastos Reduz a absorção de fosfato e aumenta a de cálcio nos rins

Fonte: Bolander e Franklyn,[9] Longui,[53] Menezes et al.,[59] Menezes e Moreira[60] e Setian.[89]

Efeitos hormonais no crescimento

Há diversos fatores envolvidos no crescimento, inclusive abrangendo o ambiente, com destaque para a nutrição, a prática de atividade física e os aspectos psicossociais e endócrinos.[53]

O crescimento estatural está diretamente relacionado com o crescimento linear dos ossos longos, sendo necessárias concentrações adequadas de minerais (cálcio, fósforo, zinco e magnésio), de aminoácidos para a síntese da matriz proteica (colágeno tipo 1), de hemoglobina, de oxigênio e de pH ótimo para a atividade enzimática adequada.[53]

Durante a infância, em média, a retenção de cálcio nos ossos pode ser de 100 g por dia, podendo aumentar em até 220 g durante a puberdade, para que a massa óssea de um indivíduo adulto seja atingida. Durante a adolescência, 60% da massa óssea é acumulada e cuidados devem ser tomados, sobretudo no que se refere à ingestão de cálcio, à evolução da maturação sexual e aos exercícios físicos, para que seja obtido o maior pico de massa óssea.[18]

As concentrações séricas de cálcio e de magnésio permanecem relativamente constantes na infância e na adolescência. Com relação ao fósforo sérico, sua concentração aumenta entre nove e 12 meses antes do estirão puberal. A atividade da fosfatase alcalina, um marcador da atividade dos osteoblastos e da formação óssea, é maior na infância e alcança seu máximo nos estágios puberais G3 nos meninos e M2 nas meninas.[18]

A ação do GH sobre os ossos ocorre, predominantemente, por meio do estímulo de secreção do IGF-1 pelos hepatócitos, o qual atua na proliferação de condrócitos e na síntese de matriz cartilaginosa nos tecidos esqueléticos.[9] Durante o crescimento, o GH também estimula a captação de aminoácidos e sua incorporação em proteínas, principalmente no tecido muscular,[9] e influencia a quantidade relativa e a distribuição de gordura corporal.[9,86] Meninas atingem um pico de secreção do IGF-1 mais precocemente que meninos, fato associado à fase do estirão puberal. Após esse período, a secreção diminui até atingir os valores de indivíduos adultos.[63]

Além da ação do GH, os hormônios sexuais promovem o crescimento dos condrócitos e dos osteoblastos, bem como a maturação dessas células, causando a fusão da cartilagem epifisária e, consequentemente, a parada do crescimento linear.[63]

Efeitos hormonais na puberdade

As modificações hormonais ocorrem antes do aparecimento dos sinais físicos que caracterizam o início da puberdade,[105] e são decorrentes da ativação do eixo hipotálamo-hipófise-adrenal (HHA) e da reativação do HHG.[81,105]

O eixo HHA caracteriza-se pela maturação do córtex adrenal e pela secreção de andrógenos suprarrenais, responsáveis pelo desenvolvimento das características sexuais secundárias, incluindo a adrenarca,[12,39,81] processo que se refere ao surgimento de pelos púbicos e axilares, em razão do aumento da secreção de andrógenos produzidos pelas glândulas adrenais, conhecido também como pubarca.[81,105]

A reativação do eixo HHG, em razão da diminuição da sensibilidade do gonadostato ao *feedback* negativo dos hormônios sexuais por ocasião da maturação sexual, ocorre mediante sinalização do peptídeo Kisspeptina-1, liberado pelo hormônio Kiss-1,[62,105] pela ação dos neurotransmissores ácido gama-aminobutírico (GABA) e glutamato, do neuropeptídeo Y (NPY), do fator de transformação de crescimento alfa (TGF-alfa) e de fatores metabólicos, como leptina e insulina,[12,39,81,105] que estimulam a liberação hipotalâmica da secreção pulsátil do GnRH, principalmente durante o sono, responsável pela gonadarca.[12,39,62,81,105] Esse processo se refere ao aumento das mamas, útero e ovários nas meninas e ao aumento da genitália, do pênis e dos testículos nos meninos, em decorrência do aumento da secreção dos esteroides gonadais.[81,105]

No início da puberdade, ocorrem picos noturnos de secreção de gonadotrofinas, sob estímulos do GnRH.[63,86] Em resposta à ação do GnRH, a hipófise secreta o FSH e o LH, que atuam de maneiras distintas entre os sexos. A liberação do LH aumenta conforme o estágio de maturação sexual em ambos os sexos e a secreção do FSH é maior em meninas do que em meninos, em todos os estágios da maturação sexual.[63,86]

A pulsatividade do GnRH e, consequentemente, da função reprodutiva normal, mediada pelo eixo HHG, depende do balanço energético adequado, ou seja, do equilíbrio entre ingestão alimentar, gasto energético e mecanismos de termorregulação.[38,62] O desequilíbrio nesse balanço pode ocasionar disfunção reprodutiva. Por isso, meninas com baixo peso/desnutridas ou com sobrepeso/obesas podem apresentar retardo ou precocidade na idade da menarca, respectivamente.[62]

Nos meninos, a obesidade está relacionada com a redução das concentrações de testosterona total, de SHBG, da amplitude do pulso de LH e com um quadro de hiperestrogenemia, fatores que podem estar relacionados à infertilidade.[13,62]

Nas Figuras 35.8 e 35.9, estão apresentados o estirão de crescimento, os estágios de maturação sexual, a ação hormonal e as necessidades de alguns micronutrientes para os sexos feminino e masculino, respectivamente.

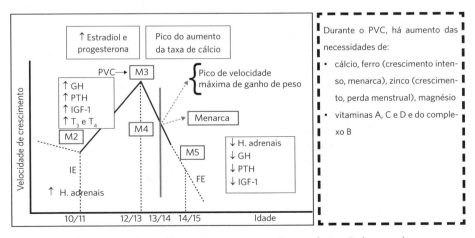

Figura 35.8 Estirão de crescimento, maturação sexual, atuação hormonal e necessidades de micronutrientes no sexo feminino.

FE: final do estirão; H: hormônio; IE: início do estirão; PVC: pico de velocidade de crescimento.

Fonte: adaptada de Priore et al.[82]

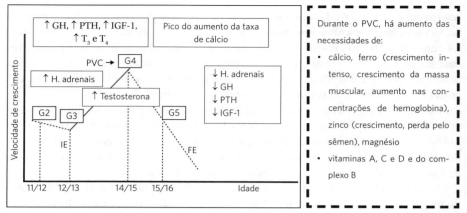

Figura 35.9 Estirão de crescimento, maturação sexual, atuação hormonal e necessidades de micronutrientes no sexo masculino

FE: final do estirão; H: hormônio; IE: início do estirão; PVC: pico de velocidade de crescimento.

Fonte: adaptada de Priore et al.[82]

Efeitos hormonais e risco cardiometabólico

Estudos epidemiológicos e clínicos têm mostrado associação entre concentrações de andrógenos, de SHBG, de GH e de IGF-1 e marcadores de risco cardiometabólico, em ambos os sexos.[2,10,14-17,22,27] Maiores concentrações de testosterona foram associadas a dislipidemias e ao diabetes melito em mulheres na pré e na pós-menopausa[22,33,48] e altas concentrações do índice de androgênio livre foram associadas à intolerância à glicose, à resistência insulínica e à síndrome metabólica em mulheres na pré-menopausa,[48] enquanto baixas concentrações de androgênio foram associadas à resistência insulínica, à hipertrigliceridemia e às baixas concentrações de colesterol em lipoproteínas de alta densidade (HDL-c) no sexo masculino.[49]

Em adolescentes com síndrome do ovário policístico, a androgenicidade aumentou o risco de síndrome metabólica.[19,95] Já adolescentes do sexo masculino com síndrome metabólica apresentaram menores concentrações de SHBG e de testosterona e altas concentrações do índice de estradiol livre, comparado aos controles, sendo o SHBG fator preditor para síndrome metabólica.[2]

Durante a puberdade, o aumento da testosterona total e a redução da SHBG, no sexo masculino, contribuem com a redução nas concentrações de HDL-c e das apolipoproteínas (Apo) A1 e A2, em razão do aumento da fração biodisponível e ativa da testosterona livre, a qual, por sua vez, aumenta o catabolismo da HDL.[29,87] Por outro lado, no sexo feminino as concentrações de HDL-c sofrem pequenas alterações, ou permanecem inalteradas, enquanto as concentrações de colesterol em lipoproteínas e baixa densidade (LDL-c) podem diminuir durante a puberdade.[29,65]

Alterações no eixo GH-IGF-1 também estão relacionadas com a ocorrência de doenças cardiometabólicas, podendo a deficiência ou o excesso na secreção de GH estar associados a anormalidades lipídicas, adiposidade visceral, intolerância à glicose, resistência à insulina, hipertensão, anormalidades cardíacas e aumento da espessura da camada íntima-média de artérias principais. No entanto, cabe ressaltar que concentrações adequadas de IGF-1 foram relacionadas à redução da pressão sanguínea e à menor prevalência de diabetes melito.[14,17]

Embora as mudanças nas concentrações dos hormônios sexuais, na composição corporal e no índice de massa corporal (IMC) que ocorrem durante a puberdade possam contribuir com a resistência à insulina, evidências sugerem que as alterações nas concentrações do GH sejam o elo entre puberdade essa resistência,[5,34,61,72] e que o aumento da secreção de insulina ocorre como forma de compensar a diminuição transitória da sensibilidade a esse hormônio,[47] a qual retorna a valores semelhantes aos estágios pré-puberais no final da maturação sexual (estágio 5 de Tanner).[64]

NECESSIDADES NUTRICIONAIS NA ADOLESCÊNCIA

Fundamentação das estimativas das necessidades nutricionais

A literatura relata que é comum a puberdade iniciar a partir dos nove anos de idade em diante, sendo o período anterior a essa idade considerado infância. Portanto, para estabelecimento das necessidades, determinou-se que o grupo de adolescentes seria considerado a partir dos nove anos de idade. Como os meninos apresentam o estirão de crescimento cerca de dois anos mais tarde que as meninas, a partir dos 14 anos parece haver diferenças nos valores de necessidade média estimada (*estimated average requirement* – EAR) e de ingestão adequada (*adequate intake* – AI) para alguns nutrientes entre os diferentes sexos. Assim, o Institute of Medicine (IOM) considerou o período da adolescência aquele que compreende a faixa etária entre nove e 18 anos de idade, tendo em vista que o aumento estatural é mais significativo nessa faixa etária.[40]

A adolescência é caracterizada como uma fase de modificações corporais, de intenso crescimento e desenvolvimento, o que torna os adolescentes mais vulneráveis à ocorrência de distúrbios nutricionais.[11,110] Outro fator que influencia decisivamente sobre as necessidades nutricionais durante a adolescência é o nível de atividade física realizado.[94]

Recomendações nutricionais

Necessidade energética estimada para adolescentes de 9 a 18 anos de idade

Para o estágio de vida dos 9 aos 18 anos, as necessidades energéticas estimadas (*estimated energy requirement* – EER) são definidas para manter a saúde, promover o crescimento e a maturação ótimos e para sustentar um nível desejável de atividade física. O gasto energético basal nessa faixa é altamente influenciado pela massa livre de gordura, de forma que adolescentes do sexo masculino apresentam maior necessidade de energia e de nutrientes do que aqueles do sexo feminino.[41]

O crescimento na adolescência é acompanhado por variações nas demandas energéticas. Sabe-se que nessa fase o pico máximo de necessidade energética coincide com o PVC, havendo aumento no apetite e na ingestão alimentar.[41]

As equações derivadas para a determinação da EER dos adolescentes do sexo masculino e feminino são acrescidas de 25 kcal referentes à energia de deposição. Para a estimativa do gasto energético total (GET), foram considerados o sexo, a idade, a estatura, o peso e a atividade física dos adolescentes.[40]

A seguir, estão demonstradas as equações de acordo com o sexo e os níveis de atividade física.

Equação para cálculo da necessidade energética estimada para adolescentes do sexo masculino de 9 a 18 anos de idade

EER = GET + energia de deposição

EER = 88,5 – (61,9 × idade [anos]) + NAF × (26,7 × peso [kg] + 903 × estatura [m]) + 25 (kcal de deposição energética)

O nível de atividade física (NAF) será:

- 1,00 se for estimado entre ≥ 1,0 e < 1,4 (sedentário).
- 1,13 se for estimado entre ≥ 1,4 e < 1,6 (pouco ativo).
- 1,26 se for estimado entre ≥ 1,6 e < 1,9 (ativo).
- 1,42 se for estimado entre ≥ 1,9 e < 2,5 (muito ativo).

Equação para cálculo da necessidade energética estimada para adolescentes do sexo feminino de 9 a 18 anos de idade

EER = GET + energia de deposição

GET = 135,3 – (30,8 × idade [anos]) + NAF × (10,0 × peso [kg] + 934 × estatura [m]) + 25 (kcal de deposição energética)

O NAF será:

- 1,00 se for estimado entre ≥ 1,0 e < 1,4 (sedentário).
- 1,16 se for estimado entre ≥ 1,4 e < 1,6 (pouco ativo).
- 1,31 se for estimado entre ≥ 1,6 e < 1,9 (ativo).
- 1,56 se for estimado entre ≥ 1,9 e < 2,5 (muito ativo).

Passo a passo para o cálculo das necessidades energéticas na adolescência

- Primeira etapa: obter as medidas de peso e estatura para classificação do estado nutricional pelo cálculo do IMC (para os indivíduos com sobrepeso, usar equações específicas).[20]
- Segunda etapa: definir o NAF.
- Terceira etapa: calcular a EER, a partir do gasto energético total somado ao adicional necessário para a deposição energética.

Exemplo 1: adolescente eutrófico

Adolescente ativo, do sexo masculino de 16 anos e 1 mês, com 61 kg (P43 ou escore z –0,16 da curva de IMC/idade) e 1,74 m (P54,4 ou escore z +0,11 da curva de estatura/idade).[20]

EER = 88,5 – (61,9 × idade [anos]) + NAF × (26,7 × peso [kg] + 903 × estatura [m]) + 25 (kcal de deposição energética)

EER = 88,5 – (61,9 × 16) + 1,26 × (26,7 × 61 + 903 × 1,74) + 25

EER = 3.155 kcal/dia

ALIMENTAÇÃO NA ADOLESCÊNCIA

Exemplo 2: adolescente com sobrepeso

Adolescente do sexo feminino, um ano pós-menarca, 12 anos de idade. Na avaliação física, verificaram-se pelos na região das axilas e presença de mamas. Não realiza atividade física, permanecendo a maior parte do tempo assistindo à televisão e vai e volta de carro da escola todos os dias. Peso: 56 kg, estatura: 1,60 m (P85-P97; escore z +1,30).[20] Nesse exemplo, como a adolescente apresenta sobrepeso, pode-se utilizar a equação de EER, considerando o peso no percentil 50 de IMC para essa estatura (IMC = 18, peso = 46,1 kg).

EER = 135,3 – (30,8 × idade [anos]) + NAF × (10,0 × peso [kg] + 934 × estatura [m]) + 25 (kcal de deposição energética)

EER = 135,3 – (30,8 × 12) + 1,0 x (10,0 × 46,1 + 934 × 1,6) + 25

EER = 1.746,1 kcal/dia

Estimativa de gasto energético de crianças e adolescentes de 3 a 18 anos de idade com sobrepeso

Para adolescentes com sobrepeso (IMC/idade ≥ percentil 85 e < percentil 97 ou ≥ escore z +1 e < escore z +2) ou obesidade (IMC/idade ≥ percentil 97 ou ≥ escore z +2),[20] o GET equivale à EER quando a manutenção do peso é desejada. É importante notar que a EER para adolescentes com peso eutrófico inclui, também, a quantidade de energia necessária para manter a velocidade normal de crescimento. Quando se deseja a manutenção do peso ou, em alguns casos, a redução dele, como na maioria dos adolescentes com sobrepeso, assume-se que o crescimento linear e o aumento do tecido magro possam ocorrer a uma velocidade normal, quando o ganho de peso é prevenido, visto que, com o tempo, o conteúdo de gordura corporal é reduzido de modo gradual, paralelamente ao aumento de massa livre de gordura.[41]

A seguir, demonstram-se as equações de EER para a manutenção do peso de acordo com o sexo.

Equação para cálculo da necessidade energética estimada para manutenção de peso de meninos de 3 a 18 anos de idade com sobrepeso

EER = 114 – (50,9 × idade [anos]) + NAF × (19,5 × peso [kg] + 1161,4 × estatura [m])

O NAF será:
1,00 se for estimado entre ≥ 1,0 e < 1,4 (sedentário).
1,12 se for estimado entre ≥ 1,4 e < 1,6 (pouco ativo).
1,24 se for estimado entre ≥ 1,6 e < 1,9 (ativo).
1,45 se for estimado entre ≥ 1,9 e < 2,5 (muito ativo).

Equação para cálculo da necessidade energética estimada para manutenção de peso de meninas de 3 a 18 anos de idade com sobrepeso

EER = 389 – (41,2 × idade [anos]) + NAF × (15,0 × peso [kg] + 701,6 × estatura [m])

O NAF será:
- 1,00 se for estimado entre ≥ 1,0 e < 1,4 (sedentário).
- 1,18 se for estimado entre ≥ 1,4 e < 1,6 (pouco ativo).
- 1,35 se for estimado entre ≥ 1,6 e < 1,9 (ativo).

724 BASES BIOQUÍMICAS E FISIOLÓGICAS DA NUTRIÇÃO

- 1,60 se for estimado entre ≥ 1,9 e < 2,5 (muito ativo).
  Para adolescentes de 19 anos de idade, deve-se utilizar a equação exibida a seguir.

Equação para cálculo da necessidade energética estimada para indivíduos do sexo masculino de 19 anos ou mais de idade

$$EER = 662 - (9{,}53 \times idade\ [anos]) + NAF \times (15{,}91 \times peso\ [kg] + 539{,}6 \times estatura\ [m])$$

O NAF será:
- 1,00 se for estimado entre ≥ 1,0 e < 1,4 (sedentário).
- 1,11 se for estimado entre ≥ 1,4 e < 1,6 (pouco ativo).
- 1,25 se for estimado entre ≥ 1,6 e < 1,9 (ativo).
- 1,48 se for estimado entre ≥ 1,9 e < 2,5 (muito ativo).

Equação para cálculo da necessidade energética estimada para indivíduos do sexo feminino de 19 anos ou mais de idade

$$EER = 354 - (6{,}91 \times idade\ [anos]) + NAF \times (9{,}36 \times peso\ [kg] + 726 \times estatura\ [m])$$

O NAF será:
- 1,00 se for estimado entre ≥ 1,0 e < 1,4 (sedentário).
- 1,12 se for estimado entre ≥ 1,4 e < 1,6 (pouco ativo).
- 1,27 se for estimado entre ≥ 1,6 e < 1,9 (ativo).
- 1,45 se for estimado entre ≥ 1,9 e < 2,5 (muito ativo).

Macronutrientes

Carboidratos

O valor de ingestão dietética recomendada (*recommended dietary allowances* – RDA) para carboidratos é de 130 g/dia para adultos, crianças e adolescentes, baseado na média da quantidade mínima de glicose utilizada pelo cérebro.[41] Foi estabelecida faixa de distribuição aceitável de macronutrientes (*acceptable macronutrient distribuition range* – AMDR) para carboidratos (Tabela 35.1).

Tabela 35.1 Faixa de distribuição aceitável de macronutrientes para adolescentes

Macronutrientes	AMDR
Proteínas	
10-18 anos	10-30%
> 18 anos	10-35%
Lipídios	
10-18 anos	25-35%
> 18 anos	20-35%
Ácido linoleico	5-10%
Alfalinolênico	0,6-1,2%
EPA ou DHA	Até 10% da AMDR
Carboidratos	
10-19 anos	45-65%

AMDR: faixa de distribuição aceitável de macronutrientes em relação ao percentual do valor energético total (VET); DHA: ácido docosa-hexaenoico; EPA: ácido eicosapentaenoico.
Fonte: Institute of Medicine.[41]

Proteínas

As proteínas são os maiores componentes estruturais das células no organismo e participam, também, de funções enzimáticas, como componentes de membranas, como transportadores e como hormônios. Os aminoácidos funcionam como precursores para ácidos nucleicos, hormônios, vitaminas e outras moléculas importantes. Assim, a ingestão adequada de proteínas é essencial para a manutenção da integridade e das funções celulares, bem como para a conservação da saúde e da reprodução.[41]

As necessidades proteicas são determinadas pelas quantidades necessárias para manter o crescimento de novos tecidos, o que, durante a adolescência, pode representar porção substancial da necessidade total.[44]

O rápido aumento da massa magra durante o estirão exige oferta proteica elevada, influenciada por fatores como velocidade de crescimento, estado nutricional prévio, qualidade proteica da alimentação e oferta energética. Não existem dados exatos, até o momento, sobre as necessidades individuais de aminoácidos para adolescentes, e tem-se utilizado a extrapolação dos valores obtidos para crianças e adultos (Tabela 35.2).[94] A AMDR para proteínas está descrita na Tabela 35.1, sendo também importante considerar a quantidade em gramas de proteína por kg de peso por dia (Tabela 35.2). A Tabela 35.3 apresenta os valores de RDA/AI de vitaminas e de minerais, segundo o sexo e a faixa etária, respectivamente.

Tabela 35.2 Ingestão dietética de referência de aminoácidos para adolescentes

Aminoácidos	Meninos 9-13 anos (mg/kg/dia)		Meninas 9-13 anos (mg/kg/dia)		Meninos 14-18 anos (mg/kg/dia)		Meninas 14-18 anos (mg/kg/dia)	
	EAR	RDA	EAR	RDA	EAR	RDA	EAR	RDA
Fenilalanina + tirosina	33	41	31	38	31	38	28	35
Histidina	13	17	12	15	12	15	12	14
Isoleucina	18	22	17	21	17	21	16	19
Leucina	40	49	38	47	38	47	35	44
Lisina	37	46	35	43	35	43	32	40
Metionina + cisteína	18	22	17	21	17	21	16	19
Treonina	19	24	18	22	18	22	17	21
Triptofano	5	6	5	6	5	6	4	5
Valina	23	28	22	27	22	27	20	24

EAR: necessidade média estimada (*estimated average requirement*) – valor de ingestão diária de um nutriente que se estima suprir a necessidade de metade dos indivíduos saudáveis de um determinado grupo do mesmo sexo e estágio de vida; RDA: ingestão dietética recomendada (*recommended dietary allowance*) – é o nível de ingestão dietética diária que é suficiente para atender às necessidades de um nutriente de praticamente todos (97 a 98%) os indivíduos saudáveis de um determinado grupo do mesmo sexo e estágio de vida.
Fonte: Institute of Medicine.[41]

726 BASES BIOQUÍMICAS E FISIOLÓGICAS DA NUTRIÇÃO

Tabela 35.3 Valores de ingestão dietética recomendada ou de ingestão adequada para adolescentes

Componentes	Meninos 9-13 anos	Meninos 14-18 anos	Meninas 9-13 anos	Meninas 14-18 anos
Carboidratos (g/dia)	130	130	130	130
Fibras totais (g/dia)	31	38	26	26
Lipídios (g/dia)	–	–	–	–
Ácidos graxos poli-insaturados ômega-6 (linoleico) (g/dia)	12	16	10	11
Ácidos graxos poli-insaturados ômega-3 (alfalinolênico) (g/dia)	1,2	1,6	1,0	1,1
Proteína (g/kg/dia)	0,95	0,85	0,95	0,85
Vitamina A (µg/dia)	600	900	600	700
Vitamina C (mg/dia)	45	75	45	65
Vitamina D (UI/dia)	600	600	600	600
Vitamina E (mg/dia)	11	15	11	15
Vitamina K (µg/dia)	60*	75*	60*	75*
Tiamina (mg/dia)	0,9	1,2	0,9	1,0
Riboflavina (mg/dia)	0,9	1,3	0,9	1,0
Niacina (mg/dia)	12	16	12	14
Vitamina B_6 (mg/dia)	1,0	1,3	1,0	1,2
Folato (µg/dia)	300	400	300	400
Vitamina B_{12} (µg/dia)	1,8	2,4	1,8	2,4
Ácido pantotênico (mg/dia)	4*	5*	4*	5*
Biotina (µg/dia)	20*	25*	20*	25*
Colina (mg/dia)	375*	550*	375*	400*
Cálcio (mg/dia)	1.300	1.300	1.300	1.300
Cromo (µg/dia)	25*	35*	21*	24*
Cobre (mg/dia)	700	890	700	890
Flúor (mg/dia)	2*	3*	2*	3*
Iodo (µg/dia)	120	150	120	150
Ferro (mg/dia)	8	11	8	15
Magnésio (mg/dia)	240	410	240	360
Manganês (mg/dia)	1,9*	2,2*	1,6*	1,6*
Molibdênio (µg/dia)	34	43	34	43
Fósforo (mg/dia)	1.250	1.250	1.250	1.250
Selênio (µg/dia)	40	55	40	55
Zinco (mg/dia)	8	11	8	9
Sódio (g/dia)	1,5	1,5	1,5	1,5

*AI: ingestão adequada (*adequate intake*); RDA: Ingestão dietética recomendada (*recommended dietary allowance*).
Fonte: Institute of Medicine.[40,42,43]

ALIMENTAÇÃO NA ADOLESCÊNCIA

Caso a ingestão de energia seja insuficiente, as proteínas provenientes da alimentação provavelmente serão utilizadas para atender às necessidades energéticas, tornando-se indisponíveis para a síntese ou o reparo tecidual. Como consequência, pode ocorrer prejuízo na velocidade de crescimento e no ganho de massa corporal magra. Por outro lado, a ingestão proteica excessiva pode interferir no metabolismo do cálcio, elevando sua excreção, e aumentar a necessidade de fluidos. A primeira situação é mais frequente em jovens que têm padrões alimentares restritos e a segunda, em atletas adolescentes que podem apresentar alto risco de desidratação.[24]

Lipídios

Assim como para carboidratos e proteínas, também há uma AMDR (Tabela 35.1) para lipídios, não tendo sido estabelecidos os valores de limite superior tolerável de ingestão (UL), pois não há definição do valor de ingestão desse macronutriente no qual efeitos adversos ocorrem.

Vários estudos têm sido realizados para avaliar se determinada quantidade de lipídios na alimentação é necessária para manter o crescimento normal de crianças e adolescentes. Os resultados desses estudos permitem concluir que não há efeitos da ingestão de lipídios no crescimento quando estes são consumidos em quantidades não inferiores a 21% da energia total e quando o fornecimento energético total da alimentação é adequado. Entretanto, essas evidências são insuficientes para identificar um valor de ingestão de lipídios para prevenir doenças crônicas.[41]

Micronutrientes

Minerais

A necessidade da maioria dos minerais duplica durante a adolescência, principalmente em relação ao cálcio, ao ferro e ao zinco.[11,54] Padrões alimentares restritivos e competições esportivas influenciam a mineralização óssea, podendo causar osteopenia, osteoporose, amenorreia e atraso puberal. Do total de cálcio corporal, 97% estão contidos na massa esquelética, e essa proporção aumenta durante o estirão puberal, quando o depósito diário de cálcio é quase o dobro do incremento médio para todo o período de crescimento, sendo maior para o sexo masculino. O conteúdo de cálcio é dependente da estatura. Portanto, um adolescente alto, no percentil 95, pode necessitar de 36% mais cálcio que um adolescente com estatura no percentil 5. No sexo feminino, essa diferença é cerca de 20% entre mulheres mais altas e mais baixas. Aproximadamente 20 a 30% do cálcio ingerido é absorvido, por isso recomenda-se a ingestão de 1.300 mg/dia.[24,42]

Da mesma maneira, as necessidades de ferro aumentam com o aumento da massa muscular, do volume sanguíneo, da capacidade respiratória, das perdas menstruais e dos exercícios físicos. O conteúdo de ferro da alimentação também é bastante variável, de 4 a 6 mg/1.000 kcal.[24]

Na adolescência, durante o pico da velocidade de crescimento, as necessidades de nutrientes são maiores, e nessa fase ocorre incorporação duas vezes maior de cálcio, zinco, ferro e magnésio no organismo.[24]

O Quadro 35.6 apresenta um resumo dos principais minerais envolvidos no processo da puberdade e a justificativa do aumento das necessidades nessa fase, e a Figura 35.10 apresenta as necessidades dos principais minerais envolvidos na puberdade, por faixa etária.

BASES BIOQUÍMICAS E FISIOLÓGICAS DA NUTRIÇÃO

Quadro 35.6 Principais minerais envolvidos no processo da puberdade

Mineral	Fundamentação das estimativas de necessidades baseada na importância do mineral na adolescência	Alimentos-fonte	Deficiência
Cálcio	De 9 a 18 anos de idade, a retenção de cálcio aumenta a um patamar e, depois, declina. O pico do aumento da taxa de cálcio tipicamente ocorre em uma média de idade de 13 anos para o sexo feminino e de 14,5 anos para o masculino. Após a menarca, a retenção de cálcio nas adolescentes declina rapidamente com a formação e a reabsorção ósseas. Medidas de maturação sexual são melhores preditoras da retenção de cálcio do que a idade cronológica durante esse período de desenvolvimento. Estimativas das necessidades de cálcio foram baseadas no crescimento (considerando o pico de aumento do conteúdo mineral ósseo total do organismo durante a adolescência), nas perdas (urina, fezes e suor) e no ajuste para absorção	Leite e derivados, sardinha, ostras, salmão, soja e hortaliças verde-escuras	Osteomalácia e osteoporose
Fósforo	Papel importante na estrutura e no funcionamento de todas as células vivas. Participa das reações de produção de energia, formação de ossos e dentes, crescimento, construção e reparação de tecidos	Peixes, queijos, leite, ervilhas, farinha de aveia, feijão cozido, ovos, entre outros	É rara e os sintomas resultam da síntese diminuída de ATP e de outras moléculas orgânicas contendo fosfato. Podem ocorrer anormalidades neuromusculares, esqueléticas, hematológicas e renais
Magnésio	Atua no transporte de íons potássio e cálcio, modula a transdução de sinais, participa do metabolismo de energia e da proliferação celular	Acelga, feijão-preto, abacate, peixes, frango, leite integral, ovos, entre outros	Sintomas neurológicos, incluindo anorexia, apatia e náuseas
Ferro	Há aumento das necessidades em razão da expansão do volume plasmático para disposição de maior massa eritrocitária e da maior quantidade de mioglobina, importante no desenvolvimento da massa muscular. Os processos fisiológicos que ocorrem em adolescentes e que têm o maior impacto nas necessidades de ferro são o crescimento intenso em ambos os sexos, a menarca em meninas e o aumento nas concentrações de hemoglobina em meninos	Fígado de boi, carnes, hortaliças de cor verde-escura (bertalha, espinafre, brócolis, couve etc.), leguminosas (feijões, lentilha, ervilha, grão-de-bico)	Anemia ferropriva

▶

Cobre	É indispensável para a eritropoese normal, participa como agente catalisador de várias reações, como fosforilação oxidativa, maturação de proteínas, proteção de lesão das membranas e morte celular, oxidação do íon férrico a ferroso e tem importante função no sistema adrenérgico no cérebro, nas termina-ções nervosas e na medula adrenal	Fígado de boi, caju, avelã, abacate, sardinha, carne bovina e arroz branco	Caracterizada por anemia, neutropenia e alterações esqueléticas, especialmente desmineralização
Zinco	Associado à atividade catalítica de mais de 300 enzimas e proteínas reguladoras, incluindo fatores de trans-crição. Participa da síntese e da degradação dos ácidos nucleicos e dos ribossomos. Está envolvido no metabolismo de macronutrientes, e é essencial nos processos de diferencia-ção e replicação celulares, assim como nos processos de transporte, função imunológica e informação genética. A estimativa das necessidades de zinco (9 a 13 anos de idade) considera as perdas intestinais e urinárias do mineral, bem como as necessidades para o crescimento. Entre 14 e 18 anos de idade, considerou-se também, além dos fatores citados anteriormente, a perda menstrual e pelo sêmen	Ostras, mariscos, peixes, aves, leite e derivados, carne bovina, fígado, amendoim, nozes, cereais, leguminosas, pão branco, arroz, ovos, macarrão, entre outros	Retardo de crescimento, hipogonadismo, diminuição da sensação do paladar e queda de cabelos
Selênio	Função protetora, sendo o principal composto da enzima antioxidante glutationa peroxidase, que protege as células e as membranas dos lipídios contra danos oxidativos junto ao tocoferol (vitamina E)	Castanha-do-brasil, nozes, linguado, salmão, mariscos, gér-men de trigo, granola, carnes, frango, ovos, leite, queijo *cheddar*, entre outros	A deficiência é rara em humanos. Em ingestões muito baixas, pode ocorrer doença de Keshan (cardiomiopa-tia) e de KashinBeck (osteoartrite)
Manganês	Essencial na formação dos ossos e no metabolismo de aminoácidos, colesterol e carboidratos	Nozes, grãos integrais, amêndoas, aveia e pêssego	Estudos em animais observaram esterilidade em ambos os sexos e anormalidades esqueléticas
Iodo	Regulação do metabolismo, do crescimento e do desenvolvimento, estimulando a síntese proteica, a transcrição do gene do GH, a proliferação de neurônios, a regulação da função cerebral e a conversão de betacaroteno em vitamina A	Algas, peixes marinhos, crustáceos, moluscos, ovas de peixe, lentilhas e sal iodado	Bócio endêmico e cretinismo (mudanças irreversíveis no desenvolvimento mental)

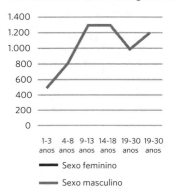

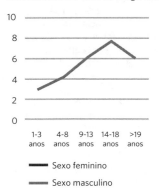

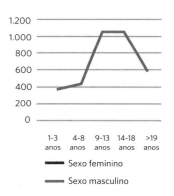

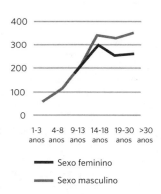

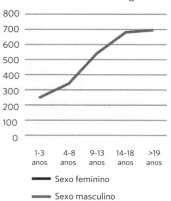

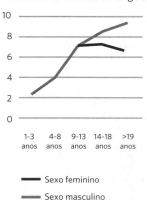

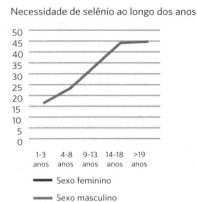
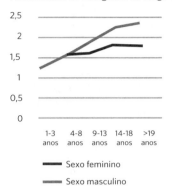
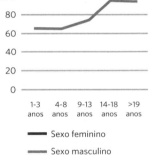

Figura 35.10 Evolução da necessidade de minerais (EAR/AI).

Vitaminas

A necessidade de vitaminas é maior durante a adolescência.[11] Em razão das necessidades aumentadas de energia durante esse período, maiores quantidades de tiamina, riboflavina e niacina são necessárias ao metabolismo energético. Com a síntese tecidual, há maior demanda de vitamina B_6, de folato e de vitamina B_{12}. Há, também, maior necessidade de vitamina D, em razão do rápido crescimento do esqueleto, assim como de vitaminas A, C e E, que são necessárias para o crescimento celular. As necessidades de vitaminas também são mais determinadas pelo estágio de maturação do organismo do que pela idade cronológica, por causa das demandas de crescimento.[94]

O Quadro 35.7 apresenta um resumo das principais vitaminas envolvidas no processo da puberdade e a justificativa do aumento das necessidades nessa fase, e a Figura 35.11 apresenta a evolução das necessidades das principais vitaminas envolvidas na puberdade, por faixa etária.

Quadro 35.7 Principais vitaminas envolvidas no processo da puberdade

Vitamina	Fundamentação das estimativas de necessidades baseada na importância da vitamina na adolescência	Alimentos-fonte	Deficiência
Vitamina C	Essencial para a síntese de colágeno e importante na absorção do ferro não heme. Adolescentes que utilizam contraceptivos orais podem apresentar deficiência nessa vitamina	Acerola, caju, goiaba, tomate e frutas cítricas (laranja, limão, mexerica, tangerina etc.)	Escorbuto
Folato	Importante durante os períodos de grande replicação celular e crescimento. Há aumento nas recomendações de folato para adolescentes na idade reprodutiva, tanto para o sexo feminino quanto para o masculino	Amplamente distribuído nos alimentos. Boas fontes incluem hortaliças verde-escuras, fígado, legumes e algumas frutas	Anemia megaloblástica
Vitamina A	Importante para o crescimento linear e para a maturação sexual. As necessidades estão aumentadas por sua participação na diferenciação e na proliferação celulares. As recomendações são consideradas separadamente, por sexo, em razão das diferenças que ocorrem durante esse período e da influência hormonal nos valores sanguíneos dessa vitamina, independentemente de suas reservas	Produtos de origem animal (vitamina A pré-formada) e hortaliças folhosas, legumes e frutas de palmeiras, como dendê e buriti (carotenos com atividade de provitamina A)	Cegueira noturna; queratinização das mucosas, dificultando a função de barreira protetora contra infecções dessas mucosas
Vitamina D	Envolvida no metabolismo do cálcio e do fósforo, é essencial na mineralização óssea, sendo necessária em maior quantidade no período de maior velocidade do crescimento ósseo	Óleo de fígado de peixes, gema de ovo, manteiga e nata	Raquitismo em crianças, osteomalácia e osteoporose em adultos

As Tabelas 35.4 e 35.5 apresentam as EAR e o UL de vitaminas e de minerais, segundo o sexo e a faixa etária, respectivamente.

ALIMENTAÇÃO NA ADOLESCÊNCIA

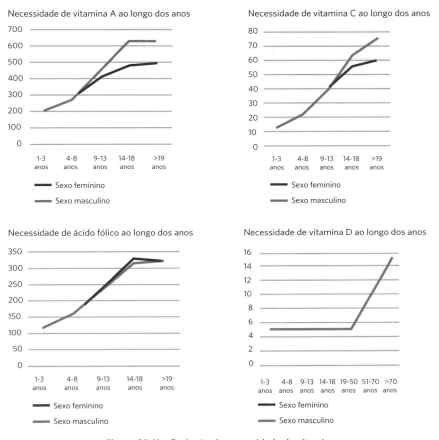

Figura 35.11 Evolução da necessidade de vitaminas (necessidade média estimada/ingestão adequada EAR/AI).

Tabela 35.4 Necessidades médias estimadas (EAR) de vitaminas e minerais de acordo com idade e sexo

	Meninos 9-13 anos	Meninos 14-18 anos	Meninas 9-13 anos	Meninas 14-18 anos
Vitamina A (μg/dia)	445	630	420	485
Vitamina C (mg/dia)	39	63	39	56
Vitamina E (mg/dia)	9	12	9	12
Vitamina K (μg/dia)	60*	75*	60*	75*
Tiamina (mg/dia)	0,7	1,0	0,7	0,9
Riboflavina (mg/dia)	0,8	1,1	0,8	0,9
Niacina (mg/dia)	9	12	9	11
Vitamina D (UI/dia)	400	1.400	1.400	1.400
Vitamina B_6 (mg/dia)	0,8	1,1	0,8	1,0

734 BASES BIOQUÍMICAS E FISIOLÓGICAS DA NUTRIÇÃO

	Meninos 9-13 anos	Meninos 14-18 anos	Meninas 9-13 anos	Meninas 14-18 anos
Ácido pantotênico (mg/dia)	4	5	4	5
Biotina (µg/dia)	20	25	20	25
Colina (mg/dia)	375	550	375	400
Folato (µg/dia)	250	330	250	330
Vitamina B_{12} (µg/dia)	1,5	2,0	1,5	2,0
Cobre (µg/dia)	540	685	540	685
Iodo (µg/dia)	73	95	73	95
Ferro (mg/dia)	5,9	7,7	5,7	7,9
Magnésio (mg/dia)	200	340	200	300
Manganês (mg/dia)	1,9	2,2	1,6	1,6
Molibdênio (µg/dia)	26	33	26	33
Fósforo (mg/dia)	1.055	1.055	1.055	1.055
Selênio (µg/dia)	35	45	35	45
Zinco (mg/dia)	7,0	8,5	7,0	7,3
Cálcio (mg/dia)	1.100	1.100	1.100	1.100
Sódio (g/dia)	1,5*	1,5*	1,5*	1,5*
Flúor (mg/dia)	2,0*	3,0*	2,0*	3,0*

*AI: ingestão adequada (adequate intake).
Fonte: Institute of Medicine.[40,42,43]

Tabela 35.5 Limite superior tolerável de ingestão (UL) de vitaminas e minerais de acordo com idade e sexo

	Meninos e meninas 9-13 anos	Meninos e meninas 14-18 anos
Vitamina A (µg/dia)	1.700	2.800
Vitamina C (mg/dia)	1.200	1.800
Vitamina D (UI/dia)	4.000	4.000
Vitamina E (mg/dia)	600	800
Vitamina K (µg/dia)	ND	ND
Tiamina (mg/dia)	ND	ND
Riboflavina (mg/dia)	ND	ND
Niacina (mg/dia)	20	30
Vitamina B_6 (mg/dia)	60	80
Folato (µg/dia)	600	800
Vitamina B_{12} (µg/dia)	ND	ND
Ácido pantotênico (mg/dia)	ND	ND
Biotina (µg/dia)	ND	ND
Colina (mg/dia)	2.000	3.000

ALIMENTAÇÃO NA ADOLESCÊNCIA

	Meninos e meninas 9-13 anos	Meninos e meninas 14-18 anos
Cálcio (mg/dia)	3.000	3.000
Cromo (µg/dia)	ND	ND
Cobre (µg/dia)	5.000	8.000
Flúor (mg/dia)	10	10
Iodo (µg/dia)	600	900
Ferro (mg/dia)	40	45
Magnésio (mg/dia)	350	350
Manganês (mg/dia)	6	9
Molibdênio (µg/dia)	1.100	1.700
Fósforo (mg/dia)	4.000	4.000
Selênio (µg/dia)	280	400
Vanádio (mg/dia)	ND	ND
Zinco (mg/dia)	23	34
Sódio (g/dia)	2,2	2,3
Flúor (mg/dia)	10	10

ND: não definido.
Fonte: Institute of Medicine.[42,43]

AVALIAÇÃO NUTRICIONAL DOS ADOLESCENTES

Durante a adolescência, a antropometria é o método mais acessível e universalmente aplicável para a avaliação do estado nutricional, por ser de baixo custo, simples e não invasivo, podendo ser utilizado por qualquer profissional capacitado. A maior desvantagem é não identificar a deficiência ou o excesso de um nutriente de maneira mais específica. Portanto, os indicadores antropométricos utilizados na avaliação nutricional dos adolescentes não são específicos e apenas podem ser considerados critérios sugestivos de maior risco nutricional.[24]

A quantificação e a distribuição da gordura corporal são os componentes mais analisados em estudos de composição corporal. O excesso de gordura, principalmente na região central do corpo, constitui um dos mais graves problemas de saúde pública na atualidade. Essa condição apresenta associação com as alterações metabólicas e forte relação na etiologia da hiperinsulinemia e dos outros componentes da síndrome metabólica.[26,92]

Com relação à distribuição da gordura corporal, também existem diferenças entre os sexos. Os adolescentes do sexo masculino apresentam menores percentuais de gordura corporal que os do feminino. Ambos acumulam peso em tecido magro durante a adolescência, porém esse acúmulo é menor nas adolescentes, as quais apresentam maior deposição de massa gorda. Nos meninos, ocorre redistribuição do acúmulo de gordura corporal das extremidades para o tronco e, nas meninas, há tendência a ocorrer o inverso; essa diferença ocorre em razão das modificações nas concentrações de estrogênio e testosterona durante a puberdade.[82,91]

BASES BIOQUÍMICAS E FISIOLÓGICAS DA NUTRIÇÃO

A predominância da gordura corporal na região abdominal tem sido associada a várias alterações no metabolismo de carboidratos (liberação insulínica diminuída e resistência à insulina, diminuição da tolerância à glicose, diabetes melito) e de lipídios (hipertrigliceridemia, aumento das concentrações de colesterol total e de LDL-c, diminuição das concentrações de HDL-c e da atividade da lipase de lipoproteína).[93]

O Quadro 35.8 apresenta as principais medidas/índices antropométricas utilizadas na avaliação de adolescentes e sua importância nessa faixa etária.

Quadro 35.8 Avaliação nutricional de adolescentes

Índice/medida antropométrica	Classificação	Importância
Perímetro da cintura	Ainda não foram estabelecidos pontos de corte para essa medida que indiquem o risco de o adolescente desenvolver doença cardiovascular no futuro	Índice antropométrico mais representativo da gordura intra-abdominal e de aferição mais simples e reprodutível. É uma medida recomendada para avaliação de risco de desenvolvimento de doenças cardiovasculares[4,6,78,94] Essa medida, por apresentar variação em razão do crescimento físico, faz com que os pontos de corte, quando existentes, tenham de ser diferentes para cada faixa etária[26,78,107]
Relação cintura/quadril (RCQ)	Não há pontos de corte específicos para adolescentes	Índice mais usado em adultos. Em adolescentes, parece que a RCQ não é apropriada como medida antropométrica para avaliar a distribuição da gordura corporal, pois a largura pélvica sofre alterações rápidas durante a maturação sexual, podendo estar mais relacionada a essas variações do que à distribuição da gordura corporal[73]
Índice de massa corporal (IMC)	IMC para idade expresso em percentis ou escores z (ver anexos das curvas da OMS),[20] cujos pontos de corte são: **Baixo peso:** < percentil 3 ou < escore z -2 **Eutrofia:** ≥ percentil 3 e < percentil 85 ou ≥ escore z -2 e < escore z +1 **Sobrepeso:** > percentil 85 e < percentil 97 ou ≥ escore z +1 e < escore z +2 **Obesidade:** > percentil 97 ou > escore z +2	Útil para classificação da obesidade abdominal, uma vez que esse distúrbio nutricional em idades precoces está geralmente associado ao aparecimento e ao desenvolvimento de fatores de risco que podem predispor os adultos à maior incidência de alterações metabólicas e funcionais. Porém, na adolescência, esse índice tem valor limitado, já que aumentos observados durante o estirão de crescimento não ocorrem em razão de mudanças na quantidade de gordura corporal. Portanto, quando utilizado, de preferência deve ser relacionado ao estadiamento puberal ou à idade óssea, considerando-se o sexo e a etnia (para um mesmo IMC, brancos têm maior adiposidade do que negros)[21]
Estatura	Estatura para idade expressa em percentis ou escores z (ver anexos das curvas da OMS),[20] cujos pontos de corte são: **Baixa estatura para a idade:** < percentil 3 ou < escore z -2 **Estatura adequada para a idade:** ≥ percentil 3 ou U escore z -2	Útil para avaliar o crescimento e desenvolvimento de adolescentes e o risco de apresentar deficiências nutricionais associadas à baixa estatura[20]

▶

ALIMENTAÇÃO NA ADOLESCÊNCIA

Índice/medida antropométrica	Classificação	Importância
Relação cintura/ estatura (RCE)	O ideal é manter o perímetro da cintura menor que a metade da estatura (RCE < 0,5)	Estudos nos Estados Unidos,[46] na Inglaterra,[58] na Austrália[30] e no Brasil[35,78,106] envolvendo adolescentes verificaram que a utilização da RCE seria o melhor preditor para risco cardiovascular, em detrimento do uso do IMC isoladamente, além de oferecer a vantagem de ser facilmente calculado e de não precisar de pontos de corte específicos para idade e sexo
Percentual de gordura corporal	Pode-se utilizar o somatório das medidas das dobras cutâneas tricipital, bicipital, subescapular e suprailíaca; a bioimpedância ou outros equipamentos disponíveis. Para o sexo masculino, o ideal é 10 a 20% de gordura e, para o feminino, 15 a 25%[52]	A quantificação e a distribuição da gordura corporal são os componentes mais analisados em estudos de composição corporal. O excesso de gordura, principalmente na região central do corpo, apresenta associação com as alterações metabólicas e forte relação na etiologia da hiperinsulinemia e dos outros componentes da síndrome metabólica[26,78,92]
Perímetro do pescoço	Não há consenso em relação aos critérios para classificação em adolescentes	Embora seja uma medida que não faz parte da rotina de atendimento ambulatorial, pode ser utilizada na avaliação do estado nutricional do adolescente[32] Esta medida vem sendo utilizada como alternativa simples e prática, além de associar-se tanto à gordura visceral quanto à abdominal[90]

Outros dados podem servir para complementar a avaliação nutricional do adolescente, como apresentado a seguir:

- Exames laboratoriais básicos para o diagnóstico diferencial e a detecção de anemia, helmintíases, dislipidemias, diabetes, infecções etc.; hemograma completo, velocidade de hemossedimentação, glicose, ureia, creatinina, dosagem de triacilgliceróis, colesterol e suas frações (HDL-c, LDL-c, VLDL-c), exame de urina e exame parasitológico de fezes.
- Considerar, ainda, radiografia de mão e punho para determinação da idade óssea, se necessário.
- Complementar o diagnóstico laboratorial com dosagens hormonais, principalmente dos hormônios da tireoide e gonadais, em caso de atraso puberal evidente.
- Avaliação quantitativa e qualitativa do consumo dos alimentos e da frequência do consumo dos grupos alimentares básicos pode ser realizada por meio de inquéritos. Pode-se utilizar avaliação mais detalhada de cada nutriente, empregando-se questionários ou métodos recordatórios de 24 horas, ou de períodos de três a cinco dias, incluindo o fim de semana ou, ainda, questionários de frequência alimentar.[24]

Vale ressaltar que a avaliação do estado nutricional na adolescência é complexa porque a idade cronológica perde parte de sua importância nessa fase. Poucos são os estudos que relacionam o estado nutricional e o grau de maturação sexual,[77,80] sendo este, na maioria das vezes, estudado pela presença da menarca nas meninas[1,69] e pela primeira ejaculação ou pela presença de pelos axilares nos meninos.[99]

Portanto, há várias medidas antropométricas que podem auxiliar a avaliação nutricional do adolescente, mas, da mesma forma que os citados anteriormente, apresentam limitações se utilizados de forma isolada, principalmente durante o estirão de crescimento.[21]

REFERÊNCIAS

1. Adair LS, Gordon-Larsen P. Maturation timing and overweight prevalence in US adolescent girls. Am J Public Health. 2001;91(4):642-4.
2. Agirbasli M, Agaoglu NB, Orak N, Caglioz H, Ocek U, Poci N et al. Sex hormones and metabolic syndrome in children and adolescents. Metabolism. 2009;58(9):1256-62.
3. Almanza-Pérez JC, Blancas-Flores G, García-Macedo R, Alarcón-Aguilar FJ, Cruz M. Leptina y su relación con la obesidad y la diabetes mellitus tipo 2. Gac Méd Méx. 2008;144(6):535-42.
4. Almeida CAN, Pinho AP, Ricco RG, Elias CP. Circunferência abdominal como indicador de parâmetros clínicos e laboratoriais ligados à obesidade infantojuvenil: comparação entre duas referências. J Pediatr. 2007;83(2):181-5.
5. Amiel SA, Sherwin RS, Simonson DC, Lauritano AA, Tamborlane WV. Impaired insulin action in puberty: a contributing factor to poor glycemic control in adolescents with diabetes N Engl J Med. 1986;315:215-9.
6. Barbosa KBF, Franceschini SCC, Priore SE. Influência dos estágios de maturação sexual no estado nutricional, antropometria e composição corporal de adolescentes. Rev Bras Saúde Matern Infant. 2006;6(4):375-82.
7. Barra GB, Velasco LFR, Pessanha RP, Campos AM, Moura FN, Dias SMG et al. Mecanismo molecular de ação do hormônio tireoidiano. Arq Bras Endocrinol Metab. 2004;48(1):25-39.
8. Bergh C, Carlsson B, Olsson JH, Selleskog U, Hillensjö T. Regulation of androgen production in cultured human thecal cells by insulin-like growth factor I and insulin. Fertil Steril. 1993;59(2):323-31.
9. Bolander JR, Franklyn F. Bioquímica endócrina. In: Baynes JW, Domoniczak MH. Bioquímica médica. 2.ed. Rio de Janeiro: Elsevier; 2007.
10. Brand JS, van der Tweel I, Grobbee DE, Emmelot-Vonk MH, van der Schouw YT. Testosterone, SHBG and the metabolic syndrome: a systematic review and meta-analysis of observational studies. Inter J Epidemiol. 2011;40(1):189-207.
11. Brasil. Ministério da Saúde. Secretaria de Atenção a Saúde. Departamento de Ações Programáticas e Estratégicas. Proteger e cuidar da saúde de adolescentes na atenção básica. Brasília: Ministério da Saúde; 2017.
12. Buck Louis GMB, Gray Jr E, Marcus M, Ojeda SR, Pescovitz OH, Witchel SF et al. Environmental factors and puberty timing: expert panel research needs. Pediatrics. 2008;121(Suppl 3):S192-207.
13. Chughtai B, Lee RK, Te AE, Kaplan SA. Metabolic syndrome and sexual dysfunction. Curr Opin Urol. 2011;21(6):514-8.
14. Colao A, Di Somma C, Savanelli MC, De Leo M, Lombardi G. Beginning to end: cardiovascular implications of growth hormone (GH) deficiency and GH therapy. Growth Horm IGF Res. 2006;16(Suppl.1):S41-8.
15. Colao A, Di Somma C, Spiezia S, Savastano S, Rota F, Savanalli MC et al. Growth hormone treatment on atherosclerosis: results of a 5-year open, prospective, controlled study in male patients with severe growth hormone deficiency. J Clin Endocrinol Metab. 2008;93(9):3416-24.
16. Colao A, Marzullo P, Di Somma C, Lombardi G. Growth hormone and the heart. Clin Endocrinol. 2001;54(2):137-54.
17. Colao A, Spinelli L, Cuocolo A, Spiezia S, Pivonello R, di Somma C, et al. Cardiovascular consequences of early-onset growth hormone excess. J Clin Endocrinol Metab. 2002;87(7):3097-104.
18. Corrêia PHS. Fisiologia óssea. In: Monte O, Longui CA, Calliari LE, Kochi EC. Endocrinologia para o pediatra. 3.ed. São Paulo: Atheneu; 2006.

ALIMENTAÇÃO NA ADOLESCÊNCIA

19. Coviello AD, Legro RS, Dunaif A. Adolescent girls with polycystic ovary syndrome have an increased risk of the metabolic syndrome associated with increasing androgen levels independent of obesity and insulin resistance. J Clin Endocrinol Metab. 2006;91:492-7.
20. De Onis M, Onyango AW, Borghi E, Siyam A, Nishida C, Siekmann J. Development of a WHO growth reference for school-aged children and adolescents. Bull World Health Organ. 2007;85(9):660-7.
21. Del Ciampo IRL, Tomita I. Nutrição do adolescente. In: Monteiro JP, Camelo Jr JS. Nutrição e metabolismo: caminhos da nutrição e terapia nutricional – da concepção à adolescência. Rio de Janeiro: Guanabara Koogan; 2007.
22. Ding EL, Song Y, Malik VS, Liu S. Sex differences of endogenous sex hormones and risk of type 2 diabetes. A systematic review and meta-analysis. JAMA. 2006;295(11):1288-99.
23. Dusso AS, Brown AJ, Slatopolsky E. Vitamin D. Am J Physiol Renal. 2005;289(1):F8-28.
24. Eisenstein E, Coelho KSC, Coelho SC, Coelho MASC. Nutrição na adolescência. J Pediatr. 2000;76(Suppl.3):263-74.
25. El-Shewy HM, Johnson KR, Lee MH, Jaffa AA, Obeid LM, Luttrell LM. Insulin-like growth factors mediate heterotrimeric G protein-dependent ERK1/2 activation by transactivating sphingosine 1-phosphate receptors. J Biol Chem. 2006;281(42):31399-407.
26. Faria ER, Faria FR, Franceschini SCC, Peluzio MCG, Sant'Ana LFR, Novaes JF et al. Resistência à insulina e componentes da síndrome metabólica, análise por sexo e por fase da adolescência. Arq Bras Endocrinol Metab. 2014;58(6):610-8.
27. Firtser S, Juonalaa M, Magnussena CG, Jula A, Loog BM, Marniemig J et al. Relation of total and free testosterone and sex hormone-binding globulin with cardiovascular risk factors in men aged 24-45 years. The Cardiovascular Risk in Young Finns Study Atherosclerosis. 2012;222:257-62.
28. Fonseca-Alaniz MH, Takada J, Alonso-Vale MIC, Lima FB. O tecido adiposo como centro regulador do metabolismo. Arq Bras Endocrinol Metab. 2006;50(2):216-29.
29. Garcés C, Oya I, Lasunción MA, López-Simón L, Cano B, Oya M. Sex hormone-binding globulin and lipid profile in pubertal children. Metabolism. 2010;59:166-71.
30. Garnett SP, Baur LA, Cowell CT. Waist-to-height ratio: a simple option for determining excess central adiposity in young people. Int J Obes(Lond). 2008;32(6):1028-30.
31. Garnett SP, Högler W, Blades B, Baur LA, Peat J, Lee J et al. Relation between hormones and body composition, including bone, in prepubertal children. Am J Clin Nutr. USA 2004;80(4):966-72.
32. Gonçalves VSS, Faria ER, Franceschini SCC, Priore SE. Neck circumference as predictor of excess body fat and cardiovascular risk factors in adolescents. Rev Nutr. 2014;27(2):161-71.
33. Golden SH, Ding J, Szklo M, Schmidt MI, Duncan BB, Dobs A. Glucose and insulin components of the metabolic syndrome are associated with hyperandrogenism in postmenopausal women. The Atherosclerosis Risk in Communities Study Am J Epidemiol. 2004;160:540-8.
34. Goran MI, Gower BA. Longitudinal study on pubertal insulin resistance. Diabetes. 2001;50:2444-50.
35. Gontijo CA, Faria ER, Oliveira RMS, Priore SE. Síndrome metabólica em adolescentes atendidos em programa de saúde de Viçosa-MG. Rev Bras Cardiol. 2010;23(6):324-33.
36. Gracitelli MEC, Vidoris AAC, Luba R, Lazaretti-Castro M. Paratormônio e osteoporose: encontrando o fio da meada. Bases fisiológicas para utilização do PTH no tratamento da osteoporose. Arq Bras Endocrinol Metab. 2002;46(3):215-20.
37. Hannon TS, Janosky J, Arslanian SA. Longitudinal study of physiologic insulin resistance and metabolicchanges of puberty. Pediatr Res. 2006;60(6):759-63.
38. Hill JW, Elmquist JK, Elias CF. Hypothalamic pathways linking energy balance and reproduction. Am J Physiol Endocrinol Metab. 2008;294(5):827-32.
39. Hughes IA, Kumanan M. A wider perspective on puberty. Mol Cell Endocrinol. 2006;254-5:1-7.
40. IOM Institute of Medicine/Food and Nutrition Board. Dietary reference intakes. Applications in dietary assessment. Washington: National Academy; 2000.
41. IOM Institute of Medicine/Food and Nutrition Board. Dietary reference intakes. Energy, carbohydrate, fiber, fat, fatty acids, cholesterol, protein, and amino acids (macronutrients). Washington, DC: National Academy; 2005.
42. IOM Institute of Medicine/Food and Nutrition Board. Dietary reference intakes for calcium and vitamin D. Washington, DC: National Academy; 2011.

43. [IOM] Institute of Medicine/Food and Nutrition Board. Dietary reference intakes for vitamin A, vitamin K, arsenic, boron, chromium, copper, iodine, iron, manganese, molybdenum, nickel, silicon, vanadium, and zinc. Washington, DC: National Academy; 2001.
44. Jacobson MS, Eisenstein E, Coelho SC. Aspectos nutricionais na adolescência. Adolescência Latinoamericana. 1998;1(2):75-83.
45. Jain S, Golde DW, Bailey R, Geffner ME. Insulin-like growth factor-I resistance. Endocr ver. 1998;19(5):625-46.
46. Kahn HS, Imperatore G, Cheng YJ. A population based comparison of BMI percentiles and waist--to-height ratio for identifying cardiovascular risk in youth. J Pediatr. 2005;146(4):482-8.
47. Kelly LA, Lane CJ, Weigensberg MJ, Toledo-Corral CM, Goran MI. Pubertal changes of insulin sensitivity, acute insulin response, and ß-Cell function in overweight latino youth. J Pediatr. 2010;1-5.
48. Korhonen S, Hippeläinen M, Vanhala M, Heinonen S, Niskanen L. The androgenic sex hormone profile is an essential feature of metabolic syndrome in premenopausal women: a controlled community-based study. Fertil Stenil. 2003;79(6):1327-34.
49. Laaksonen DE, Niskanen L, Punnonen K, Nyyssönen K, Tuomainen TP, Salonen R et al. Sex hormones, inflammation and the metabolic syndrome: a population-based study. Eur J Endocrinol. 2003;149(6):601-8.
50. Leão LMCSM, Tavares ABW, Silva Junior VL. Prevalência e consequências da hipovitaminose D em adolescentes. Adolesc Saude 2013;10(4):50-5.
51. Licinio J, Mantzoros C, Negrão AB, Cizza G, Wong ML, Bongiorno PB et al. Human leptin levels are pulsatile and inversely related to pituitary-adrenal function. Nat Med. 1997;3(5):575-9.
52. Lohman TG. Assessing fat distribution. Advances in body composition assessment: current issues in exercise science. Champaign: Human Kinetics; 1992.
53. Longui CA. Crescimento normal. In: Monte O, Longui CA, Calliari LE, Kochi EC. Endocrinologia para o pediatra. 2.ed. São Paulo: Atheneu; 1998.
54. Louzada MLC, Martins APB, Canella DS, Barald LG, Levy RB, Claro RM et al. Alimentos ultraprocessados e perfil nutricional da dieta no Brasil. Rev Saúde Pública. 2015;49(38):1-11.
55. Maeda SS, Borba VZC, Camargo MBR, Silva DMW, Borges JLC, Bandeira F et al. Recomendações da Sociedade Brasileira de Endocrinologia e Metabologia (SBEM) para o diagnóstico e tratamento da hipovitaminose D. Arq Bras Endocrinol Metab. 2014;58(5):411-33.
56. Marshall WA, Tanner JM. Variation in pattern of pubertal changes in girls. Arch Dis Child. 1969;44(235):291-303.
57. Marshall WA, Tanner JM. Variation in pattern of pubertal changes in boys. Arch Dis Child. 1970;45(239):13-23.
58. McCarthy HD, Ashwell M. A study of central fatness using waist-to-height ratios in UK children and adolescents over two decades supports the simple message – keep your waist circumference to less than half your height. Int J Obes (Lond). 2006;30(6):988-92.
59. Menezes Filho HC, Bedin MR, Manna TD. Hipo e hipertireoidismo. In: Damiani D. Endocrinologia na prática pediátrica. Barueri: Manole; 2011.
60. Menezes Filho HC, Moreira ACRF. Metabolismo de cálcio e raquitismos. In: Damiani D. Endocrinologia na prática pediátrica. Barueri: Manole; 2011.
61. Merimee TJ, Burgess JA, Rabinowitz D: influence of growth hormone on insulin secretion Diabetes. 1967;16:478-82.
62. Michalakis K, Mintziori G, Kaprara A, Tarlatzis BC, Goulis DG. The complex interaction between obesity, metabolic syndrome and reproductive axis: a narrative review. Metabolism. 2013;62:457-78.
63. Monte O. Puberdade normal. In: Monte O, Longui CA, Calliari LE, Kochi EC. Endocrinologia para o pediatra. 2.ed. São Paulo: Atheneu; 1998.
64. Moran A, Jacobs DR Jr, Steinberger J, Hong CP, Prineas R, Luepker R et al. Insulin resistance during puberty: results from clamp studies in 357 children. Diabetes. 1999;48(10):2039-44.
65. Morrison JA, de Groot I, Edwards BK, Kelly KA, Mellies MJ, Khoury P et al. Lipids and lipoproteins in 927 school children, ages 6-17 years. Pediatrics. 1978;78:990-5.
66. Moschos S, Chan JL, Mantzoros CS. Leptin and reproduction: a review. Fertil Steril. 2002;77(3):433-44.

ALIMENTAÇÃO NA ADOLESCÊNCIA 741

67. Muller EE, Locatelli V, Cocchi D. Neuroendocrine control of growth hormone secretion. Physiol ver. 1999;79(2):511-607.
68. Munns C, Zacharin MR, Rodda CP, Batch JA, Morley R, Cranswick NE et al. Prevention and treatment of infant and childhood vitamin D deficiency in Australia and New Zealand: a consensus statement. MJA. 2006;185(5):268-72.
69. Must A, Naumova EN, Phillips SM, Blum M, Dawson-Hughes B, Rand WM. Childhood overweight and maturation timing in the development of adult overweight and fatness: the Newton girls study and its follow-up. Pediatrics. 2005;116(3):620-7.
70. Nelson DL, Cox MM. Biossinalização. In: Princípios de bioquímica de Lehninger. 5.ed. Porto Alegre: Artmed; 2011.
71. Nelson DL, Cox MM. Integração e regulação hormonal do metabolismo dos mamíferos. In: Princípios de bioquímica de Lehninger. 4.ed. Porto Alegre: Savier; 2006.
72. Nielsen JH. Effects of growth hormone, prolactin, and placental lactogen on insulin content and release, and deoxyribonucleic acid synthesis in cultured pancreatic islets. Endocrinology. 1981;110(2):600-6.
73. Oliveira CL, Mello MT, Cintra IP, Fisberg M. Obesidade e síndrome metabólica na infância e adolescência. Rev Nutr. 2004;17(2):237-45.
74. Oliveira RMS, Novaes JF, Azeredo LM, Cândido APC, Leite ICG. Association of vitamin D insufficiency with adiposity and metabolic disorders in Brazilian adolescents Public Health Nutr. 2013;9:1-8.
75. Organización Panamericana de la Salud. La salud de los adolescentes y los jóvenes en las Américas: escrebiendo el futuro. Washington, DC: OPS; 1995.
76. Pascual-Figal DA, Tornel PL, Nicolás F, Sánchez-Más J, Martínez MD, Gracia MR et al. Sex hormone-binding globulin: a new marker of disease severity and prognosis in men with chronic heart failure Rev Esp Cardiol. 2009;62(12):1381-7.
77. Pasquarelli BN, Silva VO, Bismarck-Nasr EM, Loch MR, Leão Filho IB. Estágio de maturação sexual e excesso de peso corporal em escolares do município de São José dos Campos, SP. Rev Bras Cineantropom Desempenho Hum. 2010;12(5):338-44.
78. Pereira PF, Faria FR, Faria ER, Hermsdorff HHM, Peluzio MCG, Franceschini SCC et al. Indicadores antropométricos para identificar síndrome metabólica e fenótipo cintura hipertrigliceridêmica: uma comparação entre as três fases da adolescência. Rev Paul Pediatr. 2015;33(2):194-203.
79. Peters BSM, Roque JP, Fisberg M, Martini LA. Metabólitos séricos da vitamina D não se correlacionam com pressão arterial em adolescentes. Arq Bras Endocrinol Metab. 2009;53(4):416-24.
80. Pinto ICS, Arruda IKG, Diniz AS, Cavalcanti AMTS. Prevalência de excesso de peso e obesidade abdominal, segundo parâmetros antropométricos, e associação com maturação sexual em adolescentes escolares. Cad Saúde Pública. 2010;26(9):1727-37.
81. Plant TM, Barker-Gibb ML. Neurobiological mechanisms of puberty in higher primates. Hum Reprod Update. 2004;10(1):67-77.
82. Priore SE, Faria FR, Franceschini SCC. Crescimento e desenvolvimento na adolescência. In: Priore SE, Oliveira RMS, Faria ER, Franceschini SCC, Pereira PF. Nutrição e saúde na adolescência. Rio de Janeiro: Rubio; 2010.
83. Priore SE, Oliveira RMS, Faria ER, Franceschini SCC, Pereira PF. Necessidades e recomendações nutricionais na adolescência. In: Priore SE, Oliveira RMS, Faria ER, Franceschini SCC, Pereira PF. Nutrição e saúde na adolescência. Rio de Janeiro: Rubio; 2010.
84. Raitakari OT, Porkka KV, Rönnemaa T, Knip M, Uhari M, Akerblom HK et al. The role of insulin in clustering of serum lipids and blood pressure in children and adolescents. The cardiovascular risk in young Finns study. Diabetologia. 1995;38(9):1042-50.
85. Ribeiro SML, Santos ZA, Silva RJ, Louzada E, Donato Jr J, Tirapegui J. Leptina: aspectos sobre o balanço energético, exercício físico e amenorréia do esforço. Arq Bras Endocrinol Metab. 2007;51(1):11-24.
86. Rogol AD, Roemmich JN, Clark PA. Growth at puberty. J Adolesc Health. 2002;31(6):S192-200.
87. Rosner W. Plasma steroid-binding proteins. Endocrinol Metab Clin North Am. 1991;20:697-720.
88. Saito MI. Padrões do desenvolvimento pubertário e suas variações. In: Setian N. Endocrinologia pediátrica: aspectos físicos e metabólicos do recém-nascido ao adolescente. São Paulo: Sarvier; 2002.

BASES BIOQUÍMICAS E FISIOLÓGICAS DA NUTRIÇÃO

89. Setian N. Hormônios que influenciam a puberdade normal. In: Endocrinologia pediátrica. 2.ed. São Paulo: Savier; 2002.
90. Silva CC, Zambon MP, Vasques ACJ, Rodrigues AMB, Camilo DF, Antonio MARGM et al. Circunferência do pescoço como um novo indicador antropométrico para predição de resistência à insulina e componentes da síndrome metabólica em adolescentes: Brazilian Metabolic Syndrome Study. Rev Paul Pediatr. 2014;32(2):221-9.
91. Sociedade Brasileira de Cardiologia. I Diretriz de Prevenção da Aterosclerose na infância e adolescência. Arq Bras Cardiol. 2005;85(VI):1-36.
92. Sociedade Brasileira de Diabetes. Diretrizes da Sociedade Brasileira de Diabetes 2017-2018. Oliveira JEP, Montenegro Júnior RM, Vencio S, organizadores. São Paulo: Clannad; 2017.
93. Sociedade Brasileira de Hipertensão. I Diretriz brasileira de diagnóstico e tratamento da síndrome metabólica. Revista da Sociedade Brasileira de Hipertensão 2004;7(4):122-62.
94. Sociedade Brasileira de Pediatria. Departamento de Nutrologia/Sociedade Brasileira de Pediatria. Manual de orientação: alimentação do lactente, alimentação do pré-escolar, alimentação do escolar, alimentação do adolescente, alimentação na escola. São Paulo: Sociedade Brasileira de Pediatria; 2006.
95. Stuckey BGA, Opie N, Cussons AJ, Watts GF, Burke V. Clustering of metabolic and cardiovascular risk factors in the polycystic ovary syndrome: a principal component analysis. Metabolism. 2014;63:1071-7.
96. Tannenbaum GS, Bowers CY. Interactions of growth hormone secretagogues and growth hormone-releasing hormone/somatostatin. Endocrine. 2001;14(1):121-7.
97. Tannenbaum GS. Neuroendocrine control of growth hormone secretion. Acta Paediatr Scand Metab. 1991;71(1-2):293-314.
98. Tanner JM. Growth at adolescence. 2.ed. Oxford: Blackwell; 1962.
99. Terres NG, Pinheiro RT, Horta BL, Pinheiro KAT, Horta LL. Prevalência e fatores associados ao sobrepeso e à obesidade em adolescentes. Rev Saúde Pública. 2006;40(4):627-33.
100. Thomas MJ, Rotwein PR. Molecular aspects of growth hormone action. In: Leroith D. Advances in molecular and cellular endocrinology. 2nd ed. London: JA Press Inc; 1998. p.35-7.
101. Vaisman M, Rosenthal D, Carvalho DP. Enzimas envolvidas na organificação tireoidiana de iodo. Arq Bras Endocrinol Metab. 2004;48(1):9-15.
102. Valle M, Martos R, Gascón F, Cañete R, Zafra MA, Morales R. Low-grade systemic inflammation, hypoadiponectinemia and a high concentration of leptin are present in very young obese children, and correlate with metabolic syndrome. Diabetes Metab. 2005;31(1):55-62.
103. Van der Eerden BCJ, Karperien M, Wit JM. Systemic and local regulation of the growth plate. Endocr ver. 2003;24(6):782-801.
104. Venner AA, Lyon ME, Doyle-Baker PK. Leptin: a potencial biomarker for childhood obesity? Clin Biochem. 2006;39(11):1047-56.
105. Verreschi ITN. Fisiologia da puberdade. In: Monte O, Longui CA, Calliari LE, Kochi C. Endocrinologia para o pediatra. 3.ed. São Paulo: Atheneu; 2006. p.145-49.
106. Vieira SA, Ribeiro AQ, Hermsdorff HHM, Pereira PF, Priore SE, Franceschini SCC. Índice relação cintura-estatura para predição do excesso de peso em crianças Rev Paul Pediatr. 2018;36(1):52-8.
107. Wang J. Standardization of waist circumference reference data. Am J Clin Nutr. 2006;83(1):3-4.
108. WHO World Health Organization. Diet, nutrition and the prevention of chronic diseases. Geneve: WHO; 2003.
109. WHO World Health Organization. Nutrition in adolescence – issues and challenges for the health sector: issues in adolescent health and development. Geneve: WHO; 2005.
110. WHO World Health Organization. Global Accelerated Action for the Health of Adolescents (AA-HA!): guidance to support country implementation. Geneva: WHO; 2017.

36

Alimentação na gestação e na lactação

NADIR DO NASCIMENTO NOGUEIRA
DANILLA MICHELLE COSTA E SILVA
GEÂNIA DE SOUSA PAZ LIMA
REGINA MÁRCIA SOARES CAVALCANTE

INTRODUÇÃO

A gestação é uma condição fisiológica complexa, dinâmica e anabólica, que envolve a integração de vários sistemas e órgãos reguladores, e está associada a alterações hemodinâmicas marcantes, desde a concepção e estendendo-se ao longo do período gestacional.[194,212] Entre essas alterações destacam-se o aumento do débito cardíaco e do volume plasmático, a redução na resistência vascular e na pressão arterial, bem como adaptações do sistema neuro-humoral e nas funções vascular e endotelial.[108,120] Nesse período também é esperado que haja balanço energético positivo e ganho de peso da gestante.[212]

A partir da concepção, um novo órgão endócrino é formado: a placenta, responsável por secretar hormônios que afetam o metabolismo de todos os nutrientes. Ajustes no metabolismo desses nutrientes, em adição a mudanças na anatomia e na fisiologia da mulher, são necessários para assegurar o crescimento e o desenvolvimento fetal, bem como para manutenção da homeostase e para a preparação para a lactação.[118,151] O papel fundamental da nutrição na gestação está bem estabelecido, com implicações importantes na saúde materna. Falhas no processo de nutrição podem afetar negativamente o crescimento fetal, com impactos crônicos sobre a saúde cardiometabólica e reprodutiva dos filhos.[36,122]

RECOMENDAÇÕES NUTRICIONAIS NA GESTAÇÃO

Durante a gestação, as necessidades nutricionais aumentam expressivamente para atender às crescentes demandas da unidade fetoplacentária.[53,78,266] É consenso que deficiências nutricionais podem promover resultados adversos na gestação, como parto prematuro, recém-nascido pequeno para a idade gestacional (PIG), distúrbios hipertensivos maternos, bem como efeitos deletérios à saúde ao longo da vida.[113]

Pequenos ajustes fisiológicos ocorrem de modo contínuo na gestação. Contudo, essas mudanças são, com frequência, agrupadas em períodos gestacionais – primeiro, segundo e terceiro trimestres. Embora a demanda fetal para os nutrientes ocorra primariamente durante a última metade da gestação, quando mais de 90% do crescimento fetal ocorreu, os ajustes no metabolismo dos nutrientes estão presentes nas primeiras semanas da gestação.[151]

A importância da nutrição saudável na gestação e no ganho de peso nesse período está bem estabelecida, embora muitas mulheres não estejam cientes do impacto que seu estado nutricional pode ter no desfecho da gravidez.[31] No entanto, mudanças de hábitos das gestantes têm sido identificadas quanto à valorização da qualidade de alimentos, do estilo de vida, do estado nutricional, bem como no entendimento da programação fetal e suas consequências na vida adulta.[134] Quanto ao estado nutricional, o impacto da epidemia de obesidade tem demonstrado efeitos no campo da medicina, com importantes repercussões na obstetrícia. O entendimento atual é que a obesidade materna pode ter implicações na gestação imediata, como também no curso da vida e na saúde das futuras gerações.[60,179] Pode estar associada, ainda, ao aumento do risco de macrossomia[195] e de malformações congênitas.[236]

O excesso de macronutrientes e, por consequência, de calorias durante o período gestacional pode, de fato, ser tão prejudicial quanto sua deficiência, especialmente em mulheres com sobrepeso e obesas, aumentando o risco de aborto, de diabetes gestacional, de pré-eclâmpsia e, também, de ocorrência de obesidade e de diabetes tipo 2 em seus filhos na idade adulta.[52]

ENERGIA E MACRONUTRIENTES

A energia é o determinante nutricional do ganho de peso durante a gestação.[142] As necessidades energéticas para mulheres saudáveis, com peso normal e moderadamente ativas, apresentam aumento moderado durante a gestação (dependente do estágio da gravidez), que podem ser atendidas com elevação do consumo de energia, e equilíbrio dos macronutrientes, dentro das recomendações propostas.[52] As necessidades energéticas durante a gestação são influenciadas por múltiplos fatores, incluindo peso pré-gestacional, índice de massa corpórea (IMC), idade materna, estágio da gestação, taxa de ganho de peso gestacional, aumento no gasto de energia relacionado ao aumento na massa corporal e, consequentemente, na taxa metabólica basal (TMB).[42] Considera-se, ainda, o nível de atividade física e a composição acumulada de tecidos materno e fetal.[142] A importância no equilíbrio da oferta de energia nesse período decorre de o ganho de peso gestacional adequado influenciar no peso ao nascer e na saúde materna durante e após a gestação.[55]

Durante a gestação, um adicional de energia é necessário para o crescimento e a manutenção do feto, da placenta e dos tecidos maternos. A Food and Agriculture Organization (FAO) e a World Health Organization (WHO) recomendam que, ao longo desse período, a mulher aumente sua ingestão de energia em 85 kcal/dia no primeiro trimestre, em 285 kcal/dia no segundo, e em 475 kcal/dia no terceiro. As recomendações atuais propostas pelo Institute of Medicine (IOM)[126] acrescem energia a partir do segundo trimestre em 340 kcal/dia e em 452 kcal/dia no terceiro trimestre.[193] A American Dietetic Association (ADA), por sua vez, faz recomendação geral de energia, com variação de 2.200 a 2.900 kcal/dia, dependendo do IMC, da idade, do apetite fisiológico e da taxa de ganho de peso materno.[142]

Carboidratos

O papel primário dos carboidratos é fornecer energia para todas as células do corpo. As necessidades desse nutriente são baseadas na quantidade mínima de glicose que é utilizada pelo cérebro.[126] Mudanças no metabolismo dos carboidratos e dos lipídios ocorrem durante a gestação para assegurar o suprimento contínuo de nutrientes para o crescimento fetal.[193]

A quantidade de carboidratos que confere saúde ótima aos seres humanos ainda é desconhecida. Estudos sugerem que as fontes de carboidratos absorvidas lentamente são as que promovem maiores benefícios à saúde, quando comparadas àquelas de digestão e absorção mais rápidas.[193]

A ingestão materna de energia e de macronutrientes apresenta potencial influência sobre o crescimento fetal e a programação do apetite na vida adulta. A placenta é responsável pelo transporte de aminoácidos, de ácidos graxos livres e de glicose, sendo as concentrações na circulação sanguínea controladas pela ingestão total de energia e pela proporção entre os macronutrientes.[139,161] A glicose atravessa a placenta por difusão facilitada por gradiente de concentração, com auxílio dos transportadores membros da família de transportadores de glicose (GLUT).[122] As necessidades de carboidratos durante o período gestacional são determinadas a partir da EAR para mulheres (adolescentes e adultas), acrescidas à quantidade de glicose utilizada pelo cérebro fetal. Durante o período gestacional é recomendado o consumo diário mínimo de 175 g de carboidratos, tanto para gestantes adolescentes ($\leq$ 18 anos) quanto adultas (19 a 50 anos).[126]

Proteínas

Mudanças no metabolismo proteico ocorrem de forma gradual durante a gestação, o que favorece a conservação de nitrogênio, para o alcance do potencial de crescimento fetal durante a última metade da gravidez. Além dessa alteração, o organismo materno reduz a excreção total de nitrogênio para fins de utilização dos aminoácidos na síntese dos tecidos.[151]

O feto recebe aminoácidos maternos principalmente através da placenta, sendo esse transporte fundamental, uma vez que essas moléculas constituem componentes estruturais do feto.[160] Na gestação, a maioria dos aminoácidos é utilizada para síntese proteica, com redução na quantidade oxidada para cerca de 10%.[87] Estudos apontam que provavelmente não haja aumento na síntese proteica no primeiro trimestre, sendo este verificado a partir do segundo e do terceiro trimestres de gravidez, em 15 e 25%, respectivamente.[242,260]

Vale destacar o impacto do *turnover* proteico materno sobre o feto, com maior síntese proteica no segundo trimestre, condição associada ao aumento no comprimento do feto, por ocasião do nascimento.[87] Além desse evento, a quantidade de aminoácidos direcionados para a síntese proteica, no lugar da oxidação, pode também modificar o peso ao nascer, resultando em 34% na sua variação.[86]

Estudos sobre ajustes metabólicos de nutrientes em mulheres com consumo de dietas inadequadas e adequadas têm auxiliado a compreensão de interações entre mudanças fisiológicas na gestação, do metabolismo de nutrientes e do estado nutricional materno.[151]

Protocolo experimental em ratos com objetivo de observar o efeito da restrição proteica materna na gestação e na lactação demonstrou que essa restrição altera o crescimento pós-natal, o comportamento no apetite, a fisiologia da leptina, as concentrações de triacilgliceróis e colesterol, e o metabolismo da glicose e a resistência à insulina.[270]

Ao analisarem-se outros parâmetros metabólicos no período gestacional mediante padrões alimentares restritos em proteínas, em ratos, foi confirmado que alterações no peso, no crescimento, na adiposidade e na intolerância à glicose diferem em função do período gestacional em que a restrição proteica ocorreu e do sexo dos animais.[35,65]

O conhecimento acerca do comprometimento do crescimento e do desenvolvimento fetal resultante da má nutrição materna está bem estabelecido. Contudo, o cenário atual vivido nas sociedades desenvolvidas não é caracterizado pela subnutrição, mas pelo consumo excessivo de nutrientes.[251,267] Essa condição tem despertado o interesse de estudiosos da área em verificar os efeitos do consumo elevado de proteínas durante a gestação no crescimento e no desenvolvimento fetal. A ingestão elevada de proteína no terceiro trimestre da gestação se associou negativamente com o índice ponderal dos filhos, indicador associado ao desenvolvimento da obesidade na vida adulta.[16] Ao considerar a intensa formação de tecidos materno e fetal e o aumento da demanda nutricional para o atendimento dessas necessidades, a oferta de proteína na alimentação durante os diferentes períodos gestacionais deve ser assegurada, observando-se a digestibilidade e o valor biológico da fonte proteica. Segundo o IOM,[126] recomenda-se a ingestão diária de 71 g de proteína a partir da segunda metade da gestação, independentemente do estágio de vida. A quantidade diária recomendada é calculada partindo-se da razão de 1,1 g/kg de peso corporal da gestante.

Para prevenir a desnutrição proteico-energética no ciclo gravídico puerperal, ambos, proteína e energia não proteica (a partir de carboidratos e gorduras), devem estar disponíveis. Se a mãe recebe carboidratos e lipídios em quantidades insuficientes, as proteínas são usadas como fonte de energia, o que é uma condição indesejável. A ingestão insuficiente de proteínas também pode afetar a suscetibilidade do recém-nascido a doenças no futuro.[208] Logo, os aminoácidos devem estar presentes em quantidades balanceadas, de modo a assegurar a síntese proteica pelo organismo materno. Por outro lado, o risco de efeitos adversos pelo consumo excessivo de proteína é baixo; no entanto, estudos apontam resultados conflitantes.[193]

Gorduras/ácidos graxos

Os lipídios, nutrientes também envolvidos no crescimento intrauterino do feto, contribuem para o desenvolvimento normal da gestação, na estruturação do fluxo uteroplacentário adequado, na formação de membranas celulares e no desenvolvimento do sistema nervoso central, além de serem veículos das vitaminas lipossolúveis e dos hormônios na circulação sanguínea e no leite materno.[92]

A glicose é o principal substrato para a produção de energia no feto, que também pode utilizar outras fontes de energia, sob condições especiais, como lactato, cetoácidos, aminoácidos, ácidos graxos e glicogênio. É importante destacar que o glicerol e alguns ácidos graxos livres passam através da placenta, o que não ocorre com os triacilglicteróis.[209] O metabolismo dos lipídios sofre vários ajustes durante a gestação e, embora não existam mudanças na oxidação basal de carboidratos ou no metabolismo de carboidratos não oxidáveis, há aumento significativo de 50 a 80% na oxidação basal de lipídios.[189]

As concentrações séricas de triacilgliceróis da gestante elevam-se de duas a três vezes, à medida que a gestação evolui para o terceiro trimestre, com aumento menos expressivo nas concentrações de fosfolipídios, de ácidos graxos, de colesterol e de glicerol.[169] Em gestações normais, durante o terceiro trimestre, há resistência fisiológica à insulina, o que promove a lipólise, bem como a hiperlipidemia a fim de garantir triacilgliceróis e ácidos graxos livres para o feto.[225]

No início da gestação há aumento nos depósitos de gordura maternos, que diminuem ativamente ao fim da gravidez, o que ocasiona hiperlipidemia materna, que normalmente está presente durante o último trimestre da gravidez. A restrição do crescimento intrauterino tem sido associada à transferência placentária prejudicada de compostos lipofílicos, o que inclui não apenas ácidos graxos, mas também vitaminas lipossolúveis, como retinol e gama e alfatocoferol, o que pode ocasionar a diminuição do peso ao nascer.[119]

A metabolização celular diferenciada de ácidos graxos nos trofoblastos placentários pode afetar a taxa de transferência para o feto. Também é importante considerar que a funcionalidade placentária pode afetar as concentrações fetais de nutrientes essenciais, como ácidos graxos poli-insaturados de cadeia longa, ácido docosa-hexaenoico (DHA) ou ácido araquidônico. A placenta transporta, preferencial e seletivamente, DHA, diferentemente de outros ácidos graxos, como demonstrado em gestantes saudáveis.[106] A maioria dos ácidos graxos poli-insaturados de cadeia longa na circulação materna é esterificada e associada a lipoproteínas.[119] Os ácidos graxos essenciais (AGE) são precursores de ácidos graxos de cadeia longa, os quais, por sua vez, são necessários para a síntese de lipídios estruturais complexos e de prostaglandinas.[92]

Os AGE poli-insaturados de cadeia longa têm importância crítica no crescimento e no desenvolvimento fetal. São precursores de eicosanoides e constituintes essenciais das membranas lipídicas, que mantêm a integridade celular e de organelas, sendo importantes mediadores intracelulares da expressão gênica.[125,226]

Os AGE das séries ômega-3 e ômega-6, particularmente o DHA, são conhecidos pelo papel essencial no desenvolvimento do cérebro e da retina.[124] Durante a gestação, a oferta de AGE e estoques corporais desses ácidos graxos são necessários para alcançar as necessidades da mãe e do feto. As necessidades diárias dos AGE variam em função do tipo desse AG, independentemente da idade materna e do período gestacional.[171]

Os valores diários recomendados para os AGE das séries ômega-3 e ômega-6 são de 1,4 e 13,0 g, respectivamente.[127] Na Tabela 1, constam os valores de ingestão diária para macronutrientes recomendados para gestantes.

Tabela 36.1 Valores diários de ingestão dietética de referência (RDA) de macronutrientes para gestantes e lactantes

Nutrientes	Mulheres	Gestantes	Lactantes
Carboidratos (g)	130	175	210
Fibras (g)	25	28	29
Proteínas (g/kg)	0,8	1,1	1,1
Proteínas (g)	46	71	71
Gorduras totais (g)	ND	ND	ND
Ácidos graxos poli-insaturados ômega-3 (g)	1,1	1,4	1,3
Ácidos graxos poli-insaturados ômega-6 (g)	11 (14-18 anos) 12 (19-50 anos)	13	13

ND: não determinado.
Fonte: Institute of Medicine.[127]

MICRONUTRIENTES NA GESTAÇÃO

Uma alimentação balanceada assegura o fornecimento de quantidades adequadas de energia e de micronutrientes essenciais para o bom desenvolvimento materno-fetal, e a redução no risco de deficiências específicas no período gestacional e pós-parto.[41,229]

Durante a gestação, as necessidades de micronutrientes aumentam mais expressivamente do que as de macronutrientes. Ingestões inadequadas, resultantes da baixa qualidade nutricional da alimentação, podem ter consequências significativas para a mãe e o feto em desenvolvimento.[153,237]

No contexto mundial, a ingestão de micronutrientes frequentemente não é compatível com as necessidades do período gestacional, de tal forma que a suplementação seja recomendada desde o início da gravidez, especialmente em países subdesenvolvidos, a fim de evitar deficiências e seus efeitos deletérios à saúde materna. Metanálises[113,114] identificaram que a suplementação pré-natal com multimicronutrientes reduziu significativamente o baixo peso ao nascer (BPN), em comparação com a suplementação isolada com ferro/ácido fólico.

Deficiências em micronutrientes na gestação têm sido amplamente identificadas em todo o mundo, predominantemente em populações de baixa renda e com alimentação inadequada.[104] Embora deficiências nutricionais sejam menos prevalentes em regiões desenvolvidas, grupos específicos da população têm ingestão inadequada de vitaminas e de minerais, especialmente ferro, iodo, folato, vitaminas D e B_{12}.[37]

Durante o período reprodutivo, muitas mulheres têm ingestão inadequada de diversas vitaminas hidrossolúveis, especialmente o folato, situação que pode estar associada ao risco reprodutivo aumentado, e pode incluir desde infertilidade até defeitos na formação fetal e doenças crônicas.[62]

A deficiência em micronutrientes ainda é um problema de saúde pública em todo o mundo, especialmente em fases da vida de grande proliferação celular, como na gestação.[29,238] A deficiência pode estar associada a resultados adversos para a saúde da mulher e da prole, incluindo anemia materna, mortalidade materna e perinatal, BPN, parto prematuro, restrição do crescimento intrauterino, resposta imune alterada e déficits cognitivos no recém-nascido.[40,104]

Minerais

Ferro

O ferro é o elemento de transição mais importante envolvido nos sistemas vivos, vital para plantas e animais.[109] É essencial para os seres humanos, dado seu papel central nos principais processos biológicos, e representa elemento-chave no processo de oxigenação tecidual.[180] O corpo humano adulto contém cerca de 4 g de ferro, dos quais aproximadamente 3 g estão na forma de hemoglobina, quantidade mantida pela absorção de apenas 1 mg de ferro/dia.[109,219] Sua distribuição no organismo ocorre sob duas formas: ferro funcional, como hemoglobina, mioglobina e enzimas intracelulares; e ferro de armazenamento, na forma de ferritina e de hemossiderina.[165,219]

O ferro é o oligoelemento mais abundante no organismo humano, participa de diversos processos metabólicos com papel fundamental na homeostase orgânica, como o transporte de oxigênio, a produção de energia por meio do metabolismo oxidativo, o crescimento celular mediante a síntese de DNA, a síntese de neurotransmissores cerebrais, como as catecolaminas, além de ser cofator de diversas reações enzimáticas.[169,232]

Durante a gestação, as necessidades de ferro aumentam substancialmente, a fim de garantir o suporte adequado ao desenvolvimento fetoplacentário e às adaptações maternas à gravidez,[97] como eritropoiese aumentada e formação dos tecidos fetais.[239] Até o terceiro mês, há aumento progressivo na necessidade de ferro, paralelamente ao acúmulo de tecidos do feto. A transferência do ferro materno-fetal é regulada por um complexo mecanismo de transporte que inclui: liberação do ferro hepático materno na circulação como Fe^{2+}; captação pela placenta; transferência para o feto; oxidação a Fe^{3+}, que poderá ser armazenado (ferritina) ou transportado para a circulação fetal (ainda ligado à transferrina).[63]

A ingestão inadequada de ferro durante a gestação, associada ao aumento de sua demanda, aumenta o risco de deficiência no mineral entre as gestantes, condição que pode afetar o crescimento e o desenvolvimento do feto e aumentar o risco de parto prematuro, de BPN e de hemorragia pós-parto.[147] Além disso, estudos sugerem que a ingestão inadequada de ferro durante a gravidez está associada ao aumento do risco cardiovascular para a prole na idade adulta.[11] Dessa forma, a importância do estado nutricional adequado em relação ao ferro durante a gravidez é evidente.[117]

Estima-se que durante a gestação são necessários aproximadamente 850 mg de ferro para atender às necessidades do feto, da placenta e da expansão das células vermelhas maternas. Embora a absorção do ferro se encontre aumentada durante esse período, faz-se necessário estoque pré-concepcional de 300 a 500 mg desse mineral.[169]

Segundo o IOM,[128] a recomendação atual para gestantes é de 27 mg/dia de ferro elementar e de 18 mg para mulheres adultas em idade reprodutiva. O ferro está presente nos alimentos como ferro heme e não heme. A forma heme, a partir da digestão proteolítica da hemoglobina e da mioglobina, é absorvida em cerca de 40%, enquanto a absorção do ferro não heme é menos eficiente e fortemente influenciada por outros componentes da alimentação.[68] Nesse sentido, vale destacar que a absorção do ferro alimentar varia durante a gestação: é baixa no primeiro trimestre, aumenta progressivamente, e pode triplicar por volta da 36ª semana de gestação.[169]

O desequilíbrio entre a quantidade biodisponível de ferro e sua necessidade orgânica causa a deficiência nutricional mais prevalente em todo o mundo, a anemia ferropriva, não só pela frequência com que se manifesta, mas também pelos efeitos deletérios resultantes da baixa concentração de hemoglobina no sangue.[101,235] Essa deficiência afeta 22% das mulheres em idade fértil na Europa, e até 50% nos países em desenvolvimento.[235] Também é frequente em crianças entre seis e 36 meses de idade.[95] A deficiência em ferro durante a gravidez apresenta prevalência mundial elevada e estima-se que 60% das gestantes apresentem anemia.[51]

A Organização Mundial da Saúde (OMS) utiliza para a classificação da anemia valores de hemoglobina (Hb) abaixo de 11,0 g/dL, independentemente do trimestre gestacional, e para mulheres em idade fértil (não grávidas) os valores de Hb abaixo de 12 g/dL.[265] A gravidade da anemia é classificada segundo valores de Hb para gestantes, conforme Tabela 36.2.[48]

Tabela 36.2 Classificação dos níveis de gravidade de anemia

Classificação	Hemoglobina (g/dL)
Anemia leve	9,0-11,0
Anemia moderada	7,0-9,0
Anemia grave	< 7,0
Anemia muito grave	< 4,0

Fonte: Ministério da Saúde.[48]

Estudos têm revelado que a anemia na gravidez se relaciona com resultado gestacional pobre, com maior risco de prematuridade, de BPN, de menor concentração de hemoglobina no recém-nascido e de mortalidade neonatal,[224] como também evidenciam a relação entre deficiência em ferro, anemia por deficiência em ferro, concentração de Hb materna e BPN. Ainda, evidências têm mostrado que a suplementação com ferro durante a gestação diminui a perda fetal e a mortalidade neonatal.[70,203] Embora a importância do ferro para a saúde materna e para o desenvolvimento fetal seja bem estabelecida, ainda existem lacunas na compreensão da regulação das concentrações desse mineral durante o período gestacional.[97]

Zinco

O zinco é um mineral essencial que desempenha papel vital em muitos processos biológicos em organismos vivos,[254] por atuar em funções estruturais, enzimáticas e reguladoras, sendo o segundo oligoelemento mais abundante no organismo humano.[73,102]

O zinco é componente essencial de mais de 1.000 proteínas,[172,206] e desempenha papel estrutural ou catalítico chave em mais de 300 enzimas,[100] como aquelas com atividade antioxidante, as metaloenzimas, os fatores de ligação e os transportadores de zinco, que são necessárias em vários processos biológicos, incluindo metabolismo de carboidratos, proteínas e lipídios.[43,132,133,240]

Quase 10% das proteínas codificadas no genoma de mamíferos necessitam de zinco em sua estrutura ou para desempenhar suas funções adequadamente.[73] O mineral está envolvido em todos os níveis de transdução de sinal celular, bem como na comunicação, na replicação, na proliferação, na diferenciação e na sobrevivência das células.[100] Também desempenha papel na síntese de DNA e de RNA e na regulação hormonal, tornando-se essencial para a embriogênese.[172,206]

ALIMENTAÇÃO NA GESTAÇÃO E NA LACTAÇÃO

Além dos aspectos abordados, o zinco participa em vários períodos de crescimento rápido, como na infância, na puberdade e na gestação. Neste último período, o mineral é essencial ao crescimento e ao desenvolvimento embrionário e fetal, bem como no trabalho de parto.[19,247]

Os efeitos fisiológicos da deficiência em zinco estão associados a numerosas alterações bioquímicas, diferentemente de funções específicas identificadas para o ferro e para o selênio.[71] A deficiência pode surgir como simples restrição alimentar do mineral, ser consequência de processos patológicos, como também resultante de estresse fisiológico provocado pelo uso do álcool, do tabagismo, do diabetes, de 6-mercaptopurina, do ácido valproico (anticonvulsivante) e da talidomida.[150,247]

Muitos estudos têm evidenciado que as concentrações plasmáticas ou séricas desse elemento declinam durante a gestação, e que sua deficiência pode estar associada ao retardo do crescimento intrauterino, à malformação congênita, a abortos espontâneos, à pré-eclâmpsia, bem como a nascimentos prematuros e a complicações materno-fetais.[82,89,132,135,145]

A deficiência em zinco tem sido associada à pré-eclâmpsia, desde 1980. A concentração desse mineral na placenta tem se mostrado mais baixa em casos de pré-eclâmpsia, com valores positivamente correlacionados com o peso ao nascer.[181]

Revisão sistemática avaliou os efeitos da suplementação de zinco sobre o desfecho gestacional em 21 ensaios clínicos randomizados e demonstrou que a suplementação com o mineral reduz o risco de parto prematuro.[192]

A necessidade de zinco é elevada durante a gestação e a lactação em função da maior demanda para a embriogênese normal, o crescimento fetal e a secreção do leite. A necessidade total para uma gestação a termo é de aproximadamente 100 mg do mineral; no terceiro trimestre as necessidades diárias para o crescimento adequado do feto atingem um pico de 1 mg de zinco absorvido.[84]

Segundo o IOM, a recomendação diária de zinco para mulheres adultas (19 a 50 anos) não grávidas é de 8 mg. Durante a gestação, na faixa etária de 14 a 18 anos, a quantidade diária recomendada é de 12 mg, e na faixa etária de 19 a 50 anos, é de 11 mg, o que representa um incremento no período de 38% nas necessidades diárias.[128]

Cálcio

O cálcio é um mineral necessário para a realização de processos biológicos importantes, incluindo a excitabilidade neuronal, a liberação de neurotransmissores, a contração muscular, a coagulação sanguínea e a integridade das membranas.[135]

A demanda aumentada de cálcio durante a gestação e a lactação resulta, principalmente, de adaptações fisiológicas maternas, como o aumento na eficiência da absorção intestinal durante a gestação e a conservação renal de cálcio associada à lactação e à perda óssea.[190] Durante o período gestacional, há declínio progressivo na concentração de cálcio no soro materno, possivelmente em razão da hemodiluição, do aumento da excreção urinária e da maior transferência do mineral da mãe para o feto em crescimento.[2,155]

Durante a gestação e a lactação, grandes quantidades de cálcio são necessárias para assegurar o crescimento fetal e a produção de leite, o que pode resultar em balanço negativo do mineral e em progressiva osteopenia em mulheres.[207,218] Nesses períodos, para o fornecimento adequado do cálcio, é necessário considerar a adaptação fisiológica dos mecanismos homeostáticos do mineral, no que diz respeito à absorção intestinal, à excreção urinária e ao *turnover* ósseo materno, que se encontram aumentados.[153,207,249] Na população geral, a deficiência em cálcio pode ser agravada por fatores genéticos e hormonais, além de atividade física insuficiente. O metabolismo do mineral também requer vitamina D, cuja falta pode ocorrer em razão da deficiência em cálcio que, em ambos os casos, pode resultar em mineralização reduzida da matriz óssea.[6] Na gravidez, a deficiência nesse mineral é rara, e pode se manifestar em casos de hipoparatireoidismo e de inadequação alimentar grave, bem como em indivíduos com incapacidade de ingerir produtos lácteos.[157]

O desenvolvimento fetal requer cerca de 30 g de cálcio durante a gravidez, principalmente no último trimestre, quantidade facilmente mobilizada dos estoques maternos, quando necessário.[41] O feto acumula 2 a 3 mg/dia de cálcio durante o primeiro trimestre, o que aumenta para 250 mg/dia no terceiro trimestre.[143]

A recomendação diária (RDA) de ingestão de cálcio elementar difere entre gestantes adolescentes (≤ 18 anos) e adultas (19 e 50 anos), sendo de 1.300 mg/dia e de 1.000 mg/dia, respectivamente.[217]A suplementação de cálcio no período gestacional não parece prevenir a perda óssea durante a lactação em mulheres adultas[34] e, dependendo da população, pode até resultar em aumento dessas perdas.[138] Por outro lado, a suplementação com o mineral tem demonstrado redução na incidência de distúrbios hipertensivos na gravidez.[54,255]

A suplementação de cálcio foi utilizada na prevenção da pré-eclâmpsia e suas complicações, cujos resultados mostraram concentrações séricas do mineral significativamente menores em pacientes com pré-eclâmpsia, em comparação a gestantes saudáveis. Sugere-se, ainda, ligação entre a baixa ingestão alimentar de cálcio e o aumento da incidência de pré-eclâmpsia,[30,157,164] além da relação inversa entre a ingestão alimentar do mineral e a ocorrência de hipertensão durante a gravidez.[30,77]

Iodo

O iodo é um elemento essencial para a síntese dos hormônios tireoidianos tri-iodotironina (T^3), tiroxina (T^4) e tirotrofina (TSH), os quais são determinantes para o neurodesenvolvimento fetal e infantil.[162]

O *clearance* renal do iodo aumenta consideravelmente na gestação, provavelmente em decorrência do aumento da função renal associado a esse período, com elevação de 75% no fluxo plasmático renal na metade da gestação, e 50% da taxa de filtração glomerular a partir do final do primeiro trimestre, estendendo-se até o final da gravidez.[15]

A gestação está associada a mudanças substanciais na fisiologia da tireoide, com estresse elevado na homeostase do iodo.[15,162] A ingestão adequada de iodo durante essa fase é essencial para a prevenção de eventos adversos na saúde materna e fetal, uma vez que a deficiência moderada a grave em iodo, com consequente hipotiroxinemia durante o desenvolvimento fetal e a infância, está relacionada a danos cerebrais irreversíveis, ao retardo mental e a déficits neurológicos.[26]

O aumento do consumo de iodo pelas gestantes é necessário em função da demanda elevada, decorrente do incremento de aproximadamente 50% na produção de T_4 para a manutenção do eutireoidismo materno e para a transferência do hormônio para o feto. Além desses ajustes, verificam-se perdas renais elevadas desse micronutriente no período gestacional.[107,248,274]

ALIMENTAÇÃO NA GESTAÇÃO E NA LACTAÇÃO

Em mães com deficiência em iodo durante o período gestacional, possivelmente em razão da demanda fetal elevada, tem-se verificado aumento gradual das concentrações de TSH.[197] O hipotireoidismo na gestação associa-se à ocorrência de abortos, de partos prematuros, de retardo no desenvolvimento mental do concepto ou retardo mental permanente, de habilidade intelectual reduzida e de nascimento de crianças com cretinismo.[88,144,275] Associadas a essas alterações, concentrações elevadas de TSH também foram relacionadas com risco aumentado de nascimentos de bebês pequenos para a idade gestacional ou com BPN.[9]

Vários métodos podem ser empregados para avaliar o *status* do iodo em mulheres grávidas, sendo a mediana da concentração urinária de iodo (CUI) a mais utilizada e aceita. A mediana da CUI de 50 a 149 mg/L tem sido estabelecida como deficiência leve a moderada em mulheres grávidas. Valores entre 150 e 249 mg/L indicam suficiência em iodo, e acima de 250 mg/L, ingestão excessiva do mineral.[274]

A deficiência em iodo é problema de saúde pública importante que afeta mais de 40 bilhões de pessoas em todo o mundo, e constitui a causa mais evitável de deficiência cognitiva.[144,201,264] A ingestão adequada do mineral é particularmente importante em grupos vulneráveis, como mulheres grávidas, lactantes e crianças, que têm altas exigências de iodo.[261] Em 2003, a Agência Nacional de Vigilância Sanitária (Anvisa), por meio de Regulamentação de Diretoria Colegiada (RDC n. 130), normatizou entre 20 e 60 mg/kg a concentração ideal de iodo no sal para consumo humano.[5]

Durante a gestação, a demanda de iodo é significativamente maior do que em mulheres não grávidas a fim de manter concentrações adequadas de T_4 livre.[163] Segundo o IOM, a recomendação de iodo para mulheres adultas é de 150 µg/dia, e para gestantes, é de 220 µg/dia, havendo incremento de 47% na necessidade diária desse micronutriente.[256] A WHO (2007)[263] recomendou, para os períodos gestacionais e de lactação, aumento da ingestão de iodo de 200 µg/dia para 250 µg/dia.[274]

A suplementação com iodo é recomendada na gravidez somente em países onde menos de 90% das famílias usam sal iodado ou nos quais a média da CUI em crianças em idade escolar esteja abaixo de 100 µg/L.[275]

Vitaminas do complexo B e lipossolúveis

Folato

O folato, vitamina do complexo B, é precursor da coenzima tetra-hidrofolato e atua na transferência de unidades de carbono no metabolismo de aminoácidos e de ácidos nucleicos, bem como de substratos doadores na remetilação da homocisteína em metionina, catalisada pela metionina sintetase e pela 5,10-metilenotetra-hidrofolato redutase. A ingestão inadequada de folato resulta em redução na biossíntese de DNA e, dessa forma, na divisão celular, provocando anemia, leucopenia, trombocitopenia e outros efeitos adversos.[99,227]

Os alimentos fornecem folato em duas formas: pteroilmonoglutamato e pteroilpoliglutamato. A forma poliglutamato tem maior atividade metabólica e é mais bem retida nas células, enquanto a monoglutamato passa mais rapidamente através da parede celular. Em humanos, o metabolismo do poliglutamato requer sua desconjugação a

754 BASES BIOQUÍMICAS E FISIOLÓGICAS DA NUTRIÇÃO

monoglutamato nos enterócitos, justificando sua baixa biodisponibilidade (50%) comparada ao monoglutamato (85%).[221]

As necessidades de folato aumentam durante os períodos de crescimento rápido, a exemplo da gestação, na qual se observa elevação na massa eritrocitária, alargamento do útero e crescimento da placenta e do feto.[22]

O papel do folato nas reações bioquímicas, como aquelas envolvidas no metabolismo de aminoácidos e na síntese de DNA, torna-o indispensável na embriogênese. Durante esse período, ocorre o fechamento do tubo neural, estrutura da qual derivam o cérebro e a coluna espinhal.[238] Defeitos do tubo neural (DTN) compreendem malformação no cérebro e no sistema nervoso, como anencefalia, espinha bífida, encefalocele e meningocele. Os DTN são as principais causas de mortalidade em recém-nascidos, secundários aos defeitos cardíacos congênitos. Estima-se que os DTN afetem entre 0,5 e 8/1.000 nascidos vivos, o que varia por região geográfica e por etnia.[98]

Na gestação, a necessidade de folato se eleva em 50% sobre a referência para mulheres adultas, passando de 400 para 600 µg/dia.[132] As melhores fontes alimentares de folato são hortaliças de folhas verde-escuras, fígado, feijão, soja, peixes, couve, laranja, maçã e ovos.[185] No entanto, os valores necessários dificilmente são alcançados, pois a vitamina é instável ao calor e, como consequência, pode ser consideravelmente perdida durante o processamento de alimentos em temperaturas elevadas.[222] Por esse motivo, atingir o valor de ingestão dietética de referência para a vitamina é recomendado a partir do consumo de alimentos fortificados ou de suplementos de ácido fólico, em adição ao folato naturalmente encontrado nos alimentos.[132]

A partir da década de 1990, a suplementação com ácido fólico tem sido recomendada antes e durante o primeiro trimestre de gravidez, para reduzir o risco de DTN. Além disso, vários países, dentre eles o Brasil, têm implementado fortificação de alimentos com ácido fólico, com o objetivo de promover ingestões suficientes entre mulheres em idade fértil.[177]

Em geral, a suplementação com ácido fólico é recomendada antes da concepção até o final do primeiro trimestre da gestação. Estudos apontam que a deficiência em folato durante a gestação está fortemente associada a várias consequências reprodutivas negativas, além de DTN, risco aumentado de abortos espontâneos recorrentes, de descolamento prematuro de placenta, de pré-eclâmpsia, de anemia, de parto prematuro e de BPN, não somente no primeiro trimestre, mas também no segundo e terceiro.[213,234,253]

Com base nessas evidências, a OMS e o Ministério da Saúde do Brasil (MS) estabeleceram como recomendação diária a dose de 400 µg (0,4 mg) de ácido fólico, por pelo menos 30 dias antes da concepção até o primeiro trimestre de gestação para prevenir os DTN, e durante toda a gestação para prevenção da anemia.[45,255] Para as mulheres com antecedentes de malformações congênitas, o MS recomenda a dose de 5 mg/dia de ácido fólico a fim de reduzir o risco de recorrência de malformações.[44] A suplementação com ácido fólico para mulheres em idade reprodutiva foi instituída como enfrentamento a dois problemas principais: anemia megaloblástica materna e DTN no recém-nascido. Com o intuito de prevenir esses problemas, tem sido recomendada a suplementação em programas de saúde pública.

Ainda nesse contexto, é importante mencionar que muitas mulheres mantêm a suplementação com ácido fólico além do primeiro trimestre recomendado, associada a alta ingestão da vitamina por meio da fortificação de alimentos obrigatória, implementada em vários países. Essa conduta tem levantado questões sobre a consequência da exposição prolongada ao nutriente para o desenvolvimento do feto, visto que o ácido fólico, um doador metil, tem o potencial para modificar epigeneticamente a expressão gênica, podendo promover fenótipos desfavoráveis na prole, por meio de mudanças no padrão de metilação do DNA.[177]

No Brasil, como estratégia para a prevenção de deficiências em folato, foi atualizada a recomendação de fortificação obrigatória das farinhas de trigo e milho com ferro e ácido fólico (RDC n. 150/2017), com, no mínimo, 4 mg e 140 µg e, no máximo, 9 mg e 220 µg de ferro e ácido fólico, respectivamente, para 100 g do produto, a partir de abril de 2019.[17]

Atualmente, mais de 50 países no mundo têm regulamentação para fortificação de farinha de trigo com ácido fólico. Em resposta a essa estratégia, nos Estados Unidos, houve redução de 26% no risco de DTN; no Canadá, esse declínio foi da ordem de 46%; no Chile, de 40% e, no Brasil, de 35%.[64]

Discussões sobre a estratégia de fortificação ainda não são conclusivas em função dos riscos potenciais da exposição crônica a altas doses de ácido fólico,[93,176] que podem decorrer do consumo elevado de alimentos fortificados, somado à suplementação no período pré-concepcional e gestacional.[58]

Adicionalmente ao consumo excessivo de folato, se houver baixa ingestão de vitamina B_{12}, pode ocorrer desequilíbrio na razão folato/vitamina B_{12}, que, durante a gravidez, pode resultar em alterações metabólicas precoces, com risco de aumento da adiposidade e da resistência insulínica,[80,154,269] bem como em alterações epigenéticas, por hiper ou hipometilação de genes específicos e, consequentemente, na programação fetal em longo prazo. Dentre os genes alterados, estariam os relacionados ao desenvolvimento cerebral e à etiologia do câncer; aos distúrbios do neurodesenvolvimento, como hiperatividade com déficit de atenção e espectro autista; à catarata juvenil e à glicosúria; às malformações renal, dentária e do esqueleto; além de outras consequências, ainda desconhecidas.[140] Nesse sentido, não apenas são necessárias reflexões acerca das políticas de fortificação e de suplementação com ácido fólico, como também dos possíveis benefícios da suplementação com vitamina B_{12} na gestação.[66]

Vitamina B_{12}

A vitamina B_{12}, ou cobalamina, tem sido identificada como um nutriente essencial para o desenvolvimento fetal.[39] Sob o aspecto metabólico, essa vitamina funciona como cofator na catálise da conversão mitocondrial do ácido metilmalônico a succinil CoA, essencial para a síntese de hemoglobina, bem como no metabolismo das gorduras e das proteínas. A vitamina B_{12} também atua como cofator, assim como o ácido fólico, para a remetilação da metionina a partir da homocisteína.[131] A deficiência na vitamina e a interrupção dessa reação podem resultar no desenvolvimento da anemia megaloblástica.[105]

Como fonte alimentar, a vitamina B_{12} é encontrada primariamente em produtos de origem animal. Dessa forma, mulheres com alimentação vegetariana, principalmente vegana, apresentam risco de deficiência na vitamina e suas consequências. Outros fatores concorrem para a deficiência em B_{12}, como a doença de Crohn, a doença celíaca e as alterações autoimunes gástricas, que promovem a redução da secreção do fator intrínseco.[7,268,272]

A deficiência em B_{12} é frequentemente causada por má absorção ou por inadequação alimentar. Estudos têm demonstrado alta prevalência global de baixas concentrações plasmáticas dessa vitamina em crianças e adultos. No entanto, atenção também deve ser dada a gestantes e a lactantes. Durante a gestação, o feto absorve B_{12} por meio da placenta, sendo o transporte placentário reduzido em casos de deficiência materna na vitamina.[198]

Conforme mencionado, a vitamina B_{12} está envolvida no metabolismo da homocisteína, atuando como cofator da metionina sintase na doação de grupos metil da metilcobalamina para a homocisteína. Do ponto de vista bioquímico, a vitamina B_{12} e o 5-metiltetra-hidrofolato (5-MTHF) estão fortemente ligados em relação à remetilação da homocisteína em metionina. Assim, um aumento nas concentrações de homocisteína pode ser fator causal para a ocorrência de DTN.[33] A deficiência intrauterina crônica em B_{12} está associada ao parto prematuro[216] e parece comprometer o desenvolvimento cognitivo e motor, bem como o crescimento na infância; contudo, os resultados dos estudos são inconclusivos.[198]

Na gravidez, a deficiência em vitamina B_{12}, associada às concentrações elevadas de homocisteína e de folato, pode representar risco para o desenvolvimento de pré-eclâmpsia; risco cardiovascular futuro[148] e diabetes gestacional[158]; além de causar aumento na adipogênese e lipogênese, em virtude de influenciar padrões de metilação de microRNA circulantes derivados do tecido adiposo. Os microRNA são reguladores epigenéticos reconhecidos por afetar as vias do receptor ativado por proliferador de peroxissomos gama (PPAR-gama) e a resistência à insulina. Assim, podem atuar como moléculas de sinalização celular e predispor à ocorrência de distúrbios na mãe e nos filhos em idade adulta.[1]

A recomendação de ingestão diária de vitamina B_{12} para gestantes aumenta de 2,4 para 2,6 µg em relação a mulheres adultas não gestantes, para atender às necessidades do feto.[132] Em virtude do risco de deficiência em vitamina B_{12} na gestação, do desequilíbrio folato/vitamina B_{12}[58] e da sua possível atuação na neutralização de efeitos adversos do excesso de folato,[229] é necessário considerar a inclusão da vitamina B_{12} na prática de fortificação de alimentos[214] e de suplementação durante a gravidez.

Vitamina A

A vitamina A é um nutriente essencial que integra o grupo das vitaminas lipossolúveis e é necessária em vários processos metabólicos, incluindo reprodução, sistema imune e visão, bem como na manutenção da diferenciação celular. Tem importância especial durante os períodos de proliferação e de rápida diferenciação celular, como na gestação, no período neonatal e na infância.[258]

As formas de vitamina A incluem retinol (vitamina A pré-formada), retinal, ácido retinoico e ésteres de retinal. O termo *vitamina A* também inclui carotenoides provitamina A, que são precursores do retinol. O termo *retinoides* refere-se ao retinol e a seus metabólitos, bem como a alguns análogos sintéticos com estrutura similar.[193]

A deficiência nessa vitamina está associada à ruptura prematura de membranas, à eclâmpsia, à xeroftalmia, à anemia por deficiência em vitamina A, ao transtorno do espectro do autismo (TEA) e, ainda, à perda auditiva neurossensorial, enquanto a hipervitaminose parece estar envolvida na teratogênese, em anormalidades hepáticas e na perda mineral óssea.[62,91,167,169] Como estratégia de controle da deficiência em vitamina A,

ALIMENTAÇÃO NA GESTAÇÃO E NA LACTAÇÃO

a suplementação tem sido recomendada. A ingestão de suplementos em quantidades próximas à recomendada durante a gestação reduz a mortalidade materna em 40%, sendo esse percentual aumentado para 49% quando se utiliza o betacaroteno. A causa aparente da redução no risco da mortalidade foi atribuída à menor suscetibilidade às infecções.[5] Em estudo populacional retrospectivo, constatou-se que a exposição durante a vida fetal a quantidades extras de vitamina A, obtidas a partir da fortificação de alimentos, estava relacionada ao menor risco de desenvolver diabetes melito tipo 2.[146] Por outro lado, em virtude do risco de toxicidade da vitamina A para a mãe e o feto, sua suplementação tem sido recomendada apenas em casos de deficiência, para evitar a cegueira noturna.[168,264]

A concentração de vitamina A no sangue declina de forma gradual na gestação em função da hemodiluição. Existem, também, evidências de que a baixa concentração sanguínea nesse período decorra da ingestão alimentar inadequada da vitamina. As recomendações de ingestão de vitamina A durante a gestação são de 750 e 770 µg de equivalente de atividade de retinol (RAE)/dia para adolescentes e para mulheres com idade superior a 19 anos, respectivamente. O feto começa a acumular a vitamina durante o terceiro trimestre da gestação.[21,132,202]

Vitamina D

A vitamina D é um pró-hormônio derivado do colesterol. As formas nutricionais da vitamina incluem a D_3 (colecalciferol), que é sintetizada na pele de humanos e de animais, e a D_2 (ergocalciferol), que é derivada das plantas.[123]

Após a ingestão, a vitamina D é hidroxilada no fígado a 25-hidroxivitamina D [25(OH) D], principal forma de estoque e mantida na circulação sanguínea. Posteriormente, nos rins materno e fetal, a 25(OH)D sofre nova hidroxilação, que dá origem ao calcitriol ou 1,25-di-hidroxivitamina D [1,25(OH)$_2$D], forma ativa da vitamina.[193,220]

A vitamina D é um nutriente lipossolúvel essencial que modula o metabolismo do cálcio em crianças e em adultos, além de participar de numerosos processos biológicos importantes para o crescimento e o desenvolvimento.[85] Em função de a demanda de cálcio aumentar no terceiro trimestre da gestação, o *status* dessa vitamina se torna crucial para a saúde da mãe, para o crescimento esquelético e para bons resultados maternos e fetais.[184]

A deficiência em vitamina D é comum na mulher gestante (5 a 85%) e nas crianças em aleitamento (10 a 80,5%)[84,85], com a prevalência variável em função do valor sérico de 25(OH)D considerado como suficiente.[10] Consequências adversas, como pré-eclâmpsia, aborto espontâneo, BPN, nascimento de crianças pequenas para a idade gestacional, hipocalcemia neonatal, comprometimento no crescimento pós-natal, fragilidade óssea, autismo, efeitos adversos no desenvolvimento neurocognitivo, incidência aumentada de doenças autoimunes, diabetes melito gestacional, colestase intra-hepática e doença periodontal, têm sido relacionadas a baixas concentrações de vitamina D durante a gestação e a infância. No entanto, no pré-natal, o monitoramento das concentrações de vitamina D não é incluído, o que poderia evitar consequências da deficiência na vitamina, que é facilmente tratada.[57,67,76,85,184,252,271]

A quantidade de vitamina D no organismo depende não só da vitamina D de origem alimentar, mas também da síntese pela exposição da pele à luz solar. O estado nutricional do indivíduo em relação à vitamina D é estimado pela determinação das concentrações séricas da 25(OH)D.

Estágios para a deficiência em vitamina D têm sido sugeridos, sem consenso na literatura. No posicionamento mais recente da Sociedade Brasileira de Patologia Clínica (SBPC) e da Sociedade Brasileira de Endocrinologia e Metabologia (SBEM), esclarece-se que "o laboratório clínico é responsável pelo reporte dos intervalos de referência nos laudos emitidos, devendo se basear em dados atualizados da literatura, diretrizes de sociedades médicas e opiniões do corpo clínico". A SBPC e a SBEM propõem valores de 25(OH)D por estratificação, de acordo com a idade e as características clínicas individuais, sendo acima de 20 ng/mL o valor desejável para população saudável (até 60 anos); entre 30 e 60 ng/mL o valor recomendado para grupos de risco, como gestantes; e acima de 100 ng/mL o valor que representa risco de toxicidade e de hipercalcemia.[96] As quantidades recomendadas de ingestão para a vitamina D são de 600 UI/dia para gestantes adolescentes e adultas.[217]

A OMS não recomenda a suplementação de vitamina D durante a gravidez para prevenir pré-eclâmpsia e suas complicações. Além disso, em razão das evidências limitadas acerca da segurança da suplementação de vitamina D durante a gestação, o uso dessa intervenção como parte dos cuidados pré-natais de rotina também não é recomendado. Em casos de deficiência, podem ser administrados suplementos de vitamina D na dose de 5 µg (200 UI) por dia, conforme recomendado pela OMS/FAO ou de acordo com as diretrizes nacionais.[256,257]

Na Tabela 36.3, constam os valores de ingestão diária para micronutrientes recomendados para gestantes.

Tabela 36.3 Valores diários de ingestão dietética de referência (RDA) de micronutrientes para gestantes e lactantes

Nutrientes	Mulheres	Gestantes	Lactantes
Vitaminas			
Folato (µg)	400	600	500
Niacina (mg)	14	18	17
Riboflavina (mg)	1 (14-18 anos) 1,1 (19-50 anos)	1,4	1,6
Tiamina (mg)	1 (14-18 anos) 1,1 (19-50 anos)	1,4	1,6
Vitamina B_6 (mg)	1,2 (14-18 anos) 1,3 (19-50 anos)	1,9	2,0
Vitamina B_{12} (µg)	2,4	2,6	2,8
Vitamina C (mg)	65 (14-18 anos) 75 (19-50 anos)	80 (14-18 anos) 85 (19-50 anos)	115 (14-18 anos) 120 (19-50 anos)
Vitamina A (µg)	700	750 (14-18 anos) 770 (19-50 anos)	1.200 (14-18 anos) 1.300 (19-50 anos)
Vitamina D (UI)	600	600	600
Vitamina E (mg)	15	15	19

▶

ALIMENTAÇÃO NA GESTAÇÃO E NA LACTAÇÃO

Nutrientes	Mulheres	Gestantes	Lactantes
Minerais			
Cálcio (mg)	1.300 (14-18 anos) 1.000 (19-50 anos)	1.300 (14-18 anos) 1.000 (19-50 anos)	1.300 (14-18 anos) 1.000 (19-50 anos)
Ferro (mg)	15 (14-18 anos) 18 (19-50 anos)	27	10 (14-18 anos) 9 (19-50 anos)
Iodo (µg)	150	220	290
Selênio (µg)	55	60	70
Zinco (mg)	9 (14-18 anos) 8 (19-50 anos)	12 (14-18 anos) 11 (19-50 anos)	13 (14-18 anos) 12 (19-50 anos)

Fonte: Institute of Medicine.[128,129,131]

DOENÇAS ASSOCIADAS À GESTAÇÃO

Anemias nutricionais

A deficiência em ferro apresenta prevalência mundial elevada e a anemia atinge cerca de 60% das gestantes,[232,250] com evidências de que mulheres no ciclo gravídico--puerperal, mesmo após suplementação com doses de ferro recomendadas pela OMS,[246,264] apresentam altos índices de anemia ferropriva, e que essa deficiência pode estar associada ao aumento de mortalidade materna e perinatal, à prematuridade, ao BPN e à morbidade do concepto.[50]

Políticas de saúde pública que empregam a suplementação com ferro têm sido implementadas em vários países. No entanto, a extensão e a cobertura dessas políticas variam em função da região. A utilização de suplementos medicamentosos com sais de ferro para prevenir e tratar a anemia é recurso tradicional e amplamente empregado, sendo preferencial a administração por via oral.[48]

Durante a gestação, a OMS[264] preconiza a suplementação de uma dose oral diária de 30 a 60 mg de ferro elementar e de 400 µg de ácido fólico, a fim de evitar a anemia materna, a infecção puerperal, o BPN e o parto prematuro. Em caso de não aceitação do suplemento diário de ferro em razão de efeitos colaterais, e em populações com prevalência de anemia inferior a 20% nas mulheres grávidas, recomenda-se a administração semanal de 120 mg de ferro elementar e de 2.800 µg de ácido fólico, com o objetivo de melhorar os resultados maternos e neonatais.

No Brasil, o Programa Nacional de Suplementação de Ferro recomenda a suplementação preventiva para mulheres durante toda a gestação, com 40 mg de ferro elementar e 400 µg de ácido fólico/dia.[45]

A anemia na gestação também pode advir da má nutrição; da deficiência em micronutrientes, incluindo folato, vitamina A e vitamina B_{12}; de doenças, como malária, infestação por ancilóstomo e esquistossomose; de infecção pelo vírus da imunodeficiência adquirida (HIV) e de hemoglobinopatias herdadas geneticamente, como as talassemias. Em virtude da morbidade e da mortalidade maternas e perinatais associadas à anemia,

760 BASES BIOQUÍMICAS E FISIOLÓGICAS DA NUTRIÇÃO

devem-se adotar estratégias de detecção precoce, de prevenção de infestações gastrintestinais, além de suplementos de melhor aceitação.[81]

Pré-eclâmpsia

A pré-eclâmpsia, síndrome hipertensiva específica da gravidez, caracteriza-se por hipertensão, edema e proteinúria e ocorre após a 20ª semana. Incide em cerca de 2 a 7% das gestações no mundo, sendo uma das complicações mais temidas nesse período em razão da alta morbimortalidade materna e perinatal.[276] Aproximadamente 25% das mulheres com hipertensão gestacional desenvolverão pré-eclâmpsia.[14]

A etiologia da pré-eclâmpsia ainda permanece desconhecida. Acredita-se que há combinação de fatores genéticos, imunológicos e ambientais que determinam defeito na segunda onda de invasão trofoblástica das arteríolas espiraladas. Isso transforma o leito vascular uteroplacentário em um sistema de alta resistência, alta pressão e baixo fluxo, o que causa redução na pressão de perfusão uteroplacentária com consequente isquemia tissular, liberando fatores que determinam a disfunção endotelial, a qual, por sua vez, gera aumento da resistência vascular.[62,200]

O estresse oxidativo e os fatores nutricionais podem estar envolvidos na liberação de substâncias produzidas pela disfunção placentária. Nesse sentido, o *status* antioxidante sanguíneo adequado reduz significativamente o risco da pré-eclâmpsia.[228] Biomarcadores de atividade antioxidante e de estresse oxidativo têm sido investigados quanto à capacidade para identificar precocemente o risco para a doença, porém, os resultados são ainda inconclusivos.[18,69,231]

Concentrações baixas das vitaminas C e E são relatadas na pré-eclâmpsia. A vitamina E tem papel antioxidante, prevenindo a propagação da peroxidação lipídica. A combinação de vitaminas C e E tem sido utilizada como estratégia preventiva contra a doença.[204,205] A vitamina D parece prevenir a ocorrência de pré-eclâmpsia, e baixas concentrações séricas da vitamina têm sido encontradas em gestantes com a doença, porém, a suplementação com a vitamina como estratégia de prevenção não é encorajada.[110,166,264]

Baixas concentrações plasmáticas de zinco também foram encontradas em gestantes com pré-eclâmpsia, sendo a hipozincemia mais acentuada em mulheres com maior gravidade da doença, possivelmente em razão das alterações fisiológicas da gravidez e das necessidades aumentadas do mineral para a defesa antioxidante.[18] A suplementação com cálcio tem sido relacionada à redução na incidência da doença, particularmente em regiões geográficas com baixa ingestão do mineral.[121] A OMS recomenda a suplementação em populações com baixa ingestão diária de cálcio, nas doses orais de 1,5 a 2,0 g/dia de cálcio elementar, para reduzir o risco de pré-eclâmpsia. Em gestantes adolescentes, a suplementação conjunta de cálcio com ácido linoleico conjugado parece ser mais efetiva.[12]

A suplementação iniciada no primeiro trimestre de gravidez, com cápsulas contendo antioxidantes e nutrientes (betacaroteno, vitamina C, vitamina E, folato e cálcio) não diminuiu o risco de pré-eclâmpsia. Sugere-se que seja investigado, para a prevenção da doença, o benefício dessa suplementação no período pré-concepcional.[196]

Embora vários estudos observacionais relatem os benefícios do peixe e de outras fontes de ácidos graxos ômega-3, não existem evidências suficientes que recomendem

ALIMENTAÇÃO NA GESTAÇÃO E NA LACTAÇÃO

o uso rotineiro de óleo marinho ou de suplementação de precursores de prostaglandinas durante a gestação para reduzir o risco da pré-eclâmpsia, do BPN, do parto prematuro ou do nascimento de bebês pequenos para a idade gestacional.[170]

Obesidade e diabetes gestacional

A crescente epidemia atual da obesidade afeta não apenas adultos, como também crianças, adolescentes e jovens. Naturalmente, também cresce o número de mulheres obesas em período fértil, o que promove aumento da prevalência da obesidade na gestação em diferentes países.[111,233]

A obesidade está associada a doenças metabólicas, a deficiências nutricionais, a complicações musculoesqueléticas e ao câncer. Na gestação, a obesidade é responsável pelo aumento no risco de complicações obstétricas, como diabetes gestacional, hipertensão, pré-eclâmpsia, malformação e macrossomia, além de trabalho de parto mais prolongado e risco de erros na analgesia durante o parto.[60,79,233,244] Os filhos de mães obesas tendem a apresentar maior peso ao nascimento e mais gordura corporal, condições que aumentam o risco de obesidade e de doenças cardiovasculares ao longo da vida, como resultado da programação fetal anormal.[245]

Em estudo de coorte, constatou-se que mães obesas apresentaram menores concentrações séricas de folato e de vitamina B_{12} em comparação com as mães controles, possivelmente em decorrência de hábitos alimentares não saudáveis.[32,182] Esses resultados têm significado clínico importante, dada a essencialidade dessas vitaminas para a saúde materna e do concepto, e seu papel-chave na programação fetal. O aumento da resposta pró-inflamatória mostrou-se evidente em mães com sobrepeso, obesidade e diabetes melito gestacional (DMG), e os bebês nascidos de mães obesas apresentaram risco de macrossomia e maior peso e circunferência da cintura, enquanto os bebês de mães com DMG apresentaram maior índice cintura/estatura em relação aos controles.[32]

Um fator de confusão importante nos estudos sobre o impacto do peso e da glicemia nos efeitos adversos na gestação é o ganho de peso. Recomenda-se que o ganho de peso seja limitado (Tabela 36.4) por estar relacionado à redução no crescimento fetal e aos riscos para o desenvolvimento de doenças cardíacas e de outras doenças crônicas, como hipertensão e diabetes tipo 2.[210]

Tabela 36.4 Recomendação para o ganho de peso na gestação

IMC pré-gestação (kg/m²)	Variação no ganho de peso total (kg)	Taxa de ganho de peso no 2º e no 3º trimestres (variação) em kg/semana
Baixo peso (< 18,5)	12,5-18	0,51 (0,44-0,58)
Peso normal (18,5 a 24,9)	11,5-16	0,42 (0,35-0,50)
Sobrepeso (25,0 a 29,9)	7-11,5	0,28 (0,23-0,33)
Obesidade (≥ 30,0)	5-9	0,22 (0,17-0,27)

IMC: índice de massa corporal.
Fonte: Rasmussen, Yaktine.[211]

A incidência de DMG é superior em mulheres obesas quando comparadas às não obesas. O risco do DMG é diretamente proporcional ao IMC materno.[90,223] Estudos revelam que a prevalência de DMG varia de 1,3 a 19,9%. Metanálise mostrou que o risco do desenvolvimento do DMG foi 2,14 vezes maior em mulheres com sobrepeso, 3,56 vezes maior naquelas com obesidade, e 8,56 vezes maior nas com obesidade grave, em comparação a mulheres grávidas de peso eutrófico.[233]

A gestação está associada à resistência fisiológica à insulina e à hiperinsulinemia, fatores que predispõem à susceptibilidade de desenvolvimento de diabetes durante esse período. O DMG ocorre quando a função das ilhotas pancreáticas maternas é insuficiente para compensar a resistência à insulina associada à gestação. Muitas mulheres com DMG têm intolerância à glicose manifestada apenas na gestação, mas algumas podem ter diabetes tipo 2 não diagnosticado antes mesmo da gravidez.[223]

O DMG é definido como intolerância à glicose em graus variados, com início de manifestação durante a gestação. Embora possa desaparecer após o parto, as mulheres apresentam risco aumentado para desenvolver, em momento posterior, o diabetes tipo 2 e, raramente, o diabetes tipo 1.[141] Embora a ingestão de nutrientes afete fatores de risco conhecidos para o diabetes tipo 2 no pós-parto, como peso e gordura corporais, os estudos investigam a relação entre a ingestão de nutrientes e os fatores de risco para essa doença.[146] Vem sendo estudado o possível envolvimento da suplementação com ferro no aumento do estresse oxidativo em mulheres com DMG e sua relação com a resistência à insulina.[272] Dentre esses fatores de risco, destacam-se o IMC elevado, a baixa função das células betapancreáticas, a concentração de insulina na última metade da gestação, a concentração sérica de triacilgliceróis, os valores de hemoglobina glicada, e a ingestão de energia, além de fatores não modificáveis relacionados à história familiar de diabetes.

O tratamento inicial do DMG consiste em controle alimentar e prática de exercícios físicos, considerando-se que o controle glicêmico reduz a morbidade para mãe e bebê.[4] As mulheres com DMG devem ser orientadas a reduzir a ingestão de gordura para menos de 25% do total de energia, e as gorduras de origem animal para menos de 30% do total de gordura na alimentação, além de aliar mudanças no estilo de vida.[149]

Alguns resultados adversos têm sido associados ao DMG, como doenças respiratórias,[20] prematuridade, malformação[56], pré-eclâmpsia[188], peso ao nascer maior para a idade gestacional, excesso de adiposidade fetal e alta incidência de cesarianas. As taxas de mortes neonatal e fetal são maiores em conceptos de mães com diabetes tipo 2 ou com DMG, quando comparadas às de mães não diabéticas.[74] Sobrepeso, obesidade ou excesso de ganho de peso na gravidez; controle glicêmico inadequado; hipertrigliceridemia; circunferência abdominal fetal e peso fetal > percentis 75 e 90, respectivamente, a partir da 28ª semana gestacional, podem ser considerados preditores de macrossomia em filhos de mães com DMG.[72]

A obesidade e o diabetes são problemas crescentes na gestação e ambos estão associados a consequências adversas. O ganho de peso gestacional é um problema particular na gravidez e a orientação de "comer por dois" é inapropriada, em que o correto é seguir a recomendação de ganho ideal de peso no período. A detecção e o controle do DMG são essenciais.[233]

Atenção especial deve ser dada às mães submetidas a cirurgia bariátrica antes da concepção. Em revisão sistemática, concluiu-se que os resultados adversos mais comuns em recém-nascidos de mães que passaram pelo procedimento cirúrgico são decorrentes de deficiências nutricionais, como complicações visuais (vitamina A), hemorragia

ALIMENTAÇÃO NA GESTAÇÃO E NA LACTAÇÃO 763

intracraniana (filoquinona), comprometimento neurológico e do desenvolvimento (vitamina B_{12}), e defeitos do tubo neural (folato). Contudo, os autores afirmam que as evidências são fracas e inconclusivas.[136] Por outro lado, os resultados da gravidez em mulheres após cirurgia bariátrica têm sido positivos, desde que a suplementação nutricional necessária seja seguida. Nesse público, verificaram-se baixas concentrações séricas de vitamina B_{12} e de albumina, e aumento nas concentrações de folato. Recém-nascidos apresentaram peso médio ao nascer menor, sem, contudo, haver aumento no percentual de baixo peso, sem constatação de macrossomia.[178]

O controle no ganho de peso gestacional, a prática de atividade física, as mudanças qualitativas na alimentação e a suplementação, quando necessária, podem ser benéficas na gestação e na programação fetal para a vida adulta.

NUTRIÇÃO NA LACTAÇÃO

A lactação constitui a forma natural mais eficiente para atender às necessidades nutricionais dos bebês, além de exercer atividades protetoras e imunomoduladoras. Preparações alternativas de alimentação nesse período diferem sobremaneira do leite materno humano, tornando-o excepcionalmente superior para a alimentação no início da vida.[13] Na sua composição destacam-se quantidades adequadas de carboidratos, lipídios, proteínas, vitaminas, minerais e água necessárias para o crescimento e o desenvolvimento do bebê, com modificações em sua composição ao longo da lactação, a fim de garantir o atendimento de suas necessidades nutricionais.[27] O leite materno é reconhecido pela OMS como padrão-ouro para a alimentação infantil exclusiva até os seis meses de vida e, após esse período, associado à alimentação complementar.[173]

A prática do aleitamento materno traz importantes implicações para a saúde das mães, desde a redução do risco cardiovascular e de fraturas de quadril na pós-menopausa, até a proteção contra alguns tipos de câncer, como de mama e ovário.[173] Além disso, facilita a perda de peso, a diminuição do sangramento pós-parto, é econômico e oportuno e favorece o vínculo afetivo entre mãe e filho.[27]

A OMS e o MS[47] recomendam o aleitamento materno exclusivo durante os seis primeiros meses de idade e o aleitamento materno continuado, com introdução de alimentos complementares, até os dois 2 anos de idade ou mais. É reconhecido cientificamente que o leite materno é capaz de nutrir de forma adequada as crianças nos primeiros seis meses de vida,[183] o que assegura, durante esse período, crescimento e desenvolvimento satisfatórios, além de reduzir os riscos de infecção do trato respiratório e gastrintestinal, alergias e doenças crônicas degenerativas na vida adulta.[47,186]

Dada a importância do aleitamento materno para a saúde materna e infantil, é de grande importância o entendimento acerca da fisiologia da lactação, especialmente no tocante ao atendimento das necessidades nutricionais maternas para que esse processo seja desenvolvido de forma efetiva.

Características do leite materno

O leite materno e o colostro apresentam composição específica que se ajustam às necessidades nutricionais do lactente e às suas limitações metabólicas e fisiológicas. O colostro é um fluido amarelado, viscoso, que preenche as células alveolares no último trimestre da gestação e é secretado durante alguns dias após o nascimento. Apresenta efeito laxante auxiliar na eliminação do mecônio e atua no estabelecimento da microbiota intestinal, protegendo o lactente de infecções. É um alimento de alta densidade e pequeno volume, rico em proteínas, minerais, vitaminas lipossolúveis (A e E), carotenoides e imunoglobulinas (Ig) A, G e E.[75]

O volume de leite secretado varia amplamente, de 10 a 100 mL/dia, com média em torno de 30 mL. A secreção aumenta de forma gradual e atinge a composição do leite maduro entre 3 e 14 dias após o parto. A composição do leite maduro varia não apenas entre mães, como também na mesma mãe, inclusive entre mamadas, no decorrer da mesma mamada e ao longo do dia, de acordo com a alimentação da mãe e as necessidades da criança.[24,110]

O leite humano maduro apresenta a menor concentração de proteínas entre os mamíferos, o que resulta em carga de soluto adequadamente baixa para os rins imaturos do bebê. O leite humano apresenta alfa-lactoalbumina como principal proteína, componente importante do sistema enzimático na síntese de lactose.[191] A caseína do leite humano ajuda a proteger contra infecções intestinais, impedindo a aderência de bactérias na mucosa intestinal,[94] além de facilitar a digestão, com formação de coalho gástrico mais suave, o que reduz o tempo de esvaziamento gástrico.[61]

Os lipídios constituem a maior fonte de energia do leite humano, proporcionando de 35 a 50% da ingestão energética diária. São facilmente digeríveis em decorrência da ação combinada de vários fatores, como composição de ácidos graxos, comprimento de suas cadeias, especificidade da estrutura dos triacilgliceróis e atividades enzimáticas complementares.[103,115,116]

A concentração de gordura do leite humano sofre flutuações tanto na quantidade quanto na qualidade em relação à alimentação materna, bem como ao longo do dia, com picos no fim da manhã e começo da tarde, e variações também durante a mamada, de modo que, em algumas mulheres, a concentração de gordura no leite final é quatro a cinco vezes maior do que no leite inicial,[38,159] o que permite que a criança desenvolva mecanismo de percepção de diferentes sabores e maior saciedade.

Os ácidos graxos desempenham múltiplas funções no organismo, participam da composição das membranas celulares, da mielina e das prostaglandinas, transportam hormônios e vitaminas lipossolúveis e podem contribuir para a proteção imunológica do lactente.[191]

A lactose é o principal carboidrato do leite humano, fornece aproximadamente 40% das necessidades energéticas, sendo metabolizada em glicose (usada como fonte de energia) e em galactose (constituinte dos galactolipídios, necessários para o desenvolvimento do sistema nervoso central). A lactose também facilita a absorção de cálcio e de ferro e promove a colonização intestinal com *Lactobacillus bifidus*, bactérias fermentativas que acidificam o trato gastrintestinal, inibindo o crescimento de bactérias patogênicas, fungos e parasitas.[103,159,191]

A concentração de vitaminas no leite humano é quase sempre adequada às necessidades dos bebês, embora se altere de acordo com a ingestão materna. O aporte de vitaminas lipossolúveis para os lactentes varia marcadamente em função da concentração de gorduras no leite humano e da alimentação materna. Quanto às vitaminas hidrossolúveis, estas também variam e dependem da alimentação da mãe, e normalmente aparecem em concentrações adequadas no leite de mulheres bem nutridas. Relatos de deficiência em bebês são raros, mesmo entre mães desnutridas ou veganas, com possível exceção da vitamina K.[199] Com relação a esta última vitamina, vale destacar que quando em baixa concentração no leite humano, é compensada por sua produção pela microbiota intestinal e pela administração rotineira da vitamina K (1 mg) logo após o parto.

Dados do IOM[130] revelam que baixas reservas maternas ou consumo deficiente de micronutrientes, como tiamina, vitamina A, riboflavina, vitamina B_6, vitamina B_{12} e iodo durante a lactação, podem reduzir em até 50% a concentração desses nutrientes no leite materno em relação aos valores normais.

Durante a lactação, deficiências nutricionais podem contribuir para a manutenção de baixas reservas de nutrientes nos lactentes, com riscos para o desenvolvimento de carências específicas nos primeiros anos de vida.[232] Portanto, melhorar a alimentação materna é a forma mais eficiente de prevenção de agravos à saúde infantil.

Recomendações nutricionais na lactação

O leite materno apresenta composição semelhante para todas as mulheres que amamentam, apesar da enorme variação no consumo alimentar. Apenas aquelas com desnutrição grave podem apresentar alterações quantitativas e qualitativas na composição do leite.[47] Quanto a esse aspecto, vale destacar que parecem existir mecanismos compensatórios a fim de permitir a manutenção da lactação com ingestões energéticas e de nutrientes mais baixas que as recomendadas, e até sem aumento calórico em relação à alimentação da mulher não gestante e não lactante. Isso sugere que o estado nutricional antes e durante a gestação tem papel importante no desempenho da lactação.[187] Nesse sentido, a OMS[259] alerta para o fato de que as mães que não tiveram ganho de peso satisfatório e, consequentemente, não conseguiram acumular reservas suficientes durante a gestação, podem ter dificuldades na lactação, o que, todavia, não inviabiliza a prática.[259]

Energia e macronutrientes

As recomendações de nutrientes para o período de lactação baseiam-se nos conhecimentos sobre a quantidade de leite produzido e o conteúdo energético e nutricional do leite e das reservas nutricionais maternas.[130] Assim, as necessidades de energia são estimadas a partir do gasto energético total da mulher (necessidades basais, termogênese dos alimentos e atividade física), adicionadas à quantidade de energia necessária para a síntese de leite e para a mobilização das reservas teciduais.[130,215]

Considerando que a produção média de leite materno no primeiro e no segundo semestres pós-parto é aproximadamente de 800 e 550 mL/dia, respectivamente, que o conteúdo de energia do leite humano é de 67 kcal/100 mL, e que a eficiência de conversão da energia dos alimentos em energia corporal é de 80%, recomenda-se o adicional de energia, para a lactação e em cada semestre pós-parto, de 670 e 460 kcal/dia, respectivamente.[130,261]

Contudo, se durante a gestação ocorrer reserva de gordura corporal, essa pode ser mobilizada para suprir parte da energia adicional da lactação. Para a perda de peso de 0,8 kg/mês em uma mulher que armazenou 2 a 4 kg de gordura corporal, o adicional energético para o primeiro semestre da lactação passa a ser de 500 kcal/dia.[130] A recomendação sobre a perda de peso após o parto é diferenciada de acordo com o estado nutricional da nutriz e não deve ultrapassar a perda ponderal considerada segura para a lactação (Tabela 36.5).[156]

Tabela 36.5   Perda de peso recomendada após o parto

Índice de massa corporal (IMC) kg/m²	Meta	Perda de peso recomendada
< 18,5 (baixo peso)	Alcançar IMC saudável (eutrofia)	–
18,5-24,99 (eutrofia)	Manter o peso na faixa de eutrofia	–
25,0-29,99 (sobrepeso)	Perder peso até atingir IMC na faixa de eutrofia	0,5-1,0 kg/mês
≥ 30 (obesidade)	Perder peso até atingir IMC na faixa de eutrofia	0,5-2,0 kg/mês

Fonte: Kumru et al.[155]

Embora possa haver, durante a lactação, depleção seletiva das reservas nutricionais de mães bem nutridas, há poucas evidências de que seja clinicamente significativa, ocorrendo, em geral, dentro de padrões normais de variação.[110] No entanto, dietas rigorosas para perda de peso, durante esse período, podem reduzir a produção láctea e a concentração de alguns nutrientes no leite materno.[112]

Orientações sobre a adequação da ingestão energética podem ser realizadas a partir do peso materno, e a avaliação da lactação é considerada satisfatória quando o bebê alimentado de forma exclusiva com leite materno se desenvolve bem e mantém índices bioquímicos adequados em relação a seu estado nutricional.

Poucos estudos têm sido realizados para estabelecer a alimentação ótima durante o período de lactação. Atualmente, a principal área de interesse parece ser sobre o padrão de ingestão de ácidos graxos. A alimentação da nutriz influencia a composição dos ácidos graxos da gordura do leite materno, principalmente a concentração de ácido linoleico, porém não tem efeito considerável no colesterol desse leite.[49]

As recomendações relativas às necessidades proteicas na lactação são de 71 g/dia, baseadas na oferta de 1,1 g/kg/dia, para todas as faixas de idade, utilizando o peso desejável. Para o planejamento alimentar, entretanto, deve-se adotar o adicional recomendado para cada período da lactação, que consiste em 19 g/dia para o primeiro semestre e em 12,5 g/dia para o segundo.[127,191,210] É importante salientar que pode não haver necessidade de incremento na ingestão de proteínas, visto que a alimentação da população em geral é hiperproteica. Porém, lactantes que praticam regimes alimentares vegetarianos ou veganos devem aumentar o consumo de leguminosas (incluindo soja), cereais integrais, nozes e sementes, de forma a obter todos os aminoácidos essenciais.[8,28]

Vitaminas e minerais

A concentração de diversas vitaminas e minerais no leite humano é influenciada tanto pela alimentação quanto pelo estado nutricional materno. A deficiência materna em micronutrientes durante a lactação pode causar redução importante na concentração de alguns nutrientes no leite materno, com subsequente depleção na criança.[6]

O estado nutricional materno adequado em relação a micronutrientes é especialmente crítico durante a gestação e a lactação. Nesses períodos, as necessidades para a maior parte dos nutrientes estão elevadas, o que aumenta o risco de inadequação alimentar.[5] As necessidades de vitaminas e de minerais durante o período de lactação baseiam-se nos conhecimentos sobre a quantidade de cada nutriente que é transferido para a produção de leite materno, adicionado ao valor recomendado para mulheres não gestantes e adolescentes.

A principal causa de deficiência em múltiplos micronutrientes é o consumo frequente de alimentação qualitativamente pobre, em razão da ingestão inadequada de alimentos de origem animal, em especial em países em desenvolvimento.

Ao considerar a importância da relação entre estado de nutrição materno, alimentação e seu efeito sobre a concentração de nutrientes no leite, têm-se priorizado alguns micronutrientes para mulheres lactantes, dentre eles: tiamina (B_1), riboflavina (B_2), piridoxina (B_6), cobalamina (B_{12}), vitamina A e iodo.[3] Entre aqueles menos críticos estão a vitamina D, o folato, o ferro, o cobre e o zinco, cujos estoques maternos têm pouco efeito na concentração no leite humano ou na criança.[215]

Redução nas concentrações teciduais de tiamina pode interferir em diversos mecanismos celulares, desencadeando processos neurodegenerativos, com consequentes alterações em funções cerebrais.[174] A carência de tiamina é uma das mais recorrentes nos três trimestres da gestação.[23] Segundo estudos realizados pela OMS,[262] isso ocorre em função de as necessidades de tiamina encontrarem-se aumentadas de forma significativa em gestantes e nutrizes, recomendando-se, para esses períodos, quantidades adicionais de 0,4 e 0,5 mg/dia, respectivamente.[261,262]

As concentrações de riboflavina no leite materno são bastante sensíveis à ingestão da vitamina pela mãe e podem ser aumentadas de forma moderada pela suplementação, quando a ingestão natural é baixa. Mesmo em comunidades bem nutridas, as concentrações de riboflavina no leite materno são consideravelmente menores do que no leite bovino.[25] Cerca de 75% do adicional alimentar da vitamina B_2 durante a gestação é utilizado para a produção láctea.

A quantidade de vitamina B_6 é proporcional ao consumo alimentar e muito sensível às variações da ingestão alimentar. Mulheres em uso de anticoncepcionais orais por períodos longos também podem apresentar concentrações diminuídas de vitamina B_6 no leite materno.[191]

Conhecimentos atuais apontam que a deficiência em vitamina B_{12} no período perinatal reflete a depleção contínua de micronutrientes. A baixa ingestão alimentar na lactação pode resultar em depleção futura na criança em razão da baixa secreção da vitamina B_{12} no leite materno.[5] Estudos realizados na região periurbana da Guatemala revelaram que 31% das amostras de leite materno estavam com taxas baixas de vitamina B_{12} até três meses após o parto, e que 62% das crianças com idade entre 7 e 12 meses de vida de uma comunidade semelhante tiveram deficiência ou baixa concentração de B_{12} no plasma.[59]

Poucas informações estão disponíveis sobre outras vitaminas do complexo B na lactação, mas evidências de vários estudos indicam que deficiências são prevalentes em algumas regiões do mundo, resultando em baixa concentração no leite materno e em ingestão inadequada pela criança.[6]

Estoques hepáticos de vitamina A de recém-nascidos são pequenos, mesmo em populações bem nutridas, sendo necessários, após o nascimento, vários meses de ingestão adequada para construir suas reservas.[20] A concentração normal de retinol no leite materno é de 485 µg/L, quantidade suficiente para suprir as necessidades diárias da criança, supondo-se a adoção da amamentação exclusiva[258]. Contudo, caso o leite seja proveniente de mães com dieta pobre em vitamina A, com subnutrição, ou caso a criança seja desmamada precocemente, as reservas do bebê serão baixas e poderão se esgotar,[175,258] o que resulta em graves implicações para a sua saúde. Para evitar essa situação no Brasil, o MS instituiu, pela Portaria n. 729, de 13 de maio de 2005, o Programa Nacional de Suplementação de Vitamina A, intitulado "Vitamina A Mais", cuja finalidade é reduzir e controlar a deficiência em vitamina A em crianças com idade entre seis e 59 meses e em mulheres no pós-parto imediato, em áreas onde ocorre essa deficiência. O referido programa prevê para as mulheres no pós-parto imediato a suplementação com dose única de 200.000 UI de vitamina A, ainda na maternidade, e para crianças com idade entre seis e 59 meses, de acordo com a idade a cada seis meses.[46]

Com relação aos minerais, a perda de cálcio materno para o leite é de cerca de 200 a 240 mg/dia. Considerando-se que o esqueleto da mulher contém cerca de 900 g de cálcio, a perda do mineral durante a gestação e os seis meses de lactação é equivalente a 3 e 5% do conteúdo de cálcio total do esqueleto, respectivamente.[143] O aumento da ingestão de cálcio durante a lactação não tem impacto sobre as mudanças fisiológicas ou na transferência do mineral para o leite materno. Mesmo em mulheres com baixa ingestão habitual de cálcio, esse aumento resulta apenas em elevação da excreção do mineral.[207]

Embora o aumento na ingestão de cálcio alimentar não previna a perda do mineral do esqueleto materno durante a lactação, o cálcio que é perdido durante a amamentação exclusiva parece ser recuperado no período de introdução da alimentação complementar.[8,126] Dessa forma, a recomendação diária durante a lactação é a mesma para mulheres não lactantes, devendo a alimentação fornecer 1.000 mg para mulheres adultas e 1.300 mg para adolescentes.[193]

Como observado para as vitaminas, a concentração de iodo no leite materno é extremamente sensível ao estado nutricional da mãe. Em regiões com bom fornecimento de iodo, a concentração do mineral no leite materno, em geral, varia de 150 a 180 µg/L. Em áreas deficientes em iodo, a concentração cai para 50 µg/L e é improvável que seja suficiente para fornecer a quantidade necessária do mineral para o atendimento da demanda de crianças em amamentação exclusiva, que corresponde a 110 µg/dia.[207] Para o atendimento das necessidades nutricionais de iodo durante a lactação, o IOM[128] recomenda ingestão diária de 290 µg/dia.

Na fase de lactação, período crucial de desenvolvimento, a deficiência em iodo afeta as funções da tireoide, tanto na mãe quanto no lactente, e condiciona o desenvolvimento neurofisiológico da criança[83] podendo gerar retardo de crescimento, deficiência na capacidade auditiva e redução da função cognitiva.[263] Consequentemente, a ingestão de iodo por bebês em amamentação exclusiva depende, diretamente, da concentração desse micronutriente no leite materno.[207] Assim, o Grupo de Trabalho de Transtornos Relacionados com a Deficiência de Iodo e Disfunção Tiróidea da Sociedade Espanhola de Endocrinologia e Nutrição recomenda a suplementação com iodo.[112]

As recomendações de ingestão para macro e micronutrientes durante o período de lactação encontram-se nas Tabelas 36.1 e 36.3.

CONSIDERAÇÕES FINAIS

A gestação e a lactação são momentos biológicos que afetam o metabolismo de todos os nutrientes. São, portanto, fases do ciclo reprodutivo da mulher que merecem o máximo de atenção com relação à oferta de alimentação saudável e balanceada, visto que os desequilíbrios nutricionais podem acarretar diversos efeitos deletérios para a mãe e o filho, com consequente aumento das taxas de morbimortalidade. Dessa forma, a implementação de políticas públicas a fim de assegurar a boa nutrição da mulher torna-se indispensável, uma vez que existem fortes evidências de que a alimentação de qualidade elevada, a melhoria do estado nutricional ou a suplementação de múltiplos micronutrientes sejam benéficas nos diferentes ciclos de vida (pré-gestação, gestação, lactação e pós-parto), independentemente da situação socioeconômica em que as mulheres estejam inseridas.

REFERÊNCIAS

1. Adaikalakoteswari A, Vatish M, Alam MT, Ott S, Kumar S, Saravanan P. Low vitamin B12 in pregnancy is associated with adipose-derived circulating miRs targeting PPARγ and insulin resistance. J Clin Endocrinol Metab. 2017;102(11):4200-9.
2. Adam B, Malatyaliog⁻lu E, Alvur M, Talu C. Magnesium, zinc and iron levels in pre-eclampsia. J Matern Fetal Med. 2001;10(4):246-50.
3. Alfadhli EM. Gestational diabetes mellitus. Saudi Med J. 2015;36(4):399-406.
4. Allen L. Maternal micronutrient malnutrition: effects on breast milk and infant nutrition, and priorities for intervention. SCN News. 1994;(11):21-4.
5. Allen L. Multiple micronutrients in pregnancy and lactation: an overview. Am J Clin Nutr. 2005;81(5):1206S-12S.
6. Allen LH, Graham JM. Assuring micronutrient adequacy in the diets of young infats. In: Delange FM, West KPJ, editors. Micronutrient deficiencies in the first six months of life. Basel: Karger; 2003.
7. Allen LH, Rosenberg IH, Oakley GP, Omenn GS. Considering the case for vitamin B12 fortification of flour. Food Nutr Bull. 2010;31(Suppl 1):S36-46.
8. Álvarez JRM. As necessidades alimentares do lactente e da mãe em necessidades nutricionais nas diferentes etapas. Amadora: Instituto Profissional de Estudos em Saúde; 2013. v. 4. p. 123-60.
9. Alvarez-Pedrerol M, Guxens M, Mendez M, Canet Y, Martorell R, Espada M et al. Iodine levels and thyroid hormones in healthy pregnancy women and birth weight of their offspring. Eur J Endocrinol. 2009;160(3):423-9.
10. Alves M, Bastos M, Leitão F, Marques G, Ribeiro G, Carrilho F. Vitamina D – importância da avaliação laboratorial. Rev Port Endocrinol Diabetes Metab. 2013;8(1):32-9.
11. Alwan NA, Cade JE, McArdle HJ, Greenwood DC, Hayes HE, Simpson NA. Maternal iron statusin early pregnancy and birth outcomes: insights from the baby's vascular health and iron in pregnancy study. Br J Nutr. 2015;113:1985-92.
12. Alzate A, Herrera-Medina R, Pineda LM. Preeclampsia prevention: a case-control study nested in a cohort. Colomb Med (Cali). 2015;46(4):156-61.
13. American Academy of Pediatrics-AAP. Policy statement: breastfeeding and the use of human milk. Pediatrics. 2012;129(3):827-41.
14. American Dietetic Association; Kaiser LL, Allen L. Position of the American Dietetic Association: nutrition and lifestyle for a healthy pregnancy outcome. J Am Diet Assoc. 2002; 102(10):1479-90.
15. Andersen SL, Laurberg P. Iodine supplementation in pregnancy and the dilemma of ambiguous recommendations. Eur Thyroid J. 2016;5(1):35-43.

16. Andreasyan K, Ponsonby AL, Dwyer T, Morley R, Riley M, Dear K et al. Higher maternal dietary protein intake in late pregnancy is associated with a lower infant ponderal index at birth. Eur J Clin Nutr. 2007;61(4):498-508.

17. Anvisa. Resolução RDC n. 150, de 13 de abril de 2017. Disponível em: <http://pesquisa.in.gov. br/imprensa/jsp/visualiza/index.jsp?jornal=1&pagina=37&data=17/04/2017>. Acesso em: 07 set. 2017.

18. Araújo Brito J, Marreiro DN, Moita Neto JM, Silva DMC, Almondes KGS, Valadares Neto J de D et al. Enzyme activity of superoxide dismutase and zincemia in women with preeclampsia. Nutr Hosp. 2013;28(2):486-90.

19. Aydemir F, Cavdar AO, Söylemez F, Cengiz B. Plasm zinc levels during pregnancy and it's relationship to maternal and neonatal characteristics. Biol Trace Elem Res. 2003;91(3):193-202.

20. Azad MB, Moyce BL, Guillemette L, Pascoe CD, Wicklow B, McGavock JM et al. Diabetes in pregnancy and lung health in offspring: developmental origins of respiratory disease. Paediatr Respir Rev. 2017;21:19-26.

21. Azais-Braesco V, Pascal G. Vitamin A in pregnancy: requeriments and safe limits. Am J Clin Nutr. 2000;71(Suppl):S1325-33.

22. Bailey LB. New standard for dietary folate intake in pregnant women. Am J Clin Nutr. 2000;71(Suppl 5):S1304-7.

23. Baker H, DeAngelis B, Holland B, Gittens-Williams L, Barrett T Jr. Vitamin profile of 563 gravidas during trimesters of pregnancy. J Am Coll Nutrition. 2002;21(1):33-7.

24. Ballard O, Morrow AL. Human milk composition: nutrients and bioactive factors. Ped Clin North Am. 2013;60(1):49-74.

25. Bates CJ, Prentice AM, Paul AA, Prentice A, Sutcliffe BA, Whitehead RG. Riboflavin status in infants born in rural Gambia, and the effects of a weaning food supplement. Trans R Soc Trop Med Hyg. 1982;76(2):253-8.

26. Bath SC, Steer CD, Golding J, Emmett P, Rayman MP. Effect of inadequate iodine status in UK pregnant women on cognitive outcomes in their children: results from the Avon Longitudinal Study of Parents and Children (ALSPAC). Lancet. 2013;382(9889):331-7.

27. Beaumont Women's Health. Womens Health Center of Excellence. Benefits of breastfeeding. Disponível em: <http://womenshealth.beaumont.edu/benefits-of-breastfeeding>. Acesso em: 2 abr. 2014.

28. Becker G, Scott M. Nutrição de mulheres lactentes. In: Manual prático para consultores de lactação. 2. ed. p. 265-83. Loures: Lusociência; 2011.

29. Begum KOC, Wessells KR, Young RR, Faye MT, Wuehler SE, Hess SY. Prevalence of and factors associated with antenatal care seeking and adherence to recommended iron-folic acid supplementation among pregnant women in Zinder, Niger. Matern Child Nutr. 2018;14(Suppl 1).

30. Belizan JM, Villar J, Repke J. The relationship between calcium intake and pregnancy-induced hypertension: up-to-date evidence. Am J Obstet Gynecol. 1988;158(4):898-902.

31. Bellissimo CJ, Vickers MH, Sloboda DM. Nutrition and pregnancy outcomes. Current as of 21 November 2017. In: Encyclopedia of reproduction. 2nd ed. Philadelphia: Elsevier, 2018. Cap. 88. p. 569-81.

32. Berglund SK, García-Valdés L, Torres-Espinola FJ, Segura MT, Martínez-Zaldívar C, Aguilar MJ et al. Maternal, fetal and perinatal alterations associated with obesity, overweight and gestational diabetes: an observational cohort study (PREOBE). BMC Public Health. 2016;16:207.

33. Berti C, Biesalski HK, Gärtner R, Lapillonne A, Pietrzik K, Poston L et al. Micronutrients in pregnancy: current knowledge and unresolved questions. Clin Nutr. 2011;30(6):689-701.

34. Bezerra FF, Donangelo C. Calcium supplementation during pregnancy and lactation: implications for maternal and infant bone health. In: Victor R, editor. Calcium: chemistry, analysis, function and effects. Piccadilly, UK: Royal Society of Chemistry; 2015. p. 484-508.

35. Bhasin KK, van Nas A, Martin LJ, Davis RC, Devaskar SU, Lusis AJ. Maternal low-protein diet or hypercholesterolemia reduces circulating essential amino acids and leads to intrauterine growth restriction. Diabetes. 2009;58(3):559-66.

36. Bhutta ZA, Das JK, Rizvi A, Gaffey MF, Walker N, Horton S et al., The Lancet Nutrition Interventions Review Group. Evidence-based interventions for improvement of maternal and child nutrition: what can be done and at what cost? Lancet. 2013;382:452-77.

ALIMENTAÇÃO NA GESTAÇÃO E NA LACTAÇÃO 771

37. Biesalski HK. The significance of vitamin A for the development and function of the lung. Forum Nutr. 2003;56:37-40.
38. Bitman J, Wood DL, Neville MC, Freed LM, Mehta NR, Hamosh P et al. Lipid composition of prepartum, preterm and term milk. In: Hamosh M, Goldman AS. Human lactation 2: maternal and environmental factors. New York: Plenum; 1986.
39. Black M. Effects of vitamin B12 and folate deficiency on brain development in children. Food Nutr Bull 2008;29(Suppl 2):S126-31.
40. Black RE, Victora CG, Walker SP, Bhutta ZA, Christian P, de Onis M et al. Maternal and child undernutrition and overweight in low-income and middle-income countries. Lancet. 2013;382:427-51.
41. Blumfield ML, Hure AJ, Macdonald-Wicks L, Smith R, Collins CE. A systematic review and meta--analysis of micronutrient intakes during pregnancy in developed countries. . Nutrition Reviews. 2013;71(2):118-32.
42. Blumfield ML, Hure AJ, Macdonald-Wicks L, Smith R, Collins CE. Systematic review and meta--analysis of energy and macronutrient intakes during pregnancy in developed countries. Nutr Rev. 2012;70(6):322-36.
43. Boreiko CJ. Overview of health risk assessments for zinc. J Toxicol Environ Health. 2010;73(2):166-74.
44. Brasil. Ministério da Saúde. Atenção ao pré-natal de baixo risco. Brasília: Ministério da Saúde; 2012. (Cadernos de Atenção Básica, n. 32).
45. Brasil. Ministério da Saúde. Secretaria de Atenção à Saúde. Departamento de Atenção Básica. Manual de condutas gerais do Programa Nacional de Suplementação de Vitamina A / Ministério da Saúde, Secretaria de Atenção à Saúde, Departamento de Atenção Básica. 2. ed. Brasília: Ministério da Saúde; 2013.
46. Brasil. Ministério da Saúde. Secretaria de Atenção à Saúde. Departamento de Atenção Básica. Programa nacional de suplementação de ferro: manual de condutas gerais. Brasília: Ministério da Saúde; 2013.
47. Brasil. Ministério da Saúde. Secretaria de Atenção à Saúde. Departamento de Atenção Básica. Saúde da criança: nutrição infantil: aleitamento materno e alimentação complementar. Brasília: Ministério da Saúde; 2009. (Cadernos de Atenção Básica, n. 23).
48. Brasil. Ministério da Saúde. Unicef. Carências de micronutrientes. Brasília: Ministério da Saúde; 2007. p. 23-38. (Cadernos de Atenção Básica, n. 20).
49. Brasil ALD, Demarchi ALC. Nutrição na gestação e lactação. In: Lopez FA, Brasil ALD. Nutrição e dietética em clínica Pediátrica. São Paulo: Atheneu; 2003. p. 9-16.
50. Bresani CC, Souza BAI, Batista Filho M, Figueiroa JN. Anemia e ferropenia em gestantes: dissensos de resultados de um estudo transversal. Rev Bras Saúde Matern Infant. 2007;7(Suppl 1):S15-21.
51. Brion MJO, Leary SD, Smith GD, McArdle HJ, Ness AR. Maternal anemia, iron intake in pregnancy, and offspring blood pressure in the Avon longitudinal study of parents and children. Am J Clin Nutr. 2008;88(4):1126-33.
52. Bruce KD. Maternal and in utero determinants of type 2 diabetes risk in the young. Curr Diabetes Rep. 2014;14:446.
53. Buckley AJ, Jaquiery AL, Harding JE. Nutritional programming of adult disease. Cell Tissue Res. 2005;322:73-9.
54. Buppasiri P, Lumbiganon P, Thinkhamrop J, Ngamjarus C, Laopaiboon M. Calcium supplementation (other than for preventing or treating hypertension) for improving pregnancy and infant outcomes. Cochrane Database Syst Rev. 2011;(10):CD007079.
55. Butte NF, Ellis KJ, Wong WW, Hopkinson JM, Smith EO. Composition of gestational weight gain impacts maternal fat retention and infant birth weight. Am J Obstet Gynecol. 2003;189(5):1423-32.
56. Callec R, Perdriolle-Galet E, Sery GA, Lamy C, Floriot M, Fresson J et al. Type 2 diabetes and pregnancy: epidemiology and obstetrical consequences. A 97 women continuous series. J Gynecol Obstet Biol Reprod (Paris). 2015;44(1):41-6.
57. Cannell JJ. Vitamin D and autism, what's new? Rev Endocr Metab Disord. 2017;18:183-93.

58. Castaño E, Piñuñuri R, Hirsch S, Ronco AM. Folate and pregnancy, current concepts: it is required folic acid supplementation? Rev Chil Pediatr. 2017;88(2):199-206.
59. Casterline JE, Allen LH, Ruel MT. Vitamin B-12 deficiency is very prevalent in lactating Guatemalan women and their infants at three months postpartum. J Nutr. 1997;127(10):1966-72.
60. Catalano P, de Mouzon SH. Maternal obesity and metabolic risk to the offspring: Why lifestyle interventions may have not achieved the desired outcomes. Int J Obes. 2015;39:642-64.
61. Cavell B. Gastric emptying in pre-term infants. Acta Paediatr Scand. 1979;68(5):725-30.
62. Cetin I, Berti C, Calabrese S. Role of micronutrients in the periconceptional period. Human Reprod Update. 2010;16(1):80-95.
63. Cetin I, Berti C, Mandò C, Parisi F. Placental iron transport and maternal absorption. Ann Nutr Metab. 2011;59:55-8.
64. Chakraborty H, Nyarko KA, Goco N, Moore J, Moretti-Ferreira D, Murray JC et al. Folic acid fortification and women's folate levels in selected communities in Brazil – a first look. Int J Vitam Nutr Res. 2014;84(5-6):286-94.
65. Chamson-Reig A, Thyssen SM, Hill DJ, Arany E. Exposure of the pregnant rat to low protein diet causes impaired glucose homeostasis in the young adult offspring by different mechanisms in males and females. Exp Biol Med. 2009;234(12):1425-36.
66. Chandyo RK, Ulak M, Kvestad I, Shrestha M, Ranjitkar S, Basnet S et al. The effects of vitamin B12 supplementation in pregnancy and postpartum on growth and neurodevelopment in early childhood: Study Protocol for a Randomized Placebo Controlled Trial. BMJ Open. 2017;7(8):e016434.
67. Chen J, Xin K, Wei J, Zhang K, Xiao H. Lower maternal serum 25(OH) D in first trimester associated with higher autism risk in Chinese offspring. J Psychosom Res. 2016;89:98-101.
68. Coad J, Conlon C. Iron deficiency in women: assessment, causes and consequences. Curr Opin Clin Nutr Metab Care. 2011;14(6):625-34.
69. Cohen JM, Kramer MS, Platt RW, Basso O, Evans RW, Kahn SR. The association between maternal antioxidant levels in midpregnancy and preeclampsia. Am J Obstet Gynecol. 2015;213(5):695. e1-13.
70. Costello AML, Osrin D. Micronutrient status during pregnancy and outcomes for newborn infants in developing countries. Am Soc Nutr Sci 2003;133(5 Suppl 2):1757S-64S.
71. Cousins R, Zinc I, Bowman BA, Russell RM. Present knowledge in nutrition. Washington, D.C.: ILSI; 2006. p. 445-57.
72. Cruz J, Grandía R, Padilla L, Rodríguez S, Hernández García P, Lang Prieto J et al. Macrosomia predictors in infants born to Cuban mothers with gestational diabetes. MEDICC Rev. 2015;17(3):27-32.
73. Cummings JE, Kovacic JP. The ubiquitous role of zinc in health and disease. J Vet Emerg Crit Care. 2009;19(3):215-40.
74. Cundy T, Gamble G, Townend K, Henley PG, MacPherson P, Roberts AB. Perinatal mortality in Type 2 diabetes mellitus. Diabet Med. 2000;17(1):33-9.
75. Dal Bosco SM. Terapia nutricional em pediatria. São Paulo: Atheneu; 2010.
76. Darling AL, Rayman MP, Steer CD, Golding J, Lanham-New SA, Bath SC. Association between maternal vitamin D status in pregnancy and neurodevelopmental outcomes in childhood: results from the Avon Longitudinal Study of Parents and Children (ALSPAC). Br J Nutr. 2017;117(12):1682-92.
77. Dawson EB, Evans DR, Kelly R, Van Hook JW. Blood cell lead, calcium and magnesium levels associated with pregnancy-induced hypertension and preeclampsia. Biol Trace Elem Res. 2000;74(2):107-16.
78. De Boo H, Harding JE. The development origins of adult disease (Barker) hypothesis. Aust NZ J Obstet Gynaecol. 2006;46:4-14.
79. Dennedy M. The maternal and fetal impacts of obesity and gestational diabetes on pregnancy outcome. Best Pract Res Clin Endocrinol Metab. 2010;24(4):573-89.
80. Deshmukh U, Katre P, Yajnik CS. Influence of maternal vitamin B12 and folate on growth and insulin resistance in the offspring. Nestle Nutr Inst Workshop Ser. 2013;74:145-54.
81. Di Renzo GC, Spano F, Giardina I, Brillo E, Clerici G, Roura LC. Iron deficiency anemia in pregnancy. Womens Health (Lond) 2015;11(6):891-900.

ALIMENTAÇÃO NA GESTAÇÃO E NA LACTAÇÃO

82. Donangelo CM, Zapata CLV, Woodhouse LR, Shames DM, Mukherjea R, King JC. Zinc absorption and kinetics during pregnancy and lactation in Brazilian women. Am J Clin Nutr. 2005;82(1):118-24.

83. Donnay S, Arena J, Lucas A, Velasco I, Ares S. Iodine supplementation during pregnancy and lactation. Position statement of the Working Group on Disorders Related to Iodine Deficiency and Thyroid Dysfunction of the Spanish Society of Endocrinology and Nutrition. Endocrinología y Nutrición (English Edition). 2014;61(1):27-34.

84. Do Prado MR, Oliveira Fde C, Assis KF, Ribeiro SA, do Prado Junior PP, Sant'Ana LF et al. Prevalence of vitamin D deficiency and associated factors in women and newborns in the immediate postpartum period. Rev Paul Pediatr. 2015;33(3):287-94.

85. Dror D. Vitamin D status during pregnancy: maternal, fetal, and postnatal outcomes. Curr Opin Obstet Gynecol. 2011;23(6):422-6.

86. Duggleby SL, Jackson AA. Higher weight at birth is related to decreased maternal amino acid oxidation during pregnancy. Am J Clin Nutr. 2002;76(4):852-7.

87. Duggleby SL, Jackson AA. Relationship of maternal protein turnover and lean body mass during pregnancy and birth length. Clin Science. 2001;101(1):65-72.

88. Dunn JT, Dellange F. Reproduciton: the most important consequence of iodine deficiency. J Clin Endocrin Metab. 2001;86(6):2360-3.

89. Ebisch IMW, Thomas CMG, Peters WHM, Braat DDM, Steegers-Theunissen RPM. The importance of folate, zinc and antioxidants in the pathogenesis and prevention of subfertility. Human Reprod Update. 2007;13(2):163-74.

90. Ehrenberg HM, Dierker L, Milluzzi C, Mercer BM. Prevalence of maternal obesity in an urban center. Am J Obstet Gynecol. 2002;187(5):1189-93.

91. Emmett SD, West KP Jr. Gestational vitamin A deficiency: a novel cause of sensorineural hearing loss in the developing world? Med Hypotheses. 2014;82(1):6-10.

92. Enríquez Y, Rodríguez GP, González IM, Martínez AF, Márquez IP. Las grasas en la dieta materna, edad gestacional y peso al nacer. Rev Cubana Salud Pública. 2004;2(2).

93. Estudio INTA. Harina enriquecida con ácido fólico. Nutrición. 2003;9:20-1.

94. Euclydes MP. Nutrição do lactente: base cientifica para uma alimentação adequada. 2. ed. Viçosa: Suprema; 2000.

95. Eussen S, Alles M, Uijterschout L, Brus F, van der Horst-Graat J. Iron intake and status of children aged 6-36 months in Europe: a systematic review. Ann Nutr Met. 2015;66:80-92.

96. Ferreira C, Maeda F, Batista M, Lazaretti-Castro M, Vasconcellos L, Madeira M et al. Posicionamento Oficial da Sociedade Brasileira de Patologia Clínica/Medicina Laboratorial (SBPC/ML) e da Sociedade Brasileira de Endocrinologia e Metabologia (SBEM) – Intervalos de Referência da Vitamina D – 25(OH)D. Rio de Janeiro: SBPC/ML; 2018.

97. Fisher AL, Nemeth E. Iron homeostasis during pregnancy. Am J Clin Nut. 2017;106(6):1567S-74S.

98. Fleming A. The role of folate in prevention of neural tube defects: human and animal studies. Nutr ver. 2001;59:S13-20.

99. Food and Agriculture Organization/World Health Organization. Report vitamin and mineral requirements in human nutrition. 2. ed. Geneva: World Health Organization and Food and Agriculture Oganization of the United Nations; 2004.

100. Foster M, Samman S. Zinc and regulation of inflammatory cytokines: implications for cardiometabolic disease. Nutrients. 2012;4:676-94.

101. Fujimori E, Laurenti D, Núñez C, Luz M, Oliveira IMV, Szarfarc SC. Anemia e deficiência de ferro em gestantes adolescentes. Rev Nutr. 2000;13(3):177-84.

102. Fukada T, Kambe T. Molecular and genetic features of zinc transporters in physiology and pathogenesis. Metallomics. 2011;3(7):662-74.

103. Garza C, Schanler RJ, Butte NF, Motil KJ. Special properties of human milk. Clin Perinatol. 1987;14(11).

104. Gernand AD, Schulze KJ, Stewart CP, West KP, Christian P. Micronutrient deficiencies in pregnancy worldwide: health effects and prevention. Nature Rev Endocrinol. 2016;12(5):274-89.

105. Gibson RS. principles of nutritional assessment. 2. ed. New York: Oxford University; 2005.

106. Gil-Sanchez A, Larque E, Demmelmair H, Acien MI, Faber FL, Parrilla JJ et al. Maternal fetal in vivo transfer of docosahexaenoic and other fatty acids across the human placenta 12 h after maternal oral intake. Am J Clin Nutr. 2010;92:115-22.
107. Glinoer D. The regulation of thyroid function during normal pregnancy: importance of the iodine nutrition status. Best Pract Res Clin Endocrinol Metab. 2004;18(2):133-52.
108. Granger J. Maternal and fetal adaptations during pregnancy: lessons in regulatory and integrative physiology. Am J Physiol Regul Integr Comp Physiol. 2002;283(6):R1289-92.
109. Greenwood NN, Earnshaw A. Iron, ruthenium, and osmium. In: Chemistry of the Elements. Oxford: Pergamon; 1989.
110. Grotegut CA. Prevention of preeclampsia. J Clin Invest. 2016;126(12):4396-8.
111. Guelinckx I, Devlieger R, Beckers K, Vansant G. Maternal obesity: pregnancy complications, gestational weght gain and nutrition. Obes ver. 2008;9(2):140-50.
112. Guiné R, Gomes AL. A Nutrição na lactação humana. Millenium. 2015;49:131-52.
113. Haider BA, Bhutta ZA. Multiple-micronutrient supplementation for women during pregnancy. Cochrane Database Syst Rev. 2012;11:CD004905.
114. Haider BA, Bhutta ZA. Multiple-micronutrient supplementation for women during pregnancy. Cochrane Database of Systematic Reviews. 2017;4:CD004905.
115. Hall B. Uniformity of human milk. Amer J Clin Nutr. 1979;32(2)304.
116. Hamosh M, Bitman J, Wood DL, Hamosh P, Mehta NR. Lipids in milk and the first steps in their digestion. Pediatrics. 1985;1(Suppl 75):S146-S50.
117. Hay G, Refsum H, Whitelaw A, Melbye EL, Haug E, Borch-Iohnsen B. Predictors of serum ferritin and serum soluble transferrin receptor in newborns and their associations with iron status during the first 2 y of life. Am J Clin Nutr. 2007;86(1):64-73.
118. Herrera E. Lipid metabolism in pregnancy and its consequences in the fetus and newborn. Endocrine. 2002;19:43-55.
119. Herrera E, Ortega-Senovilla H. Lipid metabolism during pregnancy and its implications for fetal growth, current pharmaceutical. Biotechnology. 2014;15(1):24-31.
120. Hines T, Hodgson TM. Pregnancy alters cardiac receptor afferent discharge in rats. Am J Physiol Regul Integr Comp Physiol. 2000;278(1):R149-56.
121. Hofmeyr GJ, Lawrie TA, Atallah AN, Duley L. Calcium supplementation during pregnancy for preventing hypertensive disorders and related problems. Cochrane Database Syst ver. 2010;8:CD00109.
122. Ho A, Flynn AC, Pasupathy D. Nutrition in pregnancy. Obstetrics, Gynaecology & Reproductive Medicine. 2016;26(9):259-64.
123. Holick MF, Biancuzzo RM, Chen TC, Klein EK, Young A, Bibuld D et al. Vitamin D2 is as effective as vitamin D3 in maintaining circulating concentrations of 25-hydroxyvitamin D. J Clin Endocrinol Metab. 2008;93(3):677-81.
124. Huffman SL, Harika RK, Eilander A, Osendarp SJM. Essential fats: how do they affect growth and development of infants and young children in developing coutries? A literature review. Matern Child Nutr. 2011;7(Suppl 3):S44-65.
125. Innis SM. Fatty acids and early human development. Early Hum Dev. 2007;83(12):761-6.
126. Institute of Medicine. Dietary reference intakes: the essential guide to nutrient requirements. Washington, DC: National Academies; 2006.
127. Institute of Medicine, National Academy of Sciences. Dietary reference intakes for energy carbohydrate, fiber, fat, fatty acids, cholesterol, protein, and amino acid. Washington, DC: National Academies; 2005. Disponível em: <http://books.nap.edu>. Acesso em: 24 out. 2011.
128. Institute of Medicine, National Academy of Sciences. Dietary reference intakes for vitamin A, vitamin K, arsenic, boron, chromium, copper, iodine, iron, manganese, molybdenum, nickel, silicon, vanadium, and zinc. Washington, DC: National Academies; 2001. Disponível em: <http://books.nap.edu>. Acesso em: 24 out. 2011.
129. Institute of Medicine, National Academy of Sciences. Dietary reference intakes for vitamin C, vitamin E, selenium, and carotenoids. Washington, DC: National Academies Press; 2000. Disponível em: <http://books.nap.edu>. Acesso em: 24 out. 2011.
130. Institute of Medicine. Nutrition during lactation. Washington: National Academy; 1991.

ALIMENTAÇÃO NA GESTAÇÃO E NA LACTAÇÃO

131. Institute of Medicine. Panel on folate, other B vitamins, and choline. Dietary reference intake: thiamine, riboflavin, niacin, vitamin B6, folate, vitamin B12, pantothenic acid, biotin, and choline. Washington, DC: National Academies; 1998.

132. Institute of Medicine. Zinc. In: Institute of Medicine. Dietary reference intakes for vitamin A, vitamin K, arsenic, boron, chromium, copper, iodine, iron, manganese, molybdenum, nickel, silicon, vanadium, and zinc. Washington, DC: National Academies; 2001. p. 442-501. Disponível em: <http://books.nap.edu>. Acesso em: 24 out. 2011.

133. Izquierdo Alvarez S, Castañón SG, Ruata ML, Aragüés EF, Terraz PB, Irazabal YG et al. Updating of normal levels of copper, zinc and selenium in serum of pregnancy women. J Trace Elem Med Biol. 2007;21(Suppl 1):S49-52.

134. Jacqui P. Nutrition and pregnancy weight gain for optimal birth outcomes. New Zealand College of Midwives Journal 2010;43(43):10-3.

135. Jain S, Sharma P, Kulshreshtha S, Mohan G, Singh S. The role of calcium, magnesium, and zinc in pre-eclampsia. Biol Trace Elem Res. 2010;133:162-70.

136. Jans G, Matthys C, Bogaerts A, Lannoo M, Verhaeghe J, Van der Schueren B et al. Maternal micronutrient deficiencies and related adverse neonatal outcomes after bariatric surgery: a systematic review. Adv Nutr. 2015;6(4):420-9.

137. Jariwala M, Suvarna S, Kiran Kumar G, Amin A, Udas AC. Study of the concentration of trace elements Fe, Zinco, Cu, Se and their correlation in maternal serum, cord serum and colostrums. Ind J Clin Biochem. 2014;29(2):181-8.

138. Jarjou LM, Laskey MA, Sawo Y, Goldberg GR, Cole TJ, Prentice A. Effect of calcium supplementation in pregnancy on maternal bone outcomes in women with a low calcium intake. Am J Clin Nutr. 2010;92:450-7.

139. Jones HN, Powell TL, Jansson T. Regulation of placental nutrient transport-a review. Placental. 2007;28(8-9):763-74.

140. Joubert BR, den Dekker HT, Felix JF, Bohlin J, Ligthart S, Beckett E et al. Maternal plasma folate impacts differential DNA methylation in an epigenome-wide meta-analysis of newborns. Nat Commun. 2016;7:10577.

141. Jovanovic L, Pettitt DJ. Gestational diabetes mellitus. JAMA 2001;286(20):2516-8.

142. Kaiser L, Allen LH, American Dietetic Association. Position of the American Dietetic Association: nutrition and lifestyle for a healthy pregnancy outcome. J Am Diet Assoc. 2008;108(3):553-61.

143. Kalkwarf HJ. Calcium in pregnancy and lactation. Nutr Health 2006;5:297-309.

144. Kapil U, Pathak P, Singh C. Zinc and magnesium nutriture amongst pregnant mothers of urban slum communities in Delhi: a pilot study Indian Pediatr. 2002;39(4):365-8. In: Pathak P, Kapil U, Suresh KK. Magnitude of zinc deficiency among nulliparous nonpregnat women in a rutal community of Haryana State, India. Food Nutr Bull. 2003;24(4):378-80.

145. Keen CL, Uriu-Adams JY, Skalny A, Grabeklis A, Grabeklis S, Green K et al. The plausibility of maternal nutritional status being a contributing factor to the risk for fetal alcohol spectrum disorders: the potential influence of zinc status as an example. Biofactors. 2010;36(2):125-35.

146. Keller A, Ängquist L, Jacobsen R, Vaag A, Heitmann BL. A retrospective analysis of a societal experiment among the Danish population suggests that exposure to extra doses of vitamin A during fetal development may lower type 2 diabetes mellitus (T2DM) risk later in life. Br J Nutr. 2017;117(5):731-6.

147. Khambalia AZ, Collins CE, Roberts CL, Morris JM, Powell KL, Tasevski V et al. Irondeficiency in early pregnancy using serum ferritin and soluble transferrin receptor concentrations areassociated with pregnancy and birth outcomes. Eur J Clin Nutr. 2015;70:358-63.

148. Kharb S, Aggarwal D, Bala J, Nanda S. Evaluation of homocysteine, vitamin B12 and folic acid levels during all the trimesters in pregnant and preeclamptic womens. Curr Hypertens Rev. 2016;12(3):234-8.

149. Kim SH, Kim MY, Yang JH, Park SY, Yim CH, Han KO et al. Nutritional risk factors of early development of postpartum prediabetes and diabetes in women with gestational diabetes mellitus. Nutrition 2011;27(7-8):782-8.

150. King J. Determinants of maternal zinc status during pregnancy. Am J Clin Nutr. 2000; 71(5):S1334-43.

151. King J. Physiology of pregnancy and nutrient metabolism. Am J Clin Nutr. 2000;71(5 Suppl):1218S--25S.
152. Koletzko B, Bauer CP, Bung P, Cremer M, Flothkötter M, Hellmers C et al. German national consensus recommendations on nutrition and lifestyle in pregnancy by the 'Healthy Start – Young Family Network'. Ann Nutr Metab. 2013;63:311-22.
153. Kovacs CS. Calcium and bone metabolism in pregnancy and lactation. J Clin Endocrinol Metab. 2001;86(6):2344-8.
154. Krishnaveni GV, Veena SR, Karat SC, Yajnik CS, Fall CHD. Association between maternal folate concentrations during pregnancy and insulin resistance in Indian children. Diabetologia. 2014;57:110-21.
155. Kumru S, Aydin S, Simsek M, Sahin K, Yaman M, Ay G. Comparison of serum copper, zinc, calcium, and magnesium levels in pre-eclamptic and healthy pregnant women. Biol Trace Elem Res. 2003;94(2):105-12.
156. Lacerda EMA, Saunders C. Nutrição da nutriz. In: Accioly E, Saunders C, Lacerda EMA. Nutrição em obstetrícia e pediatria. 2. ed. Rio de Janeiro: Guanabara Koogan; 2009.
157. Ladipo O. Nutrition in pregnancy: mineral and vitamin supplements. Am J Clin Nutr. 2000;72(1 Suppl):280S-90S.
158. Lai JS, Pang WW, Cai S, Lee YS, Chan JK, Shek LP et al. High folate and low vitamin B12 status during pregnancy is associated with gestational diabetes mellitus. Clin Nutr. 2017;pii:S0261-5614(17)30113-9.
159. Lamounier JA, Vieira VO, Gouvêa LC. Composição do leite humano – fatores nutricionais. In: Rego JD. Aleitamento materno. São Paulo: Atheneu; 2001.
160. Larque E, Ruiz-Palacios M, Koletzko B. Placental regulation of fetal nutrient suply. Curr Opin Clin Nutr Matab Care. 2013;16(3):292-7.
161. Layman DK, Clifton P, Gannon MC, Krauss RM, Nuttall FQ. Protein in optimal health: heart disease and type 2 diabetes. Am J Clin Nutr. 2008;87(5):1571S-5S.
162. Lazarus JH. The importance of iodine in public health. Environ Geochem Health. 2015;37:605-18.
163. Leung AM, Pearce EN. The State of U.S. iodine nutrition: how can we ensure adequate iodine for all? Thyroid. 2013;23:924-5.
164. Levine RJ, Hauth JC, Curet LB, Sibai BM, Catalano PM, Morris CD et al. Trial of calcium to prevent preeclampsia. N Eng J Med. 1997;337(2):69-76.
165. Lima GAFM, Grotto HZW. Capacidade de ligação do ferro à transferrina (TIBIC) usando método Synermed. News Lab. 2004;65:84-96.
166. Litonjua AA, Lange NE, Carey VJ, Brown S, Laranjo N, Harshfield BJ et al. The vitamin D antenatal asthma reduction trial (VDAART): rationale, design, and methods of a randomized, controlled trial of vitamin D supplementation in pregnancy for the primary prevention of asthma and allergies in children. Contemp Clin Trials. 2014;38(1):37-50.
167. Liu X, Liu J, Xiong X, Yang T, Hou N, Liang X et al. Correlation between nutrition and symptoms: nutritional survey of children with autism spectrum disorder in Chongqing, China. Nutrients. 2016;8(5).pii:E294.
168. López Rodríguez MJ, Sánchez Méndez JI, Sánchez Martínez MC, Calderay Domínguez M. Suplementos en embarazadas: controversias, evidencias y recomendaciones. Inf Ter Sist Nac Salud. 2010;34:117-28.
169. Lucyk J, Furumoto R. Necessidades nutricionais e consumo alimentar na gestação: uma revisão. Com Ciências Saúde. 2008;19(4):353-63.
170. Makrides M, Duley L, Olsen SF. Marine oil and other prostaglandin precursor, supplementation for pregnancy uncomplicated by pre-eclampsia or intrauterine growth restriction. Cochrane Database Syst Rev. 2006;CD003402.
171. Makrides M, Gibson RA. Long-chain polyunsaturated fatty acid requirements during pregnancy and lactation. Am J Clin Nutr. 2000;71(Suppl 1):S307-11.
172. Maret, W. Molecular aspects of human cellular zinc homeostasis: redox control of zinc potentials and zinc signals. Biometals. 2009;22:149-57.
173. Marmot M, Atinmo T, Byers T, Chen J, Hirohata T, Jackson A et al. Food, nutrition, physical activity, and the prevention of cancer: a global perspective. Disponível em: <http://discovery.ucl.ac.uk/4841/>. Acesso em: 20 maio 2018.

ALIMENTAÇÃO NA GESTAÇÃO E NA LACTAÇÃO

174. Martin PR, Singleton CK, Hiller-Sturmhöfel S. The role of thiamine deficiency in alcoholic brain disease. Alcohol Res Health. 2003;27(2):134-42.
175. McLaren DS, Frigg M. Manual de ver y vivir sobre los transtornos por deficiencia de vitamina A (VADD). Washington, DC: OPS; 1999. In: McLaren DS, Frigg M. Manual de ver y vivir sobre los transtornos por deficiencia de vitamina A (VADD). Washington, DC: OPS; 1999.
176. McNulty H, Scott JM. Intake and status of folate and related B-vitamins: considerations and challenges in achieving optimal status. Br J Nutr. 2008;99 Suppl 3:S48-54.
177. Mcstay CL, Prescott SL, Bower C, Palmer DJ. Maternal folic acid supplementation during pregnancy and childhood allergic disease outcomes: a question of timing? Nutrients. 2017;9:(123):6-14.
178. Mead NC, Sakkatos P, Sakellaropoulos GC, Adonakis GL, Alexandrides TK, Kalfarentzos F. Pregnancy outcomes and nutritional indices after 3 types of bariatric surgery performed at a single institution. Surg Obes Relat Dis. 2014;10(6):1166-73.
179. Mehta SH. Nutrition and pregnancy. Clin Obstetr Gynecol. 2008; 51(2):409-18.
180. Miller, J.L. Iron deficiency anemia: A common and curable disease. Cold Spring Harbor Perspect Med. 2013, 3, a011866.
181. Mistry H, Williams P. The importance of antioxidant micronutrients in pregnancy. Oxid Med Cell Longev. 2011; Epub 2011 Sep 13.
182. Mohd-Shukri NA, Duncan A, Denison FC, Forbes S, Walker BR, Norman JE, et al. Health Behaviours during Pregnancy in Women with Very Severe Obesity. Nutrients. 2015; 7(10):8431-43.
183. Monte CMG, Giugliani ERJ. Recomendações para alimentação complementar da criança em aleitamento materno. J Pediatria. 2004;80(Suppl 5):S131-41.
184. Mulligan ML, Felton SK, Riek AE, Bernal-Mizrachi C. Implications of vitamin D deficiency in pregnancy and lactation. AJOG. 2010;202(429):e1-9.
185. Nasser C, Nobre C, Mesquita S, Ruiz JG, Carlos HR, Prouvot L et al. Semana da conscientização sobre a importância do ácido fólico. J Epilepsy Clin Neur Physiol. 2005;11(4)199-203.
186. Nejar FF, Segall-Corrêa AM, Rea MF, Vianna RPT, Panigassi G. Padrões de aleitamento materno e adequação energética. Cad Saúde Pública. 2004;20(1):64-71.
187. Neville MC, Anderson SM, McManaman JL, Badger TM, Bunik M, Contractor N et al. Lactation and neonatal nutrition: defining and refining the critical questions. J Mammary Gland Biol Neoplasia. 2012;17:167-88.
188. Nguyen TH, Yang JW, Mahone M, Godbout A. Are there benefits for gestational diabetes mellitus in treating lower levels of hyperglycemia than standard recommendations? Can J Diabetes. 2016;40(6):548-54.
189. Okereke NC, Huston-Presley L, Amini SB, Kalhan S, Catalano PM. Longitudinal changes in energy expenditure and body composition in obese women with normal and impaired glucose tolerance. Am J Physiol Endocrinol Metab. 2004;287(3):E472-9.
190. Olausson H, Goldberg GR, Laskey MA, Schoenmakers I, Jarjou LM, Prentice A. Calcium economy in human pregnancy and lactation. Nutr Res Rev. 2012;25:40-67.
191. Organização Mundial da Saúde (OMS). Lactação. In: Alimentação infantil: bases fisiológicas. São Paulo: IBFAN Brasil/Instituto de Saúde; 1997. p. 10-31.
192. Ota E, Mori R, Middleton P, Tobe-Gai R, Mahomed K, Miyazaki C et al. Zinc supplementation for improving pregnancy and infant outcome. Cochrane Database of Systematic Reviews. 2015;2:CD000230.
193. Otten J, Hellwig J, Meyers L, editors. Dietary reference intakes: the essential guide to nutrient requirements. Washington, DC: National Academies; 2006. Disponível em: <http://www.nap.edu/catalog/11537.html>. Acesso em: 24 out. 2011.
194. Ouzounian JG, Elkayam U. Physiologic changes during normal pregnancy and delivery. Cardiol Clin. 2012;30:317-29.
195. Ovesen P, Rasmussen S, Kesmodel U. Effect of prepregnancy maternal overweight and obesity on pregnancy outcome. Obstetrics and Gynecology. 2011;118(2 Pt 1):305-12.
196. Parrish MR, Martin JN Jr, Lamarca BB, Ellis B, Parrish SA, Owens MY et al. Randomized, placebo controlled, double blind trial evaluating early pregnancy phytonutrient supplementation in the prevention of preeclampsia. J Perinatol. 2013;33(8):593-9.

197. Pathak P, Kapil U, Kapoor SK, Saxena R, Kumar A, Gupta N et al. Prevalence of multiple micro-nutrients deficiencies amongst pregnant women in a rural area of Haryana. Indian J Pediatr. 2004;71(11):1007-14.
198. Penna HAO, Lima IN, Bresolin AMB, Slywitch MV, Issler H. Higiene alimentar. In: Marcondes E, Vaz FAC, Ramos JLA, Okay Y, editors. Pediatria básica. 7. ed. São Paulo: Sarvier; 1985. p. 97-118.
199. Pepper MR, Black MM. B12 in fetal development. Seminars Cell Developmental Biology. 2011;22:619-23.
200. Peraçoli JC, Parpinelli MA. Síndromes hipertensivas da gestação: identificação de 4 casos graves. Rev Bras Ginecol Obstet. 2005;27(10):627-34.
201. Pearce EN, Andersson M, Zimmermann MB. Global iodine nutrition: where do we stand in 2013? Thyroid. 2013;23:523-8.
202. Pita Rodríguez G, Pineda D, Martín I, Monterrey Gutiérrez P, Serrano GS, Macías Matos Consue-lo. Ingestão de macronutrientes y vitaminas en embarazadas durante un año. Rev Cubana Salud Pública. 2003;29(3):220-7.
203. Pizarro CF, Davidsson L. Anemia during pregnancy influence of mild/moderate/severe anemia on pregnancy outcome. Nutrire Rev Soc Bras Aliment Nutr. 2003;25:153-80.
204. Polyzos NP, Mauri D, Tsappi M, Tzioras S, Kamposioras K, Cortinovis I et al. Combined vitamin C and E supplementation during pregnancy for preeclampsia prevention: a systematic rewiew. Osbtet Gynecol Surv. 2007;62(3):202-6.
205. Poston L, Chappell L, Seed P, Shennan A. Biomarkers of oxidative stress in pre-eclampsia. Preg-nancy Hypertens. 2011;1(1):22-7.
206. Prasad AS. Clinical, immunological, anti-inflammatory and antioxidant roles of zinc. Exp Ge-rontol. 2008;43:370-7.
207. Prentice A. Calcium in pregnancy and lactation. Annu Rev Nutr 2000;20:249-72.
208. Ramadan WS, Alshiraihi I, Al-karim S. Effect of maternal low protein diet during pregnancy on the fetal liver of rats. Ann Anat. 2013;195:68-76.
209. Rao PN, Shashidhar A, Ashok C. In utero fuel homeostasis: Lessons for a clinician. Indian J En-docrinol Metab. 2013;17:60-8.
210. Rasmussen KM, Yaktine AL, editor. Weight gain during pregnancy: reexamining the guidelines. Washington: Committee to Reexamining IOM Pregnancy Weight Guidelines, Institute of Medi-cine, National Research Council; 2009.
211. Rea MF. Reflexões sobre a amamentação no Brasil: de como passamos de 10 meses de duração. Cad Saúde Pública. 2003;19(Suppl1):S37-45.
212. Redman LM, Kraus WE, Bhapkar M, Das SK, Racette SB, Martin CK et al. Energy requirements in nonobese men and women: results from CALERIE. Am J Clin Nutr. 2014;99(1):71-8.
213. Relton CL, Pearce MS, Burn J, Parker L. An investigation of folate-related genetic factors in the determination of birth weight. Paediatr Perinat Epidemiol. 2005;19(5):360-7.
214. Reynolds EH. What is the safe upper intake level of folic acid for the nervous system? Implications for folic acid fortification policies. Eur J Clin Nutr. 2016;70(5):537-40.
215. Ribeiro LC, Kuzuhara JSW. Lactação. In: Silva SMCS, Mura JDP. Tratado de alimentação, nutrição e dietoterapia. 2. ed. São Paulo: Roca; 2010. p. 321-53.
216. Rogne T, Tielemans MJ, Chong MF, Yajnik CS, Krishnaveni GV, Poston L et al. Maternal vitamin B12 in pregnancy and risk of preterm birth and low birth weight: a systematic review and indi-vidual participant data meta-analysis. Am J Epidemiol. 2017;185(3):212-23.
217. Ross AC, Manson JE, Abrams SA, Aloia JF, Brannon PM, Clinton SK et al. The 2011 Dietary refe-rence intakes for calcium and vitamin D: what dietetics practitioners need to know. J Am Diet Assoc. 2011;111(4):524-7.
218. Sabour H, Hossein-Nezhad A, Maghbooli Z, Madani F, Mir E, Larijani B. Relationship bet-ween pregnancy outcomes and maternal vitamin D and calcium intake: a cross-sectional study. Gy-necol Endocrinol. 2006;22(10):585-9.
219. Saito H, Tomita A, Ohashi H, Maeda H, Hayashi H, Naoe T. Determination of ferritin and hemo-siderin iron in patients with normal iron stores and iron overload by serum ferritin kinetics. Nagoya J Med Sci 2012;74(1-2):39-49.
220. Salle BL, Delvin EE, Lapillonne A, Bishop NJ, Glorieux FH. Perinatal metabolism of vitamin D. Am J Clin Nutr. 2000;71(5 Suppl):1317S-24S.

ALIMENTAÇÃO NA GESTAÇÃO E NA LACTAÇÃO

221. Sanderson P, McNulty H, Mastroiacovo P, McDowell IF, Melse-Boonstra A, Finglas PM et al. Folate bioavailability: UK food standards agency workshop report. Br J Nutr. 2003;90(2):473-9.
222. Santos LMP, Pereira MZ. Efeito da fortificação com ácido fólico na redução dos defeitos do tubo neural. Cad Saúde Pública. 2007;23(1):17-24.
223. Sathyapalan T, Mellor D, Atkin SL. Obesity and gestational diabetes. Semin Fetal Neonatal Med. 2010;15(2):89-93.
224. Sato APS, Fujimori E, Szarfarc SC, Sato JR, Bonadio IC. Prevalência de anemia em gestantes e a fortificação de farinhas com ferro. Texto Contexto Enfermagem Florianópolis. 2008;17(3):474-81.
225. Schaefer-Graf UM, Meitzincoer K, Ortega-Senovilla H, Graf K, Vetter K, Abou-Dakn M et al. Differences in the implications of maternal lipids on fetal metabolism and growth between gestational diabetes mellitus and control pregnancies. Diabet Med. 2011;28:1053-9.
226. Schmitz G, Ecker J. The opposing effects of n-3 and n-6 fatty acids. Prog Lipid Res. 2008;47(2):147-55.
227. Scholl TO, Johnson WG. Folic acid: influence on the outcome of pregnancy. Am J Clin Nutr. 2000;71(5 Suppl):1295S-303S.
228. Scholl TO, Leskiw M, Chen X, Sims M, Stein TP. Oxidative stress, diet, and the etiology of preeclampsia. Am J Clin Nutr. 2005;81(6):1390-6.
229. Shah PS, Ohlsson A. Effects of prenatal multi micronutrient supplementation on pregnancy outcomes: A meta-analysis. CMAJ. 2009;180:E99-108.
230. Shah T, Joshi K, Mishra S, Otiv S, Kumbar V. Molecular and cellular effects of vitamin B12 forms on human trophoblast cells in presence of excessive folate. Biomed Pharmacother. 2016;84:526-34.
231. Silva DM, Marreiro D do N, Moita Neto JM, Brito JA, Neta EA, Matias JP et al. Oxidative stress and immunological alteration in women with preeclampsia. Hypertens Pregnancy. 2013;32(3):304-11.
232. Silva LSV, Thiapó AP, Souza GG, Saunders C, Ramalho A. Micronutrientes na gestação e lactação. Rev Bras Saúde Matern Infant. 2007;7(3):237-44.
233. Simmons D. Diabetes and obesity in pregnancy. Best Pract Res Clin Obstet Gynaecol. 2011;25(1):25-36.
234. Sram RJ, Binkova B, Lnenickova Z, Solansky I, Dejmek J. The impact of plasma folate levels of mothers and newborns on intrauterine growth retardation and birth weight. Mutat Res. 2005;591(1-2):302-10.
235. Stevens G, Finucane M, De-Regil LM, Paciorek C, Flaxman S, Branca F et al. Global, regional, and national trends in total and severe anaemia prevalence in children and pregnant and non--pregnant women. Lancet Glob Health. 2013;1:16e25.
236. Stothard KJ, Tennant PWG, Bell R. Maternal overweight and obesity and the risk of congenital anomalies: a systematic review and meta-analysis. JAMA. 2009;301(6):636.
237. Tabrizi FM, Pakdel FG. Serum level of some minerals during three trimesters of pregnancy in Iranian women and their newborns: a longitudinal study. Ind J Clin Biochem. 2014;29(2):174-80.
238. Tamura T, Picciano MF. Folate and human reproduction. Am J Clin Nutr. 2006;83(5):993-1016.
239. Thame G, Shinohara EMG, Santos HG, Moron AF. Folato, vitamina B12 e ferritina sérica e defeitos do tubo neural. Rev Bras Ginecol Obstet. 1998;20(8):449-53.
240. Thiapó AP, Souza LB, Libera BD, Accioly E, Saunders C, Ramalho A. Vitamina A, ferro e zinco na gestação e lactação. Rev Bras Nutr Clin. 2007;22(2):155-61.
241. Thomas B, Ghebremeskel K, Lowy C, Crawford M, Offley-Shore B. Nutrient intake of women with and without gestational diabetes with a specifc focus on fatty acids. Nutrition. 2006;22(3):230-6.
242. Thompson GN, Halliday D. Protein turnover in pregnancy. Eur J Clin Nutr. 1992;46(6):411-7.
243. Thone-Reineke C, Kalk P, Dorn M, Klaus S, Simon K, Pfab T et al. High protein nutrition during pregnancy and lactation programs blood pressure, food efficiency, and weight of the offspring in a sex-dependent manner. Am J Physiol Regul Integr Comp Physiol. 2006;291(4):R1025-30.
244. Tonidandel A, Booth J, D'Angelo R, Harris L, Tonidandel S. Anesthetic and obstetric outcomes in morbidly obese parturients: a 20-year follow-up retrospective cohort study. Int J Obstet Anesth. 2014;23(4):357-64.
245. Triunfo S, Lanzone A. Impact of overweight and obesity on obstetric outcomes. J Endocrinol Invest. 2014;37(4):323-9.

246. United Nations Children's Fund, World Health Organization. Prevention and control of iron deficiency anaemia in women and children. Geneva: World Health Organization; 1999.
247. Uriu-Adams JY, Keen CL. Zinc and reproduction: effects of zinc deficiency on prenatal and early postnatal development. Birth Defects Res B Dev Reprod Toxicol. 2010;89(4):313-25.
248. Vani S, Umesh K. Iodine deficiency and development of brain. Indian J Pediatr. 2004;71(4):325-9.
249. Vargas Zapata CL, Donangelo CM, Woodhouse LR, Abrams SA, Spencer EM, King JC. Calcium homeostasis during pregnancy and lactation in Brazilian women with low calcium intakes: a longitudinal study. Am J Clin Nutr. 2004;80(2):417-22.
250. Vasconcelos IAL, Cortês MH, Coitinho DC. Alimentos sujeitos à fortificação compulsória com ferro: um estudo com gestantes. Rev Nutr. 2008;21(2):149-60.
251. Walther T, Dietrich N, Langhammer M, Kucia M, Hammon H, Renne U et al. High-protein diet in lactation leads to a sudden infant death-like syndrome in mice. Plosone. 2011;6(3):e17443.
252. Wang H, Xiao Y, Zhang L, Gao Q. Maternal early pregnancy vitamin D status in relation to low birth weight and small-for-gestational-age offspring. J Steroid Biochem Mol Biol. 2018;175:146-50.
253. Watanabe H, Fukuoka H, Sugiyama T, Nagai Y, Ogasawara K, Yoshiike N. Dietary folate intake during pregnancy and birth weight in Japan. Eur J Nutr. 2008;47(6):341-7.
254. Wessels I, Maywald M, Rink L. Zinc as a gatekeeper of immune function. Nutrients. 2017;9:1286.
255. WHO World Health Organization: Calcium supplementation in pregnant women. Geneva: WHO; 2013.
256. WHO World Health Organization, FAO Food and Agriculture Organization. Vitamin and mineral requirements in human nutrition. 2nd ed. Geneva: WHO; 2004.
257. WHO World Health Organization. Guideline: vitamin D supplementation in pregnant women. Geneva: WHO; 2012.
258. WHO World Health Organization. Indicators for assessing vitamin A deficiency and their application in monitoring and evaluating intervention programmes. Micronutriente Serie. Geneva: World Health Organization; 1996.
259. WHO World Health Organization. Physical status: the use and interpretation of anthropometry. Geneva: WHO; 1995.(Technical Report Series, n. 854).
260. WHO World Health Organization. Protein and amino acid requirements in human nutrition: report of a joint. Geneva: WHO; 2007. p. 265. (WHO Report Technical Series, n. 935).
261. WHO World Health Organization. Quantity and quality of breast milk. Report on the WHO collaborative study on breast-feeding. J Physiol. 1978;275:1-11.
262. WHO World Health Organization. Thiamine deficiency and its prevention and control in major emergencies. Geneva: World Health Organization; 1999.
263. WHO World Health Organization, United Nations Children's Fund/International Council for the Control of Iodine Deficiency Disorders. Assessment of iodine deficiency disorders and monitoring their elimination: a guide for programme managers. 3rd ed. Geneva: World Health Organization; 2007.
264. WHO World Health Organization. WHO recommendations on antenatal care for a positive pregnancy experience. Geneva: WHO; 2016.
265. WHO World Health Organization. Worldwide prevalence of anaemia 1993-2005: WHO global database on anaemia. Geneva: Switzerland: WHO; 2008.
266. White CR, Seymour RS. Mammalian basal metabolic rate is proportional to body mass 2/3. Proceedings of the National Academy of Sciences of the United States of America. 2003;100(7):4046-9.
267. Wu G, Bazer FW, Cudd TA, Meininger CJ, Spencer TE. Maternal nutrition and fetal develop-ment. J Nutr. 2004;134(9):2169-72.
268. Yakut M, Ustün Y, Kabaçam G, Soykan I. Serum vitamin B12 and folate status in patients with inflammatory bowel diseases. Eur J Intern Med. 2010;21(4):320-3.
269. Yajnik CS, Deshpande SS, Jackson AA, Refsum H, Rao S, Fisher DJ et al. Vitamin B12 and folate concentrations during pregnancy and insulin resistance in the offspring: the Pune Maternal Nutrition Study. Diabetologia. 2008;51:29-38.
270. Zambrano E, Bautista CJ, Deás M, Martínez-Samayoa PM, González-Zamorano M, Ledesma H. A low maternal protein diet during pregnancy and lactation has sex – and window of exposure-

-specific effects on offspring growth and food intake, glucose metabolism and serum leptin in the rat. J Physiol. 2006;571(1):221-30.

271. Zhang H, Huang Z, Xiao L, Jiang X, Chen D, Wei Y. Meta-analysis of the effect of the maternal vitamin D level on the risk of spontaneous pregnancy loss. Int J Gynaecol Obstet. 2017;138(3):242-9.

272. Zein S, Rachidi S, Hininger-Favier I. Is oxidative stress induced by iron status associated with gestational diabetes mellitus? J Trace Elem Med Biol. 2014;28(1):65-9.

273. Ziegler O, Sirveaux MA, Brunaud L, Reibel N, Quilliot D. Medical follow up after bariatric surgery: nutritional and drug issues General recommendations for the prevention and treatment of nutritional deficiencies. Diabetes Metab. 2009;35(2):544-57.

274. Zimmermann MB. Iodine deficiency. Endocr Rev. 2009;30(4):376-408.

275. Zimmermann MB. Iodine deficiency in pregnancy and the effects of maternal iodine supplementation on the offspring: a review. Am J Clin Nutr 2009;(Suppl 89):S668-72.

276. Zugaib M. Doença hipertensiva específica da gestação. In: Obstetrícia. Barueri: Manole; 2008.

37

Alimentação do adulto

SONIA TUCUNDUVA PHILIPPI
RITA DE CÁSSIA DE AQUINO
GREISSE VIERO DA SILVA LEAL

INTRODUÇÃO

A alimentação do adulto deve abordar aspectos sobre alimentação saudável, a partir dos grupos de alimentos e das melhores escolhas alimentares em função da avaliação nutricional e de acordo com as recomendações nutricionais. Este capítulo apresenta as recomendações de acordo com os valores de ingestão dietética de referência (DRI) para energia, macro e micronutrientes. A última parte do capítulo informa sobre avaliação nutricional, engloba o consumo alimentar, e nela são descritos os principais métodos de avaliação (recordatório de 24 horas, diário alimentar, questionário de frequência e história alimentar); a antropometria, com a descrição da obtenção das principais medidas, como peso, estatura, circunferências corporais e dobras cutâneas; e a avaliação clínica, na qual são abordados aspectos do exame físico e da deficiência em nutrientes.

ALIMENTAÇÃO SAUDÁVEL

A busca do ser humano pela alimentação equilibrada é antiga, porém é recente a preocupação com a alimentação segura e saudável, preparada com técnicas culinárias adequadas e integrada ao meio ambiente sustentável.[20] A alimentação saudável é entendida como aquela que faz bem, promove saúde e deve ser orientada e incentivada desde a infância até a idade adulta.[3,4] No entanto, nem sempre depende apenas de opção individual. Baixa renda, exclusão social, escolaridade inadequada e falta ou má qualidade de informação disponível podem restringir a adoção e a prática da alimentação saudável. Para ser considerada saudável, a alimentação deve ser planejada com alimentos de todos os tipos, de procedência segura e conhecida, e os alimentos devem ser consumidos com prazer.

A alimentação do adulto merece cuidados não só para a promoção da saúde, como para a redução do risco de doenças, principalmente as doenças crônicas não transmissíveis (DCNT), visando à qualidade de vida saudável. Entende-se por qualidade de vida aquilo que é bom, desejável, saudável e compensador na área biopsicossocial. A alimentação saudável é uma condição essencial para que o indivíduo tenha boa qualidade de vida.

As atitudes com relação aos alimentos variam de acordo com fatores biopsicossociais, diversidade geográfica, hábitos alimentares regionais e local em que a refeição é preparada e consumida (dentro ou fora do domicílio), refletindo-se, também, no padrão e no tamanho das porções dos alimentos. De acordo com o conceito de segurança alimentar e nutricional, com base em práticas alimentares saudáveis, devem ser garantidas condições de acesso aos chamados alimentos básicos, com qualidade, em quantidade suficiente, de modo permanente e sem comprometer o acesso a outras necessidades essenciais que contribuam com a existência digna em um contexto de desenvolvimento integral e saudável.[17]

Para o planejamento de alimentação saudável, deve-se incorporar o conceito de "escolha alimentar inteligente", ou seja, escolher de forma adequada os alimentos e/ou as preparações, diminuir o consumo de gorduras e açúcares e aumentar o de frutas, legumes, verduras, grãos integrais, leite, queijos e iogurtes desnatados. Deve haver estímulo ao consumo dos alimentos regionais e locais, pois além da valorização cultural, provavelmente serão consumidos alimentos com melhores valores nutritivos e mais saborosos. O consumo adequado e variado, com a presença de todos os grupos de alimentos, contribui para a promoção da saúde.[19]

A abordagem de escolha inteligente para o alimento implica na seleção mais adequada, no conhecimento sobre o valor nutritivo, no reconhecimento da diversidade regional, no resgate das preparações culinárias e na preservação do valor nutritivo, além do prazer de comer. A opção pelo comer saudável implica escolhas mais voltadas para alimentos naturais e, quando os alimentos são industrializados, a leitura e a avaliação do valor nutritivo informado nos rótulos desses alimentos tornam-se necessárias para a melhor decisão sobre a inclusão ou não na alimentação. Todo alimento é constituído por energia e nutrientes, que, em maior ou menor proporção, definem seu valor nutritivo, o que depende, também, da forma de preparo culinário do alimento ou das técnicas dietéticas utilizadas.

Composição da alimentação dos adultos

A alimentação de adultos deve ser planejada com base nos diferentes grupos dos alimentos e nas diferentes opções para os equivalentes energéticos. Para a definição dos grupos de alimentos, de acordo com os hábitos alimentares brasileiros, devem ser utilizados aqueles estipulados pela pirâmide dos alimentos adaptada para a população brasileira. Para direcionar os adultos em suas escolhas, os alimentos devem ser apresentados em medidas usuais, com os respectivos pesos em gramas e tamanho das porções. A adoção de medidas usuais, como fatia, copo de requeijão e unidade, permite melhor entendimento da quantidade do alimento, uma vez que elas estão presentes na prática alimentar diária do indivíduo e na cultura do país.

O planejamento alimentar de adultos deve prever que os alimentos sejam distribuídos em seis refeições (café da manhã, lanche da manhã, almoço, lanche da tarde, jantar e lanche da noite), com a inclusão de alimentos e preparações mais habituais da popu-

784 BASES BIOQUÍMICAS E FISIOLÓGICAS DA NUTRIÇÃO

lação. A distribuição percentual das recomendações diárias de energia deve ser de 15 a 35% no café da manhã, almoço e jantar, e de 5 a 15% nos lanches intermediários (lanche da manhã, da tarde e da noite).

Os grupos de alimentos com suas respectivas quantidades estão exemplificados na Tabela 37.1.

Tabela 37.1 Grupos de alimentos com valor energético e medida usual de consumo

Grupo	Valor energético (kcal/porção)	Medida usual
C = cereais (arroz integral), pães e massas (com grãos integrais), batata e mandioca (cozidas)	150	4 colheres (sopa) de arroz 1 unidade de pão francês integral
V = verduras e legumes (crus e cocção ao vapor)	15	8 folhas de alface 2 colheres (sopa) de cenoura crua ralada
F = frutas (regionais e da época)	70	1 banana 1 laranja
C = carnes (magras) e ovos	190	1 bife 2 ovos cozidos
L = leite, queijo e iogurte (desnatados)	120	1 ½ copo (requeijão) 1 ½ fatia de queijo minas
F = feijões e oleaginosas	55	1 concha (50% caldo e 50% grãos) 2 castanhas-do-brasil
Ó = óleos e gorduras (evitar frituras e gorduras trans)	73	1 colher (sopa) de azeite
A = açúcares e doces (evitar bebidas adoçadas, refrigerantes, biscoitos recheados)	110	1 colher (sopa) de açúcar

As quantidades sugeridas para as porções de adultos, ao longo do dia, devem ser distribuídas em refeições. Para a orientação alimentar, podem ser utilizados ícones que melhor representem a realidade cultural dos indivíduos. Tem-se utilizado a representação da pirâmide para a população brasileira ou o próprio prato em que a refeição é servida, mas o importante é que os ícones sejam acompanhados de mensagens, em linguagem assimilável e que traduzam de forma simples as recomendações nutricionais alicerçadas em bases científicas.

A alimentação de adultos deve ser planejada com alimentos de todos os grupos, optando-se por escolhas inteligentes, pautadas na qualidade dos alimentos e nas formas de preparo que preservem o seu valor nutritivo. A inclusão de grãos integrais, verduras, legumes, frutas, carnes magras e leite desnatado, com a diminuição do consumo de alimentos gordurosos, doces, bebidas adoçadas, sódio e alimentos industrializados, deve ser estimulada para promoção da saúde e para redução do risco de doenças. Indivíduos adultos devem estar atentos ao tamanho das porções e às quantidades consumidas, distribuídas em refeições ao longo do dia. A leitura cuidadosa dos rótulos pode auxiliar na escolha dos melhores alimentos a serem consumidos. Recomenda-se, ainda, a prática de atividade física diária orientada por profissional habilitado e o consumo de água.

Densidade energética

Para realizar escolhas alimentares que manterão um indivíduo adulto saudável, é possível utilizar a densidade energética (DE), que é a quantidade de calorias em um peso fixo do alimento. A DE varia de 0 a 9 kcal/g.

Para entender os alimentos e a relação com as escolhas alimentares, alimentos e preparações devem ser incluídos nas refeições diárias considerando a DE (kcal/g). Para aumentar a sensação de saciedade, é melhor escolher alimentos que apresentam DE mais baixa.

A consulta de informações nutricionais nos rótulos e nas embalagens dos alimentos é uma estratégia para escolhas alimentares mais inteligentes e para diminuir a DE da alimentação. É possível encontrar os dados necessários para calcular a DE de um alimento em tabelas de informações nutricionais: a quantidade de kcal e o peso em gramas, por porção, estão localizados no topo das tabelas. Se há menos calorias do que gramas, a porção apresenta DE menor que 1 kcal/g. Se há duas vezes mais calorias que gramas, o alimento apresenta densidade energética igual a 2 kcal/g. Os exemplos de alimentos com os respectivos pesos (g), medidas usuais e calorias mostram as diferentes DE dos alimentos (Tabela 37.2) e como a escolha de alimentos de menor DE pode ser interessante para os adultos na prática de uma alimentação saudável.

Tabela 37.2 Densidade energética (DE) de alimentos segundo medidas usuais de consumo

Alimentos	Peso (g)	Medidas usuais de consumo	kcal	DE
Arroz integral cozido	200	6 colheres (sopa)	150	1,2
Pão de queijo	60	1 unidade	150	2,5
Pão francês	50	1 unidade	150	3,0
Alface-americana	120	6 folhas	15	0,1
Beterraba cozida	43	3 fatias	15	0,3
Mamão-formosa	220	1 fatia	70	0,3
Laranja-pera	137	1 unidade	70	0,5
Feijão cozido (50% de caldo)	86	1 concha	55	0,6
Carne moída refogada	100	5 colheres (sopa)	190	1,9
Salsicha	60	1 ½ unidade	190	3,2
Leite tipo B	200	1 copo (requeijão)	120	0,6
Queijo prato	30	1 ½ fatia	120	4,0
Óleo de soja	8	1 colher (sopa)	73	9,1
Açúcar refinado	28	1 colher (sopa)	110	3,9

RECOMENDAÇÕES NUTRICIONAIS

Recomendações nutricionais são definidas, tradicionalmente, como a quantidade de energia e de nutrientes que atendem às necessidades da maioria dos indivíduos de um grupo ou de uma população. As recomendações nutricionais podem significar escolhas alimentares, ou seja, a seleção e o conjunto de alimentos que promovam a saúde do indivíduo.

Historicamente, as recomendações nutricionais tiveram início com a observação sobre a ausência de determinados alimentos na rotina alimentar de indivíduos e as manifestações clínicas de deficiências. Foi associada, então, a possibilidade de que os alimentos contivessem substâncias essenciais e que essas substâncias, por sua vez, estariam presentes apenas em determinados grupos alimentares. Na história das recomendações, é clássica a obrigatoriedade de "limão" em embarcações da marinha mercante britânica no século XVIII. Na época, constatava-se que marinheiros "sangravam até a morte", ou seja, provavelmente desenvolviam escorbuto ocasionado pela deficiência em vitamina C, que se manifestava em alto-mar após longo período sem a disponibilidade de frutas e hortaliças.

No século XX, com a evolução tecnológica e a descoberta de uma série de vitaminas, os Estados Unidos foram o primeiro país a estabelecer um conselho de especialistas para estudar recomendações nutricionais. Atualmente, esse conselho é conhecido como Food and Nutrition Board (FNB) e se reúne periodicamente para revisar essas recomendações.

A Food and Agriculture Organization (FAO) e a World Health Organization (WHO) organizaram-se alguns anos depois e, também, realizam encontros para revisar e publicar recomendações de energia, proteínas, vitaminas e minerais. A última reunião, realizada em 1998 em Bangkok, possibilitou a elaboração da ingestão recomendada de nutrientes (*recommended nutrient intakes* – RNI) e uma edição final foi publicada em 2004.[29,31]

As recomendações nutricionais são instrumentos importantes para o planejamento, a prescrição e a avaliação de planos alimentares. São baseadas em várias evidências científicas, como estudos populacionais de consumo, observações epidemiológicas, avaliações bioquímicas de restrição e saturação de nutrientes, e têm sido amplamente estudadas ao longo dos anos.

Não existem recomendações nutricionais desenvolvidas em âmbito nacional e, tradicionalmente, têm sido adotadas as recomendações da FAO/WHO e as norte-americanas.[28] Estabelecidas desde 1941, a última e décima edição completa das recomendações norte-americanas, antes denominadas ingestão dietética recomendada (*recommended dietary allowances* – RDA), foi publicada em 1989.[16] Entre 1993 e 1994, o FNB do Institute of Medicine da National Academy of Science constituiu vários comitês para o desenvolvimento e a organização de novas recomendações. A partir de 1997, foram publicadas sob a denominação de ingestão dietética de referência (*dietary reference intake* – DRI), com novos conceitos sobre recomendações nutricionais.

As DRI, assim como as RDA, são valores numéricos estimados para o consumo de nutrientes e incluem as seguintes referências.

- Necessidade média estimada (*estimated average requirement* – EAR): é o valor médio de ingestão diária de determinado nutriente que se estima atender às necessidades de 50% de uma população saudável de mesmo sexo e estágio de vida, obtido a partir de medianas de curvas de consumo. A EAR é utilizada para determinar a RDA e os valores são aplicados para avaliar e planejar o consumo de grupos populacionais e para a análise da probabilidade de adequação de consumo de indivíduos (Figura 37.1).

ALIMENTAÇÃO DO ADULTO 787

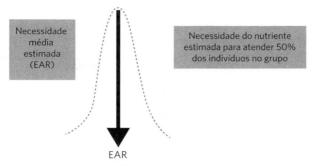

Figura 37.1 Necessidade média estimada.

- Ingestão dietética recomendada (*recommended dietary allowance* – RDA): é o valor médio de ingestão diária de determinado nutriente, estimado para atender às necessidades de cerca de 97,5% de uma população saudável de mesmo sexo e estágio de vida. Manteve-se o conceito antes utilizado de "nível de ingestão dietética diária suficiente para atender às necessidades de praticamente toda a população saudável", estabelecido principalmente a partir de medianas de curvas de distribuição normal de estudos populacionais de avaliação de consumo, acrescidas de dois desvios-padrão. Os valores de RDA garantem o atendimento das necessidades de indivíduos, de forma a evitar carências nutricionais. Se não houver dados para estimar o desvio-padrão, recomenda-se assumir o coeficiente de variação de 10% e a RDA será obtida pela EAR acrescida de 20%. Deve ser considerada a meta de ingestão e de adequação nutricional, apesar de estar acima das necessidades da maioria dos indivíduos (Figura 37.2).

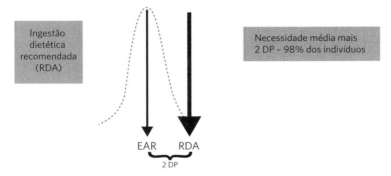

Figura 37.2 Ingestão dietética recomendada.
DP: desvio-padrão; EAR: necessidade média estimada.

Ingestão adequada (*adequate intake* – AI): é o valor médio de ingestão diária de um nutriente cujos estudos disponíveis não permitiram o estabelecimento de EAR e, portanto, de RDA, mas a observação de consumo e/ou de dados experimentais possibilitou recomendá-lo. Quando não há EAR e RDA de determinado nutriente, utiliza-se AI como meta de ingestão (Figura 37.3).

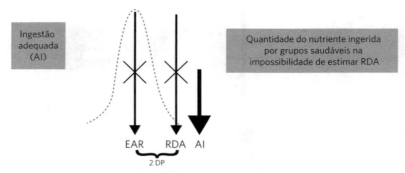

Figura 37.3 Ingestão adequada.
DP: desvio-padrão; EAR: necessidade média estimada; RDA: ingestão dietética recomendada.

Limite superior tolerável de ingestão (*tolerable upper intake level* – UL): é o nível máximo de ingestão diária de determinado nutriente que é tolerável de forma biológica, não oferecendo riscos de efeitos adversos à saúde para praticamente todos os indivíduos da população de mesmo sexo e estágio de vida. Deve-se considerar para a avaliação de UL a ingestão de alimentos-fonte, além de alimentos fortificados, suplementos e água. É importante destacar que o estabelecimento de UL atendeu às preocupações quanto ao uso indiscriminado e inadequado de suplementos nutricionais, e seu valor não deve ser utilizado como recomendação de consumo (Figura 37.4).

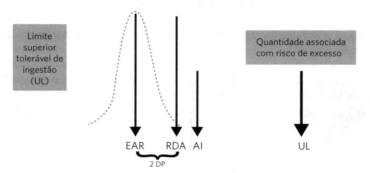

Figura 37.4 Limite superior tolerável de ingestão.
AI: ingestão adequada; DP: desvio-padrão;
EAR: necessidade média estimada; RDA: ingestão dietética recomendada.

De acordo com conceitos disponibilizados, os valores de RDA ou AI podem ser considerados metas de ingestão, enquanto EAR e UL devem ser utilizados para a avaliação de planos alimentares, uma vez que a ingestão habitual abaixo da EAR e acima do UL pode representar grande probabilidade de inadequação e de efeitos adversos.

As referências de consumo foram organizadas segundo a idade, agrupadas e definidas como estágios de vida. Os períodos são divididos em: primeiro ano de vida (recém-nascidos); crianças (de 1 a 8 anos de idade) e homens e mulheres (de 9 a 70 anos de idade ou mais). Os estágios estão divididos em seis faixas de idade, que contemplam dois períodos de adolescência (de 9 a 13 e de 14 a 18 anos de idade), um período de adulto

ALIMENTAÇÃO DO ADULTO

jovem (de 19 a 30 anos de idade), dois períodos de adultos (de 31 a 50 e de 51 a 70 anos de idade) e uma subdivisão de idosos para indivíduos com 70 anos de idade ou mais. É importante destacar que os períodos de gestação e lactação foram divididos em três grupos de idade: menor que 19 anos, de 19 a 30 anos e de 31 a 50 anos, o que não ocorria nas recomendações anteriores e dificultava a avaliação alimentar desses grupos.

Com relação aos macronutrientes, as DRI estabeleceram um conceito inovador quanto à distribuição energética: a faixa de distribuição aceitável de macronutriente (*acceptable macronutrient distribution range* – AMDR) (Tabela 37.3). Essa faixa pode ser definida como os limites percentuais de ingestão de proteínas, lipídios e carboidratos associados ao atendimento das necessidades nutricionais e à redução do risco de DCNT. A AMDR deve ser considerada como distribuição energética aceitável, e não um parâmetro de adequação.

Tabela 37.3 Faixa de distribuição aceitável de macronutriente para carboidratos, lipídios e proteínas

AMDR	1 a 3 anos	4 a 18 anos	Adultos
Proteínas	5-20%	10-30%	10-35%
Lipídios	30-40%	25-35%	20-35%
Ácido graxo linoleico	5-10%	5-10%	5-10%
Ácido graxo alfalinolênico	0,6-1,2%	0,6-1,2%	0,6-1,2%
Carboidratos	45-65%	45-65%	45-65%

AMDR: faixa de distribuição aceitável de macronutrientes.
Fonte: Institute of Medicine.[13]

As DRI estabeleceram, também, valores de recomendação de macronutrientes: carboidratos, fibras, proteínas e lipídios (Tabela 37.4). Os valores de carboidratos foram estabelecidos de acordo com a quantidade mínima de glicose utilizada para a função cerebral (130 g/dia), apesar de reconhecer-se que a quantidade normalmente ingerida está muito acima desse valor. O conceito de quantidade mínima é importante, pois estabelece limite para ingestão, contrariando alguns tipos de "dietas da moda" que recomendam alta restrição de carboidratos.

Tabela 37.4 Ingestão dietética de referência para macronutrientes: carboidratos, fibras totais, proteínas, lipídios, ácidos graxos linoleico e alfalinolênico, e proteínas

Estágio de vida	Carboidratos (g/dia)	Fibras totais (g/dia)	Proteínas (g/dia)	Lipídios (g/dia)	Ácido linoleico (g/dia)	Ácido alfalinolênico (g/dia)
Lactentes						
0-6 meses	60*	ND	9,1*	31*	4,4*	0,5*
7-12 meses	95*	ND	11,0	30*	4,6*	0,5*
Crianças						
1-3 anos	130	19*	13	ND	7*	0,7*
4-8 anos	130	25*	19	ND	10*	0,9*

▶

790 BASES BIOQUÍMICAS E FISIOLÓGICAS DA NUTRIÇÃO

▶

Estágio de vida	Carboidratos (g/dia)	Fibras totais (g/dia)	Proteínas (g/dia)	Lipídios (g/dia)	Ácido linoleico (g/dia)	Ácido alfalinolênico (g/dia)
Homens						
9-13 anos	**130**	31*	**34**	ND	12*	1,2*
14-18 anos	**130**	38*	**52**	ND	16*	1,6*
19-30 anos	**130**	38*	**56**	ND	17*	1,6*
31-50 anos	**130**	38*	**56**	ND	17*	1,6*
51-70 anos	**130**	30*	**56**	ND	14*	1,6*
> 70 anos	**130**	30*	**56**	ND	14*	1,6*
Mulheres						
9-13 anos	**130**	26*	**34**	ND	10*	1,0*
14-18 anos	**130**	26*	**46**	ND	11*	1,1*
19-30 anos	**130**	25*	**46**	ND	12*	1,1*
31-50 anos	**130**	25*	**46**	ND	12*	1,1*
51-70 anos	**130**	21*	**46**	ND	11*	1,1*
> 70 anos	**130**	21*	**46**	ND	11*	1,1*
Gestação						
14-18 anos	**175**	28*	**71**	ND	13*	1,4*
19-30 anos	**175**	28*	**71**	ND	13*	1,4*
31-50 anos	**175**	28*	**71**	ND	13*	1,4*
Lactação						
14-18 anos	**210**	29*	**71**	ND	13*	1,3*
19-30 anos	**210**	29*	**71**	ND	13*	1,3*
31-50 anos	**210**	29*	**71**	ND	13*	1,3*

*Representam ingestão adequada e negritos representam ingestão dietética recomendada.
Fonte: Institute of Medicine.[13]

As recomendações de proteínas foram mantidas e repetiram as quantidades mínimas estabelecidas pelo último documento da FAO.[28] As recomendações de lipídios se basearam nas quantidades mínimas de ácidos graxos essenciais e foram estabelecidas as quantidades mínimas diárias dos ácidos graxos linoleico e alfalinolênico.

É importante lembrar que as DRI foram estabelecidas para a população dos Estados Unidos e do Canadá e, para sua utilização na população brasileira, devem ser consideradas as prováveis diferenças e, consequentemente, alguns "erros" associados.

As DRI permitem maior amplitude de utilização das recomendações nutricionais. Dependendo do objetivo a ser alcançado junto ao indivíduo ou ao grupo, o uso de EAR, RDA, AI e UL permite planejamento mais completo e melhor detalhamento da alimentação, o que assegura aconselhamento mais próximo das necessidades do indivíduo ou do grupo atendido.

O uso da ingestão dietética de referência

As DRI devem ser utilizadas de acordo com o objetivo do profissional que está planejando ou avaliando a alimentação, e os critérios são consideravelmente diferentes para indivíduos e grupos (Quadro 37.1). Há a possibilidade de avaliar o consumo de alguns nutrientes de forma a medir a probabilidade de adequação (ou inadequação) da alimentação, além da observação e da análise qualitativa desse consumo. As DRI podem ser

ALIMENTAÇÃO DO ADULTO

utilizadas para avaliar o consumo qualitativo por meio da observação do valor obtido e de sua localização entre as referências de consumo (Quadro 37.2).[6,15,26]

Quadro 37.1 Uso das referências de ingestão dietética para avaliação de consumo de indivíduos e grupos

Para indivíduos	Para grupos
EAR: é usada para determinar a probabilidade de inadequação da ingestão habitual do nutriente	EAR: é usada para determinar a prevalência de inadequação da ingestão do nutriente em determinado grupo
RDA: a ingestão habitual do nutriente igual ou acima da RDA tem pequena probabilidade de estar inadequada	RDA: não deve ser utilizada para avaliar a ingestão em grupos
AI: a ingestão habitual do nutriente igual ou acima da AI tem pequena probabilidade de estar inadequada	AI: a ingestão habitual do nutriente igual ou acima da AI significa, provavelmente, pequena prevalência da população com ingestão inadequada do nutriente
UL: a ingestão habitual acima do UL indica que o indivíduo está em risco de ocorrência de efeitos prejudiciais à saúde	UL: é usado para estimar a porcentagem da população em risco de efeitos adversos decorrentes do excesso de ingestão do nutriente

AI: ingestão adequada; EAR: necessidade média estimada; RDA: ingestão dietética recomendada; UL: limite superior tolerável de ingestão.
Fonte: Institute of Medicine.[12]

Quadro 37.2 Interpretação qualitativa das ingestões dietéticas de referência

Ingestão	Interpretação qualitativa
Ingestão < EAR	A ingestão provavelmente está inadequada
Ingestão entre EAR e RDA	Risco de inadequação
Ingestão ≥ RDA	É pouco provável que a ingestão seja inadequada, se avaliada por grande número de dias
Ingestão muito superior à RDA	A ingestão provavelmente está adequada, mesmo que avaliada por poucos dias
Ingestão ≥ AI	É pouco provável que a ingestão seja inadequada, se avaliada por um grande número de dias
Ingestão < AI	A adequação não pode ser determinada

AI: ingestão adequada; EAR: necessidade média estimada; RDA: ingestão dietética recomendada.
Fonte: Institute of Medicine.[12]

AVALIAÇÃO DO CONSUMO DE NUTRIENTES POR INDIVÍDUOS

A avaliação do consumo, ou avaliação alimentar, é parâmetro importante de avaliação nutricional que, em conjunto com parâmetros antropométricos, bioquímicos e clínicos, permite a avaliação do estado nutricional do indivíduo. No entanto, as necessidades nutricionais reais de um indivíduo são de impossível mensuração, e os parâmetros utilizados para as metas de ingestão e/ou avaliação são recomendações obtidas em estudos em indivíduos com as mesmas características (sexo e idade) e, por consequência, há probabilidades de erros de interpretação. Além disso, deve-se considerar a variação intrapessoal no consumo e a variabilidade na ingestão de alguns nutrientes, ou seja, nem

792 BASES BIOQUÍMICAS E FISIOLÓGICAS DA NUTRIÇÃO

todo nutriente é ingerido diariamente em quantidades semelhantes. A ingestão observada no período pode não representar o consumo habitual real.

A primeira etapa para avaliar o consumo alimentar de um indivíduo é conhecer sua ingestão habitual com técnicas apropriadas. Mesmo assim, a todos os métodos estão associados erros inerentes na avaliação e, consequentemente, na ingestão habitual. Nesse contexto, as avaliações são realizadas por meio de estimativas de adequação ou de adequação aparente.

Primeiro, é importante selecionar os nutrientes (vitaminas e minerais) a serem avaliados. Nesse sentido, é importante destacar o papel do uso adequado de tabelas de composição dos alimentos, ou seja, garantir que a informação nutricional e a quantidade do nutriente selecionado estejam corretas em todos os alimentos consumidos.

Etapas da avaliação de nutrientes para indivíduos

Como a avaliação é individual, é necessário apontar o sexo e a idade na observação dos valores de referência para cada estágio de vida. A avaliação se inicia pela obtenção do consumo médio (M), preferivelmente analisado em um número razoável de dias (n) (pelo menos três dias) e pela verificação do valor de EAR para o nutriente. A EAR para o respectivo nutriente é disponibilizada em publicações norte-americanas (Quadro 37.1). Até o momento, os nutrientes com EAR e, também, com desvios-padrão disponíveis são as vitaminas A, C, E, B_1, B_2, niacina, B_6, ácido fólico e B_{12} e os minerais ferro, magnésio, fósforo, zinco, cobre, cálcio, sódio e potássio.

A partir desses dados, deve-se calcular a diferença (D) entre M observado e EAR. A diferença pode ser positiva ou negativa, conforme o M observado for maior ou menor que a EAR. A partir do valor de D e do cálculo do desvio-padrão da diferença (DP_D), é possível avaliar a probabilidade de adequação aparente do consumo observado.

A próxima etapa consiste em calcular o DP_D, que será obtido a partir do desvio-padrão da EAR (DP_{EAR}), que deve ser considerado 10% de seu valor, e do desvio-padrão observado nos indivíduos da população norte-americana (DP_P), respeitando-se o desvio-padrão intrapessoal (a Tabela 37.5 apresenta os valores para adultos). Valores para outras idades podem ser obtidos nas publicações originais das DRI. O DP_D deve ser calculado a partir das respectivas variâncias dos DP_{EAR} e do DP_P. O cálculo da variância (desvio-padrão ao quadrado) evita o uso de números negativos e permite a continuidade da análise.

Tabela 37.5 Consumo médio e desvio-padrão dos principais nutrientes na população de adultos norte-americanos de 19 a 50 anos

Nutrientes	EAR	DP	EAR	DP
	Homem	Homem	Mulher	Mulher
Vitamina A (µg)	625	1.160	500	1.300
Vitamina E (mg)	12	7	12	5
Vitamina C (mg)	75	93	60	73
Vitamina B_1(mg)	1,0	0,9	0,9	0,6
Vitamina B_2 (mg)	1,1	1,0	0,9	0,6
Niacina (mg)	12	12	11	9

▶

ALIMENTAÇÃO DO ADULTO

Nutrientes	EAR Homem	DP Homem	EAR Mulher	DP Mulher
Vitamina B$_6$ (μg)	1,1	1,0	1,1	0,8
Folato (μg)	320	180	320	131
Vitamina B$_{12}$ (μg)	2,0	13	2,0	12
Fósforo (mg)	580	573	580	395
Magnésio (mg)	350	122	265	86
Ferro (mg)	6	9	8,1	7
Zinco (mg)	9,4	9	6,8	6
Cobre (mg)	0,7	0,7	0,7	0,6
Cálcio (mg)	800	492	800	325

DP: desvio-padrão; EAR: necessidade média estimada.
Fonte: Institute of Medicine.[11]

O DP_D é obtido pela raiz quadrada da soma das variâncias (V_{EAR} e V_P), devendo a variância do desvio-padrão do consumo populacional ser dividida pelo número de dias em que o consumo avaliado foi observado (n).

$$DP_D = \sqrt{(DP_{EAR})^2 + \frac{(DP_P)^2}{n}}$$

A partir do DP_D, é possível avaliar a probabilidade de adequação (ou inadequação), calculando-se a razão (R) entre D e DP_D. O valor obtido deve ser interpretado no formato escore z (Tabela 37.6) e a probabilidade de adequação deve ser analisada.

Tabela 37.6 Valores para interpretação do escore z obtido na avaliação de consumo individual

Escore z (R)	Avaliação	Probabilidade
> + 2,00	Ingestão adequada	0,98 ou 98%
> + 1,65	Ingestão adequada	0,95 ou 95%
> + 1,50	Ingestão adequada	0,93 ou 93%
> + 1,00	Ingestão adequada	0,85 ou 85%
> + 0,50	Ingestão adequada	0,70 ou 70%
> 0,00	Ingestão adequada/inadequada	0,50 ou 50%
< - 0,50	Ingestão inadequada	0,70 ou 70%
< - 1,00	Ingestão inadequada	0,85 ou 85%
< - 1,50	Ingestão inadequada	0,93 ou 93%
< - 1,65	Ingestão inadequada	0,95 ou 95%
< - 2,00	Ingestão inadequada	0,98 ou 98%

R: razão.
Fonte: Institute of Medicine.[11]

A partir da obtenção do valor de R, é possível avaliar a probabilidade de adequação (ou de inadequação), segundo um nível de confiabilidade disponível. A R varia geralmente entre ± 2,0. Valores próximos de + 2,0 representam ingestão habitual com maior probabilidade de adequação, e valores negativos e próximos de – 2,0, apresentam maior probabilidade de inadequação.

Também é possível avaliar a probabilidade de adequação sem realizar os ajustes por meio dos desvios-padrão intrapessoais e do número de dias observados, considerando-se que o consumo avaliado tenha sido verificado no mínimo por três dias. Assim, a R é obtida apenas pela divisão entre D do M e EAR pelo DP_{EAR}, que deve ser considerado 10% de seu valor.

AVALIAÇÃO NUTRICIONAL

A avaliação nutricional de um indivíduo adulto deve ser realizada de forma a integrar informações antropométricas, clínicas e alimentares, além de avaliações bioquímicas e laboratoriais, quando necessário. Dessa forma, é possível detectar um problema nutricional, relacionando-se histórico clínico e alimentar, com observações de composição corporal e exame físico.

Avaliação do consumo alimentar de indivíduos adultos

A avaliação do consumo alimentar de indivíduos e populações é essencial para conhecer os hábitos alimentares e sua relação com a saúde. Por meio dos inquéritos alimentares pode-se conhecer as quantidades de alimentos, energia e nutrientes consumidos por indivíduos ou grupos populacionais e, a partir disso, estabelecer o diagnóstico nutricional e planejar programas de intervenção de forma coerente e de acordo com suas necessidades, assim como para investigar as relações entre o estado nutricional e o estado de saúde da população.[2,7]

A avaliação da ingestão de alimentos em indivíduos e em populações pode ser realizada por meio de diversos métodos que diferem pela forma de coletar os dados e pelo período que avaliam. A depender do tipo de inquérito, é possível coletar dados para planejar políticas e programas de intervenção; estimar a adequação da ingestão alimentar de grupos populacionais; investigar a relação entre alimentação, saúde e estado nutricional; avaliar qualitativa e quantitativamente o consumo de alimentos; e dimensionar a adequação de nutrientes.[5,8,14]

Quando se avaliam indivíduos, é possível estabelecer diagnóstico e condições de risco nutricional, avaliar a inadequação de consumo e elaborar planos alimentares adequados. A observação de grupos populacionais visa investigar a relação entre estado nutricional e saúde da população, identificar padrões de consumo ou planejar políticas e programas de intervenção.

A escolha do método a ser utilizado depende do objetivo a que se destina, podendo-se avaliar o consumo de energia e de nutrientes, de alimentos e de grupos alimentares, ou o padrão alimentar. A classificação dos métodos de avaliação do consumo alimentar está apresentada no Quadro 37.3.

ALIMENTAÇÃO DO ADULTO

Quadro 37.3 Métodos de avaliação do consumo alimentar

Retrospectivos	Prospectivos
Recordatório de 24 h (Rec24h)	Diário alimentar (DA)
História alimentar (HA)	Diário alimentar – método da pesagem
Questionário de frequência alimentar (QFA)	

Pesquisas de consumo de alimentos constituem instrumentos eficazes e de baixo custo para obtenção de informações sobre as características de consumo alimentar de grande parte da população, mas, pelas limitações de cada método, a escolha do instrumento para medir a informação não constitui tarefa fácil.

Deve-se ponderar que não existe "método perfeito", mas considerar o público-alvo e o tipo de avaliação pretendida: se padrão alimentar atual – média do consumo alimentar em curto período de tempo corrente, ou se padrão alimentar habitual – média de consumo alimentar em um período de tempo determinado (meses ou um ano).

Os fatores que influenciam a coleta dos dados incluem complexidade da alimentação, hábitos alimentares, qualidade da informação, idade, imagem corporal, memória do entrevistado, crenças, comportamento, cultura, *status* socioeconômico, escolaridade e nível de comprometimento.

Recordatório de 24 horas

O recordatório de 24 horas (Rec24h) consiste em entrevista realizada pelo nutricionista na qual o entrevistado (ou o responsável) descreve o consumo de alimentos e bebidas no período anterior à entrevista, que pode incluir as 24 horas precedentes ou o dia anterior.

As quantidades consumidas são estimadas em medidas usuais, unidades ou porções de alimentos e transformadas, posteriormente, em gramas.

O instrumento é composto por quatro colunas: 1) horário em que os alimentos ou as bebidas foram ingeridos; 2) local onde foi realizado o consumo; 3) tipo de alimento ou preparação consumida; 4) quantidades (medidas usuais), podendo-se utilizar materiais ilustrativos para auxílio.

Deve-se prestar atenção especial às seguintes informações adicionais: receitas (modo de preparo e ingredientes), temperos, substâncias de adição (sal, açúcar), alimentos fortificados e suplementos. Para a melhor estimativa do tamanho da porção, o entrevistado deverá contar com o auxílio de medidas caseiras tradicionalmente utilizadas. O uso de fotografias de diferentes tamanhos de porções e modelos tridimensionais de alimentos pode ser boa estratégia.

Os horários discriminados são importantes para conhecer os momentos em que ocorreram os consumos de qualquer tipo de alimento ou preparação, incluindo cafezinho, guloseimas etc.

Quando se questiona o consumo apenas pelo tipo de refeição, há tendência em se lembrar apenas das grandes refeições e omitir o consumido nos intervalos. Podem existir, também, conflitos no conceito de refeição. Quando se indaga se o indivíduo jantou, a resposta pode ser negativa pelo entendimento de que não foi realizada uma refeição composta pelos alimentos tradicionalmente consumidos nesse tipo de refeição. Os lanches e as refeições semiprontas também podem ser omitidas por falta de clareza quanto aos objetivos da entrevista ou por falta de habilidade do entrevistador em conduzi-la.

Com o detalhamento dos horários nos quais foi consumido qualquer tipo de alimento e/ou bebida, o nutricionista poderá avaliar, posteriormente, os tipos de refeições realizadas, o número total de refeições, o intervalo (duração) entre as refeições, o número de lanches, os episódios ou as pequenas refeições (a depender do conceito adotado). Essas informações permitem avaliar o comportamento alimentar e os hábitos alimentares, assim como o perfil ou o padrão alimentar.

A descrição do tipo de alimento é importante para a determinação do valor nutritivo. O conteúdo nutricional de uma banana será diferente se for nanica ou maçã. Deve-se atentar para o tipo de leite consumido (integral, fluido, em pó etc.) e de pão (francês, de forma, bisnaguinha etc.).

O detalhamento dos tipos de preparação é fundamental para minimizar os erros nos cálculos do conteúdo nutricional. Uma preparação consumida frita, mas considerada como cozida pode gerar erros que, somados a outros, podem distorcer as informações sobre o valor nutritivo ou até mesmo inviabilizar o trabalho. Portanto, deve-se especificar separadamente cada alimento ou preparação e todos os ingredientes. As quantidades devem ser descritas de acordo com utensílios utilizados, unidades ou tamanhos, definidos em pequeno, médio e grande ou fino, médio e grosso, com detalhamento da melhor forma possível para posterior transformação da medida para peso em gramas. Recomenda-se ter como referência utensílios utilizados habitualmente pela população e modelos de alimentos ou preparações (álbum fotográfico ou modelos tridimensionais) para estimar a quantidade consumida. Quando utilizar utensílios, discriminar o tipo (exemplo: copo de requeijão, copo americano, colher de sopa etc.) e a quantidade efetivamente consumida (p. ex., dois terços do copo de requeijão).

O exemplo de um Rec24h devidamente preenchido auxilia a compreensão e ressalta a necessidade de completar todas as informações sobre o dia alimentar do indivíduo. Alguns aspectos metodológicos para análise dos dados dos Rec24h merecem destaque. O Rec24h tem como característica a variabilidade intrapessoal elevada decorrente da natureza aleatória da alimentação, que pode mudar de um dia para outro por diversas razões. Para controlar o erro aleatório, fruto da variabilidade intrapessoal, e considerando o efeito do dia da semana sobre o consumo, recomenda-se que todos os dias da semana sejam proporcionalmente representados para avaliar o consumo médio de um indivíduo. A aplicação de múltiplos Rec24h pode representar o consumo médio semanal com dois dias não consecutivos e um dia que represente o final de semana (sábado ou domingo).

Uma das vantagens do Rec24h é ser sensível às diferenças culturais, podendo descrever amplo número de alimentos e hábitos alimentares. Além disso, apresenta curto tempo de administração, não altera a ingestão do indivíduo, pode ser utilizado em qualquer faixa etária e em indivíduos não letrados e apresenta baixo custo. Recordatórios seriados podem estimar a ingestão habitual.

Dentre as desvantagens do Rec24h, destaca-se que depende da memória do entrevistado e da capacidade do entrevistador em estabelecer canais de comunicação. Apenas um Rec24h não estima a ingestão habitual e pode haver dificuldade por parte do entrevistado em estimar o tamanho das porções. Por essa razão, esse instrumento não pode estabelecer relação de causalidade entre alimentação e doença; para tanto, são

ALIMENTAÇÃO DO ADULTO

necessárias pelo menos duas aplicações do método, em dias não consecutivos e em diferentes dias da semana.

Em caso de pesquisas populacionais, é necessária a elaboração de um manual (Quadro 37.4) para treinamento dos entrevistadores contendo os seguintes itens: apresentação, técnicas gerais, entrevista (atitude neutra), álbum de fotografias e medidas caseiras, hábitos e costumes da população-alvo, alimentos e preparações regionais.

Quadro 37.4 Manual de orientação

Manual de orientação passo a passo – recordatório de 24h (Rec24h)

Observação: preencher com letra legível e a lápis.

Cumprimento: Bom dia, boa tarde.

Apresentação: meu nome é _____.

Objetivo: estou participando ou realizando um estudo sobre nutrição e saúde (ou iniciando sua consulta de nutrição) e preciso saber quais foram os alimentos consumidos no dia de ontem, desde o momento em que você acordou até a hora em que foi dormir.

Natureza das informações: por favor, não se preocupe, pois as informações são confidenciais, ou seja, não serão divulgadas, apenas utilizadas para o estudo, sem identificação de sua pessoa. Você terá de me informar o horário, o tipo de alimento e a quantidade.

Início da entrevista (marcar o horário da entrevista): você está de acordo? Podemos começar?

Pergunta (P): Ontem, depois que você acordou, qual alimento comeu ou bebeu?

Resposta (R): Pão.

P: Qual tipo de pão?

R: Pão francês.

P: Que quantidade de pão você comeu?

R: 2 fatias.

P: Fatia de qual tamanho?

R: Mais ou menos assim (a pessoa mostra o tamanho com dois dedos da mão).

P: Qual o horário? Atenção: os registros devem ser por período e hora sem colocar o nome da refeição. Ao término do questionário, de acordo com os horários, as refeições poderão ser denominadas, p. ex., 7 h da manhã é café da manhã; 12 h é almoço.

R: 7h.

O entrevistador deverá anotar:

Horário (h)	Alimentos/ preparações	Quantidade (medidas caseiras/g/unidade)	Marca comercial	Observações
7:00	Pão francês	2 fatias		Fatia = 2 dedos

P: Você comeu ou bebeu mais alguma coisa?

R: Passei manteiga no pão.

P: Qual a marca da manteiga usada?

R: Doriana® com sal.

P: Em qual quantidade?

R: Um pouco na faca.

O entrevistador deverá anotar:

Horário (h)	Alimentos/ preparações	Quantidade (medidas caseiras/g/unidade)	Marca comercial	Observações
7:00	Pão francês Margarina	2 fatias 1 ponta de faca	Doriana® com sal	Fatia = 2 dedos

Atenção: apesar de o entrevistado ter dito "manteiga", pela informação da marca comercial constatou-se ser "margarina".
P: O que mais você comeu ou bebeu às 7 h?
R: Café com leite.
P: Quanto de café e quanto de leite?
R: Meio copo de café e completei com leite.
P: Leite de qual tipo e qual marca comercial?
R: Leite de caixinha, marca Vigor®.
P: Era leite integral?
R: Desnatado.
P: Qual tipo de copo?
R: Copo de requeijão.

Horário (h)	Alimentos/ preparações	Quantidade (medidas caseiras/g/unidade)	Marca comercial	Observações
7:00	Pão francês	2 fatias		Fatia = 2 dedos
	Margarina	1 ponta de faca	Doriana® com sal	
	Leite desnatado	$1/2$ copo (requeijão)	Vigor®	
	Café	$1/2$ copo (requeijão)		

P: Você costuma colocar açúcar ou adoçante no café?
R: Uma colher de açúcar.
P: Qual o tipo de colher?
R: Uma colher de sobremesa.

Horário (h)	Alimentos/ preparações	Quantidade (medidas caseiras/g/unidade)	Marca comercial	Observações
7:00	Pão francês	2 fatias		Fatia = 2 dedos
	Margarina	1 ponta de faca	Doriana® com sal	
	Leite desnatado	$1/2$ copo (requeijão)	Vigor®	
	Café	$1/2$ copo (requeijão)		
	Açúcar	1 colher (sobremesa)		

P: Você se lembra de mais alguma coisa nesse horário?
R: Não.
Passar para o horário seguinte.
P: Após as 7 h, quais os alimentos que você comeu?
R: Não lembro.
P: Então vamos mais para a frente, tente lembrar quais outros alimentos você comeu.

Orientações gerais para preenchimento do Rec24h
- Primeiro, anotar todos os alimentos citados. Voltar a cada um para informação sobre quantidades e modo de preparo.
- Sempre que a informação for uma preparação (p. ex.: torta de palmito), procurar obter receita, ingredientes, quantidades e quanto da receita o indivíduo consumiu para cálculos posteriores da porção ingerida.
- A interação durante a entrevista é inevitável. Podem surgir comentários sobre problemas familiares, receitas, novelas e aconselhamentos. Na medida do possível, deve-se conversar, mas sempre retornar ao assunto dos alimentos. A relação de confiança se estabelece durante a conversação. Enquanto se desenvolve o diálogo, deve-se voltar às questões do recordatório sempre que possível, com objetivo de melhorar a qualidade das informações desejadas.
- Tempo: defina o tempo da entrevista. Quando em domicílio, deve-se permanecer o tempo estritamente necessário. Entrevistas longas cansam e resultam em divagações.

Diário alimentar ou registro alimentar

O diário alimentar (DA) consiste na descrição detalhada dos tipos e das quantidades de alimentos e bebidas consumidas diariamente, discriminados por horários e/ou refeição, anotada em formulário próprio. Devem ser anotados adição de sal, açúcar, óleos e molhos, se o alimento foi consumido com ou sem casca e se o alimento ou a bebida consumida era regular ou *light/diet*.

O DA pode ser feito de duas formas: estimando-se o tamanho da porção em medidas usuais, unidades e porções ou pesando-se os alimentos e as bebidas com balança apropriada. Atualmente, estão disponíveis no mercado balanças que facilitam bastante a pesagem de alimentos. São modelos leves, práticos, que permitem a pesagem de cada alimento de forma individual no mesmo prato. A depender do objetivo do estudo, deve ser selecionada a balança mais adequada em termos de sensibilidade e praticidade. Caso o DA seja coletado a partir da estimativa do tamanho das porções, torna-se necessário que o entrevistado tenha conhecimento das medidas usuais de consumo, que podem ser demonstradas por meio de fotografias ou com os próprios utensílios.

O DA tem sido utilizado no tratamento da obesidade como ferramenta de intervenção, ou seja, o registro servindo para tomada de consciência e de mudanças no comportamento alimentar. Esse instrumento também tem sido utilizado com pacientes portadores de transtornos alimentares, com bons resultados. Ele serve como instrumento de automonitoração, no qual o paciente registra quais alimentos foram consumidos e a quantidade, os horários e os locais das refeições, a ocorrência de compulsões e purgações, a companhia durante as refeições, uma "nota" de zero a dez para o quanto de fome estava sentindo antes de se alimentar e outra para o quanto de saciedade ele obteve com aquela ingestão, além dos pensamentos e dos sentimentos associados.

Quando se utiliza o DA para avaliar o consumo de alimentos e bebidas, é importante observar todas as orientações pertinentes ao instrumento antes de iniciar o processo de coleta de dados, para não correr o risco de obter informações incompletas e imprecisas pelo não entendimento correto de seu preenchimento.

O DA é indicado em estudos que avaliam o consumo atual ou habitual de indivíduos ou de grupos populacionais. O período de registro pode variar de três (não consecutivos) a 15 dias. Períodos longos de registros podem comprometer a confiabilidade das informações.

Para avaliar o consumo médio de um indivíduo, recomendam-se no mínimo três dias (dois não consecutivos e um que represente o final de semana). A avaliação da alimentação habitual pode ser realizada por meio de vários registros obtidos (mensalmente, a cada dois ou três meses) em um intervalo de seis a 12 meses ou mais. Pode haver subestimação do consumo, seja por sub-relato (sobretudo em indivíduos com excesso de peso, com mais idade ou em regime de restrição alimentar), seja por redução do consumo durante a coleta de dados.

Para dar início à coleta das informações sobre o consumo alimentar por meio do DA, o entrevistador deve:

- Motivar o indivíduo para a importância do diagnóstico alimentar e de sua cooperação no preenchimento correto do DA.

800 BASES BIOQUÍMICAS E FISIOLÓGICAS DA NUTRIÇÃO

- Enfatizar para que não haja alteração no consumo alimentar em função do preenchimento do DA.
- Orientar como o DA deve ser preenchido.
- Fornecer orientações por escrito e com exemplos.

O instrumento utilizado para o DA ou registro alimentar é semelhante ao do Rec24h, assim como as orientações quanto ao conteúdo das colunas. No Quadro 37.5 estão algumas instruções para o preenchimento do DA. Os resultados da avaliação do DA dependem da motivação do entrevistado, de sua escolaridade, de seu nível de compreensão e de sua capacidade em estimar as quantidades consumidas.

Quadro 37.5 Diário alimentar (DA)

Instruções para o preenchimento do diário alimentar
- O objetivo deste DA será avaliar sua alimentação, portanto, é importante que você não a modifique em função do preenchimento de todos os dias.
- Tenha o DA sempre com você para o registro logo após cada consumo de alimentos ou bebidas, pois, assim, não se esquecerá de nada.
- O consumo de qualquer tipo de alimento ou bebida durante o transcorrer do dia, incluindo cafezinhos, balas etc., deve ser anotado.
- Descreva os alimentos consumidos com o maior número de informações para que o resultado final seja o mais fiel possível.
- O DA é composto por cinco colunas:
1) Horário: descrever o horário em que o alimento e/ou a bebida foi consumida.
2) Local: descrever o local onde foi realizado o consumo.
3) Preparação: indicar o tipo de preparação.

Exemplo: banana-nanica amassada com aveia em flocos e mel.
4) Detalhamento:
- Neste campo, deve-se descrever minuciosamente o tipo de cada alimento consumido, anotando um alimento em cada linha.

Exemplo:

Preparação	Detalhamento
Banana com aveia e mel	Banana-nanica Aveia em flocos finos Mel de abelha

- Descrever o tipo das preparações.
- Exemplo: batata frita palito (tipo *fast-food*).
- Especificar tipo, sabor e marca de alimentos industrializados.
- Exemplo: bolacha recheada sabor chocolate da marca _____.

Quantidade consumida:
- Indique a quantidade consumida, utilizando os utensílios habitualmente usados em casa, detalhando as medidas usuais.
- Exemplo: 2 colheres (sopa) cheias, 1 copo (requeijão).
- Descreva o tamanho das porções consumidas utilizando três referências: unidades, tamanho (pequeno, médio ou grande) ou fatias (fina, média ou grossa).

ALIMENTAÇÃO DO ADULTO

Exemplo de diário alimentar

Nome:................................ Data: .... Dia da semana: ....

Horário	Local	Preparações	Detalhamento	Quantidade
7 h	Casa	Café com leite	Leite desnatado	$2/_3$ copo (requeijão)
			Café sem açúcar	$1/_3$ copo (requeijão)
			Açúcar	1 colher (sobremesa) rasa
		Pão com requeijão	Pão francês com miolo	1 unidade
			Requeijão cremoso	1 colher (sobremesa)
		Mamão	Papaia	$1/_2$ unidade
12 h	Casa	Arroz com feijão	Arroz branco	1 colher (arroz) cheia
			Feijão-carioca com caldo ($1/_2$ grãos e $1/_2$ caldo)	1 concha pequena
		Salada de alface com tomate	Alface-romana	3 folhas grandes
			Tomate	3 rodelas médias
			Óleo de soja para tempero	1 colher (chá)
			Sal	1 pitada
		Bife acebolado	Patinho	1 filé
		Maçã	Maçã-fuji	1 unidade média
16 h	Rua	Pão de queijo	Recheado com requeijão	1 unidade pequena
19 h	Pizzaria	Pizza	Calabresa	1 fatia
			Muçarela	1 fatia

A escolha do DA para avaliação do consumo alimentar pode apresentar limitações ao estudo e, também, vantagens. Dentre as limitações, destacam-se a baixa cooperação em estudos de longa duração, o registro pode levar o entrevistado a alterar sua alimentação, a dificuldade de estimar a quantidade consumida (não pesagem), o registro de quantidades não ingeridas (sobras) e o custo elevado ao se utilizar a pesagem de alimentos. Dentre as vantagens, pode-se citar que não depende da memória, apresenta maior precisão e vários registros podem estimar o consumo habitual.

As recomendações para obtenção de boa qualidade dos DA a serem preenchidos envolvem a orientação detalhada sobre o preenchimento correto, o fornecimento das orientações por escrito e com exemplos e a utilização de modelos tridimensionais ou fotográficos para estimar a quantidade consumida.

Questionário de frequência alimentar

O questionário de frequência alimentar (QFA) é um questionário que contém uma lista de alimentos na qual o respondente é solicitado a relatar com que frequência cada item é consumido, em média, em número de vezes por dia, semana ou mês, em dado período (últimos seis ou 12 meses). Nos QFA qualitativos, a quantidade consumida não é descrita, retrata-se apenas se o entrevistado consome ou não os alimentos listados e com que frequência.[23,25,27]

Os alimentos incluídos na lista são escolhidos por razões específicas, dependendo do objetivo da pesquisa. Eles devem ser consumidos por proporção significativa dos indivíduos avaliados e apresentar o nutriente de interesse.

O QFA resultou da necessidade de avaliar o consumo alimentar em longo prazo, como alternativa ao Rec24h ou ao DA que estimam o consumo atual e se tornam caros e trabalhosos quando repetidos por longos períodos. Em virtude da praticidade de sua análise, é adequado para estudos de base populacional.

O QFA depende da memória do entrevistado e de estudo prévio para elaboração do instrumento com base em lista de alimentos mais consumidos pelos indivíduos a serem avaliados e em definição da frequência e do tamanho das porções a serem consideradas no questionário.

Questionário semiquantitativo ou quantitativo de frequência alimentar

O desenho original do questionário semiquantitativo ou QFA sofreu variações desde sua proposta inicial, sendo comum a incorporação da estimativa de quantidade consumida dos alimentos listados junto à frequência do consumo. Nesse caso, o questionário é denominado semiquantitativo (quando o tamanho da porção é inserido pelo entrevistado) ou quantitativo (quando o tamanho da porção já está definido no questionário) de frequência alimentar.

Etapas para a construção do questionário
Lista de alimentos

A lista de alimentos do QFA deve ser composta pelos alimentos habitualmente consumidos pela população estudada. Os alimentos podem ser reunidos em grupos, como os apresentados na pirâmide alimentar,[18] por exemplo, considerando em cada grupo os alimentos consumidos com maior frequência. O número de alimentos da lista pode variar de acordo com os objetivos do estudo. A lista pode ser extensa quando se pretende utilizar o QFA para avaliar o hábito alimentar.

Em estudos populacionais, utilizam-se os alimentos que contribuem com, no mínimo, 90% do consumo energético total, porcentagem considerada adequada para garantir estimativa razoável do consumo de vários outros nutrientes que se correlacionam com o consumo energético total. Quando se pretende avaliar a contribuição do padrão alimentar na deficiência em algum nutriente específico, como o ferro, essa lista pode ser composta somente pelos alimentos ricos nesse nutriente e em substâncias que interferem em sua absorção.

Frequência do consumo

A unidade de tempo mais utilizada para estimar a frequência do consumo, na maioria dos estudos, é o ano precedente (consumo no último ano), importante por abranger todas as estações do ano. No período de um ano, considera-se o consumo diário, semanal e mensal. Em cada uma dessas categorias, pode-se registrar o número de vezes em que o alimento é habitualmente consumido (Tabela 37.7). Em geral, as opções de frequên-

ALIMENTAÇÃO DO ADULTO

cia de consumo são colocadas como respostas fechadas contendo de cinco a dez alternativas (Tabela 37.8). As opções de frequência de consumo apresentadas também podem definir níveis de consumo previamente classificados, como quando se deseja avaliar o consumo de alimentos como frutas, legumes e verduras (Tabela 37.9).

Tabela 37.7 Questionário de frequência alimentar

Grupo de alimento da pirâmide	Frequência de consumo*			
	Diário	Semanal	Mensal	Nunca/raramente
Leite, queijo e iogurte				
Leite integral				
Iogurte natural				
Queijo minas				

*Neste exemplo, registra-se o número de vezes na coluna correspondente à frequência consumida.

Tabela 37.8 Questionário de frequência alimentar

Grupo de alimento da pirâmide	Frequência de consumo*								
	6 e + dias	4-5 dias	2-3 dias	1 dia	5-6 semanas	2-4 semanas	1 semana	1-3 meses	Nunca/ raramente
Leite, queijo e iogurte									
Leite integral									
Iogurte natural									
Queijo minas									

*Neste exemplo, anota-se um X na coluna correspondente à opção apresentada.

Tabela 37.9 Níveis de consumo e frequência semanal

Níveis de consumo	Frequência semanal
Excelente	Todos os dias
Bom	5-6 vezes
Regular	3-4 vezes
Ruim	1-2 vezes
Péssimo	Menos de 1 vez por semana

Porção consumida

Para avaliar de forma quantitativa o consumo alimentar por meio do QFA, deve-se adotar como referência uma porção habitualmente consumida. Podem-se utilizar as porções da pirâmide alimentar adaptada para a população brasileira.[18] Conforme referido anteriormente, quando a porção do alimento é incorporada ao QFA, esse instrumento passa a se denominar Questionário Semiquantitativo de Frequência (QSFA – sem o detalhamento do tamanho da porção) (Tabela 37.10) ou QFA (quando se detalha o tamanho da porção em pequena, média ou grande).

804 BASES BIOQUÍMICAS E FISIOLÓGICAS DA NUTRIÇÃO

Tabela 37.10 Questionário quantitativo de frequência alimentar

Grupo de alimento	Frequência de consumo				Tamanho de porções			
	Diária	Semanal	Mensal	Nunca	Porção de referência	Porção consumida		
						P	M*	G
Leite					1 copo (requeijão) (200 mL)			
Iogurte					1 pote (100 g)			
Queijo					2 fatias médias (60 g)			

P: pequena; M: média; G: grande.
*O tamanho médio refere-se à porção de referência (medida usualmente consumida pela população). Porções inferiores às do padrão adotado são consideradas pequenas, enquanto as superiores são consideradas grandes.

A escolha do QFA para avaliação do consumo alimentar pode apresentar limitações ao estudo e também vantagens. As vantagens do QFA compreendem aspectos como: pode ser autoaplicado, tem custo baixo, caracteriza a alimentação habitual, pode classificar os indivíduos em categorias de consumo (alta, média, baixa; ruim, boa, excelente) e minimiza a variação intraindividual ao longo dos dias. As limitações do QFA são: listas de alimentos muito extensas (60 a 150 alimentos), perda de informações sobre o consumo de alimentos não incluídos no QFA, menor acurácia na quantificação da ingestão alimentar quando comparada à do Rec24h (QSFA) e o fato de não ser apropriado para estimar consumo de nutrientes por indivíduos, pois a quantidade de alimentos consumida é pouco exata. Os QFA autoaplicados também apresentam limitação do uso em indivíduos de baixa escolaridade, em razão da não compreensão, e em idosos, pela limitação da concentração e da memória.

Os QFA são indicados para estimar o consumo habitual de indivíduos e grupos populacionais, para classificar níveis de consumo e para estudos relacionando alimentação e enfermidades crônicas.

História alimentar

O questionário de história alimentar (HA) é um instrumento para avaliação do consumo alimentar utilizado para determinar o consumo habitual de um indivíduo durante período longo (último mês ou ano). Consiste em entrevista extensa com o propósito de gerar informações sobre hábitos alimentares atuais e passados. É composto por um questionário que inclui informações sobre os seguintes itens: número de refeições por dia, apetite, preferências e restrições alimentares, presença ou ausência de náuseas e vômitos, uso de suplementos alimentares, tabagismo, hábitos relacionados ao sono, ao descanso, ao trabalho e à atividade física.

Além do questionário de HA, deve ser aplicado, também, um Rec24h com o detalhamento de alimentos e porções usualmente consumidos em 24 horas. O entrevistado também deve preencher um DA ou registro de três dias, que se mostram úteis para completar e avaliar de forma mais profunda o consumo médio habitual.

A HA apresenta a descrição do consumo alimentar habitual, o fornecimento de dados sobre consumo quantitativo e qualitativo, a eliminação de variações do dia a dia e a alteração sazonal como vantagens. As desvantagens dizem respeito à memória do entrevistado, ao tempo de administração, que é longo, a seu alto custo, à difícil padronização e à necessidade de nutricionistas capacitados para sua administração. A habilidade ca-

ALIMENTAÇÃO DO ADULTO

racterística do entrevistador é um fator que contribui para a avaliação adequada por meio da HA, além da memória, da cooperação e da capacidade de comunicação do entrevistado.

No estudo do consumo alimentar, as indicações para a utilização da HA poderiam ser:

- Descrever o consumo usual de alimentos e/ou nutrientes de um período relativamente longo.
- Estimar a prevalência do consumo inadequado.
- Planejar políticas nacionais de alimentação e nutrição, incluindo a fortificação de alimentos.

ANTROPOMETRIA

A avaliação e o monitoramento do estado nutricional de adultos por meio da aferição de parâmetros de composição e dimensão corporais podem ser realizados pela antropometria. A antropometria deve ser capaz de detectar, diagnosticar e apontar se os indivíduos apresentam risco nutricional, além de avaliar a resposta perante intervenções nutricionais. Em adultos, as medidas antropométricas incluem peso corporal, estatura, circunferências corporais (braço, coxa, panturrilha, cintura e abdome) e espessuras de dobras cutâneas (bíceps, tríceps, subescapular, suprailíaca e coxa, entre outras), além de densidade corporal e de análises por bioimpedância.[10,30] A forma mais comum de avaliar os parâmetros antropométricos de adultos é a observação e a comparação em percentis populacionais (Tabela 37.11).

Tabela 37.11 Avaliação antropométrica segundo observação em percentis para adultos

Avaliação de musculatura segundo percentis		Avaliação de dobras segundo percentis	
Percentil	Categoria	Percentil	Categoria
≤ 5	Baixa musculatura	≤ 5	Magro
5 a 15	Abaixo da média	5 a 15	Abaixo da média
> 15 ≤ 85	Média	> 15 ≤ 75	Média
> 85 ≤ 95	Acima da média	> 75 ≤ 85	Acima da média
> 95	Alta musculatura	> 85	Excesso de gordura

Fonte: Frisancho.[9]

AVALIAÇÃO CLÍNICA

A avaliação clínica é composta de anamnese detalhada sobre a presença de alterações gastrintestinais, como náuseas, vômito, disfagia, condições de mastigação, funcionamento intestinal, presença de doenças crônicas, alterações recentes no peso corporal, uso de medicamentos e seus efeitos colaterais, para que se possa relacionar tais resultados com a presença de deficiências nutricionais (Quadro 37.6).

BASES BIOQUÍMICAS E FISIOLÓGICAS DA NUTRIÇÃO

Quadro 37.6 Investigação e/ou observação e relação com prováveis deficiências nutricionais

Observação	História	Condições	Deficiências suspeitas
Ingestão inadequada	Perda de peso	Doenças com impacto no metabolismo (catabolismo e/ou aumento do metabolismo)	Energia, proteínas, vitaminas e minerais
	Abuso de álcool	-	Energia, proteínas, tiamina, niacina, folato, piridoxina, riboflavina
	Consumo inadequado de FLV	-	Vitamina C, tiamina, niacina, folato
	Consumo inadequado de carnes, ovos e leite	-	Proteínas, ferro, cálcio, vitamina B_{12}
	Alteração no comportamento alimentar	Transtornos alimentares	Energia, proteínas, vitaminas e minerais
	Constipação intestinal	Doenças intestinais diversas	Alimentos fontes de fibras alimentares e água
Má absorção	Sintomas de má digestão (diarreia, esteatorreia, perda de peso)	Insuficiência pancreática ou biliar	Energia, proteínas, vitaminas A, D, E, K, cálcio, magnésio, zinco
		Deficiência de dissacaridase (p. ex., lactase)	Energia, proteínas, vitaminas e minerais
		Doença inflamatória intestinal	Energia, proteínas, vitaminas A, D, E, K, cálcio, magnésio, zinco
		Gastrectomias	Energia, proteínas, vitaminas e minerais, principalmente vitamina B_{12}, ácido fólico, ferro
		Ressecção intestinal ou SIC	Energia, proteínas, vitaminas e minerais
Diminuição na utilização, alterações no metabolismo		Doença hepática crônica	Energia, proteínas, vitaminas A, D, E, K, B_{12}, tiamina, folato, piridoxina
		Doença renal crônica	Energia, vitamina D, vitaminas hidrossolúveis
Perdas anormais	Abuso de álcool		Magnésio, zinco
	Perda de sangue		Proteínas e ferro
	Ascite e derrame pleural		Proteínas e eletrólitos
	Diarreia		Proteínas, zinco, magnésio e eletrólitos
		Abscesso com drenagem, feridas	Proteínas, zinco
	Peritoneal ou hemodiálise		Proteínas, vitaminas solúveis em água, zinco

▶

ALIMENTAÇÃO DO ADULTO

▶

Necessidades energéticas aumentadas	Febre		Energia, proteínas e vitaminas hidrossolúveis
	Alterações fisiológicas (infância, adolescência, gestação, lactação)		Energia, proteínas, minerais e vitaminas
	Tabagismo		Vitaminas C e E, folato, betacaroteno
		Cirurgias, trauma, queimaduras, infecções	Calorias, proteínas, vitamina C, zinco
		DPOC	Energia

DPOC: doença pulmonar obstrutiva crônica; FLV: frutas, legumes e verduras; SIC: síndrome do intestino curto.
Fonte: adaptado de Shills et al.[24]

Além disso, também deve ser realizado exame físico minucioso, com objetivo de identificar sinais de carências específicas em nutrientes. A inspeção geral proporciona muitas informações úteis, como os sinais de depleção nutricional na pele, nas unhas, nos cabelos, nos olhos e na boca, a perda de massa muscular e óssea, bem como a presença de edema, descritos no Quadro 37.7.

Quadro 37.7 Evidências físicas de deficiências nutricionais

Evidências físicas	Deficiência
Cabelos e unhas	
Despigmentação do cabelo	Proteína
Cabelo ralo e fácil de arrancar	Proteína
Cabelo escasso	Proteína, biotina e zinco
Unhas convexas	Proteína
Pele	
Descamação	Vitamina A, ácidos graxos essenciais, biotina e zinco
Aparência de celofane	Proteína
Rachaduras na pele	Proteína
Hiperqueratose folicular	Vitaminas A e C
Petéquias (especialmente perifoliculares)	Vitamina C
Púrpura	Vitaminas C e K
Pigmentação e descamação em áreas expostas ao sol	Niacina
Pigmentação amarela, menos na esclera	Niacina
Cicatrização insuficiente de feridas, úlceras de decúbito	Proteína, vitamina C e zinco
Olhos	
Edema papilar	
Cegueira noturna	Vitamina A

▶

Perioral	
Estomatite angular	Riboflavina, piridoxina e niacina
Queilose (úlcera nos lábios, secos, com rachaduras)	Riboflavina, piridoxina e niacina
Oral	
Atrofia das papilas linguais	Riboflavina, niacina, folato, vitamina B_{12} e ferro
Glossite (descamação epitelial, língua áspera)	Riboflavina, niacina, piridoxina, folato e vitamina B_{12}
Hipogeusia	Zinco
Gengivas retraídas, inflamadas, sangramento	Vitamina C
Ossos e articulações	
Rigidez nas costelas, anomalia epifisária	Vitamina D
Hipersensibilidade	Vitamina C
Neurológicas	
Demência	Niacina, vitamina B_{12} e folato
Desorientação	Tiamina
Oftalmoplegia	Tiamina e fósforo
Neuropatia periférica (fraqueza, parestesia, ataxia, pé caído, diminuição dos reflexos tendíneos)	Tiamina, piridoxina e vitamina B_{12}
Tetania	Cálcio e magnésio
Outras	
Crescimento das parótidas	Proteína (considerar também bulimia)
Insuficiência cardíaca	Tiamina (beribéri "úmido") e fósforo
Hepatomegalia	Proteína
Edema	Proteína e tiamina

Fonte: adaptado de Shills et al.[24]

REFERÊNCIAS

1. Aquino RC, Previdelli AN, Philippi ST. Recomendações nutricionais de macronutrientes. In: Philippi ST, Aquino RC, organizadores. Recomendações nutricionais: nos estágios de vida e nas doenças crônicas não transmissíveis. Barueri: Manole; 2017 (Série SBAN, n. 1).
2. Block G, Hartman AM, Dresser CM, Carrol MD, Gannon J, Gardner L. A data-based approach to diet questionnaire design and testing. Am J Epidemiol. 1986;124(3):453-69.
3. Brasil. Ministério da Saúde. Coordenação-Geral da Política de Alimentação e Nutrição. Política nacional de alimentação e nutrição. Disponível em: <http://conselho.saude.gov.br/biblioteca/livros/politica_alimentacao_nutricao.pdf>. Acesso em: 12 mar. 2008.
4. Brasil. Ministério da Saúde. Secretaria de Atenção à Saúde. Coordenação-Geral da Política de Alimentação e Nutrição. Guia alimentar para a população brasileira: promovendo a alimentação saudável. Brasília: CGAN; 2005.
5. Cavalcante AAM, Priore SE, Franceschini SCC. Estudos de consumo alimentar: aspectos metodológicos gerais e seu emprego na avaliação de crianças e adolescentes. Rev Bras Saúde Matern Infant Recife. 2004;4(3):229-40.
6. Cozzolino SMF. Biodisponibilidade de nutrientes. Barueri: Manole; 2005.

ALIMENTAÇÃO DO ADULTO

7. Egashira EM, Aquino RC, Philippi ST. Técnicas e métodos para a avaliação de consumo alimentar. In: Tirapegui J, Ribeiro SML. Avaliação nutricional – teoria e prática. Rio de Janeiro: Guanabara Koogan; 2009.
8. Fisberg RM, Slater B, Marchioni DML, Martini LA. Inquéritos alimentares: métodos e bases científicas. Barueri: Manole; 2005.
9. Frisancho AR. Antropometric standards for the assessment of growth and nutritional status. Ann Arbor: University of Michigan; 1990.
10. Gibson RS. Principles of Nutritional Assessment. New York: Oxford University; 1990.
11. Institute of Medicine. Dietary reference intake: applications in dietary assessment. Food and Nutrition Board. Washington, DC: National Academy; 2000.
12. Institute of Medicine. Dietary reference intake: applications in dietary assessment. Food and Nutrition Board. Washington, DC: National Academy; 2001.
13. Institute of Medicine. Dietary reference intakes for energy, carbohydrates, fiber, fat, fatty acids, cholesterol, protein and amino acids (macronutrients). Washington DC: National Academic; 2005.
14. Kac G, Sichieri R, Gigante DP. Epidemiologia nutricional. Rio de Janeiro: Fiocruz/Atheneu; 2007.
15. Marchioni DM, Slater B, Fisberg RM. Aplicação das dietary reference intakes na avaliação da ingestão de nutrientes para indivíduos. Rev Nutr Campinas. 2004;17(2):207-16.
16. National Research Council. Recommended dietary allowances. 10.ed. Washington, DC: National Academy; 1989.
17. Philippi ST. A dieta do bom humor. São Paulo: Panda Books; 2006.
18. Philippi ST. Brazilian food pyramid. Nutr Today. 2005;40(2):79-83.
19. Philippi ST. Pirâmide dos alimentos. Fundamentos básicos da nutrição. Barueri: 2. ed. rev. Barueri: Manole; 2014.
20. Philippi ST. Educação nutricional e pirâmide alimentar. In: Philippi Jr A, Pelicioni MCF. Educação ambiental e sustentabilidade. 2. ed. rev. e atual. Barueri: Manole; 2014.
21. Philippi ST, Leme ACB, Aquino RC. Recomendações Nutricionais e planejamento dietético. In: Philippi ST, Aquino RC, organizadores. Recomendações nutricionais: nos estágios de vida e nas doenças crônicas não transmissíveis. Barueri: Manole; 2017. (Série SBAN, n. 1).
22. Philippi ST, Aquino RC, organizadores. Recomendações nutricionais: nos estágios de vida e nas doenças crônicas não transmissíveis. Barueri: Manole; 2017. (Série SBAN, n. 1).
23. Salmo VLMA, Gimeno SGA. Reprodutibilidade e validade do QFCA. Rev Saúde Pública. 2002;36:505-12.
24. Shills ME, Shike M, Ross AC, Caballero B, Cousins RJ. Nutrição moderna na saúde e na doença. Barueri: Manole; 2009.
25. Slater B, Philippi ST, Marchioni DM, Fisberg RM. Validação de questionários de frequência alimentar – QFA: considerações metodológicas. Rev Bras Epidemiol. 2003;6(3):200-8.
26. Slater B, Marchioni DL, Fisberg RM. Estimando a prevalência da ingestão inadequada de nutrientes. Rev Saúde Pública. 2004;38(4):599-605.
27. Willet WC. Nutritional epidemiology. 2. ed. Oxford: Oxford University; 1998.
28. [WHO] World Health Organization. Energy and protein requirements. Report of a join FAO/WHO/ UNU Expert Consultation. Technical Report Series 724. Geneva: World Health Organization; 1985.
29. [WHO] World Health Organization, FAO Food and Agricultural Organization of the United Nations. Vitamin and mineral requirements in human nutrition. 2. ed. Geneva: World Health Organization; 2004.
30. [WHO] World Health Organization, FAO Food and Agriculture Organization. Diet, nutrition and the prevention of chronic diseases. Report of the joint WHO/FAO expert consultation. Geneva: World Health Organization; 2003. (Technical Report Series, n. 916).
31. [WHO] World Health Organization/ FAO Food and Agriculture Organization. Global strategy on diet, physical activity and health. Geneva: World Health Assembly Resolution; 2004.

38

Alimentação do idoso

BÁRBARA RITA CARDOSO
KALUCE GONÇALVES DE SOUSA ALMONDES
SILVIA MARIA FRANCISCATO COZZOLINO

INTRODUÇÃO

O envelhecimento pode ser definido como o processo em que ocorre declínio progressivo das funções fisiológicas em decorrência do acúmulo de alterações provocadas pela idade. As características gerais do envelhecimento incluem deterioração histopatológica progressiva, que resulta em prejuízo da homeostase e reflete na redução da capacidade fisiológica e de adaptação aos diferentes estímulos do ambiente. Em decorrência do processo, tem-se aumento da suscetibilidade e da vulnerabilidade a doenças e elevação da mortalidade.[58]

Existem várias teorias para explicar o envelhecimento, muitas das quais concordam entre si por tratarem do mesmo tema sob diferentes aspectos. Nesse sentido, no campo da genética, discute-se o papel de alterações em proteínas, de encurtamento de telômeros e de mutações somáticas no envelhecimento, enquanto, bioquimicamente, debate-se sobre a teoria dos radicais livres e, em teorias de evolução, enfatiza-se que o envelhecimento não é um fenômeno biológico, mas um processo evolutivo.[142]

A teoria dos radicais livres propõe que o envelhecimento é causado pelo papel tóxico das espécies reativas de oxigênio e de nitrogênio em um ciclo vicioso no qual essas espécies deterioram as funções mitocondriais e, assim, colaboram para a geração de mais radicais livres. Estes, por sua vez, provocam lesões moleculares que são acumuladas pelas células ao longo da vida, resultando em perda de funcionalidade com o aumento da idade e em morte.[82,135]

Já a teoria dos telômeros se refere ao encurtamento dessas estruturas que compõem as extremidades dos cromossomos. Os telômeros são constituídos por sequências de nucleotídeos que protegem as extremidades dos cromossomos de sua degeneração e da fusão com outros cromossomos, garantindo, desse modo, a estabilidade genômica. Além disso, essas estruturas estão envolvidas no reconhecimento de danos no DNA, no estabelecimento de mecanismos para replicação dos cromossomos e na organização funcional cromossômica no interior do núcleo, e atuam como um relógio que controla a capacidade replicativa de células humanas e a entrada destas em senescência.[66,147] Durante a replicação em células somáticas normais, ocorre a perda progressiva dos telômeros em decorrência da incapacidade da enzima DNA polimerase de replicar completamente as extremidades cromossômicas. Como resultado, um segmento de telômero é perdido a cada divisão celular, e essa perda funciona como um relógio mitótico, que predetermina um número de divisões celulares e colabora para a senescência replicativa, uma vez que esse limite é atingido.[57,138]

Ainda que haja diferentes hipóteses para explicar o processo do envelhecimento, sabe-se que as causas são complexas e abrangem diversas particularidades e, desse modo, ainda se busca conhecer a contribuição de cada elemento.[58]

Estima-se que a população idosa no mundo, ou seja, com mais de 60 ou 65 anos de idade, aproxime-se de 650 milhões, e que até o ano 2050 será de 2 bilhões. O aumento da proporção da população idosa se deve à redução das taxas de mortalidade em decorrência do progresso nas medidas de prevenção de doenças infecciosas, com melhora da higiene, das condições sanitárias e, também, do desenvolvimento social e dos padrões de vida. Em paralelo, tem-se redução significativa na taxa de natalidade.[194,195]

Essa tendência de aumento na expectativa de vida vem acompanhada de novos desafios na área de saúde, uma vez que os idosos constituem um grupo muito suscetível a doenças crônicas, como câncer, doenças neurológicas, diabetes e doenças cardiovasculares. Desse modo, ressalta-se que não apenas o tempo vivido, mas também a qualidade com que se vive são fundamentais. Nesse sentido, a nutrição, quando associada a um estilo de vida saudável e ativo, proporciona maior longevidade, adiciona mais tempo de independência e reduz as comorbidades.[190]

AVALIAÇÃO DO ESTADO NUTRICIONAL

A avaliação do estado nutricional dos indivíduos tem como objetivo identificar aqueles em risco de desenvolver complicações associadas, e pode ser realizada por meio de métodos convencionais ou não. Os convencionais são de utilização consolidada na prática clínica e em estudos epidemiológicos, têm como principais características a praticidade e o custo aceitável, e incluem história clínica, exame físico, avaliação da ingestão oral, medidas antropométricas e exames bioquímicos. Os não convencionais são métodos mais sensíveis, mas têm limitações, como custo elevado de equipamentos e dificuldades técnicas para execução, e incluem, por exemplo, densitometria computadorizada, ressonância magnética e absorciometria de raios-X de dupla energia (Dexa). Outros métodos também utilizados para avaliação nutricional são os subjetivos, os quais identificam as alterações funcionais associadas à desnutrição, possibilitando a reversão por meio da terapia nutricional.[18,76]

Avaliação bioquímica

Os exames bioquímicos são usados para detectar deficiências subclínicas e para confirmação diagnóstica, possibilitando, assim, o seguimento de intervenções nutricionais.[1] Entre os de uso mais frequente, destacam-se:

- Albumina sérica: representa mais de 50% da concentração total de proteínas no soro. Sua meia-vida é de 15 a 19 dias e sua síntese é regulada pela ingestão de nutrientes, pela insulina e pela pressão oncótica. A faixa de normalidade é de 3,5 a 5 g/dia, podendo variar de acordo com o laboratório de análise. A hipoalbuminemia se torna mais prevalente com o aumento da idade e com a presença de doenças. Os fatores causais da hipoalbuminemia incluem, além do aumento da idade, a inflamação, a desnutrição, a caquexia, a hemodiluição, a disfunção hepática, a enteropatia com perda proteica e a síndrome nefrótica.[13]

- Pré-albumina (transtirretina): é uma proteína de transporte da tiroxina e do retinol. Há pequeno ou nenhum declínio de sua concentração em função da idade. No entanto, suas concentrações se reduzem mediante inflamações, doenças hepáticas, deficiência em ferro e redução da ingestão alimentar. Pode estar aumentada durante falhas renais e uso de altas doses de esteroides. Em razão de sua meia-vida curta, em torno de dois dias, é mais sensível às alterações na ingestão de nutrientes e à atividade da doença, quando comparada à albumina. Valor menor que 20 mg/L dessa proteína é considerado indicação da ingestão inadequada de nutrientes ou de inflamação em curso, e recomenda-se fazer avaliação criteriosa no paciente e melhorar sua ingestão alimentar.[18,24,113,173]

- Fator de crescimento semelhante à insulina-1 (IGF-I): é um hormônio produzido e liberado predominantemente pelo fígado em resposta ao estímulo do hormônio do crescimento, e sua meia-vida, quando ligado a proteínas que o transportam, é de 15 horas. O IGF-1 reduz com a idade em um índice de 35 a 60%, entre 40 e 90 anos. Além da idade, outros fatores podem contribuir para sua redução, como modulação por outros hormônios, doenças renais, sepse ou trauma grave e mudanças no estado nutricional. Por ser um indicador muito sensível a alterações no estado de saúde e na ingestão alimentar, pode ser alternativa ao uso da pré-albumina para a monitoração da atividade da doença e do estado nutricional de pacientes, particularmente aqueles com insuficiência renal ou outras condições que alterem a sensibilidade da pré-albumina.[173]

Avaliação antropométrica

Para a determinação do estado nutricional do idoso a partir da antropometria, as medidas preferíveis são peso, estatura, circunferências abdominais e da perna e dobras cutâneas triciptal e subescapular, em razão da simplicidade, do uso de equipamentos de fácil aquisição e do custo acessível.

Estatura

Geralmente, deve ser medida com o indivíduo em pé. Caso não seja possível, pode-se medir a altura do joelho e estimar a estatura utilizando as equações apresentadas no Quadro 38.1.

Quadro 38.1 Equações para estimativa da estatura a partir da altura do joelho

Homem (cm) = 64,19 – (0,04 x idade) + (0,02 x altura do joelho em cm)
Mulher (cm) = 84,88 – (0,24 x idade) + (1,83 x altura do joelho em cm)

Fontes: Acuña e Cruz;[1] Waitzberg e Ferrini.[187]

Peso

O peso corresponde à soma de todos os constituintes da composição corporal e é uma medida aproximada das reservas totais de energia do corpo. Caso o indivíduo não possa ser pesado em pé em uma balança, deve ser pesado sentado em uma cadeira ou em uma cama de pesagem, com equipamentos corretamente calibrados.[1,18,187]

Índice de massa corporal

O índice de massa corporal (IMC) é obtido a partir da divisão da massa corporal em quilogramas pela estatura em metros, elevada ao quadrado (kg/m²). Por ter boa correlação com morbidade e mortalidade, e pela facilidade na obtenção dos dados, o IMC pode ser bom indicador do estado nutricional de idosos, mas, para isso, é necessário que sejam usados pontos de corte específicos e medidas antropométricas que expressem a composição e a distribuição da gordura corporal.[42] A Organização Pan-Americana da Saúde (OPAS) recomenda os seguintes pontos de corte: baixo peso (IMC $\leq$ 23 kg/m²), peso normal (23 < IMC < 28 kg/m²), excesso de peso (28 $\leq$ IMC < 30 kg/m²), obesidade (IMC $\geq$ 30 kg/m²).[192]

Avaliação da gordura corporal

A gordura corporal pode se depositar na região periférica ou gluteofemoral e na região central ou abdominal, dependendo do sexo e da idade. A gordura central pode ser subdividida em tecido adiposo subcutâneo e em gordura abdominal interna ou visceral. Em geral, nos homens, a distribuição da gordura é do tipo androide, acumulando-se no abdome, no tronco, na cintura escapular e no pescoço; nas mulheres, é do tipo ginecoide, acumulando-se na região da pélvis e da coxa superior.[59,152]

O aumento da gordura corporal está associado ao risco de desenvolvimento de doenças coronarianas, diabetes, câncer, dislipidemias e hipertensão, e à maior morbidade e mortalidade. A gordura localizada na região abdominal apresenta maior relação com sintomas e estabelecimento de doenças do que a localizada na região periférica. Em escala, tem sido observado que a distribuição periférica de gordura se associa fracamente com o risco de doenças cardiovasculares, o tecido adiposo subcutâneo abdominal relaciona-se com risco moderado e a adiposidade visceral está ligada a alto risco.[86,152,156]

Entre os métodos mais utilizados para quantificar a gordura corporal, destacam-se as circunferências corporais, as espessuras de dobras cutâneas e a impedância bioelétrica. Os dois primeiros têm a vantagem do baixo custo dos aparelhos utilizados e da rapidez na coleta. O último é rápido, não invasivo, de custo relativo baixo, útil para uso em pacientes hospitalizados e em estudos populacionais e se baseia na passagem de uma corrente elétrica de baixo nível através do corpo.[1]

As medidas da circunferência da cintura (CC) e a relação entre as medidas de CC e circunferência do quadril (CQ) têm sido utilizadas para avaliação do risco de doenças cardiovasculares e de distúrbios metabólicos, sendo a primeira considerada o melhor indicador. São propostos os seguintes pontos de corte para avaliação dos riscos citados: CC – iguais ou superiores a 88 e 102 cm para mulheres e homens, respectivamente; relação CC/CQ – 0,8 para mulheres e 1,0 para homens.[109,121] Alguns autores ainda destacam que essas medidas de circunferência se correlacionam melhor com a quantidade de gordura abdominal visceral e são melhores indicadores do risco coronariano que as dobras cutâneas.[156,170] As medidas das dobras cutâneas são mais precisas para a avaliação do tecido adiposo subcutâneo. Além dessas medidas, a Dexa e a tomografia computadorizada são outras opções para a determinação da gordura corporal e são mais precisas na avaliação da gordura abdominal visceral. No entanto, são pouco utilizadas por causa do maior custo e da menor praticidade.[18,152]

Avaliação da massa muscular

A redução de massa muscular comum na senescência é definida como sarcopenia e decorre do próprio processo de envelhecimento, em que há declínio dos sistemas fisiológicos, especialmente do músculo esquelético.[25] A sarcopenia é uma variável utilizada para a definição da síndrome de fragilidade e está associada a maior risco de quedas, fraturas, incapacidade, dependência, hospitalização, comorbidades e mortalidade.[165]

Medidas antropométricas, como circunferências, dobras cutâneas e impedância bioelétrica são recomendadas como medidas sensíveis da perda de massa magra na população idosa, especialmente quando há redução por causa do declínio da atividade física. A diminuição da massa magra pode ser avaliada por meio da circunferência da panturrilha, que representa o tecido muscular da perna, e da circunferência muscular do braço, que é obtida a partir das medidas da dobra cutânea tricipital e da circunferência do braço, e estima o tecido muscular do braço.[121,192] Os pontos de corte para a circunferência da panturrilha e para as dobras cutâneas são baseados nos estudos da Organização Mundial da Saúde (OMS)[193] e no Third National Health and Nutrition Examination Survey (NHANES III), respectivamente.[108]

Outras técnicas, como ressonância magnética e densitometria óssea de corpo total também podem ser utilizadas para a avaliação da massa magra.[18,165] Entre elas, a densitometria óssea de corpo total tem sido a mais utilizada atualmente para o diagnóstico de sarcopenia, tendo como vantagens a praticidade, a aquisição de medidas objetivas em tempo curto de exame (20 a 30 minutos), o custo relativamente baixo quando comparada às outras metodologias, a utilização de pouca radiação ionizante (25% da radiografia simples de tórax) e a boa reprodutibilidade.[165]

Avaliação subjetiva

Para identificação de idosos desnutridos ou em risco aumentado de complicações relacionadas ao estado nutricional, são utilizados critérios de diagnósticos como o *nutrition screening initiative* (NSI), a miniavaliação nutricional (MAN) e a avaliação subjetiva global (ASG). O NSI é um questionário de dez questões, autoaplicável, utilizado na atenção primária à saúde com a finalidade de indicar a existência de problemas nutricionais, porém não é muito eficaz por não predizer mortalidade. O MAN é um questionário que deve ser aplicado por profissional de saúde e é utilizado para avaliar idosos em risco de desnutrição e para fazer a triagem daqueles que necessitam de intervenção. É composto por 18 itens, envolvendo antropometria, avaliação dietética, avaliação clínica global e autopercepção de saúde e estado nutricional.[1] A ASG engloba a avaliação de modificações da composição corporal e de alterações funcionais do paciente. Pode ser aplicada à beira do leito e possibilita a participação na avaliação nutricional de todos os membros da equipe multidisciplinar de terapia nutricional, sendo indispensável o treinamento adequado de todos os observadores para a avaliação precisa de alterações nutricionais.[76]

ENVELHECIMENTO E TRATO GASTRINTESTINAL

Alterações neuromusculares e neurodegeneração seletiva do sistema nervoso entérico surgem com o envelhecimento e podem resultar em diferentes sintomas gastrintestinais, que, por sua vez, podem ser potencializados pela polifarmácia, tão amplamente observada entre os idosos.

Xerostomia é um sintoma clínico apresentado por muitos idosos, apesar de estudos mostrarem que a função das glândulas salivares não declina com a idade. Porém, muitas medicações e algumas doenças contribuem para o quadro, que acomete de 29 a 57% dos idosos. Além da percepção de boca seca, a xerostomia pode acarretar queimação, alteração do paladar em decorrência da hipofunção das papilas gustativas, dificuldade na deglutição e na fala. Também pode contribuir para o aumento da proliferação de *Candida albicans*, que está relacionada com gengivite, periodontite e cáries. Na ocorrência de xerostomia, recomenda-se ingerir água, evitar álcool e reduzir o consumo de produtos açucarados e cafeinados.[70,77,125]

A perda dos dentes também é muito comum entre os indivíduos acima dos 60 anos de idade. Com o envelhecimento, ocorre alteração na espessura e na composição da dentina e do esmalte e, também, há redução do número de vasos sanguíneos que chegam até os dentes, resultando em declínio da sensibilidade e aumento da vulnerabilidade a traumas e do risco para o surgimento de cáries. A diminuição do número de dentes associada à xerostomia e ao declínio da capacidade de mastigação reflete em alteração das escolhas alimentares, fazendo com que o idoso passe a consumir alimentos mais macios, com redução de produtos cárneos e de hortaliças cruas. Consequentemente, percebe-se aumento no consumo de alimentos ricos em carboidratos simples em detrimento do consumo de fibras e de micronutrientes.[70,188]

Refluxo gastroesofágico e disfagia são outros dois sintomas muito comuns entre os idosos, e acredita-se que estejam relacionados com a perda de neurônios mioentéricos esofagianos, um fenômeno que pode resultar em diminuição das contrações e da amplitude peristáltica, bem como no maior relaxamento do esfíncter esofágico inferior.[23,80] Além disso, o infarto e as doenças neurodegenerativas, como Alzheimer e Parkinson, também atuam como fatores de risco para a disfagia. Para evitar a aspiração, sugere-se oferecer somente alimentos com consistência pastosa e, nesse caso, os espessantes se tornam grandes aliados.[53] Em casos de refluxo, as recomendações consistem em elevar a cabeceira da cama, manter o peso adequado, evitar alimentos gordurosos ou apimentados e não deitar durante três horas após as refeições.[148]

A redução da motilidade do trato gastrintestinal muitas vezes se associa à hipocloridria (redução da liberação de ácido clorídrico), que pode ser causada por gastrite ou pela utilização crônica de medicamentos da classe dos inibidores da bomba de prótons, os quais têm como intuito reduzir a secreção ácida. Esses fatores contribuem para a plenitude gástrica, reduzindo a sensação de fome e, também, para o crescimento bacteriano exagerado e indesejado no intestino delgado. Do mesmo modo, a secreção de enzimas digestivas, como lipase, quimotripsina, lactase e outras enzimas do suco pancreático parece também estar reduzida nos idosos, seja pelo próprio envelhecimento ou pelo uso de medicamentos que interferem na função digestiva.[2] Acredita-se que o envelhecimento também se relacione com alterações histológicas no intestino. Nesse sentido, mudanças na taxa de proliferação e de diferenciação de enterócitos provocam redução no número e na altura de vilosidades e de criptas intestinais, o que reflete em menor capacidade absortiva.[179]

A constipação é uma queixa comumente observada entre os idosos, e as causas são multifatoriais, com destaque para sedentarismo, alimentação inapropriada, depressão, uso de medicamentos que alteram a motilidade do trato gastrintestinal e alterações neuromusculares, em que a neurodegeneração tem papel relevante. Disfunções do assoalho pélvico também podem ser a causa da constipação. Essas manifestações são caracterizadas por alterações que comprometem os movimentos do assoalho pélvico ou do esfíncter anal, refletindo na falta de coordenação sobre esses músculos durante a defecação. O consumo de fibras e de líquidos colabora para a formação do bolo fecal, e destaca-se que é fundamental reconhecer e responder prontamente à vontade de defecar, uma vez que a retenção crônica pode resultar em supressão da sensação retal, o que diminui o desejo de evacuar.[31,36,184]

Ressalta-se que o declínio da função digestiva reflete piora da biodisponibilidade dos nutrientes, deixando os idosos mais sujeitos às deficiências nutricionais (Quadro 38.2).[26,84]

Quadro 38.2 Efeitos do envelhecimento sobre a absorção de nutrientes

Nutriente	Efeito
Proteína	Nenhum
Gordura	Nenhum
Carboidratos	Possível redução
Lactose	Redução
Riboflavina	Nenhum
Vitamina B_6	Nenhum
Vitamina B_{12}	Redução
Vitamina D	Redução
Cálcio	Redução
Vitamina A	Aumento
Zinco	Redução
Magnésio	Redução
Ferro	Redução

Fonte: Bhutto e Morley.[26]

NECESSIDADES NUTRICIONAIS

O processo do envelhecimento acarreta alterações fisiológicas e do estado nutricional, e a nutrição atua como um meio para melhorar a saúde e o bem-estar do indivíduo.

Desse modo, busca-se conhecer as quantidades de nutrientes necessárias não apenas para evitar deficiências nutricionais, mas também para reduzir o risco de doenças crônicas, de modo a proporcionar um envelhecimento saudável e com manutenção da funcionalidade.[192]

O Institute of Medicine (IOM) dos Estados Unidos, com o objetivo de melhorar a saúde da população idosa por meio de recomendações dietéticas, adicionou duas classificações etárias, de 51 a 70 e acima de 70 anos, ao conjunto das recomendações. Essa divisão se baseia no fato de que após os 70 anos, os indivíduos da mesma idade passam a apresentar, progressivamente, níveis diferentes de funcionamento fisiológico e de atividade física, e também se considera o fato de que os processos absortivos podem estar alterados.[143]

Energia

O gasto energético declina em média 1 a 2% por década, e essa redução parece ser ainda maior após os 40 anos de idade para os homens e os 50 anos para as mulheres. O primeiro componente responsável por essa redução progressiva do gasto energético é a mudança da composição corporal, uma vez que o envelhecimento é acompanhado de perda de massa magra e ganho de tecido rico em gordura, o que reflete perda desproporcional de tecido metabolicamente ativo. Ressalta-se que nas mulheres essa alteração é potencializada após a menopausa. O gasto energético total também é influenciado pelo nível de atividade física e, nesse sentido, observa-se redução significativa da atividade física intencional e espontânea nos idosos, o que pode colaborar para redução em torno de 150 kcal/dia na necessidade energética total por década entre a segunda e a nona décadas de vida.[95,157]

O consumo energético adequado é importante para a manutenção do peso corporal, uma vez que, quando além das necessidades, refletirá aumento de tecido adiposo, e sabe-se que o sobrepeso se associa com aumento de risco para inúmeras doenças crônicas. Por outro lado, o consumo energético insuficiente contribui para a redução do IMC, o que é preditor de mau prognóstico, incluindo sarcopenia, perda da capacidade funcional, declínio cognitivo e síndrome de fragilidade[17]. Usualmente, a perda ponderal é causada pela redução do consumo energético em proporção maior que a diminuição do gasto energético. Associado à perda de apetite, esse quadro é denominado anorexia fisiológica do envelhecimento[169]. Metanálise que incluiu 59 estudos mostrou que o consumo energético é reduzido em 16 a 20% em idosos, quando comparados a jovens. Do mesmo modo, a sensação de fome também reduz em 25 a 39%, enquanto a sensação de plenitude gástrica aumenta em 37% em idosos com idade entre 70 e 74 anos, quando comparados a jovens com idade entre 26 e 27 anos[68]. Considerando essas observações e objetivando a manutenção da saúde dos indivíduos, o IOM[88] estabeleceu equações para cálculo das necessidades energéticas de idosos, conforme o Quadro 38.3. Porém, ressalta-se que, em condições de doença, essas necessidades energéticas podem aumentar de 1,5 até 2 vezes e, desse modo, o consumo energético recomendado pode ficar em torno de 30 kcal/kg de peso por dia.[37]

Quadro 38.3 Equações para estimar as necessidades energéticas

Necessidade energética estimada (kcal/dia)
Homens: 662 − (9,53 × idade [anos]) + AF × [(15,91 × peso [kg]) + (539,6 × estatura [m])]
Mulheres: 354 − (6,91 × idade [anos]) + AF × [(9,36 × peso [kg]) + (726 × estatura [m])]

AF = coeficiente de atividade física.			
Sedentário: Homens: 1,0 Mulheres: 1,0	Atividade leve: Homens: 1,11 Mulheres: 1,12	Atividade moderada: Homens: 1,25 Mulheres: 1,27	Atividade intensa: Homens: 1,48 Mulheres: 1,45

Fonte: Institute of Medicine.[88]

Proteínas

O envelhecimento não se relaciona apenas com a diminuição da quantidade de músculo esquelético; na verdade, as concentrações e atividades de outras proteínas fisiológicas, como anticorpos, hormônios e enzimas, também se encontram reduzidas, o que contribui para a piora nos processos de cicatrização, a perda da elasticidade da pele e a incapacidade imunológica em combater infecções. Além disso, colabora para o risco de quedas e fraturas em decorrência da fraqueza muscular, o que resulta em perda da capacidade funcional.[47]

A ingestão diária recomendada para proteínas é a mesma para adultos e idosos: 0,8 g de proteína/kg de peso corporal.[194] Entretanto, acredita-se que o consumo entre 0,9 e 1,5 g/kg de peso seja benéfico para a manutenção do balanço nitrogenado de idosos saudáveis, visto que essa faixa etária necessita de ingestão proteica maior que adultos jovens para garantir a cicatrização de feridas e o combate a infecções, bem como para construir novos tecidos e repor as perdas normais.[27,47,194] Segundo o IOM,[88] o consumo de proteínas para adultos e idosos deve corresponder a 10 a 35% do total de calorias ingeridas.

Estima-se que 50% dos idosos consumam menos que 1,14 g de proteínas/kg de peso diariamente, enquanto 25% consomem menos que a recomendação estabelecida pelo IOM. As principais razões para o menor consumo de proteínas de origem animal, que contribuem com grande proporção para o consumo proteico, devem-se ao sabor; às dificuldades no preparo, que limitam a conveniência; à percepção de que alimentos de origem animal não são saudáveis; e ao custo elevado. Uma vez identificados esses motivos, é necessário quebrar as barreiras que limitam o consumo adequado de proteínas pelos idosos[9], uma vez que esses indivíduos apresentam maior risco para o desenvolvimento de sarcopenia, em que se observam perdas nas respostas anabólicas e anticatabólicas. Nesse processo, observa-se redução da capacidade e da eficiência da síntese proteica, bem como ineficiência da insulina em exercer seu papel anticatabólico. Associado a isso, tem-se proteólise aumentada durante o jejum prolongado.[102] Dessa maneira, uma vez que mais de 80% do efeito estimulador sobre a síntese proteica observada após uma refeição pode ser atribuído aos aminoácidos,[30,186] recomenda-se um consumo de 1,2 a 1,5 g de proteínas/kg de peso para reduzir o risco de sarcopenia.[144,189]

Apesar de existirem poucas evidências quanto aos efeitos deletérios do consumo proteico elevado sobre a atividade renal, é importante avaliar a função renal do indivíduo antes de se propor aumento do consumo de proteínas, uma vez que os rins tendem a ter sua atividade reduzida com o envelhecimento, e uma alimentação com alto teor proteico é contraindicada para indivíduos com doenças renais.[144]

Carboidratos

A necessidade média estimada (*estimated average requirement* – EAR) estabelecida para o consumo de carboidratos é de 100 g/dia, e a ingestão dietética recomendada (*recommended dietary allowance* – RDA) é de 130 g/dia para indivíduos adultos e idosos. Esses valores são baseados na quantidade mínima de glicose necessária para suprir as necessidades do cérebro. Já a recomendação para o consumo de fibras é de 14 g para cada 1.000 kcal ingeridas, ou 30 g/dia para os homens e 21 g/dia para as mulheres.[88] Uma vez que os idosos tendem a ter maior tolerância aos carboidratos, preconiza-se que a oferta daqueles com menores índices glicêmicos seja priorizada.[37]

Com as mudanças no padrão alimentar da população nas últimas décadas, observa-se redução no consumo de alimentos ricos em fibras, uma vez que os alimentos refinados fazem parte do cardápio habitual de grande parte da população. Isso também se aplica aos idosos, o que colabora para o aumento do risco de doenças crônicas, como doenças cardiovasculares e diabetes.[180] Entre os idosos, observa-se também, redução do consumo de carboidratos; entretanto, como ocorre diminuição mais importante na ingestão de lipídios, a contribuição energética dos carboidratos aumenta ligeiramente.[17]

Lipídios

A recomendação para o consumo de lipídios é a mesma para adultos e idosos. Assim, conforme o intervalo de distribuição aceitável de macronutriente (*acceptable macronutrient distribution range* – AMDR) estabelecido, o consumo de gorduras totais deve ficar entre 20 e 35% do valor calórico total da alimentação.[88] Uma vez que os ácidos graxos saturados e monoinsaturados são sintetizados pelo organismo, não há recomendação estabelecida pelo IOM[88] para esses lipídios. Entretanto, assim como os ácidos graxos *trans*, sugere-se que o consumo de ácidos graxos saturados seja o menor possível. Visto que esses dois componentes da alimentação colaboram para o aumento das concentrações de colesterol em lipoproteínas de baixa densidade (LDL-c) e, assim, se associam ao risco para doenças cardiovasculares, a OMS[194] sugere que o consumo de gordura saturada não ultrapasse 8% da energia total.

Na alimentação ocidental, observa-se aumento no consumo de ácidos graxos poli-insaturados ômega-6 em detrimento do consumo de ácidos graxos ômega-3. O balanço entre essas duas classes de ácidos graxos é de extrema importância para a saúde. Dessa forma, o excesso de ômega-6 se correlaciona com maior risco para desenvolvimento de câncer, de neurodegeneração e de doenças que apresentam como base a inflamação, uma vez que esse composto é precursor de substâncias pró-inflamatórias via síntese de ácido araquidônico.[56] Além disso, a inflamação crônica também se associa ao aumento da incapacidade e da taxa de mortalidade entre os idosos, mediados por um quadro composto por hipertensão, doenças reumáticas, entre outras alterações metabólicas.[12]

O ácido graxo ômega-3 se relaciona com redução da agregação plaquetária, da pressão arterial, do risco para síndrome metabólica, bem como de marcadores pró-inflamatórios. Ainda, o consumo de ômega-3 também está relacionado com aumento de apetite, melhora do sistema antioxidante e da sensibilidade à insulina, e aumento do anabolismo proteico.[27] Esse ácido graxo não reduz o LDL-c, porém reduz sua oxidação, bem como a concentração sérica de colesterol em lipoproteínas de muito baixa densidade (VLDL-c) e, associado a sua característica anti-inflamatória, apresenta propriedades antiaterogê-nicas.[126,166] Em relação ao papel dos ácidos graxos poli-insaturados no sistema nervoso central, destacam-se suas funções na composição das membranas neuronais, com mo-dificação da fluidez, aumento do número e da afinidade dos receptores sinápticos e alte-ração da produção e da atividade dos neurotransmissores. Entretanto, o ácido araquidô-nico, quando presente em grandes concentrações, atua como segundo mensageiro na regulação de processos metabólicos que resultam em apoptose e em produção de subs-tâncias pró-inflamatórias. Por outro lado, o ácido docosa-hexaenoico (DHA), derivado do ômega-3, modula a expressão gênica de forma a aumentar a síntese de proteínas re-lacionadas com a neurogênese.[96,159] Desse modo, diversos estudos relacionam os benefí-cios do consumo de ômega-3 com a redução do risco para doenças neurodegenerativas.[73,98,175]

Diante da importância do consumo equilibrado entre ácidos graxos ômega-6 e ôme-ga-3, o IOM estabeleceu a recomendação de ingestão adequada (*adequate intake* – AI) para ácido linoleico de 14 g/dia para homens e 11 g/dia para mulheres, e para ácido li-nolênico de 1,6 g/dia para homens e 1,1 g/dia para mulheres.[88]

Fluidos

Os idosos são mais vulneráveis à desidratação e às alterações do balanço hidroele-trolítico em razão da baixa ingestão de fluidos e da maior perda de líquidos. Esses indi-víduos têm menor percepção da sensação de sede, e acredita-se que o sistema de recep-tores opioides possa estar deficiente nos idosos, contribuindo para a hipodipsia. Paralelamente, observa-se redução na capacidade dos rins em concentrar a urina em resposta à desidratação, além de atividade reduzida da renina e da aldosterona. O con-sumo de líquidos também pode ser afetado por doenças neurodegenerativas e pela in-capacidade física, e alguns medicamentos, como laxantes e diuréticos, pioram o balan-ço hidroeletrolítico, aumentando o risco de desidratação.[2,136,194]

Recomenda-se a ingestão de 30 mL de água para cada kg de peso diariamente para os indivíduos em geral. Entretanto, essa quantidade pode ser insuficiente para alcançar as necessidades de adultos com baixo peso e, então, sugere-se como alternativa calcular 100 mL/kg para os primeiros 10 kg, 50 mL/kg para os próximos 10 kg e 15 mL/kg para o peso restante.[194] Já as recomendações estabelecidas pelo IOM para indivíduos com ida-de a partir de 19 anos são diferentes: 3,7 L de água total diariamente para os homens, dos quais 3 L devem ser água ou outras bebidas; e 2,7 L de água total diariamente para as mulheres, dos quais 2,2 L devem ser água ou outras bebidas. Nessa recomendação, água total inclui toda a água contida nos alimentos, nas bebidas e na água potável.[94]

Vitamina A

A vitamina A desempenha papel importante na manutenção da saúde visual e da proliferação celular, além de regular a função imunológica e a expressão gênica. A EAR é de 625 e 500 µg/dia de equivalentes de retinol para homens e mulheres, respectiva-mente. Já a RDA estabelecida para homens é de 900 µg/dia de equivalentes de retinol, e para mulheres, de 700 µg/dia.[92]

Apesar de as recomendações serem as mesmas para adultos e idosos, alguns autores acreditam que os valores poderiam ser menores para estes, uma vez que a capacidade absortiva de vitamina A está aumentada nessa população, e o *clearance* de ésteres de retinil plasmático e de quilomícrons remanescentes pelo fígado está reduzido, o que coloca os idosos em maior risco de toxicidade.[46,194] Destaca-se que a vitamina A atua como antagonista à vitamina D e ao cálcio e, desse modo, o consumo excessivo pode aumentar o risco para fraturas em idosos, embora os estudos ainda não sejam conclusivos nesse aspecto.[46,155]

Vitamina D

A vitamina D tem papel significativo na saúde óssea e muscular, e isso é particularmente importante entre os idosos, que tendem a apresentar declínio da densidade mineral óssea. Essa vitamina modula as concentrações séricas de fósforo e cálcio, melhorando a absorção intestinal e reduzindo a excreção renal desses nutrientes. Nos músculos, a vitamina D atua sobre a expressão gênica de forma a estimular a síntese proteica e também sobre a superfície celular para regular o influxo de cálcio via proteína G, ativando a superfamília de proteínas quinases que regulam o crescimento do tecido muscular.[55] Também se destaca a relevância da vitamina D na saúde do sistema nervoso central, por promover a síntese de agentes neurotróficos e a manutenção da homeostase intraneuronal de cálcio, além de otimizar a atividade do sistema imune, reduzindo a neuroinflamação e, assim, minimizando o risco para doenças neurodegenerativas.[8,33]

As concentrações séricas de vitamina D também se associam com redução do risco para diversas doenças crônicas, como diabetes, alterações cardiovasculares e imunológicas, além de mais de 20 tipos de câncer. Isso se deve à presença de receptores para essa vitamina em diferentes tecidos e órgãos, como pâncreas, em que ocorre modulação da síntese de insulina.[72,146] A deficiência em vitamina D é um problema de saúde pública em diversas regiões do mundo, acometendo diferentes faixas etárias. Porém, acredita-se que os idosos estejam sob maior risco, uma vez que a prevalência de deficiência em vitamina D nessa faixa etária chega a 90%.[83]

As necessidades de vitamina D estão aumentadas nos idosos em decorrência de alterações fisiológicas que interferem no metabolismo desse nutriente. Percebe-se menor concentração do precursor 7-de-hidrocolesterol na pele e, também, redução da síntese hepática da proteína transportadora de vitamina D em indivíduos idosos. Paralelamente, observa-se diminuição da capacidade dos rins e do fígado em hidroxilar os precursores da vitamina D para transformá-la em sua forma ativa.[50,191] Desse modo, em 2011, o IOM[89] modificou as referências de ingestão de vitamina D para indivíduos com idade superior a 70 anos, passando a RDA para 800 UI/dia, valor superior àquele estabelecido para as outras faixas etárias, que é de 600 UI/dia. Também é de suma importância estimular a exposição adequada e segura ao sol, visto que isso pode produzir até 10.000 UI de vitamina D em pouco tempo, dependendo do ângulo, da altitude, da nebulosidade climática e da cor da pele.[72]

Vitamina E

O termo *vitamina E* compreende um grupo de tocoferóis e de tocotrienóis, dos quais o alfatocoferol é a forma mais abundante no organismo humano. Essa vitamina tem capacidade de neutralizar radicais livres, como radicais hidroxil, superóxido e peroxil em meio lipofílico, destacando-se como principal antioxidante das membranas celulares.[60] Desse modo, essa vitamina apresenta papel benéfico na minimização do envelhecimento de células, incluindo os neurônios, e também na redução da oxidação das partículas de LDL, reduzindo o risco de eventos cardiovasculares.[49,60] A participação da vitamina E também é relevante na modulação do sistema imune, que usualmente sofre declínio com o envelhecimento. Nesse sentido, essa vitamina modula as funções mediadas pelas células T e reduz a produção de prostaglandinas da série 2 pelos macrófagos, minimizando o processo inflamatório.[197] Destaca-se que as vitaminas E e C trabalham de forma sinérgica no sistema antioxidante: ao prevenir a peroxidação lipídica, a vitamina E forma o composto tocoferoxil e, para ser regenerada, necessita dos elétrons doados pela vitamina C.[122]

A EAR da vitamina E é de 12 mg/dia e a RDA é de 15 mg/dia para adultos e idosos, com valores baseados na quantidade necessária para prevenir a hemólise induzida por peróxido de hidrogênio. Apesar de estudos mostrarem benefícios da suplementação com essa vitamina em quantidades que excedem a recomendação, não há evidências de que o envelhecimento acarreta alteração da absorção ou da utilização dessa vitamina.[93]

Vitamina K

A vitamina K atua como cofator para a reação de carboxilação específica que transforma resíduos seletivos de glutamato em resíduos gama-carboxiglutamato (Gla) em algumas proteínas. Esse processo de carboxilação permite que as proteínas se liguem a moléculas de cálcio, necessárias para ativar os fatores dependentes de vitamina K. Essas proteínas fazem parte do processo de coagulação, em que a transformação do fibrinogênio em fibrina insolúvel ocorre com interferência da enzima trombina, que se origina da protrombina (fator II), por meio de fatores dependentes da vitamina K: pró-convertina (fator VII), fator anti-hemofílico B (fator IX) e fator Stuart (fator X).[105,123]

Proteínas contendo Gla, ou seja, dependentes de vitamina K, também são encontradas nos ossos e nas artérias. A osteocalcina é sintetizada pelos osteoblastos durante a formação óssea e, na matriz endotelial, as proteínas Gla estão relacionadas com a manutenção da elasticidade da parede arterial.[64,123] Desse modo, o consumo insuficiente de vitamina K está associado a doenças crônicas relacionadas com calcificação alterada, incluindo osteoporose, calcificação vascular e osteoartrite.[29]

A AI para vitamina K é a mesma para adultos e idosos: 120 mg/dia para homens e 90 mg/dia para mulheres. Entretanto, ressalta-se que o uso crônico de anticoagulantes resulta na deficiência celular em vitamina K, bem como na síntese de proteínas dependentes dessa vitamina.[92]

Vitamina C

A vitamina C atua como antioxidante, como agente redutor metabólico e como catalisador da hidroxilação da prolina para formar lisina, aminoácido necessário para a produção de colágeno que, por sua vez, é fundamental para a formação de novos tecidos, para a cicatrização e, também, para a manutenção da integridade vascular. Essa vitamina também participa no metabolismo iônico de minerais e da síntese de neurotransmissores.[32,46]

ALIMENTAÇÃO DO IDOSO

O envelhecimento parece não refletir redução das concentrações séricas de vitamina C e, embora alguns estudos sugiram o contrário, isso pode ser explicado pelo consumo insuficiente da vitamina, pela presença de doenças crônicas ou por outros fatores, e não pelo processo do envelhecimento em si.[93] Entretanto, observa-se correlação inversa entre a vitamina C plasmática e a proteína C reativa ultrassensível, marcador de inflamação. Assim, sugere-se que um consumo de vitamina C aquém das necessidades possa estar relacionado com doenças em que a inflamação e o estresse oxidativo tenham papel central.[17,167]

Visto que a absorção e o metabolismo da vitamina C não são alterados com o envelhecimento, as recomendações para essa vitamina são as mesmas para adultos e idosos: EAR de 75 e 60 mg/dia para homens e mulheres, respectivamente; e RDA de 95 mg/dia para os homens e de 70 mg/dia para as mulheres. Porém, salienta-se que o tabagismo reduz significativamente as concentrações plasmáticas de ácido ascórbico, e os tabagistas têm necessidades aumentadas dessa vitamina.[93]

Tiamina, riboflavina e niacina

Tiamina, riboflavina e niacina são vitaminas do complexo B que atuam no metabolismo energético. A tiamina funciona como coenzima no metabolismo de carboidratos e de aminoácidos de cadeia ramificada; a riboflavina participa de reações de oxidorredução como flavina mononucleotídeo (FMN) ou como flavina dinucleotídeo (FAD); já a niacina é fonte de nicotinamida para as coenzimas nicotinamida adenina dinucleotídeo (NAD) e nicotinamida adenina dinucleotídeo fosfato (NADP), que são doadoras de elétrons.[91,194]

Estudos *in vitro* sugerem que a niacina apresenta função de citoproteção mediante situações com aumento de estresse oxidativo e inflamação, como diabetes, alterações da resposta imune e doenças crônicas, mas a literatura é pouco clara quanto aos mecanismos associados e de que maneira isso reflete na prática clínica.[116] Entretanto, sabe-se que essa vitamina em doses farmacológicas é capaz de reduzir o LDL-c e os triacilgliceróis, e de aumentar o colesterol em lipoproteínas de alta densidade (HDL-c), contribuindo para a redução do processo de aterosclerose.[78]

Visto que os idosos apresentam redução do gasto energético, seria possível acreditar que as necessidades nutricionais de tiamina, riboflavina e niacina estariam reduzidas nessa população, porém não há evidências de que idosos têm diferentes necessidades quando comparados a adultos jovens. Dessa maneira, as recomendações para essas vitaminas são as mesmas entre adultos e idosos, conforme mostra a Tabela 38.1.

Tabela 38.1 Ingestão dietética de referência para tiamina, riboflavina e niacina para indivíduos adultos e idosos

Nutrientes	EAR (mg/dia)		RDA (mg/dia)	
	Homens	Mulheres	Homens	Mulheres
Tiamina	1,0	0,9	1,2	1,1
Riboflavina	1,1	0,9	1,3	1,1
Niacina	12	11	12	11

EAR: necessidade média estimada; RDA: ingestão dietética recomendada.
Fonte: Institute of Medicine.[91]

Vitamina B$_6$

Em razão de a principal função da vitamina B$_6$ ser a de atuar no metabolismo de aminoácidos, os estudos sobre suas necessidades e recomendações baseiam-se na presença de anormalidades no metabolismo do triptofano e da metionina durante a depleção e a normalização da repleção por meio da ingestão gradual da vitamina.[52] De acordo com o IOM, as necessidades da vitamina B$_6$ aumentam com a idade. No entanto, os mecanismos que levam a esse aumento ainda não são compreendidos, mas acredita-se que ocorra por causa de alguma alteração no metabolismo da vitamina.[91] Alguns autores sugerem que, provavelmente em razão de menor absorção, maior catabolismo e comprometimento da fosforilação, pessoas idosas podem não alcançar concentrações plasmáticas adequadas da vitamina B$_6$, mesmo com ingestão aparentemente adequada.[103] A EAR para indivíduos com mais de 51 anos de idade é de 1,4 mg/dia para homens e de 1,3 mg/dia para mulheres, e a RDA é de 1,7 mg/dia para homens e de 1,5 mg/dia para mulheres.[91] Alguns estudos têm mostrado que indivíduos idosos, especialmente aqueles que apresentam demência, acidente vascular cerebral, aterosclerose coronariana e artrite reumatoide, bem como aqueles que se encontram em casas de repouso, não alcançam as metas recomendáveis de ingestão da vitamina B$_6$.[18,114,196]

Vitamina B$_{12}$

A vitamina B$_{12}$ é essencial para o desenvolvimento e o funcionamento normal do sistema nervoso central.[28] Também conhecida como cianocobalamina, age como cofator em diversas reações, como na regeneração da metionina a partir da homocisteína e no rearranjamento do metilmalonil-CoA em succinil-CoA, intermediário no ciclo do ácido cítrico, além de ser importante na metilação e na síntese do DNA.[7,67,131]

A deficiência em vitamina B$_{12}$ é comum entre os idosos. Entretanto, a prevalência dessa deficiência varia de 5 a 60%, pois depende da definição do ponto de corte utilizado. Alguns pontos de corte adotados são: concentrações séricas de cobalamina < 150 pmol/L; concentrações séricas de homocisteína > 13 µmol/L; e concentrações de ácido metilmalônico > 0,4 µmol/L, na ausência de falha renal e de deficiência em folato e vitamina B$_6$.[7,131]

De acordo com Andrès et al.,[7] nos idosos, a deficiência em vitamina B$_{12}$ pode ser causada pela má absorção ou pela presença de anemia perniciosa. A má absorção da vitamina é caracterizada pela incapacidade de liberar a cobalamina dos alimentos ou das proteínas transportadoras intestinais, principalmente na presença de hipocloridria. A atrofia gástrica associada ou não à infecção por *Helicobacter pylori* é a principal causa da má absorção da vitamina B$_{12}$.[39] Outros fatores incluem uso prolongado de biguanidas (fármacos hipoglicemiantes, como a metformina)[5,22,112] e antiácidos,[85] alcoolismo crônico, cirurgia ou reconstrução gástrica e insuficiência pancreática exócrina parcial.[6,38] A anemia perniciosa, consequência clássica da deficiência em vitamina B$_{12}$, é uma doença autoimune caracterizada pela destruição da mucosa gástrica por um processo principalmente mediado por células. A anemia perniciosa está associada à hipergastrinemia, vitiligo, distiroidia, doença de Addison, síndrome de Sjögren e neoplasias gástricas.[7,151] Também está associada ao desenvolvimento de anemia megaloblástica, em conjunto com a deficiência em folato.[172]

A deficiência em vitamina B_{12} em idosos também está associada a alterações nos processos proliferativos dos glóbulos vermelhos e a alterações neurológicas, sendo o aumento das concentrações plasmáticas de homocisteína importante fator de risco para o desenvolvimento de demências, como a doença de Alzheimer.[67,162]

As recomendações nutricionais de vitamina B_{12} para idosos são as mesmas para adultos – EAR de 2 µg/dia e RDA de 2,4 µg/dia. No entanto, para que essas necessidades sejam alcançadas, recomenda-se a utilização de suplementos ou alimentos fortificados com a vitamina.[91]

Folato

A essencialidade dos folatos está relacionada com o envolvimento em vias complexas e em inúmeros processos bioquímicos essenciais para a vida, incluindo atuação como cofator para as enzimas que participam da biossíntese de nucleotídeos, de timidilato e de reações de metilação. Estas últimas são vitais para a prevenção do aumento das concentrações plasmáticas de homocisteína, que é um marcador de doenças cardiovasculares.[19,181]

Não há indicações de aumento das necessidades de folato com o avançar da idade. No entanto, recomenda-se que o estado nutricional do indivíduo em relação a essa vitamina seja mantido adequado, pois sua deficiência pode contribuir para o aparecimento de doenças crônicas não transmissíveis e outras enfermidades.[18,181]

A deficiência em folato pode resultar em aumento nas concentrações de homocisteína – a qual tem efeito pró-oxidante, reduzindo a expressão da glutationa peroxidase – e, assim, favorecer o aumento de espécies reativas de oxigênio, que estão associadas a diversas doenças crônicas não transmissíveis.[44,171]

O folato exerce papel importante no desenvolvimento do sistema nervoso central, no metabolismo de neurotransmissores, na prevenção e na integridade da memória com o avanço da idade. Sua deficiência pode contribuir para infarto, doença vascular cerebral, doença de Alzheimer ou déficit cognitivo leve, pois as concentrações elevadas de homocisteína no cérebro estão associadas ao risco aumentado de doença e à lesão cerebrovascular e neurotoxicidade.[161,181]

O folato também desempenha função importante na manutenção e na reparação do tecido ósseo, em razão de seu envolvimento na doação de grupos metil para a síntese de DNA. Baixas concentrações da vitamina estão associadas a menor densidade mineral óssea.[134,181]

A deficiência em folato pode contribuir para o desenvolvimento do câncer, principalmente câncer colorretal, porque a mucosa intestinal é constituída por tecido de alta renovação e, portanto, dependente de seu suprimento para a correta composição e duplicação do DNA.[19] Além disso, a deficiência em folato também pode estar associada a alterações no sistema imune, havendo declínio da atividade das células *natural killer*, que são capazes de se ligar e destruir células infectadas por vírus e células tumorais.[181,199]

Com base em estudos epidemiológicos e de avaliação do *status* metabólico de folato, a EAR e a RDA para indivíduos acima de 51 anos de idade foram estabelecidas em 320 e 400 µg/dia, respectivamente, sendo esses valores os mesmos para indivíduos adultos, pois foi observado que o processo de envelhecimento não prejudica a absorção e a utilização de folato.[91]

Com o objetivo de atingir as concentrações sanguíneas adequadas em mulheres em idade fértil e de reduzir o risco de malformações no tubo neural dos recém-nascidos, a Food and Drug Administration (FDA) e, também, a Agência Nacional de Vigilância Sanitária (Anvisa) impuseram a fortificação de farinhas com ácido fólico, o que incrementou, também, a ingestão da vitamina pelos idosos. No entanto, em razão do uso elevado de suplementos e alimentos fortificados, há a preocupação de que as necessidades diárias sejam ultrapassadas por esse grupo etário e que a deficiência em vitamina B_{12} seja mascarada. Considerando essa possibilidade, recomenda-se que o estado nutricional dos idosos em relação à vitamina B_{12} seja avaliado e, se necessário, a suplementação dessa vitamina seja administrada junto à do ácido fólico.[18,181]

Cálcio

A principal função do cálcio na saúde de indivíduos idosos está relacionada às doenças osteometabólicas, como a osteoporose, que acomete ambos os sexos, mais frequentemente as mulheres durante o climatério, pois a redução das concentrações de estrógeno aumenta as perdas ósseas.[200] Além do papel importante do cálcio na manutenção óssea, também se destaca sua relevância na redução do risco de hipertensão,[129] na redução do hiperparatireoidismo[200] e na redução do risco de câncer de cólon.[18,90]

É importante ressaltar que as concentrações reduzidas de cálcio durante a osteoporose são consequência da perda óssea, sendo a principal causa da doença a redução de estrógenos e de andrógenos com o aumento da idade. No entanto, a baixa ingestão de cálcio ao longo da vida é um fator de risco para o surgimento da osteoporose.[164] Além disso, a perda óssea relacionada com a deficiência em estrógeno não pode ser prevenida por meio da ingestão aumentada de cálcio.[90] Ele pode melhorar a eficácia da terapia de reposição hormonal e compensar parcialmente a aceleração da perda de massa óssea, mas não pode compensar totalmente a perda da densidade mineral óssea no período da perimenopausa.[18]

Com o aumento da idade, a absorção de cálcio é reduzida em razão de alguns fatores, como a deficiência na ingestão do mineral por meio da alimentação; a acloridria; a diminuição da produção de vitamina D, que exerce função fundamental na regulação da homeostasia do cálcio; o uso de glicocorticoides; o excesso de hormônios tireoidianos e, possivelmente, de calcitonina.[10]

Outros fatores que contribuem para a deficiência em cálcio em idosos é a dentição deficiente e a perda de peças dentárias comuns entre esses indivíduos. Esses fatores contribuem para doenças bucais, como inflamação e/ou atrofia da membrana mucosa, xerostomia, leucoplasia e neoplasia maligna. Consequentemente, o padrão alimentar é modificado pela dificuldade de mastigação, o que reduz o consumo de alimentos e pode resultar em deficiências em minerais, como cálcio e também zinco.[130]

Em relação à sarcopenia, sugere-se que o papel do cálcio na sua prevenção e tratamento parece ser mais efetivo em idosos que ingerem quantidades mais baixas do mineral. Hipotetiza-se que isso poderia ser decorrente de uma diminuição da absorção de cálcio e de alteração da sua homeostase, que está ligada à fraqueza muscular no músculo envelhecido.[35,65,182]

Com base em estudos realizados em indivíduos com idade superior a 51 anos que mostraram redução na retenção de cálcio (especialmente em mulheres na pós-meno-

ALIMENTAÇÃO DO IDOSO

pausa que são mais propensas à osteoporose) e aumento da perda óssea e de fraturas, a AI para cálcio foi estabelecida em 1.200 mg/dia.[90] No entanto, dados de pesquisas nacionais e internacionais como o NHANES III e o Continuing Survey of Food Intakes by Individuals (CSF II), realizados em idosos institucionalizados ou não, mostram que a ingestão de cálcio frequentemente é inadequada na população idosa, encontrando-se abaixo do recomendado pelo IOM.[54,90,124,140] Em 2011, o IOM estabeleceu as EAR e as RDA para cálcio, em substituição às AI. Os valores para idosos são de 800 mg/dia (EAR) e 1.000 mg/dia (RDA) para homens entre 51 e 70 anos de idade. Para as mulheres dessa mesma faixa etária, os valores são de 1.000 mg/dia e 1.200 mg dia. Estes últimos valores se repetem para homens e mulheres com idade superior a 70 anos.[89]

Ferro

O ferro tem sua essencialidade ligada à produção de proteínas, como a hemoglobina e a mioglobina – responsáveis pelo transporte de oxigênio pelo sistema circulatório e pelos músculos –, à síntese do DNA e ao metabolismo energético.[74,139]

Com o aumento da idade, o sistema hematopoético é afetado, sendo a massa celular da medula óssea depletada. Mesmo com a depleção, a medula mantém os eritrócitos, as plaquetas e os glóbulos brancos em concentrações adequadas. No entanto, se há aumento da necessidade desses elementos sanguíneos, pode haver limitações das reservas. Assim, com o envelhecimento, é necessário que se mantenha a correta funcionalidade do equilíbrio homeostático e do estado nutricional do indivíduo em relação ao ferro, pois a deficiência nesse nutriente pode promover o surgimento da anemia ferropriva, que é causada por deficiência no mineral na alimentação, por sua má utilização pelo organismo ou por perdas sanguíneas. Com a deficiência em ferro, há redução no transporte de oxigênio circulante, o que resulta em prejuízos no funcionamento do organismo.[139,178]

A anemia por doença crônica é outro tipo também muito prevalente em idosos e é caracterizada pela presença de doenças infecciosas, inflamatórias, traumáticas ou neoplásicas, que persistem por mais de um ou dois meses e são acompanhadas por anemia leve a moderada.[40] Pesquisas sugerem que essa anemia representa estratégia de defesa do organismo contra a proliferação de micro-organismos e de células neoplásicas. Após a invasão bacteriana, por exemplo, ocorre a resposta inflamatória com a liberação de alguns mediadores, como as citocinas, que atuam da seguinte forma: inibem a eritropoese, diminuem a disponibilidade do ferro para as bactérias, aumentam a síntese de ferritina, suprimem a assimilação do ferro intestinal, aumentam a retenção de ferro pelos macrófagos, induzem a retirada de ferro dos locais de invasão bacteriana pela apolactoferrina e provocam a síntese de anticorpos contra o sistema de captação de ferro pelas bactérias.[40,97,99,101]

Em razão de sua menor capacidade de adaptação cardiovascular e respiratória, o idoso sofre mais rapidamente as consequências da anemia, e os sinais de palidez cutaneomucosa, taquicardia e dispneia poderão ser mascarados pela senescência, por outras doenças existentes ou por uso de medicamentos. Nessa população, há maior morbidade e prevalência de complicações, como infarto do miocárdio, acidente vascular cerebral, insuficiência arterial periférica e isquemia mesentérica, o que desperta maior atenção relacionada aos cuidados de prevenção de anemias.[75]

Os valores da EAR foram estabelecidos em 6 mg/dia para homens e 5 mg/dia para mulheres, e a RDA para homens e mulheres com mais de 50 anos de idade é de 8 mg/dia. Para a determinação desses valores, foram utilizados fatores como perdas basais de ferro, perdas menstruais de ferro, peso corporal, necessidades de ferro no período da pós-menopausa e ajustes estatísticos.[92]

Há evidências crescentes de que o metabolismo do ferro seja afetado pelo envelhecimento, apesar de suas necessidades fisiológicas não serem diferentes entre homens adultos e idosos e mulheres na pós-menopausa e idosas. A identificação da deficiência em ferro torna-se um problema maior por causa das alterações relacionadas à idade na hemoglobina, aos efeitos da medicação prescrita para doenças, aos distúrbios relacionados à idade e ao aumento das concentrações de ferritina associadas a estados inflamatórios. A correção da deficiência em ferro por meio da alimentação ou da terapia medicamentosa justifica-se pela sua relação com os efeitos adversos à saúde.[63] Para idosos com hipocloridria, deve-se dar ênfase ao consumo de alimentos que contenham ferro-heme, pois a absorção deste não depende de ácido clorídrico, não se alterando nos casos de gastrite atrófica. A anemia por deficiência em ferro pode ser tratada com suplementação oral de ferro e, caso não seja normalizada em uma semana, deve-se realizar a suplementação intravenosa.[18]

Zinco

O zinco é um elemento-traço essencial para o funcionamento normal das células, pois participa em todos os aspectos do metabolismo, na regulação da expressão gênica e na atividade de inúmeras enzimas, proteínas e fatores transcricionais, na manutenção estrutural da cromatina e de biomembranas, na imunidade e na proteção contra radicais livres.[48,118,201]

A deficiência em zinco é considerada um problema nutricional mundial que afeta indivíduos de qualquer classe social, estando os idosos entre os grupos de maior risco, por causa de fatores fisiológicos, sociais, psicológicos ou econômicos. Sua quantidade reduzida na alimentação tem sido associada à ingestão elevada de carboidratos e diminuída de proteínas animais, provavelmente em razão da renda e das dificuldades na obtenção e no preparo das refeições.[43]

Segundo revisão de Mocchegiani et al.,[130] em idosos a absorção de zinco é menor do que em adultos jovens. Foi sugerido que alterações intestinais, como as observadas em animais idosos, possam explicar essa diferença, como modificações no formato das vilosidades, aumento da alteração do colágeno, alterações mitocondriais, alongamento das criptas e tempo prolongado de replicação das células das criptas. Outros fatores também influenciam a absorção intestinal de zinco em idosos, como concentrações do mineral no lúmen intestinal, presença de promotores dietéticos (por exemplo, leite humano e proteínas animais) ou inibidores dietéticos (como ferro, cálcio e fitatos) e estados fisiológicos alterados.

Indivíduos idosos geralmente fazem uso de vários fármacos, com alto risco de interações e de redução da absorção de zinco. A presença de metalotioneínas oxidadas, que atuam como agentes antioxidantes para proteger as células contra a toxicidade do fármaco, provoca captura limitada de zinco pelos enterócitos e nenhum armazenamento do mineral em zincossomos. Consequentemente, a absorção de zinco intestinal é reduzida e o mineral é excretado pela urina.[130]

No processo de envelhecimento, a função imune torna-se reduzida, e o zinco tem importância particular por participar de inúmeros processos relacionados à resposta imune, como a regulação da atividade das células T auxiliares (TCD4+) e citotóxicas (TCD8+), a geração de resposta imune a novos antígenos e de memória imunológica pelas células B, a atividade das células da imunidade inata e a produção de citocinas. Essas funções, quando comprometidas, podem promover o aumento da susceptibilidade dos idosos a infecções, a doenças autoimunes e a neoplasias, contribuindo de maneira significativa para a morbidade e a mortalidade nessa população.[62,87,107,117,145]

Além da atuação do zinco na função imunorreguladora em idosos, alguns autores destacam sua importância na catarata senil e na melhora das concentrações séricas de testosterona.[150,168,183] Estudos de suplementação com zinco em indivíduos idosos têm mostrado normalização da hipozincemia, melhora da resposta imune, dos marcadores do estresse oxidativo, da incidência de infecções e da atividade de enzimas antioxidantes.[20,118,119,149]

No que se refere às necessidades de zinco para idosos, não há evidências de que sejam mais elevadas que as de adultos jovens, pois nenhum estudo mostrou dados consistentes que indicassem que o envelhecimento afeta a absorção do mineral. A EAR de zinco para idosos foi estabelecida em 9,4 e 6,8 mg/dia para homens e mulheres, respectivamente, e a RDA, em 11 mg/dia para homens e 8 mg/dia para mulheres.[92]

Cobre

O cobre é um elemento-traço essencial que desempenha funções importantes na eritropoese, no sistema imunológico e nas reações redox. É cofator de enzimas como a superóxido dismutase, a lisil oxidase, a citocromo C oxidase e a ceruloplasmina.[16,111,133,158,174]

Por ser facilmente encontrado na natureza, a deficiência em cobre em humanos não é comum.[16,137,198] No entanto, pode ser observada em indivíduos com malnutrição ou submetidos à nutrição enteral de longo período, sem uso de suplementação.[16,127,137] A toxicidade pode ser observada em decorrência da ingestão de bebidas contaminadas, da alta ingestão de sais[132,133] ou em indivíduos que trabalham com o metal, por exemplo, em usinas, em minas e em processos de soldagens ou fundição.[16,104]

A deficiência em cobre pode ocasionar anemias decorrentes da disfunção da ceruloplasmina, que é responsável por oxidar o ferro e permitir sua mobilização[16,81,104,137,198] e seu transporte do fígado para a medula óssea, o que prejudica a eritropoese.[16,198] Pode, também, influenciar o processo patogênico da hipertensão arterial e das doenças cardiovasculares por interferir no sistema de transporte de sódio na membrana eritrocitária.[16,100,128]

O sistema de defesa antioxidante pode ficar comprometido tanto pela deficiência em cobre quanto por sua elevação. A deficiência no mineral causa redução na atividade da enzima superóxido dismutase, comprometendo vários sistemas de defesa do organismo. Sua toxicidade pode dar origem a espécies reativas de oxigênio, pois, quando na forma de cobre 1, está disponível para transferir um elétron, gerando radicais hidroxilas, superóxidos e peróxidos de hidrogênio.[16,133]

Estudos sugerem que a toxicidade de cobre decorrente da autoadministração de micronutrientes e suplementos pode ocorrer ao longo da vida, o que pode influenciar o aparecimento de doenças relacionadas ao declínio cognitivo, como Alzheimer e Parkinson.[4,11,16,34]

Quanto às necessidades diárias de cobre, a EAR e a RDA foram estabelecidas em 700 e 900 µg/dia, respectivamente, para indivíduos idosos de ambos os sexos, sendo esses valores os mesmos para adultos, pois não há evidências que sugiram diferenças nas necessidades do mineral entre os dois grupos.[92]

Cromo

O cromo é um elemento-traço essencial, envolvido, simultaneamente, no metabolismo de carboidratos, lipídios e proteínas. Sua participação no metabolismo de carboidratos envolve a sensibilização da insulina, melhorando a tolerância à glicose, o que, consequentemente, influencia o metabolismo proteico por promover maior estímulo à captação de aminoácidos, com aumento da síntese proteica. Sua participação no metabolismo lipídico está relacionada ao aumento das concentrações de HDL-c e à redução do colesterol total, de LDL-c e de VLDL-c, por meio do aumento da atividade da enzima lipase de lipoproteínas em indivíduos com dislipidemias.[51,69,71]

Apesar de os mecanismos de ação do cromo ainda não terem sido bem esclarecidos, alguns estudos têm mostrado que a deficiência nesse mineral é comumente encontrada em indivíduos idosos com intolerância à glicose, diabetes e hipercolesterolemia.[69,202]

Por causa das limitações na estimativa da ingestão de cromo, a EAR do mineral não foi determinada. Assim, as recomendações de ingestão são baseadas nos valores da AI. Para os idosos, a AI é de 30 e 20 µg/dia de cromo para homens e mulheres, respectivamente, com idade entre 50 e 70 anos ou mais de 70 anos.[92]

Selênio

O selênio é um elemento-traço essencial na biologia humana, o que se relaciona principalmente a sua participação no processo de defesa antioxidante, atuando em selenoproteínas. Também tem papel importante no sistema imune, na síntese de hormônios da tireoide e na regulação do estado redox da vitamina C.[3,18,41,61,153]

De acordo com as DRI, indivíduos idosos têm as mesmas necessidades de selênio que indivíduos adultos. Não há constatações de condições patológicas relacionadas à deficiência em selênio em idosos, tampouco que o processo de envelhecimento possa afetar a absorção ou a utilização desse mineral ou, ainda, de diferenças nos marcadores de selênio no sangue entre essas duas faixas etárias. A EAR de selênio para adultos e idosos é de 45 µg/dia e a RDA é de 55 µg/dia.[93]

Embora não haja relatos sobre doenças relacionadas à deficiência em selênio especificamente em idosos, é consenso que a quantidade do mineral nos alimentos é dependente do solo, o que pode resultar em deficiência nos indivíduos residentes em solos pobres no mineral, como a doença de Keshan, que é uma cardiomiopatia grave. Além disso, a deficiência em selênio pode ser observada em indivíduos submetidos à nutrição parenteral total que utilizem fórmulas pobres nesse nutriente por um longo tempo.[61,177,196]

Van Dronkelaar et al.[182] mostraram que a ingestão de selênio abaixo da RDA e as baixas concentrações séricas apresentaram associação positiva com massa muscular, desempenho físico e sarcopenia,[45,120,176,185] o que pode ser explicado pelo efeito das selenoproteínas sobre a síntese proteica e a função muscular, embora os mecanismos subjacentes exatos ainda permaneçam incertos.[154] Acredita-se que a deficiência em selênio cause miopatia e que o mineral tenha o potencial de auxiliar na prevenção e no tratamento da sarcopenia.[110]

Magnésio

A importância do magnésio se dá por sua atuação como cofator de enzimas, especialmente aquelas que utilizam ATPases; no metabolismo de micronutrientes como cálcio, potássio, fósforo, zinco, cobre, ferro, chumbo, sódio e cádmio; na ativação da tiamina; no transporte de potássio e na ativação dos canais de cálcio.[115,160]

A hipomagnesemia é comum em pacientes idosos hospitalizados com doença arterial coronariana ou com insuficiência cardíaca crônica. Está associada a risco de hipertensão, diabetes melito tipo 2 e aumento de mortalidade por doença arterial coronariana.[163] A hipomagnesemia também está relacionada com a atividade celular óssea. Alguns estudos têm mostrado que mulheres na perimenopausa e na pós-menopausa com osteoporose grave apresentam baixas concentrações de magnésio.[15,79,141]

Em contrapartida, a hipermagnesemia também pode ser observada em pacientes idosos com doenças gastrintestinais, especialmente com constipação e utilizando laxantes com grandes quantidades do mineral.[106]

Van Dronkelaar et al. relatam que a ingestão de magnésio é significativamente associada à sarcopenia e que a suplementação com o mineral melhora o desempenho dos idosos, podendo ser utilizada para prevenir ou tratar a sarcopenia.[182] Ter Borg e Verlaan sugerem que a ingestão de magnésio difere entre os indivíduos sarcopênicos e não sarcopênicos, o que não ocorre com as concentrações séricas do mineral,[176,185] e isso pode ser explicado pela estrita regulação pela excreção urinária, pelos depósitos ósseos e pelo trato gastrintestinal.[21]

A EAR de magnésio para indivíduos com idade superior a 51 anos é de 350 e 265 mg/dia para homens e mulheres, respectivamente. A RDA é de 420 mg/dia para mulheres e de 320 mg/dia para homens.[90]

CONSIDERAÇÕES FINAIS

Padrões alimentares adequados, associados ao estilo de vida saudável, contribuem significativamente para a saúde e a redução do risco de doenças, com melhora da qualidade de vida, que engloba a manutenção da capacidade funcional e a preservação da autonomia. Estudos nacionais apontam para inadequações alimentares entre os idosos, que apresentam consumo reduzido de cereais integrais, de leite e derivados, e de frutas. A qualidade da alimentação foi associada à religião, já que evangélicos apresentaram melhor padrão alimentar; ao arranjo familiar, uma vez que o número aumentado de indivíduos na mesma casa se associou à menor renda, o que influencia negativamente as escolhas alimentares, e à prática de atividade física, pois os idosos ativos tenderam a apresentar melhor padrão alimentar.[14] Tais observações apontam para a concomitância da alimentação com outros comportamentos, o que sugere a importância de ações amplas ao se objetivar o impacto positivo no estado de saúde geral dos idosos.

Por outro lado, recomenda-se que a orientação nutricional para os idosos deve ser direcionada, considerando suas necessidades e limitações. Nesse sentido, ressalta-se a importância de um olhar especial para as condições psicológicas, sociais, econômicas e físicas apresentadas pelo indivíduo, uma vez que, em muitas situações, orientações simples, como servir as refeições em local agradável, oferecer alimentos coloridos e apetitosos e sentar o idoso à mesa em companhia de outras pessoas podem repercutir positivamente sobre o apetite e a qualidade de vida.

REFERÊNCIAS

1. Acuña K, Cruz T. Avaliação do estado nutricional de adultos e idosos e situação nutricional da população brasileira. Arq Bras Endocrinol Metab. 2004;48(3):345-61.
2. Ahmed T, Haboubi N. Assessment and management of nutrition in older people and its importance to health. Clin Interv Aging. 2010;5:207-16.
3. Almondes KGS, Leal GVS, Cozzolino SMF, Philippi ST, Rondó PHC. O papel das selenoproteínas no câncer. Rev Assoc Med Bras. 2010;56(4):484-8.
4. Alves C, Lima RVB. Dietary supplement use by adolescents. J Pediatr. 2009;85(4):287-94.
5. Andrès E, Noel E, Goichot B. Metformin-associated vitamin B12 deficiency. Arch Intern Med. 2002;162(19):2251-2.
6. Andrès E, Perrin AE, Demangeat C, Kurtz JE, Vinzio S, Grunenberger F et al. The syndrome of food-cobalamin malabsorption revisited in a department of internal medicine. A monocentric cohort study of 80 patients. Eur J Intern Med. 2003;14(4);221-6.
7. Andrés E, Loukili NH, Noel E, Kaltenbach G, Abdelgheni MB, Perrin AE et al. Vitamin B12 (cobalamin) deficiency in elderly patients. CMAJ. 2004;171(3):251-9.
8. Annweiler C, Schott AM, Berrut G, Chauviré V, Le Gall D, Inzitari M et al. Vitamin D and ageing: neurological issues. Neuropsychobiology. 2010;62(3):139-50.
9. Appleton KM. Barriers to and facilitators of the consumption of animal-based protein-rich foods in older adults. Nutrients. 2016;8(4):187.
10. Aquino AC, Oliveira LC, Wagner R. Dosagem sérica de cálcio em idosos de instituições de amparo. Cadernos da Escola de Saúde. 2010;1(4):138-48.
11. Araya M, Olivares M, Pizarro F, Méndez MA, González M, Uauy R. Supplementing copper at the upper level of the adult dietary recommended intake induces detectable but transient changes in healthy adults. J Nutr. 2005;135(10):2367-71.
12. Argilés JM, Busquets S, Stemmler B, López-Soriano FJ. Cachexia and sarcopenia: mechanisms and potential targets for intervention. Curr Opin Pharmacol. 2015;22:100-6.
13. Arques S, Ambrosi P. Human serum albumin in the clinical syndrome of heart failure. J Card Fail. 2011;17(6):451-8.
14. Assumpção D, Domene SMA, Fisberg RM, Barros MBA. Qualidade da dieta e fatores associados entre idosos: estudo de base populacional em Campinas, São Paulo, Brasil. Cad Saúde Pública. 2014;30(8):1680-94.
15. Aydin H, Deyneli O, Yavuz D, Gözü H, Mutlu N, Kaygusuz I et al. Short-term oral magnesium supplementation suppresses bone turnover in postmenopausal osteoporotic women. Biol Trace Elem Res. 2009;133(2):136-43.
16. Baierle M, Valentini J, Paniz C, Moro A, Barbosa Jr F, Garcia SC. Possíveis efeitos do cobre sanguíneo sobre parâmetros hematológicos em idosas. J Bras Patol Med Lab. 2010;46(6):463-70.
17. Bales CW, Ritchie CS. The elderly. In: Shils ME, Shike M, Ross AC, Caballero B, Cousins RJ, editors. Modern nutrition in health and disease. Baltimore: Lippincott Williams & Wilkins; 2006. p. 843-60.

ALIMENTAÇÃO DO IDOSO

18. Bales CW, Ritchie CS. Idosos. In.: Shils ME, Shike M, Ross AC, Caballero B, Cousins RJ, editors. Nutrição moderna na saúde e na doença. 10. ed. Barueri: Manole; 2009. p. 905-21.
19. Baluz K, Carmo MGT, Rosas G. O papel do ácido fólico na prevenção e na terapêutica oncológica: revisão. Rev Bras Cancerol. 2002;48(4):597-607.
20. Bao B, Prasad AS, Beck FW, Fitzgerald JT, Snell D, Bao GW et al. Zinc decreases C-reactive protein, lipid peroxidation, and inflammatory cytokines in elderly subjects: a potential implication of zinc as an atheroprotective agent. Am J Clin Nutr. 2010;91(6):1634-41.
21. Barbagallo M, Dominguez LJ. Magnesium and aging. Curr Pharm Des. 2010;16:832-9.
22. Bauman WA, Shaw S, Jayatilleke E, Spungen AM, Herbert V. Increased intake of calcium reverses vitamin B12 malabsorption induced by metformin. Diabetes Care. 2000;23(9):1227-31.
23. Becher A, Dent J. Systematic review: ageing and gastro-oesophageal reflux disease symptoms, oesophageal function and reflux oesophagitis. Aliment Pharmacol Ther. 2011;33(4):442-54.
24. Berbel MN, Pinto MPR, Ponce D, Balbi AL. Aspectos nutricionais na lesão renal aguda. Rev Assoc Med Bras. 2011;57(5):600-6.
25. Bernardi DF, Reis MAS, Lopes NB. O tratamento da sarcopenia através do exercício de força na prevenção de quedas em idoso: revisão de literatura. Ensaios e C. 2008;12(2):197-213.
26. Bhutto A, Morley JE. The clinical significance of gastrointestinal changes with aging. Curr Opin Clin Nutr Metab Care. 2008;11(5):651-60.
27. Boirie Y, Morio B, Caumon E, Cano NJ. Nutrition and protein energy homeostasis in elderly. Mech Ageing Dev. 2014;136-7:76-84.
28. Bolzetta F, Veronese N, De Rui M, Berton L, Toffanello ED, Carraro S. Are the recommended dietary allowances for vitamins appropriate for elderly people? J Acad Nutr Diet. 2015;115(11);1789-97.
29. Booth SL. Vitamin K status in the elderly. Curr Opin Clin Nutr Metab Care. 2007;10(1):20-3.
30. Borsheim E, Tipton KD, Wolf SE, Wolfe RR. Essential amino acids and muscle protein recovery from resistance exercise. Am J Physiol Endocrinol Metab. 2002;283(4):E48-57.
31. Bouras EP, Tangalos EG. Chronic constipation in the elderly. Gastroenterol Clin N Am. 2009;38:463-80.
32. Bourre JM. Effects of nutrients (in food) on the structure and function of the nervous system: update on dietary requirements for brain. Part I: micronutrients. J Nutr Health Aging. 2006;10(5):377-85.
33. Breitling LP, Perna L, Müller H, Raum E, Kliegel M, Brenner H. Vitamin D and cognitive functioning in the elderly population in Germany. Exp Gerontol. 2012;47(1):122-7.
34. Brewer GJ. Risks of copper and iron toxicity during aging in humans. Chem Res Toxicol. 2010;23(2):319-26.
35. Brotto M. Aging, sarcopenia and store-operated calcium entry: A common link? Cell Cycle. 2011;10:4201-2.
36. Camilleri M, Cowen T, Kock TR. Enteric neurodegeneration in ageing. Neurogastroenterol Motil. 2008;20(3):185-96.
37. Cannella C, Savina C, Donini LM. Nutrition, longevity and behavior. Arch Gerontol Geriatr. 2009;49(Suppl 1):19-27.
38. Carmel R. Current concepts in cobalamin deficiency. Annu Rev Med. 2000;51:357-75.
39. Carmel R, Aurangzeb I, Ojan D. Associations of food-cobalamin malabsorption with ethnic origin, age, Helicobacter pylori infection, and serum markers of gastritis. Am J Gastroenterol. 2001;96(1):63-70.
40. Carvalho MC, Baracat ECE, Sgarbieri VC. Anemia ferropriva e anemia de doença crônica: distúrbios do metabolismo de ferro. Segurança Alimentar e Nutricional. 2006;13(2):54-63.
41. Castro MW. Selenio en los pacientes críticos con respuesta inflamatoria sistémica: revisión. Nutr Hosp. 2007;22(3):295-306.
42. Cervi A, Franceschini SCC, Priore SE. Análise crítica do uso do índice de massa corporal para idosos. Rev Nutr. 2005;18(6):765-75.
43. Cesar TB, Wada SR, Borges RG. Zinco plasmático e estado nutricional em idosos. Rev Nutr Campinas. 2005;18(3):357-65.
44. Chanson A, Rock E, Martin JF, Liotard A, Brachet P. Preferential response of glutathione-related enzymes to folate-dependent changes in the redox state of rat liver. Eur J Nutr. 2007;46(4):204-12.

45. Chen YL, Yang KC, Chang HH, Lee LT, Lu CW, Huang KC. Low serum selenium level is associated with low muscle mass in the community-dwelling elderly. J Am Med Dir Assoc. 2014;15:807-11.
46. Chernoff R. Micronutrient requirements in older women. Am J Clin Nutr. 2005;81(5 Suppl):1240S-5S.
47. Chernoff R. Protein and old adults. J Am Coll Nutr. 2004;23(Suppl):627S-30S.
48. Chimienti F, Aouffen, M, Favier A, Seve M. Zinc homeostasis-regulating proteins: new drug targets for triggering cell fate. Curr Drug Targets. 2003;4(4):323-38.
49. Chong-Han. Dietary lipophilic antioxidants: implications and significance in the aging process. Crit Rev Food Sci Nutr. 2010;50:931-7.
50. Christakos S, Ajibade DV, Dhawan P, Fechner AJ, Mady LJ. Vitamin D: metabolism. Endocrinol Metab Clin North Am. 2010;3(2):243-53.
51. Clarkson PM. Effects of exercise on chromium levels: is supplementation required? Sports Med. 1997;23(6):341-9.
52. Cominetti C, Cozzolino SMF. Vitamina B_6 (piridoxina). In: Cozzolino SMF. Biodisponibilidade de nutrientes. 4. ed. Barueri: Manole; 2012.
53. Cook IJ. Oropharyngeal dysphagia. Gastroenterol Clin North Am. 2009;38(3):411-31.
54. Correa Leite ML, Nicolosi A, Cristina S, Hauser WA, Pugliese P, Nappi G. Dietary and nutritional patterns in an elderly rural population in Northern and Southern Italy: (II) nutritional profiles associated with food behaviours. Eur J Clin Nutr. 2003;57(12):1522-9.
55. Dawson-Hughes B. Vitamins and cognitive development and performance Serum 25-hydroxyvitamin D and muscle atrophy in the elderly. Proc Nutr Soc. 2012;71(1):46-9.
56. De Caterina R. N-3 fatty acids in cardiovascular disease. N Engl J Med. 2011;364(25):2439-50.
57. De Meyer T, Rietzschel ER, De Buyzere ML, Van Criekinge W, Bekaert S. Telomere length and cardiovascular aging: the means to the ends? Ageing Res Rev. 2011;10(2):297-303.
58. Del Valle LG. Oxidative stress in aging: theoretical outcomes and clinical evidences in humans. Biomed Pharmacother. 2011;1(1):1-7.
59. Despres JP, Moorjani S, Lupien PJ, Tremblay A, Nadeau A, Bouchard C. Regional distribution of body fat, plasma lipoproteins, and cardiovascular disease. Arteriosclerosis. 1990;10(4):97-511.
60. Devi SA. Aging brain: prevention of oxidative stress by vitamin e and exercise. Sci World J. 2009;9:366-72.
61. Fairweather-Tait SJ, Bao Y, Broadley MR, Collings R, Ford D, Hesketh JE et al. Selenium in human health and disease. Antioxid Redox Signal. 2011;14(7):1337-83.
62. Fairweather-Tait S, Harvey LJ, Ford D. Does ageing affect zinc homeostasis and dietary requirements? Exp Gerontol. 2008;43(5):382-8.
63. Fairweather-Tait SJ, Wawer AA, Gillings R, Jennings A, Myint PK. Iron status in the elderly. Mech Ageing Dev. 2014;136-37:22-8.
64. Falcone TD, Kim SSW, Cortazzo MH. Vitamin K: fracture prevention and beyond. PM&R. 2011;3(Suppl):S82-7.
65. Fleet JC, Schoch RD. Molecular mechanisms for regulation of intestinal calcium absorption by vitamin D and other factors. Crit Rev Clin Lab Sci. 2010;47:181-95.
66. Freitas AA, De Magalhães JP. A review and appraisal of the DNA damage theory of ageing. Mutat Res. 2011;728(1-2):12-22.
67. Futterleib A, Cherubini K. Importância da vitamina B12 na avaliação clínica do paciente idoso. Scientia Medica. 2005;15(1):74-8.
68. Giezenaar C, Chapman I, Luscombe-Marsh N, Feinle-Bisset C, Horowitz M, Soenen S. Ageing is associated with decreases in appetite and energy intake – a meta-analysis in healthy adults. Nutrients. 2016;8(1):28.
69. Gomes MR, Rogero MM, Tirapegui J. Considerações sobre cromo, insulina e exercício físico. Rev Bras Med Esporte. 2005;11(5):262-6.
70. Gonsalves WC, Wrightson AS, Henry RG. Common oral conditions in older persons. Am Fam Physician. 2008;78(7):845-52.
71. Grant KE, Chandler RM, Castle AL, Ivy JL. Chromium and exercise training: effect on obese women. Med Sci Sports Exerc. 1997;29(8):992-8.
72. Grant WB, Boucher BJ. Requirements for vitamin D across the life span. Biol Nurs Res. 2011;13(2):120-33.

ALIMENTAÇÃO DO IDOSO

73. Grimm MO, Kuchenbecker J, Grösgen S, Burg VK, Hundsdörfer B, Rothhaar TL et al. Docosahexaenoic acid reduces amyloid beta production via multiple pleiotropic mechanisms. J Biol Chem. 2011;286(16):14028-39.

74. Grotto HZW. Metabolismo do ferro: uma revisão sobre os principais mecanismos envolvidos em sua homeostase. Rev Bras Hematol Hemoter. 2008;30(5):390-7.

75. Gualandro SFM, Hojaij NHSL, Filho WJ. Deficiência de ferro no idoso. Rev Bras Hematol Hemoter. 2010;32(Supplb2):57-61.

76. Guedes ACB, Gama CR, Tiussi ACR. Avaliação nutricional subjetiva do idoso: avaliação subjetiva global (ASG) versus mini avaliação nutricional (MAN®). Com Ciências Saúde. 2008;19(4):377-84.

77. Gueiros LA, Soares MSM, Leão JC. Impact of ageing and drug consumption on oral health. Gerodontology. 2009;26(6):297-301.

78. Gupta A, Guyomard V, Zaman MJ, Rehman HU, Myint PK. Systematic review on evidence of the effectiveness of cholesterol-lowering drugs. Adv Ther. 2010;27(6):348-64.

79. Gur A, Colpan L, Nas K, Cevik R, Saraç J, Erdoğan F et al. The role of trace minerals in the pathogenesis of postmenopausal osteoporosis and new effect of calcitonin. J Bone Miner Metab. 2002;20(1):39-43.

80. Gutschow CA, Leers JM, Schöder W, Prenzel KL, Fuchs H, Bollschweiler E et al. Effect of aging on esophageal motility in patients with and without GERD. Ger Med Sci. 2011;9:doc22.

81. Halfdanarson TR, Kumar N, Li CY, Phyliky RL, Hogan WJ. Hematological manifestations of copper deficiency: a retrospective review. Eur J Haematol. 2008;80(6):523-31.

82. Hekimi S, Lapointe J, Wen Y. Taking a "good" look at free radicals in the aging process. Trends in Cell Biology. 2011;21(10):569-76.

83. Hilger J, Friedel A, Herr R, Rausch T, Ross F, Wahl DA et al. A systematic review of vitamin D status in populations worldwide. Br J Nutr. 2014;111:23-45.

84. Holt PR. Intestinal malabsorption in the elderly. Dig Dis. 2007;25(2):144-50.

85. Howden CW. Vitamin B12 levels during prolonged treatment with proton pump inhibitors. J Clin Gastroenterol. 2000;3(1):29-33.

86. Hunter GR, Kekes-Szabo T, Snyder SW, Nicholson C, Nyikos I, Berland L. Fat distribution, physical activity, and cardiovascular risk factors. Med Sci Sports Exerc. 1997;29(3):362-9.

87. Ibs KH, Rink L. Zinc-altered immune function. J Nutr. 2003;133(Suppl):1452S-6S.

88. Institute of Medicine. Dietary reference intakes for energy, carbohydrates, fibre, fat fatty acids, cholesterol, protein and amino acids. Washington, DC: National Academy; 2005.

89. Institute of Medicine. Dietary reference intakes for calcium and vitamin D. Washington, DC: National Academy; 2011.

90. Institute of Medicine. Dietary reference intakes for calcium, phosphorus, magnesium, vitamin D, and fluoride. Washington, DC: National Academy; 1997.

91. Institute of Medicine. Dietary reference intakes for thiamin, riboflavin, niacin, vitamin B6, folate, vitamin B12, pantothenic acid, biotin, and choline. Washington, DC: National Academy; 1998.

92. Institute of Medicine. Dietary reference intakes for vitamin A, vitamin K, arsenic, boron, chromium, copper, iodine, iron, manganese, molybdenum, nickel, silicon, vanadium, and zinc. Washington, DC: National Academy; 2001.

93. Institute of Medicine. Dietary reference intakes for vitamin C, vitamin E, selenium, and carotenoids. Washington, DC: National Academy; 2000.

94. Institute of Medicine. Dietary reference intakes for water, potassium, sodium chloride, and sulfate. Washington, DC: National Academy; 2004.

95. Institute of Medicine. Dietary reference intakes: the essential guide to nutrient requirements. Washington, DC: National Academy; 2006.

96. Jicha GA, Markesbery WR. Omega-3 fatty acids: potential role in the management of early Alzheimer's disease. Clin Interv Aging. 2010;5:45-61.

97. Jurado RL. Iron, infections, and anemia of inflammation. Clin Infect Dis. 1997;25(4):888-95.

98. Karr JE, Alexander JE, Winningham RG. Omega-3 polyunsaturated fatty acids and cognition throughout the lifespan: a review. Nutr Neurosci. 2011;14(5):216-25.

99. Katevas P, Andonopoulos AP, Kourakli-Symeonidis A, Manopoulou E, Lafi T, Makri M et al. Peripheral blood mononuclear cells from patients with rheumatoid arthritis suppress erythropoiesis in vitro via the production of tumor necrosis factor alpha. Eur J Haematol. 1994;53(1):26-30.

836   BASES BIOQUÍMICAS E FISIOLÓGICAS DA NUTRIÇÃO

100. Kedzierska K, Bober J, Ciechanowski K, Gołembiewska E, Kwiatkowska E, Noceń I et al. Trace elements modify the activity of sodium transporting systems in erythrocyte membrane in patients with essential hypertension-preliminary study. Nephrol Dial Transplant. 2005;20(2):469-71.

101. Kent S, Weinber, ED, Stuart-Macadam P. The etiology of the anemia of chronic disease and infection. J Clin Epidemiol. 1994;47(1):23-33.

102. Kim J, Wilson JM, Lee S. Dietary implications on mechanisms of sarcopenia: roles of protein, amino acids and antioxidants. J Nutr Biochem. 2010;21(1):1-13.

103. Kjeldby IK, Fosnes GS, Ligaarden SC , Farup PG. Vitamin B6 deficiency and diseases in elderly people – a study in nursing homes. BMC Geriatr. 2013;13:13.

104. Klaassen CD. Casarett and Doul's toxicology: the basic science of poisons. New York: McGraw-Hill; 2001.

105. Klack K, De Carvalho JF. Vitamina K: metabolismo, fontes e interação com o anticoagulante varfarina. Rev Bras Reumatol. 2006;46(6):398-406.

106. Kontani M, Hara A, Ohta S, Ikeda T. Hypermagnesemia induced by massive cathartic ingestion in an elderly woman without pre-existing renal dysfunction. Intern Med. 2005;44(5):448-52.

107. Kovaiou RD, Herndler-Brandstetter D, Grubeck-Loebenstein B. Age-related changes in immunity: implications for vaccination in the elderly. Expert Rev Mol Med. 2007;9(3):1-17.

108. Kuczmarski MF, Kuczarisk RJ, Najjar M. Descriptive anthropometric reference data for older Americans. J Am Diet Assoc. 2000;100(1):59-66.

109. Lean MEJ, Han TS, Morrison CE. Waist circumference as measure for indicating need for weight management. BMJ. 1995;311(6998):158-61.

110. Lescure A, Rederstorff M, Krol A, Guicheney P, Allamand V. Selenoprotein function and muscle disease. Biochim Biophys Acta 2009;1790:1569-74.

111. Linder MC, Hazegh-Azam M. Copper biochemistry and molecular biology. Am J Clin Nutr. 1996;63(5):797S-811S.

112. Liu KW, Dai LK, Jean W. Metformin-related vitamin B12 deficiency. Age Ageing. 2006;35(2):200-1.

113. Liz MA, Mar FM, Franquinho F, Sousa MM. Aboard transthyretin: from transport to cleavage. IUBMB Life. 2010;62(6):429-35.

114. Machado JS, Frank AA, Soares EA. Fatores dietéticos relacionados à doença de Alzheimer. Rev Bras Nutr Clin. 2006;21(3):252-7.

115. Mafra D, Cozzolino SMF. Magnésio. In: Cozzolino SMF, editor. Biodisponibilidade de nutrientes. 4. ed. Barueri: Manole; 2012.

116. Maiese K, Chong ZZ, Hou J, Shang YC. The vitamin nicotinamide: translating nutrition into clinical care. Molecules. 2009;14(9):3446-85.

117. Malafaia G. Efeitos da deficiência de zinco na função imune do idoso. RTG. 2009;3(2):32-45.

118. Mariani E. Effect of zinc supplementation on plasma IL-6 and MCP-1 production and NK cell function in healthy elderly: interactive influence of +647 MT1a and _174 IL-6 polymorphic alleles. Exp Gerontol. 2008;43(5):462-71.

119. Mariani E, Mangialasche F, Feliziani FT, Cecchetti R, Malavolta M, Bastiani P et al. Effects of zinc supplementation on antioxidant enzyme activities in healthy old subjects. Exp Gerontol. 2008;43(5):445-51.

120. Martin H, Aihie Sayer A, Jameson K, Syddall H, Dennison EM, Cooper C et al. Does diet inflence physical performance in community-dwelling older people? Findings from the Hertford- shire Cohort Study. Age Ageing. 2011;40:181-6.

121. Marucci MFN, Barbosa AR. Estado nutricional e capacidade física. In: Lebrão ML, Duarte YAO (eds.). SABE – Saúde, bem-estar e envelhecimento – o projeto Sabe no município de São Paulo: uma abordagem inicial. Brasília: Organização Pan-Americana da Saúde; 2003.

122. Mas E, Dupuy AM, Artero S, Portet F, Cristol JP, Ritchie K et al. Functional vitamin e deficiency in ApoE4 patients with alzheimer's disease. Dement Geriatr Cogn Disord. 2006;21(3):198-204.

123. McCann JC, Ames BN. Vitamin K, an example of triage theory: is micronutrient inadequacy linked to diseases of aging? Am J Clin Nutr. 2009;90(4):889-907.

124. Menezes TN, Marucci MFN, Holanda IMM. Ingestão de cálcio e ferro alimentar por idosos residentes em instituições geriátricas de Fortaleza, CE. Rev Saúde Com. 2005;1(2):100-9.

125. Mese H, Matsuo R. Salivary secretion, taste and hyposalivation. J Oral Rehabil. 2004;34(10):711-23.

126. Meydani M. Nutrition interventions in aging and age-associated disease. Ann NY Acad Sci 2001;928:226-35.
127. Milne DB, Johnson PE. Assessment of copper status: effect of age and gender on reference ranges in healthy adults. Clin Chem. 1993;39(5):883-7.
128. Milne DB, Nielsen FH. Effects of a diet low in copper on copper-status indicators in postmenopausal women. Am J Clin Nutr. 1996;63(3):358-64.
129. Miranda RD, Perrotti TC, Bellinazzi VR, Nóbrega TM, Cendoroglo MS, Toniolo Neto J. Hipertensão arterial no idoso: peculiaridades na fisiopatologia, no diagnóstico e no tratamento. Rev Bras Hipertens. 2002;9(3):293-300.
130. Mocchegiani E, Romeo J, Malavolta M, Costarelli L, Giacconi R, Diaz LE et al. Zinc: dietary intake and impact of supplementation on immune function in elderly. AGE. 2013;35:839-60.
131. Moore E, Mander A, Ames D, Carne R, Sanders K, Watters D. Cognitive impairment and vitamin B12: a review. Internat Psychogeriatr. 2012;24(4):541-56.
132. Moreira FR, Moreira JC. A importância da análise de especiação do chumbo em plasma para a avaliação dos riscos à saúde. Quim Nova. 2004;27(2):251-60.
133. Moro AM. Quantificação laboratorial de cobre sérico por espectrofotometria Vis comparável à espectrometria de absorção atômica com chama. J Bras Patol Med Lab. 2007;43(4):251-6.
134. Morris MS, Jacques PF, Selhub J. Relation between homocysteine and B-vitamin status indicators and bone mineral density in older Americans. Bone 2005;3(2):234-42.
135. Mota MP, Figueiredo PA, Duarte JA. Teorias biológicas do envelhecimento. Rev Port Ciênc Desporto. 2004;4(1):81-110.
136. Musso CG, Macías-Núñez JF. Dysfunction of the thick loop of Henle and senescence: from molecular biology to clinical geriatrics. Int Urol Nephrol. 2011;43(1):249-52.
137. Nagano T, Toyoda T, Tanabe H, Nagato T, Tsuchida T, Kitamura A et al. Clinical features of hematological disorders caused by copper deficiency during long term enteral nutrition. Intern Med. 2005;44(6):554-9.
138. Nicholls C, Li H, Wang JQ, Liu JP. Molecular regulation of telomerase activity in aging. Protein Cell. 2011;2(9):726-38.
139. Nunes AC, Oliveira LC, Wagner R. Identificação de anemia por carência de ferro em idosos residentes em instituições de amparo de Curitiba e região metropolitana. Cadernos da Escola de Saúde. 2011;1(5):1-12.
140. Nydhal M, Andersson J, Sidenvall B, Gustafsson K, Fjellström C. Food and nutrient intake in a group of self-managing elderly Swedish women. J Nutr Health Aging. 2003;7(2):67-74.
141. Odabasi E, Turan M, Aydin A, Akay C, Kutlu M. Magnesium, zinc, copper, manganese, and selenium levels in postmenopausal women with osteoporosis. Can magnesium play a key role in osteoporosis? Ann Acad Med Singapore. 2008;37(7):564-7.
142. Oliveira BF, Nogueira-Machado JA, Chaves MM. The role of oxidative stress in the aging process. Sci World J. 2010;10:1121-8.
143. Otten JJ, Hellwig JP, Meyer LD. DRI, dietary reference intakes: essential guide to nutrient requirements. Washington, DC: Academic; 2006.
144. Paddon-Jones D, Short KR, Campbell WW, Volpi E, Wolfe RR. Role of dietary protein in the sarcopenia of aging. Am J Clin Nutr. 2008;87(Suppl 5):1562S-6S.
145. Pawelec G, Larbi A. Immunity and ageing in man: annual review 2006/2007. Exp Gerontol. 2008;43(1):34-8.
146. Pérez-López FR, Chedraui P, Fernández-Alonso AM. Vitamin D and aging: beyond calcium and bone metabolism. Maturitas. 2011;69(1):27-36.
147. Perini S, Silla LMR, Andrade FM. A telomerase em células-tronco hematopoéticas. Rev Bras Hematol Hemoter. 2008;30(1):47-53.
148. Poh CH, Navarro-Rodrigues T, Fass R. Review: treatment of gastroesophageal reflux disease in the elderly. Am J Med. 2010;123(6):496-501.
149. Prasad AS. Zinc supplementation decreases incidence of infections in the elderly: effect of zinc on generation of cytokines and oxidative stress. Am J Clin Nutr. 2007;85(3):837-44.
150. Prasad AS, Mantzoros CS, Beck FW, Hess JW, Brewer GJ. Zinc status and serum testosterone levels of healthy adults. Nutrition. 1996;12(5):344-8.
151. Pruthi RK, Tefferi A. Pernicious anemia revisited. Mayo Clin Proc. 1994;69(2):144-50.

152. Queiróga MR. Utilização de medidas antropométricas para a determinação da distribuição de gordura corporal. Atividade Física e Saúde. 1998;3(1):37-47.
153. Rayman MP. The importance of selenium to human health. Lancet. 2000;356(9225): 233-41.
154. Rederstorff M, Krol A, Lescure A. Understanding the importance of selenium and selenoproteins in muscle function. Cell Mol Life Sci. 2006;63:52-9.
155. Ribaya-Mercado JD, Blumberg JB. Vitamin A: is it a risk factor for osteoporosis and bone fracture? Nutr Rev. 2007;65(10):425-38.
156. Rimm EB, Stampfer MJ, Giovannucci E, Ascherio A, Spiegelman D, Colditz GA, et al. Body size and fat distribution as predictors of coronary heart disease among middleaged and older US men. Am J Epidemiol. 1995;141(12):II17-27.
157. Roberts SB, Dallal GE. Energy requirements and aging. Public Health Nutr. 2005;8(7A):1028-36.
158. Rucker RB, Kosonen T, Clegg MS, Mitchell AE, Rucker BR, Uriu-Hare JY et al. Copper lysyl oxidase and extracellular matrix protein cross-linking. Am J Clin Nutr. 1998;67(Suppl 5):996S-1002S.
159. Sanchez-Mejia RO, Mucke L. Phospholipase A2 and arachidonic acid in Alzheimer's disease. Biochim Biophys Acta. 2010;1801(8):784-90.
160. Saris NE, Mervaala E, Karppanen H, Khawaja JA, Lewenstam A. Magnesium: an update on physiological, clinical and analytical aspect. Clin Chim Acta. 2000;294(1-2):1-26.
161. Schdey P. Homocisteína e transtornos psiquiátricos. Rev Bras Psiquiatr. 2004;26(1):50-6.
162. Seshadri S, Beiser A, Selhub J, Jacques PF, Rosenberg IH, D'Agostino RB. Plasma homocysteine as a risk factor for dementia and Alzheimer's disease. N Engl J Med. 2002;346(7):476-83.
163. Shechter M. Body magnesium – the spark of life. Harefuah. 2011;150(1):41-5.
164. Silva AGH, Pires LV, Cozzolino SMF. Cálcio. In: Cozzolino SMF, editor. Biodisponibilidade de nutrientes. 4. ed. Barueri: Manole; 2012.
165. Silva TAA, Frisoli Jr A, Pinheiro MM, Szejnfeld VL. Sarcopenia associada ao envelhecimento: aspectos etiológicos e opções terapêuticas. Rev Bras Reumatol. 2006;46(6):391-7.
166. Simopulos AP. The importance of the omega-6/omega-3 fatty acid ratio in cardiovascular disease and other chronic diseases. Exp Biol Med (Maywood). 2008;233(6):674-88.
167. Smith VH. Vitamin C deficiency is an under-diagnosed contributor to degenerative disc disease in the elderly. Medical Hypotheses. 2010;74(4):695-7.
168. Soares FM, Nogueira ND, Marreiro DN, Carvalho CMRG, Monte SJH, Moita Neto JM et al. Concentrações plasmáticas e eritrocitárias de zinco em idosos portadores e não-portadores de catarata senil em um serviço oftalmológico especializado de Teresina-Piauí. Arq Bras Oftalmol. 2008;71(5):674-8.
169. Soenen S, Chapman IM. Body weight, anorexia, and undernutrition in older people. J Am Med Dir Assoc. 2013;14:642-8.
170. Solorio S, Soberanis JL. Distribución de grasa corporal como factor de riesgo coronario. Rev Med Inst Mexicano Seg Social. 1996;34(6):A45-8.
171. Song Y, Cook NR, Albert CM, Van Denburgh M, Manson JE. Effect of homocysteine-lowering treatment with folic acid and B vitamins on risk of type 2 diabetes in women: a randomized, controlled trial. Diabetes. 2009;58(8):1921-8.
172. Stabler SP. Clinical practice. Vitamin B12 deficiency. N Engl J Med 2013;368(2):149-60.
173. Sullivan DH. What do the serum proteins tell us about our elderly patients? J Gerontol A Biol Sci Med Sci. 2001;56(2):M71-4.
174. Tainer JA, Getzoff ED, Richardson JS, Richardson DC. Structure and mechanism of copper zinc superoxide dismutase. Nature. 1983;306(5940):284-7.
175. Tanriover G, Seval-Celik Y, Ozsoy O, Akkoyunlu G, Savcioglu F, Hacioglu G et al. The effects of docosahexaenoic acid on glial derived neurotrophic factor and neurturin in bilateral rat model of Parkinson's disease. Folia Histochem Cytobiol. 2010;48(3):434-41.
176. Ter Borg S, de Groot LC, Mijnarends DM, de Vries JH, Verlaan S, Meijboom S et al. Differences in nutrient intake and biochemical nutrient status between sarcopenic and nonsarcopenic older adults-results from the Maastricht Sarcopenia Study. J Am Med Dir Assoc. 2016;17:393-401.
177. Thomson CD. Assessment of requirements for selenium and adequacy of selenium status: a review. Eur J Clin Nutr. 2004;58(3):391-402.
178. Tibo MGM. Alterações anatômicas e fisiológicas do idoso. Rev Médica Ana Costa. 2007;12(2).

ALIMENTAÇÃO DO IDOSO

179. Tiihonen K, Ouwehand AC, Rautonen N. Human intestinal microbiota and healthy ageing. Ageing Res Rev. 2010;9(2):107-16.
180. Tucker KL, Buranapin S. Nutrition and aging in developing countries. J Nutr.2001;131(Suppl):2417S-23S.
181. Uehara SK, Rosa G. Associação da deficiência de ácido fólico com alterações patológicas e estratégias para sua prevenção: uma visão crítica. Rev Nutr. 2010;23(5):881-4.
182. van Dronkelaar C, van Velzen A, Abdelraze M, van der Steen A, Weijs PJM, Tieland M. Minerals and sarcopenia; the role of calcium, iron, magnesium, phosphorus, potassium, selenium, sodium, and zinc on muscle mass, muscle strength, and physical performance in older adults: a systematic review. JAMDA. 2018;19:6-11.
183. Vannucchi H, Cunha DF, Bernardes MM, Unamuno MRL. Avaliação dos níveis séricos das vitaminas A, E, C e B2, de carotenoides e zinco, em idosos hospitalizados. Rev Saúde Pública. 1994;28(2):121-6.
184. Vansuwala FF. Management of chronic constipation in the elderly. SFP. 2009;35(3):84-92.
185. Verlaan S, Aspray TJ, Bauer JM, Cederholm T, Hemsworth J, Hill TR et al. Nutritional status, body composition, and quality of life in community-dwelling sarcopenic and non-sarcopenic older adults: A case-control study. Clin Nutr. 2017;36:267-74.
186. Volpi E, Kobayashi H, Sheffield-Moore M, Mittendorfer B, Wolfe RR. Essential amino acids are primarily responsible for the amino acid stimulation of muscle protein anabolism in healthy elderly adults. Am J Clin Nutr. 2003;78(2):250-8.
187. Waitzberg DL, Ferrini MT. Exame físico e antropometria.In: Waitzberg DL. Nutrição oral, enteral e parenteral na prática clínica. 3. ed. São Paulo: Atheneu; 2000. p. 255-78.
188. Walls AWG, Steele JG. The relationship between oral health and nutrition in older people. Mech Ageing Dev. 2004;125(12):853-7.
189. Waters DL, Baumgartner RN, Garry PJ, Vellas B. Advantages of dietary, exercise-related, and therapeutic interventions to prevent and treat sarcopenia in adult patients: an update. Clin Interv Aging. 2010;5:259-70.
190. Wellman NS. Prevention, prevention, prevention: nutrition for successful aging. J Am Diet Assoc. 2007;107(5):741-3.
191. Whiting SJ, Calvo MS. Correcting poor vitamin D status: do older adults need higher repletion doses of vitamin D3 than younger adults? Mol Nutr Food Res. 2010;54(8):1077-84.
192. World Health Organization, Pan American Health Organization. Encuesta multicentrica: salud, bien estar y envejecimiento (SABE) en América Latina y el Caribe. Anales da 36ª Reunión del Comité Asesor de Investigaciones en salud. Washington, DC: Wold Health Organization; 2001.
193. World Health Organization. Physical status: the use and interpretation of anthropometry. Technical Report Series, 854. Geneva: World Health Organization; 1995.
194. World Health Organization. Keep fit for life: meeting the nutritional needs of older persons. Geneva: Suíça; 2002.
195. World Health Organization. 10 facts on ageing and the life course. 2011. Disponível em: <http://www.who.int/features/factfiles/ageing/en/index.html>. Acesso em: 8 fev. 2012.
196. Witt KKA, Clark AL, Cleland JG. Chronic heart failure and micronutrients. JACC. 2001;37(7):1765-74.
197. Wu D, Meydani SN. Age-associated changes in immune and inflammatory responses: impact of vitamin E intervention. J Leukoc Biol. 2008;84(4):900-14.
198. Wu J, Ricker M, Muench J. Copper deficiency as cause of unexplained hematologic and neurologic deficits in patient with prior gastrointestinal surgery. J Am Board Fam Med. 2006;19(2):191-4.
199. Wu X, Liang Z, Zou T, Wang X. Effects of folic acid deficiency and MTHFRC677T polymorphisms on cytotoxicity in human peripheral blood lymphocytes. Biochem Biophys Res Commun. 2009;379(3):732-7.
200. Yazbek MA, Marques Neto JF. Doenças osteometabólicas: osteoporose e outras doenças osteometabólicas no idoso. Einstein. 2008;6(Suppl 1):S74-8.
201. Zalewski PD, Truong-Tran AQ, Grosser D, Jayaram L, Murgia C, Ruffin RE. Zinc metabolism in airway epithelium and airway inflammation: basic mechanisms and clinical targets. A review. Pharmacol Ther. 2005;105(2):127-49.
202. Zima T, Mestek O, Tesar V, Tesarová P, Němecek K, Zák A et al. Chromium levels in patients with internal diseases. Biochem Mol Biol Int. 1998;46(2):365-74.

PARTE 4
Nutrição na saúde e na doença

39

Nutrição e sistema imune

MARCELO MACEDO ROGERO
RICARDO AMBRÓSIO FOCK
PRIMAVERA BORELLI

INTRODUÇÃO

O sistema imune, ante a invasão de um patógeno, desencadeia respostas imunes celulares específicas e não específicas, que envolvem diferentes tipos celulares, como granulócitos, macrófagos e linfócitos. As complexas interações entre essas células são coordenadas pela liberação de citocinas e de outros mediadores. Nesse contexto, constata-se que a nutrição tem papel relevante na modulação da resposta imune e inflamatória em diferentes tipos de doenças, uma vez que nutrientes modulam sistemas de defesa celular e humoral pela alteração da formação de mediadores inflamatórios ou pela interferência nas vias de transdução de sinais celulares. Desse modo, verifica-se que nutrientes podem apresentar ação imunomoduladora pelo aumento da resposta mediada por células, pela alteração do balanço entre citocinas pró e anti-inflamatórias, pela redução da ativação excessiva do fator nuclear kappa B (NF-kappa B) e pela atenuação da depleção de nutrientes teciduais. Neste capítulo, serão abordados aspectos relacionados à hematopoese, à imunidade inata e adquirida, aos biomarcadores de imunocompetência e ao papel de alguns nutrientes na modulação da resposta imune e inflamatória.

HEMATOPOESE: ÓRGÃOS HEMATOPOÉTICOS

No embrião, o sangue deriva da mesoderme e apresenta uma célula pluripotencial hematopoeticamente comprometida e comum a todas as linhagens sanguíneas, denominada hemocitoblasto ou célula-tronco hematopoética (CTH).[64]

Em mamíferos, a hematopoese assume diversas localizações conforme a espécie e o desenvolvimento do animal. Em humanos, em torno do 12º dia da embriogênese, ocorre atividade hematopoética no saco vitelino, a qual perdura em média até o 30º ao 45º dia. Durante esse período, são produzidas apenas células vermelhas. Entre o 45º e o 60º dia de gestação, a hematopoese passa a ocorrer, primordialmente, no fígado fetal, iniciando o período hepatoesplênico da hematopoese intrauterina, período em que, além do fígado, o baço, o timo e os linfonodos assumem caráter hematopoético, sendo também produzidos os leucócitos e as plaquetas. A partir do quinto mês de gestação, com a emergência da cavidade óssea, surge o tecido mieloide e a hematopoese passa a localizar--se na medula óssea, com início do período medular da hematopoese fetal.[29,71] Em seres humanos, após o nascimento, a medula óssea constitui-se no único local de produção de hemácias, plaquetas, neutrófilos, eosinófilos, basófilos, monócitos e precursores linfoides, a qual é denominada medula óssea vermelha, e que até os quatro anos de idade ocorre tanto nos ossos longos como nos chatos. A partir dos 20 anos de idade, a hematopoese está restrita aos ossos chatos (esterno, crista de osso ilíaco, costelas).[45]

O termo *hematopoese* envolve a origem, a proliferação, a maturação e a distribuição das células sanguíneas. É um fenômeno complexo e altamente regulado, influenciado por vários estímulos que atuam nos diferentes níveis do processo central (ou medular) e periférico, caracterizando-se pela contínua produção e liberação de células maduras para a circulação sanguínea.[8,85]

O tecido sanguíneo caracteriza-se por apresentar alta taxa de renovação, uma vez que as células maduras apresentam tempo de vida na circulação relativamente curto por sua flexibilidade e sua adaptação às diferentes situações fisiológicas e patológicas. O processo é controlado por vários estímulos. Dessa maneira, há que se considerar as interações célula-célula, célula-estroma e estroma-estroma, que ocorrem tanto no microambiente indutor da hematopoese como em outras localizações;[69] a ação dos diferentes fatores de crescimento e citocinas;[73] a ação hormonal, em particular de estrógenos, andrógenos, hormônios tireoidianos, corticosteroides e adrenalina; os mediadores plasmáticos e celulares da resposta inflamatória; e, obviamente, o estado nutricional do indivíduo. O tecido hematopoético, assim como todos aqueles que exibem alta taxa de renovação e proliferação celular, apresenta demanda elevada de nutrientes. Todos os dias, em um indivíduo adulto, com cerca de 70 kg de peso, são produzidas aproximadamente 1×10^{11} células sanguíneas/kg de peso.[45]

Hematopoese: ontogenia

Como se pode- verificar na Figura 39.1, o sangue se origina de uma população celular pluripotente denominada CTH ou *stem cell* hematopoética. Essa população celular, sob condições específicas e em localizações específicas particulares (nicho da célula--tronco) nos órgãos hematopoéticos,[97] é capaz de se comprometer em duas populações distintas: o precursor mieloide, também chamado de *colony forming unity of granulocytic, erythrocytic, megakaryocytic and monocytic series* (CFU-GEMM) e o precursor linfoide.[60,79,81]

A população de CFU-GEMM originará duas populações celulares: uma população com bipotencialidade, ou seja, com capacidade de originar duas linhagens celulares, denominada *colony forming unity of megakaryocytic and erythrocytic series* (CFU-MEgE) e um precursor bipotencial denominado *colony forming unity of granulocytic and monocytic series* (CFU-GM). O precursor CFU-MEgE originará as populações *colony forming unity of megakaryocytic serie* (CFU-MEg) progenitoras da linhagem megacariocítica e a população progenitora da linhagem eritroide denominada *burst forming unit erythrocytic series* (BFU-E), que originarão, respectivamente, plaquetas e eritrócitos.[45] A população CFU-GM originará a população *colony forming unit of granulocytic serie* (CFU-G), a qual, por sua vez, originará as linhagens neutrofílica, eosinofílica e basofílica. O precursor

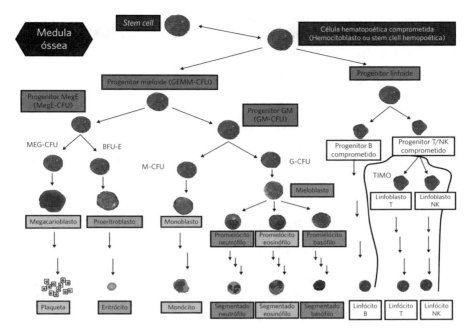

Figura 39.1 Esquema simplificado da hematopoese, uma vez que não estão representadas todas as etapas de diferenciação e maturação.

Progenitor mieloide: célula comprometida com a linhagem mieloide (linhagens eritrocítica, plaquetária, monocítica e granulocítica); progenitor linfoide: célula comprometida com a linhagem linfoide; progenitor T/NK: célula comprometida com a linhagem T e NK. CFU-MegE: população celular comprometida com as linhagens megacariocítica e eritroide; CFU-GM: população celular comprometida com as linhagens granulocítica e monocítica; CFU-G: população celular comprometida com a linhagem granulocítica; CFU-M: população celular comprometida com a linhagem monocítica.

Fonte: adaptada de Papayannopoulou e Lemischka.[81]

colony forming unit of monocytic series (CFU-M) originará monócitos, macrófagos e células dendríticas, enquanto o precursor linfoide dará origem ao progenitor de células B e o de células T/*natural killer* (NK); este último se diferenciará no timo, em progenitores de células T e NK, respectivamente.[45]

FUNÇÕES DO SANGUE

Após o nascimento, apenas células maduras estão presentes na circulação, as quais são responsáveis por diversas funções. O transporte de oxigênio é realizado pelos eritrócitos, enquanto as plaquetas participam dos processos de coagulação e de reparação vascular. Os diferentes tipos de leucócitos participam do processo de defesa do organismo, bem como estão associados aos processos de reparação e de regeneração diante de uma lesão. Tanto a resposta imune específica como a inespecífica envolvem células leucocitárias, proteínas do sistema complemento, citocinas e fatores do sistema da coagulação e da fibrinólise. Portanto, o número e o tipo de leucócitos presentes na circulação, assim como a concentração de diferentes substâncias, podem se modificar nessas condições.[45]

BASES BIOQUÍMICAS E FISIOLÓGICAS DA NUTRIÇÃO

O sangue é responsável, ainda, pelo transporte das substâncias solúveis (água, vitaminas, sais minerais, aminoácidos, açúcares, lipídios e proteínas com funções diversas, como albumina, transferrina, fatores de coagulação, anticorpos e hormônios) e das próprias células presentes no sangue (leucócitos, eritrócitos e plaquetas).

Leucócitos

Os leucócitos envolvem cinco linhagens celulares, com morfologia e funções distintas: neutrofílica, eosinofílica, basofílica, monócitos e linfócitos. Como já mencionado, os leucócitos participam dos processos de defesa mediante lesões e agentes estranhos ao organismo.

Granulócitos ou polimorfonucleares

Após serem liberados da medula para a circulação, na qual permanecem em média de seis a sete horas, os granulócitos ou polimorfonucleares (neutrófilos, eosinófilos e basófilos) migram para os tecidos.[1] Durante a vigência de processo inflamatório, a interação com o endotélio é modificada por mediadores que induzem maior expressão de moléculas de adesão nos leucócitos, nas células endoteliais ou em ambos, modificando e aumentando o fluxo celular para o local da lesão.

Neutrófilos

Por vários anos, os neutrófilos foram considerados relevantes na resposta imune apenas por sua capacidade fagocítica e bactericida. A demonstração de que os neutrófilos sintetizam interleucina 1 (IL-1) e fator de necrose tumoral alfa (TNF-alfa) confere a essas células uma função imunorreguladória. Por intermédio desses mediadores, os neutrófilos contribuem para estimular a síntese e a liberação de componentes da resposta de fase aguda para aumentar a ativação de células T e B e a indução de outras citocinas regulatórias, como a IL-6, a IL-8, o *granulocyte colony-stimulating factor* (G-CSF) e o *granulocyte macrophage colony-stimulating factor* (GM-CSF). A porcentagem de neutrófilos presentes na circulação, em indivíduos adultos, varia de 50 a 60% dos leucócitos circulantes em condições basais.[45]

Eosinófilos

Os eosinófilos são células eminentemente teciduais e representam cerca de 1 a 4% dos leucócitos circulantes em condições fisiológicas. Em relação a sua função, participam da resposta imune nas reações inflamatórias, em especial nas reações de hipersensibilidade.[45]

Basófilos

Os basófilos são encontrados na frequência de 0 a 1% dos leucócitos circulantes. Assim como os eosinófilos, participam dos processos de hipersensibilidade.[45]

Mononucleares

Os monócitos e os linfócitos são denominados agranulócitos ou mononucleares.

Monócitos

Os monócitos, presentes em 5 a 9% dos leucócitos circulantes, após atingirem o sangue periférico, permanecem na circulação por aproximadamente 18 horas, migrando, a seguir, para os tecidos, nos quais completam seu programa de diferenciação evoluindo a macrófagos, que apresentam maior atividade funcional e potencial lítico.

O sistema mononuclear-fagocitário envolve os monócitos sanguíneos e os macrófagos livres presentes, por exemplo, nas glândulas mamárias, no espaço alveolar, no fluido sinovial e pleural e na cavidade peritoneal. Os macrófagos teciduais, com menor mobilidade, são considerados células fixas e são encontrados em diferentes tecidos e cavidades serosas. As funções dos fagócitos mononucleares incluem fagocitose e digestão de micro-organismos, fagocitose de material particulado e *debris* teciduais; secreção de mediadores químicos e citocinas, os quais regulam as respostas inflamatória e imune; processamento e apresentação de antígeno a linfócitos; citotoxicidade, representada pela destruição de células tumorais e micro-organismos e regulação da hematopoese.[9]

Linfócitos

A produção de linfócitos ocorre em órgãos linfoides primários (medula óssea e timo, em mamíferos) e em órgãos linfoides secundários, incluindo baço, linfonodos e tecido linfoide associado ao intestino. No sangue circulante, em adultos, seu número é de 22 a 33% dos leucócitos totais. Os linfócitos fazem recirculação linfática e, dessa forma, a recirculação dessas células entre órgãos linfoides, sangue e linfa possibilita o contato com antígenos, o que mantém o organismo sob constante vigilância imunológica. O tempo de sobrevivência dos linfócitos na circulação varia de semanas a anos.[45]

Em relação a sua função, os linfócitos são classificados em três populações celulares, que incluem células B, T e NK. A expressão do antígeno CD8 ou CD4 define duas classes de células T, respectivamente, células supressoras (25 a 35%) e células auxiliares ou *helper* (65% dos linfócitos). Tal designação está relacionada à função que essas células executam na resposta imunológica.[45]

Leucograma

De modo geral, diante de processos inflamatórios, como traumas, queimaduras e cirurgias, e em processos infecciosos por bactérias Gram-positivas, fungos, alguns protozoários (*Plasmodium* sp e *Leishmania* sp, por exemplo) e helmintos, o sistema sanguíneo responde, na fase aguda do processo, com leucocitose,* neutrofilia, desvio à esquerda e, em geral, eosinopenia. Já nos processos infecciosos por bactérias Gram-negativas, bacilos álcool-acidorresistentes e vírus, na fase clinicamente aguda, a resposta é de leucocitose discreta a moderada, podendo, ainda, apresentar leucócitos dentro dos valores de referência e mesmo leucopenia. Na distribuição percentual dos leucócitos, encontram-se neutropenia e linfocitose com polimorfismo linfocitário.[45]

---

* Entende-se por leucocitose a situação em que o número de leucócitos circulantes se encontra acima do valor de referência para a idade. Por sua vez, leucopenia significa que o número de leucócitos se encontra abaixo do valor de referência para a idade. Desvio à esquerda designa as situações em que ocorre a presença de células jovens da linhagem neutrofílica no sangue periférico (metamielócito, mielócito, promielócito) ou, ainda, o aumento do número de bastonetes.

SISTEMA IMUNE

O sistema imune tem como função reconhecer agentes agressores e defender o organismo de sua ação, sendo constituído por órgãos, células e moléculas que asseguram essa proteção, e a reação coordenada desses fatores contra um agente agressor é chamada de resposta imunológica ou resposta imune. Essa resposta é complexa, acontece por diversos mecanismos e pode, de maneira simplificada, ser classificada em resposta imunológica inata (também chamada natural ou nativa) e resposta imunológica adquirida (também chamada de específica).[1,11]

Imunidade inata e adquirida

A imunidade inata apresenta como principal característica a capacidade de distinguir um micro-organismo do outro, sendo responsável pela proteção inicial contra as infecções. Os principais componentes da imunidade inata são barreiras físicas e químicas, como os epitélios e as substâncias antimicrobianas produzidas nas superfícies epiteliais; proteínas sanguíneas, incluindo membros do sistema complemento e outros mediadores da inflamação; células fagocitárias (neutrófilos, macrófagos) e outros leucócitos, como as células NK.[1,11,80]

A imunidade adquirida, simplificadamente, pode ser compreendida como uma resposta mais lenta e responsável pela defesa mais tardia e mais eficaz contra infecções. Apresenta especificidade para moléculas distintas, o que a possibilita responder de modos particulares aos vários tipos de micro-organismos. Além disso, esse tipo de resposta imune apresenta capacidade de criar memória a esses micro-organismos e responder mais vigorosamente às exposições repetidas, sendo os linfócitos e os anticorpos as principais linhas de defesa dessa resposta.[1,11,80]

A resposta imunológica é dependente de regulação complexa de sinais e fatores. Nesse sentido, a imunidade inata não só proporciona a defesa inicial contra micro-organismos, como também exerce vários papéis importantes na indução das respostas imunes adquiridas.[11,80] Como exemplo, pode-se citar a resposta inicial de um paciente a um insulto, como uma invasão microbiana, um trauma físico ou uma queimadura, o que desencadeia uma reação inflamatória, cujo propósito é a proteção do hospedeiro contra os efeitos prejudiciais da agressão. Além disso, essa resposta fornece um sinal de aviso que desencadeia respostas imunes específicas, sendo a resposta dos macrófagos ao estímulo inflamatório um dos mecanismos pelos quais isso ocorre, induzindo a produção de citocinas, que promovem a ativação de linfócitos específicos para antígenos microbianos. Outro mecanismo é a ativação do sistema complemento – componente da imunidade inata –, que facilita a destruição de patógenos microbianos. Desse modo, as interações entre a imunidade inata e a imunidade específica são complexas e bidirecionais.[11,44,80]

Em certas situações, a resposta inflamatória, que tem por finalidade proteger o organismo, também pode lesar o hospedeiro, pois, fisiologicamente, uma variedade de substâncias (como enzimas proteolíticas e metabólitos do oxigênio) é gerada e, em casos em que a produção é exacerbada ou descontrolada, alguns danos teciduais podem ocorrer. Essa lesão é evitada por substâncias endógenas (como antioxidantes) capazes de bloquear ou inativar os produtos nocivos da inflamação. Entretanto, quando a resposta

NUTRIÇÃO E SISTEMA IMUNE 849

inflamatória sobrepõe os mecanismos fisiologicamente capazes de proteger o hospedeiro, ela se torna causa de lesão tecidual. Tal fato ocorre na síndrome da resposta inflamatória sistêmica (*systemic inflammatory response syndrome* – SIRS).[15,16,35]

No início, a SIRS é caracterizada por produção excessiva de mediadores inflamatórios (*status* hiperinflamatório), que é, então, progressivamente suprimida pelo desenvolvimento de uma resposta anti-inflamatória (*status* hipoinflamatório), a qual é designada síndrome da resposta anti-inflamatória compensatória (*compensatory anti-inflammatory response syndrome* – CARS). Entre esses dois momentos, ocorreria a síndrome da resposta inflamatória mista (*mixed anti-inflammatory response syndrome* – MARS), representando homeostase temporária entre o declínio da SIRS e a ascensão da CARS.[3,15,35,109]

SÍNDROME DA RESPOSTA INFLAMATÓRIA SISTÊMICA

O termo SIRS foi proposto para descrever a reação inflamatória sistêmica exacerbada desencadeada pelo organismo mediante uma agressão infecciosa ou não. Dessa forma, a SIRS é uma consequência de eventos que envolvem praticamente todas as células do corpo, na iniciação e na propagação dessa importante resposta homeostática.[15,35]

Na SIRS, um número expressivo de mediadores inflamatórios e hemostáticos é liberado, entre eles, as citocinas pró-inflamatórias, que desencadearão diversos sinais e sintomas de infecção sistêmica. A liberação maciça de citocinas e de mediadores pró-inflamatórios é responsável pelo aparecimento dos sinais clínicos compatíveis com SIRS, como febre, hipo/hipertermia, taquicardia, taquipneia, leucocitose/leucopenia e desvio à esquerda, o que indica que houve incapacidade para o controle local da infecção, estando duas ou mais destas condições presentes: 1) temperatura corporal > 38°C ou < 36°C; 2) frequência cardíaca > 90 batimentos por minuto; 3) frequência respiratória > 20 inspirações por minuto ou $PaCO_2$ < 32 mmHg; 4) contagem de glóbulos brancos > 12.000/mm^3, < 4.000/mm^3 ou > 10% das formas imaturas.[3,35]

A SIRS ocorre por estímulo excessivo dos mediadores pró-inflamatórios ou da reação à resposta sistêmica inflamatória a uma variedade de estímulos infecciosos e não infecciosos. Quando a infecção ou a bacteremia ocorrem, a primeira linha de defesa do hospedeiro é realizada pelas células fagocitárias (macrófagos, monócitos e neutrófilos) e pela via alternativa do sistema complemento, agindo de maneira não específica. Logo após, as imunoglobulinas e as células imunocompetentes iniciam uma resposta imune específica. Os componentes da parede bacteriana são os principais ativadores dessa resposta do hospedeiro: as endotoxinas dos micro-organismos Gram-negativos (principalmente o lipídio A) e o ácido teicoico dos micro-organismos Gram-positivos.[3,15,35]

Esses componentes desencadeiam uma cascata inflamatória, sendo, de início, liberados o TNF-alfa e a IL-1, que estimulam resposta celular intensa, com liberação de mediadores secundários, quimiotaxia e ativação de granulócitos. Os mediadores secundários são responsáveis pela reativação das células fagocitárias e da cascata inflamatória, formando um ciclo vicioso inflamatório. Dessa forma, a SIRS desencadeia a liberação de diversas citocinas e proteínas de fase aguda, como o TNF-alfa e as interleucinas (IL-1, IL-6, IL-8, IL-10, IL-12 e IL-18).[7,15,35,80]

O TNF-alfa, polipeptídio importante para o desencadeamento da SIRS, é considerado o principal mediador químico da resposta inflamatória aguda e a única citocina capaz de induzir de maneira isolada a SIRS. Sua liberação, a partir de macrófagos ativados, estimula a função de adesão neutrofílica às células endoteliais, o que aumenta a atividade fagocítica das células polimorfonucleares, a permeabilidade vascular e o sistema complemento, com a indução da coagulação intravascular disseminada (CIVD). Outros mediadores inflamatórios envolvidos no mecanismo de ação da SIRS são a histamina e a serotonina, com a finalidade de aumentar a permeabilidade vascular e a contração da musculatura lisa; o fator de adesão plaquetária (PAF), que promove a liberação de mediadores plaquetários e a ativação de neutrófilos, além de haver evidências de sua participação na necrose intestinal; os tromboxanos (TX), que promovem a agregação plaquetária e dos polimorfonucleares, com as prostaglandinas E2 (PGE-2), o que resulta em aumento da vasodilatação pela ação da histamina.[7,15,35]

O TNF-alfa estimula a liberação de outras citocinas, como IL-1 e IL-6, interferon--gama (IFN-gama) e IL-12. A IL-1 produz vários dos efeitos observados semelhantes ao TNF exógeno, como febre, anorexia, sonolência e hipotensão, bem como acarreta reabsorção óssea, inibição da lipase de lipoproteína, indução de prostaglandina E2 (PGE2) e da síntese do colágeno e aumento da concentração de fatores estimuladores de colônia, de IL-6 e das proteínas de fase aguda hepática.[7,15]

O TNF-alfa, a IL-1 e, principalmente, a IL-8 promovem o recrutamento de leucócitos para o sítio inflamatório com o aumento da atividade microbicida, resposta fundamental para o controle da infecção no caso de sepse. A IL-8 é um agente quimiotáxico potente e ativador neutrofílico, que aumenta a resposta inflamatória pela indução da liberação de radicais livres e de enzimas proteolíticas, contribuindo para a eliminação dos micro--organismos. A IL-6 participa da indução da febre, da síntese proteica na fase aguda pelo fígado e da evolução clínica do paciente, sendo correlacionada com aumento da mortalidade em modelos experimentais de sepse.[7,11,39]

Dentre os mediadores envolvidos na gênese da sepse, podem-se destacar: 1) citocinas e quimiocinas: derivadas de monócitos e macrófagos; 2) óxido nítrico (NO): o aumento da modulação da expressão da óxido nítrico sintase induzível (iNOS) promove aumento na produção de NO, que pode estar parcialmente associado à hipotensão observada na sepse; 3) mediadores lipídicos: entre eles, os metabólitos do ácido araquidônico e o PAF; 4) espécies reativas de oxigênio (ERO): têm-se identificado as ERO como mediadores de diversas fases de dano celular e da ativação de células imunes durante a sepse; 5) proteínas do grupo de alta mobilidade I (HMG-I) (antes conhecida como anfotericina): essa proteína estrutural da cromatina foi identificada como um dos possíveis mediadores envolvidos na mortalidade induzida pela sepse.[7,11,21]

A fisiopatogenia da SIRS pode ser dividida em três estágios. O primeiro é exclusivamente local e mediado pela produção de citocinas, enquanto o segundo é representado pela liberação de pequenas concentrações dos mediadores químicos, acentuando os efeitos locais e iniciando os sistêmicos e a fase aguda inflamatória. O terceiro estágio ocorre quando não há re-estabilização da homeostase do organismo, com evolução para um quadro generalizado e a ocorrência dos efeitos colaterais da SIRS.[3,15]

Na vigência de aumento exacerbado da resposta pró-inflamatória, ocorre o desenvolvimento de falha circulatória grave e os mediadores podem induzir: febre; hipotensão; disfunção pulmonar, incluindo o sequestro de neutrófilos; quimiotaxia neutrofílica; anorexia; anomalias metabólicas; ativação de plaquetas; vasoconstrição ou vasodilatação; isquemia intestinal; ulceração gastrintestinal; e aumento da permeabilidade vascular.[3,15,80]

Os neutrófilos saem das vênulas e movimentam-se para os tecidos, liberando enzimas proteolíticas e ERO. As plaquetas são atraídas e aderem-se ao endotélio danificado. Essas plaquetas e os leucócitos ocluem a microvasculatura, o que resulta em diminuição ainda maior do fluxo sanguíneo. Esses mediadores aumentam as necessidades de oxigênio dos tecidos, mas a oferta desse nutriente está muito diminuída pelas alterações vasculares. As citocinas, quando liberadas, acarretam lesões endoteliais, promovendo o aumento da permeabilidade vascular, vasodilatação arteriolar, hipotensão arterial e hipoperfusão tecidual com danos isquêmicos, o que pode resultar na síndrome de disfunção de múltiplos órgãos (SDMO). Em resposta à hipotensão arterial, há ativação do sistema renina-angiotensina-aldosterona (SRAA) como tentativa de aumentar o volume circulatório, evitando o desenvolvimento da insuficiência renal aguda.[24,45]

No sistema gastrintestinal, há diminuição do peristaltismo em razão da isquemia vascular, o que facilita a adesão e a translocação bacteriana, além das erosões ulcerativas na mucosa intestinal, potencializando o quadro da SIRS.[3,15,24]

SÍNDROME DA RESPOSTA ANTI-INFLAMATÓRIA COMPENSATÓRIA

A ativação do sistema imune desencadeada por diversos micro-organismos acarreta a ativação de uma cascata pró-inflamatória inicial, em que diversos mediadores são produzidos, dentre eles, citocinas pró-inflamatórias. Diante do controle dessa resposta pró--inflamatória, o organismo desenvolve uma resposta contrarreguladora local ou sistêmica, em que mediadores anti-inflamatórios são produzidos e/ou liberados com a finalidade de contribuírem para a resposta normal do organismo e controlar a inflamação sistêmica. A regulação do processo inflamatório envolve um equilíbrio entre as citocinas pró e anti-inflamatórias; e estas últimas têm, então, o papel de inibidoras das primeiras.[2,15]

Dessa forma, imunomoduladores atuam rapidamente na contrarregulação das citocinas pró-inflamatórias, sendo as principais citocinas capazes de contrarregular o processo pró-inflamatório a IL-4, a IL-10 e o fator de transformação de crescimento beta (TGF-beta). Além da produção e da liberação dessas citocinas anti-inflamatórias, a indução e a regulação da expressão do HLA-DR (*human leucocyte antigen subtype* DR) e dos receptores solúveis de citocinas também contribuem para regular e conter o processo pró-inflamatório.[2,109]

Entretanto, em algumas situações em que há secreção exacerbada de citocinas anti--inflamatórias, pode ocorrer uma resposta anti-inflamatória excessiva, o que desencadeia a CARS. Essa síndrome é caracterizada pela expressão diminuída (< 30%) do HLA-DR pelos monócitos e pela diminuição da capacidade dos monócitos em produzir citocinas pró-inflamatórias (TNF-alfa, IL-1 e IL-6).[2,15,109]

A CARS é um fenômeno que atenua as funções imunológicas com a finalidade de amenizar a resposta inflamatória inicial, porém, tal situação resulta na depleção da resposta de forma tão intensa que predispõe o indivíduo à persistência da infecção primária ou das infecções secundárias. Esse fato ocorre em razão da menor ativação de monócitos por meio da redução da produção de TNF-alfa e da menor expressão de HLA--DR, o que favorece a diminuição da morte intracelular de bactérias e de fungos e a menor apresentação dos antígenos.[2,22] Ao mesmo tempo, verifica-se que durante a CARS há maior liberação de mediadores anti-inflamatórios, como receptor solúvel do fator de necrose tumoral (sTNFR), IL-10, receptor antagonista de IL-1 (IL-1Ra) e TFG-beta.[2,109]

Dentre os mediadores que modulam de forma negativa a resposta de leucócitos circulantes, a IL-10 e o TGF-beta são os principais identificados como citocinas anti-inflamatórias. Cabe destacar que o TGF-beta pode ser liberado em função da apoptose de linfócitos T, que é uma situação que normalmente ocorre na SIRS e na sepse. A IL-10 também é um importante desativador de monócitos, sendo responsável, parcialmente, pela redução da expressão de moléculas HLA-DR e pela inibição da síntese de TNF, IL-1, IL-6 e IL-8 em monócitos e macrófagos.[2,7,109]

A IL-4 desencadeia efeitos relevantes sobre os fagócitos mononucleares, como a inibição da síntese de diversas citocinas como IL-1, TNF-alfa, IL-6, IL-8 e GM-CSF. A IL-13 é uma interleucina estreitamente relacionada ao fígado, uma vez que possui a capacidade de regular o dano inflamatório do tecido hepático, suprimindo a produção de mediadores pró-inflamatórios dos macrófagos, o que diminui a atração dos neutrófilos para o local.[7,15,22]

De modo geral, a concentração livre de citocinas anti-inflamatórias em indivíduos saudáveis é considerável, enquanto as citocinas pró-inflamatórias são quase inexistentes, pois sua atividade fisiológica está confinada ao local de sua liberação e têm vida relativamente curta. Dessa forma, pode-se considerar a CARS uma resposta adaptativa com a finalidade de atenuar a resposta inflamatória e que desencadeia a liberação de diversos mediadores anti-inflamatórios com capacidade de reduzir a expressão de diversos genes relacionados à resposta pró-inflamatória.[2,109]

PAPEL DE MONÓCITOS E MACRÓFAGOS

As células mononucleares originam-se na medula óssea. Os monoblastos são os precursores mais imaturos derivados da célula progenitora pluripotente e se diferenciam em promonócitos e monócitos. Os monócitos circulam pelo sangue periférico e migram, por meio dos vasos sanguíneos, para vários órgãos e sistemas teciduais, nos quais se transformam em macrófagos, o que constitui uma fase mais avançada na vida da célula mononuclear fagocitária.[114]

Os macrófagos, junto aos neutrófilos, constituem uma das primeiras linhas de defesa contra infecções, após as barreiras naturais da pele e das mucosas. Essas células são responsáveis pelos mecanismos de fagocitose, pinocitose, produção de citocinas, reciclagem e síntese de membrana, apresentação de antígenos e produção de ERO e espécies reativas de nitrogênio (ERN), junto a proteases e hidrolases. Os macrófagos ativados também secretam muitos outros mediadores inflamatórios, como leucotrienos (LT) e PAF, que são ativos em células distantes e ampliam a reação inflamatória.[28,77,114]

Os antígenos insolúveis fagocitados e os antígenos solúveis pinocitados são ingeridos e degradados enzimaticamente em pequenos fragmentos, os quais são ligados com moléculas de classe II do complexo principal de histocompatibilidade (MHC II), sendo transportados para a superfície externa da membrana plasmática, o que permite que esses fragmentos sejam apresentados para linfócitos T.[20,77]

As propriedades fagocíticas e bactericidas são essenciais para a defesa do hospedeiro, mas quando a ativação dos macrófagos se torna descontrolada, essas células contribuem para o desenvolvimento de uma reação inflamatória generalizada. O equilíbrio entre resposta anti e pró-inflamatória deve ser mantido para eliminar o patógeno sem induzir lesão ao hospedeiro. Dessa forma, os macrófagos têm papel central no início das respostas inata e adquirida e a efetividade da resposta contra o patógeno depende da forma de sua ativação.[15,28,53,77] Atualmente, identificam-se duas formas distintas de ativação dos macrófagos: clássica e alternativa, também conhecidas como M1 e M2, respectivamente. A ativação clássica de macrófagos promove a secreção de NO e de citocinas como IL-1 beta, TNF-alfa, IL-12, IL-18 e IL-23, além de estimular a fagocitose e a capacidade de eliminar o patógeno. A ativação alternativa de macrófagos promove a secreção de citocinas anti-inflamatórias, principalmente de IL-10 e, consequentemente, a redução da secreção de IL-12, além de reduzir a capacidade fagocítica e diminuir a capacidade de eliminação do patógeno, o que faz com que essas células se tornem hiporresponsivas ao estímulo inflamatório, além de estarem envolvidas na angiogênese e no remodelamento do tecido lesado.[20,77]

A definição de polaridade de macrófagos entre M1 e M2 só foi possível a partir da consideração de alguns marcadores importantes para estabelecer as respostas dos macrófagos aos diferentes estímulos. Além disso, o conhecimento da sinalização de citocinas e o papel dessas citocinas nos mais diversos sistemas revelaram a importância desses macrófagos, bem como a relevância de sua classificação.[67]

Como já descrito anteriormente, a ativação clássica (macrófagos M1) pode ser desencadeada pela ativação de macrófagos mediada pelo IFN-gama, que é uma das principais citocinas produzidas por células Th1, bem como por células NK. Essa ativação de macrófagos mediada por IFN-gama ativa cadeias IFNGR-1 e IFNGR-2 dos receptores de IFN-gama presentes nos macrófagos, as quais recrutam os adaptadores do tipo Janus quinase (Jak1 e Jak2) que ativam o fator de transdução STAT1 (transdutores de sinal e ativadores da transcrição 1), bem como os fatores reguladores de interferon (IRF-1 e IRF-8), ativando uma série de eventos que podem culminar no controle da expressão de outros receptores de citocinas e moléculas de adesão.[51,107]

Outra forma de ativação clássica de macrófagos é a mediada pelo reconhecimento dos padrões moleculares filogeneticamente conservados associados a patógenos (*pathogen-associated molecular patterns* – PAMP). Receptores *toll-like* (TLR) desempenham papel importante no reconhecimento de diversos PAMP. Esses receptores são capazes de reconhecer ligantes estruturalmente diversos, incluindo produtos de todas as classes de micro-organismos.[106] Dentre os receptores TLR, destaca-se o TLR-4, que é expresso na membrana plasmática, onde reconhece diversos PAMP.[76] Dessa forma, componentes da parede bacteriana, como o lipopolissacarídeo (LPS) de bactérias Gram-negativas, desencadeiam cascata inflamatória via receptor TLR4 e, apesar de a ativação do LPS mediada por TLR-4 ser a mais estudada, existem evidências que demonstraram que o LPS pode também ser reconhecido por mecanismos independentes do TLR-4, promovendo a ativação do inflamassoma.[54] Uma vez que o complexo TLR-4 é ativado, algumas vias de sinalização podem ser desencadeadas, como a da MAPK (*mitogen-activated protein kinase*), da AP-1 (*activator protein 1*), do STAT (*signal tranducer and activator of transcription*), do IRF3 (*interferon regulatory factor 3*) e também do NF-κB. A ativação dessas vias medeia fortemente a produção de citocinas com caráter pró-inflamatório, dentre elas o IFN-beta, a IL-12, o TNF-alfa, a IL-6 e a IL-1 beta.[5,12]

A ativação de macrófagos mediada pelo fator estimulador de colônias de macrófagos e de granulócitos (GM-CSF) também desencadeia a ativação de macrófagos por via clássica, resultando na formação de macrófagos com perfil M1. A ativação de macrófagos

854 BASES BIOQUÍMICAS E FISIOLÓGICAS DA NUTRIÇÃO

mediada por GM-CSF recruta Jak 2 e, consequentemente, promove a ativação de STAT5, da *extracellular signal-regulated kinase* (ERK), do *V-Akt murine thymoma viral oncogene homolog 1* (AKT), do IRF5, bem como do NF-kappa B. Adicionalmente, a ativação de macrófagos mediada pelo GM-CSF promove melhora na apresentação de antígenos, na fagocitose, na capacidade microbicida e na capacidade de adesão, bem como induz a produção de diversas citocinas, como IL-6, IL-8, G-CSF, fator estimulador de colônias de macrófagos (M-CSF), TNF-alfa e IL-1 beta.[56,59] Além disso, outros estímulos pró-inflamatórios clássicos, como aqueles mediados por TNF-alfa, IL-6 e IL-1 beta também têm a capacidade de estimular os macrófagos a apresentarem perfil do tipo M1.

Como descrito anteriormente, os macrófagos com perfil do tipo M2 foram classificados de acordo com sua capacidade de antagonizar as respostas inflamatórias. Classicamente a indução de macrófagos do tipo M2 pode ser desencadeada por fungos, complexos imunes, helmintos, componentes do sistema complemento, células apoptóticas, M-CSF, IL-4, IL-13, IL-10 e TGF-beta.[65]

A ativação de macrófagos do tipo M2 pode ainda ser subdividida em quatro grupos de acordo com o agente ativador: 1) os macrófagos do subtipo M2a são ativados pela IL-4, IL-13 ou por fungos e helmintos; 2) os macrófagos subtipo M2b podem ser ativados por ligantes de receptores de IL-1, por complexos imunes e pelo LPS; 3) os macrófagos subtipo M2c são ativados pela IL-10, pelo TGF-beta e por glicocorticoides; 4) os macrófagos do subtipo M2d são ativados pela IL-6 e pela adenosina.[66,99]

A ativação de macrófagos via IL-4 (citocina produzida principalmente por células do tipo Th2, mas também produzida por eosinófilos, basófilos ou pelos próprios macrófagos) é um dos tipos de ativação de macrófagos tipo M2 mais descrito. A IL-4 é capaz de ativar Jak1 e Jak 3, o que resulta na ativação de STAT6. A ativação mediada pela IL-4 é capaz de induzir a fusão de macrófagos, bem como diminuir sua capacidade fagocítica.[68]

Outras ativações de macrófagos do tipo M2 que merecem destaque são aquelas mediadas por glicocorticoides e por IL-10. Os glicocorticoides ativos são lipofílicos e uma vez ligados ao seu receptor (GCR), são capazes de reduzir a transcrição de genes ou diminuir a ativação de fatores como o NF-kappa B e a AP-1 e, dessa forma, afetar a capacidade de aderência, espraiamento e fagocitose dos macrófagos.[105] Já a IL-10 se liga aos seus receptores (IL10R1 e IL10R2), o que promove a ativação da STAT3 e, consequentemente, inibe a secreção de citocinas pró-inflamatórias.[82]

ATIVAÇÃO DO FATOR NUCLEAR KAPPA B MEDIADA POR RECEPTORES DO TIPO *TOLL*

Atualmente, os papéis de diversos mediadores na patogênese da sepse já estão esclarecidos. Os micro-organismos possuem fatores relacionados à virulência que contribuem para a gravidade da infecção. Como exemplo, bactérias Gram-positivas possuem exotoxinas – superantígenos – que não interagem com o complexo de histocompatibilidade ou com os TLR, podendo, assim, produzir ativações maciças de linfócitos T, de modo independente de sua especificidade antigênica, tendo como resultado a liberação de citocinas que produzem uma série de manifestações.[53,72]

No caso das infecções decorrentes de bactérias Gram-negativas, o LPS, componente da parede dessas bactérias, possui uma porção formada por um lipídio denominado lipídio A, que é o elemento citotóxico e responsável pela ativação da reposta inflamatória. Dessa forma, quando bactérias Gram-negativas sofrem autólise da parede celular, o LPS é liberado, causando diversos efeitos fisiopatológicos e estimulando a produção de citocinas pró-inflamatórias. As principais células afetadas pelo LPS são monócitos e macrófagos, que produzem citocinas pró-inflamatórias, como IL-1, IL-6 e TNF-alfa, os quais atuam como mediadores da reposta inflamatória.[39,53,103] O sistema imune inato possui estratégias para o reconhecimento de micro-organismos. Uma delas é o reconhecimento de PAMP. Os TLR desempenham papel importante no reconhecimento de diversos padrões moleculares associados a patógenos.[72]

A endotoxina LPS liga-se a um número diferente de carreadores moleculares, sendo o mais importante destes a proteína ligadora de LPS (LBP). O complexo LPS-LBP é, então, capaz de interagir com monócitos por meio dos receptores de superfície celular chamados *cluster of differentiation* 14 (CD14). A interação com outros alvos do hospedeiro, como as células endoteliais que não expressam CD14 em sua superfície, é mediada por uma molécula de CD14 solúvel, que se liga ao complexo LPS-LBP e interage com outra molécula de superfície celular ainda não conhecida. O complexo LBS-LBP, via CD14, liga-se a outro receptor denominado TLR-4 (Figura 39.2), que está associado a outra molécula adicional, conhecida como *lymphocyte antigen 96* (MD-2), que é necessária para a ativação celular.[4,41,116]

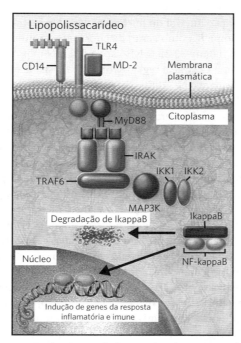

Figura 39.2 Representação da ativação do fator nuclear kappa B ativado pelo lipopolissacarídeo.

TLR4: *toll like receptor 4*; CD14: *cluster of differentiation*; MD-2: *lymphocyte antigen 96*; MyD8: fator de diferenciação mieloide 88; IRAK: quinase do receptor de interleucina; TRAF-6: fator de necrose tumoral associado ao fator 6; IKK1 e IKK2: quinases 1 e 2 do inibidor de kappa B; IkappaB: inibidor de kappa B; MAP3K: proteína quinase ativada por mitógeno (quinase, quinase, quinase); NF-kappaB: fator nuclear kappaB.

Fonte: adaptada de Li e Verma.[62]

BASES BIOQUÍMICAS E FISIOLÓGICAS DA NUTRIÇÃO

Quando o complexo TLR-4 é ativado, ocorre uma série de eventos. Inicialmente, há a associação de uma proteína chamada fator de diferenciação mieloide 88 (MyD88), que recruta membros da família de quinases associadas ao receptor de IL-1 – a *interleukin-1 receptor-associated kinase 4* (IRAK4) e a *interleukin-1 receptor-associated kinase 1* (IRAK1) – que são fosforilados e, em momento posterior, associam-se ao fator 6 associado ao receptor do fator de necrose tumoral (TRAF-6).[4,41]

O TRAF-6 ativa quinases da MAPK, as quais podem promover a ativação da AP-1. No citoplasma de células não estimuladas, o NF-kappa B – que se apresenta na forma de dímero – encontra-se inativo por causa de sua associação com proteínas denominadas inibidores de kappa B (Ikappa B). A família de proteínas Ikappa B inclui Ikappa B-alfa, Ikappa B-beta, Ikappa B-épsilon, Bcl-3 e as regiões carboxi-terminal do NF-kappa B_1 (p105) e do NF-kappa B_2 (p100). As proteínas Ikappa B ligam-se, com diferentes afinidades e especificidades, aos dímeros do NF-kappa B. Portanto, além da existência de diferentes dímeros de NF-kappa B em um tipo celular específico, há também grande número de combinações entre o Ikappa B e os dímeros do NF-kappa B.[4,41,43,62]

O TRAF-6 promove a ativação do complexo Ikappa B quinases (IKK). Esse complexo é composto de duas subunidades catalíticas – IKK-alfa e IKK-beta – e uma subunidade regulatória, designada IKK-gama, e induz a fosforilação do Ikappa B. A fosforilação dos Ikappa B resulta em sua poliubiquitinação, a qual, por sua vez, acarreta sua degradação mediada pelo proteassoma 26S, o que permite, desse modo, que o fator de transcrição NF-kappa B transloque para o interior do núcleo celular e ative a transcrição de diversos genes dependentes do kappa B, como genes de citocinas pró-inflamatórias, incluindo TNF-alfa, IL-1 beta e IL-6 (Figura 39.2). O NF-kappa B também promove a estimulação da síntese do Ikappa B, uma vez que a região promotora do gene que codifica o Ikappa B contém sítios funcionais para o NF-kappa B. Desse modo, o Ikappa B recém-sintetizado se liga ao NF-kappa B e suprime a sua atividade.[38,39,43,62]

Vários estímulos resultam na fosforilação do Ikappa B, o que é fundamental para sua degradação. A proteína Ikappa B fosforilada recebe a adição de ubiquitina pela ação da ubiquitina ligase, sendo, em seguida, degradada pelo complexo proteassoma 26S, o que resulta na liberação do NF-kappa B. Tanto o Ikappa B-alfa como o Ikappa B-beta se ligam ao p50, tornando a sequência localizadora de núcleo inacessível, impedindo sua translocação ao núcleo celular. O desmembramento do complexo Ikappa B/NF-kappa B permite o transporte do NF-kappa B para o núcleo, com consequente ligação desse fator nos genes que apresentam a sequência regulatória GGGACTTTCC junto à região promotora, o que resulta em aumento na expressão do gene-alvo. A fosforilação do Ikappa B ocorre pela ação de proteínas quinases específicas, como o complexo IKK, que contém duas subunidades com propriedades de quinase: IKK-alfa e IKK-beta (também denominadas IKK1 e IKK2, respectivamente). O complexo IKK é capaz de discernir entre o Ikappa B complexado e o Ikappa B livre, o que explica o fato de o Ikappa B poder acumular-se nas células nas quais o IKK permanece ativado. Vale lembrar que muitas proteínas quinases estão envolvidas nesse processo de fosforilação e que esse mecanismo não está totalmente elucidado.[7,43,62]

Dessa forma, as citocinas produzem seus efeitos celulares pela ativação de vários fatores de transcrição ou fatores nucleares, como o NF-kappa B, a AP-1 e o STAT, os quais ativam ou reduzem a expressão de genes-alvo. Esses fatores também podem intensificar

NUTRIÇÃO E SISTEMA IMUNE

e perpetuar a expressão de citocinas, visto que as regiões promotoras de muitas citocinas revelam numerosos sítios reguladores para esses fatores de transcrição.[7,43,62]

EXAMES PARA AVALIAÇÃO DE IMUNOCOMPETÊNCIA

Os biomarcadores relativos à avaliação da função imunológica podem ser classificados em três categorias: alta, média e baixa adequação (Tabela 39.1). Nesse contexto, a síntese de imunoglobulinas séricas específicas para uma vacina, a resposta de hipersensibilidade do tipo tardio (HTT), a concentração de imunoglobulina A (IgA) secretória salivar total ou específica para uma vacina e a resposta para patógenos atenuados são classificadas como marcadores de alta adequação. Entre os biomarcadores de adequação média, destacam-se a atividade citotóxica de células NK, o *burst* oxidativo de fagócitos, a proliferação de linfócitos e o modelo de síntese de citocinas a partir de células imunes ativadas. É fundamental destacar que a análise de um único biomarcador de imunocompetência não permite caracterizar a função imunológica de um indivíduo. Portanto, a combinação de parâmetros de alta adequação e de média adequação é considerada a melhor intervenção para a avaliação da imunocompetência em estudos de intervenção nutricional em humanos.[6]

Tabela 39.1 Biomarcadores da função imunológica em humanos

Método	Reprodutibilidade (coeficiente de variação)	Precisão	Vantagens	Desvantagens
Contagem de células e subclasses de leucócitos	2-5%	Muito boa	Determinação automatizada rápida	Não fornece informações sobre a função celular
Fagocitose de neutrófilos	5-10%	Moderada	Ensaio simples	Não necessariamente se relaciona com a capacidade de *killing*. Apenas mede a % de células ativadas
Burst oxidativo de neutrófilos ou monócitos	5-10%	Muito boa	Resultado é relacionado à capacidade de *killing*	Atividade depende da dose e do tipo de estímulo utilizado
Degranulação de neutrófilos	~10%	Boa	Excelente parâmetro de avaliação funcional	Tempo elevado de ensaio
Expressão na membrana plasmática de moléculas de classe II do complexo de histocompatibilidade principal	Não conhecida	Boa	Relacionada à atividade de apresentação de antígenos por monócitos	———

▶

Método	Reprodutibilidade (coeficiente de variação)	Precisão	Vantagens	Desvantagens
Síntese de citocinas a partir de monócitos ou linfócitos	5-10%	Moderada	— — —	Tempo elevado de ensaio
Proliferação de linfócitos	~10%	Moderada	— — —	Ensaio necessita de diversos dias de incubação
Síntese de anticorpos por linfócitos	10-20%	Moderada	— — —	Tempo elevado de ensaio
Atividade citolítica de células NK	5-10%	Boa	— — —	Ensaio necessita de células-alvo marcadas com ^{51}Cr
Proteínas séricas do complemento	2-5%	Muito boa	Ensaio turbidimétrico simples	— — —
Imunoglobulinas séricas (IgA, IgG e IgM totais)	2-5%	Muito boa	Ensaio turbidimétrico simples	Não fornece informação sobre a concentração de anticorpos específicos para determinado antígeno
IgA salivar	~10%	Moderada	Ensaio Elisa simples	Concentração de IgA salivar é afetada pela taxa de fluxo da saliva
Resposta de anticorpos específicos para vacinação	5-10%	Boa	Resultado relacionado à imunidade humoral *in vivo*	Resposta apenas específica para o antígeno testado; teste não pode ser repetido no mesmo indivíduo
Resposta de hipersensibilidade do tipo tardia mediante a injeção de antígenos na pele	Não conhecida	Moderada	Resultado relacionado à imunidade mediada por células *in vivo*	Medidas devem ser feitas entre 24 e 48 horas após a injeção
Incidência de infecção por autoavaliação de sintomas relacionados a infecções do trato respiratório superior	Não conhecida	Ruim	Simples e de baixo custo. Necessita apenas de questionários	Presença de outras variáveis na interpretação dos resultados

Elisa: ensaio imunoadsorvente ligado à enzima; IgA: imunoglobulina A; IgG: imunoglobulina G; IgM: imunoglobulina M; NK: *natural killer*.
Fonte: adaptada de Albers et al.[6]

NUTRIÇÃO E IMUNOCOMPETÊNCIA

Previamente à análise dos efeitos da nutrição sobre as respostas imune e inflamatória, cabe ressaltar quais áreas relacionadas com a imunocompetência podem ser moduladas por nutrientes específicos. Nesse sentido, destacam-se três locais de ação: integridade das mucosas, função de defesa celular e inflamação local ou sistêmica. A funcionalidade da mucosa intestinal representa a primeira linha de defesa contra a translocação de patógenos, sendo considerada relevante em relação à administração inicial de nutrição enteral em pacientes gravemente enfermos. Além disso, a disponibilidade suficiente de substratos adequados é considerada, hoje em dia, a principal ferramenta na manutenção da estrutura e da funcionalidade das mucosas. Componentes essenciais das respostas inflamatória e imune são representados pela ativação de sistemas como de coagulação e complemento. Além disso, diversos mediadores estão envolvidos, incluindo citocinas, eicosanoides, PAF e NO, bem como cininas e aminas vasoativas. A resposta inflamatória sistêmica pode prejudicar a microcirculação, a troca gasosa pulmonar, a permeabilidade vascular, a coagulação e a utilização de substratos e, desse modo, pode influenciar as funções orgânicas. Assim, conclui-se que a escolha quantitativa e qualitativa de determinados nutrientes que atuam como precursores de mediadores é capaz de modular as respostas inflamatória e imune.[55,97]

Vitamina D

A vitamina D, também conhecida como calciferol, foi primeiramente caracterizada como uma vitamina e, posteriormente, como um pró-hormônio. As duas principais formas da vitamina D, a D_2 (ergocalciferol) e a D_3 (colecalciferol), diferem apenas na estrutura de suas cadeias laterais, no entanto, ambas atuam como pró-hormônios. As formas ativas, tanto da vitamina D_2 quanto da D_3, mostram capacidade e potência similares para reverter quadros de deficiência em vitamina D.[63,84]

Humanos obtêm vitamina D a partir da alimentação, dos suplementos alimentares e da exposição à luz solar. Em relação à alimentação, alguns alimentos naturalmente contêm vitamina D (salmão, sardinhas, atum, óleo de fígado de bacalhau), bem como outros podem ser fortificados (p. ex., leite, iogurte, queijos, cereais matinais, suco de laranja). No tocante à exposição solar, estima-se que 80 a 90% da vitamina no organismo seja proveniente da radiação ultravioleta B (comprimento de onda de 290 a 315 nm), a qual penetra na pele e converte o 7-de-hidrocolesterol em pré-vitamina D_3, que é convertida de forma rápida em vitamina D_3. Esta é metabolizada no fígado em 25-hidroxivitamina D [25(OH)D] e, em momento posterior, é metabolizada nos rins, em reação catalisada pela enzima 1 alfa-hidroxilase (CYP27B1), para sua forma ativa, a 1,25 di-hidroxivitamina D [1,25(OH)$_2$D], cuja síntese renal é finamente regulada pelos hormônios da glândula paratireoide e pelas concentrações séricas de cálcio e fósforo. A 1,25(OH)$_2$D também induz a expressão da enzima 24-hidroxilase (CYP24), a qual degrada tanto a 25(OH)D quanto a 1,25(OH)$_2$D em uma forma biologicamente inativa designada ácido calcitroico, o qual é excretado na bile.[63]

Vitamina D e sistema imune

A 1,25(OH)$_2$D$_3$ tem efeitos imunomoduladores, evidenciados pela observação da expressão do receptor de vitamina D (VDR) em linfócitos T ativados e em células apresentadoras de antígenos, como macrófagos e células dendríticas. Além disso, o tratamento de linfócitos T com 1,25(OH)$_2$D$_3$ inibe sua ativação e sua proliferação, ao mesmo tempo em que altera o perfil de expressão de citocinas dessas células, bem como reduz a síntese de IFN-gama e de IL-12 a partir de linfócitos T CD4+.[17,96]

Por outro lado, a 1,25(OH)$_2$D$_3$ aumenta a produção de IL-4 diretamente, fato que contribui para o direcionamento e a ativação de uma resposta Th2. Além disso, o fator de transcrição GATA3, que está envolvido no desenvolvimento da resposta Th2, é hiper-regulado pela 1,25(OH)$_2$D$_3$. Apesar de a 1,25(OH)$_2$D$_3$ induzir uma resposta Th2, também induz a expressão de peptídeos antimicrobianos em neutrófilos e monócitos, bem como promove o aumento da capacidade fagocítica e do *burst* oxidativo.[17,36,96]

Durante a diferenciação de monócitos em macrófagos, verifica-se que essas células aumentam a capacidade de sintetizar 1,25(OH)$_2$D$_3$, o que está relacionado ao aumento da expressão da enzima 1 alfa-hidroxilase. Os efeitos mais pronunciados da 1,25(OH)$_2$D$_3$ sobre as células do sistema imune são observados em células dendríticas, cujo tratamento resulta em inibição da maturação e da diferenciação dessas células, ao mesmo tempo em que promove redução da expressão de moléculas coestimulatórias (CD40, CD80 e CD86). Além disso, essas células apresentam diminuição da síntese de IL-12 e aumento da síntese de IL-10, o que resulta em diminuição da ativação da resposta Th1 e em concomitante aumento da resposta Th2. Cabe ressaltar que células dendríticas são capazes de sintetizar 1,25(OH)$_2$D$_3$, ao mesmo tempo em que apresentam redução da expressão do VDR durante seu processo de maturação, o que as torna insensíveis à ação da 1,25(OH)$_2$D$_3$. Em relação à redução da expressão da IL-12, constata-se que ocorre em razão da interferência da 1,25(OH)$_2$D$_3$ sobre a via do NF-kappa B, uma vez que a 1,25(OH)$_2$D$_3$ influencia a ativação desse fator nuclear e sua ligação à região promotora do gene que codifica a IL-12p40 (Figura 39.3).[17,27,40,96]

Em situações de infecção ou de inflamação, a expressão da enzima 24-hidroxilase em células apresentadoras de antígenos é prejudicada por interferência do STAT1a – que é induzido pelo IFN-gama –, o que resulta na manutenção de concentrações elevadas de 1,25(OH)$_2$D$_3$. Além disso, fatores inflamatórios derivados de patógenos, como o LPS, ou mediadores inflamatórios produzidos pelo sistema imune também estimulam a atividade da enzima 1 alfa-hidroxilase, o que também contribui para o aumento da produção de 1,25(OH)$_2$D$_3$. Na vigência de um quadro inflamatório crônico, as concentrações sanguíneas de 1,25(OH)$_2$D$_3$ podem aumentar de modo significativo. Tal fato pode acarretar um quadro de hipercalcemia com seus respectivos efeitos colaterais.[17,27,95]

Vitamina D e doenças autoimunes

Os efeitos supracitados da 1,25(OH)$_2$D$_3$ são úteis em estudos que buscam formas de tratamento para indivíduos com doenças autoimunes. Nesse sentido, tem sido proposto que a quantidade de vitamina D no ambiente (alimentação e exposição solar) afeta o desenvolvimento e a função de linfócitos T e, por consequência, modula a função imune. Evidências experimentais sugerem que doenças autoimunes, como doenças inflamató-

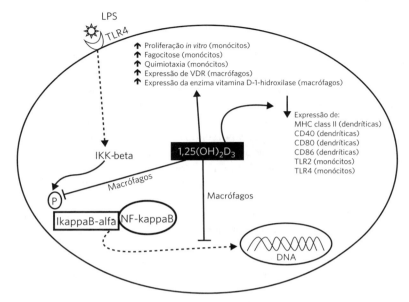

Figura 39.3 Vitamina D modula a função de macrófagos, monócitos e células dendríticas.

1,25(OH)$_2$D$_3$: vitamina D$_3$; DNA: ácido desoxirribonucleico; CD: *cluster of differentiation*; IkappaB: inibidor do NF-kappaB; IKK: IkappaB quinase; LPS: lipopolissacarídeo; MHC: complexo principal de histocompatibilidade; NF-kappaB: fator nuclear kappa B; P: fósforo; TLR: receptor do tipo *toll*; VDR: receptor de vitamina D.

Fonte: adaptada de Borges et al.[17]

rias intestinais (doença de Crohn e retocolite ulcerativa) e esclerose múltipla, são afetadas de forma aguda por alterações no *status* de vitamina D e na sinalização do VDR. Entre as implicações relacionadas a essas evidências, destaca-se que indivíduos geneticamente predispostos – que não mantêm concentrações adequadas de vitamina D ou que apresentam polimorfismos em importantes genes relacionados ao metabolismo, ao catabolismo ou à função da vitamina D – têm aumento da probabilidade de desenvolver doenças inflamatórias intestinais e esclerose múltipla. Contudo, mais estudos são necessários para determinar os mecanismos pelos quais a vitamina D regula as doenças autoimunes e qual a ingestão adequada dessa vitamina para a redução do risco e para o tratamento de indivíduos com essas doenças.[13,33,48,52]

Glutamina

Em 1873, a glutamina foi considerada, pela primeira vez, uma molécula biologicamente importante, uma vez que esse aminoácido, por evidências indiretas, foi caracterizado como um componente estrutural de proteínas. Em 1883, foi demonstrada a presença abundante de glutamina livre em determinadas plantas. Na década de 1930, estudos sobre o metabolismo da glutamina revelaram que tecidos de mamíferos têm a capacidade tanto de hidrolisar quanto de sintetizar esse aminoácido. Na década de 1950, foi evidenciado que a glutamina era relevante para células *in vitro* e que sua concentração na circulação sanguínea era mais do que o dobro quando comparada à de qualquer outro aminoácido.[58]

862 BASES BIOQUÍMICAS E FISIOLÓGICAS DA NUTRIÇÃO

Trata-se de um L-alfa-aminoácido de cinco carbonos, com peso molecular de 146,15 e composição elementar de carbono (41,09%), hidrogênio (6,90%), oxigênio (32,84%) e nitrogênio (19,17%), sendo, em pH fisiológico, classificado como um aminoácido neutro e, nutricionalmente, como um aminoácido não essencial.[3] A glutamina apresenta dois grupos amino: um grupo alfa-amino e um grupo amida terminal facilmente hidrolisável; essas características ressaltam as funções desse aminoácido como um veículo de transporte de nitrogênio e carreador de amônia. A glutamina é o aminoácido livre mais abundante nos músculos e no plasma humano, sendo também encontrado em concentrações relativamente altas em muitos tecidos. Em relação à concentração plasmática, a glutamina constitui cerca de 20% do total de aminoácidos livres e, após jejum de 12 horas, essa concentração se encontra entre 500 e 750 mmol/L, sendo dependente do balanço entre a liberação e a captação de glutamina pelos vários órgãos e tecidos do organismo.[91]

A glutamina está presente na composição de proteínas vegetais e animais. Por exemplo, considerando a porcentagem da proteína por seu número de aminoácidos, verifica-se que a glutamina representa 35,1% da gliadina presente no trigo; 24,2% da proteína do feijão; 9,6% da glicinina presente na soja; 8,9% da beta-caseína presente no leite de vaca; 3,8% da ovalbumina presente no ovo de galinha; e 2,9% da actina presente no músculo esquelético.[58]

A glutamina apresenta diversas funções no organismo, o que reforça seu papel relevante tanto em estados normais como fisiopatológicos (Quadro 39.1). A diminuição da concentração plasmática de glutamina aliada ao aumento de seu metabolismo ocorre de maneira marcante em muitas doenças catabólicas. Essas situações indicam que a classificação da glutamina de um aminoácido não essencial para um nutriente condicionalmente essencial deve ser considerada.[58]

Quadro 39.1 Principais funções da glutamina no organismo

- Transferência de nitrogênio entre órgãos
- Destoxificação de amônia
- Manutenção do balanço ácido-base durante a acidose
- Possível regulação direta da síntese e da degradação proteica
- Atuação como precursora de nitrogênio para a síntese de nucleotídeos
- Atuação no crescimento e na diferenciação celular
- Atuação como veículo de transporte de cadeia carbônica entre os órgãos
- Fornecimento de energia para células de rápida proliferação, como enterócitos e células do sistema imune
- Atuação como precursora da ureogênese e da gliconeogênese hepática e de mediadores, como o GABA e o glutamato
- Promoção de melhora na permeabilidade e na integridade intestinal
- Elevação da resistência às infecções por aumento da função fagocitária
- Fornecimento de energia aos fibroblastos, aumentando a síntese de colágeno

GABA: ácido gama-aminobutírico.
Fonte: Rogero e Tirapegui.[92]

Metabolismo da glutamina

Dentre os órgãos envolvidos na síntese da glutamina, incluem-se o músculo esquelético, os pulmões, o fígado, o cérebro e, possivelmente, o tecido adiposo, os quais apresentam atividade da enzima glutamina sintetase. Por outro lado, tecidos que são primariamente consumidores de glutamina – células da mucosa intestinal, leucócitos e células do túbulo renal – apresentam atividade elevada da enzima glutaminase. Sob certas condições, tal como na ingestão reduzida de carboidratos, o fígado pode se tornar um sítio consumidor de glutamina (Figura 39.4).[78,92]

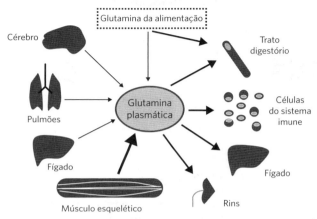

Figura 39.4 Síntese e utilização de glutamina por diversos tecidos, órgãos e células do organismo.
Fonte: adaptada de Rogero e Tirapegui.[91]

Enzimas envolvidas no metabolismo da glutamina

As duas principais enzimas intracelulares envolvidas no metabolismo da glutamina são a glutamina sintetase e a glutaminase. A primeira é responsável pela reação que sintetiza glutamina a partir de amônia e glutamato, na presença de trifosfato de adenosina (ATP) (Figura 39.5), enquanto a segunda é responsável pela hidrólise da glutamina, convertendo-a em glutamato e amônia (Figura 39.6). Quanto à localização intracelular, verifica-se que a glutamina sintetase é encontrada, primariamente, no citosol, enquanto a glutaminase, em sua forma ativa, apresenta-se de forma principal no interior mitocondrial. Essas localizações são compatíveis com as funções dessas enzimas: glutamina sintetase produzindo a glutamina para síntese de proteínas citoplasmáticas e nucleotídeos, e glutaminase catalisando a utilização de glutamina como fonte de energia.[75]

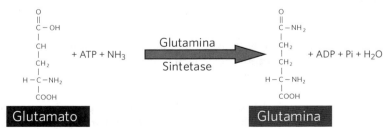

Figura 39.5 Síntese de glutamina catalisada pela enzima glutamina sintetase.
ADP: difosfato de adenosina; ATP: trifosfato de adenosina; NH_3: amônia; Pi: fosfato inorgânico.
Fonte: Rogero e Tirapegui.[92]

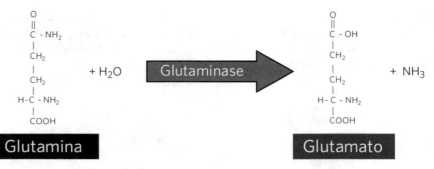

Figura 39.6   Hidrólise da glutamina catalisada pela enzima glutaminase.
NH_3: amônia.
Fonte: Rogero e Tirapegui.[92]

Metabolismo da glutamina no intestino

O principal órgão de captação e metabolismo de glutamina do organismo é o intestino. A glutamina necessária para o intestino é consumida, primariamente, pelas células da mucosa, que representam a maior massa de células de proliferação rápida do organismo de indivíduos eutróficos.[3] Células epiteliais da mucosa intestinal têm acesso à glutamina de duas maneiras: após uma refeição, quando a glutamina presente no lúmen intestinal atravessa a membrana apical dos enterócitos, e por intermédio da glutamina presente no sangue arterial, que atravessa a membrana basolateral dos enterócitos.[75]

Dentre os fatores que determinam a captação de glutamina pela mucosa intestinal, destacam-se a oferta de glutamina para as células epiteliais (oferta via circulação = fluxo × concentração arterial; concentração de glutamina luminal ofertada para a membrana apical dos enterócitos); a atividade intrínseca dos transportadores de glutamina localizados na membrana apical; e a taxa de metabolismo da glutamina intracelular. O papel preciso e relativo de cada um desses fatores na regulação da disponibilidade de glutamina intestinal varia de acordo com o estado fisiológico (pós-prandial *versus* pós-absortivo; anabólico *versus* catabólico).[90]

No estado absortivo, a captação de glutamina pelo intestino ocorre por meio da membrana apical, e a quantidade desse aminoácido que alcança o sangue portal depende da concentração de glutamina presente no lúmen intestinal. A perfusão jejunal com ^{14}C-glutamina na concentração fisiológica de 6 mmol/L acarretou aparecimento de 34% do precursor radioativo na forma de glutamina no sangue venoso, sendo o restante distribuído na forma de metabólitos (CO_2, prolina, citrulina, alanina, ornitina e ácidos orgânicos), enquanto na concentração de 45 mmol/L, mais de dois terços da glutamina luminal foram translocados na forma intacta para a circulação portal (Figura 39.7).[90-92,113]

A glutamina na forma livre apresenta transporte ativo dependente de sódio na superfície apical dos enterócitos. Esse aminoácido é absorvido a partir do jejuno humano *in vivo*, e cerca de 50% da glutamina absorvida é subsequentemente metabolizada pelo intestino e pelo fígado. Estudos em ratos demonstraram que a taxa de utilização de glutamina pelas células epiteliais do jejuno é similar tanto para a glutamina derivada do sangue arterial como daquela proveniente do lúmen intestinal. No estado pós-absortivo,

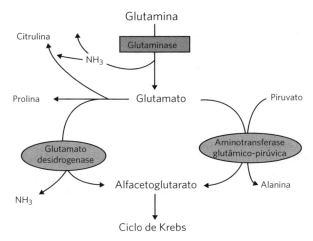

Figura 39.7 Vias do metabolismo da glutamina nas células da mucosa do intestino delgado.
NH$_3$: amônia.
Fonte: Souba et al.[100]

a membrana basolateral dos enterócitos apresenta alta taxa de captação de glutamina, sendo esse aminoácido provavelmente transportado por processos mediados ou não por sódio. Cerca de 20 a 30% da glutamina arterial é extraída em uma única passagem da circulação sanguínea pelos capilares intestinais durante o período pós-absortivo, sendo o intestino o único tecido corporal que apresenta essa capacidade de captação de glutamina. Contudo, a presença de glutamina no lúmen intestinal diminui sua utilização pelos enterócitos a partir da circulação sanguínea. Redução de 40% na taxa de captação da glutamina arterial foi obtida pela perfusão de 6 mM de glutamina no lúmen intestinal, indicando que a disponibilidade de glutamina luminal economizou sua utilização pelos enterócitos a partir do sangue. Aliada a esse fato, a administração de glutamina por via oral aumenta a extração de glutamina pela mucosa intestinal, estimula a atividade da enzima glutaminase intestinal e aumenta a atividade de transporte de glutamina relacionada ao sistema N presente na membrana luminal.[37,58,75]

A mucosa intestinal também pode obter glutamina a partir de dipeptídeos presentes no lúmen intestinal por meio dos seguintes mecanismos: hidrólise extracelular de dipeptídeos contendo glutamina seguida da absorção de glutamina, e absorção de dipeptídeos de glutamina seguida pela hidrólise intracelular destes.[90,93]

Metabolismo da glutamina em células do sistema imune

O organismo protege-se contra micro-organismos por meio de diferentes mecanismos. Alguns desses mecanismos de proteção compreendem a imunidade inata ou natural. Os principais componentes da imunidade inata são as barreiras físicas e químicas, como o epitélio e as substâncias microbicidas produzidas pela superfície epitelial; as proteínas do sangue, incluindo o sistema complemento e os outros mediadores do processo inflamatório; bem como as células fagocíticas (neutrófilos, macrófagos) e os outros leucócitos, como as células NK. Os linfócitos T e B respondem pela imunidade adquirida do organismo. As células T fazem parte da resposta imunológica celular e proliferam de forma ativa quando estimuladas fisiologicamente por IL-2 ou por mitógenos, como a concanavalina A. Os linfócitos B são os precursores das células produtoras de anticorpos.[1]

Os linfócitos e os macrófagos têm a capacidade de utilizar a glicose e a glutamina para a obtenção de energia e os precursores para a biossíntese de macromoléculas (Figura 39.8). A glicose é convertida principalmente em lactato (glicólise), enquanto a glutamina segue sua conversão para glutamato e aspartato, sofrendo oxidação parcial para CO_2, via processo denominado glutaminólise, essencial para o funcionamento efetivo dessas células do sistema imune. A glicólise fornece ribose-5-fosfato, precursora da síntese de RNA e DNA, e glicerol 3-fosfato para a síntese de fosfolipídios. A glutaminólise fornece glutamina, amônia e aspartato, que são utilizados na síntese de purinas e pirimidinas, fundamentais para a formação de DNA e RNA. Cabe ressaltar que o processo de proliferação de linfócitos T e B, como também as taxas de síntese proteica e de produção de IL-2 e a síntese de anticorpos dessas células são dependentes de glutamina. Em macrófagos, a síntese e a secreção de citocinas pró-inflamatórias como TNF-alfa, IL-1 e IL-6, que são citocinas quantitativamente relevantes sintetizadas por macrófagos, representam um processo dependente da concentração de glutamina extracelular.[30,31,87,88,94]

Neutrófilos apresentam aumento do consumo de glicose relacionado ao processo de endocitose e geração de ERO. Porém, a glicose não é o único metabólito energético utilizado por essas células. Neutrófilos também parecem consumir glutamina ativamente, sendo a taxa de utilização de glutamina por neutrófilos, assim como por linfócitos e macrófagos, similar ou até mesmo superior quando comparada à glicose.[31]

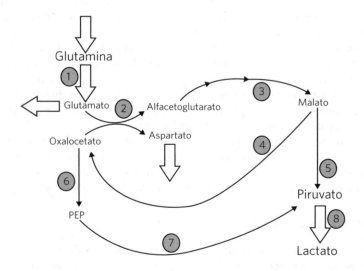

Figura 39.8 Metabolismo da glutamina em macrófagos e linfócitos.

1. glutaminase; 2. aspartato aminotransferase; 3. enzimas da metade esquerda do ciclo de Krebs; 4. malato desidrogenase NAD-dependente; 5. enzima málica; 6. fosfoenolpiruvato carboxiquinase; 7. piruvato quinase; 8. lactato desidrogenase; PEP: fosfoenolpiruvato.

Fonte: adaptada de Calder et al.[23]

NUTRIÇÃO E SISTEMA IMUNE

Os linfócitos possuem alta atividade da enzima glutaminase dependente de fosfato e, sendo esta uma enzima mitocondrial, é provável que o caminho metabólico da glutamina na mitocôndria seja: glutamina → glutamato → oxoglutarato → succinil-CoA → succinato fumarato malato.[38,61,70] Parte do malato poderia ser convertida para oxaloacetato, que poderia ser transaminado com glutamato para produzir oxoglutarato e aspartato. O restante do malato poderia ser transportado dentro do citosol, local onde poderia ser convertido em oxaloacetato, o qual, por sua vez, poderia ser transaminado com glutamato pela enzima aspartato aminotransferase citosólica, ou ser convertido em fosfoenolpiruvato por meio da enzima carboxiquinase para a formação de piruvato e, por consequência, de lactato pelas enzimas piruvato quinase e lactato desidrogenase, respectivamente.[20,78]

As concentrações plasmática e tecidual de glutamina estão diminuídas em situações clínicas e catabólicas, como trauma, queimadura, sepse, pós-operatório, diabetes não controlado e após exercício físico exaustivo ou treinamento intenso. Durante essas circunstâncias, a diminuição das concentrações plasmáticas de glutamina ocorre em razão de as taxas de captação e utilização desse aminoácido por diversos tecidos serem superiores à velocidade de síntese e liberação pelo músculo esquelético. Além disso, durante processos catabólicos, a captação de glutamina pelo intestino e pelos rins, a partir da circulação sanguínea, é elevada. Estudos comprovam a possibilidade da diminuição das concentrações de glutamina plasmática, em razão do aumento da taxa de utilização entre diversos tecidos, superior à taxa de produção pelo músculo esquelético. Essas situações estão associadas ao aumento na susceptibilidade a infecções, sugerindo-se que isso possa ocorrer parcialmente em razão da diminuição do fornecimento de glutamina para células imunocompetentes, como os linfócitos.[37,88,89,93,94,113]

Aminoácidos de cadeia ramificada

Os aminoácidos de cadeia ramificada (leucina, isoleucina e valina) são classificados como aminoácidos essenciais ou indispensáveis. Estes representam aproximadamente 19% do total de aminoácidos presentes em proteínas musculares. Os aminoácidos de cadeia ramificada destacam-se por participar da síntese de proteínas; por serem precursores de carbono para a síntese de intermediários do ciclo de Krebs, de corpos cetônicos e de lipídios; por serem precursores de carbono e nitrogênio para síntese de glutamato, alanina e glutamina; e por poderem ser oxidados – leucina e isoleucina – a acetil-CoA e CO_2.

Os aminoácidos de cadeia ramificada são pouco oxidados pelo fígado, sendo metabolizados principalmente por tecidos periféricos (em especial o músculo esquelético). No tecido muscular, a primeira etapa do metabolismo dos aminoácidos de cadeia ramificada é a remoção reversível do grupamento NH_3. A Figura 39.9 ilustra como o grupo NH_3 é doado a partir do aminoácido de cadeia ramificada para o alfacetoglutarato para formar um cetoácido de cadeia ramificada e glutamato, sendo essa reação catalisada pela enzima aminotransferase de aminoácidos de cadeia ramificada. O glutamato pode combinar-se a outros cetoácidos para ressintetizar aminoácidos ou então pode reagir com o oxaloacetato para formar aspartato e alfacetoglutarato. Desse modo, verifica-se que o glutamato apresenta papel central no metabolismo dos aminoácidos de cadeia ramificada e o grupo amino oriundo dos aminoácidos de cadeia ramificada pode ser utilizado para formar grande variedade de compostos. O glutamato também pode ser desaminado oxidativamente pela enzima glutamato desidrogenase para formar o NH_3 e alfacetoglutarato.[61,108]

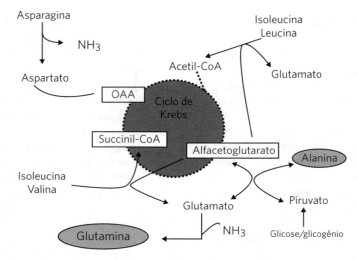

Figura 39.9 Apresentação esquemática do metabolismo de aminoácidos no músculo esquelético – visão geral.
NH₃: amônia; OAA: oxaloacetato.
Fonte: adaptada de Wagenmakers.[108]

Cabe ressaltar que, no tecido muscular, o glutamato – proveniente da transaminação dos aminoácidos de cadeia ramificada –, junto à amônia e ao ATP, atua como substrato na reação catalisada pela enzima glutamina sintetase, o que resulta na síntese da glutamina (Figura 39.9). Desse modo, a utilização dos aminoácidos de cadeia ramificada como imunonutrientes ocorre em razão de esses aminoácidos favorecerem a manutenção da glutaminemia e o consequente fornecimento de glutamina para células do sistema imune.[91,92,108]

Arginina

A L-arginina é um aminoácido básico em fluidos biológicos. Sua concentração é relativamente alta em frutos do mar, oleaginosas, sementes, algas, carne bovina e isolado proteico de soja. Todavia, a concentração desse aminoácido é baixa no leite da maioria dos mamíferos, incluindo bovinos, humanos e suínos. Em humanos, a ingestão diária média de arginina é de 5 g, e a concentração plasmática desse aminoácido é de cerca de 75 mM/L, sendo esse valor influenciado pelo estado nutricional. Cabe ressaltar que, em estados hipermetabólicos e em condições de aumento do *turnover* proteico, torna-se necessário o fornecimento exógeno de arginina. Tal fato caracteriza a arginina como um aminoácido condicionalmente essencial.[47,112]

No que concerne às funções metabólicas da arginina, destacam-se as relacionadas ao metabolismo proteico, uma vez que esse aminoácido participa da síntese proteica, do metabolismo do ciclo da ureia, da síntese de NO, da creatina, das poliaminas e da estimulação da secreção do hormônio de crescimento. A arginina também apresenta capacidade imunoestimulatória e timotrófica, além de ser precursora da prolina e da hidroxiprolina, que são necessárias para a síntese de tecido conectivo.[74]

Metabolismo da arginina

Quantidade significativa de glutamina utilizada pelo intestino é metabolizada para citrulina, que é liberada dentro da circulação portal. A captação de citrulina pelos rins é de aproximadamente 83% da quantidade total liberada pelo intestino, sendo os rins os órgãos primários responsáveis pela manutenção das concentrações plasmáticas de arginina, uma vez que eles sintetizam arginina a partir da citrulina e liberam esse aminoácido na circulação sanguínea.[74,112]

A arginina é um constituinte do ciclo da ureia. Nesse ciclo, a adição de amônia para ornitina sintetiza citrulina; a adição de amônia para citrulina sintetiza arginina; e a perda desses dois grupos NH na forma de ureia, a partir da arginina, é utilizada para sintetizar a ornitina. No tecido hepático, a atividade da enzima arginase é elevada, ao mesmo tempo em que se verifica que a concentração hepática de arginina é relativamente baixa, aliada à liberação reduzida de arginina dentro do *pool* de aminoácidos circulantes. Desse modo, conclui-se que a concentração tecidual de arginina e a atividade da enzima arginase nos tecidos são inversamente relacionadas. Além disso, verifica-se que rins e músculos têm 1% do conteúdo de arginase e dez vezes o conteúdo de arginina quando comparados ao tecido hepático.[14,74,111]

Arginina e imunidade

Duas vias do metabolismo da arginina têm sido identificadas como críticas para as ações imunomodulatórias desse aminoácido *in vivo* (Figura 39.10). Primeiro, a via da arginase, na qual a arginina é convertida em ureia e ornitina, o que gera poliaminas, pela ação da enzima ornitina descarboxilase. Essa via de síntese de poliaminas pode ser

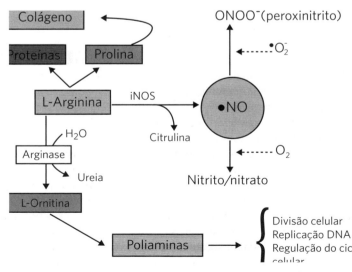

Figura 39.10 Principais vias metabólicas do aminoácido arginina em células do sistema imune.
Fonte: adaptada de Popovic, Zeh e Ochoa.[83]

870   BASES BIOQUÍMICAS E FISIOLÓGICAS DA NUTRIÇÃO

o mecanismo pelo qual linfócitos aumentam sua mitogênese. Além disso, poliaminas parecem exercer papel-chave na divisão celular, na replicação de DNA e na regulação do ciclo celular.[83,110] Segundo, a arginina é o único substrato para a síntese de NO em sistemas biológicos. A arginina atua como substrato na reação catalisada pela enzima NO sintase, resultando na formação de NO e citrulina. O NO é uma molécula ubíqua, com funções relevantes na manutenção do tônus vascular, no sistema da coagulação, no sistema imune e no trato digestório. Em relação ao sistema imune, verifica-se que o NO apresenta papel relevante na regulação da inflamação e da imunidade. Durante processos inflamatórios, a enzima iNOS – presente em macrófagos e neutrófilos – forma NO a partir da arginina, o que caracteriza esse aminoácido como um nutriente imunomodulador, enquanto a ingestão inadequada de arginina prejudica a síntese de NO por meio da reação catalisada tanto pela NOS constitutiva quanto pela iNOS em mamíferos.[111]

A arginina regula a síntese de anticorpos por linfócitos B, a expressão de receptores em linfócitos T, a proliferação de linfócitos T e o desenvolvimento de linfócitos B. Além disso, ela é necessária para a defesa contra vírus, bactérias, fungos, células tumorais, protozoários e parasitas. A suplementação com arginina melhora a cicatrização e a resposta imune celular, reduz a disfunção de linfócitos T induzida por trauma e o crescimento bacteriano, além de aumentar a fagocitose e a citotoxicidade de células NK e células *killer* ativadas por linfocinas.[83]

A suplementação de arginina (1 a 2%) por meio da dieta, para ratos com sepse ou tumor, promoveu o aumento do peso e do número de linfócitos do timo, a proliferação de linfócitos T, a citotoxicidade de células específicas (linfócitos T, macrófagos e células NK), a síntese de IL-2, a expressão do receptor de IL-2 e a resposta de hipersensibilidade do tipo tardio. Em relação à suplementação de arginina em humanos, os resultados são bastante contraditórios. Estudos têm sugerido que a suplementação de arginina aumenta a produção de NO, o que amplifica a SIRS e, consequentemente, aumenta a mortalidade em pacientes com sepse.[22,49,70,83,101,115]

Ácidos graxos poli-insaturados ômega-3

Ácidos graxos poli-insaturados consistem de duas famílias, ômega-3 e ômega-6, caracterizadas pela localização da dupla-ligação, que é designada a partir da primeira dupla-ligação em relação ao grupamento metil terminal na molécula do ácido graxo. O ácido alfa-linolênico e o ácido linoleico são exemplos de ácidos graxos poli-insaturados das famílias ômega-3 e ômega-6, respectivamente; esses dois ácidos graxos não são sintetizados por humanos e a ausência de ingestão por meio da alimentação causa sinais e sintomas de deficiência, o que os categoriza como nutrientes essenciais para humanos. De fato, estudos demonstram que a razão referente à ingestão total de ácidos graxos ômega-6 e ômega-3 tem implicações relevantes na saúde, uma vez que o aumento dessa razão pode aumentar o risco e a progressão de doenças crônicas não transmissíveis. No que concerne à imunomodulação mediada pelos ácidos graxos poli-insaturados ômega-3, destacam-se os ácidos graxos eicosapentaenoico (EPA) e docosa-hexaenoico (DHA), presentes em quantidades significativas em peixes de águas frias e no óleo de peixe. Cabe ressaltar que, entre os ácidos graxos poli-insaturados ômega-3, aqueles obtidos a partir do óleo de peixe (EPA e DHA) são mais potentes biologicamente do que o ácido alfa-linolênico no que se refere à modulação da resposta inflamatória.[19,20,42]

Inflamação e ácidos graxos eicosapentaenoico e docosa-hexaenoico

Os ácidos graxos EPA e DHA atenuam a resposta pró-inflamatória por meio de diferentes mecanismos, como a alteração da constituição de fosfolipídios presentes na membrana plasmática celular, o que influencia diretamente a síntese de mediadores inflamatórios derivados de lipídios, como as prostaglandinas (PG), os TX e os LT, que, de forma conjunta, são designados eicosanoides. Além disso, os ácidos graxos EPA e DHA têm a capacidade de diminuir a ativação do NF-kappa B, o qual promove a ativação transcricional de genes que codificam proteínas com ação pró-inflamatória, como o TNF-alfa e a IL-1 beta. Além desses efeitos, o EPA e o DHA apresentam outro mecanismo de modulação da resposta inflamatória por meio de sua ligação ao receptor 120 acoplado à proteína (GPR120), também designado receptor 4 de ácidos graxos livres (FFA4). A ativação do GPR120 induzida por EPA ou DHA promove o recrutamento da beta-arrestina 2 para a membrana plasmática, onde essa proteína se associa ao GPR120. Posteriormente, ocorre a internalização do complexo GPR120/beta-arrestina 2 no compartimento citoplasmático, onde esse complexo se liga à proteína de ligação à TAK1 (TAB1). Tal fato prejudica a associação da TAB1 à quinase ativada pelo fator de transformação do crescimento beta (TAK1) e, consequentemente, resulta na redução da ativação da TAK1 e das vias de sinalização IKK-beta/NF-kappa B e JNK/AP-1. Nesse contexto, quando a ativação da TAK-1 é atenuada por ação do DHA, ocorre redução da expressão de genes com ação pró-inflamatória, como aqueles que codificam o TNF-alfa e a IL-6.[32,46,98,104]

A suplementação com óleo de peixe provoca uma competição entre o EPA e o ácido araquidônico (ômega-6) como precursores da síntese de eicosanoides. Essa competição favorece a síntese de PG e LT das séries 3 e 5, respectivamente, em detrimento de PG e TX da série 2 e LT da série 4, que apresentam propriedades pró-inflamatórias (Figura 39.11). O ácido araquidônico tem potencial pró-inflamatório, enquanto a presença de ácidos graxos poli-insaturados EPA e DHA limita esse efeito, uma vez que PG e TX de série 3 e LT de série 5 têm potencial pró-inflamatório reduzido. Cabe ressaltar que a imunomodulação exercida por ácidos graxos poli-insaturados é dependente da razão ácidos graxos poli-insaturados ômega-3:ômega-6 presente em emulsões lipídicas. Uma razão balanceada de ácidos graxos poli-insaturados ômega-6:ômega-3 de 2:1 não prejudica a resposta imune, enquanto quantidade elevada de ácidos graxos poli-insaturados ômega-3 ou ômega-6 pode exercer efeitos imunossupressivos.[10,18,23,25]

A proporção exata de ácido araquidônico em células do sistema imune varia de acordo com o tipo celular e a fração lipídica analisada. Os fosfolipídios de células mononucleares purificadas a partir de sangue humano (uma mistura aproximada de 70:20:10 de linfócitos T, linfócitos B e monócitos, respectivamente) contêm 6 a 10% de ácido linoleico, 1 a 2% de ácido diomo-gama-linolênico e 15 a 25% de ácido araquidônico. Por outro lado, as proporções de ácidos graxos ômega-3 são baixas: o ácido alfa-linolênico é raro e o EPA e o DHA compreendem apenas 0,1 a 0,8% e 2 a 4%, respectivamente.[10,18,21,23,25]

Estudos com animais demonstram que o aumento da disponibilidade de ácidos graxos ômega-3 na alimentação (p. ex., pela ingestão de óleo de peixe) resulta em diminuição da proporção de ácido araquidônico e em aumento da proporção de ácidos graxos ômega-3 em fosfolipídios de células do sistema imune. Quando o óleo de peixe é fornecido na alimentação humana, a proporção de EPA e DHA em células do sistema imune é significativamente aumentada. Cabe ressaltar que essa incorporação de ácidos

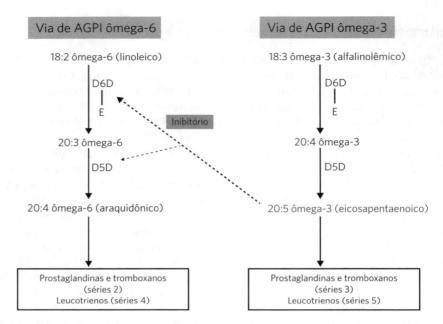

Figura 39.11 Vias metabólicas de ácidos graxos essenciais a partir de precursores ômega-6 e ômega-3. Ácido araquidônico (ômega-6) é potencialmente pró-inflamatório, enquanto a presença de ácidos graxos poli-insaturados (AGPI) ômega-3 limita esse efeito, uma vez que prostaglandinas e tromboxanos de série 3 e leucotrienos de série 5 apresentam potencial pró-inflamatório reduzido.
D5D: Δ5 dessaturase; D6D: Δ6 dessaturase; E: elongase.
Fonte: adaptada de Calder et al.[25]

graxos de cadeia longa ômega-3 ocorre, em grande parte, às custas de ácido araquidônico.[21,23,24,26]

Modulação de resposta imune e inflamatória com suplementação de óleo de peixe

Os benefícios potenciais da suplementação de óleo de peixe (fonte de EPA e DHA) têm sido relatados em diversos processos inflamatórios e imunológicos.[31] Por causa do efeito imunossupressivo do óleo de peixe, verificou-se que a infusão contínua de uma emulsão lipídica baseada nesse óleo acarretou 50% de prolongamento da sobrevivência após transplante em um modelo de alotransplante de coração de ratos. Além disso, o óleo de peixe tem demonstrado reduzir diversos marcadores da função imune, incluindo a proliferação *ex vivo* de linfócitos, a atividade citotóxica de linfócitos T, a atividade de células NK e a produção de citocinas em animais de laboratório.[18,19,46]

Os efeitos da suplementação de óleo de peixe sobre a resposta inflamatória têm sido investigados em pacientes com doenças autoimunes, como artrite reumatoide, lúpus eritematoso sistêmico, entre outras. No que concerne à artrite reumatoide – doença inflamatória com etiologia idiopática, que envolve múltiplas articulações sinoviais –,

NUTRIÇÃO E SISTEMA IMUNE

constata-se que pacientes submetidos à suplementação de óleo de peixe têm redução dos sintomas e da concentração sérica da IL-1 beta. Sendo assim, o óleo de peixe parece ter efeito benéfico e estável nessa doença e deve ser considerado adjuvante terapêutico se combinado com a terapia convencional.[18,19,21,23,46]

Doenças inflamatórias intestinais, como doença de Crohn e colite ulcerativa, caracterizam-se por apresentar diferentes mediadores lipídicos e citocinas pró-inflamatórias que participam do desenvolvimento de lesões crônicas no intestino. Em modelos experimentais, o óleo de peixe demonstrou ser efetivo em reduzir a geração de eicosanoides com propriedades inflamatórias e em atenuar a lesão do órgão. Em um modelo de infusão intravenosa, a emulsão lipídica rica em ácido alfa-linolênico diminuiu a geração de LTB4 e reduziu a lesão macroscópica da parede do cólon.[18,19,46]

Em relação à fisiopatologia das doenças alérgicas, constata-se o papel relevante dos eicosanoides sintetizados a partir do ácido araquidônico – PGD2, LTC4, D4 e E4 –, que são sintetizados por células que atuam na asma, como mastócitos, e representam importantes mediadores da broncoconstrição asmática. Além disso, a PGE2 regula a atividade de linfócitos, promovendo alterações significativas durante o desenvolvimento do processo alérgico. Uma vez que ácidos graxos ômega-3 antagonizam os efeitos do ácido araquidônico, é sugerida a utilização de óleo de peixe no tratamento ou na redução do risco do desenvolvimento de doenças alérgicas.[18,19,21,23,46]

Nesse contexto, têm sido realizados diversos estudos de ingestão de óleo de peixe em indivíduos asmáticos. Contudo, apesar de esses estudos demonstrarem alterações induzidas pela ingestão desse óleo na síntese de alguns mediadores inflamatórios, a maioria revelou impacto clínico limitado. Em contraste, algumas pesquisas têm demonstrado melhora clínica significativa em certos grupos de pacientes, o que sugere que esse tipo de intervenção possa ser útil em conjunto com outras terapias baseadas em medicamentos e alimentação.[49] Cabe ressaltar que alguns pacientes asmáticos não respondem de forma satisfatória à ingestão de ácidos graxos ômega-3 e, em alguns casos, apresentam piora da função respiratória. Desse modo, conclui-se que existem indivíduos asmáticos que respondem positivamente à intervenção dietoterápica com óleo de peixe, enquanto outros podem ser prejudicados por tal intervenção.

Zinco

O zinco é um nutriente envolvido na regulação dos receptores ativados por proliferador de peroxissomo (PPAR). Esse mineral é necessário para a atividade anti-inflamatória dos agonistas dos receptores nucleares designados PPAR-alfa e PPAR-gama, os quais podem controlar a inflamação de forma indireta, uma vez que influenciam a transcrição de genes que inibem a via de sinalização do NF-kappa B, como aqueles que codificam o Ikappa B alfa e a IKK. Nesse caso, o PPAR-alfa induz a expressão da proteína Ikappa B alfa, que se liga ao NF-kappa B e, como consequência, inibe sua translocação para o núcleo, ao mesmo tempo em que o PPAR-gama promove a inibição da expressão da proteína IKK, o que reduz a degradação do Ikappa B alfa. Desse modo, a ativação dos PPAR é positivamente correlacionada com a diminuição da resposta inflamatória.[10,50]

Em células deficientes em zinco, verifica-se que os agonistas dos PPAR falham em reduzir a atividade de ligação do NF-kappa B e da AP-1 ao DNA quando induzida por TNF-alfa.[36] Dependendo da natureza do ligante, diferentes cofatores são recrutados para a maquinaria do PPAR. A diferença nos cofatores parece contribuir para a resposta específica ao ligante na transcrição gênica. Uma vez que o zinco é conhecido por ser essencial para a estrutura de proteínas, ele pode ser importante na montagem e na estabilidade dos complexos PPAR-RXR-cofatores.[50,86]

Cabe ressaltar que o domínio de ligação ao DNA dos PPAR apresenta átomos de zinco, o que permite a formação da estrutura denominada *zinc fingers* ("dedos de zinco"). A especificidade e a polaridade da ligação PPAR-DNA parecem ser, ao menos em parte, devidas às características presentes nos domínios *zinc fingers* do PPAR. O modelo de ligação do PPAR-RXR também apresenta um domínio de ligação com dois *zinc fingers* envolvidos. A partir desses fatos, verifica-se que a deficiência em zinco na alimentação poderia prejudicar a função desses fatores de transcrição. Além disso, o zinco é um componente relevante do sistema antioxidante celular, atuando como cofator da enzima superóxido dismutase, a qual age na redução do estresse oxidativo celular e, consequentemente, na diminuição da ativação das vias de sinalização que promovem a resposta inflamatória.[50,86]

Nucleotídeos

Nucleotídeos são as subunidades dos ácidos nucleicos. O nucleotídeo consiste em uma base nitrogenada, um açúcar de cinco carbonos e um ou mais grupos fosfato. Em indivíduos saudáveis, a ingestão de nucleotídeos – normalmente de 1 a 2 g/dia – fornece, durante o processo de digestão, bases nitrogenadas e nucleosídeos (base nitrogenada associada ao açúcar), que são absorvidos no intestino de forma eficiente. Purinas e pirimidinas também são derivadas da síntese *de novo* ou a partir do *turnover* do RNA. Em situações de ingestão proteica adequada, a síntese *de novo* é a principal fonte de nucleotídeos, tendo o aminoácido glutamina como principal doador.[34,57]

Nucleotídeos são necessários para a síntese de DNA e de RNA. Nas células em proliferação, o conteúdo de DNA e de RNA deve duplicar, fato que necessita do aumento da síntese *de novo* de nucleotídeos. Cabe destacar que a proliferação de células do sistema imune e de algumas células da medula óssea é parte da resposta do sistema imune mediante a invasão de micro-organismos e em situações de trauma, grandes cirurgias e queimaduras graves. Desse modo, surge a hipótese de que a suplementação com nucleotídeos poderia ser benéfica no cuidado nutricional de pacientes gravemente enfermos. Além disso, a ausência de nucleotídeos (purinas e pirimidinas) na alimentação resulta em perda seletiva de linfócitos T auxiliadores e em supressão da síntese de IL-2.[34,57]

Postula-se que nucleotídeos possam representar um fator relevante em relação à funcionalidade intestinal e do sistema imune. Durante estados catabólicos, contudo, a expressão das enzimas que atuam na síntese *de novo* dos ácidos nucleicos é aparentemente prejudicada. Aliada a esse fato, durante episódios de infecção após lesões ou traumas, a demanda por nucleotídeos é aumentada para facilitar a capacidade de síntese das células do sistema imune.[34,57]

REFERÊNCIAS

1. Abbas AK, Lichtman AH. Imunologia básica. Rio de Janeiro: Elsevier; 2005.

NUTRIÇÃO E SISTEMA IMUNE

2. Adib-Conquy M, Cavaillon JM. Compensatory anti-inflammatory response syndrome. J Thromb Haemost. 2009;101(1):36-47.

3. Ahmed NA, McGill S, Yee J, Hu F, Michel RP, Christou NV. Mechanisms for the diminished neutrophil exudation to secondary inflammatory sites in infected patients with a systemic inflammatory response (sepsis). Crit Care Med. 1999;27(11):2459-68.

4. Akashi S, Ogata H, Kirikae F, Kirikae T, Kawasaki K, Nishijima M et al. Regulatory roles for CD14 and phosphatidylinositol in the signaling via toll-like receptor 4-MD-2. Biochem Biophys Res Commun. 2000;5(1):172-7.

5. Akira S, Uematsu S, Takeuchi O. Pathogen recognition and innate immunity. Cell. 2006;124:783-801.

6. Albers R, Antoine JM, Bourdet-Sicard R, Calder PC, Gleeson M, Lesourd B et al. Markers to measure immunomodulation in human nutrition intervention studies. Br J Nutr. 2005;94(3):452-81.

7. Arai K, Lee F, Miyajima A, Miyatake S, Arai N, Yokota T. Cytoquines: coordinators of immune and inflammatory responses. Annu Rev Biochem. 1990;59:783-836.

8. Athens JW, Haab OP, Raab SO, Mauer AM, Ashenbrucker H, Cartwright GE et al. Leukokinetic studies. III. The distribution of granulocytes in the blood of normal subjects. J Clin Invest. 1961;40(1):159-64.

9. Auger MJ, Ross JA. The biology of the macrophage. In: Lewis CE, McGree JO'D. The macrophage. Oxford: IRL; 1992.

10. Bastos DHM, Rogero MM, Areas JAG. Mecanismos de ação de compostos bioativos dos alimentos no contexto de processos inflamatórios relacionados à obesidade. Arq Bras Endocrinol Metab. 2009;53(5):646-56.

11. Beutler B. Innate immunity: an overview. Mol Immunol. 2004;40(12):845-59.

12. Beutler B. Science review: key inflammatory and stress pathways in critical illness – the central role of the toll-like receptors. Critical Care. 2004;7:39-46.

13. Blaney GP, Albert PJ, Proal AD. Vitamin D metabolites as clinical markers in autoimmune and chronic disease. Ann N Y Acad Sci. 2009;1173:384-90.

14. Böger RH. The pharmacodynamics of L-arginine. J Nutr. 2007;137(6 Suppl 2):1650S-5S.

15. Bone RC. Sir Isaac Newton, Sepsis, SIRS, and CARS. Crit Care Med. 1996;24(7):1125-8.

16. Bone RC. Toward a theory regarding the pathogenesis of systemic inflammatory response system: what we do and not know about cytokine regulation. Crit Care Med. 1996;24(1):163-72.

17. Borges MC, Martini LA, Rogero MM. Current perspectives on vitamin D, immune system, and chronic diseases. Nutrition. 2011;27(4):399-404.

18. Calder PC, Albers R, Antoine JM, Blum S, Bourdet-Sicard R, Ferns GA, et al. Inflammatory disease processes and interactions with nutrition. Br J Nutr. 2009;101(Suppl 1):S1-45.

19. Calder PC. Dietary modification of inflammation with lipids. Proc Nutr Soc. 2002;61(3):345-58.

20. Calder PC. Fuel utilization by cells of the immune system. Proc Nutr Soc. 1995;54(1):65-82.

21. Calder PC, Grimble RF. Polyunsaturated fatty acids, inflammation and immunity. Eur J Clin Nutr. 2002;56(Suppl 3):S14-9.

22. Calder PC. Immunonutrition in surgical and critically ill patients. Brit J Nutr. 2007;98(Suppl 1):S133-9.

23. Calder PC, Jensen GL, Koletzko BV, Singer P, Wanten GJ. Lipid emulsions in parenteral nutrition of intensive care patients: current thinking and future directions. Intensive Care Med. 2010;36(5):735-49.

24. Calder PC. The relationship between the fatty acid composition of immune cells and their function. Prostaglandins Leukot Essent Fatty Acids. 2008;79(3-5):101-8.

25. Calder PC, Yaqoob P, Thies F, Wallace FA, Miles EA. Fatty acids and lymphocyte functions. Br J Nutr. 2001;87(Suppl.1):S31-48.

26. Carrepeiro MM, Rogero MM, Bertolami MC, Botelho PB, Castro N, Castro IA. Effect of n-3 fatty acids and statins on oxidative stress in statin-treated hypercholestorelemic and normocholesterolemic women. Atherosclerosis. 2011;217(1):171-8.

27. Cohen-Lahav M, Shany S, Tobvin D, Chaimovitz C, Douvdevani A. Vitamin D decreases NFkappaB activity by increasing IkappaBalpha levels. Nephrol Dial Transplant. 2006;21(4):889-97.

28. Cohn ZA. The activation of mononuclear phagocytes: fact, fancy, and future. J Immunol. 1978;121(3):813-6.

29. Cumano A, Garcia-Porrero J, Dieterlen-Lievre F, Godin I. [Intra-embryonic hematopoiesis in mice]. CR Seances Soc Biol Fil. 1995;189(4):617-27.
30. Curi R, Newsholme P, Pithon-Curi TC, Pires-de-Melo M, Garcia C, Homem-de-Bittencourt Júnior PI et al. Metabolic fate of glutamine in lymphocytes, macrophages and neutrophils. Braz J Med Biol Res. 1999;32(1):15-21.
31. Curi TCP, De Melo MP, De Azevedo RB, Zorn TM, Curi R. Glutamine utilization by rat neutrophils: presence of phosphate-dependent glutaminase. Am J Physiol. 1997;273(4 pt 1):C1124-9.
32. Curti ML, Jacob P, Borges MC, Rogero MM, Ferreira SR. Studies of gene variants related to inflammation, oxidative stress, dyslipidemia, and obesity: implications for a nutrigenetic approach. J Obes. 2011.
33. Cutolo M, Otsa K, Uprus M, Paolino S, Seriolo B. Vitamin D in rheumatoid arthritis. Autoimm Rev. 2007;7(1):59-64.
34. Davidson A. The pharmacological effects of novel nutrients on the immune system. Nurs Times. 2004;100(18):62-3.
35. Davies MG, Hagen PO. Systemic inflammatory response syndrome. Br J Surg. 1997;84(7):920-35.
36. Dusso AS, Kamimura S, Gallieni M, Zhong M, Negrea L, Shapiro S et al. Gamma-interferon-induced resistance to 1,25-(OH)2D3 in human monocytes and macrophages: a mechanism for the hypercalcemia of various granulomatoses. J Clin Endocrinol Metab. 1997;82(7):2222-32.
37. Field CJ, Johnson I, Pratt VC. Glutamine and arginine: immunonutrients for improved health. Med Sci Sports Exerc. 2000;32(Suppl 7):S377-88.
38. Fock RA, Rogero MM, Vinolo MA, Curi R, Borges MC, Borelli P. Effects of protein-energy malnutrition on NF-kappaB signalling in murine peritoneal macrophages. Inflammation. 2010;33(2):101-9.
39. Fock RA, Vinolo MA, de Moura Sá Rocha V, de Sá Rocha LC, Borelli P. Protein-energy malnutrition decreases the expression of TLR-4/MD-2 and CD14 receptors in peritoneal macrophages and reduces the synthesis of TNF-a in response to lipopolysaccharide (LPS) in mice. Cytokine. 2007;40(2):105-14.
40. Fritsche J, Mondal K, Ehrnsperger A, Andreesen R, Kreutz M. Regulation of 25-hydroxyvitamin D3-1-hydroxylase and production of 1,25-dihydroxyvitamin D3 by human dendritic cells. Blood. 2003;102(9):3314-6.
41. Fujihara M, Muroi M, Tanamoto K, Suzuki T, Azuma H, Ikeda H. Molecular mechanisms of macrophage activation and deactivation by lipopolysaccharide: roles of the receptor complex. Pharmacol Ther. 2003;100(2):171-94.
42. Galli C, Calder PC. Effects of fat and fatty acid intake on inflammatory and immune responses: a critical review. Ann Nutr Metab. 2009;55(1-3):123-39.
43. Ghosh S, May MJ, Kopp EB. NF-kB and rel proteins: evolutionary conserved mediators of immune responses. Annu Rev Immunol. 1998;16:225-60.
44. Greenberg S, Grinstein S. Phagocytosis and innate immunity. Curr Opin Immunol. 2002;14(1):136-45.
45. Greer JP, John F, George R, Frixos P, Bertil G, Daniel AA et al. Wintrobe's clinical hematology. 11. ed. Philadelphia: Lippincott Willians & Wilkins; 2004.
46. Grimm H, Mayer K, Mayser P, Eigenbrodt E. Regulatory potential of n-3 fatty acids in immunological and inflammatory processes. Br J Nutr. 2002;87(Suppl 1):S59-67.
47. Guoyao W, Bazer FW, Davis TA, Kim SW, Li P, Marc Rhoads J et al. Arginine metabolism and nutrition in growth, health and disease. Amino Acids. 2009;37(1):153-68.
48. Hayes CE. Vitamin D: a natural inhibitor of multiple sclerosis. Proc Nutr Soc. 2000;59(4):531-5.
49. Heyland DK, Novak F, Drover JW, Jain M, Su X, Suchner U. Should immunonutrition become routine in critically ill patients? A systematic review of the evidence. J Am Med Assoc. 2001;286(8):944-53.
50. Hsu MH, Palmer CN, Song W, Griffin KJ, Johnson EF. A carboxyl-terminal extension of the zinc finger domain contributes to the specificity and polarity of peroxisome proliferator-activated receptor DNA binding. J Biol Chem. 1998;273(43):27988-97.
51. Hu X, Ivashkiv LB. Cross-regulation of signaling pathways by interferon-gamma: implications for immune responses and autoimmune diseases. Immunity. 2009;31:539-50.

NUTRIÇÃO E SISTEMA IMUNE

52. Kamen D, Aranow C. Vitamin D in systemic lupus erythematosus. Curr Opin Rheum. 2008;20(5):532-7.

53. Kawai T, Akira S. Pathogen recognition with toll-like receptors. Curr Opin Immunol. 2005;17(4):338-44.

54. Kayagaki N, Wong MT, Stowe IB, Ramani SR, Gonzalez LC, Akashi-Takamura S et al. Noncanonical inflammasome activation by intracellular LPS independent of TLR4. Science 2013;341:1246-9.

55. Kirk HJ, Heys SD. Immunonutrition. Br J Surg. 2003;90(12):1459-60.

56. Krausgruber T, Blazek K, Smallie T, Alzabin S, Lockstone H, Sahgal N et al. IRF5 promotes inflammatory macrophage polarization and TH1-TH17 responses. Nat Immunol. 2011 Mar;12(3):2.

57. Kudsk KA. Immunonutrition in surgery and critical care. Annu Rev Nutr 2006;26:463-79.

58. Lacey JM, Wilmore DW. Is glutamine a conditionally essential amino acid? Nutr Rev. 1990;48(8):297-309.

59. Lehtonen A, Ahlfors H, Veckman V, Miettinen M, Lahesmaa R, Julkunen I. Gene expression profiling during differentiation of human monocytes to macrophages or dendritic cells. J Leukoc Biol. 2007 Sep;82(3):710-20.

60. Lemischka I. Stem cell dogmas in the genomics era. Rev Clin Exp Hematol. 2001;5(1):15-25.

61. Li P, Yin YL, Li D, Kim SW, Wu G. Amino acids and immune function. Br J Nutr. 2007;98(2):237-52.

62. Li Q, Verma IM. NF-kappaB regulation in the immune system. Nature Reviews Immunology. 2002;2(10):725-34.

63. Lips P. Vitamin D physiology. Prog Biophys Mol Biol. 2006;92(1):4-8.

64. Loefler M, Potten CS. Stem cell and cellular pedigrees- a conceptual introduction. In: Potten CS. Stem cells. Manchester: Academic; 1997.

65. Mantovani A. Sica A, Sozzani S, Allavena P, Vecchi A, Locati M. (2004). The chemokine system in diverse forms of macrophage activation and polarization. Trends Immunol. 2004;25:677-86.

66. Martinez FO, Gordon S. The M1 and M2 paradigm of macrophage activation: time for reassessment. F1000 Prime Rep. 2014;6:1-13.

67. Martinez FO, Gordon S, Locati M, Mantovani A. Transcriptional profiling of the human monocyte--to-macrophage differentiation and polarization: new molecules and patterns of gene expression. J Immunol. 2006;177:7303-11.

68. Martinez FO, Helming L, Milde R, Varin A, Melgert BN, Draijer C et al. Genetic programs expressed in resting and IL-4 alternatively activated mouse and human macrophages: similarities and differences. Blood. 2013;121(9):e57-69.

69. Mayani H, Guilbert LJ, Janowsa-Wieczorek A. Biology of the hematopoietic microenvironment. Eur J Haematol. 1992;49(14):225-33.

70. McCowen KC, Bistrian BR. Immunonutrition: problematic or problem solving? Am J Clin Nutr. 2003;77(4):764-70.

71. Medvinsky A, Dzierzak E. Definitive hematopoiesis is autonomously initiated by the AGM region. Cell. 1996;86(6):897-906.

72. Medzhitov R, Pasare C. Toll-like receptors and antibody responses. Nature. 2006;18(441):E4.

73. Metcalf D. The hemopoietic colony stimulating factors. Amsterdam: Elsevier; 1984.

74. Morris Jr SM. Arginine metabolism: boundaries of our knowledge. J Nutr. 2007;137(6 Suppl 2):1602S-9S.

75. Moskovitz B, Katz Y, Singer P, Nativ O, Rosenberg B. Glutamine metabolism and utilization: relevance to major problems in health care. Pharmacol Res. 1994;30(1):61-71.

76. Nau GJ, Richmond JF, Schlesinger A, Jennings EG, Lander ES, Young RA. Human macrophage activation programs induced by bacterial pathogens. Proc Natl Acad Sci USA. 2002;99(3):1503-8.

77. Newsholme P, Costa Rosa LF, Newsholme EA, Curi R. The importance of fuel metabolism to macrophage function. Cell Biochem Funct. 1996;14(1):1-10.

78. Newsholme P. Why is L-glutamine metabolism important to cells of the immune system in health, postinjury, surgery or infection? J Nutr. 2001;131(Suppl 9):2515S-22S.

79. Nilsson SK, Johnston HM, Coverdale JA. Spatial localization of transplanted hemopoietic stem cells: inferences for the localization of stem cells niches. Blood. 2001;97(12):2293-9.

80. Oberholzer A, Oberholzer C, Moldawer LL. Sepsis syndromes: understanding the role of innate and acquired immunity. Shock. 2001;16(2):83-96.

81. Papayannopoulou T, Lemischka I. Stem cell biology. In: Stamatoyannopoulos G, Majerus PW, Perlmutter RM, Varmus H. The molecular basis of blood disease. 3. ed. Philadelphia: W.B. Saunders; 2001.

82. Park-Min KH, Antoniv TT, Ivashkiv LB. Regulation of macrophage phenotype by long-term exposure to IL-10. Immunobiology. 2005;210(2-4):77-86.

83. Popovic PJ, Zeh HJ, Ochoa JB. Arginine and immunity. J Nutr. 2007;137(6 Suppl 2):1681S-6S.

84. Prentice A, Goldberg GR, Schoenmakers I. Vitamin D across the lifecycle: physiology and biomarkers. Am J Clin Nutr. 2008;88(2):500S-6S.

85. Quesenberry PJ, Colvin GA, Lambert JF. The chiaroscuro stem cell: a unified stem cell theory. Blood. 2002;100(3):4266-71.

86. Reiterer G, Toborek M, Hennig B. Peroxisome proliferator activated receptors alpha and gamma require zinc for their anti-inflammatory properties in porcine vascular endothelial cells. J Nutr. 2004;134(7):1711-5.

87. Rogero MM, Borelli P, Fock RA, Borges MC, Vinolo MA, Curi R et al. Effects of glutamine on the nuclear factor-kappaB signaling pathway of murine peritoneal macrophages. Amino Acids. 2010;39(2):435-41.

88. Rogero MM, Borelli P, Fock RA, de Oliveira Pires IS, Tirapegui J. Glutamine in vitro supplementation partly reverses impaired macrophage function resulting from early weaning in mice. Nutrition. 2008;24(6):589-98.

89. Rogero MM, Borelli P, Vinolo MA, Fock RA, de Oliveira Pires IS, Tirapegui J. Dietary glutamine supplementation affects macrophage function, hematopoiesis and nutritional status in early weaned mice. Clin Nutr. 2008;27(3):386-97.

90. Rogero MM. Plasma and tissue glutamine response to acute and chronic supplementation with L-glutamine and L-alanyl-L-glutamine in rats. Nutr Res. 2004;24(4):261-70.

91. Rogero MM, Tirapegui J. Aspectos atuais sobre glutamina, atividade física e sistema imune. Rev Bras Cien Farm. 2000;36(2):201-12.

92. Rogero MM, Tirapegui J. Aspectos nutricionais sobre glutamina e exercício físico. Nutrire. 2003;25:101-26.

93. Rogero MM, Tirapegui J, Pedrosa RG, de Castro IA, Pires ISO, AAM Oliveira, et al. Efeito da suplementação com L-alanil-L-glutamina sobre a resposta de hipersensibilidade do tipo tardio em ratos submetidos ao treinamento intenso. Rev Bras Cien Farm. 2002;38(4):487-97.

94. Rogero MM, Tirapegui J, Vinolo MA, Borges MC, de Castro IA, Pires IS, et al. Dietary glutamine supplementation increases the activity of peritoneal macrophages and hemopoiesis in early-weaned mice inoculated with mycobacterium bovis bacillus calmette-guerin. J Nutr. 2008;138(7):1343-8.

95. Rosenbaum JT, Pasadhika S, Crouser ED, Choi D, Harrington CA, Lewis JA, et al. Hypothesis: sarcoidosis is a STAT1-mediated disease. Clin Immunol. 2009;132(2):174-83.

96. Sadeghi K, Wessner B, Laggner U, Ploder M, Tamandl D, Friedl J, et al. Vitamin D3 down-regulates monocyte TLR expression and triggers hyporesponsiveness to pathogen-associated molecular patterns. Eur J Immunol. 2006;36(2):361-70.

97. Santora R, Kozar RA. Molecular mechanisms of pharmaconutrients. J Surg Res. 2010;161(2):288-94.

98. Santos AP, Rogero MM, Bastos DH. Edible plants, their secondary metabolites and antiobesogenic potential. Recent Pat Food Nutr Agric. 2010;2(3):195-212.

99. Sica A, Mantovani A. Macrophage plasticity and polarization: in vivo veritas. J Clin Invest. 2012;122:787-95.

100. -Souba WW, Herskowitz K, Salloum RM, Chen MK, Austgen TR. Gut glutamine metabolism. J Parenter Enteral Nutr. 1990;14(Suppl 4):45S-50S.

101. Stechmiller JK, Childress B, Porter T. Arginine immunonutrition in critically ill patients: a clinical dilemma. Am J Crit Care. 2004;13(1):17-23.

102. Tavassoli M, Minguell JJ. Homing of hemopoietic progenitor cells to the marrow. Proc Soc Exp Biol Med. 1991;196(4):367-73.

103. Tobias PS, Tapping RI, Gegner JA. Endotoxin interactions with lipopolysaccharide – responsive cells. Clin Infect Dis. 1999;28(3):476-81.

NUTRIÇÃO E SISTEMA IMUNE

104. Torres-Leal FL, Fonseca-Alaniz MH, Rogero MM, Tirapegui J. The role of inflamed adipose tissue in the insulin resistance. Cell Biochem Funct. 2010;28(8):623-31.
105. van de Garde MD, Martinez FO, Melgert BN, Hylkema MN, Jonkers RE, Hamann J. Chronic exposure to glucocorticoids shapes gene expression and modulates innate and adaptive activation pathways in macrophages with distinct changes in leukocyte attraction. J Immunol. 2014;192(3):1196-208.
106. Vanderwalle A. Toll-like receptors and renal bacterial infections. Chang Gung Medical Journal. 2008;31(06): 525-37.
107. Waddell SJ, Popper SJ, Rubins KH, Griffiths MJ, Brown PO, Levin M et al. Dissecting interferon--induced transcriptional programs in human peripheral blood cells. PLoS ONE. 2010;5:e9753.
108. Wagenmakers AJM. Muscle amino acid metabolism at rest and during exercise: role in human physiology and metabolism. Exerc Sport Sci Rev. 1998;26:287-314.
109. Ward NS, Casserly B, Ayala A. The compensatory anti-inflammatory response syndrome (CARS) in critically ill patients. Clin Chest Med. 2008;29(4):617-25.
110. Wu G, Bazer FW, Cudd TA, Jobgen WS, Kim SW, Lassala A, et al. Pharmacokinetics and safety of arginine supplementation in animals. J Nutr. 2007;137(6 Suppl 2):1673S-80S.
111. Wu G, Meininger CJ. Regulation of nitric oxide synthesis by dietary factors. Annu Rev Nutr. 2002;22:61-86.
112. Wu G, Morris SM Jr. Arginine metabolism: nitric oxide and beyond. Biochem J. 1998; 336(pt.1):1-17.
113. Young VR, Ajami AM. Glutamine: the emperor or his clothes? J Nutr. 2001;131(Suppl 9): 2449-59.
114. Zago MA, Falcao RP. Hematologia – fundamentos e prática. Rio de Janeiro: Atheneu; 2001.
115. Zhou M, Martindale RG. Arginine in the critical care setting. J Nutr. 2007;137(6 Suppl 2):1687S--92S.
116. Ziegler-Heitbrock HW, Ulevitch RJ. CD14: cell surface receptor and differentiation marker. Immunol Today. 1993;14(3):121-5.

40

Genômica nutricional

CRISTIANE COMINETTI
MARCELO MACEDO ROGERO
MARIA ADERUZA HORST

INTRODUÇÃO

Nas últimas décadas, principalmente após a finalização do Projeto Genoma Humano (PGH), em 2003, as pesquisas em genética humana possibilitaram a conclusão de diversos estudos de associação do genoma amplo (GWAS) e fenótipos, incluindo doenças e condições clínicas associadas à alimentação. O progresso rápido no entendimento do genoma humano tem fomentado novas possibilidades para o estudo das interações entre alimentação, expressão gênica, variabilidade genética, saúde e doença. A informação genética, contida na sequência de nucleotídeos do ácido desoxirribonucleico (DNA), determina as características dos indivíduos, como sexo, aparência física, funções metabólicas, risco do desenvolvimento de doenças crônicas não transmissíveis (DCNT) e, consequentemente, resposta individual à interação com o ambiente, o que abrange a nutrição.

O início dos estudos em nutrição ocorreu por volta de 1785, entretanto, as pesquisas sempre estiveram limitadas pelas tecnologias disponíveis e, nas primeiras décadas, eram baseadas apenas em deficiências nutricionais.[80] Após a maioria dos nutrientes ter sido descoberta, as pesquisas em nutrição foram focadas no problema multifatorial das DCNT, e muitas delas têm sua etiologia não na deficiência em nutrientes, mas no excesso e na má qualidade da alimentação. Um dos maiores desafios da nutrição moderna consiste na determinação dos valores ótimos de recomendação de ingestão de nutrientes e de compostos bioativos de alimentos (CBA), capazes de reduzir o risco do desenvolvimento de DCNT e de promover a saúde.

As recomendações nutricionais atuais, como as ingestões dietéticas de referência (*dietary reference intakes* – DRI), foram elaboradas presumindo-se que todos os indivíduos são social, cultural e geneticamente idênticos, sem considerar as diferentes respostas individuais à ingestão de nutrientes específicos. Essas diferenças podem influenciar diretamente a eficácia dessas recomendações nutricionais para cada indivíduo. Assim, no advento das tecnologias modernas que permitem o estudo de genomas completos, bem como da expressão gênica e dos eventos epigenéticos que modulam essa expressão, surgiu na área da nutrição a genômica nutricional.

Os nutrientes e os CBA são capazes de interagir com o genoma e de alterar a expressão gênica, ação que pode afetar o desenvolvimento normal e interferir na suscetibilidade individual de desenvolvimento de determinada doença ou estimular o estado de saúde. Um dos desafios mais intrigantes da nutrição moderna é definir qual padrão alimentar melhor se adapta às necessidades humanas individuais, que são principalmente direcionadas pela sequência de nucleotídeos do DNA.

CONCEITOS BÁSICOS DE BIOLOGIA MOLECULAR

As instruções que direcionam a atividade celular estão contidas no DNA, o qual apresenta sequência determinada de bases nitrogenadas purínicas (adenina e guanina) e pirimidínicas (citosina e timina) ligadas a uma molécula de desoxirribose e a um grupamento fosfato. Essa formação base nitrogenada + açúcar + fosfato dá origem aos grupamentos conhecidos como nucleotídeos. A estrutura do DNA é estabilizada em uma dupla fita, na qual as bases apresentam pareamento específico: a adenina com a timina e a citosina com a guanina, o que descreve o princípio do pareamento das bases por complementariedade. Esse princípio garante a preservação fidedigna do código genético durante a replicação celular. Regiões do DNA que codificam cadeias polipeptídicas são chamadas de genes; são as unidades funcionais da hereditariedade e consistem em sequências limitadas de nucleotídeos, localizadas em sítios específicos de cromossomos. Múltiplas proteínas funcionais podem ser formadas a partir de um único gene por meio do processo denominado *splicing* alternativo, fenômeno que justifica o número de genes humanos variar ao redor de 20 a 25 mil (número menor que o esperado no início do PGH), e o de proteínas, em torno de 100 mil. Assim, genes são a fonte codificadora de proteínas, as quais são responsáveis por realizar as funções celulares e servem de modelo para a estrutura e a função dos organismos vivos.[46,63]

O termo *genoma* refere-se ao conjunto do material genético de um organismo. É estimado que o genoma humano seja composto por 3,2 bilhões de pares de nucleotídeos, os quais se encontram enovelados em octâmeros de histonas e organizados em 23 pares de cromossomos, dos quais 22 são autossômicos ou somáticos (não relacionados ao sexo) e um é sexual. As unidades funcionais do DNA são os genes, e sua principal função biológica é armazenar informações de maneira codificada para a formação de proteínas. Um gene é formado por duas grandes regiões específicas, a regulatória e a codificadora. A região regulatória está associada ao controle da expressão do gene e pode ser dividida basicamente em região promotora, que é uma sequência consenso de DNA (por exemplo, TATAAA), em *enhancer* (região do DNA em que fatores de transcrição podem se ligar e ativar o processo de transcrição) e/ou *silencer* (região do DNA em que fatores de transcrição podem ser ligar e reprimir a transcrição). A região codificadora é composta por éxons e íntrons; estes últimos não codificam mensagem e são removidos durante o processamento do pré-RNAm (*splicing*).[56]

A primeira etapa para a síntese de proteínas é a transcrição da informação contida em um gene (segmento de DNA) para uma forma mais simples, uma molécula de ácido ribonucleico (RNA). Esse processo depende da participação da enzima RNA polimerase II, que se liga em uma região promotora do DNA (específica para o gene em questão), separando a dupla-hélice e movimentando-se na fita molde no sentido 3' para 5' até a região de terminação da transcrição. Após inserir cada nucleotídeo, a enzima RNA polimerase II revisa a molécula de RNA recém-sintetizada e a dupla-hélice de DNA retorna à forma helicoidal. Ao chegar à região de terminação, a enzima se separa da fita molde de DNA, e um pré-RNAm recém-produzido é liberado, o qual passará por processamento (*splicing*, adição de cauda poli A e capeamento), para então ser formado o RNAm maduro (Figura 40.1). Como a síntese ocorre de maneira complementar, a fita de RNA será 5'-3', pois é formada no sentido 3'-5' do DNA.[37] A decodificação da informação culmina na síntese de proteínas, processo denominado tradução, que ocorre no citoplasma, mais especificamente nos ribossomos. A sequência de nucleotídeos de uma molécula de RNA mensageiro (RNAm) é "lida" no sentido 5'-3' em grupos de três nucleotídeos, os códons. O RNA transportador (RNAt) é responsável pela condução do aminoácido até o ribossomo e interpreta a informação genética do RNAm por meio de um anticódon, presente em uma de suas extremidades. O anticódon garante que seja adicionado o aminoácido correto em cada posição da proteína recém-formada, determinado pelo códon.[13,37]

Apesar de o PGH ter sido concluído em 2003, ainda não se sabe exatamente a função de todos os genes, nem a relação completa entre genes e doenças específicas. Esse fato se deve, em grande parte, à influência de fatores ambientais e da modulação epigenética, os quais são capazes de interferir no processo de transcrição e de tradução gênica, o que pode alterar o resultado funcional dos genes.

Do ponto de vista da nutrição, para que se possa promover a redução do risco de desenvolvimento de doenças e, portanto, o saldo positivo de saúde, é primordial que se compreendam as interações entre genes e nutrientes, e como as variações no DNA ou na quantidade de determinado nutriente podem alterar a funcionalidade de um gene específico.[13] Portanto, a importância do estudo da genômica nutricional é incontestável.

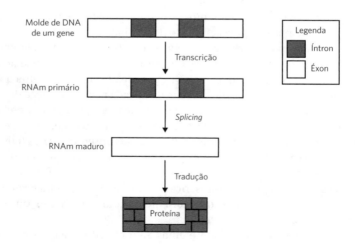

Figura 40.1 Processos de transcrição do DNA e de tradução do RNAm. A transcrição do DNA e a formação do pré-RNAm e do RNAm maduro ocorrem no núcleo da célula. A tradução do RNAm ocorre nos ribossomos, no citosol celular.

GENÔMICA NUTRICIONAL

Da perspectiva biológica, genômica nutricional refere-se ao entendimento das interações entre genes e alimentação e a como essas interações afetam a sobrevivência e a reprodução da espécie. Existem muitas definições na literatura para genômica nutricional, entretanto, a essência de todas é a mesma: ciência que estuda a interação entre genes e nutrientes em âmbito molecular. Genômica nutricional é um termo amplo, que abrange a nutrigenômica, a nutrigenética e a epigenômica nutricional (ou nutriepigenômica), as quais se referem à maneira como as substâncias presentes nos alimentos (nutrientes e CBA) interagem com os genes e a como estes se expressam para revelar os resultados fenotípicos, incluindo os riscos de DCNT.[14,53]

A genômica nutricional representa a interface entre a genética, a nutrição molecular, a biologia molecular, a farmacogenética e a medicina molecular, e necessita da bioinformática para ser analisada adequadamente. Dessa maneira, essa ciência também engloba a aplicação de técnicas de biologia molecular de alto desempenho para o estudo da interação entre genes e nutrientes ou padrões alimentares específicos,[54] incluindo sequenciamento e genotipagem (genômica), transcriptômica (estudo dos transcritos de DNA, ou seja, dos RNA), proteômica (estudo das proteínas), metabolômica (estudo dos metabólitos)[91] e metilômica (estudo do padrão de metilação do DNA.[90] A genômica nutricional também pode ser considerada uma ciência de biologia de sistemas, uma vez que, para avaliar o organismo humano de forma global, pode utilizar parâmetros bioquímicos e fisiológicos – como medidas de perfis lipídico, inflamatório e de estresse oxidativo, entre outros; de avaliação antropométrica, como peso, estatura, índice de massa corporal (IMC), dobras cutâneas, circunferências etc.; da atividade de enzimas, concentração de proteínas e de metabólitos, dentre várias outras – e genótipos, avaliados por análises de expressão ou de variações genéticas.[6]

O conceito da interação genes-nutrientes não é novo. Erros inatos do metabolismo são os exemplos primeiramente relatados na literatura sobre esse tema. Na fenilcetonúria, que resulta de mutações no gene que codifica a enzima fenilalanina hidroxilase, o indivíduo acumula fenilalanina no sangue em razão da incapacidade de metabolizar esse aminoácido em tirosina. A intervenção nutricional adequada nos primeiros dias de vida pode reduzir as complicações, e a aderência à dieta isenta ou reduzida em fenilalanina por toda a vida pode promover o desenvolvimento normal.

Todavia, diferentemente da fenilcetonúria, DCNT – como obesidade, diabetes melito tipo 2, doenças cardiovasculares (DCV) e câncer – são multifatoriais e multigênicas. Nesses casos, o fenótipo é determinado pela interação entre diversos genes, variações genéticas e fatores ambientais.

FUNDAMENTOS DA NUTRIGENÉTICA

Conceitos e nomenclatura

A nutrigenética refere-se ao estudo de pequenas variações na sequência de nucleotídeos do DNA, as quais podem modular, em maior ou menor extensão, vias metabólicas específicas, fazendo com que os indivíduos apresentem diferentes necessidades nutricionais, respostas distintas à ingestão de determinados nutrientes ou padrões alimentares e, também, maiores ou menores riscos de desenvolvimento de DCNT.[58]

Um dos resultados do PGH refere-se ao fato de o genoma humano ter sequência de nucleotídeos cerca de 99,5% idêntica, ou seja, todas as diferenças genéticas entre os indivíduos, como cor dos olhos, tipo sanguíneo, composição corporal e risco para o desenvolvimento de DCNT, são determinadas por 0,5% de variações genéticas.[60,75]

As formas alternativas de um gene são conhecidas como alelos, e as diferenças fenotípicas entre indivíduos são determinadas por variações genéticas que, quando ocorrem em frequência relativamente alta (em mais de 1% dos indivíduos de uma população), são conhecidas como polimorfismos (do grego *poli* = muitas, *morphé* = formas). Existem alguns tipos de polimorfismos, como os microssatélites ou *variable number of tandem repeats* (VNTR), polimorfismos de inserção e de deleção (INDEL) e os polimorfismos de nucleotídeo único (SNP, *single nucleotide polymorphism*).[14,20]

Em 2015, o projeto 1000 Genomas, que analisou o genoma de 2.504 indivíduos de 26 populações, revelou que foram caracterizados mais de 88 milhões de variantes, das quais 84,7 milhões foram representadas por SNP e 3,6 milhões, por polimorfismos do tipo INDEL.[1] Assim, os SNP representam as principais variações genéticas (cerca de 95%) e são amplamente estudados em nutrigenética (Figura 40.2).

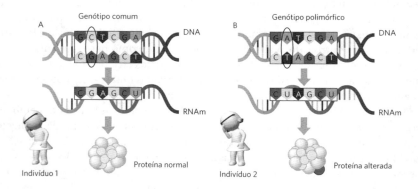

Figura 40.2 Polimorfismo de nucleotídeo único em éxon (região codificadora): variações em nucleotídeos podem ocorrer ao longo da sequência de DNA. Estão representados dois exemplos de genótipos: (A) "genótipo comum", códon GCT, transcrito em CGA no RNA mensageiro (RNAm), codifica uma arginina; (B) "genótipo polimórfico", o nucleotídeo C (citosina) foi trocado por A (adenina). O códon GAT será transcrito em CUA no RNAm, o qual codifica uma leucina. Dessa forma, ocorre alteração na proteína traduzida.
Fonte: adaptada de Camp e Trujillo.[14]

As informações contidas na sequência de nucleotídeos do DNA e passadas ao RNAm são traduzidas a cada códon (três bases); considerando os quatro nucleotídeos (adenina, citosina, guanina e timina), existem 64 combinações possíveis (4^3). Sabe-se que existem 21 aminoácidos que formam proteínas na natureza, portanto, há degeneração ou ambiguidade no código genético, uma vez que diferentes códons podem codificar o mesmo aminoácido (Figura 40.3). Dessa forma, uma variação em um único nucleotídeo da região codificadora de um gene pode resultar em um códon que dá origem ao mesmo aminoácido, resultando em um SNP sinônimo (ou silencioso), que não altera a proteína traduzida, como no exemplo, em que ambos os códons CGG → CGA codificam o aminoácido arginina. Por outro lado, se a variação resultar em um códon que codifica um aminoácido diferente do original, tem-se um SNP não sinônimo (ou *missense*), por exemplo, CGG → CAG, em que o primeiro códon codifica a arginina e o segundo, a glutamina. Já quando a troca de nucleotídeos resulta em um códon de terminação prematuro, diz-se que o SNP é *nonsense*, como CGA → UGA. Existem, ainda, SNP presentes em regiões regulatórias (regiões que não codificam aminoácidos) dos genes, que podem resultar em impacto na eficiência da transcrição gênica (aumentando-a ou reduzindo-a). Podem ocorrer SNP também em íntrons, e mesmo que estes não codifiquem aminoácidos, tais variações podem interferir na síntese da proteína, por meio de modificações no processo de *splicing*.[14,20]

UUU Phe	UCU	UAU Tyr	UGU Cys
UUC	UCC Ser	UAC	UGC
UUA	UCA	**UAA** stop	**UAA** stop
UUG Leu	UCG	**UAG** stop	UGG Trp
CUU	CCU	CAU His	CGU
CUC Leu	CCC Pro	CAC	CGC Arg
CUA	CCA	CAC Gln	CGC
CUG	CCG	CAG	CGG
AUU	ACU	AAU Asn	AGU Ser
AUC Ile	ACC Thr	AAC	AGC
AUA	ACA	AAA Lys	AGA Arg
AUG Met	ACG	AAG	AGG
GUU	GCU	GAU Asp	GGC
GUC Val	GCC Ala	GAC	GGC Gly
GUA	GCA	GAA Glu	GGA
GUG	GCG	GAG	GGG

Figura 40.3   Códons e codificação dos respectivos aminoácidos.

Ala: alanina; Arg: arginina; Asn: asparagina; Asp: aspartato; Gly: glicina; Gln: glicina; Glu: ácido glutâmico; Cys: cisteína;His: histidina; Ile: isoleucina; Leu: leucina; Lys: lisina; Met: metionina (códon de início da tradução); Phe: fenilalanina; Pro: prolina; Ser: serina; *Stop*: códon de término da tradução; Thr: treonina; Trp: triptofano; Tyr: tirosina; Val: valina.

Com relação à nomenclatura dos polimorfismos, a maioria é catalogada em um banco de dados público (http://www.ncbi.nlm.nih.gov/snp/), sob determinado número de registro (rs – *register number)*, por exemplo rs894160. Além desse registro, outra forma de nomear um SNP é por meio da indicação da troca de nucleotídeo e da posição do DNA em que esta ocorre, seguida da descrição dos nucleotídeos envolvidos (por exemplo, o rs1050450 refere-se à troca de citosina por timina na posição 599 do gene *GPX1*, portanto 599C>T ou C599T). Ainda, como polimorfismos que ocorrem em éxons podem alterar a sequência de aminoácidos codificados, essa alteração pode também ser utilizada para identificá-los. Por exemplo: o SNP mencionado anteriormente, que ocorre no gene que codifica a enzima glutationa peroxidase 1 (GPx1), tem a troca de nucleotídeos

C por T na posição 599, a qual resulta na codificação de uma leucina em vez de uma prolina no códon 198 da proteína. Portanto, esse polimorfismo pode ser nomeado como rs1050450 ou C593T (593C>T) ou Pro198Leu. Quando o SNP ocorrer na região promotora ou em um íntron, haverá apenas a nominação referente à troca de nucleotídeo em determinada posição do DNA, uma vez que essas regiões não são codificadoras. Caso o SNP ocorra na região promotora de determinado gene, indica-se com um sinal de menos à frente da troca do nucleotídeo. Por exemplo, o rs670 refere-se ao SNP -75G>A na região promotora do gene que codifica a apolipoproteína (Apo) A1, encontrada na estrutura da lipoproteína de alta densidade (HDL). Já o rs9939609 é o número de registro de um polimorfismo que ocorre em um íntron localizado no gene *FTO*.[20]

Embora muitos SNP ocorram em regiões intergênicas ou fora das regiões codificadoras dos genes, aqueles localizados em éxons (região codificadora) são mais propensos à associação com a suscetibilidade ou a resistência ao desenvolvimento de DCNT, como o diabetes melito tipo 2 e as doenças cardiovasculares. O metabolismo de fármacos também parece estar associado à presença de SNP, o que pode explicar as diferentes respostas a intervenções farmacológicas e por quais motivos alguns indivíduos apresentam reações adversas a determinados medicamentos, o que evidencia a importância também de estudos de farmacogenética para auxiliar na determinação da melhor estratégia terapêutica.[7,18] A amplitude do impacto biológico de um SNP depende, inicialmente, da homo ou da heterozigose, e o impacto funcional na proteína codificada pode ser variável, de acordo com a alteração na sequência final de aminoácidos ou na taxa de transcrição. É importante destacar que nem sempre os SNP são deletérios, algumas vezes podem estar relacionados à proteção ou à redução do risco de desenvolvimento de DCNT nos indivíduos carreadores do alelo variante.[22]

A seguir serão descritos exemplos de polimorfismos relacionados à nutrição e que têm sido bastante estudados no contexto de respostas à alimentação, a intervenções alimentares e ao risco de desenvolvimento de DCNT.

Variações genéticas e metabolismo do folato e da vitamina D

No contexto da nutrigenética, um exemplo da interação entre genes e nutrientes que pode interferir no risco do desenvolvimento de doenças comuns – ou de condições que promovam doença – é o polimorfismo *missense* rs1801133, representado pela troca de uma citosina por uma timina no nucleotídeo 677 (C677T) do gene que codifica a metilenotetra-hidrofolato redutase (MTHFR), e que resulta na tradução de uma valina em vez de uma alanina no códon 222 (Ala222Val). A MTHFR é uma enzima que participa do metabolismo do carbono e é responsável pela conversão do 5,10-metilenotetra-hidrofolato em 5-metiltetra-hidrofolato. Este último é cossubstrato para a remetilação da homocisteína em metionina. Estima-se que 15% da população caucasiana apresente a variação genética em ambas as cópias desse gene. Esse SNP resulta na formação de uma enzima com atividade reduzida em aproximadamente 50% (mais termolábil) e, consequentemente, está relacionado a concentrações plasmáticas mais baixas de folato e mais elevadas de homocisteína, especialmente em indivíduos com baixa ingestão de folato. A hiper-homocisteinemia é considerada um fator de risco independente para o desenvolvimento de doenças cardiovasculares,[33,45] além de apresentar associação com o risco de diabetes melito tipo 2,[12,68] de obesidade e de síndrome metabólica.[48,76,85]

GENÔMICA NUTRICIONAL

Apesar da relação entre hiper-homocisteinemia e DCNT, estudos de suplementação com ácido fólico demonstram resultados controversos em relação à redução do risco de desenvolvimento dessas doenças.[86,111] A resposta para os resultados conflitantes pode estar relacionada à variabilidade genotípica. Estudos de intervenção de pequena escala suportam a hipótese de que indivíduos com o genótipo TT (polimórfico) podem necessitar de mais folato em comparação àqueles com genótipo CC (selvagem) ou heterozigotos (CT).[47] Ainda, outros autores afirmam que o consumo de ácido fólico, aliado a outras medidas, pode auxiliar a redução da concentração plasmática de homocisteína ocasionada pelo polimorfismo *MTHFR* C677T.[71] Essa interação gene-nutriente é biologicamente plausível, uma vez que o folato representa papel central no metabolismo do carbono e alterações nessa via podem interferir nos processos de síntese, reparo e metilação do DNA.

Outro aspecto da relação entre o genótipo e o folato na promoção da saúde é que a baixa ingestão nutricional de folato, ou mais amplamente, de doadores de grupamentos metil (CH3), também pode aumentar o risco do desenvolvimento de câncer. Os mecanismos pelos quais a deficiência em folato aumenta o risco de doenças malignas incluem a hipometilação global do DNA e a consequente redução da inativação de oncogenes, e/ou a incorporação incorreta de uracilas durante a síntese e o reparo do DNA, o que promove danos de quebra, alterações cromossomais e, eventualmente, transformações malignas. Assim, a ingestão aumentada de ácido fólico foi associada à redução do risco do desenvolvimento de câncer de cólon.[23,96] Por outro lado, o excesso de ácido fólico pode hipermetilar a região promotora de genes supressores de tumor (ocasionando silenciamento gênico), o que culminaria no aumento do risco do desenvolvimento de neoplasias. Entretanto, Jung et al. (2011)[51] observaram que a suplementação com ácido fólico (0,8 mg diários durante três anos), para homens e mulheres com concentrações plasmáticas moderadas de homocisteína e estratificados por genótipos para o SNP *MTHFR* C677T), não alterou a metilação global de linfócitos periféricos em nenhum dos genótipos (CC, TT ou CT). Assim, há necessidade de mais estudos para que seja possível o estabelecimento dos valores adequados de ingestão diária de cada indivíduo, de acordo com o genótipo e a suscetibilidade ao desenvolvimento de câncer ou de doenças cardiovasculares.

No que se refere à vitamina D, algumas de suas funções podem ser exercidas por via não genômica, ou seja, sem indução da transcrição gênica. Essas ações ocorrem por meio de um receptor de membrana (VDRmem) e um ligante de resposta rápida associado ao calcitriol. Um exemplo de resposta não genômica é a abertura de canais de cálcio.[44,74]

Todavia, os eventos biológicos de maior relevância mediados pela vitamina D ocorrem a partir da interação entre a 1,25 di-hidroxivitamina D3 [1,25(OH)2D3] (forma ativa) com o VDR em tecidos-alvo.[80,99] A ligação entre o VDR nuclear e a 1,25(OH)2D3 resulta na formação de um complexo capaz de induzir a expressão de muitos genes que, dentre outras ações, contribuem para a diferenciação celular e para a apoptose.[88] Após a interação do calcitriol com o VDR nuclear (ação genômica), ocorre modificação na estrutura do VDR e este forma um heterodímero com o receptor X de retinoides (RXR), o qual se liga a elementos de resposta à vitamina D e regula a transcrição de genes-alvo.[9,41,62]

Na literatura, são descritos vários polimorfismos no gene que codifica o VDR. Esses polimorfismos foram inicialmente identificados pela presença ou pela ausência de sítios de restrição para as enzimas FokI (identifica sítios no éxon 2), Bsml, Apal e TruI (identificam sítios na região intrônica entre os éxons 8 e 9), TaqI (identifica sítios no éxon 9). Por essa razão, em muitos estudos, eles ainda são identificados pelo nome das respectivas enzimas de restrição. Outro polimorfismo comum no gene que codifica o VDR é a alteração do número de adeninas na cauda poli A do RNAm maduro (conhecido como poli A microssatélite), que pode interferir na estabilidade desse RNAm.[37] Tais SNP podem ser identificados também por reação em cadeia da polimerase em tempo real (RT-qPCR).

O SNP do *VDR* conhecido como Fok I (rs2228570) está localizado no *start* códon do gene e resulta da troca de uma citocina por uma timina, com tradução de treonina no lugar de metionina no primeiro códon da proteína (Met1Thr). Metanálise realizada com 77 estudos independentes avaliou a associação do SNP Fok1 com o risco de desenvolvimento de diversos tipos de câncer entre indivíduos caucasianos. Nessa metanálise foi identificado maior risco de desenvolvimento de câncer nos indivíduos carreadores do genótipo TT em relação ao CC. Nesse sentido, os autores estimaram que cerca de 4 mil casos de câncer de ovário e mais de 50 mil casos de câncer de pele sejam relacionados à presença do genótipo TT anualmente em nível mundial.[36]

Na extremidade 3' final do gene do VDR, foram identificados três polimorfismos que não promovem alteração no RNAm ou na proteína traduzida: BsmI (rs1544410), ApaI (rs7975232) e Taq I (rs731236). Um dos polimorfismos está no terceiro códon do éxon 9, gerando um sítio de restrição para a enzima TaqI, e resulta em mudança silenciosa (de ATT para ATC, ambos códons de parada de tradução). Esses três polimorfismos estão ligados a uma variação adicional do gene, representada por um comprimento variável da cauda poli A na região 3' não traduzida (3'UTR*)*, responsável por dar estabilidade ao RNAm. O VDR pode apresentar a cauda poli A de comprimento variado, que pode ser classificada em dois grupos: *long* (L) e *short* (S). Em razão da proximidade no gene do VDR, há forte ligação entre os polimorfismos BsmI, ApaI e TaqI, e o comprimento variável da cauda poli A, de modo que, em populações caucasianas, dois haplótipos são comumente observados: o baTL (presença de sítios de restrição BsmI, ApaI, ausência de TaqI, cauda poli A L) e o BAtS (ausência de sítios de restrição BsmI, ApaI, presença do sítio para TaqI, cauda poli A S). O haplótipo baTL foi positivamente associado ao aumento do risco de carcinoma de próstata e mama.[38,99]

A suplementação de vitamina D foi sugerida após estudos indicarem que baixas concentrações plasmáticas da 25-hidroxivitamina D [$25(OH)D_3$] poderiam aumentar o risco para o desenvolvimento de alguns tipos de câncer e que indivíduos carreadores de polimorfismos no *VDR* apresentam concentrações plasmáticas reduzidas de $25(OH)D_3$. Dessa forma, iniciaram-se pesquisas que comprovassem a importância da suplementação de vitamina D e a relevância dos diferentes genótipos para o estabelecimento da dose a ser suplementada.[57,64] Além dos diferentes genótipos, outros fatores contribuem para a imprecisão nos resultados dos estudos de suplementação com vitamina D, como raça, hábitos de vida, uso de protetor solar, idade, latitude e ingestão oral de vitamina D.

Garland e colaboradores[35] observaram, por meio da análise de ensaios clínicos, que o genótipo do *VDR* e suas variantes podem influenciar o risco de desenvolvimento de câncer. Nesse caso, verificou-se que o SNP mais significativo para a população americana é o BsmI, e o genótipo bb está associado a menores concentrações séricas de $1,25(OH)_2D_3$, o que sugere que indivíduos carreadores do alelo variante poderiam se beneficiar de suplementos de vitamina D. Entretanto, esses autores não sugerem doses a serem utilizadas.

GENÔMICA NUTRICIONAL

Apesar de alguns estudos relatarem que a vitamina D pode inibir o desenvolvimento e o crescimento de células cancerosas na próstata, Tuohimaa et al. (2004)[106] verificaram em estudo longitudinal, no qual avaliaram as concentrações da 25(OH)D$_3$ em homens nórdicos (Noruega, Finlândia e Suécia), que tanto as baixas (< 19 nmol/L) quanto as altas (> 80 nmol/L) concentrações séricas da vitamina foram associadas a maior risco de câncer de próstata. Assim, é necessário ter cautela no momento da indicação de suplementação.

Variações genéticas e biodisponibilidade de minerais

A biodisponibilidade dos nutrientes também pode ser influenciada pela presença de polimorfismos genéticos. Sabe-se que existe grande variabilidade interindividual com relação à biodisponibilidade de minerais, como no caso do ferro, em que alguns estudos demonstram que, mesmo depois da correção da biodisponibilidade em função do *status* de ferro, a variação existente entre os indivíduos pode ser bastante importante. Dessa forma, especulam-se quais seriam os determinantes genéticos envolvidos nas diferenças interindividuais em relação à biodisponibilidade de minerais.

Algumas doenças raras, porém bem documentadas e caracterizadas por estados de deficiência ou de excesso significativos de minerais, ocorrem em razão de mutações deletérias em genes que codificam transportadores de minerais. É o caso do *Zrt- and Irt-like protein 4* (*ZIP4*), que codifica uma proteína responsável pelo transporte de zinco do compartimento extracelular ou de vesículas intracelulares para o citoplasma. Uma mutação autossômica recessiva no gene desse transportador afeta a utilização do mineral e causa a acrodermatite entero-hepática, uma doença fatal se não tratada, caracterizada por deficiência significativa em zinco, que promove sintomas como dermatite, alopecia e diarreia.

De forma semelhante, mutações no gene que codifica a hepcidina – regulador-chave da absorção de ferro – são associadas à hemocromatose juvenil, uma doença que pode afetar diversos órgãos, como fígado, coração e glândulas endócrinas em razão de acúmulo significativo de ferro ocasionado por absorção intestinal do mineral bastante elevada. Entretanto, esses tipos de mutações são responsáveis por uma pequena parcela (aproximadamente 5%) da hereditariedade relacionada ao *status* de ferro. Estudos de GWAS têm mostrado que a associação de polimorfismos em genes relacionados ao *status* de ferro – por exemplo, três variantes no gene da transferrina combinadas ao polimorfismo C282Y (rs1800562) no gene da proteína da hemocromatose humana (HFE) – é responsável por cerca de 40% da variação genética nas concentrações séricas de transferrina.[66]

A expressão e a atividade de selenoproteínas, bem como a biodisponibilidade de selênio, também podem ser influenciadas por variações genéticas não somente nos genes que codificam as selenoproteínas, mas também por aquelas em genes relacionados à maquinaria de incorporação de selênio nessas selenoproteínas, como o gene da proteína ligadora de Secis (SBP2) ou o gene do fator de elongação específico da seleno-cisteína (eF-Sec), bem como em genes envolvidos no transporte e na distribuição tecidual de selênio, como é o caso do gene que codifica a selenoproteína P (SePP). Assim, para o selênio, as variações genéticas que ocorrem nas regiões 3'UTR são de extrema importância, uma vez que a incorporação de selenocisteína ocorre nessa região.

Polimorfismos no gene da SePP são capazes de alterar a distribuição de selênio para o cérebro, a próstata, os testículos e o cólon, o que afeta a biodisponibilidade do mineral nesses órgãos. Especificamente, já foi demonstrado que dois polimorfismos no gene da SePP1 (uma substituição G → A na região 3'UTR – rs7579, e o Ala234Thr – rs3877899) afetam o metabolismo de selênio, influenciando o padrão das isoformas plasmáticas da SePP e as atividades de várias selenoproteínas em linfócitos, eritrócitos e plasma em resposta à suplementação com o mineral. Evidências também suportam a alegação de que polimorfismos em genes que codificam as glutationas peroxidases (GPx), cuja principal característica é a capacidade antioxidante, são funcionais e afetam as funções dessas enzimas. Um SNP bastante estudado é o Pro198Leu (rs1050450) no gene da GPx1. Os resultados dos estudos são bastante variáveis, mas a maioria deles indica que a presença dos alelos variantes reduz a atividade dessa enzima e predispõe os indivíduos carreadores a algumas doenças específicas, como alguns tipos de câncer, síndrome metabólica e doença de Keshan.[19,70]

Com relação ao metabolismo do cálcio, polimorfismos podem afetar, dentre outros aspectos, o nível de excreção desse mineral. O SNP Arg990Gly (rs1042636), com alteração A > G na posição 2968 do gene do receptor sensível ao cálcio (CaSR) está relacionado à hipercalciúria primária. O CaSR é um receptor de membrana acoplado à proteína G que atua na paratireoide e nas células tubulares renais para que haja a regulação da secreção do hormônio da paratireoide (PTH) e da reabsorção tubular de cálcio de acordo com as concentrações plasmáticas do mineral. Sugere-se que a alteração conformacional causada pelo SNP Arg990Gly no domínio intracelular do CaSR pode modular a interação deste receptor com proteínas G ou com a filamina A (proteína que interliga filamentos de actina), o que aumenta a suscetibilidade individual à hipercalciúria primária.[110]

Variações genéticas e obesidade

O peso corporal é controlado, em grande parte, por fatores de transcrição, moléculas de sinalização e receptores, os quais, em conjunto, atuam na manutenção da homeostase energética e nos processos de adipogênese e de deposição de gordura corporal. Nesse sentido, genes associados à regulação dos mecanismos de fome e de saciedade, bem como aqueles envolvidos com a liberação de hormônios e com outras funções celulares, têm destaque em estudos de nutrigenética.[25] Todavia, esses mecanismos podem ser prejudicados, tanto por razões de ordem genética, quanto ambientais, principalmente durante os períodos de desenvolvimento intrauterino e nas fases iniciais do crescimento, nas quais ocorre o estabelecimento das marcas epigenéticas.[109]

Com exceção de casos de obesidade monogênica, ou seja, que ocorrem em razão de mutações em um ou em poucos genes, a obesidade poligênica é a forma mais comum da doença e é fortemente influenciada por interações complexas e dinâmicas entre diferentes genes e destes com fatores ambientais.[31] Nesse contexto, alguns genes parecem exercer maior influência na determinação da obesidade poligênica, os quais incluem aqueles que codificam a leptina e seu receptor; as proteínas desacopladoras (UCP) 2 e 3; os receptores ativados por proliferador de peroxissomos (PPAR); algumas proteínas reguladoras do processo pró-inflamatório, como o fator de necrose tumoral alfa (TNF-alfa); alguns neuropeptídios hipotalâmicos e seus receptores, com destaque para o neuropeptídeo Y (NPY) e a pró-opiomelanocortina (POMC) e seus receptores; e os re-

GENÔMICA NUTRICIONAL 891

ceptores beta-adrenérgicos (ADBR). Além destes, o gene *FTO* tem sido fortemente associado à obesidade.

O gene *FTO* localiza-se na região cromossômica 16q12.2 e é expresso em diferentes regiões do organismo humano, com grandes quantidades de RNAm expressas no núcleo arqueado do hipotálamo. A expressão desse gene é regulada pelo ciclo jejum/alimentação, o que sugere que esteja funcionalmente relacionado ao controle central da homeostase de energia.[61]

Em estudo de GWAS foram avaliados mais de 490 mil SNP de 1.924 indivíduos ingleses com diabetes melito tipo 2 e de 2.938 indivíduos sem a doença, com o objetivo de determinar variações genéticas relacionadas a essa doença. Polimorfismos no gene *FTO* foram fortemente associados à presença do diabetes tipo 2, com destaque para o rs993960 (A/T). A seguir, tal associação foi replicada em outros 3.757 pacientes com diabetes e em 5.346 indivíduos não portadores da doença. A associação observada entre a presença do alelo de risco e o diabetes tipo 2 foi também verificada com o aumento do IMC, o que sugeriu, portanto, que a relação do diabetes com o SNP é mediada por alterações nesse índice antropométrico. A associação do SNP *FTO* rs9939609 com variações no IMC e com o risco de sobrepeso e de obesidade foi avaliada em mais 24 mil indivíduos europeus (adultos e crianças). Nos adultos de todas as faixas etárias e de ambos os sexos, a presença do alelo de risco A foi positivamente associada com maior risco de sobrepeso e de obesidade. Aproximadamente 1% da variação no IMC foi explicada pelo SNP rs9939609, e os carreadores do alelo A apresentaram riscos de obesidade e de sobrepeso 20,4 e 12,7% maiores, respectivamente, em comparação aos não carreadores. O mesmo padrão de risco aumentado para sobrepeso e obesidade foi observado entre as crianças carreadoras do alelo de risco, a partir dos sete anos de idade.[32]

Em estudo posterior, observou-se que homens com ascendência europeia mista, carreadores do genótipo de risco para obesidade em relação ao SNP *FTO* rs9939609 (AA), apresentaram alterações no metabolismo pós-prandial da grelina e na sensação de fome, com menor redução da concentração desse hormônio e menor nível de saciedade após refeição em comparação aos indivíduos carreadores do genótipo TT.[55] Em crianças, a presença do alelo de risco (A) foi associada à saciedade diminuída, mesmo após a refeição[113] e, também, ao consumo alimentar aumentado.[114] Em crianças inglesas, verificou-se associação do polimorfismo *FTO* rs9939609 com o comportamento alimentar, de forma que aquelas que carreavam o alelo de risco apresentavam obesidade precoce em razão do excesso de consumo de alimentos, provavelmente pela menor capacidade de resposta aos sinais internos de saciedade e não pelo gasto energético reduzido.[15]

Variações genéticas e perfil lipídico

A identificação de subgrupos de populações com base na responsividade à alimentação/intervenções nutricionais determinada pela variabilidade genética já é possível por meio do estudo de alguns genes-chave. A avaliação de SNP pode, por exemplo, auxiliar no tratamento de alterações no perfil lipídico sérico. A partir dessa avaliação é possível predizer quais indivíduos responderão a determinada intervenção nutricional e quais necessitarão de intervenção medicamentosa.[59]

Grande número de genes e de SNP é relacionado com a regulação do metabolismo lipídico, o que resulta em certa complexidade de interpretação dos dados. Assim, reco-

892   BASES BIOQUÍMICAS E FISIOLÓGICAS DA NUTRIÇÃO

menda-se que os estudos sejam focados em SNP funcionais (aqueles que alteram a sequência de aminoácidos ou a região de ligação de fatores de transcrição), em detrimento aos SNP não funcionais. Exemplos desses estudos são aqueles que avaliam SNP em genes que codificam as Apo, família complexa de polipeptídios que determinam o destino metabólico dos lipídios contidos nas lipoproteínas plasmáticas e sua captação pelos tecidos, com a principal função de ativar ou inibir as enzimas envolvidas no metabolismo das lipoproteínas. As Apo são divididas em diversas classes, sendo as mais conhecidas a ApoA1, a ApoB, a ApoC e a ApoE.[101]

O polimorfismo mais estudado no gene que codifica a ApoA1 é a substituição G → A no nucleotídeo 75 da região promotora do gene (G-75A), rs670. Foi demonstrado que o alelo A contribui para a gravidade das doenças cardiovasculares e para as baixas concentrações séricas de colesterol associado à HDL (HDL-c) entre índios do norte dos Estados Unidos.[26] Um dos estudos da série *Framingham Offspring Study* (*Framingham Heart Study*) demonstrou interação gene-nutriente interessante para indivíduos carreadores do alelo de risco em relação a esse SNP. Os resultados mostraram que a ingestão de ácidos graxos poli-insaturados (AGPI) modulou o efeito do polimorfismo sobre as concentrações plasmáticas do HDL-c em mulheres carreadoras do alelo A. Ou seja, com maior consumo de AGPI (> 8% do valor energético total da dieta), maiores concentrações de HDL-c foram encontradas nas carreadoras do alelo A.[63,84,100] Entretanto, o mesmo estudo apontou que o consumo aumentado de AGPI reduz as concentrações plasmáticas de HDL-c em mulheres homozigotas selvagens (GG).

Em outro estudo encontrou-se, também, interação significativa entre a ingestão de AGPI por meio da alimentação e o SNP *APOA1* rs670 com as concentrações plasmáticas de HDL-c e as concentrações da Apo A1. No geral, observou-se associação da presença do alelo A com concentrações mais baixas de HDL-c e de Apo A1. No entanto, o efeito genético pode ser revertido com maior ingestão de AGPI. Nas mulheres, essa interação foi bastante significativa; já nos homens, a interação foi significativa apenas quando foram considerados o consumo de bebidas alcóolicas e o tabagismo. No entanto, é importante ressaltar que outros fatores, como o IMC, a ingestão de álcool e a prática de exercícios físicos também são fortes moduladores das concentrações séricas de HLD-c.[81]

A ApoE também tem grande destaque em relação ao risco cardiovascular, uma vez que apresenta papel importante no metabolismo lipídico, pois favorece a captação de lipoproteínas que contêm triacilgliceróis, participa do transporte reverso de colesterol e pode influenciar o desenvolvimento de doenças cardiovasculares.[117] Estima-se que 60% das variações observadas na concentração sérica de colesterol entre diferentes indivíduos estejam relacionadas a algum determinante genético, e que 14% delas são definidas pelos SNP rs429358 + rs7412 no gene *APOE*.[5,34] A contribuição da ApoE para a variabilidade nas concentrações séricas de colesterol parece ser mais importante do que a contribuição de qualquer outro gene envolvido com o metabolismo do colesterol já identificado.[98]

Os SNP rs429358 + rs7412 são decorrentes de duas variações pontuais no éxon 4 do gene *APOE*, as quais causam alteração na proteína traduzida, que se diferencia pelo conteúdo de cisteína e arginina nos códons 112 e 158, respectivamente, o que resulta em três alelos principais: ε2 (cisteína em ambas as posições), ε3 (cisteína na posição 112 e arginina na 158) e ε4 (arginina em ambas as posições). Esses alelos dão origem a seis possibilidades de genótipos: E2/E2; E3/E3; E4/E4; E2/E3; E2/E4; e E3/E4.[5]

GENÔMICA NUTRICIONAL

893

Metanálise que avaliou 82 estudos relacionados ao perfil lipídico de indivíduos saudáveis e 121 estudos com indivíduos que apresentavam doença cardiovascular demonstrou relação importante entre os genótipos da ApoE, as concentrações séricas de colesterol em lipoproteínas de baixa densidade (LDL-c) e o risco de desenvolvimento de doença cardiovascular. Os resultados evidenciaram que, por apresentarem concentrações séricas de colesterol total e de LDL-c mais altas, indivíduos carreadores do alelo ε4 tinham chances maiores de desenvolver doença cardiovascular em comparação aos carreadores dos outros alelos.[34] Em estudo com indivíduos brasileiros, verificou-se que o risco de apresentar dislipidemias foi três vezes superior naqueles carreadores do alelo ε4, quando comparados aos carreadores do alelo ε2.[69] No entanto, o alelo ε2 parece estar associado a maiores concentrações plasmáticas de triacilgliceróis.[116]

Apesar de determinadas variações genéticas apresentarem potencial para aumentar o risco de desenvolvimento de doenças, a alimentação ou algumas intervenções nutricionais podem influenciar de forma importante os padrões de expressão gênica e, assim, atuar na redução do risco e, também, no tratamento dessas doenças, com consequente possibilidade de resultados positivos mais precoces.

FUNDAMENTOS DA NUTRIGENÔMICA

A nutrigenômica estuda como nutrientes e CBA atuam na regulação da expressão gênica e, consequentemente, na síntese de proteínas e de metabólitos. As interações que envolvem a nutrigenômica podem ocorrer por meio de dois tipos de mecanismos: direto ou indireto. Nas vias de regulação por mecanismo direto, verifica-se que nutrientes ou CBA interagem diretamente com receptores nucleares ou com fatores de transcrição e, assim, promovem alteração da atividade transcricional do gene-alvo. A regulação por mecanismo indireto é representada pela capacidade de nutrientes e CBA ativarem ou inibirem vias de sinalização intracelulares. Nesse sentido, fatores de transcrição presentes no citoplasma das células podem ter sua translocação para o núcleo diminuída ou aumentada e, portanto, se ligarem em menor ou maior grau à região promotora de genes específicos e modularem a transcrição gênica. No mecanismo direto, as moléculas são de baixo peso molecular, mais lipossolúveis e seu transporte é mediado por carreadores, enquanto no mecanismo indireto, as moléculas são maiores e mais hidrofílicas.[50]

Com relação ao mecanismo direto, alguns nutrientes, como as vitaminas A e D, bem como fatores nucleares, como os PPAR, têm destaque. A vitamina A pré-formada é encontrada apenas em alimentos de origem animal na forma de palmitato de retinila, que, em nível intestinal, é metabolizado em retinol. O retinol é precursor do ácido retinoico (AR) 9-cis e do AR todo trans, os quais são capazes de modular a expressão gênica, por meio do deslocamento direto ao núcleo celular e da ligação com receptores nucleares [o AR 9-cis se liga ao receptor x de retinoides (RXR) e o AR todo trans se liga ao receptor de AR (RAR)] no elemento de resposta ao AR (RARE, *retinoic acid response element*), com formação, ainda, do heterodímero RXR-RAR. Após a ativação de toda a maquinaria de transcrição, a ligação dessas formas ativas da vitamina A aos receptores nucleares estimula a expressão gênica. Centenas de genes são regulados por esse mecanismo, incluindo aquele que codifica a enzima fosfoenolpiruvato carboxiquinase (PEPCK), envolvida, por exemplo, na gliconeogênese (Figura 40.4A).[21,67]

A vitamina D em sua forma ativa (calcitriol) também pode regular a expressão de genes de forma direta. Para tal, essa vitamina se liga a seu receptor, o VDR, e esse complexo vitamina-receptor se desloca ao núcleo celular e se associa ao RXR, o que resulta na formação do heterodímero VDR-RXR. Esse complexo, então, se liga ao elemento de resposta à vitamina D (VDRE) localizado na região promotora de diversos genes (Figura 40.4B). Dentre os genes modulados pela vitamina D, pode-se citar o *TP53*, que codifica a proteína P53, a qual regula o ciclo celular e atua como supressora tumoral.[73]

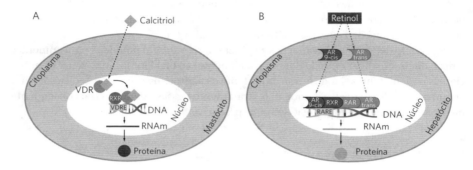

Figura 40.4 Exemplos de mecanismos diretos da regulação da expressão gênica por nutrientes. A. regulação pela vitamina A; B. regulação pela vitamina D.

AR: ácido retinoico; DNA: ácido desoxirribonucleico; RAR: receptor de ácido retinoico; RARE: elemento de resposta ao ácido retinoico; RNAm: ácido ribonucleico mensageiro; RXR: receptor X de retinoides; VDR: receptor de vitamina D; VDRE: elemento de resposta à vitamina D.

Fonte: adaptada de McGrane;[67] Nagpal, Na e Rathnachalam.[73]

Outros nutrientes que regulam a expressão gênica de forma direta são os ácidos graxos poli-insaturados da família ômega-3. Os ácidos eicosapentaenoico (EPA) e docosa-hexaenoico (DHA) são ligantes dos PPAR, os quais apresentam as isoformas alfa (PPAR-alfa), gama (PPAR-gama) e beta/delta (PPAR beta/delta). Esses receptores nucleares formam heterodímeros com o RXR e ligam-se aos elementos de resposta a proliferadores de peroxissomos (PPRE) na região promotora de genes envolvidos, principalmente com o metabolismo lipídico e com a resposta pró-inflamatória e, assim, atuam na modulação destes. Por exemplo, o PPAR-alfa é ativado pelo EPA e pelo DHA, o que resulta no aumento da expressão de genes que codificam proteínas envolvidas com o metabolismo oxidativo de ácidos graxos e, por consequência, na redução da concentração de triacilgliceróis no fígado e na circulação. A ativação do PPAR-alfa e do PPAR-gama também modula a expressão de genes como aqueles que codificam o fator nuclear kappa B (NF--κB), as interleucinas (IL) 1 beta e 6 e o TNF-alfa, envolvidos na resposta pró-inflamatória.[2,24]

Além desses efeitos, o EPA e o DHA também modulam a resposta inflamatória por meio da ligação ao receptor 120 acoplado à proteína G (GPR120), também designado receptor 4 de ácidos graxos livres (FFA4).[78] A ativação do GPR120 induzida por EPA ou DHA promove o recrutamento da beta-arrestina 2 para a membrana plasmática, onde essa proteína se associa ao GPR120. Posteriormente, ocorre a internalização do complexo GPR120/beta-arrestina 2 no compartimento citoplasmático e esse complexo se liga à proteína de ligação à TAK1 (TAB1). Tal fato prejudica a associação da TAB1 à quinase ativada pelo fator de transformação do crescimento beta (TAK1) e, consequentemente, resulta na redução da ativação da TAK1 e das vias de sinalização IKK-beta/NF-κB e JNK/ AP-1. Desse modo, uma vez que a ligação TAB1/TAK1 é um ponto de convergência dos estímulos induzidos pela via de sinalização do TLR-4 e do receptor do TNF (TNFR), a atenuação da ativação da TAK-1 induzida pelo DHA promove a redução da expressão de genes com ação pró-inflamatória, como o TNF-alfa e a IL-6.[78]

Por outro lado, em mecanismos indiretos da regulação da expressão gênica, destacam-se alguns CBA, como o resveratrol, a curcumina e as catequinas. Nesse tipo de mecanismo, o nutriente ou CBA promove a ativação de uma via de sinalização, o que resulta na translocação de determinado fator de transcrição do citoplasma para o núcleo celular, o qual, posteriormente, se liga na região promotora de genes e modula a expressão destes (Figura 40.5).

O resveratrol (trans-3,5,4'-tri-hidroxistilbeno) é um CBA envolvido na modulação da resposta pró-inflamatória, por meio do controle indireto da expressão de genes, principalmente aqueles que codificam o NF-κB e a proteína ativadora 1 (AP-1). Outros genes que têm sua expressão modulada pelo resveratrol são os que codificam a quinase *c-jun* amino-terminal (JNK) e a proteína quinase ativada por mitógenos (MEK); a ciclo-oxigenase 2 (COX-2) e a óxido nítrico sintase induzível (iNOS); a molécula-1 de adesão intercelular (ICAM-1), a molécula-1 de adesão de leucócitos endotelial (ELAM-1) e a molécula-1 de adesão celular vascular (VCAM-1). Como todos esses genes são regulados pelo NF-κB, acredita-se que o efeito anti-inflamatório do resveratrol seja decorrente da sua ação sobre a via de sinalização desse fator nuclear.[3,87,105]

A curcumina, pigmento fenólico de cor amarela obtido a partir da cúrcuma (*Curcuma longa L.*), pertencente à família da Zingiberaceae, apresenta atividade antioxidante, principalmente atribuída aos seus grupos hidroxil e metoxi, bem como ações antibacteriana, antiviral, antifúngica e antitumoral.[3,85] Essas atividades são atribuídas à sua capacidade de modular diversos alvos moleculares, como o NF-κB e os genes induzidos por esse fator nuclear, como aqueles que codificam a COX-2, a iNOS, a VCAM-1, a ICAM-1, o TNF-alfa, as IL 1, 6, 8, 12 e 14, bem como o TNF-alfa.[40] A curcumina tem a capacidade de inibir a fosforilação e a degradação do inibidor de kappa B alfa (IKB-alfa) induzidas pelo TNF-alfa, o que sugere sua atuação em etapas que antecedem a fosforilação desse inibidor. Ainda, esse CBA também atua na inibição da AP-1 e, portanto, nas vias de sinalização associadas a essa proteína, que também atua estimulando a expressão de citocinas com ação pró-inflamatória.[3]

As catequinas, como a epicatequina, a epigalocatequina, a epicatequina galato (ECG) e a epigalocatequina-3-galato (EGCG), são monômeros de flavanóis.[87] A EGCG, principal polifenol presente no chá-verde (*Camellia sinensis*), tem ação anti-inflamatória, também por meio da regulação da atividade do NF-κB. O mecanismo de ação da EGCG parece estar associado à diminuição da atividade da proteína quinase do inibidor de kappa B beta (IKK-beta), o que resulta em redução da degradação do IκB-alfa induzida pelo TNF-alfa. Em consequência dessa regulação, ocorre também modulação da expressão de outros genes que codificam proteínas com ação pró-inflamatória, como o da COX-2, da JNK e da AP1, por exemplo.[3,87]

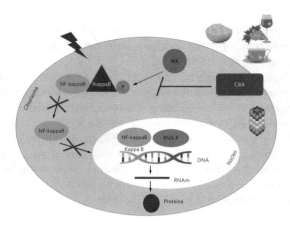

Figura 40.5 Exemplo de mecanismo indireto de regulação da expressão gênica.
CBA: composto bioativo de alimentos; NF-κB: fator nuclear kappa B; IκB: inibidor do fator nuclear kappa B; IKK: quinase do inibidor do fator nuclear kappa B; P: fosfato; κB: sítios kappa B; DNA: ácido desoxirribonucleico; RNAm: ácido ribonucleico mensageiro; RNA P: enzima RNA polimerase 2.
Fonte: adaptada de Aggarwal e Shishodia.[3]

Diante dos exemplos expostos, pode-se inferir que a regulação da expressão gênica por nutrientes e CBA tem implicações profundas na homeostase do organismo e, portanto, no risco de desenvolvimento de doenças, com destaque para aquelas mais fortemente associadas à alimentação, como obesidade, diabetes melito, doenças cardiovasculares e alguns tipos de câncer. Todavia, além da importância da nutrigenômica e da nutrigenética em aspectos relacionados ao maior risco de desenvolvimento de doenças ou à manutenção de um estado de saúde ótimo, é necessário considerar a regulação epigenética da expressão gênica e sua relação com a nutrição, a qual pode ser referida como epigenômica nutricional ou nutriepigenômica.

FUNDAMENTOS DA EPIGENÔMICA NUTRICIONAL

O termo *epigenética* pode ser entendido, de forma resumida, como o estudo das modificações nas funções dos genes, que são herdáveis, que não promovem alterações na sequência de nucleotídeos do DNA e que são reversíveis.[27] Os principais mecanismos de regulação epigenética incluem a metilação do DNA, as modificações em histonas (acetilação, metilação, fosforilação, entre outras) e a atividade de RNA não codificantes.[11]

A metilação do DNA é um processo em que ocorre ligação covalente de um grupo metil (CH_3) em resíduos de citosina seguidos de guanina, conhecidos como dinucleotídeos CpG, o qual normalmente promove o silenciamento de genes e de regiões genômicas não codificadoras.[93] Os dinucleotídeos CpG frequentemente se encontram em regiões conhecidas como ilhas CpG (regiões ricas em repetições de dinucleotídeos CpG), presentes em aproximadamente 60% das regiões promotoras de genes humanos e que, geralmente, se encontram não metiladas em células normais. Essas regiões estão associadas, principalmente, a genes constitutivos envolvidos na manutenção do funcionamento normal da célula e expressos na maioria dos tecidos.[10,102,104,112] A metilação de ilhas CpG promove o silenciamento gênico, o que, por sua vez, influencia o nível de regulação de diferentes processos, como o *imprinting* genômico e a inativação de um dos cromossomos X em mulheres.[52,89,102]

As enzimas da família das DNA metil transferases (DNMT) são as responsáveis pelo estabelecimento e pela manutenção dos padrões de metilação,[92] por meio da ação na transferência de um grupo CH_3 da S-adenosilmetionina (SAM) – principal doadora de grupos CH_3 – para as citosinas em dinucleotídeos CpG. Em mamíferos, cinco isoformas da família DNMT são conhecidas: DNMT1, DNMT2, DNMT3a, DNMT3b e DNMT3L.[10]

Com relação às modificações em histonas, estas são proteínas compostas por um domínio C-terminal globular e uma cauda N-terminal e apresentam papel fundamental na formação da cromatina. As histonas podem sofrer diversas modificações covalentes pós-traducionais, como metilação, acetilação, ubiquitinação, sumoilação, fosforilação de resíduos específicos, entre outras.[103] As modificações em histonas podem resultar tanto em ativação como em repressão da expressão gênica, em função do tipo de modificação que ocorre e em quais resíduos.[107] Esses diferentes padrões de resposta, de acordo com o tipo e local da modificação, garantem que determinados genes possam ter sua expressão ativada ou silenciada de acordo com a fase do desenvolvimento ou em resposta a alterações bioquímicas, nutricionais e ambientais.[28,29]

As enzimas capazes de adicionar e remover modificações covalentes nas caudas N-terminais das histonas são responsáveis por regular os padrões de modificação dessas proteínas. Histonas acetiltransferases (HAT) e histonas metiltransferases (HMT) são as enzimas que catalisam a adição de grupos acetil e metil, respectivamente, enquanto as histonas desacetilases (HDAC) e as histonas desmetilases (HDM) catalisam a remoção desses respectivos grupos.[39,97]

Os mecanismos de metilação do DNA e de alterações em histonas são também conhecidos como "marcas epigenéticas". Essas marcas são obtidas na fase embrionária e são intimamente relacionadas com mecanismos de *imprinting* genômico e, por consequência, de programação metabólica. Todavia, tais marcas sofrem regulação dinâmica por meio de remodelação epigenética ao longo da vida do organismo. Ainda na fase embrionária, fatores ambientais, como estado nutricional e estado emocional da mãe, por exemplo, afetam o desenvolvimento de padrões epigenéticos do feto.[42,115]

O outro mecanismo de regulação epigenética da expressão gênica é representado pelo papel dos micro-RNA, que são pequenas moléculas de RNA não codificantes (que apresentam entre 12 e 25 nucleotídeos), e pelo papel importante em praticamente todas as vias biológicas. Em seres humanos, já foram identificados milhares de micro-RNA, o que ilustra o potencial dessas moléculas na regulação da expressão gênica. Estima-se que cerca de 60% de todos os RNAm sejam controlados por micro-RNA.[72]

A síntese dos micro-RNA se inicia com a formação de um produto primário – o pri-micro-RNA – que é transcrito pela RNA polimerase 2. O pri-micro-RNA é processado, ainda no núcleo, por um complexo enzimático que contém a Drosha ribonuclease III, o que dá origem a uma estrutura em forma de grampo de cabelo (*hairpin*), conhecida como pré-micro-RNA. Esse pré-micro-RNA é, então, exportado do núcleo para o citoplasma, com auxílio da exportina 5. No citoplasma, o pré-micro-RNA é processado por ação de um complexo proteico que contém a enzima Dicer, o que origina um micro-RNA de fita simples, que é incorporado no complexo de silenciamento do RNAm (RISC, *mRNA-induced silencing complex*), o qual atua no silenciamento pós-transcricional de genes, pela interação entre o micro-RNA e sequências específicas em regiões 3'UTR de RNAm.[17] Quando a complementariedade das bases do micro-RNA e do RNAm alvo é completa, este último pode ser degradado. Por outro lado, quando a complementaridade é incompleta, pode ocorrer a repressão da tradução, sem, no entanto, ocorrer degradação do RNAm-alvo.[30,95]

Nutrientes e CBA podem modular todos os mecanismos epigenéticos anteriormente citados, tanto positiva quanto negativamente, atuando na redução ou na ativação da transcrição de genes específicos, o que, em última instância, altera a função e o metabolismo celulares. Essa interação entre mecanismos epigenéticos e fatores relacionados à alimentação tem sido o foco dos estudos em epigenômica nutricional ou nutriepigenômica (Figura 40.6).

Dentre os nutrientes que podem modular mecanismos epigenéticos estão aminoácidos, como a lisina e a metionina. O primeiro é essencial em modificações de resíduos de histonas, e o segundo é precursor da S-adenosilmetionina (SAM), principal substância doadora de grupos CH_3. Dentre os lipídios, destacam-se os ácidos graxos de cadeia curta (AGCC), como o ácido butírico, e entre as vitaminas, aquelas do complexo B, como B_2, B_6, B_{12} e folato, bem como a colina e a betaína. Além desses, minerais como zinco e magnésio também estão envolvidos na modulação de eventos epigenéticos.[79] De forma geral, todos esses nutrientes estão associados à manutenção da arquitetura epigenética da cromatina e, em casos de deficiência ou de ingestões excessivas, pode haver o estabelecimento de padrões epigenéticos aberrantes, os quais se relacionam com maiores riscos de problemas de saúde, como defeitos na formação do tubo neural, resistência à insulina e transtornos do espectro autista, entre outras.[94]

Com relação ao mecanismo de metilação do DNA, um exemplo interessante refere-se ao padrão lipídico de dietas, visto que quando lipídios são consumidos em altas quantidades, o estado de metilação do DNA pode ser alterado. A região codificadora do gene *Pomc*, o qual codifica uma proteína essencial para a regulação da via de sinalização hipotalâmica controlada pela letpina, apresentou padrão de metilação diferenciado em ratos que foram alimentados com dieta normocalórica, porém hiperlipídica.[65]

CBA, como a apigenina e a luteolina, parecem reduzir a atividade de DNMT *in vitro*, o que resulta no aumento da apoptose e na redução da proliferação de células cancerígenas. O resveratrol foi capaz de reduzir a metilação da região promotora do gene supressor de tumor *Pten,* reativando-o em células de câncer de mama. Em cultura de células de câncer de próstata, a quercetina parece atuar na desmetilação de genes supressores tumorais, como o *P16ink4a*, que codifica a proteína P16.[82]

Exemplo interessante de regulação de mecanismos epigenéticos do controle da expressão gênica refere-se à modulação da atividade das enzimas HDAC e, por consequência, do padrão de acetilação de histonas. Aspectos relacionados à alimentação, como é o caso da restrição energética, podem modular a atividade dessas enzimas e, portanto, o padrão de acetilação de histonas e diversos eventos biológicos. A restrição energética parece ativar uma HDAC de classe III, a sirtuína 1 (SIRT1), que está relacionada à longevidade. Além disso, a SIRT1 também é capaz de promover a desacetilação de histonas associadas aos genes *FOXO1, FOXO3* e *FOXO4*, o que resulta em modulação do ciclo celular, em aumento das defesas contra espécies reativas de oxigênio e em redução da apoptose.[83]

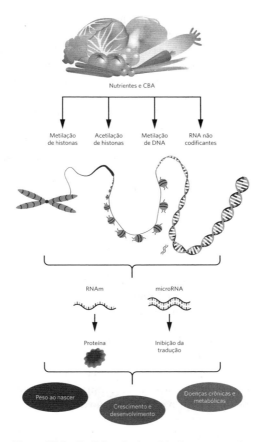

Figura 40.6 Participação de nutrientes e compostos bioativos de alimentos (CBA) em mecanismos de regulação epigenética.
Ac: acetilação; Me: metilação.
Fonte: adaptada de Ji et al.[49]

Os CBA também têm capacidade de inibir HDAC, como é o caso dos derivados alílicos presentes no alho; do sulforafano, encontrado em hortaliças crucíferas; e da quercetina, presente em algumas frutas. Ainda, outros nutrientes e substâncias encontradas em alimentos, como a vitamina E, a biotina e os metabólitos do ácido alfalipoico, parecem atuar como inibidores de HDAC.[8]

Por fim, a expressão de micro-RNA também pode ser regulada por componentes presentes na alimentação. Por exemplo, 26 micro-RNA relacionados à modulação da adipogênese e da obesidade foram diferencialmente expressos no tecido adiposo de camundongos que receberam ração hiperlipídica, durante cinco meses, em comparação àqueles do tecido adiposo de animais que receberam a ração-controle (60% *versus* 10% do valor energético total como lipídios, respectivamente).[16] Especificamente, alguns tipos de ácidos graxos, como o butirato, produzido principalmente pela fermentação de fibras alimentares no cólon, parecem influenciar a expressão de micro-RNA. A expressão de micro-RNA de diferentes agrupamentos foi significativamente reduzida em células humanas de câncer de cólon tratadas com butirato. Além disso, a indução da expressão do gene supressor de tumor *Cdkn1a* – que codifica a proteína P21 – pelo butirato foi inibida pelo micro-RNA nomeado miR-106b. Em conjunto, esses resultados sinalizam que AGCC regulam a expressão de genes associados ao metabolismo intestinal e ao processo de carcinogênese por interferirem na expressão de micro-RNA.[43]

O estudo da influência de substâncias presentes na alimentação sobre a regulação de mecanismos epigenéticos tem avançado nos últimos anos e é bastante promissor, uma vez que fornece base mais aprofundada sobre o papel da alimentação no controle de processos biológicos e na determinação de fenótipos. Esse conhecimento pode auxiliar no estabelecimento de planos alimentares personalizados do ponto de vista (epi) genético, com objetivo de estabelecimento/manutenção da saúde e de redução do risco de desenvolvimento de DCNT.

CONSIDERAÇÕES FINAIS

Alimentos e/ou nutrientes atuam de maneiras diferentes em cada indivíduo. Atualmente, a pesquisa em nutrição está direcionada para o entendimento dos efeitos de componentes dos alimentos em âmbito genético e epigenético. A necessidade de alimentos é primária, mas a relação da saúde com a alimentação é complexa e muda ao longo do tempo, de acordo com a evolução das espécies e da ciência.

O conhecimento sobre SNP associados ao risco de desenvolvimento de doenças complexas é meta importante dos estudos genéticos modernos. Acredita-se que esse conhecimento possa ser utilizado tanto para a compreensão dos mecanismos biológicos subjacentes a essas doenças, quanto para a geração de perfis de risco individualizados. Em nível populacional, esse conhecimento será útil no contexto de saúde pública.

Para que os conhecimentos de genômica nutricional sejam aplicados na prática por profissionais de saúde, há a necessidade de melhor compreensão dos mecanismos pelos quais as interações entre DNA, genes e meio ambiente podem afetar o risco de doenças, alterar a resposta metabólica ao estresse e determinar a influência e a eficácia de intervenções nutricionais. Apesar de todos os avanços observados nessa área, deve-se lembrar que os indivíduos avaliados estão inseridos em uma sociedade e, portanto, além do genótipo, também devem ser consideradas as particularidades de cada paciente/cliente, como aspectos culturais, socioeconômicos, religiosos e de estilo de vida.

REFERÊNCIAS

1. 1000 Genomes Project Consortium, Auton A, Brooks LD, Durbin RM, Garrison EP, Kang HM et al. A global reference for human genetic variation. Nature. 2015;526(7571):68-74.
2. Adkins Y, Kelley DS. Mechanisms underlying the cardioprotective effects of omega-3 polyunsaturated fatty acids. J Nutr Biochem. 2010;21(9):781-92.
3. Aggarwal BB, Shishodia S. Molecular targets of dietary agents for prevention and therapy of cancer. Biochem Pharmacol. 2006;71(10):1397-421.
4. Aggarwal BB. Targeting inflammation-induced obesity and metabolic diseases by curcumin and other nutraceuticals. Annu Rev Nutr. 2010;30:173-99.

GENÔMICA NUTRICIONAL

5. Anoop S, Misra A, Meena K, Luthra K. Apolipoprotein E polymorphism in cerebrovascular & coronary heart diseases. Indian J Med Res. 2010;132:363-78.
6. Badimon L, Vilahur G, Padro T. Systems biology approaches to understand the effects of nutrition and promote health. Br J Clin Pharmacol. 2017;83(1):38-45.
7. Baskys A. Application of pharmacogenetics in clinical practice: problems and solutions. J Neural Transm (Vienna). 2018.
8. Bassett SA, Barnett MP. The role of dietary histone deacetylases (HDACs) inhibitors in health and disease. Nutrients. 2014;6(10):4273-301.
9. Bikle D. Nonclassic actions vitamin D. J Clin Endocrinol Metab. 2009; 94(1):26-34.
10. Bird A. DNA methylation patterns and epigenetic memory. Genes Dev. 2002;16(1):6-21.
11. Bonasio R, Tu S, Reinberg D. Molecular signals of epigenetic states. Science. 2010;330(6004):612-6.
12. Brazionis L, Rowley K, Itsiopoulos C, Harper CA, O'Dea K. Homocysteine and diabetic reti-nopathy. Diabetes Care. 2008;31(1):50-6.
13. Brown D, Smith MW, Collins AJ. Modelling molecular mechanisms controlling sequential gene expression in differentiating mammalian enterocytes. Cell Prolif. 1999;32(4):171-84.
14. Camp KM, Trujillo E. Position of the Academy of Nutrition and Dietetics: nutritional genomics. J Acad Nutr Diet. 2014; 114(2):299-312.
15. Cecil J, Tavendale R,Watt P, Hetherington M, Palmer C. An obesity-associated FTO gene variant and increased energy intake in children. N Engl J Med. 2008;359(24):2558-66
16. Chartoumpekis DV, Zaravinos A, Ziros PG, Iskrenova RP, Psyrogiannis AI, Kyriazopoulou VE, Habeos IG. Differential expression of microRNAs in adipose tissue after long-term high-fat diet--inducedobesity in mice. PLoS One. 2012; 7(4):e34872.
17. Chuang JC, Jones PA: Epigenetics and microRNAs. Pediatr Res. 2007;61(5 Pt 2):24R-9R.
18. Collins FS, McKusick VA. Implications of the Human Genome Project for medical science. JAMA. 2001;285(5):540-4.
19. Cominetti C, Bortoli MC, Abdalla DSP, Cozzolino SMF. Considerações sobre estresse oxidativo, selênio e nutrigenética. Nutrite. 2011;36(3):131-53.
20. Cominetti C, Rogero MM, Horst MA. Fundamentos da Nutrigenética. In: Cominetti C, Rogero MM, Horst MA (org). Genômica nutricional: dos fundamentos à nutrição molecular. Barueri: Manole; 2017. p. 41-54.
21. Cominetti C, Rogero MM, Horst MA. Fundamentos da nutrigenômica. In: Cominetti C, Rogero MM, Horst MA, organizadores. Genômica nutricional: dos fundamentos à nutrição molecular. Barueri: Manole; 2017. p. 33-40.
22. Corella D, Ordovas JM. Single nucleotide polymorphisms that influence lipid metabolism: interaction with dietary factors. Annu Rev Nutr. 2005;25:341-90.
23. Davis CD, Milner J. Frontiers in nutrigenomics, proteomics, metabolomics and cancer prevention. Mutat Res. 2004;551(1-2):51-64.
24. Dawson K, Zhao L, Adkins Y, Vemuri M, Rodriguez RL, Gregg JP et al. Modulation of blood cell gene expression by DHA supplementation in hypertriglyceridemic men. J Nutr Biochem. 2012;23(6):616-21.
25. Day FR, Loos RJ: Developments in obesity genetics in the era of genome-wide association studies. J Nutrigenetics Nutrigenomics. 2011;4:222-38.
26. Dodani S, Dong Y, Zhu H, George V. Can novel Apo A-I polymorphisms be responsible for low HDL in South Asian immigrants? Indian J Hum Genet. 2008;14(1):9-15.
27. Dupont C, Armant DR, Brenner CA. Epigenetics: definition, mechanisms and clinical perspective. Seminars in Reproductive Medicine. 2009;27(5):351-7.
28. Ehrenhofer-Murray AE: Chromatin dynamics at DNA replication, transcription and repair. Eur J Biochem. 2004;271(12):2335-49.
29. Elgin SC, Grewal SI: Heterochromatin: silence is golden. Curr Biol. 2003;13(23):R895-8.
30. Fabian MR, Sonenberg N: The mechanics of miRNA-mediated gene silencing: a look under the hood of miRISC. Nat Struct Mol Biol. 2012;19(6):586-93.
31. Fenech M, El-Sohemy A, Cahill L, Ferguson LR, French TA, Tai ES et al. Nutrigenetics and nutrigenomics: viewpoints on the current status and applications in nutrition research and practice. J Nutrigenet Nutrigenomics. 2011;4:69-89.

32. Frayling TM, Timpson NJ, Weedon MN, Zeggini E, Freathy RM, Lindgren CM et al. A common variant in the FTO gene is associated with body mass index and predisposes to childhood and adult obesity. Science. 2007;316(5826):889-94.

33. Frosst P, Blom HJ, Milos R, Goyette P, Sheppard CA, Matthews RG et al. A candidate genetic risk factor for vascular disease: a common mutation in methylenetetrahydrofolate reductase. Nat Genet. 1995;10(1):111-3.

34. Garcia-Rios A, Perez-Martinez P, Delgado-Lista J, Lopez-Miranda J, Perez-Jimenez F. Nutrigenetics of the lipoprotein metabolism. Mol Nutr Food Res. 2012;56(1):171-83.

35. Garland CF, Garland FC, Gorham ED, Lipkin M, Newmark H, Mohr SB et al. The role of vitamin D in cancer prevention. Am J Public Health. 2006;96(2):252-61.

36. Gnagnarella P, Pasquali E, Serrano D, Raimondi S, Disalvatore D, Gandini S. Vitamin D receptor polymorphism FokI and cancer risk: a comprehensive meta-analysis. Carcinogenesis. 2014;35(9):1913-9.

37. Griffiths PE. Lost: one gene concept, reward to finder. In: Beurton P, Falk R, Rheinberger HJ, editors. Biology and philosophy. Netherlands: Kluwer Academic; 2002. p. 271-83.

38. Guy M, Lowe LC, Bretherton-Watt D, Mansi JL, Peckitt C, Bliss J et al. Vitamin D receptor gene polymorphisms and breast cancer risk. Clin Cancer Res. 2004;10(16):5472-81.

39. Haberland M, Montgomery RL, Olson EN. The many roles of histone deacetylases in development and physiology: implications for disease and therapy. Nat Rev Genet. 2009;10(1):32-42.

40. Hatcher H, Planalp R, Cho J, Tortia FM, Torti SV. Curcumin: from ancient medicine to current clinical trials. Cell Mol Life Sci. 2008;65(11):1631-52.

41. Haussler MR, Haussler CA, Bartik L, Whitfield GK, Hsieh JC, Slater S et al. Vitamin D receptor: molecular sinaling and actions of nutritional ligands in disease prevention. Nutr Rev. 2008;66(10):S98-112.

42. Heijmans BT, Tobi EW, Stein AD, Putter H, Blauw GJ, Susser ES, et al. Persistent epigenetic differences associated with prenatal exposure to famine in humans. Proc Natl Acad Sci USA. 2008;105:17046-9.

43. Hu S, Dong TS, Dalal SR, Wu F, Bissonnette M, Kwon JH et al. The microbe-derived short chain fatty acid butyrate targets miRNA-dependent p21 gene expression in human colon cancer. PLoS One. 2011;6(1):e16221.

44. receptor is present in Caveolae-Enriched plasma membranes and binds 1 alfa, 25(OH)2-vitamin D3 in vivo and in vitro. Mol Endocrinol. 2004;18(11):2660-71.

45. Humphrey LL, Fu R, Rogers K, Freeman M, Helfand M. Homocysteine level and coronary heart disease incidence: a systematic review and meta-analysis. Mayo Clinic Proceedings. 2008;83(11):1203-12.

46. International Human Genome Sequencing Consortium. Finishing the euchromatic sequence of the human genome. Nature. 2004;431(7011):931-45.

47. Jacques PF, Bostom AG, Williams RR, Ellison RC, Eckfeldt JH, Rosenberg IH et al. Relation between folate status, a common mutation in methylenetetrahydrofolate reductase, and plasma homocysteine concentrations. Circulation. 1996;93(1):7-9.

48. Jacques PF, Bostom AG, Wilson PWF, Rich S, Rosenberg IH, Selhub J. Determinants of plasma total homocysteine concentration in the Framingham offspring cohort. Am J Clin Nutr. 2001;73(3):613-21.

49. Ji Y, Wu Z, Dai Z, Sun K, Wang J, Wu G. Nutritional epigenetics with a focus on amino acids: implications for the development and treatment of metabolic syndrome. J Nutr Biochem. 2016;27:1-8.

50. Joffe YT, Houghton CA. A novel approach to the nutrigenetics and nutrigenomics of obesity and weight management. Curr Oncol Rep. 2016;18(7):43.

51. Jung AY, Smulders Y, Verhoef P, Kok FJ, Blom H, Kok RM et al. No effect of folic acid supplementation on global DNA methylation in men and women with moderately elevated homocysteine. Plos One. 2011;6(9):e24976.

52. Kacem S, Feil R. Chromatin mechanisms in genomic imprinting. Mamm Genome. 2009;20(9-10):544-56.

53. Kaput J, Rodriguez RL. Nutritional genomics: the next frontier in the postgenomic era. Physiol Genomics. 2004;16(2):166-77.

GENÔMICA NUTRICIONAL

54. Kaput J. Decoding the pyramid: a systems – biological approach to nutrigenomics. Ann NY Acad Sci. 2005;1055:64-79.
55. Karra E, O'Daly OG, Choudhury AI, Yousseif A, Millership S, Neary MT et al. A link between FTO, ghrelin, and impaired brain food-cue responsivity. J Clin Invest. 2013;123(8):3539-51.
56. Kauwell GPA. Emerging concepts in nutrigenomics: a preview of what is to come. Nutr Clin Pract. 2005;20(1):75-87.
57. Khan QJ, Fabian CJ. How I treat vitamina D deficiency. J Oncol Pract. 2010;6(2):97-101.
58. Lairon D, Defoort C, Martin JC, Amiot-Carlin MJ, Gastaldi M, Planells R. Nutrigenetics: links between genetic background and response to Mediterranean-type diets. Public Health Nutr. 2009;12(9A):1601-6.
59. Laursen L. Interdisciplinary research: big science at the table. Nature. 2010;468(7327):S2-4.
60. Levy S, Sutton G, Ng PC, Feuk L, Halpern AL, Walenz BP et al. The diploid genome sequence of an individual human. PLoS Biol. 2007;5(10):e254.
61. Loos RJ, Bouchard C. FTO: the first gene contributing to common forms of human obesity. Obes Rev. 2008;9(3):246-50.
62. Lu M, Taylor BV, Körner H. Genomic effects of the vitamin D receptor: potentially the link between vitamin D, immune cells, and multiple sclerosis. Front Immunol. 2018 Mar 12;9:477.
63. Lucock M. Molecular nutrition and genomics: nutrition and the ascent of humankind. Hoboken: John Wiley & Sons; 2007.
64. Ma Y, Trump DL, Johnson CS. Vitamin D in combination cancer treatment. J Cancer. 2010;1:101-7.
65. Marco A, Kisliouk T, Weller A, Meiri N. High fat diet induces hypermethylation of the hypothalamic Pomc promoter and obesity in post-weaning rats. Psychoneuroendocrinology. 2013;38(12):2844-53.
66. Mathers JC, Méplan C, Hesketh JE. Polymorphisms affecting trace element bioavailability. Int J Vitam Nutr Res. 2010;80(4-5):314-8.
67. McGrane MM. Vitamin A regulation of gene expression: molecular mechanism of a prototype gene. J Nutr Biochem. 2007;18(8):497-508.
68. Meigs JB, Jacques PF, Selhub J, Singer DE, Nathan DM, Rifai N et al. Fasting plasma homocysteine levels in the insulin resistance syndrome: the framingham offspring study. Diabetes Care. 2001;24(8):1403-10.
69. Mendes-Lana A, Pena GG, Freitas SN, Lima AA, Nicolato RLC, Nacimento-Neto RM et al. Apolipoprotein E polymorphism in Brazilian dyslipidemic individuals: Ouro Preto study. Braz J Med Biol Res. 2007;40(1):49-56.
70. Méplan C, Hesketh J. Functional aspects of the genomics of selenoproteins and selenocysteine incorporation machinery. In: Hatfield DL, Berry MJ, Gladyshev VN editors. Selenium: its molecular biology and role in human health. 3. ed. New York: Springer Science; 2012. p. 505-16.
71. Messikaa AH, Kaluskic DN, Leva E, Iakobishvilia Z, Shohatb M, Hasdaia D et al. Nutrigenetic impact of daily folate intake on plasma homocysteine and folate levels in patients with different methylenetetrahydrofolate reductase genotypes. Eur J Cardiovasc Prev Rehabil. 2010;17(6):701-5.
72. Mohr AM, Mott JL. Overview of microRNA biology. Semin Liver Dis. 2015;35(1):3-11.
73. Nagpal S, Na S, Rathnachalam R. Noncalcemic actions of vitamin D receptor ligands. Endocr Rev. 2005;26:662-87.
74. Nemere I, Farach-Carson MC, Rohe B, Sterling TM, Norman AW, Boyan BD et al. Ribozyme knockdown functionally links a 1,25(OH)2D3 membrane binding protein (1,25D3-MARRS) and phosphate uptake in intestinal cells. PNAS. 2004;101(9):7392-7.
75. NHGRI – National Human Genome Research Institute. Whole Genome Association Studies. 2011. Revisado em 15 de julho de 2011. Disponível em: <http://www.genome.gov/17516714>. Acesso: 17 jul. 2015.
76. Ntaios G, Savopoulos C, Chatzopoulos S, Mikhailidis D, Hatzitolios A. Iatrogenic hyperhomocysteinemia in patients with metabolic syndrome: a systematic review and metaanalysis. Atherosclerosis. 2011;214(1):11-9.
77. Oh DY, Olefsky JM. Omega-3 fatty acids and GPR120. Cell Metabolism. 2012;15:564-5.

78. Oh DY, Talukdar S, Bae EJ, Imamura T, Morinaga H, Fan W et al. GPR120 is an omega-3 fatty acid receptor mediating potent anti-inflammatory and insulin-sensitizing effects. Cell. 2010;142:687-98.
79. Oommen AM, Griffin JB, Sarath G, Zempleni J. Roles for nutrients in epigenetic events. J Nutr Biochem. 2005;16(2):74-7.
80. Ordovas JM, Corella D, Cupples LA, Demissie S, Kelleher A, Coltell O et al. Polyunsaturated fatty acids modulate the effects of the APOA1 G-A polymorphism on HDL-cholesterol concentrations in a sex-specific manner: the Framingham Study. Am J Clin Nutr. 2002;7(1)5:38-46.
81. Ordovas JM, Mooser V. Nutrigenomics and nutrigenetics. Curr Opin Lipidol. 2004;15(2):101-8.
82. Pan MH, Lai CS, Wu JC, Ho CT. Epigenetic and disease targets by polyphenols. Curr Pharm Des. 2013;19(34):6156-85.
83. Park S, Mori R, Shimokawa I. Do sirtuins promote mammalian longevity? A critical review on its relevance to the longevity effect induced by calorie restriction. Mol Cells. 2013;35(6):474-80.
84. Phillips CM, Goumidi L, Bertrais S, Field MR, McManus R, Hercberg S et al. Gene-nutrient interactions and gender may modulate the association between ApoA1 and ApoB gene polymorphisms and metabolic syndrome risk. Atherosclerosis. 2011;214(2):408-14.
85. Prasad S, Gupta SC, Tyagi AK, Aggarwal BB. Curcumin, a component of golden spice: from bedside to bench and back. Biotechnol Adv. 2014;32(6):1053-64.
86. Qin X, Huo Y, Langman CB, Hou F, Chen Y, Matossian D et al. Folic acid therapy and cardiovascular disease in ESRD or advanced chronic kidney disease: a meta-analysis. Clin J Am Soc Nephrol. 2011;6(3):482-8.
87. Rahman I, Biswas SK, Kirkham PA. Regulation of inflammation and redox signaling by dietary polyphenols. Biochem Pharmacol. 2006;72(11):1439-52.
88. Rai V, Abdo J, Agrawal S, Agrawal DK. Vitamin D receptor polymorphism and cancer: an update. Anticancer Res. 2017;37(8):3991-4003.
89. Reik W, Lewis A. Co-evolution of X-chromosome inactivation and imprinting in mammals. Nat Rev Genet. 2005;6:403-10.
90. Richard Albert J, Koike T, Younesy H, Thompson R, Bogutz AB, Karimi MM et al. Development and application of an integrated allele-specific pipeline for methylomic and epigenomic analysis (MEA). BMC Genomics. 2018;15;19(1):463.
91. Rimbach G, Minihane AM, Majewicz J, Fischer A, Pallauf J, Vigili F et al. Regulation of cell signalling by vitamin E. Proc Nutr Soc. 2002;61(4):415-25.
92. Robertson KD: DNA methylation and chromatin - unraveling the tangled web. Oncogene. 2002;21(35):5361-79.
93. Rodriguez-Paredes M, Esteller M. Cancer epigenetics reaches mainstream oncology. Nat Med. 2011;17(3):330-9.
94. Rush EC, Katre P, Yajnik CS. Vitamin B12: one carbon metabolism, fetal growth and programming for chronic disease. Eur J Clin Nutr. 2014;68:2-7.
95. Saj A, Lai EC. Control of microRNA biogenesis and transcription by cell signaling pathways. Curr Opin Genet Dev. 2011;21(4):504-10.
96. Sanjoaquin MA, Allen N, Couto E, Roddam AW, Key TJ. Folate intake and colorectal cancer risk: a meta-analytical approach. Int J Cancer. 2005;113(5):825-8.
97. Shi Y. Histone lysine demethylases: emerging roles in development, physiology and disease. Nat Rev Genet. 2007;8(11):829-33.
98. Sing CF, Davignon J. Role of the apolipoprotein E polymorphism in determining normal plasma lipid and lipoprotein variation. Am J Hum Genet. 1985;37(2):268-85.
99. Sinotte M1, Rousseau F, Ayotte P, Dewailly E, Diorio C, Giguère Y et al. Vitamin D receptor polymorphisms (FokI, BsmI) and breast cancer risk: association replication in two case-control studies within French Canadian population. Endocr Relat Cancer. 2008;15(4):975-83.
100. Steemburgo T, Azevedo MJ, Martínes JA. Interação entre gene e nutriente e sua associação à obesidade e ao diabete mellito. Arq Bras Endocrinol Metab. 2009;53(5):497-508.
101. Steemburgo T, Dall'Alba V, Gross JL, Azevedo MJ. Fatores dietéticos e síndrome metabólica. Arq Bras Endocrinol Metab. 2007;51(9):1425-33.

GENÔMICA NUTRICIONAL
905

102. Straussman R, Nejman D, Roberts D, Steinfeld I, Blum B, Benvenisty N et al. Developmental programming of CpG island methylation profiles in the human genome. Nat Struct Mol Biol. 2009;16(5):564-71.

103. Sueoka T, Koyama K, Hayashi G, Okamoto A. Chemistry-driven epigenetic investigation of histone and DNA modifications. Chem Rec. 2018;18(12):1727-44.

104. Takai D, Jones PA. Comprehensive analysis of CpG islands in human chromosomes 21 and 22. Proc Natl Acad Sci USA. 2002;99(6):3740-5.

105. Thiel G, Rössler OG. Resveratrol regulates gene transcription via activation of stimulus-responsive transcription factors. Pharmacol Res. 2017;117:166-76.

106. Tuohimaa P, Tenkanen L, Ahonen M, Lumme S, Jellum E, Hallmans G et al. Both high and low levels of blood vitamin D are associated with a higher prostate cancer risk: a longitudinal, nested case-control study in the nordic countries. Int J Cancer. 2004;108(1):104-8.

107. Turner BM. Cellular memory and the histone code. Cell. 2002;111:285-91.

108. Van Erk MJ, Blom WA, van Ommen B, Hendriks HF. High-protein and high-carbohydrate breakfasts differentially change the transcriptome of human blood cells. Am J Clin Nutr. 2006;84(5):1233-41.

109. Velkoska and Morris MJ. Mechanisms behind early life nutrition and adult disease outcome. World J Diabetes. 2011;2(8):127-32.

110. Vezzoli G, Terranegra A, Arcidiacono T, Biasion R, Coviello D, Syren ML et al. R990G polymorphism of calcium-sensing receptor does produce a gain-of-functionand predispose to primary hypercalciuria. Kidney Int. 2007;71(11):1155-62.

111. Wang X, Qin X, Demirtas H, Li J, Mao G, Huo Y et al. Efficacy of folic acid supplementation in stroke prevention: a meta-analysis. Lancet. 2007;369(9576):1876-82.

112. Wang Y, Leung FC. An evaluation of new criteria for CpG islands in the human genome as gene markers. Bioinformatics. 2004;20(7):1170-7.

113. Wardle J, Carnell S, Haworth CM, Farooqi IS, O'Rahilly S, Plomin R. Obesity associated genetic variation in FTO is associated with diminished satiety. J Clin Endocrinol Metab. 2008;93(9):3640-3.

114. Wardle J, Llewellyn C, Sanderson S, Plomin R. The FTO gene and measured food intake in children. Int J Obes (Lond). 2009;33(1):42-5.

115. Weaver IC, Cervoni N, Champagne FA, D'Alessio AC, Sharma S, Seckl JR et al. Epigenetic programming by maternal behavior. Nat Neurosci. 2004;7:847-54.

116. Wu K, Bowman R, Welch AA, Luben RN, Wareham N, Khaw KT et al. Apolipoprotein E polymorphisms, dietary fat and fibre, and serum lipids: the EPIC Norfolk study. Eur Heart J. 2007;28:2930-6.

117. Zende PD, Bankar MP, Kamble PS, Momin AA. Apolipoprotein E gene polymorphism and its effect on plasma lipids in arteriosclerosis. J Clin Diagn Res. 2013;7(10): 2149-52.

41

Bioquímica da nutrição em esportes

ALLYS VILELA DE OLIVEIRA
ANA PAULA NUNES BENTO
ALINE NOGUEIRA QUEIROZ
CRISTIANE COMINETTI

INTRODUÇÃO

A alimentação tem efeitos significativos no desempenho esportivo, e as primeiras pesquisas envolvendo a nutrição em esportes que mostraram esses resultados datam aproximadamente do final dos anos 1960.[11] A partir de então, o desenvolvimento de métodos de investigação nessa área da nutrição possibilitou grande entendimento das funções de diferentes tecidos e órgãos durante a prática de exercícios físicos. Pesquisas que buscam maior compreensão de estratégias nutricionais para melhorar o desempenho de atletas, profissionais ou não, vêm ganhado cada vez mais importância.

As respostas adaptativas ao treinamento físico são determinadas por uma combinação de fatores, como a duração, a intensidade, o tipo, a frequência, os fatores genéticos e, também, pela alimentação dos atletas. As modificações que ocorrem no músculo esquelético e as várias adaptações em outros órgãos durante a prática do exercício físico são influenciadas diretamente pela ingestão alimentar, que é considerada elemento indispensável para o bom desempenho esportivo. Sendo assim, a alimentação poderá ampliar ou atenuar o rendimento dos atletas, em função de inúmeras interações entre metabolismo, nutrientes e exercício, tanto em curto como em longo prazos.[118]

A alimentação do atleta deve ser projetada buscando atender às necessidades diárias de ingestão de macro e micronutrientes. A incorporação de boas práticas alimentares como parte do programa de treinamento pode evitar a perda de massa muscular, de força e de densidade mineral óssea; melhorar as funções imunológica e endócrina; além de minimizar a suscetibilidade a doenças, lesões e episódios de *overtraining*. Atualmente, o uso de suplementos alimentares por atletas e não atletas tem se tornado generalizado, enquanto sua real necessidade e eficácia permanecem em debate. Apesar de serem estratégias por vezes necessárias, os suplementos alimentares não têm a mesma eficácia e não substituem os efeitos da ingestão alimentar adequada e planejada por um nutricionista.

A compreensão por parte do nutricionista quanto ao funcionamento do organismo e sua interação com os alimentos, bem como a utilização da ciência e da bioquímica são

BIOQUÍMICA DA NUTRIÇÃO EM ESPORTES 907

ferramentas essenciais para a escolha de estratégias que buscam mudanças realmente significativas no desempenho esportivo. Espera-se que este capítulo possa auxiliar profissionais da saúde quanto à aplicabilidade da ciência da nutrição nas diversas perspectivas de utilização do alimento como instrumento indispensável na atuação esportiva.

DISPÊNDIO ENERGÉTICO NO EXERCÍCIO FÍSICO

A primeira preocupação no planejamento nutricional de um atleta deve ser a adequação energética. A ingestão de quantidade apropriada de energia é fundamental para permitir o ótimo funcionamento do organismo, além de assegurar o consumo adequado de macro e micronutrientes e influenciar diretamente a composição corporal.[231]

As necessidades energéticas de um atleta variam conforme a periodização do treinamento e das competições; o número, volume e intensidade diários das sessões de treinamento; alguns fatores como ansiedade, estresse, presença de lesões e uso de drogas ou medicamentos (como cafeína e nicotina); além de variáveis externas, como temperatura, umidade do ar e altitude.[147]

O balanço energético ocorre quando a ingestão energética se iguala ao gasto energético total (GET), o qual, por sua vez, é calculado pela soma da taxa metabólica basal (TMB) com o efeito térmico dos alimentos (ETA) e a energia gasta com atividade física (AF).[32]

Pela dificuldade de mensurar a TMB, ela tem sido substituída pela taxa metabólica em repouso (TMR), cerca de 10% maior, cuja medida é realizada em um quarto escuro após oito horas de sono e 12 horas de jejum. A participação da TMR no GET pode variar de 38 a 80%, dependendo da carga de AF praticada pelo atleta,[147] e pode ser estimada por equações, como a de Cunningham[57] e a de Harris-Benedict. [201]

Quadro 41.1 Equações de Harris-Benedict[201] e Cunningham[56] para estimativa da taxa metabólica de repouso (TMR)

Harris-Benedict (1984):
Mulheres: TMR = 655,1 + 9,5 × peso (kg) + 1,8 × estatura (cm) – 4,7 × idade (anos)
Homens: TMR = 66,5 + 13,8 × peso (kg) + 5 × estatura (cm) – 6,8 × idade (anos)
Cunningham (1991):
TMR = 370 + 21,6 × massa livre de gordura (kg)

O ETA corresponde a 3 a 10% do GET, variando de acordo com o tipo de alimento consumido. Refere-se ao gasto energético do organismo com a digestão, a metabolização e a excreção dos nutrientes.[147] Todavia, essa medida normalmente não é considerada na prática, durante o cálculo do GET.

A AF inclui tanto o gasto energético com os exercícios programados (treinamentos e competições), como o gasto com atividades espontâneas (caminhadas, subir escadas, trabalhar, etc.). A estimativa da AF pode ser feita analisando-se recordatórios diários das atividades físicas praticadas pelos indivíduos, a partir dos quais pode-se calcular a AF de duas formas: utilizando-se índices subjetivos de intensidade preestabelecidos[69] (multiplica-se a TMR pelo índice que mais se aproxima do nível de atividade física do atleta, o qual pode variar de 1,4 para indivíduos sedentários até 2,4 para atletas de elite) ou utilizando-se equivalentes metabólicos (MET) de acordo com as atividades realizadas no dia e suas respectivas intensidades.[2]

O planejamento nutricional deve considerar não apenas as necessidades individuais do atleta, mas também o objetivo da fase de treinamento: perda de gordura, ganho de massa muscular, força, desenvolvimento técnico ou aumento da resistência. A restrição energética é sugerida apenas nos casos em que a redução do peso ou modificações na composição corporal são necessárias para melhora do desempenho. Nessas situações, o programa alimentar e de treinamento devem ser cuidadosamente conduzidos para que não haja prejuízo para a saúde. Para minimizar a queda no desempenho, o ideal é que essa restrição seja feita fora da temporada de competições.[143]

Um balanço energético negativo em longo prazo pode resultar em perda de massa muscular, disfunções menstruais, redução da densidade óssea, aumento do risco de fadiga e de lesões, imunossupressão e deficiências de micronutrientes.[231] Entre as populações mais suscetíveis ao balanço energético negativo estão os corredores, ciclistas, nadadores, triatletas, ginastas, skatistas, dançarinos, lutadores e atletas que buscam perda rápida de peso.[26] As mulheres estão particularmente em risco em razão das exigências competitivas, estéticas esportivas e culturais.[25]

A partir dos estudos sobre a "tríade da atleta" (distúrbios alimentares, amenorreia e osteoporose), surgiram os conceitos de "deficiência relativa de energia no esporte (do inglês, *relative energy deficiency in spor*t – RED-S) e de "disponibilidade energética", os quais extrapolam a questão do sexo. [166] A síndrome da RED-S pode ser observada em atletas homens e mulheres, correspondendo a uma extensão da "tríade da atleta", já que inclui outras disfunções orgânicas não contempladas no espectro da tríade: endócrinas, gastrintestinais, renais, neuropsiquiátricas, musculoesqueléticas e cardiovasculares. É conceituada pelo Comitê Olímpico Internacional (COI) como o comprometimento de funções fisiológicas, com prejuízo à TMB, à função menstrual, à saúde óssea, à imunidade, à síntese proteica e à saúde cardiovascular em razão da baixa disponibilidade energética.[163]

Disponibilidade energética, por sua vez, é entendida como a diferença entre a energia ingerida (EI) e a energia necessária para atender às demandas metabólicas do corpo durante a prática esportiva. Dessa forma, corresponde à quantidade de energia que resta ao organismo, após descontado o gasto com exercício físico, para desenvolver suas funções básicas de homeostase e manter a saúde e o desempenho. O resultado final é dividido pelo peso da massa livre de gordura:[166]

$$\text{Disponibilidade Energética} = (EI - AF)/\text{Massa livre de gordura (kg)}$$

Baixa disponibilidade energética ocorre quando há uma redução na ingestão energética e/ou aumento na carga de exercícios físicos, condições normalmente associadas a distúrbios alimentares ou programas mal orientados para perda de peso.[166] Como consequência, o organismo promove ajustes para reduzir o gasto energético, o que resulta na perda do equilíbrio nos sistemas hormonais, metabólicos e funcionais.[142]

Estudos controlados em mulheres demonstraram que a disponibilidade energética ideal para a manutenção da saúde seria próxima de 45 kcal/kg de massa livre de gordura/dia. Em geral, quando essa disponibilidade fica abaixo de 30 kcal/kg de massa livre de gordura/dia, a maioria dos sistemas corporais fica prejudicada.[165]

CARBOIDRATOS EM EXERCÍCIOS FÍSICOS

Os carboidratos são os principais substratos para a produção de energia no organismo humano. Sua utilização aumenta conforme o exercício físico é intensificado. Enquanto nas atividades de intensidade leve (25-30% do volume de oxigênio máximo – VO_{2max}) os carboidratos contribuem com 10-15% da energia necessária para a realização do exercício, naquelas de alta intensidade (85% do VO_{2max}), essa contribuição sobe para 75%, chegando a 100% quando o VO_{2max} de 100% é atingido.[106]

A despeito do papel central que os carboidratos exercem como substrato energético, seu estoque no organismo humano é limitado. Estima-se que 100 g são armazenados no fígado, sob a forma de glicogênio hepático e entre 350 e 700 g são armazenados nos músculos, como glicogênio muscular, quantidade variável de acordo com o estado de treinamento e a alimentação. A glicose sanguínea circulante corresponde a cerca de 5 g.[136]

Em razão da limitação de armazenamento, a disponibilidade de carboidratos para os músculos e o sistema nervoso central (SNC) pode ficar comprometida à medida que o custo energético do treinamento ou da competição excede os estoques endógenos, o que pode resultar em fadiga.[42] Por esse motivo, a depleção de glicogênio é considerada um fator limitante importante para o desempenho, o que justifica a necessidade de adequação da oferta exógena de carboidratos antes, durante e após a realização de exercícios físicos.

Além da função energética dos carboidratos já consagrada, esses nutrientes também exercem ação importante na regulação da adaptação ao treinamento. O glicogênio muscular atua como sinalizador molecular, regulando a atividade de enzimas, a função proteica e a expressão de genes.[7,96] A quantidade e a localização do glicogênio nas células musculares são capazes de alterar os ambientes físico, metabólico e hormonal, nos quais as respostas de sinalização ao exercício ocorrem. Iniciar um exercício de resistência (*endurance*) com baixas reservas de glicogênio promove a elevação coordenada da resposta transcricional e pós-transcricional ao exercício, o que resulta em aumento do número de mitocôndrias e/ou da atividade de enzimas mitocondriais e em aumento das taxas de oxidação lipídica. Essas respostas são mediadas pela ativação de quinases sinalizadoras, como a proteína quinase ativada por monofosfato de adenosina (AMPK) e a proteína quinase ativada por mitógeno p38 (p38MAPK), os fatores de transcrição, como o receptor ativado por proliferador de peroxissomos delta (PPAR-delta), e os coativadores transcricionais, como o coativador 1 alfa do PPAR gama (PGC-1 alfa).[186] Esses efeitos justificam algumas estratégias nutricionais adotadas por atletas, como parte do programa de periodização da dieta, como as intervenções com baixas quantidades de carboidratos e os treinamentos em jejum.

Recomendações diárias de carboidratos

Diversas variáveis influenciam as necessidades diárias de carboidratos, como a fase de treinamento/competição em que o atleta se encontra; o número de sessões diárias de treino, incluindo a duração, a frequência e a intensidade; bem como a periodização do treinamento.

O posicionamento conjunto da American Dietetic Association (ADA), Dietitians of Canada (DC) e o The American College of Sports and Medicine (ACSM) recomenda a ingestão diária de 3-5 g/kg/dia de carboidratos para atividades de intensidade leve; 5-7 g/kg/dia para atividades de intensidade moderada, com duração aproximada de 1 hora; 6-10 g/kg/dia para atividades de intensidade elevada que envolvam uma a três horas de treinamento por dia; e 8-12 g/kg/dia para atividades que demandem esforços extremos e somem 4 a 5 horas de treinamento por dia. [231]

Tais recomendações visam a fornecer disponibilidade máxima de carboidratos em cenários cujo objetivo é executar exercícios de alta intensidade, com máxima qualidade. No entanto, a orientação atual não é generalizar uma dieta rica em carboidratos a todos os atletas, mas individualizar a ingestão desse nutriente de acordo com os objetivos da fase de treinamento/competição em que o indivíduo se encontra, o que é denominado periodização da dieta.[39] Nesse sentido, tem sido sugerido que, se o objetivo for a perda de gordura corporal, a otimização do uso de gordura como substrato energético ou o aumento da capacidade de resistência a treinamentos longos e de baixa intensidade, pode-se reduzir a ingestão total de carboidratos ou utilizar práticas como treinamento em jejum ou duas sessões de treino seguidas sem intervalo suficiente para restabelecimento dos estoques endógenos de glicogênio, estratégia denominada *training low*. Por outro lado, caso o objetivo seja aumentar a potência ou a velocidade em exercícios de alta intensidade, a ingestão de altas quantidades de carboidratos será necessária.[231]

Ressalvas devem ser feitas sobre a estratégia de treinar com baixas quantidades de carboidrato (*training low*). Apesar de aumentar a expressão de genes relacionados à biogênese mitocondrial e metabolismo oxidativo,[7,98] ainda há dúvidas se uma dieta com baixa quantidade de carboidratos (denominada por alguns profissionais como dieta *low-carb*) causaria impacto positivo sobre o desempenho dos atletas, havendo alguns estudos que relataram benefícios,[54,109,149] enquanto outros não demonstraram efeitos benéficos ou observaram prejuízos.[77,164,238] Um estudo de Burke et al.[28] ilustra essa dicotomia: após três semanas de uma dieta muito baixa em carboidratos (< 50 g/dia), corredores tiveram aumento significativo da oxidação lipídica e redução do percentual de gordura corporal, adaptações fisiológicas consideradas positivas. No entanto, o desempenho desses atletas ficou comprometido, em comparação àquele de atletas que receberam quantidades maiores de carboidratos.

Quadro 41.2 *Mouth rinse*

Na literatura científica internacional, o termo "*mouth rinse*" é definido como a distribuição pela boca de líquido contendo carboidrato durante 5 a 10 segundos, seguida da sua expulsão.[209] Na prática, poderia ser traduzido para o português como o ato de "bochechar" uma bebida rica em carboidrato e depois desprezá-la. As bebidas mais comumente utilizadas são aquelas com baixa concentração (6,0 a 6,4%) de glicose ou de maltodextrina parcialmente hidrolisada.[36]

O interesse por essa estratégia cresceu após a sugestão de alguns estudos de que a presença de carboidrato na boca humana poderia aumentar o desempenho esportivo, principalmente nas atividades de intensidade moderada a alta com duração inferior a uma hora.[36,73] Em exercícios de curta duração não há benefícios da ingestão de carboidratos durante a atividade, já que o tempo é limitado para que haja absorção de quantidades efetivas desse nutriente.

Resultados de estudo com ressonância magnética identificaram que, quando o carboidrato está presente na boca, ocorre ativação de regiões cerebrais envolvidas com a recompensa e o controle motor, provavelmente estimuladas pela ativação de receptores orais aos carboidratos.[44]

Outras preocupações relacionadas ao uso de dietas com baixas quantidades de carboidratos são os riscos potenciais de comprometimento do sistema imunológico, aumento da oxidação proteica e perda de competência em oxidar carboidratos, o que poderia comprometer o desempenho em exercícios de alta intensidade.[51] Esses riscos são maiores quando os atletas estão expostos cronicamente (período superior a três semanas) a dietas com quantidades muito restritas de carboidratos.

Dessa forma, a recomendação é que a restrição de carboidratos na dieta seja moderada e sua utilização fique reservada a períodos estratégicos do treinamento, que envolva atividades de baixa intensidade e que tenha como objetivo maximizar as adaptações fisiológicas ao treinamento, não excedendo três semanas de restrição.[152]

Ingestão de carboidratos pré-exercício

Iniciar o exercício físico com estoques adequados de glicogênio é importante para evitar sintomas de fadiga e assegurar melhor desempenho. A ingestão de carboidratos nas horas que antecedem o treino/competição deve ser priorizada a fim de aumentar os estoques de glicogênio hepático e muscular e manter concentrações séricas adequadas de glicose.[123]

Para sessões de treinamento/competição com duração maior que 60 minutos, o posicionamento da ADA, DC e ACSM recomenda o consumo de 1 a 4 g/kg de carboidratos 1 a 4 horas antes do exercício, com preferência por alimentos com baixo teor de fibras alimentares e resíduos para garantir boa tolerância intestinal, respeitando-se o hábito e as preferências do atleta. Nas situações em que não for possível consumir carboidratos durante o exercício, é indicado priorizar alimentos de baixa carga glicêmica no período pré-exercício.[231]

O consumo de carboidratos 60 minutos antes do exercício permanece controverso em razão da possibilidade de ocorrer "hipoglicemia de rebote". A hiperinsulinemia secundária à ingestão de carboidratos, somada à suprarregulação dos transportadores de glicose 4 (GLUT-4) decorrente do início do exercício pode resultar em redução da glicose sanguínea, com consequente queda do desempenho.[123] Apesar de alguns atletas serem acometidos por esse fenômeno, parece não haver prejuízo para o desempenho. Dessa forma, recomenda-se individualizar a conduta de acordo com a tolerância e benefício potencial a cada atleta.[119]

No que se refere às competições, o período que antecede o evento deve ser cuidadosamente planejado para que a ingestão ótima de carboidratos seja assegurada, visando a atingir a disponibilidade máxima de glicogênio muscular e hepático. É recomendada a ingestão de 7 a 12 g/kg de carboidratos nas 24 horas que antecedem provas que durem menos de 90 minutos e de 10 a 12 g/kg/dia nas 36 a 48 horas anteriores a provas com duração superior a 90 minutos.[231]

Ingestão de carboidratos durante os exercícios físicos

A fadiga após exercícios prolongados com intensidades moderada a alta coincide com a depleção dos estoques de glicogênio muscular. Em razão do efeito na redução da taxa de glicogenólise, o que poupa glicogênio muscular, a reposição de carboidratos durante o exercício pode retardar o início da fadiga, aumentando o desempenho esportivo.[43] Outro mecanismo envolvido na melhora do desempenho relacionada à ingestão de carboidratos durante os exercícios é a manutenção das concentrações séricas de glicose e, consequentemente, de altas taxas de oxidação de carboidratos.[114]

A oxidação dos carboidratos exógenos é influenciada por fatores como o tipo e a quantidade do carboidrato ingerido e a intensidade do exercício físico.[116] Exercícios físicos com duração inferior a 45 minutos não demandam ingestão de carboidratos durante sua execução. Naqueles com duração entre 45 e 75 minutos, pequenas quantidades são necessárias, incluindo a estratégia "*mouth rinse*" (Quadro 41.2). Quando a duração é entre 60 minutos e 2,5 horas, são necessários 30 a 60 g/hora, e nos exercícios que duram mais de 2,5 horas, devem ser fornecidos pelo menos 90 g de carboidrato por hora.[231]

Os diferentes tipos de carboidratos (glicose, frutose, galactose, sacarose, maltose, amido e outros polímeros) são oxidados a diferentes taxas durante exercícios prolongados. A maioria deles possui taxa de oxidação semelhante à glicose (1,0-1,1 g/min), com exceção da frutose e da galactose (0,6 g/min).[24] Por apresentarem diferentes transportadores na mucosa intestinal – cotransportador de sódio e glicose 1 (SGLT1) e transportador de glicose 5 (GLUT5), respectivamente – a associação de glicose e frutose aumenta a quantidade total de carboidrato absorvido, o que resulta no aumento das taxas de oxidação para valores superiores a 1,1 g/min.[107,113,114,152] Essa estratégia é particularmente benéfica em exercícios físicos com duração superior a 2,5-3 horas, nos quais a recomendação de ingestão de carboidratos ultrapassa 90 g/hora,[43] tendo sido associada com melhora no desempenho de atletas, os quais relataram redução na percepção do esforço e na sensação de fadiga.[58,233]

Nos casos em que se utiliza a estratégia de fornecimento conjunto de glicose e frutose, recomenda-se a utilização de produtos com uma proporção de glicose e frutose de 2:1.[117] Há uma variedade de produtos disponíveis no mercado que atendem a essa proporção, tanto na forma de géis, líquidos ou barras. A escolha dos produtos que serão utilizados deve ser realizada de acordo com a preferência e a tolerância do atleta.

Nem todos os atletas são capazes de tolerar o consumo de quantidades elevadas de carboidrato e, por esse motivo, as estratégias de suplementação durante o exercício demandam treinamento adequado e respeito às preferências e tolerâncias individuais.

Ingestão de carboidratos após os exercícios físicos

Para se atingir o objetivo de iniciar o exercício físico com os estoques de glicogênio endógenos repletos, é imprescindível que quantidades adequadas de carboidratos sejam oferecidas após cada sessão de treinamento/competição para repor o glicogênio perdido.

A depleção de glicogênio estimula a atividade de enzimas envolvidas na glicogênese, aumenta a sensibilidade à insulina e a permeabilidade da membrana à glicose, o que favorece a ressíntese de glicogênio.[195] Por esse motivo, nas primeiras quatro horas posteriores ao exercício, a restauração dos estoques de glicogênio muscular é muito maior do que nas horas seguintes, daí o termo "janela da oportunidade".[111] Esse intervalo é especialmente importante quando há pouco tempo entre duas sessões de treinamento. Nesses casos, para se atingir a restauração rápida e máxima dos níveis de glicogênio muscular, recomenda-se a ingestão de 1,2 g/kg de carboidrato nas primeiras quatro horas.[231]

Outros fatores podem favorecer a ressíntese de glicogênio por aumentarem o esvaziamento gástrico, a resposta à insulina e a osmolaridade celular, como a utilização de fontes de carboidrato que tenham rápidas taxas de absorção e altos índices glicêmicos, a combinação com fontes de proteína e a adição de creatina, respectivamente.[29] A combinação de glicose e frutose também pode ser usada com essa finalidade, pois está associada a menor desconforto gastrintestinal e aumento na velocidade de absorção intestinal.[119]

Nas situações em que não é necessária uma rápida recuperação dos níveis de glicogênio muscular, basta que as recomendações diárias de ingestão de carboidratos sejam atingidas, sem exigência de que o consumo seja feito em um momento específico.[123]

Carboidratos nos exercícios físicos de força (resistidos)

Dados sobre o uso de carboidratos em exercícios de força ou resistidos são escassos. Já foi demonstrado que ocorre depleção significativa do glicogênio muscular após esse tipo de atividade,[176,200] embora de magnitude modesta quando comparado aos exercícios de resistência (*endurance*) de alta intensidade. No entanto, vários estudos falharam em mostrar melhora no desempenho físico de atletas que receberam carboidratos antes e/ou durante o treinamento de força.[59,89,134] Ainda que tenha sido observada redução na taxa de depleção do glicogênio muscular, efeito significativo sobre o desempenho isocinético muscular não tem sido relatado.[89]

Por outro lado, nas situações em que se objetiva a hipertrofia muscular, é necessário considerar que a resposta anabólica após o treinamento de força depende do estado endógeno dos estoques de glicogênio, já que a disponibilidade desse polímero exerce efeito negativo na regulação da atividade da AMPK. Quando os estoques de glicogênio estão reduzidos, a via da AMPK é ativada, enquanto a via da *mammalian target of rapamycin* (mTOR) – principal via de sinalização envolvida na resposta anabólica – fica suprimida.[129,217] Sendo assim, baixas concentrações de glicogênio podem inibir a resposta hipertrófica aos exercícios de força[46,54] e aumentar a proteólise.[16,140] Por essa razão, é conveniente iniciar a execução de exercícios de força com estoques de glicogênio adequados.[129,217]

Além disso, a hipertrofia muscular demanda uma resposta hormonal anabólica. O consumo de carboidrato no período pós-exercício físico de força é benéfico nesse sentido, por estimular a secreção de insulina, hormônio com efeito anticatabólico.[45] Além de estimular o anabolismo muscular, a insulina induz a captação e o estoque de carboidratos, reduzindo a oxidação de aminoácidos.[216]

PROTEÍNAS EM EXERCÍCIOS FÍSICOS

O balanço proteico é dado pela diferença entre a síntese e a degradação de proteínas no organismo. A maior carga de atividade física acarreta aumento das microlesões musculares e do catabolismo das proteínas musculares para suprir a maior demanda energética, ocorrendo, portanto, maior degradação proteica. Em compensação, durante a recuperação do exercício físico há estímulo para a síntese proteica muscular (SPM). O aumento observado é tão pronunciado que pode durar até 24 horas após uma sessão de treinamento de força[23] e pode ser ainda maior quando ingeridos alimentos fonte de proteína de boa qualidade durante o período de recuperação.[15] Além disso, a prática de exercício físico ocasiona aumento das concentrações de substâncias formadas por aminoácidos, como determinados hormônios, enzimas que auxiliam na recuperação da homeostasia, bem como de estruturas de transporte no organismo.

As alterações na síntese e degradação das proteínas corporais resultam no aumento da demanda de proteínas para os praticantes de exercícios físicos em comparação com indivíduos sedentários. A atual recomendação de consumo de proteínas para praticantes de exercícios físicos é de 1,2 a 2,0 gramas por quilograma de peso corporal por dia. Nessas quantidades parece haver aminoácidos suficientes para manter o balanço nitrogenado equilibrado mesmo com a degradação proteica aumentada pelo treinamento. [231]

O tipo de exercício físico praticado influencia na necessidade do nutriente, visto que o treinamento de força aumenta a eficiência de utilização de proteínas, limitando as demandas do nutriente para manutenção da massa muscular. Por outro lado, modalidades de ultrarresistência parecem aumentar o catabolismo proteico em razão da alta demanda energética.[237] A intensidade do exercício também influenciará essa demanda e, em períodos de treinamento intenso, o aumento do consumo de proteínas pode auxiliar na manutenção e recuperação da musculatura esquelética.[188]

Outros fatores não específicos do treinamento podem influenciar nas demandas proteicas diárias, como o nível de treinamento do indivíduo, em que aqueles treinados têm menor necessidade proteica em razão das adaptações metabólicas já alcançadas; o consumo de carboidrato, sendo que quando há restrições desse nutriente é necessário o aumento do consumo proteico; e a restrição energética, havendo necessidade de maior ingestão de proteínas para compensar os estímulos catabólicos gerados pelo balanço energético negativo.[5]

Dose e momento de ingestão de proteínas

É possível afirmar que não apenas a quantidade total de proteína consumida no dia, mas também a dose a ser consumida por refeição, influenciam nas respostas metabólicas do praticante de exercícios físicos.[231] O consumo diário de aproximadamente 10 gramas de aminoácidos essenciais estimula a SPM a níveis adequados para gerar anabolismo muscular por cerca de três a cinco horas, o que equivale à ingestão de alimentos que forneçam em torno de 0,25 a 0,30 gramas de proteína por quilograma de peso corporal ou a cerca de 15 a 25 gramas de proteína de boa biodisponibilidade na refeição.[186] Aparentemente, em adultos saudáveis praticantes de exercícios físicos não há aumento no anabolismo muscular quando doses maiores que 40 gramas de proteínas são consumidas em uma única refeição.[251]

Os valores ótimos de recomendação de consumo diário de proteínas para atletas ainda não estão bem definidos pela ciência, e talvez esse não seja o ponto de maior relevância prática para a comunidade esportiva. Segundo Tipton e Witard,[229] os hábitos alimentares da maioria dos atletas resultam em consumo de alimentos proteicos que supera as demandas do exercício físico que praticam.[229] Outras questões permanecem não totalmente esclarecidas, como o momento ideal de consumir a proteína (*timing*) em relação ao horário de treinamento, a fim de promover recuperação e ganho de força máximos.

Os estímulos mecânicos do exercício físico resultam em aumento da SPM por promoverem a ativação da via de sinalização da quinase mTOR, (do inglês, *mammalian target of rapamycin*), efeito que dura pelo menos 24 horas e, no caso de exercícios de força, pode permanecer por até 48 horas, com redução proporcional ao distanciamento do final da sessão de treino.[187] A associação desses estímulos com aqueles gerados pelos aminoácidos essenciais na corrente sanguínea, subsequente à ingestão de alimentos proteicos de boa qualidade, podem intensificar e/ou sustentar a elevação da SPM. As duas horas posteriores ao treinamento, em que há uma janela de maior ganho de massa muscular e ganho de força, tem sido caracterizada como "janela de oportunidade", com alguma discordância de autores em relação ao tempo em que esse ambiente anabólico se manteria disponível.[188] Portanto, o consumo de uma porção proteica até duas horas após finalizados os exercícios e, posteriormente, a manutenção do consumo de doses adequadas a cada três a cinco horas no decorrer do dia é recomendado para alcançar melhores resultados.[231]

Há questionamentos na literatura em relação à importância prática da "janela de oportunidade" na resposta do praticante de exercícios físicos ao treinamento.[209] Como o tempo de SPM elevada em resposta à sessão de treino se estende por pelo menos 24 horas após o exercício, manter o consumo total de proteína dentro do adequado parece influenciar mais nos resultados de ganho de massa muscular e força do que o momento exato em que ocorre tal consumo.[210] Contudo, manter o fracionamento da quantidade de proteínas durante o dia parece ter algum efeito prático, por gerar estímulos contínuos de ativação da mTOR.

Proteínas e exercícios físicos de resistência

O acompanhamento nutricional de praticantes de exercícios físicos de resistência tem como foco principal restaurar a euhidratação, reabastecer os estoques de glicogênio hepático e muscular, bem como permitir a reparação dos tecidos musculares lesionados durante o treinamento. A reidratação e o reabastecimento dos estoques energéticos são estratégias bem conhecidas e disseminadas entre os atletas dessas modalidades. Por outro lado, não há tanta atenção para o consumo proteico que propicia recuperação muscular ótima.[163] Apesar de a maioria dos atletas manter um consumo de proteínas normalmente superior às recomendações, até 20% dos indivíduos podem apresentar inadequação em sua alimentação, em especial quando engajados em treinamentos volumosos ou de grande intensidade.[227]

A Sociedade Brasileira de Medicina do Esporte (SBME) recomenda o consumo diário de proteínas de 1,2 a 1,6 g/kg de peso corporal para os praticantes de exercícios físicos de resistência,[100] considerando que o consumo energético e de carboidratos estejam adequados às necessidades da atividade que está sendo realizada. Existem dúvidas se esses valores seriam suficientes para a demanda de atletas em um programa que compreende treinos concorrentes (sessões de treino de resistência associadas a sessões de treinos de força). Apesar de ainda pouco estudado, há indicação na literatura de que nesses casos deveriam ser adotadas as recomendações proteicas para exercícios de força.[162]

A principal fonte de energia durante o exercício de resistência é o carboidrato, havendo um aumento da demanda por outras fontes energéticas conforme a duração da atividade aumenta, em especial nos esportes com duração superior a duas horas. As proteínas não são preponderantes no fornecimento de energia, mas desempenham papel energético importante por responderem por até 6% da energia consumida durante exercícios físicos de resistência.[91] O consumo de proteínas em associação aos carboidratos durante esses exercícios de longa duração poderia melhorar o recondicionamento muscular no período que precede treinos e provas, porém a relevância desse consumo concomitante ainda é questionável.[231]

A adição de proteína ao carboidrato no período pré-exercício é um tema que tem sido pouco estudado, porém existem dados que indicam que também poderia haver melhora do desempenho em exercícios de resistência.[206,207] Por outro lado, essa associação tem sido muito utilizada no pós-treino com o intuito de acelerar a reposição de glicogênio. Os resultados na literatura ainda são conflitantes e mais estudos devem ser feitos para elucidar a questão, contudo, a maioria dos realizados até então indica bons resultados quando adicionado de 25 a 50% de proteína em relação à quantidade de carboidrato após a realização do exercício físico, em especial quando há consumo de carboidratos inferior a 1,2 g/kg de peso corporal/hora na refeição pós-treino ou quando o tempo entre sessões de exercícios de longa duração é curto.[123]

Proteínas e exercícios físicos de força (resistidos)

A prática de exercícios físicos de força (ou exercícios resistidos) estimula a SPM e reduz levemente a degradação de proteína muscular no período pós-exercício, inicialmente pela fosforilação da mTOR. Quando ocorre a ingestão de proteína, há estímulo mais intenso para a redução da perda muscular, bem como para o aumento da SPM.[15,78] Assim, a associação da prática de exercícios físicos de força e ingestão proteica adequada promove sinergismo, que, se repetido em várias sessões de treinamento, pode resultar em benefícios para o indivíduo em relação à hipertrofia muscular.

A recomendação de consumo proteico diário da SBME para praticantes de exercícios físicos de força é de 1,2 a 1,7 g/kg de peso corporal. Com esses valores seria possível manter a massa muscular e alcançar a recuperação dos treinos realizados.[100] Para indivíduos que têm a hipertrofia muscular como objetivo, esse consumo proteico diário deve ser superior a 1,6 g/kg de peso corporal e, aparentemente, pode ser tão alto quanto 2,2 g/kg de peso corporal. Todavia, os valores ótimos de ingestão proteica visando ao máximo ganho de massa muscular ainda não estão bem estabelecidos.[219] Esses valores podem ser alcançados por meio da alimentação, sem necessidade de consumo de suplementos proteicos, os quais, entretanto, podem ser utilizados para adaptação à rotina do indivíduo.

O aumento da SPM resultante do treinamento de força é sustentado por até 48 horas após uma sessão de treino.[184] Portanto, o fracionamento das refeições pode ser um fator importante para manter os efeitos anabólicos do exercício físico de força. Em estudo de Areta et al., ao avaliar o efeito do fracionamento das doses de proteínas após uma sessão de treino de força, foi verificado que o consumo de 20 g de proteínas de boa qualidade a cada três horas resultou em melhor resultado no estímulo da SPM em comparação à ingestão de porções menores em intervalos mais curtos de tempo ou ao consumo de porções de 40 g a cada seis horas.[6] Portanto, conforme já mencionado, o consumo de 10 gramas de aminoácidos essenciais a cada três horas depois de uma sessão de treino de força seria desejado.[186]

Consumo de proteínas durante ajustes na composição corporal

A composição corporal exerce influência no desempenho esportivo de atletas em graus variados e alcançar baixos percentuais de gordura corporal é desejável para a maioria das modalidades esportivas. Portanto, não é uma situação incomum haver períodos de restrição energética dentro de um ciclo de treinamento com o objetivo de ajuste de peso ou da composição corporal. [231] Durante esses períodos, o déficit energético é alcançado por meio de alto gasto energético na prática esportiva somado à redução do consumo energético e, como consequência, ocorre a diminuição do peso corporal. Porém, essa redução de peso pode resultar em efeitos indesejados, como a perda de até um quarto do peso na forma de massa magra, em grande parte massa muscular. [246]

As estratégias que reduzem a perda de massa muscular devem ser priorizadas durante os períodos de ajuste na composição e peso corporais, pois menor quantidade de musculatura esquelética pode impactar na força e recuperação do atleta, bem como em sua saúde geral. O consumo de proteínas é um dos fatores que pode reduzir essa perda indesejada durante o processo de emagrecimento de atletas, em razão de seu potencial de induzir a SPM e de reduzir a degradação de proteínas musculares. [215] Foi observado que a ingestão de alimentos que fornecem proteínas de 1,6 a 2,4 g/kg de peso corporal por dia pode reduzir a degradação de massa muscular durante o período de restrição energética para o emagrecimento. [99] Além disso, nessa situação a recomendação para o fracionamento das porções proteicas nas refeições diárias, mantendo as dosagens recomendadas para atletas em geral (0,25 a 0,30 g/kg de peso corporal), em intervalos regulares de três a cinco horas, pode ser ainda mais importante para a manutenção da massa magra.

LIPÍDIOS EM EXERCÍCIOS FÍSICOS

As gorduras são essenciais em vários processos do organismo, incluindo a participação na estrutura de membranas celulares, a absorção de vitaminas lipossolúveis, a regulação hormonal, a saúde cerebral e o fornecimento de energia para os músculos. [193] Em contraposição aos carboidratos, os lipídios constituem fonte abundante de energia armazenada no organismo. Enquanto o estoque de glicogênio fornece aproximadamente 2.500 kcal de energia, os estoques de gordura proveem até 75.000 kcal. [249]

As necessidades diárias de lipídios para atletas são semelhantes àquelas de não atletas: 20 a 35% do valor energético total. Deve-se orientá-los a priorizar boas fontes de gorduras, ricas em ácidos graxos insaturados e essenciais, e a evitar gorduras trans. Ácidos graxos saturados devem ser limitados a 10% do valor energético total. [231] A restrição crônica de gorduras deve ser desencorajada, uma vez que dietas com menos de 20% de lipídios estão associadas a maior risco de deficiência em vitaminas lipossolúveis, carotenoides e ácidos graxos essenciais, incluindo o ômega-3. [110]

A gordura sob as formas de ácidos graxos livres, triglicerídeos intramusculares e tecido adiposo constitui substrato energético abundante para o organismo, e sua disponibilidade para o trabalho muscular aumenta com a progressão do treinamento de resistência. Embora a oxidação de lipídios não seja rápida o suficiente para suportar a realização de exercícios de alta intensidade, em exercícios com intensidades leve a moderada ($VO_{2max} < 70\%$), a taxa de metabolização lipídica pode se adequar às necessidades energéticas, especialmente caso sejam adotadas determinadas estratégias nutricionais.[219] Nesse contexto, atualmente existe interesse especial pelas dietas ricas em gorduras e pobres em carboidratos (*high-fat, low-carbohydrate diets*).

Acredita-se que a adesão a uma dieta pobre em carboidratos e rica em gorduras, estratégia também denominada de cetoadaptação, provocaria a suprarregulação das vias de oxidação lipídica, como a da citrato sintase e da 3-hidroxiacil-CoA desidrogenase.[112,242] Atletas de resistência (atividades com $VO_{2max} < 70\%$) têm utilizado essa estratégia visando a alterar seu metabolismo, com o objetivo de induzir o organismo a usar preferencialmente gordura como substrato energético e, dessa forma, prevenir a fadiga precoce por esgotamento dos estoques de glicogênio.[31] Entretanto, trata-se de conduta ainda discutível, em razão da existência de dados conflitantes na literatura. Em primeiro lugar, as evidências sugerem que o ganho máximo de desempenho passível de ser obtido com a otimização das taxas de oxidação lipídica não supera aquele promovido pelas dietas tradicionais de alta disponibilidade de carboidratos. Além disso, demonstrou-se que a suprarregulação das vias da oxidação lipídica ocorre à custa de uma regulação negativa no metabolismo glicídico, mesmo quando há glicogênio disponível, o que comprometeria a capacidade dos atletas de treinar/competir em alta intensidade, prejudicando o desempenho.[216] Outra consideração, como já mencionado, é de que as dietas com baixas quantidades de carboidratos podem oferecer risco ao sistema imunológico e aumento da oxidação proteica. Por essas razões, no posicionamento da ADA/DC/ACSM recomenda-se que a adoção de dietas ricas em gorduras e pobres em carboidratos seja feita com parcimônia, apenas em situações que oferecem benefícios e na ausência de riscos para a saúde e desempenho do atleta.[231]

HIDRATAÇÃO NA PRÁTICA DE EXERCÍCIOS FÍSICOS

Além das perdas habituais de água pelas vias respiratória, gastrintestinal e renal, os atletas precisam repor as perdas causadas pelo suor. A transpiração durante a realização de exercícios físicos é um mecanismo fisiológico para a dissipação do calor gerado pelo trabalho muscular, com o objetivo de manter a temperatura corporal em níveis aceitáveis. Além da água, o suor contém quantidades variáveis de sódio, potássio, cálcio e magnésio.[208]

Quando a perda de fluidos é elevada, pode ocorrer desconforto, desidratação e grande prejuízo ao desempenho físico. A desidratação prejudica o funcionamento de vários sistemas fisiológicos, causando aumento na temperatura central, na frequência cardíaca e na percepção do esforço.[62] Quando as perdas ultrapassam 2% do peso corporal, ocorre o comprometimento do desempenho aeróbico e da função cognitiva. Perdas entre 3 e 5% prejudicam o desempenho anaeróbico e as habilidades técnicas específicas e, a partir de 5%, a desidratação pode causar mal-estar, exaustão, insolação, aumento do risco de insuficiência renal aguda por rabdomiólise, e até mesmo a morte.[208]

O estado de hidratação de um indivíduo pode ser estimado de duas maneiras simples: acompanhando-se o peso corporal matinal ao acordar e após a micção e/ou avaliando-se a densidade e a osmolaridade da urina. Densidade ≤ 1.020 ou osmolaridade ≤ 700 mOsmol/kg geralmente indicam estado de euhidratação.[122]

Vários fatores influenciam a taxa de sudorese dos atletas, como a duração e a intensidade do treinamento, o uniforme e equipamentos de proteção utilizados, o ambiente de treino (externo ou interno), a temperatura e umidade relativa do ar. Estima-se que a perda de suor varie entre 0,2 a 3,5 L/hora de exercício físico, dependendo das condições ambientais e individuais.[63] Dessa forma, pode haver comprometimento do desempenho esportivo em razão da desidratação a partir de 60 a 90 minutos de prática do exercício.[154] Por esse motivo, é muito importante que os atletas adotem estratégias para prevenir a desidratação, que devem incluir ingestão adequada de líquidos antes, durante e após o exercício físico.

A quantidade e o momento de realizar a hidratação devem ser bem orientados, já que da mesma forma que a desidratação compromete o desempenho, a hiper-hidratação também pode trazer prejuízos, como desconforto gástrico, aumento do peso e hiponatremia (concentração sérica de sódio < 135 mmol/L). O risco de hiponatremia é maior entre atletas recreacionais e mulheres, por apresentarem taxas menores de sudorese. Os sintomas incluem inchaço, ganho de peso, náuseas, vômitos, cefaleia, confusão, delírio, convulsões, desconforto respiratório e rebaixamento do nível de consciência.[101]

O objetivo da hidratação antes do exercício físico é que ao início da atividade o atleta esteja euhidratado e com concentrações séricas normais de eletrólitos. Nas situações em que o indivíduo dispõe de intervalo de 8 a 12 horas entre duas sessões de treinamento, e mantenha consumo adequado de refeições e líquidos, é muito provável que alcance o estado de euhidratação naturalmente. Por outro lado, nos casos em que o atleta tenha sofrido perdas significativas de fluidos sem tempo suficiente para fazer a reposição adequada, um programa de hidratação pré-exercício é necessário e deve incluir a ingestão de 5 a 7 mL/kg de peso corporal de líquido pelo menos quatro horas antes da atividade. Caso ainda assim não haja produção de urina ou ela esteja escura, deve-se acrescentar 3 a 5 mL/kg de peso corporal duas horas antes do exercício.[204] Bebidas contendo 20 a 50 mEq/L de sódio e/ou lanches salgados podem auxiliar no processo de hidratação por estimularem a sede e promoverem a retenção do fluido ingerido.[62]

A variabilidade individual e situacional das taxas de sudorese dificulta a existência de uma recomendação universal sobre a quantidade de líquido que deve ser ingerida durante o exercício.[204] A sugestão é que a perda de líquidos em um evento seja estimada antecipadamente, subsidiando o cálculo da necessidade de ingestão. Essa estimativa pode ser feita de maneira simples, comparando-se o peso corporal antes e após a realização do exercício físico. A magnitude da perda de peso após a sessão de treinamento reflete a quantidade de água perdida, sugerindo a quantidade de fluido que deve ser ingerida para manter a euhidratação.[62] O objetivo é que a perda de peso corporal não ultrapasse 2%. Perdas superiores a 2% devem ser evitadas, assim como o ganho de peso (em razão do risco de hiponatremia associada). Para grande parte dos atletas, a ingestão de 0,4 a 0,8 L/h é suficiente para atingir esse objetivo.[204] No entanto, o ideal é que essa quantidade seja individualizada de acordo com a tolerância e a experiência de cada atleta, bem como com as especificidades de cada prova.[231]

A reposição de sódio deve se restringir aos atletas que apresentam altas taxas de sudorese (1,2 L/hora) ou "suor salgado" ou nos exercícios com duração superior a duas horas. Nesses casos, a ingestão de aproximadamente 20 a 30 mEq/L de cloreto de sódio (NaCl) costuma ser suficiente. Essa quantidade é encontrada com facilidade em bebidas esportivas disponíveis comercialmente.[231]

920   BASES BIOQUÍMICAS E FISIOLÓGICAS DA NUTRIÇÃO

Após a realização do exercício físico, o objetivo é repor os fluidos e eletrólitos perdidos. A agressividade da reposição depende da rapidez com que a reidratação é necessária, a depender do intervalo para a próxima sessão de exercício ou da magnitude do déficit. Se o tempo até a próxima prova/treino for maior que oito horas, o consumo habitual de refeições e líquidos será suficiente para atingir a euhidratação.[62] Nas situações em que a reposição rápida for necessária, recomenda-se a ingestão de 1,5 L/kg de peso corporal perdido. Bebidas contendo sódio ou lanches salgados ajudam a reter os fluidos ingeridos. [231]

SUPLEMENTOS ALIMENTARES EM EXERCÍCIOS FÍSICOS

Suplementos energéticos

Em função da importância dos carboidratos para o desempenho físico, esse macronutriente é ingrediente de uma série de produtos esportivos. No Brasil, para serem considerados suplementos energéticos, esses produtos devem conter, no mínimo, 75% do valor energético total proveniente de carboidratos.[1]

Os suplementos energéticos podem variar de acordo com a forma de apresentação do produto (líquido, gel ou barra) e o tipo e quantidade de carboidrato presente na formulação (glicose, frutose, galactose, sacarose, maltose, amido e polímeros de glicose, como a maltodextrina).[42] Além disso, também diferem em relação a outros ingredientes que podem estar presentes, como proteínas, lipídios, vitaminas e minerais.[1]

A forma de apresentação do suplemento energético (líquido, semilíquido ou sólido) não influencia seu efeito ergogênico.[180,181] Já o tipo de carboidrato pode influenciar porque diferentes tipos de carboidratos diferem quanto à digestibilidade, absorção e taxa de oxidação.[42]

Dentre as opções de carboidrato utilizadas, uma das mais frequentes é a maltodextrina, um polímero de glicose produzido a partir da hidrólise controlada do amido. Por apresentar alto índice glicêmico (aproximadamente 90-100), a maltodextrina pode provocar hipoglicemia de rebote, quando consumida menos de uma hora antes do exercício físico.[124,199,200] Apesar de não estar claro se esse efeito produziria consequências negativas para o desempenho,[111] novas opções de carboidratos, com índices glicêmicos mais baixos, passaram a ser pesquisadas, a exemplo da isomaltulose.

A isomaltulose é um dissacarídeo composto por glicose e frutose unidas por uma ligação glicosídica do tipo alfa-1,6, a qual é menos facilmente hidrolisada pelas enzimas digestivas comparada às unidades monossacarídeas unidas por ligações glicosídicas do tipo alfa-1,4 na maltodextrina.[218] Consequentemente, a taxa de hidrólise e a absorção intestinal da isomaltulose são mais lentas, produzindo uma resposta de baixo índice glicêmico (aproximadamente 32) e baixa insulinemia, o que prolonga a liberação de glicose para a circulação sanguínea.[143] Além disso, a isomaltulose produz menor redução da oxidação lipídica. Um aspecto negativo é que seu consumo, quando em grandes quantidades, pode se associar a maior desconforto intestinal.[167,233] Um estudo com jogadores de futebol comparou o efeito da suplementação com maltodextrina e isomaltulose (20 g/hora) antes e durante 120 minutos de treinamento e observou que a isomaltulose manteve concentrações séricas mais elevadas de glicose, reduziu a magnitude da

BIOQUÍMICA DA NUTRIÇÃO EM ESPORTES

hipoglicemia de rebote e atenuou a resposta adrenérgica ao exercício físico, sem aumento do desconforto intestinal. Apesar desses efeitos, não houve superioridade no desempenho dos atletas suplementados com isomaltulose, em comparação aos que receberam maltodextrina.[218]

Por se associar a uma menor resposta hiperglicêmica e hiperinsulinêmica pós--prandial, a isomaltulose tem despertado o interesse para o uso em indivíduos com distúrbios metabólicos, como resistência à insulina e diabetes.[233] O consumo pré-exercício de 75 g desse dissacarídeo por atletas com diabetes tipo 1 mostrou benefício na reposta glicêmica durante e após o exercício, além de melhora das taxas de oxidação lipídica nos estágios finais do exercício, em comparação ao grupo que recebeu 75 g de dextrose.[244]

Suplementos proteicos

Proteínas do soro do leite (whey protein)

As proteínas do leite recebem destaque entre os suplementos proteicos para atletas, das quais 20% estão no soro do leite, e o restante, na forma de caseína. As proteínas do soro do leite, popularmente conhecidas por sua tradução para o inglês (whey protein), são obtidas da porção aquosa do leite a partir da precipitação da caseína no processo de fabricação de queijo. Elas são ricas em nutrientes e têm alto valor biológico, pois são fonte de todos os aminoácidos essenciais, em especial os aminoácidos de cadeia ramificada (ACR) isoleucina, leucina e valina. Em sua composição são encontradas alfa-lactoglobulinas, beta-lactoalbuminas, imunoglobulinas, albumina sérica bovina, lactoferrina, lactoperoxidase, fosfolipoproteína, fatores bioativos e enzimas, que podem ter diversas ações no organismo, desde reguladores da função imune até ação como fatores de crescimento.[125]

As proteínas do soro do leite em geral apresentam digestão e absorção rápidas, ou seja, pouco tempo após a ingestão é possível observar aumento significativo de aminoácidos na circulação sanguínea. Para ocorrer a absorção completa de aproximadamente 20 g dessas proteínas são necessárias cerca de duas horas, o que supera a velocidade com que os aminoácidos são disponibilizados na corrente sanguínea por outras fontes alimentares comuns. Como parâmetro de comparação, a absorção da proteína de uma omelete com o mesmo conteúdo de proteína apresenta tempo de absorção três vezes e meia maior.[14]

O consumo de proteínas do soro leite ocorre naturalmente pela ingestão de laticínios, mas sua apresentação em pó é muito utilizada como ingrediente de preparação para alimentos processados pela indústria e também na forma de suplementos alimentares. Esses suplementos proteicos à base de proteínas do soro do leite podem ser encontrados em sua forma isolada, concentrada, hidrolisada ou em associações mistas.

A proteína do soro do leite concentrada utilizada na fabricação de suplementos alimentares para atletas é composta por cerca de 80% de proteínas, enquanto a sua forma isolada contém mais de 90% de proteínas. O conteúdo mineral dessa matéria-prima é altamente variável, pois há grande variabilidade de métodos utilizados por diferentes fabricantes para concentrar e processar o soro do leite de sua forma líquida para pó.[37] Já em sua forma hidrolisada, ocorre o processamento que resulta em um produto com peptídeos e dipeptídeos, o que facilita a digestão do suplemento proteico produzido com essa matéria-prima.

As diferenças de composição e processamento das proteínas do soro do leite podem afetar as respostas fisiológicas, proporcionando suplementos com conteúdo reduzido de lactose ou de mais fácil digestibilidade para indivíduos intolerantes. Há controvérsias se o tempo de digestão poderia de fato ser afetado de forma significativa pelo processamento. No estudo de Power, Hallihan e Jakeman,[191] ao comparar as respostas após a ingestão de 45 g da proteína do soro do leite em sua forma isolada com aquelas obtidas após o consumo da mesma quantidade na forma hidrolisada, não foram observadas diferenças no tempo de esvaziamento gástrico, mesmo que tenha sido observada maior resposta insulínica à proteína do soro do leite hidrolisada.[191]

Em contrapartida, a caseína é a outra fração das proteínas do leite que, apesar de também apresentar boa biodisponibilidade, é considerada de absorção lenta. Em razão do baixo pH do estômago, essa fração coagula e sua liberação para o intestino delgado ocorre lentamente, por isso sua digestão ocorre em maior tempo que o das proteínas do soro.[18]

A diferença no tempo de digestão entre as frações de proteínas do leite pode ser verificada nos estudos de Boirie et al.[17] que, ao fornecerem uma dose de 30 g de proteínas do soro do leite, verificaram hiperaminoacidemia que durava 100 minutos, a qual retornava aos seus valores basais após 300 minutos. Em outra ocasião, esses mesmos indivíduos ingeriam 43 g de caseína e não havia incremento tão intenso dos aminoácidos na corrente sanguínea, porém, o aumento era sustentado por mais de 300 minutos.[17] Ou seja, as proteínas do soro do leite fornecem maior disponibilidade de aminoácidos em curto período de tempo e a caseína permite aumento menos intenso desses aminoácidos, porém com maior duração.

A diferença entre tempo de digestão das proteínas do leite suscita dúvidas quanto aos efeitos distintos na resposta ao treinamento. Para responder a essa dúvida, Fabre et al.[65] verificaram os efeitos de diferentes dosagens de proteína de absorções rápida e lenta nas respostas musculares ao treinamento de força. Uma amostra de homens treinados foi separada entre três grupos de consumo de suplementos com 20 g de proteínas, 20 g de carboidratos e 0,5 g de gorduras 15 minutos após cada sessão de treino. Esses grupos diferiam quanto ao tipo de proteína: grupo proteína de absorção rápida (100% proteína do soro do leite), grupo proteína de absorção lenta (100% caseína) e grupo intermediário (80% proteína do soro do leite + 20% caseína). Após nove semanas não foram encontradas diferenças na massa gorda, na massa livre de gordura ou na força muscular entre os grupos.[65] Portanto, até o momento, não há indicativo de que uma das frações da proteína do leite tenha efeito superior a outra na resposta muscular ao treinamento de força.

Proteínas vegetais

As fontes proteicas de origem animal são mais comumente mencionadas como exemplo de alimentos com proteínas de boa qualidade e, por isso, recebem destaque também entre os suplementos alimentares para atletas. De fato, mesmo que inferiores aos valores encontrados para as proteínas do leite, é possível afirmar que a albumina e a proteína da carne apresentam biodisponibilidade e digestibilidade boas. Porém, as proteínas vegetais têm recebido mais atenção entre os usuários de suplementos proteicos e são uma opção viável para vegetarianos ou indivíduos que têm interesse em aumentar o consumo de alimentos de origem vegetal.

Dentre as fontes proteicas de origem vegetal, há maior quantidade de pesquisas sobre efeito e composição da soja. Essa leguminosa contém proteínas classificadas como de rápida digestão e completas do ponto de vista nutricional, porém com menores quantidades de ACR, em especial leucina, em comparação às proteínas do leite bovino. O consumo desse alimento estimula a SPM com intensidade similar à da caseína, porém menor que aquela gerada pelas proteínas do soro do leite.[247]

Outro ponto discutido na literatura sobre os efeitos da proteína da soja tem relação com a possível inibição da mTOR. Tal hipótese surgiu a partir de estudos com roedores mantidos em dietas ricas em proteínas de soja, nos quais foi observada melhora na sensibilidade à insulina nos músculos esqueléticos, o que resultou em supressão da sinalização da insulina pela inibição do eixo mTOR dependente da proteína quinase ativada por AMP (AMPK). Dessa forma, os fatores de crescimento foram inibidos e houve redução da síntese proteica em resposta à regulação negativa da mTOR.[41] Entretanto, são necessárias mais pesquisas para confirmar se esses efeitos podem afetar os resultados do treinamento em seres humanos e sua relevância prática para os praticantes de exercícios físicos.

Outra proteína vegetal que também tem sido utilizada pela indústria da suplementação é aquela do arroz. Essa proteína pode ser considerada de absorção moderada a lenta, apesar de apresentar absorção de leucina mais rápida que a da proteína do soro do leite. Em estudo de Joy et al.[119] com indivíduos treinados foi observado que a suplementação de 48 g de proteína de arroz ou de proteína do soro do leite após cada sessão de treinamento de força durante oito semanas resultou em ganhos de força, de espessura muscular e de composição corporal semelhantes.[119] Portanto, essa fonte de proteína vegetal pode ser considerada alternativa de suplementação para praticantes de exercícios físicos que necessitam complementar sua dieta e apresentam restrição ao consumo das proteínas de origem animal por questões de saúde ou preferências pessoais.

Uma metanálise comparou os resultados nos ganhos de força e de massa magra de indivíduos submetidos a treinamento de força e que receberam a suplementação de proteína de soja ou proteínas de origem animal. Entre os estudos utilizados na metanálise foram incluídas pesquisas que compararam os efeitos da suplementação de proteína de soja com proteínas do soro do leite, proteínas lácteas, e de carne. Essa investigação demonstrou que não houve diferenças significativas entre a suplementação com soja ou com proteínas do soro do leite no ganho de força ou massa magra nos nove estudos selecionados para análise.[155] A despeito de toda a discussão sobre qualidade proteica, na qual as proteínas do soro do leite recebem destaque positivo pela composição e velocidade de absorção de aminoácidos, a literatura aponta para maior importância na adequação das doses e no aporte diário de proteína de boa qualidade em contraposição à origem da fonte desse nutriente.

Suplementação de creatina

A creatina monoidratada é considerada uma das substâncias mais efetivas utilizadas como suplemento alimentar por indivíduos que buscam melhora na capacidade de realizar atividades físicas de alta intensidade e para o ganho de força e massa muscular.[122] Com vendas anuais que superavam os 400 milhões de dólares já no final do século XX, a creatina é um dos suplementos mais consumidos por praticantes de exercícios físicos e atletas dos mais variados níveis.[156]

A creatina é um composto orgânico presente em alimentos fonte de proteína de origem animal, em especial na carne vermelha e peixes. A ingestão habitual de uma dieta onívora fornece em torno de 1 a 2 gramas de creatina por dia, considerando que cerca de 2 a 4 gramas de creatina podem ser encontrados em um quilograma de carne bovina ou salmão crus.[9] Além disso, a creatina pode ser sintetizada nos rins, fígado e pâncreas a partir dos aminoácidos arginina e glicina, que sofrem ação enzimática da arginina:glicina amidinotransferase (AGAT) com formação de guanidinoacetato, posteriormente metilado pela guanidinoacetato N-metiltransferase (GAMT) à creatina, com participação de S-adenosilmetionina (Figura 41.1).[171]

No corpo humano a creatina está quase totalmente armazenada nos músculos esqueléticos, com apenas 5% de todo o conteúdo sendo localizado no cérebro e nos testículos. Como a creatina exerce o papel de doadora de grupos fosfato na ressíntese do trifosfato de adenosina (ATP), a fosfocreatina (PCr) está presente nas células com maior atividade e que necessitam do processo de síntese energética mais rápido. No total, dois terços do conteúdo corporal de creatina se encontram na forma fosforilada (PCr), e um terço, na forma livre.[130]

A creatina desempenha papel importante na ressíntese de ATP nas células, em especial quando são realizados exercícios de alta intensidade e curta duração (inferior a 30 segundos). A partir de sua ligação com os grupos fosfato disponíveis no meio intracelular é formada a PCr, que ao sofrer hidrólise pela enzima creatina fosfoquinase (CPK) é degradada em creatina e fosfato inorgânico (Pi). Com a liberação da energia contida nessa ligação, a associação de energia, de Pi e de difosfato de adenosina (ADP) no meio intracelular permite a ressíntese do ATP.[254]

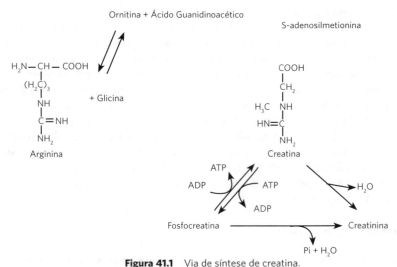

Figura 41.1 Via de síntese de creatina.
Fonte: adaptada de Paddon-Jones, Borsheim e Wolfe.[176]

A suplementação de creatina pode melhorar o desempenho na prática de exercícios de força de curta duração e máxima intensidade, ocasionando também modificações na composição corporal de usuários engajados nessas atividades, com acréscimo de massa livre de gordura.[30] Em relação ao ganho de força, a literatura aponta que a suplementação de creatina é positiva por melhorar o desempenho muscular durante treinamentos de exercícios de força de membros superiores e inferiores.[134,135]

A suplementação de creatina pode ser feita de várias formas e uma das mais efetivas na saturação dos estoques endógenos refere-se ao consumo de 20 gramas (0,3 g/kg peso corporal) de creatina fracionados em quatro vezes ao dia durante cinco a sete semanas, protocolo conhecido como fase de carga de creatina.[106] Os benefícios positivos em relação à massa magra também são observados em indivíduos engajados em programas de treinamento de força quando utilizadas menores doses, como a ingestão de cerca de 5 g dessa substância por dia (0,07 g/kg peso corporal),[60] ou mesmo a manutenção de 0,03 g/kg peso corporal de creatina diariamente por 28 dias até 10 semanas[30]. Pode também ser realizada a associação dos protocolos de suplementação de creatina, em que o indivíduo realiza uma fase de carga de creatina para saturar os estoques celulares e, em seguida, entra em uma fase de manutenção dos níveis endógenos, com ingestão de 0,03 g/kg peso corporal por dia.

Existe preocupação quanto aos possíveis efeitos nocivos da suplementação de creatina e ainda existem algumas teorias que apontam para o possível aumento do risco de danos renais, problemas hepáticos e desidratação.[123] Porém, esse recurso ergogênico tem seu uso difundido pela comunidade esportiva há anos, seus efeitos já foram investigados em mais de 1.000 estudos publicados em periódicos científicos e, aparentemente, o ganho de peso é seu maior efeito adverso.

Para investigar o risco de alteração da função renal com a suplementação de creatina, Silva et al.[208] realizaram uma metanálise de 11 estudos longitudinais e 4 estudos de caso sobre o tema. Ao analisarem os dados dos estudos selecionados verificaram que não houve alteração de marcadores de função renal nas pesquisas longitudinais. Sendo assim, os autores ressaltam a segurança da suplementação de creatina, mesmo para longos períodos.[208]

O posicionamento da ADA, DC e ASCM aponta para alguns efeitos adversos da suplementação de creatina, os quais seriam o ganho de peso agudo que pode ser prejudicial para algumas modalidades esportivas; relatos de desconforto gastrintestinal e risco de contaminação ou inadequação da matéria-prima desse tipo de suplemento.[231] Já a International Society of Sports Nutrition (ISSN), em seu posicionamento oficial, informa ter concluído que a suplementação de creatina monoidratada é segura. Além disso, ressalta-se que as pesquisas realizadas até o momento indicam a segurança em curto e longo prazos, inclusive para doses superiores àquelas mencionadas nos protocolos que produzem efeitos benéficos para praticantes de exercícios físicos.[131]

Suplementação de cafeína

A cafeína, designada quimicamente por 1,3,7-trimetilxantina, é um alcaloide amplamente consumido em todo o mundo. Pode ser encontrada em doses variadas em diversos alimentos, como os grãos de café, folhas de chá, nozes e vagens de cacau. O conteúdo dessa substância nos alimentos é variável, dependendo da forma de preparo e das

926 BASES BIOQUÍMICAS E FISIOLÓGICAS DA NUTRIÇÃO

características de cultivo das mais de 60 plantas que a possuem em sua composição, e um exemplo é a variedade de concentrações encontradas em algumas bebidas consumidas nos Estados Unidos, demonstradas no Quadro 41.3.

Quadro 41.3 Conteúdo de cafeína em bebidas selecionadas

BEBIDAS	PORÇÃO	CAFEÍNA POR PORÇÃO (mg)
CAFÉ		
Regular, coado	240 mL	95,2
Regular, instantâneo	240 mL	75,2
Especiais, adicionados de outros ingredientes (latte, mocha, cappuccino, americano)	240 mL	63,2 – 126,4
Especiais, espresso	30 mL	46,7 – 62,8
Descafeinado, coado	240 mL	2,0
REFRIGERANTE		
Cola, cafeinado, regular ou dietético	350 mL	35,5 – 68,6
Outros sabores, cafeinado, regular ou dietético	350 mL	28,4 – 40,2
CHÁ		
Preto, coado	240 mL	47,2
Verde, coado	240 mL	24,8
Branco, coado	240 mL	15,2
Instantâneo, em pó	240 mL	11,2 – 47,2
Pronto para beber, industrializado	240 mL	5,0 – 40,8
OUTROS		
Bebidas energéticas	250 mL	84,5
Leite achocolatado ou outras bebidas com chocolate, industrializado ou preparado em casa	240 mL	1,6 – 16,0

Fonte: Adaptado de Mitchell et al.[164]

Apesar de ser uma substância amplamente pesquisada e de demonstrar efeitos positivos em uma diversidade de modalidades esportivas, os efeitos da cafeína não são observados de forma uniforme em todos os usuários. Essa variabilidade interindividual pode ocorrer por uma série de fatores, entre os quais a idade, o sexo, o estado hormonal, o tipo de exercício físico praticado, a coingestão com outros nutrientes e a variabilidade genética.[164]

A absorção da cafeína ocorre em maior parte, em torno de 80%, no intestino delgado e apenas 20% no estômago.[47] Entre 15 e 45 minutos após a ingestão de uma dose já é possível encontrar aumento da cafeína circulante. Aproximadamente uma hora depois da ingestão pode ser verificado seu pico máximo de concentração na corrente sanguínea, com uma meia-vida de quatro a seis horas.[90] Essa substância é metabolizada no fígado, a partir das reações químicas catabolizadas pelas enzimas citocromo P450 1A2, codificada pelo gene *CYP1A2*, convertida em 84% de paraxantina, 12% de teofilina e 4% de teobromina.[84]

A melhora de desempenho esportivo verificada com a ingestão de cafeína pode estar relacionada à sua ação no sistema nervoso central (SNC) e também no tecido muscular.[214] No SNC, ela compete por sítios de ligação da adenosina, causando efeito excitatório com a liberação de catecolaminas. As endorfinas circulantes também são aumentadas após o consumo de cafeína, a presença desse hormônio pode retardar a sensação de mal--estar durante o exercício físico e, por isso, resultar em maior resistência durante a atividade.[78]

No tecido muscular a cafeína pode gerar aumento de contratilidade, o que resulta em melhora da atividade motora. Tal ação estaria ligada à sua capacidade de estimular a saída de cálcio do retículo sarcoplasmático e reduzir sua captação, ocasionando maior produção e óxido nítrico.[35]

Outro efeito observado com o consumo de cafeína é o aumento da lipólise. Com a maior disponibilidade de ácidos graxos como fonte energética pode ocorrer redução da glicogenólise e, durante o exercício físico aeróbico, o glicogênio poderá ser poupado e pode haver aumento da oxidação de lipídios.[55] Além disso, a ativação do SNC pode promover termogênese pela ligação das catecolaminas às células adiposas e também pela resposta mitocondrial da lipólise aumentada.[91]

Diante dos efeitos observados nos estudos, a ISSN refere a cafeína como substância ergogênica, tanto para exercícios predominantemente aeróbicos quanto para os anaeróbicos;[131] enquanto ADA, DC e ACSM ressaltam que os efeitos ergogênicos da cafeína estão ligados à sua capacidade de reduzir a percepção de fadiga, por auxiliar no prolongamento da execução do exercício e por promover a liberação de cálcio sarcoplasmático.[231] O consumo de alimentos ricos em cafeína pode induzir efeitos positivos, contudo, a ingestão dessa substância em sua forma anidra tem se mostrado mais efetiva na melhora do desempenho esportivo. Mesmo que alimentos como o café contenham outros compostos bioativos, substâncias com efeitos ainda desconhecidos no rendimento, a ingestão de cafeína anidra tem demonstrado melhor resultado nas pesquisas em modalidades com predominância de via energética aeróbica.[78] Porém, o número limitado de estudos com alimentos gera divergências em relação à melhor forma de ingestão da cafeína.[82]

As doses de consumo de cafeína em sua forma anidra mais bem estudadas e que demonstram efeitos positivos estão entre 3 e 6 mg/kg de peso corporal.[78,82] Em revisão de literatura sobre o tema, Tarnopolsky[224] também relata que a suplementação de 3 a 6 mg/kg de peso corporal, quando ingerida uma hora antes do exercício, induz melhoras no desempenho, porém sugere outra forma de suplementação que seria efetiva, 1 a 2 mg/kg de peso corporal quando ingeridos durante os exercícios aeróbicos de longa duração. O tempo de ingestão antes do exercício físico está ligado ao tempo de absorção da cafeína (pico máximo de concentração na corrente sanguínea cerca de uma hora após a ingestão), porém efeitos positivos podem ser observados com o consumo entre 15 a 30 minutos antes da atividade física.

Em altas doses a cafeína pode também induzir efeitos deletérios para o organismo, como ansiedade, agitação, inquietação, insônia, distúrbios gastrintestinais, tremores, taquicardia, agitação psicomotora e até morte.[168] Além disso, não há benefícios para o desempenho esportivo quando altas doses são consumidas. Como exemplo, verificou-se que doses superiores a 9 mg/kg de peso corporal não demonstraram efeitos positivos em praticantes de exercícios aeróbicos de longa duração.[81]

Os sintomas como ansiedade, tremores e taquicardia são comuns quando ocorre ingestão de doses superiores a 500 ou 600 mg de cafeína.[35] Acredita-se que a ingestão de 10 g de cafeína em um dia poderia resultar em morte, mas a ingestão de doses tão altas ou de alimentos fonte não são habituais para a população em geral, apenas se considerados suplementos com altas dosagens e competições esportivas com várias horas de duração.[83] A Autoridade Europeia para a Segurança dos Alimentos[65] recomenda que adultos limitem sua ingestão de cafeína em até 400 mg por dia, enquanto para gestantes é sugerido o consumo inferior a 200 mg por dia, e para crianças e adolescentes, de até 3 mg/kg de peso corporal por dia.

MICRONUTRIENTES EM EXERCÍCIOS FÍSICOS

Em esportes de alto desempenho, a diferença entre fatores que podem determinar o desempenho dos atletas é pequena.[181] Como os atletas são submetidos a programas de treinamentos intensivos, as estratégias nutricionais aplicadas devem ser avaliadas visando a melhorar os níveis de desempenho durante os treinamentos e as competições.[3,132] Além do planejamento eficiente para consumo e tempo de administração dos macronutrientes, garantir a ingestão adequada de micronutrientes também tem impacto positivo no desempenho.[231] Os micronutrientes, incluindo vitaminas e minerais, interagem entre si para regular inúmeras funções fisiológicas.[3] O papel dos micronutrientes no metabolismo energético, na capacidade antioxidante, na homeostase do sangue e na saúde óssea é de extrema importância, pois a atividade física extenuante recruta muitas vias metabólicas nas quais esses nutrientes estão envolvidos. Dessa forma, atletas podem ter suas necessidades de micronutrientes ligeiramente mais altas.[3,70,131, 231]

Em atletas, a produção de células sanguíneas é frequentemente aumentada, o que pode exigir aumento da ingestão de ferro, uma vez que este mineral é componente da hemoglobina.[60] Além disso, concentrações adequadas de cálcio e vitamina D garantem a manutenção da densidade mineral óssea e auxiliam na prevenção de fraturas por estresse.[60,90,202] Certos antioxidantes protegem as células e tecidos contra danos causados por radicais livres, os quais são produzidos em quantidades aumentadas como resultado do exercício físico.[60] O posicionamento da Academy of Nutrition and Dietetics, Dietitians of Canada, e do American College of Sports Medicine é que o desempenho das atividades esportivas é melhorado por meio da aplicação de estratégias nutricionais bem escolhidas[231] e deve haver a instituição de dieta balanceada para atender às necessidades individuais de vitaminas e minerais.[3,132,231] A ingestão regular e adequada de alimentos ricos em nutrientes contribui para a saúde dos atletas;[80] no entanto, aqueles com consumo restrito de energia apresentam risco de ingestão inadequada de micronutrientes,[3,132,231] e precisam de atenção especial quanto ao consumo de ferro, cálcio, vitamina D e micronutrientes antioxidantes.[49,144,153,154,240,231,243,253] A atuação desses micronutrientes será abordada com mais detalhes a seguir.

Os minerais são micronutrientes indispensáveis ao organismo, pois atuam na regulação do metabolismo, incluindo os processos-chave no aproveitamento de energia e no rendimento físico.[80] A importância desse grupo de nutrientes é, sem dúvida, inquestionável, uma vez que atuam em processos metabólicos diversos, auxiliando no sincronismo enzimático para regulação da homeostase corporal.[13,211] Assim como as vitaminas, os minerais funcionam como coenzimas ou como cofatores, capacitando o organismo a exercer adequadamente suas funções enzimáticas e reações celulares, como produção de energia, crescimento e reparo tecidual.[13]

Dentre os minerais essenciais para a saúde dos atletas, destaca-se o ferro, que é utilizado pelo organismo em diversos processos, como transporte de oxigênio e produção de energia em nível celular.[10,175] Portanto, o fornecimento, a utilização e o armazenamento de ferro no organismo são de fundamental importância para o rendimento esportivo.[175] O ferro é o oligoelemento mais abundante no metabolismo celular[169] e sua importância para o desempenho físico está relacionada com seu papel na constituição de hemoglobina, mioglobina, desidrogenases, citocromos e algumas enzimas mitocondriais, todas essenciais para o transporte de oxigênio no organismo e para a produção de energia.[75,248,256]

A deficiência em ferro pode prejudicar a função muscular, resultando no comprometimento do desempenho esportivo.[94,144] Concentrações de ferro abaixo do ideal podem ser resultado de ingestão inadequada de alimentos fonte de ferro heme ou do consumo inadequado de energia.[22,40] Períodos de treinamento com foco no ganho de massa magra, treinamentos em locais com altitude elevada, perda elevada de sangue no período menstrual, doação de sangue ou certos tipos de lesões podem afetar negativamente as concentrações de ferro corporal,[40,94,240] por isso devem ser constantemente avaliados.[214]

Alguns atletas em treinamento intenso também podem ter aumento das perdas normais de ferro por meio do suor, da urina, do processo de hemólise em razão do impacto de alguns tipos de exercício[157,177,226,242] e em resposta a processos inflamatórios agudos que resultam no aumento da síntese de hepcidina (peptídeo responsável pela regulação da absorção de ferro no duodeno e sua liberação das células de estoque), o que pode ocasionar redução importante da absorção de ferro e da transferência de ferro dos macrófagos para os eritroblastos e, em consequência, induzir deficiência em ferro.[75,178,179]

Qualquer tipo de exercício físico causará algum grau de inflamação no organismo, pois essa condição e os mecanismos de reparo subsequentes são a base da adaptação ao treinamento, sendo o tamanho da resposta inflamatória dependente do tipo, da intensidade e da duração do treinamento. Vários marcadores do metabolismo do ferro são afetados pela cascata de reações que desencadeiam a resposta pró-inflamatória em razão da prática de exercícios físicos, pois fazem parte da resposta de fase aguda desta.[180,229,230] Independentemente da etiologia, concentrações de ferro abaixo do normal podem resultar em impactos negativos na saúde e no desempenho físico e mental do atleta, o que requer pronta intervenção médica e monitoramento mais apurado.[214] Muitos pesquisadores têm procurado avaliar indicadores bioquímicos para caracterizar o estado nutricional de atletas em relação ao ferro, e alguns encontraram diferenças entre as concentrações séricas de ferro de atletas e da população em geral,[8,254,261] o que sugere uma aparente deficiência independentemente do tipo de esporte praticado.[27,71,221]

As necessidades de ferro para todas as mulheres atletas que têm perdas elevadas de sangue no período menstrual podem ser aumentadas em até 70% da necessidade média estimada.[177,196] Atletas que se encontram em maior risco de deficiência em ferro,[130,226] como corredores de longas distâncias, vegetarianos ou doadores de sangue regulares devem ser rastreados regularmente em busca de estratégias para ingestão de ferro maior do que a RDA (i. e., > 18 mg para mulheres em idade fértil e > 8 mg para homens).[85,151] Os atletas com diagnóstico de anemia ferropriva devem procurar acompanhamento clínico especialiado e incorporar ao tratamento terapias que podem incluir a suplementação oral de ferro,[135] melhorias na alimentação e, quando necessário, possível redução de atividades que aumentam as perdas de ferro, como doação de sangue, treinamentos com peso (com a finalidade de redução da hemólise dos eritrócitos), bem como até mesmo a utilização de suplementação intravenosa de ferro.[258] A ingestão de suplementos de ferro imediatamente após exercícios físicos extenuantes é contraindicada, pois nesse momento as concentrações de hepcidina estão mais elevadas, o que pode interferir diretamente na absorção de ferro.[191] A reversão da anemia ferropriva pode exigir de três a seis meses de tratamento; portanto é vantajoso iniciar a intervenção nutricional antes do quadro se desenvolver.[83,131]

Em relação à alimentação, tanto na anemia ferropriva como na deficiência em ferro sem anemia instalada (ferritina em concentrações abaixo do recomendado) devem ser adotadas estratégias nutricionais que promovam aumento da ingestão de alimentos fonte de ferro heme, principalmente, e também de ferro não heme em conjunto com substâncias que melhoram a absorção, como vitamina C, alimentos fermentados e ácidos orgânicos. Deve-se também evitar o consumo de substâncias inibidoras da absorção de ferro, como fitatos, oxalatos, polifenóis e cálcio em refeições que contenham alimentos ricos em ferro.[33,49,185,216]

Embora haja algumas evidências de que suplementos de ferro possam resultar em melhorias no desempenho de atletas com depleção desse mineral, mesmo sem diagnóstico de anemia,[66] vale ressaltar que a suplementação não monitorada não é recomendada, pois o ferro não é considerado ergogênico.[214] Quando não existem evidências clínicas de depleção em ferro e o este é suplementado, efeitos colaterais como complicações gastrintestinais podem ocorrer.[231] Casos de diminuição transitória nas concentrações de hemoglobina podem ser normais em razão da hemodiluição promovida pelo aumento do volume plasmático decorrente do treinamento, condição conhecida como "anemia do atleta", a qual ocorre principalmente em atletas de provas de resistência de longas distâncias (corrida, *ironman*, triatlo, maratonas, ciclismo) e não tem impacto negativo no desempenho do atleta.[49,241]

A ferritina sérica é o melhor marcador para diagnóstico de anemia ou de depleção em ferro. Todavia, não há consenso quanto às concentrações séricas de ferritina que indiquem tais situações e, normalmente, os valores variam entre < 10 a < 35 ng/mL.[33,135,168,185,216,224,225] Quando o atleta se encontra com concentrações de ferritina dentro dessa faixa, uma avaliação clínica completa é necessária, pois o profissional de saúde deve considerar principalmente o momento da coleta antes da determinação de qualquer diagnóstico,[41] pois, conforme já mencionado, atletas em ciclos de treinamento intensos apresentam quadros inflamatórios agudos, o que resulta em aumento da ferritina. Na ausência de quadros de inflamação sistêmica, a ferritina ainda é o melhor indicador do comprometimento das concentrações de ferro[192,214] em conjunto com a avaliação das concentrações de hemoglobina e da saturação da transferrina.[49] Vale salientar que a decisão de realizar a suplementação com ferro deve ser feita pelo médico do esporte, em conjunto com o nutricionista. Além disso, cuidados devem ser tomados para garantir que o método de suplementação seja aceitável e consistente com as regras *antidoping*.[214]

Outro mineral de grande importância para atletas é o cálcio, o qual exerce papel determinante no crescimento, manutenção e reparo do tecido ósseo;[128] na regulação da contração muscular; na condução de sinais nervosos (sinapses); e na homeostase dos processos de coagulação sanguínea.[197] A diminuição da densidade mineral óssea e as fraturas ocasionadas por estresse podem ser exacerbadas pela redução na ingestão alimentar de cálcio ou de energia,[128] principalmente em atletas do sexo feminino com disfunção menstrual.[88]

A baixa ingestão de cálcio está diretamente associada a restrições de ingestão alimentar/energia e a estratégias nutricionais incorretas, como recomendação da exclusão de produtos lácteos ou de outros alimentos ricos em cálcio.[88] Para a determinação de suplementação de cálcio em atletas com baixa ingestão de alimentos/energia ou com disfunções menstruais,[73] uma avaliação completa da ingestão alimentar habitual deve ser realizada. Nos casos em que a alimentação não seja suficiente para fornecer a quantidade adequada do mineral, pode ser necessária a instituição de suplementação de 1.500 mg/dia de cálcio em combinação com 1.500 a 2.000 UI/dia de vitamina D, para otimizar a saúde óssea desses atletas.[128,231]

A vitamina D é responsável pela regulação da absorção e do metabolismo do cálcio e do fósforo no organismo, desempenhando papel fundamental na manutenção da saúde óssea.[12,20,39,85,102,201,249] Há considerável interesse científico quanto ao papel biomolecular da vitamina D no músculo esquelético[146,63,257] e seu papel na mediação da função metabólica muscular,[51,252] com possível implicação direta no desempenho esportivo.[169] Um número crescente de estudos tem documentado a relação entre a vitamina D e a prevenção de lesões,[146,158] benefícios na reabilitação, melhora da função neuromuscular, aumento do tamanho das fibras musculares tipo II, modulação da inflamação, diminuição do risco de fratura por estresse,[63,257] diminuição dos quadros de doença respiratória aguda[34,35,234] e melhora do sistema imunológico.[46,95,96,262]

Maiores riscos de deficiência em vitamina D ocorrem em atletas que vivem em latitudes norte ou que executam seus treinamentos em locais cobertos. Outros fatores associados ao risco de deficiência em vitamina D incluem estilo de vida, cor da pele, percentuais elevados de gordura corporal, realização de treinamento no início da manhã e à noite (quando os níveis dos raios UVB são baixos ou não existem) e utilização de roupas, equipamentos e loções com proteção solar.[231] Como o consumo de vitamina D por meio da dieta é quase sempre irrisório, intervenções nutricionais isoladas não serão suficientes para ajustar as concentrações séricas de vitamina D,[102,139] o que pode demandar estratégias de suplementação.[52,139,155]

A suplementação com quantidades acima da RDA atualmente recomendada e a exposição solar apropriada podem ser necessárias para a manutenção de concentrações adequadas de vitamina D. Todavia, identificar os parâmetros ideais para concentrações de vitamina D que garantam a saúde e a melhora do desempenho esportivo é um processo complexo[52,76,95,172] e, normalmente, descrevem-se como ideais para garantir a melhor adaptação induzida ao treinamento as concentrações entre 80 nmol/L até 100 nmol/L ou até 125 nmol/L.[231] A avaliação e a correção adequada das concentrações de vitamina D em atletas são consideradas estratégias essenciais para o ótimo desempenho esportivo.[95,96,172,173,252]

Dados empíricos ainda são necessários para elucidar melhor o papel da vitamina D na musculatura esquelética e na saúde de atletas, bem como para definir recomendações mais refinadas de suplementação para esses indivíduos.[76,95,105,172,173] Atualmente considera-se que atletas com história de fratura por estresse, lesão nas articulações, sinais de excesso de treinamento, dor muscular ou fraqueza e estilo de vida com baixa exposição aos raios UVB podem se beneficiar de um protocolo adequado de suplementação de vitamina D prescrito pela equipe de saúde.[172] No entanto, a vitamina D não é considerada um recurso ergogênico e, portanto, sua utilização na forma de suplemento em qualquer população deverá ser avaliada em função do estado nutricional do indivíduo em relação a essa vitamina.[172, 232]

Além da vitamina D, outras vitaminas e minerais são essenciais para atletas, com destaque para nutrientes antioxidantes, os quais desempenham papéis importantes na proteção das membranas celulares contra o dano oxidativo causado pelo excesso de espécies reativas de oxigênio e de nitrogênio.[4,146,211] A prática de exercícios físicos de alta intensidade pode aumentar o consumo de oxigênio pelo organismo em 10 a 15 vezes, e o treinamento crônico tem sido considerado fator determinante para o aumento do estresse oxidativo nas células.[191,211,235] O exercício agudo é conhecido por aumentar as concentrações de subprodutos de peróxidos lipídicos,[196,231] mas também resulta em aumento substancial das funções do sistema antioxidante inato do organismo.[4,156,239]

Embora os radicais livres sejam potencialmente prejudiciais por produzirem efeitos deletérios em componentes celulares importantes, também atuam como mediadores fundamentais para a progressão de vários processos biológicos básicos.[4,62] Assim, um atleta bem treinado pode ter um sistema antioxidante endógeno mais desenvolvido do que indivíduos menos treinados,[68,240,239] não necessitando de suplementação de substâncias antioxidantes, especialmente se a alimentação for rica em nutrientes e compostos bioativos com função antioxidante.[231]

Há poucas evidências de que a suplementação de antioxidantes melhore o desempenho atlético[21,182,191,199] e a interpretação dos dados existentes é confusa por questões como desenhos dos estudos que englobam grande variabilidade de protocolos de treinamento e diferentes doses e combinações de suplementação de antioxidantes.[4,62,80] Há também evidências de que a suplementação com antioxidantes pode influenciar negativamente as adaptações fisiológicas necessárias e benéficas do treinamento.[21,182] Atualmente, a estratégia mais segura e eficaz em relação aos micronutrientes antioxidantes é o consumo de uma dieta rica em alimentos antioxidantes.[19,72,141,148,191,245] A importância das espécies reativas de oxigênio em estimular a adaptação inata após o treinamento merece investigação mais profunda, mas a literatura atual não apoia a suplementação antioxidante como meio de prevenir o estresse oxidativo induzido pelo exercício.[4, 231] Caso o indivíduo opte pela suplementação, deve ser aconselhado a não exceder os níveis superiores toleráveis de ingestão (UL) diária dos nutrientes, uma vez que estes podem se tornar pró-oxidantes.[4,199,199,231,259]

Atletas com ingestão inadequada de antioxidantes normalmente são aqueles que restringem a ingestão de energia, como nos casos daqueles com dieta hipolipídica ou com ingestão limitada de frutas, hortaliças e grãos integrais. Esses indivíduos devem ser conscientizados de que a suplementação de vitaminas e minerais antioxidantes não melhora o desempenho físico, a menos que haja a real necessidade em casos de alimentação desbalanceada ou com deficiência de alguma vitamina ou mineral já preexistente.[129,238] A recomendação é de que o atleta procure auxílio médico e/ou nutricional especializado para investigar suas reais necessidades quanto à suplementação.[49,214, 231]

Nutricionistas podem oferecer várias estratégias para avaliar o consumo de micronutrientes, baseando-se na coleta do histórico de ingestão alimentar em conjunto com a observação de sinais e sintomas associados com deficiência em micronutrientes. Isso é particularmente importante para análises de suplementação de ferro, vitamina D, cálcio e antioxidantes.[231] O principal encorajamento deve ser quanto à instituição de dieta saudável que englobe o consumo da maior variedade de alimentos possível.[162] Esses profissionais também poderão auxiliar os atletas a evitar quadros de deficiência nutricional e obter benefícios por meio da aplicação de estratégias nutricionais que visem à melhora do desempenho do atleta.[49,214,231]

CONSIDERAÇÕES FINAIS

Conforme relatado ao longo do capítulo, vários fatores estão envolvidos na melhora do desempenho esportivo, como a alimentação equilibrada e nutritiva em conjunto com treinamento apropriado, descanso adequado e utilização, quando necessário, de suplementos alimentares seguros. Nutricionistas devem estar constantemente atualizados quanto às pesquisas sobre o papel da nutrição no exercício físico, para que possam fornecer informações verdadeiras e precisas aos seus pacientes/clientes. Além disso, devem participar ativamente não apenas na prática clínica, mas também no envolvimento com pesquisas acadêmicas, seja na redação de revisões imparciais ou no desenvolvimento de estudos que busquem elucidar questões ainda não esclarecidas dentro da ciência da nutrição em esporte. Por meio dessas ações, as decisões tomadas quanto aos métodos/estratégias apropriados ao cuidado da saúde dos atletas serão aplicadas com menores riscos à saúde.

Atualmente, informações enganosas estão disponíveis ao público por meio de vários mecanismos de comunicação, as quais, quando disseminadas de forma incorreta, podem trazer sérios prejuízos à saúde não apenas física, mas também mental desses indivíduos. Os atletas, profissionais ou não, muitas vezes em busca da aparência física "perfeita", com alto percentual de massa magra e baixíssimo percentual de gordura corporal, podem apresentar distúrbios alimentares e de imagem corporal com maior frequência em comparação aos não atletas.

O atendimento interdisciplinar tem sido cada vez mais necessário e é, portanto, necessário que o profissional tenha conhecimentos não apenas sobre metabolismo, bioquímica e ciências nutricionais, mas também sobre aspectos que permeiam o comportamento alimentar. Assim, um atendimento mais adequado e personalizado pode ser instituído, objetivando diagnósticos precoces não apenas quanto à saúde dos atletas, mas também de possíveis transtornos que possam prejudicar o rendimento e de outros possíveis problemas.

REFERÊNCIAS

1. Agência Nacional de Vigilância Sanitária – Anvisa (Brasil). Resolução RDC n. 18, de 27 de abril de 2010. Dispõe sobre alimentos para atletas. Diário Oficial da República Federativa do Brasil. Disponível em: <portal.anvisa.gov.br/wps/wcm/connect/52bee2804745886b91ffd53fbc4c673>. Acesso em: 01 ago 2019.
2. Ainsworth BE, Haskell WL, Whitt MC, et al. Compendium of Physical Activities: an update of activity codes and MET intensities. Medicine and Science in Sports and Exercise. 2000;32(9):498-516.

934 BASES BIOQUÍMICAS E FISIOLÓGICAS DA NUTRIÇÃO

3. American Dietetic Association, Dietitians of Canada, American College of Sports Medicine, Rodriguez NR, Di Marco NM, Langley S. American College of Sports Medicine position stand. Nutrition and athletic performance. Med Sci Sports Exerc. 2009;41(3):709-31.

4. Antonioni A, Fantini C, Dimauro I, Caporossi D. Redox homeostasis in sport: do athletes really need antioxidant support? Res Sports Med. 2019;27(2):147-65.

5. Areta JL, Burke LM, Camera DM, et al. Reduced resting skeletal muscle protein synthesis is rescued by resistance exercise and protein ingestion following short-term energy deficit. American Journal of Physiology, Endocrinology and Metabolism. 2014;306(8):E989-97.

6. Areta JL, Burke LM, Ross ML, Camera DM, West DW, Broad EM, et al. Timing and distribution of protein ingestion during prolonged recovery from resistance exercise alters myofibrillar protein synthesis. J. Physiol. 2013;591:2319-31.

7. Baar K, Mcgee S. Optimizing training adaptations by manipulating glycogen. European Journal of Sport Science. 2008;8(2):97-106.

8. Balban EP. Sports anemia. Clin Sports Med. 1992;11(2):313-25.

9. Balsom PD, Soderlund K, Ekblom B. Creatine in humans with special reference to creatine supplementation. Sports Med. 1994;18(4):268-80.

10. Beard JL. Iron biology in immune function, muscle metabolismand neuronal functioning. J Nutr. 2001;131(2):568S-79S.

11. Bergstrom J, Hermansen L, Hultman E, Saltin B. Diet, muscule glycogen and physical performance. Acta Physiol Scand. Oct 1967;71(2):140-50.

12. Berry JL, Davies M, Mee AP. Vitamin D metabolism, rickets, and osteomalacia. Semin Musculoskelet Radiol. 2002;6:173-82.

13. Biesek S, Alves LA, Guerra I. Estratégias de nutrição e suplementação no esperte. Editora Manole Ltda, Edição digital, 2016. pp.149-243.

14. Bilsborough S, Mann N. A review of issues of dietary protein intake in humans. Int J Sport Nutr Exerc Metab. 2006;16(2):129-52.

15. Biolo G, Tipton KD, Klein S, Wolfe RR. An abundant supply of amino acids enhances the metabolic effect of exercise on muscle protein. Am. J. Physiol. 1997;273(1 Pt 1):E122-9.

16. Blomstrand E, Saltin B. Effect of muscle glycogen on glucose, lactate and amino acid metabolism during exercise and recovery in human subjects. J. Physiol. 1999;514(1):293-302.

17. Boirie Y, Dangin M, Gachon P, Vasson MP, Maubois JL, Beaufrere B. Slow and fast dietary proteins differently modulate postprandial protein accretion. Proc Natl Acad Sci. 1997;94:14930-5.

18. Bos C, Metges CC, Gaudichon C, Petzke KJ, Pueyo M, Morens C, et al. Postprandial kinetics of dietary amino acids are the main determinant of their metabolism after soy or milk protein ingestion in humans. J Nutr. 2003;133(5):1308-15.

19. Braakhuis AJ, Hopkins WG, Lowe TE. Effects of dietary antioxidants on training and performance in female runners. Eur J Sport Sci. 2014;14:160-8.

20. Breen ME, Laing EM, Hall DB, Hausman DB, Taylor RG, Isales CM, et al. 25-hydroxyvitamin D, insulin-like growth factor-I, and bone mineralaccrual during growth. J Clin Endocrinol Metab. 2011;96(1):E89-98.

21. Brisswalter J, Louis J. Vitamin supplementation benefits in master athletes. Sports Med. 2014;44:311-8.

22. Brutsaert TD, Hernandez-Cordero S, Rivera J, Viola T, Hughes G, Haas JD. Iron supplementation improves progressive fatigue resistance during dynamic knee extensor exercise in iron-depleted, nonanemic women. Am J Clin Nutr. 2003;77(2):441-8.

23. Burd NA, West DW, Moore DR, et al. Enhanced amino acid sensitivity of myofibrillar protein synthesis persists for up to 24 h after resistance exercise in young men. The Journal of Nutrition. 2011;141(4):568-73.

24. Burelle Y, Lamoureux M, Peronnet F, et al. Comparison of exogenous glucose, fructose and galactose oxidation during exercise using 13C-labeling. Br J Nutr. 2006;96(1):56-61.

25. Burke L, Deakin V (eds.). Clinical Sports Nutrition. 5.ed. Sydney, Australia: McGraw-Hill, 2015. pp.114-39.

26. Burke LM. Practical sports nutrition. Champaign: Human Kinetics, 2007.

27. Burke LM, Read RSD. Dietary supplements in sport. Sports Med. 1993;15(1):43-65.

BIOQUÍMICA DA NUTRIÇÃO EM ESPORTES

28. Burke LM, Ross ML, Garvican-Lewis LA, et al. Low carbohydrate, high fat diet impairs exercise economy and negates the performance benefit from intensified training in elite race walkers. J. Physiol. 2017;595:2785-807.
29. Burke LM, van Loon LJC, Hawley J. Postexercise muscle glycogen resynthesis in humans. J Appl Physiol (1985). 2017; 122(5):1055-67.
30. Burt MG, Mangelsdorf BL, Srivastava D, Petersons CJ. Acute effect of calcium citrate on serum calcium and cardiovascular function. J. Bone Miner. Res. Off. J. Am. Soc. Bone Miner. Res. 2013;28:412-8.
31. Butts J, Jacobs B, Silvis M. Creatine use in sports. Sports Health. 2018;10(1):31-4.
32. Bytomski JR. Fueling for performance. Sports Health. 2018;10(1):47-53.
33. Camaschella C. Iron-deficiency anemia. N Engl J Med. 2015;372(19):1832-43.
34. Cannell JJ, Hollis BW. Use of vitamin D in clinical practice. Altern Med Rev. 2008;13:6-20.
35. Cannell JJ, Vieth R, Umhau JC, Holick MF, Grant WB, Madronich S, et al. Epidemic influenza and vitamin D. Epidemiol Infect. 2006;134(6):1129-40.
36. Cappelletti S, Piacentino D, Sani G, Aromatario M. Caffeine: cognitive and physical performance enhancer or psychoactive drug? Curr Neuropharmacol. 2015;13:71-88.
37. Carter JM, Jeukendrup AE, Jones DA. The effect of carbohydrate mouth rinse on 1-h cycle time trial performance. Med. Sci. Sports Exerc. 2004;36:2107-11.
38. Carunchia Whetstine ME, Croissant AE, Drake MA. Characterization of dried whey protein concentrate and isolate flavor. Journal of Dairy Science. 2005;88(11):3826-39.
39. Casazza GA, Tovar AP, Richardson CE, et al. Energy availability, macronutrient intake, and nutritional supplementation for improving exercise performance in endurance athletes. Curr Sports Med Rep. 2018;17(6):215-23.
40. Cashman KD, Hill TR, Cotter AA, Boreham CA, Dubitzky W, Murray L, et al. Low vitamin D status adversely affects bone health parameters in adolescents. Am J Clin Nutr. 2008;87(4):1039-44.
41. Castell LM, Nieman DC, Bermon S, Peeling P. Exercise-induced illness and inflammation: can immunonutrition and iron help? Int J sport Nutr Exer Metab. 2019;29(2):181-8.
42. Cederroth CR, Vinciguerra M, Gjinovci A, Kuhne F, Klein M, Cederroth M, et al. Dietary phytoestrogens activate amp-activated protein kinase with improvement in lipid and glucose metabolism. Diabetes. 2008;57:1176-85.
43. Cermark NM, Loon LJC. The use of carbohydrates during exercise as an ergogenic aid. Sports Med. 2013;43(11):1139-55.
44. Chambers ES, Bridge MW, Jones DA. Carbohydrate sensing in the human mouth/ effects on exercise performance and brain activity. J Physiol. 2009;587(8):1779-94.
45. Chow LS, Albright RC, Bigelow ML, Toffolo G, Cobelli C, Nair KS. Mechanism of insulin's anabolic effect on muscle: Measurements of muscle protein synthesis and breakdown using aminoacyl--tRNA and other surrogate measures. Am. J. Physiol. Endocrinol. Metab. 2006;291:E729-36.
46. Chun RF, Liu PT, Modlin RL, Adams JS, Hewison M. Impact of vitamin D on immune function: lessons learned from genome-wide analysis. Front Physiol. 2014;5:151.
47. Churchley EG, Coffey VG, Pedersen DJ, et al. Influence of preexercise muscle glycogen content on transcriptional activity of metabolic and myogenic genes in well-trained humans. J. Appl. Physiol. 2007;102:1604-11.
48. Chvasta TE, Cooke AR. Emptying and absorption of caffeine from the human stomach. Gastroenterology. 1971;61:838-43.
49. Clenin G, Cordes M, Huber A, Schumacher YO, Noack P, Scales J, et al. Iron deficiency in sports--definition, influence on performance and therapy. Swiss Med Wkly. 2015;145:w14196.
50. Clénin GE. Eisen im Sport – oft zu wenig, gelegentlich aber auch zuviel! Schweizerische Zeitschrift für Ernährungsmedizin. 2006;21-5.
51. Close GL, Hamilton DL, Philp A, et al. New strategies in sport nutrition to increase exercise performance. Free Radic. Biol. Med. 2016;98:144-58.
52. Close GL, Leckey J, Patterson M, Bradley W, Owens DJ, Fraser WD, et al. The effects of vitamin D(3) supplementation on serum total 25[OH]D concentration and physical performance: a randomised dose-response study. Br J Sports Med. 2013a;47:692-96.

53. Close GL, Russell J, Cobley JN, Owens DJ, Wilson G, Gregson W, et al. Assessment of vitamin D concentration in non-supplemented professional athletes and healthy adults during the winter months in the UK: implications for skeletal muscle function29- J Sports Sci. 2013b;31(4):344-53.

54. Cochran AJ, Myslik F, Macinnis M, et al. Manipulating carbohydrate availability between twice--daily sessions of high-intensity interval training over 2 weeks improves time-trial performance. Int. J. Sport Nutr. Exerc. Metab. 2015;25:463-70.

55. Creer A, Gallagher P, Slivka D, et al. Influence of muscle glycogen availability on ERK1/2 and Akt signaling after resistance exercise in human skeletal muscle. J. Appl. Physiol. 2005;99:950-6.

56. Cruz RS, Aguiar RA, Turnes T, Guglielmo LG, Beneke R, Caputo F. Caffeine affects time to exhaustion and substrate oxidation during cycling at maximal lactate steady state. Nutrients. 2015;7(7):5254-64.

57. Cunningham JJ. Body composition as a determinant of energy expenditure: a synthetic review and a proposed general prediction equation. Am. J. Clin. Nutr. 1991;54:963-9.

58. Currell K, Jeukendrup AE. Superior endurance performance with ingestion of multiple transportable carbohydrates. Medicine and Science in Sports and Exercise. 2008;40:275-81.

59. Dalton RA, Rankin JW, Sebolt D, et al. Acute carbohydrate consumption does not influence resistance exercise performance during energy restriction. Int J Sport Nutr. 1999;9(4):319-32.

60. Deakin V. Micronutrients. In: Lanham-New SA, Stear SJ, Shirreffs SM, Collins AL (eds.). Sport and Exercise Nutrition. 1.ed. Oxford, UK: Wiley-Blackwell, 2011. pp.66-88.

61. Devries M, Phillips S. Creatine supplementation during resistance training in older adults – a meta-analysis. Med Sci Sports Exerc. 2014;46:1194-1203.

62. Dimauro I, Sgura A, Pittaluga M, Magi F, Mancinelli R, Fantini C, et al. Regular exercise participation improves genomic stability in diabetic patients: An exploratory study to analyse telomere length and DNA damage. Sci Rep. 2017;7(1):4137.

63. Dubnov-Raz G, Lahav Y, Constantini NW. Non-nutrients in sports nutrition: fluids, electrolytes, and ergogenic aids. e-SPEN, the European e-Journal of Clinical Nutrition and Metabolism. 2011;6:217-22.

64. Ebeling PR. Vitamin D and bone health: epidemiologic studies. Bonekey Rep. 2014;3:511.

65. European Food Safety Authority (EFSA). Scientific opinion on the safety of caffeine: EFSA Panel on Dietetic Products, Nutrition and Allergies (NDA). EFSA J. 2015;13:4102.

66. Fabre M, Hausswirth C, Tiollier E, Molle O, Louis J, Durguerian A, et al. Effects of postexercise protein intake on muscle mass and strength during resistance training: is there an optimal ratio between fast and slow proteins? Int J Sport Nutr Exerc Metab. 2017;27(5):448-57.

67. Fallon KE. Screening for haematological and iron-related abnormalities in elite athletes-analysis of 576 cases. J Sci Med Sport. 2008;11:329-36.

68. Falone S, Mirabilio A, Pennelli A, Cacchio M, Di Baldassarre A, Gallina S, et al. Differential impact of acute bout of exercise on redox- and oxidative damagerelated profiles between untrained subjects and amateur runners. Physiol Res. 2010;59:953-61.

69. FAO – Food and Agriculture Organization of the United Nations. human energy requirements: energy requirements for adults (Report of a Joint FAO/WHO/ UNU Expert Consultation). Rome, Italy: Food and Agriculture Organization of the United Nations, 2004.

70. Farajian P, Kavouras SA, Yannakoulia M, Sidossis LS. Dietary intake and nutritional practices of elite Greek aquatic athletes. International. Journal of Sport Nutrition and Exercise Metabolism. 2004;14(5):574-85.

71. Fogelholm M. Indicators of vitamin and mineral status in athletes blood: a review. Int J Sport Nutr. 1995;5:267-84.

72. Frei B, Birlouez-Aragon I, Lykkesfeldt J. Authors' perspective: what is the optimum intake of vitamin c in humans? Crit Rev Food Sci Nutr. 2012;52:815-29.

73. Frontera WR, Ochala J. Skeletal muscle: a brief review of structure and function. Calcif. Tissue Int. 2015;96:183-95.

74. Gant N, Stinear CM, Byblow WD. Carbohydrate in the mouth immediately facilitates motor output. Brain Res. 2010;1350:151-8.

75. Ganz T. Molecular control of iron transport. JASN. 2007;18:394-400.

76. Geiker NRW, Hansen M, Jakobsen J, Kristensen M, Larsen R, Jorgensen NR, et al. Vitamin D status and muscle function among adolescent and young swimmers. Int J Sport Nutr Exerc Metab. 2017;27:399-407.
77. Gejl KD, Thams LB, Hansen M, et al. No superior adaptations to carbohydrate periodization in elite endurance athletes. Med. Sci. Sports Exerc. 2017;49:2486-97.
78. Goldberg AL, Etlinger JD, Goldspink DF, Jablecki C. Mechanism of work-induced hypertrophy of skeletal muscle. Med Sci Sports. 1975;7(3):185-98.
79. Goldstein ER, Ziegenfuss T, Kalman D, Kreider R, Campbell B, Wilborn C, et al. International society of sports nutrition position stand: caffeine and performance. J Int Soc Sports Nutr. 2010;7(1):5.
80. Gomez-Cabrera MC, Salvador-Pascual A, Cabo H, Ferrando B, Viña J2. Redox modulation of mitochondriogenesis in exercise. Does antioxidant supplementation blunt the benefits of exercise training? Free Radic Biol Med. 2015;86:37-46.
81. Graham TE, Spriet LL. Metabolic, catecholamine, and exercise performance responses to various doses of caffeine. J Appl Physiol (1985). 1995; 78(3):867-74.
82. Grams L, Garrido G, Villacieros J, Ferro A. Marginal micronutrient intake in high-performance . PLoS One. 2016; 867-74.
83. Grams L, Garrido G, Villacieros J, Ferro A. Marginal micronutrient intake in high-performance male wheelchair basketball players: a dietary evaluation and the effects of nutritional advice. PLoS One. 2016;11(7):e0157931.
84. Greden J.F. Anxiety or caffeinism: a diagnostic dilemma. Am. J. Psychiatry. 1974;131(10):1089-92.
85. Grgic J, Mikulic P, Schoenfeld BJ, Bishop DJ, Pedisic Z. The influence of caffeine supplementation on resistance exercise: a review. Sports Med. 2019;49(1):17-30.
86. Gropper SS, Bader-Crowe DM, McAnulty LS, White BD, Keith RE. Non-anemic iron depletion, oral iron supplementation and indices of copper status in college-aged females. J Am Coll Nutr. 2002;21:545-52.
87. Gu L, Gonzalez FJ, Kalow W, Tang BK. Biotransformation of caffeine, paraxanthine, theobromine and theophylline by cDNA-expressed human CYP1A2 and CYP2E1. Pharmacogenetics. 1992;2:73-7.
88. Gutiérrez OM, Farwell WR, Kermah D, Taylor EN, et al. Racial differences in the relationship between vitamin D, bone mineral density, and parathyroid hormone in the National Health and Nutrition Examination Survey. Osteoporos Int. 2011;22(6):1745-53.
89. Haakonssen EC, Ross ML, Knight EJ, Cato LE, Nana A, Wluka AE, et. al. The effects of a calcium--rich pre-exercise meal on biomarkers of calcium homeostasis in competitive female cyclists: A randomised crossover trial. PLoS ONE. 2015;10:e0123302.
90. Haff GG, Koch AJ, Potteiger JA, Kuphal KE, Magee LM, Green SB, et al. Carbohydrate supplementation attenuates muscle glycogen loss during acute bouts of resistance exercise. Int J Sport Nutr Exerc Metab. 2000;10(3):326-39.
91. Halliday TM, Peterson NJ, Thomas JJ, Kleppinger K, Hollis BW, Larson-Meyer DE. Vitamin D status relative to diet, lifestyle, injury, and illness in college athletes. Med Sci Sports Exerc. 2011;43(2):335-43.
92. Hargreaves M, Snow R. Amino acids and endurance exercise. International Journal of Sport Nutrition and Exercise Metabolism. 2001;11(1):133-45.
93. Harland BF. Caffeine and nutrition. Nutrition. 2000;16(7-8):522-6.
94. Harpaz E, Tamir S, Weinstein A, Weinstein Y. The effect of caffeine on energy balance. J Basic Clin Physiol Pharmacol. 2017;28(1):1-10.
95. Haymes E. Iron. In: Driskell J, Wolinsky I (eds.). Sports Nutrition: vitamins and trace elements. New York, NY: CRC/Taylor & Francis, 2006. pp.203-16.
96. He CS, Aw Yong XH, Walsh NP, Gleeson M. Is there an optimal vitamin D status for immunity in athletes and military personnel? Exerc Immunol Rev. 2016;22:42-64.
97. He CS, Fraser WD, Tang J, Brown K, Renwick S, Rudland-Thomas J, et al. The effect of 14 weeks of vitamin D3 supplementation on antimicrobial peptides and proteins in athletes. J Sports Sci. 2016;34(1):67-74.

BASES BIOQUÍMICAS E FISIOLÓGICAS DA NUTRIÇÃO

98. He CS, Handzlik M, Fraser WD, Muhamad A, Preston H, Richardson A, et al. Influence of vitamin D status on respiratory infection incidence and immune function during 4 months of winter training in endurance sport athletes. Exerc Immunol Rev. 2013;19:86-101.
99. Hearris MA, Hammond KM, Fell JM, et al. Regulation of muscle glycogen metabolism during exercise: implications for endurance performance and training adaptations. Nutrients. 2018;10(3):1-21.
100. Hector AJ, Phillips SM. Protein recommendations for weight loss in elite athletes: a focus on body composition and performance. Int J Sport Nutr Exerc Metab. 2018;28(2):170-7.
101. Hernandez AJ, Nahas RM. Modificações dietéticas, reposição hídrica, suplementos alimentares e drogas: comprovação de ação ergogênica e potenciais riscos para a saúde. Rev Bras Med Esporte, 2009;15(3):3-12.
102. Hew-Butler T, Ayus JC, Kipps C, et al. Statement of the second international exercise-associated hyponatremia consensus development conference. Clin J Sport Med. 2008;18:111-21.
103. Hill KM, Jonnalagadda SS, Albertson AM, Joshi NA, Weaver CM. Top food sources contributing to vitamin D intake and the association of ready-to-eat cereal and breakfast consumption habits to vitamin D intake in Canadians and United States Americans. J Food Sci. 2012;77:H170-5.
104. Holick MF. Deficiency of sunlight and vitamin D. BMJ 2008;336:1318-21.
105. Holick MF. Resurrection of vitamin D deficiency and rickets. J Clin Investig. 2006;116:2062-72.
106. Holick MF, Binkley NC, Bischoff-Ferrari HA, Gordon CM, Hanley DA, Heaney RP, et al. Evaluation, treatment, and prevention of vitamin D deficiency: an Endocrine Society clinical practice guideline. J Clin Endocrinol Metab. 2011;96:1911-30.
107. Holloszy JO, Kohrt WM. Regulation of carbohydrate and fat metabolism during and after exercise. Front Biosci. 1998;3:1011-27.
108. Hulston C, Wallis G, Jeukendrup A. Exogenous CHO oxidation with glucose plus fructose intake during exercise. Med Sci Sports Exerc. 2009;41:357-63.
109. Hultman E, Söderlund K, Timmons JA, Cederblad G, Greenhaff PL. Muscle creatine loading in men. J Appl Physiol (1985). 1996;81(1):232-7.
110. Impey SG, Hammond KM, Shepherd SO, et al. Fuel for the work required: a practical approach to amalgamating train-low paradigms for endurance athletes. Physiol. Rep. 2016;4(10):1-15.
111. Institute of Medicine (IOM). Dietary reference intakes for energy, carbohydrate, fiber, fat, fatty acids, cholesterol, protein and amino acids. Washington, D.C.: National Academies Press, 2005.
112. Ivy JL, Katz AL, Cutler C, et al. Muscle glycogen synthesis after exercise: effect of time of carbohydrate ingestion. J. Appl. Physiol. 1988;64:1480-5.
113. Jäger R, Kerksick CM, Campbell BI, et al. International Society of Sports Nutrition Position Stand: protein and exercise. J. Int. Soc. Sports Nutr. 2017;14(20):1-25.
114. Jentjens RL, Jeukendrup AE. Effects of pre-exercise ingestion of trehalose, galactose and glucose on subsequent metabolism and cycling performance. Eur J Appl Physiol. 2003;88:459-65.
115. Jentjens RL, Moseley L, Waring RH, et al. Oxidation of combined ingestion of glucose and fructose during exercise. Journal of Applied Physiology. 2004;96:1277-84.
116. Jentjens RL, Underwood K, Achten J, et al. Exogenous carbohydrate oxidation rates are elevated after combined ingestion of glucose and fructose during exercise in the heat. Journal of Applied Physiology. 2006;100:807-16.
117. Jeukendrup AE. Carbohydrate feeding during exercise. European Journal of Sport Science. 2008;8:77-86.
118. Jeukendrup AE. Carbohydrate intake during exercise and performance. Nutrition. 2004;20(7-8):669-77.
119. Jeukendrup AE. Periodized nutrition for athletes. Sports Med. 2017;47(Suppl 1):51-63.
120. Jeukendrup AE, Killer S. The myths surrounding pre-exercise carbohydrate feeding. Annals of Nutrition and Metabolism. 2010;57(2):18-25.
121. Johnson AW, Weiss CB Jr, Wheeler DL. Stress fractures of the femoral shaft in athletes–more common than expected. A new clinical test. Am J Sports Med. 1994;22:248-56.
122. Joy JM, Lowery RP, Wilson JM, Purpura M, De Souza EO, Wilson SM, et al. The effects of 8 weeks of whey or rice protein supplementation on body composition and exercise performance. Nutr J. 2013;12:86.

BIOQUÍMICA DA NUTRIÇÃO EM ESPORTES

123. Kenefick RW, Cheuvront SN. Hydration for recreational sport and physical activity. Nutrition Reviews. 2012;70:137-42.
124. Kerksick CM, Arent S, Schoenfeld BJ, Stout JR, Campbell B, et al. International society of sports nutrition position stand: nutrient timing. J Int Soc Sports Nutr. 2017;14(22):1-21, 33.
125. Kerksick CM, Wilborn CD, Roberts MD, Smith-Ryan A, Kleiner SM, Jäger R, et al. ISSN exercise & sports nutrition review update: research & recommendations. J Int Soc Sports Nutr. 2018;15(1):38.
126. Kim J, Lee J, Kim S, Yoon D, Kim J, Sung DJ. Role of creatine supplementation in exercise-induced muscle damage: a mini review. J Exerc Rehabil. 2015;11:244-50.
127. Kingsley M, Penas-Ruiz C, Terry C, Russell. Effects of carbohydrate-hydration strategies on glucose metabolism, sprint performance and hydration during a soccer match simulation in recreational players. J Sci Med Sport. 2014;17:239-43.
128. Kinsella JE, Whitehead DM. Proteins in whey: chemical, physical and functional properties. Adv Foods Nutr Res. 1989;33:343-438.
129. Klomsten-Andersen O, Clarsen B, Garthe I, Mørland M, Stensrud T. Bone health in elite Norwegian endurance cyclists and runners: a cross-sectional study. BMJ Open Sport Exerc Med. 2018;4(1):e000449.
130. Knuiman P, Hopman MTE, Mensink M. Glycogen availability and skeletal muscle adaptations with endurance and resistance exercise. Nutr. Metab. 2015;12(59):1-11.
131. Koehler K, Braun H, Achtzehn S, Hildebrand U, Predel H-G, MesterJ, et al. Iron status in elite young athletes: gender dependent influences of diet and exercise. Eur J Appl Physiol. 2012;112(2):513-23.
132. Krayenbuehl PA, Battegay E, Breymann C, Furrer J, Schulthess G. Intravenous iron for the treatment of fatigue in nonanemic, premenopausal women with low serum ferritin concentration. Blood. 2011;118:3222-7.
133. Kreider RB, Jung YP. Creatine supplementation in exercise, sport, and medicine. J Exerc Nutr Biochem. 2011;15(2):53-69.
134. Kreider RB, Kalman DS, Antonio J, Ziegenfuss TN, Wildman R, Collins R, et al. International Society of Sports Nutrition position stand: safety and efficacy of creatine supplementation in exercise, sport, and medicine. J Int Soc Sports Nutr. 2017;14:18.
135. Kulik JR, Touchberry CD, Kawamori N, et al. Supplemental carbohydrate ingestion does not improve performance of high-intensity resistance exercise. J Strength Cond Res. 2008;22(4):1101-7.
136. Lamanca JJ, Haymes EM. Effects of low ferritin concentration on endurance performance. Int J Sport Nutr. 1992;2:376-85.
137. Lanhers C, Pereira B, Naughton G, Trousselard M, Lesage FX, Dutheil F. Creatine supplementation and lower limb strength performance: a systematic review and meta-analyses. Sports Med. 2015;45(9):1285-94.
138. Lanhers C, Pereira B, Naughton G, Trousselard M, Lesage FX, Dutheil F. Creatine supplementation and upper limb strength performance: a systematic review and meta-analysis. Sports Med. 2017;47(1):163-73.
139. Laursen PB. Long distance triathlon: demands, preparation and performance. Journal of Human Sport & Exercise. 2011;6(2):247-63.
140. Lehmann U, Gjessing HR, Hirche F, Mueller-Belecke A, Gudbrandsen OA, Ueland PM, et al. Efficacy of fish intake on vitamin D status: a meta-analysis of randomized controlled trials. Am J Clin Nutr. 2015;102:837-47.
141. Lemon PW, Tarnopolsky MA, MacDougall JD, et al. Protein requirements and muscle mass/strength changes during intensive training in novice bodybuilders. J. Appl. Physiol. 1992;73:767-75.
142. Lima GPP, Vianello F. Review on the main differences between organic and conventional plant-based foods. Int J Food Sci Technol. 2011;46:1-13.
143. Loucks AB. Energy balance and body composition in sports and exercise. J Sports of Sci. 2004;22:1-14.
144. Loucks AB, Kiens B, Wright HH. Energy availability in athletes. Journal of Sports Sciences. 2011;29(1):7-15.

145. Lukaski HC. Vitamin and mineral status: effects on physical performance. Nutrition. 2004;20(7-8):632-44.
146. MacDonald I, Daniel JW. The bio-availability of isomaltulose in man and rat. Nutr Rep Int. 1983;8:1089-90.
147. Maleki SJ, Crespo JF, Cabanillas B. Anti-inflammatory effects of flavonoids. Food Chem. 2019;299:125124.
148. Manore MM, Thompson JL. Energy requirements of the athlete: assessment and evidence of energy efficiency. In Burke L, Deakin V, editors, Clinical Sports Nutrition. McGraw Hill Australia. 2006. p. 113 – 134
149. Manson JE, Brannon PM, Rosen CJ, Taylor CL. Vitamin D deficiency – is there really a pandemic? N Engl J Med. 2016;375(19):1817-20.
150. Marquet LA, Hausswirth C, Molle O, et al. Periodization of carbohydrate intake: short-term effect on performance. Nutrients. 2016;8(12):1-13.
151. Marzocchella L, Fantini M, Benvenuto M, Masuelli L, Tresoldi I, Modesti A, et al. Dietary flavonoids: molecular mechanisms of action as anti-inflammatoryagents. Recent Pat Inflamm Allergy Drug Discov. 2011;5:200-20.
152. Mast AE, Blinder MA, Gronowski AM, Chumley C, Scott MG. Clinical utility of the soluble transferrin receptor and comparison with serum ferritin in several populations. Clin Chem. 1998;44:45-51.
153. Mata F, Valenzuela P, Gomenez J, et al. Carbohydrate availability and physical performance: physiological overview and practical recommendations. Nutrients. 2019;11:1-10.
154. Maughan RJ. Role of micronutrients in sport and physical activity. Br Med Bull. 1999;55(3):683-90.
155. Maughan RJ, Noakes TD. Fluid replacement and exercise stress. A brief review of studies on fluid replacement and some guidelines for the athlete. Sports Med. 1991;12(1):16-31.
156. Mehran N, Schulz BM, Neri BR, Robertson WJ, Limpisvasti O. Prevalence of vitamin D insufficiency in professional hockey players. Orthop J Sports Med. 2016;4(12):2325967116677512.
157. Mello R, Mello R, Gomes D, Paz GA, Nasser I, Miranda H, et al. Oxidative stress and antioxidant biomarker responses after a moderate-intensity soccer training session. Research in Sports Medicine. 2017;25:322-32.
158. Messina M, Lynch H, Dickinson JM, Reed KE. No difference between the effects of supplementing with soy protein versus animal protein on gains in muscle mass and strength in response to resistance exercise. Int J Sport Nutr Exerc Metab. 2018;28(6):674-85.
159. Metzl JD, Small E, Levine SR, Gershel JC. Creatine use among young athletes. Pediatrics. 2001;108:421-5.
160. Miller BJ, Pate RR, Burgess W. Foot impact force and intravascular hemolysis during distance running. Int J Sports Med. 1988;9:56-60.
161. Miret S, Simpson RJ, McKie AT. Physiology and molecular biology of dietary iron absorption. Annu Rev Nutr. 2003;23:283-301.
162. Mitchell DC, Knight CA, Hockenberry J, Teplansky R, Hartman TJ. Beverage caffeine intakes in the U.S. Food Chem Toxicol. 2014;63:136-42.
163. Moore DR, Camera DM, Areta JL, Hawley JA. Beyond muscle hypertrophy: why dietary protein is important for endurance athletes. Appl Physiol Nutr Metab. 2014;39(9):987-97.
164. Moore LV, Thompson FE. Adults meeting fruit and vegetable intake recommendations - United States, 2013. MMWR Morb Mortal Wkly Rep. 2015;64(26):709-13.
165. Morton JP, Croft L, Bartlett JD, et al. Reduce carbohydrate availability does not modulate training--induced heat shock protein adaptations but does upregulate oxidative enzyme activity in human skeletal muscle. J. Appl. Physiol. 2009;106:1513-21.
166. Mountjoy M, Sundgot-Borgen J, Burke L, et al. The IOC consensus statement: beyond the female athlete triad – relative energy deficiency in sport (RED-S). British Journal of Sports Medicine. 2018;52:687-97.
167. Mountjoy M, Sundgot-Borgen J, Burke L, Carter S, Constantini N, Lebrun C, Meyer N, Sherman R, Steffen K, Budgett R, Ljungqvist A. The IOC consensus statement: beyond the Female Athlete Triad--Relative Energy Deficiency in Sport (RED-S). Br J Sports Med. 2014; 48(7):491-7.
168. Nehlig A. Interindividual differences in caffeine metabolism and factors driving caffeine consumption. Pharmacol Rev. 2018;70(2):384-411.

169. Nuviala RJ, Castillo MC, Lapieza MG, Escanero JF. Iron nutritional status in female karatekas, handball and basketball players, and runners. Physiol Behav. 1996;59(3):449-53.
170. Odeh M. The role of zinc in acquired immunodeficiency syndrome. J Int Med. 1992;231:463.
171. Oosthuyse T, Carstens M, Millen AM. Ingesting isomaltulose versus fructose-maltodextrin during prolonged moderate-heavy exercise increases fat oxidation but impairs gastrointestinal comfort and cycling performance. Int. J. Sport Nutr. Exerc. Metab. 2015;25:427-38.
172. Organização Mundial da Saúde (OMS). The ICD-10 classification of mental and behavioural disorders: clinical descriptions and diagnostic guidelines. Geneva: World Health Organization, 1992.
173. Owens DJ, Allison R, Close GL. Vitamin D and the athlete: current perspectives and new challenges. Sports Med. 2018;48(Suppl 1):3-16.
174. Owens DJ, Fraser WD, Close GL. Vitamin D and the athlete: emerging insights. Eur J Sport Sci. 2015;15:73-84.
175. Paddon-Jones D, Borsheim E, Wolfe RR. Potential ergogenic effects of arginine and creatine supplementation. J Nutr. 2004;134(10 Suppl):2888S-94S.
176. Parks RB, Hetzel SJ, Brooks MA. Iron deficiency and anemia among collegiate athletes: a retrospective chart review. Med Sci Sports Exerc. 2017;49(8):1711-5.
177. Pascoe DD, Costill DL, Fink WJ, Robergs RA, Zachwieja JJ. Glycogen resynthesis in skeletal muscle following resistive exercise. Med Sci Sports Exerc. 1993;25(3):349-54.
178. Pedlar CR, Brugnara C, Bruinvels G, Burden R. Iron balance and iron supplementation for the female athlete: a practical approach. Eur J Sport Sci. 2018;18(2):295-305.
179. Peeling P. Exercise as a mediator of hepcidin activity in athletes. Eur J Appl Physiol. 2010;110:877-83.
180. Peeling P, Dawson B, Goodman C, Landers G, Trinder D. Athletic inducediron deficiency: new insights into the role of inflammation, cytokines and hormones. Eur J Appl Physiol. 2008;103:381-91.
181. Peeling P, Sim M, Badenhorst CE, Dawson B, Govus AD, Abbiss CR, et al. Iron status and the acute postexercise hepcidin response in athletes. PLoS ONE. 2014;9(3):e93002.
182. Perret C. Elite-adapted wheelchair sports performance: a systematic review. Disabil Rehabil. 2017;39(2):164-72.
183. Peternelj TT, Coombes JS. Antioxidant supplementation during exercise training: beneficial or detrimental? Sports Med. 2011;41:1043-69.
184. Pfeiffer B, Stellingwerff T, Zaltas E, et al. Carbohydrate oxidation from a carbohydrate gel compared to a drink during exercise. Med Sci Sports Exerc. 2010a;42(11):2038-45.
185. Pfeiffer B, Stellingwerff T, Zaltas E, et al. Oxidation of solid versus liquid carbohydrate sources during exercise. Med Sci Sports Exerc. 2010b;42(11):2030-7.
186. Pfeiffer CM, Looker AC. Laboratory methodologies for indicators of iron status: strengths, limitations, and analytical challenges. Am J Clin Nutr. 2017;106(Suppl 6):1606S-14S.
187. Phillips SM. Dietary protein requirements and adaptive advantages in athletes. The British Journal of Nutrition. 2012;108(Suppl 2):S158-67.
188. Phillips SM, Tipton KD, Aarsland A, Wolf SE, Wolfe RR. Mixed muscle protein synthesis and breakdown after resistance exercise in humans. Am. J. Physiol. 1997;273:E99-107.
189. Phillips SM, Van Loon LJ. Dietary protein for athletes: from requirements to optimum adaptation. J Sports Sci. 2011;29(S1):S29-38.
190. Philp A, Hargreaves M, Baar K. More than a store: regulatory roles for glycogen in skeletal muscle adaptation to exercise. Am J Physiol Endocrinol Metab. 2012;302(11):1343-51.
191. Phinney SD, Bistrian BR, Evans WJ, et al. The human metabolic response to chronic ketosis without caloric restriction: preservation of submaximal exercise capability with reduced carbohydrate oxidation. Metabolism: Clinical and Experimental. 1983;32(8):769-76.
192. Pingitore A, Lima GP, Mastorci F, Quinones A, Iervasi G, Vassalle C. Exercise and oxidative stress: potential effects of antioxidant dietary strategies in sports. Nutrition. 2015;31(7-8):916-22.
193. Pitsis GC, Fallon KE, Fallon SK, Fazakerley R. Response of soluble transferrin receptor and iron--related parameters to iron supplementation in elite, iron-depleted, nonanemic female athletes. Clin J Sport Med. 2004;14:300-4.

194. Potgieter, S. Sport nutrition: a review of the latest guidelines for exercise and sport nutrition from the American College of Sport Nutrition, the International Olympic Committee and the International Society for Sports Nutrition. S Afr J Clin Nutr. 2013;26:6-16.
195. Power O, Hallihan A, Jakeman P. Human insulinotropic response to oral ingestion of native and hydrolysed whey protein. Amino Acids. 2009;37(2):333-9.
196. Prats C, Helge JW, Nordby, P, et al. Dual regulation of muscle glycogen synthase during exercise by activation and compartmentalization. J. Biol. Chem. 2009;284:15692-700.
197. Proposed nutrient and energy intakes for the European community: a report of the Scientific Committee for Food of the European community. Nutr Rev. 1993;51:209-12.
198. Rios E. Calcium-induced release of calcium in muscle: 50 years of work and the emerging consensus. J. Gener. Physiol. 2018;150:521-37.
199. Ristow M, Zarse K, Oberbach A, Klöting N, Birringer M, Kiehntopf M, et al. Antioxidants prevent health-promoting effects of physical exercise in humans. Proc Natl Acad Sci USA. 2009;106(21):8665-70.
200. Ritzmann P. Eisencarboxymaltose. Pharma-kritik. 2010;32:29-31.
201. Robergs RA, Pearson DR, Costill DL, Fink WJ, Pascoe DD, Benedict MA, et al. Muscle glycogenolysis during differing intensities of weight-resistance exercise. J Appl Physiol. 1991;70(4):1700-6.
202. Roza AM, Shizgal HM. The Harris Benedict equation reevaluated: resting energy requirements and the body cell mass. Am J Clin Nutr. 1984; 40(1):168-82.
203. Ruohola JP, Laaksi I, Ylikomi T, Haataja R, Mattila VM, Sahi T, et al. Association between serum 25(OH)D concentrations and bone stress fractures in Finnish young men. J Bone Miner Res. 2006;21(9):1483-8.
204. Russell M, Benton D, Kingsley M. Carbohydrate ingestion before and during soccer match play and blood glucose and lactate concentrations. J Athl Train. 2014;49:447-53.
205. Russell M, Benton D, Kingsley M. Influence of carbohydrate supplementation on skill performance during a soccer match simulation. J Sci Med Sport. 2012;15:348-54.
206. Sadat-Ali M, Al Elq AH, Al-Turki HA, Al-Mulhim FA, Al-Ali AK. Influence of vitamin D levels on bone mineral density and osteoporosis. Ann Saudi Med. 2011;31(6):602-8.
207. Saunders MJ, Kane MD, Todd MK. Effects of a carbohydrate-protein beverage on cycling endurance and muscle damage. Med Sci Sports Exerc. 2004;36(7):1233-8.
208. Saunders MJ, Luden ND, Herrick JE. Consumption of an oral carbohydrate-protein gel improves cycling endurance and prevents postexercise muscle damage. J Strength Cond Res. 2007;21(3):678-84.
209. Sawka MN, Burke LM, Eichner ER, et al. American College of Sports Medicine. American College of Sports Medicine position stand. Exercise and fluid replacement. Med Sci Sports Exerc. 2007;39(2):377-90.
210. Schoenfeld BJ, Aragon AA, Krieger JW. The effect of protein timing on muscle strength and hypertrophy: a meta-analysis. Sports Nutr Rev J. 2013;10:53.
211. Schoenfeld BJ, Aragon AA, Wilborn C, Urbina SL, Hayward SE, Krieger J. Pre- versus post-exercise protein intake has similar effects on muscular adaptations. PeerJ. 2017;5:e2825.
212. Sies H. Hydrogen peroxide as a central redox signaling molecule in physiological oxidative stress: oxidative eustress. Redox Biol. 2017;11:613-9.
213. Silva AS, Pertille A, Barbosa CGR, Silva JAO, Jesus DV, Ribeiro AGSV, et al. Effects of creatine supplementation on renal function: a systematic review and meta-analysis. J Ren Nutr. 2019;S1051-2276(19):30228-6.
214. Silva TT, Souza MECA, Amorim JF, et al. Can carbohydrate mouth rinse improve performance during exercise? A systematic review. Nutrients. 2014;6(1):1-10.
215. Sim M, Garvican-Lewis LA, Cox GR, Govus A, McKay AKA, Stellingwerff T, et al. Iron considerations for the athlete: a narrative review. Eur J Appl Physiol. 2019;119(7):1463-78.
216. Simmons E, Fluckey JD, Riechman SE. Cumulative muscle protein synthesis and protein intake requirements. Annu Rev Nutr. 2016;17(36):17-43.
217. Skikne BS, Punnonen K, Caldron PH, Bennett MT, Rehu M, Gasior GH, et al. Improved differential diagnosis of anemia of chronic disease and iron deficiency anemia: a prospective multicen-

ter evaluation of soluble transferrin receptor and the sTfR/log ferritin index. Am J Hematol. 2011;86(11):923-7.

218. Smiles WJ, Hawley JA, Camera DM. Effects of skeletal muscle energy availability on protein turnover responses to exercise. J. Exp. Biol. 2016;219:214-25.

219. Spriet LL. Caffeine and performance. Int J Sport Nutr. 1995;5 Suppl():S84-99.

220. Spriet LL. New insights into the interaction of carbohydrate and fat metabolism during exercise. Sports medicine. 2014;44:87-96.

221. Stellingwerff T, Spriet LL, Watt MJ, et al. Decreased PDH activation and glycogenolysis during exercise following fat adaptation with carbohydrate restoration. Am. J. Physiol. Endocrinol. Metab. 2006;290:380-8.

222. Stern BR, Solioz M, Krewski D, Aggett P, Aw TC, Baker S et al. Copper and human health: biochemistry, genetics, and strategies for modeling dose-response relationships. J Toxicol Environ Health B Crit Rev. 2007;10(3):157-222.

223. Stevenson EJ, Watson A, Theis S, Holz A, Harper LD, Russell M. A comparison of isomaltulose versus maltodextrin ingestion during soccer-specific exercise. Eur J Appl Physiol. 2017;117:2321-33.

224. Stokes T, Hector AJ, Morton RW, McGlory C, Phillips SM. Recent perspectives regarding the role of dietary protein for the promotion of muscle hypertrophy with resistance exercise training. Nutrients. 2018;10(2):E180.

225. Stupnicki R, Malczewska J, Milde K, Hackney AC. Day to day variability in the transferrin receptor/ferritin index in female athletes. Br J Sports Med. 2003;37(3):267-9.

226. Swanson CA. Iron intake and regulation: implications for iron deficiency and iron overload. Alcohol. 2003;30(2):99-102.

227. Tan D, Dawson B, Peeling P. Hemolytic effects of a football-specific training session in elite female players. Int J Sports Physiol Perform. 2012;7(3):271-6.

228. Tarnopolsky M. Protein requirements for endurance athletes. Nutrition 2004;20:662-8.

229. Tarnopolsky MA. Caffeine and creatine use in sport. Ann Nutr Metab. 2010;57(Suppl 2):1-8.

230. Taylor C, Rogers G, Goodman C, Baynes RD, Bothwell TH, Bezwoda WR, et al. Hematologic, iron-related, and acute-phase protein responses to sustained strenuous exercise. J Appl Physiol. 1987;62(2):464-9.

231. Telford RD, Sly GJ, Hahn AG, Cunningham RB, Bryant C, Smith JA. Footstrike is the major cause of hemolysis during running. J Appl Physiol. 2003;94(1):38-42.

232. Thomas DT, Erdman KA, Burke LM. Position of the Academy of Nutrition and Dietetics, Dietitians of Canada, and the American College of Sports Medicine: nutrition and athletic performance. J Acad Nutr Diet. 2016;116(3):501-28.

233. Tipton KD, Witard OC. Protein requirements and recommendations for athletes: relevance of ivory tower arguments for practical recommendations. Clin. Sports Med. 2007;26:17-36.

234. Triplett D, Doyle JA, Rupp JC, et al. An isocaloric glucose-fructose beverage's effect on simulated 100- km cycling performance compared with a glucose-only beverage. International Journal of Sport Nutrition and Exercise Metabolism. 2010;20:122-31.

235. Urashima M, Segawa T, Okazaki M, Kurihara M, Wada Y, Ida H. Randomized trial of vitamin D supplementation to prevent seasonal influenza Ain schoolchildren. Am J Clin Nutr. 2010;91(5):1255-60.

236. Valko M, Leibfritz D, Moncol J, Cronin MT, Mazur M, Telser J. Free radicals and antioxidants in normal physiological functions and human disease. Int J Biochem Cell Biol. 2007;39:44-84.

237. Van Can JG, Ijzerman TH, Loon LJ, Brouns F, Blaak EE. Reduced glycaemic and insulinaemic responses following isomaltulose ingestion: Implications for postprandial substrate use. Br. J. Nutr. 2009;102:1408-13.

238. Van Loon LJC. Is there a need for protein ingestion during exercise? Sports Med. 2014;44(Suppl 1):105-11.

239. Van Proeyen K, Szlufcik K, Nielens H. Beneficial metabolic adaptations due to endurance exercise training in the fasted state. J. Appl. Physiol. 2011;110:236-45.

240. Vassalle C, Lubrano V, L'Abbate A, Clerico A. Determination of nitrite plus nitrate and malondialdehyde in human plasma: analytical performance and the effect of smoking and exercise. Clin Chem Lab Med. 2002;40:802-9.

241. Vassalle C, Pingitore A, De Giuseppe R, Vigna L, Bamonti F. Biomarkers to estimate bioefficacy of dietary/supplemental antioxidants in sports. In press in: "Antioxidants in Sport Nutrition". Ed CRC Press/Taylor & Francis Group. 2014;16:255-72.
242. Verdon F, Burnand B, Stubi CL, Bonard C, Graff M, Michaud A, et al. Iron supplementation for unexplained fatigue in non-anaemic women: double blind randomised placebo controlled trial. BMJ. 2003;326(7399):1124.
243. Volek JS, Noakes T, Phinney SD. Rethinking fat as a fuel for endurance exercise. Eur. J. Sport Sci. 2015;15:13-20.
244. Volpe SL, Bland E. Vitamins, minerals, and exercise. In: Rosenbloom CA, Coleman EJ, (eds.). Sports nutrition: a practice manual for professionals. 5.ed. Chicago: Academy of Nutrition and Dietetics, 2012. pp.75-105.
245. Waller MF, Haymes EM. The effects of heat and exercise on sweat iron loss. Med Sci Sports Exerc. 1996;28:197-203.
246. Walsh NP, Gleeson M, Pyne DB, Nieman DC, Dhabhar FS, Shephard RJ, et al. Position statement. Part two: maintaining immune health. Exerc Immunol Rev. 2011;17:64-103.
247. Weinheimer EM, Sands LP, Campbell WW. A systematic review of the separate and combined effects of energy restriction and exercise on fat-free mass in middle-aged and older adults: implications for sarcopenic obesity. Nutr Rev. 2010;68(7):375-88.
248. West DJ, Morton RD, Stephens JW, et al. Isomaltulose improves postexercise glycemia by reducing CHO oxidation in T1DM. Medicine and Science in Sports and Exercise. 2011;43:204-10.
249. Willis KS, Peterson NJ, Larson-Meyer DE. Should we be concerned about the vitamin D status of athletes? Int JSport Nutr Exerc Metab. 2008;18(2):204-24.
250. Wilmore JH, Costill DL, Kenney WL. Fuel for exercising muscle: metabolism and hormonal control. In: Wilmore JH, Costill DL, Kenney WL. Physiology of sport and exercise. 4.ed. Champaign: Human Kinetics, 2008.
251. Wilson J, Wilson GJ. Contemporary issues in protein requirements and consumption for resistance trained athletes. J Int Soc Sports Nutr. 2006;3:7-27.
252. Witard OC, Jackman SR, Breen L, Smith K, Selby A, Tipton KD. Myofibrillar muscle protein synthesis rates subsequent to a meal in response to increasing doses of whey protein at rest and after resistance exercise. Am J Clin Nutr. 2014;99(1):86-95.
253. Wölfl C, Englert S, Moghaddam AA, Zimmermann G, Schmidt-Gayk H, Höner B, et al. Time course of 25(OH)D3 vitamin D3 as well as PTH (parathyroid hormone) during fracture healing of patients with normal and low bone mineral density (BMD). BMC Musculoskelet Disord. 2013;14:6.
254. Woolf K, Manore MM. B-vitamins and exercise: does exercise alter requirements? International Journal of Sport Nutrition and Exercise Metabolism. 2006;16(5):453-84.
255. Worme JD, Doubt TJ, Singh A, Ryan CJ, Moses FM, Deuster PA. Dietary patterns, gastrointestinal complaints, and nutrition knowledge of recreational triathletes. Am J Clin Nutr. 1990;51(4):690-7.
256. Wyon MA, Koutedakis Y, Wolman R, Nevill AM, Allen N. The influence of winter vitamin D supplementation on muscle function and injury ocrrence in elite ballet dancers: a controlled study. J Sci Med Sport. 2014;17(1):8-12.
257. Xu W, Barrientos T, Andrews NC. Iron and copper in mitochondrial diseases. Cell Metab. 2013;17(3):319-28.
258. Ydfors M, Hughes MC, Laham R, Schlattner U, Norrbom J, Perry CG. Modelling in vivo creatine/phosphocreatine in vitro reveals divergent adaptations in human muscle mitochondrial respiratory control by ADP after acute and chronic exercise. J Physiol. 2016;594(11):31.
259. Yu D, Huo J, Xie L, Wang L. Meta-analysis of studies on cut-off value of serum ferritin for identifying iron deficiency. Wei Sheng Yan Jiu. 2013;42:228-35.
260. Zanotto-Filho A, Schröder R, Moreira JC. Xanthine oxidase-dependent ROS production mediates vitamin A pro-oxidant effects in cultured Sertoli cells. Free Radic Res. 2008;42(6):593-601.
261. Zarei A, Morovat A, Javaid K, Brown CP. Vitamin D receptor expression in human bone tissue and dose-dependent activation in resorbing osteoclasts. Bone Res. 2016;4:16030. eCollection 2016.
262. Zierath J, Kaiserauer ACS. Dietary patterns of amenorrheic and regularly menstruating runners. Med Sci Sports Exerc. 1986;18:S55-6.
263. Zittermann A. Vitamin D in preventive medicine: are we ignoring the evidence? Br J Nutr. 2003;89(5):552-72.

42

Nutrição e estética

CINTHIA ROMAN MONTEIRO
TATIANE MIEKO DE MENESES FUJII

INTRODUÇÃO

Os conhecimentos acerca da relação entre nutrição e estética surgiram há algumas décadas, em virtude das pesquisas voltadas à integração e ao controle dos processos metabólicos com ênfase na busca pelo equilíbrio e pela adequação da alimentação responsável pela promoção de saúde, boa aparência e melhora do desempenho físico. Na atualidade, a procura constante por determinados padrões de beleza tem sido sinônimo de busca por grandes conquistas, uma vez que a beleza tem sido encarada como valor existencial para a população mundial.[6,74,84] Entretanto, os problemas estéticos são frequentes e suas causas são as mais variadas possíveis, com destaque para a má qualidade da alimentação, que, por vezes, pode estar associada à insatisfação e à distorção da percepção corporal, com aumento do risco para transtornos alimentares.[107] É nesse ponto que o nutricionista exerce seu papel de reduzir o risco ou tratar por meio de alimentação balanceada.

De acordo com a Resolução n. 600/2018, do Conselho Federal de Nutricionistas, que dispõe sobre as áreas de atuação do nutricionista e suas atribuições, a qual revogou a RDC n. 380/2005, não há definição da área de nutrição e estética.[18] Sabe-se, no entanto, que o objetivo da aplicação da nutrição em estética é tratar ou atenuar os principais problemas do sistema tegumentar, como envelhecimento cutâneo, acne, excesso de peso, celulite, flacidez cutânea e carências das unhas e dos cabelos, por meio de alimentação específica, de forma a melhorar a saúde e a autoestima dos indivíduos.[87]

Assim, este capítulo tem como objetivo transmitir conceitos de nutrição e estética aos profissionais da área comprometidos não somente com a estética, mas também com a saúde do paciente como um todo.

ENVELHECIMENTO CUTÂNEO

Envelhecer é um processo natural caracterizado por alterações morfológicas da pele, como o surgimento de rugas, de efélides, de descamações e de manchas senis.[23,70]

946 BASES BIOQUÍMICAS E FISIOLÓGICAS DA NUTRIÇÃO

Apesar de o envelhecimento cutâneo ocorrer desde o nascimento, torna-se mais evidente após a terceira idade e está diretamente relacionado com as condições às quais o organismo foi exposto ao longo da vida.[40,67]

O envelhecimento pode ocorrer tanto de forma intrínseca, relacionado a causas genéticas e a mudanças hormonais, quanto de maneira extrínseca, ocasionado por influências ambientais, como exposição à luz solar, ao vento, à umidade, às doenças dermatológicas, ao tabagismo, ao álcool e à qualidade da alimentação.[28,63,101]

A pele é um órgão complexo, constituído por vários tipos de células interdependentes, responsáveis pela manutenção de sua estrutura normal e que regulam as agressões provenientes do meio ambiente, promovendo a interface com o organismo.[35,44,48] É composta por três camadas principais: epiderme, derme e hipoderme, sendo a primeira a mais superficial, formada por células epiteliais intimamente unidas. A derme é a camada mais profunda, formada por tecido conjuntivo denso irregular, e a hipoderme é a última camada da pele, organizada em lóbulos de gordura divididos por septos fibrosos compostos de colágeno, pelos quais correm vasos sanguíneos, vasos linfáticos e nervos.[16]

Com o envelhecimento, o tecido perde sua elasticidade em decorrência da redução na síntese de colágeno e de fibras elásticas, acentuado pelo caimento da musculatura da face, o que torna a pele mais fina, pálida, seca e com rugas.[48] Nesse sentido, destaca-se o papel da enzima denominada metaloproteinase de matriz 1 (MMP1), responsável pela degradação de colágeno e de fibras elásticas dérmicas, decorrentes do envelhecimento cronológico da pele. Assim, quanto mais a atividade dessa enzima é estimulada, maior a chance de degradação da matriz celular.[78,110]

A Figura 42.1 mostra como a exposição aos raios ultravioleta pode causar danos aos fibroblastos e aumentar a síntese de radicais livres (como espécies reativas de oxigênio), com maior dano ao DNA e às mitocôndrias, além de favorecer a peroxidação lipídica. Por outro lado, esse processo também é capaz de influenciar a ativação de enzimas como a MMP1, a elastase e a hialuronidase, todas associadas à degradação de colágeno e a prejuízos no processo de cicatrização e de fotoproteção, de forma a potencializar, dessa forma, o aparecimento de rugas.[66]

Variações genéticas, denominadas polimorfismos, com destaque para os de nucleotídeo único (do inglês *single nucleotide polymorphisms* ou SNP), são associadas com os aspectos do envelhecimento. SNP relacionados com a síntese de melanina e de colágeno, com o reparo de DNA, com o metabolismo de xenobióticos e com o sistema antioxidante (total de 530 SNP) foram identificadas em estudo realizado com 502 mulheres chinesas.[39]

O polimorfismo no nucleotídeo -1607 na região promotora do gene da enzima MMP1 refere-se à inserção de um nucleotídeo (G - guanina) (rs1799750) e está associado ao risco para aumento de RNA mensageiro (RNAm) de MMP1 em fibroblastos saudáveis de pele humana, além do aumento expressivo em células de melanoma.[95] Dessa forma, estratégias nutricionais que visem à proteção e ao aumento da síntese de colágeno podem ser interessantes, especialmente em indivíduos com essa variação genética.

Também é reconhecida a existência da relação entre o aumento da formação de radicais livres e o envelhecimento cutâneo. Essas espécies químicas são constituídas por um ou mais elétrons desemparelhados em sua órbita mais externa, o que as tornam mais instáveis energética e cineticamente. Dessa forma, ocorrem várias reações em cadeia que promovem alterações de moléculas, as quais podem resultar no desenvolvimento de doenças crônicas, como aterosclerose e doenças relacionadas a problemas vasculares, mutagênese e câncer, neurodegeneração, distúrbios imunológicos e, inclusive, modificações de todo o sistema tegumentar.[16]

O mecanismo natural responsável por atenuar a formação dos radicais livres é denominado sistema antioxidante. Esse sistema é composto por substâncias que, direta ou indiretamente, protegem as células das substâncias pró-oxidantes geradas no metabolismo, cuja reatividade com outras biomoléculas é muito alta, o que pode ocasionar peroxidação lipídica e oxidação do DNA, do RNA e de outras proteínas e carboidratos.[14]

O sistema antioxidante do organismo envolve o sistema enzimático endógeno e o sistema não enzimático, o qual, por sua vez, pode ser endógeno ou exógeno. O sistema enzimático endógeno corresponde a um número limitado de enzimas, incluindo a superóxido dismutase (SOD), a catalase, a glutationa peroxidase (GPx) e a glutationa redutase (GSR). Dos antioxidantes endógenos não enzimáticos fazem parte a glutationa (GSH), o ácido lipoico, a albumina, a coenzima Q10 (ubiquinona), o ácido úrico, as metalotioneínas, a transferrina e a ceruloplasmina. Já os antioxidantes exógenos são provenientes da alimentação, destacando-se as vitaminas C e E, os carotenoides e os flavonoides.[14]

A SOD compõe a primeira linha de defesa antioxidante celular, que catalisa a dismutação de duas moléculas de ânion superóxido em peróxido de hidrogênio e oxigênio. Existem três isoenzimas: Cu/Zn-SOD, citosólica e codificada pelo gene *SOD1*, o qual está localizado no cromossomo 21; MnSOD, mitocondrial, codificada pelo gene *SOD2*, localizado no cromossomo 6; e Cu/Zn-SOD, extracelular, codificada pelo gene *SOD3*, localizado no cromossomo 4.[50]

Variações genéticas, como a troca de uma alanina por uma valina no códon 16 (rs4880), podem favorecer a redução da atividade da SOD2 e, consequentemente, influenciar a resposta antioxidante.[93] Já o SNP no gene *SOD3*, representado pela troca de uma arginina por uma glicina no nucleotídeo 213 (rs1799895) pode, em homozigose, potencializar a atividade do gene e contribuir para o aumento da defesa antioxidante.[55]

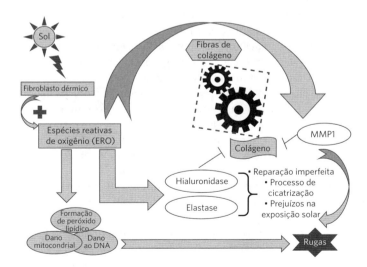

Figura 42.1 Mecanismo associado ao envelhecimento da pele envolvendo a participação da MMP1.
Fonte: adaptada de Mukherjee et al.[66]

O gene da catalase encontra-se no cromossomo 11 e é expresso na maioria dos tecidos, em que ferro ou manganês são cofatores enzimáticos. A catalase é responsável pela degradação ou pela redução do peróxido de hidrogênio em uma molécula de água e outra de oxigênio. Polimorfismos no gene da catalase podem prejudicar o processo antioxidante, uma vez que resultam em redução da atividade da enzima, com aumento das chances de envelhecimento cutâneo.[38]

A GPx constitui enzima intracelular importante, responsável pela conversão de peróxido de hidrogênio em água, tendo o mineral selênio como cofator. Na literatura, já foram descritas oito isoformas da GPx em humanos, das quais a GPx1 é a mais abundante. Sugere-se que o SNP Pro198Leu no gene *GPX1* (rs1050450) esteja associado com diferenças na atividade da enzima, de forma que indivíduos carreadores do genótipo Pro/Pro apresentariam maior atividade da GPx1 em comparação aos carreadores do alelo Leu.[52]

Estudo realizado em mulheres brasileiras com obesidade grave revelou que a ingestão diária de uma castanha-do-brasil (em média 290 µg de selênio) durante oito semanas pode favorecer a atividade da GPx eritrocitária, independente do genótipo. No entanto, os pesquisadores mostraram que os danos ao DNA foram menores (em relação ao *baseline*) nas mulheres carreadoras do genótipo Pro/Pro, quando comparadas àquelas com genótipo Leu/Leu.[22]

Com relação aos antioxidantes exógenos, o ácido ascórbico (vitamina C), além de conferir função antioxidante, atua como cofator das enzimas responsáveis pela hidroxilação da prolina e da lisina, dois aminoácidos essenciais para a estrutura e a função do colágeno. A síntese dessa proteína acontece primeiro com a formação do pró-colágeno orientado para o retículo endoplasmático, com uma sequência sinal que é imediatamente removida nessa organela. Os resíduos de prolina e lisina são hidroxilados, dando origem à hidroxiprolina e à hidroxilisina, respectivamente, que formam as cadeias pró-alfa. Estas se agrupam espontaneamente em pró-colágeno com tripla hélice dentro do retículo endoplasmático, que é translocado para o aparelho de Golgi e empacotado em vesículas. O pró-colágeno formado é excretado na matriz extracelular por exocitose, as extremidades que impedem o agrupamento espontâneo em fibrilas de colágeno são retiradas e, assim, é formado o tropocolágeno. Este, por sua vez, agrupa-se espontaneamente em fibrilas de colágeno que são reforçadas pelas ligações cruzadas entre as cadeias laterais.

Os carotenoides, também antioxidantes exógenos, começaram a ser investigados em relação ao possível efeito protetor na redução das doenças crônicas não transmissíveis e do envelhecimento no início da década de 1990.[17] Os carotenoides formam um dos grupos de pigmentos de maior abundância na natureza, sendo responsáveis pela coloração amarela, alaranjada e vermelha de grande número de frutas, folhas e algumas flores. Esses pigmentos participam do processo de absorção da luz durante a fotossíntese em plantas ou na fotoproteção de micro-organismos.[10]

Dos mais de 600 carotenoides descobertos, apenas 40 podem ser encontrados nos alimentos e, como resultado de absorção seletiva pelo trato gastrintestinal, apenas 14 são biodisponíveis. Entre os pigmentos, destacam-se o betacaroteno, o alfacaroteno, a luteína, a zeaxantina e o licopeno.[42,72] Atualmente, vários estudos têm mostrado que alguns carotenoides apresentam atividade antioxidante e, portanto, podem ser importantes do ponto de vista nutricional, não apenas em razão de serem precursores de vitamina A. Estudos indicam que os antioxidantes originários da alimentação proporcionam proteção contra o envelhecimento precoce causado pela exposição à luz solar e os carotenoides são amplamente utilizados como protetores da pele.[46] A atividade antioxidante dos carotenos é decorrente da habilidade da estrutura de duplas ligações conjugadas de deslocar quaisquer elétrons desemparelhados, o que confere ao betacaroteno a excelente capacidade de inativar o oxigênio singlete, sem sofrer degradação, e de reagir quimicamente com os radicais peroxila, hidroxila e superóxido.[92] Estudo de revisão evidenciou que a astaxantina apresenta propriedades antioxidantes na redução do risco e no tratamento de doenças da pele.[31] As células expostas aos raios ultravioleta, na presença de astaxantinas, apresentaram aumento significativo da expressão de enzimas antioxidantes, como SOD2, catalase e GPX1.[105]

Os flavonoides, uma subclasse dos polifenóis, são metabólitos secundários encontrados em muitas frutas e hortaliças. São responsáveis pelo aspecto colorido das folhas, das flores e de outras partes das plantas, e conferem efeitos benéficos à saúde. A presença desses compostos nos vegetais contribui para sua conservação, evitando a deterioração provocada pela radiação ultravioleta do sol e fornecendo maior resistência contra patógenos e parasitas. Estudos têm mostrado que os flavonoides, em especial os do grupo dos flavanóis, presentes principalmente no cacau, exercem efeitos de fotoproteção sobre a pele. A administração de bebida contendo 329 mg de flavonoides do cacau resultou em aumento da microcirculação sanguínea no tecido cutâneo de mulheres saudáveis.[68] A mesma quantidade de flavonoides anteriormente descrita, também em mulheres, proporcionou efeitos de fotoproteção pela redução da formação de eritema após a exposição ao sol e, além de aumento da circulação sanguínea no tecido cutâneo, e no tecido subcutâneo foi detectada melhora da estrutura e da textura da pele em relação à densidade e à espessura.[46] Entretanto, há necessidade de mais pesquisas a fim de avaliar os mecanismos de ação desses compostos sobre a pele.

A Figura 42.2 mostra os antioxidantes enzimáticos e não enzimáticos utilizados como mecanismo de proteção celular.

A síntese de melanina também é um processo importante no fotoenvelhecimento, com destaque para o papel da enzima nicotinamida adenina dinucletídeo reduzida

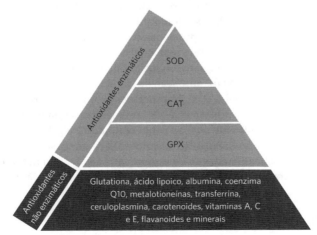

Figura 42.2 Mecanismo de proteção antioxidante.
CAT: catalase; GPx: glutationa peroxidase; SOD: superóxido dismutase.
Fonte: adaptada de Miro czuk-Chodakowska et al.[65]

[NADH] (quinona) desidrogenase, a qual potencializa a melanogênese por favorecer a expressão da enzima tirosinase (TYR).[21] Tem destaque também a enzima NAD(P)H:quinona oxidorredutase 1, codificada pelo gene *NQO1* e responsável pela conversão de coenzima Q10 (ubiquinona) na forma reduzida e ativa (ubiquinol), com importante função de neutralizar radicais livres em mitocôndrias e em membranas lipídicas.[37] A presença de polimorfismos no gene *NQO1* parece resultar em menor conversão de ubiquinol, com redução da capacidade antioxidante.[37] No entanto, a suplementação desta forma ativa pode ser estratégia nutricional a ser considerada quando se conhece o perfil genético do paciente em associação com parâmetros bioquímicos relevantes.

Além dos minerais que participam do sistema antioxidante, reconhece-se, também, a importância do silício na prevenção do envelhecimento cutâneo. Esse mineral é um elemento estrutural das macromoléculas da derme e faz parte do colágeno. Sua deficiência gera redução na síntese de glicosaminoglicanos e de colágeno, o que torna a pele mais seca, enrugada e menos resistente.[88] O silício é um mineral-traço cuja principal função é formar cartilagens e participar da cicatrização de feridas. É elemento estrutural do tecido conjuntivo, regulador e normalizador do metabolismo da divisão celular. Sua principal função é promover a formação de pontes entre aminoácidos hidroxilados do colágeno e das fibras elásticas. É componente, também, dos glicosaminoglicanos, na forma de sinalonato de mucopolissacarídeos e se liga a diferentes cadeias de polissacarídeos, podendo contribuir para a reorganização das glicoproteínas e dos proteoglicanos da substância fundamental amorfa. Por fazer parte da enzima prolina hidroxilase, facilita a formação de glicosaminoglicanos e de colágeno e, por isso, em situações de depleção, pode ocorrer diminuição da concentração de ambas as substâncias no tecido conjuntivo. Do ponto de vista da alimentação, é importante garantir a ingestão de alimentos ricos em silício, como grãos integrais, concentrados de fibras e levedo de cerveja, no tratamento da celulite, por exemplo.[7]

Existem algumas evidências, também, de que muitos distúrbios do envelhecimento podem ser causados por alterações no metabolismo dos lipídios. A pele contém ácido linoleico, uma das substâncias responsáveis por sua impermeabilização. Sabe-se que a deficiência em ácidos graxos poli-insaturados reduz a produção de eicosanoides, o que está relacionado com o aumento da proliferação epidérmica e com a ativação das proteínas quinases C alfa e beta, favorecendo a descamação e a inflamação da pele. Os ácidos graxos da família ômega-3 conferem maior fluidez às membranas e sua deficiência pode promover prejuízos na manutenção da camada de água da pele, além de favorecer a formação de eicosanoides com propriedades pró-inflamatórias.[27]

Foi observado aumento da proteção da pele contra os raios solares quando indivíduos receberam dieta enriquecida com óleo de peixe, contendo 2,8 g de ácido eicosapentaenoico (EPA) e 1,2 g de ácido docosa-hexaenoico (DHA) por quatro semanas.[69] Maior proteção em âmbito celular e redução do estresse oxidativo também foram verificados quando indivíduos foram suplementados com 4 g de EPA durante três meses.[79]

LIPODISTROFIA GINOIDE

A lipodistrofia ginoide, popularmente conhecida por celulite, é uma alteração comum da topografia da pele. É definida como disfunção metabólica localizada no tecido subcutâneo e na derme, causada pelo excesso de tecido adiposo retido no septo fibroso e por projeções deste na derme.[102] É um processo de infiltração edematosa do tecido conjuntivo, seguido de polimerização da substância fundamental que se infiltra nas tramas e produz reação fibrótica consecutiva. O local afetado adquire aspecto acolchoado ou com aparência de casca de laranja.[40]

O termo "celulite" foi descrito pela primeira vez em 1920, na França, por Alquier e Paviot, os quais acreditavam ser uma distrofia celular complexa não inflamatória de tecido mesenquimal, causada por disfunção no metabolismo da água, como resposta a qualquer tipo de agressão que poderia ser traumática, tóxica ou endócrina, com consequente saturação do tecido adjacente por líquido intersticial. Posteriormente, em 1928, Lagèse identificou a presença de soro no espaço intersticial, de fibrose e de retração esclerótica.[62]

Atualmente, sabe-se que o termo celulite é empregado incorretamente por não se tratar de infecção bacteriana, pois a origem da palavra vem do latim *cellulite* e quer dizer inflamação do tecido celular, derivada do adjetivo *celulae*, que significa células.[40]

Alguns autores referem que 95 a 98% da população feminina mundial é acometida pela lipodistrofia ginoide, a qual aparece cada vez mais precocemente, inclusive em jovens de baixo peso, especialmente em decorrência das mudanças na qualidade da alimentação e no estilo de vida. A prevalência é maior em mulheres do que em homens, em razão da presença do estrogênio, que favorece a retenção e o armazenamento de gordura corporal nas células adiposas. Atribui-se, ainda, essa maior prevalência à organização das fibras do tecido conjuntivo, a qual é diferente entre os sexos. Nas mulheres, os septos são finos, com projeções perpendiculares, o que favorece a expansão desse tecido para a superfície da derme; nos homens, os septos são mais grossos e com projeções oblíquas, o que dificulta sua expansão para a superfície.[76,82]

Pelo fato de haver alterações no tecido adiposo, propõe-se que a perda de peso seja um dos tratamentos da mais eficazes e mais empregados na atualidade.[97] Em estudo realizado com 51 mulheres com lipodistrofia ginoide visível a olho nu, recrutadas para um programa de redução de peso com objetivo de verificar se havia redução da condição em seis meses, observou-se que todas apresentaram perda de peso e redução de índice de massa corporal (IMC) e a melhora das deformações foi proporcional à redução do percentual de gordura no tecido subcutâneo.[89]

Além da redução de peso e do percentual de gordura corporal, algumas evidências *in vitro* sugerem que o extrato de alho (*Allium sativum*) na concentração de 0,0015% também pode ser útil no tratamento da lipodistrofia ginoide, por conter compostos que agem sinergicamente no aumento da expressão de moléculas ligadas à lipólise, como a enzima lipase hormônio-sensível (LHS) e as proteínas desacopladoras 1 e 2 (UCP1 e UCP2); na diminuição da lipogênese, por reduzir a expressão de moléculas como o receptor ativado por proliferador de peroxissomos gama (PPAR-gama) e a lipase de lipoproteína (LLP), além de produzir provável efeito negativo na produção de leptina.[3]

Alimentos ou suplementos alimentares que contenham bases xantínicas, como cafeína, teofilina e teobromina, ou silício e iodo orgânicos, bem como L-carnitina, são considerados lipolíticos por apresentarem elementos que inibem a fosfodiesterase ou que estimulam o AMP cíclico (AMPc) a ativar a proteína quinase A (PKA), que converte as enzimas lipase de triacilglicerol e LHS em suas formas ativas, as quais hidrolisam triacilgliceróis dos adipócitos.[85] De maneira geral, todas as substâncias com propriedades lipolíticas são capazes de promover o esvaziamento do adipócito, o que confere melhor aparência e suavidade à pele.

O estrógeno também está associado ao aumento da gordura na região gluteofemoral, podendo intensificar a aparência das depressões características da lipodistrofia ginoide. Nesse sentido, a alimentação pobre em fibras pode promover constipação intestinal e aumentar a resistência venosa dos membros inferiores, ocasionando estase e aumento da permeabilidade capilar. O bom funcionamento intestinal diminui a pressão abdominal exercida nessa região, o que favorece o sistema circulatório dos membros inferiores e auxilia no *clearance* do estrogênio. O trato intestinal desempenha, também, função importante no balanço desse hormônio, porque a via biliar é uma das formas de excreção de sua forma conjugada. Se o trânsito intestinal estiver mais lento, haverá o favorecimento da ação e da desconjugação das beta-glicuronidases produzidas pelas bactérias intestinais, sendo essas enzimas transformadas em suas formas mais ativas e de mais fácil reabsorção.[7]

Ainda com relação ao funcionamento intestinal, além das fibras alimentares, ressalta-se a importância do consumo de alimentos enriquecidos com probióticos. O termo probiótico é proveniente do grego e significa "para a vida". Probiótico refere-se a micro-organismos vivos que exercem efeitos benéficos para a saúde do hospedeiro, pois promovem equilíbrio da microbiota intestinal. Dentre as ações, destacam-se o auxílio no processo digestório, o antagonismo de bactérias patogênicas, o estímulo à imunidade, a contribuição na síntese e na absorção de algumas vitaminas, a correção de distúrbios intestinais e, além disso, os probióticos podem atuar na melhora do perfil lipídico. Há uma variedade de probióticos, sendo os mais importantes os *Lactobacillus acidofilus (casei*, bulgáricos, *lactis, plantarum)*, o estreptococo termófilo, os *Enterococcus faecium* e *faecalis*, e as bifidobactérias *Bifidus (longus* e *infantis)*. Probióticos podem ser encontrados em alimentos, como leites fermentados, iogurtes, sorvetes, queijos, sucos fortificados, fórmulas infantis; ou em pó, na forma de cápsulas ou sachês.

Prebióticos são definidos como componentes alimentares não digeríveis que também afetam beneficamente o hospedeiro, por estimularem seletivamente a proliferação ou a atividade de bactérias desejáveis no cólon e por inibirem a multiplicação das bactérias patogênicas. Substâncias como a inulina e os fruto-oligossacarídeos são fermentadas pela microbiota colônica, produzindo ácidos graxos de cadeia curta – acetato, propionato e butirato. Os dois primeiros são transportados ao fígado e utilizados para a produção de energia e para a redução das concentrações plasmáticas de glicose. Já o butirato é o principal substrato dos colonócitos e promove maior proliferação e diferenciação dessas células, além de conferir melhor maturação das células epiteliais. Assim, alimentos-fonte, como chicória, banana, cevada, morango, cebola e alho, devem estar presentes na alimentação.

A ingestão adequada de líquidos, principalmente de água, auxilia amplamente na eliminação de toxinas por diminuir a pressão capilar e aumentar a pressão linfática, evitando, assim, a retenção hídrica.[91] A ingestão excessiva de sódio pode provocar retenção de líquidos e piorar o quadro de lipodistrofia ginoide.

De maneira didática, o organismo pode ser dividido em dois compartimentos, o extracelular e o intracelular. A água extracelular está localizada na parte externa das células, o que compreende entre 25 e 40% das reservas totais de água divididas entre o plasma sanguíneo e os líquidos intersticiais, isto é, os espaços entre as células, a linfa, a saliva e os líquidos produzidos no trato digestório. Aproximadamente 60 a 75% da água total do corpo é intracelular, dependendo do tipo de célula. O sódio é o principal cátion responsável pelo equilíbrio hidroeletrolítico do organismo. Está presente nos líquidos extracelulares e sua concentração normal varia entre 136 e 144 mEq/L. As concentrações de água e de eletrólitos são controladas muito rigorosamente, e o equilíbrio baseia-se no princípio fisiológico de que a água é direcionada para o mesmo local em que o sódio se encontra. Se o sódio é eliminado, a água é excretada na tentativa de manter a osmolaridade normal, porém, se o sódio é retido, a água também permanece no organismo na tentativa de diluí-lo. Sendo assim, o excedente de sódio promove a retenção de água corporal, o que resulta na formação de edema e favorece ainda mais a formação da lipodistrofia ginoide.[86]

ACNE VULGAR

A acne vulgar é uma enfermidade inflamatória da unidade pilossebácea da pele conhecida e descrita há muitos anos. A origem do nome não é muito bem definida, porém acredita-se que seja proveniente da palavra grega *achne*, que significa partículas ou florescência.[24,33] A acne é caracterizada por comedões, pápulas, pústulas e, menos frequentemente, por nódulos, abscessos e cicatrizes. Essa estrutura é formada em razão da obstrução do orifício de saída da unidade pilossebácea, com acúmulo de secreções, restos celulares e, algumas vezes, pode ser causada pelo ácaro *Demodex folliculorum*.[11,99]

A acne vulgar é mais frequente em jovens e em adolescentes, podendo afetar de 80 a 85% dos indivíduos com idades entre 12 e 25 anos, com redução para 8% em indivíduos entre 25 e 34 anos, e para 3% naqueles entre 35 e 44 anos de idade. A acne acomete ambos os sexos, sendo mais grave nos homens, porém mais persistente nas mulheres. Apresenta menor incidência em asiáticos e em negros.[100] Já a prevalência em zonas rurais e não industrializadas é mais baixa e inferior à das sociedades ocidentais e de populações industrializadas e modernas.[33,104]

O distúrbio é autolimitado, mutifatorial e muito comum. Os principais fatores envolvidos na patogênese da acne vulgar são o aumento da produção de sebo, a queratinização anormal do epitélio folicular, a inflamação e a proliferação da bactéria *Propionibacterium acnes* (*P. acnes*). Esta se instala na glândula sebácea e seu metabolismo enzimático promove, por hidrólise dos triacilgliceróis, a liberação de substâncias irritantes que, por sua vez, atuam como quimiotáticos para as células do sistema imunológico. Quando esse quadro está presente, é constante a verificação de pápulas inflamatórias, pústulas, nódulos e cistos inflamatórios, sinais que caracterizam acne de grau moderado a grave.[59,104]

A acne tornou-se um problema social, pois a pele, especialmente a do rosto, é a primeira imagem que se tem em um contato visual. Assim, essa doença traz a seus portadores grande sofrimento, uma vez que são vítimas de preconceitos, o que prejudica sua qualidade de vida.[100]

Há aproximadamente 40 anos, havia consenso na comunidade de dermatologia de que a alimentação não exercia nenhum papel na etiologia da acne. Até 2003, não havia evidências de como os alimentos poderiam influenciar seu desenvolvimento e quais seriam importantes tanto em sua prevenção quanto em seu tratamento. A literatura científica mais frequentemente citada não apresentava evidências conclusivas do papel da alimentação no desenvolvimento dessa doença e, ainda, as metodologias propostas apresentavam falhas, imprecisão e dados inconsistentes.

Após alguns estudos inconclusivos, foi observado que alguns indivíduos acometidos pela acne referiam piora do quadro quando ingeriam determinados alimentos, sendo os mais citados o chocolate, as nozes, os produtos lácteos e aqueles com alta quantidade de lipídios ou os muito condimentados.[33] Também se relacionou o papel da alimentação no aparecimento da acne, tanto de maneira direta quanto indireta, em razão de seu papel no balanço da síntese de hormônios esteroides, na proliferação e na diferenciação folicular dos queratinócitos e na inflamação.[24] Atualmente, já existem mais discussões a respeito da possível relação entre a qualidade da alimentação e o desenvolvimento da acne.

Ao observar a prevalência de acne em 1.200 indivíduos de duas comunidades diferentes, uma delas menos industrializada (Kitavan, na Papua-Nova Guiné) e outra com hábitos mais ocidentais (Aché, no leste do Paraguai), Loren Cordain, professora da Universidade do Estado do Colorado, sugeriu a hipótese de que havia alguma relação entre alimentação com alto índice glicêmico e aumento da incidência de acne. Os alimentos que elevam rapidamente a glicemia provocam hiperinsulinemia aguda, que induz a ativação de uma cascata endócrina e afeta as glândulas sebáceas, bem como a queratinização folicular. Esse processo está relacionado com o envolvimento do fator de crescimento semelhante à insulina 1 (IGF-1), da proteína 3 de ligação ao fator de crescimento semelhante à insulina (IGFBP-3), dos hormônios andrógenos e dos retinoides endógenos. A hiperinsulinemia aumenta as concentrações de IGF-1 e reduz as de IGFBP-3. O IGF-1 livre no plasma apresenta ação mitótica potente e provoca a hiperqueratinização folicular, o que contribui para a formação da acne. Por outro lado, a redução do IGFBP-3 eleva as concentrações séricas de insulina e, concomitantemente ao consumo de refeições com alta carga glicêmica, contribui para a desregulação da proliferação celular no folículo, já que atua como fator inibitório de crescimento, impedindo a ligação do IGF-1 em seus receptores. A autora ressalta, ainda, que muitas pesquisas reforçam a influência da hereditariedade na patogênese da doença, porém deixa claro sua relação direta com os padrões familiares e étnicos que determinam as escolhas alimentares.[25]

Estudo realizado com 43 indivíduos do sexo masculino entre 15 e 25 anos de idade, recebendo alimentação com baixa carga glicêmica durante 12 semanas, mostrou que esse tipo de intervenção promoveu diminuição no desenvolvimento da acne em relação ao grupo que não foi submetido a nenhuma restrição alimentar. No grupo tratado, também foi verificada pequena redução dos hormônios andrógenos livres no plasma e do IGF-1, bem como aumento do IGFBP-3.[90]

Há indícios de que exista alguma associação entre a ingestão de produtos lácteos e o aparecimento da acne, uma vez que esses alimentos contêm quantidade elevada de hormônios e moléculas bioativas. Algumas substâncias que podem promover essa dermatose são a progesterona derivada da placenta, os precursores da di-hidrotestosterona (DHT), a prolactina, a somatostatina; os hormônios do crescimento, gonadotrópicos, luteinizante, tireoestimulante e liberador da tirotropina; diversos esteroides, além de insulina e IGF-1. Grande parte desses hormônios interfere nas unidades pilossebáceas, estimulando maior produção sebácea.[1] Tal associação também pode estar relacionada com o conteúdo de iodo presente no leite, especialmente em decorrência da fortificação da ração animal com esse mineral e do uso de produtos sanitizantes iodóforos. Em 1967, já havia publicações sugerindo a relação da ingestão de iodo na exacerbação do desenvolvimento da acne.[29]

É importante destacar a existência de alterações na composição lipídica da produção sebácea de indivíduos acometidos pela acne quando comparados àqueles que não apresentam esta condição. De todos os componentes, o ácido linoleico – ácido graxo essencial da família ômega-6 – é o que aparece em menor quantidade na produção sebácea de indivíduos acneicos. A falta desse ácido graxo deixa a parede glandular desprotegida, a qual passa a ser agredida por ácidos graxos livres, provenientes da hidrólise dos triacilgliceróis ocasionada pelas lipases do *P. acnes*, o que promove hiperqueratinização e inflamação dérmica.[13]

Um estudo randomizado duplo-cego com 31 voluntários foi conduzido com o objetivo de verificar a possibilidade da melhora clínica da acne mediante a utilização de um produto rico em ácidos graxos essenciais. Foi verificada melhora da resposta histopatológica entre os que consumiram três cápsulas de 1.000 mg de ácidos graxos poli-insaturados de origem vegetal associados a 3 mg de vitamina E durante os três meses de estudo.[26]

Em estudo que avaliou a prevalência de acne em 1.200 individuais de duas comunidades (Kitavan, na Papua Nova-Guiné e Aché, no leste do Paraguai), observou-se ingestão muito inferior de ácido graxo ômega-3 em relação ao ácido graxo ômega-6, e ingestão elevada de gorduras *trans* entre os indivíduos moradores de Aché, no Paraguai.[25] Com base nessas análises, foi proposto que os ácidos graxos ômega-3 também seriam importantes na prevenção da acne, pois aumentam as concentrações de IGFBP-3 e reduzem as de IGF-1, o que é favorável para a prevenção da hiperqueratinização dos folículos pilossebáceos. Além disso, o ômega-3 apresenta propriedades anti-inflamatórias, entre elas a inibição do leucotrieno B_4 (LTB_4), substância envolvida nos processos inflamatórios das lesões da acne.[25,26]

Os ácidos graxos presentes nas gorduras *trans* também podem favorecer o aparecimento da acne, pois competem com os ácidos graxos essenciais na síntese de prostaglandinas, o que potencializa a formação de substâncias pró-inflamatórias. Dessa forma, sua ingestão deve ser monitorada.[13]

O zinco é um micronutriente essencial para o desenvolvimento e o funcionamento da pele humana, e alguns estudos mostraram seu efeito bacteriostático contra o *P. acnes*, além de inibir a quimiotaxia e reduzir a produção do fator de necrose tumoral alfa (TNF--alfa). A suplementação oral deste micronutriente melhora a aparência da acne em pacientes com deficiência em zinco. Entretanto, doses comuns administradas nos estudos (400-600 mg/dia de sulfato de zinco) foram associadas com transtornos gastrintestinais, como náuseas, vômitos e diarreia. Esses efeitos colaterais podem ser reduzidos pelo consumo do suplemento logo após as refeições ou pela redução das doses. Deve-se atentar aos possíveis efeitos adversos da ingestão em longo prazo de doses que ultrapassam o limite superior tolerável de ingestão (UL) do nutriente. Também é importante observar a necessidade de suplementação de outros minerais que interagem com o zinco, como o cobre, que tem sua absorção reduzida pelo zinco.[58]

Estudo realizado em 1981 por Kligmann et al.[57] mostrou que a suplementação oral de vitamina A (retinol) é efetiva no tratamento da acne quando usadas altas doses (300.000 U/dia) em mulheres e (400.000-500.000 U/dia) em homens. Os autores reforçaram apenas a possibilidade desses pacientes apresentarem efeitos colaterais como xerose e queilites. Novamente, é preciso ter cautela em relação à duração de suplementações que ultrapassem os UL dos nutrientes, bem como as interações com outros micronutrientes.

Além dos fatores alimentares, é oportuno destacar que as condições do meio ambiente, como clima, exposição ao sol, trabalho, estresse, prática de atividade física e presença de bactérias locais são fatores importantes a serem considerados no aparecimento da acne. Entretanto, não existe alimentação capaz de resolver o quadro já instalado.

ALOPECIAS

Alopecia androgenética e resposta à finasterida

A alopecia androgenética (AAG) é a forma mais comum de calvície, que afeta de 40 a 80% dos homens e de 20 a 40% das mulheres. AAG é uma doença multifatorial com componente genético importante. A herdabilidade chega a 85% dos casos e, geralmente, a queda capilar ocorre entre 20 e 30 anos, acentuando-se com o passar dos anos.[47,51]

A primeira associação entre calvície masculina e andrógenos foi documentada há mais de 2 mil anos por Hipócrates, ao observar os eunucos, ou seja, homens que apresentavam limitações para reprodução, causadas por doenças congênitas nos testículos ou, ainda, pela castração, prática que foi muito comum na Ásia. Em 1942, pesquisadores mostraram que em 54 homens que nunca se tornaram calvos, dez tinham sido castrados antes da puberdade, 34 no início da adolescência e dez apresentavam alguma doença testicular. Todavia, a administração de testosterona em quatro pacientes com histórico familiar de AAG causou a alopecia.[43]

Concentrações elevadas do hormônio di-hidrotestosterona (DHT) são as principais responsáveis por desencadear a queda capilar. A enzima 5 alfarredutase participa da conversão de testosterona em DHT, que se liga ao receptor de andrógenos (AR) do folículo capilar, favorecendo o encurtamento da fase anágena (crescimento) e a extensão da fase telógena (ejeção dos fios), o que resulta em miniaturização do folículo capilar.[109] A isoenzima 5 alfarredutase do tipo 1 é expressa na bainha radicular externa dos folículos pilosos, na papila dérmica, nas glândulas sebáceas, no fígado, nas adrenais e nos rins, enquanto a isoenzima tipo 2 é expressa na bainha radicular interna e externa dos folículos pilosos, na papila dérmica, no fígado, na próstata, na testa e nas vesículas seminais.

Em humanos, o gene que codifica o AR localiza-se no cromossomo X e apresenta o polimorfismo conhecido como Stul (rs6152) em seu éxon 1. Além disso, existem polimorfismos de variações do número de repetições em CAG (citosina, adenina e guanina) e em GGC (guanina, guanina e citosina), os quais também parecem estar envolvidos na ocorrência de AAG.[96] Foi observado que o SNP rs6152 está associado com a AAG precoce.[47] Outras variações em genes localizados no cromossomo 20 (rs2180439; rs1160312; rs913063) também têm sido relacionadas com o desenvolvimento de AAG.[80]

Estudos de associação do genoma amplo (GWAS, Genome-Wide Association Study) já identificaram associação entre a presença de AAG e polimorfismos genéticos em oito *loci* cromossômicos. O SNP no gene *EDA2R* (rs1385699), que se refere à troca de citosina por timina no nucleotídeo 170 (C170T), com codificação de lisina em vez de arginina no códon 57 (Arg57Lys), parece estar fortemente associado com o desenvolvimento de AAG, e carreadores do genótipo TT podem apresentar duas vezes mais chances de desenvolver AAG em relação aos carreadores do genótipo CC. Entretanto, outros trabalhos de associação mostraram que polimorfismos em genes que codificam os isotipos de 5 alfarredutase (*SRD5A1* e *SRD5A2*) parecem não promover diferenças significativas em relação à calvície.[75,96]

A finasterida atua como inibidor importante da ação da 5 alfarredutase e tem mostrado benefícios para os indivíduos portadores de AAG. No entanto, nem todos respondem ao tratamento da mesma maneira e esse resultado pode estar associado com características genéticas.[56] Um estudo avaliou um polimorfismo de sequências de nucleotídeos repetidos no éxon 1 do gene que codifica o AR e a resposta à finasterida em mulheres com AAG na pós-menopausa. Durante seis meses, 13 pacientes receberam 1 mg/dia de finasterida e foi observado que as melhores respondedoras à droga foram as carreadoras de menos de 24 repetições CAG quando comparadas às mulheres que apresentavam mais de 24 repetições.[56]

A maioria dos genes relacionados à predisposição ao desenvolvimento de AAG está associada aos receptores AR, localizados nos cromossomos X e, como homens têm um cromossomo X e um Y, a presença de uma variação no gene pode aumentar o risco de AAG. Nas mulheres, pelo fato de apresentarem dois cromossomos X, é necessário que a variação genética ocorra em ambos os cromossomos para que haja aumento no risco de desenvolvimento de AAG. Ainda, eventos epigenéticos também precisam ser considerados para o estudo da AAG.[96]

Alopecia *areata* e modulação da resposta inflamatória

A alopecia *areata* é uma doença autoimune altamente prevalente, que resulta em perda desfigurante de cabelo, em razão de alterações imunológicas do folículo piloso, com subsequente ataque autoimune. A perda de cabelo é classificada como não cicatricial, que pode ter início como manchas, as quais podem progredir para todo o couro cabeludo (alopecia *totalis*) ou até mesmo para todo o corpo (alopecia *universalis*). O "branqueamento súbito do cabelo" é atribuído ao início agudo da alopecia *areata* em momentos de estresse, medo ou luto. Apesar das alterações importantes no folículo piloso, não há destruição permanente de órgãos e é possível que o cabelo volte a se regenerar. Com relação aos aspectos genéticos, estudo de GWAS encontrou 139 SNP relacionados com a alopecia *areata*, entre eles quatro variantes associadas com apresentação de antígeno (HLA-DRA; HLA-DQA1; HLA-DQA2; HLA-DQB2) em mais de mil casos da doença.[75]

Indivíduos com alopecia *areata* também podem apresentar alterações epigenéticas. Pesquisadores avaliaram células mononucleares de 25 pacientes com idade média de 30 anos e de 20 indivíduos-controle com idade média de 26 anos e observaram que os níveis de metilação e de acetilação de histonas H3 foram estatisticamente superiores nos indivíduos com alopecia *areata* em relação aos do grupo controle, o que sugere que a ativação da resposta imune nos pacientes com alopecia *areata* pode ser controlada por mecanismos epigenéticos.[108]

Ainda, evidências científicas associam a presença de alopecia *areata* com a doença inflamatória intestinal (DII), principalmente em decorrência da expressão de genes as-

958 BASES BIOQUÍMICAS E FISIOLÓGICAS DA NUTRIÇÃO

sociados com outras condições, como colite ulcerativa e doença de Crohn, as quais, por sua vez, estão relacionadas com o processo inflamatório. Em estudo de revisão, Patel et al.[73] mostraram que, no eflúvio telógeno e na alopecia *areata*, as principais causas de queda capilar estavam associadas com algum tipo de DII.

Nutrientes e compostos bioativos de alimentos são capazes de modular a resposta inflamatória. A Tabela 42.1 mostra as principais fontes destes compostos.

Tabela 42.1 Alimentos e compostos bioativos com propriedade anti-inflamatória

Fontes alimentares	Principais compostos bioativos
Uvas	Resveratrol
Cúrcuma ou açafrão-da-índia	Curcumina
Soja	Genisteína
Frutas cítricas e maçã	Quercetina
Pimenta vermelha	Capsaicina
Crucíferas	Indol-3-carbinol
Romã	Ácido elágico
Gengibre	6-gingerol
Chá-verde	Catequinas
Peixes de água fria	EPA e DHA (ômega-3)
Linhaça	Alfalinolênico (ômega-3)
Azeite de oliva	Tirosol
Tomate, melancia e goiaba	Licopeno
Hortaliças e própolis	Apigenina
Frutas e hortaliças	Luteolina

DHA: ácido docosa-hexaenoico; EPA: ácido eicosapentaenoico.
Fonte: Bastos et al.[9]

Líquen plano pilar e saúde intestinal

O líquen plano pilar (LPP) é um tipo de alopecia cicatricial primária. Estudos mostram correlação positiva entre o LPP e a expressão de RNAm de 479 genes, incluindo o *MMP11*, que codifica uma metaloproteinase de matriz, responsável pela degradação de matriz extracelular, que ocorre de maneira fisiológica em vários processos celulares.[20]

Em trabalho realizado com pacientes portadores de DII e com alopecia cicatricial primária conduzido em duas clínicas especializadas em cabelos, pesquisadores identificaram 12 pacientes com DII e, desses, metade tinha doença de Crohn e os demais apresentavam colite. O tipo de calvície mais prevalente entre eles foi o LPP.[45]

O processo inflamatório que ocorre na alopecia cicatricial primária está diretamente ligado com o folículo capilar, o que provavelmente causa perda capilar permanente, induzindo a destruição do folículo na região do bulbo capilar. A avaliação imuno-histoquímica e a análise de expressão gênica sugerem a participação de células T *helper* (Th-1), as quais atuam como agentes importantes na fisiopatologia. Além disso, a ação do PPAR--gama parece ser limitada nas células do bulbo de portadores de LPP[45], mas ativada na síndrome metabólica (condição clínica pró-inflamatória).[41] Em modelos animais, a deleção do gene que codifica o PPAR-gama resulta no fenótipo de alopecia.[54]

Tratamentos com agonistas de PPAR-gama têm sido sugeridos a fim de melhorar o quadro inflamatório.[64] Nesse aspecto, estudos mostram que a administração de pioglitazona pode aumentar a expressão do gene *PPARG*. Sabe-se, ainda, que o consumo de alimentos fontes de ômega-3, mais precisamente de EPA e DHA, ou a suplementação orientada, parecem ter efeitos positivos sobre a modulação da resposta pró-inflamatória mediada pelo PPAR-gama.[8,12] O PPAR-gama apresenta proteínas dedo de zinco (*zinc fingers*) em sua estrutura e, portanto, a ingestão adequada desse mineral também pode estar associada com a atividade desse receptor.[30,36,83]

Gene *Hairless* (*HR*)

O gene *hairless* (*Hr*) foi descrito em 1930 a partir de estudos em animais que ao nascimento eram normais e, após três semanas, apresentavam alopecia que se estendia até a cauda. Anos depois, novas pesquisas revelaram que a proteína está ativada na fase catágena do ciclo capilar. Já na década de 1950, pesquisas indicaram que essa proteína é um receptor nuclear, capaz de interagir com outras proteínas, como receptor de vitamina D (VDR), hormônios e proteínas desacetilases.[19,49,71]

Além disso, a proteína HR parece ter atividade correpressora do fator nuclear kappa B (NF-κB), importante proteína envolvida em processos pró-inflamatórios e capaz de modular a transcrição de mais de 200 genes.[71]

Em cultura celular, a estimulação de queratinócitos humanos com TNF-alfa resultou em redução significativa da expressão do gene *Hr*, no entanto, quando no mesmo ensaio foi adicionado antagonista de NF-κB, a expressão do RNAm aumentou significativamente, o que confirma a regulação do gene pela via de sinalização pró-inflamatória.[15]

PRODUTOS NUTRICOSMÉTICOS, NUTRACÊUTICOS E COSMECÊUTICOS

As condições de vida e de saúde têm melhorado na grande maioria dos países nos últimos anos, em razão dos avanços nas áreas de saúde pública, de medicina e da indústria farmacêutica.[103] Durante décadas, as empresas de cosméticos fabricaram cremes faciais para retardar o envelhecimento. Atualmente, número cada vez maior de empresas está lançando produtos encapsulados que parecem melhorar a aparência física. Os especialistas em mercado se referem a essa nova categoria de produtos como nutricosméticos, que incluem pílulas, líquidos e lanches elaborados com determinadas substâncias, como biotina, niacina, ácidos graxos ômega-3, e alimentos, como romã e chá-verde, com objetivo de melhorar a aparência da pele, dos cabelos e das unhas, ou, ainda, com suposto efeito em modificações da composição corporal. A Diretiva Europeia 2002/46 classifica os nutricosméticos na categoria dos gêneros alimentícios e inclui uma lista de vitaminas e minerais autorizados.[53]

A utilização de princípios ativos por via oral busca fornecer ao organismo os nutrientes que podem atuar diretamente sobre a pele e sobre os cabelos, melhorando, assim, sua saúde e seu aspecto. Os efeitos dos nutricosméticos podem ocorrer por meio de diferentes ações no organismo, como efeito fotoprotetor, antioxidante e modulador da resposta inflamatória. O objetivo não é substituir os produtos cosméticos tópicos, cuja aplicação *in situ* propicia efeitos mais imediatos, mas sim favorecer um contexto global condizente com a melhora da saúde cutânea.[61] Entre os princípios ativos de origem nutricional que exercem papel protetor na pele, os mais importantes se encontram no reino vegetal, como licopeno, luteína, catequinas, resveratrol e isoflavonas, bem como as vitaminas E e C.[61]

O mercado dos nutricosméticos está em ascensão e movimenta bilhões de dólares na Europa, no Japão e nos Estados Unidos. No Brasil, alguns produtos são comercializados, porém ainda não existe definição aceita pela Agência Nacional de Vigilância Sanitária (Anvisa) a respeito da terminologia "nutricosméticos". A Anvisa não reconhece qualquer tipo de cosmético que não seja de uso tópico. Os nutricosméticos têm os registros incorporados como suplemento alimentar ou como alimento funcional, com regras de rotulagem que não exploram seus benefícios estéticos.[2]

Os nutricosméticos são concebidos como alternativa fácil e conveniente para tratar problemas estéticos e a confiança crescente do consumidor nesses produtos é refletida pelo mercado crescente. Dados mostram que, em 1997, apenas 30% dos consumidores tinham confiança nesse tipo de produto, o que vem aumentando gradativamente. Acredita-se que os principais consumidores desses produtos sejam as mulheres.[98]

O termo nutracêutico foi criado a partir da junção das palavras nutrição e farmacêutico, em 1998, por Stephen DeFelice, e pode ser definido por alimento ou parte do alimento que fornece benefícios médicos ou de saúde, incluindo a redução do risco e/ou o tratamento de uma doença. Nutracêuticos incluem desde nutrientes isolados e suplementos alimentares na forma de cápsulas e dietas, até produtos beneficamente projetados, produtos herbais e alimentos processados, como cereais, sopas e bebidas. Os nutracêuticos podem incluir fibras alimentares, ácidos graxos poli-insaturados, proteínas, peptídios, aminoácidos ou cetoácidos, minerais, vitaminas antioxidantes e outros antioxidantes (p. ex., glutationa e selênio).[34,60]

Os cosmecêuticos são definidos como substâncias com propriedades tanto cosméticas como medicamentosas. O termo cosmecêutico é resultado da junção de duas palavras: *cosm(etic) + (pharma)ceutic*. Constituem produtos de uso tópico com ingredientes bioativos e propriedades terapêuticas. Nos últimos anos, houve grande crescimento na oferta de produtos para cuidados com a pele e a indústria cosmética os define como cosméticos que proporcionam benefícios semelhantes aos dos medicamentos. Pesgrave apud Arruda[5] cita que o termo cosmecêutico não tem significado para a Food and Drug Administration (FDA) e para a Anvisa, órgãos responsáveis pela regulamentação desses produtos nos Estados Unidos e no Brasil, respectivamente. Entretanto, ambos regulamentam os produtos de higiene pessoal, cosméticos e perfumes, preparados com substâncias naturais ou sintéticas de uso externo nas diversas partes do corpo cujos objetivos são perfumar, alterar a aparência, corrigir odores corporais, proteger ou manter em bom estado.[4]

Em resumo, verifica-se a existência de diferentes termos e, portanto, conflito de interpretações. Os termos nutricosmético, nutracêutico e cosmecêutico não estão apoiados em nenhuma regulamentação específica ou base científica sólida. Sendo assim, é clara a necessidade de se normatizar e regulamentar esses termos, utilizando-se, para isso, mais estudos e comprovações científicas acerca de sua eficácia, seus efeitos colaterais,

NUTRIÇÃO E ESTÉTICA 961

suas contraindicações e seus possíveis riscos à saúde, para que possam ser reconhecidos pela comunidade científica e indicados pelos profissionais de saúde.

REFERÊNCIAS

1. Adebamowo CA, Spiegelman D, Berkey CS, Danby FW, Rockett HH, Colditz GA, et al. Milk consumption and acne in teenaged boys. J Am Acad Dermatol. 2008;58(5):787-93.
2. Alves B. Cosméticos em cápsulas [editorial]. Super Saudável. 2011;(40):27-9. Disponível em: http://www.abc-cosmetologia.org.br/abc/clipping/0102665001237405374.pdf [Acesso em: 20/01/2011].
3. Amagase H, Petesch BL, Matsuura H, Kasuga S. Intake of garlic and its bioactive components. J Nutr. 2001;131(3S):955S-62S.
4. Brasil. Agência Nacional de Vigilância Sanitária (Anvisa). RDC n. 211, de 14 de julho de 2005.
5. Arruda AC. Cosmecêuticos – um caminho para a valorização da biodiversidade amazônica [editorial]. T & C Amazônia. 2008;(14):23-34.
6. Ashton LM, Hutchesson MJ, Rollo ME, Morgan PJ, Collins CE. Motivators and barriers to engaging in healthy eating and physical activity. Am J Mens Health. 2017;11(2):330-43.
7. Ayoub ME. Terapia nutricional na lipodistrofia ginóide. In: Silva SMCS, Mura JDAP (orgs.). Tratado de alimentação, nutrição e dietoterapia. São Paulo: Roca; 2007. p.633-54.
8. Baibergenova A, Walsh S. Use of pioglitazone in patients with lichen planopilaris. J Cutan Med Surg. 2012;16(2):97-100.
9. Bastos DHM, Rogero MM, Areas JAG. Mecanismos de ação de compostos bioativos dos alimentos no contexto de processos inflamatórios relacionados à obesidade. Arq Bras Endocrinol Metab. 2009;53(5):/646-56.
10. Bobbio PA, Bobbio FO. Química do processamento de alimentos. 3. ed. São Paulo: Varela; 2001. 143 p.
11. Brenner FM, Rosas FMB, Gadens GA, Sulzbach ML, Carvalho VG, Tamashiro V. Acne: um tratamento para cada paciente. Rev Ciência Médica. 2006;15(3):257-66.
12. Calder PC. Dietary modification of inflammation with lipids. Proc Nutr Soc. 2002;61(3):345-58.
13. Calder PC, Miles EA. Fatty acid and atopic disease. Pediatr Allergy Immunol. 2000;11(Suppl.13):29-36.
14. Carreiro DM. Terapia nutricional no estresse oxidativo. In: Silva SMCS, Mura JDAP, orgs. Tratado de alimentação, nutrição e dietoterapia. São Paulo: Roca; 2007. p.611-22.
15. Casta A, Kim H, Luke CT, Bachelor MA, Engelhard A, Owens DM, Christiano AM. Hairless and NFκB form a positive feedback loop after UVB and TNFα stimulation. Photochem Photobiol. 2012;88(5):1173-83.
16. Castro L, Freeman BA. Reactive oxygen species in human health and disease. Science. 1954;119(3079):623-6.
17. Cerqueira FM, Medeiros M, Augusto O. Antioxidantes dietéticos: controvérsias e perspectivas. Rev Química Nova. 2007;30(2):441-9.
18. Conselho Federal de Nutricionistas (CFN). Resolução n. 600/2018. Dispõe sobre a definição das áreas de atuação do nutricionista e suas atribuições, indica parâmetros numéricos mínimos de referência, por área de atuação, para a efetividade dos serviços prestados à sociedade e dá outras providências. Disponível em: http://www.cfn.org.br/wp-content/uploads/resolucoes/Res_600_2018.htm [Acesso em: 10 maio 2018].
19. Chen Z, Wang Z, Xu S, Zhou K, Yang G. Characterization of hairless (Hr) and FGF5 genes provides insights into the molecular basis of hair loss in cetaceans. BMC Evol Biol. 2013;13:34.
20. Chiang YZ, Tosti A, Chaudhry IH, Lyne L, Farjo B, Farjo N, et al. Lichen planopilaris following hair transplantation and face-lift surgery. Br J Dermatol. 2012;166: 666-70.
21. Choi TY, Sohn KC, Kim JH, Kim SM, Kim CH, Hwang JS, Lee JH, Kim CD, Yoon TJ. Impact of NAD(P)H:quinone oxidoreductase-1 on pigmentation. J Invest Dermatol. 2010;130(3):784-92.

22. Cominetti C, de Bortoli MC, Purgatto E, et al. Associations between glutathione peroxidase-1 Pro198Leu polymorphism, selenium status, and DNA damage levels in obese women after consumption of Brazil nuts. Nutrition. 2011;27:891-6.
23. Consalvo L, Dahbar M, Santisteban MM, Stengel FM. Envejecimiento cutâneo. Arch Argent Dermatol. 2006;56:1-15.
24. Cordain L. Implication for the role of diet in acne. Semin Cutan Med Surg. 2005;24(2):84-91.
25. Cordain L, Lindeberg S, Hurtado M, Hill K, Eaton SB, Brand-Miller J. Acne vulgaris: a disease of western civilization. Arch Dermatol. 2002;138(12):1584-90.
26. Costa A, Alchorne MMA, Michalany NS, Lima HC. Acne vulgar: estudo piloto de avaliação do uso oral de ácidos graxos essenciais por meio de análises clínicas, digital e histopatológica. An Bras Dermatol. 2007;82(2):129-34.
27. Curi R, Miyasaka CK, Pompéia C, Procopio J. Entendendo a gordura – os ácidos graxos. Barueri: Manole; 2002. 598 p.
28. Damasceno VO, Vianna VRA, Vianna JM, Lacio M, Lima JRP, Novaes JS. Imagem corporal e corpo ideal. Rev Bras Cien e Mov. 2006;14(1):87-96.
29. Danby FW. Diet and acne. Clin Dermatol. 2008;26(1):93-6.
30. Daniells S, Hardy G. Hair loss in long-term or home parenteral nutrition: are micronutrient deficiencies to blame? Curr Opin Clin Nutr Metab Care. 2010;13(6):690-7.
31. Davinelli S, Nielsen ME, Scapagnini G. Astaxanthin in skin health, repair, and disease: a comprehensive review. Nutrients. 2018;10(4): pii: E522.
32. . El Shabrawi-Caelen L, La Placa M, Vincenzi C, Haidn T, Muellegger R, Tosti A. Adalimumab-induced psoriasis of the scalp with diffuse alopecia: a severe potentially irreversible cutaneous side effect of TNF-alpha blockers. Inflamm Bowel Dis. 2010;16:182-3.
33. Escalante-Jibaja E, Saettone-León A. Acné y dieta. Dermatología Peruana. 2006;16:61-5.
34. Espín JC, García-Conesa MT, Tomás-Barberán FA. Nutraceuticals: facts and fiction. Phytochemistry. 2007;68(22-24):2986-3008.
35. Farias AMST. Pele e anexos. In: Maio M. Tratado de medicina estética. São Paulo: Roca; 2004. p.19-29.
36. Finner AM. Nutrition and hair: deficiencies and supplements. Dermatol Clin. 2013;31(1):167-72.
37. Fischer A, Schmelzer C, Rimbach G, Niklowitz P, Menke T, Doring F. Association between genetic variants in the Coenzyme Q10 metabolism and Coenzyme Q10 status in humans. BMC Research Notes. 2011;4:245.
38. Forsberg L, Lyrenas L, de Faire U, Morgenstern R. A common functional C-T substitution polymorphism in the promoter region of the human catalase gene influences transcription factor binding, reporter gene transcription and is correlated to blood catalase levels. Free Radic Biol Med. 2001;30:500-5.
39. Gao W, Tan J, Hüls A, Ding A, Liu Y, Matsui MS, Vierkötter A, Krutmann J,Schikowski T, Jin L, Wang S. Genetic variants associated with skin aging in the Chinese Han population. J Dermatol Sci. 2017;86(1):21-9.
40. Guirro ECO, Guirro RRJ. Fisioterapia dermato-funcional: fundamentos, recursos e patologias. 3. ed. Barueri: Manole; 2002.
41. Guri AJ, Hontecillas R, Bassaganya-Riera J. Peroxisome proliferator-activated receptors: bridging metabolic syndrome with molecular nutrition. Clin Nutr. 2006;25(6):871-85.
42. Haegele AD, Gillette C, O'Neill C, Wolfe P, Heimendinger J, Sedlacek S, et al. Plasma xanthophyll carotenoids correlate inversely with indices of oxidative DNA damage and lipid peroxidation. Cancer Epidemiol Biomarkers Prev. 2000;9(4):421-5.
43. Hamilton JB. Male hormone stimulation is prerequisite and an incitant in common baldness. Am J Invest Dermatl. 1942;71:451-80.
44. Harris INC. Pele, estrutura, propriedades e envelhecimento. 2. ed. São Paulo: Senac; 2003.
45. Harries MJ, Paus R. The pathogenesis of primary cicatricial alopecias. Am J Pathol. 2010;177:2152-62.
46. Heinrich U, Neukam K, Tronnier H, Sies H, Stahl W. Long-term ingestion of high flavanol cocoa provides photoprotection against UV-induced erythema and improves skin condition in women. J Nutr. 2006;136(6):1565-9.

NUTRIÇÃO E ESTÉTICA

47. Hillmer AM, Hanneken S, Ritzmann S, Becker T, Freudenberg J, Brockschmidt FF, et al. Genetic variation in the human androgen receptor gene is the major determinant of common early--onset androgenetic alopecia. Am J Hum Genet. 2005;77:140-8.
48. Hirata LL, Sato MEO, Santos CAM. Radicais livres e envelhecimento cutâneo. Acta Farm Bonaerense. 2004;23(3):418-24.
49. Hsieh JC, Slater SA, Whitfield GK, Dawson JL, Hsieh G, Sheedy C, Haussler CA, Haussler MR. Analysis of hairless corepressor mutants to characterize molecular cooperation with the vitamin D receptor in promoting the mammalian hair cycle. J Cell Biochem. 2010;110(3):671-86.
50. Ighodaro OM, Akinloye OA. First line defense antioxidants-superoxide dismutase (SOD), catalase (CAT) and glutathione peroxidase (GPX): Their fundamental role in the entire antioxidant defence grid. Alexandria J Med. 2018;54(4):287-93.
51. Inui S, Itami S. Androgen actions on the human hair follicle: perspectives. Exp Dermatol. 2013;22(3):168-71.
52. Jablonska E, Gromadzinska J, Reszka E, Wasowicz W, Sobala W, Szeszenia-Dabrowska N, Boffetta P. Association between GPx1 Pro198Leu polymorphism, GPx1 activity and plasma selenium concentration in humans. Eur J Nutr. 2009;48:383-6.
53. Kalra EK. Nutraceutical definition and introduction. AAPS Pharm Sci. 2003;5(3):1-2.
54. Karnik P, Tekeste Z, McCormick TS, Gilliam AC, Price VH, Cooper KD, Mirmirani P. Hair follicle stem cell-specific PPARgamma deletion causes scarring alopecia. J Invest Dermatol. 2009;129:1243-57.
55. Katsarou MS, Giakoumaki M, Papadimitriou A, Demertzis N, Androutsopoulos V, Drakoulis N. Genetically driven antioxidant capacity in a Caucasian Southeastern European population. Mech Ageing Dev. 2018;172:1-5.
56. Keene S, Goren A. Therapeutic hotline. Genetic variations in the androgen receptor gene and finasteride response in women with androgenetic alopecia mediated by epigenetics. Dermatol Ther. 2011;24(2):296-300.
57. Kligman AM, Mills OH Jr, Leyden JJ, Gross PR, Allen HB, Rudolph RI. Oral vitamin A in acne vulgaris: preliminary report. Int J Dermatol. 1981;20:278-85.
58. Kucharska A, Szumurto A, Sinska B. Significance of diet in treated and untreated acne vulgaris. Adv Dermatol Allergol. 2016;XXXIII(2):81-6.
59. Leite AC Jr, Leite AC. Benefícios da isotretinoína no tratamento da acne nódulo-cística em pacientes hiperandrogênicas devido à síndrome dos ovários policísticos. Med Cutan Iber Lat Am. 2005;33(5):211-8.
60. Lira CRG, Zucco F, Negrão AN, Silva MAS, Murakami FS. Nutracêuticos: aspectos sobre segurança, controle de qualidade e legislação. Rev Bras Farm. 2009;90(1):45-9.
61. Lizarraga M. Nutricosméticos ¿son peligrosos? Más Dermatológia. 2008;6:17-21.
62. Machado AFP, Tacani RE, Schwartz J, Liebano RE, Ramos JLA, Frare T. Incidência de fibro edema giloide em mulheres caucasianas jovens. Arq Bras Ciênc Saúde. 2009;34(2):80-6.
63. Mendonça TT, Ito RE, Bartholomeu T, Tinucci T, Forjaz CLM. Risco cardiovascular, aptidão física e prática de atividade física de idosos de um parque de São Paulo. Rev Bras Ciênc Mov. 2004;12(2):19-24.
64. Mirmirani P, Karnik P. Lichen planopilaris treated with a peroxisome proliferator-activated receptor gamma agonist. Arch Dermatol. 2009;145(12):1363-6.
65. Mirończuk-Chodakowska I, Witkowska AM, Zujko ME. Endogenous non-enzymatic antioxidants in the human body. Adv Med Sci. 2018;63(1):68-78.
66. Mukherjee PK, Maity N, Nema NK, Sarkar BK. Bioactive compounds from natural resources against skin aging. Phytomedicine. 2011;19(1):64-73.
67. Murphy MJ. Molecular diagnostics in dermatology and dermatopathology. New York: Humana Press – Springer Science; 2011. 478 p.
68. Neukam K, Stahl W, Tronnier H, Sies H, Heinrich U. Consumption of flavanol-rich cocoa acutely increases microcirculation in human skin. Eur J Nutr. 2007;46(1):53-6.
69. Orengo JF, Black HS, Wolf JE. Influence of fish oil supplementation on the minimal erythema dose in humans. Arch Dermatol Res. 1992; 284(4):219-21.
70. Pagnano PMG. Envelhecimento da pele e consequências. J Bras Psiquiatr. 2000;39(1):37-41.

71. Panteleyev AA, Paus R, Ahmad W, Sundberg JP, Christiano AM. Molecular and functional aspects of the hairless (hr) gene in laboratory rodents and humans. Exp Dermatol. 1998;7(5):249-67. Review.
72. Parker RS, Swanson JE, You CS, Edwards AJ, Huang T. Bioavailability of carotenoids in human subjects. Proc Nutr Soc. 1999; 58(1):155-62.
73. Patel KV, Farrant P, Sanderson JD, Irving PM. Hair loss in patients with inflammatory bowel disease. Inflamm Bowel Dis. 2013;19:1753-63.
74. Pereira DAA, Doimo LA, Kowalski M. Discurso estético do corpo o autocuidado das mulheres [editorial]. CSOnline – Revista Eletrônica de Ciências Sociais. 2009.
75. Petukhova L, Duvic M, Hordinsky M, Norris D, Price V, Shimomura Y, Kim H, Singh P, Lee A, Chen WV, Meyer KC, Paus R, Jahoda CA, Amos CI, Gregersen PK, Christiano AM. Genome-wide association study in alopecia areata implicates both innate and adaptive immunity. Nature. 2010;466(7302):113-7.
76. Piérard GE, Nizet JL, Piérard-Franchimont C. Cellulite: from standing fat herniation to hypodermal stretch marks. Am J Dermatol. 2005; 22(1):34-7.
77. Portin P. The birth and development of the DNA theory of inheritance: sixty years since the discovery of the structure of DNA. J Genet. 2014;93(1):293-302.
78. Quan T, Qin Z, Xia W, Shao Y, Voorhees JJ, Fisher GJ. Matrix-degrading metalloproteinases in photoaging. J Invest Dermatol Symp Proc. 2009;14(1):20-4.
79. Rhodes LE, Durham BH, Fraser WD, Friedmann PS. Dietary fish oil reduces basal and ultraviolet B-generated PGE2 levels in skin and increase the threshold to provocation of polymorphic light eruption. J Invest Dermatol. 1995;105(4):532-5.
80. Richards JB, Yuan X, Geller F, Waterworth D, Bataille V, Glass D, et al. Male-pattern baldness susceptibility locus at 20p11. Nat Genet. 2008;40:1282-4.
81. Rojas P, Gosch M, Basfi-fer K, Carrasco F, Codoceo J, Inostroza J, et al. Alopecia in women with severe and morbid obesity who undergo bariatric surgery. Nutr Hosp. 2011;26(4):856-62.
82. Rosenbaum M, Prieto V, Hellmer J, Boschmann M, Krueger J, Leibel RL, et al. An exploratory investigation on the morphology and biochemistry of cellulite. Plast Reconstr Surg. 2008;101(7):1934-9.
83. Rushton DH. Nutritional factors and hair loss. Clin Exp Dermatol. 2002;27(5):396-404. Review.
84. Russo R. Imagem corporal: construção através da cultura do belo. Movimento & Percepção. 2005;5(6):80-90.
85. Santos IMNSR, Sarruf FD, Balogh TS, Pinto CAS de O, Kaneko TM, Baby AR, et al. Hidrolipodistrofia ginoide: aspectos gerais e metodologias de avaliação de eficácia. Arq Bras Ciênc Saúde. 2011;36(2):85-94.
86. Sapata KB. Hidratação e equilíbrio hidroeletrolítico. In: Schneider AP. Nutrição estética. São Paulo: Atheneu; 2009. p.215-27.
87. Schneider AP. Nutrição estética. São Paulo: Atheneu; 2009.
88. Seaborn CD, Nielsen FH. Silicon deprivation decreases collagen formation in wounds and bone, and ornithine transaminase enzyme activity in liver. Biol Trace Elem Res. 2002;89(3):251-61.
89. Smalls LK, Hicks M, Passeretti D, Gersin K, Kitzmiller WJ, Bakhsh A, et al. Effect of weight loss on cellulite: gynoid lipodystrophy. Plast Reconstr Surg. 2006;118(2):510-6.
90. Smith RN, Mann NJ, Braue A, Mäkeläinen H, Varigos GA. A low-glycemic-load diet improves symptoms in acne vulgaris patients: a randomized controlled trial. Am J Clin Nutr. 2007;86(1):107-15.
91. Soares MCL, Oliveira RC. Driblando a celulite. Nutrição em Pauta. 2007;IV(20):23-6.
92. Sousa CM, Silva HR, Vieira GM Jr, Ayres MCC, Costa CLS, Araújo DS, et al. Fenóis totais e atividade antioxidante de cinco plantas medicinais. Química Nova. 2007;30(2):351-5.
93. Sutton A, Imbert A, Igoudjil A, Descatoire V, Cazanave S, Pessayre D, Degoul F. The manganese superoxide dismutase Ala16Val dimorphism modulates both mitochondrial import and mRNA stability. Pharmacogenet Genomics. 2005;15(5):311-9.
94. Thompson CC. Hairless is a nuclear receptor corepressor essential for skin function. Nucl Recept Signal. 2009;7:e010.
95. Tower GB, Coon CC, Benbow U, Vincenti MP, Brinckerhoff CE. Erk 1/2 differentially regulates the expression from the 1G/2G single nucleotide polymorphism in the MMP-1 promoter in melanoma cells. Biochim Biophys Acta. 2002;1586:265-74.

NUTRIÇÃO E ESTÉTICA

96. Trüeb RM. Molecular mechanisms of androgenetic alopecia. Exp Gerontol. 2002;37(8-9):981-90.
97. Tsuzuki T, Kawakami Y, Nakagawa K, Miyazawa T. Conjugated docosahexaenoic acid inhibits lipid accumulation in rats. J Nutr Biochem. 2006;17(8):518-24.
98. Valera J, Suárez G. Cosméticos orais: nutricosméticos, um mercado crescente que se abre na abertura de farmácia. Disponível em: http://www.correofarmaceutico.com/2009/12/21/al-dia/entorno/nutricosmetica-un-mercado-en-expansion- que-se-abre-hueco-en-la-farmacia [Acesso em: 24 jan. 2011].
99. Vaz AL. Acne vulgar: bases para o seu tratamento. Revista Port Clin Geral. 2003;19:561-70.
100. Vazquez EDP, Sandoval MRM. Acné, dieta y debate: um veredicto pendiente. Med Int Mex. 2008;24(5):346-52.
101. Velasco MVR, Okubo FR, Ribeiro ME, Steiner D, Bedin V. Rejuvenescimento da pele por peeling químico: enfoque no peeling de fenol. An Bras Dermatol. 2004;79(1):91-9.
102. Wanitphakdeedecha R, Manuskiatti W. Treatment of cellulite with a bipolar radiofrequency, infrared heat, and pulsatile suction device: a pilot study. J Cosmet Dermatol. 2006;5(4):284-8.
103. [WHO] World Health Organization. The world health report 1998: life in the 21st century – a vision for all 1998. Geneve: WHO; 1998. p.241.
104. Wolf R, Matz H, Orion E. Acne and diet. Clin Dermatol. 2004;22(5):387-93.
105. Xue XL, Han XD, Li Y, Chu XF, Miao WM, Zhang JL, Fan SJ. Astaxanthin attenuates total body irradiation-induced hematopoietic system injury in mice via inhibition of oxidative stress and apoptosis. Stem Cell Res Ther. 2017 ;8(1):7.
106. Yamaguchi Y, Hearing VJ. Melanocytes and their diseases. Cold Spring Harb Perspect Med. 2014;4(5).
107. Zanon A, Tomassoni R, Gargano M, Granai MG. Body image and health behaviors: is there a relationship between lifestyles and positive body image? Clin Ther. 2016;167(3):e63-9.
108. Zhao M, Liang G, Wu X, Wang S, Zhang P, Su Y, et al. Abnormal epigenetic modifications in peripheral blood mononuclear cells from patients with alopecia areata. Br J Dermatol. 2012;166(2):226-73.
109. Zhuo FL, Xu W, Wang L, Wu Y, Xu ZL, Zhao JY. Androgen receptor gene polymorphisms and risk for androgenetic alopecia: a meta-analysis. Clin Exp Dermatol. 2012;37(2):104-11.
110. Zouboulis CC, Makrantonaki E. Clinical aspects and molecular diagnostics of skin aging. Clin Dermatol. 2011;29(1):3-14.

43

Nutrição e microbiota intestinal

ACSA DE CASTRO SANTOS
ALINE NOGUEIRA QUEIROZ
ANNA FLÁVIA FERREIRA PASSOS
CRISTIANE COMINETTI

INTRODUÇÃO

O trato gastrintestinal humano (TGI), em particular o intestino grosso, é colonizado por trilhões de micro-organismos (microbiota),[255] que possuem centenas de vezes mais genes (microbioma) do que aqueles presentes no próprio genoma de seu hospedeiro.[199] A composição e a atividade da microbiota intestinal são codesenvolvidas e moduladas juntamente com seu hospedeiro ao longo da vida, por meio de interação dinâmica entre vários fatores intrínsecos e extrínsecos, como tipo de parto (normal ou cesáreo), primeira fonte de nutrientes (leite materno ou fórmula), exposição a antibióticos[24,70,314] e outros fatores relacionados ao estilo de vida, entre os quais as escolhas alimentares são um exemplo, pois são consideradas fatores-chave para a modulação da atividade da microbiota intestinal do hospedeiro.[130]

Os micro-organismos presentes no TGI exercem funções metabólicas importantes, que incluem síntese de vitaminas e fermentação de macromoléculas, como carboidratos. A microbiota intestinal também é imprescindível para o equilíbrio da homeostasia do hospedeiro,[267] pois exerce funções estruturais/protetoras contra micro-organismos patogênicos, e regula o sistema imune.[179] Uma barreira intestinal normal impede a translocação de sustâncias e micro-organismos patogênicos do lúmen para a corrente sanguínea, porém, danos, desregulação e alterações relacionadas ao ambiente intestinal propiciam maior permeabilidade, o que pode resultar em ativação do sistema imune inato do hospedeiro, promovendo estado inflamatório de baixo grau, que pode desencadear diversos distúrbios intestinais coletivamente conhecidos como "disbiose", como a síndrome do intestino irritável (SII).[103,251]

A disbiose intestinal tem sido associada não apenas a distúrbios intestinais, mas também às doenças crônicas não transmissíveis (DCNT), como diabetes melito tipo 2, obesidade e doenças cardiovasculares (DCV).[16,300] Por esse motivo, sabe-se que uma microbiota saudável pode modular de forma positiva o sistema imune do hospedeiro, reduzindo assim o quadro inflamatório de baixo grau e, consequentemente, pode evitar condições que resultam no surgimento de algumas DCNT.[30,108,169]

NUTRIÇÃO E MICROBIOTA INTESTINAL

Na última década, o conhecimento sobre a diversidade da microbiota intestinal aumentou significativamente, graças ao desenvolvimento de estudos moleculares, técnicas e abordagens com métodos que utilizam regiões de alguns genes e do RNA ribossomal (RNAr). A análise da sequência do gene RNAr 16S foi a primeira e uma das muitas ferramentas moleculares atualmente utilizadas para a identificação da microbiota humana.[75] Avanços na tecnologia de sequenciamento impulsionaram a metagenômica, resultando em enorme contribuição para a compreensão da fisiologia humana nesse sentido. Além da metagenômica, abordagens, como a metatranscriptômica, a metaproteômica e a metabolômica, também têm favorecido o entendimento da composição e da abundância do microbioma intestinal e, consequentemente, o impacto sobre as condições de saúde e/ou de doenças do hospedeiro.[6,224]

Uma das primeiras iniciativas em grande escala para o estudo da microbiota foi o Projeto Microbioma Humano (HMP, do inglês – *Human Microbiome Project*), lançado em 2007 e realizado pelo National Institutes of Health.[118] A primeira fase do programa procurou determinar elementos comuns aos microbiomas "saudáveis" na ausência de doenças já manifestadas.[12,151,197] Na fase mais recente desse projeto, o *Integrative* HMP (iHMP) forneceu informações importantes sobre as doenças inflamatórias intestinais (DII),[196] o início do diabetes tipo 2[341] e o nascimento prematuro.[107] No atual cenário, são necessárias colaborações multidisciplinares totalmente integradas para converter o conhecimento do microbioma humano em aplicações clínicas.

ANATOMIA E FISIOLOGIA INTESTINAIS

O sistema digestório possui três funções principais: digestão dos alimentos, absorção de nutrientes e eliminação de resíduos sólidos. Os órgãos do sistema digestório incluem aqueles que constituem o TGI: esôfago, estômago e intestinos delgado e grosso, bem como órgãos acessórios: fígado, vesícula biliar e pâncreas. Os intestinos delgado e grosso formam uma parte importante do TGI, localizam-se no abdôme e são o principal local de digestão e absorção de nutrientes dos alimentos ingeridos.[66] O intestino delgado é um tubo contornado, que se estende do piloro até a válvula cólica e termina no intestino grosso. Seu comprimento é de cerca de sete metros e é dividido em três seções: duodeno, jejuno e íleo.[138]

O primeiro e mais curto segmento do intestino delgado é o duodeno, o qual recebe os alimentos parcialmente digeridos pelas secreções do estômago e desempenha papel importante na digestão dos alimentos. O jejuno encontra-se no meio do intestino, ligando o duodeno ao íleo, possui dobras circulares e vilosidades que aumentam a área de sua superfície, podendo assim absorver pequenas partículas de nutrientes que foram digeridas. O íleo é a terceira parte do intestino delgado, a mais espessa, mais vascularizada e com dobras em sua mucosa, mais desenvolvidas que as do jejuno. O íleo une-se ao ceco, a primeira porção do intestino grosso, e é nele que ocorre a absorção de vitamina B_{12}, de ácidos biliares e de outros nutrientes remanescentes não absorvidos no jejuno. O esfíncter ileocecal possui vilosidades semelhantes às do jejuno.[138] As vilosidades estão ausentes no ceco e no intestino grosso (cólon).[176]

A estrutura transversal do intestino delgado possui quatro camadas: mucosa, submucosa, muscular e adventícia.[198] A mucosa é formada por células epiteliais, que secretam muco, um fluido espesso composto por mucinas (proteínas altamente glicosiladas). As principais atribuições dessa camada são as de absorver e transportar nutrientes, manter os tecidos úmidos e proteger o organismo contra patógenos e partículas estranhas.[88,135,162,243] Mutações envolvendo essas glicoproteínas resultam na invasão descontrolada de bactérias e consequente estado inflamatório intestinal crônico.[200,212] A submucosa é uma matriz extracelular relativamente fina e rica em colágeno, sustenta a mucosa e a une à camada muscular, responsável pelo peristaltismo intestinal. A camada adventícia é uma membrana de tecido liso formada por duas camadas, uma membrana visceral e uma camada parietal, sendo sua principal função a de secretar fluido seroso.[68]

No intestino delgado ocorre a absorção de carboidratos, gorduras, aminoácidos e pequenos peptídeos, íons e água. No intestino grosso, quantidade ainda maior de água e íons é absorvida, porém poucos com nutrientes.[135] O intestino grosso subdivide-se em ceco, apêndice, cólon inteiro, reto e canal anal. Sua estrutura se inicia no íleo terminal e, ao contrário do intestino delgado, possui comprimento menor, mas lúmen muito maior.[96,292] O ceco está situado no nível da junção ileocecal e sua porção terminal se abre para o ceco na parede medial; a válvula ileocecal protege essa abertura. O apêndice, órgão de formato cilíndrico e fino, tem conexão com o ceco e sua base encontra-se na parede posteromedial do ceco, cerca de 1 a 2 centímetros abaixo da junção ileocecal. A ponta do apêndice frequentemente flutua na cavidade peritoneal e pode ser localizada em posição retrocecal.[167]

O ceco se estende até a segunda parte do intestino grosso, o cólon ascendente, o qual está localizado na porção superior do lado direito do abdôme, desde a fossa ilíaca direita até o lobo direito do fígado. Nesse ponto, o cólon ascendente faz uma curva à esquerda na flexura cólica direita (flexão hepática). O cólon transverso, porção mais longa, é a terceira parte do intestino grosso, localiza-se entre as flexuras cólicas direita e esquerda e está ligado ao mesentério, o mesocólon transverso, que possui sua raiz ao longo da borda inferior do pâncreas. O cólon transverso se estende até se tornar cólon descendente, quando chega à porção da calha paracólica à esquerda, entre a flexura cólica e a fossa ilíaca esquerdas, terminando então no cólon sigmoide. O cólon sigmoide liga-se ao cólon descendente e este, com o reto, porção final do intestino grosso. O reto ocupa a concavidade sacrococcígea e transita para o canal anal no nível da tipoia puborretal, formada pelas fibras musculares do ânus.[167]

As principais funções do intestino grosso são absorção de água e de eletrólitos, para possibilitar a formação de sólidos e o armazenamento de material fecal, até que esse possa ser expelido. A metade proximal do cólon está envolvida principalmente na absorção de água e eletrólitos, e a metade distal, no armazenamento do material fecal. Os movimentos do cólon são, normalmente, muito lentos. Embora lentos, esses movimentos ainda têm características semelhantes às do intestino delgado e podem ser divididos em movimentos de mistura e movimentos propulsivos.[135]

Propriedades e funções das células epiteliais intestinais

Vários tipos de células estão presentes no epitélio intestinal, incluindo enterócitos, células de Paneth, células caliciformes e células neuroendócrinas. As células epiteliais intestinais (IEC, do inglês *intestinal epithelial cells*) formam a camada que reveste a superfície luminal do epitélio intestinal e são substituídas a cada 4 a 5 dias por meio de processos de renovação e de migração. As novas IEC, produzidas por células-tronco das criptas de Lieberkühn, dão origem a progenitores que se diferenciam em tipos distintos de IEC maduras (exceto as células de Paneth).[135,277] As IEC envelhecidas sofrem apoptose e são liberadas no lúmen intestinal. É importante ressaltar que as IEC são unidas por complexos juncionais intercelulares: as *tight junctions*, as junções aderentes, os desmossomos e as junções comunicantes, as quais, em conjunto, estabelecem a comunicação intercelular e regulam a permeabilidade e a entrada passiva de nutrientes, íons e água. A adesão intracelular constitui uma barreira defensiva semipermeável, impedindo que micro-organismos comensais/patogênicos e antígenos cheguem à lâmina própria.[186,212]

Os enterócitos representam o principal tipo de célula no epitélio intestinal e constituem-se em células colunares que apresentam borda com centenas de microvilosidades (chamada de borda em escova) que se projetam da superfície de cada célula para o exterior, onde entram em contato com os líquidos intestinais e têm papel importante na digestão de nutrientes (por exemplo, íons, água, polissacarídeos, peptídeos e lipídios) e na secreção de imunoglobulinas.[135]

As células caliciformes se assemelham a cálices, estão localizadas na cripta do intestino delgado e em maior número na cripta superior do cólon.[288] Essas células atuam em grande parte em resposta à irritação local do epitélio,[135] compõem cerca de 10% de todos as IEC e têm como principal função a secreção de muco, que lubrifica a passagem dos alimentos pelos intestinos e protege a parede intestinal das enzimas digestivas.[173]

As células de Paneth são encontradas apenas no intestino delgado, particularmente no íleo,[63] sintetizam e secretam peptídeos e proteínas antimicrobianas, podendo detectar diretamente bactérias entéricas por meio de ativação de receptor do tipo *toll* (TLR, do inglês *toll-like receptors*) dependente da proteína *myeloid differentiation primary response 88* (MyD88), o que desencadeia a expressão de múltiplos fatores antimicrobianos.[29] As células de Paneth migram até a base das criptas após sua diferenciação a partir de células-tronco e têm meia-vida longa.

As células neuroendócrinas, quando estimuladas, liberam hormônios intestinais ou peptídeos na corrente sanguínea que servirão para ativar respostas do sistema nervoso.[236] Sabe-se também que as células neuroendócrinas atuam como quimiorreceptores, iniciando ações digestivas, detectando substâncias nocivas e iniciando respostas protetoras. Outros tipos de células com papel importante são as exócrinas, localizadas na mucosa do intestino delgado. Essas células secretam muco, peptidases, lactase, sacarase, maltase, enteropeptidase e lipase.[236] Células endócrinas secretam colecistoquinina e secretina, e a ativação de ambas é principalmente regulada pela presença de quimo.[264] As placas de Peyer (PP, do inglês *Peyer's plaques*) são células do tecido linfoide associado ao intestino (GALT, do inglês *gut-associated lymphoid tissue*). As PP, normalmente encontradas no íleo distal, são consideradas o local indutivo primário para a resposta imune da mucosa. São estruturas organizadas que consistem em grandes folículos de células B com áreas menores de células T[100,164] e têm a função de permitir a passagem segura de alguns micro-organismos patogênicos ou toxinas através dos epitélios da mucosa, o que induz a resposta imune.[202]

O complexo e sofisticado conjunto celular do TGI forma uma rede organizada que trabalha de forma conjunta com a microbiota intestinal e as células imunes subjacentes, fornecendo assim, a primeira linha de defesa contra estímulos luminais nocivos.[58] A microbiota intestinal saudável desempenha papel central na manutenção da homeostase e é responsável por funções homeostáticas distintas, como manutenção da integridade do epitélio intestinal e proteção da barreira intestinal, equilíbrio metabólico e nutricional, manutenção da mucosa e imunidade sistêmica.[237] A integridade da mucosa e o controle da permeabilidade do intestino são essenciais para a manutenção da homeostase intestinal.[177]

CARACTERÍSTICAS DA MICROBIOTA INTESTINAL

Entre 500 e 1.000 diferentes espécies microbianas colonizam o TGI humano e, apesar de a composição exata da microbiota intestinal não ser conhecida, sabe-se que o microbioma humano apresenta pelo menos 100 vezes mais genes do que o genoma humano, ou seja, um número que se aproxima de dois milhões e quinhentos mil genes. Os filos – conjunto de bactérias que têm características e funções semelhantes e que se organizam em grupos – *Actinobacteria*, *Firmicutes* e *Bacteroidetes* representam a maior parcela de bactérias no intestino humano, enquanto cerca de 25% da composição ainda é desconhecida. Além disso, existem grandes variações interindividuais na composição da microbiota intestinal, até mesmo entre indivíduos considerados saudáveis, as quais se relacionam com fatores como exposição microbiana no início da vida, idade, genética do hospedeiro, padrão alimentar e outros hábitos de vida.[65,151] Existem também diferenças intraindividuais e, tanto essas quanto as interindividuais, bem como a complexidade da composição da microbiota dificultam o estabelecimento daquilo que seria considerado desejável para determinado indivíduo ou população.[199]

A exposição microbiana no início da vida tem grande importância no processo de colonização do TGI, o qual pode estar associado com maiores riscos à saúde no futuro, caso não ocorra adequadamente. No momento do nascimento, inicia-se a exposição do TGI do recém-nascido a diferentes tipos de bactérias, com predominância inicial daquelas anaeróbias facultativas, uma vez que a presença de grandes quantidades de oxigênio intestinal não permite que as bactérias anaeróbias obrigatórias se proliferem.[5,65]

Todavia, a colonização microbiana no início da vida depende de alguns fatores, como o tipo de parto; a microbiota, a alimentação e o estilo de vida maternos; e a alimentação e fatores ambientais relacionados ao recém-nascido. Entre esses fatores, a forma de parto parece ter importância significativa, uma vez que diferenças importantes nos tipos predominantes de bactérias intestinais são observadas entre crianças nascidas por meio de parto vaginal ou de cesariana. Nessas, a colonização do TGI parece ser mais demorada e as bactérias são mais semelhantes às encontradas na pele da mãe, enquanto naquelas a colonização é mais rápida e as bactérias são mais parecidas com as da microbiota vaginal da mãe.[93,232,273]

Ainda em relação às variações intraindividuais na composição da microbiota intestinal humana, fatores genéticos relacionados ao hospedeiro têm sido avaliados em estudos de associação do genoma amplo (GWAS, do inglês *genome-wide association studies*) e de metagenômica com número considerável de indivíduos e alguns sugerem associações importantes entre variações genéticas e a composição da microbiota.[36,319] Entretanto, a extensão em que esses fatores genéticos influenciam a formação da microbiota humana ainda permanece pouco compreendida. Rothschild e colaboradores[271] analisaram dados de genótipo e do microbioma de 1.046 indivíduos saudáveis, com origens ancestrais distintas, mas que compartilhavam um ambiente relativamente comum. Os resultados sugeriram que a composição da microbiota é influenciada de forma predominante não por fatores genéticos, mas, sim, pelos ambientais, uma vez que observaram semelhanças importantes na composição da microbiota de indivíduos não geneticamente relacionados, mas que compartilhavam o local de residência. Ainda, verificou-se que fatores como alimentação, medicamentos e medidas antropométricas se associam com mais de 20% da variabilidade intraindividual do microbioma. Com relação a herdabilidade média do microbioma intestinal, os autores analisaram dados de outro estudo realizado com 2.252 gêmeos da coorte TwinUK e a estimaram em apenas 1,9%.[128,271]

Na transição da colonização do TGI, observa-se que inicialmente há dominância de poucos gêneros, como *Escherichia*, *Clostridium*, *Bacteroides* ou *Bifidobacteria*. A diversidade de bactérias aumenta após os 6 meses de vida, quando normalmente há a inserção da alimentação complementar e, em conjunto com a quantidade de bactérias, continua aumentando até aproximadamente 1 ano de vida.[65] Após esse período, a quantidade de bactérias permanece constante e a composição evolui continuamente, assemelhando-se a de um adulto jovem. Em indivíduos adultos, a microbiota instestinal é formada principalmente por bactérias anaeróbias obrigatórias, com predominância dos filos *Bacteroidetes* e *Firmicutes* e menores proporções dos filos *Proteobacteria*, *Verrucomicrobia*, *Actinobacteria*, *Fusobacteria* e *Cianobacteria*.[97,282] A riqueza e a diversidade de espécies de bactérias presentes na microbiota intestinal podem se associar a parâmetros de saúde, de forma que é possível classificar a microbiota humana de acordo com a riqueza de genes funcionais em "alta contagem de genes" (HGC, *high gene count*) e em "baixa contagem de genes" (LGC, *low gene count*). Na primeira classificação, encontram-se indivíduos que apresentam microbioma intestinal mais saudável, relacionado a menor prevalência de doenças metabólicas.[143,187]

A distribuição do número e do tipo de bactérias ao longo do TGI não é homogênea, de forma que as menores concentrações (10^1 a 10^3 bactérias/g de conteúdo) são encontradas no estômago e duodeno, ao passo que as maiores concentrações (10^{11} a 10^{12} bactérias/g de conteúdo) são observadas no intestino grosso, principalmente no cólon. Quantidades intermediárias (10^4 a 10^7 bactérias/g de conteúdo) são verificadas nas partes média (jejuno) e distal (íleo) do intestino delgado. Com relação aos tipos de bactérias predominantes em cada segmento do TGI, no estômago, o baixo pH limita a diversidade microbiana e a presença de *Helicobacter pylori* afeta a composição da microbiota nesse local, podendo ser detectados alguns gêneros em maiores proporções, como *Prevotella*, *Streptococcus*, *Lactobacillus*, *Veilonella* e *Rothia*. No intestino delgado prevalecem os gêneros *Bacillus* e *Streptococcus* e, no cólon, há predominância dos filos *Bacteroidetes* e *Firmicutes*.[109,143,282]

Além de bactérias, a microbiota intestinal também apresenta outros tipos de micro-organismos, como leveduras, fungos, protozoários e vírus, os quais são encontrados em quantidades significativamente menores em comparação às bactérias. Destaca-se a existência de um viroma humano, que se refere a um componente geneticamente complexo do microbioma, em que diferentes locais do corpo humano apresentam distintas coleções de vírus. Esse viroma é composto por bacteriófagos (fagos) – vírus que infectam bactérias–, e por *archaea* – um domínio de micro-organismos unicelulares, bem como por quantidades bastante menores de vírus que infectam seres humanos, vegetais, amebas e animais. O viroma, assim como o microbioma, desenvolve-se logo após o nascimento e estabiliza-se nos primeiros estágios de vida. Os bacteriófagos infectam populações específicas de bactérias e podem alterar a estrutura da microbiota, o que pode resultar em manutenção da homeostase ou em desbalanço intestinal.[54]

A complexidade da microbiota intestinal humana e sua influência em diversos aspectos relacionados ao metabolismo possibilitou sua classificação como um (pseudo) órgão endócrino, com potencial diferenciado de produzir diversos agentes humorais, os quais podem ser reconhecidos por sistemas de receptores do hospedeiro, o que resulta em respostas biológicas diversas.[44] Assim, é de grande importância compreender as principais funções associadas ao microbioma intestinal humano.

ASPECTOS FUNCIONAIS

A microbiota intestinal está relacionada com uma série de processos primordiais ao metabolismo e à saúde do hospedeiro, os quais podem resultar tanto na manutenção da saúde quando no desenvolvimento de doenças. Em situações de desequilíbrio da microbiota (disbiose), diversos processos patológicos podem ser desencadeados, como obesidade,[191,306] subnutrição,[171] DII,[92,109] disfunções neurológicas[127] e câncer.[201] Apesar disso, vale ressaltar que a maior parte dos micro-organismos pertencentes ao intestino é benéfica e atua de maneira simbiótica a fim de propiciar a homeostase do hospedeiro.[338] Na Figura 43.1 estão expostas as principais funções da microbiota intestinal e, a seguir, estão destacadas algumas de maior interesse em Nutrição.

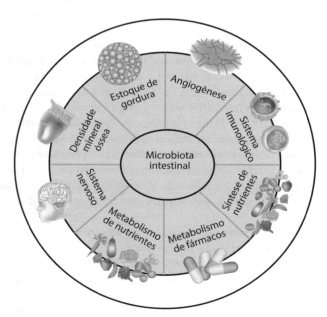

Figura 43.1 Principais funções associadas à microbiota intestinal.
Fonte: adaptada de Laukens et al.[185]

Metabolismo de nutrientes

Estima-se que 10 a 20% dos carboidratos ingeridos por meio da alimentação, entre eles os polissacarídeos, como amidorresistentes, celulose, hemicelulose, pectinas e gomas, assim como alguns oligossacarídeos, são resistentes ao processo de digestão no estômago e intestino delgado. Esses produtos chegam ao intestino grosso (cólon) e atuam como substrato para que as bactérias locais iniciem a chamada fermentação colônica.[20] Trata-se de um processo primordial para a produção de energia no qual os carboidratos serão degradados em situações anaeróbicas. Nesse processo, o objetivo principal é recuperar energia na forma de trifosfato de adenosina (ATP) para o metabolismo energético.

Além de ser um processo essencial para a formação de energia, a fermentação de alguns polissacarídeos e oligossacarídeos resulta em alta produção de ácidos graxos de cadeia curta (AGCC – butírico, acético e propiônico). O ácido butírico é a principal fonte de energia para os colonócitos e coopera com o aumento da proliferação celular, o que acelera o reparo tecidual e mantém a integridade das *tight junctions* na parede do cólon.[326] O ácido acético em contato com a corrente sanguínea, pode ser convertido em acetil-CoA prioritariamente no fígado, podendo servir como precursor da lipogênese ou como substrato para a oxidação.[265] O ácido propiônico é metabolizado majoritariamente no fígado e atua na redução da colesterolemia sérico e da glicemia.[147]

Muitas das propriedades fisiológicas da microbiota intestinal podem ser atribuídas à fermentação e à síntese dos AGCC. Em indivíduos saudáveis, os processos de fermentação são amplamente controlados pelas quantidades dos diferentes tipos de substratos, particularmente, carboidratos complexos que são acessíveis às bactérias pertencentes ao cólon.[203]

Síntese de vitaminas

A maioria das vitaminas não é sintetizada pelo organismo humano e é necessário que haja a ingestão de alimentos-fonte dessas substâncias. Todavia, algumas vitaminas podem ser sintetizadas pela microbiota intestinal de humanos e também de animais ruminantes.[124] Nesse sentido, é importante destacar que a microbiota intestinal pode ser considerada fonte importante de algumas vitaminas do complexo B e de vitamina K. Dessa forma, alterações na composição da microbiota intestinal podem interferir nas necessidadees nutricionais dessas vitaminas.[141,207,272] Com relação às vitaminas do complexo B, a vitamina B_{12} ou cobalamina é produzida exclusivamente por micro-organismos, sendo as Fusobactérias as principais produtoras.[141,272] A produção da vitamina B_{12} pela microbiota intestinal pode acontecer pelas vias aeróbia ou anaeróbia, e os micro-organismos responsáveis são as bactérias e os *Archaea*, respectivamente.[102]

Entre as bactérias que sintetizam a vitamina B_{12}, a *Propionibacterium freudenreichii*, é uma bactéria láctea relevante, pois apresenta bom potencial para essa síntese.[87] Além dela, *Lactobacillus reuteri* CRL1098, *Lactobacillus coryniformis* e *Lactobacillus rossiae* também produzem cobalamina e/ou compostos com atividade de cobalamina.[81,301,307] Mesmo com a produção dessa vitamina pela microbiota intestinal, a ingestão de alimentos-fonte é necessária, visto que a absorção da vitamina B_{12} ocorre no jejuno, porção relativamente distante do cólon.[123]

974 BASES BIOQUÍMICAS E FISIOLÓGICAS DA NUTRIÇÃO

Outra vitamina que tem sua síntese relacionada com a microbiota intestinal humana, também do complexo B, é a B_9 (folato). Os *Lactobacillus plantarum* são uma exceção entre os lactobacillus que conseguem sintetizar folato na presença de ácido, mas vale ressaltar que essa informação ainda precisa ser mais bem avaliada em estudos *in vivo*. Já as bactérias do gênero *Bifidobacterium* apresentam maior capacidade de produção de folato, com variabilidade na quantidade produzida dentre as espécies desse gênero. Um aspecto importante na síntese do folato, tanto por bactérias quanto por plantas, é que essa via necessita de precursores como pirofosfato de 6-hidroximetil-7,8-di-hidropterina (DHPPP) e ácido para-aminobenzoico (pABA).[82,269]

A riboflavina (vitamina B_2) também é produzida pela microbiota intestinal. Para essa biossíntese são necessários trifosfato de guanosina (GTP) e D-ribulose 5-fosfato. A biossíntese dessa vitamina parece ser exercida por bactérias do filo *Firmicutes*, mas não há um padrão específico. *Bacillus subtilis* e *Escherichia coli* são também estudados quanto a síntese de riboflavina. Outras vitaminas do complexo B, como niacina, ácido pantotênico, tiamina e piridoxina também são sintetizadas pela microbiota intestinal. A produção de todas essas vitaminas pela microbiota intestinal chama a atenção da indústria para o enriquecimento de alimentos e para o fato de alguns alimentos fermentados apresentarem quantidades significativas de vitaminas do complexo B.[22,207,246,247,305]

Quanto às vitaminas lipossolúveis, a microbiota intestinal humana tem capacidade de produzir vitamina K. A vitamina K é encontrada nas formas de vitamina K_1 (filoquinona), que tem como fontes alimentares as folhas verdes, e de vitamina K_2 (menaquinona), que é a forma produzida pela microbiota intestinal.[71] A síntese dessa vitamina por micro-organismos comensais do intestino é de grande importância, visto que um estudo com ratos *germfree* alimentados com dieta pobre em vitamina K observou sinais de deficiência na vitamina, enquanto ratos convencionais alimentados com a mesma dieta não apresentaram os mesmos sinais e sintomas,[134] o que sugere que os animais *germfree* podem ser mais suscetíveis à deficiência na vitamina K e, consequentemente, ressalta a importância da biossíntese dessa vitamina pela microbiota intestinal. Entretanto, ainda há algumas controvérsias quanto a dependência da microbiota intestinal na síntese de menaquinonas.[80]

Sistema imune

Nos últimos anos, tem sido descrita a existência de um sistema de barreiras imunológicas, que atua por meio de mecanismos imunes distintos e de modo a minimizar a exposição do sistema imune sistêmico às bactérias entéricas. Primeiramente, a camada epitelial do TGI é constituída por células epiteliais intestinais firmemente conectadas que servirão como uma camada protetora física, que separa o conteúdo luminal dos compartimentos imunes a fim de viabilizar uma barreira apropriada e ágil em bloquear o contato de micro-organismos potencialmente patogênicos com o lúmen intestinal.[235,296] Células epiteliais intestinais especializadas, como células caliciformes secretoras de muco, consideradas a linha primária de defesa do hospedeiro, e células de Paneth, secretoras de mucinas e agentes antimicrobianos, como alfadefensinas, angiogenina 4[283] e *regenerating islet-derived protein* 3 *gama* (REG3gama), também colaboram com a constituição da barreira da mucosa.[15]

NUTRIÇÃO E MICROBIOTA INTESTINAL

As células epiteliais intestinais também transportam as imunoglobulinas A (IgA) secretadas pelos plasmócitos até o lúmen, de modo a se unirem com peptídeos bactericidas na camada de muco e a formarem a segunda linha de defesa passiva, que sequestra a maior parte de bactérias e reduz drasticamente a carga microbiana contida no epitélio.[234] A terceira camada de defesa intestinal é constituída pelas imunidades inata e adaptativa. As células imunes intestinais encontram-se amplamente distribuídas em toda mucosa intestinal, enquanto as células imunes adaptativas se acumulam em seus respectivos compartimentos imunológicos e se coordenam para manter um estado limitado de ativação da mucosa e, caso necessário, iniciar respostas imunes ativas contra micro-organismos invasores.

Como descrito, os mais diversos tipos de células da superfície da mucosa intestinal contribuem para função de defesa da barreira intestinal, uma vez que são aptos a sinalizar respostas imunes,[114] fato que confere às células epiteliais maior potencial para desenvolver condições inflamatórias.[287] Contudo, a ativação prolongada e excessiva de receptores específicos tem como principal consequência o desencadeamento de respostas inflamatórias descontroladas, o que pode repercutir em diversos danos à saúde do hospedeiro. A resposta imunológica intensificada diante de determinados antígenos, caracterizada principalmente pelo surgimento de alergias, está associada ao desenvolvimento inadequado da microbiota intestinal no início da vida, contribuindo para que disfunções imunológicas aconteçam ao longo da fase adulta. Há relatos de que a composição da microbiota intestinal de bebês e crianças, quando constituída majoritariamente de bifidobactérias e lactobacilos, seja um fator protetor no desenvolvimento de alergias, enquanto a presença majoritária de *Clostridium difficile* pode estar associada a doenças alérgicas.[290]

Os processos inflamatórios habitualmente resultam no aumento da permeabilidade da barreira intestinal, o que propicia o aumento da translocação bacteriana para a lâmina própria, intensificando a resposta pró-inflamatória.[221] Os enterócitos, por exemplo, atuam como células apresentadoras de antígenos, transportando-os até a lâmina própria para serem encaminhados aos linfócitos T.[53] Desse modo, os componentes do tecido epitelial utilizam inúmeras estratégias para impedir a invasão microbiana. As células epiteliais do intestino delgado, por exemplo, sinalizam fatores imunorregulatórios com o objetivo de tolerar a ação de células imunológicas, o que limita, assim, a inflamação no estado estacionário para, então, direcionar as respectivas repostas imunológicas contra a ação de patógenos e bactérias comensais.[249]

O conjunto de receptores que reconhece padrões moleculares, o qual inclui os padrões moleculares associados a patógenos (PAMP, do inglês *pathogen-associated molecular patterns*) e os padrões moleculares associados a micróbios (MAMP, do inglês *microbe--associated molecular patterns*), é denominado receptor de reconhecimento de padrões (PRR, do inglês *pattern recognition receptor*). Vale ressaltar que esses receptores não são específicos para patógenos, visto que a própria microbiota produz ligantes para eles, mas são críticos na sinalização que desencadeia respostas imunológicas. Entre os PRR, destacam-se os receptores TLR, os quais são importantes na homeostase da imunidade intestinal,[142,204] uma vez que ao reconhecerem PAMP ou MAMP desencadeiam resposta inflamatória, com ativação do sistema imune inato e, subsequentemente, da imunidade adaptativa.[299,335] Os TLR-2, ao serem estimulados, promovem a sobrevivência celular mediada por fosfatidilinositol 3-quinase/proteína quinase B (PI3K/Akt) via MyD88 e, assim, preservam a barreira associada às *tight junctions* contra algumas lesões.[57] Interações de TLR e produtos bacterianos podem promover expressão de peptídeos antimicrobianos, secreção de IgA e, ainda, proliferação de células epiteliais.[3] Contudo, mesmo com a ação primordial dos TLR, vale ressaltar que quando esses receptores têm suas vias de sinalização imunológicas ativadas inadequadamente, com consequente desencadeamento de cascatas inflamatórias, podem ocorrer danos celulares.[150]

Em relação ao sistema imune associado ao intestino, além das células epiteliais intestinais, há o tecido linfoide. O GALT desempenha grande parte das funções imunológicas do intestino. Os sítios efetores desse tecido são as PP, os linfonodos mesentéricos e os folículos linfoides isolados, os quais podem desencadear respostas celulares mediadas por células T e, ainda, resposta humoral local, com IgA, principalmente, e pelas células B.[206]

As células dendríticas e as células M, componentes das PP, estão relacionadas a respostas imunológicas mais eficientes do intestino. A transcitose dos antígenos através do epitélio intestinal é realizada pelas células M.[202] As células dendríticas detectam antígenos de forma direta, o que possibilita o rápido reconhecimento de patógenos. Além disso, essas células podem formar uma rede complexa em todo o intestino e, consequentemente, transmitir sinais de maneira rápida para que haja o recrutamento de células imunológicas, como os linfócitos B e algumas células T, formando os folículos linfoides isolados (ILF), que ativam resposta dinâmica do sistema imune intestinal. Toda essa mobilização de células imunológicas, pode resultar em produção de IgA e assim limitar a concentração de bactérias nas criptas intestinais.[156] Vale enfatizar que a relação da microbiota com os folículos linfoides é importante, visto que a microbiota pode influenciar no desenvolvimento de ILF no cólon.[94]

Nesse sentido, fica evidente a forte relação da microbiota intestinal com as respostas inflamatórias desencadeadas pelo sistema imune. A integridade da microbiota intestinal é fundamental para o funcionamento efetivo da barreira intestinal, e alterações na permeabilidade intestinal (*leaky gut*) podem refletir nas respostas imunológicas inflamatórias, na absorção de nutrientes e até mesmo em outras condições fisiológicas,[55] como algumas doenças.[227] Assim, destaca-se a importância de hábitos alimentares inadequados em alterar a permeabilidade intestinal e, diante disso, é cada vez maior o interesse pela modulação da microbiota intestinal.

MODULAÇÃO DA MICROBIOTA INTESTINAL

Conforme descrito anteriormente, cada indivíduo apresenta uma comunidade única e específica de micro-organismos. A relação simbiótica entre microbiota e hospedeiro começa a se desenvolver no início da vida, podendo sofrer algumas alterações ao longo do tempo, mas, de modo geral, permanece estável.[257] Tais alterações podem ocorrer por diversos motivos e, em sua grande maioria, dão origem a disfunções com consequências etiopatológicas ainda não completamente elucidadas como, por exemplo, a disbiose. Esta condição tem sido associada a inúmeras doenças metabólicas, como obesidade,[191,309] DII,[92,109] disfunções neurológicas[127] e câncer.[201] A fim de ser compreender a relação entre micro-organismos e hospedeiro, bem como a funcionalidade de colônias microbianas intestinais, torna-se necessária a compreensão de estratégias nutricionais e medicamentosas com objetivo de beneficiar esse sistema.[38,110]

Em virtude da ação comprovada dos probióticos em modular a colonização bacteriana e prevenir a superpopulação de micro-organismos com potencial patogênico, sua administração tem sido utilizada como estratégia para tratar doenças gastrintestinais e também com o objetivo de reduzir os efeitos prejudiciais dos antibióticos. O efeito terapêutico do uso de probióticos se dá por conta de sua capacidade de estabilizar a mucosa intestinal, aumentar a secreção de muco e proporcionar a melhora da motilidade intestinal. Em relação a sua ação imunológica, os probióticos também são capazes de modular a resposta inflamatória por meio do aumento da produção de IgA e atividade macrofágica,[8] bem como pelo aumento de fatores que melhoram a integridade das *tight junctions*, contribuindo, assim, para a integridade da barreira intestinal.[43]

Os micro-organismos com ação probiótica utilizados com o objetivo de modular a microbiota intestinal são capazes de inibir patógenos entéricos por meio da produção de ácido lático, peróxido de hidrogênio e bacteriocinas.[278] Também formam uma espécie de exclusão competitiva, na qual bloqueiam os locais de adesão do patógeno, competindo pelos mesmos nutrientes e modulando o sistema imune entérico a fim de reduzir a resposta inflamatória intestinal. Considerando estes mecanismos de defesa, as bactérias mais amplamente utilizadas na modulação são as do tipo *Lactobacillus* spp. Na microbiota intestinal adulta predomina, além de *Lactobacillus*, o gênero *Bifidobacterium*, o qual é encontrado em diversos produtos lácteos fermentados quando armazenados em temperatura e locais adequados.[8] Dessa forma, esses produtos são comumente indicados para a modulação da microbiota intestinal.[136]

Desde a descoberta dos probióticos, acreditava-se que esses micro-organismos deveriam sobreviver ao baixo pH do estômago e resistirem "vivos" ao longo do TGI para que pudessem oferecer benefício ao hospedeiro.[8] Contudo, diversos estudos apontaram para a necessidade de ampliação do termo "probiótico", com base no fato de que "estar vivo" não seja o aspecto primordial para conferir benefício à saúde do hospedeiro.[112,116,240,316] Esse paradoxo em torno da definição de probiótico ganhou ênfase após pesquisadores observarem que micro-organismos, mesmo estando em sua forma inativa, ainda garantiriam benefícios à saúde.[4,170]

Desse modo, tem sido crescente o interesse da comunidade científica em elucidar o termo "paraprobiótico", ou seja, micro-organismos inativos que, quando administrados em quantidades adequadas, afetam positivamente a saúde humana. Incluem-se na categoria de paraprobióticos micro-organismos que foram mortos (geralmente por meio de estratégias físicas ou químicas), frações microbianas e lisados celulares, sendo conhecidos também pelo termo "micro-organismos fantasmas".[302]

O principal motivo para o crescente interesse na exploração de paraprobióticos se dá em virtude de que sua administração seria mais segura e estável quando comparada a de probióticos, sobretudo para indivíduos que apresentam comprometimento do sistema imune, já que micro-organismos inativos têm a capacidade de conferir risco reduzido de translocação bacteriana em relação aos administrados vivos.[4] O uso de paraprobióticos como moduladores da resposta biológica intestinal possui outras vantagens mais atraentes em relação aos probióticos, como o maior prazo de validade.[302] Diante disso, tem-se especulado se o efeito dos paraprobióticos já não seria consolidado e estaria sendo apenas subestimado, uma vez que no decorrer do período de transporte e armazenamento, muitas bactérias morrem pela não produção de esporos. Em razão da inviabilidade de separar bactérias vivas e mortas, especula-se que o benefício para a saúde do hospedeiro independe de os micro-organismos estarem vivos ou mortos.[222]

Prebióticos também são utilizados na modulação da microbiota intestinal e, de acordo com as definições mais recentes, englobam fruto-oligossacarídeos (FOS), galacto-oligossacarídeos (GOS) e oligossacarídeos do leite humano, com manano-oligossacarídeos (MOS), xilo-oligossacarídeos (XOS), polifenóis, ácido linoleico conjugado e ácidos graxos poli-insaturados sendo considerados possíveis candidatos a esta classificação.[120]

Por fim, existem as formulações compostas por probióticos e prebióticos, os denominados simbióticos (se o produto contiver FOS e bifidobactérias, por exemplo, ele se encaixa na definição de simbiótico) que também podem ser empregadas na modulação da microbiota intestinal. A junção dos dois tipos de bactérias permite que o produto apresente as características de ambos e a atuação sinérgica resulta na intensificação do efeito benéfico à saúde do hospedeiro. Além disso, a colonização intestinal e a atuação dos probióticos exógenos podem melhorar na presença de prebióticos.[165]

É importante destacar que o padrão alimentar do hospedeiro, conforme já mencionado, tem destaque como modulador da microbiota intestinal. Enfatiza-se o papel benéfico da alimentação vegetariana/vegana bem planejada e da dieta do Mediterrâneo, bem como os efeitos negativos do padrão alimentar ocidentalizado, caracterizado por quantidades elevadas de gordura e de açúcar.[166,311,324,340] Embora não se saiba ao certo se as mudanças no padrão alimentar repercutem em curto ou longo prazos na melhora da composição microbiana intestinal, uma vez que alguns estudos sugerem que este processo seja mais lento[317,337] e outros inferem que acontece mais rapidamente, é importante encorajar a adoção de hábitos alimentares saudáveis para evitar os problemas de saúde associados com a disbiose.[79]

ALIMENTAÇÃO E MICROBIOTA INTESTINAL

Ao longo da vida, a microbiota intestinal sofre influência de diversos fatores, como genéticos, tipo de parto, amamentação, introdução alimentar (alimentação complementar), uso de antibióticos, condições higiênicossanitárias e padrões de alimentação, este último um dos modificadores mais relevantes do microbioma intestinal[10]. Contudo, existem lacunas no conhecimento sobre como a alimentação e os demais hábitos de vida podem modificar a composição da microbiota intestinal e como esta alteração atuaria positiva ou negativamente no balanço energético e em outros aspectos do metabolismo.[13]

A alimentação é fator determinante nos aspectos relacionados à colonização intestinal, a qual também é influenciada por diversas outras características do hospedeiro, o que faz com que intervenções alimentares de curto prazo pareçam não exercer mudanças significativas na microbiota intestinal.[228,336] Entretanto, trata-se de uma informação controversa, uma vez que a rápida modificação da composição microbiana intestinal, em decorrência de mudanças no padrão alimentar, também é documentada na literatura[79]. Em razão de estudos que demonstram a influência direta da alimentação na microbiota intestinal, sugere-se que esta exerça mudanças importantes nas reações químicas que ocorrem em nível intestinal.[139]

NUTRIÇÃO E MICROBIOTA INTESTINAL

Evidências apontam que a má qualidade da alimentação, especialmente no que se refere ao teor elevado de gorduras, pode prejudicar a integridade da mucosa intestinal, com alteração de sua permeabilidade.[50,51,211,337] Estudo com roedores que receberam dieta hiperlipídica demonstrou mudanças significativas da microbiota intestinal, com destaque para a diminuição de *Bifidobacteria* spp. A partir de tais resultados, especulou-se que mudanças na alimentação poderiam influenciar 57% da variabilidade estrutural na microbiota intestinal, ao passo que as alterações genéticas não influenciam mais que 12%[337]. Em outro estudo experimental, camundongos *germ-free* transplantados com microbiota intestinal humana foram alimentados com ração contendo altos teores de gordura e de açúcar. Após a intervenção, foram detectadas alterações importantes no número de bactérias do filo Firmicutes e redução nas do filo Bacteroidetes[126]. Apesar de o padrão de gorduras da alimentação exercer efeito direto sobre a microbiota intestinal, este parece ser independente do peso corporal. Em estudo no qual roedores receberam dieta hiperlipídica, observou-se que houve redução considerável no número total de bactérias, com destaque para o aumento da proporção entre Clostridiales e Bacteroidales, sem, no entanto, haver relação com o peso dos animais.[85]

Em humanos, pesquisa que investigou os enterotipos mais predominantes na microbiota intestinal detectou maior frequência de dois tipos: o tipo 1, rico em *Bacteroides*, o qual é predominante em casos de alimentação rica em proteína de origem animal e em gorduras saturadas; e o tipo 2, rico em *Prevotella*, gênero de bactérias predominante quando a alimentação é rica em carboidratos simples e fibras.[329]

Em estudo que comparou a microbiota intestinal de 15 crianças com hábitos alimentares típicos de região urbana (Florença, Itália) com 15 crianças que viviam em uma zona rural na África, verificou-se menor proporção de bactérias da família Enterobacteriaceae (*Shigella e Escherichia coli*), maior quantidade de Bacteroidetes e menor quantidade de Firmicutes nas crianças africanas em comparação às italianas. A alimentação das crianças também apresentou diferenças importantes, e a das residentes em área rural da África era predominantemente vegetariana, com baixo consumo de proteína e de gordura animal e, em contrapartida, a das crianças italianas era tipicamente ocidental, com baixo consumo de fibras e alto de gordura[84].

Padrões de alimentação que apresentam quantidades elevadas de gordura podem resultar em consumo reduzido de fibras e, como consequência, a microbiota intestinal pode sintetizar quantidades inferiores de produtos imunoreguladórios primordiais, como os AGCC.[329] Além disso, tem sido observado que a L-carnitina, presente principalmente em carnes vermelhas com quantidades elevadas de gordura, é metabolizada pela microbiota intestinal e transformada em trimetilamina (TMA), absorvida e metabolizada pelo fígado, o que resulta na formação de N-óxido de TMA (TMAO). Este composto, por sua vez, parece apresentar papel no processo de progressão da aterosclerose em camundongos.[175]

A participação da microbiota intestinal humana na formação de TMAO a partir da L-carnitina ainda não foi totalmente elucidada. Em estudo experimental, homens e mulheres adultos (onívoros e vegetarianos/veganos) foram submetidos a um "teste de provocação com L-carnitina" que se dividiu em três etapas. Na etapa 1, após jejum de 12 horas, os voluntários receberam uma cápsula (250 mg) de d3-L-carnitina e, em alguns casos, um bife de contrafilé (230 g) com aproximadamente 180 mg de L-carnitina. Foram detectados aumentos pós-prandiais de d3-L-carnitina e d3-TMAO, este último também detectado nas amostras de urina de 24 horas. Na etapa 2, os mesmos indivíduos foram submetidos à ingestão de antibióticos orais de largo espectro durante uma semana, a fim de suprimir a microbiota intestinal. Na terceira e última etapa, o teste de provocação se repetiu, porém, após período de três semanas, para que a microbiota intestinal pudesse ser recomposta. Notavelmente, a supressão da microbiota intestinal reduziu quase que completamente as concentrações plasmáticas e urinárias de TMAO. Além disso, não houve praticamente nenhuma síntese pós-prandial detectável de TMAO normal ou marcada com d3 no plasma ou nas amostras de urina de 24 horas. Assim, esses resultados demonstraram que a produção de TMAO a partir da L-carnitina da alimentação em humanos é dependente da microbiota intestinal.[175]

Já a dieta mediterrânea, baseada no consumo equilibrado de frutas, cereais integrais, hortaliças e gorduras mono e poli-insaturadas, é considerada um padrão de alimentação saudável e tem sido associada à atividade anti-inflamatória. Verificou-se que a microbiota intestinal de indivíduos alimentados com a dieta mediterrânea apresentou maior proporção de bactérias do gênero *Clostridium* e do filo *Bacteroidetes*, com menor número de bactérias da família *Bacilaceae* e do filo *Proteobacteria*, além de menor concentração de proteína C-reativa (PCR), marcador pró-inflamatório.[83,213]

A alimentação vegetariana adequadamente planejada também é considerada saudável, uma vez que apresenta benefícios ao hospedeiro em relação a diversas doenças crônicas, metabólicas e inflamatórias. Alguns estudos apontaram que a alimentação vegetariana pode aumentar o número de bactérias *Faecalibacterium prausnitzii*, *Clostridium clostridioforme*, *Bacteroides* e *Prevotella* e, em contrapartida, reduzir a proporção de *Clostridium cluster*.[106,125,217]

Outro aspecto importante relacionado à alimentação e à microbiota intestinal refere-se aos prebióticos e aos probióticos. Prebióticos podem ser compreendidos como "substratos que são seletivamente utilizados pelos micro-organismos do hospedeiro, proporcionando benefícios à saúde".[120] Há alguns anos, tem-se investido na busca de evidências que fundamentem o uso dos prebióticos com o objetivo de melhorar a microbiota intestinal[86].

Os prebióticos são capazes, por exemplo, de induzir a proliferação de bactérias benéficas, principalmente as dos gêneros *Bifidobacterium* e *Lactobacillus*.[139] Além disso, estudos experimentais e de revisão evidenciaram que a suplementação de prebióticos com o objetivo de aumentar seletivamente as bactérias do gênero *Bifidobacterium* resultou em melhora da tolerância à glicose em homens adultos com diabetes tipo 2, bem como foi capaz de normalizar o processo pró-inflamatório subclínico, com diminuição das concentrações de lipopolissacarídeo (LPS) em humanos e em camundongos obesos.[86,184]

As bifidobactérias são essenciais para o funcionamento adequado da barreira da mucosa intestinal. Dewulf et al. (2013)[91] observaram que mulheres obesas, quando suplementadas com inulina durante três meses, apresentaram aumento no número de bifidobactérias e de faecaliumbactéria, com diminuição da concentração sérica de LPS. Além disso, estudos realizados em animais e em humanos obesos demonstraram que a suplementação com prebióticos foi capaz de alterar a composição da microbiota intestinal, promovendo benefícios cardiometabólicos, bem como efeitos indutores de saciedade, de perda de peso, de redução da circunferência da cintura e de aumento nas concentrações plasmáticas do peptídeo YY (PYY) e dos peptídeos 1 e 2 semelhantes ao glucagon (GLP-1 e GLP-2).[50,86]

Alguns polifenóis também parecem exercer efeitos prebióticos, como é o caso dos presentes no vinho tinto. Em estudo *crossover*, randomizado e controlado realizado na

Espanha, dez voluntários saudáveis do sexo masculino foram submetidos à intervenção que investigou a possível influência do consumo de vinho tinto na modulação da microbiota intestinal. Foi verificado que alguns polifenóis dessa bebida não foram absorvidos no intestino delgado e, portanto, chegaram intactos ao cólon e atuaram como prebióticos. Esses polifenóis determinaram o aumento de bactérias dos filos Proteobacteria, Fusobacteria, Firmicutes e Bacteroidetes e dos gêneros *Enterococcus* e *Prevotella*, bem como a redução das do gênero patogênico *Clostridium*. Além disso, houve aumento de bactérias do gênero *Bifidobacterium*, que parecem estar entre os principais responsáveis pela redução da colesterolemia e das concentrações de PCR atribuída a microbiota intestinal saudável.[254]

Já os probióticos são micro-organismos que, quando administrados em quantidades adequadas, conferem benefícios à saúde do hospedeiro.[78] Nessa definição, reconhece-se que os benefícios para a saúde são decorrentes do equilíbrio (simbiose) entre diferentes micro-organismos e não apenas da modulação de lactobacilos e bifidobactérias.[89,120]

Estudos clínicos têm sugerido que a suplementação com probióticos apresenta capacidade de induzir alterações intestinais benéficas ou até mesmo de melhorar a funcionalidade de comunidades microbianas preexistentes, por meio de mecanismos que incluem a competição por nutrientes, a síntese de substratos de crescimento ou de inibição de determinados tipos de bactérias e a modulação da imunidade intestinal. Cepas probióticas de lactobacilos atuam na melhora da integridade da barreira intestinal, proporcionando maior tolerância imunológica e redução da translocação bacteriana, o que intensifica a imunidade intestinal.[139] Indivíduos saudáveis que receberam suplementação de bactérias probióticas (*Lactobacillus acidophilus*, *Lactobacillus casei* e *Lactobacillus rhamnosus*) durante seis semanas, apresentaram alterações positivas na expressão de genes, como os que codificam a interleucina (IL)-17B, a quinase 2 associada ao receptor de IL-1 (IRAK2) e algumas quimiocinas, relacionados à imunidade e às demais funções da mucosa intestinal.[170]

A simbiose intestinal sofre influência de inúmeros fatores, sendo o estilo de alimentação inadequado o principal determinante do desenvolvimento de quadros disbióticos, os quais estão associados à disfuncionalidade da microbiota intestinal. Apesar de existirem lacunas em relação ao tempo de intervenção nutricional necessário para alterar positivamente a composição da microbiota intestinal, sabe-se que a alimentação saudável pode contribuir para melhora da disbiose, o que resultará na homeostase microbiana intestinal e de suas mais diversas funções metabólicas.

INFLUÊNCIAS DA MICROBIOTA INTESTINAL EM CONDIÇÕES CLÍNICAS E DOENÇAS

Conforme já mencionado, a microbiota intestinal pode estar associada tanto à promoção da saúde quanto ao aumento do risco de desenvolvimento de doenças. Na Figura 43.2 apresentam-se as principais causas de modificações na microbiota intestinal e as possíveis doenças decorrentes da disbiose. Na sequência, destacam-se aspectos importantes acerca de períodos críticos para o estabelecimento da microbiota intestinal saudável, bem como de condições clínicas e doenças em que a microbiota intestinal tem papel fundamental.

982 BASES BIOQUÍMICAS E FISIOLÓGICAS DA NUTRIÇÃO

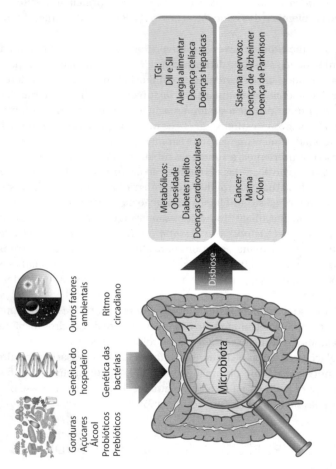

Figura 43.2 Fatores ambientais que podem alterar a homeostase da microbiota intestinal e as possíveis doenças associadas.

DII: doença inflamatória intestinal; SII: síndrome do intestino irritável; TGI: trato gastrintestinal.

Fonte: adaptada de Engen et al.[99]

Gestação e primeiros anos de vida

A gestação afeta todos os sistemas do organismo, o que inclui a microbiota materna. As condições das microbiotas vaginal e intestinal durante a gestação são de extrema relevância, pois são responsáveis pela transmissão microbiana para o recém-nascido[1,174,266].

Durante muito tempo acreditava-se que o TGI do feto (vida intrauterina) permanecia estéril até o nascimento. Entretanto, essa hipótese vem sendo contestada. Há evidências que demonstram a colonização por bactérias do TGI da mãe no cordão umbilical, no fluido amniótico, no mecônio, na placenta e em membranas fetais ainda na vida intrauterina.[1,261,306]

Identificar alterações responsáveis por causar disbiose na microbiota intestinal ainda é um desafio. Contudo, sabe-se que há interação intensa entre o hospedeiro e a microbiota intestinal, e especula-se a alteração em sua composição como fator determinante no desencadeamento de diversas doenças intestinais, metabólicas e alérgicas. Em vista disso, o interesse em se caracterizar a microbiota intestinal precoce vem aumentando.[48]

Nesse sentido, um novo conceito que afirma a existência de uma janela crítica capaz de influenciar a saúde precoce dos bebês vem se estabelecendo. Este conceito, denominado origem do desenvolvimento da saúde e da doença (DOHaD, do inglês *developmental origins of health and disease*), tem se tornado cada vez mais aceito pela comunidade científica[60]. Nesse período, destaca-se a fase desde a concepção até os dois anos de vida, chamada de "primeiros mil dias", reconhecida como fundamental no desenvolvimento infantil. Segundo a Organização Mundial de Saúde (OMS), "os primeiros mil dias constituem uma janela única de sensibilidade", na qual os ambientes nutricional, ecológico e socioeconômico são capazes de alterar o genoma, influenciando, assim, a saúde e o risco futuro de desenvolvimento de doenças.[48]

Independentemente da exposição intrauterina, a colonização bacteriana mais significativa acontece após o nascimento e depende também do tipo de parto (vaginal ou cesariana). Bebês nascidos de parto vaginal são inicialmente colonizados com bactérias dos gêneros *Lactobacillus* e *Prevotella*, enquanto bebês nascidos por cesariana são colonizados por bactérias provenientes da microbiota da pele (*Staphylococcus, Corynebacterium* e *Propionibacterium*).[93] Portanto, o TGI do bebê é colonizado pelas primeiras comunidades de micro-organismos com as quais entra em contato[216]. Sabe-se que, durante o parto vaginal, espécies anaeróbicas facultativas, como *Escherichia coli, Staphylococcus* e *Streptococcus* também colonizam o intestino do lactente e propiciam ambiente favorável à proliferação de espécies benéficas, como *Bacteroides* e *Bifidobacterium* spp[266].

Após o nascimento, o leite materno torna-se o maior responsável por favorecer a colonização e a maturação da microbiota intestinal do bebê[104]. Contudo, existem diversos fatores que podem interferir na quantidade e na qualidade das bactérias que serão transferidas durante a amamentação, com destaque para a idade gestacional, o estado de saúde da mãe e a lactação tardia. Estes fatores terão impacto direto sobre os gêneros mais comumente abundantes no leite materno: *Staphylococcus, Streptococcus, Serratia, Pseudomonas, Corynebacterium, Ralstonia, Propionibacterium, Sphingomonas* e os da família Bradyrhizobiaceae.[152]

Como citado, a idade gestacional, ou seja, as semanas de gestação em que a mãe se encontra, é fator determinante na colonização bacteriana, principalmente em bebês prematuros que podem apresentar microbiota intestinal bastante imatura quando comparados com bebês nascidos a termo.[19,131,182] A principal característica do estabelecimento bacteriano em bebês prematuros é o desequilíbrio no processo de colonização da microbiota, uma vez que é observado o atraso no contato de bactérias vindas da mãe, como enterobactérias ou bactérias anaeróbias pertencentes aos gêneros *Bacteroides* e *Bifidobacterium*, enquanto bactérias comumente encontradas no ambiente, como os estafilococos, encontram-se em níveis elevados.[60]

O leite materno também é abundante em oligossacarídeos prebióticos do leite humano (HMO, do inglês *human milk oligosaccharides*), que promovem a proliferação de comunidades microbianas específicas, como *Bifidobacterium* ssp, por exemplo. Além de aperfeiçoar a diversidade da microbiota intestinal do bebê, os HMO aumentam o metabolismo da microbiota, protegem o recém-nascido de bactérias patogênicas, melhoram a homeostase da glicose[183], promovem melhor desenvolvimento do sistema imunológico[155] e há indícios de que também favorecem a absorção de minerais.[245,280] Entre os diversos nutrientes que compõem o leite materno, os oligossacarídeos com atividade prebiótica compreendem fração considerável (5-23 g/L), sendo, em termos de concentração, o terceiro constituinte mais abundante depois da lactose e dos lipídios.[343]

A associação de componentes prebióticos e probióticos presentes no leite materno favorece o estabelecimento de microbiota intestinal estável e é relativamente potencializada em bebês que são amamentados em comparação aos que são alimentados com fórmulas industrializadas.[27,35,72] Ainda que algumas fórmulas infantis que contêm probióticos demonstrem ser capazes de promover o desenvolvimento da microbiota intestinal semelhante ao de lactentes amamentados com o leite humano, o aleitamento materno continua sendo a melhor opção de alimentação exclusiva para bebês até os seis meses de vida.[132] Após o período de amamentação exclusiva, a introdução de alimentos sólidos aumenta a diversidade da microbiota intestinal por meio da colonização por bactérias produtoras de ácido butírico, como Bacteroidetes e algumas espécies de *Clostridium*.[101]

Por volta de um a dois anos de idade, a microbiota intestinal começa a se estabilizar, o que reforça o papel importante da alimentação.[291] Segundo estudo dinamarquês realizado com bebês entre nove e 18 meses, houve mudanças drásticas na microbiota intestinal após a introdução de alimentos sólidos. Algumas bactérias dos gêneros *Bifidobacterium* e *Lactobacillus*, bem como algumas da família Enterobacteriaceae diminuíram, enquanto diversas espécies do filo Firmicutes aumentaram.[291] Dessa maneira, quanto mais cedo os alimentos sólidos são introduzidos, mais rapidamente a microbiota intestinal da criança passa a se assemelhar com a microbiota estável de um adulto.

Microbiota e doenças intestinais

As DII são todos os processos inflamatórios que acometem o TGI e são representadas por doença de Crohn, retocolite ulcerativa inespecífica (RCU), bolsite (*pouchitis*), doença de Behçet, enterocolite eosinofílica e colite microscópica. Porém, a doença de Crohn e a RCU representam aproximadamente 90% das DII.[189,318] Mais informações sobre a fisiopatologia dessas doenças estão descritas no Capítulo 46.

A suscetibilidade para o desenvolvimento de DII pode estar associada a variações genéticas, como os polimorfismos de nucleotídeo único (SNP, do inglês *single nucleotide polymorphisms*). Diversas variações genéticas parecem estar envolvidas na relação entre

NUTRIÇÃO E MICROBIOTA INTESTINAL

hospedeiro e micro-organismos, o que pode afetar as funções da microbiota intestinal, a carga microbiana, o equilíbrio imunológico e as respostas ao estresse. Todavia, fatores genéticos, apesar de importantes, não são determinantes únicos das DII.[77,233,250]

A microbiota intestinal também pode ser modificada pelo tipo de parto, conforme já mencionado, o que pode resultar em maior risco para as DII. Um estudo de coorte realizado com indivíduos dinamarqueses observou que o nascimento por parto cesáreo foi associado com o aumento do risco de desenvolvimento de DII em indivíduos de 0 a 14 anos. Apesar de o aumento ter sido moderado, foi independente da predisposição dos pais para DII.[25]

A alimentação pode alterar o funcionamento adequado da microbiota intestinal e, assim, está envolvida na patogênese das DII. Em estudo realizado com camundongos geneticamente suscetíveis à deficiência em IL-10 e que foram alimentados com dieta rica em gordura saturada, observou-se aumento da incidência de colite. Assim, especulou-se que o consumo elevado de gordura saturada pode aumentar a prevalência de DII e de outras doenças imunomediadas, em hospedeiros geneticamente suscetíveis.[90]

Assim como alguns nutrientes podem alterar a microbiota intestinal aumentando ou não o risco para as DII, observou-se que AGCC produzidos pela fermentação bacteriana no intestino grosso de camundongos regularam tamanho e função do conjunto de linfócitos T regulatórios (Treg) colônico e protegeram contra colite de maneira dependente de *Ffar2*, gene que codifica uma proteína receptora de ácidos graxos livres de cadeia curta (FFAR2, *free fatty acid receptor 2*) e pode estar envolvida na resposta inflamatória.[117,294]

Alguns estudos apontam a disbiose como fator de risco para as DII e outros mostram este desequilíbrio como característica da microbiota nestas doenças.[77] Foi observado que há diferenças na microbiota de indivíduos com DII, quando comparada a indivíduos do grupo controle, com destaque para anormalidades, como esgotamento das bactérias comensais nos indivíduos com RCU e/ou doença de Crohn, o que sugere que o tratamento das DII pode ser facilitado pela correção da disbiose.[109]

Outro estudo investigou a diferença da microbiota de pacientes com DII e controles saudáveis. Bactérias dos filos Proteobactérias e Bacteroidetes estavam aumentadas nos pacientes com doença de Crohn em comparação aos indivíduos saudáveis. As alterações da microbiota em pacientes com retocolite não foram significativas. Logo, a composição da microbiota de pacientes com doença de Crohn parece estar significativamente alterada. Contudo, vale destacar que a disbiose observada na doença de Crohn não é suficiente para causar o grau de inflamação observado nesta condição.[129]

Alterações na microbiota intestinal também estão associadas com outras doenças, como o câncer colorretal. Evidências científicas demonstram que a disbiose pode favorecer a progressão da doença e, ainda, piorar o prognóstico do indivíduo com este tipo de câncer, por meio da exacerbação da inflamação intestinal[322,344]. Em estudo de revisão, observou-se que há aumento significativo de bactérias anaeróbicas em pacientes com câncer colorretal, porém, mais estudos são necessários para explicar a importância dessas bactérias e seus metabólitos na patogênese dessa doença.[158]

Considerando a complexidade das informações expostas, observam-se algumas lacunas que estudos futuros ainda podem esclarecer, como: A disbiose intestinal é causa ou consequência das DII?, Como se comportam as alterações na microbiota intestinal do hospedeiro ao longo do curso das doenças?, As DII são causadas pelo aumento de bactérias patogênicas ou pelo desaparecimento das bactérias simbióticas? Algumas questões acerca da relação entre microbiota intestinal e DII permanecem sem resposta, mas reconhece-se a importância da microbiota intestinal saudável na redução do risco de desenvolvimento das DII.

Obesidade e condições associadas

A obesidade é definida como o acúmulo excessivo de gordura corporal, associado a riscos à saúde.[325] Dentre as diferenças observadas entre indivíduos obesos e não obesos, destaca-se a composição da microbiota intestinal. Apesar das diferenças interindividuais na composição da microbiota intestinal, bactérias dos filos Bacteroidetes (Gram-negativas) e Firmicutes (Gram-positivas) são as que predominam no intestino humano e, na obesidade, a proporção entre elas pode estar em desequilíbrio.[191]

Em geral, indivíduos obesos apresentam menos bactérias do filo Bacteroidetes e mais do filo Firmicutes em comparação a indivíduos com peso eutrófico. Entretanto, quando ocorre redução de peso, a proporção de Firmicutes diminui.[191] Ainda há controvérsia acerca da proporção Bacteroidetes: Firmicutes em indivíduos com excesso de peso,[14] o que indica que a composição da microbiota intestinal desses indivíduos pode apresentar variações importantes e ser influenciada por diversos outros fatores.

Em estudo que transplantou a microbiota intestinal de roedores normais em receptores *germ-free,* observou-se aumento da gordura corporal independentemente do consumo energético, o que sugeriu a importância da microbiota intestinal como um dos determinantes da quantidade de energia extraída dos alimentos e, assim, do armazenamento de gordura corporal.[23,191] Outro estudo realizado com roedores também verificou que o microbioma obeso extrai mais energia da alimentação.[331]

Sabe-se que muitos fatores podem influenciar a composição da microbiota intestinal, como os relacionados à genética, o uso de medicamentos (em especial antibióticos), o tipo de parto (vaginal ou cesárea), e os hábitos alimentares e de estilo de vida.[240] Em relação ao papel da alimentação, é válido salientar que a composição benéfica da microbiota intestinal pode ser alterada a partir de hábitos alimentares inadequados, como o excesso de consumo de gorduras, principalmente as saturadas. Isso pode ser particularmente importante para indivíduos com excesso de peso que apresentam preferência por alimentos hiperlipídicos. Por outro lado, a disbiose da microbiota induzida, entre outros fatores, pela alimentação, pode aumentar o risco de obesidade e de resistência à insulina, por exemplo.[34,240,229]

Muito se especula a respeito dos mecanismos de ação que expliquem a influência da microbiota intestinal em aspectos como deposição de gordura corporal, *status* inflamatório e outras condições associadas. Em razão de uma das características importantes da obesidade e das doenças a ela associadas ser a presença de *status* pró-inflamatório crônico e de baixo grau, o papel do LPS bacteriano é bastante estudado.

O LPS é derivado da parede celular de bactérias Gram-negativas e pode atravessar a barreira intestinal com mais facilidade quando a permeabilidade está alterada, como ocorre em casos de alimentação rica em gordura e também na obesidade.[39,45,331] O LPS consegue atravessar a barreira intestinal pelas *tight junctions* no intestino com permeabilidade alterada (*leaky intestinal tight junctions*) ou por meio da infiltração de quilomícrons e outras lipoproteínas, até ser secretado na corrente sanguínea. Após entrar na corrente sanguínea, o LPS infiltra tecidos, como o hepático (provavelmente o fígado é primeiro órgão afetado), o tecido adiposo e os músculos, o que desencadeia resposta imunológica, a partir da interação do LPS com a proteína de ligação de LPS (LBP, do inglês *lipopolysaccharide binding protein*) e uma proteína receptora, o cluster de diferenciação 14 (CD14, do inglês *cluster of differentiation 14*). O CD14 é uma glicoproteína de membrana ancorada ao glicosilfosfatidilinositol (GPI), envolvida na sinalização e na ativação celular induzida por LPS. A partir dessas interações a cascata pró-inflamatória é disparada (Figura 43.3).[39,51,113,119,315] Em estudo experimental com camundongos *knockout* para o *Cd14*, observou-se a não estimulação da via inflamatória, o que ressalta a importância da interação do LPS com o CD14 para que a resposta inflamatória aconteça normalmente[225]. Todavia, cabe destacar que a dependência de CD14 ocorre em baixas concentrações de LPS, uma vez que, quando em altas concentrações, o LPS parece desempenhar suas ações por via de ativação independente desta glicoproteína[244]. Além disso, a transferência do LPS mediada pela LBP também é necessária para que a cascata pró-inflamatória seja ativada.[308]

Quando o LPS se liga à proteína CD14, a LBP se dissocia e o complexo LPS-CD14 interage com o receptor do tipo *toll 4* (TLR4, do inglês *toll-like receptor 4*) e com o fator de diferenciação mieloide 2 (MD2, do inglês *myeloid differentiation factor 2*), necessário para a efetivação do reconhecimento do LPS, o que dá sequência na cascata pró-inflamatória, com ativação do fator nuclear kappa B (NF-kB) e da proteína ativadora 1 (AP1,

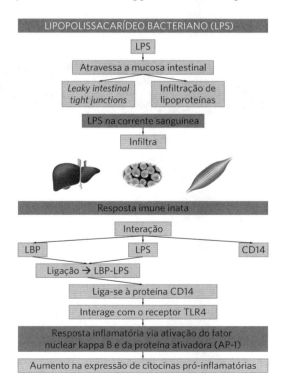

Figura 43.3 Sequência de reações associadas ao lipopolissacrídeo bacteriano e o aumento na produção de citocinas pró-inflamatórias.

activator protein 1) e consequente ativação da expressão de genes que codificam citocinas com atividade pró-inflamatória, como as IL-1 e 6, o fator de necrose tumoral alfa (TNF-alfa), e o inibidor 1 do ativador de plasminogênio (PAI-1) (Figura 43.4).[51,172,231,274,303]

Assim, com a permeabilidade aumentada, LPS proveniente de diferentes bactérias consegue atravessar a mucosa intestinal e, quando a concentração dessa molécula está elevada, tem-se o quadro de endotoxemia. Em geral, indivíduos com peso corporal eutrófico apresentam concentrações mais baixas de LPS, enquanto os com excesso de peso têm concentrações mais elevadas. Possíveis explicações para a relação da obesidade com a endotoxemia metabólica incluem o papel que a alimentação hiperlipídica exerce nas concentrações sanguíneas de LPS,[51] uma vez que o aumento de quilomícrons no intestino em resposta ao excesso de lipídios pode resultar em aumento da infiltração de LPS na corrente sanguínea.[119]

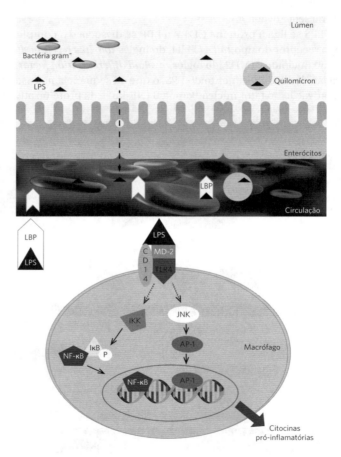

Figura 43.4 Ativação dos genes que codificam o fator nuclear kappa B e a proteína ativadora 1, estimulada pelo lipopolissacarídeo bacteriano, com aumento da produção de citocinas pró-inflamatórias.

AP-1: proteína ativadora 1.; CD14: cluster de diferenciação 14; IkB: inibidor de kappa B; IKK: quinase do inibidor de kappa B; JNK: quinase *c-jun* aminoterminal; LBP: proteína de ligação ao LPS; LPS: lipopolissacarídeo; MD2: fator de diferenciação mieloide 2; NF-kB: fator nuclear kappa B; P: fostafo; TLR4: receptor do tipo *toll 4*.

Outros mecanismos também são estudados, como o que envolve o fator adiposo induzido pelo jejum (FIAF, do inglês *fasting-induced adipose factor*), que tem a capacidade de inibir a enzima lipase de lipoproteínas (LPL). O FIAF pode ser inativado, dependendo da composição da microbiota intestinal, o que, por consequência, resulta em maior atividade da LPL e, assim, em maior armazenamento de triacilgliceróis nos adipócitos. Logo, o FIAF pode estar envolvido com ganho de peso e com dislipidemias quando tem sua ação prejudicada.[23,39,210]

A enzima proteína quinase ativada por adenosina monofosfato (AMPK, do inglês *adenosine monophosphate-activated protein kinase*), associada ao metabolismo da glicose e de ácidos graxos, também pode estar envolvida com mecanismos relacionados à microbiota intestinal. A microbiota pode regular a ação da AMPK e, consequentemente, alterar a oxidação de ácidos graxos mitocondriais, a captação de glicose pelas células, a secreção de insulina e a síntese de triacilgliceróis e de colesterol. Vale ressaltar que a relação da microbiota com a AMPK ainda é alvo de estudos para ser mais bem elucidada.[39,327,331]

A compreensão dos diversos aspectos associados à microbiota intestinal e sua relação como possível fator causal de doenças ainda é alvo crescente de estudos, uma vez que isso pode resultar em estratégias de redução de risco da obesidade e de condições clínicas associadas.[286]

Em alguns casos, a alternativa de tratamento para a obesidade é a cirurgia bariátrica. A investigação da microbiota intestinal de indivíduos antes e após a realização dessa cirurgia é alvo de estudos, pois já se sabe que os procedimentos cirúrgicos podem alterar a composição da microbiota. Observou-se, por exemplo, que bactérias do filo Firmicutes, normalmente prevalentes em indivíduos com peso eutrófico, diminuíram significativamente em indivíduos pós-gastroplastia.[338] Em outro estudo com cirurgia de *bypass* gástrico em Y de Roux observou-se aumento de bactérias do filo Proteobacteria e diminuição das do filo Firmicutes.[98] Assim, as alterações na diversidade da microbiota intestinal em indivíduos que realizam cirurgia bariátrica podem ter grande impacto na metabolização dos alimentos e, consequentemente, na perda de peso. Isso ressalta a importância de buscar estratégias que melhorem a composição da microbiota intestinal e suas interações no indivíduo com obesidade grave que será ou já foi submetido à cirurgia bariátrica.[14,98,194]

A partir dos dados expostos, pode-se observar a complexidade que envolve as relações entre microbiota intestinal e obesidade. A Associação Brasileira para o Estudo da Obesidade e da Síndrome Metabólica (Abeso), em 2015, destacou a redução da microbiota intestinal por meio de terapia com antibióticos como possível medida de tratamento na obesidade, mas ressaltou que esse tipo de intervenção é considerado irrealista, principalmente por induzir resistência a esses fármacos, além do fato de a possível extinção da microbiota intestinal comprometer todas as funções às quais está relacionada. Portanto, o tratamento com antibióticos e as mudanças na composição da microbiota intestinal, seja por transplante fecal, seja por outros tratamentos, ainda precisam ser estudados, para conhecer com mais precisão quais são as melhores estratégias a serem adotadas no tratamento de indivíduos obesos.[18]

METAGENÔMICA

Metagenômica é o estudo do material genético de amostras ambientais, como solo e água, bem como dos micro-organismos da microbiota intestinal. Sabe-se que no intestino humano grande parte das bactérias é anaeróbia, o que dificulta o cultivo *in vitro* e a caracterização de suas estruturas.[9,209]

Os avanços nas tecnologias de sequenciamento de DNA permitem a avaliação do genoma da microbiota humana. Um dos métodos para caracterizar a microbiota intestinal é o sequenciamento de RNA ribossomais 16S (16S RNAr), que determina a abundância relativa de carga bacteriana. O 16S RNAr é um dos marcadores genéticos mais utilizados, tanto por estar presente na maioria das bactérias como pelo fato de a função do gene que o codifica não se alterar ao longo do tempo e por apresentar tamanho adequado para conter informações relevantes estatisticamente e, assim, permitir a avaliação das bactérias.[9,159,242]

Outro método considerado robusto é o *shotgun metagenomic sequencing*, que se refere à combinação de tecnologias de sequenciamento e conjunto de técnicas computacionais avançadas, por meio da qual é possível determinar a composição taxonômica e o potencial funcional, bem como recuperar sequências completas do genoma das bactérias.[9,256,285] A aplicação desta técnica é muito útil para predição de doenças e na descoberta de biomarcadores que possam ser associados a estas doenças ou a condições de saúde.[241]

Grande parte do conhecimento já obtido acerca das funções e da importância da microbiota intestinal é proveniente de estudos metagenômicos. Metanálise realizada com 2.424 amostras metagenômicas provenientes de oito estudos de larga escala, nos quais foram avaliados cinco tipos de doenças (cirrose, câncer colorretal, DII, obesidade e diabetes tipo 2) revelou boa capacidade de predição destas doenças a partir da validação cruzada dos dados da microbiota intestinal. Observou-se também que algumas espécies microbianas, principalmente o *Streptococcus anginosus*, parecem caracterizar estados disbióticos gerais do microbioma, em vez de conexões com doença específica[241].

Outros estudos de revisão com abordagem metagenômica também observaram que doenças crônicas não transmissíveis, como o diabetes melito tipo 2, a obesidade, as dislipidemias, as doenças cardiovasculares e o câncer colorretal, estão associadas a alterações na microbiota intestinal. Portanto, o estudo metagenômico da população microbiana intestinal humana é uma das áreas de pesquisa mais relevantes.[209,238]

Ainda no contexto da metagenômica, nos últimos anos o termo Nutrimetagenética tem sido utilizado para se referir às interações entre alimentação e variações genéticas dos micro-organismos que colonizam o intestino humano. Em estudo de Nutrimetagenética e doenças cardiovasculares observou-se que, além da alimentação e das variações genéticas no DNA do hospedeiro, o genoma da microbiota humana, principalmente a intestinal, também pode ter influência na patogênese das doenças cardiovasculares.[163]

Assim, os estudos acerca do genoma da microbiota intestinal e de sua interação com a alimentação e diversos outros aspectos relacionados ao hospedeiro é muito importante para o entendimento das associações desse bioma com o risco de desenvolvimento de doenças e, além disso, para que futuras abordagens de cuidados personalizados de saúde possam ser instituídas.

CONSIDERAÇÕES FINAIS

Diante do exposto neste capítulo é possível compreender o motivo pelo qual uma simples busca pelo termo *"gut microbiota"* em qualquer base de dados resulta em número significativo de trabalhos científicos. Como visto, a microbiota intestinal – considerada por muitos o novo "órgão" humano – está implicada em importantes aspectos de saúde do hospedeiro. Conhecer os diversos tipos de alimentação, bem como a forma como estes influenciam a composição da microbiota intestinal, é de fundamental importância para compreender fatores relacionados ao metabolismo do hospedeiro. Estímulos perinatais adequados são determinantes no estabelecimento da microbiota saudável, que, por sua vez, será capaz de favorecer a proteção contra o surgimento de doenças intestinais, metabólicas e, principalmente, alérgicas no futuro. Para auxiliar nestes conhecimentos, o grande avanço nas tecnologias genômicas, obtido principalmente após a finalização do Projeto Genoma Humano, faz com estas metodologias estejam cada vez mais acessíveis. Além disso, os conhecimentos de bioinformática são de grande importância, uma vez que a quantidade de informações obtidas por meio de estudos metagenômicos é extremamente abundante.

REFERÊNCIAS

1. Aagaard K, Riehle K, Ma J, Segata N, Mistretta TA, Corafa C, et al. A metagenomic approach to characterization of the vaginal microbiome signature in pregnancy. PLoS One. 2012;7(6):e36466.
2. Abedi D, Feizizadeh S, Akbari S, Jafarian-Dehkordi A. In vitro anti-bacterial and anti-adherence effects of Lactobacillus delbrueckii subsp bulgaricus on Escherichia coli. Res Pharm Sci. 2013;8(4):260-8.
3. Abreu MT. Toll-like receptor signalling in the intestinal epithelium: how bacterial recognition shapes intestinal function. Nat Rev Immunol. 2010;10(2):131-44.
4. Adams CA. The probiotic paradox: live and dead cells are biological response modifiers. Nutr Res Rev. 2010;23(1):37-46.
5. Adlerberth I, Wold AE. Establishment of the gut microbiota in Western infants. Acta Paediatr. 2009;98(2):229-38.
6. Aguiar-Pulido V, Huang W, Suarez-Ulloa V, Cickovski T, Mathee K, Karasimhan K. Metagenomics, metatranscriptomics, and metabolomics approaches for microbiome analysis. Evol Bioinformatics Online. 2016;12(Suppl 1):5-16.
7. Ahrne S, Hagslatt ML. Effect of lactobacilli on paracellular permeability in the gut. Nutrients. 2011;3(1):104-17.
8. Alagón Fernández Del Campo P, De Orta Pando A, Straface JI, López Vega JR, Toledo Plata D, Niezen Lugo SF, et al. The Use of Probiotic Therapy to Modulate the Gut Microbiota and Dendritic Cell Responses in Inflammatory Bowel Diseases. Med Sci (Basel). 2019;7(2)pii:E33.
9. Albenberg LG, Fellow, Lewis JD. Food and the gut microbiota in IBD: a critical connection. Curr Opin Gastroenterol. 2012;28(4):10.
10. Albenberg LG, Wu GD. Diet and the intestinal microbiome: associations, functions, and implications for health and disease. Gastroenterology. 2014;146(6):1564-72.
11. Alm L. Effect of fermentation on B-vitamin content of milk in Sweden. J Dairy Sci. 1982;65(3):353-9.
12. Ananthakrishnan AN, Schirmer M, Avila-Pacheco J, Poon TW, et al. Multi-omics of the gut microbial ecosystem in inflammatory bowel diseases. Nature. 2019;569:655-62.
13. Angelakis E, Armougom F, Million M, Raoult D. The relationship between gut microbiota and weight gain in humans. Future Microbiol. 2012;7(1):91-109.

14. Aron-Wisnewsky J, Prifti E, Belda E, Ichou F, Kayser BD, Dao MC, et al. Major microbiota dysbiosis in severe obesity: fate after bariatric surgery. Gut. 2019;68(1):70-82.
15. Artis D. Epithelial-cell recognition of commensal bacteria and maintenance of immune homeostasis in the gut. Nat Rev Immunol. 2008 Jun; 8(6):411-20.
16. Ascher S, Reinhardt C. The gut microbiota: an emerging risk factor for cardiovascular and cerebrovascular disease. Eur J Immunol. 2018;48(4):564-75.
17. Ashida H, Ogawa M, Kim M, Mimuro H, Sasakawa C. Bacteria and host interactions in the gut epithelial barrier. Nat Chem Biol. 2011;8(1):36-45.
18. Associação Brasileira para o Estudo da Obesidade e da Síndrome Metabólica (Abeso). Como reduzir a microbiota intestinal pode proteger contra a obesidade. 2015. Disponível em: http://www.abeso.org.br/noticia/como-esgotar-a-microbiota-intestinal-pode-proteger-contra-a--obesidade [Acesso em: 30 out. 2018].
19. Aujoulat F, Roudiere L, Picaud JC, Jacquot A, Filleron A, Neveu D, et al. Temporal dynamics of the very premature infant gut dominant microbiota. BMC Microbiol. 2014;14:325.
20. Bach Knudsen KE. Microbial degradation of whole-grain complex carbohydrates and impact on short-chain fatty acids and health. Adv Nutr. 2015;6(2):206-13.
21. Bacher A, Eberhardt S, Fischer M, Kis K, Richter G: Biosynthesis of vitamin B2 (riboflavin). Annu Rev Nutr. 2000;20:153-67.
22. Bacher A, Eberhardt S, Richter G. Biosynthesis of riboflavin. In: Neidhardt FC, Curtiss III R, Ingraham JLL, Lin ECC, Low KB, Magasanik B, editors. Escherichia coli and Salmonella: cellular and molecular biology. 2. ed. Washington: ASM; 1996. p.657-64.
23. Backhed F, Ding H, Wang T, Hooper LV, Koh GY, Nagy A, et al. The gut microbiota as an environmental factor that regulates fat storage. Proc Natl Acad Sci U S A. 2004;101:15718-23.
24. Bäckhed F, Roswall J, Peng Y, Feng Q, Jia H, Kovatcheva-Datchary P, et al. Dynamics and stabilization of the human gut microbiome during the first year of life. Cell Host Microbe. 2015;17(6):852.
25. Bager P, Simonsen J, Nielsen NM, Frisch M. Cesarean section and offspring's risk of inflammatory bowel disease: a national cohort study. Inflamm Bowel Dis. 2012;18(5):857-62.
26. Baquero F, Nombela C. The microbiome as a human organ. Clin Microbiol Infect. 2012;18(Suppl. 4):2-4.
27. Barile D, Rastall RA. Human milk and related oligosaccharides as prebiotics. Curr Opin Biotechnol. 2013;24:214-9.
28. Bäumler AJ, Sperandio V. Interactions between the microbiota and pathogenic bacteria in the gut. Nature. 2016;535(7610):85-93.
29. Bevins CL, Salzman NH. Paneth cells, antimicrobial peptides and maintenance of intestinal homeostasis. Nat Rev Microbiol. 2011;9(5):356-68.
30. Biagi E, Candela M, Fairweather-Tait S, Franceschi C, Brigidi P. Aging of the human metaorganism: the microbial counterpart. Age (Dordr.). 2012;34(1):247-67.
31. Bird AR, Brown IL, Topping DL. Starches, resistant starches, the gut microflora and human health. Curr Issues Intest Microbiol. 2000;1(1)25-37.
32. Björkstén B, Sepp E, Julge K, Voor T, Mikelsaar M. Allergy development and the intestinal microflora during the first year of life. J Allergy Clin Immunol. 2001;108(4):516-20.
33. Blaut M. Ecology and physiology of the intestinal tract. Curr Top Microbiol Immunol. 2013;358:247-72.
34. Blundell JE, Gillett A. Control of food intake in the obese. Obes Res. 2001;9(Suppl 4):263S-270S.
35. Bode L. Human milk oligosaccharides: prebiotics and beyond. Nutr Rev. 2009;67(Suppl. 2):S183--S191.
36. Bonder MJ, et al. The effect of host genetics on the gut microbiome. Nat Genet. 2016;48(11):1407-12.
37. Borchers AT, Keen CL, Gershwin ME. The influence of yogurt/Lactobacillus on the innate and acquired immune response. Clin Rev Allergy Immunol. 2002;22(3):207-30.
38. Borenstein E, Kupiec M, Feldman MW, Ruppin E. Large-scale reconstruction and phylogenetic analysis of metabolic environments. Proc Natl Acad Sci U S A. 2008;105(38):14482-7.
39. Boulangé CL, Neves 1AL, Chilloux J, Nicholson JK, Dumas ME. Impact of the gut microbiota on inflammation, obesity, and metabolic disease. Genome Med. 2016;8(1):42.

40. Brandl K, Plitas G, Schnabl B, Dematteo RP, Pamer EG. MyD88-mediated signals induce the bactericidal lectin RegIII γ and protect mice against intestinal Listeria monocytogenes infection. J Exp Med. 2007;204(8)1891-900.
41. Brandtzaeg P. Function of mucosa-associated lymphoid tissue in antibody formation. Immunol Invest. 2010;39(4):303-55.
42. Brandtzaeg P. Mucosal immunity: induction, dissemination, and effector functions. Scand J Immunol. 2009;70(6):505-15.
43. Bron PA, Kleerebezem M, Brummer RJ, Cani PD, Mercenier A, MacDonald TT, et al. Can probiotics modulate human disease by impacting intestinal barrier function? Br J Nutr. 2017;117(1):93-107.
44. Brown JM, Hazen SL.The gut microbial endocrine organ: bacterially derived signals driving cardiometabolic diseases. Annu Rev Med. 2015;66:343-59.
45. Brun P, Castagliuolo I, Leo VD, Buda A, Pinzani M, Palu G, Martines D. Increased intestinal permeability in obese mice: new evidence in the pathogenesis of nonalcoholic steatohepatitis. Am J Physiol Gastrointest Liver Physiol. 2007;292:G518-G525.
46. Buffie CG, Pamer EG. Microbiota-mediated colonization resistance against intestinal pathogens. Nat Rev Immunol. 2013;13(11):790-801.
47. Bull MJ, Plummer NT. Part 1: The human gut microbiome in health and disease. Integr Med (Encinitas). 2014;13(6):17-22.
48. Butel MJ, Waligora-Dupriet AJ1, Wydau-Dematteis S. The developing gut microbiota and its consequences for health. J Dev Orig Health Dis. 2018;22:1-8.
49. Candela M, Perna F, Carnevali P, Vitali B, Gionchetti P, Rizzello F, et al. Interaction of probiotic Lactobacillus and Bifidobacterium strains with human intestinal epithelial cells: adhesion properties, competition against enteropathogens and modulation of IL-8 production. Int J Food Microbiol. 2008;125(3):286-92.
50. Cani PD, Leucourt E, Dewulf EM, Sohet FM, Pachikian BD, Naslain D, et al. Gut microbiota fermentation of prebióticos increases satietogenic and incretin gut peptide production with consequences for appetite sensation and glucose response after a meal. Am J Clin Nutr. 2009;90:1236-43.
51. Cani PD, Neyrink AM, Fava F, Knauf C, Burceling RG, Tuohy KM, et al. Selective increases of bifidobacteria in gut microflora improve high-fat-diet-induced diabetes in mice trough a mechanism associated with endotoxaemia. Diabetologia. 2007;50(11):2374-83.
52. Cani PD, Possemiers S, Van de Wiele T, Guiot Y, Everard A, Rottier O, et al. Changes in microbiota control inflammation in obese mice through a mechanism involving GLP-2-driven improvement of gut permeability. Gut. 2009;58(8):1091-103.
53. Cani PD. Amar J, Iglesias MA, Poggi M, Knauf C, Bastelica D, et al. Metabolic endotoxemia initiates obesity and insulin resistance. Diabetes. 2007;56:1761-72.
54. Carding SR, Davis N, Hoyles L. Review article: the human intestinal virome in health and disease. Aliment Pharmacol Ther. 2017;46(9):800-15.
55. Caricilli AM, Castoldi A, Câmara NO. Intestinal barrier: a gentlemen's agreement between microbiota and immunity. World J Gastrointest Pathophysiol. 2014;5(1):18-32.
56. Caricilli AM, Saad MJA. The role of gut microbiota on insulin resistance. Nutrients. 2013;5(3):829-51.
57. Cario E, Gerken G, Podolsky D. Toll-like receptor 2 controls mucosal inflammation by regulating epithelial barrier function. Gastroenterology. 2007;132(4):1359-74.
58. Cash HL, Whitham CV, Behrendt CL, Hooper LV. Symbiotic bacteria direct expression of an intestinal bactericidal lectin. Science. 2006;313(5790)1126-30.
59. Champagne CP, Tompkins TA, Buckley ND, Green-Johnson JM. Effect of fermentation by pure and mixed cultures of Streptococcus thermophilus and Lactobacillus helveticus on isoflavone and B-vitamin content of a fermented soy beverage. Food Microbiol. 2010;27(7):968-72.
60. Charles MA, Delpierre C, Breant B. Developmental origin of health and adult diseases (DOhAD): evolution of a concept over three decades. Med Sci (Paris). 2016;32:15-20.
61. Chen LC, Ma KL, Ruan XZ, Liu BC. Intestinal dysbiosis activates renal renin-angiotensin system contributing to incipient diabetic nephropathy. Int J Med Sci. 2018;15(8):816-22.
62. Claesson MJ, O'Sullivan O, Wang Q, Nikkilä J, Marchesi JR, Smidt H, et al. Comparative analysis of pyrosequencing and a phylogenetic microarray for exploring microbial community structures in the human distal intestine. PLoS One. 2009;4(8):e6669.

63. Clevers HC, Bevin CL. Paneth cells: maestros of the small intestinal crypts. Annu Rev Physiol. 2013;75:289-311.
64. Clevers. H. The intestinal crypt, a prototype stem cell compartment. Cell. 2013;154(2):274-84.
65. Collado MC, Cernada M, Baüerl C, Vento M, Pérez-Martínez G. Microbial ecology and host--microbiota interactions during early life stages. Gut Microbes. 2012;3(4):352-65.
66. Collins JP, Badireddy M. Anatomy, abdomen and pelvis, samall intestine. Treasure Island (FL): StatPearls. 2019.
67. Collins SM, Surette M, Bercik P. The interplay between the intestinal microbiota and the brain. Nat Rev Microbiol. 2012;10(11):735-42.
68. Collins. JT, Badireddy M. Anatomy, Abdomen, Small Intestine. Treasure Island (FL): StatPearls. 2019.
69. Colson P, Fancello L, Gimenez G, Armough F, Desnues C, Fournous G, et al. Evidency of the megavirome in humans. J Clin Virology. 2013;57(3)191-200.
70. Cong X, Xu W, Janton S, Henderson WA, Matson A, McGrath JM, et al. Gut microbiome developmental patterns in early life of preterm infants: impacts of feeding and gender. PLoS One. 2016;11(4):e0152751.
71. Conly JM, Stein K. The production of menaquinones (vitamin K2) by intestinal bacteria and their role in maintaining coagulation homeostasis. Prog Food Nutr Sci. 1992;16(4):307-43.
72. Coppa GV, Bruni S, Morelli L, Soldi S, Gabrielli O. The first prebiotics in humans: human milk oligosaccharides. J Clin Gastroenterol. 2004;38:S80-S83.
73. Cotillard A, Kennedy SP, Kong LC, Prift E, Pons N, Le Chatelier E, et al. Dietary intervention impact on gut microbial gene richness. Nature. 2013;500(7464):585-8.
74. Cox HM. Neuroendocrine peptide mechanisms controlling intestinal epithelial function. Curr Opin Pharmacol. 2016;31:50-56.
75. Cox MJ, Cookson WO, Moffatt MF. Sequencing the human microbiome in health and disease. Hum Mol Genet. 2013;22(R1):R88-94.
76. Cummings JH, Pomare EW, Branch WJ, Naylor CP, Macfarlane GT. Short chain fatty acids in human large intestine, portal, hepatic and venous blood. Gut. 1987;28(10):1221-7.
77. Dalal SR, Chang EB. The microbial basis of inflammatory bowel diseases. J Clin Invest. 2014;124(10):4190-6.
78. Dalmasso M, Hill C, Ross PR. Explointing gut bacteriophages for human health. Trends Microbiol. 2014;22(7):399-405.
79. David LA, Maurice CF, Carmody RN, Gootenberg DB, Button JE, Wolfe BE, et al. Diet rapidly and reproducibly alters the human gut microbiome. Nature. 2014;505(7484)559-63.
80. Davidson RT, Foley AL, Engelke JA, Suttie JW. Conversion of dietary phylloquinone to tissue menaquinone-4 in rats is not dependent on gut bacteria. J Nutr. 1998;128(2):220-3.
81. De Angelis M, Bottacini F, Fosso B, Kelleher P, Calasso M, Di Cagno R, Ventura M, Picardi E, van Sinderen D, Gobbetti M. Lactobacillus rossiae, a vitamin B12 producer, represents a metabolically versatile species within the Genus Lactobacillus. PLoS One. 2014;9(9):e107232.
82. de Crécy-Lagard V, El Yacoubi B, de la Garza RD, Noiriel A, Hanson AD. Comparative genomics of bacterial and plant folate synthesis and salvage: predictions and validations. BMC Genomics. 2007;23(8):245.
83. De Filippis F, Pellegrini N, Vannini G, Jeffery IB, La Storia U, Laghi G, et al. High-level adherence to a Mediterranean diet beneficially impacts the gut microbiota and associated metabolome. Gut. 2016;65:1812-21.
84. De Filippo C, Cavalieri D, Di Paola M, Ramazzotti M, Poullet JB, Massart S, et al. Impact of diet in shaping gut microbiota revealed by a comparative study in children from Europe and rural Africa. Proc Natl Acad Sci U S A. 2010;107(33):14691-6.
85. De La Serre CB, Ellis CL, Lee J, Hartman AL, Rutleg JC, Raybould HE. Propensity to high-fat diet--induced obesity in rats is associated with changes in the gut microbiota and gut inflammation. AM J Physiol Gastrointest Liver Physiol. 2010;299(2):G440-8.
86. Delzenne NM, Neyrinck AM, Cani PD. Modulation of the microbiota by nutrients with prebiotic properties: consequences for host health in the context of obesity and metabolic syndrome. Microb Cell Fact. 2011;10(Suppl 1):S10.
87. Deptula P, Chamlagain B, Edelmann M, Sangsuwan P, Nyman TA, Savijoki K, Piironen V, Varmanen P. Food-Like Growth Conditions Support Production of Active Vitamin B12 by Propionibac-

NUTRIÇÃO E MICROBIOTA INTESTINAL

terium freudenreichii 2067 without DMBI, the Lower Ligand Base, or Cobalt Supplementation. Front Microbiol. 2017;8:368.

88. Derrien M, van Passel MW, van de Bovenkamp JH, Schipper RG, De Vos WM, Dekker. J. Mucin--bacterial interactions in the human oral cavity and digestive tract. Gut Microbes. 2010;1(4):254-68.

89. Devine DA, Marsh PD. Prospects for the development of probiotics and prebiotics for oral applications. J Oral Microbiol. 2009;1:1-11.

90. Devkota S, Wang Y, Musch MW, Leone V, Fehlner-Peach H, Nadimpalli A, et al. Dietary-fat-induced taurocholic acid promotes pathobiont expansion and colitis in Il10-/- mice. Nature. 2012;487(7405):104-8.

91. Dewulf EM, Cani PD, Claus SP, Fuentes S, Puylaert PG, Neyrinck AM, et al. Insight into the prebiotic concept: lessons from an exploratory, double blind intervention study with inulin-type fructans in obese women. Gut. 2013;62(8):1112-21.

92. Dicksved J, Halfvarson J, Rosenquist M, Järnerot G, Tysk C, Apajalahti J, et al. Molecular analysis of the gut microbiota of identical twins with Crohn's disease. Isme J. 2008;2(7):716-27.

93. Dominguez-Bello MG, Costello EK, Contreras M, Magris M, Hidalgo G, Fierer N, Knight R. Delivery mode shapes the acquisition and structure of the initial microbiota across multiple body habitats in newborns. Proc Natl Acad Sci U S A. 2010;107:11971-5.

94. Donaldson DS, Bradford BM, Artis D, Mabbott NA. Reciprocal regulation of lymphoid tissue development in the large intestine by IL-25 and IL-23. Mucosal Immunol. 2015; 8(3):582-95.

95. Doxey AC, Kurtz DA, Lynch MDJ, Sauder LA, Neufeld JD. Aquatic metagenomes implicate Thaumarchaeota in global cobalamin production. ISME J. 2015;9(2):461-71.

96. Dumont F, Da Re C, Goéré D, Honoré C, Elias D. Options and outcome for reconstruction after extended left hemicolectomy. Colorectal Dis. 2013;15(6):747-54.

97. Eckburg PB, Bik EM, Bernstein CN, Purdom E, Dethlefsen L, Sargent M, et al. Diversity of the human intestinal microbial flora. Science. 2005;308(5728):1635-8.

98. Ejtahed HS, Angoorani P, Hasani-Ranjbar S, Siadat SD, Ghasemi N, et al. Adaptation of human gut microbiota to bariatric surgeries in morbidly obese patients: a systematic review. Microb Pathog. 2018;116:13-21.

99. Engen PA, Green SJ, Voigt RM, Forsyth CB, Keshavarzian A. The gastrointestinal microbiome: alcohol effects on the composition of intestinal microbiota. Alcohol Res. 2015;37(2):223-36.

100. Ermund A, Schütte A, Johansson ME, Gustafsson JK, Hansson GC. Studies of mucus in mouse stomach, small intestine, and colon. I. Gastrointestinal mucus layers have different properties depending on location as well as over the Peyer's patches. Am J Physiol Gastrointest Liver Physiol. 2013;305(5):G341-7.

101. Fallani M, Young D, Scott J, Norin E, Amarri S, Adam R, et al. Intestinal microbiota of 6-week-old infants across Europe: geographic influence beyond delivery mode, breast-feeding, and antibiotics. J Pediatr Gastroenterol Nutr. 2010;51:77-84.

102. Fang H, Kang J, Zhang D. Microbial production of vitamin B12: a review and future perspectives. Microb Cell Fact. 2017 Jan 30;16(1):15.

103. Fernandes R, Viana SD, Nunes S, Reis F. Diabetic gut microbiota dysbiosis as an inflammaging and immunosenescence condition that fosters progression of retinopathy and nephropathy. Biochim Biophys Acta Mol Basis Dis. 2019;1865(7):1876-97.

104. Fernandez L, Langa S, Martin V, Maldonado A, Jimenez E, Martin R, et al. The human milk microbiota: origin and potential roles in health and disease. Pharmacol Res. 2013;69:1-10.

105. Ferreira CM, Vieira AT, Vinolo MA, Oliveira FA, Curi R, Martins FS. The central role of the gut microbiota in chronic inflammatory diseases. J Immunol Res. 2014:689492.

106. Ferrocino I, Di Cagno R, De Angelis M, Turroni, S, Vannini, L, Bancalari, E, Cocolin, L. Fecal microbiota in healthy subjects following omnivore, vegetarian and vegan diets: culturable populations and rRNA DGGE profiling. PLoS One. 2015;10(6):e0128669.

107. Fettweis JM, Serrano MG, Brooks JP, Edwards DJ, Girerd PH, Parikh HI, et al. The vaginal microbiome and preterm birth. Nat Med. 2019; 25,1012-21.

108. Franceschi C, Bonafe M, Valensin S, Olivier F, De Luca M, Ottaviani E, et al. Inflamm-aging. an evolutionary perspective on immunosenescence. Ann N Y Acad Sci. 2000;908:244-54.

109. Frank DN, Amand ALS, Feldman RA, Boedeker EC, Haspaz N, Pace NR. Molecular-phylogenetic characterization of microbial community imbalances in human inflammatory bowel diseases. Proc Natl Acad Sci U S A. 2007;104(34):13780-5.
110. Freilich S, Kreimer A, Borenstein E, Yosef N, Sharan R, Gophna U, Ruppin E. Metabolic-network--driven analysis of bacterial ecological strategies. Genome Biol. 2009;10(6):R61.
111. Fukuda S, Toh H, Hase K, Oshima K, Nakanishi Y, Yoshimura K, et al. Bifidobacteria can protect from enteropathogenic infection through production of acetate. Nature. 2011;469(7331):543-7.
112. Fuller R. Probiotics in man and animals. J Appl Bacteriol. 1989;66(5):365-78.
113. Funda DP, Tucková L, Farré MA, Iwase T, Moro I, Tlaskalová-Hogenová H. CD14 is expressed and released as soluble CD14 by human intestinal epithelial cells in vitro: lipopolysaccharide activation of epithelial cells revisited. Infect Immun. 2001;69(6):3772-81.
114. Garrett WS, Gordon JI, Glimcher LH. Homeostasis and inflammation in the gut. Cell. 2010;140(6):859-70.
115. Gartner LP, Hiatt JL. Tratado de histologia em cores 2. ed. Rio de Janeiro: Guanabara Koogan; 2003.
116. Gatesoupe FJ. The use of probiotics in aquaculture. Aquaculture. 1999;180:147-65.
117. Genecards Human Gene Database – Free Fatty Acid Receptor 2 *FFAR2* Gene. 2009. Disponível em: https://www.genecards.org/cgi-bin/carddisp.pl?gene=FFAR2 [Acesso em: 30 out. 2018].
118. Gevers D, Knight R, Petrosino JF, Huang K, McGuire AL, Birren BW, et al. The Human Microbiome Project: a community resource for the healthy human microbiome. PLoS Biol. 2012;10(8):e1001377.
119. Ghoshal S, Witta J, Zhong J, de Villiers W, Eckhardt E. Chylomicrons promote intestinal absorption of lipopolysaccharides. J Lipid Res. 2009;50:90-7.
120. Gibson GR, Hutkins R, Sanders ME, Prescott SL, Reimer RA, Salminen SJ, et al. The International Scientific Association for Probiotics and Prebiotics (ISAPP) consensus statement on the definition and scope of prebiotics. Expert Consensus Document. Nat Rev Gastroenterol Hepatol. 2017;14:491-502.
121. Gibson GR, Probert HM, Loo JV, Rastall RA, Roberfroid MB. Dietary modulation of the human colonic microbiota: updating the concept of prebiotics. Nutr Res Rev. 2004;17:259-75.
122. Gill SR, Pop M, Deboy RT, Eckburg PB, Turnbaugh PJ, Samuel BS, et al. Metagenomic analysis of the human distal gut microbiome. Science. 2006;312:1355-9.
123. Gille D, Schmid A. Vitamin B12 in meat and dairy products. Nutr Rev. 2015;73(2):106-15.
124. Girard CL, Santschi DE, Stabler SP, Allen RH. Apparent ruminal synthesis and intestinal disappearance of vitamin B12 and its analogs in dairy cows. J Dairy Sci. 2009;92(9):4524-9.
125. Glick-Bauer M, Yeh M-C. The health advantage of a vegan diet: exploring the gut microbiota connection. Nutrients. 2014;6(11):4822-38.
126. Godman AL, Kallstrom G, Faith JJ, Reyes A, Moore A, Dantas G, et al. Extensive personal human gut microbiota culture collections characterized and manipulated in gnotobiotic mice. Proc Natl Acad Sci U S A. 2011;108(15):6252-7.
127. Gonzalez A, Stombaugh J, Lozupone C, Turnbaugh PJ, Gordon JI, Knight R. The mind-body--microbial continuum. Dialog Clin Neurosci. 2011;13(1):55-62.
128. Goodrich JK, Davenport ER, Beaumont M, Jackson MA, Knight R, Ober C, et al. Genetic determinants of the gut microbiome in UK twins. Cell Host Microbe. 2016;19(5):731-43.
129. Gophna U, Sommerfeld K, Gophna S, Doolittle WF, Zanten SJOV. Differences between tissue--associated intestinal microfloras of patients with Crohn's disease and ulcerative colitis. J Clin Microbiol. 2006;44(11):4136-41.
130. Graf D, Di Cagno R, Fak F, Flint HJ, Nyman M, Saarela M, et al. Contribution of diet to the composition of the human gut microbiota. Microb Ecol Health Dis. 2015;26:26164.
131. Groer MW, Luciano AA, Dishaw LJ, Ashmeade TL, Miller E, Gilbert JA. Development of the preterm infant gut microbiome: a research priority. Microbiome. 2014;2:38.
132. Guaraldi F, Salvatori G. Effect of breast and formula feeding on gut microbiota shaping in newborns. Front Cell Infect Microbiol. 2012;2:94.
133. Guarner F, Malagelada JR. Gut flora in health and disease. Lancet. 2003;361(9356):512-9.
134. Gustafsson BE, Daft FS, Mcdaniel EG, Smith JC, Fitzgerald RJ. Effects of vitamin K-active compounds and intestinal microorganisms in vitamin K-deficient germfree rats. J Nutr. 1962;78(4):461-8.

NUTRIÇÃO E MICROBIOTA INTESTINAL

135. Guyton A, Hall E. Tratado de Fisiologia Médica. 13. ed. Rio de Janeiro: Elsevier; 2017. p.1614-709.
136. Hardy H, Harris, J, Lyon E, Beal J, Foey AD. Probiotics, prebiotics and immunomodulation of gut mucosal defences: homeostasis and immunopathology. Nutrients. 2013;5(6):1869-912.
137. Harris MA, Reddy CA, Carter GR. Anaerobic bacteria from the large intestine of mice. Appl Environ Microbiol. 1976;31(6):907-12.
138. Helander HF, Fändriks L. Surface area of the digestive tract-revisited. Scand J Gastroenterol. 2014;49(6):681-9.
139. Hermarajata P, Versalovic J. Effects of probióticos on gut microbiota: mechanisms of intestinal immunomodulation and neuromodolation. Ther Adv Gastroenterol. 2013;6(1):39-51.
140. Hill C, Guarner F, Reid G, Gibson GR, Merenstein DJ, Pot B, et al. The International Scientific Association for Probiotics and Prebiotics consensus statement on the scope and appropriate use of the term probiotic. Nat Rev Gastroenterol Hepatol. 2014;11:506-14.
141. Hill MJ. Intestinal flora and endogenous vitamin synthesis. Eur J Cancer Prev. 1997;6(Suppl 1):S43-5.
142. Hiutung Chu, Sarkis K. Mazmanian. Innate immune recognition of the microbiota promotes host-microbial symbiosis. Nat Immunol. 2013;14(7): 668-75.
143. Hollister EB, Gao C, Versalovic J. Compositional and functional features of the gastrointestinal microbiome and their effects on human health. Gastroenterology. 2014;146(6):1449-58.
144. Holmes E, Li JV, Athanasiou T, Ashrafian H, Nicholson JK. Understanding the role of microbiome–host metabolic signal disruption in health and disease. Trends Microb. 2011;19(7):349-59.
145. Holtz LR, Cao S, Zhao G, Bauer I, Denno D, Klein EJ, et al. Geographic variation in the eukaryotic virome of human diarrhea. Virology. 2014;468-470:556-64.
146. Hooper LV, Littman DR, Macpherson AJ. Interactions between the microbiota and the immune system. Science. 2012;336(6086):1268-73.
147. Hosseini E, Grootaert C, Verstraete W, Van de Wiele T. Propionate as a health-promoting microbial metabolite in the human gut. Nutr Rev. 2011;69(5):245-58.
148. Hotamisligil GS, Shargill NS, Spiegelman BM. Adipose expression of tumor necrosis factor-α: Direct role in obesity-linked insulin resistance. Science. 1993;259:87-91.
149. Hsiao WW, Metz C, Singh DP, Roth J. The microbes of the intestine: an introduction to their metabolic and signaling capabilities. Endocrinol Metab Clin North Am. 2008;37(4):857-71.
150. Hug H, Mohajeri MH, La Fata G. Toll-Like Receptors: Regulators of the Immune Response in the Human Gut. Nutrients. 2018;10(2).
151. Human Microbiome Project Consortium. Structure, function and diversity of the healthy human microbiome. Nature. 2012;486(7402):207-14.
152. Hunt KM, Foster JA, Forney LJ, Schutte UM, Beck DL, Abdo Z, et al. Characterization of the diversity and temporal stability of bacterial communities in human milk. PLoS One. 2011;6:e21313.
153. Huurre A, Kalliomäki M, Rautava S, Rinne M, Salminen S, Isolauri E. Mode of delivery-effects on gut microbiota and humoral immunity. Neonatology. 2008;93(4):236-40.
154. Ichihashi T, Takagishi Y, Uchida K, Yamada H. Colonic absorption of menaquinone-4 and menaquinone-9 in rats. J Nutr. 1992;122(3):506-12.
155. Innis SM Human milk: maternal dietary lipids and infant development. Proc Nutr Soc. 2007;66:397-404.
156. Ivanov GE, Diehl DR. Littman. Lymphoid tissue inducer cells in intestinal immunity. Current Topics Microbiol Immunol. 2006;308;59-82.
157. Iwata M, Hirakiyama A, Eshima Y, Kagechika H, Kato C, Song SY. Retinoic acid imprints gut-homing specificity on T cells. Immunity. 2004;21(4):527-38.
158. Jahani-Sherafat S, Alebouyeh M, Moghim S, Amoli HA, Ghasemian-Safaei H. Role of gut microbiota in the pathogenesis of colorectal cancer; a review article. Gastroenterol Hepatol Bed Bench. 2018;11(2):101-9.
159. Janda JM, Abbott SL. 16S rRNA Gene sequencing for bacterial identification in the diagnostic laboratory: pluses, perils, and pitfalls. J Clin Microbiol. 2007;45(9):2761-4.
160. Jang MH, Kweon MN, Iwatani K, Yamamoto M, Terahara K, Sasakawa C, et al. Intestinal villous M cells: an antigen entry site in the mucosal epithelium. Proc Natl Acad Sci U S A. 2004;101(16):6110-5.

161. Jiménez E, Marín ML, Martín R, Odriozola JM, Olivares M, Xaus J, et al. Is meconium from healthy newborns actually sterile? Res Microbiol. 2008;159(3):187-93.
162. Johansson ME, Sjövall H, Hansson GC. The gastrointestinal mucus system in health and disease. Nat Rev Gastroenterol Hepatol. 2013;10(6):352-61.
163. Joseph J, Loscalzo J. Nutri(meta)genetics and cardiovascular disease: novel concepts in the interaction of diet and genomic variation. Curr Atheroscler Rep. 2015;17(5):505.
164. Jung C, Hugot JP, Barreau F. Peyer's Patches: the Immune Sensors of the Intestine. Int J Inflam. 2010;2010:823710.
165. Jürgen S, Vrese M. Probiotics, prebiotics, and synbiotics – approaching a definition. Am J Clin Nutr. 2001;73:361S-4.
166. Kabeerdoss J, Devi RS, Mary RR, Ramakrishna BS. Faecal microbiota composition in vegetarians: comparison with omnivores in a cohort of young women in southern India. British J Nut. 2012;108(6):953-7.
167. Kahai P, Lobo S. Anatomy, Abdomen and Pelvis, Large Intestine. Treasure Island (FL): StatPearls. 2019.
168. Kalliomaki M, Collado MC, Salminen S, Isolauri E. Early differences in fecal microbiota composition in children may predict overwheight. Am J Clin Nutr. 2008;87(3):534-8.
169. Karlamangla A, Tinetti M, Guralnik J, Studenski S, Wetle T, Reuben D. Comorbidity in older adults: nosology of impairment, diseases, and conditions. J Gerontol A Biol Sci Med Sci. 200;62(3):296-300.
170. Kataria J, Li N, Wynn JL, Neu J. Probiotic microbes: do they need to be alive to be beneficial? Nutr Rev. 2009;67(9):546-50.
171. Kau AL, Ahern PP, Griffin NW, Goodman AL, Gordon JI. Human nutrition, the gut microbiome and the immune system. Nature. 2011;474(7351):327-36.
172. Kim SJ, Kim HM. Dynamic lipopolysaccharide transfer cascade to TLR4/MD2 complex via LBP and CD14. BMB Rep. 2017;50(2):55-7.
173. Kim YS, Ho B. Intestinal goblet cells and mucins in health and disease: recent insights and progress. Curr Gastroenterol Rep. 2010;12(5):319-30.
174. Koenig JE, Spor A, Scalfone N, Fricker AD, Stombaugh J, Knight R, et al. Succession of microbial consortia in the developing infant gut microbiome. Proc Natl Acad Sci U S A. 2011;108:4578-85.
175. Koeth RA, Wang Z, Levison BS, Buffa JA, Org E, Sheehy BT, et al. Intestinal microbiota metabolism of l-carnitine, a nutrient in red meat, promotes atherosclerosis. Nat Med. 2013;19(5):576-85.
176. Kong S, Zhang YH, Zhang W. Regulation of intestinal epithelial cells properties and functions by amino acids. Biomed Res Int. 2018;2018:2819154.
177. Konig J, Wells J, Cani PD, Garcia-Rodenas CL, MacDonald T, Mercenier A, et al. Human intestinal barrier function in health and Disease. Clin. Transl. Gastroenterol. 2016;7(10):e196.
178. Koropatkin NM, Cameron EA, Martens EC. How glycan metabolism shapes the human gut microbiota. Nat Rev Microbiol. 2012;10(5):323-35.
179. Krishnan S, Alden N, Lee K. Pathways and functions of gut microbiota metabolism impacting host physiology. Curr. Opin. Biotechnol. 2015;36:137-45.
180. Kucharzik T, Lugering N, Rautenberg K, Lugering A, Schmidt MA, Stoll R, Domschke W. Role of M cell in intestinal barrier function. Ann NY Acad Sci. 2000;915:171-83.
181. Kumar V, Sinha AK, Makkar HP, de Boeck G, Becker K. Dietary roles of non-starch polysaccharides in human nutrition: a review. Crit Rev Food Sci Nutr. 2012;52(10):899-935.
182. La Rosa PS, Warner BB, Zhou Y, Weinstock GM, Sodergren E, Hall-Moore CM, et al. Patterned progression of bacterial populations in the premature infant gut. Proc Natl Acad Sci U S A. 2014;111:12522-7.
183. Laitinen K Poussa T Isolauri E Probiotics and dietary counselling contribute to glucose regulation during and after pregnancy: a randomised controlled trial. Br J Nutr. 2009;101:1679-87.
184. Larsen N, Vogensen FK, van den Berg FWJ, Nielsen DS, Andreasen AS, Pedersen BK, et al. Gut microbiota in human adults with type 2 diabetes differs from non-diabetic adults. 2010. PLoS One. 5(2):e9085.
185. Laukens D, Brinkman BM, Raes J, De Vos M, Vandenabeele P. Heterogeneity of the gut microbiome in mice: guidelines for optimizing experimental design. FEMS Microbiol Rev. 2016;40(1):117-32.

186. Laukoetter MG, Bruewer M, Nusrat A. Regulation of the intestinal epithelial barrier by the apical junctional complex. Curr Opin Gastroenterol. 2006;22(2):85-9.
187. Le Chatelier E, Nielsen T, Qin J, et al. Richness of human gut microbiome correlates with metabolic markers. Nature. 2013;500(7464):541-6.
188. LeBlanc JG, Laino JE, Del Valle MJ, Vannini V, van Sinderen D, Taranto MP, et al. B-group vitamin production by lactic acid bacteria – current knowledge and potential applications. J Appl Microbiol. 2011;111(6):1297-309.
189. Lennard-Jones JE. Classification of inflammatory bowel disease. Scand J Gastroenterol Suppl. 1989;170:2-6.
190. Ley RE, Bäckhed F, Turnbaugh P, Lozupone CA, Knight RD, Gordon JI. Obesity alters gut microbial ecology. Proc Natl Acad Sci USA. 2005;102(31):11070-5.
191. Ley RE, Turnbaugh PJ, Klein S, Gordon JI. Microbial ecology: human gut microbes associated with obesity. Nature. 2006;444(7122):1022-3.
192. Li J, Jia H, Cai X, Zhong H, Feng Q, Sunagawa S, et al. An integrated catalog of reference genes in the human gut microbiome. Nat Biotechnol. 2014;32(8):834-41.
193. Li X, Atkinson MA. The role for gut permeability in the pathogenesis of type 1 diabetes--a solid or leaky concept? Pediatr Diabetes. 2015;16(7):485-92.
194. Liou AP, Paziuk M, Luevano Jr JM, Machineni S, Turnbaugh PJ, Kaplan LM. Conserved shifts in the gut microbiota due to gastric bypass reduce host weight and adiposity. Sci Transl Med. 2013;5(178):178ra41.
195. Livkovic AM German JB Lebrilla CB Mills DA Human milk glycobiome and its impact on the infant gastrointestinal microbiota. Proc Natl Acad Sci U S A. 2011;108(Suppl 1):4653-8.
196. Lloyd-Price J, Arze C, Ananthakrishnan AN, Schirmer M, Avila-Pacheco J, Poon TW, et al. Multi--omics of the gut microbial ecosystem in inflammatory bowel diseases. Nature. 2019;569:655-62.
197. Lloyd-Price Mahurkar A, Rahnavard G, Crabtree J, Orvis J, HallAB, et al. Strains, functions, and dynamics in the expanded Human Microbiome Project. Nature. 2017;550(7674):61-6.
198. Lopez PP, Khorasani-Zadeh A. Anatomy, Abdomen and Pelvis, Duodenum. Treasure Island (FL): StatPearls; 2019.
199. Lozupone CA, Stombaugh JI, Gordon JI, Jansson JK, Knight R. Diversity, stability and resilience of the human gut microbiota. Nature. 2012;489(7415):220-30.
200. Lu P, van Paassen NB, van der Sluis M, Witte-Bouma J, Kerckaert JP, van Goudoever JB, et al. Colonic gene expression patterns of mucin Muc2 knockout mice reveal various phases in colitis development. Inflamm. Bowel Dis. 2011;17(10):2047-57.
201. Lupton JR. Microbial degradation products influence colon cancer risk: the butyrate controversy. J Nutr. 2004;134(2):479-82.
202. Mabbott NA, Donaldson DS, Ohno H, Williams IR, Mahajan A. Microfold (M) cells: important immunosurveillance posts in the intestinal epithelium. Mucosal Immunology. 2013;6(4)666-77.
203. Macfarlane GT, Macfarlane S. Fermentation in the human large intestine: its physiologic consequences and the potential contribution of prebiotics. J Clin Gastroenterol. 2011;45 Suppl:S120-7.
204. Mackey D, McFall AJ. MAMPs and MIMPs: proposed classifications for inducers of innate immunity. Mol Microbiol. 2006;61(6):1365-71.
205. Mackie RI, Sghir A, Gaskins HR. Developmental microbial ecology of the neonatal gastrointestinal tract. Am J Clin Nutr. 1999;69(5):1035S-45S.
206. Magalhães JG, Tattoli I, Girardin SE. The intestinal epithelial barrier: how to distinguish between the microbial flora and pathogens. Semin Immunol. 2007;19(2):106-15.
207. Magnúsdóttir S, Ravcheev D, de Crécy-Lagard V, Thiele I. Systematic genome assessment of B--vitamin biosynthesis suggests co-operation among gut microbes. Front Genet. 2015;6:148.
208. Mai V, Draganov PV. Recent advances and remaining gaps in our knowledge of associations between gut microbiota and human health. World J Gastroenterol. 2009;15(1):81-5.
209. Mandal RS, Saha S, Das S. Metagenomic surveys of gut microbiota. Genomics Proteomics Bioinformatics. 2015;13(3):148-58.
210. Mandard S, Zandbergen F, van Straten E, Wahli W, Kuipers F, Müller M, Kersten S. The fasting--induced adipose factor/angiopoietin-like protein 4 is physically associated with lipoproteins and governs plasma lipid levels and adiposity. J Biol Chem. 2006;281(2):934-44.

211. Mani V, Hollis JH, Glaber NK. Dietary oil composition differentially modulates intestinal endotoxin transport and postprandial endotoxemia. Nutr Metab. 2013;10(1):6.
212. Marchiando AM, Graham WV, Turner JR. Epithelial barriers in homeostasis and disease. Annu Rev Pathol. 2010;5:119-44.
213. Marlow G, Ellett S, Ferguson IR, Zhu S, Karunasinghe N, Jesuthasan AC, et al. Transcriptomics to study the effect of a Mediterranean-inspired diet on inflammation in Crohn's disease patients. Hum Genomics. 2013;7(1):24.
214. Martens JH, Barg H, Warren MJ, Jahn D. Microbial production of vitamin B12. Appl Microbiol Biotechnol. 2002;58(3):275-85.
215. Martin R, Olivares M, Marin ML, Xaus J, Fernandez L, Rodriguez JM. Characterization of a reuterin-producing Lactobacillus coryniformis strain isolated from a goat's milk cheese. Int J Food Microbiol. 2005;104(3):267-77.
216. Matamoros S, Gras-Leguen C, Le Vacon F, Potel G, de La Cochetiere MF. Development of intestinal microbiota in infants and its impact on health. Trends Microbiol. 2012;21(4):167-73.
217. Matijašić T, Obermajer L, Lipoglavšek I, Grabnar G, Avguštin I, Rogelj. Associat on of dietary type with fecal microbiota in vegetarians and omnivores in Slovenia. Eur J Nutr. 2014;53(4):1051-64.
218. Mayer EA. Gut feelings: the emerging biology of gut-brain communication. Nat Rev Neurosci. 2011;12(8):453-66.
219. McNutly NP, Yatsunenko T, Hsiao A, Fatith JJ, Muegge BD, Goodman AL, et al. The impact of consortium of fermented milk strains on the gut microbiome of gnotobiotic mice and monozygotic twins. Sci Transl Med. 2011;3(106):106ra.
220. Medzhitov R. Toll-like receptors and innate immunity. Nat Rev Immunol. 2001;1(2):135-45.
221. Melmed G, Thomas LS, Lee N, Tesfay SY, Lukasek K, Michelsen KS, et al. Human intestinal epithelial cells are broadly unresponsive to the Toll-like Receptor 2-dependent bacterial ligands: implications for host microbial interactions in the gut. J Immunol. 2003:170(3):1406-15.
222. Mitsuoka T. Development of functional foods. Biosci Microbiota Food Health. 2014;33(3)117-28.
223. Mokili JL, Rohwer F, Dutilh BE. Metagenomics and future perspectives in virus discovery. Curr Opin Virol. 2012;2:63-77.
224. Mondot. S, Lepage. P. The human gut microbiome and its dysfunctions through the meta-omics prism. Ann N Y Acad Sci. 2016;1372(1):9-19.
225. Moore KJ, Andersson LP, Ingalls RR, Monks BG, Li R, Arnaout MA, et al. Divergent response to LPS and bacteria in CD14-deficient murine macrophages. J Immunol. 2000;165(8):4272-80.
226. Moreira AP, Texeira TF, Ferreira AB, Peluzio MC, Alfenas RC. Influence of a high-fat diet on gut microbiota, intestinal permeability and metabolic endotoxaemia. Br J Nutr. 2012;108(5):801-9.
227. Mu Q, Kirby J, Reilly CM, Luo XM. Leaky gut as a danger signal for autoimmune diseases. Front Immunol. 2017;23(8):598.
228. Mueller T, Terada T, Rosenberg IM, Shibolet O, Podolsky DK. Th2 cytokines down-regulate TLR expression and function in human intestinal epithelial cells. J Immunol. 2006;176(10):5805-14.
229. Muir JG, Lu ZX, Young GP, Cameron-Smith D, Collier GR, O'Dea K. Resistant starch in the diet increases breath hydrogen and serum acetate in human subjects. Am J Clin Nutr. 1995;61:792-9.
230. Nakamura K, Sakuragi N, Takakuwa A. Paneth cell α-defensins and enteric microbiota in health and disease. Biosci Microbiota Food Health. 2016;35(2):57-67.
231. Neal MD, Leaphart C, Levy R, Prince J, Billiar TR, Watkins S, et al. Enterocyte TLR4 mediates phagocytosis and translocation of bacteria across the intestinal barrier. J Immunol. 2006;176:3070-9.
232. Neu J, Rushing J. Cesarean versus vaginal delivery: long-term infant outcomes and the hygiene hypothesis. Clin Perinatol. 2011; 38:321-31.
233. Neuman MG, Nanau RM. Inflammatory bowel disease: role of diet, microbiota, life style. Transl Res. 2012;160(1):29-44.
234. Newberry RD, Lorenz RG. Organizing a mucosal defense. Immunol Rev. 2005;206:6-21.
235. Nishio J, Honda K. Immunoregulation by the gut microbiota. Cell Mol Life Sci. 2012;69(21):3635-50.
236. Noah TK, Donahue B, Shroyer NF. Intestinal development and differentiation. Exp Cell Res. 2011;317(19):2702-10.

NUTRIÇÃO E MICROBIOTA INTESTINAL

237. Olszak T, An D, Zeissig S, Vera MP, Richter J, Franke A, et al. Microbial exposure during early life has persistent effects on natural killer t cell function. Science. 2012;336(6080):489-93.
238. Ordovas JM, Mooser V. Metagenomics: the role of the microbiome in cardiovascular diseases. Curr Opin Lipidol. 2006;17(2):157-61.
239. Pålsson-McDermott EM, O'Neill LAJ. Signal transduction by the lipopolysaccharide receptor, Toll-like receptor-4. Immunology. 2004;113(2):153-62.
240. Parker RB. Probiotics, the other half of the antibiotic story. Anim Nutr Health. 1974;29:4e8.
241. Pasolli E, Truong DT, Malik F, Waldron L, Segata N. Machine learning meta-analysis of large metagenomic datasets: tools and biological insights. PLoS Comput Biol. 2016; 12(7):e1004977.
242. Patel JB. 16S rRNA gene sequencing for bacterial pathogen identification in the clinical laboratory. Mol Diagn. 2001;6(4):313-21.
243. Pelaseyed T, Bergstrom JH, Gustafsson JK, Ermund A, Birchenough GM, Schutte A, et al. The mucus and mucins of the goblet cells and enterocytes provide the first defense line of the gastrointestinal tract and interact with the immune system. Immunol Rev. 2014;260(1):8-20.
244. Perera PY, Vogel SN, Detore GR, Haziot A, Goyert SM. CD14-dependent and CD14-independent signaling pathways in murine macrophages from normal and CD14 knockout mice stimulated with lipopolysaccharide or taxol. J Immunol. 1997;158(9):4422-9.
245. Perez Conesa D Lopez G Ros G. Effects of probiotic, prebiotic and synbiotic follow-up infant formulas on large intestine morphology and bone mineralisation in rats. J Sci Food Agric. 2007;119:1059-68.
246. Perkins J, Pero J. Biosynthesis of riboflavin, biotin, folic acid, and cobalamin in bacillus subtilis and its closest relatives: from genes to cells. Sonenshine A, editor; Hoch J, Losick R. Washington: ASM; 2002. p. 271-6.
247. Perkins JB, Sloma A, Hermann T, Theriault K, Zachgo E, Erdenberger T, et al. Genetic engineering of Bacillus subtilis for the commercial production of riboflavin. J Ind Microbiol Biot. 1999;22:8-18.
248. Perkins JB, Pero J. Vitamin biosynthesis. In: Sonenshein A, Hoch J, Losick R, editors. Bacillus subtilis and its closest relatives from genes to cells. Washington: ASM; 2002. p.271-86.
249. Peterson LW, Artis D. Intestinal epithelial cells: Barrier function regulators and immune homeostasis. Nat Rev Immunol. 2014;14(3):141-53.
250. Petnicki-Ocwieja T, Hrncir T, Liu YJ, Biswas A, Hudcovic T, Tlaskalova-Hogenova H, Kobayashi KS. Nod2 is required for the regulation of commensal microbiota in the intestine. Proc Natl Acad Sci U S A. 2009;106(37):15813-8.
251. Pickard JM, Zen MY, Caruso R, Nunez G. Gut microbiota: role in pathogen colonization, immune responses, and inflammatory disease. Immunol Rev. 2017;279(1):70-89.
252. Pompei A, Cordisco L, Amaretti A, Zanoni S, Matteuzzi D, Rossi M. Folate production by bifidobacteria as a potential probiotic property. Appl Environ Microbiol. 2007;73(1):179-85.
253. Qin J, Li Y, Cai Z, Zhu J, Zhang F, Liang S, et al. A metagenome-wide association study of gut microbiota in type 2 diabetes. Nature. 2012;490(7418):55-60.
254. Queipo-Ortuño MI, Boto-Ordóñez M, Murri M, Gomez-Zumaquero, Clemente-Postigo M, Estruch R, et al. Influence of red wine polyphenols and ethanol on the gut microbiota ecology and biochemical biomarkers. Am J Clin Nutr. 2012;95(6):1323-34.
255. Quigley EMM. Microbiota-Brain-Gut Axis and Neurodegenerative Diseases. Curr Neurol Neurosci. 2017;17;17(12):94.
256. Quince C, Walker AW, Simpson JT, Loman NJ, Segata N. Shotgun metagenomics, from sampling to analysis. Nat Biotechnol. 2017;35(9):833-44.
257. Rajilić-Stojanović M, Heilig HG, Tims S, Zoetendal EG, de Vos WM. Long-term monitoring of the human intestinal microbiota composition. Environ Microbiol. 2012.
258. Ramakrishna BS, Roediger WE. Bacterial short chain fatty acids: their role in gastrointestinal disease. Dig Dis. 1990;8:337-45.
259. Rao RK, Samak G. Protection and restitution of gut barrier by probiotics: nutritional and clinical implications. Curr Nutr Food Sci. 2013;9(2):99-107.
260. Rath CM, Dorrestein PC. The bacterial chemical repertoire mediates metabolic exchange within gut microbiomes. Curr Opin Microbiol. 2012;15(2):147-54.
261. Rautava S, Luoto R, Salminen S, Isolauri E. Microbial contact during pregnancy, intestinal colonization and human tract. Nat Rev Gastroenterol Hepatol. 2012;9:565-76.

262. Reid G, Jass J, Sebulsky MT, McCormick JK. Potencial uses of probiotics in clinical practice. Clin Microbiol Rev. 2003;16:658-66.
263. Reyes A, Semenkovich NP, Whiteson K, Rohwer F, Gordon JI. Going viral: next-generation sequencing applied to phage populations in the human gut. Nat Ver Microbiol. 2012;10(9):607-17.
264. Rindi G, Leiter AB, Kopin AS, Bordi C, Solcia E. The "normal" endocrine cell of the gut: Changing concepts and new evidences. Ann N Y Acad Sci. 2004;1014:1-12.
265. Roberfroid M, Gibson GR, Hoyles L, McCartney AL, Rastall R, Rowland I, et al. Prebiotic effects: metabolic and health benefits. Br J Nutr. 2010;104(Suppl 2):Sl-63.
266. Romero R, Hassan S, Gajer P, Tarca AL, Fadrosh DW, Nikita L, et al. The composition and stability of the vaginal microbiota of normal pregnant women is different from that of non-pregnant women. Microbiome. 2014;4(2):2049-618.
267. Rooks MG, Garrett WS. Gut microbiota, metabolites and host immunity. Nat Rev Immunol. 2016;16(6):341-52.
268. Ross MH, Kaye GI, Pawlina W. Histology: a text and atlas 4. ed. Baltimore: Lippincott Williams & Wilkins; 2006.
269. Rossi M, Amaretti A, Raimondi S. Folate production by probiotic bacteria. Nutrients. 2011;3(1):118-34.
270. Roth JR, Lawrence JG, Bobik TA. Cobalamin (coenzyme B12): synthesis and biological significance. Annu Rev Microbiol. 1996;50:137-81.
271. Rothschild D, Weissbrod O, Barkan E, Kurilshikov A, Korem T, Zeevi D, et al. Environment dominates over host genetics in shaping human gut microbiota. Nature. 2018;555(7695):210-5.
272. Rowland I, Gibson G, Heinken A, Scott K, Swann J, Thiele I, Tuohy K. Gut microbiota functions: metabolism of nutrients and other food components. Eur J Nutr. 2018;57(1):1-24.
273. Rutayisire E, Huang K, Liu Y, Tao F. The mode of delivery affects the diversity and colonization pattern of the gut microbiota during the first year of infants' life: a systematic review. BMC Gastroenterol. 2016;16(1):86.
274. Ryu JK, Kim SJ, Rah SH, Kang JI, Jung HE, Lee D, et al. Reconstruction of LPS transfer cascade reveals structural determinants within LBP, CD14, and TLR4-MD2 for efficient LPS recognition and transfer. Immunity. 2017;46(1):38-50.
275. Said HM, Mohammed ZM. Intestinal absorption of water-soluble vitamins: an update. Curr Opin Gastroenterol. 2006;22(2):140-6.
276. Santos F, Vera JL, Lamosa P, de Valdez GF, de Vos WM, Santos H, et al. Pseudovitamin B(12) is the corrinoid produced by Lactobacillus reuteri CRL1098 under anaerobic conditions. FEBS Lett. 2007;581(25):4865-70.
277. Sato T, van Es JH, Snippert HJ, Stange DE, Vries RG, van den Born M, et al. Paneth cells constitute the niche for Lgr5 stem cells in intestinal crypts. Nature. 2011; 469(7330):415-8.
278. Saxelin M, Tynkkynen S, Mattila-Sandholm T, de Vos WM. Probiotic and other functional microbes: from markets to mechanisms. Curr Opin Biotechnol. 2005;16(2):204-11.
279. Schloss PD, Handelsman J. Status of the microbial census. Microbiol Mol Biol Rev. 2004;68(4):686-91.
280. Scholz-Ahrens KE, Ade P, Marten B, Weber P, Timm W, Acil Y, et al. Prebiotics, probiotics, and synbiotics affect mineral absorption, bone mineral content, and bone structure. J Nutr. 2007;137:S838-46.
281. Schrezenmeir J, Vrese M. Probiotics, prebiotics, and synbiotics – approaching a definition. Am J Clin Nutr. 2001;73(2 Suppl):361S-4S.
282. Sekirov I, Russell SL, Antunes LC, Finlay BB. Gut microbiota in health and disease. Physiol Rev. 2010;90(3):859-904.
283. Selsted ME, Ouellette AJ. Mammalian defensins in the antimicrobial immune response. Nature Immunol. 2005;6(6):551-7.
284. Shahani KM, Chandan RC. Nutritional and healthful aspects of cultured and culture-containing dairy foods. J Dairy Sci. 1979;62(10):1685-94.
285. Sharpton TJ. An introduction to the analysis of shotgun metagenomic data. Front Plant Sci. 2014;5:209.
286. Shen J, Obin MS, Zhao L. The gut microbiota, obesity and insulin resistance. Mol Aspects Med. 2013;34(1):39-58.

NUTRIÇÃO E MICROBIOTA INTESTINAL

287. Shibolet O, Podolsky DK. TLRs in the gut. IV. Negative regulation of Toll-like receptors and intestinal homeostasis: addition by subtraction. Am J Physiol Gastrointest Liver Physiol. 2007;292(6):G1469-73.
288. Sicard JF, Le Bihan G, Vogeleer P, Jacques M, Harel J. Interactions of intestinal bacteria with components of the intestinal mucus. Front Cell Infect Microbiol. 2017;7:387.
289. Singh V, Singh K, Amdekar S, Singh DD, Tripathi P, Sharma GL, Yadav H. Innate and specific gut--associated immunity and microbial interference. FEMS Immunol Med Microbiol. 2009;55(1):6-12.
290. Sjögren YM, Jenmalm MC, Böttcher MF, Björkstén B, Sverremark-Ekström E. Altered early infant gut microbiota in children developing allergy up to 5 years of age. Clin Exp Allergy. 2009;39(4):518-26.
291. Skov TH, Bergström A, Bahl MI, Roager HM, Christensen LB, Ejlerskov KT, et al. Establishment of intestinal microbiota during early life: a longitudinal, explorative study of a large cohort of Danish infants. Appl Environ Microbiol. 2014;80(9):2889-900.
292. Smereczyński A, Kołaczyk K. Pitfalls in ultrasound imaging of the stomach and the intestines. J Ultrason. 2018;18(74):207-11.
293. Smith AG, Croft MT, Moulin M, Webb ME. Plants need their vitamins too. Curr Opin Plant Biol. 2007;10(3):266-75.
294. Smith PM, Howitt MR, Panikov N, Michaud M, Gallini CA, Bohlooly-Y M, et al. The microbial metabolites, short-chain fatty acids, regulate colonic Treg cell homeostasis. Science. 2013;341(6145):569-73.
295. Sonnenburg JL, Xu J, Leip DD, Chen CH, Westover BP, Weatherford J, Buhler JD, Gordon JI. Glycan foraging in vivo by an intestine-adapted bacterial symbiont. Science. 2005;307(5717):1955-9.
296. Strober W. The multifaceted influence of the mucosal microflora on mucosal dendritic cell responses. Immunity. 2009;31(3):377-88.
297. Suttie JW. The importance of menaquinones in human nutrition. Annu Rev Nutr. 1995;15:399-417.
298. Swidsinski A, Loening-Baucke V, Lochs H, Hale LP. Spatial organization of bacterial flora in normal and inflamed intestine: a fluorescence in situ hybridization study in mice. World J Gastroenterol. 2005;11(8):1131-40.
299. Takeda K, Akira S. Toll-like receptors. Curr Protoc Immunol. 2015;109:14.12.1-10.
300. Tang WH, Kitai T, Hazen SL. Gut microbiota in cardiovascular health and disease. Circ Res. 2017;120(7):1183-96.
301. Taranto MP, Vera JL, Hugenholtz J, de Valdez GF, Sesma F. Lactobacillus reuteri CRL1098 produces cobalamin. J Bacteriol. 2003;185(18):5643-7.
302. Taverniti V, Guglielmetti S. The immunomodulatory properties of probiotic microorganisms beyond theis viability (ghost probiotics: proposal of paraprobiotic concept) Genes Nutr. 2011;6(3):261-74.
303. Tengku-Muhammad TS, Hughes TR, Foka P, Cryer A, Ramji DP. Cytokine-mediated differential regulation of macrophage activator protein-1 genes. Cytokine. 2000;12(6):720-6.
304. Tetz G, Tetz V. Bacteriophages as new human viral pathogens. Microorganisms. 2018;16;6(2):E54.
305. Thakur K, Tomar SK, De S. Lactic acid bacteria as a cell factory for riboflavin production. Microb Biotechnol. 2016;9(4):441-51.
306. Thum C, Cookson AL, Otter DE, McNabb WC, Hodgkinson AJ, Dyer J, Roy NC. Can nutritional modulation of maternal intestinal microbiota influence the development of the infant gastrointestinal tract? J Nutr. 2012;142:1921-8.
307. Torres AC, Vannini V, Bonacina J, Font G, Saavedra L, Taranto MP. Cobalamin production by Lactobacillus coryniformis: biochemical identification of the synthetized corrinoid and genomic analysis of the biosynthetic cluster. BMC Microbiol. 2016;16(1):240.
308. Tsukamoto H, Takeuchi S, Kubota K, Kobayashi Y, Kozakai S, Ukai I, et al. Lipopolysaccharide (LPS)-binding protein stimulates CD14-dependent Toll-like receptor 4 internalization and LPS--induced TBK1–IKKε–IRF3 axis activation. J Biol Chem. 2018;293(26):10186-201.
309. Turnbaugh PJ, Backhed F, Fulton L, Gordon JI. Diet-induced obesity is linked to marked but reversible alterations in the mouse distal gut microbiome. Cell Host Microbe. 2008;3(4):213-23.

310. Turnbaugh PJ, Ley RE, Hamady M, Fraser-Liggett CM, Knight R, Gordon JI. The human microbiome project. Nature. 2007;449(7164):804-10.
311. Turnbaugh PJ, Ley RE, Mahowald MA, Magrini V, Mardis ER, Gordon JI. An obesity-associated gut microbiome with increased capacity for energy harvest. Nature 2006;444:1027-31.
312. Turnbaugh PJ, Ridaura VK, Faith JJ, Rey FE, Knight R, Gordon JI. The effect of diet on the human gut microbiome: a metagenomic analysis in humanized gnotobiotic mice. Sci Translational Med. 2009;1(6):6-14.
313. Van Baarlen P, Troost F, Van der Meer C, Hooiveld G, Boekschoten M, Brummer RJ, et al. Human mucosal in vivo transcriptome responses to three lactobacilli indicate how probióticos may modulate human cellular pathways. Proc Natl Acad Sci U S A. 2011;108(Suppl 1):4562-9.
314. Vangay P, Ward T, Gerber JS, Knights D. Antibiotics, pediatric dysbiosis, and disease. Cell Host Microbe. 2015;17(5):553-64.
315. Verges B, Duvillard L, Lagrost L, Vachoux C, Garret C, Bouyer K, et al. Changes in lipoprotein kinetics associated with type 2 diabetes affect the distribution of lipopolysaccharides among lipoproteins. J Clin Endocrinol Metab. 2014;99:E1245-53.
316. Verschuere L, Rombaut G, Sorgeloos P, Verstraete W. Probiotic bacteria as biological control agents in aquaculture. Microbiol Mol Biol Rev. 2000;64(4):655-71.
317. Vyas U, Ranganathan N. Probiotics, prebiotics, and symbiotics: gut and beyond. Gastroenterol Res Pract. 2012:872716.
318. Waitzberg, DL. Nutrição oral, enteral e parenteral na prática clínica. 5. ed. Rio de Janeiro: Atheneu; 2017.
319. Wang J, Thingholm LB, Skiecevičienė J, Rausch P, Kummen M, Hov JR, et al. Genome-wide association analysis identifies variation in vitamin D receptor and other host factors influencing the gut microbiota. Nat Genet. 2016;48(11):1396-406.
320. Watanabe F, Bito T. Vitamin B12 sources and microbial interaction. Exp Biol Med. 2018;243(2):148-58.
321. Weaver CT, Hatton RD, Mangan PR, Harrington LE. IL-17 family cytokines and the expanding diversity of effector T cell lineages. Annual Rev Immunol. 2007;25(1):821-52.
322. Wei Z, Cao S, Liu S, Yao Z, Sun T, Li Y, Li J, Zhang D, Zhou Y. Could gut microbiota serve as prognostic biomarker associated with colorectal cancer patients' survival? A pilot study on relevant mechanism. Oncotarget. 2016;7(29):46158-72.
323. Wen L, Duffy A. Factors influencing the gut microbiota, inflammation, and type 2 diabetes. J Nutr. 2017;147(7):1468S-1475S.
324. Wen L, Ley RE, Volchkov PY, Stranges PB, Avanesyan L, Stonebraker AC, et al. Innate immunity and intestinal microbiota in the development of type 1 diabetes. Nature. 2008;455(7216):1109-13.
325. Winder WW, Hardie DG. AMP-activated protein kinase, a metabolic master switch: possible roles in type 2 diabetes. Am J Physiol. 1999;277:E1-10.
326. Wong JM, de Souza R, Kendall CW, Emam A, Jenkins DJ. Colonic health: fermentation and short chain fatty acids. J Clin Gastroenterol. 2006;40(3):235-43.
327. (WHO) World Health Organization. Physical status: the use and interpretation of anthropometry. Geneva: WHO; 1995.
328. Wright SD, Ramos RA, Tobias PS, Ulevitch RJ, Mathison JC. CD14, a receptor for complexes of lipopolysaccharide (LPS) and LPS binding protein. Science. 1990;249(4975):1431-3.
329. Wu GD, Chen J, Hoffmann C, Bittinger K, Chen YY, Keilbaugh SA, et al. Linking long-term dietary patterns with gut microbial enterotypes. Science. 2011;334(6052):105-8.
330. Xu J, Gordon JI. Honor thy symbionts. Proc Natl Acad Sci U S A. 2003;100(18):10452-9.
331. Xu XJ, Valentine RJ, Ruderman NB. AMP-activated protein kinase (AMPK): does this master regulator of cellular energy state distinguish insulin sensitive from insulin resistant obesity? Curr Obes Rep. 2014;3(2):248-55.
332. Y Lee C. The effect of high-fat diet-induced pathophysiological changes in the gut on obesity: what should be the ideal treatment? Clin Transl Gastroenterol. 2013;4:e39.
333. Yamamoto M, Kweon MN, Rennert PD, Hiroi T, Fujihashi K, Mcghee JR, Kiyono H. Role of gut-associated lymphoreticular tissues in antigen-specific intestinal IgA immunity. J Immunol. 2004;173(2):762-9.

334. Yatsunenko T, Rey FE, Manary MJ, Trehan I, Dominguez-Bello MG, Contreras M, et al. Human gut microbiome viewed across age and geography. Nature. 2012;486(7402):222-7.

335. Yiu JH, Dorweiler B, Woo CW. Interaction between gut microbiota and toll-like receptor: from immunity to metabolism. J Mol Med (Berl). 2017;95(1):13-20.

336. Yuan B, Zhou S, Lu Y, Liu J, Jin X, Wan H, Wang F. Changes in the expression and distribution of claudins, increased epithelial apoptosis, and a mannan-binding lectin-associated immune response lead to barrier dysfunction in dextran sodium sulfate-induced rat colitis. Gut Liver. 2015;9(6):734-40.

337. Zhang C, Zhang M, Wanhg S, Han R, Cao Y, Hua W, et al. Interactions between gut microbiota, host genetics and diet relevant development of metabolic syndromes in mice. ISME J. 2010;4(2):232-41.

338. Zhang H, DiBaise JK, Zuccolo A, Kudrna D, Braidotti M, Yu Y, et al. Human gut microbiota in obesity and after gastric bypass. Proc Natl Acad Sci U S A. 2009;106(7):2365-70.

339. Zhang Q, Pan Y, Yan R, Zeng B, Wang H, Zhang X, et al. Commensal bacteria direct selective cargo sorting to promote symbiosis. Nat Immunol. 2015;16(9):918-26.

340. Zhang T, Breitbart M, Lee WH, Run JQ, Wei CL, Soh SW, et al. RNA viral community in human feces: prevalence of plant pathogenic viruses. PLoS Biol. 2006;4(1):e3.

341. Zhou W, Sailani MR, Contrepois. K, Zhou Y, Ahadi S, Shana R, et al. Longitudinal multi-omics of host–microbe dynamics in prediabetes. Nature. 2019;569:663-71.

342. Zimmer J, Lange B, Frick JS, Sauer H, Zimmermann K, Schwiertz A, et al. A vegan or vegetarian diet substantially alters the human colonic faecal microbiota. Eur J Clin Nutr. 2012;66(1):53-60.

343. Zivkovic J, German B, Lebrilla CB, Mills DA. Human milk glycobiome and its impact on the infant gastrointestinal microbiota. Proc Natl Acad Sci U S A. 2011;108(Suppl 1):4653-8.

344. Zou S, Fang L, Lee MH. Dysbiosis of gut microbiota in promoting the development of colorectal câncer. Gastroenterol Rep (Oxf). 2018;6(1):1-12.

44

Intolerância à lactose

ANA PAULA NUNES BENTO

INTRODUÇÃO

Lactose é o dissacarídeo presente no leite de mamíferos. A concentração varia de acordo com a espécie. No leite materno é de cerca de 7,2 mg/100 mL, enquanto no leite de vaca é de aproximadamente 4,7 mg/100 mL.[40] Para ser absorvida, a lactose precisa ser clivada em glicose e galactose pela lactase, enzima presente na membrana apical ou da borda em escova dos enterócitos, principalmente na porção jejunal do intestino delgado[2] (Figura 44.1). Após serem absorvidas pelos enterócitos, a glicose é utilizada como fonte de energia e a galactose, como componente de glicolipídios e glicoproteínas.[25]

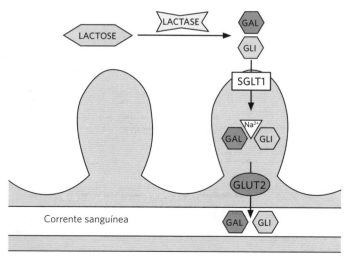

Figura 44.1. A lactose é clivada em galactose e glicose pela enzima lactase, expressa na membrana apical dos enterócitos. A absorção da glicose e da galactose no enterócito é mediada pelo cotransportador de glicose dependente de sódio (SGLT1) e a entrada na corrente sanguínea, pelo transportador de glicose (GLUT2).

A atividade da enzima lactase é essencial para a sobrevivência da maioria dos mamíferos recém-nascidos, cuja única ou principal fonte de nutrientes é o leite. Por esse motivo, durante a lactação, a atividade da lactase é intensa.[39] Após o desmame e com o avançar da idade, a maioria dos indivíduos apresenta declínio fisiológico na atividade dessa enzima, cujo nível na idade adulta se aproxima de 10% do encontrado durante a lactação.[30] Essa condição é denominada hipolactasia adulta primária e esses indivíduos são chamados de "lactase não persistentes" (LNP). Por outro lado, existem alguns indivíduos que mantêm alta atividade da lactase na vida adulta e, por isso, são denominados "lactase-persistentes" (LP).

A não persistência da lactase é a característica mais comum em humanos, estimando-se prevalência mundial de 65 a 70%. No entanto, essa prevalência não é homogênea em todas as regiões do mundo, diferindo de acordo com a população avaliada.[19] Na Europa, varia de 2% na Escandinávia a 70% em algumas regiões da Itália[31] e, na Ásia, pode chegar a 100%.[49] Nos Estados Unidos, a prevalência é de 15% entre os brancos, 53% entre latino-americanos e 80% entre os negros[48]. No Brasil, estima-se prevalência de 57% para os brancos e mulatos, 80% para os negros e 100% para os descendentes de japoneses.[25]

A frequência de persistência da lactase tende a ser maior em regiões com longa história de dependência da pecuária e cultura de ordenha, como o nordeste europeu, em que cerca de 90% da população é lactase-persistente.[26] Da mesma forma, ao observar a população africana, nota-se distribuição irregular, com maiores prevalências de persistência da lactase entre tribos nômades pastorais, que podem também chegar a 90%. Essa correlação gerou a hipótese de que a persistência da lactase tenha sido sujeita a uma forte seleção evolutiva positiva.[2,18] A chamada "hipótese cultural-histórica" propõe que, após a domesticação do gado, com o grande consumo e dependência dos laticínios para sobreviver, os indivíduos que apresentavam mutação genética que permitia a persistência da atividade da lactase e, por isso, não apresentavam nenhum problema para digerir leite e derivados, teriam sido favorecidos por apresentarem vantagem seletiva.[5,24]

BASES GENÉTICAS DA EXPRESSÃO DE LACTASE

A síntese da enzima lactase é determinada pelo gene *LCT*, com aproximadamente 50 kb, localizado na região cromossômica 2q21.[15] Mutações graves nesse gene resultam em deficiência congênita de lactase.[2]

A expressão do *LCT* é regulada em uma região promotora localizada a ~14 kb *upstream* do gene. A persistência da lactase é determinada por variações genéticas nessa região e não no próprio gene.[43]

Vários polimorfismos de nucleotídeo único (SNP, do inglês *single nucleotide polymorphism*) estão relacionados aos fenótipos LNP e LP. Entre eles, o que apresentou associação completa foi o *SNP LCT* -13910 C>T (rs4988235).[12] Esse SNP é também conhecido como *MCM6 C>T*, uma vez que na realidade ele se localiza no gene *MCM6*, adjacente ao *LCT*. Enquanto o fenótipo LNP, associado à redução da atividade da lactase relacionada à idade, tem correlação com a homozigose para o alelo C: -13910 C/C (a região promotora do gene *LCT* apresenta citosina/citosina na posição 13910), o fenótipo LP associa-se à presença do alelo T (a citosina é substituída em homo ou heterozigose pela timina: -13910 C/T ou -13910 T/T).[51]

Dessa forma, reconhece-se que o genótipo CC determina má-absorção de lactose e os genótipos CT e TT relacionam-se à tolerância, o que destaca o traço recessivo da intolerância à lactose primária.[37] A heterozigose (genótipo CT) predispõe à presença de níveis intermediários de expressão da lactase, o que faz com que os indivíduos carreadores desse genótipo sejam mais suscetíveis à intolerância à lactose em momentos de estresse ou infecção intestinal.[26]

MÁ-ABSORÇÃO E INTOLERÂNCIA À LACTOSE

A baixa atividade da lactase provoca má-absorção de lactose e, quando essa má--absorção resulta em manifestação de sintomas, a condição passa a ser denominada intolerância à lactose.[49]

O National Institutes of Health (NIH) define intolerância à lactose como uma síndrome caracterizada pela ocorrência de diarreia, dor abdominal, flatulência e/ou distensão abdominal após a ingestão de lactose.[42]

Além da hipolactasia primária adulta, a baixa atividade da lactase pode ser causada por deficiência congênita ou secundária. Embora já descrita, a deficiência congênita em lactase é rara. Nesses casos, as manifestações ocorrem prematuramente após o nascimento e o lactente apresenta sintomas desde a primeira exposição ao leite humano ou a fórmulas, em consequência da má-absorção da lactose.[49] A hipolactasia secundária ou adquirida relaciona-se à ocorrência de enterites infecciosas, giardíase, doença celíaca e doenças intestinais inflamatórias (especialmente a doença de Crohn), cuja patogênese envolve a atrofia das vilosidades do intestino delgado. Esses casos normalmente são transitórios e reversíveis, e a recuperação completa da atividade enzimática pode levar meses.[49]

FISIOPATOLOGIA

A lactose não digerida no intestino delgado chega intacta ao cólon, onde desencadeia aumento do gradiente osmótico local, provocando influxo de água e eletrólitos com consequentes sintomas de diarreia. Além disso, parte desse dissacarídeo é fermentada pelas bactérias colônicas, produzindo ácidos graxos de cadeia curta (ácidos propiônico, acético e butírico) e produtos gasosos (dióxido de carbono e hidrogênio), os quais causam desconforto, distensão abdominal e flatulência.[18,49] Em alguns casos a redução do dióxido de carbono a metano por certas cepas bacterianas pode resultar em redução do trânsito intestinal, com consequente obstipação[24] (Figura 44.2).

MANIFESTAÇÕES CLÍNICAS

As manifestações clínicas da intolerância à lactose são variáveis e podem incluir dor e distensão abdominal, náuseas, vômitos, flatulência, câimbras, diarreia e, em alguns casos, obstipação. Em geral, os sintomas se iniciam de 30 minutos a duas horas após a ingestão do alimento ou bebida contendo lactose.[53] A gravidade dos sintomas varia de

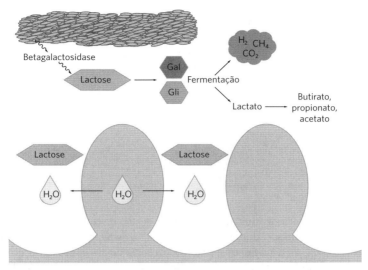

Figura 44.2. A redução ou ausência da lactase no intestino delgado prejudica a digestão de lactose, promovendo seu acúmulo no lúmen intestinal. Vários mecanismos podem explicar os sintomas comuns manifestados pelos pacientes. A lactose não absorvida que alcança o cólon apresenta alta carga osmótica, atraindo água e eletrólitos para a luz intestinal, o que acelera o trânsito intestinal e provoca sintomas de diarreia. Além disso, a lactose não absorvida é hidrolisada em galactose e glicose pela betagalactosidase secretada por bactérias ácido-lácticas. Esses monossacarídeos ficam disponíveis para a fermentação por bactérias da microbiota ilíaca e colônica, produzindo ácidos graxos de cadeia curta (ácidos propiônico, acético e butírico) e gases (dióxido de carbono e hidrogênio), o que causa distensão abdominal e flatulência. Parte do dióxido de carbono produzido pode ser reduzida em metano por algumas cepas bacterianas, o que pode, teoricamente, reduzir o trânsito intestinal, causando obstipação.

acordo com fatores relacionados ao alimento consumido e a fatores individuais (Quadro 44.1). Enquanto a maioria dos pacientes desenvolve sintomas após o consumo de pequenas quantidades de lactose, alguns podem consumir grande quantidade desse dissacarídeo sem apresentar nenhum desconforto.[18]

Quadro 44.1. Fatores que influenciam a tolerância à lactose

Fatores relacionados aos alimentos
Quantidade de lactose consumida
▪ 1 copo de 250 mL de leite = 12 g de lactose
▪ ½ copo de sorvete = 4,9 g de lactose
▪ 1 porção de 200 mL de iogurte = 9 g de lactose
▪ 1 fatia de 30 g de queijo *cheddar* = 0,02 g de lactose
▪ Manteiga = 0,03 g de lactose
▪ Excipientes de medicação = 0,02 a 0,075 g de lactose

▶

Fatores relacionados ao indivíduo
Taxa de esvaziamento gástrico (pode ser aumentada com a ingestão concomitante de outros alimentos, especialmente com alto teor de lipídios ou alta osmolalidade)
Atividade residual de lactase
Diluição da lactose pelos fluidos gástricos e intestinais
Superfície de contato entre o alimento e a mucosa intestinal
Sensibilidade à distensão abdominal
Habilidade da microbiota para fermentar a lactose
Fatores psicossomáticos

Fonte: adaptado de Grand;[14] Bayless et al.;[2] Levitt et al.[22]

A variabilidade interindividual na resposta à ingestão de lactose foi demonstrada por estudos com adolescentes e adultos com má-absorção de lactose que foram submetidos à ingestão de 240 mL de leite. Foi observada ocorrência de distensão abdominal e câimbras em 54% dos adolescentes[28] e em 59% dos adultos,[11] ao passo que os demais não apresentaram sintomas.

Por outro lado, a influência de fatores externos sobre a tolerância à lactose foi comprovada em estudo realizado por Bedine e colaboradores,[3] no qual o limiar para sintomas induzidos pelo consumo de lactose foi duplicado quando a lactose foi administrada concomitantemente a uma refeição, aumentando de 12 para 24 g. Esse efeito é atribuído à alteração no tempo de trânsito intestinal proporcionada pela refeição associada.

Existem duas condições fisiológicas em que os sintomas de intolerância à lactose podem ser atenuados, apesar da não persistência da lactase: a gestação e o hipotireoidismo não tratado.[32,45] Em ambos os casos, a redução dos sintomas também está relacionada à redução da motilidade intestinal.[44]

A redução do tempo de trânsito intestinal diminui os sintomas de intolerância à lactose em razão da menor quantidade do dissacarídeo que chega ao cólon, com consequente retardo do metabolismo bacteriano.[44] Essa relação foi comprovada por estudo que usou diferentes doses de agentes antidiarreicos e antimotilidade seguidas da ingestão de lactose. Os resultados mostraram redução na eliminação de hidrogênio respiratório e do tempo de trânsito cecal, acompanhada de melhora de sintomas.[46]

DIAGNÓSTICO

Várias doenças e agravos que acometem o trato gastrintestinal têm apresentação clínica semelhante à intolerância à lactose. Dessa maneira, ainda que alguns pacientes se autorrotulem intolerantes à lactose e refiram sintomas gastrintestinais associados à ingestão de laticínios, esse relato não é suficiente para estabelecer o diagnóstico e o tratamento, havendo necessidade de ampliar a investigação e realizar exames laboratoriais. Essa recomendação baseia-se em estudos que demonstraram que a percepção subjetiva de intolerância à lactose nem sempre indica má-absorção do dissacarídeo.[7,41]

O diagnóstico laboratorial da intolerância à lactose pode incluir testes de tolerância à lactose, biópsia jejunal e avaliação de pH das fezes e/ou presença de açúcares redutores nas fezes.[49] Atualmente, testes de nutrigenética também estão sendo realizados para determinar o fenótipo de LNP ou de LP, de acordo com a avaliação do genótipo em relação ao SNP rs4988235 (*LCT* ou *MCM6* C>T). Todavia, destaca-se que esses testes têm caráter apenas preditivo de risco e não de diagnóstico, podendo ser utilizados apenas como auxiliares, uma vez que o início e a extensão dos sintomas são amplamente dependentes de fatores ambientais, de outras possíveis variações genéticas e de mecanismos epigenéticos de regulação da expressão gênica.

Os testes de tolerância à lactose são métodos indiretos que informam a habilidade do indivíduo em digerir lactose. Os mais utilizados envolvem a administração de uma carga de lactose após jejum noturno (geralmente 50 g, o que equivale à quantidade encontrada em 1 litro de leite), seguida de avaliação da glicemia ou da concentração de hidrogênio respiratório. O procedimento é semelhante e baseia-se na dosagem da glicemia ou do hidrogênio respiratório antes da ingestão de lactose e dosagens em intervalos subsequentes.[18,24]

O aumento da glicemia indica que glicose foi produzida a partir da hidrólise de lactose. A atividade de lactase é considerada alta quando ocorre aumento de 20 mg/dL na glicemia após 30 minutos da ingestão de 50 g de lactose. Aumentos inferiores a 20 mg/dL são considerados evidência de má-absorção de lactose.[2,24]

No caso do teste de hidrogênio respiratório, o aumento nas concentrações expiradas de hidrogênio indica má-digestão de lactose e fermentação colônica da lactose não digerida. Aumento superior a 20 ppm nos níveis de hidrogênio medidos durante 3 a 6 horas após a ingestão de 50 g de lactose inferem má-absorção de lactose.[24] Testes falso-negativos podem ocorrer em até 20% dos pacientes, em razão da predominância de produção de metano pela microbiota ou pelo uso de antibióticos.[13,14]

A eficiência de ambos os métodos foi comparada por alguns estudos,[29,33] os quais demonstraram superioridade na acurácia do teste de hidrogênio respiratório, cujas sensibilidade e especificidade são estimadas em 70 a 100% e 100%, respectivamente.[34,35] Sendo assim, a avaliação do hidrogênio expirado tem sido considerada o método de escolha para o diagnóstico de má-absorção de lactose, pois, além de mais sensível e específico, é rápido, não invasivo e apresenta melhor custo benefício.[18,49]

A biópsia jejunal é um método direto que avalia a expressão individual de lactase.[18] Além de ser um método invasivo, a biópsia tem sido considerada menos sensível que o teste de hidrogênio respiratório.[38] Por esse motivo, é um exame pouco realizado, ficando restrito a situações especificas.

As avaliações do pH das fezes e/ou da presença de açúcares redutores nas fezes são métodos indiretos que indicam má-absorção de carboidratos. Portanto, não apresentam boa especificidade para diagnóstico de intolerância à lactose.[49]

Diagnóstico diferencial

Episódios crônicos ou recorrentes de dor abdominal pós-prandial, de diarreia, de distensão abdominal e de flatulência são comuns em várias doenças que devem ser consideradas no diagnóstico diferencial da intolerância à lactose. Dentre elas, a mais prevalente é a síndrome do intestino irritável (SII), que pode ocorrer isoladamente ou associada à intolerância à lactose, embora uma não seja considerada causa da outra.[2,8] Evidências sugerem que a má-absorção de lactose é mais prevalente entre os pacientes com SII comparados a indivíduos saudáveis. Além disso, indivíduos intolerantes com SII desenvolvem significativamente mais sintomas após o consumo de lactose, comparados aos intolerantes que não apresentam SII.[54] O diagnóstico da SII é clínico e baseia-se nos critérios de Roma III.[10]

A queixa de sintomas sistêmicos relacionados ao consumo de laticínios, como melena ou enterorragia, mialgia, artralgia, cefaleia, tontura, letargia, úlceras orais, acne, eczema, prurido, dermatites, rinites e asma deve ser considerada sinal de alarme e necessita investigação de alergia à proteína do leite de vaca. Essa condição acomete pelo menos 20% dos pacientes com sintomas sugestivos de intolerância à lactose.[9,26]

Outros agravos que podem simular os sintomas de intolerância à lactose são as doenças inflamatórias intestinais (DII), como a retocolite ulcerativa e a doença de Crohn.[20] Além da dor abdominal e da diarreia, outras manifestações frequentes podem auxiliar no diagnóstico diferencial, como presença de enterorragia ou melena, perda de peso não intencional e anemia. O diagnóstico das DII baseia-se na história clínica e na realização de colonoscopia e biópsia.[1]

A doença celíaca, enteropatia imunomediada desencadeada pela ingestão de glúten por indivíduos geneticamente suscetíveis, também faz diagnóstico diferencial com a intolerância à lactose. Pelo menos 75% dos pacientes com doença celíaca desenvolvem sintomas sugestivos de má-absorção de lactose. O diagnóstico pode ser realizado a partir de triagem sorológica e de biópsia do intestino delgado.[36]

Outras condições que podem simular intolerância à lactose são a má-absorção de frutose; a intolerância ao sorbitol; o consumo de cafeína, de álcool e de produtos lipídicos; além de doenças infecciosas e psicossomáticas.[8]

Em resumo, a investigação diagnóstica de pacientes com queixas gastrintestinais deve incluir a coleta detalhada da história clínica e a realização de exames laboratoriais direcionados às principais hipóteses estabelecidas. O manejo clínico adequado concorre para o estabelecimento do tratamento mais eficaz.

TRATAMENTO

O tratamento da intolerância à lactose requer a exclusão ou a redução da ingestão do dissacarídeo. Em geral, a exclusão é necessária apenas nos raros casos de deficiência congênita em lactase. Nas demais situações, há atividade residual da lactase, o que permite que pequenas quantidades de lactose sejam toleradas.[49]

As evidências disponíveis sugerem que adultos e adolescentes diagnosticados com má-absorção de lactose podem ingerir até 12 g de lactose em dose isolada (equivalente a um copo de leite) sem desenvolver sintomas ou com sintomas brandos. Essa quantidade pode ser maior caso seja acompanhada de outros alimentos ou distribuída ao longo do dia, e deve ser avaliada individualmente.[42] Por outro lado, indivíduos que excluem a lactose da alimentação e ainda assim não experimentam melhora dos sintomas devem ser investigados de forma mais específica, pois é provável que sejam portadores de comorbidades, como SII, doença celíaca ou DII.[24]

Dietas com exclusão ou redução de lactose despertam a preocupação de profissionais de saúde pelo risco de desenvolvimento de deficiência em nutrientes presentes nos laticínios, em especial o cálcio e a vitamina D. Esses nutrientes são indispensáveis para o

INTOLERÂNCIA À LACTOSE   1013

crescimento e o desenvolvimento normal dos ossos e para a manutenção da densidade
mineral óssea, reduzindo o risco de osteoporose e fraturas, além de estarem relacionados
a outros desfechos clínicos.

Indivíduos submetidos a dietas que eliminam produtos lácteos devem receber orientações sobre estratégias nutricionais que auxiliem na prevenção de deficiência em cálcio
e em vitamina D. As opções incluem o consumo de alimentos não lácteos com bom teor
desses nutrientes, considerando a biodisponibilidade; a ingestão de alimentos enriquecidos com cálcio, como bebidas à base de arroz, soja ou sucos de frutas; o uso de produtos lácteos reduzidos em lactose e o uso de suplementos de lactase. Em alguns casos, a
suplementação medicamentosa de cálcio e de vitamina D pode ser necessária.

A Tabela 44.1 mostra as recomendações diárias de ingestão de cálcio de acordo com
a idade e as quantidades de cálcio presentes em porções usuais de alguns alimentos
lácteos e não lácteos.

Tabela 44.1 Ingestão dietética recomendada de cálcio e quantidade de cálcio por porções de
alimentos

Ingestão dietética recomendada (RDA) para cálcio de acordo com a idade			
Idade (anos)	RDA (mg/dia)	Idade (anos)	RDA (mg/dia)
1-3	700	19-30	1.000
4-8	1.000	31-50	1.000
9-13	1.300	51-70	1.000 (H) e 1.200 (M)
14-18	1.300	> 70	1.200
Quantidade de cálcio por porção de alimentos lácteos e não lácteos			
Alimento	Porção	Lactose (g)	Cálcio (mg)
Iogurte desnatado	1 copo (200 mL)	12	420
Iogurte integral	1 copo (200 mL)	9	340
Leite desnatado	1 copo (250 mL)	13	340
Leite integral	1 copo (250 mL)	12	285
Queijo *cheddar*	1 fatia (30 g)	0,02	260
Espinafre	2 c.s. (50 g)	-	68
Couve	2 c.s. (40 g)	-	29
Queijo *cottage*	1 fatia (30 g)	0,1	22
Brócolis	2 c.s. (30 g)	-	15
Feijão	1 concha (50 g)	-	14
Manteiga	5 g	0,03	1

c.s.: colher de sopa; H: momens; M: mulheres.
Fonte: Institute of Medicine;[19] Misselwitz et al.;[27] Weaver e Heaney.[52]

Outras estratégias têm sido utilizadas no tratamento de pacientes com intolerância
à lactose, como a adaptação colônica, o uso de prebióticos e probióticos e a terapia com
rifamixina.

Alguns dados indicam que a ingestão habitual de lactose poderia aumentar a quantidade tolerada por adultos e adolescentes com má-absorção desse dissacarídeo, ao
promover adaptação da microbiota colônica, mimetizando efeito prebiótico.[2] Essa

abordagem fundamenta-se na capacidade das bactérias colônicas de se adaptarem à exposição frequente de lactose, aumentando a atividade da betagalactosidase fecal e reduzindo a produção de hidrogênio. Acredita-se que essa adaptação resultaria da proliferação de organismos fermentadores de lactose não produtores de hidrogênio, como as bifidobactérias,[22] e poderia ser perdida caso a ingestão de lactose fosse interrompida ou após o uso de antibióticos.[16,45]

Outra forma de promover a adaptação colônica seria por meio de utilização de lactulose ou outros prébioticos.[2] Por permitir maior consumo de laticínios, essa estratégia poderia ser útil para assegurar a ingestão de maiores quantidades de cálcio.

Um estudo comprovou a eficiência da adaptação colônica, mostrando aumento da população de bifidobactérias e redução do hidrogênio expirado em pacientes que receberam 25 g de lactose duas vezes ao dia, durante duas semanas.[47] No entanto, os resultados sobre efeitos na melhora de sintomas são inconclusivos e não fornecem evidências suficientes para sustentar a recomendação de utilizar a adaptação colônica como estratégia no tratamento da intolerância à lactose.[4,16]

A suplementação de probióticos no tratamento da intolerância à lactose tem sido estudada há décadas e foi motivada inicialmente pela observação de que o consumo de iogurtes contendo *Streptococcus thermophilus* e *Lactobacillus bulgaricus* desencadeava menos sintomas de má-absorção quando comparado ao de leite.[50] Tem sido sugerido que a administração de quantidades adequadas de probióticos pode melhorar os sintomas relacionados à má-absorção de lactose, em razão da capacidade das cepas de estimular a liberação de lactase no intestino delgado e à alteração dos padrões de fermentação da microbiota. Esses benefícios seriam dose-dependentes e espécie-específicos.[21,23] No entanto, os resultados de ensaios clínicos randomizados ainda são insuficientes para comprovar o benefício da suplementação com probióticos na melhora dos sintomas de intolerância à lactose.[22]

Por fim, discute-se a utilização do antibiótico rifamixina no tratamento da intolerância à lactose. Um estudo comparou o uso de 800 mg/dia de rifamixina por 10 dias com uma dieta isenta em laticínios por 40 dias e obteve resultados semelhantes na melhora dos sintomas.[6]

CONSIDERAÇÕES FINAIS

A intolerância à lactose é um distúrbio clínico importante, de prevalência muito variável em diferentes populações; e o diagnóstico e o tratamento corretos são de fundamental importância para a saúde dos indivíduos acometidos. Atualmente, observam-se algumas condutas inadequadas em relação a esta condição, com retirada total de alimentos-fonte de lactose, mesmo em casos não corretamente diagnosticados. É essencial que profissionais capacitados avaliem os pacientes e, a partir do diagnóstico correto, instituam as intervenções adequadas a cada caso. Se intervenções muito drásticas e desnecessárias são feitas, deficiências nutricionais e alterações intestinais importantes podem ser desencadeadas e prejudicar de forma significativa a saúde do paciente.

REFERÊNCIAS

1. Asher A, Sachar DB. Ulcerative colitis practice guidelines in adults: American College of Gastroenterology, Practice Parameters Committee. Am J Gastroenterol. 2010;105(3):501-23.
2. Bayless TM, Brown E, Paige DM. Lactase non-persistence and lactose intolerance. Curr Gastroenterol Rep. 2017;19(5):23.
3. Bedine MS, Bayless TM. Intolerance of small amounts of lactose by individuals with low lactose levels. Gastroenterology. 1973;65(5):735-43.
4. Briet F, Pochart P, Marteau P, Flourie B, Arrigoni E, Rambaud JC. Improved clinical tolerance to chronic lactose ingestion in subjects with lactose intolerance: a placebo effect? Gut. 1997;41(5):632-5.
5. Burger J, Kirchner M, Bramanti B, Haak W, Thomas MG. Absence of the lactase- persistence--associated allele in early Neolithic Europeans. Proc Natl Acad Sci. 2007;104(10):3736-41.
6. Cappello G, Marzio L. Rifaximin in patients with lactose intolerance. Dig Liver Dis. 2005;37(5):316-19.
7. Casellas F, Aparici A, Casaus M, Rodríguez P, Malagelada JR. Subjective perception of lactose intolerance does not always indicate lactose malabsorption. Clin Gastroenterol Hepatol. 2010;8:581-6.
8. Chang L. Clinical presentation and approach: but if it is not lactose intolerance? In: Suchy FJ, Brannon PM, Carpenter TO, Fernandez JR, Gilsanz V, Gould JB, et al. NIH Consensus Development Conference: Lactose intolerance and health. Program and abstracts. NIH Consens State Sci Statements. 2010;27(2):1-27.
9. Crittenden RG, Bennett LE. Cow's milk allergy: a complex disorder. J Am Coll Nutr. 2005;24(Suppl. 6):582S-91S.
10. Dalrymple J, Bullock I. Diagnosis and management of irritable bowel syndrome in adults in primary care: summary of NICE guidance. BMJ. 2008;336(7643):556-8.
11. Deng Y, Misselwitz DN, Fox M. Lactose intolerance in adults: biological mechanism and dietary management. Nutrients. 2015;7(9):8020-35.
12. Enattah NS, Sahi T, Savilahti E, Terwilliger JD, Peltonen L, Jäverlä I. Identification of a variant associated with adult-type hypolactasia. Nat Genet. 2002;30:233-7.
13. Gilat T, Ben Hur H, Gelman-Malachi E, Terdiman R, Peled Y. Alterations of the colonic flora and their effect on the hydrogen breath test. Gut. 1978;19(7):602-5.
14. Grand RJ. What is lactose intolerance and how to measure it. In: Suchy FJ, Brannon PM, Carpenter TO, Fernandez JR, Gilsanz V, Gould JB, et al. NIH Consensus Development Conference: Lactose intolerance and health. Program and abstracts. NIH Consens State Sci Statements. 2010;27(2):1-27.
15. Harvey CB, Fox MF, Jeggo PA, Mantei N, Povey S, Swallow DM. Regional localization of the lactase-phlorizin hydrolase gene, LCT, to chromosome 2q21. Ann Hum Genet. 1993;57(3):179-85.
16. Hertzler SR, Savaiano DA, Levitt MD. Fecal hydrogen production and consumption measurements. Response to daily lactose ingestion by lactose maldigesters. Dig Dis Sci. 1997;42(2):348-53.
17. Hertzler SR, Savaiano DA. Colonic adaptation to daily lactose feeding in lactose maldigesters reduces lactose intolerance. Am J Clin Nutr. 1996;64(2):232-6.
18. Ingram CJ, Mulcare CA, Itan Y, Thomas MG, Swallow DM. Lactose digestion and the evolutionary genetics of lactase persistence. Hum Genet. 2009;124(6):579-91.
19. Institute of Medicine. Food and Nutrition Board (FNB). Dietary reference intakes for calcium and vitamin D. Washington: The National Academies Press; 2011. 1016p.
20. Kornbluth A, Sachar DB. Ulcerative colitis practice guidelines in adults: American College of Gastroenterology, Practice Parameters Committee. Am J Gastroenterol. 2010;105(3):501-23.
21. Kotz CM, Furne JK, Savaiano DA, Levitt MD. Factors affecting the ability of a high beta-galactosidase yogurt to enhance lactose absorption. J Dairy Sci. 1994;77:3538-44.
22. Levitt M, Wilt T, Shaukat A. Clinical implications of lactose malabsorption versus lactose intolerance. Clin Gastroenterol. 2013;47:471-80.
23. Lin MY, Savaiano D, Harlander S. Influence of nonfermented dairy products containing bacterial starter cultures on lactose maldigestion in humans. J Dairy Sci. 1991;74:87-95.
24. Lomer MCE, Parkes GC, Sanderson JD. Lactose intolerance in clinical practice – myths and realities. Aliment Pharmacol Ther. 2008;27(2):93-103.

25. Mattar R, Monteiro MS, Villares CA, Santos AF, Silva JMK, Carrilho FJ. Frequency of LCT -13910C>T single nucleotide polymorphism associated with adult-type hypolactasia/lactase persistence among Brazilians of different ethnic groups. Nutr J. 2009;8:46.

26. Matthews SB, Waud JP, Roberts AG, Campbell AK. Systemic lactose intolerance: a new perspective on an old problem. Postgrad Med J. 2005;81(953):167-73.

27. Misselwitz B, Pohl D, Frühauf H, Fried M, Vavricka SR, Fox M. Lactose malabsorption and intolerance: pathogenesis, diagnosis and treatment. United European Gastroenterol J. 2013;1(3):151-9.

28. Mitchell KJ, Bayless TM, Paige DM, Goodgame RW, Huang SS. Intolerance of eight ounces of milk in healthy lactose-intolerant teen-agers. Pediatrics. 1975;56(5):718-21.

29. Newcomer AD, McGill DB, Thomas PJ, Hofmann AF. Prospective comparison of indirect methods for detecting lactase deficiency. N Engl J Med. 1975;293(24):1232-6.

30. Newcomer AD, McGill DB. Distribution of disaccharidase activity in the small bowel of normal and lactase-deficient subjects. Gastroenterology. 1966;51(4):481-8.

31. Ozdemir O, Mete E, Catal F, Ozol D. Food intolerances and eosinophilic esophagitis in childhood. Dig Dis Sci. 2009; 54(1):8-14.

32. Paige DM, Witter FR, Bronner YL, Kessler LA, Perman JA, Paige, TR. Lactose digestion in pregnant African-Americans. Public Health Nutr. 2003;6(8):801-7.

33. Peuhkuri K, Vapaatalo H, Korpela R, Teuri U. Lactose intolerance – a confusing clinical diagnosis. Am J Clin Nutr. 2000;71(2):600-2.

34. Romagnuolo J, Schiller D, Bailey RJ. Using breath tests wisely in a gastroenterology practice: an evidence-based review of indications and pitfalls in interpretation. Am J Gastroenterol. 2002;97(5):1113-26.

35. Rosado JL, Solomons NW. Sensitivity and specificity of the hydrogen breath-analysis test for detecting malabsorption of physiological doses of lactose. Clin Chem. 1983;29(3):545-8.

36. Rubio-Tapia A, Hill ID, Kelly CP, Calderwood AH, Murray JA. American College of Gastroenterology Clinical Guidelines: Diagnosis and management of celiac disease. Am J Gastroenterol. 2013;108(5):656-76.

37. Sahi T, Isokoski M, Jussila J, Launiala K, Pyorala K. Recessive inheritance of adult-type lactase malabsorption. Lancet. 1973;2(7833):823-6.

38. Shaw AD, Davies GJ. Lactose intolerance: problems in diagnosis and treatment. J Clin Gastroenterol. 1999;28(3):208-16.

39. Sibley E. Cellular and molecular biology of lactase. In: Suchy FJ, Brannon PM, Carpenter TO, Fernandez JR, Gilsanz V, Gould JB, et al. NIH Consensus Development Conference: Lactose intolerance and health. Program and abstracts. NIH Consens State Sci Statements. 2010;27(2):1-27.

40. Solomons NW. Fermentation, fermented foods and lactose intolerance. Eur J Clin Nutr. 2002;56(Suppl 4):S50-5.

41. Suarez FL, Savaiano DA, Levitt MD. A comparison of symptoms after the consumption of milk or lactose-hydrolyzed milk by people with self-reported severe lactose intolerance. N Engl J Med. 1995;333(1):1-4.

42. Suchy FJ, Brannon PM, Carpenter TO, Fernandez JR, Gilsanz V, Gould JB, et al. NIH Consensus Development Conference: Lactose intolerance and health. Final Panel Statement. NIH Consens State Sci Statements. 2010;27(2):1-27.

43. Swallow DM. Genetics of lactase persistence and lactose intolerance. Annu Rev Genet. 2003;37:197-219.

44. Szilagyi, A. Adaptation to lactose in lactase non persistent people: effects on intolerance and the relationship between dairy food consumption and evaluation of diseases. Nutrients. 2015;7:6751-79.

45. Szilagyi A, Lerman S, Barr RG, Stern J, MacMullan S. Reversible lactose malabsorption and intolerance in Graves' disease. Clin Investig Med. 1991;14(3):188-97.

46. Szilagyi A, Salomon R, Seidman E. Influence of loperamide on lactose handling and oral caecal transit time. Aliment Pharmacol Ther. 1996;10(5):765-70.

47. Szilagyi A, Shrier I, Heilpern D, Je JS, Park SH, Chong G, et al. Differential impact of lactose/lactase phenotype on colonic microflora. Can J Gastroenterol. 2010;24(6):373-9.

48. Tomar BS. Lactose intolerance and other disaccharidase deficiency. Indian J Pediatr. 2014;81:876-80.

49. Vandeplas Y. Lactose intolerance. Asia Pac J Clin Nutr. 2015;24(Suppl 1):S9-13.
50. Vrese M, Stegelmann A, Richter B, Fenselau S, Laue C, Schrezenmeir J. Probiotics – compensation for lactase insufficiency. Am J Clin Nutr. 2001;73:421S-429S.
51. Wang Y, Harvey CB, Pratt WS, Sams VR, Samer M, Rossi M, et al. The lactase persistence/ non--persistence polymorphism is controlled by a cis-acting element. Hum Mol Genet. 1995;4(4):657-62.
52. Weaver CM, Heaney RP. Calcium. In: Ross AC, Caballero B, Cousins RJ, Tucker, KL, Ziegler, TR, editors. Modern nutrition in health and disease. 11. ed. Baltimore: Lippincott Williams & Wilkins; 2013.
53. Wooten WJ. Lactose intolerance and ethnic prevalence. In. Suchy FJ, Brannon PM, Carpenter TO, Fernandez JR, Gilsanz V, Gould JB, et al. NIH Consensus Development Conference: Lactose intolerance and health. Program and abstracts. NIH Consens State Sci Statements. 2010;27(2):1-27.
54. Yang J, Deng Y, Chu H, Cong Y, Zhao J, Pohl D, et al. Prevalence and presentation of lactose intolerance and effects on dairy product intake in healthy subjects and patients with irritable bowel syndrome. Clin Gastro Hepatol. 2013;11(3):262-8.

45

Doença celíaca e outros distúrbios associados ao glúten

JULIANA XAVIER DE MIRANDA CERQUEIRA
FÁBIO PIRES PEREIRA
JORGE AMIL DIAS
MARIA DANIEL VAZ DE ALMEIDA

INTRODUÇÃO

Os distúrbios associados ao glúten (DAG) podem ser definidos como um espectro de processos patológicos desencadeados pela perda da tolerância oral ao glúten, a principal proteína de armazenamento do trigo e de cereais semelhantes (centeio, cevada, entre outros). Os DAG incluem majoritariamente a doença celíaca (DC) e a sensibilidade ao glúten não celíaca (SG não celíaca), cujas respostas de autoimunidade desencadeiam principalmente manifestações neurológicas e cutâneas, na forma de ataxia induzida por glúten (AIG – Quadro 45.1) e de dermatite herpetiforme (DH), respectivamente.[4] Apesar de ocorrerem em razão de fator ambiental comum, os DAG apresentam manifestações clínicas semelhantes, o que dificulta a diferenciação e o tratamento em fase de diagnóstico (Quadro 45.2).[60]

Quadro 45.1 Ataxia induzida por glúten

A AIG foi inicialmente classificada como ataxia idiopática esporádica com anticorpos antigliadina circulantes positivos. Atualmente é reconhecida como distúrbio autoimune dentro do espectro das doenças desencadeadas pela ingestão de glúten alimentar e constitui a alteração neurológica mais frequente no contexto da DC. A AIG manifesta-se principalmente com sintomas que incluem a falta de coordenação dos movimentos musculares, que pode afetar o equilíbrio, a marcha e o movimento dos olhos e das extremidades. Estas alterações se devem principalmente à perda de células de Purkinje do cerebelo (ataxia cerebelar) em razão da resposta imune desregulada em que estão envolvidos peptídeos de glúten e também as enzimas transglutaminase, com deposição de anticorpos anti-TG2 na vasculatura cerebral e com presença de anticorpos anti-TG6 (forma expressa no sistema nervoso central) em celíacos. A resolução dos sintomas clínicos dependerá da duração da dieta livre de glúten (DLG), já que a exposição prolongada ao glúten poderá originar perda irreversível da massa de células de Purkinje e atrofia cerebelar. Portanto, o diagnóstico precoce e a intervenção nutricional tão breves quanto possível são fundamentais, para que se minimizem as sequelas e para que se previna a progressão da doença.

DOENÇA CELÍACA E OUTROS DISTÚRBIOS ASSOCIADOS AO GLÚTEN 1019

Quadro 45.2 Critérios de diagnóstico diferenciando os distúrbios associados ao glúten (DAG)

	Doença celíaca	Alergia ao glúten	Sensibilidade ao glúten não celíaca
Etiologia	Genética: Haplótipos HLA-DQ2 ou -DQ8 57 *loci* genéticos não HLA Mecanismos epigenéticos	Atopia (100%)	Probabilidade genética: DQ2 e/ou DQ8 (mais que 50% dos pacientes)
Marcadores laboratoriais	Imunoglobulina (Ig) A, (IgG) Anti-tTG, IgA (IgG) antiendomísio (anti-EMA) Anticorpos antipeptídeos de gliadina desamidados	Especificidade: IgE (trigo) IgE (ômega-5 gliadina) IgE proteínas de transferência de lipídios não específicas	Anticorpos IgG antigliadina (em apenas parte dos pacientes)
Alterações histológicas	Atrofia de vilosidades intestinais com hiperplasia das criptas e aumento da infiltração por linfócitos intraepiteliais	Qualquer dano na mucosa ou aumento da infiltração por linfócitos intraepiteliais ou atrofia de vilosidades e hiperplasia da cripta	Qualquer dano na mucosa ou aumento da infiltração por linfócitos intraepiteliais

A DC, mais bem compreendida entre os DAG, foi por muito tempo considerada uma síndrome rara de má absorção na infância. Atualmente é reconhecida como uma enteropatia autoimune com componente genético importante e com predisposição para início em qualquer idade. A DC pode afetar múltiplos órgãos, incluindo sistema nervoso central e articulações, e não somente o intestino. Considerada um problema de saúde pública negligenciado globalmente, estima-se que a sua prevalência aumentou em quatro vezes nas últimas cinco décadas, atingindo cerca de 1 a 3% da população mundial.[15,21,111]

O único tratamento reconhecido para a DC é o seguimento de uma dieta restrita, livre de glúten, por toda a vida, e cuja aderência resulta em melhora dos sintomas e das complicações associadas. A não adesão à DLG representa a principal causa de sintomas persistentes ou recorrentes, acometendo até 30% dos pacientes.[35,60] Em contrapartida, indivíduos que relatam sintomas gastrintestinais responsivos à DLG na ausência de DC documentada são majoritariamente classificados com SG não celíaca. Todavia, pouco se sabe acerca dos fatores de risco e mecanismos subjacentes a sua fisiopatologia, bem como com relação aos efeitos clínicos sobre o estado de saúde em curto e longo prazos.[47] Além disso, na SG não celíaca ainda não está claro se a melhora dos sintomas após a retirada do glúten da alimentação se deve ao glúten propriamente dito ou aos carboidratos fermentáveis, abundantes nos cereais que contêm glúten.[5,63,68]

Nas próximas seções deste capítulo serão abordadas as evidências mais consistentes que reúnem os aspectos bioquímicos, patológicos e terapêuticos dos DAG, com ênfase na DC e na SG não celíaca.

CONCEITOS E EPIDEMIOLOGIA

Doença celíaca

A DC é uma enfermidade autoimune com enteropatia ativada pela ingestão de glúten em indivíduos geneticamente predispostos.[67,70,135] No Brasil, a prevalência de DC tem variação geográfica significativa, sendo parcialmente explicada pelos diferentes níveis de miscigenação dos grupos étnicos que compõem a população, nomeadamente ameríndios, afrodescendentes e europeus.[3,88,124] Estudos de triagem realizados na última década em diferentes regiões do país mostraram taxas de prevalência da DC variando de 1:214 a 1:681 em doadores de sangue presumivelmente saudáveis[34,73] e de 1:119 a 1:417 na população em geral.[91,94]

O conceito de "*iceberg* celíaco" ilustra, de forma geral, a epidemiologia da doença, com número elevado de casos não diagnosticados que refletem a importante prevalência populacional da forma subclínica e silenciosa da DC.[57,132] As dificuldades de rastreio e de diagnóstico podem ser parcialmente explicadas pelo fato de que a fisiopatologia da doença ainda não está totalmente elucidada e também pela divergência relevante nas caraterísticas fenotípicas, genotípicas e clínicas entre os grupos populacionais e etários de pacientes celíacos.[10,23,78] Além disso, a sensibilidade dos médicos para considerar o diagnóstico e promover a devida confirmação laboratorial e histológica pode influenciar muito o número de casos, especialmente perante sintomas menos frequentes.[28]

A população que se inclui no contexto do "*iceberg* celíaco", frequentemente de adultos, é assintomática, mas com sorologia positiva e histologia intestinal típica de DC. Representa o grupo de maior risco para desenvolver complicações autoimunes e/ou malignas, como linfoma de células T e adenocarcinomas do intestino delgado.[15] Isso provavelmente ocorre em razão do longo tempo de evolução sem diagnóstico e tratamento nutricional, já que os sintomas gastrintestinais na população adulta são menos frequentes.[28]

Sensibilidade ao glúten não celíaca

Como definido pelos critérios de especialistas de Salerno de 2015,[20] o termo SG não celíaca é utilizado para descrever o estado clínico dos indivíduos que desenvolvem sintomas intestinais e extraintestinais relacionados com a ingestão de alimentos que contenham glúten, e que apresentam melhora dos sintomas quando o glúten é removido da alimentação, mas não apresentam DC ou alergia ao trigo.[4,20,67] A SG não celíaca, apesar de ter sido recentemente reconhecida como condição clínica frequente na população mundial, tem sua prevalência ainda desconhecida em razão da falta de biomarcadores validados.[67,100]

FATORES ETIOLÓGICOS

Glúten

O termo "glúten" refere-se, coletivamente, a um conjunto de proteínas que serve como fonte de armazenamento, contido no endosperma de certos cereais, como trigo (gliadina), cevada (secalina) e centeio (hordeína). A diversidade genética que define os tipos de trigo e cereais derivados disponibilizados para consumo, ditada majoritariamente por mudanças tecnológicas, propiciou que a estrutura química e a distribuição de seus componentes proteicos variassem amplamente, especialmente no caso do glúten.[2,106] Evidências sustentam que esta seja a causa principal da pressão seletiva a que o sistema imune humano tem sido exposto, e que culmina no desenvolvimento dos mecanismos evolutivos associados à perda da tolerância oral em resposta aos efeitos tóxicos dos epítopos de glúten.[77,107,108,123,136]

As proteínas do glúten podem ser divididas em duas frações, de acordo com sua solubilidade em álcool: gliadinas solúveis (prolaminas I) e gluteninas insolúveis (prolaminas II). Estas últimas são solúveis apenas em soluções acídicas, divididas de acordo com seu peso molecular em gluteninas de alto peso molecular (*high molecular weight*, HMW) e de baixo peso molecular (*low molecular weight*, LMW). Cada uma possui dois ou três domínios estruturais diferentes, mas a gliadina é a fração de glúten que contém a maior parte de seus componentes imunogênicos.[107,108]

Existem diferentes epítopos de gliadina (alfa, beta, gama e ômega), sendo os do tipo alfa, beta e gama os mais abundantes em alimentos contendo glúten. Esses diferem principalmente em seus domínios C-terminal e N-terminal. Mais especificamente, a alfa/betagliadina apresenta o peptídeo QPQPFPQQPYP na extremidade N-terminal, enquanto a gamagliadina contém o peptídeo QPQQPFP. São estes domínios que, após modificados enzimaticamente, conseguem se ligar a moléculas de antígeno leucocitário humano (HLA, do inglês *human leukocyte antigen*). Estes diferentes epítopos de gliadina têm demonstrado exercer papel variável e hierárquico nas respostas imunes inatas e adaptativas subjacentes à patogênese dos DAG, em especial da DC.[123,136] Em outras palavras, existe ampla gama de peptídeos conhecidos por estimular a resposta das células T na DC; entretanto, o paciente pode reagir a apenas alguns.[77]

Os peptídeos derivados das alfagliadinas são reconhecidos pelas células T de quase todos os pacientes celíacos, enquanto as respostas das células T às gamagliadinas e às gluteninas são muito menos frequentes. O peptídeo de uma fração alfagliadina composta de 33 aminoácidos (33-mer), por exemplo, localizado na região repetitiva N-terminal da fração alfagliadina, é reconhecido como o epítopo de células T mais imunodominante em indivíduos geneticamente predispostos à DC. Isto porque o 33-mer contém três epítopos de células T sobrepostos, a saber: PFPQPQLPY (DQ2.5-glia-alfa1a, uma cópia), PYPQPQLPY (DQ2.5-glia-alfa1b, duas cópias) e PQPQLPYPQ (DQ2.5-glia-alfa2, três cópias), que resultam no início de forte resposta imunológica.[77,104,108]

Na Figura 45.1, a ligação do fragmento glia-alfa1 ao HLA-DQ2 é exemplificada. Este princípio é válido para várias sequências de oligopeptídeos nas sequências de alfa, gama e ômega-gliadina, e também para ligações à molécula HLA-DQ8. Os aminoácidos são mostrados no código de letras, como Q (glutamina) e E (glutamato). O sítio de reconhecimento da transglutaminase tecidular no peptídeo de gliadina não processado (Q-X-P) é denotado em cinza, bem como a célula apresentadora de antígenos (APC) e as posições de ligação dos aminoácidos dentro do complexo DQ2 (P1 a P9).

Genética e epigenética

Além dos fatores nutricionais, o componente genético é determinante na suscetibilidade à DC. Indivíduos que têm familiares de primeiro grau com DC apresentam risco aumentado de desenvolver a doença.[110] Pelo menos 20% dos pacientes terão um familiar afetado com DC.[79,128] Esta suscetibilidade genética é, em grande parte, conferida pelos alelos que codificam os heterodímeros DQ2 ou DQ8 pertencentes ao sistema HLA, o qual codifica moléculas do complexo principal de histocompatibilidade humana (MHC, do

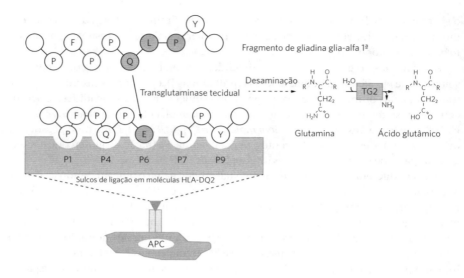

Figura 45.1 Epítopos de glúten e moléculas de antígeno leucocitário humano.
APC: célula apresentadora de antígeno; P1, P4, P6, P7, P9: posições de ligação dos aminoácidos dentro do complexo DQ2; TG2: transglutaminase tipo 2; E: glutamato; F: fenilalanina; L: leucina; P: prolina; Q: glutamina; Y: tirosina.
Fonte: adaptada de Schuman et al.;[105] e Molberg et al.[77]

inglês *major human histocompatibilty complex*). Atualmente, estima-se que o *locus* HLA explique aproximadamente 40% da variação genética da DC.[121,95]

Apesar de os alelos HLA-DQ2 e -DQ8 serem frequentes na população celíaca, são também comumente encontrados em indivíduos saudáveis, o que demonstra que, embora sejam necessários para o desenvolvimento da doença em si, não são suficientes.[41,92,95-97,121,135] Da mesma forma, enquanto aproximadamente 30% destes indivíduos são carreadores de alelos -DQ2, menos de 5% desenvolverão a doença ao longo da vida.[49] Ou seja, se um indivíduo herdar os haplótipos HLA-DQ2/-DQ8 que conferem suscetibilidade à DC, isso não significa que desenvolverá a doença.

O complexo HLA está localizado na região cromossômica 6p21.3, a qual contém mais de 200 genes e 3 mil alelos conhecidos.[29] Os genes HLA podem ser divididos em três classes, sendo os de classe II que codificam os alelos HLA-DQ2 e HLA-DQ8 (localizados nos *loci* HLA-DR, -DQ e -DP) os mais relevantes e mais bem caracterizados no contexto da DC. As evidências mais recentes sugerem resposta imunogênica central dos heterodímeros DQ sob os distintos perfis genéticos individuais e/ou populacionais,[2,29,117] mas sua implicação clínica é controversa.[50,78,117,131] Alguns estudos enfatizam o efeito da dose dos alelos em genes que codificam HLA-DQ2 com enteropatia mais grave, recuperação mais lenta da atrofia vilositária após DLG e idade mais jovem no momento do diagnóstico em adultos[50] ou mesmo na apresentação pediátrica de DC.[78] Outros estudos destacam que os *loci* HLA isoladamente não predizem nem a idade mais precoce de conversão sorológica para DC, nem a gravidade de apresentação da doença.[81,117,131]

Nos últimos dez anos, estudos de associação genômica ampla (GWAS, do inglês *genome-wide association studies*) e mapeamento do conjunto destes genes identificaram

DOENÇA CELÍACA E OUTROS DISTÚRBIOS ASSOCIADOS AO GLÚTEN

57 variantes genéticas independentes localizadas em 39 *loci* de risco fora da região HLA que, com a HLA, explicam cerca de 54% da suscetibilidade genética da DC. Muitas das variantes genéticas influenciam a expressão de genes imunologicamente relevantes na fisiopatologia da DC, o que não é surpreendente, já que a DC é mediada por autoimunidade. A maioria dos genes identificados implica o controle da resposta imune adaptativa, incluindo genes relacionados à ativação de células T, à citotoxicidade, à produção de interleucina (IL)-21 e à resposta humoral IgA mediada por células B.[30,41,121,135]

Soma-se ainda o papel da epigenética na iniciação e na progressão de doenças com características autoimunes, como a DC, sustentado principalmente pela condução de investigações em células mononucleares de sangue periférico, em biópsias duodenais e em células-tronco intestinais.[18,72,85] Variações do epigenoma, incluindo alterações no padrão de metilação do DNA, modificações pós-traducionais de histonas e alterações em microRNA (miRNA) podem resultar em ativação de clones de células T autorreativas, bem como regular a expressão de genes que codificam citocinas pró-inflamatórias.[64,72] Ainda, a atividade desregulada de proteínas do complexo repressivo polycomb-2 (PRC2, do inglês *polycomb repressive complex*), que constituem elementos essenciais na homeostase intestinal saudável, tem sido associada ao concomitante crescimento hiperplásico induzido pelo glúten na DC.[85]

Como os pacientes com DC carreiam subconjuntos diferentes de variantes genéticas e marcas epigenéticas associadas ao risco de desenvolvimento da doença, não se deve esperar que a doença se manifeste da mesma forma em todos os pacientes.[135]

Microbiota e infecções virais na doença celíaca

Apesar dos progressos realizados na compreensão dos aspectos imunológicos e genômicos na patogênese da DC, as primeiras etapas após a exposição da mucosa intestinal ao glúten, que resultam na perda de tolerância e no desenvolvimento do processo autoimune, ainda não estão totalmente esclarecidas. Embora o glúten seja o gatilho mais bem descrito da DC, a perda de tolerância não ocorre necessariamente no momento de sua introdução na alimentação de indivíduos geneticamente em risco, mas pode ocorrer em qualquer momento da vida, como consequência de outros estímulos.[62] Evidências sugerem que a microbiota e agentes virais estejam importantemente envolvidos.

Alterações na composição do microbioma intestinal, por exemplo, implicam mudança da tolerância para a resposta imune ao glúten em indivíduos geneticamente suscetíveis à DC. Até o momento, diferentes estudos demonstraram associações entre disbiose intestinal, DC e manifestações gastrintestinais da doença. Os desequilíbrios da microbiota foram observados não apenas em pacientes com DC não tratados, mas também em pacientes após DLG. Além disso, cepas bacterianas específicas isoladas de pacientes com DC ativa e inativa demonstraram ter características aumentadas de virulência. As alterações da microbiota não são apenas mera consequência do estado inflamatório característico da fase ativa da doença, mas podem desempenhar papel secundário, agravando a patogênese da DC e gerando um círculo vicioso, com contribuição para a iniciação da doença.

Estudos prospectivos em bebês saudáveis com risco familiar de DC também estão em andamento, com o objetivo de decifrar a coevolução do microbioma intestinal e o genoma do hospedeiro em resposta a fatores ambientais e possíveis relações causais com o início da DC. O genótipo de lactentes com risco familiar de desenvolver DC, carreadores dos haplótipos HLA-DQ2, tem demonstrado influenciar a composição inicial da microbiota intestinal. Isso sugere que um genótipo específico do hospedeiro influenciado pela doença também pode selecionar os primeiros colonizadores do intestino e contribuir para a determinação do risco de doença.[86,89] Ainda, a microbiota intestinal parece influenciar as diferentes manifestações clínicas da DC em adultos, e a composição, a estrutura e a diversidade da microbiota diferem dependendo do grau de gravidade da manifestação da doença, especialmente entre sintomas gastrintestinais e extraintestinais, mesmo quando a doença é assintomática.[129]

Também há potencial evidência de que as infecções virais influenciam o desenvolvimento da DC. Na epidemia sueca de DC, crianças nascidas durante o verão apresentaram risco maior de desenvolver a doença, o que sugere que a introdução do glúten na alimentação deve ter ocorrido durante o inverno, quando infecções virais são mais comuns.[44] Uma das hipóteses sugeridas foi a de que as infecções podem alterar a permeabilidade intestinal, resultando na passagem dos peptídeos de glúten imunogênicos através da barreira epitelial intestinal. A outra possibilidade implica que existem semelhanças de sequência entre as proteínas produzidas durante infecções por adenovírus e por proteínas do glúten. Estudos prospectivos e em modelos animais têm reforçado que infecções múltiplas por reovírus, por exemplo, estão associadas com um risco maior de DC.[13,113] Apesar de estes resultados ainda não permitirem respostas conclusivas sobre a fisiopatologia da DC, possibilitam progresso no entendimento da interação entre glúten e outros fatores ambientais mediadores da iniciação e da progressão da doença.[28] Este conceito poderia ajudar a explicar variações sazonais na epidemiologia de DC, bem como diferenças substanciais em populações com o mesmo perfil genético, mas de diferente epidemiologia infeciosa.[13]

FISIOPATOLOGIA

Doença celíaca

O fator ambiental reconhecido por majoritariamente desencadear a DC, como mencionado anteriormente, é o glúten, constituído coletivamente pelas frações proteicas solúveis em álcool provenientes do trigo (gliadina), do centeio (hordeínas) e da cevada (secalina). A gliadina, em particular, contém sequências peptídicas com elevado teor de aminoácidos como prolina e glutamina, que são altamente resistentes à degradação por enzimas gastrintestinais presentes nos sucos gástrico e pancreático e no intestino delgado.[55,119]

Em indivíduos geneticamente predispostos, a exposição da mucosa intestinal à fração proteica de glúten, principalmente na forma de 33-mer, desencadeia a ativação desregulada de respostas imunes inata e/ou adaptativa e inflamatória.[74] Os enterócitos acoplados ao tecido linfoide associado ao intestino delgado (GALT, do inglês *gut-associated lymphoid tissue*) perdem a função de permeabilidade seletiva aos compostos que entram no lúmen intestinal, incluindo a exposição aos antígenos alimentares provenientes do glúten.[122] O componente genético é determinante, desta forma, visto que associa o sistema imune aos epítopos de glúten na fisiopatologia da DC[45] e que faz com que

DOENÇA CELÍACA E OUTROS DISTÚRBIOS ASSOCIADOS AO GLÚTEN **1025**

características funcionais e estruturais do epitélio intestinal celíaco estejam frequentemente alteradas e comprometidas.[112] Na DC ativa, tais processos são mediados por alguns mecanismos-chave, ativados em conjunto ou isolados, e didaticamente descritos a seguir.

Permeabilidade intestinal alterada (via receptor de quimiocininas/zonulina)

Por um lado, a gliadina pode causar aumento imediato e transitório da permeabilidade do epitélio intestinal para que consiga atingir a lâmina própria. Este efeito permeável é frequentemente secundário à ligação de fragmentos de gliadina não digeridas ao receptor de quimiocina CXCR3 (*chemokine receptor 3*). Como consequência, ocorre a liberação de zonulina, um modulador intercelular de junções oclusivas, também denominadas *tight junctions*. As junções oclusivas intestinais, em situações fisiológicas normais, criam gradientes para a absorção e o transporte ideal de nutrientes, controlando o equilíbrio entre tolerância e imunidade a antígenos não próprios. Uma vez que as junções se abrem, danos intestinais graves podem ocorrer, em razão do aumento da passagem paracelular de fragmentos de glúten.[31,55] Além disso, uma vez que a tolerância ao glúten seja perdida, há evidências de que, durante a fase aguda da DC, o glúten também possa atravessar a barreira intestinal transcelularmente, a partir do epitélio intestinal apical para o lado basolateral, via receptor de transferrina CD71 e IgA.[31] Tem-se observado ainda que a gliadina, via dependente de zonulina, induz a expressão de genes pró-inflamatórios em macrófagos e a secreção de citocinas. No caso da gliadina digerida, essas respostas em macrófagos envolvem recrutamento de MyD88 (*myeloid differentiation primary response 88*), uma proteína adaptadora envolvida na ativação de receptores do tipo Toll (TLR, do inglês *Toll-like receptors*) e na sinalização da via do fator nuclear kappa B (NF-kB). Estes mecanismos, em conjunto, permitem a expressão de genes que codificam citocinas e quimiocinas pró-inflamatórias, constitutivamente alteradas na DC.[38]

Resposta imune inata

Os peptídeos de glúten não degradados que se acumulam no lúmen intestinal propiciam, ainda, a indução de uma resposta imune do tipo inata dentro do compartimento epitelial, traduzida histologicamente por linfocitose intraepitelial intensa. Estes linfócitos intraepiteliais expressam o receptor NKG2D (*natural killer group 2D*), que reconhece a proteína HLA-E e as glicoproteínas resultantes da ativação dos genes *MICA* e *MICB* na superfície dos enterócitos afetados por esta cascata inflamatória. Este processo facilitado e promovido pela IL-15 é a base da citotoxicidade observada nas lesões intestinais da DC.[61,105]

Resposta imune adaptativa

Paralelamente à resposta imune inata, em indivíduos com predisposição genética, ocorre a perda de tolerância imune ao glúten, já que o sistema imunológico passa a reconhecê-lo como um patógeno. As frações de glúten com epítopo 33-mer atravessam os enterócitos principalmente por vias transcelular ou paracelular, acumulam-se na lâmina própria, ativam a resposta imune adaptativa e culminam na liberação de transglutaminase tecidual (tTG) a partir de células danificadas. Os epítopos de glúten são então enzimaticamente modificados pela enzima transglutaminase tecidual do tipo 2 (tTG2), o principal alvo de autoanticorpos na DC. Sob um processo denominado desaminação, a enzima tTG2 confere cargas negativas aos epítopos de glúten, convertendo resíduos de glutamina em resíduos de ácido glutâmico. Este fato permite que tais epítopos adotem configuração bioquímica específica favorecedora de sua ligação na bolsa de peptídeos em moléculas HLA-DQ2.5, HLA-DQ2.2 ou HLA-DQ8. Estas moléculas HLA, expostas na superfície das células apresentadoras de antígeno (APC, do inglês *antigen-presenting cell*), expõem os peptídeos de glúten desaminados às células T-*helper* CD4+, ativando-as com subsequente resposta imune do tipo T-*helper* 1 (TH1) e produção de citocinas pró--inflamatórias.[46,55,112]

As células T alcançam o sangue periférico através do ducto torácico e as respostas mais expressivas incluem os níveis de interferona gama (IFN-gama) e IL-21, o que resulta em citotoxicidade epitelial do intestino, enquanto outro peptídeo, o p31-43, induz a resposta imune inata necessária para iniciar a resposta adaptativa das células T pela produção de IL-15. Essas citocinas afetam a integridade das células epiteliais e ativam linfócitos intraepiteliais (IEL, do inglês *intraepithelial lymphocytes*) que sinalizam para células *natural killers* destruirem os enterócitos epiteliais, com redução de seu número e progressiva atrofia das vilosidades intestinais.[11,46] Além disso, a IL-21 é crítica para respostas de anticorpos induzidas por células Th e fornece um link para as células B, destacadas como importantes na patogênese celíaca. As células T podem estimular a produção de anticorpos pelas células B, principalmente de IgA.[59] Esta resposta humoral é direcionada duplamente contra os epítopos do glúten e contra o antígeno tTG. Grande parte dos pacientes celíacos desenvolve anticorpos IgA contra a enzima tTG.[98] Este compreende um dos principais mecanismos que permite que a comunidade científica classifique a DC como doença autoimune,[51] e se acompanha frequentemente de outras doenças de iguais características autoimunes (p. ex., diabete melito tipo 1, tiroidite autoimune etc.).

Durante o processo descrito, formam-se anticorpos antigliadina e anti-tTG2, que contribuem tanto para o desenvolvimento de outras doenças imunomediadas e ativadas pela ingestão de glúten, como a ataxia ao glúten, bem como para a manifestação de sintomas extraintestinais observadas na DC, como a dermatite herpetiforme.[61,63] O conjunto de respostas imunológicas inata (intraepitelial), adaptativa (lâmina própria) e inflamatória é, então, responsável e necessário para a formação da lesão completa observada na DC, caracterizada por atrofia das vilosidades e hiperplasia das criptas no intestino delgado.[55] A razão entre a altura das vilosidades (Vh) e a profundidade da cripta (Cd), expressa como Vh:Cd, tem sido usada para quantificar a extensão do dano intestinal em DC. Em casos graves, as vilosidades encolhem completamente com alongamento extenso das criptas, resultando em mucosa plana e medida de Vh:Cd aproximando-se de zero,[54,67,115] com aspecto histológico de atrofia vilositária hiperplásica, por intensa atividade mitótica dos enterócitos das criptas.

Microbiota/infecções virais

Muitos esforços têm sido direcionados para o entendimento das funções da microbiota na patogênese da DC, inicialmente questionado há cerca de três décadas.[48] Embo-

DOENÇA CELÍACA E OUTROS DISTÚRBIOS ASSOCIADOS AO GLÚTEN — 1027

ra múltiplos fatores causais possam precipitar alterações da microbiota em indivíduos celíacos, estas podem ser consequência da própria DC em si. A disbiose intestinal tem sido observada não somente em pacientes recém-diagnosticados com DC, mas também naqueles tratados com DLG.[87] Normalmente, caracteriza-se pela abundância de Proteobacterias e Bacteroidetes, com quantidades mais baixas de Firmicutes durante a fase ativa da doença. Paralelamente, parece haver abundância de Firmicutes e menor quantidade de Bacteroidetes antes do início da DC em populações geneticamente predispostas. O genótipo HLA-DQ, por exemplo, parece influenciar seletivamente a colonização e a composição da microbiota intestinal.[87]

No que se relaciona com as infecções virais, atualmente reconhece-se que, dependendo do tipo de reovírus, quando a infecção ocorre na presença de um antígeno alimentar (como o glúten), a tolerância a este antígeno é perdida. Isso ocorre porque essas cepas específicas não são capazes de impedir a formação de células T tolerogênicas. Em vez disso, estimulam resposta imune do tipo TH1 ao antígeno da alimentação, mediada pela sinalização do fator 1 regulador de interferon (INF-1). É interessante notar que foram observados níveis elevados de anticorpos contra esses reovírus específicos, não somente em modelos animais, mas também em pacientes com DC.[13] Parece que dois vírus de diferentes cepas da mesma espécie, T1L e T3D-RV, podem ter efeito totalmente diferente na reação do sistema imune do hospedeiro a antígenos alimentares. O conceito de reovírus como possíveis desencadeadores da DC é bastante promissor e interessante, uma vez que as infecções por esses vírus são, em sua maioria, assintomáticas. Isto explica, possivelmente, o surgimento de DC mesmo na ausência de história clínica de doença intestinal infecciosa.[28] Como já mencionado, grande fração da população mundial, especialmente a pediátrica, está frequentemente exposta a infecções do trato digestório, como as gastroenterites por rotavírus.[90] Ainda é necessário esclarecer o papel potencial de outros patógenos virais ou bacterianos comuns que imitam a tolerância imunológica aos antígenos alimentares, em particular ao glúten.

As imunogenicidades bacteriana e viral são dependentes de proteínas transmembrana. Nas células epiteliais do intestino humano, os TLR auxiliam na regulação da homeostase normal da mucosa e são particularmente importantes na interação entre a mucosa e a microbiota luminal. No entanto, no caso da DC, as células intestinais perdem a tolerância à gliadina e, após a detecção de patógenos, exibem aumento da expressão de alguns genes, principalmente dos que codificam o TLR2 e/ou o TLR4, e indução de vias pró-inflamatórias, como a do NF-κB. Consequentemente, cascatas de citocinas pró-inflamatórias, de marcadores de estresse oxidativo e de proteínas imunomoduladoras são ativadas. Estas alterações no perfil metabólico do microbioma têm sido associadas à funcionalidade de células T reguladoras, a alterações na expressão de genes em células-tronco intestinais e em consequentes modificações na função da barreira intestinal.[44,86,89,129] A Figura 45.2 ilustra a fisiopatologia da DC.

Sensibilidade ao glúten não celíaca

A fisiopatologia subjacente à SG não celíaca é escassamente caracterizada. Outros componentes alimentares não relacionados com o glúten podem ser responsáveis pelos sintomas observados em indivíduos com SG não celíaca. Tem sido proposto que outros componentes do trigo, além das proteínas do glúten, incluindo inibidores de tripsina

1028 BASES BIOQUÍMICAS E FISIOLÓGICAS DA NUTRIÇÃO

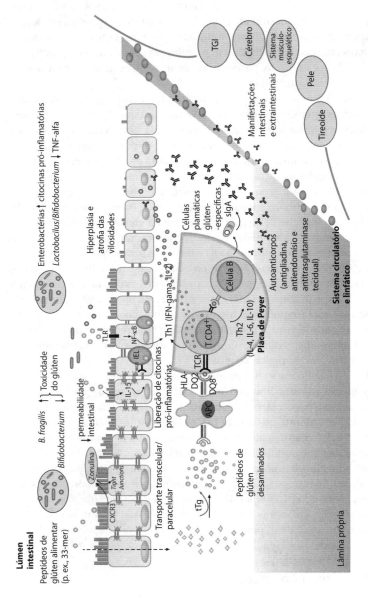

Figura 45.2 Fisiopatologia da doença celíaca.

APC: célula apresentadora de antígeno; *B. fragilis: Bacteroides fragilis*; CXCR3: *chemokine receptor 3*; IEL: linfócitos intraepiteliais; IFN-gama: interferon gama; IL: interleucina; MIC-A: *MHC class I polypeptide-related sequence A*; NF-κB: fator nuclear kappa B; NKG2: *natural killer group 2D receptor*; sIgA: imunoglobulina A secretora; T CD4+: linfócito T-*helper*; TCR: receptor de células T; TGI: trato gastrintestinal; Th1: resposta imune tipo T-*helper* 1; Th2: resposta imune tipo T-*helper* 2; TLR: receptor do tipo *toll*; TNF-alfa: fator de necrose tumoral alfa; tTG: transglutaminase tecidual.

Fonte: adaptada de Cerqueira et al., 2016.[22]

amilase (ATI, do inglês *amylase-trypsin inhibitors*) e carboidratos de cadeia curta fermentáveis (FODMAP, do inglês *fermentable oligossacharides, dissacharides, monossacharides and poliols*), contribuem para a ativação da resposta imune inata e para a precipitação dos sintomas em pacientes com SG não celíaca. ATI são proteínas encontradas no trigo e no glúten processado quem têm sido descritas por desencadear a resposta do sistema imunológico inato, via ativação de TLR.[5] Os FODMAP não podem ser total e exclusivamente responsáveis pelos sintomas relatados por indivíduos com SG não celíaca, uma vez que esses pacientes experimentam resolução dos sintomas em DLG, apesar da contínua ingestão dos FODMAP.[4,20] Uma lecitina, aglutinina do germe de trigo, que protege o cultivo do trigo de insetos, leveduras e bactérias, também tem sido importantemente associada com sintomas gastrintestinais na SG não celíaca.[26,76]

Em contraste com a DC, os pacientes com SG não celíaca podem apresentar negatividade para serologia de anticorpos e moléculas HLA-DQ2 e -DQ8, bem como não apresentar anormalidades histológicas na mucosa do intestino delgado. A maioria dos estudos tem demonstrado, ainda, que os pacientes com SG não celíaca apresentam permeabilidade intestinal normal e ativação da resposta imune inata sem ativação da resposta imune adaptativa.[14,101,102]

É possivel, ainda, que os pacientes com SG não celíaca sejam um grupo heterogêneo, composto por vários subgrupos, cada um deles caracterizado por processo patogênico particular. Isto explica parcialmente porque ainda não existem marcadores biológicos específicos para diferenciar a resposta desencadeada pelo glúten e por outros possíveis componentes presentes ou não na alimentação e relacionados com a iniciação e progressão da SG não celíaca.[71]

APRESENTAÇÃO CLÍNICA E DIAGNÓSTICO

Doença celíaca

A apresentação da DC pode variar em gravidade, com alterações significativas de sintomas clássicos associados à má-absorção na infância para sintomas não clássicos, que podem estar presentes na infância ou na idade adulta. Tais sintomas podem ser divididos em gastrintestinais e extraintestinais.[43,84,112] Os sintomas gastrintestinais mais frequentes na população pediátrica incluem os associados com má-absorção intestinal, como diarreia crônica, distensão abdominal, constipação, perda de peso e deficiências nutricionais.[43] Em longo prazo, as complicações gastrintestinais podem promover atraso no crescimento em crianças e baixa estatura nos adolescentes. Por outro lado, as manifestações extraintestinais são mais frequentes na população adulta e são normalmente secundárias à má-absorção, como a anemia por deficiência em ferro ou a osteoporose resultante da absorção reduzida de vitamina D e cálcio. Outras características clínicas extraintestinais incluem dermatite herpetiforme, infertilidade, distúrbios neurológicos e psiquiátricos, artrite e fraturas. A DC também pode estar associada a outras doenças autoimunes, como diabete melito tipo 1 e doenças autoimunes da tireoide.[43,51,56,125]

A extensão da lesão intestinal e os componentes genéticos sozinhos não explicam o amplo espectro clínico que caracteriza a DC.[81,82,117,131] O grau de dano na mucosa do intestino delgado pode não se correlacionar com a gravidade dos sintomas celíacos. Embora os alelos de risco HLA que codificam moléculas HLA-DQ2 e -DQ8 sejam reconhecidos como os principais componentes genéticos necessários para o desenvolvimento da DC, sua implicação clínica é controversa.[50,78,82,117,131]

Houve aumento na disponibilidade e no uso de métodos não invasivos para o diagnóstico da DC nos últimos 20 anos. Os indivíduos de alto risco incluem parentes de pacientes com DC, crianças ou adultos com sintomas associados à DC (ou seja, diarreia, dor abdominal e constipação) e crianças ou adultos com doenças associadas à DC (p. ex., diabete melito tipo 1, síndrome de Down, anemia, infertilidade, osteoporose).

Os métodos atualmente aceitos e recomendados para rastreio e confirmação de diagnóstico incluem:

- No caso de suspeita de DC ativa, recomenda-se a medição de anticorpos séricos IgA contra tTG (anti-tTG) (ou classe IgG em pacientes com deficiência em IgA), em razão da sensibilidade e especificidade elevadas.
- A genotipagem de moléculas HLA-DQ2 e HLA-DQ8 pode ser útil quando há discrepância entre os estudos sorológicos e resultados histológicos. Exceto em casos raros, a DC não se desenvolve em indivíduos negativos para estes marcadores genéticos. É importante observar que o estudo HLA apenas tem utilidade para excluir, mas não para confirmar DC.
- Após rastreio sorológico e genético, o diagnóstico da DC é confirmado pela presença de alterações histológicas em biópsias da mucosa do intestino delgado, nomeadamente atrofia vilositária, hiperplasia das criptas e inflamação intestinal profunda.[16] As etapas do rastreio e do diagnóstico da DC estão resumidas na Figura 45.3.
- Consensos estabelecidos pela European Society for Paediatric Gastroenterology Hepatology and Nutrition (ESPGHAN) ainda propõem um algoritmo diferenciado para o diagnóstico da população pediátrica para a qual a biópsia poderá ser dispensada. Para que a biópsia seja omitida, as crianças devem ter sinais e sintomas sugestivos de DC, anticorpos anti-tTG encontrados com nível maior que dez vezes o limite superior do normal, resultado de anticorpos antiendomísio positivo obtido em tempo diferente que o resultado de anticorpos anti-tTG, e genótipo HLA compatível com DC.[42] A omissão de biópsia deve ser feita apenas por um gastrenterologista pediátrico, dadas as implicações da DLG por toda a vida.

Todos os doentes, portanto, que não reúnam cumulativamente todos os critérios referidos, devem ser submetidos a avaliações endoscópica e histológica, pois a prescrição de DLG por toda a vida deve ser corretamente fundamentada.

Sensibilidade ao glúten não celíaca

Ainda não está claro se na SG não celíaca a melhora dos sintomas após a retirada do glúten da alimentação se deve ao glúten propriamente dito ou aos carboidratos fermentáveis, abundantes nos cereais que contêm glúten.[67,68,71] A SG não celíaca distingue-se pelos sintomas que normalmente ocorrem logo após a ingestão de glúten e se normalizam após sua remoção. O que se reconhece na clínica, atualmente, é que a SG não celíaca se manifesta principalmente com sintomas que se sobrepõem aos da síndrome do intestino irritável, incluindo inchaço, dor abdominal, diarreia, fadiga e cefaleias.[65] Como

DOENÇA CELÍACA E OUTROS DISTÚRBIOS ASSOCIADOS AO GLÚTEN

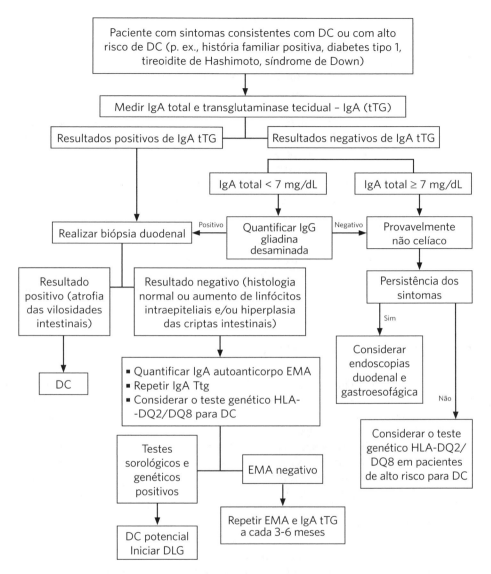

Figura 45.3 Algoritmo para rastreio e diagnóstico da doença celíaca.
Fonte: adaptada de Leonard et al., 2017.[63]

ainda pouco se sabe sobre seus efeitos em curto e longo prazos, esforços têm sido direcionados na tentativa de diferenciar a DC da SG não celíaca, aprimorando, por exemplo, a estratificação e a abordagem terapêutica dos grupos de risco.[47]

Em razão da ausência de critérios de diagnóstico que permitam estimar a prevalência de SG não celíaca, Kabbani et al.[47] desenvolveram um algoritmo diagnóstico para diferenciá-la da DC, por meio da análise de marcadores clínicos, sorológicos e de fatores de risco estabelecidos para DC. Asseguram-se, assim, melhor rastreio e diagnóstico da enteropatia.[4,7]

As evidências indicam que, contrariamente ao que ocorre na DC, a resposta imune inata é ativada, mas sem a presença de enteropatia e de marcadores característicos da DC, como anti-tTG e anti-EMA elevados e permeabilidade da mucosa intestinal aumentada.[47,67,71]

Adicionalmente, indivíduos com SG não celíaca apresentam características clínicas distintas, apesar de resposta comum à restrição do glúten da alimentação:

- Desenvolvem os sintomas em idade precoce, em que predomina a constipação em vez dos sintomas de má absorção; deficiências nutricionais ou história pessoal de doença autoimune ou de DC na família.
- Anticorpos IgA anti-tTG e anticorpos IgA/IgG contra o peptídeo gliadina desaminado não somente apresentam especificidade elevada para a DC na população geral, mas também em indivíduos que relatam sintomas responsivos à retirada do glúten da alimentação.

Os conhecimentos e resultados atuais indicam, portanto, que um indivíduo poderia ser diagnosticado com SG não celíaca quando responde à retirada do glúten da alimentação, e quando seus marcadores sorológicos e de histologia duodenal aplicados para o diagnóstico da DC são negativos e não satisfazem o critério de alergia ao trigo mediada por IgE.[47,71]

DEFICIÊNCIAS NUTRICIONAIS

A remoção total do glúten da alimentação durante cerca de um ano é capaz de reverter o perfil imunoinflamatório da mucosa do intestino delgado celíaco, bem como melhorar, na maioria dos casos, o padrão de marcadores imunológicos e os sintomas gastrintestinais associados à doença.[56]

Em pacientes celíacos recém-diagnosticados observa-se deficiência predominante em macro e em micronutrientes essenciais à saúde global, como na modulação das respostas imune e inflamatória. Entre os micro e macronutrientes mais afetados na DC ativa estão ferro, folato, cálcio, zinco, vitaminas D, B_{12} e B_6 e ácidos graxos essenciais.[56,75,109,133]

Deficiência em ferro

O ferro é absorvido primariamente na região proximal do intestino delgado, principalmente no duodeno e no segmento inicial do jejuno. Sendo este o local mais gravemente afetado na DC, a deficiência neste micronutriente hidrossolúvel representa a carência nutricional mais comum em pacientes celíacos recém-diagnosticados,[116] de modo que todos os pacientes con anemia ferropênica de causa não esclarecida e com características clínicas e/ou epidemiológicas concordantes com enteropatia celíaca devem ser investigados. Entretanto, a prevalência de anemia ferropriva associada à DC pode divergir significativamente entre os grupos populacionais.[21,80] Estes aspectos podem ser globalmente influenciados por inúmeros fatores, como a sensibilidade aprimorada de diagnóstico da doença e/ou a interferência de diversos fatores ambientais e/ou genéticos.[21]

O ferro é captado pela célula epitelial da mucosa duodenal na forma ferrosa através do transportador bivalente de metais (DMT1, do inglês *divalent metal transporter 1*),

DOENÇA CELÍACA E OUTROS DISTÚRBIOS ASSOCIADOS AO GLÚTEN   **1033**

presente na borda em escova ou membrana apical. A eficiência da absorção de ferro é proporcional ao nível de expressão do DMT1 e, curiosamente, a expressão do transportador está aumentada na DC para compensar a atrofia das vilosidades intestinais. O processo inflamatório observado na mucosa intestinal constitui um dos principais contribuintes para a deficiência em ferro nos pacientes celíacos. Uma vez que o processo inflamatório esteja instalado, os macrófagos são estimulados a liberar uma cascata de citocinas pró-inflamatórias (IL-1, IL-6, IL-10, IFN-gama). Entre estas, a IL-6 é a principal indutora da expressão de hepcidina, hormônio bactericida hepático reconhecido como regulador da homeostase corporal de ferro. A expressão aumentada de hepcidina inibe a liberação de ferro pelos macrófagos, bem como sua absorção intestinal em razão de sua influência sobre a ferroportina, que regula a saída de ferro do enterócito.[33]

Após a intervenção alimentar com DLG, as reservas de ferro normalmente são restauradas, o que ocorre entre seis e 12 meses após o início da remoção do glúten da alimentação, na maioria dos pacientes. Contudo, este período está intimamente ligado ao tempo necessário para recuperar a mucosa intestinal lesionada, que pode ser variável. A anemia por deficiência em ferro, entretanto, é frequente em aproximadamente 50% dos pacientes com condição subclínica da doença, podendo persistir mesmo após um a dois anos em DLG, assim como em outros casos, sendo resistente à suplementação oral com ferro.[12,80] Esta recuperação lenta ou ausente do *status* de ferro pode ser em razão: (i) da taxa de absorção de ferro nutricional reduzida (1-2 mg/dia), o que dificulta a repleção de depósitos de ferro esgotados; (ii) da DLG, que frequentemente limita a quantidade e a qualidade dos micronutrientes ofertados na alimentação. Estudos indicam, ainda, que o perfil genético individual parece modificar o risco de desenvolvimento de anemia na DC. Variações genéticas que regulam a expressão dos genes que codificam as proteínas DMT1 e hepcidina, por exemplo, podem afetar direta ou indiretamente a absorção do ferro alimentar e sua liberação por macrófagos para a corrente sanguínea, respectivamente.[93,120]

Por outro lado, a prevalência acentuada de moléculas DQ2.5 tem sido associada ao *status* de deficiência em ferro. Observa-se, ainda, que em pacientes celíacos de origem caucasiana e idade adulta, as variantes que codificam DQ2.2, DQ4 ou DQ2.5 são mais frequentes, comparadas à variante DQ8. Ou seja, tais evidências sugerem que na prática clínica os testes genéticos de rastreio para DC devam ser considerados nos indivíduos com deficiência em ferro, independentemente da presença de anemia.[80]

Reconhece-se, ainda, a necessidade de explorar os distintos perfis genéticos que regulam o metabolismo do ferro na população celíaca. Assim, estratégias mais efetivas poderão ser direcionadas na prevenção e/ou correção da anemia ferropriva. Concomitantemente, o plano alimentar para o paciente deve ser adequado para suas necessidades individuais. Aconselhamentos nutricionais que priorizem a ingestão de alimentos ricos em ferro, como carnes vermelhas, frutos do mar, feijão, vegetais folhosos e frutas secas, devem ser encorajados, na ausência de alergias alimentares.

Deficiências em vitaminas B_6, B_{12} e folato

Em celíacos recém-diagnosticados e não submetidos à DLG, as deficiências em folato e em vitamina B_{12} variam entre os diferentes grupos populacionais e podem atingir cerca de 42% dos casos. A deficiência em vitamina B_6, apesar de menos prevalente (14,5%), não deve ser descartada,[25,118,133] pois a capacidade absortiva intestinal comprometida destas vitaminas faz com que pacientes celíacos não tratados sejam mais suscetíveis às alterações no metabolismo da homocisteína. Tais alterações incluem tanto consequências em nível cardiovascular quanto o desenvolvimento de anemia macrocítica e sintomas neuropsiquiátricos.[40]

Existem evidências que indicam a existência de distribuição diferente na frequência de polimorfismos em genes de enzimas-chave do metabolismo do folato, e que a melhora esperada das concentrações de homocisteína após restrição do glúten varia de acordo com os genótipos individuais, como no caso da presença do alelo T do SNP C677T (rs1801133) no gene da enzima 5,10-metilenotetra-hidrofolato redutase (MTHFR).[37,134] Contudo, a escassez de estudos conclusivos reforça a necessidade de se realizarem mais investigações que permitam elucidar o papel desta via e de seus metabólitos intermediários na DC. Isto permitirá, assim, identificar possíveis biomarcadores de suscetibilidade genética às alterações presentes nesta via metabólica, bem como identificar, por exemplo, grupos de risco que possam se beneficiar ou não com a suplementação vitamínica do complexo B.[40] De forma geral, o encorajamento da DLG associado à alimentação rica em vegetais folhosos, cereais (isentos de glúten) fortificados, cítricos, entre outros alimentos fontes destas vitaminas, beneficiará os celíacos visando a prevenir anemias futuras.

Deficiências em vitamina D e cálcio

A vitamina D é lipossolúvel e produzida principalmente na pele pela ação da radiação ultravioleta B, mas também absorvida da alimentação em nível intestinal. A associação entre a disponibilidade de vitamina D e a prevalência de doenças mediadas pelo sistema imune é bem estabelecida, incluindo a DC. Células T expressam receptores de vitamina D (VDR, do inglês *vitamin D receptor*), os quais podem ser alvos diretos ou indiretos de sua forma química ativa, a $1,25(OH)_2D_3$, que, ligada ao VDR, pode exercer múltiplos efeitos imunomoduladórios. Vários fatores etiológicos refletem a prevalência importante e elevada de deficiência em vitamina D em pacientes celíacos recém-diagnosticados. Entre eles, a habilidade de absorção reduzida dos ácidos graxos decorrente da capacidade intestinal celíaca comprometida e/ou da divergência de exposição dos indivíduos à luz solar, e/ou até mesmo da redução da biodisponibilidade de cálcio na alimentação. A deficiência em cálcio contribui para o crescimento deficiente e para fraturas em crianças com DC, bem como para fraturas e para perda da densidade mineral óssea em adultos celíacos.[7,36,69]

O paciente celíaco também pode manifestar intolerância à lactose, a qual pode decorrer de predisposição genética ou ser secundária à lesão vilositária intestinal jejunal, já que a lactase, principal enzima envolvida na regulação da absorção de lactose em nível intestinal, é expressa na membrana apical dos enterócitos. Isto pode implicar que a lactose presente no leite e em derivados também deva ser reduzida ou eliminada temporária ou definitivamente da alimentação. De acordo com a literatura, mais de 50% dos pacientes em tratamento não atingem 50% das recomendações de ingestão diária de cálcio. Além disso, apesar de as concentrações de vitamina D e cálcio poderem se normalizar dentro de um a dois anos em DLG, as populações pediátricas e adultas em DLG acabam por consumir quantidades de cálcio e vitamina D abaixo dos valores recomendados para

DOENÇA CELÍACA E OUTROS DISTÚRBIOS ASSOCIADOS AO GLÚTEN 1035

suas faixas etárias.[116] Assim, estes dados podem explicar parcialmente a persistência frequente de complicações extraintestinais na população celíaca, como osteopenia, osteoporose e fraturas em adultos, e déficit de crescimento em crianças e adolescentes.

Os estudos existentes na literatura que buscam identificar associações entre polimorfismos genéticos regulatórios do metabolismo da vitamina D em celíacos são escassos. Contudo, foi sugerido que polimorfismos no gene que codifica o VDR compreendem marcadores de suscetibilidade ou de proteção para doenças autoimunes, aumentando ou diminuindo o risco para a DC, respectivamente.[99] Dois polimorfismos, o C/T -13910 (rs4988235) e o G/A -22018 (rs182549), localizados na região regulatória do gene *LCT*, que codifica a lactase, estão relacionados com a persistência ou não da enzima, e as variantes relacionadas à não persistência parecem ser mais frequentes na população pediátrica celíaca, mas não entre indivíduos saudáveis.[6,53]

Nesse contexto, a restrição de laticínios da alimentação pode representar terapêutica nutricional efetiva na população celíaca, desde que os diagnósticos clínico e genético tenham sido estabelecidos. Os distintos genótipos associados à gravidade da DC podem influenciar a biodisponibilidade do cálcio e, direta ou indiretamente, a biodisponibilidade de outros micronutrientes essenciais, com particular atenção para a vitamina D. Diante do forte componente genético que regula as vias de metabolismo do cálcio e da vitamina D, o aconselhamento nutrigenético deve ser considerado.

Deficiências em zinco, magnésio e cobre

Microelementos essenciais, como zinco, cobre e magnésio, não devem ser ignorados no contexto da DC, já que, em razão de seu importante papel em nível do sistema nervoso, na hematopoiese, no metabolismo e no ciclo celular, assim como por sua disponibilidade reduzida nos cereais isentos de glúten, podem estar deficientes na DC ativa.[83] O desequilibrio destes micronutrientes na DLG faz com que esses pacientes necessitem suplementação adicional.[19] O zinco é um elemento-traço essencial envolvido em inúmeras reações e funções bioquímicas. A deficiência em zinco pode afetar, por exemplo, a síntese de proteínas e resultar em redução do crescimento.[126] O magnésio também é essencial para várias reações enzimáticas, incluindo vias de regulação da atividade de DNA e RNA polimerases, bombas iônicas e canais de cálcio. Assim, recomenda-se que os alimentos sem glúten priorizados na alimentação do paciente celíaco incluam cereais como quinoa, sorgo e amaranto, que são seguros e ricos em folato, vitaminas (riboflavina, vitamina C e vitamina E) e minerais.[103]

NUTRIÇÃO IMUNOMODULADORA NOS DISTÚRBIOS ASSOCIADOS AO GLÚTEN

O consumo de glúten em indivíduos intolerantes induz a superprodução de espécies reativas de oxigênio (ERO), bem como a ativação descontrolada de vias pró-inflamatórias. Os efeitos deletérios das ERO afetam principalmente os sistemas de defesa antioxidante, que incluem antioxidantes não enzimáticos (glutationa e vitaminas) e enzimas antioxidantes (p. ex., superóxido dismutase, glutationa peroxidase/redutase). Tais efeitos podem aumentar consideravelmente os níveis de inflamação, tanto da mucosa do intestino delgado, quanto em nível sistêmico em indivíduos geneticamente predispostos.[32] Uma vez que a DLG não é suficiente para manter o equilíbrio oxidativo/antioxidante necessário em celíacos tratados, combinar a DLG com nutrientes e componentes bioativos de alimentos (CBA) com efeitos antioxidantes pode potencializar a intervenção nutricional em indivíduos com DAG. As evidências que melhor sustentam os efeitos de nutrientes e CBA sob a atividade antioxidantes em celíacos são discutidos a seguir.

Vitaminas C e E

As vitaminas C e E são capazes de modular respostas imunes por meio de vários mecanismos, como pela modulação da função leucocitária e da proliferação de linfócitos. As vitaminas C e E também exercem atividade antioxidante e, assim, modulam o processo inflamatório mediado pela diminuição da ativação da via do NF-κB.[9,24] Em modelos *in vitro* também tem sido demonstrado que a administração de vitamina C no sistema de cultura de biópsias da mucosa do intestino delgado previne a secreção aumentada de IFN-gama, de TNF-alfa e de IL-6 e aumenta a expressão de IL-15 desencadeada pelos peptídeos de gliadina não digeridos.[9] Sugere-se, portanto, que a suplementação de vitamina C pode ser benéfica para pacientes celíacos e com outros DAG com patogênese similar.

Polifenóis e carotenoides

O consumo de frutas e hortaliças acrescenta à alimentação vários polifenóis e carotenoides que podem exercer propriedades antioxidantes e anti-inflamatórias nas células epiteliais do intestino. Provável alvo para esses compostos parece ser a cascata de transdução de sinal que resulta na ativação de fatores de transcrição, como a do NF-κB[138]. Os vários mecanismos de ação de flavonoides com atividade anti-inflamatória, como a quercetina, as catequinas e a genisteína, incluem a redução da concentração de prostaglandinas e leucotrienos pela inibição de enzimas produtoras de eicosanoides, como a fosfolipase A2, a ciclo-oxigenase (COX) e a lipo-oxigenase (LOX),[17] bem como possíveis efeitos protetores sobre a disfunção da barreira intestinal induzida pelo estresse oxidativo e pelas citocinas inflamatórias.[114] Os carotenoides, como o licopeno, também são capazes de inibir a expressão de enzimas/proteínas relacionadas à inflamação, o que reduz parcialmente a ativação do NF-κB[39] e inibe a geração de ERO induzida pela gliadina e pelo IFN-gama.[27]

Ácidos graxos essenciais

Evidências crescentes foram acumuladas sobre o papel dos enterócitos na inflamação celíaca. Peptídeos derivados da gliadina acumulam-se no sistema endossomo-lisossomo das células epiteliais intestinais e induzem estresse oxidativo e regulação negativa do receptor ativado por proliferador de peroxissomo gama (PPAR-gama), mediados pela tTG.[66] Além disso, os enterócitos celíacos liberam citocinas pró-inflamatórias que direcionam IEL e células *natural killer* para citólise e apresentam o peptídeo de glúten aos IEL em indivíduos com predisposição genética, como anteriormente mencionado. Os ácidos graxos poli-insaturados (AGPI) e seus derivados são ligantes endógenos do PPAR-

DOENÇA CELÍACA E OUTROS DISTÚRBIOS ASSOCIADOS AO GLÚTEN 1037

-gama e foi demonstrado que a ativação deste receptor por AGPI está associada à redução na produção de citocinas pró-inflamatórias (TNF-alfa e IL-6).[66]

Foi observado, ainda, que os enterócitos expressam fosfolipase citosólica A2 (cPLA2, do inglês *cytosolic phospholipases A2*), a qual ativa a cascata do ácido araquidônico (AA) em resposta a estímulos inflamatórios e diferenciação. O ácido docosa-hexaenoico (DHA) é um AGPI ômega-3 de cadeia longa que neutraliza muitos efeitos pró-inflamatórios do AA. O aumento da captação celular de DHA reduz a incorporação de AA na membrana celular e inibe tanto a liberação de AA mediada por cPLA2 quanto a síntese dos mediadores de eicosanoides derivados de AA em inflamações, como prostaglandinas e leucotrienos. Em contraste, os ácidos graxos saturados, especialmente o ácido láurico ($C_{12}H_{24}O_2$), aumentam a ativação do NF-κB em macrófagos e células dendríticas.[137] No que diz respeito à DC, a liberação de cPLA2 dependente de AA dos linfócitos intraepiteliais após exposição com gliadina contribui para a citólise dos linfócitos e para a resposta imune celíaca. Foi demonstrado que o DHA preveniu a liberação de AA, a expressão da COX2, a atividade do cPLA2 e a liberação de prostaglandina E2 e de IL-8 por células epiteliais intestinais humanas em modelo *in vitro*.[127]

Probióticos

O uso de bactérias potencialmente benéficas – probióticos – na intervenção terapêutica da DC tem sido apoiado em razão da disbiose intestinal em geral associada à doença. Ainda são escassas as evidências científicas que sustentem seus efeitos na manutenção da função da barreira intestinal e na regulação da resposta do sistema imune inato e adaptativo. Entretanto, há alguma evidência sugerindo que pacientes celíacos, em fase de diagóstico e de tratamento com DLG, possam se beneficiar com essas bactérias. Probióticos das cepas *Firmicutes* e *Bifidobacterium* parecem regular negativamente as concentrações ciruclantes de TNF-alfa e a persistência de sintomas gastrintestinais em celíacos tratados com DLG.[52,130] Os efeitos benéficos dos probióticos na saúde intestinal do hospedeiro podem ainda se manifestar por meio da produção de substâncias inibitórias contra agentes patogênicos (peróxido de hidrogênio, bacteriocinas e ácidos graxos), do bloqueio dos locais de adesão, da competição por nutrientes, da degradação de receptores de toxina e da regulação de imunidade.[8] Mais estudos são necessários para avaliar as ações de probióticos específicos contra patógenos específicos e derivados do glúten e definir quais dessas ações podem beneficiar pacientes com DAG.

TERAPÊUTICA NUTRICIONAL E RECOMENDAÇÕES GERAIS NOS DISTÚRBIOS ASSOCIADOS AO GLÚTEN

A DLG compreende a única estratégia atualmente efetiva para o tratamento da DC. Um padrão de alimentação livre de glúten durante toda a vida, entretanto, pode ser de difícil adesão, principalmente por implicar modificação importante de hábitos alimentares e que frequentemente apresenta, por exemplo, custos elevados. As informações sobre ingestão de glúten na população geral são escassas, pois há falta de informações detalhadas sobre o teor de glúten presente nos produtos alimentícios. O trigo é a base da maioria dos alimentos elaborados com cereais e é frequentemente utilizado como espessante, estabilizador e aromatizador de alimentos como molhos, e até mesmo em carnes ou peixes. Enquanto o centeio é menos utilizado pela indústria alimentícia, o malte de cevada é frequentemente adicionado aos alimentos também para conferir propriedades aromatizantes, principalmente em cereais à base de arroz, doces e xaropes. Para dificultar ainda mais a adesão do celíaco ou do paciente com outro DAG a uma DLG estrita, o trigo também existe sob vários nomes, incluindo farro ou trigo descascado, lina e triticale (um híbrido de trigo e centeio), entre outros. Sob a perspectiva nutricional, uma intervenção que restringe o consumo de alimentos ou produtos alimentícios que contenham glúten, em curto ou longo prazos, se não for devidamente aderida pelo paciente e combinada com um efetivo plano de reeducação alimentar, implica, muitas vezes, deficiências nutricionais importantes na população celíaca em particular.

Estas deficiências nutricionais podem estar associadas diretamente à DC, ser consequência da DLG ou o resultado da combinação desses fatores aqui discutidos. A DLG apresenta limitações na adequação de seu valor nutricional e pode contribuir para que os pacientes tratados continuem a apresentar deficiências nutricionais, mesmo quando as normalizações serológica e histológica tenham sido atingidas.[109,116] Os principais efeitos resultantes das DLG estão resumidos no Quadro 45.3.

Quadro 45.3 Efeitos da dieta livre de glúten

Início (dias ou semanas após o diagnóstico)
- Redução dos sintomas gastrintestinais
- Bem-estar pode apresentar melhoras

Médio prazo (seis a 12 meses após o diagnóstico)
- Correção das deficiências
- Correção dos sintomas gastrintestinais
- Alívio da fadiga
- Redução de dores musculoesqueléticas
- Tratamento de úlceras orais
- Recuperação de peso corporal
- Tratamento em população pediátrica

Longo prazo (superior a um ano após o diagnóstico)
- Melhora do estado de saúde óssea
- Redução do risco de fraturas
- Redução do risco de câncer ou linfomas
- Aumento da taxa de sobrevida
- Ganho de peso indesejável
- Restrição social

Fonte: adaptado de See et al.[106]

Há algumas opiniões clínicas controversas acerca da permissão ou não da aveia na alimentação do celíaco. Entretanto, evidências demonstram que o consumo de aveia como parte da DLG é seguro e deve ser encorajado, em razão dos vários benefícios que este alimento proporciona para a saúde de forma global. Além de representar boa fonte de fibra solúvel, com efeitos importantes na diminuição da resposta glicêmica pós-prandial, representa também contribuinte alimentar complementar como fonte de micronutrientes deficientes nestes pacientes. Obviamente é importante garantir a pureza e a alta qualidade dos alimentos presentes na alimentação do paciente celíaco ou com qualquer outro DAG. O monitoramento da resposta adequada ao tratamento nutricional para qualquer DLG em DAG é obrigatório.[1] Há, ainda, alguma evidência sus-

DOENÇA CELÍACA E OUTROS DISTÚRBIOS ASSOCIADOS AO GLÚTEN

tentando que a ingestão reduzida de fibras alimentares, associada com alterações na microbiota intestinal, pode mediar a resposta deficiente dos sintomas à DLG.

É observado que um subgrupo de pacientes celíacos não consegue alívio suficiente dos sintomas gastrintestinais, mesmo em DLG em longo prazo.[58] Apesar de certos medicamentos poderem ter ação na resposta insatisfatória do tratamento, o motivo mais comum para a não responsividade são as transgressões alimentares, muitas vezes difíceis de se reconhecer.

CONSIDERAÇÕES FINAIS

A fisiopatologia da DC e de outros DAG ainda não totalmente elucidada dificulta a compreensão de aspectos moleculares e bioquímicos envolvidos. A nutrição personalizada representa estratégia de terapêutica nutricional chave para pacientes intolerantes ao consumo de glúten. As individualidades genética e bioquímica que priorizem o consumo de nutrientes e de componentes bioativos, e não somente os alimentos livres de glúten, potencializam o combate da toxicidade sistêmica dos peptídeos de glúten sob a integridade da mucosa intestinal, bem como de outros órgãos sistêmicos. A utilidade da genômica nutricional como ferramenta para a terapia nutricional direcionada é cada vez mais evidente, entretanto mais pesquisas básicas, estudos epidemiológicos extensos e ensaios de intervenção controlados são necessários para investigar se, por exemplo, os ácidos graxos insaturados de cadeia longa, as vitaminas antioxidantes, os polifenóis, os carotenoides e os probióticos, entre outros, modulam a predisposição de condições inflamatórias crônicas e, portanto, têm papel na personalização da terapia nutricional da DC e de outros DAG.

REFERÊNCIAS

1. Aaltonen K, Laurikka P, Huhtala H, Mäki M, Kaukinen K, Kurppa K. The long-term consumption of oats in celiac disease patients is safe: a large cross-sectional study. Nutrients. 2017;15;9(6).
2. Abadie V, Discepolo V, Jabri B. Intraepithelial lymphocytes in celiac disease immunopathology. Semin Immunopathol. 2012;34:551-66.
3. Almeida RC, Gandolfi L, De Nazaré Klautau-Guimarães M, Ferrari I, Sousa SM, et al. Does celiac disease occur in Afro-derived Brazilian populations? Am J Hum Biol. 2012;24(5):710-2.
4. Aufiero VR, Fasano A, Mazzarella G. Non-celiac gluten sensitivity: how its gut immune activation and potential dietary management differ from celiac disease. Mol Nutr Food Res. 2018;26:e1700854.
5. Aziz I, Hadjivassiliou M, Sanders DS. The spectrum of noncoeliac gluten sensitivity. Nat Rev Gastroenterol Hepatol. 2015;12(9):516-26.
6. Basso MS, Luciano R, Ferretti F, Muraca M, Panetta F, Bracci F, et al. Association between celiac disease and primary lactase deficiency. Eur J Clin Nutr. 2012;66(12):1364-5.
7. Bendik I, Friedel A, Roos FF, Weber P, Eggersdorfer M. Vitamin D: a critical and essential micronutrient for human health. Front Physiol. 2014;11;5:248.
8. Bermudez-Brito M, Plaza-Díaz J, Muñoz-Quezada S, Gómez-Llorente C, Gil A. Probiotic mechanisms of action. Ann Nutr Metab. 2012;61(2):160-74.
9. Bernardo D, Martínez-Abad B, Vallejo-Diez S, Montalvillo E, Benito V, Anta B, et al. Ascorbate-dependent decrease of the mucosal immune inflammatory response to gliadin in coeliac disease patients. Allergol Immunopathol. 2012;40:3-8.

BASES BIOQUÍMICAS E FISIOLÓGICAS DA NUTRIÇÃO

10. Biagi F, Bianchi PI, Vattiato C, Marchese A, Trotta L, Badulli C, et al. Influence of HLA-DQ2 and DQ8 on severity in celiac Disease. J Clin Gastroenterol. 2012;46(1):46-50.
11. Bodd M, Ráki M, Tollefsen S, Fallang LE, Bergseng E, Lundin KE, et al. HLA-DQ2-restricted gluten-reactive T cells produce IL-21 but not IL-17 or IL-22. Mucosal Immunol. 2010;3(6):594-601.
12. Bottaro G, Cataldo F, Rotolo N, Spina M, Corazza GR. The clinical pattern of subclinical/silent celiac disease: an analysis on 1026 consecutive cases. Am J Gastroenterol. 1999;94:691-6.
13. Bouziat R, Hinterleitner R, Brown JJ, Stencel-Baerenwald JE, Ikizler M, Mayassi T, et al. Reovirus infection triggers inflammatory responses to dietary antigens and development of celiac disease. Science. 2017;356(6333):44-50.
14. Bucci C, Zingone F, Russo I, Morra I, Tortora R, Pogna N, et al. Gliadin does not induce mucosal inflammation or basophil activation in patients with nonceliac gluten sensitivity. Clin Gastroenterol Hepatol. 2013;11(10):1294-9.e1.
15. Byass P, Kahn K, Ivarsson A. The global burden of childhood celiac disease: a neglected component of diarrhoeal mortality? PLoS One. 2011;6(7):e22774.
16. Caja S, Mäki M, Kaukinen K, Lindfors K. Antibodies in celiac disease: implications beyond diagnostics. Cell Mol Immunol. 2011;8(2):103-9.
17. Calder PC, Albers R, Antoine JM, Blum S, Bourdet-Sicard R, Ferns GA, et al. Inflammatory disease processes and interactions with nutrition. Br J Nutr. 2009;101:1-45.
18. Capuano M, Iaffaldano L, Tinto N, Montanaro D, Capobianco V, et al. MicroRNA-449a overexpression, reduced NOTCH1 signals and scarce goblet cells characterize the small intestine of celiac patients. PLoS ONE. 2011;6(12):e29094.
19. Caruso R, Pallone F, Stasi E, Romeo S, Monteleone G. Appropriate nutrient supplementation in celiac disease. Ann Med. 2013;45:522-31.
20. Catassi C, Elli L, Bonaz B, Bouma G, Carroccio A, Castillejo G, et al. Diagnosis of Non-Celiac Gluten Sensitivity (NCGS): the Salerno experts' criteria. Nutrients. 2015;7(6):4966-77.
21. Catassi C, Gatti S, Fasano A. The new epidemiology of celiac disease. J Pediatr Gastroenterol Nutr. 2014;59 Suppl 1:S7-9.
22. Cerqueira JXM, Pereira FP, Dias JA, Almeida MDV. Doença celíaca e outros distúrbios associados ao glúten. In: Cominetti C, Rogero MM, Horst MM, organizadores. Genômica nutricional: dos fundamentos à nutrição molecular. Barueri: Manole; 2016. p.371-85.
23. Clouzeau-Girard H, Rebouissoux L, Taupin JL, Le Bail B, Kalach N, Michaud L, et al. HLA-DQ genotyping combined with serological markers for the diagnosis of celiac disease: is intestinal biopsy still mandatory? Pediatr Gastroenterol Nutr. 2011;52(6):729-33.
24. Cook-Mills JM, McCary CA. Isoforms of vitamin E differentially regulate inflammation. Endocr Metab Immune Disord Drug Targets. 2010;10:348-66.
25. Dahele A, Ghosh S. Vitamin B12 deficiency in untreated celiac disease. Am J Gastroenterol. 2001;96(3):745-50.
26. Dalla Pellegrina C, Perbellini O, Scupoli MT, Tomelleri C, Zanetti C, Zoccatelli G, et al. Effects of wheat germ agglutinin on human gastrointestinal epithelium: insights from an experimental model of immune/epithelial cell interaction. Toxicol Appl Pharmacol. 2009;237(2):146-53.
27. de Stefano D, Maiuri MC, Simeon V, Grassia G, Soscia A, Cinelli MP, et al. Lycopene, quercetin and tyrosol prevent macrophage activation induced by gliadin and IFN-gamma. Eur J Pharmacol. 2007;566:192-9.
28. Dias JA. Celiac disease: what do we know in 2017? GE Port J Gastroenterol. 2017;24(6):275-8.
29. Dubois PC, van Heel DA. Translational mini-review series on the immunogenetics of gut disease: immunogenetics of coeliac disease. Clin Exp Immunol. 2008;153(2):162-73.
30. Dubois PC, Trynka G, Franke L, Hunt KA, Romanos J, Curtotti A, et al. Multiple common variants for celiac disease influencing immune gene expression. Nat Genet. 2010;42(4):295-302.
31. Fasano A. Zonulin, regulation of tight junctions, and autoimmune diseases. Ann N Y Acad Sci. 2012;1258:25-33.
32. Ferretti G, Bacchetti, Masciangelo S, Saturni L. Celiac disease, inflammation and oxidative damage: a nutrigenetic approach. Nutrients. 2012;4(4):243-57.
33. Freeman HJ. Iron deficiency anemia in celiac disease. World J Gastroenterol. 2015;21;21(31):9233-8.
34. Gandolfi L, Pratesi R, Cordoba JC, Tauil PL, Gasparin M, Catassi C. Prevalence of celiac disease among blood donors in Brazil. Am J Gastroenterol. 2000;95(3):689-92.

DOENÇA CELÍACA E OUTROS DISTÚRBIOS ASSOCIADOS AO GLÚTEN   1041

35. Green PH, Cellier C. Celiac disease. N Engl J Med. 2007 Oct 25;357(17):1731-43.
36. Greenhill C. Celiac disease: lack of vitamins D and K affects bone health in celiac disease. Nat Rev Gastroenterol Hepatol. 2011;8(12):660.
37. Hadithi M, Mulder CJ, Stam F, Azizi J, Crusius JB, Pena AS, et al. Effect of B vitamin supplementation on plasma homocysteine levels in celiac disease. World J Gastroenterol. 2009;15:955-60.
38. Hayden MS, Ghosh S. NF-kB in immunobiology. Cell Res. 2011;21:223-44.
39. Heber D, Lu QY. Overview of mechanisms of action of lycopene. Exp Biol Med. 2002;227:920-3.
40. Hozyasz KK, Mostowska A, Szaflarska-Poplawska A, Lianeri M, Jagodzinski PP. Polymorphic variants of genes involved in homocysteine metabolism in celiac disease. Mol Biol Rep. 2012;39(3):3123-30.
41. Hunt KA, Zhernakova A, Turner G, Heap GA, Franke L, Bruinenberg M, et al. Newly identified genetic risk variants for celiac disease related to the immune response. Nat Genet. 2008;40(4):395-402.
42. Husby S, Koletzko S, Korponay-Szabo IR, Mearin ML, Phillips A, Shamir R, et al. European Society for Pediatric Gastroenterology, Hepatology, and Nutrition guidelines for the diagnosis of coeliac disease. J Pediatr Gastroenterol Nutr. 2012;54:136-60.
43. Husby S, Murray JA. Diagnosing coeliac disease and the potential for serological markers. Nat Rev Gastroenterol Hepatol. 2014;11(11):655-63.
44. Ivarsson A, Hernell O, Nystrom L, Persson LA. Children born in the summer have increased risk for coeliac disease. J Epidemiol Community Health. 2003;57:36-9.
45. Izcue A, Coombes JL, Powrie F. Regulatory lymphocytes and intestinal inflammation. Annu Rev Immunol. 2009;27:313-38.
46. Jabri B, Sollid LM. T Cells in celiac disease. J Immunol. 2017;198(8):3005-14.
47. Kabbani T, Vanga RR, Leffler DA, Villafuerte-Galvez J, Pallav K, Hansen J, et al. Celiac disease or non celiac gluten sensitivity? An approach to clinical differential diagnosis. Am J Gastroenterol. 2014;109;741-6.
48. Kagnoff MF, Paterson YJ, Kumar PJ, Kasarda DD, Carbone FR, Unsworth DJ, Austin RK. Evidence for the role of a human intestinal adenovirus in the pathogenesis of coeliac disease. Gut. 1987;28:995-1001.
49. Karell K, Louka AS, Moodie SJ, Ascher H, Clot F, Greco L et al. HLA types in celiac disease patients not carrying the DQA1*05-DQB1*02 (DQ2) heterodimer: results from the European Genetics Cluster on Celiac Disease. Hum Immunol. 2003;64:469-77.
50. Karinen H, Kärkkäinen P, Pihlajamäki J, Janatuinen E, Heikkinen M, Julkunen R, et al. Gene dose effect of the DQB1*0201 allele contributes to severity of coeliac disease. Scand J Gastroenterol. 2006;41(2):191-9.
51. Kaukinen K, Mäki M. Celiac disease in 2013: new insights in dietary-gluten-induced autoimmunity. Nat Rev Gastroenterol Hepatol. 2014;11(2):80-2.
52. Klemenak M, Dolinšek J, Langerholc T, Di Gioia D, Mičetić-Turk D. Administration of Bifidobacterium breve decreases the production of TNF-α in children with celiac disease. Dig Dis Sci. 2015;60(11):3386-92.
53. Kruse TA, Bolund L, Grzeschik KH, Ropers HH, Sjöström H, Norén O, et al. The human lactase-phlorizin hydrolase gene is located on chromosome 2. FEBS Lett. 1988;240(1-2):123-6.
54. Kuitunen P, Kosnai I, Savilahti E. Morphometric study of the jejunal mucosa in various childhood enteropathies with special reference to intraepithelial lymphocytes. J Pediatr Gastroenterol Nutr. 1982;1(4):525-31.
55. Kupfer SS, Jabri B. Pathophysiology of celiac disease. Gastrointest Endoscopy Clin N Am. 2012;22:639-60.
56. Lakatos PL, Kiss LS, Miheller P. Nutritional influences in selected gastrointestinal diseases. Dig Dis. 2011;29(2):154-65.
57. Last JM. The iceberg: 'Completing the clinical picture' in general practice. Lancet. 1963;2:28-31.
58. Laurikka P, Kaukinen K, Kurppa K. Unravelling the mechanisms behind the persistent gastrointestinal symptoms in celiac disease – how can they lead to better treatment outcomes? Expert Rev Gastroenterol Hepatol. 2017;11(7):605-7.

59. Lebreton C, Ménard S, Abed J, Moura IC, Coppo R, Dugave C, et al. Interactions among secretory immunoglobulin A, CD71, and transglutaminase-2 affect permeability of intestinal epithelial cells to gliadin peptides. Gastroenterology. 2012;143(3):698-707.
60. Lebwohl B, Ludvigsson JF, Green PH. Celiac disease and non-celiac gluten sensitivity. BMJ. 2015;351:h4347.
61. Lebwohl B, Sanders DS, Green PHR. Coeliac disease. Lancet. 2018;391(10115):70-81.
62. Leonard MM, Fasano A. The microbiome as a possible target to prevent celiac disease. Expert Rev Gastroenterol Hepatol. 2016;10(5):555-6.
63. Leonard MM, Sapone A, Catassi C, Fasano A. Celiac disease and nonceliac gluten sensitivity: a review. JAMA. 2017;15;318(7):647-56.
64. Lim PS, Li J, Holloway AF, Rao S. Epigenetic regulation of inducible gene expression in the immune system. Immunology. 2010;2(6):775-95.
65. Losurdo G, Principi M, Iannone A, Amoruso A, Ierardi E, Di Leo A, et al. Extra-intestinal manifestations of non-celiac gluten sensitivity: an expanding paradigm. World J Gastroenterol. 2018;24(14):1521-30.
66. Luciani A, Villella VR, Vasaturo A, Giardino I, Pettoello-Mantovani M, Guido S, et al. Lysosomal accumulation of gliadin p31-43 peptide induces oxidative stress and tissue transglutaminase--mediated PPARgamma downregulation in intestinal epithelial cells and coeliac mucosa. Gut. 2010;59:311-9.
67. Ludvigsson JF, Leffler DA, Bai JC, Biagi F, Fasano A, Green PH, Hadjivassiliou M, et al. The Oslo definitions for celiac disease and related terms. Gut. 2013;62(1):43-52.
68. Lundin KEA. Non-celiac gluten sensitivity – why worry? BMC Medicine. 2014;12:86.
69. Mager DR, Qiao J, Turner J. Vitamin D and K status influences bone mineral density and bone accrual in children and adolescents with celiac disease. Eur J Clin Nutr. 2012;66(4):488-95.
70. Mäki M. Coeliac disease: lack of consensus regarding definitions of coeliac disease. Nat Rev Gastroenterol Hepatol. 2012;15;9(6):305-6.
71. Mansueto P, Seidita A, D'Alcamo A, Carroccio A. Non-celiac gluten sensitivity: literature review. J Am Coll Nutr. 2014;33(1):39-54.
72. Meda F, Folci M, Baccarelli A, Selmi C. The epigenetics of autoimmunity. Cell Mol Immunol. 2011;8(3):226-36.
73. Melo SB, Fernandes MI, Peres LC, Troncon LE, Galvão LC. Prevalence and demographic characteristics of celiac disease among blood donors in Ribeirão Preto, State of São Paulo, Brazil. Dig Dis Sci. 2006;51(5):1020-5.
74. Meresse B, Malamut G, Cerf-Bensussan N. Celiac disease: an immunological jigsaw. Immunity. 2012;36(6):907-19.
75. Miranda J, Lasa A, Bustamante MA, Churruca I, Simon E. Nutritional differences between a gluten-free diet and a diet containing equivalent products with gluten. Plant Foods Hum Nutr. 2014;69(2):182-7.
76. Miyake K, Tanaka T, McNeil PL. Lectin-based food poisoning: a new mechanism of protein toxicity. PLoS One. 2007;2(8):e687.
77. Molberg O, Uhlen AK, Jemsen T, Flaete NS, Fleckenstein B, Arentz-Hansen H, et al. Mapping of gluten T-cell epitopes in the bread wheat ancestors: implications for celiac disease. Gastroenterology. 2005;128:393-401.
78. Mubarak A, Spierings E, Wolters VM, Otten HG, ten Kate FJ, Houwen RH. Children with celiac disease and high tTGA are genetically and phenotypically different. World J Gastroenterol. 2013;7;19(41):7114-20.
79. Murray JA. Celiac disease in patients with an affected member, type 1 diabetes, iron-deficiency, or osteoporosis? Gastroenterology. 2005;128(4 Suppl 1):S52-6.
80. Murray JA, McLachlan S, Adams PC, Eckfeldt JH, Garner CP, Vulpe CD, et al. Association between celiac disease and iron deficiency in Caucasians, but not non-Caucasians. Clin Gastroenterol Hepatol. 2013;11(7):808-14.
81. Murray JA, Moore SB, Van Dyke CT, Lahr BD, Dierkhising RA, Zinsmeister AR, et al. HLA DQ gene dosage and risk and severity of celiac disease. Clin Gastroenterol Hepatol. 2007;5(12):1406-12.

DOENÇA CELÍACA E OUTROS DISTÚRBIOS ASSOCIADOS AO GLÚTEN

82. Murray JA, Rubio-Tapia A, Van Dyke CT, Brogan DL, Knipschield MA, Lahr B, et al. Mucosal atrophy in celiac disease: extent of involvement, correlation with clinical presentation, and response to treatment. Clin Gastroenterol Hepatol. 2008;6(2):186-93.
83. Naik RD, Seidner DL, Adams DW. Nutritional consideration in celiac disease and nonceliac gluten sensitivity. Gastroenterol Clin North Am. 2018;47(1):139-54.
84. Newton KP, Singer SA. Celiac disease in children and adolescents: special considerations. Semin Immunopathol. 2012;34(4):479-96.
85. Oittinen M, Popp A, Kurppa K, Lindfors K, Mäki M, Kaikkonen MU, Viiri K. PRC2 enacts Wnt signaling in intestinal homeostasis and contributes to the instigation of stemness in disease entailing epithelial hyperplasia or neoplasia. Stem Cells. 2017;35(2):445-57.
86. Olivares M, Neef A, Castillejo G, Palma GD, Varea V, Capilla A, et al. The HLA-DQ2 genotype selects for early intestinal microbiota composition in infants at high risk of developing coeliac disease. Gut. 2015;64(3):406-17.
87. Olivares M, Benítez-Páez A, de Palma G, Capilla A, Nova E, Castillejo G, et al. Increased prevalence of pathogenic bacteria in the gut microbiota of infants at risk of developing celiac disease: The PROFICEL study. Gut Microbes. 2018;19:1-8.
88. Oliveira RP, Sdepanian VL, Barreto JA, Cortez AJ, Carvalho FO, Bordin JO, et al. High prevalence of celiac disease in Brazilian blood donor volunteers based on screening by IgA antitissue transglutaminase antibody. Eur J Gastroenterol Hepatol. 2007;19(1):43-9.
89. Palma GD, Capilla A, Nova E, Castillejo G, Varea V, Pozo T, et al. Influence of milk-feeding type and genetic risk of developing coeliac disease on intestinal microbiota of infants: the PROFICEL study. PLoS One. 2012;7(2):e30791.
90. Payne DC, Vinjé J, Szilagyi PG, Edwards KM, Staat MA, Weinberg GA, et al. Norovirus and medically attended gastroenteritis in U.S. children. N Engl J Med. 2013;21;368(12):1121-30.
91. Pereira MA, Ortiz-Agostinho CL, Nishitokukado I, Sato MN, Damiao AO, Alencar ML, Abrantes-Lemos CP, et al. Prevalence of celiac disease in an urban area of Brazil with predominantly European ancestry. World J Gastroenterol. 2006;12:6546-50.
92. Petronzelli F, Bonamico M, Ferrante P, Grillo R, Mora B, Mariani P, et al. Genetic contribution of the HLA region to the familial clustering of coeliac disease. Ann Hum Genet. 1997;61(Pt 4):307-17.
93. Pichler I, Minelli C, Sanna S, Tanaka T, Schwienbacher C, Naitza S, et al. Identification of a common variant in the TFR2 gene implicated in the physiological regulation of serum iron levels. Hum Mol Genet. 2011;15;20(6):1232-40.
94. Pratesi R, Gandolfi L, Garcia SG, Modelli IC, Lopes de Almeida P, Bocca AL, Catassi C. Prevalence of coeliac disease: unexplained age-related variation in the same population. Scand J Gastroenterol. 2003;38:747-50.
95. Qiao S-W, Iversen R, Ráki M, Solli LM. The adaptive immune response in celiac disease. Semin Immunopathol. 2012;34:523-40.
96. Ricaño-Ponce I, Wijmenga C, Gutierrez-Achury J. Genetics of celiac disease. Best Pract Res Clin Gastroenterol. 2015;29(3):399-412.
97. Romanos J, Rosén A, Kumar V, Trynka G, Franke L, Szperl A, et al. CD risk prediction can be improved by adding non-HLA-susceptible variants to common HLA testing. Gut. 2014;63(3):415-22.
98. Salentijn EM, Mitea DC, Goryunova SV, van der Meer IM, Padioleau I, Gilissen LJ, et al. Celiac disease T-cell epitopes from gamma-gliadins: immunoreactivity depends on the genome of origin, transcript frequency, and flanking protein variation. BMC Genomics. 2012;22;13:277.
99. San-Pedro JI, Bilbao JR, Perez de Nanclares G, Vitoria JC, Martul P, Castaño L. Heterogeneity of vitamin D receptor gene association with celiac disease and type 1 diabetes mellitus. Autoimmunity. 2005;38(6):439-44.
100. Sapone A, Bai JC, Ciacci C, Dolinsek J, Green PH, Hadjivassiliou M, et al. Spectrum of glutenrelated disorders: consensus on new nomenclature and classification. BMC Med. 2012;10(2):1-12.
101. Sapone A, Lammers KM, Casolaro V, Cammarota M, Giuliano MT, De Rosa M, et al. Divergence of gut permeability and mucosal immune gene expression in two gluten-associated conditions: celiac disease and gluten sensitivity. BMC Med. 2011;9:23.
102. Sapone A, Lammers KM, Mazzarella G, Mikhailenko I, Cartenì M, Casolaro V, Fasano A. Differential mucosal IL-17 expression in two gliadin-induced disorders: gluten sensitivity and the autoimmune enteropathy celiac disease. Int Arch Allergy Immunol. 2010;152(1):75-80.

103. Saturni L, Ferretti G, Bacchetti T. The gluten-free diet: Safety and nutritional quality. Nutrients. 2010;2:16-34.
104. Schalk K, Lang C, Wieser H, Koehler P, Scherf KA. Quantitation of the immunodominant 33-mer peptide from α-gliadin in wheat flours by liquid chromatography tandem mass spectrometry. Sci Rep. 2017;22;7:45092.
105. Schumann M, Siegmund B, Schulzke JD, Fromm M. Celiac disease: role of the epithelial barrier. Cell Mol Gastroenterol Hepatol. 2017;14;3(2):150-62.
106. See JA, Kaukinen K, Makharia GK, Gibson PR, Murray JA. Practical insights into gluten-free diets. Nat Rev Gastroenterol Hepatol. 2015;12(10):580-91.
107. Shan L, Molberg Ø, Parrot I, Hausch F, Filiz F, Gray GM, et al. Structural basis for gluten intolerance in celiac sprue. Science. 2012;27;297(5590):2275-9.
108. Shan L, Qiao SW, Arentz-Hansen H, Molberg Ø, Gray GM, Sollid LM, Khosla C. Identification and analysis of multivalent proteolytically resistant peptides from gluten: implications for celiac sprue. J Proteome Res. 2005;4(5):1732-41.
109. Shepherd SJ, Gibson PR. Nutritional inadequacies of the gluten-free diet in both recently diagnosed and long-term patients with coeliac disease. J Hum Nutr Diet. 2013;26(4):349-58.
110. Singh P, Arora S, Lal S, Strand TA, Makharia GK. Risk of celiac disease in the first- and second--degree relatives of patients with celiac disease: a systematic review and meta-analysis. Am J Gastroenterol. 2015;110(11):1539-48.
111. Singh P, Arora A, Strand TA, Leffler DA, Catassi C, Green PH, et al. Global prevalence of celiac disease: systematic review and meta-analysis. Clin Gastroenterol Hepatol. 2018;pii:S1542-3565(17)30783-8.
112. Sollid LM, Jabri B. Triggers and drivers of autoimmunity: lessons from coeliac disease. Nat Rev Immunol. 2013;13(4):294-302.
113. Stene LC, Honeyman MC, Hoffenberg EJ, Haas JE, Sokol RJ, Emery L, et al. Rotavirus infection frequency and risk of celiac disease autoimmunity in early childhood: a longitudinal study. Am J Gastroenterol. 2006;101:2333-40.
114. Suzuki T, Tanabe S, Hara H. Kaempferol enhances intestinal barrier function through the cytoskeletal association and expression of tight junction proteins in Caco-2 cells. J Nutr. 2011;141(1):87-94.
115. Taavela J, Koskinen O, Huhtala H, Lähdeaho ML, Popp A, Laurila K, et al. Validation of morphometric analyses of small-intestinal biopsy readouts in celiac disease. PLoS One. 2013;11;8(10):e76163.
116. Theethira TG, Dennis M, Leffler DA. Nutritional consequences of celiac disease and the gluten--free diet. Expert Rev Gastroenterol Hepatol. 2014;8(2):123-9.
117. Thomas HJ, Ahmad T, Rajaguru C, Barnardo M, Warren BF, Jewell DP. Contribution of histological, serological, and genetic factors to the clinical heterogeneity of adult-onset coeliac disease. Scand J Gastroenterol. 2009;44(9):1076-83.
118. Tikkakoski S, Savilahti E, Kolho KL. Undiagnosed coeliac disease and nutritional deficiencies in adults screened in primary health care. Scand J Gastroenterol. 2007;42(1):60-5.
119. Tjon JM, van Bergen J, Koning F. Celiac disease: how complicated can it get? Immunogenetics. 2010;62(10):641-51.
120. Tolone C, Bellini G, Punzo F, Papparella A, Miele E, Vitale A, et al. The DMT1 IVS4+44C>A polymorphism and the risk of iron deficiency anemia in children with celiac disease. PLoS One. 2017;12(10):e0185822.
121. Trynka G, Hunt KA, Bockett NA, Romanos J, Mistry V, Szperl A, et al. Dense genotyping identifies and localizes multiple common and rare variant association signals in celiac disease. Nat Genet. 2011;6;43(12):1193-201.
122. Turner JR. Intestinal mucosal barrier function in health and disease. Nat Rev Immunol. 2009;9(11):799-809.
123. Tye-Din JA, Stewart JA, Dromey JA, Beissbarth T, van Heel DA, Tatham A, et al. Comprehensive, quantitative mapping of T cell epitopes in gluten in celiac disease. Sci Transl Med. 2010;21;2(41):41ra51.
124. Utiyama SR, Ribas JL, Nisihara RM, Kotze LM, de Messias-Reason IJ. Celiac disease in native Indians from Brazil: a clinical and epidemiological survey. N Am J Med Sci. 2010;2(3):138-42.

DOENÇA CELÍACA E OUTROS DISTÚRBIOS ASSOCIADOS AO GLÚTEN 1045

125. Ventura A, Ronsoni MF, Shiozawa MB, Dantas-Corrêa EB, Canalli MH, Schiavon LD, Narciso-Schiavon JL. Prevalence and clinical features of celiac disease in patients with autoimmune thyroiditis: cross-sectional study. Sao Paulo Med J. 2014;132(6):364-71.

126. Vici G, Belli L, Biondi M, Polzonetti V. Gluten free diet and nutrient deficiencies: a review. Clin Nutr. 2016;35(6):1236-41.

127. Vincentini O, Quaranta MG, Viora M, Agostoni C, Silano M. Docosahexaenoic acid modulates in vitro the inflammation of celiac disease in intestinal epithelial cells via the inhibition of cPLA2. Clin Nutr. 2011;30(4):541-6.

128. Vriezinga SL, Auricchio R, Bravi E, Castillejo G, Chmielewska A, Crespo Escobar P, et al. Randomized feeding intervention in infants at high risk for celiac disease. N Engl J Med. 2014;371(14):1304-15.

129. Wacklin P, Kaukinen K, Tuovinen E, Collin P, Lindfors K, Partanen J, et al. The duodenal microbiota composition of adult celiac disease patients is associated with the clinical manifestation of the disease. Inflamm Bowel Dis. 2013;19(5):934e41.

130. Wacklin P, Laurikka P, Lindfors K, Collin P, Salmi T, Lähdeaho ML, et al. Altered duodenal microbiota composition in celiac disease patients suffering from persistent symptoms on a long-term gluten-free diet. Am J Gastroenterol. 2014;109 (12):1933-41.

131. Werkstetter KJ, Korponay-Szabó IR, Popp A, Villanacci V, Salemme M, Heilig G, Lillevang ST et al. Accuracy in diagnosis of celiac disease without biopsies in clinical practice. Gastroenterology. 2017;153(4):924-35.

132. West J, Logan RF, Hill PG, Khaw KT. The iceberg of celiac disease: what is below the waterline? Clin Gastroenterol Hepatol. 2007;5(1):59-62.

133. Wierdsma NJ, van Bokhorst-de van der Schueren MA, Berkenpas M, Mulder CJ, van Bodegraven AA. Vitamin and mineral deficiencies are highly prevalent in newly diagnosed celiac disease patients. Nutrients. 2013;30;5(10):3975-92.

134. Wilcox GM, Mattia AR. Celiac sprue, hyperhomocysteinemia, and MTHFR gene variants. J Clin Gastroenterol. 2006;40:596-601.

135. Withoff S, Li Y, Jonkers I, Wijmenga C. Understanding celiac disease by genomics. Trends Genet. 2016;32(5):295-308.

136. Yohannes DA, Freitag TL, de Kauwe A, Kaukinen K, Kurppa K, Wacklin P, et al. Deep sequencing of blood and gut T-cell receptor β-chains reveals gluten-induced immune signatures in celiac disease. Sci Rep. 2017;21;7(1):17977.

137. Zapata-Gonzalez F, Rueda F, Petriz J, Domingo P, Villarroya F, Diaz-Delfin J, et al. Human dendritic cell activities are modulated by the omega-3 fatty acid, docosahexaenoic acid, mainly through PPAR (gamma):RXR heterodimers: Comparison with other polyunsaturated fatty acids. J Leukoc Biol. 2008;84:1172-82.

138. Zhou R, Zheng SX, Tang W, He PL, Li XY, Yang YF, et al. Inhibition of inducible nitric-oxide synthase expression by (5R)-5-hydroxytriptolide in interferon-gamma- and bacterial lipopolysaccharide-stimulated macrophages. J Pharmacol Exp Ther. 2006;316(1):121-8.

46

Nutrição e doenças inflamatórias intestinais

LARISSA BEZERRA SANTOS
AYTAN MIRANDA SIPAHI

INTRODUÇÃO

As doenças inflamatórias intestinais (DII) são principalmente representadas pela doença de Crohn (DC) e pela retocolite ulcerativa (RCU). O cérebro e o intestino comunicam-se através do sistema nervoso autônomo e dos órgãos circunventriculares, em condições tanto fisiológicas como patológicas. Esse eixo cérebro-intestino serve como um circuito que incorpora o estado mental, o microbioma intestinal e a resposta imune que, em última instância, impulsiona a expressão fenotípica das DII.[20]

As DII podem acarretar importantes alterações no estado nutricional dos indivíduos e, assim, a nutrição desempenha papel extremamente relevante nestas doenças. Além de ser considerada como um dos fatores ambientais envolvidos na fisiopatogênese, a dietoterapia, aliada à terapia medicamentosa, pode exercer impacto positivo no tratamento das DII.[32,94]

DOENÇAS INFLAMATÓRIAS INTESTINAIS

Definições e possíveis mecanismos associados

A DC e a RCU são definidas como distúrbios sem etiologia elucidada, que envolvem influências genéticas e imunológicas sobre a capacidade do trato gastrintestinal de distinguir antígenos estranhos de autoantígenos e de realizar a regulação da resposta imune da mucosa.[64] Fatores ambientais também são apontados como importantes gatilhos para o desenvolvimento das DII, incluindo *status* social e geográfico, tabagismo e hábitos alimentares.[29,131]

Os hábitos alimentares participam da regulação do estado inflamatório intestinal, direta ou indiretamente, por meio da modificação da microbiota intestinal.[79] Mais recentemente, o campo da epigenética vem oferecendo novas explicações sobre os mecanismos pelos quais as mudanças ambientais induzem alterações negativas na expressão gênica e determinam o desenvolvimento das DII. Coletivamente, os mecanismos patogênicos das DII podem ser amplamente regulados por interações entre genes e ambiente, o que ativa cascatas de efeitos que afetam a microbiota, o sistema imune e a barreira mucosa. Portanto, a resposta imune prejudicada em indivíduos geneticamente suscetíveis, como resultado de interação complexa entre a função da barreira intestinal alterada e de interações disfuncionais entre micro-organismos e hospedeiro, tem sido sugerida como fundo etiológico unificador importante (Figura 46.1).[4,37]

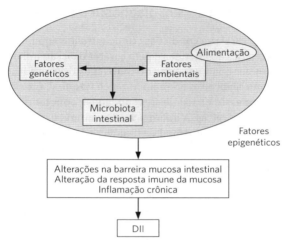

Figura 46.1 Mecanismo de etipatogênese das DII.
Fonte: adaptada de Aleksandrova et al.[4]

Epidemiologia

Existe predominância de DII em indivíduos jovens, com pico de incidência na faixa etária entre 20 e 40 anos e distribuição semelhante em ambos os sexos, exceto para a DC, que atinge mais a população feminina.[24] As DII não apresentam distribuição homogênea em relação à prevalência e à incidência. No mundo, são tradicionalmente mais comuns em indivíduos de origem caucasiana, pertencentes a classes econômicas mais altas e habitantes de áreas urbanas e industrializadas de países da América do Norte e da Europa Ocidental. Nessas regiões, a prevalência atinge até 294 casos/100.000 habitantes para DC e até 214/100.000 habitantes para RCU.[14,36] No entanto, nas últimas décadas, com o aumento da urbanização e consequentes mudanças no estilo de vida e na alimentação da população, números crescentes de DII têm sido relatados em regiões antes consideradas de baixa incidência, como América Latina, Ásia e Europa Oriental.[24,89]

Apesar de haver lacuna considerável de evidências, o aumento de casos de DII na América Latina parece ser importante, sobretudo em razão dos custos elevados do tratamento e da alta morbidade, que gera repercussões importantes na qualidade de vida

1048   BASES BIOQUÍMICAS E FISIOLÓGICAS DA NUTRIÇÃO

dos pacientes. Revisão sistemática mostrou que a incidência de DII variou de 0,74 a 6,76/100.000 habitantes/ano para RCU e de 0,24 a 3,5/100.000 habitantes/ano para DC. A taxa de prevalência variou de 0,99 a 44,3/100.000 habitantes/ano para RCU e de 0,24 para 16,7/100.000 habitantes/ano para DC. Já as taxas de mortalidade variaram de 0,60 a 1,02 para RCU e de 0,23 a 0,40 para DC.[26]

No Brasil, não há estudos epidemiológicos de abrangência nacional. As publicações existentes são restritas a determinadas regiões do país. Apesar dos registros do aumento significativo da incidência de DII na literatura nacional, o Brasil ainda é considerado um país com baixa prevalência destas doenças.[39,85,97,128,138]

Aspectos clínicos, classificação, diagnóstico e tratamento

Tanto a DC quanto a RCU são condições crônicas e clinicamente incuráveis, porém se diferenciam pelas regiões acometidas e pelo caráter da lesão inflamatória[64] (Quadro 46.1). A DC pode acometer qualquer parte do trato digestório, desde a boca até o ânus, embora frequentemente se localize no segmento íleo terminal. Caracteriza-se pelo envolvimento segmentar e assimétrico (lesões salteadas), com tendência à recorrência mesmo após ressecções cirúrgicas. A inflamação transmural e o potencial para acometimento do trato gastrintestinal proximal distinguem a DC da RCU, assim como a presença de granulomas sem caseação.[27,102] A RCU consiste na inflamação da mucosa do cólon e do reto, o que ocasiona lesões erosivas e sangramento intestinal.[123]

Quadro 46.1   Diferenças entre doença de Crohn e retrocolite ulcerativa

Características	Doença de Crohn	Retrocolite ulcerativa
Dor	Frequente	Ocasional
Sangue nas fezes	Raro	Frequente
Tipo de lesão	Segmentares	Contínuas
Úlceras	Profundas	Superficiais
Atrofia da mucosa	Ausente	Atrófica
Presença de granuloma	Frequente	Ausente
Envolvimento do cólon	Distal	Proximal
Lesões perianais	Comuns	Raras
Fístulas	Comuns	Raras
Estenose	Comum	Rara

As características clínicas da DC dependem da localização e do comportamento da doença (inflamatório, estenosante ou penetrante/fistulizante). A maioria dos pacientes apresenta dor abdominal, diarreia, fadiga, perda de peso e febre, sendo as fístulas perianais uma complicação comum na DC.[65,66,136] Além disso, há manifestações extraintestinais que podem afetar articulações, pele, olhos, pulmões e vias hepatobiliares.[8,115]

A RCU pode ser classificada de acordo com a extensão da inflamação (doença distal – proctite – e doença mais extensa – RCU pancolite e RCU do hemicólon esquerdo); com a evolução clínica (crônica contínua, crônica intermitente ou aguda fulminante); e de acordo com a gravidade do surto agudo (leve, moderada e grave). Geralmente se mani-

NUTRIÇÃO E DOENÇAS INFLAMATÓRIAS INTESTINAIS

festa com diarreia e hematoquezia (eliminação de sangue de cor vermelha viva pelo ânus) e o início dos sintomas pode ser repentino ou gradual.[78]

O diagnóstico das DII é determinado por avaliação clínica combinada a uma série de investigações baseadas em exames bioquímicos, endoscópicos, histopatológicos, radiológicos ou de medicina nuclear.[124]

No tratamento, o principal objetivo é diminuir o processo inflamatório para atingir a remissão clínica e endoscópica, a fim de evitar a progressão das doenças e ressecções cirúrgicas. Em geral, é realizado com o uso de corticosteroides, imunomoduladores (tiopurinas, metotrexato), imunobiológicos do tipo antifator de necrose tumoral alfa – anti-TNF-alfa (infliximabe, adalimumabe e certolizumabe pegol) e de interleucinas (IL)-12 e 23 (ustequinumabe).[146,141] O vedolizumabe pertence a um novo grupo de medicamentos biológicos, denominados anticorpos monoclonais de ação específica no intestino, cujo mecanismo de ação atua sobre diferentes vias envolvidas na patogênese das DII e que vem apresentando sucesso no tratamento de pacientes com ausência de resposta primária, perda de resposta ou intolerância aos anti-TNF-alfa.[119]

Uma vez que a DC compreende fases de remissão e de doença ativa, o grau de atividade inflamatória deve ser regularmente avaliado para definir a terapêutica a ser adotada. Para isso, os índices clínicos são comumente utilizados.[127,139] O Índice de Atividade da Doença de Crohn (CDAI, do inglês *Crohn's disease activity index*) é o mais utilizado na prática clínica. O CDAI utiliza variáveis que incluem avaliação de sinais e sintomas do paciente, cuja pontuação caracteriza-os em remissão ou em doença ativa leve, moderada ou grave.[16]

Além dos índices clínicos e dos exames de imagem, os biomarcadores também são instrumentos indispensáveis para monitoramento da DC, por se tratarem de exames sensíveis, mais simples e não invasivos. A proteína C-reativa (PCR) e a calprotectina fecal são os marcadores mais adotados para acompanhar o curso de atividade da DC.[31,80]

PERMEABILIDADE INTESTINAL

A vasta área de superfície intestinal é composta por única camada de células epiteliais intestinais, que separam a luz intestinal da lâmina subjacente.[137] Cada célula mantém associação estreita com a célula vizinha através de junções intercelulares, que incluem as *tight junctions*.[93]

O complexo das junções intercelulares é formado por mais de 50 tipos de proteínas de membrana, sendo as principais a ocludina e as proteínas da família das claudinas.[35] As proteínas transmembranares claudinas são consideradas as principais responsáveis pela função de barreira intestinal.[18,49]

A barreira epitelial é constantemente exposta a uma diversidade de antígenos, sendo o duodeno e o jejuno mais expostos a antígenos alimentares e o íleo e o cólon, a uma carga de antígenos provenientes da microbiota intestinal.[93]

As células epiteliais intestinais respondem invariavelmente a essas agressões, considerando-se, portanto, que o intestino se encontra, na maioria das vezes, em estado de inflamação controlada. Nas DII, ocorre resposta imune excessiva aos antígenos da microbiota normal, o que provoca inflamação da mucosa que, por sua vez, resulta em diminuição de função da barreira intestinal.[47]

A integridade da barreira intestinal depende de diferentes elementos, que incluem respostas imunes agressivas, integridade das células epiteliais, produção de muco e permeabilidade epitelial paracelular.[30,145] O principal determinante da taxa de permeabilidade intestinal é o grau de abertura ou de fechamento das *tight junctions*.[70]

Os pacientes com DII apresentam função de barreira epitelial diminuída.[56,96] Diferentes autores já apontaram prejuízo no complexo das junções intercelulares de pacientes com DC.[111,148] Nesses pacientes, a permeabilidade intestinal encontra-se aumentada em 30 a 65%, uma vez que muitos dos *loci* genéticos associados com DC incluem genes envolvidos com o aumento da permeabilidade intestinal.[23]

As alterações na permeabilidade intestinal estão relacionadas com a atividade das DII, de modo que a diminuição da atividade inflamatória corresponde à melhora na permeabilidade. Além disso, o aumento da permeabilidade pode prever recidivas da doença.[9]

ASPECTOS NUTRICIONAIS NAS DOENÇAS INTESTINAIS INFLAMATÓRIAS

As DII geram importantes implicações nutricionais nos pacientes, principalmente na DC, sendo a desnutrição proteico-calórica um resultado comum. Dentre os fatores que contribuem para essa situação, destaca-se a diminuição significativa da ingestão alimentar:[1] o paciente associa o ato de se alimentar à dor abdominal e à diarreia, o que ocasiona diminuição no consumo ou seletividade inadequada dos alimentos, gerando, por sua vez, insuficiência calórica e má distribuição no consumo dos macronutrientes.[57,71] As deficiências em micronutrientes também são comumente decorrentes desse processo, além de serem agravadas por problemas de má absorção, de interações droga-nutriente, de aumento das perdas gastrintestinais e de necessidades nutricionais aumentadas pelo estado hipercatabólico característico dos períodos de doença ativa.[69,71]

A alimentação promove implicações no curso natural das DII, podendo agravar os sintomas clínicos e diminuir a qualidade de vida dos pacientes. A identificação de pacientes desnutridos ou em risco de desnutrição pode auxiliar na instituição de intervenções precoces e melhorar os resultados dos pacientes. Alimentação adequada em determinadas fases da doença pode facilitar o alcance da remissão e até mesmo prolongá-la.[107]

A nutrição desempenha, ainda, papel importante na modulação da microbiota intestinal, influenciando as mudanças epigenéticas e, portanto, pode ser aplicada como ferramenta terapêutica para melhorar o curso da doença.[4]

Na maioria das vezes, o tratamento dietoterápico dos pacientes com DII em sua fase ativa exige dietas restritivas, uma vez que alimentos que exacerbam os sintomas são listados em diversos estudos.[22,30,77,101] No geral, as recomendações nutricionais incluem aconselhamento do paciente para automonitoramento e para evitar alimentos que possam piorar os sintomas, para ingerir refeições menores em intervalos mais frequentes, para hidratar-se adequadamente, para evitar cafeína e álcool, para utilizar suplementos vitamínicos e minerais após detecção de carências, para eliminar laticínios se intolerantes à lactose, para limitar o excesso de gordura e para reduzir o consumo de alimentos ricos em fibras durante as crises.[4]

NUTRIÇÃO E DOENÇAS INFLAMATÓRIAS INTESTINAIS 1051

DEFICIÊNCIAS EM MICRONUTRIENTES

Deficiências em micronutrientes são observadas em mais da metade dos pacientes com DII, sendo mais frequentes na DC que na RCU e mais na doença ativa que na fase de remissão.[144] Concentrações séricas diminuídas das vitaminas D, B_{12} e ácido fólico e de minerais como ferro, zinco, selênio, magnésio e cálcio são as mais comuns. Tais deficiências comprometem a resposta imunológica e a defesa antioxidante e estão associadas ao curso prolongado e complicado da doença, provocando grande prejuízo para o quadro clínico dos pacientes.[143]

A anemia é a complicação mais frequente nas DII.[51] As perdas sanguíneas crônicas, a ingestão inadequada e a deficiência em ferro, em vitamina B_{12} e em ácido fólico, essenciais para a produção de hemácias pela medula óssea, são as principais causas de anemia nesses pacientes.[75] A maioria dos casos é de anemia ferropriva, correspondendo de 36 a 90% das anemias, seguida da anemia da doença crônica. Há, ainda, os casos de anemia megaloblástica ou macrocítica, decorrente da deficiência em ácido fólico e em vitamina B_{12}. Os sintomas da anemia, como fadiga, fraqueza, mal-estar, náuseas e irritabilidade, estão associados a um impacto significativo na qualidade de vida dos pacientes. Por isso, nos últimos anos, mais atenção tem sido dada ao tratamento da anemia nos pacientes com DII, a fim de reduzir seu impacto na doença.[108] A maioria dos pacientes não tolera a suplementação de ferro via oral, podendo ser necessária a administração parenteral ou via injeções intramusculares (Tabela 46.1).

Tabela 46.1 Recomendação de suplementação de vitaminas e minerais para adultos nas doenças inflamatórias intestinais[43]

Micronutriente	Suplementação	Via de suplementação
Ferro	300 mg/dia	Oral/intravenosa/intramuscular/parenteral
Vitamina B_{12}	1.000 µg/dia	Oral/intramuscular
Ácido fólico	1 mg/dia	Oral
Vitamina D	400 a 4.000 UI/dia	Oral
Cálcio	1.500 a 2.000 mg/dia	Oral
Zinco	50 mg/dia	Oral
Magnésio	150 mg/até 4 vezes/dia	Oral

Outro efeito da deficiência em vitamina B_{12} e em ácido fólico é a hiper-homocisteinemia, uma vez que essas duas vitaminas participam como cofatores no ciclo da metionina/homocisteína. A elevação nas concentrações de homocisteína está associada a eventos de trombose e tromboembolismo em pacientes com DII.[106,147] O tratamento medicamentoso com sulfassalazina e com metotrexato pode interferir na absorção intestinal de ácido fólico; por isso, a suplementação oral com ácido fólico pode ser necessária para os pacientes que utilizam esses medicamentos.

A suplementação de vitamina B_{12} pode ser recomendada profilaticamente para pacientes que apresentem atividade inflamatória na região do íleo terminal, especialmente os submetidos à ressecção cirúrgica. O acometimento desse segmento do intestino acarreta prejuízo na absorção de vitamina B_{12} e de sais biliares. A diminuição na reabsorção de sais biliares prejudica, por sua vez, a absorção dos lipídios e de vitaminas lipossolúveis, sendo a vitamina D a mais afetada.[144]

Aliada à concentração diminuída de cálcio, a deficiência em vitamina D está relacionada com a prevalência de osteopenia e de osteoporose na DII, com taxas que variam de 22 a 77% e de 17 a 41%, respectivamente.[86] Pacientes com DII podem ter até 40% mais fraturas que a população geral, sendo esta mais uma variável que influencia no aumento da morbidade e na redução da qualidade de vida. Além das deficiências em cálcio e em vitamina D, alguns medicamentos usados para tratar as DII parecem interferir na densidade mineral óssea. O uso de corticosteroides está bem estabelecido como fator de risco para osteoporose. Estudos em pacientes com DII sem qualquer tratamento mostraram baixa densidade mineral óssea, sugerindo que o processo inflamatório próprio das DII é mais um fator que contribui para o mecanismo de perda óssea.[116] Quando os corticosteroides são usados por pelo menos 12 semanas, os pacientes devem receber suplementação de cálcio e de vitamina D, embora haja argumentos para complementar todos os pacientes que recebem corticosteroides.[41]

A prevalência da deficiência em zinco nas DII varia de 15 a 40% e a de magnésio, de 14 a 33%.[135] Ambas têm sido associadas à perda excessiva de secreções gastrintestinais por diarreia crônica, por fístulas e por intestino curto. Estudo mostrou que a deficiência em zinco em pacientes com DC e RCU foi associada com resultados clínicos ruins, como aumento do risco de hospitalizações subsequentes, de cirurgias e de complicações relacionadas à doença.[125] O zinco desempenha papéis cruciais em muitos aspectos do metabolismo celular, como participação na atividade catalítica de diversas enzimas, modulação da função imunológica, síntese de proteínas de DNA, cicatrização de feridas, divisão e melhora da função da barreira intestinal. O estresse oxidativo pode ter importância na fisiopatogênese das DII e, deste modo, a suplementação não apenas de zinco, mas também de outros elementos importantes que atuam no sistema de defesa antioxidante, como magnésio, selênio, cobre e vitamina C, pode ser considerada.[42]

NUTRIENTES E OUTROS COMPOSTOS ESPECÍFICOS

Glutamina

A glutamina é um aminoácido dispensável abundante no corpo humano, que se torna condicionalmente indispensável em situações catabólicas. Desempenha papel fundamental na manutenção da integridade da mucosa intestinal, por ser a principal fonte de energia para a renovação celular dos enterócitos.[82] Modelos experimentais em animais já demonstraram que a glutamina é capaz de minimizar a deterioração da permeabilidade do intestino, exercer proteção contra a atrofia da mucosa, melhorar o equilíbrio nitrogenado e reduzir a inflamação intestinal.[79] Em terapia intensiva, a suplementação desse aminoácido tem sido utilizada para melhorar a resposta inflamatória e a infecções hospitalares. Apesar de alguns resultados benéficos de seu uso em pacientes críticos, sua utilização é controversa, uma vez que doses acima de 0,5 g/kg/dia estão relacionadas com aumento da mortalidade nesses pacientes.[33]

Nos pacientes com DC em atividade, o processo inflamatório acentuado e o consequente estado catabólico contribuem para que o *turnover* proteico encontre-se elevado.

NUTRIÇÃO E DOENÇAS INFLAMATÓRIAS INTESTINAIS

Baixas concentrações de glutamina no plasma desses pacientes já foram relatadas, o que poderia ser explicado pelo aumento na utilização da glutamina pela mucosa intestinal alterada. A demanda do organismo pelo aminoácido poderia exceder sua oferta, causando, assim, estado de deficiência em glutamina.[130]

Nesse contexto, foi proposto que a suplementação de glutamina teria impacto benéfico nas DII, tanto em virtude do efeito anti-inflamatório geral, quanto dos efeitos específicos no intestino, especialmente o efeito de preservação da integridade da barreira mucosa. No entanto, os efeitos desse aminoácido nas DII têm sido pouco documentados em humanos. Existem dados muito esparsos, que atualmente não trazem conclusões sobre os benefícios do uso de glutamina na DC.

Estudo com 18 crianças com DC em atividade comparou os efeitos de dietas ricas ou pobres em glutamina. Não houve melhora nos parâmetros clínicos ou laboratoriais, nem diferença significativa entre os grupos nas taxas de remissão: 56% na dieta com baixa glutamina *versus* 44% no grupo da dieta enriquecida com o aminoácido.[3] Ensaio clínico randomizado controlado não sustentou a hipótese de que a glutamina apresentasse algum benefício bioquímico ou clínico claro em pacientes com DII em atividade no uso de nutrição parenteral total.[105] Revisão sistemática sugere que a suplementação de glutamina pode não ser benéfica na DC ativa; no entanto, indica que mais ensaios clínicos randomizados são necessários para investigar a eficácia da glutamina na indução de remissão da DC, uma vez que os resultados dos estudos disponibilizados são baseados em um pequeno número de pacientes.[2]

Ômega-3

Os ácidos graxos poli-insaturados ômega-3, geralmente obtidos de óleos de peixes marinhos de águas profundas, são compostos pelo ácido eicosapentaenoico (EPA) e ácido docosa-hexaenoico (DHA). A capacidade do ômega-3 para regular negativamente a resposta pró-inflamatória já foi demonstrada tanto em modelos animais quanto em humanos.[90] Uma possibilidade para explicar os efeitos benéficos do ômega-3 é a competição entre o EPA e o DHA com o ácido araquidônico (AA), proveniente dos ácidos graxos poli-insaturados da série ômega-6. O EPA e o DHA podem substituir parcialmente o AA, alterando o metabolismo dos eicosanoides provenientes do AA e favorecendo a formação de eicosanoides menos pró-inflamatórios. Além disso, o EPA e o DHA também podem reduzir a inflamação por atuarem na quimiotaxia de leucócitos, na inibição da proliferação de linfócitos, na expressão de moléculas de adesão e na supressão de outras citocinas pró-inflamatórias.[25]

Alguns estudos já confirmaram que a suplementação de ômega-3 resulta em diminuição nas citocinas pró-inflamatórias.[48,50] No entanto, em dois ensaios clínicos randomizados e controlados relacionados à suplementação de ômega-3 na manutenção da remissão em DC, a taxa de recaída foi semelhante entre o grupo que recebeu a suplementação e o grupo placebo.[46] Ainda avaliando o uso do ômega-3 na DC, ensaio duplo-cego randomizado em pacientes pediátricos mostrou que esses ácidos graxos podem ser mais eficazes quando combinados com mesalazina,[114] e um estudo multicêntrico mostrou que essa eficiência é maior quando usados para doença colônica, em vez de doença ileal.[91]

A eficácia dos ácidos graxos ômega-3 na redução da indução e da manutenção da RCU também tem sido investigada. Um estudo relatou que a prevalência de RCU foi menor entre pacientes que consumiam dieta rica em ômega-3.[72] Todavia, quando comparados com a sulfassalazina (2 g/dia), os ácidos graxos ômega-3 (5,4 g/dia) foram inferiores no tratamento de RCU leve a moderada.[40] Um dos maiores estudos encontrou que o uso do ômega-3 exerceu efeito poupador de corticosteroide em indivíduos com RCU, mas não diminuiu a taxa de recidiva.[67] Revisão baseada em três estudos não apoiou o uso de ácidos graxos ômega-3 para a manutenção da remissão da RCU.[132]

Apesar de as evidências experimentais indicarem plausibilidade para a utilização do ômega-3, os dados clínicos ainda são controversos, especialmente na DC. Ensaios clínicos com derivados de óleo de peixes na DII produziram resultados mistos, algumas vezes mostrando efeitos benéficos, mas sem demonstrar efeito protetor claro na prevenção de recidiva. Tais dados, portanto, são insuficientes para que se estabeleça recomendação do uso de ômega-3 na prática clínica.

Ácidos graxos de cadeia curta

Ingestão diminuída de fibras alimentares, prática comumente indicada aos pacientes com DII nos períodos de doença ativa, pode afetar negativamente a composição da microbiota intestinal, resultando na diminuição da produção de ácidos graxos de cadeia curta (AGCC), os quais são produtos da fermentação bacteriana de algumas fibras no cólon. Os AGCC, particularmente o ácido acético, o ácido propiônico e o ácido butírico, têm efeitos imunorregulatórios, via inibição da expressão do fator nuclear kappa-B (NF-κB), o que, por sua vez, resulta em diminuição da produção de citocinas pró-inflamatórias. O ácido butírico é a principal fonte de energia para os colonócitos e ajuda a manter a integridade do epitélio intestinal.[98] Diminuição da oxidação colônica de ácido butírico foi observada em pacientes com RCU ativa, a qual foi normalizada quando a remissão foi alcançada.[43] Contudo, a realização de mais estudos é necessária para determinar o efeito benéfico de sua utilização na DII.

Vitamina D

A vitamina D desempenha papel diverso e dinâmico na regulação do sistema imunológico, exercendo efeitos nas imunidades tanto inata como adaptativa. Além disso, sua participação na regulação das vias de produção de citocinas pró-inflamatórias também já foi demonstrada.[12] Assim, a vitamina D tem surgido como novo fator na patogênese de vários distúrbios autoimunes.

A vitamina D tem efeitos multifacetados na saúde intestinal: protege a barreira epitelial intestinal, por meio da regulação das proteínas das *tight juctions* e da inibição da apoptose intestinal; atua sobre a imunidade intestinal; e é capaz de modular a microbiota intestinal.[58] Baixas concentrações séricas de vitamina D estão associadas ao aumento da atividade das DII, da inflamação e da recidiva clínica.[117] Por isso a ligação entre a vitamina D e as DII tem atraído atenção significativa.

A suplementação exógena de vitamina D melhorou a colite em modelos de camundongos com DII.[38] Em humanos, concentrações elevadas de vitamina D podem estar associadas a menor incidência de DC, mas não de RCU.[6] Estudos de coorte mostraram correlação inversa entre as concentrações de vitamina D e a atividade das DII,[19,133] embora a interpretação desses resultados seja questionada por não se saber se as baixas

NUTRIÇÃO E DOENÇAS INFLAMATÓRIAS INTESTINAIS   1055

concentrações de vitamina D pioraram as DII ou se ocorreu exatamente o contrário. Estudo retrospectivo com pacientes com DII descobriu que o tratamento para normalizar as concentrações de vitamina D foi associado ao menor risco de necessidade de cirurgia na DC, mas não na RCU.[5] No entanto, o benefício em relação à utilização da vitamina D ainda não foi demonstrado em ensaios clínicos randomizados. O maior estudo para avaliar especificamente os efeitos da suplementação de vitamina D na atividade da DC randomizou 94 indivíduos em remissão para receberem 1.200 UI de vitamina D3 ou placebo.[73] No grupo da vitamina D a taxa de recaída foi de 13% e, no grupo placebo, de 29%. Nesse contexto, até o momento atual, os desfechos clínicos da suplementação de vitamina D nas DII são inconclusivos.

Prebióticos e probióticos

Alterações na composição da microbiota intestinal parecem exercer papel crucial na etiopatogênese das DII. Prebióticos e probióticos influenciam no equilíbrio de espécies bacterianas benéficas e prejudiciais no cólon, o que contribui para a imunomodulação intestinal, por isso seu uso tem sido estudado como possível forma de equilibrar a microbiota, contribuir com a terapia medicamentosa e induzir ou manter a remissão da DC e da RCU.[142]

Dois estudos que utilizaram o gérmen de cevada em pacientes com RCU em remissão encontraram efeitos positivos sobre a diminuição do índice clínico da doença e das taxas de recaída[63] e na redução de dor abdominal.[44] Outro estudo realizado com o mesmo prebiótico, também em portadores de RCU, observou que o gérmen de cevada contribuiu para a diminuição da gravidade da doença, para o aumento de bifidobactérias e para o prolongamento da remissão.[13]

Em estudo com modelo animal com colite induzida, o uso de fruto-oligossacarídeos (FOS) resultou em aumento de bifidobactérias luminais, em inibição do NF-κB e em redução da atividade da doença.[34] Em outro estudo que investigou o efeito da ingestão de 15 g/dia de FOS por paciente com DC moderada foi observado aumento de bifidobactérias fecais, da liberação de IL-10 intestinal, bem como redução significativa na atividade da DC.[88] Já em estudo randomizado duplo-cego controlado em indivíduos com DC ativa, o uso de FOS não apresentou benefício e maior gravidade dos sintomas gastrintestinais foi observada,[15] o que adicionou apoio ao conceito de que carboidratos fermentáveis podem agravar os sintomas funcionais associados à DC.

Com relação ao uso de probióticos, três estudos que utilizaram o *Lactobacillus rhamnosus GG* falharam ao tentar encontrar qualquer efeito na DC.[21,110,118] Na mesma linha desses resultados, metanálise de oito ensaios clínicos que analisaram diferentes cepas probióticas também confirmou a ausência de benefícios.[112] Há evidências limitadas de que o probiótico *Saccharomyces boulardii*, administrado em associação com a mesalazina, pode prolongar o tempo de remissão da doença.[60] As diretrizes da British Dietetic Association, em 2013, concluíram que não há evidência de benefícios com o uso de probióticos em pacientes com DC.[84]

Por outro lado, o uso de probióticos na RCU pode induzir remissão[99]. Em metanálise de 23 ensaios clínicos randomizados, o uso de VSL#3, que é uma mistura de *Bifidobacteria* spp (*Streptococcus thermophilus* DSM 24731, *Bifidobacterium longum* DSM 24736, *Bifidobacterium breve* DSM 24732, *Bifidobacterium infantis* DSM 24737) e de *Lactobacilli*

1056 BASES BIOQUÍMICAS E FISIOLÓGICAS DA NUTRIÇÃO

spp (*Lactobacillus acidophilus* DSM 24735, *Lactobacilli plantarum* DSM 24730, *Lactobacillus paracasei* DSM 24733, *Lactobacillus delbrueckii* subsp. *bulgaricus* DSM 24734), aumentou as taxas de remissão em pacientes com RCU ativa.[120] Outra metanálise verificou que a mesma formulação também foi segura e mais eficaz que a terapia convencional (que utiliza apenas uma cepa) para alcançar maiores taxas de resposta e de remissão na RCU ativa.[95]

Embora alguns estudos sugiram potencial de utilização de prebióticos e de probióticos nas DII, mais pesquisas são necessárias para determinar com clareza sua eficácia, uso recomendado e dosagem.

Cúrcuma

A cúrcuma (*Curcuma longa*), também conhecida como açafrão indiano, é composta por um grupo de três curcuminoides: curcumina (diferucoilmetano), demetoxicurcumina e bisdemetoxicurcumina. A curcumina é um polifenol lipofílico que é quase insolúvel em água, mas bastante estável no pH ácido do estômago. A curcumina é capaz de modular a resposta inflamatória pela regulação negativa da atividade da ciclo-oxigenase-2, da lipoxigenase e das óxido nítrico sintases, além de exercer efeito inibitório na produção das citocinas pró-inflamatórias, como TNF-alfa e IL-1, 2, 6, 8 e 12.[74] Por esse potencial anti-inflamatório, a utilização da curcumina tem sido considerada para pacientes com DII. Estudos envolvendo pacientes com RCU leve a moderada mostraram resultados mistos, dependendo da dosagem de curcumina administrada: três estudos encontraram correlação entre o uso da curcumina e a redução da atividade clínica da doença e a manutenção da remissão,[62,81,83] enquanto em outro estudo a administração de curcumina mostrou-se ineficaz para indução da remissão.[76] Portanto, mais pesquisas são necessárias para conhecer a dose eficiente e segura para sua indicação.

Extrato de *Boswellia serrata*

A *Boswellia serrata* pertence a uma família de árvores produtoras de resina e seu extrato vem sendo utilizado nas DII pelas propriedades anti-inflamatórias atribuídas ao ácido boswélico, seu composto químico mais abundante. Experimentos *in vitro* mostraram que o efeito anti-inflamatório do ácido boswélico parece envolver a inibição de diferentes vias celulares, incluindo as relacionadas com ativação do NF-kB, que é indutor da expressão de muitas citocinas pró-inflamatórias, como TNF-alfa, IL-1 beta e IL-6, que participam ativamente do desenvolvimento e da manutenção da inflamação intestinal.[129]

Um grupo de pesquisadores na Índia avaliou 30 pacientes com RCU, que foram randomizados para receber o extrato de *B. serrata* (900 mg/dia em 3 doses, n = 20) ou sulfasalazina (3 g/dia em 3 doses, n = 10), durante seis semanas. A remissão da doença foi alcançada em 14 dos 20 pacientes que receberam o extrato, comparada com quatro dos dez que receberam sulfassalazina, porém não se observou diferença significativa entre os grupos.[59]

Estudo que avaliou o efeito da *B. serrata* na manutenção de remissão na RCU foi realizado em 22 pacientes durante quatro semanas. Índices sintomáticos e inflamatórios, incluindo calprotectina fecal, sugeriram melhora significativa em comparação com os valores basais e com os 21 indivíduos que não receberam terapia suplementar com *B.*

NUTRIÇÃO E DOENÇAS INFLAMATÓRIAS INTESTINAIS

serrata. Deve-se considerar, no entanto, que um período de quatro semanas é extremamente curto para avaliar a manutenção de remissão.[109]

Na Alemanha, em estudo duplo-cego, 102 pacientes com DC foram randomizados para receber extrato de *B. serrata* ou mesalazina. Houve redução média no CDAI superior no grupo que recebeu o extrato, em comparação ao que recebeu mesalazina.[53]

Em virtude da escassez de evidências, mais estudos são necessários para que se possam esclarecer os efeitos desse composto botânico nas DII.

DIETAS DE EXCLUSÃO

Dietas sem carboidratos fermentáveis ou dietas sem glúten vêm sendo utilizadas com o objetivo de melhorar os sintomas gastrintestinais funcionais relatados pela maioria dos pacientes com DII.[134]

Glúten

A utilização da dieta sem glúten por pacientes com DII vem sendo indicada por alguns estudos que têm demonstrado melhora em sintomas gastrintestinais.[10,68] Os sintomas gastrintestinais funcionais, como dor abdominal, distensão e hábitos intestinais alterados, são característicos de síndrome do intestino irritável, mas também ocorrem comumente em pacientes com DII.[122,132,133,140]

Os indivíduos com DII são conhecidos por apresentarem anticorpos aumentados para vários antígenos alimentares, responsáveis por provocar reações imunológicas que podem levar o paciente a sair do quadro de remissão. Os antígenos alimentares podem afetar a permeabilidade intestinal e alterar a microbiota. Uma possível explicação para os resultados positivos da retirada do glúten nesses pacientes é que esta proteína seja um desses antígenos.[11,126,134]

Além disso, a prevalência de doença celíaca em pacientes com DII é de 5 a 10 vezes maior que na população geral.[28] Muitos podem ainda apresentar sensibilidade não celíaca ao glúten, quadro que também confere sintomas intestinais similares aos que ocorrem na síndrome do intestino irritável (diarreia, dor e distensão abdominal, náusea e fadiga). Nesses pacientes, melhora nos sintomas e menos recidivas foram relatadas com dieta livre de glúten.[68]

Por fim, vale ressaltar que no trigo, um dos alimentos fonte de glúten, estão presentes os frutanos, carboidratos de cadeia curta que normalmente são mal absorvidos pelo intestino.[17]

FODMAP

Na última década, grande interesse tem sido voltado para a relação entre carboidratos fermentáveis e sintomas gastrintestinais. O termo FODMAP (do inglês, *fermentable oligo-, di- and mono-saccharides and polyols*), um acrônimo registrado por um grupo de pesquisadores australianos, refere-se aos carboidratos de cadeia curta fermentáveis, que incluem frutose, lactose, fruto-oligossacarídeos (frutanos), galacto-oligossacarídeos (galactanos) e os polióis (sorbitol, manitol, xilitol e maltitol).[55]

Os FODMAP são naturalmente encontrados em uma enorme variedade de alimentos. A frutose está presente em frutas, no mel e nos xaropes de milho, os quais são amplamente utilizados em alimentos industrializados. Os frutanos, que são polímeros de frutose, também estão presentes em grande variedade de vegetais, principalmente em alimentos como alho, cebola, banana e nos cereais, sendo o trigo a maior fonte de frutanos da alimentação.[17,103,104] A lactose é encontrada em todos os produtos lácteos, de origem bovina, caprina ou ovina. As maiores fontes de galactanos são as leguminosas, que incluem feijões, ervilha, lentilha e grão-de-bico. Por fim, os polióis são utilizados como adoçantes artificiais em diversos produtos industrializados (Quadro 46.2).[54]

Quadro 46.2 Classificação dos alimentos em grupos, de acordo com a quantidade de FODMAP[54,87]

Grupo alimentar	Consumir – baixo teor de FODMAP	Evitar – alto teor de FODMAP
Frutas	Banana madura, melão, uva, kiwi, limão, laranja, mamão, maracujá, abacaxi, framboesa, morango, amora, mirtilo	Abacate, ameixa, maçã, pera, melancia, manga, caqui, nectarina, pêssego, cereja Frutas secas Sucos de frutas
Hortaliças	Cenoura, batata-doce, batata-inglesa, tomate, aipo, nabo, rabanete, cebolinha, berinjela, abobrinha, abóbora, feijão verde, pimentão vermelho, folhas verdes	Cebola, cebolinha, alho, alho-poró, quiabo, beterraba, brócolis, couve-de--bruxelas, repolho, couve-flor, erva-doce, cogumelos, alcachofra, aspargo
Laticínios	Manteiga, produtos lácteos sem lactose, queijos duros ou curados Bebidas à base de arroz, de amêndoas, de cânhamo	Leite de vaca, iogurte, sorvete, queijo *cottage*, queijo ricota Bebida à base de soja
Grãos	Grãos sem trigo ou farinhas sem trigo, produtos sem glúten, quinoa, arroz, painço, fubá, pipoca, arroz, aveia (até meia xícara)	Alimentos contendo trigo (pães, cereais, massas), cevada, centeio, cuscuz, granola, sêmola
Sementes e oleaginosas	Pequena quantidade da maioria das nozes, sementes de gergelim, girassol e de abóbora	Castanha de caju, amêndoas, pistache, feijão, *homus*, lentilha, *tofu*, semente de linhaça
Carnes, aves, peixes e ovos	Carne bovina, cordeiro, frango, peru, peixe, ovos	Carnes processadas (salsichas, linguiças) e enlatadas
Doces	Açúcar granulado, açúcar mascavo, estévia, aspartame, sacarose, sucralose	Agave, xarope de milho rico em frutose, mel, inulina, maltitol, manitol, sorbitol, xilitol, isomalte
Bebidas	Café, chá-verde, chá-preto e chá de hortelã	Bebidas ricas em xarope de milho, bebidas ricas em frutose (sucos de frutas), agave, café, chá de camomila, chá de erva-doce, água de coco

Os carboidratos de cadeia curta são mal absorvidos no intestino delgado. No caso da frutose, isso ocorre em virtude de haver poucos mecanismos de transporte através do epitélio e de os mecanismos existentes serem lentos. Já a lactose é comumente mal absorvida por haver atividade reduzida de lactase na membrana apical dos enterócitos. Para frutanos e galactanos, há ausência de hidrolases e, no caso dos polióis, o tamanho da molécula não permite a passagem por difusão simples.[54]

NUTRIÇÃO E DOENÇAS INFLAMATÓRIAS INTESTINAIS

A ingestão dessa classe de carboidratos, portanto, aumenta a presença de substratos facilmente fermentáveis e de água na porção distal do intestino delgado e no cólon proximal, o que aumenta a suscetibilidade de distensão luminal e a indução de sintomas intestinais funcionais.[54]

Os sintomas gastrintestinais funcionais, como dor abdominal, distensão e hábitos intestinais alterados, comumente ocorrem em pacientes com DII.[45,100,122] Estudos avaliaram o efeito de dietas com restrição de FODMAP em pacientes com DC[52,92] e em pacientes com síndrome do intestino irritável.[61,113,121] Nos dois principais trabalhos publicados com DC, os autores encontraram melhora significativa nos sintomas em pacientes com DC em remissão que restringiram FODMAP da alimentação por período delimitado.[52,92]

CONSIDERAÇÕES FINAIS

A vasta diversidade de variáveis da DC e da RCU, como localização, tempo de duração, grau de atividade da doença, valores de PCR, histórico de ressecção intestinal e local da ressecção, exercem influência sobre o estado nutricional dos pacientes. Dessa maneira, é crucial que os fatores relacionados à alimentação desses pacientes sejam considerados, em todos os estágios e graus da doença. Não há prescrição nutricional padrão que funcione para todos os pacientes. Por isso, a avaliação nutricional completa e contínua, a prescrição individualizada e a abordagem multidisciplinar são chaves para o sucesso no tratamento dos pacientes com DII.

REFERÊNCIAS

1. Aghdassi E, Wendland BE, Stapleton M, Raman M, Allard JP. Adequacy of nutritional intake in a Canadian population of patients with Crohn's disease. J Am Diet Assoc. 2007;107(9):1575-80.
2. Akobeng AK, Elawad M, Gordon M. Glutamine for induction of remission in Crohn's disease. Cochrane Database Syst Rev. 2016;2:CD007348.
3. Akobeng AK, Miller V, Stanton J, Elbadri AM, Thomas AG. Double-blind randomized controlled trial of glutamine-enriched polymeric diet in the treatment of active Crohn's disease. J Pediatr Gastroenterol Nutr. 2000;30(1):78-84.
4. Aleksandrova K, Romero-MosqueraB, Hernandez V. Diet, gut microbiome and epigenetics: emerging links with inflammatory bowel diseases and prospects for management and prevention. Nutrients. 2017;9:962.
5. Ananthakrishnan AN, Cagan A, Gainer VS, Cai T, Cheng SC, Savova G, et al. Normalization of plasma 25-hydroxy vitamin D is associated with reduced risk of surgery in Crohn's disease. Inflamm Bowel Dis. 2013;19(9):1921-7.
6. Ananthakrishnan AN, Khalili H, Higuchi LM, Bao Y, Korzenik JR, Giovannucci EL, et al. Higher predicted vitamin D status is associated with reduced risk of Crohn's disease. Gastroenterology. 2012;142(3):482-9.
7. Andrade ME, Araújo RS, de Barros PA, Soares AD, Abrantes FA, Generoso SV, et al. The role of immunomodulators on intestinal barrier homeostasis in experimental models. Clin Nutr. 2015;34:1080-7.
8. Ardizzone S, Puttini PS, Cassinotti A, Porro GB. Extraintestinal manifestations of inflammatory bowel disease. Dig Liver Dis. 2008;40S:S253-S259.
9. Arnott ID, Kingstone K, Ghosh S. Abnormal intestinal permeability predicts relapse in inactive Crohn disease. Scand J Gastroenterol. 2000;35:1163-9.

BASES BIOQUÍMICAS E FISIOLÓGICAS DA NUTRIÇÃO

10. Aziz I, Branchi F, Pearson K, Priest J, Sanders DS. A study evaluating the bidirectional relationship between inflammatory bowel disease and self-reported non-celiac gluten sensitivity. Inflamm Bowel Dis. 2015;21:847-53.
11. Aziz I, Trott N, Briggs R, North JR, Hadjivassiliou M, Sanders DS. Efficacy of a gluten-free diet in subjects with irritable bowel syndrome-diarrhea unaware of their HLA-DQ2/8 genotype. Clin Gastroenterol Hepatol. 2016;14:696-703.
12. Baeke F, Takiishi T, Korf H, Gysemans C, Mathieu C. Vitamin D: modulator of the immune system. Curr Opin Pharmacol. 2010;10:482-96.
13. Bamba T, Kanauchi O, Andoh A, Fujiyama Y. A new prebiotic from germinated barley for nutraceutical treatment of ulcerative colitis. J Gastroenterol Hepatol. 2002;17(8):818-24.
14. Baumgart DC, Bernstein CN, Abbas Z, Colombel JF, Day AS, D'Haens G, et al. IBD Around the world: comparing the epidemiology, diagnosis, and treatment: proceedings of the World Digestive Health Day 2010 – Inflammatory Bowel Disease Task Force meeting. Inflamm Bowel Dis. 2011;17(2):639-44.
15. Benjamin JL, Hedin CRH, Koutsoumpas A, Ng SC, McCarthy NE, Hart AL, et al. Randomised, double-blind, placebo-controlled trial of fructo-oligosaccharides in active Crohn's disease. Gut. 2011;60:923e929.
16. Best WR, Becktel JM, Singleton JW, Kern FJ. Development of a Crohn's disease activity index. National Cooperative Crohn's Disease Study. Gastroenterology. 1976;70(3):439-44.
17. Biesiekierski JR, Rosella O, Rose R, Liels K, Barrett JS, Shepherd SJ, et al. Quantification of fructans, galacto-oligosacharides and other short-chain carbohydrates in processed grains and cereals. J Hum Nutr Diet. 2011;24(2):154-76.
18. Bischoff SC, Barbara G, Buurman W, Ockhuizen T, Schulzke JD, Serino M, et al. Intestinal permeability – a new target for disease prevention and therapy. BMC Gastroenterology. 2014;14:189.
19. Blanck S, Aberra F. Vitamin d deficiency is associated with ulcerative colitis disease activity. Dig Dis Sci. 2013;58(6):1698-702.
20. Bonaz BL, Bernstein CN. Brain-gut interactions in inflammatory bowel disease. Gastroenterology. 2013;144:36-49.
21. Bousvaros A, Guandalini S, Baldassano RN, Botelho C, Evans J, Ferry GD, et al. A randomized, double-blind trial of Lactobacillus GG versus placebo in addition to standard maintenance therapy for children with Crohn's disease. Inflamm Bowel Dis. 2005;11:833-9.
22. Brown AC, Rampertab SD, Mullin GE. Existing dietary guidelines for Crohn's disease and ulcerative colitis. Expert Rev Gastroenterol Hepatol. 2011;5(3)411-25.
23. Buhner S, Buning C, Gensche lJ, Kling K, Herrmann D, Dignass A, et al. Genetic basis for increased intestinal permeability in families with Crohn's disease: role of CARD15 3020insC mutation. Gut. 2006;55:342-7.
24. Burisch J, Munkholm P. Inflammatory bowel disease epidemiology. Curr Opin Gastroenterol. 2013;29(4):357-62.
25. Calder PC. Marine omega-3 fatty acids and inflammatory processes: effects, mechanisms and clinical relevance. Biochim Biophys Acta. 2015;1851:469-84.
26. Calderón M, Minckas N, Nuñez S, Ciapponi A. Inflammatory bowel disease in Latin America: a systematic review. Value Health Reg Issues. 2018;17:126-34.
27. Carter MJ, Lobo AJ, Travis SP. IBD Section, British Society of Gastroenterology. Guidelines for the management of inflammatory bowel disease in adults. Gut. 2004;53(Suppl.5):V1-16.
28. Casella G, Di Bella C, Salemme M, Villanacci V, Antonelli E, Baldini V, et al. Celiac disease, non--celiac gluten sensitivity and inflammatory bowel disease. Minerva Gastroenterol Dietol. 2015;61:267-71.
29. Cashman KD, Shanahan F. Is nutrition an aetiological factor for inflammatory bowel disease? Eur J Gastroenterol Hepatol. 2003;(6):607-13.
30. Chan D, Kumar D, Mendall M. What is known about the mechanisms of dietary influences in Crohn's disease? Nutrition. 2015;31:1195-203.
31. Chang S, Malter L, Hudesman D. Disease monitoring in inflammatory bowel disease. World J Gastroenterol. 2015;21(40):11246-59.
32. Charlebois A, Rosenfeld G,Bressler B. The impact of dietary interventions on the symptoms of inflammatory bowel disease: a systematic review. Crit Rev Food Sci Nutr. 2016;56(8):1370-8.

NUTRIÇÃO E DOENÇAS INFLAMATÓRIAS INTESTINAIS

33. Chen QH, Yang Y, He HL, Xie JF, Cai SX, Liu AR, et al. The effect of glutamine therapy on outcomes in critically ill patients: a meta-analysis of randomized controlled trials. Crit Care. 2014;18(1):2-13.
34. Cherbut C, Michel C, Lecannu G. The prebiotic characteristics of fructooligosaccharides are necessary for reduction of TNBS-induced colitis in rats. J Nutr. 2003;133:21-7.
35. Chiba H, Osanai M, Murata M, Kojima T, Sawada N. Transmembrane proteins of tight junctions. Biochim Biophys Acta. 2008;1778:588-600.
36. Cosnes J, Gower-Rousseau C, Seksik P, Cortot A. Epidemiology and natural history of inflammatory bowel diseases. Gastroenterology. 2011;140(6):1785-94.
37. Danese S, Fiocchi C. Etiopathogenesis of inflammatory bowel diseases. World J Gastroenterol. 2006;12:4807-12.
38. Daniel C, Radeke HH, Sartory NA, Zahn N, Zuegel U, Steinmeyer A, Stein J. The new low calcemic vitamin D analog 22-ene-25-oxa-vitamin D prominently ameliorates T helper cell type 1-mediated colitis in mice. J Pharmacol Exp Ther. 2006;319(2):622-31.
39. Delmondes LM, Nunes MO, Azevedo AR, Oliveira MM, Coelho LE, Torres-Neto JD. Clinical and sociodemographic aspects of inflammatory bowel disease patients. Gastroenterology Res. 2015;8(3-4):207-15.
40. Dichi I, Frenhane P, Dichi JB, Correa CR, Angeleli AY, Bicudo MH, et al. Comparison of omega-3 fatty acids and sulfasalazine in ulcerative colitis. Nutrition. 2000;16(2):87-90.
41. Dignass A, Assche GV, Lindsay JO, Lémann M, Söderholm J, Colombel JF, et al. The second European evidence-based consensus on the diagnosis and management of Crohn's disease: current management. J Crohns Colitis. 2010;4:28-62.
42. Dudzińska E, Gryzinska M, Ognik K, Gil-Kulik P, Kocki J. Oxidative stress and effect of treatment on the oxidation product decomposition processes in IBD. Oxid Med Cell Longev. 2018;2018:791826.
43. Eiden KA. Nutritional considerations in inflammatory bowel disease. Pract Gastroenterol. 2003;17:67-9.
44. Faghfoori Z, Shakerhosseini R, Navai L, Somi MH, Nikniaz Z, Abadi A. Effects of an oral supplementation of germinated barley foodstuff on serum CRP level and clinical signs in patients with ulcerative colitis. Health Promot Perspect. 2014;4(1):116-21.
45. Farrokhyar F, Marshall JK, Easterbrook B, Irvine EJ. Functional gastrointestinal disorders and mood disorders in patients with inactive inflammatory bowel disease: prevalence and impact on health. Inflamm Bowel Dis. 2006;12:38-46.
46. Feagan BG, Sandborn WJ, Mittmann U, Bar-Meir S, D'Haens G, Bradette M, et al. Omega-3 free fatty acids for the maintenance of remission in Crohn disease: the EPIC randomized controlled trials. JAMA. 2008;299(14):1690-7.
47. Ferguson LR, Shelling AN, Browning BL, Huebner C, Petermann I. Genes, diet and inflammatory bowel disease. Mutat Res. 2007;622:70-83.
48. Fisher M, Levine PH, Weiner BH, Johnson MH, Doyle EM, Ellis PA, Hoogasian JJ. Dietary n-3 fatty acid supplementation reduces superoxide production and chemiluminescence in a monocyte enriched preparation of leukocytes. Am J Clin Nutr. 1990;51(5):804-8.
49. Furuse M, Sasaki H, Fujimoto K, Tsukita S. A single gene product, claudin-1 or -2, reconstitutes tight junction strands and recruits occludin in fibroblasts. J Cell Biol 1998;143:391-401.
50. Gallai V, Sarchielli P, Trequattrini A, Franceschini M, Floridi A, Firenze C, et al. Cytokine secretion and eicosanoid production in the peripheral blood mononuclear cells of MS patients undergoing dietary supplementation with n-3 polyunsaturated fatty acids. J Neuroimmunol. 1995;56(2):143-53.
51. Gasche C, Lomer MC, Cavill I, Weiss G. Iron, anaemia, and inflammatory bowel diseases. Gut. 2004;53:1190-7.
52. Gearry RB, Irving PM, Barrett JS, Nathan DM, Shepherd SJ, Gibson PR. Reduction of dietary poorly absorbed short-chain carbohydrates (FODMAPs) improves abdominal symptoms in patients with inflammatory bowel disease—a pilot study. J Crohn's Colitis. 2009;3:8-14.
53. Gerhardt H, Seifert F, Buvari P, Vogelsang H, Repges R. Therapy of active Crohn disease with Boswellia serrata extract H 15. Gastroenterol. 2001;39:11-7.
54. Gibson PR, Shepherd SJ. Evidence-based dietary management of functional gastrointestinal symptoms: The FODMAP approach. J Gastroenterol Hepatol. 2010;25:252-8.

1062 BASES BIOQUÍMICAS E FISIOLÓGICAS DA NUTRIÇÃO

55. Gibson PR, Shepherd SJ. Personal view: food for thought—western lifestyle and susceptibility to Crohn's disease. The FODMAP hypothesis. Aliment Pharmacol Ther. 2005; 21:1399-409.
56. Gitter AH, Wullstein F, Fromm M, Schulzke JD. Epithelial barrier defects in ulcerative colitis: characterization and quantification by electrophysiological imaging. Gastroenterology. 2001;121:1320-8.
57. Griffiths AM. Doença intestinal inflamatória. In: Shils ME, Olson JA, Shike M, Ross AC. Tratado de nutrição moderna na saúde e na doença. Barueri: Manole; 2003. p.1221-9.
58. Gubatan J, Moss AC. Vitamin D in inflammatory bowel disease: more than just a supplement. Curr Opin Gastroenterol. 2018;34:217-25.
59. Gupta I, Parihar A, Malhotra R, Singh GB, Lüdtke R, Safayhi H, Ammon HP. Effects of Boswellia serrata gum resin in patients with ulcerative colitis. Eur J Med Res. 1997;2:37-43.
60. Guslandi M, Mezzi G, Sorghi M, Testoni PA. Saccharomyces boulardii in maintenance treatment of Crohn's disease. Dig Dis Sci. 2000;45:1462-4.
61. Halmos EP, Power VA, Shepherd SJ, Gibson PR, Muir JG. A Diet low in FODMAPs reduces symptoms of irritable bowel syndrome. Gastroenterology. 2014;146:67-75.
62. Hanai H, Iida T, Takeuchi K, Watanabe F, Maruyama Y, Andoh A, et al. Curcumin maintenance therapy for ulcerative colitis: randomized, multicenter, double-blind, placebo-controlled trial. Clin Gastroenterol Hepatol. 2006;4(12):1502-6.
63. Hanai H, Kanauchi O, Mitsuyama K, Andoh A, Takeuchi K, Takayuki I, et al. Germinated barley foodstuff prolongs remission in patients with ulcerative colitis. Int J Mol Med. 2004;13(5):643-7.
64. Hanauer SB. Inflammatory bowel disease: a guide for patients and their families. New York: Lippincott Williams & Wilkins; 1998. 256p.
65. Harlan WR, Meyer A, Fisher J. Inflammatory bowel disease: epidemiology, evaluation, treatment, and health maintenance. N C Med J. 2016;77(3):198-201.
66. Hart AL, Ng SC. Crohn's disease. Medicine. 2015;43(5):282-90.
67. Hawthorne AB, Daneshmend TK, Hawkey CJ, Belluzzi A, Everitt SJ, Holmes GK, et al. Treatment of ulcerative colitis with fish oil supplementation: a prospective 12 month randomised controlled trial. Gut. 1992;33(7):922-8.
68. Herfarth HH, Martin CF, Sandler RS, Kappelman MD, Long MD. Prevalence of a gluten free diet and improvement of clinical symptoms in patients with inflammatory bowel diseases. Inflamm Bowel Dis. 2014;20(7):1194-7.
69. Hodges P, Gee M, Grace M, Sherbaniuk RW, Wensel RH, Thomson AB. Protein-energy intake and malnutrition in Crohn's disease. J Am Diet Assoc. 1984;84:1460-4.
70. Hollander D. Intestinal permeability, leaky gut, and intestinal disorders. Curr Gastroenterol Rep. 1999;1(5):410-6.
71. Hwang C, Ross V, Mahadevan U. Micronutrient deficiencies in inflammatory bowel disease: from A to zinc. Inflamm Bowel Dis. 2012;18(10):1961-81.
72. John S, Luben R, Shrestha SS, Welch A, Khaw KT, Hart AR. Dietary n-3 polyunsaturated fatty acids and the aetiology of ulcerative colitis: a UK prospective cohort study. Eur J Gastroenterol Hepatol. 2010;22(5):602-6.
73. Jorgensen SP, Agnholt J, Glerup H, Lyhne S, Villadsen GE, Hvas CL, et al. Clinical trial: vitamin D3 treatment in Crohn's disease - a randomized double-blind placebo-controlled study. Aliment Pharmacol Ther. 2010;32(3):377-83.64.
74. Jurenka JS. Anti-inflammatory properties of curcumin, a major constituent of Curcuma longa: a review of preclinical and clinical research. Altern Med Rev. 2009;14(2):141-53.
75. Kaitha S, Bashir M, Ali T. Iron deficiency anemia in inflammatory bowel disease. World J Gastrointest Pathophysiol. 2015 August 15;6(3):62-72.
76. Kedia S, Bhatia V, Thareja S, Garg S, Mouli VP, Bopanna S, et al. Low dose oral curcumin is not effective in induction of remission in mild to moderate ulcerative colitis: results from a randomized double blind placebo controlled trial. World J Gastrointest Pharmacol Ther. 2017;8(2):147-54.
77. King TS, Woolner JT, Hunter JO. Dietary treatment of active Crohn's disease. Diet is the best treatment. BMJ. 1997;314:1827-8.
78. Kornbluth A, Sachar DB. Ulcerative colitis practice guidelines in adults: American College of Gastroenterology, Practice Parameters Committee. Am J Gastroenterol. 2010;105:501-24.

NUTRIÇÃO E DOENÇAS INFLAMATÓRIAS INTESTINAIS

1063

79. Kostic AD, Xavier RJ, Gevers D. The microbiome in inflammatory bowel disease: current status and the future ahead. Gastroenterology. 2014;146:1489-99.
80. Kotze LMS, Kotze PG, Kotze LR. Doença de Crohn. In: Dani R. Gastroenterologia essencial. 4. ed. Guanabara-Koogan; 2011. p.347-80.
81. Kumar S, Ahuja V, Sankar MJ, Kumar A, Moss AC. Curcumin for maintenance of remission in ulcerative colitis. Cochrane Database Syst Rev. 2012;(10):CD008424.
82. Labow BI, Souba WW. Glutamine. World J Surg. 2000;24(12):1503-13.
83. Lang A, Salomon N, Wu JC, Kopylov U, Lahat A, Har-Noy O, et al. Curcumin in combination with mesalamine induces remission in patients with mild-to-moderate ulcerative colitis in a randomized controlled trial. Clin Gastroenterol Hepatol. 2015;13(8):1444-9.e1.
84. Lee J, Allen R, Ashley S, Becker S, Cummins P, Gbadamosi A, et al. Gastroenterology Specialist Group of the British Dietetic Association. British Dietetic Association evidence-based guidelines for the dietary management of Crohn's disease in adults. J Hum Nutr Diet. 2014;27:207-18.
85. Leite AZA, Andrade GA. Epidemiologia na doença inflamatória intestinal. In: Cardozo WS, Sobrado CW, editores. Doença inflamatória intestinal. 2. ed. Barueri: Manole; 2015. p.11-6.
86. Lima CA, Lyra AC, Mendes CMC, Lopes MB, Coqueiro FG, Rocha R, Santana GO. Bone mineral density and inflammatory bowel disease severity. Braz J Med Biol Res. 2017;50(12):e6374.
87. Limketkai BN, Wolf A, Parian AM. Nutritional interventions in the patient with inflammatory bowel disease. Gastroenterol Clin N Am. 2018;47155-77.
88. Lindsay JO, Whelan K, Stagg AJ, Gobin P, Al-Hassi HO, Rayment N, et al. Clinical, microbiological, and immunological effects of fructo-oligosaccharide in patients with Crohn's disease. Gut. 2006;55:348e55.
89. Logan I, Bowlus CL. The geoepidemiology of autoimmune intestinal diseases. Autoimmun Rev. 2010;9:A372-A378.
90. Lorente-Cebrián S, Costa AG, Navas-Carretero S, Zabala M, Laiglesia LM, Martínez JA, Moreno-Aliaga MJ. An update on the role of omega-3 fatty acids on inflammatory and degenerative diseases. J Physiol Biochem. 2015;71(2):341-9.
91. Lorenz-Meyer H, Bauer P, Nicolay C, Schulz B, Purrmann J, Fleig WE, et al. Omega-3 fatty acids and low carbohydrate diet for maintenance of remission in Crohn's disease. A randomized controlled multicenter trial. Study Group Members (German Crohn's Disease Study Group). Scand J Gastroenterol. 1996;31(8):778-85.
92. Maagaard L, Ankersen DV, Végh Z, Burisch J, Jensen L, Pedersen N, Munkholm P. Follow-up of patients with functional bowel symptoms treated with a low FODMAP diet. World J Gastroenterol. 2016;22(15):4009-19.
93. Macdonald TT, Monteleone G. Immunity, inflammation, and allergy in the gut. Science. 2005;307:1920-5.
94. Maconi G, Ardizzone S, Cucino C, Bezzio C, Russo AG, Porro GB. Pre-illness changes in dietary habits and diet as a risk factor for inflammatory bowel disease: a case-control study. World J Gastroenterol. 2010; 16(34):4297-304.
95. Mardini HE, Grigorian AY. Probiotic mix VSL#3 is effective adjunctive therapy for mild to moderately active ulcerative colitis: a meta-analysis. Inflamm Bowel Dis. 2014;20:1562-7.
96. Marin ML, Greenstein AJ, Geller SA, Gordon RE, Aufses AH Jr. A freeze fracture study of Crohn's disease of the terminal ileum: changes in epithelial tight junction organization. Am J Gastroenterol. 1983;78:537-47.
97. Martins AL, Volpato RA, Zago-Gomes MDP. The prevalence and phenotype in Brazilian patients with inflammatory bowel disease. BMC Gastroenterol. 2018;18(1):87.
98. Maslowski KM, Mackay CR. Diet, gut microbiota and immune responses. Nat Immunol. 2011;12:5-9.
99. Meijer BJ, Dieleman LA. Probiotics in the treatment of human inflammatory bowel diseases: update 2011. J Clin Gastroenterol. 2011;45:S139-S144.
100. Mikocka-Walus AA, Turnbull DA, Andrews JM, Moulding NT, Holtmann GJ. The effect of functional gastrointestinal disorders on psychological comorbidity and quality of life in patients with inflammatory bowel disease. Aliment Pharmacol Ther. 2008;28:475-83.
101. Mishkin, S. Dairy sensitivity, lactose malabsorption and elimination diets in inflammatory bowel disease. Am J Clin Nutr. 1997;65(2):564-7.

102. Mowat C, Cole A, Windsor A, Ahmad T, Arnott I, Driscoll R, et al. Guidelines for the management of inflammatory bowel disease in adults. Gut. 2011;60:571-607.
103. Muir J, Shepherd SJ, Rosella O, Rose R, Barrett J, Gibson P. Fructan and free fructose content of common Australian vegetables and fruit. J. Agric. Food Chem. 2007;55:6619-27.
104. Muir JG, Rose R, Rosella O. Measurement of short-chain carbohydrates (FODMAPs) in common Australian vegetables and fruit by high performance liquid chromatography (HPLC) with evaporative light-scattering detection (ELSD). J Agric Food Chem. 2009;57:554-65.
105. Ockenga J, Borchert K, Stüber E, Lochs H, Manns MP, Bischoff SC. Glutamine-enriched total parenteral nutrition in patients with inflammatory bowel disease. Eur J Clin Nutr. 2005;59:1302-9.
106. Owczarek D, Cibor D, Głowacki MK, Rodacki T, Mach T. Inflammatory bowel disease: epidemiology, pathology and risk factors for hypercoagulability. World J Gastroenterol. 2014;20(1):53-63.
107. Owczarek D, Rodacki T, Domagała-Rodacka R, Cibor D, Mach T. Diet and nutritional factors in inflammatory bowel diseases. World J Gastroenterol 2016;22(3):895-905.
108. Patel D, Trivedi C, Khan N. Management of anemia in patients with inflammatory bowel disease (IBD). Curr Treat Options Gastroenterol. 2018;16:112-8.
109. Pellegrini L, Milano E, Franceshi F, Belcaro G, Gizzi G, Feragalli B, et al. Managing ulcerative colitis in remission phase: usefulness of Casperome, an innovative lecithin-based delivery system of Boswellia serrata extract. Eur Rev Med Pharmacol Sci. 2016;20:2695-700.
110. Prantera C, Scribano ML. Probiotics and Crohn's disease. Dig Liver Dis. 2002;34:S66-S67.
111. Prasad S, Mingrino R, Kaukinen K, Hayes KL, Powell RM, MacDonald TT, Collins JE. Inflammatory processes have differential effects on claudins 2, 3 and 4 in colonic epithelial cells. Lab Invest. 2005;85:1139-62.
112. Rahimi R, Nikfar S, Rahimi F, Elahi B, Derakhshani S, Vafaie M, Abdollahi M. A meta-analysis on the efficacy of probiotics for maintenance of remission and prevention of clinical and endoscopic relapse in Crohn's disease. Dig Dis Sci. 2008;53:2524-31.
113. Roest RH, Dobbs BR, Chapman BA, Batman B, O'Brien LA, Leeper JA, et al. The low FODMAP diet improves gastrointestinal symptoms in patients with irritable bowel syndrome: a prospective study. Int J Clin Pract. 2013;67(9):895-903.
114. Romano C, Cucchiara S, Barabino A, Annese V, Sferlazzas C. Usefulness of omega-3 fatty acid supplementation in addition to mesalazine in maintaining remission in pediatric Crohn's disease: a double-blind, randomized, placebo-controlled study. World J Gastroenterol. 2005;11(45):7118-21.
115. Rothfuss KS, Stange EF, Herrlinger KR. Extraintestinal manifestations and complications in inflammatory bowel diseases. World J Gastroenterol. 2006;12(30):4819-31.
116. Sakellariou GT, Moschos J, Berberidis C, Mpoumponaris A, Kadis S, Molyvas E, et al. Bone density in young males with recently diagnosed inflammatory bowel disease. Joint Bone Spine. 2006;73:725-8.
117. Schäffler H, Schmidt M, Huth A, Reiner J, Glass Ä, Lamprecht G. Clinical factors are associated with vitamin D levels in IBD patients-a retrospective analysis. J Dig Dis. 2018;19:24-32.
118. Schultz M, Timmer A, Herfarth HH, Sartor RB, Vanderhoof JA, Rath HC. Lactobacillus GG in inducing and maintaining remission of Crohn's disease. BMC Gastroenterol. 2004;4:5.
119. Scribano ML. Vedolizumab for inflammatory bowel disease: from randomized controlled trials to real-life evidence. World J Gastroenterol. 2018;24(23):2457-67.
120. Shen J, Zuo ZX, Mao AP. Effect of probiotics on inducing remission and maintaining therapy in ulcerative colitis, Crohn's disease, and pouchitis: meta-analysis of randomized controlled trials. Inflamm Bowel Dis. 2014;20:21-35.
121. Shepherd SJ, Gibson PR. Fructose malabsorption and symptoms of irritable bowel syndrome: guidelines for effective dietary management. J Am Diet Assoc. 2006;106:1631-9.
122. Simren M, Axelsson J, Gillberg R, Abrahamsson H, Svedlund J, Björnsson ES. Quality of life in inflammatory bowel disease in remission: the impact of IBS-like symptoms and associated psychological factors. Am J Gastroenterol. 2002;97:389-96.
123. Sipahi AM, Santos FM. Doença inflamatória intestinal. In: Martins MA, Carrilho FJ, Alves VAF, Castilho EA, Cerri GG, Wen CL, editores. Clínica médica. Barueri: Manole; 2009.
124. Sipahi AM. Quadro clínico e diagnóstico da doença inflamatória intestinal. In: Quilici FA, Damião AOMC, Sipahi AM, Zaltman C, Flavio S, Magaly GT, editores. Guia prático – Doença inflamatória intestinal. Rio de Janeiro: Elsevier; 2007.

NUTRIÇÃO E DOENÇAS INFLAMATÓRIAS INTESTINAIS

125. Siva S, Rubin DT, Gulotta G, Wroblewski K, Pekow J. Zinc deficiency is associated with poor clinical outcomes in patients with inflammatory bowel disease. Inflamm Bowel Dis. 2017;23(1):152-7.
126. Song CH, Vadheim CM, Snape WJ, Heiner DC. Antibodies in patients with inflammatory bowel disease and the apparent influence of medications. J Clin Lab Immunol. 1995;46:143-54.
127. Sostegni R, Daperno M, Scaglione N, Lavagna A, Rocca R, Pera A. Review article: Crohn's disease: monitoring disease activity. Aliment Pharmacol Ther. 2003;17(Suppl 2):11-7.
128. Souza MM, Belasco AGS, Aguilar-Nascimento JE. The epidemiological profile of patients with inflammatory bowel disease in the state of Mato Grosso. Rev Bras Coloproct. 2008;28(3):324-28.
129. Takada Y, Ichikawa H, Badmaev V, Aggarwal BB. Acetyl-11-keto-β-boswellic acid potentiates apoptosis, inhibits invasion, and abolishes osteoclastogenesis by suppressing NF-κB and NF-κB- regulated gene expression. J Immunol. 2006;176(5)3127-40.
130. Thomas AG, Miller V, Taylor F, Maycock P, Scrimgeour CM, Rennie MJ. Whole body protein turnover in childhood Crohn's disease. Gut. 1992;33(5):675-7.
131. Tobin MV, Logan RF, Langman MJ, Mcconnell RB, Gilmore IT. Cigarette smoking and inflammatory bowel disease. Gastroenterology. 1987; 93:316-21.
132. Turner D, Steinhart AH, Griffiths AM. Omega 3 fatty acids (fish oil) for maintenance of remission in ulcerative colitis. Cochrane Database Syst Rev. 2007;(3):CD006443.
133. Ulitsky A, Ananthakrishnan AN, Naik A, Skaros S, Zadvornova Y, Binion DG, Issa M. Vitamin D deficiency in patients with inflammatory bowel disease: association with disease activity and quality of life. JPEN J Parenter Enteral Nutr. 2011;35(3):308-16.
134. Uranga JA, López-Miranda V, Lombó F, Abalo R. Food, nutrients and nutraceuticals affecting the course of inflammatory bowel disease. Pharmacol Rep. 2016 Aug;68(4):816-26.
135. Vagianos K, Bector S, McConnell J, Bernstein CN. Nutrition assessment of patients with inflammatory bowel disease. JPEN J Parenter Enteral Nutr. 2007;31(4):311-9.
136. Van Assche G, Dignass A, Panes J, Beaugerie L, Karagiannis J, Allez M, Ochsenkühn T, et al. The second European evidence-based Consensus on the diagnosis and management of Crohn's disease: definitions and diagnosis. J Crohns Colitis. 2010;4:7-27.
137. Van der Flier LG, Clevers H. Stem cells, self-renewal, and differentiation in the intestinal epithelium. Annu Rev Physiol. 2009;71:241-60.
138. Victoria CR, Sassak LY, Nunes HR. Incidence and prevalence rates of inflammatory bowel diseases, in Midwestern of São Paulo State, Brazil. Arq Gastroenterol. 2009;46(1):20-5.
139. Vilela EG, Torres HOG, Marins FP, Ferrari MLA, Andrade MM, Cunha AS. Evaluation of inflammatory activity in Crohn's disease and ulcerative colitis. World J Gastroenterol. 2012;18(9):872-81.
140. Vivinus-Nébot M, Frin-Mathy G, Bzioueche H, Dainese R, Bernard G, Anty R, et al. Functional bowel symptoms in quiescent inflammatory bowel diseases: role of epithelial barrier disruption and low-grade inflammation. Gut. 2014;63:744-52.
141. Ward MG, Sparrow MP, Roblin X. Therapeutic drug monitoring of vedolizumab in inflammatory bowel disease: current data and future directions. Ther Adv Gastroenterol. 2018;11:1-10.
142. Wasilewski A, Zielińska M, Storr M, Fichna J Beneficial effects of probiotics, prebiotics, synbiotics, and psychobiotics in inflammatory bowel disease. Inflamm Bowel D. 2015;21(7):1674-82.
143. Waśko-Czopnik D, Paradowski L. The influence of deficiencies of essential trace elements and vitamins on the course of Crohn's disease. Adv Clin Exp Med. 2012;21(1):5-11.
144. Weisshof R, Chermesh I. Micronutrient deficiencies in inflammatory bowel disease. Curr Opin Clin Nutr Metab Care. 2015;18:576-81.
145. Xavier RJ, Podolsky DK. Unravelling the pathogenesis of inflammatory bowel disease. Nature. 2007;448:427-34.
146. Yadav V, Varum F, Bravo R, Furrer E, Bojic D, Basit AW. Inflammatory bowel disease: exploring gut pathophysiology for novel therapeutic targets. Transl Res 2016;176:38-68.
147. Yakut M, Ustün Y, Kabaçam G, Sokyan I. Serum vitamin B12 and folate status in patients with inflammatory bowel diseases. Eur J Intern Med. 2010;21:320-3.
148. 50. 148. Zeissig S, Bürgel N, Günzel D, Richter J, Mankertz J, Wahnschaffe U, et al. Changes in expression and distribution of claudin 2, 5 and 8 lead to discontinuous tight junctions and barrier dysfunction in active Crohn's disease. Gut. 2007;56:61-72.

47

Alergia alimentar
DIAGNÓSTICO, TRATAMENTO E PREVENÇÃO

RENATA RODRIGUES COCCO
FABÍOLA ISABEL SUANO DE SOUZA
ROSELI OSELKA SACCARDO SARNI

INTRODUÇÃO

A alergia alimentar (AA) é definida como uma doença consequente a uma resposta imune exacerbada que ocorre após a ingestão de determinado(s) alimento(s). Apesar do risco de reações alérgicas graves, que podem culminar em morte, até o momento o tratamento da AA baseia-se na exclusão dos alérgenos responsáveis e no uso de medicamentos sintomáticos para as crises.[4] Uma vez que a eliminação de qualquer fonte alimentar, especialmente na faixa pediátrica, pode acarretar importantes distúrbios nutricionais, faz-se necessário o correto conhecimento dos conceitos relacionados ao diagnóstico, ao tratamento nutricional e à prevenção para que não haja equívocos desnecessários na conduta do paciente e consequente repercussão sistêmica.

Estudo epidemiológico realizado pelo Centro de Prevenção e Controle de Doenças (Centers for Disease Control and Prevention – CDC) nos Estados Unidos, utilizando o Código Internacional de Classificação de Doenças (CID) para AA, em 2007, verificou, entre outros resultados, aumento de 18% nos casos de AA entre a população norte-americana nos dez últimos anos avaliados[6]. Além disso, foi notável o fato de que 3 milhões de crianças menores de 18 anos de idade (3,9%) foram atendidas em serviços de saúde com alguma queixa relacionada à AA nos 12 meses anteriores. À semelhança de outras doenças alérgicas, observa-se também aumento da prevalência e gravidade das AA com impacto importante na qualidade de vida dos pacientes acometidos.[35]

FISIOPATOLOGIA

A imaturidade da barreira gastrintestinal e do sistema imune no lactente é fator preeminente da maior prevalência das AA nessa faixa etária em relação aos adultos. Cerca de 6% das crianças menores de 5 anos de idade são acometidas por alguma forma de AA.[28] Proteínas intactas são absorvidas e podem ser reconhecidas como antígenos, promovendo reações inflamatórias. Quando a integridade da barreira GI está completa, cerca de 2% dos alimentos ingeridos ainda são absorvidos e transportados pelo organismo de forma imunologicamente intacta. A maioria dos indivíduos adquire tolerância e seu sistema imunológico não reconhece tais proteínas como imunogênicas. Alguns indivíduos geneticamente predispostos, no entanto, reconhecerão determinadas proteínas alimentares como antígenos e a característica de seus sintomas dependerá do tipo de reação imunológica envolvida.[37]

Os mecanismos imunológicos envolvidos na gênese da AA são diretamente relacionados com o tempo de aparecimento e com a gravidade das reações. As reações clínicas podem ser categorizadas em mediada por imunoglobulina E (IgE) (tipo 1), hipersensibilidade por citotoxicidade (tipo 2), hipersensibilidade por imunocomplexos (tipo 3) e hipersensibilidade celular (tipo 4), de acordo com a classificação proposta por Gell et al.[15] As hipersensibilidades tipo 1 e tipo 4 respondem por quase 100% das AA.[2] As reações mediadas por IgE são as formas potencialmente mais graves de manifestações clínicas e se caracterizam pelo início rápido das reações.[38]

O contato de IgE específicas, encontradas nas membranas de mastócitos e basófilos, com as proteínas-alvo dos alimentos circulantes, resulta em ruptura das membranas dessas células e em liberação de mediadores e citocinas inflamatórios. Essas substâncias são as responsáveis pelos sintomas imediatos que caracterizam as reações mediadas por IgE. Nas hipersensibilidades tipo 4, os linfócitos T são os responsáveis pela liberação dos mediadores inflamatórios e as reações têm caráter mais tardio. Os sintomas GI são os principais exemplos de reações desse tipo. As hipersensibilidades dos tipos 2 (citotoxicidade mediada por anticorpos) e 3 (mediada por imunocomplexos) não têm expressão significativa nas reações por alimentos.

FISIOPATOLOGIA E CONTEXTO CLÍNICO

Alergia alimentar mediada por IgE

As AA mediadas por IgE tipicamente envolvem um ou dois alimentos e ocorrem de forma rápida após a ingestão da proteína (segundos até cerca de duas horas). A quantidade do alérgeno capaz de deflagrar sintomas varia de traços a alguns mililitros (ou gramas), dependendo da predisposição individual. Alguns indivíduos também podem tolerar o alimento na forma cozida, mas não na forma crua. Esse fato se deve à alteração sofrida por algumas proteínas quando expostas a altas temperaturas ou a processos digestivos. A restrição completa das proteínas alimentares, no entanto, deve ser sempre orientada depois de estabelecido o diagnóstico de AA.

A avaliação de pacientes mais velhos deve incluir alguns fatores complementares. Prática de exercícios, ingestão de álcool e consumo de anti-inflamatórios não hormonais

1068 BASES BIOQUÍMICAS E FISIOLÓGICAS DA NUTRIÇÃO

podem estar associados à AA. Alguns indivíduos apresentam sintomas apenas quando expostos a esses fatores concomitantemente à alimentação. A anafilaxia que ocorre enquanto o indivíduo pratica atividades físicas, por exemplo, está associada à sensibilização aos alimentos em cerca de 30% dos casos.

As sensibilizações às proteínas alimentares e as reações alérgicas são muito mais prevalentes em indivíduos com outras doenças atópicas.

Alergia alimentar não mediada por IgE e mista

Deve-se suspeitar de AA não mediadas por IgE ou das formas mistas da doença quando os sintomas, em geral envolvendo o trato gastrintestinal (TGI), apresentam caráter mais crônico, sem resolução rápida e não tão fortemente relacionados à ingestão do alimento. Portanto, a AA deve ser investigada, mas os diagnósticos diferenciais, nesses casos, são muito mais variados. Adultos podem apresentar esse tipo de manifestação, mas com frequência muito menor.

Reações adversas a alimentos: diagnóstico diferencial

A presença de sintomas após a ingestão de alimentos não necessariamente caracteriza alergias. As reações adversas a alimentos podem incluir sintomas advindos de toxinas alimentares ou de alterações fisiológicas e funcionais que comprometem o sistema de digestão do alimento ingerido (Quadro 47.1). Nesse contexto, estão presentes as intolerâncias, em especial a intolerância à lactose. A diminuição ou a ausência da lactase resulta em dores abdominais e em diarreia, secundárias ao prejuízo da metabolização do dissacarídeo, mas sem o envolvimento de linfócitos T ou imunoglobulinas.

Quadro 47.1   Reações adversas a alimentos

Imunológicas	
Mediadas por IgE	Urticária aguda, angioedema, anafilaxia
Não mediadas por IgE	Enterocolites, enteropatias
Mistas	Dermatite atópica, esofagite eosinofílica
Não imunológicas	
Tóxicas	Alimentos deteriorados, presença de metais pesados (mercúrio)
Não tóxicas	Intolerâncias, galactosemia, hérnia hiatal

Reações alérgicas agudas inicialmente atribuídas a alimentos podem ter sido desencadeadas por outros alérgenos (p. ex., medicamentos ou picadas de insetos).

Nas crianças com dermatite atópica, a exacerbação dos sintomas pode ser erroneamente atribuída aos alimentos. Por ser uma doença multifatorial, pode ser precipitada por irritantes, umidade, oscilações de temperatura e infecções bacterianas (p. ex., *Staphylococcus aureus*).

Sintomas crônicos do TGI podem ser resultado de refluxo gastroesofágico, de infecções e de distúrbios anatômicos ou metabólicos, como é o caso das intolerâncias.

ALERGIA ALIMENTAR

Efeitos adversos químicos ou irritantes de alimentos também podem mimetizar sintomas de alergia. Por exemplo, a rinite gustativa pode ocorrer após a ingestão de comidas quentes ou apimentadas em razão das respostas neurológicas à temperatura ou à presença da capsaicina.[24] Efeitos farmacológicos de compostos presentes em alimentos, como a triptamina encontrada no tomate, podem desencadear sintomas cutâneos ou do TGI. Toxinas bacterianas como a *Escherichia coli* também podem provocar reações relacionadas à ingestão, principalmente de peixes, sem apresentar mecanismo imunológico envolvido. Alimentos azedos podem desencadear faixa eritematosa na pele próxima à bochecha, perto da posição do nervo auriculotemporal, nos indivíduos com síndrome de Frey.[36]

Infecções parasitárias, doença do refluxo gastroesofágico, doenças que cursam com eosinofilia sistêmica e vasculite podem ser diagnósticos diferenciais para esofagite eosinofílica. Distúrbios mentais ou de comportamento podem resultar em aversão a alimentos (p. ex., transtorno de espectro autista, anorexia nervosa).

O espectro clínico da AA é amplo e individualmente variável, compreendendo sintomas que incluem o TGI, a pele e o sistema respiratório e, por vezes, estendendo-se às reações sistêmicas graves (choque anafilático).[44] Ampla gama de fatores responde pelas características das reações clínicas, entre eles fatores relacionados ao hospedeiro e peculiaridades dos alérgenos alimentares.

Alérgenos alimentares

Alérgenos alimentares são os componentes específicos dos alimentos (tipicamente proteínas), capazes de estimular o sistema imunológico a produzir reações exacerbadas, o que resulta em sintomas indesejáveis.[28] Alguns alérgenos (presentes, em especial, em frutas e hortaliças) causam alergia apenas quando ingeridos na forma crua. Outros, no entanto, podem causar reações mesmo após os processos de cozimento e digestão. Em alguns casos, os alérgenos alimentares podem apresentar estrutura proteica semelhante a outros alérgenos, incluindo inalantes e, dessa forma, dar origem às conhecidas reações cruzadas.

Apesar da enorme diversidade da alimentação humana, um grupo de apenas oito alimentos responde por cerca de 90% das AA: leite de vaca, ovos, soja, trigo, amendoim, castanhas, peixes e frutos do mar.[8] Nos últimos anos, no entanto, vem-se observando aumento na ingestão de alimentos antes pouco consumidos entre a população ocidental. As reações alérgicas à mostarda, ao gergelim e à canola são exemplos da produção de anticorpos às proteínas de alimentos "novos" entre os hábitos alimentares. Entre as frutas, destaca-se a maior incidência de alergia ao *kiwi*, alimento pouco consumido até algumas décadas anteriores. A caracterização das proteínas desses alimentos vem crescendo notoriamente nos últimos anos, o que possibilita melhor conhecimento sobre suas principais frações alergênicas e adiciona informações sobre a gravidade de reações, a história natural da doença e a chance de reatividade cruzada.[20]

O leite, primeiro alimento introduzido na alimentação do lactente, é o principal alimento responsável pelas AA nos primeiros dois anos de vida. As caseínas e a betalactoglobulina são as proteínas mais envolvidas nesse processo. Suas diferenças estruturais refletem-se na história natural da doença: indivíduos com maior sensibilidade às caseínas apresentam persistência mais prolongada da alergia em relação aos mais sensíveis às proteínas do soro (betalactoglobulina, alfalactoalbumina). O ovo também apresenta relevância nos quadros de AA observados na infância. É o alimento mais relacionado com a presença de doenças atópicas do trato respiratório na fase pré-escolar.

A soja (*Glycine max*) merece destaque por ser com frequência utilizada em substituição ao leite de vaca. Apesar da baixa prevalência, a alergia à soja apresenta algumas peculiaridades importantes.[18] A soja pertence à família das leguminosas, é particularmente rica em proteínas de bom valor biológico e é considerada fonte nutricional importante.[1] O fácil cultivo justifica sua utilização em larga escala na alimentação humana e animal. Cultivada e utilizada na culinária da China há mais de 5 mil anos, seu consumo no mundo ocidental é descrito apenas a partir do século XX. A ingestão das proteínas da soja está incluída de forma constante e quase imperceptível na alimentação da população mundial.

O trigo seria o quarto alimento envolvido nas reações alérgicas da infância. Apesar de a prevalência ser menor quando comparada às anteriores, sua importância é destacada pela associação com reações desencadeadas por exercícios físicos: manifestações clínicas, incluindo anafilaxia, são observadas quando a ingestão do alimento é seguida de atividades físicas, não reprodutíveis no repouso. O mecanismo fisiopatológico associado a essa situação ainda permanece desconhecido.

O amendoim vem sendo a causa de uma verdadeira epidemia de reações alérgicas nos Estados Unidos e em alguns países da Europa. A introdução precoce na alimentação das crianças e as características peculiares de suas proteínas (alto peso molecular e termorresistência) conferem a essa leguminosa grande potencial alergênico. Embora tenha sido demonstrada sensibilização em grande parte dos indivíduos analisados no Proal (Projeto Alergia da Unifesp-EPM),[21] não se tem observado epidemia de manifestações alérgicas pelo amendoim entre os brasileiros.

Estudos epidemiológicos apontam, na população mundial, valores de até 10,8% na prevalência de alergia ao leite, ao ovo ou ao amendoim, reproduzidos por meio de testes de provocação oral,[26] e de menos de 1% para soja e trigo.

Reações cruzadas

As reações cruzadas são um fenômeno comum na AA e ocorrem quando duas ou mais proteínas compartilham parte de sua sequência de aminoácidos.[34] Entre as plantas, bem como nos alimentos derivados de plantas, a semelhança entre as proteínas é muito grande, o que aumenta o risco potencial de alergenicidade cruzada entre elas. Os alérgenos vegetais mais implicados na sensibilização pelo TGI pertencem a duas das principais superfamílias de proteínas: cupinas e prolaminas. Além delas, um grupo de 14 proteínas com características comuns de defesa da planta (proteínas relacionadas à patogênese – PR), são responsáveis pela homologia estrutural de algumas espécies. Por último, as profilinas compreendem um grupo de proteínas não relacionadas taxonomicamente, mas com papel comum no metabolismo e na estrutura vegetal, apresentando epítopos alergênicos em sua estrutura.

A reatividade cruzada entre a soja e o amendoim, ambos classificados como leguminosas, é bastante rara, apesar do alto nível de sensibilização cruzada identificada nos testes *in vivo* e *in vitro* de IgE específica.[3]

DIAGNÓSTICO

O diagnóstico de AA baseia-se em informações advindas da história clínica e do exame físico e conta com o auxílio de alguns métodos laboratoriais que podem ser úteis em determinadas situações.

Anamnese e exame físico

A história clínica apresenta papel fundamental. Uma anamnese detalhada, acompanhada por recordatórios alimentares, pode ser suficiente para se estabelecer o diagnóstico de alergia. Alguns pontos relevantes devem ser abordados, conforme descrito no Quadro 47.2.

Quadro 47.2 Fatores relevantes a serem abordados na anamnese

1. Lista de alimentos suspeitos, ingredientes ou rótulos de produtos industrializados
2. Quantidade de alimento necessária para deflagrar a reação
3. Vias de exposição (oral, nasal)
4. Intervalo entre a exposição e o desencadeamento dos sintomas
5. Manifestações clínicas após a exposição a cada alimento
6. Duração dos sintomas
7. Eventos associados (exercício físico, uso de medicamentos, ingestão de álcool)
8. Tratamento das reações e resposta do paciente
9. Reprodutibilidade (as reações ocorrem sempre que há exposição ao alimento?)

O exame físico pode revelar a presença de outras doenças alérgicas associadas, como asma, rinite e dermatite atópica. Esses resultados podem significar aumento no risco da AA ou sugerir diagnósticos alternativos que reduzem a probabilidade da AA.

Exames laboratoriais

Os instrumentos laboratoriais disponíveis são úteis, em especial nos casos de alergias mediadas por IgE ou de caráter misto. A detecção dos anticorpos IgE pode ser realizada de duas formas igualmente aceitáveis, de sensibilidade semelhante: teste *in vivo* (cutâneo) e *in vitro* (dosagem de IgE sérica). Melhor avaliação do paciente é obtida quando ambos os testes são realizados, mas não é possível realizar o diagnóstico de AA com base apenas nos testes laboratoriais.

Nos casos de alergias não mediadas por IgE, os exames são mais inespecíficos e necessitam de maior correlação clínica. Biópsias cutâneas podem ser úteis no diagnóstico diferencial da dermatite atópica. Biópsias gastrintestinais têm valor quando corretamente associadas ao quadro clínico, visto que inúmeras doenças gastrintestinais cursam com eosinofilia local.

Microarrays

Nos últimos anos, uma tecnologia capaz de produzir sequências de DNA ou de proteínas em miniaturas vem possibilitando a análise de centenas de amostras simultaneamente. A técnica é baseada em uma fase sólida, na qual são depositadas as proteínas (recombinantes ou purificadas) a serem analisadas, e há posterior contato com o soro dos pacientes alérgicos. A quantidade de sangue necessária para a detecção é um dos grandes diferenciais do *microarray*: com apenas 20 a 30 µL de soro é possível quantificar simultaneamente dezenas de proteínas alergênicas. Em resumo, o *microarray* funciona como um imunoensaio enzimático indireto para análise semiquantitativa de IgE específica (EIA).[11] Sua principal vantagem sobre outros métodos laboratoriais de detecção de IgE sérica específica é a possibilidade da análise simultânea de dezenas de alérgenos utilizando-se quantidades muito reduzidas de soro do paciente, aspecto especialmente importante na faixa pediátrica. Além disso, a análise dos resultados em triplicata assegura a reprodutibilidade do método. A sensibilidade do *microarray* é comparada à dos métodos laboratoriais atuais (ImmunoCAP®).

Componentes proteicos para diagnóstico e microarray

Ao final dos anos 1980, as novas tecnologias da biologia molecular possibilitaram a clonagem dos primeiros alérgenos conhecidos até então,[41] surgindo uma nova era para a produção de proteínas recombinantes, naturais e purificadas, utilizadas no diagnóstico e no tratamento das doenças alérgicas.[16] O conhecimento dos componentes proteicos isolados de diferentes proteínas definiria com mais exatidão o perfil individual de sensibilização. Em outras palavras, a identificação exata das frações proteicas capazes de estimular o sistema imune do paciente alérgico aumentaria o poder diagnóstico e terapêutico.

A expressão *component-resolved diagnostics* (CRD), ou diagnóstico resolvido por componentes, designa o painel de alérgenos purificados, naturais ou recombinantes, biologicamente identificados como responsáveis pela sensibilização a determinada fonte alergênica.[42] O CRD possibilita a identificação de um perfil individual de sensibilização a diferentes proteínas da mesma fonte alergênica, adicionando informações como padrão de sensibilização em diferentes áreas geográficas,[10,14] sensibilização a proteínas associadas a maior chance de reações graves (p. ex., proteínas transportadoras de lipídios)[14,27] e sensibilização a proteínas homólogas em diferentes fontes alergênicas, com possível chance de reatividade cruzada.[25,34,40]

Dietas de restrição

Após investigação do(s) alimento(s) suspeito(s), deve-se restringi-lo(s) da alimentação habitual por duas a oito semanas, a depender do tipo de alimento suspeito.[23] Lactentes podem ser limitados a receber apenas fórmulas hipoalergênicas e, nos casos de aleitamento materno exclusivo, o alimento suspeito também deverá ser eliminado da alimentação materna.

Após esse período, os pacientes que não obtiverem melhora devem retornar à alimentação normal. Nos pacientes que apresentarem melhora dos sintomas após a dieta de exclusão, prossegue-se com o teste de provocação oral.

Teste de provocação oral

Testes laboratoriais (*in vivo* ou *in vitro*) podem indicar apenas a presença de sensibilização, relevante ou não do ponto de vista clínico. A reatividade clínica deverá ser comprovada por meio dos testes de provocação oral, desde que não haja história de anafilaxia associada à positividade da IgE específica.

Após melhora significativa dos sintomas com a dieta de restrição, o teste oral (ou desencadeamento) é realizado depois da suspensão de medicamentos utilizados (ou redução às mínimas doses possíveis). O teste consiste na administração de doses crescentes do alimento suspeito sob supervisão médica, que avaliará a presença de sintomas desencadeados pelo alimento testado. O médico deverá ter experiência na realização do teste, bem como habilidade no tratamento de possíveis reações deflagradas.

A dose inicial do alimento testado deverá ser inferior à referida como capaz de induzir sintomas[21] e ser aumentada de forma gradual até a dose cumulativa pelo menos igual à quantidade habitualmente ingerida daquele alimento.

Em crianças menores de três anos de idade, preconiza-se que o teste seja aplicado de forma aberta e que o paciente, sua família e o médico responsável estejam conscientes do alimento que será ingerido.[23] Para crianças mais velhas e para adultos, o mascaramento da proteína suspeita permite que haja menor chance de resultados falsos-positivos desencadeados por fatores psicológicos.

Apesar de ser considerado o padrão-ouro para o diagnóstico das AA, o teste de provocação duplo-cego e controlado por placebo tem sua aplicação limitada na prática clínica diária em razão do tempo despendido, do custo e da necessidade de envolvimento multiprofissional. Por outro lado, apenas cerca de um terço dos pacientes submetidos a esse tipo de teste estabelece, realmente, o diagnóstico de AA. Além de investigar possíveis AA, o teste de provocação evita a utilização de dietas de restrição desnecessárias ou reforça a necessidade da eliminação do alérgeno na alimentação do paciente.

As dificuldades envolvidas na realização dos testes orais, em especial o potencial risco de reações graves, explicam tanto a ausência de dados sobre a correta prevalência das AA no meio médico quanto o esforço em estabelecer alguns métodos laboratoriais mais específicos que sirvam como instrumento para o diagnóstico.

HISTÓRIA NATURAL

O prognóstico de persistência ou tolerância das AA é dependente de uma série de fatores, entre eles as características genéticas individuais, o mecanismo envolvido na alergia (mediada ou não por IgE) e o alérgeno responsável. A maioria das crianças, eventualmente, tolerará leite, soja, trigo ou ovo. O mesmo não ocorre com amendoim e castanhas.

Valores mais elevados da IgE específica contra determinada proteína também estão associados à menor chance de resolução da alergia com o passar do tempo. De forma geral, a diminuição das concentrações de IgE específica em crianças é, com frequência, um marcador para o início do processo de tolerância. Em contraste, para alguns alimentos, como os crustáceos, o início da alergia pode ocorrer na idade adulta e persistir, independentemente da diminuição das concentrações séricas da IgE específica. A resolução da dermatite atópica com o passar dos anos também pode ser marcador de resolução da AA, quando estiverem associadas.

O prick test não é um parâmetro bem definido no processo de tolerância aos alérgenos alimentares. As pápulas podem se manter presentes mesmo após meses ou anos da perda da alergia. A diminuição de seu diâmetro, no entanto, pode ter papel marcador do início desse processo.

As AA em adultos podem refletir persistência da sensibilidade adquirida na infância (p. ex., leite, amendoim e castanhas), rebote da alergia que não se manifestou por um período variável (sobretudo amendoim) ou alergia adquirida. De forma geral, os alimentos que desencadearem alergias após a fase adulta dificilmente serão tolerados novamente.

Em relação a alguns dos principais alérgenos alimentares, algumas características podem auxiliar no acompanhamento e no prognóstico.

- Leite: anteriormente se observou que cerca de 80% das crianças com alergia ao leite pareciam desenvolver tolerância por volta do quinto ano de vida.[29] Estudos mais recentes observaram níveis inferiores do percentual de crianças tolerantes até essa idade (5% tolerantes aos quatro anos e 21% aos oito anos).[39] Pacientes com alergia persistente ao leite apresentam maiores concentrações de IgE específica nos dois primeiros anos de vida em relação aos que desenvolveram tolerância (mediana de 19 kU/L *vs.* 1,8 kU/L, respectivamente; p < 0.001). Fatores adicionais preditivos de tolerância incluem ausência de asma ou de rinite alérgica e ausência de fórmulas lácteas na alimentação. A diminuição das concentrações de IgE específica também é preditiva do desenvolvimento de tolerância.[32] Pacientes alérgicos predominantemente à caseína apresentam maior chance de persistência em relação aos mais sensíveis às proteínas do soro (alfalactoalbumina, betalactoglobulina).
- Ovo: fatores de risco para alergias persistentes incluem altos índices de IgE específica no momento do diagnóstico, presença de dermatite atópica associada e presença de alergia concomitante a outros alimentos.[31]
- Trigo: quase a totalidade das crianças alérgicas a trigo adquire tolerância até a adolescência. A sensibilização à gliadina está associada a alergias mais persistentes e ao aumento do risco de desenvolvimento de asma.[19]
- Amendoim: apenas pequeno percentual de crianças alérgicas ao amendoim (~ 20%) desenvolve tolerância. Além disso, a alergia pode ser "reativada" posteriormente.[12,30]
- Castanhas: as características clínicas são semelhantes às do amendoim. Pacientes com concentrações de IgE específica altas e persistentes devem ser desencorajados a realizar testes de provocação oral.[13]
- Frutos do mar: em geral, a alergia se inicia na idade adulta e esses alimentos dificilmente são tolerados com o passar dos anos.[9]

TRATAMENTO DA ALERGIA ALIMENTAR

O tratamento para AA, até o momento, é a restrição do(s) alimento(s). Dessa forma, deve-se ter cuidado especial, em particular na faixa etária pediátrica, para que nutrientes necessários para o correto crescimento e desenvolvimento possam ser supridos por outras fontes alimentares ou medicamentosas.

A restrição alimentar é facilmente passível de transgressões. Acidentes de ingestão são comuns e, muitas vezes, são a causa de reações anafiláticas graves. Desse modo, orientações sobre a leitura de rótulos de alimentos industrializados, investigação dos ingredientes de receitas não divulgadas e de palavras-chave desconhecidas pelo leigo (caseína, albumina, hidrolisados etc.) devem fazer parte das instruções dadas ao paciente e à sua família após a confirmação do alimento responsável pelas reações.

Tratamento farmacológico

O uso de anti-histamínicos por via oral é preconizado nos casos de reações alérgicas agudas, em geral mediadas por IgE. Não há evidências de que o uso prolongado de qualquer tipo de droga possa promover a dessensibilização do paciente com AA.[7]

Imunoterapia específica

A imunoterapia específica aos alérgenos alimentares seria uma forma de dessensibilização por meio da ingestão de quantidades crescentes do alérgeno. Essa intervenção, no entanto, é completamente desaconselhada na prática clínica, pelo alto risco de reações envolvido. Além disso, não existe garantia sobre a recorrência da doença após a interrupção do tratamento.

Novas perspectivas terapêuticas vêm se desenvolvendo no campo da AA. Imunoterapias que utilizam proteínas modificadas, capazes de impedir a formação de IgE específicas, atualmente estão sendo testadas em humanos.

PREVENÇÃO DE DOENÇAS ALÉRGICAS

A integração dos fatores genéticos e ambientais relaciona-se com o desencadeamento dos quadros de alergia, em especial em grupos com risco familiar (crianças que têm pelo menos um parente de primeiro grau com doença alérgica confirmada – asma, rinoconjuntivite, dermatite atópica ou AA).[17,33]

Nesse sentido, o que se considera estratégia benéfica para a prevenção de doenças alérgicas em crianças com risco familiar é o aleitamento materno exclusivo até o sexto mês de vida e o aleitamento materno associado a outros alimentos até os dois anos de idade ou mais. A análise combinada dos estudos que testaram o efeito, em longo prazo, do uso das fórmulas hidrolisadas na prevenção de doenças alérgicas não confirmou os benefícios anteriormente descritos em trabalhos isolados, mesmo nas crianças com história familiar de atopia.[43]

Em relação à alimentação complementar, postula-se, atualmente, que sua introdução não deve acontecer antes do quarto mês de vida, nem após o sexto mês, e que não há nenhuma evidência de que a introdução tardia (após o primeiro ano de vida) de alimentos considerados "mais alergênicos", como ovo, trigo e peixe, entre outros, aumente o risco de desenvolvimento de alergias, mesmo em crianças com risco familiar.[17,33]

CONSIDERAÇÕES FINAIS

Considerando que as doenças alérgicas são bastante prevalentes, estratégias de prevenção por meio do estímulo da alimentação saudável para todos os indivíduos e a

BASES BIOQUÍMICAS E FISIOLÓGICAS DA NUTRIÇÃO

atenção especial àqueles com risco para doenças alérgicas, em fases precoces da vida, são bastante promissoras e há uma série de estudos sendo desenvolvidos para aprimorar esse conhecimento.

REFERÊNCIAS

1. Ballmer-Weber BK, Vieths S. Soy allergy in perspective. Curr Opin Allergy Clin Immunol. 2008;8(3):270-5.
2. Beyer K, Teuber S. The mechanism of food allergy: what do we know today? Curr Opin Allergy Clin Immunol. 2004;4(3):197-9.
3. Bock SA, Atkins FM. The natural history of peanut allergy. J Allergy Clin Immunol. 1989;83(5):900-4.
4. Boyce JA, Assa'ad A, Burks AW, Jones SM, Sampson HA, Wood RA, et al. Guidelines for the diagnosis and management of food allergy in the United States: summary of the NIAID-Sponsored Expert Panel Report. Nutr Res. 2011;31(1):61-75.
5. Boyle RJ, Ierodiakonou D, Khan T, Chivinge J, Robinson Z, Geoghegan N, et al. Hydrolysed formula and risk of allergic or autoimmune disease: systematic review and meta-analysis. BMJ. 2016 Mar 8;352:i974.
6. Branum AM, Lukacs SL. Food allergy among children in the United States. Pediatrics. 2009;124(6):1549-55.
7. Burks AW, Sampson HA. Double-blind placebo-controlled trial of oral cromolyn in children with atopic dermatitis and documented food hypersensitivity. J Allergy Clin Immunol. 1988;81(2):417-23.
8. Burks W, Helm R, Stanley S, Bannon GA. Food allergens. Curr Opin Allergy Clin Immunol. 2001;1(3):243-8.
9. Daul CB, Morgan JE, Lehrer SB. The natural history of shrimp hypersensitivity. J Allergy Clin Immunol. 1990;86(1):88-93.
10. Fernández-Rivas M, González-Mancebo E, Rodríguez-Pérez R, Benito C, Sánchez-Monge R, Salcedo G, et al. Clinically relevant peach allergy is related to peach lipid transfer protein, Pru p 3, in the Spanish population. J Allergy Clin Immunol. 2003;112(4):789-95.
11. Ferrer M, Sanz ML, Sastre J, Bartra J, del Cuvillo A, Montoro J, et al. Molecular diagnosis in allergology: application of the microarray technique. J Investig Allergol Clin Immunol. 2009;19(Suppl.1):19-24.
12. Fleischer DM, Conover-Walker MK, Christie L, Burks AW, Wood RA. Peanut allergy: recurrence and its management. J Allergy Clin Immunol. 2004;114(5):1195-201.
13. Fleischer DM, Conover-Walker MK, Matsui EC, Wood RA. The natural history of tree nut allergy. J Allergy Clin Immunol. 2005;116(5):1087-93.
14. Gamboa PM, Cáceres O, Antepara I, Sánchez-Monge R, Ahrazem O, Salcedo G, et al. Two different profiles of peach allergy in the north of Spain. Allergy. 2007;62(4):408-14.
15. Gell PGH, Coombs RRA, eds. Clinical aspects of immunology. Oxford: Blackwell; 1963.
16. González-Buitrago JM, Ferreira L, Isidoro-García M, Sanz C, Lorente F, Dávila I. Proteomic approaches for identifying new allergens and diagnosing allergic diseases. Clin Chim Acta. 2007;385(1-2):21-7.
17. Greer FR, Sicherer SH, Burks AW; American Academy of Pediatrics Committee on Nutrition; American Academy of Pediatrics Section on Allergy and Immunology. Effects of early nutritional interventions on the development of atopic disease in infants and children: the role of maternal dietary restriction, breastfeeding, timing of introduction of complementary foods, and hydrolyzed formulas. Pediatrics. 2008;121(1):183-91.
18. Kattan JD, Cocco RR, Järvinen KM. Milk and soy allergy. Pediatr Clin North Am. 2011;58(2):407-26.
19. Kotaniemi-Syrjänen A, Palosuo K, Jartti T, Kuitunen M, Pelkonen AS, Mäkelä MJ. The prognosis of wheat hypersensitivity in children. Pediatr Allergy Immunol. 2009;21(2 Pt2):e421-8.
20. Lidholm J, Ballmer-Weber BK, Mari A, Vieths S. Component-resolved diagnostics in food allergy. Curr Opin Allergy Clin Immunol. 2006;6(3):234-40.

ALERGIA ALIMENTAR

21. Naspitz CK, Solé D, Jacob CA, Sarinho E, Soares FJP, Dantas V, et al. Sensitization to inhalant and food allergens in Brazilian atopic children by in vitro total and specific IgE assay. Allergy Project-PROAL. J Pediatr (Rio J). 2004;80(3):203-10.

22. Niggemann B, Beyer K. Pitfalls in double-blind, placebo-controlled oral food challenges. Allergy. 2007;62(7):729-32.

23. Nowak-Wegrzyn A, Assa'ad AH, Bahna SL, Bock SA, Sicherer SH, Teuber SS, et al. Work Group report: oral food challenge testing. J Allergy Clin Immunol. 2009;123(6 Suppl):S365-83.

24. Raphael G, Raphael M, Kaliner M. Gustatory rhinitis: a syndrome of food-induced rhinorrhea. J Allergy Clin Immunol. 1989;83(1):110-5.

25. Reuter A, Lidholm J, Andersson K, Ostling J, Lundberg M, Scheurer S, et al. A critical assessment of allergen component-based in vitro diagnosis in cherry allergy across Europe. Clin Exp Allergy. 2006;36(6):815-23.

26. Rona RJ, Keil T, Summers C, Gislason D, Zuidmeer L, Sodergren E, et al. The prevalence of food allergy: a meta-analysis. J Allergy Clin Immunol. 2007;120(3):638-46.

27. Salcedo G, Diaz-Perales A. Component-resolved diagnosis of allergy: more is better? Clin Exp Allergy. 2010;40(6):836-8.

28. Sampson HA. Food allergy. J Allergy Clin Immunol. 2003;111(2 Suppl):S540-7.

29. Sampson HA. Food allergy. Part 1: immunopathogenesis and clinical disorders. J Allergy Clin Immunol. 1999;103(5 Pt1):717-28.

30. Savage JH, Limb SL, Brereton NH, Wood RA. The natural history of peanut allergy: Extending our knowledge beyond childhood. J Allergy Clin Immunol. 2007;120(3):717-9.

31. Savage JH, Matsui EC, Skripak JM, Wood RA. The natural history of egg allergy. J Allergy Clin Immunol. 2007;120(6):1413-7.

32. Shek LP, Soderstrom L, Ahlstedt S, Beyer K, Sampson HA. Determination of food specific IgE levels over time can predict the development of tolerance in cow's milk and hen's egg allergy. J Allergy Clin Immunol. 2004;114(2):387-91.

33. Sicherer SH, Burks AW. Maternal and infant diets for prevention of allergic diseases: understanding menu changes in 2008. J Allergy Clin Immunol. 2008;122(1):29-33.

34. Sicherer SH. Clinical implications of cross-reactive food allergens. J Allergy Clin Immunol. 2001;108(6):881-90.

35. Sicherer SH. Epidemiology of food allergy. J Allergy Clin Immunol. 2011;127(3):594-602.

36. Sicherer SH, Sampson HA. Auriculotemporal syndrome: a masquerader of food allergy. J Allergy Clin Immunol. 1996;97(3):851-2.

37. Sicherer SH, Sampson HA. Food allergy: recent advances in pathophysiology and treatment. Annu Rev Med. 2009;60:261-77.

38. Sicherer SH, Teuber S; Adverse Reactions to Foods Committee. Current approach to the diagnosis and management of adverse reactions to foods. J Allergy Clin Immunol. 2004;114(5):1146-50.

39. Skripak JM, Matsui EC, Mudd K, Wood RA. The natural history of IgE-mediated cow's milk allergy. J Allergy Clin Immunol. 2007;120(5):1172-7.

40. Steckelbroeck S, Ballmer-Weber BK, Vieths S. Potential, pitfalls, and prospects of food allergy diagnostics with recombinant allergens or synthetic sequential epitopes. J Allergy Clin Immunol. 2008;121(6):1323-30.

41. Thomas WR, Stewart GA, Simpson RJ, Chua KY, Plozza TM, Dilworth RJ, et al. Cloning and expression of DNA coding for the major house dust mite allergen Der p 1 in Escherichia coli. Int Arch Allergy Appl Immunol. 1988;85(1):127-9.

42. Valenta R, Lidholm J, Niederberger V, Hayek B, Kraft D, Grönlund H. The recombinant allergen-based concept of component-resolved diagnostics and immunotherapy (CRD and CRIT). Clin Exp Allergy. 1999;29(7):896-904.

43. Wang J, Sampson HA. Food allergy. J Clin Invest. 2011;121(3):827-35.

48

Doenças cardiovasculares

BASES BIOQUÍMICAS, NUTRICIONAIS E MOLECULARES

KARINE CAVALCANTI MAURÍCIO DE SENA-EVANGELISTA
LÚCIA LEITE LAIS
SEVERINA CARLA VIEIRA CUNHA LIMA

INTRODUÇÃO

As doenças cardiovasculares (DCV) causam impacto expressivo no perfil de morbidade e mortalidade em populações de diversos países do mundo. Dados publicados pela Organização Mundial da Saúde (OMS)[183] indicam que, a cada ano, 17,7 milhões de pessoas morrem no mundo em decorrência das DCV, o que corresponde a 31% de todos os óbitos globais. Estima-se que em 2030 esse número deva se elevar para 23,6 milhões. No Brasil, as estatísticas revelam que as doenças do aparelho circulatório apareceram em primeiro lugar entre as causas de mortalidade, responsáveis por 349.642 óbitos no ano de 2015, o que corresponde a cerca de um terço dos óbitos totais (27,6%), com maiores índices nas regiões Sudeste e Nordeste do país.[14]

As DCV são um grupo de alterações que afetam o coração e os vasos sanguíneos e incluem: doença arterial coronariana; doença cerebrovascular; doença vascular periférica; doença reumática do coração; cardiopatia congênita; trombose de veias profundas e embolismo pulmonar. A placa aterosclerótica é a causa mais comum relacionada ao surgimento das DCV, sendo responsável pela oclusão de vasos sanguíneos e pela interrupção do fluxo de sangue para coração, cérebro e vasos periféricos.[181]

Os fatores de risco metabólicos e relacionados à alimentação podem contribuir para o surgimento das DCV, dentre os quais a OMS destaca como principais, no Plano de Ação Global para a Prevenção e Controle das Doenças Não Transmissíveis (2013-2020), o uso do álcool, a inatividade física, o tabagismo, a hipertensão arterial, o consumo de sal ou sódio, o diabetes, as dislipidemias e a obesidade. O documento aponta, ainda, as estratégias para controlar esses fatores de risco com o objetivo de reduzir as mortes prematuras por doenças não transmissíveis em 25% até 2025.[182]

A incidência elevada das DCV pode ser reflexo da transição nutricional, marcada pela diminuição da prevalência de desnutrição, e pelo aumento do sobrepeso/obesidade[134] resultante principalmente da inatividade física e das mudanças nos hábitos alimentares da população. Dentre tais hábitos, podem ser destacados o consumo aumentado de sódio, de ácidos graxos saturados e *trans*, de carboidratos refinados e bebidas açucaradas, e de proteína de origem animal, bem como a ingestão reduzida de frutas, hortaliças, grãos integrais, peixes e óleos de peixe, e oleaginosas.[124,145] Evidências indicam, ainda, que a substituição do consumo de alimentos *in natura* e minimamente processados por alimentos ultraprocessados tem forte impacto no desenvolvimento das DCV.[110]

MECANISMOS BIOQUÍMICOS DAS LIPOPROTEÍNAS PLASMÁTICAS E COLESTEROL

Interações complexas entre fatores ambientais e genéticos resultam em aumento do risco de desenvolvimento de DCV. Nesse contexto, o estudo das alterações dos lipídios plasmáticos tem merecido destaque, considerando a estreita relação das alterações dessas partículas e o desenvolvimento das DCV.[137] As associações entre fatores da alimentação, como a ingestão de gorduras e carboidratos; os lipídios circulantes e as alterações cardiometabólicas são influenciadas não somente por determinantes genéticos, mas também por ações metabólicas da microbiota intestinal e por interações com outros componentes alimentares e metabólicos.[44]

Metabolismo das lipoproteínas e regulação do colesterol

Os lipídios abrangem um grupo heterogêneo de compostos, caracterizados pela sua insolubilidade em água, os quais estão envolvidos no fornecimento e armazenamento de energia, na síntese de hormônios, na composição da bile, na estrutura das membranas celulares e nos sistemas de sinalização intracelular.[53] Os constituintes lipídicos do sangue – colesterol livre e esterificado, triacilgliceróis (TG) e fosfolípidios – são transportados ligados a proteínas, formando partículas complexas denominadas lipoproteínas. As apoproteínas presentes na superfície das lipoproteínas participam não somente da solubilização e estruturação do núcleo lipídico, mas também atuam como ligantes para os receptores de lipoproteínas, direcionando a formação das lipoproteínas e servindo como ativadoras ou inibidoras das enzimas envolvidas no metabolismo das lipoproteínas.[42,97]

As lipoproteínas desempenham papel-chave no transporte e na absorção intestinal de lipídios provenientes da alimentação, no transporte de lipídios do fígado para os tecidos periféricos e desses tecidos para o fígado e intestino (transporte reverso de colesterol). No organismo, as lipoproteínas são sintetizadas no intestino delgado e no fígado, e são continuamente remodeladas pela ação de enzimas e de proteínas de transferência. As lipoproteínas plasmáticas são divididas em sete classes, considerando o tamanho da partícula, a densidade, a composição lipídica e a presença das apoproteínas: quilomícrons (QM), quilomícrons remanescentes (QMr), lipoproteínas de muito baixa densidade (VLDL), lipoproteínas de densidade intermediária (IDL), lipoproteínas de baixa densidade (LDL), lipoproteínas de alta densidade (HDL) e lipoproteína (a) [Lp(a)] (Tabela 48.1).[42] Ressalta-se que as partículas de QM e de VLDL apresentam, dentre os seus constituintes, maiores percentuais de TG (80 a 90% e 55 a 65%, respectivamente). Em contrapartida, a LDL é composta por 50% de colesterol, e a HDL contém 50% de proteínas[97].

Tabela 48.1 Características gerais das lipoproteínas plasmáticas

	Densidade (g/mL)	Tamanho (mm)	Principais constituintes lipídicos	Principais apoproteínas
QM	< 0,930	75-1.200	TG	Apo B-48, Apo C, Apo E, Apo A-I, Apo A-II, Apo A-IV
QMr	0,930-1,006	30-80	TG e colesterol	Apo B-48, Apo E
VLDL	0,930-1,006	30-80	TG	Apo B-100, Apo E, Apo C
IDL	1,006-1,019	25-35	TG e colesterol	Apo B-100, Apo E, Apo C
LDL	1,019-1,063	18-25	Colesterol	Apo B-100
Lp(a)	1,055-1,085	~30	Colesterol	Apo B-100, Apo(a)
HDL	1,063-1,210	5-12	Colesterol Fosfolipídios	Apo A-I, Apo A-II, Apo C, Apo E

Apo: apolipoproteína; HDL: lipoproteína de alta densidade; IDL: lipoproteína de densidade intermediária; LDL: lipoproteína de baixa densidade; Lp(a): lipoproteína (a); QM: quilomícron; QMr: quilomícron remanescente; TG: triacilglicerol; VLDL: lipoproteína de muito baixa densidade.

Os QM são as maiores moléculas de lipoproteínas sintetizadas nas células do revestimento da mucosa do intestino delgado. A principal função dos QM é transportar TG provenientes da alimentação e colesterol do intestino delgado para o fígado e tecidos periféricos. Uma vez na corrente sanguínea, os TG são hidrolisados pelas enzimas lipase de lipoproteína (LLP) e lipase hepática (LH), localizadas na superfície da célula endotelial dos tecidos muscular e adiposo. Como resultado desta hidrólise, originam-se no espaço vascular extra-hepático os QMr, rapidamente captados pelo fígado via receptores. Os QMr são reconhecidos, preferencialmente, pelos receptores de LDL (receptor B/E), que identificam a apolipoproteína E (Apo E), podendo também ser captados pelo receptor alfa2-macroglobulina do fígado e pela proteína análoga ao receptor de colesterol (LRP1). Os QMr que contêm colesterol são capturados pelo fígado, e o colesterol é utilizado na síntese de VLDL ou excretado na bile.[137]

A LLP é sintetizada no músculo esquelético, no coração e no tecido adiposo, sendo secretada e atraída para o endotélio dos capilares sanguíneos adjacentes. Essa enzima requer a Apo C-II como cofator, embora a Apo AV também desempenhe papel na sua ativação. Por outro lado, a Apo C-III e a Apo A-II inibem a atividade da LLP. A insulina estimula a expressão de LLP e a atividade é reduzida em indivíduos com diabetes mal controlado, o que compromete o metabolismo dos TG e pode resultar em hipertrigliceridemia.[42]

As VLDL são formadas no fígado, tendo como principal componente os TG, embora também sejam encontrados colesterol, ésteres de colesterol e fosfolipídios. A produção hepática de VLDL deve estar sincronizada com a secreção, para que se evitem consequências adversas, como a esteatose hepática e o aumento das concentrações de VLDL no sangue. A função dessas lipoproteínas é o transporte de TG sintetizados endogenamente e de colesterol para os tecidos periféricos. Desta maneira, os ácidos graxos podem

DOENÇAS CARDIOVASCULARES

ser utilizados como fonte de energia ou estocados como TG. Aproximadamente 75% dos TG das VLDL são hidrolisados pela LLP e pela LH e se transformam em remanescentes, denominados IDL. Parte menor da IDL é captada pelo fígado e o restante transforma-se em LDL pela ação da LH.[137] A regulação da produção e da secreção de VLDL pelo fígado é complexa, com envolvimento de substratos, hormônios e vias de sinalização neurais. Estudos em cultura de células indicam que uma proporção significativa de Apo B100 sintetizada pode ser degradada após a secreção, e essa degradação é inibida quando os lipídios hepáticos são abundantes.[28,47]

As LDL provenientes do catabolismo das VLDL consistem nos transportadores primários de colesterol, responsáveis pelo transporte de 65 a 70% do conteúdo plasmático total de colesterol. A maior parte das LDL é removida da circulação pelo fígado e o restante, pelas suprarrenais e pelas células musculares lisas, endoteliais e linfoides. As partículas de LDL se ligam a receptores celulares, resultando em um complexo LDL-receptor que é internalizado e degradado. Tanto o número como a atividade dos receptores de LDL são os principais determinantes das concentrações sanguíneas de colesterol nestas lipoproteínas (LDL-c). Parte da LDL ainda pode ser removida pela via fagocítica, a partir da endocitose desta partícula por monócitos e macrófagos. Quando existe diminuição dos receptores de LDL ou quando as concentrações de LDL excedem a disponibilidade de receptores, a quantidade de LDL removida pelas células fagocíticas é aumentada, o que resulta em acúmulo de ésteres insolúveis de colesterol na parede arterial, culminando no processo aterosclerótico.[97]

As partículas de HDL contêm mais proteínas em relação às outras lipoproteínas, o que explica seu papel como reservatório de apoproteínas. A Apo A-I é a proteína estrutural mais abundante, correspondendo a aproximadamente 70% da composição da HDL, seguida dos 20% da Apo A-II. As apoproteínas têm papel de recrutar colesterol e fosfolipídios para se ligarem às partículas de HDL, bem como de ativar enzimas envolvidas no metabolismo dos lipídios, como a proteína de transferência de ésteres de colesterol (CETP), a lecitina-colesterol aciltransferase (LCAT) e a proteína transportadora de fosfolipídios (PLTP). As HDL são responsáveis pela remoção do colesterol de tecidos periféricos e de outras lipoproteínas, carreando-o para o fígado, o que caracteriza o transporte reverso de colesterol.[42,80,97,137] O Quadro 48.1 resume a função das apoproteínas no metabolismo lipídico, bem como as lipoproteínas associadas.

Quadro 48.1 Funções das apolipoproteínas no metabolismo lipídico e lipoproteínas associadas

Apolipoproteína	Lipoproteína associada	Função
Apo A-I	HDL, QM	Estrutura proteica da HDL Ativação da LCAT
Apo A-II	HDL, QM	Estrutura proteica da HDL Ativação da LH
Apo A-IV	HDL, QM	Estrutura dos QM e secreção Modulação do metabolismo hepático de TG
Apo A-V	QM, VLDL, HDL	Promoção de lipólise de TG mediada pela LLP
Apo B-48	QM	Proteína estrutural dos QM

▶

Apoproteínas	Lipoproteína associada	Função
Apo B-100	VLDL, IDL, LDL, Lp(a)	Proteína estrutural Ligante do receptor de LDL
Apo C-I	QM, VLDL, IDL, HDL	Ativação de LCAT e inibição de CETP
Apo C-II	QM, VLDL, IDL, HDL	Cofator da LLP
Apo C-III	QM, VLDL, IDL, HDL	Inibição da LLP, aumento da secreção de VLDL Estímulo de processos envolvidos na aterogênese e inflamação vascular. Interferência no *clearance* de lipoproteínas remanescentes
Apo E	QMr, IDL, HDL	Ligante do receptor de LDL e QMr Papel no transporte reverso de colesterol
Apo(a)	Lp(a)	Inibição da ativação de plasminogênio

Apo: apolipoproteína; CETP: proteína de transferência de ésteres de colesterol; HDL: lipoproteína de alta densidade; IDL: lipoproteína de densidade intermediária; LCAT: lecitina-colesterol aciltransferase; LDL: lipoproteína de baixa densidade; LH: lipase hepática; LLP: lipase de lipoproteína; Lp(a): lipoproteína (a); QM: quilomícron; QMr: quilomícron remanescente; TG: triacilglicerol; VLDL: lipoproteína de muito baixa densidade.

A homeostase do colesterol no organismo é mantida por meio do equilíbrio entre absorção do colesterol alimentar, síntese *de novo* e excreção fecal, subdivididos em três vias: exógena, endógena e transporte reverso do colesterol. Nestes processos, as concentrações plasmáticas de colesterol são mantidas a partir de mecanismos complexos intermediados pelas lipoproteínas, os quais envolvem a síntese e a secreção de lipoproteínas, a atividade de receptores celulares e enzimas lipolíticas específicas, bem como apolipoproteínas.

Via exógena

O colesterol exógeno é derivado da bile e de fontes alimentares, como os produtos lácteos e outros alimentos de origem animal. No lúmen intestinal, o colesterol é esterificado e o éster é liberado da partícula pela enzima colesterol éster hidrolase, produzida pelo pâncreas exócrino. O colesterol livre, os outros lipídios e as vitaminas lipossolúveis são solubilizados nas micelas e, subsequentemente, absorvidos pelos enterócitos. A proteína *Niemann-Pick C1-like 1* (NPC1-L1) parte de um transportador de colesterol intestinal, está situada na membrana apical dos enterócitos e promove a absorção do colesterol pelamembrana apical destas células.[174]

Após a absorção, o colesterol livre é reesterificado pela acil-CoA colesterol aciltransferase (ACAT), ligando-se aos QM para serem secretados no plasma. O movimento dos lipídios do retículo endoplasmático do enterócito de forma que ocorra a ligação com a ApoB-48 e a consequente formação dos QM é dependente da ação da proteína microssomal transferidora de TG (MTP). A ausência da MTP resulta na inabilidade de formar QM, denominada abetalipoproteinemia. Uma vez na circulação, os QM são hidrolisados pela LLP na superfície endotelial das veias e então transformados em QMr (Figura 48.1). Estes podem ser removidos da circulação pelo fígado ou podem penetrar a superfície da parede arterial e contribuir para a formação da placa aterosclerótica.[42,66,153]

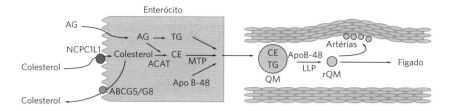

Figura 48.1 Via exógena da homeostase do colesterol.

ABC: *ATP-binding cassette*; ACAT: acil-CoA colesterol aciltransferase; AG: ácidos graxos; Apo B-48: apolipoproteína B-48CE: éster de colesterol; LLP: lipase de lipoproteína; MTP: *microsomal triglyceride transfer protein*; NPC1-L1: proteína *Niemann-Pick C1-like 1*; QM: quilomícrons; QMr: remanescentes de quilomícrons; TG: triacilgliceróis.

Fonte: adaptada de Feingold et al.[42]

Via endógena

Nesta via, o colesterol é sintetizado pelo fígado e tecidos extra-hepáticos e secretados no plasma, enquanto o intestino é o primeiro sítio de captação do colesterol alimentar pela via exógena. O colesterol hepático pode ser secretado na bile ou incorporado no plasma às lipoproteínas VLDL e LDL na forma livre ou esterificada. Parte dos TG utilizados na formação das VLDL nos hepatócitos é mobilizada por lipólise, seguida por reesterificação. As lipases envolvidas são a arilacetamida desacetilase e/ou a TG hidrolase. Alguns destes produtos de lipólise reesterificados originam partículas de VLDL ricas em Apo B precursoras de VLDL madura.

Na circulação sanguínea, os TG das VLDL, a exemplo do que acontece com os QM, são hidrolisados pela LLP, enzima estimulada pela Apo C-II e inibida pela Apo C-III. Os ácidos graxos liberados são redistribuídos para os tecidos, nos quais podem ser armazenados (como no tecido adiposo) ou utilizados (como no músculo esquelético). Por ação da LLP, as VLDL depletadas de TG transformam-se em remanescentes, também removidos pelo fígado por receptores específicos. Parte das VLDL dá origem às IDL, que são removidas rapidamente do plasma. No fígado, o processo de catabolismo continua e os fragmentos de IDL têm seu conteúdo de TG reduzido e enriquecido de colesterol pela ação da LH, o que resulta na formação das LDL. Aumento na produção de lipoproteínas e diminuição da remoção da LDL podem promover a elevação do colesterol plasmático (Figura 48.2).[39,153]

Transporte reverso do colesterol

O transporte reverso do colesterol é a via pela qual o colesterol nos tecidos periféricos é transferido para o fígado. Este também pode ser reciclado ou excretado na bile e/ou utilizado na produção de hormônios. A principal partícula envolvida no transporte reverso do colesterol é a HDL. Essa lipoproteína pode ser originada no fígado, intestino ou, ainda, como produto da metabolização de lipoproteínas, como QM e VLDL.[169]

O transporte reverso inicia-se com a captação de colesterol livre das membranas plasmáticas por meio das pré-beta-HDL, no espaço intravascular dos tecidos periféricos,

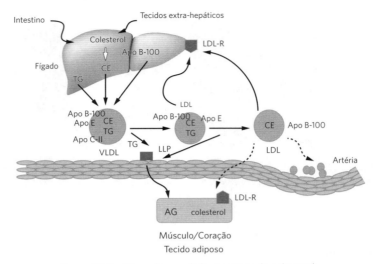

Figura 48.2 Via endógena da homeostase do colesterol.

AG: ácidos graxos; Apo: apolipoproteínas; CE: éster de colesterol; IDL: lipoproteína de densidade intermediária; LDL: lipoproteína de baixa densidade; LDL-R: receptor de LDL; LLP: lipase de lipoproteína; TG: triacilgliceróis; VLDL: lipoproteína de muito baixa densidade.
Fonte: adaptada de Feingold et al.[42]

via transportador *ATP-binding cassette, sub-family A, member 1* (ABCA1). As pré-beta-HDL se transformam gradativamente em HDL3 e, sob ação da enzima LCAT, responsável pela esterificação do colesterol, adquirem ésteres de colesterol e passam a ser denominadas HDL_{2a}. A HDL pode transportar o colesterol diretamente ao fígado ou, de maneira indireta, que é a via preponderante, transferi-lo para as VLDL e LDL, pela ação da CETP, transformando-se em HDL_{2b}. Esta, por sua vez, pode sofrer hidrólise dos TG pela ação da LH, sendo reconvertida a HDL3. No fígado e na superfície da maioria dos tecidos, os ésteres de colesterol são removidos da HDL para catabolismo e excreção, por meio do receptor *scavenger* classe B1 (SR-B1) ou pela troca por TG, facilitada pela CETP, seguida da captação hepática do conteúdo de ApoB das partículas (Figura 48.3).[41,116,138]

LIPOPROTEÍNAS E RISCO CARDIOVASCULAR

Os mecanismos pelos quais as diversas lipoproteínas se relacionam com as DCV são complexos, envolvendo a formação de células espumosas, a resposta inflamatória, as alterações plaquetárias e do endotélio, e a formação de placas ateroscleróticas. A seguir são descritas as relações entre as frações lipídicas do sangue e o risco cardiovascular.

Quilomícrons e lipoproteínas de muito baixa densidade

Os TG plasmáticos estão presentes nos QM, nas LDL e em seus remanescentes. Essas lipoproteínas ricas em TG e seus remanescentes estão significativamente aumentados no estado pós-prandial. Estudos clínicos e epidemiológicos sugerem que a elevação das

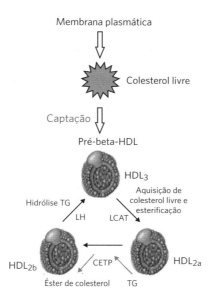

Figura 48.3 Transporte reverso do colesterol.

concentrações de TG e de lipoproteínas ricas em TG está relacionada diretamente com a formação da placa aterosclerótica e, consequentemente, com o risco cardiovascular, independentemente das concentrações de colesterol total (CT), de LDL-c e de colesterol nas HDL (HDL-c).[16] Concentrações elevadas de TG no soro estão associadas com quatro condições patogênicas que aceleram a aterosclerose, aumentando, consequentemente, a predisposição para o desenvolvimento das DCV: diminuição das concentrações de HDL; aumento das lipoproteínas remanescentes; pequena elevação da LDL; aumento das condições trombogênicas. A hipótese de que QM ou seus remanescentes apresentam relação com o risco cardiovascular baseia-se no fato de que estas partículas estão significativamente aumentadas no intestino após a ingestão alimentar e grande parte delas atravessa a parede arterial, sendo consideradas aterogênicas.[106,115]

Por outro lado, observa-se que em pacientes com reserva adiposa aumentada há comprometimento da eficiência para sequestrar ácidos graxos, o que resulta em excesso na oferta de substrato para a produção de TG pelo fígado, ocasionando esteatose hepática e aumento na secreção plasmática de partículas de VLDL ricas em TG. Essas competem com os QM e seus remanescentes nas vias de depuração reguladas pela LLP e receptores hepáticos, o que exacerba a dislipidemia pós-prandial. Maiores concentrações de VLDL ocasionam depleção de colesterol e aumento na proporção de TG nas partículas de LDL e HDL, tornando-as pequenas e densas e elevando seu potencial aterogênico.[177]

Lipoproteínas de baixa densidade

A LDL tem sido o foco de vários estudos em razão de sua relação com o desenvolvimento da aterosclerose, da doença arterial coronariana e de eventos clínicos agudos, como infarto agudo do miocárdio e acidente vascular encefálico.[7,43,135] Por outro lado, autores têm questionado a medida isolada de LDL-c, sugerindo que as informações adicionais, como as concentrações de Apo B-100, podem prever melhor o risco cardiovascular e, consequentemente, sua estratificação e monitoramento.[3] Como análise adicional, os *guidelines* indicam ainda a avaliação da fração que não inclui o HDL-c (não HDL-c), tendo em vista a praticidade dessa medida do ponto de vista clínico.[56,133]

O aumento das concentrações séricas de LDL-c pode decorrer de uma alimentação rica em gorduras saturadas,[74] do aumento da síntese endógena de colesterol ou, em especial, da diminuição do catabolismo da LDL no fígado, causado por problema genético que promove deficiência na expressão ou na função de seus receptores e resulta em hipercolesterolemia familiar. Esses fatores genéticos, associados aos fatores de risco modificáveis, principalmente os alimentares, determinam as concentrações séricas de LDL-c.[44,122]

A relação das concentrações de LDL-c com o risco cardiovascular deve-se, sobretudo, ao tamanho, à composição, à carga elétrica e à densidade da partícula, o que confere peculiaridades no potencial aterogênico da LDL[75]. A molécula de LDL é composta por um núcleo hidrofóbico de ácidos graxos poli-insaturados e moléculas de colesterol esterificado, rodeada por um escudo de fosfolipídios e colesterol não esterificado, bem como uma única Apo B-100. As partículas de LDL são altamente heterogêneas e podem ser agrupadas em três grandes subclasses de densidades: LDL grandes (LDL1 e LDL2 com densidade 1,018-1,030 g/mL), LDL intermediárias (LDL3 com densidade 1,030-1,040 g/mL) e LDL pequenas e densas (LDLsd, do inglês *small dense LDL*) (LDL4 e LDL5 com densidade 1,040-1,065 g/mL). As partículas de LDLsd podem penetrar o espaço subendotelial da parede vascular mais facilmente e são mais propensas à oxidação.[172]

Em seu estado nativo, a LDL não é aterogênica, entretanto, a LDL modificada quimicamente é rapidamente internalizada por macrófagos por meio de receptores *scavenger* (ScRs). A presença de metais e de espécies reativas de oxigênio e de nitrogênio resulta em modificação da LDL, o que dá origem à sua forma oxidada (LDLox). Essas partículas lipídicas oxidadas são fagocitadas por macrófagos que se tornam repletos em colesterol esterificado e se transformam em células espumosas (*foam cell*), originando as chamadas estrias lipídicas (lesões iniciais da aterosclerose). Pelo fato de a captação da LDLox não regular a atividade dos receptores ScRs, sua remoção contínua resulta no acúmulo de colesterol intracelular, o qual é reesterificado pela ACAT, enzima responsável pelo armazenamento do colesterol no citoplasma.[68]

O termo LDLox é utilizado para descrever uma variedade de preparações utilizadas *in vitro* para modificar oxidativamente a LDL ou quando esta partícula modificada é isolada de fontes biológicas. As LDLox podem ser divididas em duas categorias: LDL minimamente modificada (LDLmm) ou eletronegativa (LDL(-)) e LDLox, que se apresenta extensivamente modificada. A principal diferença entre estas duas categorias é que a LDLmm ou LDL(-), embora distinta quimicamente da LDL não modificada ou LDL nativa (LDLn), ainda é reconhecida pelos receptores de LDL, mas tem afinidade baixa pela maioria dos ScRs. Por outro lado, a LDLox é reconhecida pelos ScRs e não pelos receptores de LDL.[89] Embora a LDLox apresente relação com repostas aterogênicas em culturas de células endoteliais, o fato de essa partícula ser preparada artificialmente *in vitro* impulsiona os estudos visando à identificação da LDL(-) em soro de indivíduos com risco cardiovascular e suas relações com a aterogenicidade.[75,102,149]

A LDL(-) é mais densa e suscetível à oxidação que a LDLn, além de apresentar menores concentrações de vitamina E e maior conteúdo de TG, de ácidos graxos não este-

DOENÇAS CARDIOVASCULARES 1087

rificados, de lisofosfatidilcolina e de ceramida. As anormalidades na conformação da Apo B nas LDL(-) conferem menor afinidade pelos receptores de LDL, maior ligação aos proteoglicanos e maior suscetibilidade à agregação, em comparação à LDLn.[36,148] Diferentemente da LDLox *in vitro*, a LDL(-) não apresenta fragmentação da Apo B e outras alterações decorrentes de oxidação excessiva, observações que originaram o termo LDLmm. Considerando as discrepâncias nas suas características físico-químicas e de origem, a modificação da LDL(-), embora mínima, desempenha uma variedade de atividades biológicas, incluindo citotoxicidade e recrutamento de leucócitos, geração de espécies reativas, redução da capacidade fagocítica para as células apoptóticas e expressão de genes pró-inflamatórios.[167]

As diferentes espécies de LDL podem gerar respostas celulares únicas dependendo de mecanismos específicos. A LDLox promove respostas inflamatórias via ativação do fator nuclear kappa-B (NF-κB) e da proteína ativadora 1 (AP-1). Estudos demonstram que se, por um lado, a captação de LDL(-) pelos receptores de LDL induz a expressão da molécula de adesão celular vascular 1 (VCAM1) por meio da ativação do NF-κB e da AP-1, por outro, sua hidrólise pela LLP tem efeito oposto, diminuindo a expressão de VCAM1 e gerando ligantes do receptor ativado por proliferador de peroxissomos alfa (PPAR-alfa), os quais reduzem a resposta do NF-κB e da AP-1. Os efeitos da LLP sobre a LDL(-), independentes do receptor de LDL, podem ser especialmente relevantes diante da presença de LDL(-) na circulação.[187,188]

Lipoproteínas de alta densidade

Investigações experimentais, epidemiológicas, clínicas e de intervenção terapêutica demonstraram a relação inversa entre valores de HDL-c e o risco para doença aterosclerótica, diante de concentrações de LDL-c menores que 70 mg/dL. Estima-se que o risco de DCV é reduzido em 3% nas mulheres e em 2% nos homens a cada aumento de 1 mg/dL de HDL-c. Essa relação é atribuída, principalmente, à habilidade de transferência do colesterol das células para a HDL.[80,170]

É importante destacar que o efeito ateroprotetor da HDL pode ser influenciado por variáveis não mensuráveis, incluindo fatores genéticos e adquiridos, ou por concentração de subclasse, por cinética metabólica e não pela quantidade absoluta da lipoproteína.[170] Estudos em diferentes populações demonstraram que o risco de doença arterial coronariana quando as concentrações de HDL-c são baixas é acompanhado por outras alterações lipídicas, como a hipertrigliceridemia (principalmente se a relação CT/HDL-c estiver aumentada) e o aumento da concentração das lipoproteínas remanescentes e de LDLsd, alterações que podem estar vinculadas à síndrome metabólica.[1]

Por outro lado, há evidências de que a HDL desempenha papel protetor direto no surgimento da aterosclerose, considerando suas propriedades anti-inflamatórias, antioxidantes, antiapoptóticas e antitrombóticas. Os principais mecanismos propostos são: transporte reverso do colesterol; proteção da LDL contra a oxidação, pela inibição da geração de lipídios oxidados pró-inflamatórios, principalmente hidroperóxidos lipídicos e fosfolipídios oxidados de cadeia curta; ligação com a lisofosfatidilcolina, possibilitando a síntese de óxido nítrico (˙NO) pela óxido nítrico sintase endotelial; inibição da expressão de moléculas de adesão na parede endotelial, diminuindo o recrutamento de monócitos na parede arterial; proteção da apoptose das células endoteliais induzidas

1088   BASES BIOQUÍMICAS E FISIOLÓGICAS DA NUTRIÇÃO

pela LDL(-); função antitrombótica pela ativação da síntese de prostaciclina, bem como atenuação da expressão do fator tecidual e selectinas, com consequente diminuição da geração de trombina via proteína C e ativação plaquetária.[15,80,170]

Dislipidemias

As concentrações séricas de colesterol podem estar elevadas como resultado de um aumento de qualquer um dos tipos de lipoproteínas – QM, VLDL, IDL, LDL ou HDL. O não HDL-c tem sido apontado como forte preditor das DCV, independentemente das concentrações de LDL-c, e a importância da avaliação desse marcador é reforçada em *guidelines*, consensos e recomendações publicadas na Europa,[130] Canadá,[5] Estados Unidos[140] e Brasil.[39]

Fatores como nutrição, genética, medicamentos, comorbidades e doenças metabólicas podem elevar as concentrações sanguíneas de lipídios.[97] As dislipidemias podem ser classificadas em hiperlipidemias (concentrações elevadas de lipoproteínas) e hipolipidemias (concentrações baixas de lipoproteínas), e também conforme fatores etiológicos, determinações laboratoriais, fenótipo e considerando componentes genéticos.[39]

A classificação etiológica considera causas primárias ou secundárias tanto para as hiper como para as hipolipidemias. As causas primárias são aquelas nas quais o distúrbio lipídico tem origem genética. São caracterizadas por aumento ou diminuição dos lipídios séricos, causadas por mutações em um só gene (monogênica) ou por associações de múltiplas mutações (poligênicas). Algumas dessas dislipidemias manifestam-se de acordo com a influência ambiental, incluindo alimentação inadequada e/ou sedentarismo, conforme descrito no Quadro 48.2.[39,97]

Quadro 48.2   Classificação das dislipidemias por causas primárias

Tipo	Nome familiar	Anormalidades das lipoproteínas	Defeitos genéticos
	Hipolipidemias		
	Abetalipoproteinemia e hipobeta-lipoproteinemia familiar	Diminuição das LDL	Mutação no gene *APOB*
	Hipoalfalipoproteinemia familiar, doença de Tangier	Diminuição das HDL	Deficiência familiar de Apo A-I
	Hiperlipidemias		
1	Hipertrigliceridemia dietética exógena	QM e TG elevados	Mutação no gene *LPL*
2a	Hipercolesterolemia familiar	LDL-c elevado	Mutação nos genes *LDLR* ou *APOB*
2b	Hiperlipidemia combinada	LDL-c, VLDL-c e TG elevados	Mutação nos genes *LDLR* ou *APOB*
3	Hiperlipidemia remanescente	QMr, LDL-c, TG e CT elevados	Mutação no gene *APOE*
4	Hipertrigliceridemia endógena	VLDL-c e TG elevados	Desconhecidos
5	Hipertrigliceridemia mista	VLDL-c, QM e CT elevados, TG altamente elevados	Mutação no gene *APOC2*

Apo: apolipoproteína; LDL: lipoproteína de baixa densidade; HDL: lipoproteína de alta densidade; QM: quilomícron; TG: triacilglicerol; VLDL: lipoproteína de muito baixa densidade; QMr: quilomícron remanescente; CT: colesterol total; *LPL:* gene que codifica a lipase de lipoproteína; *LDLR:* gene que codifica o receptor de VLDL; *APOB:* gene que codifica a apoliproteína B; *APOE:* gene que codifica a apolipoproteína E; *APOC2:* gene que codifica a apolipoproteína C-II
Fonte: Sposito et al.,[161] e Matfin.[44]

DOENÇAS CARDIOVASCULARES 1089

As dislipidemias atribuídas às causas secundárias são decorrentes do estilo de vida inadequado, de certas condições graves ou do uso de medicamentos (Quadro 48.3).[39,97]

Quadro 48.3 Dislipidemias secundárias a doenças, ao estilo de vida inadequado e ao uso de medicações

Condições	Alterações
Doenças	
Hipotireoidismo	Aumento de CT e de TG, diminuição ou aumento de HDL-c
Insuficiência renal crônica e síndrome nefrótica	Aumento de CT e de TG
Síndrome de Cushing	Aumento de CT e aumento acentuado de TG
Diabetes melito tipo 2	Aumento de TG e diminuição de HDL-c
Obesidade	Aumento de CT, aumento acentuado de TG e diminuição de HDL-c
Hepatopatia crônica	Aumento acentuado de CT, aumento ou diminuição de HDL-c, aumento normal ou discreto de TG
Estilo de vida	
Alcoolismo	Aumento de TG e aumento de HDL-c
Bulimia	Aumento de CT e de TG
Anorexia	Aumento de CT
Tabagismo	Diminuição de HDL-c
Ingestão excessiva de gordura *trans*	Aumento de CT e de TG, diminuição de HDL-c
Sedentarismo	Aumento de CT e de TG, diminuição de HDL-c
Medicamentos	
Diuréticos e betabloqueadores	Aumento de TG e diminuição de HDL-c
Anticoncepcionais e corticosteroides	Aumento de CT e de TG
Anabolizantes	Aumento de CT e diminuição de HDL-c
Inibidores de protease	Aumento de CT e aumento acentuado de TG
Isotretinoína	Aumento de CT, de TG e de HDL-c
Ciclosporina	Aumento de CT e de HDL-c, aumento acentuado de TG
Estrógenos e progestágenos	Aumento de TG e diminuição de HDL-c
Tibolona	Diminuição acentuada de HDL-c

HDL-c: colesterol em lipoproteínas de alta densidade; CT: colesterol total; TG: triacilglicerol.
Fonte: adaptado de Faludi et al.[39]

A classificação laboratorial considera a determinação de CT, de TG e de HDL-c, por meio de métodos diretos, sem discriminar os padrões das diferentes lipoproteínas. As concentrações de LDL-c podem ser obtidas de duas maneiras: dosagem direta, com ensaios colorimétricos que apresentam variações de até 30% entre ensaios disponíveis no mercado, limitando seu uso; cálculo por meio da equação de Friedewald – LDL-c = CT – (HDL-c + TG/5), sendo o valor de TG/5 uma estimativa de VLDL-c e todas as concentrações expressas em mg/dL. Para maior precisão dos valores de LDL-c estimados pela equação, a concentração de TG deve ser menor que 400 mg/dL, e valores acima de 100 mg/dL de TG já podem subestimar os valores de LDL-c quando comparados à utilização da ultracentrifugação para determinação das concentrações. Outra limitação ao uso dessa equação é que as amostras não devem conter beta-VLDL, característica da hiperlipoproteinemia tipo III.[39] Martin et al.,[96] utilizando como referência a ultracentrifugação e por meio de cálculos estatísticos, definiram diferentes divisores para o valor de TG, os quais permitem estimar com maior fidedignidade os valores de VLDL-c. Para obter estes divisores depende-se das concentrações de não HDL-c e de TG. Com este novo divisor (x) aplica-se a equação: LDL-c = CT − (HDL-c + TG/x), onde x varia de 3,1 a 11,9.

As concentrações de LDL-c indicam a massa de colesterol na partícula de LDL, enquanto a medida do não HDL-c indica o conteúdo de colesterol em todas as lipoproteínas que contêm Apo B, incluindo a LDL e a VLDL, o que reflete com mais acurácia o risco individual para as DCV, especialmente diante de hipertrigliceridemia.[35] A medida do não HDL-c é obtida subtraindo-se o resultado da concentração do HDL-c do valor de CT (não HDL-c = CT − HDL-c).[173] Em metanálise que avaliou indivíduos tratados com estatinas, observou-se que as concentrações de não HDL-c foram superiores às de LDL-c, o que sugere condição de risco para eventos cardiovasculares futuros.[12]

Considerando as concentrações laboratoriais das frações lipídicas, as dislipidemias podem ser classificadas em quatro tipos principais (Quadro 48.4). Os valores referenciais e os alvos terapêuticos (Tabela 48.2) foram determinados de acordo com o risco cardiovascular individual e com o estado de jejum do indivíduo no momento da coleta de sangue.

Quadro 48.4 Classificação laboratorial das dislipidemias

Classificação	Alteração das lipoproteínas	Observações
Hipercolesterolemia isolada	Elevação isolada de LDL-c (≥ 160 mg/dL)	-
Hipertrigliceridemia isolada	Elevação isolada de TG (TG ≥ 150 mg/dL ou ≥ 175 mg/dL, se a amostra for obtida sem jejum)	O valor do não HDL-c pode ser usado como indicador de diagnóstico e meta terapêutica
Hiperlipidemia mista	Elevação de LDL-c (LDL-c U 160 mg/dL) e de TG (TG U 150 mg/dL ou ≥ 175 mg/dL, se a amostra for obtida sem jejum)	Pode-se também utilizar o não HDL-c como indicador e meta terapêutica. Nos casos com TG ≥ 400 mg/dL, nos quais o cálculo do LDL-c pela equação de Friedwald é inadequado, deve ser considerada hiperlipidemia mista quando o não HDL-c ≥ 190 mg/dL
HDL-c baixo	Redução de HDL-c (homens < 40 mg/dL e mulheres < 50 mg/dL)	Alteração isolada ou em associação com aumento de LDL-c ou de TG

LDL-c: colesterol em lipoproteínas de baixa densidade; não HDL-c: colesterol total menos colesterol em lipoproteínas de alta densidade; TG: triacilgliceróis.
Fonte: Faludi et al.[39]

DOENÇAS CARDIOVASCULARES 1091

Tabela 48.2 Valores referenciais e de alvo terapêutico do perfil lipídico para adultos com mais de 20 anos de idade, conforme avaliação de risco cardiovascular estimado

Frações lipídicas	Com jejum (mg/dL)	Sem jejum (mg/dL)	Categoria referencial
CT	< 190	< 190	Desejável
HDL-c	> 40	> 40	Desejável
TG	< 150	< 175	Desejável
Categoria de risco			
LDL-c	< 130	< 130	Baixo
	< 100	< 100	Intermediário
	< 70	< 70	Alto
	< 50	< 50	Muito alto
Não HDL-c	< 160	< 160	Baixo
	< 130	< 130	Intermediário
	< 100	< 100	Alto
	< 80	< 80	Muito alto

CT: colesterol total; HDL-c: colesterol em lipoproteínas de alta densidade; LDL-c: colesterol em lipoproteínas de baixa densidade; não HDL-c: colesterol total menos colesterol em lipoproteínas de alta densidade; TG: triacilgliceróis.
Fonte: Faludi et al.[39]

A classificação fenotípica proposta por Fredrickson é baseada nos padrões de lipoproteínas associados a concentrações elevadas de CT e/ou TG, não sendo considerado o HDL-c. Essa classificação foi baseada em métodos de eletroforese e ultracentrifugação das frações lipoproteicas, além da aparência do soro obtido de amostra no jejum, após 24 horas de repouso a 4º C. Embora se reconheça a grande contribuição desta classificação, ela não é rotineiramente utilizada, pois contribui pouco para o conhecimento da etiologia (exceto na disbetalipoproteinemia) ou da decisão terapêutica. Considerando as categorias das lipoproteínas, foram admitidos os fenótipos descritos na Tabela 48.3.[97,151]

Tabela 48.3 Classificação fenotípica das hiperlipidemias

Fenótipo	Alterações das lipoproteínas				Lipídios (valores mais comuns)		Aparência do plasma ou soro
	QM	VLDL	IDL	LDL	CT (mg/dL)	TG (mg/dL)	
Tipo 1	↑↑↑				160-400	1.500-5.000	Sobrenadante cremoso
Tipo 2a				↑ a ↑↑↑	> 240	< 200	Transparente
Tipo 2b		↑ a ↑↑		↑ a ↑↑↑	240-500	200-500	Turvo
Tipo 3			↑↑ a ↑↑↑		300-600	300-600	Turvo
Tipo 4		↑ a ↑↑↑			< 240	300-1.000	Turvo
Tipo 5	↑ a ↑↑↑	↑ a ↑↑↑			160-400	1.500-5.000	Camada superior cremosa Camada inferior turva

CT: colesterol total; DL: lipoproteína de densidade intermediária; ITG: triacilglicerol; LDL: lipoproteína de baixa densidade; QM: quilomícron; VLDL: lipoproteína de muito baixa densidade.
Fonte: Santos et al.[151]

Dislipidemia aterogênica

A dislipidemia aterogênica ou fenótipo da lipoproteína aterogênica caracteriza-se por anormalidades nas lipoproteínas que compreendem alta proporção de partículas de LDLsd, concentrações séricas aumentadas de TG e de VLDL-c e reduzidas de HDL-c.[2] Esses fatores, comuns em indivíduos com obesidade, síndrome metabólica, resistência à insulina e diabetes tipo 2, têm sido chamados de cardiometabólicos, considerando que a combinação entre eles aumenta a possibilidade de desenvolvimento de aterosclerose e do diabetes melito, como consequência da dislipidemia aterogênica e da resistência à insulina, respectivamente.[94] Conforme descrito pelo National Cholesterol Education Program in the Adult Treatment Panel III (NCEP),[58,117] as evidências sugerem que cada componente da dislipidemia aterogênica apresenta aterogenicidade individual, mas que a contribuição relativa de cada um deles não é determinada facilmente.

Em pacientes que apresentam o fenótipo da dislipidemia aterogênica observa-se aumento da produção endotelial de espécies reativas de oxigênio. Rizzo et al.[142] demonstram que pacientes assintomáticos, porém com maiores concentrações de partículas de LDLsd, podem exibir elevação do estresse oxidativo e de biomarcadores circulantes de inflamação, independentemente das evidências clínicas de aterosclerose. Esses resultados reforçam a hipótese do envolvimento da peroxidação lipídica e da inflamação no desenvolvimento e na progressão da aterosclerose.

Aterosclerose

A aterosclerose é considerada uma doença inflamatória crônica, de origem multifatorial, que ocorre em resposta à agressão endotelial, acometendo principalmente a camada íntima de artérias de médio e grande calibres, caracterizada pelo acúmulo de depósitos de colesterol nos macrófagos.[163] A consequência clínica da função arterial prejudicada por aterosclerose depende da localização da lesão, ou seja, nas artérias coronárias observa-se angina, infarto do miocárdio e morte súbita, ao passo que nas artérias cerebrais provoca acidente vascular encefálico e ataque isquêmico transitório. Já na circulação periférica tem-se a claudicação intermitente, a isquemia do membro e a gangrena. Dessa forma, a aterosclerose é a base de várias formas de DCV.

Dentre os fatores de risco para aterosclerose, as dislipidemias configuram-se como os de maior relevância. Evidências sugerem que tanto a dislipidemia aterogênica quanto o estresse oxidativo são mecanismos-chave para o desenvolvimento da aterosclerose e sua associação com as DCV.[2,163]

Várias são as hipóteses que explicam os processos associados ao desenvolvimento da aterosclerose. A hipótese da resposta à injúria considera a lesão do endotélio vascular como o evento inicial do processo de aterosclerose. Em contraste, a teoria da resposta à retenção situa as interações entre as lipoproteínas e a matriz endotelial como o ponto crítico da aterosclerose, ao passo que a hipótese da modificação oxidativa ressalta a importância da oxidação da LDL como o principal fator desencadeante da doença. Embora as diferentes teorias direcionem mecanismos diversos para explicar a aterosclerose, existem pontos comuns, como o envolvimento da inflamação e a oxidação das partículas de LDL.[163]

DOENÇAS CARDIOVASCULARES

O endotélio está implicado na regulação da maioria das funções exercidas pela parede vascular, uma vez que é responsável pela secreção de agentes vasoativos, como os vasodilatadores NO, prostaciclinas, fator hiperpolarizador derivado do endotélio (EDHF) e os vasoconstritores endotelina-1, angiotensina II e tromboxano A_2.[64]

No entanto, a agressão endotelial desencadeada por fatores de risco clássicos para as DCV, principalmente a LDL e outras lipoproteínas que contêm Apo B, como a lipoproteína Lp(a), induz ao início de processos inflamatórios crônicos acompanhados pela ausência de fatores vasodilatadores e antitrombóticos e pelo aumento de produtos vasoconstritores e pró-trombóticos, caracterizando a disfunção endotelial.[127] Este quadro não se limita apenas às alterações no tônus vascular, mas também ao crescimento de células musculares lisas vasculares, à adesão de monócitos, à função plaquetária e à atividade fibrinolítica, resultando em características pró-inflamatórias, proliferativas e pró-coagulatórias, que culminam com o desenvolvimento e a progressão da aterosclerose.[83]

Na fase inicial da aterosclerose, diante da disfunção endotelial, uma cascata de eventos é desencadeada pela interação entre monócitos e células endoteliais ativadas. Após a adesão, os monócitos e os linfócitos T migram entre as células endoteliais para se alojarem na camada íntima. Esta migração subendotelial é ativada pela presença de mediadores biorreativos denominados quimioatrativos, dentre os quais se destacam a LDLox, a Lp(a), e as citocinas proteína quimioatrativa de monócito (MCP-1) e seu receptor (CCR-2), interleucina-1 (IL-1) e fator de necrose tumoral-alfa (TNF-alfa).[136] Posteriormente, os monócitos se diferenciam em macrófagos, induzidos pelo fator estimulante de colônia de macrófago (M-CSF), uma citocina/fator de crescimento produzido pelas células inflamadas da íntima. Este mecanismo sinaliza para o aumento da regulação de receptores denominados ScRs e *toll-like* (TLR). Os ScRs mediarão a internalização da LDL, que resultará na formação da célula espumosa, enquanto os receptores TLR transmitem sinais de ativação que culminam na liberação de citocinas, proteases e moléculas vasoativas (Figura 48.5).[62,126]

As partículas de LDL necessitam estar extensivamente modificadas para serem captadas pelos macrófagos e formarem as células espumosas. Estas modificações envolvem a ação de espécies reativas de oxigênio produzidas pelas células endoteliais e macrófagos, e, ainda, as enzimas mieloperoxidase, esfingomielinase e fosfolipase secretória (sPLA2) também podem ativar o processo. Nesta perspectiva, as partículas de LDL, uma vez oxidadas, são responsáveis pela atração de monócitos circulantes que migram para a região subendotelial, o que aumenta a extensão das estrias gordurosas compostas por células espumosas, impede a saída dos macrófagos já presentes no espaço subendotelial e resulta em lesão no endotélio por ação tóxica direta.[92]

O conjunto destes eventos favorece a progressão da resposta inflamatória, tornando a lesão mais complexa, capaz de ocasionar manifestações clínicas como a *angina pectoris*. Os macrófagos, por outro lado, também contribuem para a evolução fibroproliferativa da lesão aterosclerótica, pois secretam citocinas como a IL-1, o TNF-alfa e o fator de crescimento derivado das plaquetas (PDGF), estimulando a replicação das células musculares lisas, a deposição e a agregação de plaquetas responsáveis pelo crescimento da lesão e a formação da placa aterosclerótica (Figura 48.4).[68]

Tendo em vista os três principais mecanismos envolvidos na reversão da aterosclerose coronariana, as terapias têm como objetivo principal controlar a dislipidemia e a

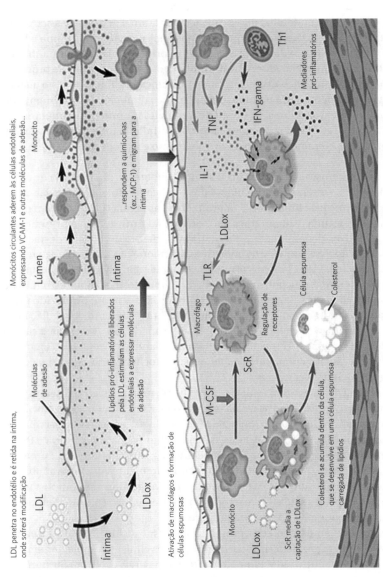

Figura 48.4 Eventos iniciais para o desenvolvimento da placa aterosclerótica.

IFN-gama: interferon gama; IL-1: interleucina 1; LDL: lipoproteína de baixa densidade; LDLox: lipoproteína de baixa densidade oxidada; M-CSF: fator estimulante de colônia de macrófago; MCP-1: proteína quimioatrativa de monócito; ScR: receptor do tipo scavenger; Th1: células T helper 1; TLR: receptor tool-like; TNF: fator de necrose tumoral; VCAM-1: molécula de adesão celular vascular 1.

Fonte: adaptada de Hansson et al.[62]

DOENÇAS CARDIOVASCULARES

inflamação, além de proteger o endotélio vascular. A estimativa do risco de doença aterosclerótica por meio do somatório dos fatores de risco e de seu sinergismo é importante para direcionar o tratamento e definir as metas terapêuticas. Diversos algoritmos têm sido criados, com base em análises de regressão de estudos populacionais, por meio dos quais a identificação do risco é substancialmente aprimorada. Dentre os diversos algoritmos existentes, recomenda-se a utilização do Escore de Risco Global (ERG), que estima o risco de infarto do miocárdio, de acidente vascular encefálico ou de insuficiência cardíaca, fatais ou não fatais, ou de insuficiência vascular periférica em dez anos.[27] Esse instrumento deve ser utilizado na avaliação inicial, ou mesmo em pacientes em uso de estatinas, ou entre os indivíduos que não foram enquadrados nas condições de muito alto ou alto risco.[39] Sendo assim, o tratamento da aterosclerose exige abordagem ampla e simultânea em relação a todos os fatores de risco, priorizando-se inicialmente a mudança do estilo de vida, que inclui a terapia nutricional, associada ou não ao tratamento farmacológico específico.

RECOMENDAÇÕES NUTRICIONAIS PARA O TRATAMENTO DAS DISLIPIDEMIAS E REDUÇÃO DO RISCO DAS DOENÇAS CARDIOVASCULARES

Apesar de melhorias consideráveis nos cuidados médicos nos últimos 25 anos, as DCV continuam sendo um grande desafio para a saúde pública. O estilo de vida saudável é um dos principais fatores relacionados à redução do risco de mortalidade por DCV. Neste contexto, os fatores alimentares merecem destaque, pois tanto influenciam diretamente a aterogênese como podem modular indiretamente fatores de risco tradicionais (lipídios séricos, pressão arterial ou glicemia), constituindo-se em importantes alvos terapêuticos para o tratamento e a redução do risco das DCV.[34,105]

Existem múltiplas formas de avaliar as relações entre DCV e alimentação, destacando-se os estudos de nutrientes específicos, de grupos de alimentos ou de padrões alimentares. A abordagem de padrões alimentares permite avaliar a alimentação por uma perspectiva global, facilitando o estabelecimento de estratégias de promoção da alimentação saudável e de redução do risco de doenças e agravos nutricionais.[34]

A importância atribuída aos nutrientes individuais na redução do risco das DCV foi diminuída e substituída por ênfase nos alimentos que compõem os padrões alimentares gerais.[113] Em dois estudos de longo prazo, uma alimentação baseada em alvos de nutrientes (especificamente, redução do consumo de gordura) foi menos eficaz na redução do risco de eventos cardiovasculares do que a instituição de um padrão alimentar baseado no consumo de alimentos integrais.[37,111] Evidências apontam que os padrões de alimentação encontrados para reduzir o risco das DCV são focados no aumento do consumo de frutas, legumes, grãos integrais, peixe, nozes, laticínios e óleos vegetais, associados à redução do consumo de carnes processadas, açúcares e sobremesas, álcool e gorduras.[111]

Metanálise observou que a adoção de padrões alimentares saudáveis tem efeito protetor para as DCV, considerando a importância do sinergismo entre os nutrientes, e não o efeito de nutrientes isolados.[144] Outros autores evidenciam a importância e os benefícios de alguns padrões alimentares, principalmente os padrões da dieta do Mediterrâneo[13] e do padrão DASH (*Dietary Approach to Stop Hypertension*) na diminuição de fatores de risco e eventos cardiovasculares. Estes estudos enfatizam, principalmente, os efeitos benéficos dos alimentos e não apenas de um nutriente específico.[22]

Os componentes do padrão alimentar do Mediterrâneo associados à melhor saúde cardiovascular incluem baixo consumo de carne e produtos cárneos, consumo moderado de etanol (principalmente do vinho) e alto consumo de hortaliças, frutas, nozes, legumes, peixes e azeite. A dieta do Mediterrâneo é caracterizada pela ingestão relativamente alta de gordura (40 a 50% do total de calorias), das quais $\leq 8\%$ do total corresponde aos ácidos graxos saturados (AGS) e 15 a 25% aos ácidos graxos monoinsaturados (AGMI); alto consumo de ácidos graxos poli-insaturados (AGPI) ômega-3 provenientes de peixes e baixa razão ômega-6:ômega-3 (2:1 a 1:1); bem como ingestão moderada de produtos lácteos com teor reduzido de gordura, ovos, peixes e frango. Além disso, a carne vermelha deve ser evitada e o consumo de vinho em quantidade moderada é indicado. A adoção da dieta do Mediterrâneo tem sido associada a menor risco de DCV.[11] Evidências crescentes indicam que a sinergia entre os alimentos e seus componentes resulta em mudanças benéficas em marcadores do risco cardiometabólico, como lipídios séricos, sensibilidade à insulina, estresse oxidativo e inflamação. Como resultado, o consumo de um padrão alimentar mediterrânico afeta favoravelmente vários fatores de risco para as DCV, como dislipidemia, hipertensão, síndrome metabólica e diabetes.[152]

No entanto, pesquisadores ressaltam que a maioria dos estudos é realizada em países do Mediterrâneo ou da Europa ou entre caucasianos nos Estados Unidos (EUA), enquanto poucos estudos existem em países não mediterrânicos ou em populações de minorias raciais/étnicas nos EUA. Estudo de revisão apontou que pesquisas realizadas com a dieta do Mediterrâneo são consideradas mais dispendiosas, além de verificar que os efeitos protetores das DCV são sustentados apenas em indivíduos com níveis socioeconômicos mais elevados. Assim, a dieta do Mediterrâneo pode ser menos acessível para grupos raciais/étnicos para os quais as disparidades socioeconômicas são bem documentadas. No entanto, a escolha por alimentos do tipo mediterrânico pode ser viável no contexto de uma alimentação consciente, do orçamento e culturalmente apropriada.[160]

O padrão alimentar DASH também tem sido bastante estudado, considerando os efeitos sobre a diminuição da pressão arterial e da incidência de DCV. A dieta DASH contempla hortaliças e frutas, bem como produtos lácteos com teor reduzido de gordura, grãos integrais, peixes e oleaginosas. Por outro lado, a dieta DASH apresenta teor reduzido de frango, carnes vermelhas, doces e bebidas açucaradas. Esse padrão garante maior consumo de cálcio, potássio, magnésio e fibra, e menor ingestão de gorduras, AGS, colesterol e sódio.[155]

Estudo registrou que o padrão de dieta DASH está associado a risco significativamente menor de acidente vascular encefálico, de DCV e de mortalidade por DCV, o que é consistente com estudos anteriores realizados principalmente nos EUA. Os resultados apresentados indicaram que o padrão alimentar DASH tem relevância também para a população do Reino Unido e pode ser usado como medida de dieta cardioprotetora.[72]

Os efeitos positivos dos padrões de dieta do Mediterrâneo e DASH sobre os fatores de risco para DCV, observados em estudos epidemiológicos, serviram para fundamentar as recomendações nutricionais para o tratamento das dislipidemias, as quais estão apresentadas na Tabela 48.4.[39]

DOENÇAS CARDIOVASCULARES 1097

Tabela 48.4 Recomendações nutricionais para o tratamento das dislipidemias

Recomendações	LDL-c dentro da meta e sem comorbidades* (%)	LDL-c acima da meta ou presença de comorbidades* (%)	Triacilgliceróis		
			Limítrofe 150-199 mg/dL (%)	Elevado 200-499 mg/dL (%)	Muito elevado > 500 mg/dL (%)
Perda de peso	Manter peso saudável	5-10	Até 5	5-10	5-10
Carboidrato (% VCT)	50-60	45-60	50-60	50-55	45-50
Açúcares de adição (% VCT)	< 10	< 10	< 10	5-10	< 5
Proteína (% VCT)	15	15	15	15-20	20
Gordura (% VCT)	25-35	25-35	25-35	30-35	30-35
Ácidos graxos *trans* (% VCT)	Excluir da alimentação				
AGS (% VCT)	< 10	< 7	< 7	< 5	< 5
AGMI (% VCT)	15	15	10-20	10-20	10-20
AGPI (% VCT)	5-10	5-10	10-20	10-20	10-20
Ácido linolênico, g/dia	1,1-1,6	-	-	-	-
EPA e DHA (g/dia)	-	-	0,5-1	1-2	> 2
Fibras (g/dia)	25 g, sendo 6 g de fibras solúveis				

AGMI: ácidos graxos monoinsaturados; AGPI: ácidos graxos poli-insaturados; AGS: ácidos graxos saturados; DHA: ácido docosa-hexaenoico.; EPA: ácido eicosapentaenoico; LDL-c: colesterol em lipoproteínas de baixa densidade; VCT: valor calórico total.
Fonte: Faludi et al.[39]

A alimentação direcionada à redução do risco e para o tratamento das dislipidemias deve ser pautada no incentivo a uma alimentação saudável, com a orientação sobre a seleção dos alimentos, o modo de preparo, a quantidade e as possíveis substituições alimentares, sempre em sintonia com as mudanças do estilo de vida, contemplando ainda questões culturais, regionais, sociais e econômicas, devendo ser agradável ao paladar e visualmente atraente.

Tradicionalmente as recomendações nutricionais para o tratamento da hipercolesterolemia e da hipertrigliceridemia indicam diminuir o consumo de gordura total, primeiro considerando a alta densidade calórica das gorduras, comparada com as proteínas e os carboidratos. No entanto, o tipo de gordura consumida parece ser mais relevante para a saúde cardiometabólica do que o fornecimento de calorias, bem como o equilíbrio entre o tipo de gordura e a quantidade e tipo de carboidrato.[111] Além da qualidade e da quantidade de carboidratos e gorduras consumidas, algumas particularidades devem ser consideradas na terapia nutricional das hipertrigliceridemias, como as variações do peso corporal, uma vez que apresentam grande influência nas concentrações plasmáticas de TG.[39]

Na hipertrigliceridemia, em especial, a recomendação do consumo de gorduras dependerá da etiologia da alteração, classificada em primária ou secundária, com fisiopatologias distintas. Diante da hipertrigliceridemia primária grave, recomenda-se a redução da gordura na alimentação, que deve atingir no máximo 10% do valor calórico total, ao passo que na hipertrigliceridemia primária moderada, a recomendação deve ser de aproximadamente 25 a 35% das calorias na forma de gorduras, com controle na ingestão de carboidratos[150]. Por outro lado, na hipertrigliceridemia secundária à obesidade ou ao diabetes, deve ser mantido o controle de gorduras (30 a 35% das calorias) e a adequação no consumo de carboidratos, com ênfase na restrição de açúcares de adição.[17]

Controle de peso corporal

A perda de peso apresenta impacto positivo em componentes cardiometabólicos, como na melhora das características das partículas de LDL, e na diminuição das concentrações de TG e outras partículas ricas em ApoB e na razão CT:HDL-c, sendo importante medida para o controle da dislipidemia aterogênica.[157] Especialmente no tratamento da hipertrigliceridemia, a proposta de controle ou de redução do peso corporal deve ser incentivada, ressaltando-se que a adesão à dieta e às correções no estilo de vida, para a perda e manutenção de peso corporal saudável, pode favorecer redução de até 20% da concentração plasmática de TG.[55] A recomendação do controle de calorias na dieta pode variar entre restrição de 500 a 1.000 kcal/dia. Porém, destaca-se a importância da qualidade dos nutrientes presente em alguns alimentos em relação a aspectos associados ao desenvolvimento da obesidade, como saciedade, resposta insulínica, lipogênese hepática, adipogênese, gasto energético e microbiota.[113]

Colesterol alimentar

Metanálise evidenciou que os efeitos do colesterol alimentar sobre a colesterolemia e a mortalidade cardiovascular permanecem incertos, embora tenha sido demonstrada linearidade entre seu consumo e as concentrações séricas de LDL-c.[9] Autores não têm confirmado a relação entre o risco cardiovascular e a ingestão de colesterol alimentar e de ovo, com pouco efeito na colesterolemia, exceto em indivíduos com diabetes. Esse fato pode ser atribuído à maior taxa de absorção de colesterol no diabetes tipo 1 e à maior síntese no diabetes tipo 2 em comparação aos indivíduos saudáveis.[85] Em decorrência da ausência de evidências suficientes, a Sociedade Brasileira de Cardiologia (2017)[39] não recomenda valor de referência para o consumo de colesterol.

Substituição parcial de ácidos graxos saturados por mono e poli-insaturados

O consumo elevado de AGS está associado às alterações cardiometabólicas por causar aumento do LDL-c e por sua ação pró-inflamatória.[111] O ácido láurico é o AGS que exerce forte influência na elevação do CT sérico, seguido do mirístico (C14:0) e do palmítico (C16:0). Esses ácidos graxos são encontrados tanto em alimentos de origem animal (carnes gordurosas, leite e derivados integrais) como em alimentos de origem vegetal (óleo de dendê e de palma). O ácido mirístico parece ter maior impacto na elevação do colesterol sérico em relação ao palmítico, porém está presente em menor quantidade nos mesmos alimentos de origem animal e no óleo de coco.[104]

O ácido esteárico, presente na gordura do cacau, embora seja um AGS, é considerado neutro em relação à elevação do CT sérico. Esse fato foi investigado em uma série de publicações, incluindo metanálise composta por 60 estudos, a qual concluiu que o ácido esteárico não reduz o HDL-c nem aumenta o LDL-c ou o CT.[103,104] É importante observar que alguns alimentos podem apresentar em sua composição vários tipos de AGS, como no caso dos alimentos de origem animal, o que pode potencializar a elevação do CT sérico.

Evidências científicas indicam que os AGS reduzem a expressão de RNAm de receptores hepáticos de LDL ou a sua atividade, possivelmente pela alteração no conteúdo de ácidos graxos das membranas, diminuindo, assim, o catabolismo das LDL. Adicionalmente, pode ser observada menor expressão do receptor de LDL (LRP1), como mecanismo alternativo ou adicional, o que resulta em elevação da colesterolemia.[69] Os AGS causam aumento da atividade da ACAT hepática, induzindo o enriquecimento de ésteres de colesterol em lipoproteínas ricas em Apo B.[86] O consumo elevado de AGS pode, ainda, favorecer o aumento da lipogênese hepática e da secreção de VLDL, os quais promovem a elevação dos TG.[91]

A indicação da diminuição do consumo de AGS para a redução do risco cardiometabólico é objeto de discussão, considerando o impacto dessa orientação no aumento de consumo de outros nutrientes, como os carboidratos refinados. A substituição de AGS por carboidratos simples pode ter grande impacto no aumento do risco de DCV e de diabetes. Os principais efeitos observados quando há troca de AGS por carboidratos são diminuição de CT, de LDL-c e de HDL-c, aumento de TG, aumento da incidência de obesidade, diabetes, doença cardíaca e risco para síndrome metabólica. Portanto, de maneira geral, não se observam benefícios na diminuição do risco de DCV.[156]

Em indivíduos com concentrações de TG elevadas recomenda-se redução significativa de ingestão de AGS, com o intuito de reduzir o risco de pancreatite.[106] Além de ser recomendada a substituição dos AGS pelos AGPI, deve-se priorizar os da série ômega-3, provenientes de fontes animais que fornecem os ácidos graxos eicosapentaenoico (EPA) e docosa-hexaenoico (DHA), pois promovem a diminuição da lipogênese hepática e da ação da LPL, o que contribui de forma significativa para a redução de TG e tem ação cardioprotetora.[31]

Efeitos benéficos do consumo de ômega-3, especificamente EPA e DHA, foram comprovados em indivíduos hiperlipidêmicos, e em indivíduos com concentrações normais e limítrofes de lipídios séricos.[95] O consumo de quantidade ≥ 4 g/dia de ômega-3 por meio de alimentos enriquecidos com EPA e/ou DHA, ou 1 a 5 g/dia de EPA e/ou DHA na forma de suplemento, tem a capacidade de reduzir TG séricos em 9 a 26% e 4 a 51%, respectivamente, em indivíduos normolipidêmicos a hiperlipidêmicos limítrofes e saudáveis.[88] Foi observado em revisão sistemática que tanto o EPA quanto o DHA reduziram a concentração de TG, com o DHA tendo maior efeito. O EPA e o DHA inibiram a atividade plaquetária e diminuíram o estresse oxidativo, porém o DHA melhorou a função vascular e reduziu a frequência cardíaca e a pressão arterial em maior extensão que o EPA. Assim, o EPA e o DHA parecem ter efeitos diferenciais nos fatores de risco cardiometabólicos.[67]

Alguns mecanismos são propostos para explicar a relação do consumo de ômega-3 e os efeitos na trigliceridemia: redução da síntese de TG e secreção de VLDL pelo controle da síntese de diacilglicerol acetiltransferase e/ou ácido fosfatídico fosfo-hidrolase; estímulo da oxidação de ácidos graxos pela ativação do receptor de PPAR-alfa, mediador da via que resulta na diminuição da disponibilidade de ácidos graxos para formação de TG; aumento da atividade lipolítca da LLP, o que aumenta o *clearance* de TG.[70,112]

Estudos demonstram ainda que o consumo de, no mínimo, duas porções de peixes fontes de ômega-3, associado a padrão alimentar saudável, apresenta efeitos cardioprotetores, diminuindo tanto os fatores de risco como os desfechos das DCV. Em indivíduos com alto risco, o consumo de peixes que resulte na ingestão diária de 500 mg de EPA + DHA está relacionado à redução de 39% do risco de DCV fatal e de 46% do risco de DAC fatal.[19,147,186]

Um estudo de revisão sistemática e metanálise confirma que a substituição de 5% de AGS por AGPI da série ômega-6 foi associada com redução de 9% no risco de eventos cardiovasculares e mortes.[40] Estudos epidemiológicos demonstram que a substituição de 10% de calorias provenientes de AGS por AGPI ômega-6 associa-se à redução de 18 mg/dL das concentrações de LDL-c, maior que a observada com reposição semelhante por carboidratos.[103] Esse fato pode ser decorrente do aumento do catabolismo e da captação de VLDL em razão da maior atividade de LLP, LH e PPAR-alfa.[120]

Em relação às concentrações de TG, o possível efeito dos AGPI da série ômega no controle da trigliceridemia pode ser atribuído ao estímulo da degradação de Apo B-100 por um mecanismo pós-traducional denominado *post-ER pre-secretory proteolysis* (PERPP).[125] No entanto, os benefícios associados ao ômega-6 devem ser avaliados com cautela, considerando suas propriedades pró-aterogênicas, que incluem promoção da inflamação, competição com o ômega-3 e possibilidade de relação com o risco de câncer, além do efeito de aumentar a suscetibilidade da LDL à oxidação.[156]

A substituição de AGS por AGMI, contemplando alimentos como azeite de oliva e oleaginosas, pode estar associada à redução do risco cardiovascular, porém as evidências são menos robustas do que em relação aos AGPI.[39] Há indícios de que o ácido oleico é melhor substrato para a ACAT no fígado. Desta forma, o excesso de colesterol na forma livre é rapidamente esterificado, não induzindo a supressão de receptores de LDL, com impacto na redução do LDL-c. Adicionalmente, estudo aponta ação dos AGMI na indução de menor síntese endógena de colesterol, em comparação aos AGPI.[33]

O efeito específico de um alimento (p. ex., produtos de carne e laticínios) sobre o risco de DCV não pode ser determinado considerando o perfil de ácidos graxos deste alimento, mas de todos os que compõem a dieta. Estudos epidemiológicos têm demonstrado menor risco de DCV com menor ingestão de produtos lácteos integrais e carnes vermelhas gordas e maior consumo de AGPI a partir de gorduras de origem vegetal, o que confirma a informação de que a substituição dos AGS por AGPI reduz o risco de DCV.[6] Nessa perspectiva, autores destacam o papel das oleaginosas na diminuição das concentrações de LDL-c e de TG, sem alterar as concentrações de HDL-c, em indivíduos com hipertrigliceridemia.[146] O mecanismo de ação pode ser atribuído às altas concentrações de AGPI e ao baixo teor de AGS desses alimentos. Algumas oleaginosas também contêm ácido graxo alfalinolênico. Proteína vegetal, fibra, micronutrientes (potássio, cálcio, magnésio e tocoferóis), fitoquímicos (fitoesteróis, compostos fenólicos e resveratrol) e arginina podem ter efeito benéfico sobre os lipídios séricos, bem como sobre outros fatores de risco para DCV, como oxidação e inflamação.[82]

Ácidos graxos *trans*

Estudos reforçam a importância de eliminar o consumo de AGT, pelo seu efeito prejudicial em aumentar os TG e o LDL-c, e em diminuir o HDL-c.[156,175] A principal fonte de AGT na alimentação é a gordura vegetal hidrogenada, utilizada no preparo de sorvetes cremosos, chocolates, pães recheados, molhos para salada, sobremesas cremosas, biscoitos recheados, alimentos com consistência crocante (*nuggets, croissants,* tortas), bolos industrializados, margarinas duras e alguns alimentos produzidos em redes de *fast-food.* Autores enfatizam que a eliminação do consumo de AGT, associada à diminuição na ingestão de AGS e ao aumento no consumo de ômega-3, aliada à prática de exercícios físicos aeróbicos, otimiza os esforços para a redução das concentrações de TG. Reduções de até 50% ou mais nas concentrações de TG podem ser alcançadas por meio da mudança de estilo de vida (alimentação e atividade física aeróbica).[106]

Evidências sugerem que os AGT se empacotam nas LDL, o que disponibiliza maior espaço nessa partícula para o transporte de colesterol e, além disso, reduzem a expressão de genes que codificam receptores hepáticos responsáveis pela captação das partículas de LDL.[100,119,180] Por outro lado, AGT induzem o aumento da atividade da CETP, proteína envolvida em etapa importante do transporte reverso de colesterol, responsável pela transferência de ésteres de colesterol das HDL para VLDL e LDL.[99]

Além disso, os AGT aumentam o catabolismo da Apo A-I, principal proteína presente nas HDL, a qual é responsável por parte da retirada de colesterol presente nos macrófagos das placas de ateroma,[100,180] e pela diminuição do catabolismo da Apo B-100.[99,100] Cabe ainda ressaltar que os AGT reduzem as HDL_2, subfração mais sensível às modificações alimentares. Além disso, demonstrou-se em animais que essa gordura induz a produção de partículas de HDL mais enriquecidas em TG,[93] as quais são melhores substratos para a LH, enzima envolvida no catabolismo das HDL.[171]

Carboidratos e fibras

O efeito da qualidade dos carboidratos no metabolismo de lipídios e de lipoproteínas tem sido investigado. As diretrizes e órgãos internacionais recomendam que o consumo de carboidratos na forma de açúcares de adição seja de, no máximo, 5% do valor calórico total da dieta.[106,168] Ademais, ressalta-se a importância do controle no consumo de refrescos de frutas concentrados, mesmo que não adoçados, com xaropes constituídos por partes aproximadamente iguais de frutose e glicose, as quais são metabolizadas de forma diferente.[162]

Metanálise de estudos clínicos randomizados demonstrou correlação positiva entre o consumo de açúcar e as concentrações plasmáticas de TG, CT e LDL-c, independentemente dos efeitos no peso corporal. Uma análise de dados do National Health and Nutrition Examination Survey (NHANES) também verificou correlação positiva entre consumo de açúcares adicionados e concentrações de TG, bem como correlação inversa com as concentrações de HDL-c.[1] Os efeitos adversos da alta ingestão de açúcar podem ser atribuídos, em parte, ao consumo de frutose, que gera ácidos graxos mais rapidamente do que a glicose, aumentando tanto o depósito de gordura hepática como a produção de VLDL. O consumo superior a 50 g de frutose ao dia pode elevar as concentrações pós-prandiais de TG. Sendo assim, a ingestão de frutose tem sido associada à promoção de fatores de risco cardiometabólicos, como as dislipidemias, à diminuição

1102 BASES BIOQUÍMICAS E FISIOLÓGICAS DA NUTRIÇÃO

da sensibilidade à insulina e ao aumento da adiposidade visceral. Os efeitos são mais acentuados diante de consumo > 100 g/dia em indivíduos com sobrepeso e obesidade.[76,166]

A qualidade dos carboidratos também tem sido expressa em função do índice glicêmico (IG) e da carga glicêmica (CG). O estudo clínico OmniCarb identificou que a CG foi positivamente associada com as concentrações de TG e inversamente com as de HDL-c em mulheres na pós-menopausa, certificando que a CG, além do conteúdo de carboidratos da dieta, contribui em maior extensão para a dislipidemia aterogênica do que o IG.[154] Um estudo de metanálise indicou que dietas com altas CG têm sido associadas ao maior risco de diabetes e consequente DCV, em homens e mulheres, o que reforça a importância de priorizar o consumo de carboidratos provenientes de alimentos com menor CG.[108]

A redução das concentrações séricas de colesterol a partir da ingestão de fibra alimentar é um dos efeitos mais bem documentados desse componente alimentar. O principal mecanismo pelo qual as fibras solúveis reduzem o colesterol se dá a partir do aumento da viscosidade intestinal, o que diminui a reabsorção de ácidos biliares e, por consequência, pode aumentar a síntese de ácidos biliares a partir do colesterol e, assim, reduzir sua concentração no sangue.[123] A redução do conteúdo de colesterol das células hepáticas resulta em maior estimulação dos receptores de LDL, o que aumenta o *clearance* de LDL-c.[63] A inibição da síntese hepática de ácidos graxos pelos produtos da fermentação de algumas fibras alimentares (ácidos graxos de cadeia curta, como o acetato, o butirato e o propionato) também tem sido um mecanismo proposto.[50]

Em metanálise, Othman et al.[179] destacaram que a ingestão de pelo menos 3 g/dia de betaglicanos de aveia pode reduzir as concentrações plasmáticas de CT e de LDL-c em 5 a 10% em indivíduos normocolesterolêmicos ou hipercolesterolêmicos. Outra metanálise, composta por 28 estudos controlados, verificou que os betaglicanos de aveia em doses maiores que 3 g/dia podem reduzir as concentrações de CT (0,25 mmol/L) e de LDL-c (0,30 mmol/L), porém sem alterar o HDL-c ou os TG.[179]

Fitoesteróis

Os principais fitoesteróis são sitosterol, campesterol e estigmasterol, os quais estão presentes naturalmente em óleos vegetais e, em menor quantidade, em hortaliças, frutas frescas, castanhas, grãos e legumes. Fitoesteróis competem com o colesterol pela absorção intestinal, modulando, dessa forma, as concentrações de CT. O consumo diário de 2,0 g/dia de fitoesteróis, na forma de alimentos fortificados e cápsulas, pode diminuir efetivamente o CT e o LDL-c em 8,2 e 9,3%, respectivamente.[29] A ação dos fitoesteróis no intestino delgado ocorre em três etapas: incorporação às micelas que permitem o transporte destes até a membrana apical dos enterócitos; transporte dos esteróis das micelas para o interior dos enterócitos via transportador NPC1-L1; transporte de volta à luz intestinal pelos cotransportadores ABCG5/G8.[87] O consumo de fitoesteróis reduz a absorção de colesterol, principalmente por comprometimento da formação de micelas durante a solubilização intraluminal.[139]

Proteína de soja

A proteína da soja favorece a redução do CT, do LDL-c e, também, dos TG, o que sugere a importância da substituição da proteína animal pela proteína vegetal (soja) para melhora do perfil lipídico.[30] Evidências demonstram que o consumo diário de uma a duas porções de alimentos fontes de proteína de soja, totalizando 15 a 30 g de proteína, está associado à redução de 5% no LDL-c, ao aumento de 3% no HDL-c e à redução de 11% nos TG.[4] Em metanálise foi observado que o efeito hipolipemiante da soja pode ser mediado por uma interação sinérgica entre suas proteínas e as isoflavonas.

Em metanálise, observou-se que o consumo da proteína de soja com doses variadas de isoflavonas apresentou efeito redutor sobre CT, LDL-c e TG, além do aumento de HDL-c em indivíduos com diabetes melito tipo 2.[185] Os principais mecanismos propostos são a diminuição da razão insulina/glucagon, os quais regulam a expressão hepática da proteína ligadora do elemento regulatório de esteróis (SREBP)-1, reduzindo as concentrações de TG e de LDL-c, bem como o SREBP-2, aumentando o *clearance* de colesterol sérico.[4]

Probióticos

Estudos têm avaliado a ação de probióticos na colesterolemia, entretanto os resultados demonstram ausência de efeito ou redução muito modesta na concentração sérica de LDL-c. Metanálise de ensaios clínicos randomizados avaliou o efeito do consumo de probióticos no perfil lipídico de 485 indivíduos com concentrações elevadas, limítrofes e normais de CT. Os autores verificaram que o uso de probióticos reduziu o LDL-c em 4,9 mg/dL, o CT em 6,4 mg/dL e os TG em 3,95 mg/dL, sem efeitos sobre o HDL-c.[60] Em outra metanálise, indivíduos tratados com probióticos apresentaram redução do CT e do LDL-c, em 7,8 mg/dL (95% IC: -10,4; -5,2) e 7,3 mg/dL (IC 95%: -10,1, -4,4), respectivamente, em relação aos controles.[21] Não houve efeito significativo de probióticos nas concentrações de HDL-c ou de TG. O efeito dos probióticos nas concentrações de CT e de LDL-c depende de uma variedade de fatores. Geralmente, os efeitos significativos são maiores nos casos em que há concentrações de CT mais elevadas, maior duração de tratamento e presença de determinadas cepas probióticas, como *Lactobacillus acidophilus*, *Bifidobacterium lactis* e *Lactobacillus plantarum*.

GENÔMICA NUTRICIONAL NAS DOENÇAS CARDIOVASCULARES

Estudos de associação do genoma amplo (GWAS, *genome-wide association studies*)[77] e da interação entre genes e fatores ambientais[128] têm identificado não apenas genes e polimorfismos envolvidos na fisiopatologia das DCV, mas também alvos terapêuticos mais específicos. Fatores ambientais modificáveis que influenciam o risco cardiometabólico, principalmente a alimentação, o tabagismo, o etilismo, a atividade física e o estresse, são capazes de influenciar o padrão de expressão dos genes,[73] aumentando ou diminuindo o risco de doenças crônicas. A alimentação é o principal fator ambiental modificável capaz de influenciar a suscetibilidade para as DCV. Entretanto, essa influência é modulada por variações genéticas, o que faz com que os indivíduos respondam diferentemente às intervenções nutricionais.[54,121] Nesse contexto, a genômica nutricional estuda as interações entre o genoma humano e os compostos alimentares, em busca de uma nutrição cada vez mais personalizada (Figura 48.5).

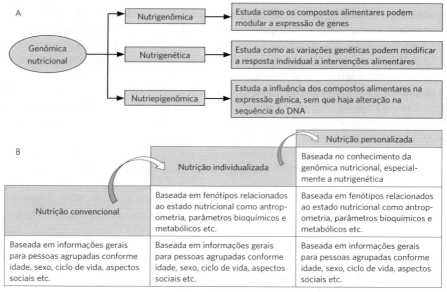

Figura 48.5 A: Genômica nutricional e vertentes. B: Evolução da nutrição personalizada.
Fonte: adaptado de Ferguson et al.[46]

Enquanto a nutrigenômica e a epigenômica nutricional fundamentam que nutrientes e compostos bioativos de alimentos (CBA) modulam o risco e o desenvolvimento das DCV mediante alterações no padrão de expressão dos genes, a nutrigenética indica que a individualidade genética gera diferentes respostas ao tratamento nutricional. Diante disso, tem se buscado recomendações nutricionais personalizadas baseadas no genótipo para melhor redução do risco e controle das doenças crônicas. A seguir alguns genes e polimorfismos associados às DCV e que interferem na resposta à alimentação estão descritos e compilados na Tabela 48.5.

APOE

Em humanos, o gene *APOE* está localizado no cromossomo 19 (19q13.32) e é responsável pela expressão da Apo E, apolipoproteína envolvida no metabolismo lipídico e no transporte de colesterol. O polimorfismo mais comum do gene *APOE* (rs429358 + rs7412) é descrito sob a forma de três alelos principais (ε2, ε3 e ε4), que se diferenciam conforme a presença de cisteína e arginina nos códons 112 e 158 da proteína. Em ordem crescente, os alelos ε2, ε3 e ε4 estabelecem relação linear crescente com as concentrações plasmáticas de CT, de LDL-c e com o risco de doença arterial coronariana.[8,38] Dessa forma, os alelos ε2 e ε4 estão associados com menor e maior risco para DCV, respectivamente. No entanto, fatores ambientais influenciam essa relação. Por exemplo, o tabagismo pode potencializar o risco cardiovascular em indivíduos carreadores do alelo ε4.[165] Por outro lado, nem todos os indivíduos carreadores do alelo ε4 desenvolvem DCV, pois essas são doenças poligênicas e sofrem influência de diversos fatores ambientais capazes de modular o risco e influenciar os desfechos.[52]

Os estudos de nutrigenética envolvendo o polimorfismo rs429358 + rs7412 mostram resultados controversos. Após suplementação com óleo de peixe, homens dislipidêmicos carreadores do alelo ε4 apresentaram aumento significativo do CT e tendência à redução do HDL-c, quando comparados àqueles homozigotos para o alelo ε3.[107] Mulheres na pós-menopausa submetidas à dieta passo 1 da American Heart Association apresentaram redução nas concentrações de CT e de LDL-c, independentemente do genótipo da Apo E. Entretanto, aquelas carreadoras dos alelos ε2 e ε3 apresentaram redução das concentrações de HDL-c e aumento das concentrações de TG.[118] Em outro estudo, após programa trimestral de educação alimentar e atividade física, homens carreadores dos alelos ε2 e ε3 apresentaram benefícios cardiometabólicos, mas o mesmo não foi observado nos carreadores do alelo ε4.[20] Ademais, pesquisadores têm demonstrado a influência significativa dos fatores ambientais, como atividade física,[10] etilismo[26] e tabagismo[165] na modulação do efeito do genótipo da Apo E sobre o perfil lipídico e o risco cardiovascular. A heterogeneidade desses resultados tem gerado evidências epidemiológicas insuficientes para embasar recomendações nutricionais específicas para o consumo de lipídios baseadas no genótipo da Apo E.[23] Entretanto, o conhecimento da presença do genótipo de risco pelo paciente pode ter efeito positivo na adesão à intervenção nutricional.[38]

APOA2

Em humanos, o gene *APOA2* está localizado no cromossomo 1 (1q23.3) e é responsável pela expressão da Apo A-II, a segunda apolipoproteína mais abundante nas partículas de HDL. Polimorfismos no gene *APOA2* estão associados à hipercolesterolemia. Um polimorfismo bastante estudado no *APOA2* é o -265 T>C (rs5082). Nesse polimorfismo de nucleotídeo único (SNP) há troca de uma timina (T) por uma citosina (C) na posição 265 da região promotora do gene. O *APOA2* faz parte dos *"thrifty genes"* ou *"genes poupadores"* capazes de armazenar energia no tecido adiposo a favor da sobrevivência em períodos de fome ou escassez alimentar. Dessa forma, um ambiente obesogênico ou restritivo é capaz de modular o fenótipo expresso, aumentando ou diminuindo o acúmulo de gordura corporal, respectivamente. Indivíduos com genótipo CC para o SNP rs5082 apresentam risco aumentado para obesidade e DCV na presença de consumo elevado de AGS (22 g/dia ou acima de 10% do VCT).[24] Essa associação entre *APOA2*, consumo de lipídios e obesidade já foi encontrada em diferentes populações.[24,25] Também foi demonstrado que indivíduos com o genótipo CC apresentaram maior IMC quando consumiam maiores quantidades de leite e derivados integrais.[158] Na prática clínica, sugere-se restrição de AGS em indivíduos com genótipo CC para o SNP rs5082.

PPARG2

Em humanos, o gene *PPARG2* está localizado no cromossomo 3 (3p25.2) e pertence à família de receptores nucleares, atuando como fator de transcrição na regulação da expressão de genes envolvidos na diferenciação dos adipócitos, no metabolismo lipídico e na sensibilidade à insulina. Um polimorfismo comum desse gene é o rs1801282, no qual há a substituição de uma prolina por uma alanina no códon 12 da proteína (Pro-12Ala). Os carreadores do alelo Ala parecem apresentar maior risco de obesidade, diabetes e dislipidemia.[51,164] Esse maior risco é dependente de um ambiente obesogênico, incluindo dietas hipercalóricas, ricas em carboidratos simples e AGS e AGT. No entanto, esses indivíduos são bons respondedores a intervenções para perda de peso se submetidos a um estilo de vida saudável.[84] Existe interação gene-nutriente entre o *PPARG2* e a ingestão de AGMI relacionada à obesidade. Foi demonstrado que a obesidade é atenuada nos carreadores do alelo Ala apenas nos indivíduos com alto consumo de AGMI (≥ 56% da ingestão total de lipídios).[51] Em adição, o alto consumo de AGMI está associado a menores valores do *homeostatic model assessment of insulin resistance* (HOMA-IR) em indivíduos carreadores do alelo Ala.[159] Na prática clínica, a dieta mediterrânea pode trazer benefícios para indivíduos carreadores do alelo de risco.

FTO

Em humanos, o gene *FTO* está localizado no cromossomo 16 (16q12.2) e codifica a enzima dioxigenase FTO dependente de alfacetoglutarado ou proteína associada à obesidade e massa gorda. Essa enzima repara DNA e RNA por desmetilação oxidativa, sendo importante na regulação da taxa metabólica basal, no gasto energético, na homeostase energética e, também, na diferenciação de adipócitos. O *FTO* tem sido associado com obesidade, síndrome metabólica e DCV, e parece ser modulado pela alimentação.[44,132] Um dos polimorfismos mais estudados do *FTO* é o rs9939609. Estudo revelou que indivíduos homozigotos para o alelo de risco (AA) pesaram 3 kg a mais e apresentaram 1,7 mais chance de obesidade comparados aos não carreadores do alelo de risco (TT).[49] Embora a associação entre o *FTO* e a obesidade seja bem estabelecida, o estilo de vida é capaz de modular esse risco, especialmente a atividade física e a alimentação.[184] Estudo demonstrou que o consumo elevado de AGS (≥ 15,5% do VCT) e uma alimentação com baixa razão entre AGPI e AGS (AGPI:AGS < 0,38) acentuaram o risco para obesidade e o acúmulo de gordura abdominal entre os indivíduos carreadores do alelo de risco (AA ou AT). Ao contrário, essas associações não foram encontradas nos indivíduos com genótipo TT.[132] Outro estudo verificou que em pacientes submetidos à cirurgia bariátrica o reganho de peso após dois anos foi maior nos indivíduos carreadores do alelo de risco.[143] Na prática clínica, sugere-se a restrição de AGS para indivíduos com o alelo de risco para o rs9939609 do gene *FTO*, especialmente os submetidos à cirurgia bariátrica.

TCF7L2

Em humanos, o gene *TCF7L2* está localizado no cromossomo 10 (10q25.2) e codifica o *transcription factor 7-like 2*, envolvido na transdução de sinais em receptores celulares importantes no metabolismo glicídico e lipídico. Um dos polimorfismos estudados nesse gene é o rs7903146, no qual há troca de uma citosina por uma timina no íntron 3. Estudos têm comprovado a associação desse polimorfismo com hipertrigliceridemia,[65] alteração do metabolismo lipídico pós-prandial,[129] síndrome metabólica,[131] diabetes melito tipo 2 e DCV.[79] Esse gene também é modulado pela alimentação. Estudo observou que o consumo de dieta rica em AGPI da série ômega-6 (≥ 6,62% do VCT) esteve associado com dislipidemia aterogênica nos carreadores do alelo T.[176] Outro estudo demonstrou que o consumo elevado de AGS (≥ 15,5% do VCT) aumentou o risco de síndrome metabólica e de resistência à insulina em carreadores do alelo T, quando comparados aos homozigotos CC.[131]

DOENÇAS CARDIOVASCULARES 1107

Um estudo de intervenção avaliou o efeito de dieta hiperlipídica (40-45% do VCT) ou hipolipídica (20-25% do VCT) sobre parâmetros antropométricos e bioquímicos em indivíduos com obesidade, considerando a presença do polimorfismo rs7903146. Os autores observaram que indivíduos com obesidade e genótipo TT submetidos a dieta hiperlipídica apresentaram menor perda de peso e menor redução da circunferência abdominal e do índice HOMA-IR, quando comparados àqueles com genótipo TT que receberam a dieta hipolipídica.[57] A dieta hipolipídica (20% do VCT) contribuiu para a redução de massa gorda e para melhor controle glicêmico em indivíduos carreadores do alelo de risco para esse polimorfismo.[98] Na prática clínica, os indivíduos carreadores do alelo de risco (TT ou CT) do polimorfismo rs7903146 parecem se beneficiar mais de dieta baixa em gorduras e com restrição de AGS, comparados aos homozigotos CC.

UCP1

Em humanos, o gene *UCP1* está localizado no cromossomo 4 (4q31.1) e codifica a proteína desacopladora-1. Esta proteína atua como canal de próton na membrana mitocondrial das células do tecido adiposo marrom, com papel fundamental na termogênese e no balanço energético. Polimorfismos no gene *UCP1* estão associados à obesidade[81] e a possíveis riscos cardiometabólicos.[48] Um dos polimorfismos estudados nesse gene é o rs1800592 (-3826 A/G), no qual há troca de uma adenina (A) por uma guanina (G) na região promotora. Estudo com mulheres saudáveis indicou que as carreadoras do alelo G (GG/GA) apresentaram menor gasto energético basal e as homozigotas GG tiveram ainda menor atividade termorreguladora, o que afetou o balanço energético.[114] Em estudo experimental, o consumo de óleo de peixe foi capaz de reduzir o acúmulo de gordura e induzir a expressão da *UCP1* no tecido adiposo marrom de ratos.[78] Na prática clínica, acredita-se que os indivíduos carreadores do alelo de risco em relação ao SNP citado apresentem baixa taxa metabólica basal. Assim, caso objetivem a perda de peso, esses indivíduos se beneficiam de maior restrição calórica em comparação àqueles sem o alelo de risco. Além disso, a prática de atividade física e o consumo de óleo de peixe podem ser implementados para êxito na perda de peso e, consequentemente, para a melhora do perfil cardiometabólico.

CETP

Em humanos, o gene *CETP* está localizado no cromossomo 16 (16q21) e codifica a proteína que atua na transferência de ésteres de colesterol e desempenha papel importante na regulação metabólica do HDL-c. Um dos polimorfismos estudado no *CETP* é o rs708272 ou TaqIB, um polimorfismo de comprimento de fragmentos de restrição que se localiza no nucleotídeo 277 do íntron 1. A presença ou a ausência do sítio de restrição TaqI resulta em três possíveis genótipos: B1B1, B1B2 e B2B2. Em geral, indivíduos B1B1 apresentam menores concentrações de HDL-c, comparados aos carreadores do alelo B2.[109] Assim, a presença do alelo B2 está associada ao menor risco de infarto do miocárdio,[141] de doença arterial coronariana naqueles que consomem álcool com moderação[71,101] e de outras DCV.[59] Entretanto, há contradição nessas associações[32] e o risco para DVC baseado nesse polimorfismo pode ser modificado por fatores ambientais e de estilo de vida, como a quantidade e o tipo de gordura consumida.[90] Na prática clínica, pode haver

1108 BASES BIOQUÍMICAS E FISIOLÓGICAS DA NUTRIÇÃO

benefícios com o consumo moderado de álcool por indivíduos carreadores do alelo B2 desse polimorfismo. Além disso, os carreadores do alelo B1 podem se beneficiar da restrição de gordura na alimentação.

NOS3

Em humanos, o gene *NOS3* está localizado no cromossomo 7 (7q36.1) e codifica a enzima óxido nítrico sintase que catalisa a formação de NO a partir da arginina. O NO é um modulador envolvido em vários processos biológicos. No sistema cardiovascular, o NO tem efeitos biológicos importantes, participando principalmente da vasodilatação, do relaxamento vascular, da antiagregação plaquetária, da angiogênese e da proteção cardiovascular e antioxidante, podendo ter efeitos contraditórios se produzido em excesso.[61] Um dos polimorfismos estudados no gene *NOS3* é o rs1799983 (Glu298Asp; G>T). Metanálise verificou que indivíduos com genótipo TT tinham maior suscetibilidade para aterosclerose e maior risco de doença cardíaca isquêmica.[18] Interação gene-nutriente ocorre entre esse SNP e o consumo de ômega-3. Estudo observou associação inversa entre as concentrações de TG e ômega-3 entre os carreadores do alelo T e esses foram mais responsivos à suplementação de ômega-3 para redução dos TG, comparados àqueles com genótipo GG.[45] Na prática clínica, uma alimentação rica em ômega-3 pode auxiliar na redução das concentrações séricas de TG em indivíduos carreadores do genótipo TT para o SNP citado.

Tabela 48.3 Alguns polimorfismos genéticos associados às DCV e modulados pela dieta

Genes	Polimorfismos	Genótipos	Alelo ou genótipo de risco	Orientação sugerida
APOE	rs429358 + rs7412	ε2 (TT) ε3 (TC) ε4 (CC)	O genótipo ε4 está associado ao maior risco cardiovascular. Entretanto, há grande interação desse polimorfismo com fatores ambientais	Não há orientação específica
APOA2	rs5082	CC CT TT	O genótipo CC está associado ao maior risco de obesidade e DCV na presença de consumo elevado de AGS	Indivíduos com genótipo CC podem se beneficiar da restrição de AGS na alimentação
PPARG2	rs1801282	CC CG GG	O alelo G está associado ao maior risco de obesidade, diabetes e dislipidemia, principalmente em ambiente obesogênico	Carreadores do alelo G devem controlar o ambiente obesogênico e podem se beneficiar da dieta mediterrânea (rica em AGMI)
FTO	rs9939609	AA AT TT	O alelo A está associado ao maior risco de obesidade e acúmulo de gordura abdominal, especialmente em casos de consumo elevado de AGS	Carreadores do alelo A podem se beneficiar da restrição de AGS na alimentação

▶

Genes	Polimorfismos	Genótipos	Alelo ou genótipo de risco	Orientação sugerida
TCF7L2	rs7903146	CC CT TT	O alelo T está associado a maior risco de DCV e de síndrome metabólica	Carreadores do alelo T podem se beneficiar de dieta hipolipídica, com restrição de AGS e controle de ácidos graxos ômega-6
UCP1	rs1800592	AA AG GG	O alelo G está associado a menor taxa metabólica basal e ao maior risco de obesidade	Carreadores do alelo G devem ter maior restrição calórica para perda de peso, praticar atividade física para aumento do gasto energético e podem se beneficiar do consumo de óleo de peixe
CETP	rs708272	B1B1 (CC) B1B2 (CT) B2B2 (TT)	O alelo B1 está associado a menores concentrações de HDL-c e ao maior risco cardiovascular. Entretanto, há grande interação desse gene com fatores ambientais	Os carreadores do alelo B2 podem se beneficiar do consumo moderado de álcool e os carreadores do alelo B1 podem se beneficiar da restrição de gordura na alimentação
NOS3	rs1799983	GG GT TT	O genótipo TT está associado ao maior risco de aterosclerose e DCV isquêmica	Os carreadores do alelo T são mais responsivos à suplementação com ômega-3 para redução das concentrações séricas de TG

CONSIDERAÇÕES FINAIS

As DCV têm impacto importante sobre as estatísticas de morbidade e mortalidade em todo o mundo. As alterações no estilo de vida, como a inatividade física e as mudanças nos padrões alimentares, são considerados fatores relevantes implicados no desenvolvimento destas doenças. Estes fatores podem estar relacionados com as alterações no metabolismo das lipoproteínas e do colesterol, caracterizando maiores concentrações de partículas de LDLsd, concentrações aumentadas de TG e diminuídas de HDL-c, o que aumenta o risco cardiometabólico, especialmente em indivíduos com obesidade, síndrome metabólica, resistência à insulina e diabetes tipo 2. Neste aspecto, os complexos mecanismos fisiopatológicos das DCV resultam de interações genéticas com o meio ambiente, especialmente com a alimentação. A alimentação está implicada tanto na redução do risco como no tratamento das DCV, tendo em vista que determinados nutrientes podem influenciar diretamente no processo de aterogênese ou na modulação de fatores de risco clássicos como lipídios séricos, pressão arterial e glicemia.

No entanto, na última década, a disponibilidade de testes de nutrigenética tem crescido exponencialmente, os quais estão diretamente disponíveis ao público em geral. Esses testes detectam SNPs associados a algum fenótipo de risco ou a alguma perda de função bioquímica. Esses riscos ou perdas funcionais são apenas preditivos e não conclusivos, mas podem ser modulados por intervenções nutricionais específicas. As variáveis genéticas testadas devem ter validade científica e utilidade clínica. Além disso, é importante certificar se o laboratório responsável atende aos padrões de qualidade e aspectos éticos e legais.

De fato, a identificação de alelos de risco em genes candidatos tem permitido melhor compreensão das doenças crônicas e suas respostas aos tratamentos. A nutrigenética tem avançado em busca de recomendações nutricionais mais personalizadas, as quais parecem favorecer a adesão dos pacientes ao tratamento dietoterápico. Apesar de a aplicação da nutrigenética na prática clínica já ser uma realidade, sabe-se que é uma área em evolução e muitos estudos ainda precisam ser realizados. Em um futuro próximo, a genômica nutricional será considerada nos guias alimentares e estará presente nas intervenções de saúde pública. Paralelamente ao avanço da genômica nutricional, os nutricionistas devem se qualificar a fim de se tornarem aptos para incorporar esse conhecimento na prática clínica.

REFERÊNCIAS

1. Abd Alamir M, Goyfman M, Chaus A, Dabbous F, Tamura L, Sandfort V, et al. The correlation of dyslipidemia with the extent of coronary artery disease in the multiethnic study of atherosclerosis. J Lipids. 2018;2018:5607349.
2. Aguiar C. Atherogenic dyslipidaemia: the importance of its management in high risk patients. Clin Invest Arterioscl. 2017;29(Supl 2):2-8.
3. Allaire J, Vors C, Couture P, Lamarche B. LDL particle number and size and cardiovascular risk: anything new under the sun? Curr Opin Lipidol. 2017;28(3):261-6.
4. Anderson JW, Bush HM. Soy protein effects on serum lipoproteins: a quality assessment and meta-analysis of randomized, controlled studies. J Am Coll Nutr. 2011;30(2):79-91.
5. Anderson TJ, Grégoire J, Hegele RA, Couture P, Mancini GB, McPherson R, et al. 2012 update of the Canadian Cardiovascular Society guidelines for the diagnosis and treatmentof dyslipidemia for the prevention of cardiovascular disease in the adult. Can J Cardiol. 2013;29(2):151-67.
6. Astrup A, Dyerberg J, Elwood P. The role of reducing intakes of saturated fat in the prevention of cardiovascular disease: where does the evidence stand in 2010? Am J Clin Nutr. 2011;93(4):684-8.
7. Baigent C, Blackwell L, Emberson J, Holland LE, Reith C, Bhala N, et al. Cholesterol Treatment Trialists' (CTT) Collaboration. Efficacy and safety of more intensive lowering of LDL cholesterol: a meta-analysis of data from 170000 participants in 26 randomised trials. Lancet. 2010;376(9753):1670-81.
8. Bennet AM, Di Angelantonio E, Ye Z, Wensley F, Dahlin A, Ahlbom A, et al. Association of apolipoprotein E genotypes with lipid levels and coronary risk. JAMA. 2007;298(11):1300-11.
9. Berger S, Raman G, Vishwanathan R, Jacques PF, Johnson EJ. Dietary cholesterol and cardiovascular disease: a systematic review and metaanalysis. Am J Clin Nutr. 2015;102(2):276-94.
10. Bernstein MS, Costanza MC, James RW, Morris MA, Cambien F, Raoux S, Morabia A. Physical activity may modulate effects of ApoE genotype on lipid profile. Arterioscler Thromb Vasc Biol. 2002;22(1):133-40.
11. Billingsley HE, Carbone S. The antioxidant potential of the Mediterranean diet in patients at high cardiovascular risk: an in-depth review of the PREDIMED. Nutr Diabetes. 2018;8(1):13.
12. Boekholdt SM, Arsenault BJ, Mora S, Pedersen TR, LaRosa JC, Nestel PJ, et al. Association of LDL cholesterol, non-HDL cholesterol, and apolipoprotein B levels with risk of cardiovascular events among patients treated with statins: a meta-analysis. JAMA. 2012;307(12):1302-9.
13. Bonaccio M, Lacoviello L, Gaetano G. The Mediterranean diet and reduced cardiovascular disease. Eur Heart J. 2017;38(8):535-6.
14. Brasil. Ministério da Saúde. Departamento de Informática do SUS (DATASUS). Informações de saúde. 2015. Disponível em http://tabnet.datasus.gov.br/cgi/tabcgi.exe?sim/cnv/obt10uf.def [Acesso em: 05 maio 2018].

15. Brewer HB Jr. Clinical review: The evolving role of HDL in the treatment of high-risk patients with cardiovascular disease. J Clin Endocrinol Metab. 2011;96(5):1246-57.
16. Budoff M. Triglycerides and triglyceride-rich lipoproteins in the causal pathway of cardiovascular disease. Am J Cardiol. 2016;118(1):138-45.
17. Capell WH, Eckel RH. Severe hypertriglyceridemia with a history of treatment failure. Nat Clin Pract Endocrinol Metab. 2005;1(1):53-8.
18. Casas JP, Bautista LE, Humphries SE, Hingorani AD. Endothelial nitric oxide synthase genotype and ischemic heart disease: meta-analysis of 26 studies involving 23028 subjects. Circulation. 2004;109(11):1359-65.
19. Chapman MJ, Ginsberg HN, Amarenco P, Andreotti F, Borén J, Catapano AL, et al. Triglyceride-rich lipoproteins and high-density lipoprotein cholesterol in patients at high risk of cardiovascular disease: evidence and guidance for management. Eur Heart J. 2011;32(11):1345-61.
20. Cho SW, Kang JY, Park YK, Paek YM, Choi TI. A 12-week worksite health promotion program reduces cardiovascular risk factors in male workers with the apolipoprotein E2 and apolipoprotein E3 genotypes, but not in apolipoprotein E4 genotype. Nutr Res. 2009;29(8):542-50.
21. Cho YA, Kim J. Effect of probiotics on blood lipid concentrations: a meta-analysis of randomized controlled trials. Medicine (Baltimore). 2015;94(43):e1714.
22. Clifton P, Tapsell L. Diet and cardiovascular disease: Dietary patterns, foods and nutrients. Nutr Diet. 2013;70:170-1.
23. Corella D, Ordovas JM. Nutrigenomics in cardiovascular medicine. Circ Cardiovasc Genet. 2009;2(6):637-51.
24. Corella D, Peloso G, Arnett DK, Demissie S, Cupples LA, Tucker K, et al. APOA2, Dietary fat and body mass index: replication of a gene-diet interaction in three independent populations. Arch Intern Med. 2009;169(20):1897-906.
25. Corella D, Tai ES, Sorlí JV, Chew SK, Coltell O, Sotos-Prieto M, et al. Association between the APOA2 promoter polymorphism and body weight in Mediterranean and Asian populations: replication of a gene-saturated fat interaction. Int J Obes (Lond). 2011;35:666-75.
26. Corella D, Tucker K, Lahoz C, Coltell O, Cupples LA, Wilson PW, et al. Alcohol drinking determines the effect of the APOE locus on LDL-cholesterol concentrations in men: the Framingham Offspring Study. Am J Clin Nutr. 2001;73(4):736-45.
27. D'Agostino RB Sr, Vasan RS, Pencina MJ, Wolf PA, Cobain M, Massaro JM, et al. General cardiovascular risk profile for use in primary care the Framingham Heart Study. Circulation 2008;117(6):743-53.
28. Davis RA. Cell and molecular biology of the assembly and secretion of apolipoprotein B-containing lipoproteins by the liver. Biochim Biophys Acta. 1999;1440:1-31.
29. Demonty I, Ras RT, van der Knaap HC, Duchateau GS, Meijer L, Zock PL, et al. Continuous dose-response relationship of the LDL-cholesterol-lowering effect of phytosterol intake. J Nutr. 2009;139(2):271-84.
30. Dewell A, Hollenbeck P, Hollenbeck CB. A critical evaluation of the role of soy protein and isoflavone supplementation in the control of plasma cholesterol concentrations. J Clin Endocrinol Metab. 2006;91(3):772-80.
31. Din JN, Sarma J, Harding SA, Lyall K, Newby DE, Flapan AD. Effect of ω-3 fatty acid supplementation on endothelial function, endogenous fibrinolysis and platelet activation in patients with a previous myocardial infarction: a randomized controlled trial. BMJ Open. 2013;3(9):e003054.
32. Dullaart RP, Sluiter WJ. Common variation in the CETP gene and the implications for cardiovascular disease and its treatment: an updated analysis. Pharmacogenomics. 2008;9(6):747-63.
33. Egert, S. Kratz M, Kannenberg F, Fobker M, Wahrburg U. Effects of high-fat and low-fat diets rich in monounsaturated fatty acids on serum lipids, LDL size and indices of lipid peroxidation in healthy non-obese men and women when consumed under controlled conditions. Eur J Nutr. 2011;50(1):71-9.
34. Eilat-Adar S, Sinai T, Yosefy C, Henkin Y. Nutritional recommendations for cardiovascular disease prevention. Nutrients. 2013;5(9):3646-83.
35. Enkhmaa B, Prakash N, Berglund L. Non-HDL-C levels and residual cardiovascular risk: Do population-specific precision approaches offer any advantages? Atherosclerosis. 2018;pii:S0021-9150(18)30248-X.

36. Estruch M, Sánchez-Quesada JL, Ordóñez Llanos J, Benítez S. Electronegative LDL: a circulating modified LDL with a role in inflammation. Mediators Inflamm. 2013;2013:181324.
37. Estruch R, Ros E, Salas-Salvadó J, Covas MI, Corella D, Arós F, et al. Primary prevention of cardiovascular disease with a Mediterranean diet. N Engl J Med. 2013;368:1279-90.
38. Fallaize R, Celis-Morales C, Macready AL, Marsaux CF, Forster H, O'Donovan C, et al. The effect of the apolipoprotein E genotype on response to personalized dietary advice intervention: findings from the Food4Me randomized controlled trial. Am J Clin Nutr. 2016;104(3):827-36.
39. Faludi AA, Izar MCO, Saraiva JFK, Chacra APM, Bianco HT, Afiune Neto A, et al. Atualização da Diretriz Brasileira de Dislipidemias e Prevenção da Aterosclerose – 2017. Arq Bras Cardiol. 2017;109(2Supl.1):1-76.
40. Farvid MS, Ding M, Pan A, Sun Q, Chiuve SE, Steffen LM, et al. Dietary linoleic acid and risk of coronary heart disease: a systematic review and meta-analysis of prospective cohort studies. Circulation. 2014;130(18):1568-78.
41. Favari E, Thomas MJ, Sorci-Thomas MG. HDL functionality as a new pharmacological target on CVD: unifying mechanism that explains HDL protection towards the progression of atherosclerosis. J Cardiovasc Pharmacol. 2018; 71(6):325-31.
42. Feingold KR, Grunfeld C. Introduction to lipids and lipoproteins. In: De Groot LJ, Chrousos G, Dungan K, Feingold KR, Grossman A, Hershman JM, et al., editors. Source. Endotext [Internet]. South Dartmouth (MA): MDText.com, Inc.; 2000-2018. Disponível em: https://www.ncbi.nlm.nih.gov/books/NBK305896/?report=printable [Acesso em: 29 abr. 2018].
43. Ference BA, Yoo W, Alesh I, Mahajan N, Mirowska KK, Mewada A, et al. Effect of long-term exposure to lower low-density lipoprotein cholesterol beginning early in life on the risk of coronary heart disease: a Mendelian randomization analysis. J Am Coll Cardiol. 2012;60(25):2631-9.
44. Ferguson JF, Allayee H, Gerszten RE, Ideraabdullah F, Kris-Etherton PM, Ordovás JM, et al.; American Heart Association Council on Functional Genomics and Translational Biology, Council on Epidemiology and Prevention, and Stroke Council. Nutrigenomics, the Microbiome, and Gene-Environment Interactions: New Directions in Cardiovascular Disease Research, Prevention, and Treatment: A Scientific Statement from the American Heart Association. Circ Cardiovasc Genet. 2016;9(3):291-313.
45. Ferguson JF, Phillips CM, McMonagle J, Pérez-Martínez P, Shaw DI, Lovegrove JA, et al. NOS3 gene polymorphisms are associated with risk markers of cardiovascular disease, and interact with omega-3 polyunsaturated fatty acids. Atherosclerosis. 2010;211(2):539-44.
46. Ferguson LR, De Caterina R, Görman U, Allayee H, Kohlmeier M, Prasad C, et al. Guide and Position of the International Society of Nutrigenetics/Nutrigenomics on Personalised Nutrition: Part 1 – Fields of Precision Nutrition. J Nutrigenet Nutrigenomics. 2016;9:12-27.
47. Fisher EA, Ginsberg HN. Complexity in the secretory pathway: the assembly and secretion of apolipoprotein B-containing lipoproteins. J Biol Chem. 2002;277:17377-80.
48. Flouris AD, Shidlovskii YV, Shaposhnikov AV, Yepiskoposyan L, Nadolnik L, Karabon L, et al. Role of UCP1 gene variants in interethnic differences in the development of cardio-metabolic diseases. Front Genet. 2017;8:7.
49. Frayling TM, Timpson NJ, Weedon MN, Zeggini E, Freathy RM, Lindgren CM, et al. A common variant in the FTO gene is associated with body mass index and predisposes to childhood and adult obesity. Science. 2007;316(5826):889-94.
50. Fuller S, Beck E, Salman H, Tapsell L. New horizons for the study of dietary fiber and health: a review. Plant Foods Hum Nutr. 2016;71(1):1-12.
51. Garaulet M, Smith CE, Hernández-González T, Lee YC, Ordovás JM. PPARγ Pro12Ala interacts with fat intake for obesity and weight loss in a behavioural treatment based on the Mediterranean diet. Mol Nutr Food Res. 2011;55(12):1771-9.
52. Garcia-Rios A, Delgado-Lista J, Perez-Martinez P, Peréz-Jimenez F, Lopez-Miranda J. Modulating the risk of cardiovascular disease through nutrigenetics. In: Fergunson LR. Nutrigenomics and Nutrigenetics in Functional Foods and Personalized Nutrition. Boca Raton: Taylor & Francis Group; 2014, Cap.5. p.119-29.
53. German JB. Dietary lipids from an evolutionary perspective: sources, structures and functions. Matern Child Nutr. 2011;7 (Suppl 2):2-16.

DOENÇAS CARDIOVASCULARES

54. Gibney MJ, Gibney ER. Diet, genes and disease: implications for nutrition policy. Proc Nutr Soc. 2004;63(3):491-500.
55. Godoy-Matos AF, Oliveira J, Guedes EP, Carraro L, Lopes AC, Mancini MC, et al. Associação Brasileira para o Estudo da Obesidade e da Síndrome Metabólica (ABESO). Diretrizes Brasileiras de Obesidade. Associação Brasileira para Estudos da Obesidade e Síndrome Metabólica. (ABESO). 2009/2010. 3ª ed. Itapevi (SP): AC Farmacêutica; 2009. p.1-85.
56. Goff DC Jr, Lloyd-Jones DM, Bennett G, Coady S, D'Agostino RB Sr, Gibbons R, et al.; American College of Cardiology/American Heart Association Task Force on Practice Guidelines. 2013 ACC/AHA guideline on the assessment of cardiovascular risk: a report of the American College of Cardiology/American Heart Association Task Force on Practice Guidelines. Circulation. 2014;129(25 Suppl 2):S49-73.
57. Grau K, Cauchi S, Holst C, Astrup A, Martinez JA, Saris WH, et al. TCF7L2 rs7903146-macronutrient interaction in obese individuals' responses to a 10-wk randomized hypoenergetic diet. Am J Clin Nutr. 2010;91(2):472-9.
58. Grundy SM, Cleeman JI, Merz CN, Brewer HB Jr, Clark LT, Hunninghake DB, et al.; National Heart, Lung, and Blood Institute; American College of Cardiology Foundation; American Heart Association. Implications of recent clinical trials for the National Cholesterol Education Program Adult Treatment Panel III guidelines. Circulation. 2004;110:227-39.
59. Guo SX, Yao MH, Ding YS, Zhang JY, Yan YZ, Liu JM, et al. Associations of cholesteryl ester transfer protein TaqIB polymorphism with the composite ischemic cardiovascular disease risk and HDL-C concentrations: a meta-analysis. Int J Environ Res Public Health. 2016;13(9).
60. Guo Z, Liu XM, Zhang QX, Shen Z, Tian FW, Zhang H, et al. Influence of consumption of probiotics on the plasma lipid profile: a meta-analysis of randomised controlled trials. Nutr Metab Cardiovasc Dis. 2011;21(11):844-50.
61. Hans Strijdom H, Chamane N, Lochner A. Nitric oxide in the cardiovascular system: a simple molecule with complex actions. Cardiovasc J Afr. 2009;20(5):303-10.
62. Hansson GK, Robertson AKL, Söderberg-Nauclér C. Inflammation and atherosclerosis. Annu Rev Pathol. 2006;1:297-329.
63. Hartley L, May MD, Loveman E, Colquitt JL, Rees K. Dietary fibre for the primary prevention of cardiovascular disease. Cochrane Database Syst Rev. 2016;(1):CD011472.
64. Higashi Y, Noma K, Yoshizumi M, Kihara Y. Endothelial functional and oxidative stress in cardiovascular diseases. Circ J. 2009;73(3):411-8.
65. Huertas-Vazquez A, Plaisier C, Weissglas-Volkov D, Sinsheimer J, Canizales-Quinteros S, Cruz-Bautista I, et al. TCF7L2 is associated with high serum triacylglycerol and differentially expressed in adipose tissue in families with familial combined hyperlipidaemia. Diabetologia. 2008;51(1):62-9.
66. Hussain MM. Intestinal lipid absorption and lipoprotein formation. Curr Opin Lipidol. 2014;25(3):200-6.
67. Innes JK, Calder PC. The differential effects of eicosapentaenoic acid and docosahexaenoic acid on cardiometabolic risk factors: a systematic review. Int J Mol Sci. 2018;19(2):532.
68. Insull W Jr. The pathology of atherosclerosis: plaque development and plaque responses to medical treatment. Am J Med. 2009;122(1 Suppl):S3-S14.
69. Jackson KG, Maitin V, Leake DS, Yaqoob P, Williams CM. Saturated fat-induced changes in Sf 60-400 particle composition reduces uptake of LDL by HepG2 cells. J Lipid Res. 2006;47(2):393-403.
70. Jacobson TA. Role of n-3 fatty acids in the treatment of hypertriglyceridemia and cardiovascular disease. Am J Clin Nutr. 2008;87(6):1981S-90S.
71. Jensen MK, Mukamal KJ, Overvad K, Rimm EB. Alcohol consumption, TaqIB polymorphism of cholesteryl ester transfer protein, high-density lipoprotein cholesterol, and risk of coronary heart disease in men and women. Eur Heart J. 2008;29(1):104-12.
72. Jones NRV, Forouhi NG, Khaw KT, Wareham NJ, Monsivais P. Accordance to the Dietary Approaches to Stop Hypertension diet pattern and cardiovascular disease in a British, population-based cohort. Eur J Epidemiol. 2018;33(2):235-44.
73. Kaput J, Ordovas J, Ferguson L, van Ommen B, Rodriguez RL, Allen L, et al. The case for strategic international alliances to harness nutritional genomics for public and personal health. Br J Nutr. 2005;94(5):623-32.

74. Katcher HI, Hill AM, Lanford JL, Yoo JS, Kris-Etherton PM. Lifestyle approaches and dietary strategies to lower LDL-cholesterol and triglycerides and raise HDL-cholesterol. Endocrinol Metab Clin North Am. 2009;38(1):45-78.
75. Ke LY, Stancel N, Bair H, Chen CH. The underlying chemistry of electronegative LDL's atherogenicity. Curr Atheroscler Rep. 2014;16(8):428.
76. Kelishadi R, Mansourian M, Heidari-Beni M. Association of fructose consumption and components of metabolic syndrome in human studies: a systematic review and meta-analysis. Nutrition. 2014;30(5):503-10.
77. Kessler T, Vilne B, Schunkert H. The impact of genome-wide association studies on the pathophysiology and therapy of cardiovascular disease. EMBO Mol Med. 2016;8(7):688-701.
78. Kim M, Goto T, Yu R, Uchida K, Tominaga M, Kano Y, et al. Fish oil intake induces UCP1 upregulation in brown and white adipose tissue via the sympathetic nervous system. Sci Rep. 2015;5:18013.
79. Konstantinidou V, Ruiz LAD, Ordovas JM. Personalized nutrition and cardiovascular disease prevention: from Framingham to PREDIMED. Adv Nutr. 2014;5(3):368S-371S.
80. Kosmas CE, Martinez I, Sourlas A, Bouza KV, Campos FN, Torres V, et al. High-density lipoprotein (HDL) functionality and its relevance to atherosclerotic cardiovascular disease. Drugs Context. 2018;7:212525.
81. Kozak LP, Anunciado-Koza R. UCP1: its involvement and utility in obesity. Int J Obes. 2008;32(Suppl 7):S32-S38.
82. Kris-Etherton PM, Hu FB, Ros E, Sabaté J. The role of tree nuts and peanuts in the prevention of coronary heart disease: Multiple potential mechanisms. J Nutr. 2008;138:1746S-1751S.
83. Lahera V, Goicoechea M, de Vinuesa SG, Miana M, de las Heras N, Cachofeiro V, Luño J. Endothelial dysfunction, oxidative stress and inflammation in atherosclerosis: beneficial effects of statins. Curr Med Chem. 2007;14(2):243-8.
84. Lapice E, Vaccaro O. Interaction between Pro12Ala polymorphism of PPARγ2 and diet on adiposity phenotypes. Curr Atheroscler Rep. 2014;16(12):462.
85. Lecerf JM, de Lorgeril M. Dietary cholesterol: from physiology to cardiovascular risk. Br J Nutr. 2011;106(1):6-14.
86. Lee JY, Carr TP. Dietary fatty acids regulate acyl-CoA:cholesterol acyltransferase and cytosolic cholesteryl ester hydrolase in hamsters. J Nutr. 2004;134(12):3239-44.
87. Lee S, Gershkovich P, Darlington JW, Wasan KM. Inhibition of cholesterol absorption: targeting the intestine. Pharm Res. 2012;29(12):3235-50.
88. Leslie MA, Cohen DJA, Liddle DM, Robinson LE, Ma DWL. A review of the effect of omega-3 polyunsaturated fatty acids on blood triacylglycerol levels in normolipidemic and borderline hyperlipidemic individuals. Lipids Health Dis. 2015;14:53.
89. Levitan I, Volkov S, Subbaiah PV. Oxidized LDL: diversity, patterns of recognition, and pathophysiology. Antioxid Redox Signal. 2010;13(1):39-75.
90. Li TY, Zhang C, Asselbergs FW, Qi L, Rimm E, Hunter DJ, Hu FB. Interaction between dietary fat intake and the cholesterol ester transfer protein TaqIB polymorphism in relation to HDL-cholesterol concentrations among US diabetic men. Am J Clin Nutr. 2007;86(5):1524-9.
91. Lottenberg AM, Afonso MS, Lavrador MS, Machado RM, Nakandakare ER. The role of dietary fatty acids in the pathology of metabolic syndrome. J Nutr Biochem. 2012;23(9):1027-40.
92. Lusis AJ. Atherosclerosis. Nature 2000; 407:233-241.
93. Machado RM, Stefano JT, Oliveira CP, Mello ES, Ferreira FD, Nunes VS, et al. Intake of trans fatty acids causes nonalcoholic steatohepatitis and reduces adipose tissue fat content. J Nutr. 2010;140(6):1127-32.
94. Mantilla T, Hernandez-Mijaresb A; Ascasoc JF, en nombre del Grupo de Trabajo de Dislipemia Aterogénica de la Sociedad Española de Arteriosclerosis (1) y del grupo de expertos consultados asistentes al workshop (2). Factores de riesgo asociados a la dislipemia aterogénica. Clin Invest Arterioscl. 2017;29(Supl 2):28-32.
95. Manuelli M, Della Guardia L, Cena H. Enriching diet with n-3 PUFAs to help prevent cardiovascular diseases in healthy adults: results from clinical trials. Int J Mol Sci. 2017;18(7):1552.
96. Martin SS, Blaha MJ, Elshazly MB, Toth PP, Kwiterovich PO, Blumenthal RS, et al. Comparison of a novel method vs the Friedewald equation for estimating low-density lipoprotein cholesterol levels from the standard lipid profile. JAMA. 2013;310(19):2061-8.

DOENÇAS CARDIOVASCULARES

97. Matfin G. Distúrbios do fluxo sanguíneo na circulação sistêmica. In: Porth CM, Matfin G. Fisiopatologia. 8ª ed. Rio de Janeiro: Guanabara Koogan; 2010, v.1, Cap.22, p.489-516.
98. Mattei J, Qi Q, Hu FB, Sacks FM, Qi L. TCF7L2 genetic variants modulate the effect of dietary fat intake on changes in body composition during a weight-loss intervention. Am J Clin Nutr. 2012;96(5):1129-36.
99. Matthan NR, Ausman LM, Lichtenstein AH, Jones PJ. Hydrogenated fat consumption affects cholesterol synthesis in moderately hypercholesterolemic women. J Lipid Res. 2000;41(5):834-9.
100. Matthan NR, Welty FK, Barrett PH, Harausz C, Dolnikowski GG, Parks JS, et al. Dietary hydrogenated fat increases high-density lipoprotein apoA-I catabolism and decreases low-density lipoprotein apoB-100 catabolism in in hypercholesterolemic women. Arterioscler Thromb Vasc Biol. 2004;24(6):1092-7.
101. Mehlig K, Strandhagen E, Svensson PA, Rosengren A, Torén K, Thelle DS, Lissner L. CETP TaqIB genotype modifies the association between alcohol and coronary heart disease: the INTERGENE case-control study. Alcohol. 2014;48(7):695-700.
102. Mello AP, da Silva IT, Abdalla DS, Damasceno NR. Electronegative low-density lipoprotein: origin and impact on health and disease. Atherosclerosis. 2011;215:257-65.
103. Mensink RP, Zock PL, Kester AD, Katan MB. Effects of dietary fatty acids and carbohydrates on the ratio of serum total to HDL cholesterol and on serum lipids and apolipoproteins: a meta-analysis of 60 controlled trials. Am J Clin Nutr. 2003;77(5):1146-55.
104. Micha R, Mozaffarian D. Saturated fat and cardiometabolic risk factors, coronary heart disease, stroke, and diabetes: a fresh look at the evidence. Lipids. 2010;45(10):893-905.
105. Micha R, Peñalvo JL, Cudhea F, Imamura F, Rehm CD, Mozaffarian D. Association between dietary factors and mortality from heart disease, stroke, and type 2 diabetes in the United States. JAMA. 2017;317(9):912-24.
106. Miller M, Stone NJ, Ballantyne C, Bittner V, Criqui MH, Ginsberg HN, et al. Triglycerides and cardiovascular disease: a scientific statement from the American Heart Association. Circulation. 2011;123(20):2292-333.
107. Minihane AM, Khan S, Leigh-Firbank EC, Talmud P, Wright JW, Murphy MC, et al. ApoE Polymorphism and fish oil supplementation in subjects with an atherogenic lipoprotein phenotype. Arterioscler Thromb Vasc Biol. 2000;20:1990-7.
108. Mirrahimi A, Chiavaroli L, Srichaikul K, Augustin LS, Sievenpiper JL, Kendall CW, Jenkins DJ. The role of glycemic index and glycemic load in cardiovascular disease and its risk factors: a review of the recent literature. Curr Atheroscler Rep. 2014;16(1):381.
109. Mohrschladt MF, van der Sman-de Beer F, Hofman MK, van der Krabben M, Westendorp RG, Smelt AH. TaqIB polymorphism in CETP gene: the influence on incidence of cardiovascular disease in statin-treated patients with familial hypercholesterolemia. Eur J Hum Genet. 2005;13(7):877-82.
110. Monteiro CA, Cannon G, Moubarac JC, Levy RB, Louzada MLC, Jaime PC. The UN Decade of Nutrition, the NOVA food classification and the trouble with ultra-processing. Public Health Nutr. 2018;21:5-17.
111. Mozaffarian D, Appel LJ, Van Horn L. Components of a cardioprotective diet: new insights. Circulation. 2011;123:2870-91.
112. Mozaffarian D, Wu JH. (n-3) fatty acids and cardiovascular health: are effects of EPA and DHA shared or complementary? J Nutr. 2012;142(3):614S-625S.
113. Mozaffarian D. Dietary and policy priorities for cardiovascular disease, diabetes, and obesity – a comprehensive review. Circulation. 2016;133(2):187-225.
114. Nagai N, Sakane N, Tsuzaki K, Moritani T. UCP1 genetic polymorphism (-3826 A/G) diminishes resting energy expenditure and thermoregulatory sympathetic nervous system activity in young females. Int J Obes. 2011;35(8):1050-5.
115. Nakajima K, Nakano T, Tokita Y, Nagamine T, Inazu A, Kobayashi J, et al. Postprandial lipoprotein metabolism: VLDL vs chylomicrons. Clin Chim Acta. 2011;412(15-16):1306-18.
116. Nakaya K, Ikewaki K. Microbiota and HDL metabolism. Curr Opin Lipidol. 2018;29:18-23.
117. National Cholesterol Education Program (NCEP) Expert Panel on Detection, Evaluation, Treatment of High Blood Cholesterol in Adults (Adult Treatment Panel III). Third Report of the National Cholesterol Education Program (NCEP) Expert Panel on Detection, Evaluation, and Treatment

of High Blood Cholesterol in Adults (Adult Treatment Panel III) final report. Circulation. 2002;106(25):3143-421.

118. Nicklas BJ, Ferrell RE, Bunyard LB, Berman DM, Dennis KE, Goldberg AP. Effects of apolipoprotein E genotype on dietary-induced changes in high-density lipoprotein cholesterol in obese postmenopausal women. Metabolism. 2009;51(7):853-8.

119. Niu SL, Mitchell DC, Litman BJ. Trans fatty acid derived phospholipids show increased membrane cholesterol and reduced receptor activation as compared to their cis analogs. Biochemistry. 2005;44(11):4458-65.

120. Ooi EM, Watts GF, Ng TW, Barrett PH. Effect of dietary Fatty acids on human lipoprotein metabolism: a comprehensive update. Nutrients. 2015;2;7(6):4416-25.

121. Ordovas JM, Smith CE. Epigenetics and cardiovascular disease. Nat Rev Cardiol. 2010;7(9):510-9.

122. Ordovas JM, Kaput J, Corella D. Nutrition in the genomics era: cardiovascular disease risk and the Mediterranean diet. Mol Nutr Food Res. 2007;51(10):1293-9.

123. Othman RA, Moghadasian MH, Jones PJ. Cholesterol-lowering effects of oat B-glucan. Nutr Rev. 2011;69(6):299-309.

124. Otto Mc, Afshin A, Micha R, Khatibzadeh S, Fahimi S, Singh G, et al.; Global Burden of Diseases, Injuries, and Risk Factors Metabolic Risk Factors of Chronic Diseases Expert Group; Nutrition and Chronic Diseases Expert Group (NutriCoDE). The impact of dietary and metabolic risk factors on cardiovascular diseases and type 2 diabetes mortality in Brazil. PLoS One. 2016;11(3):p.e0151503.

125. Pan M, Cederbaum AI, Zhang YL, Ginsberg HN, Williams KJ, Fisher EA. Lipid peroxidation and oxidant stress regulate hepatic apolipoprotein B degradation and VLDL production. J Clin Invest. 2004;113(9):1277-87.

126. Pant S, Deshmukh A, Gurumurthy GS, Pothineni NV, Watts TE, Romeo F, Mehta JL. Inflammation and atherosclerosis – revisited. J Cardiovasc Pharmacol Ther. 2014;19(2):170-8.

127. Park KH, Park WJ. Endothelial dysfunction: clinical implications in cardiovascular disease and therapeutic approaches. J Korean Med Sci. 2015;30(9):1213-25.

128. Parnell LD, Blokker BA, Dashti HS, Nesbeth PD, Cooper BE, Ma Y, et al. CardioGxE, a catalog of gene-environment interactions for cardiometabolic traits. BioData Min. 2014;7:21.

129. Perez-Martinez P, Perez-Caballero AI, Garcia-Rios A, Yubero-Serrano EM, Camargo A, Gomez-Luna MJ, et al. Effects of rs7903146 variation in the Tcf7l2 gene in the lipid metabolism of three different populations. PLoS One. 2012;7(8):e43390.

130. Perk J, De Backer G, Gohlke H, Graham I, Reiner Z, Verschuren M, et al.; European Association for Cardiovascular Prevention & Rehabilitation (EACPR); ESC Committee for Practice Guidelines (CPG). European Guidelines on cardiovascular disease prevention in clinical practice (version 2012). The Fifth Joint Task Force of the European Society of Cardiology and Other Societies on Cardiovascular Disease Prevention in Clinical Practice (constituted by representatives of nine societies and by invited experts). Eur Heart J. 2012;33(13):1635-701.

131. Phillips CM, Goumidi L, Bertrais S, Field MR, McManus R, Hercberg S, et al. Dietary saturated fat, gender and genetic variation at the TCF7L2 locus predict the development of metabolic syndrome. J Nutr Biochem. 2012;23(3):239-44.

132. Phillips CM, Kesse-Guyot E, McManus R, Hercberg S, Lairon D, Planells R, et al. High dietary saturated fat intake accentuates obesity risk associated with the fat mass and obesity-associated gene in adults. J Nutr. 2012;142:824-31.

133. Piepoli MF, Hoes AW, Agewall S, Albus C, Brotons C, Catapano AL, et al.; ESC Scientific Document Group. 2016 European Guidelines on cardiovascular disease prevention in clinical practice: The Sixth Joint Task Force of the European Society of Cardiology and Other Societies on Cardiovascular Disease Prevention in Clinical Practice (constituted by representatives of 10 societies and by invited experts) Developed with the special contribution of the European Association for Cardiovascular Prevention & Rehabilitation (EACPR). Eur Heart J. 2016;37(29):2315-81.

134. Popkin BM, Adair LS, NG SW. Global nutrition transition and the pandemic of obesity in developing countries. Nutr Rev. 2012;70(1):3-21.

135. Pöss J, Custodis F, Werner C, Weingärtner O, Böhm M, Laufs U. Cardiovascular disease and dyslipidemia: beyond LDL. Curr Pharm Des. 2011;17(9):861-70.

136. Quehenberger O. Thematic review series: the immune system and atherogenesis. Molecular mechanisms regulating monocyte recruitment in atherosclerosis. J Lipid Res. 2005;46(8):1582-90.

137. Ramasamy I. Recent advances in physiological lipoprotein metabolism. Clin Chem Lab Med. 2014;52(12):1695-727.
138. Ramasamy I. Update on the laboratory investigation of dyslipidemias. Clin Chim Acta. 2018;479:103-25.
139. Ras RT, Geleijnse JM, Trautwein EA. LDL-cholesterol-lowering effect of plant sterols and stanols across different dose ranges: a meta-analysis of randomized controlled studies. Br J Nutr. 2014;112(2):214-9.
140. Ray KK, Kastelein JJ, Boekholdt SM, Nicholls SJ, Khaw KT, Ballantyne CM, et al. The ACC/AHA 2013 guideline on the treatment of blood cholesterol to reduce atherosclerotic cardiovascular disease risk in adults: the good the bad and the uncertain: a comparison with ESC/EAS guidelines for the management of dyslipidaemias 2011. Eur Heart J. 2014;35(15):960-8.
141. Ridker PM, Paré G, Parker AN, Zee RY, Miletich JP, Chasman DI. Polymorphism in the CETP gene region, HDL cholesterol, and risk of future myocardial infarction: Genomewide analysis among 18 245 initially healthy women from the Women's Genome Health Study. Circ Cardiovasc Genet. 2009;2(1):26-33.
142. Rizzo M, Kotur-Stevuljevic J, Berneis K, Spinas G, Rini GB, Jelic-Ivanovic Z, et al. Atherogenic dyslipidemia and oxidative stress: a new look. Transl Res. 2009;153(5):217-23.
143. Rodrigues GK, Resende CM, Durso DF, Rodrigues LA, Silva JL, Reis RC, et al. A single FTO gene variant rs 3 60 is associated with body weight evolution in a multiethnic extremely obese population that underwent bariatric surgery. Nutrition. 2015;31:1344-50.
144. Rodríguez-Monforte M, Flores-Mateo G, Sánchez E. Dietary patterns and CVD: a systematic review and meta-analysis of observational studies. Br J Nutr. 2015;114(9):1341-59.
145. Ronto R, Wu JH, Singh GM. The global nutrition transition: trends, disease burdens and policy interventions. Public Health Nutr. 2018;6:1-4.
146. Sabaté J, Oda K, Ros E. Nut consumption and blood lipid levels: A pooled analysis of 25 intervention trials. Arch Intern Med. 2010;170(9):821-7.
147. Sala Vila A, Guasch Ferré M, Hu FB, et al. Dietary α-linolenic acid, marine ω-3 fatty acids, and mortality in a population with high fish consumption: findings from the PREvención con DIeta MEDiterránea (PREDIMED) study. J AM Heart Assoc. 2016;5(1). pii:e002543.
148. Sánchez-Quesada JL, Benítez S, Ordóñez-Llanos J. Electronegative low-density lipoprotein. Curr Opin Lipidol. 2004;15(3):329-35.
149. Sánchez-Quesada JL, Villegas S, Ordóñez-Llanos J. Electronegative low-density lipoprotein. A link between apolipoprotein B misfolding, lipoprotein aggregation and proteoglycan binding. Curr Opin Lipidol. 2012;23(5):479-86.
150. Santos RD, Gagliardi AC, Xavier HT, Magnoni CD, Cassani R, Lottenberg AM, et al. First guidelines on fat consumption and cardiovascular health. Arq Bras Cardiol. 2013;100(1 Suppl 3):1-40.
151. Santos RD; Sociedade Brasileira de Cardiologia. III Brazilian Guidelines on Dyslipidemias and Guideline of Atherosclerosis Prevention from Atherosclerosis Department of Sociedade Brasileira de Cardiologia. Arq Bras Cardiol. 2001;77 (Suppl 3):1-48.
152. Shen J, Wilmot KA, Ghasemzadeh N, Molloy DL, Burkman G, Mekonnen G, et al. Mediterranean Dietary Patterns and Cardiovascular Health. Annu Rev Nutr. 2015;35:425-49.
153. Shepherd J. The role of the exogenous pathway in the hypercholesterolaemia. Eur Heart J. 2001;3(suppl E):E2-E5.
154. Shikany JM, Tinker LF, Neuhouser ML, Ma Y, Patterson RE, Phillips LS, Liu S, Redden DT. Association of glycemic load with cardiovascular disease risk factors: the Women's Health Initiative Observational Study. Nutrition. 2010;26:641-47.
155. Siervo M, Lara J, Chowdhury S, Ashor A, Oggioni C, Mathers JC. Effects of the Dietary Approach to Stop Hypertension (DASH) diet on cardiovascular risk factors: a systematic review and meta-analysis. Br J Nutr. 2015;113(1):1-15.
156. Siri-Tarino PW, Chiu S, Bergeron N, Krauss RM. Saturated fats versus polyunsaturated fats versus carbohydrates for cardiovascular disease prevention and treatment. Annu Rev Nutr. 2015;35:517-43.
157. Siri-Tarino PW, Williams PT, Fernstrom HS, Rawlings RS, Krauss RM. Reversal of small, dense LDL subclass phenotype by normalization of adiposity. Obesity (Silver Spring). 2009;17:1768-75.

158. Smith CE, Tucker KL, Arnett DK, Noel SE, Corella D, Borecki IB, et al. Apolipoprotein A2 polymorphism interacts with intakes of dairy foods to influence body weight in 2 U.S. populations. J Nutr. 2013;143:1865-71.
159. Soriguer F, Morcillo S, Cardona F, Rojo-Martínez G, de la Cruz Almaráz M, Ruiz de Adana Mde L, et al. Pro12Ala polymorphism of the PPARG2 gene is associated with type 2 diabetes mellitus and peripheral insulin sensitivity in a population with a high intake of oleic acid. J Nutr. 2006;136(9):2325-30.
160. Sotos-Prieto M, Mattei J. Mediterranean diet and cardiometabolic diseases in racial/ethnic minority populations in the United States. Nutrients. 2018;10(3):352.
161. Sposito AC, Caramelli B, Fonseca FA, Bertolami MC, Afiune Neto A, Souza AD, et al. IV Brazilian Guideline for Dyslipidemia and Atherosclerosis prevention: Department of Atherosclerosis of Brazilian Society of Cardiology. Arq Bras Cardiol. 2007;88 Suppl 1:2-19.
162. Spruss A, Bergheim I. Dietary fructose and intestinal barrier: potential risk factor in the pathogenesis of nonalcoholic fatty liver disease. J Nutr Biochem. 2009;20(9):657-62.
163. Stocker R, Keaney JF Jr. New insights on oxidative stress in the artery wall. J Thromb Haemost. 2005;3(8):1825-34.
164. Stryjecki C, Peralta-Romero J, Alyass A, Karam-Araujo R, Suarez F, Gomez-Zamudio J, et al. Association between PPAR-γ2 Pro12Ala genotype and insulin resistance is modified by circulating lipids in Mexican children. Sci Rep. 2016;6:24472.
165. Talmud PJ, Stephens JW, Hawe E, Demissie S, Cupples LA, et al. The significant increase in cardiovascular disease risk in APOEepsilon4 carriers is evident only in men who smoke: potential relationship between reduced antioxidant status and ApoE4. Ann Hum Genet. 2005;69(Pt 6):613-22.
166. Te Morenga LA, Howatson AJ, Jones RM, Mann J. Dietary sugars and cardiometabolic risk: systematic review and meta-analyses of randomized controlled trials of the effects on blood pressure and lipids. Am J Clin Nutr. 2014;100(1):165-79.
167. Tsimikas S, Miller YI. Oxidative modification of lipoproteins: mechanisms, role in inflammation and potential clinical applications in cardiovascular disease. Curr Pharm Des. 2011;17(1):27-37.
168. U.S. Department of Health and Human Services and U.S. Department of Agriculture. 2015-2020 Dietary Guidelines for Americans. 8th ed. 2015. [Accessed in 2018 May 20]. Available from: http:// health.gov. dietaryguidelines/2015/guidelines/
169. van der Velde AE. Reverse cholesterol transport: From classical view to new insights. World J Gastroenterol. 2010;16(47):5908-15.
170. Vergeer M, Holleboom AG, Kastelein JJ, Kuivenhoven JA. The HDL hypothesis: does high-density lipoprotein protect from atherosclerosis? J Lipid Res. 2010;51(8):2058-73.
171. Vergès B. Lipid modification in type 2 diabetes: the role of LDL and HDL. Fundam Clin Pharmacol. 2009;23(6):681-5.
172. Verhoye E, Langlois MR; Asklepios Investigators. Circulating oxidized low-density lipoprotein: a biomarker of atherosclerosis and cardiovascular risk? Clin Chem Lab Med. 2009;47(2):128-37.
173. Virani SS. Non-HDL cholesterol as a metric of good quality of care: opportunities and challenges. Tex Heart Inst J. 2011;38(2):160-2.
174. Wang LJ, Song BL. Niemann-Pick C1-Like 1 and cholesterol uptake. Biochim Biophys Acta. 2012;1821:964-72.
175. Wang Q, Afshin A, Yakoob MY, Singh GM, Rehm CD, Khatibzadeh S, et al.; Global Burden of Diseases Nutrition and Chronic Diseases Expert Group (NutriCoDE). Impact of nonoptimal intakes of saturated, polyunsaturated, and trans fat on global burdens of coronary heart disease. J Am Heart Assoc. 2016;5(1). pii: e002891.
176. Warodomwichit D, Arnett DK, Kabagambe EK, Tsai MY, Hixson JE, Straka RJ, et al. Polyunsaturated fatty acids modulate the effect of TCF7L2 gene variants on postprandial lipemia. J Nutr. 2009;139(3):439-46.
177. Watts GF, Karpe F. Triglycerides and atherogenic dyslipidaemia: extending treatment beyond statins in the high-risk cardiovascular patient. Heart. 2011;97(5), 350-6.
178. Welsh JA, Sharma A, Abramson JL, Vaccarino V, Gillespie C, Vos MB. Caloric sweetener consumption and dyslipidemia among US adults. 2010. JAMA. 303:1490-97.

179. Whitehead A, Beck EJ, Tosh S, Wolever TM. Cholesterol-lowering effects of oat β-glucan: a meta--analysis of randomized controlled trials. Am J Clin Nutr. 2014;100(6):1413-21.
180. Willett WC. The scientific basis for TFA regulations-is it sufficient? Comments from the USA. Atheroscler Suppl. 2006;7(2):69-71.
181. World Health Organization. Cardiovascular diseases (CVDs). Geneva: WHO, 2018. Disponível em: http://www.who.int/en/news-room/fact-sheets/detail/cardiovascular-diseases-(cvds) [Acesso em: 05 maio 2018].
182. World Health Organization. Global action plan for the prevention and control of noncommunicable diseases 2013-2020. Geneva, Switzerland: World Health Organization;2013. 55p.
183. World Health Statistics 2017: monitoring health for the SDGs, Sustainable Development Goals. Geneva: World Health Organization; 2017. Licence: CC BY-NC-SA 3.0 IGO.116p.
184. Xiang L, Wu H, Pan A, Patel B, Xiang G, Qi L, et al. FTO genotype and weight loss in diet and lifestyle interventions: a systematic review and meta-analysis. Am J Clin Nutr. 2016;103(4):1162-70.
185. Yang B, Chen Y, Xu TC, Yu YH, Huang T, Hu XJ, Li D. Systematic review and meta-analysis of soy products consumption in patients with type 2 diabetes mellitus. Asia Pac J Clin Nutr. 2011;20(4):593-602.
186. Zhang J, Wang C, Li L, Man Q, Song P, Meng L, et al. Inclusion of Atlantic salmon in the Chinese diet reduces cardiovascular disease risk markers in dyslipidemic adult men. Nutr Res. 2010;30(7):447-54.
187. Ziouzenkova O, Asatryan L, Sahady D, Orasanu G, Perrey S, Cutak B, et al. Dual roles for lipolysis and oxidation in peroxisome proliferation-activator receptor responses to electronegative low density lipoprotein. J Biol Chem. 2003;278(41):39874-81.
188. Ziouzenkova O, Perrey S, Asatryan L, Hwang J, Macnaul KL, Moller DE, et al. Lipolysis of triglyceride-rich lipoproteins generates PPAR ligands: evidence for an antiinflammatory role for lipoprotein lipase. Proc Natl Acad Sci U S A. 2003;100(5):2730-5.

49

Obesidade

BASES BIOQUÍMICAS E MOLECULARES

DILINA DO NASCIMENTO MARREIRO

INTRODUÇÃO

De acordo com a Organização Mundial da Saúde (OMS), a obesidade é uma condição caracterizada pelo excesso de gordura corporal, com implicações à saúde.[183] A obesidade é um grande problema de saúde em todo o mundo, em particular o excesso de adiposidade visceral, pois está fortemente associado a condições como resistência à insulina, diabetes melito tipo 2, aterosclerose, hipertensão, isquemia cardíaca, esteatose hepática e dislipidemias, as quais reduzem a expectativa de vida, com consequências sociais e econômicas importantes e com contribuição para taxas de mortalidade e morbidade expressivas.[131]

Atualmente, sabe-se que o tecido adiposo, além de ter função de armazenamento de reservas energéticas na forma de triacilgliceróis, participa da integração do metabolismo sistêmico. Esse tecido é considerado um órgão endócrino por sua habilidade em secretar várias substâncias bioativas ou moléculas de sinalização, conhecidas como adipocitocinas ou adipocinas, que têm atividade pró ou anti-inflamatória.

Os avanços das pesquisas sobre as propriedades metabólicas do tecido adiposo e as descobertas sobre sua capacidade de produzir hormônios que atuam em processos fisiológicos e fisiopatológicos revelaram novos conceitos sobre sua biologia. Além disso, o envolvimento desse tecido em doenças crônicas e em processos inflamatórios agudos e crônicos indica que a compreensão de suas propriedades funcionais contribuirá para melhorar o prognóstico de doenças cuja prevalência vem crescendo de forma preocupante.[48,172]

Os resultados de estudos conduzidos em humanos mostram que o excesso de tecido adiposo está associado ao aumento das concentrações séricas de adipocinas pró-inflamatórias.[36,161] Por outro lado, a perda de peso em indivíduos submetidos a intervenções para emagrecimento induz a redução significativa nas concentrações dessas substâncias.[82,150] Esses dados evidenciam a relação entre a obesidade e a inflamação crônica de baixo grau, bem como a participação importante desse elo na manifestação de alterações metabólicas em pacientes obesos.[66]

Outras substâncias secretadas pelo tecido adiposo foram identificadas, as quais atuam favorecendo a resposta pró-inflamatória e a disfunção metabólica, ou contribuem para atenuar a inflamação, com efeitos benéficos sobre as alterações associadas à obesidade. É importante mencionar que o desequilíbrio entre as adipocinas pró e anti-inflamatórias secretadas por esse tecido tem participação relevante na manifestação de tais alterações.

Diante da complexidade dos aspectos fisiopatológicos da obesidade e, ainda, da importância dessa doença crônica como um problema de saúde pública, a realização de pesquisas que objetivam entender a biologia dos adipócitos e os eventos que ocorrem no tecido adiposo e no organismo de indivíduos obesos tem sido crescente.

TECIDO ADIPOSO

O tecido adiposo é o principal reservatório energético do organismo. Os adipócitos são as únicas células especializadas no armazenamento de lipídios na forma de triacilgliceróis em seu citoplasma, sem que isso seja nocivo para sua integridade funcional. Essas células apresentam todas as enzimas e as proteínas reguladoras necessárias para sintetizar ácidos graxos (lipogênese) e estocar triacilgliceróis durante períodos em que a oferta de energia é abundante, e mobilizá-los, por meio do processo de lipólise, quando há déficit calórico. A regulação desses processos ocorre por meio de nutrientes e de sinais aferentes dos sistemas neural e hormonal, e depende das necessidades energéticas do indivíduo.[49]

Nos mamíferos, existem dois tipos de tecido adiposo: o branco e o marrom. Os adipócitos brancos maduros armazenam os triacilgliceróis em uma única e grande gota lipídica que ocupa de 85 a 90% do citoplasma e desloca o núcleo e uma fina camada de citoplasma para a periferia da célula. Os adipócitos brancos maduros são células grandes, muitas vezes maiores que hemácias, fibroblastos e células do sistema imune, e podem ter seu tamanho acentuadamente alterado (volume e diâmetro) conforme a quantidade de triacilglicerol acumulado. A proporção de lipídios no tecido adiposo branco pode ocupar até 85% da massa total do tecido, sendo o restante representado por água e proteínas.[49]

O tecido adiposo marrom é especializado na produção de calor (termogênese) e, portanto, participa ativamente na regulação da temperatura corporal. Apresenta grande número de mitocôndrias que, por não apresentarem o complexo enzimático necessário para a síntese de trifosfato de adenosina (ATP), utilizam a energia liberada pela oxidação de metabólitos, principalmente ácidos graxos, para gerar calor. Esse processo ocorre porque a proteína desacopladora-1 (UCP-1, termogenina), uma proteína da membrana mitocondrial interna do adipócito marrom, atua como canal de prótons que descarrega a energia gerada pelo acúmulo de prótons durante as reações oxidativas do ciclo de Krebs, impedindo a síntese de ATP e permitindo que a energia estocada nas mitocôndrias se dissipe em calor.[20,49]

De acordo com a hipótese da expansibilidade, quando o tecido adiposo atinge seu limiar, não é possível que ocorra expansão adicional, e o excedente de energia não pode mais ser armazenado com segurança, pois ultrapassa o limite da capacidade de armazenamento. Isso favorece a disfunção do tecido adiposo, caracterizada pelo acúmulo ectópico de gordura em outros órgãos, como omento, fígado, músculos e pâncreas, bem como pela formação de subprodutos lipídicos tóxicos para as células. Além disso, a disfunção do tecido adiposo resulta em mudanças na composição celular (adipócitos hipertrofiados, inibição da adipogênese e infiltração de células imunes inflamatórias), hipóxia, estresse oxidativo e aumento na secreção de adipocinas pró-inflamatórias.[91,131,159]

Vale destacar que o tecido adiposo é um tecido heterogêneo, composto por adipócitos maduros e por células da fração estromal vascular, o que inclui pré-adipócitos, fibroblastos, células endoteliais, histiócitos e macrófagos. Em indivíduos magros, os adipócitos promovem homeostase metabólica. No entanto, com o aumento do tamanho dessas células na presença da obesidade, ocorrem o recrutamento e a infiltração de macrófagos, os quais, por sua vez, favorecem a inflamação local e a produção de citocinas pró-inflamatórias.[46]

O excesso de tecido adiposo em indivíduos obesos também aumenta sua capacidade de síntese de moléculas com ação pró-inflamatória, por meio do fator nuclear kappa B (NF-kappaB), que é considerado o principal modulador da expressão dessas moléculas, contribuindo para a patogênese de várias doenças, normalmente associadas à disfunção dos adipócitos (Figura 49.1).

O mecanismo primário de ação do tecido adiposo envolvido na produção de peptídeos e de proteínas bioativas parece estar relacionado com a localização anatômica do depósito de gordura, e o acúmulo visceral e subcutâneo favorece a morbidade e a mortalidade pelo fato de apresentar maior atividade metabólica.[18,67,179]

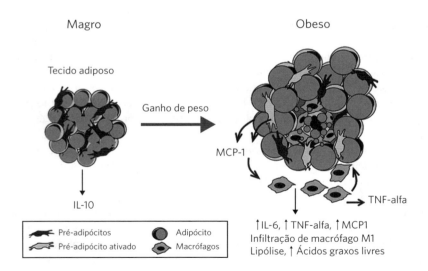

Figura 49.1 Inflamação no tecido adiposo induz um ciclo vicioso. O aumento do tecido adiposo favorece a hipertrofia dos adipócitos, com o recrutamento dos macrófagos, que, por sua vez, liberam as citocinas pró-inflamatórias (IL-6 e TNF-alfa,) que induzem a lipólise. O TNF-alfa liberado induz mais inflamação e recrutamento de macrófagos.

IL-6: interleucina-6; IL-10: interleucina-10; MCP-1: proteína quimiotática de monócitos 1 ou quimiocina CCL2; TNF-alfa: fator de necrose tumoral alfa.

Fonte: adaptada de Galic et al.;[57] e Gustafson.[66]

Na fase inicial da obesidade, o estado secretório dos depósitos de tecido adiposo pode ser modificado pelas alterações na composição celular dos tecidos, incluindo modificações no número e na localização das células. A expressão de adipocinas pode variar de acordo com os diferentes locais de depósito de gordura.[153]

Em indivíduos magros, a maior proporção de tecido adiposo é encontrada, sobretudo, em depósitos de gordura viscerais e subcutâneos. No entanto, em obesos, o tecido adiposo aumenta significativamente nesses dois depósitos, bem como em outros locais do organismo (coração, rins, medula óssea, pulmão e vasos sanguíneos) (Figura 49.2). Um ponto importante a ser destacado diz respeito à heterogeneidade dos diferentes coxins adiposos, que apresentam propriedades metabólicas e secretoras de citocinas distintas.[131]

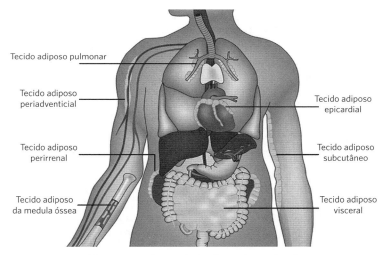

Figura 49.2 Locais de depósitos do tecido adiposo.
Fonte: adaptada de Ouchi et al.[131]

ADIPOCINAS

As estruturas proteicas, assim como as funções fisiológicas dos fatores solúveis produzidos pelo tecido adiposo identificadas até o momento, são muito variadas. Esses fatores são hormônios coletivamente referidos como adipocinas ou adipocitocinas, que incluem a leptina, a adiponectina, a resistina e a visfatina. Além de hormônios, vários outros produtos têm sido caracterizados, incluindo as citocinas e os fatores de crescimento.

As adipocinas pró-inflamatórias de maior relevância na obesidade secretadas pelo tecido adiposo são: leptina, resistina, fator de necrose tumoral alfa (TNF-alfa), interleucina-6 (IL-6), interleucina-18 (IL-18) e fator ativador de plasminogênio 1 (PAI-1). Em pacientes obesos, essas proteínas estão em concentrações elevadas, participam da síntese de proteínas séricas de fase aguda no fígado e exercem papel importante no processo inflamatório e na resposta imune na obesidade. Já a expressão das adipocinas com

1124 BASES BIOQUÍMICAS E FISIOLÓGICAS DA NUTRIÇÃO

ação anti-inflamatória está reduzida em pacientes obesos, sendo a adiponectina, a interleucina-2 (IL-2), a interleucina-10 (IL-10), a grelina e a *secreted frizzled-related protein 5* (SFRP5) as mais estudadas.[37]

Nos últimos anos, novas descobertas relacionadas ao papel endócrino do tecido adiposo apontam a participação de outras moléculas com ação pró-inflamatória, incluindo a resistina, a proteína ligadora de retinol 4 (RBP4), a nicotinamida fosforribosil-transferase (NAMPT) e a lipocalina 2 (Quadro 49.1).[128,131]

Quadro 49.1 Adipocinas e suas funções

Adipocina	Função
Leptina	Controla o apetite por meio do sistema nervoso central
Adiponectina	Aumenta a sensibilidade à insulina, é anti-inflamatória e atenua a progressão da aterosclerose
Adipsina	Ativa a via alternativa de complemento
Resistina	Aumenta a resistência à insulina
Fator de necrose tumoral alfa (TNF-alfa)	Pró-inflamatório, lipolítico, aumenta o consumo energético e reduz a sensibilidade à insulina
Interleucina-6 (IL-6)	Pró-inflamatória, lipolítica, reduz a sensibilidade à insulina
Interleucina-18 (IL-18)	Pró-inflamatória
Proteína ligadora do retinol 4 (RBP4)	Promove resistência à insulina
Inibidor do ativador de plasminogênio 1 (PAI-1)	Inibe a ativação do plasminogênio, bloqueando a fibrinólise
Secreted frizzled-related protein 5 (SFRP5)	Anti-inflamatória
Visfatina	Melhora a sensibilidade à insulina
Fator de crescimento semelhante à insulina 1 (IGF-1)	Estimula a proliferação e a diferenciação de adipócitos
Apelina	Melhora a sensibilidade à insulina
Zinco-alfa2-glicoproteína (ZAG)	Aumenta o metabolismo energético

Fonte: adaptado de Ouchi et al;.[128] e Ouchi et al.[131]

A síntese de adipocinas é regulada pela adiposidade, e aquelas com efeitos pró-inflamatórios estão estreitamente relacionadas com a manifestação de doenças metabólicas (resistência à insulina, diabetes melito, dislipidemias e esteatose hepática), possivelmente causadas pelo desequilíbrio na produção dessas adipocinas.[131]

Fator de necrose tumoral alfa

Em 1993, o TNF-alfa foi identificado como produto inflamatório do tecido adiposo induzido em modelos de diabetes e obesidade.[70] A partir da obtenção dessa informação, a existência de associação entre obesidade e inflamação ficou evidenciada, bem como se tornou clara a participação dessa adipocina em diversas alterações metabólicas presentes em indivíduos obesos.

O TNF-alfa é uma citocina pró-inflamatória, mediadora central da resposta de fase aguda, sintetizada e secretada principalmente por monócitos, macrófagos e adipócitos.

OBESIDADE 1125

Essa proteína apresenta ações autócrina, parácrina e endócrina em diversas funções biológicas, como na regulação da gordura corporal, por meio da inibição da lipogênese e do estímulo da lipólise, além de contribuir para a redução da sensibilidade à ação da insulina.[22,158]

Diversos estudos têm investigado a participação do TNF-alfa em mecanismos envolvidos na resistência à insulina e os resultados mostram que essa proteína inibe as vias de sinalização desse hormônio. Nesse sentido, o TNF-alfa suprime a fosforilação e a atividade do receptor tirosina quinase (IR) e do substrato 1 do receptor de insulina (IRS-1) nos músculos e no tecido adiposo, o que reduz a síntese e a translocação do transportador de glicose 4 (GLUT 4) para a membrana, comprometendo a captação de glicose via ação da insulina.[70] A redução da sensibilidade periférica à ação da insulina favorece o aumento da glicogênese hepática e a redução do *clearance* de glicose pelos músculos esqueléticos e pelo tecido adiposo, induzindo a hiperinsulinemia.

Ensaios clínicos já identificaram a existência de correlação negativa entre as concentrações plasmáticas de TNF-alfa e o metabolismo da glicose em indivíduos obesos.[63,142] Portanto, a expressão do TNF-alfa no tecido adiposo é um fator contribuinte para a resistência à insulina na obesidade.

As concentrações do TNF-alfa estão elevadas no plasma e no tecido adiposo de indivíduos obesos. No estudo de Lira et al.,[98] foi verificada correlação positiva entre as concentrações plasmáticas do TNF-alfa e o índice de massa corporal (IMC), o que sugere relação com o acúmulo de gordura, principalmente em indivíduos obesos. Por outro lado, a redução do peso corporal desses indivíduos está associada à diminuição da expressão do TNF-alfa.[195]

Leptina

A leptina é uma adipocina que tem despertado atenção especial. É um hormônio que foi descoberto em 1994, produto do gene *ob* de camundongos obesos (*ob/ob*).[194] Esses camundongos apresentam comportamento e fisiologia de animais em estado constante de jejum, com concentrações séricas de corticosterona elevadas, incapazes de se manterem aquecidos, com comprometimento do crescimento e da reprodução e com limiar de apetite alterado, o que gera a obesidade com distúrbios metabólicos similares aos de animais diabéticos resistentes à insulina.

A leptina é um hormônio importante, com efeitos centrais e periféricos no metabolismo e no balanço energético. Essa pequena proteína com 167 resíduos de aminoácidos e 16 kDa apresenta papel fundamental na regulação do balanço de energia, apresentando duas ações: a primeira, em neurônios do núcleo arqueado hipotalâmico, em que estimula a expressão de neuropeptídeos ligados aos mecanismos de inibição da ingestão alimentar [pró-opiomelanocortina (POMC) e transcrito relacionado à cocaína e à anfetamina (CART)] e ao aumento do gasto energético total, via inervação simpática; e a segunda, em outros neurônios do mesmo núcleo, inibindo a expressão do neuropeptídeo Y (NPY) e da proteína relacionada ao *agouti* (AgRP), envolvidos nos mecanismos de aumento da ingestão alimentar e de redução do gasto energético.

A ligação da leptina aos seus receptores estimula a via de sinalização intracelular Janus quinase (JAK)/transdutores de sinal e ativador de transcrição (STAT). A ativação dessa via promove a fosforilação da JAK, induzindo a formação de sítio de ligação para

STAT, o que, por sua vez, transmite sinais para ativação de genes específicos que codificam neurotransmissores anorexígenos.[29,114]

Os efeitos da leptina também se estendem ao metabolismo lipídico, com a ativação da adenilil ciclase e com o aumento da oxidação lipídica nos músculos esqueléticos e no fígado, o que reduz a atividade da estearoil-CoA dessaturase e, portanto, a síntese de triacilgliceróis a partir de ácidos graxos monoinsaturados. Dessa maneira, a leptina contribui para a redução das concentrações plasmáticas de ácidos graxos e de triacilgliceróis. O aumento da oxidação de gorduras é mediado pela ativação da enzima proteína quinase ativada por monofosfato de adenosina (AMPK), que participa do transporte de glicose nos músculos. A leptina, portanto, participa de mecanismos lipostáticos, regulando o comportamento alimentar e aumentando o gasto de energia, o que favorece a melhora das anormalidades metabólicas, como a resistência à insulina e a hiperlipidemia.[49,114]

É importante destacar que, na maioria dos indivíduos obesos, as concentrações de leptina estão elevadas, provavelmente em razão do aumento da secreção dessa adipocina pelo tecido adiposo. No entanto, concentrações elevadas de leptina induzem as células-alvo a tornarem-se resistentes a sua ação. Valores plasmáticos de leptina apresentam correlação positiva com massa adiposa, o que reforça a hipótese de que pacientes obesos não respondem à ação anorexígena desse hormônio.[131]

Nessa perspectiva, já foi demonstrado, por meio de estudos realizados em animais, aumento das concentrações séricas de leptina, acompanhado da expressão elevada do supressor de sinalização de citocina 3 (SOCS-3), molécula que inibe a sinalização dessa adipocina[120]. As funções centrais da leptina parecem ser, então, bloqueadas em razão do aumento de suas concentrações séricas na presença da obesidade.[36]

Além de importante lipostato (mensurador de depósitos lipídicos do organismo), a leptina exerce outros efeitos na reprodução, na angiogênese, na resposta imune, no controle da pressão sanguínea e na osteogênese.[54] Essa adipocina, por apresentar estrutura helicoidal semelhante à família das citocinas, exerce atividade pró-inflamatória, pois parece ser capaz de aumentar a produção de citocinas, como TNF-alfa e IL-6, pelos monócitos, e de estimular a síntese de quimiocinas CCL (CCL3, CCL4 e CCL5) pelos macrófagos.[82] A leptina também é capaz de aumentar a adesão e de mediar o processo de fagocitose, a partir de uma suprarregulação dos receptores de macrófagos ou pelo aumento da atividade fagocitária. Também exerce efeito direto na proliferação das células T, o que sugere resposta adaptativa ao aumento da competência imune do organismo contra a imunossupressão associada à falta de energia.[48]

Interleucina-6

A IL-6 é uma citocina pró-inflamatória, mediadora central da resposta de fase aguda, secretada por células endoteliais, células musculares lisas, monócitos, macrófagos e, principalmente, por adipócitos do tecido adiposo visceral, e parece contribuir para o desenvolvimento da lesão aterosclerótica por seus efeitos parácrino, autócrino e endócrino. Valores séricos de IL-6 estão fortemente associados à medida da circunferência da cintura, indicando que indivíduos com obesidade central são mais suscetíveis a desenvolver alterações relacionadas à síndrome metabólica.[178]

A IL-6 desempenha papel importante no metabolismo de lipídios por estimular a atividade da enzima lipase hormônio-sensível (LHS), que, por sua vez, aumenta a liberação de ácidos graxos livres. A participação da IL-6 na manifestação da resistência à insulina em obesos já tem sido evidenciada. Essa citocina pleiotrópica também desempenha várias funções nos efeitos imunes celulares e humorais relacionados à inflamação, à defesa do hospedeiro e à injúria tecidual.[29]

No estudo de Volp et al.,[178] foi observado que, em mulheres com IMC maior que 28,3 kg/(m)[2], as concentrações de IL-6 foram superiores às de mulheres que apresentavam IMC inferior, aumentando em quatro vezes o risco relativo de hiperinsulinemia.

As concentrações de IL-6 estão elevadas em pacientes diabéticos e apresentam correlação positiva com as concentrações plasmáticas de ácidos graxos livres e com a massa adiposa.[111] Sobre esse aspecto, já foi demonstrado em adipócitos e hepatócitos de modelos animais que a IL-6 inibe a via de sinalização da ação da insulina por regular a expressão do SOCS3, molécula que altera a fosforilação do IR e do IRS-1, sendo essas proteínas essenciais na cascata de sinalização da ação da insulina. Além disso, a IL-6 também parece inibir a expressão do GLUT-4 nos tecidos muscular e hepático.[57]

Interleucina-18

A IL-18 é uma citocina pró-inflamatória produzida pelos adipócitos[182] e suas concentrações estão elevadas em indivíduos obesos e se reduzem com a perda de peso.[17,43] Além de sua natureza pró-inflamatória, em situações de deficiência ocorrem hiperfagia e alterações metabólicas, como resistência à insulina e hiperglicemia, o que evidencia a participação dessa citocina em alterações metabólicas presentes na obesidade.[122]

De acordo com resultados de alguns estudos, as concentrações elevadas de IL-18 em lesões ateroscleróticas em humanos indicam a presença de instabilidade nas placas. A IL-18 induz expressão de moléculas de adesão em células endoteliais, infiltração de macrófagos em vasos sanguíneos e alterações vasculares. Já em situações de deficiência nessa adipocina, ocorrem menos lesões em modelos de aterosclerose.[42,104,168]

Resistina

A resistina é uma adipocina sintetizada e secretada pelo tecido adiposo, principalmente pelos adipócitos da gordura visceral, que apresenta papel importante na resistência à insulina, nas doenças cardiovasculares e na modulação do processo inflamatório. Apesar de expressa e secretada em indivíduos magros, suas concentrações estão em geral mais elevadas na obesidade.[28,89,94,113,143]

Estudos experimentais realizados em humanos mostram a influência do receptor solúvel 2 de TNF-alfa (sTNFR2) sobre a secreção da resistina por macrófagos.[93] Nesse sentido, no estudo de Lo et al.,[101] foi demonstrado que a neutralização do TNF-alfa reduz as concentrações séricas de resistina. Os resultados desse estudo evidenciam a participação do TNF-alfa na expressão dessa adipocina.

A resistina induz a resistência à insulina em indivíduos obesos por meio da ativação do SOCS-3, alterando etapas importantes nas vias de sinalização desse hormônio.[163,174] A resistina também promove hiperglicemia por acentuar a síntese hepática de glicose.[95] Outros aspectos importantes sobre a participação da resistina em mecanismos da resistência à insulina dizem respeito à ativação da enzima AMPK, presente no fígado e no músculo esquelético, a qual atua comprometendo a translocação do GLUT 4 e a atividade da leptina,[78] bem como ao papel dessa adipocina no estresse oxidativo em células endoteliais.[10,26] Algumas pesquisas realizadas em humanos mostram o impacto da resistina na atividade pró-inflamatória.[15,157] Essa adipocina é secretada principalmente pelos macrófagos e induz a expressão do TNF-alfa e da IL-6 via ativação do NF-kappaB, o que também contribui para a resistência à insulina na obesidade.[141] Além disso, essa adipocina bloqueia o efeito anti-inflamatório da adiponectina no endotélio dos vasos sanguíneos por ativar a expressão da molécula de adesão celular vascular 1 (VCAM 1) e da molécula de adesão intracelular 1 (ICAM 1).[81] Também já foi evidenciado que sua expressão é cerca de três vezes maior em pré-adipócitos quando comparada com adipócitos maduros, o que indica seu potencial na regulação da adipogênese.

Proteína ligadora do retinol 4

A RBP4 é uma proteína secretada pelos hepatócitos, responsável pelo transporte do retinol (vitamina A) no organismo. Recentemente, a RBP4 foi identificada como uma proteína que também é secretada pelos adipócitos e pelos macrófagos, que atua na inibição da fosforilação do IRS-1 de maneira autócrina ou parácrina. A expressão da RBP4 é relacionada inversamente às concentrações do GLUT 4, o que evidencia a importância dessa proteína na regulação da homeostase da glicose.[16,88,127,188]

A RBP4 é produzida preferencialmente pelo tecido adiposo visceral na presença da obesidade e da resistência à insulina, sendo considerada marcador da expansão do tecido adiposo intra-abdominal e da inflamação subclínica. Estudos conduzidos em humanos mostram a existência de associação positiva entre o aumento das concentrações séricas da RBP4 e os parâmetros da síndrome metabólica, como a hipertensão arterial, as dislipidemias e o aumento do IMC.[6,83]

Visfatina

A visfatina é uma adipocina que foi identificada em 2005 e recebeu esse nome por ser produzida principalmente pela gordura visceral. Essa substância é produzida no tecido adiposo, em leucócitos, nos hepatócitos e nos músculos em humanos. A visfatina apresenta funções tanto endócrinas quanto parácrinas e autócrinas, podendo desempenhar papel importante na regulação da sensibilidade à insulina no fígado.

Sobre os mecanismos que possam fundamentar a atuação da visfatina na sensibilidade à ação da insulina, destacam-se os primeiros estudos que evidenciaram seu papel com efeito semelhante à insulina em culturas de células. Nesses estudos, verificou-se a ligação da visfatina no IR, porém em local diferente em relação ao deste hormônio, ou seja, não implicando competição por substrato. Além disso, também foi demonstrado o papel da visfatina na fosforilação do IR e de seus substratos IRS-1 e IRS-2, na ativação da proteína quinase B (AKT) e da proteína quinase ativada por mitógeno (MAPK).[116]

Por outro lado, em outros estudos não foram identificados efeitos insulinomiméticos exercidos pela visfatina. No entanto, a essa adipocina funciona como enzima biossintética extracelular de nicotinamida adenina dinucleotídeo (NAD), essencial para a secreção de insulina estimulada por glicose nas células betapancreáticas.[121]

A literatura mostra que as concentrações séricas de visfatina correlacionam-se significativamente com marcadores da resistência à insulina, mas não com o percentual de gordura corporal ou IMC,[60,63] embora ainda existam controvérsias entre os resultados dos estudos.[44]

Adiponectina

Diferentemente dos demais fatores secretados pelos adipócitos, a expressão da adiponectina diminui à medida que o tecido adiposo aumenta. Essa adipocina, também conhecida como ACRP30 e ADIPOQ, é sintetizada quase que de forma exclusiva pelos adipócitos[72], e sua produção é inibida por fatores pró-inflamatórios, como o TNF-alfa, a IL-6, a hipóxia e o estresse oxidativo. Já sua secreção é estimulada pela ativação do receptor ativado por proliferador de peroxissomo gama (PPAR-gama).[69,130]

A associação entre as concentrações de adiponectina e a disfunção metabólica tem sido fundamentada pelos aspectos: 1) as concentrações plasmáticas de adiponectina apresentam correlação negativa com o acúmulo de gordura visceral; 2) as concentrações de adiponectina estão reduzidas em pacientes diabéticos tipo 2; e 3) as concentrações elevadas de adiponectina estão associadas ao menor risco para o desenvolvimento do diabetes melito tipo 2.[27,95]

Estudos experimentais mostram que a adiponectina protege o organismo contra as alterações metabólicas associadas à obesidade. A administração de adiponectina em camundongos diabéticos reduz a hiperglicemia e melhora a sensibilidade à insulina e, em camundongos obesos, aumenta a oxidação de gordura no tecido muscular e reduz as concentrações plasmáticas de glicose, de ácidos graxos livres e de triacilgliceróis.[53]

Os efeitos benéficos da adiponectina sobre a sensibilidade à insulina parecem ser mediados em parte por sua habilidade em ativar a AMPK nos músculos e no fígado, por meio da interação com seus receptores na membrana celular: receptores 1 e 2 da adiponectina.[186] A ativação da AMPK promove aumento da oxidação de ácidos graxos e da captação de glicose nos músculos, bem como inibe a gliconeogênese no fígado. A deficiência no receptor 1 da adiponectina resulta, então, na redução da ativação da AMPK, o que favorece o aumento da produção de glicose e a resistência à insulina, enquanto a deficiência no receptor 2 dessa adipocina reduz a atividade do PPAR-alfa nas vias de sinalização da ação da insulina e acentua a resistência a esse hormônio.[187] A ruptura de ambos os receptores elimina a ação da adiponectina, favorecendo a intolerância à glicose.

A adiponectina aumenta a concentração de cálcio intracelular e a atividade da proteína quinase dependente de cálcio, calmodulina, em células do músculo esquelético. A adiponectina acentua a expressão e a atividade do PPAR-gama, bem como aumenta a oxidação de ácidos graxos e reduz a produção de glicose pelo fígado, melhorando a sensibilidade à insulina.[74]

Diversos estudos têm investigado a associação entre concentrações de adiponectina e marcadores pró-inflamatórios em algumas doenças. Os resultados dessas pesquisas mostram a existência de correlação negativa entre as concentrações plasmáticas de adiponectina e as concentrações séricas da proteína C-reativa em pacientes obesos ou diabéticos.

A adiponectina atua na redução da produção do TNF-alfa, bem como modula as funções e o fenótipo dos macrófagos, contribuindo para o controle da inflamação.[68,185] A habilidade da adiponectina em reduzir a produção de citocinas pró-inflamatórias constitui um de seus papéis importantes para a reversão da disfunção metabólica. O efeito benéfico da adiponectina sobre a inflamação é potencializado por sua capacidade de estimular a produção da IL-10 por macrófagos, uma citocina com ação anti-inflamatória.

Além disso, a adiponectina atua na proteção do tecido cardiovascular por meio de sua ação anti-inflamatória. Sobre esse aspecto, pesquisas clínicas têm identificado associação entre baixas concentrações séricas de adiponectina e doença arterial coronariana, hipertensão, hipertrofia ventricular esquerda e infarto do miocárdio. Essa adipocina reduz a síntese da IL-8 e de moléculas de adesão nas células endoteliais, como a VCAM-1, por reduzir a ativação do NF-kappa B. A adiponectina também promove homeostase vascular por sua habilidade em ativar a enzima óxido nítrico sintase (NOS) nas células endoteliais e melhorar a biodisponibilidade do óxido nítrico (NO) (Figura 49.3).[2,84,129]

Ao considerar a ampla atuação da adiponectina como uma adipocina de ação anti-inflamatória por meio de diversos mecanismos ainda não totalmente esclarecidos, bem como a contribuição dessa molécula para a melhora da sensibilidade à insulina e, ainda, para a proteção contra doenças cardiovasculares, fica evidente a necessidade de estudos clínicos em humanos para obtenção do significado clínico real da adiponectina na fisiopatologia de doenças crônicas.

Apelina

A apelina é uma adipocina produzida pelo gene *APLN*, com síntese inicial de uma pré-proteína com 77 aminoácidos. Suas funções são exercidas por meio de sua ligação com o receptor de apelina (APJ), que pertence à família dos receptores acoplados à

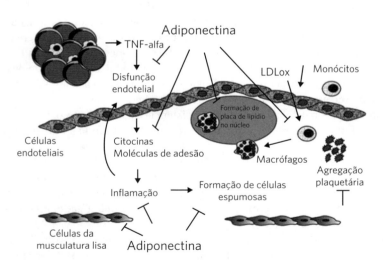

Figura 49.3 Efeitos da adiponectina. A adiponectina atua prevenindo os efeitos deletérios do TNF-alfa sobre as células endoteliais, reduzindo as concentrações das moléculas de adesão e a inflamação. Essa adipocina também previne o recrutamento de macrófagos e a formação de células espumosas, bem como reduz a migração e a diferenciação de células da musculatura lisa.
LDLox: lipoproteína de baixa densidade oxidada; TNF-alfa: fator de necrose tumoral alfa.
Fonte: adaptada de Gustafson.[66]

OBESIDADE 1131

proteína G. Estas funções variam de acordo com os locais de expressão, como tecido adiposo, estômago, coração, cérebro, rins e pulmões. No tecido adiposo, por exemplo, a expressão de apelina é aumentada durante a diferenciação dos adipócitos. Esta adipocina está envolvida no balanço energético.[13]

No metabolismo dos carboidratos, a apelina é responsável por estimular o transporte de glicose. A via de sinalização consiste na ação da apelina em estimular a fosforilação da AMPK e, consequentemente, a translocação do GLUT 4. A apelina também é responsável por aumentar a fosforilação da AKT no músculo esquelético. Foi observada a atuação dessa adipocina na captação de glicose no músculo de camundongos obesos resistentes à insulina. Assim, observa-se papel da apelina na melhora da sensibilidade à insulina.[40,190]

Em estudo conduzido em camundongos com peso normal e obesos durante 14 dias, com administração intraperitoneal de apelina, não foi verificada alteração no consumo de alimentos. No entanto, houve redução da adiposidade corporal, das concentrações séricas de triacilgliceróis e do quociente respiratório, bem como aumento na concentração de adiponectina e na expressão de proteínas desacopladoras (UCP).[40,190]

Destaca-se, também, que a apelina é um importante fator angiogênico, pois regula a proliferação de células progenitoras endoteliais para a formação de novos vasos. Considerando que o tecido adiposo é altamente vascularizado, isso pode justificar a ocorrência de concentrações elevadas de apelina em indivíduos obesos. Por outro lado, em situações de hipóxia, comumente presente no tecido adiposo disfuncional, ocorre redução na expressão da apelina.[193]

Perilipina

O genoma humano codifica cinco genes da proteína perilipina e algumas variantes produzidas por *splicing*, com padrões de expressão tecido-dependentes. Diferentes vias metabólicas e, também, a adaptação das gotículas lipídicas à utilização de diferentes tipos de lipídios, podem ser controladas por isoformas das perilipinas. A perilipina 1 (Plin1) é expressa no tecido adiposo branco, no tecido adiposo marrom e no tecido esteroidogênico. A perilipina 2 (Plin2) e a perilipina 3 (Plin3) são ubiquamente expressas. A perilipina 4 (Plin4) tem alta expressão em adipócitos e a perilipina 5 (Plin5) é expressa em tecidos oxidativos, como coração, fígado, tecido adiposo marrom e músculo esquelético. Plin1 e Plin2 se localizam principalmente em gotículas lipídicas citosólicas, enquanto Plins 3,4,5 se encontram no citoplasma ou no retículo endoplasmático.[166,167]

Com relação ao gasto energético ou ao metabolismo lipídico, a perilipina atua como substrato regulador do armazenamento de lipídios e como controlador da lipólise. A Plin1, em particular, se encontra estruturalmente posicionada na gotícula de gordura, de tal forma que permite modificar não apenas o risco de obesidade, mas também das complicações associadas a essa doença. A Plin1 foi identificada há mais de 20 anos como a proteína mais abundante em torno da gotícula lipídica dentro do adipócito, sendo o membro mais bem caracterizado dessa família de proteínas, com variabilidade genética associada à presença de doenças em humanos.[167]

A atuação da perilipina no metabolismo e na regulação energética ocorre por meio de sua capacidade de controlar o processo de lipólise de triacilgliceróis nos adipócitos, e a função da Plin1, em especial, depende do estado energético do organismo. Essa proteína limita o acesso de lipases aos triacilgliceróis armazenados (no estado alimentado) e facilita a lipólise estimulada por hormônios (no estado de jejum).[160]

Em condições basais, a lipase de triacilgliceróis de adipócitos (ATGL) e a LHS têm localização citosólica. Em contraste, o *comparative gene identification-58* (CGI-58), um coativador da ATGL, está localizado nas gotículas lipídicas citosólicas em associação com a Plin1 não fosforilada. A Plin1 interage com a proteína de ancoramento de quinase-A (AKAP) para regular as subunidades tipo 1 e tipo 2 da PKA na superfície da gotícula lipídica citosólica. Sob condições de estimulação beta-adrenérgica, a Plin1 e a LHS são fosforiladas pela PKA e a estrutura da gotícula lipídica citosólica é reorganizada. A LHS fosforilada (pLHS) liga-se à Plin1 fosforilada (pPlin1) na superfície da gotícula lipídica; o CGI-58 dissocia-se da pPlin1 e recruta a ATGL para a gotícula lipídica, e a lipólise é ativada. Assim, a Plin1 não fosforilada serve como barreira às lipases, enquanto a pPlin1 participa em seu recrutamento. (Figura 49.4).[166,167]

Estudo conduzido em modelo animal mostrou que a superexpressão da Plin1 resultou em efeito protetor contra a hipertrofia de adipócitos e a intolerância à glicose em camundongos submetidos a dieta rica em gordura. Além disso, foi observada expressão aumentada dos genes que codificam as enzimas oxidativas carnitina palmitoiltransferase 1 e 3-cetoacil-CoA tiolase B, particularmente no tecido adiposo marrom.[115]

A Plin5 pode oferecer importante mecanismo de realimentação protetor na superfície das gotículas lipídicas, regulando a lipólise mediada pela ATGL.[86] A Plin4 foi identificada pela primeira vez em adipócitos, é induzida pelo PPAR-gama durante a adipogênese e tem mais afinidade por gotículas lipídicas ricas em ésteres de colesterol que por aquelas ricas em triacilglicerol. A expressão de Plin4 é limitada ao tecido adiposo branco, coração e músculo esquelético.[167]

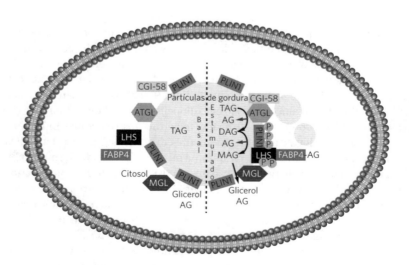

Figura 49.4 Participação da perilipina na estrutura de lipoproteínas.

AG: ácido graxo; ATGL: lipase de triacilglicerol de adipócitos; CGI-58: *comparative gene identification-58*; DAG: diacilglicerol; FABP4: proteína ligadora de ácidos graxos 4; LHS: lipase hormônio-sensível; MAG: monoacilglicerol; MGL: lipase de monoacilglicerol; PLIN1: perilipina 1; TAG: triacilglicerol.

Fonte: adaptada de Sztalryd e Brasaemle.[166]

Zinco-alfa2-glicoproteína

A zinco-alfa2-glicoproteína (ZAG ou AZPG1) é uma proteína secretada pelos adipócitos de indivíduos obesos,[3] sugerida como candidata potencial na modulação do peso corporal. No entanto, a expressão dessa proteína é reduzida no tecido adiposo e apresenta correlação negativa com o percentual de gordura corporal. Destaca-se que existem alguns fatores que parecem contribuir para aumentar a expressão da ZAG no tecido adiposo, como PPAR-gama, glicocorticoides, alguns agonistas de receptores beta-adrenérgicos, hormônios tireoidianos e hormônio do crescimento (GH).[8,119] Associado a isso, as concentrações séricas da ZAG na obesidade podem ser influenciadas pela sua secreção em diferentes tecidos e localização anatômica dos adipócitos. No estudo conduzido por Selva et al.,[58] foram verificadas concentrações séricas reduzidas dessa adipocina em indivíduos obesos. A ação da ZAG está associada à redução da síntese de ácidos graxos e ao aumento da lipólise.[119]

Alguns mecanismos têm sido propostos na perspectiva de esclarecer a participação da ZAG no gasto energético (Figura 49.5). Essa proteína contribui para a mobilização de lipídios no tecido adiposo por meio da ativação de receptores beta-adrenérgicos, que aumentam a concentração intracelular de AMPc e a atividade da enzima LHS, bem como por induzir a expressão das isoformas 2 e 3 da UCP e do GLUT-4 no músculo esquelético, promovendo a termogênese. As pesquisas também mostram que a ZAG promove a fosforilação da AMPK, a qual favorece a translocação do GLUT4, ativando as vias que participam da regulação do metabolismo energético. Essas ações mostram a contribuição relevante dessa adipocina na utilização de energia.[41]

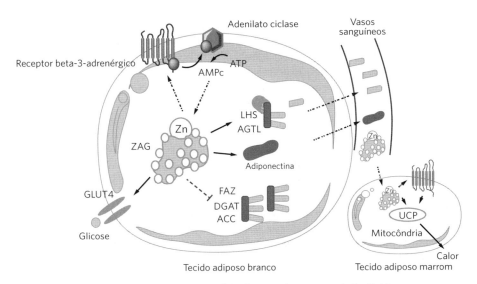

Figura 49.5 Relação da zinco-alfa2-glicoproteína com partículas lipídicas.

ACC: acetil-CoA carboxilase; AGTL: lipase de triacilglicerol de adipócitos; AMPc: monofosfato de adenosina cíclico; ATP: trifosfato de adenosina; DGAT: diacilglicerol aciltransferase; FAS: ácido graxo sintase; GLUT4: transportador de glicose 4; LHS: lipase hormônio-sensível; UCP: proteína desacopladora; ZAG: zinco-alfa2-glicoproteína; Zn: zinco.

Estudos clínicos realizados em humanos têm encontrado expressão reduzida da ZAG em tecido adiposo abdominal subcutâneo de indivíduos obesos. Marrades et al.[107] observaram concentrações reduzidas da ZAG em tecidos subcutâneos de mulheres obesas, e Gong et al.[62] demonstraram que a ZAG apresenta correlação negativa com o IMC em obesos. Garrido-Sanchéz et al.[58] observaram redução da expressão da ZAG em ambos os subtipos de tecido adiposo branco em pacientes com obesidade grave e verificaram relação inversa entre essa proteína e peso corporal, IMC e circunferência da cintura.

Na presença da inflamação crônica de baixo grau, a produção de citocinas pró-inflamatórias, como o TNF-alfa, constitui fator importante na regulação das concentrações da ZAG, pois isso inibe a expressão dessa proteína nos adipócitos de indivíduos obesos. Assim, a expansão do tecido adiposo acompanhada pelo aumento das concentrações de marcadores pró-inflamatórios parece reduzir a expressão da ZAG nos adipócitos desses indivíduos.[58]

Alguns aspectos comumente associados à obesidade, como a resistência à insulina, o estresse oxidativo e a inflamação, estão envolvidos em alterações no metabolismo de minerais. Essas disfunções metabólicas atuam aumentando o conteúdo desses oligoelementos em tecidos específicos à custa das concentrações plasmáticas. Já foi demonstrado que concentrações elevadas de glicocorticoides, de TNF-alfa e de IL-6 reduzem as concentrações de minerais no plasma e aumentam a captação destes pelo fígado.[33,59,139,169,170]

OBESIDADE E ESTRESSE OXIDATIVO

A disfunção do tecido adiposo na obesidade está relacionada a diversas complicações metabólicas, como o estresse oxidativo, cujos principais fatores contribuintes parecem ser hiperglicemia, hiperlipidemia, hiperleptinemia, inflamação crônica de baixo grau, aumento da ativação do sistema renina-angiotensina-aldosterona, aumento na produção endotelial de espécies reativas de oxigênio (ERO), atividade muscular aumentada e comprometimento do sistema de defesa antioxidante.[45,55,91,155]

A inflamação crônica de baixo grau presente na obesidade constitui causa importante para a produção de ERO, pois o excesso de tecido adiposo aumenta a infiltração de macrófagos e a produção de adipocinas pró-inflamatórias pelos adipócitos, como TNF-alfa, IL-1 e IL-6, que ativam a enzima NADPH oxidase, promovendo a produção de ERO na mitocôndria e no retículo endoplasmático.[30,45,91,117] As ERO e as espécies reativas de nitrogênio (ERN), em desequilíbrio com as defesas antioxidantes do organismo, promovem o estado de estresse oxidativo, considerado um dos mecanismos envolvidos na resistência à insulina, no diabetes tipo 2 e nas doenças cardiovasculares.[175]

Ressalta-se que as enzimas regulatórias do sistema redox, como a NOS e a NADPH oxidase, apresentam expressão elevada no tecido adiposo de pacientes obesos. A enzima NOS catalisa a produção de NO e o aumento excessivo das concentrações dessa substância em indivíduos obesos está relacionado à manifestação da resistência à insulina.[54,136] A NADPH oxidase participa da formação do radical superóxido. A participação da NOS e da NADPH oxidase na produção de ERO necessita de NADPH como cofator, substrato que também aparece em concentrações elevadas no tecido adiposo de obesos.[11,177]

Com relação à NOS, três isoformas dessa enzima são normalmente encontradas em humanos: NOS endotelial, comumente referida como eNOS; NOS induzível, iNOS; e NOS

OBESIDADE

neuronal, nNOS. As isoformas endotelial e induzível parecem ter relação direta com o estresse oxidativo presente na obesidade, com expressão aumentada dessas isoformas no tecido adiposo branco.[76,184]

O aumento da expressão da iNOS, em particular, está relacionado com a disfunção mitocondrial e o estresse oxidativo promovidos pelo excesso de ácidos graxos livres, e essa enzima produz quantidades elevadas de NO em resposta a diversos sinais inflamatórios que podem reagir com o ânion superóxido e formar peroxinitrito.[76]

Os componentes do sistema renina-angiotensina-aldosterona e seus receptores, envolvidos na manutenção da pressão arterial sistêmica, estão elevados na obesidade. Dessa forma, a angiotensina II, por meio de seus receptores do tipo 1, pode estimular a atividade da NADPH oxidase em diferentes tipos de células vasculares, aumentando a produção de ERO.[87,91]

A hiperglicemia no estresse oxidativo favorece o aumento da via glicolítica e do ciclo do ácido tricarboxílico, o que resulta no excesso da produção de NADH e $FADH_2$ e aumenta o gradiente de prótons através da membrana mitocondrial interna, contribuindo para a produção excessiva do ânions superóxido. Destaca-se que os radicais livres inibem a gliceraldeído-3-fosfato desidrogenase e, com isso, redirecionam os metabólitos em quatro vias alternativas: a glicose é deslocada para a via dos polióis; a frutose-6-fosfato é transferida para a via da hexosamina; a triose fosfato produz metilglioxal, principal precursor dos produtos de glicação avançada (AGE); e di-hidroxiacetona fosfato é convertida em diacilglicerol, que ativa a via da proteína quinase C (PKC).[91,105,155]

A ativação da via dos polióis aumenta a conversão da glicose em sorbitol, o que pode causar danos celulares e ativar vias inflamatórias, como as da MAPK p38 e das *c-jun* N--terminal quinases (JNK). A formação da glucosamina-6-fosfato na via da hexosamina inibe a atividade da tioredoxina e induz dano oxidativo. Os AGE e a PKC estimulam a produção de ERO, ativando o NF-kappaB e a NADPH oxidase, que aumentam a produção do radical superóxido.[91,105,155,177]

Outro ponto importante a ser destacado diz respeito ao aumento dos ácidos graxos livres no plasma de indivíduos obesos, o que pode favorecer a geração do ânions superóxido na cadeia transportadora de elétrons por meio da inibição da translocação de nucleotídeos de adenina. Além disso, os ácidos graxos livres também podem estimular a produção de radicais livres por ativar a PKC, a qual, por sua vez, estimula a atividade da NADPH oxidase.[73,91,105]

A leptina também é considerada fator contribuinte para o estresse oxidativo na obesidade por ativar a enzima NADPH oxidase. Essa ativação ocorre tanto pela ação da fosfatidilinositol 3-quinase (PI3K) e da PKC quanto pelo aumento das concentrações de citocinas pró-inflamatórias, como o TNF-alfa, o que contribui para a formação de ERO.[51] A leptina também parece reduzir a atividade da paraoxonase 1 (PON-1), enzima ligada à lipoproteína de alta densidade (HDL) e que protege as lipoproteínas plasmáticas da oxidação pelas ERO.[12,135,177,192] Na obesidade, o aumento no consumo de oxigênio em razão da necessidade metabólica do miocárdio é outro fator que potencializa a geração de radicais superóxido e peróxido de hidrogênio, pela maior respiração mitocondrial.[52]

Nessa perspectiva, indivíduos obesos também podem apresentar comprometimento das defesas antioxidantes, incluindo enzimas como superóxido dismutase, glutationa peroxidase, catalase, PON-1 e substâncias antioxidantes exógenas, como zinco, magnésio, selênio, vitaminas A, C, E e D.[64,99,109,125,156,191]

A superóxido dismutase é uma das principais enzimas antioxidantes em mamíferos e catalisa a dismutação do radical superóxido a oxigênio e água.[32] A literatura mostra redução da atividade dessa enzima no plasma e eritrócitos de indivíduos obesos, o que parece ser influenciado pela glicose plasmática, pelo IMC e pela circunferência da cintura.[2,47,165] Além disso, a superexpressão induzida de suas isoformas 1, 2 e 3 parece melhorar a resistência à insulina e o estresse oxidativo em animais com a doença.[32,99]

A enzima glutationa peroxidase é uma selenoproteína que atua no sistema de defesa antioxidante, efetiva na redução de peróxido de hidrogênio e hidroperóxidos lipídicos a água e álcoois lipídicos, respectivamente. Foi verificada atividade reduzida da glutationa peroxidase plasmática em indivíduos obesos quando comparados a não obesos.[2,4,47] Um dos fatores que pode justificar a redução da atividade dessa enzima diz respeito à ingestão reduzida de selênio, associada à sua deficiência nesses pacientes, visto que o mineral participa do centro catalítico da glutationa peroxidase.[31]

A catalase, por sua vez, é uma enzima peroxissomal que tem como função decompor peróxido de hidrogênio em oxigênio e água.[151] Além de apresentar atividade plasmática reduzida em obesos, uma variação genética na região promotora do gene que codifica essa emzima (844 A/G) foi associada ao surgimento de obesidade na infância e ao maior peso corporal e IMC.[2,151] Outra enzima antioxidante, a PON-1, que protege os lipídios circulantes contra a peroxidação, também apresenta atividade reduzida em crianças e adolescentes obesos, associada ao aumento do estresse oxidativo.[80,85,191]

É oportuno destacar as alterações no metabolismo e a compartimentalização de minerais observadas na obesidade. No que diz respeito ao zinco, estudos têm demonstrado a presença de concentrações plasmáticas ou séricas reduzidas desse mineral em obesos, sendo positivamente correlacionada com a resistência à insulina, o IMC, a circunferência da cintura e o estresse oxidativo.[39,47,133,164]

Ferro et al.[47] avaliaram a relação entre parâmetros da síndrome metabólica, zincemia e atividade das enzimas superóxido dismutase e glutationa peroxidase em mulheres obesas. Foram encontradas alterações nos parâmetros bioquímicos do zinco nessas pacientes, com concentração reduzida nos eritrócitos. Além disso, também foi verificado que tanto o zinco eritrocitário quanto a atividade da enzima superóxido dismutase parecem ser influenciados por componentes da síndrome metabólica.

Nesse aspecto, o zinco parece apresentar função antioxidante importante em pacientes obesos, visto que inibe a enzima NADPH oxidase, é cofator da enzima superóxido dismutase, aumenta as concentrações de metalotioneína e, ainda, compete com o ferro e o cobre nas membranas celulares, diminuindo a produção de hidroxilas.[35,38,137,154]

Na perspectiva de avaliar a função antioxidante do zinco, Prasad et al.[137] suplementaram dez voluntários saudáveis com o mineral e compararam com um grupo controle. Os indivíduos que receberam o zinco tiveram as concentrações plasmáticas de produtos de peroxidação lipídica reduzidas, enquanto nenhuma alteração foi observada no grupo controle. Segundo os autores, a suplementação com zinco em indivíduos que apresentam condições associadas ao aumento do estresse oxidativo deve ser mais bem avaliada.

Nas últimas décadas, vários estudos têm confirmado a contribuição da inflamação presente em indivíduos obesos em alterações verificadas no comportamento metabólico de alguns minerais. Nesse sentido, a IL-6 induz aumento da expressão da *ZRT/IRT-like Protein 14* (Zip-14), proteína transportadora de zinco que promove a captação desse mineral do compartimento extracelular para o interior das células. Assim, a expressão acentuada de citocinas pró-inflamatórias pelos adipócitos de indivíduos obesos contribui para a alteração na homeostase do zinco nos compartimentos celulares.[100]

O TNF-alfa faz parte do grupo de citocinas pró-inflamatórias que atua na expressão de genes que codificam proteínas transportadoras de zinco, como Zip-14 e Zip-6. Essas proteínas contribuem para o influxo de zinco para células e tecidos específicos, normalmente à custa da redução desse mineral em componentes sanguíneos.[100]

Alguns estudos que investigaram a existência da relação entre marcadores pró-inflamatórios e parâmetros bioquímicos do zinco encontraram correlação negativa entre eles.[138,140] Segundo os pesquisadores, o zinco constitui ferramenta importante no controle da expressão de citocinas pró-inflamatórias. Nesse sentido, já foi evidenciado que a suplementação com zinco estimula a síntese da proteína A-20, a qual, por sua vez, contribui para a redução da ativação da via do NF-kappaB, reduzindo a expressão do TNF-alfa.

O metabolismo do magnésio também parece estar alterado na obesidade, visto que estudos têm mostrado concentrações séricas ou ingestão alimentar de magnésio reduzidas em mulheres obesas. Associado a isso, tem-se verificado que a ingestão reduzida de magnésio e a baixa concentração sérica desse mineral estão fortemente relacionadas com marcadores do estresse oxidativo.[24,123]

Alguns mecanismos têm sido apontados como contribuintes para manifestação do estresse oxidativo em indivíduos obesos com deficiência em magnésio. Dentre estes, destacam-se a redução na atividade das enzimas antioxidantes, a ativação de vias inflamatórias e o aumento da concentração de cálcio intracelular, da lipoperoxidação induzida pelo ferro, da resistência à insulina e da disfunção endotelial.[118]

De modo semelhante, a literatura também tem mostrado que o *status* do selênio pode estar comprometido em indivíduos obesos e que essa deficiência favorece a manifestação de diversas complicações metabólicas, como o estresse oxidativo.[10,56,189] Esse mineral desempenha sua ação antioxidante, por compor o sítio catalítico de selenoproteínas essenciais para o controle do estado redox no organismo, a exemplo da glutationa peroxidase, da tioredoxina redutase e da selenoproteína P.[90,181] Por outro lado, concentrações séricas/plasmáticas elevadas de selênio também podem induzir o estresse oxidativo em indivíduos obesos, o que parece estar associado a alguns genótipos de risco.[56]

Vale destacar que o aparecimento da peroxidação lipídica na obesidade pode ser atribuído não apenas à inflamação, mas também: ao baixo consumo de nutrientes antioxidantes; às concentrações plasmáticas reduzidas de minerais, como zinco, selênio e magnésio; bem como à ineficiência na ação de enzimas e proteínas antioxidantes, como a superóxido dismutase e as metalotioneínas.[177]

OBESIDADE E RESISTÊNCIA À INSULINA

Alguns estudos têm contribuído para o melhor entendimento dos mecanismos moleculares envolvidos na resistência à insulina. Essas investigações resultaram na identificação de determinadas substâncias secretadas no tecido adiposo, as quais exercem papel importante para manifestação dessa condição clínica.[92,172]

A resistência à insulina é uma disfunção metabólica comum da obesidade, a qual ocorre, principalmente, em razão da expansão do tecido adiposo, acompanhada do aumento da infiltração de macrófagos, os quais acentuam a expressão de citocinas pró-inflamatórias, como o TNF-alfa e a IL-6.[71] Essas citocinas induzem a resistência à insulina por aumentar a liberação de ácidos graxos livres, reduzir a expressão de substratos que participam da sinalização da insulina e promover alteração na secreção de moléculas com ação anti-inflamatória, como a leptina, a adiponectina, a resistina e a RBP4. Assim, a deposição ectópica de gordura reduz a sensibilidade à insulina no tecido muscular e no fígado e, em âmbito sistêmico, promove aumento na ingestão de alimentos e redução do gasto energético (Figura 49.6).[57]

A resistência à insulina na obesidade é normalmente acompanhada da redução do transporte e do metabolismo da glicose, bem como do aumento da liberação de glicose hepática, decorrentes de alterações nas vias de transmissão do sinal de insulina, sendo, em geral, associadas ao estresse oxidativo.[65,112]

Em estudo realizado em ratos submetidos à dieta com concentração elevada de gordura, foi demonstrado que tanto o fígado quanto os adipócitos desses animais produzem ERO antes da expressão de adipocinas pró-inflamatórias. De acordo com os autores, o estresse oxidativo parece ser o fator inicial para a manifestação da resistência à insulina

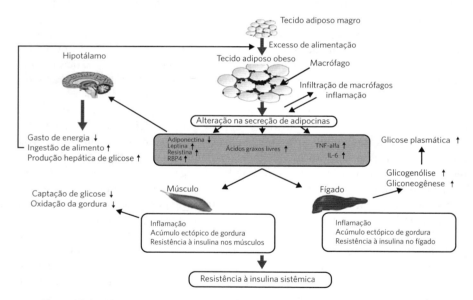

Figura 49.6 Alterações na secreção de adipocinas na obesidade e o desenvolvimento da resistência à insulina. O excesso de tecido adiposo na obesidade aumenta a infiltração de macrófagos e a inflamação, com produção acentuada de citocinas pró-inflamatórias (principalmente TNF-alfa e IL-6), que é acompanhada da liberação de ácidos graxos livres e de alteração na secreção da leptina, adiponectina, resistina e RBP4. Essas substâncias secretadas por adipócitos e macrófagos podem atuar de forma parácrina ou autócrina, acentuando a inflamação no tecido adiposo. Em âmbito sistêmico, a alteração na secreção de adipocinas pode favorecer o aumento da ingestão de alimentos e a redução do gasto energético via hipotálamo, bem como reduzir a sensibilidade à insulina pelos depósitos ectópicos de gordura e pela inflamação.
IL-6: interleucina-6; RBP4: proteína ligadora do retinol-4; TNF-alfa: fator de necrose tumoral alfa.
Fonte: adaptada de Galic et al.[57]

na obesidade, pois as ERO ativam fatores de transcrição sensíveis a auto-oxidação, particularmente o NF-kappaB, induzindo a expressão de proteínas pró-inflamatórias.[34,111]

Nesse contexto, nos últimos anos tem sido verificado interesse crescente no que diz respeito à contribuição de alterações hormonais presentes na obesidade para a manifestação da resistência à insulina.[50,110,116] Estudos têm verificado distúrbios no metabolismo do cortisol em indivíduos obesos, caracterizados pela desregulação do eixo hipotalâmico-pituitário-adrenal (HPA), com hiper-responsividade e consequente aumento na secreção e sensibilidade desse hormônio.[25,60,147]

Na obesidade, verifica-se a contribuição relevante do cortisol na manifestação da resistência à insulina, por atuar prejudicando a ação desse hormônio em diversos tecidos.[60,79] No músculo esquelético, o cortisol reduz a captação de glicose por diminuir a afinidade do IR e o número de receptores, bem como por aumentar a ativação de serinas quinases, o que resulta na fosforilação e na inativação do IR. Além disso, inibe a translocação do GLUT4 para a membrana plasmática, reduzindo a captação de glicose pela célula, o que favorece a hiperglicemia.[19]

Ainda quanto ao papel dos glicocorticoides na obesidade, o acúmulo de lipídios intramiocelular induzido pelo cortisol parece contribuir para a manifestação da resistência à insulina. Estudos realizados em cultura de células e em modelos animais têm demonstrado que os glicocorticoides desregulam o metabolismo lipídico no músculo esquelético, aumentando a betaoxidação e a lipólise.[79,96]

Destaca-se que no fígado o cortisol pode influenciar o metabolismo da glicose por aumentar a expressão de genes que codificam enzimas gliconeogênicas, como a fosfoenolpiruvato carboxiquinase e a glicose-6-fosfatase, que catalisam etapas limitantes da gliconeogênese, promovendo aumento nas concentrações plasmáticas de glicose.[7,96]

Nessa perspectiva, pesquisas mostram a participação de alguns minerais em mecanismos envolvidos na resistência à insulina. O zinco, em particular, tem sido o oligoelemento de maior interesse pelos pesquisadores, pois desempenha papel fundamental na formação e cristalização da insulina, processo essencial para a atividade desse hormônio. Associado a isso, estimula a fosforilação da subunidade beta do IR e promove ativação das proteínas PI3K e AKT, potencializando o transporte de glicose para o interior das células.[21,108,132,144,176] O zinco também parece modular a transcrição do IR por meio das proteínas dedos de zinco, que contêm três dedos de zinco necessários para sua ligação. Os sítios dessas proteínas são necessários para ativar a expressão do IR.

Outra ação relevante do zinco diz respeito à sua atuação semelhante à insulina. Esse nutriente estimula a fosforilação da enzima glicogênio sintase quinase 3 (GSK-3) em resíduo de serina, o que inibe sua ação e, consequentemente, induz a ativação da enzima glicogênio sintase, envolvida na síntese de glicogênio.[176] O zinco também favorece a fosforilação do fator de transcrição *forkhead box protein O1* (FOXO1), induzindo sua translocação do núcleo para o citoplasma, o que inibe a expressão de genes gliconeogênicos. Assim, o zinco atua controlando a produção de glicose, bem como aumentando a síntese de glicogênio, o que contribui para a homeostase glicêmica.[152,176,180]

No estudo de Marreiro et al.[108] foram avaliados os efeitos da suplementação com zinco sobre a resistência à insulina em 58 pacientes obesos, sendo 28 suplementados com 30 mg de zinco durante quatro semanas e 28 controles. Os resultados mostraram diminuição da resistência à insulina e da concentração desse hormônio após a suplementação.

OBESIDADE E DISFUNÇÃO TIREOIDIANA

A disfunção do tecido adiposo é o principal fator contribuinte para as mudanças na homeostase dos hormônios tireoidianos, o que favorece a manifestação de alterações metabólicas e de distúrbios endócrinos, sendo observadas modificações nas concentrações séricas, nos padrões de secreção e no *clearance* de vários hormônios na obesidade. Tal fato é corroborado em razão de a perda de peso reverter ou atenuar essas alterações.[1,97,121,146,173]

A etiologia das alterações induzidas pela obesidade no metabolismo da tireoide e no eixo hipotálamo-pituitária-tireoide ainda não está totalmente esclarecida. No entanto, alguns mecanismos têm sido propostos para fundamentar a influência do tecido adiposo nesse processo. Na Figura 49.7 estão representados, de forma esquemática, os principais mecanismos sugeridos.

Em organismos obesos ocorre aumento nas concentrações séricas do hormônio estimulante da tireoide (TSH) e da tri-iodotironina (T3), na perspectiva de induzir a termogênese e minimizar o ganho de peso.[134,145] Todavia, esse processo é ineficaz em razão da expressão reduzida das enzimas deiodinases 2 (DIO2) e 3 (DIO3), dos receptores beta-adrenérgicos 2 e 3, e da UCP-2, importantes na responsividade do tecido adiposo, em especial o visceral, aos estímulos termogênicos e lipolíticos dos hormônios tireoidianos.[88]

Alterações na expressão dos receptores de TSH (TSHR) e dos hormônios tireoidianos em alguns tecidos, em particular no tecido adiposo visceral, sugerem a influência da obesidade na indução da resistência à ação desses hormônios.[5,88] Por outro lado, polimorfismos genéticos podem alterar a expressão dos receptores dos hormônios tireoidianos ou de moléculas da sua via de sinalização, predispondo ao ganho de peso.[44,134,145]

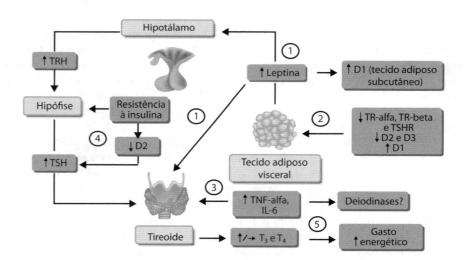

Figura 49.7 Etiologia das alterações do metabolismo dos hormônios tireoidianos na obesidade.

D1, D2 e D3: deiodinases 1, 2 e 3; IL-6: interleucina-6; T_3: tri-iodotironina; T_4: tiroxina; TNF-alfa: fator de necrose tumoral alfa; TR-alfa: receptor alfa de hormônio da tireoide; TR-beta: receptor beta de hormônio da tireoide; TRH: hormônio liberador de tireotropina; TSH: hormônio estimulante da tireoide; TSHR: receptor de TSH.

Fonte: adaptada de Fontenelle et al.[50]

Na obesidade, a presença da hiperleptinemia é outro fator importante para a manifestação de alterações no eixo hipotálamo-pituitária-tireoide, considerando que a leptina é capaz de promover a síntese do hormônio liberador de tireotropina (TRH) nos núcleos hipotalâmicos paraventricular (via direta) e arqueado (via indireta) e, dessa forma, estimular a secreção de TSH pela glândula pituitária. Estudos têm mostrado que as concentrações séricas e plasmáticas de leptina apresentam correlação positiva com as de TSH em indivíduos obesos.[14,61,162]

A leptina também parece influenciar o metabolismo dos hormônios tireoidianos por meio da regulação da atividade das enzimas deiodinases em diferentes tecidos. Estudos realizados em animais e em humanos têm mostrado que as concentrações plasmáticas da leptina e sua expressão no tecido adiposo branco modulam de forma positiva a expressão e/ou atividade da deiodinase 1 (DIO1) nesse tecido, o que favorece a síntese local de T3. No entanto, vale ressaltar que a expressão do receptor desse hormônio está reduzida nos adipócitos, o que inviabiliza a ação local do T3.[77,126]

A inflamação crônica de baixo grau presente na obesidade também constitui fator contribuinte para alterações na função tireoidiana. As citocinas pró-inflamatórias, como o TNF-alfa e as IL-1 e IL-6, podem inibir a expressão do RNAm do simportador sódio--iodo e comprometer a atividade de captação de iodeto em células tireoidianas humanas.[102] As adipocinas podem, ainda, induzir a vasodilatação e o aumento da permeabilidade dos vasos sanguíneos na tireoide, contribuindo para alterações morfológicas na glândula.[102,149]

Nesse cenário, é oportuno destacar dados da literatura sobre a participação importante de alguns oligoelementos na disfunção da glândula tireoide em indivíduos obesos. No entanto, os mecanismos envolvidos ainda não estão totalmente estabelecidos e os resultados dos estudos ainda são inconclusivos.[9,23,75,103,162]

É importante ressaltar que variações nos valores das concentrações dos hormônios tireoidianos, embora dentro da faixa de normalidade, podem estar associadas a efeitos adversos à saúde[171]. No entanto, as implicações clínicas dessas alterações em indivíduos obesos ainda não estão totalmente esclarecidas. Em longo prazo, sugere-se que possam contribuir para o agravamento de complicações metabólicas e para o desenvolvimento de disfunção da glândula tireoide. Vale mencionar que valores elevados de TSH e T3 têm sido positivamente associados aos componentes da síndrome metabólica e ao risco aumentado de câncer de tireoide.[106,124,148]

CONSIDERAÇÕES FINAIS

Diante da importância da obesidade como grave problema de saúde pública e dos avanços acerca da biologia do tecido adiposo, cujos mecanismos ainda não estão totalmente esclarecidos, percebe-se a necessidade da realização de pesquisas sobre o tema, a fim de obter maior aprofundamento sobre esse distúrbio metabólico, na perspectiva de definir estratégias terapêuticas que possam reduzir a incidência de morbidade e mortalidade decorrentes dessa doença.

REFERÊNCIAS

1. Álvarez-Castro P, Sangiao-Alvarellos S, Brandón-Sandá I, Cordido F. Función endocrina en la obesidad. Endocrinol Nutr. 2011;58(08):422-32.
2. Amirkhizia F, Siassi F, Djalali M, Shahraki SH. Impaired enzymatic antioxidant defense in erythrocytes of women with general and abdominal obesity. Obes Res Clin Prac. 2014:8e26-e34.
3. Antonopoulos AS, Lee R, Margaritis M, Antoniades C. Adiponectin as a regulator of vascular redox state: therapeutic implications. Recent Pat Cardiovasc Drug Discov. 2011;6(2):78-88.
4. Baez-Duarte BG, Zamora-Ginez I, Mendoza-Carrera F, Ruiz-Vivanco G, Torres-Rasgado E, Gonzalez-Mejia ME, et al. Serum levels of glutathione peroxidase 3 in overweight and obese subjects from Central Mexico. Arch Medical Res. 2012;43:541-7.
5. Bairras C, Redonnet A, Dabadie H, Gin H, Atgie C, Pallet V, et al. RARγ and TRβ expressions are decreased in PBMC and SWAT of obese subjects in weight gain. J Physiol Biochem. 2010;66(01):29-37.
6. Balagopal P, Graham TE, Kahn BB, Altomare A, Funanage V, George D. Reduction of elevated serum retinol binding protein in obese children by lifestyle intervention: association with sub-clinical inflammation. J Clin Endocrinol Metab. 2007;92(5):1971-4.
7. Bataglini C, Rezende DG, Primo MA, Gomes CR, Pedrosa MM, Godoi VA. Glutamine dipeptide and cortisol change the liver glucose metabolism and reduce the severity of insulin-induced hypoglycaemia in untreated T1DM Swiss mice. Arch Physiol Biochem. 2017;123(2):134-44.
8. Bao Y, Bing C, Hunter L, Jenkins JR, Wabitsch M, Trayhurn P. Zinc-alpha2-glycoprotein, a lipid mobilizing factor, is expressed and secreted by human (SGBS) adipocytes. FEBS Lett. 2005;579(1):41-7.
9. Błazéwicz A, Dolliver W, Sivsammyea S, Deola A, Randhawaa R, Orlicz-Szczenab R, Błazéwiczc R. Determination of cadmium, cobalt, copper, iron, manganese, and zinc in thyroid glands of patients with diagnosed nodular goitre using ion chromatography. J Chromatogr B Analyt Technol Biomed Life Sci. 2010;878:34-8.
10. Błazéwicz A, Klatka M, Astel A, Korona-Glowniak I, Dolliver W, Szwerc W, Kocjan R. Serum and urinary selenium levels in obese children: a cross-sectional study. J Trace Elem Med Biol. 2015;29:116-22.
11. Brandes RP, Kreuzer J. Vascular NADPH oxidases: molecular mechanisms of activation. Cardiovasc Res. 2005;65(1):16-27.
12. Bełtowski J, Wójcicka G, Jamroz A. Leptin decreases plasma paraoxonase 1 (PON1) activity and induces oxidative stress: the possible novel mechanism for proatherogenic effect of chronic hyperleptinemia. Atherosclerosis. 2003;170(1):21-9.
13. Bertrand C, Valet P, Castan-Laurell I. Apelin and energy metabolism. Front Physiol. 2015;6(115):1-5.
14. Bétry C, Challan-Belval MA, Bernard A, Charrié A, Drai J, Laville M et al. Increased TSH in obesity: evidence for a BMI-independent association with leptin. Diabetes Metab. 2015;41(03):248-51.
15. Bokarewa M, Nagaev I, Dahlberg L, Smith U, Tarkowski A. Resistin, an adipokine with potent proinflammatory properties. J Immunol. 2005;174(9):5789-95.
16. Broch M, Ramírez R, Auguet MT, Alcaide MJ, Aguilar C, Garcia-Espana A, et al. Macrophages are novel sites of expression and regulation of retinol binding protein-4 (RBP4). Physiol Res. 2010;59(2):299-303.
17. Bruun JM, Stallknecht B, Helge JW, Richelsen B. Interleukin-18 in plasma and adipose tissue: effects of obesity, insulin resistance, and weight loss. Eur J Endocrinol. 2007;157(4):465-71.
18. Bullo M, Casas-Agustench P, Amigó-Correig P, Aranceta J, Salas-Salvadó J. Inflammation, obesity and comorbidities: the role of diet. Public Health Nutr. 2007;10(10A):1164-72.
19. Buren J, Liu HX, Jensen J, Eriksson J. W. Dexamethasone impairs insulin signalling and glucose transport by depletion of insulin receptor substrate-1, phosphatidylinositol 3-kinase and protein kinase B in primary cultured rat adipocytes. Eur J Endocrinol. 2002;146(3):419-29.

OBESIDADE

20. Cannon B, Nedergaard J. Metabolic consequences of the presence or absence of the thermogenic capacity of brown adipose tissue in mice (and probably in humans). Int J Obes (Lond). 2010;34(Suppl.1):S7-16.

21. Capdor J, Foster M; Petocz P, Samman S. Zinc and glycemic control: a meta-analysis of randomised placebo controlled supplementation trials in humans. J Trace Elem Med Biol. 2013;27(2):137-42.

22. Cawthorn WP, Sethi JK. TNF-alpha and adipocyte biology. FEBS Lett. 2008;582(1):117-31.

23. Cayir A, Doneray H, Kurt N, Orbak Z, Kaya A, Turan MI et al. Thyroid functions and trace elements in pediatric patients with exogenous obesity. Biol Trace Elem Res. 2014;157(02):95-100.

24. Celik N, Andiran N, Yilmaz AE. The relationship between serum magnesium levels with childhood obesity and insulin resistance: a review of the literature. J Pediatr Endocr Met. 2011;24(9-10):675-8.

25. Chao AM, Jastreboff AM, White MA, Grilo CM, Sinha R. Stress, cortisol, and other appetite-related hormones: Prospective prediction of 6-month changes in food cravings and weight. Obesity (Silver Spring). 2017;25(4):713-20.

26. Chen C, Jiang J, Lü JM, Chai H, Wang X, Lin PH. Resistin decreases expression of endothelial nitric oxide synthase through oxidative stress in human coronary artery endothelial cells. Am J Physiol Heart Circ Physiol. 2010;299(1):193-201.

27. Chrzanowska J, Zubkiewicz-Kucharska A, Noczynska A. Adipocytokines concentration and metabolic parameters in obese children. Pediatr Endocrinol Diabetes Metab. 2011;17(3):145-51.

28. Chu S, Ding W, Li K, Pang Y, Tang C. Plasma resistin associated with myocardium injury in patients with acute coronary syndrome. Circ J. 2008;72(8):1249-53.

29. Clementi AH, Gaudy AM, Zimmers TA, Koniaris LG, Mooney RA. Deletion of interleukin-6 improves pyruvate tolerance without altering hepatic insulin signaling in the leptin receptor-deficient mouse. Metabolism. 2011;60(11):1610-9.

30. Codoñer-Franch P, Valls-Bellés V, Arilla-Codoñer A, Alonso-Iglesias, E. Oxidant mechanisms in childhood obesity: the link between inflammation and oxidative stress. Transl Res. 2011;158(6):369-84.

31. Cominetti C, Bortoli MC, Garrido Jr AB, Cozzolino SMF. Brazilian nut consumption improves selenium status and glutathione peroxidase activity and reduces atherogenic risk in obese women. Nutr Res. 2012;32:403-7.

32. Cui R, Gao M, Qu S, Liu D. Gene overexpression of superoxide dismutase 3 gene blocks high-fat diet-induced obesity, fatty liver and insulin resistance. Gene Ther. 2014;21:840-8.

33. Cousins RJ, Liuzzi, JP, Lichten LA. Mammalian zinc transport, trafficking, and signals. J Biol Chem. 2006;281(34):24085-9.

34. Dandona, P, Chaudhuri A, Ghanim H, Mohanty P. Proinflammatory effects of glucose and anti-inflammatory effect of insulin: relevance to cardiovascular disease. Am J Cardiol. 2007;99(4A):15B-26B.

35. Davis SR, Cousins RJ. Metallothionein expression in animals: a physiological perspective on function. J Nutr. 2000;130(5):1085-8.

36. DeLoach S, Huan Y, Keith SW, Martinez Cantarin MP, Falkner B. Relationship of blood pressure and obesity with inflammatory cytokines among African Americans. Ther Adv Cardiovasc Dis. 2011;5(3):149-57.

37. Deng Y, Scherer PE. Adipokines as novel biomarkers and regulators of the metabolic syndrome. Ann N Y Acad Sci. 2010;1212:E1-19.

38. Do MS, Nam SY, Hong SE, Kim KW, Duncan JS, Beattie JH, et al. Metallothionein gene expression in human adipose tissue from lean and obese subjects. Horm Metab Res. 2002;34(6):348-51.

39. Dos Santos Rocha PB, de Castro Amorim A, de Sousa AF, do Monte SJ, da Mata Sousa LC, do Nascimento Nogueira N, et al. Expression of the zinc transporters genes and metallothionein in obese women. Biol Trace Elem Res. 2011;143(2):603-11.

40. Dray C, Knauf C, Daviaud D, Waget A, Boucher J, Buleon M, et al. Apelin stimulates glucose utilization in normal and obese insulin-resistant mice. Cell Metab. 2008;8:437-45.

41. Eckardt K, Schober A, Platzbecker B, Mracek T, Bing C, Trayhurn P, et al. The adipokine zinc-alpha2-glycoprotein activates AMP kinase in human primary skeletal muscle cells. Arch Physiol Biochem. 2011;117(2):88-93.

42. Elhage R, Jawien J, Rudling M, Ljunggren HG, Takeda K, Akira S, et al. Reduced atherosclerosis in interleukin-18 deficient apolipoprotein E-knockout mice. Cardiovasc Res. 2003;59(1):234-40.
43. Esposito K, Pontillo A, Ciotola M, Di Palo C, Grella E, Nicoletti G, et al. Weight loss reduces interleukin-18 levels in obese women. J Clin Endocrinol Metab. 2002;87(8):3864-6.
44. Fernández-Real JM, Corella D, Goumidi L, Mercader JM, Valdés S, Rojo Martínez G, et al. Thyroid hormone receptor alpha gene variants increase the risk of developing obesity and show gene–diet interactions. Int J Obes (Lond.). 2013;37(11):1499-505.
45. Fernández-Sánchez A, Madrigal-Santillán E, Bautista M, Esquivel-Soto J, Morales-González Á, Esquivel-Chirino C, et al. Inflammation, oxidative stress, and obesity. Int J Mol Sci. 2011;12:3117-32.
46. Ferrante AW Jr. Obesity-induced inflammation: a metabolic dialogue in the language of inflammation. J Intern Med. 2007;262(4):408-14.
47. Ferro FE, de Sousa Lima VB, Soares NR, de Sousa Almondes KG, Pires LV, Cozzolino SM, et al. Parameters of metabolic syndrome and its relationship with zincemia and activities of superoxide dismutase and glutathione peroxidase in obese women. Biol Trace Elem Res. 2011;143(2):787-93.
48. Fonseca-Alaniz MH, Takada J, Alonso-Vale MI, Lima FB. The adipose tissue as a regulatory center of the metabolism. Arq Bras Endocrinol Metabol. 2006;50(2):216-29.
49. Fonseca-Alaniz MH, Takada J, Alonso-Vale MI, Lima FB. Adipose tissue as an endocrine organ: from theory to practice. J Pediatr (Rio J). 2007;83(Suppl.5):S192-203.
50. Fontenelle LC, Feitosa MM, Severo JS, Freitas TE, Morais JB, Torres-Leal FL, et al. Thyroid function in human obesity: underlying mechanisms. Horm Metab Res. 2016;48(12):787-94.
51. Fortuño A, Bidegain J, Baltanás A, Moreno M, Montero L, Landecho MF, et al. Is leptin involved in phagocytic NADPH oxidase overactivity in obesity? Potential clinical implications. J Hypertens. 2010;28(9):1944-50.
52. França B K, Alves MRM, Souto FMS, Tiziane L, Boaventura RF, Guimarães A, et al. Peroxidação lipídica e obesidade: Métodos para aferição do estresse oxidativo em obesos. GE J Port Gastrenterol. 2013;20(5):199-206.
53. Fruebis J, Tsao TS, Javorschi S, Ebbets-Reed D, Erickson MR, Yen FT, et al. Proteolytic cleavage product of 30-kDa adipocyte complement-related protein increases fatty acid oxidation in muscle and causes weight loss in mice. Proc Natl Acad Sci U S A. 2001;98(4):2005-10.
54. Frühbeck G, Gómez-Ambrosi J, Muruzábal FJ, Burrell MA. The adipocyte: a model for integration of endocrine and metabolic signaling in energy metabolism regulation. Am J Physiol Endocrinol Metab. 2001;280(6):E827-47.
55. Furukawa S, Fujita T, Shimabukuro M, Iwaki M, Yamada Y, Nakajima Y, et al. Increased oxidative stress in obesity and its impact on metabolic syndrome. J Clin Invest. 2004;114(12): 1752-61.
56. Galan-Chilet I, Tellez-Plaza M, Guallar E, Marco G, Lopez-Izquierdo R, Gonzalez-Manzano I, et al. Plasma selenium levels and oxidative stress biomarkers: a gene–environment interaction population-based study. Free Radic Biol Med. 2014;74:229-36.
57. Galic S, Oakhill JS, Steinberg GR. Adipose tissue as an endocrine organ. Mol Cell Endocrinol. 2010;316(2):129-39.
58. Gao D, Trayhurn P, Bing C. Macrophage-secreted factors inhibit ZAG expression and secretion by human adipocytes. Mol Cell Endocrinol. 2010;325(1-2):135-42.
59. García OP, Long KZ, Rosado JL. Impact of micronutrient deficiencies on obesity. Nutr Rev. 2009;67(10):559-72.
60. Geer EB, Islam J, Buettner C. Mechanisms of glucocorticoid-induced insulin resistance: focus on adipose tissue function and lipid metabolism. Endocrinol Metab Clin North Am. 2014;43(1):75-102.
61. Ghamari-Langroudi M, Vella KR, Srisai D, Sugrue ML, Hollenberg AN, Cone RD. Regulation of thyrotropin-releasing hormone-expressing neurons in paraventricular nucleus of the hypothalamus by signals of adiposity. Mol Endocrinol. 2010;24(12):2366-81.
62. Gong FY, Zhang SJ, Deng JY, Zhu HJ, Pan H, Li NS, et al. Zinc-alpha2-glycoprotein is involved in regulation of body weight through inhibition of lipogenic enzymes in adipose tissue. Int J Obes (Lond). 2009;33(9):1023-30.
63. Goossens GH. The role of adipose tissue dysfunction in the pathogenesis of obesity-related insulin resistance. Physiol Behav. 2008;94(2):206-18.

64. Guerrero CH, Chávez PH, Castro NM, Carriedo AP, Río SGD; Lizaur AP. Glutathione peroxidase-1 Pro200Leu polymorphism (rs1050450) is associated with morbid obesity independently of the presence of prediabetes or diabetes in women from Central Mexico. Nutr Hosp. 2015;32(4):1516-25.

65. Guilherme A, Virbasius JV, Puri V, Czech MP. Adipocyte dysfunctions linking obesity to insulin resistance and type 2 diabetes. Nat Rev Mol Cell Biol. 2008;9(5):367-77.

66. Gustafson B. Adipose tissue, inflammation and atherosclerosis. J Atheroscler Thromb. 2010;17(4):332-41.

67. Halberg N, Wernstedt-Asterholm I, Scherer PE. The adipocyte as an endocrine cell. Endocrinol Metab Clin North Am. 2008;37(3):753-68.

68. Higuchi A, Ohashi K, Kihara S, Walsh K, Ouchi N. Adiponectin suppresses pathological microvessel formation in retina through modulation of tumor necrosis factor-alpha expression. Circ Res. 2009;104(9):1058-65.

69. Hosogai N, Oshima K, Miyata Y, Tanaka S, Segawa K, Furukawa S, et al. Adipose tissue hypoxia in obesity and its impact on adipocytokine dysregulation. Diabetes. 2007;56(4):901-11.

70. Hotamisligil GS, Budavari A, Murray D, Spiegelman BM. Reduced tyrosine kinase activity of the insulin receptor in obesity-diabetes. Central role of tumor necrosis factor-alpha. J Clin Invest. 1994;94(4):1543-9.

71. Hotamisligil GS, Shargill NS, Spiegelman BM. Adipose expression of tumor necrosis factor-alpha: direct role in obesity-linked insulin resistance. Science. 1993;259(5091):87-91.

72. Hu E, Liang P, Spiegelman BM. AdipoQ is a novel adipose-specific gene dysregulated in obesity. J Biol Chem. 1996; 71(18):10697-703.

73. Inoguchi T, Li P, Umeda F, Yu H, Kakimoto M, Imamura M, et al. High glucose level and free fatty acid stimulate reactive oxygen species production through protein kinase C--dependent activation of NAD(P)H oxidase in cultured vascular cells. Diabetes. 2000; 9(11)1939-45.

74. Iwabu M, Yamauchi T, Okada-Iwabu M, Sato K, Nakagawa T, Funata M, et al. Adiponectin and AdipoR1 regulate PGC-1alpha and mitochondria by Ca(2+) and AMPK/SIRT1. Nature. 2010;464(7293):1313-9.

75. Jain RB. Thyroid function and serum copper, selenium, and zinc in general U.S. population. Biol Trace Elem Res. 2014;159(01):87-98.

76. Jeon MJ, Leem J, Ko MS, Jang JE, Park H, Kim HS, et al. Mitochondrial dysfunction and activation of iNOS are responsible for the palmitate-induced decrease in adiponectin synthesis in 3T3L1 adipocytes. Exp Mol Med. 2012;44(9):562-70.

77. Jílková ZM, Pavelka S, Flachs P, Hensler M, Kůs V, Kopecký J. Modulation of type I iodothyronine 5'-deiodinase activity in white adipose tissue by nutrition: possible involvement of leptin. Physiol Res. 2010;59(04):561-9.

78. Jørgensen SB, Honeyman J, Oakhill JS, Fazakerley D, Stöckli J, Kemp BE, et al. Oligomeric resistin impairs insulin and AICAR-stimulated glucose uptake in mouse skeletal muscle by inhibiting GLUT4 translocation. Am J Physiol Endocrinol Metab. 2009;297(1):E57-66.

79. Kamble PG, Pereira MJ, SIdibeh CO, Amini S, Sundbom M, Börjesson JL. Lipocalin 2 produces insulin resistance and can be upregulated by glucocorticoids in human adipose tissue. Mol Cell Endocrinol. 2016;15(427):124-32.

80. Karamouzis I, Pervanidou P, Berardelli R, Iliadis S, Papassotiriou I, Karamouzis M, et al. Enhanced oxidative stress and platelet activation combined with reduced antioxidant capacity in obese prepubertal and adolescent girls with full or partial metabolic syndrome. Horm Metab Res. 2011;43(9):607-13.

81. Kawanami D, Maemura K, Takeda N, Harada T, Nojiri T, Imai Y, et al. Direct reciprocal effects of resistin and adiponectin on vascular endothelial cells: a new insight into adipocytokine-endothelial cell interactions. Biochem Biophys Res Commun. 2004;314(2):415-9.

82. Kiguchi N, Maeda T, Kobayashi Y, Fukazawa Y, Kishioka S. Leptin enhances CC-chemokine ligand expression in cultured murine macrophage. Biochem Biophys Res Commun. 2009;384(3):311-5.

83. Klöting N, Graham TE, Berndt J, Kralisch S, Kovacs P, Wason CJ, et al. Serum retinol-binding protein is more highly expressed in visceral than in subcutaneous adipose tissue and is a marker of intra-abdominal fat mass. Cell Metab. 2007;6(1):79-87.

84. Kobashi C, Urakaze M, Kishida M, Kibayashi E, Kobayashi H, Kihara S. Adiponectin inhibits endothelial synthesis of interleukin-8. Circ Res. 2005;97(12):1245-52.
85. Krzystek-Korpacka M, Patryn E, Hotowy K, Czapińska E, Majda J, Kustrzeba-Wójcicka I, et al. Paraoxonase-1 activity in overweight and obese children and adolescents: association with obesity-related inflammation and oxidative stress. Adv Clin Exp Med. 2013;22(2):229-36.
86. Kuramoto K, Okamura T, Yamaguchi T, Nakamura TY, Wakabayashi S, Morinaga H, et al. Perilipin 5, a lipid droplet-binding protein, protects heart from oxidative burden by sequestering fatty acid from excessive oxidation. J Biol Chem. 2012;287(28):23852-63.
87. Kurata A, Nishizawa H, Kihara S, Maeda N, Sonoda M, Okada T, et al. Blockade of angiotensin II type-1 receptor reduces oxidative stress in adipose tissue and ameliorates adipocytokine dysregulation. Kidney Int. 2006;70(10):1717-24.
88. Kurylowicz A, Jonas M, Lisik W, Jonas M, Wicik ZA, Wierzbicki Z. Obesity is associated with a decrease in expression but not with the hypermethylation of thermogenesis-related genes in adipose tissues. J Transl Med. 2015;13:31.
89. Kusminski CM, da Silva NF, Creely SJ, Fisher FM, Harte AL, Baker AR, et al. The in vitro effects of resistin on the innate immune signaling pathway in isolated human subcutaneous adipocytes. J Clin Endocrinol Metab. 2007;92(1):270-6.
90. Labunskyy VM, Hatfield DL, Gladyshev VN. Selenoproteins: molecular pathways and physiological roles. Physiol Rev. 2014;94(3):739-77.
91. Lay SL, Simard G, Martinez MC, Andriantsitohaina R. Oxidative stress and metabolic pathologies: from an adipocentric point of view. Oxid Med Cell Longev. 2014:1-18.
92. Lazar MA. How obesity causes diabetes: not a tall tale. Science. 2005;307(5708):373-5.
93. Lehrke M, Reilly MP, Millington SC, Iqbal N, Rader DJ, Lazar MA. An inflammatory cascade leading to hyperresistinemia in humans. PLoS Med. 2004;1(2):e45.
94. Li FP, He J, Li ZZ, Luo ZF, Yan L, Li Y. Effects of resistin expression on glucose metabolism and hepatic insulin resistance. Endocrine. 2009;35(2):243-51.
95. Li S, Shin HJ, Ding EL, van Dam RM. Adiponectin levels and risk of type 2 diabetes: a systematic review and meta-analysis. JAMA. 2009;302(2):179-88.
96. Lim S, Son KR, Song IC, Park HS, Jin CJ, Jang HC, et al. Fat in liver/muscle correlates more strongly with insulin sensitivity in rats than abdominal fat. Obesity (Silver Spring). 2009;17(1):188-95.
97. Lips MA, Pijl H, van Klinken JB, de Groot GH, Janssen IM, Van Ramshorst B, et al. Roux-en-Y gastric bypass and calorie restriction induce comparable time-dependent effects on thyroid hormone function tests in obese female subjects. Eur J Endocrinol. 2013;169(03):339-47.
98. Lira FS, Rosa JC, Dos Santos RV, Venancio DP, Carnier J, Sanches PL, et al. Visceral fat decrea-sed by long-term interdisciplinary lifestyle therapy correlated positively with interleukin-6 and tumor necrosis factor-alpha and negatively with adiponectin levels in obese adolescents. Metabolism. 2011;60(3):359-65.
99. Liu Y, Qi W, Richardson A, Remmen HV, Ikeno Y, Salmon AB. Oxidative damage associated with obesity is prevented by overexpression of CuZn- or Mn-superoxide dismutase. Biochem Biophys Res Commun. 2013;438(1):78-83.
100. Liuzzi JP, Lichten LA, Rivera S, Blanchard RK, Aydemir TB, Knutson MD, et al. Interleukin-6 regulates the zinc transporter Zip14 in liver and contributes to the hypozincemia of the acute-phase response. Proc Natl Acad Sci U S A. 2005;102(19):6843-8.
101. Lo J, Bernstein LE, Canavan B, Torriani M, Jackson MB, Ahima RS, et al. Effects of TNF-alpha neutralization on adipocytokines and skeletal muscle adiposity in the metabolic syndrome. Am J Physiol Endocrinol Metab. 2007;293(1):E102-9.
102. Longhi S, Radetti G. Thyroid function and obesity. J Clin Res Pediatr Endocrinol. 2013;05(01):40-4.
103. Mahmoodianfard S, Vafa M, Golgiri F, Khoshniat M, Gohari M, Solati Z, et al. Effects of zinc and selenium supplementation on thyroid function in overweight and obese hypothyroid female patients: a randomized double-blind controlled trial. J Am Coll Nutr. 2015;34(05):391-9.
104. Mallat Z, Corbaz A, Scoazec A, Besnard S, Lesèche G, Chvatchko Y, et al. Expression of interleukin-18 in human atherosclerotic plaques and relation to plaque instability. Circulation. 2001;104(14):1598-603.

OBESIDADE

105. Manna P, Jain SK. Obesity, oxidative stress, adipose tissue dysfunction, and the associated health risks: causes and therapeutic strategies. Metab Syndr Relat Disord. 2015;13(10):423-44.
106. Marcello MA, Cunha LL, Batista FA, Ward LS. Obesity and thyroid cancer. Endocr Relat Cancer. 2014;21(05):T255-71.
107. Marrades MP, Martinez JA, Moreno-Aliaga MJ. ZAG, a lipid mobilizing adipokine, is downregulated in human obesity. J Physiol Biochem. 2008;64(1):61-6.
108. Marreiro DN, Geloneze B, Tambascia MA, Lerário AC, Halpern A, Cozzolino SM. Effect of zinc supplementation on serum leptin levels and insulin resistance of obese women. Biol Trace Elem Res. 2006;112(2):109-18.
109. Martins LM, Oliveira ARS, Cruz KJC, Araújo CGB, Oliveira FE, Sousa GS, et al. Influence of cortisol on zinc metabolism in morbidly obese women. Nutr Hosp. 2014;29:57-63.
110. Martins LM Oliveira ARS, Cruz KJC, Torres-Leal FL, Marreiro DN. Obesity, inflammation, and insulin resistance. Braz J Pharma Sci. 2014;50(4):677-92.
111. Matsuzawa-Nagata N, Takamura T, Ando H, Nakamura S, Kurita S, Misu H, et al. Increased oxidative stress precedes the onset of high-fat diet-induced insulin resistance and obesity. Metabolism. 2008;57(8):1071-7.
112. Maury E, Brichard SM. Adipokine dysregulation, adipose tissue inflammation and metabolic syndrome. Mol Cell Endocrinol. 2010;314(1):1-16.
113. McTernan PG, McTernan CL, Chetty R, Jenner K, Fisher FM, Lauer MN, et al. Increased resistin gene and protein expression in human abdominal adipose tissue. J Clin Endocrinol Metab. 2002;87(5):2407.
114. Minokoshi Y, Kahn BB. Role of AMP-activated protein kinase in leptin-induced fatty acid oxidation in muscle. Biochem Soc Trans. 2003;31(1):196-201.
115. Miyoshi H, Souza SC, Endo M, Sawada T, Perfield JW 2nd, Shimizu C, et al. Perilipin overexpression in mice protects against diet-induced obesity. J Lipid Res. 2010;51(5):975-82.
116. Molica F, Morel S, Kwak BR, Rohner-Jeanrenaud F, Steffens S. Adipokines at the crossroad between obesity and cardiovascular disease. Thromb Haemost. 2015.113(3):553-66.
117. Monteiro R, Azevedo I. Chronic inflammation in obesity and the metabolic syndrome. Mediators Inflamm. 2010:289645.
118. Morais JBS, Severo JS, Santos LRD, Sousa Melo SRD, Santos RO, Oliveira ARSD, et al. Role of magnesium in oxidative stress in individuals with obesity. Biol Trace Elem Res. 2017;176(1):20-6.
119. Mracek T, Ding Q, Tzanavari T, Kos K, Pinkney J, Wilding J, et al. The adipokine zinc-alpha2-glycoprotein (ZAG) is downregulated with fat mass expansion in obesity. Clin Endocrinol (Oxf). 2010;72(3):334-41.
120. Munzberg H, Flier JS, Bjorbaek C. Region-specific leptin resistance within the hypothalamus of diet-induced obese mice. Endocrinology. 2004;145(11):4880-9.
121. Muscogiuri G, Sorice GP, Mezza T, Prioletta A, Lassandro AP, Pirronti T, et al. High-normal TSH values in obesity: is it insulin resistance or adipose tissue's guilt? Obesity (Silver Spring). 2013;21(01):101-6.
122. Netea MG, Joosten LA, Lewis E, Jensen DR, Voshol PJ, Kullberg BJ, et al. Deficiency of interleukin-18 in mice leads to hyperphagia, obesity and insulin resistance. Nat Med. 2006;12(6):650-6.
123. Niranjan G, Anitha D, Srinivasan AR, Velu VK, Venkatesh C, Babu MS, Ramesh R, Saha S. Association of inflammatory sialoproteins, lipid peroxides and serum magnesium levels with cardiometabolic risk factors in obese children of South Indian population. Int J Biomed Sci. 2014;10(2):118-23.
124. Oh JY, Sung YA, Lee HJ. Elevated thyroid stimulating hormone levels are associated with metabolic syndrome in euthyroid young women. Korean J Intern Med. 2013;28(02):180-6.
125. Oliveira AR, Crua KJ, Morais JB, Severo JS, Freitas TE, Veras AL, et al. Magnesium status and its relationship with C-reactive protein in obese women. Biol Trace Elem Res. 2015;168(2):296-302.
126. Ortega FJ, Jílková ZM, Moreno-Navarrete JM, Pavelka S, Rodriguez-Hermosa JI, Kopecký J, et al. Type I iodothyronine 5'-deiodinase mRNA and activity is increased in adipose tissue of obese subjects. Int J Obes (Lond.). 2012;36(02):320-4.
127. Ost A, Danielsson A, Lidén M, Eriksson U, Nystrom FH, Strålfors P. Retinol-binding protein-4 attenuates insulin-induced phosphorylation of IRS1 and ERK1/2 in primary human adipocytes. FASEB J. 2007;21(13):3696-704.

128. Ouchi N, Higuchi A, Ohashi K, Oshima Y, Gokce N, Shibata R, et al. Sfrp5 is an anti-inflammatory adipokine that modulates metabolic dysfunction in obesity. Science. 2010;329(5990):454-7.
129. Ouchi N, Kihara S, Arita Y, Okamoto Y, Maeda K, Kuriyama H, et al. Adiponectin, an adipocyte-derived plasma protein, inhibits endothelial NF-kappaB signaling through a cAMP-dependent pathway. Circulation. 2000;102(11):1296-301.
130. Ouchi N, Kihara S, Funahashi T, Matsuzawa Y, Walsh K. Obesity, adiponectin and vascular inflammatory disease. Curr Opin Lipidol. 2003;14(6):561-6.
131. Ouchi N, Parker JL, Lugus JJ, Walsh K. Adipokines in inflammation and metabolic disease. Nat Rev Immunol. 2011;11(2):85-97.
132. Oyedeji SO, Adesina AA, Oke OT, Tijan YO. Evaluation of essential trace metals in female type 2 diabetes mellitus patients in Nigerian population. Afr J Biotechnol. 2014;13(18):1910-4.
133. Ozata M, Mergen M, Oktenli C, Aydin A, Sanisoglu SY, Bolu E, et al. Increased oxidative stress and hypozincemia in male obesity. Clin Biochem. 2002;35(8):627-31.
134. Pacifico L, Anania C, Ferraro F, Andreoli GM, Chiesa C. Thyroid function in childhood obesity and metabolic comorbidity. Clin Chim Acta. 2012;413(03-04):396-405.
135. Pandey G, Shihabudeen MS, David HP, Thirumurugan E, Thirumurugan K. Association between hyperleptinemia and oxidative stress in obese diabetic subjects. J Diabetes Metab Disord. 2015;14(24).
136. Park J, Chung JJ, Kim JB. New evaluations of redox regulating system in adipose tissue of obesity. Diabetes Res Clin Pract. 2007;77(Suppl.1):S11-6.
137. Prasad AS, Bao B, Beck FW, Kucuk O, Sarkar FH. Antioxidant effect of zinc in humans. Free Radic Biol Med. 2004;37(8):1182-90.
138. Prasad AS, Beck FW, Bao B, Fitzgerald JT, Snell DC, Steinberg JD, et al. Zinc supplementation decreases incidence of infections in the elderly: effect of zinc on generation of cytokines and oxidative stress. Am J Clin Nutr. 2007; 85(3):837-44.
139. Prohaska JR, Wittmers LE Jr, Haller EW. Influence of genetic obesity, food intake and adrenalectomy in mice on selected trace element-dependent protective enzymes. J Nutr. 1988;118(6):739-46.
140. Puchau B, Zulet MA, Hermsdorff HH, Navarro-Blasco I, Martínez JA. Nail antioxidant trace elements are inversely associated with inflammatory markers in healthy young adults. Biol Trace Elem Res. 2010;133(3):304-12.
141. Qatanani M, Szwergold NR, Greaves DR, Ahima RS, Lazar MA. Macrophage-derived human resistin exacerbates adipose tissue inflammation and insulin resistance in mice. J Clin Invest. 2009;119(3):531-9.
142. Queiroz JCFEA. Controle da adipogênese por ácidos graxos. Arq Bras Endocrinol Metab. 2009;53(5):582-94.
143. Rangwala SM, Rich AS, Rhoades B, Shapiro JS, Obici S, Rossetti L, et al. Abnormal glucose homeostasis due to chronic hyperresistinemia. Diabetes. 2004;53(8):1937-41.
144. Ranasinghe P, Pigera S, Galappatthy P, Katulanda, P, Constantine GR. Zinc and diabetes mellitus: understanding molecular mechanisms and clinical implications. Daru. 2015;17:23-44.
145. Reinehr T. Obesity and thyroid function. Mol Cell Endocrinol. 2010;316(02):165-71.
146. Ren R, Jiang X, Zhang X, Guan Q, Yu C, Li Y et al. Association between thyroid hormones and body fat in euthyroid subjects. Clin Endocrinol (Oxf). 2014;80(04):585-90.
147. Rodriguez ACI, Epel ES, White ML, Standen EC, Seckl JR, Tomiyam JA. Hypothalamic-pituitary--adrenal axis dysregulation and cortisol activity in obesity: A systematic review. Psychoneu. 2015;62:301-18.
148. Roef GL, Rietzschel ER, Van Daele CM, Taes YE, Buyzere ML, Gillebert TC, et al. Triiodothyronine and free thyroxine levels are differentially associated with metabolic profile and adiposity-related cardiovascular risk markers in euthyroid middle-aged subjects. Thyroid. 2014;24(02):223-31.
149. Rotondi M, Cappelli C, Leporati P, Chytiris S, Zerbini F, Fonte R et al. A hypoechoic pattern of the thyroid at ultrasound does not indicate autoimmune thyroid diseases in patients with morbid obesity. Eur J Endocrinol. 2010;163(01):105-9.
150. Rolland C, Hession M, Broom I. Effect of weight loss on adipokine levels in obese patients. Diabetes Metab Syndr Obes. 2011;4:315-23.
151. Rupérez A I, Olza J, Gil-Campos M, Leis R, Mesa MD, Tojo R, et al. Are catalase -844A/G polymorphism and activity associated with childhood obesity? Antioxid Redox Signal. 2013;19(16):1970-6.

152. Ruz M, Carrasco F, Rojas P, Codoceo J, Inostroza J, Basfi-Fer K. et al. Zinc as a potential coadjuvant in therapy for type 2 diabetes. Food Nutr Bull. 2013;34(2):215-21.
153. Samaras K, Botelho NK, Chisholm DJ, Lord RV. Subcutaneous and visceral adipose tissue gene expression of serum adipokines that predict type 2 diabetes. Obesity (Silver Spring). 2010;18(5):884-9.
154. Sato M, Kondoh M. Recent studies on metallothionein: protection against toxicity of heavy metals and oxygen free radicals. Tohoku J Exp Med. 2002;196(1):9-22.
155. Savini I, Catani MV, Evangelista D, Gasperi V, Avigliano L. Obesity-associated oxidative stress: strategies finalized to improve redox state. Int J Mol Sci. 2013;14(5):10497-538.
156. Shantavasinkul PC, Phanachet P, Puchaiwattananon O, Chailurkit L, Lepananon T, Chanprasertyotin S, et al. Vitamin D status is a determinant of skeletal muscle mass in obesity according to body fat percentage. Nutrition. 2015;31:801-6.
157. Silswal N, Singh AK, Aruna B, Mukhopadhyay S, Ghosh S, Ehtesham NZ. Human resistin stimulates the pro-inflammatory cytokines TNF-alpha and IL-12 in macrophages by NF-kappaB-dependent pathway. Biochem Biophys Res Commun. 2005;334(4):1092-101.
158. Siqueira Jr JF. Inflamação aguda: resposta vascular e celular. In: Siqueira Jr JF, Dantas CJS. Mecanismos celulares e moleculares da inflamação. Rio de Janeiro: Guanabara Koogan; 2000. p.90.
159. Skalicky J, Muzakova V, Kandar R, Meloun M, Rousar T, Palicka V. Evaluation of oxidative stress and inflammation in obese adults with metabolic syndrome. Clin Chem Lab Med. 2008;46(4):499-505.
160. Smith CE, Ordovás JM. Update on perilipin polymorphisms and obesity. Nutr Rev. 2012;70(10):611-21.
161. Sola E, Jover A, López-Ruiz A, Jarabo M, Vayá A, Morillas C, et al. Parameters of inflammation in morbid obesity: lack of effect of moderate weight loss. Obes Surg. 2009;19(5):571-6.
162. Soriguer F, Valdes S, Morcillo S, Esteva I, Almaraz MC, de Adana MS, et al. Thyroid hormone levels predict the change in body weight: a prospective study. Eur J Clin Invest. 2011;41(11):1202-9.
163. Steppan CM, Wang J, Whiteman EL, Birnbaum MJ, Lazar MA. Activation of SOCS-3 by resistin. Mol Cell Biol. 2005;25(4):1569-75.
164. Suliburska J, Cofta S, Gajewska E, Kalmus G, Sobieska M, Samborski W, et al. The evaluation of selected serum mineral concentrations and their association with insulin resistance in obese adolescents.Eur Rev Med Pharmacol Sci. 2013;17(17):2396-400.
165. Sun M, Huang X, Yan Y, Chen J, Wang Z, Xi M, et al. Rac1 is a possible link between obesity and oxidative stress in Chinese overweight adolescents. Obesity. 2012;20:2233-40.
166. Sztalryd C, Brasaemle DL. The perilipin family of lipid droplet proteins: Gatekeepers of intracellular lipolysis. Biochim Biophys Acta. 2017;1862(10 Pt B):1221-32.
167. Sztalryd C, Kimmel AR. Perilipins: lipid droplet coat proteins adapted for tissue-specific energy storage and utilization, and lipid cytoprotection. Biochimie. 2014;96:96-101.
168. Tan HW, Liu X, Bi XP, Xing SS, Li L, Gong HP, et al. IL-18 overexpression promotes vascular inflammation and remodeling in a rat model of metabolic syndrome. Atherosclerosis. 2010;208(2):350-7.
169. Takeda A, Tamano H, Ogawa T, Takada S, Ando M, Oku N, Watanabe M. Significance of serum glucocorticoid and chelatable zinc in depression and cognition in zinc deficiency. Behav Brain Res. 2012;226:259-64.
170. Takeda A.; Tamano H. Zinc Signaling through glucocorticoid and glutamate signaling in stressful circumstances. Neurosci Res. 2010;88(14):3002-10.
171. Taylor PN, Razvi S, Pearce SH, Dayan CM. A review of the clinical consequences of variation in thyroid function within the reference range. J Clin Endocrinol Metab. 2013;98(09):3562-71.
172. Torres-Leal FL, Fonseca-Alaniz MH, Rogero MM, Tirapegui J. The role of inflamed adipose tissue in the insulin resistance. Cell Biochem Funct. 2010;28(8):623-31.
173. Trayhurn P. Hypoxia and adipose tissue function and dysfunction in obesity. Physiol Rev. 2013;93(01):1-21.
174. Ueki K, Kondo T, Kahn CR. Suppressor of cytokine signaling 1 (SOCS-1) and SOCS-3 cause insulin resistance through inhibition of tyrosine phosphorylation of insulin receptor substrate proteins by discrete mechanisms. Mol Cell Biol. 2004;24(12):5434-46.
175. Van Gaal LF, Mertens IL, De Block CE. Mechanisms linking obesity with cardiovascular disease. Nature. 2006;444(7121):875-80.

176. Vardatsikos G, Pandey NR, Srivastava AK. Insulino-mimetic and anti-diabetic effects of zinc. J Inorg Biochem. 2013;120:8-17.
177. Vincent HK, Innes KE, Vincent KR. Oxidative stress and potential interventions to reduce oxidative stress in overweight and obesity. Diabetes Obes Metab. 2007;9(6):813-39.
178. Volp AC, Alfenas Rde C, Costa NM, Minim VP, Stringueta PC, Bressan J. Inflammation biomarkers capacity in predicting the metabolic syndrome. Arq Bras Endocrinol Metabol. 2008;52(3):537-49.
179. Wajchenberg BL, Nery M, Cunha MR, Silva ME. Adipose tissue at the crossroads in the development of the metabolic syndrome, inflammation and atherosclerosis. Arq Bras Endocrinol Metabol. 2009;53(2):145-50.
180. Walter PL, Kampkötter A, Eckers A, Barthel A, Schmoll D, Sies H, Klotz LO. Modulation of FoxO signaling in human hepatoma cells by exposure to copper or zinc ions. Arch Biochem Biophys. 2006;454(2):107-13.
181. Weeks BS, Hanna MS, Cooperstein D. Dietary selenium and selenoprotein function. Med Sci Monit. 2012;18(8):127-32.
182. Wood IS, Wang B, Jenkins JR, Trayhurn P. The pro-inflammatory cytokine IL-18 is expressed in human adipose tissue and strongly upregulated by TNFalpha in human adipocytes. Biochem Biophys Res Commun. 2005;337(2):422-9.
183. World Health Organization. The world health reported reducing risks, promoting healthy life. Geneva: World Health Organization; 2002. p.167.
184. Xia N, Horke S, Habermeier A, Closs E I, Reifenberg G, Gericke A, et al. Uncoupling of endothelial nitric oxide synthase in perivascular adipose tissue of diet-induced obese mice. Arterioscler Thromb Vasc Biol. 2015;23:1-8.
185. Xu A, Wang Y, Keshaw H, Xu LY, Lam KSL, Cooper GJS. The fat-derived hormone adiponectin alleviates alcoholic and nonalcoholic fatty liver diseases in mice. J Clin Invest. 2003;112(1):91-100.
186. Yamauchi T, Kamon J, Ito Y, Tsuchida A, Yokomizo T, Kita S, et al. Cloning of adiponectin receptors that mediate antidiabetic metabolic effects. Nature. 2003;423(6941):762-9.
187. Yamauchi T, Nio Y, Maki T, Kobayashi M, Takazawa T, Iwabu M, et al. Targeted disruption of AdipoR1 and AdipoR2 causes abrogation of adiponectin binding and metabolic actions. Nat Med. 2007;13(3):332-9.
188. Yang Q, Graham TE, Mody N, Preitner F, Peroni OD, Zabolotny JM, et al. Serum retinol binding protein 4 contributes to insulin resistance in obesity and type 2 diabetes. Nature. 2005;436(7049):356-62.
189. Yerlikaya FH, Toker A, Aribas A. Serum trace elements in obese women with or without diabetes. Indian J Med Res. 2013;137(2):339-45.
190. Yue P, Jin H, Aillaud M, Deng AC, Azuma J, Asagami T, et al. Apelin is necessary for the maintenance of insulin sensitivity. Am. J. Physiol. Endocrinol. Metab. 2010;298:E59-E67.
191. Zaki ME, El-Bassyouni H, Kamal S, El-Gammal M, Youness E. Association of serum paraoxonase enzyme activity and oxidative stress markers with dyslipidemia in obese adolescents. Indian J Endocrinol Metab. 2014;18(3):340-4.
192. Zhang H, Park Y, Wu J, Chen XP, Lee S, Yang J, et al. Role of TNF-alpha in vascular dysfunction. Clin Sci. 2009;116(3):219-30.
193. Zhang J, Liu Q, Hu X, Fang Z, Huang F, Zhous S. Apelin/APJ signaling promotes hypoxia-induced proliferation of endothelial progenitor cells via phosphoinositide-3 kinase/Akt signaling. Mol Med Rep. 2015;12(3):3829-34.
194. Zhang Y, Proenca R, Maffei M, Barone M, Leopold L, Friedman JM. Positional cloning of the mouse obese gene and its human homologue. Nature. 1994; 72(6505):425-32.
195. Ziccardi P, Nappo F, Giugliano G, Esposito K, Marfella R, Cioffi M, et al. Reduction of inflammatory cytokine concentrations and improvement of endothelial functions in obese women after weight loss over one year. Circulation. 2002;105(7):804-9.

50

Aspectos bioquímicos e nutricionais do diabetes melito

LILIANE VIANA PIRES
SILVIA MARIA FRANCISCATO COZZOLINO

INTRODUÇÃO

O diabetes melito é uma das doenças crônicas não transmissíveis mais comuns em quase todos os países. Nos últimos anos, o número de casos de diabetes vem crescendo em proporções epidêmicas em todo o mundo. O número de pessoas na faixa etária entre 20 e 79 anos com diabetes deve aumentar em 48% entre os anos de 2017 e 2045 em todo o mundo. No Brasil, haverá aumento de 7,8 milhões de pessoas (idade entre 20 e 79 anos) com diabetes em 2045. Em 2017, o número de casos foi de 12,5 milhões e a projeção para 2045 é de 20,3 milhões, e o Brasil desponta em quinto lugar entre os países com o maior número de pessoas com a doença.[74]

A explicação para o aumento na incidência de diabetes no Brasil e no mundo deve-se às mudanças demográficas, como a urbanização e o envelhecimento, as quais resultam em multiplicação dos fatores de risco associados às modificações no estilo de vida, que culminam em atividade física reduzida e em aumento dos índices de obesidade. Com essas mudanças demográficas ocorre, de forma simultânea, elevação dos encargos financeiros com a doença, principalmente nos países em desenvolvimento, nos quais os recursos destinados aos problemas clínicos são mais escassos.[6,74,140]

O número de crianças e de adolescentes jovens com diabetes melito tipo 2 também está se elevando em todo o mundo. Esse fato é precedido pelo aumento das taxas de sobrepeso e de obesidade nessa população. O crescimento global da obesidade está intimamente ligado ao risco cardiometabólico, que também inclui um conjunto de alterações, como a resistência à insulina, a hiperlipidemia e a hipertensão.[4,6,140] Aspectos conceituais, metabólicos e terapêuticos, em especial a terapia nutricional do diabetes, serão abordados neste capítulo.

CONCEITO

O diabetes é caracterizado como um grupo de doenças metabólicas compostas por hiperglicemia, resultante de defeitos na secreção ou na ação da insulina, ou em ambos

1152   BASES BIOQUÍMICAS E FISIOLÓGICAS DA NUTRIÇÃO

os processos.[34] Diversos processos patogênicos estão envolvidos no desenvolvimento dessa doença, entre os quais destruição autoimune das células beta do pâncreas, com consequente deficiência em insulina, e anormalidades que resultam em resistência à ação desse hormônio.[4]

Os sintomas mais comuns da hiperglicemia acentuada incluem poliúria, polidipsia, perda de peso e, algumas vezes, polifagia e visão turva. A hiperglicemia crônica no diabetes está associada a danos em longo prazo, que incluem desde a disfunção até a falência de vários órgãos, especialmente olhos, rins, nervos, coração e vasos sanguíneos.[4]

A base das anormalidades no metabolismo dos carboidratos, das gorduras e das proteínas na presença de diabetes é a deficiência na ação da insulina nos tecidos-alvo.[34] Essa deficiência na ação da insulina resulta da secreção inadequada e/ou da resposta tecidual reduzida desse hormônio em um ou mais pontos dos complexos mecanismos de sua ação.[4]

CLASSIFICAÇÃO

Em geral, dependendo da etiologia do aparecimento do diabetes, essa doença pode ser classificada em quatro tipos: diabetes tipo 1, diabetes tipo 2, diabetes gestacional e outros tipos específicos baseados em defeitos genéticos de fatores de transcrição pancreáticos (Quadro 50.1). A maioria dos casos de diabetes faz parte das duas categorias etiopatogênicas: diabetes tipo 1, no qual a causa é a deficiência absoluta da secreção de insulina, e diabetes tipo 2, no qual há combinação da resistência à ação da insulina e da resposta inadequada compensatória à secreção desse hormônio. Ressalta-se que a classificação baseada na idade em que o diagnóstico foi realizado não é mais utilizada pela falta de precisão, pois ambos os tipos (diabetes tipo 1 e 2) ocorrem em diversos grupos etários.[4]

Quadro 50.1   Classificação etiológica do diabetes melito

Diabetes melito tipo 1 Destruição das células betapancreáticas mediada por imunidade Idiopático
Diabetes melito tipo 2
Outros tipos específicos
Defeitos genéticos da função das células betapancreáticas [cromossomo 12, HNF-1-alfa (MODY3); cromossomo 7, glicoquinases (MODY2); cromossomo 20, HNF-4-alfa (MODY1); cromossomo 13, HNF-1-alfa (MODY3); cromossomo 17, HNF-1-beta (MODY5); cromossomo 2, NeuroD1 (MODY6); DNA mitocondrial e outros]
Defeitos genéticos na ação da insulina (resistência à insulina tipo A, leprechaunismo, síndrome de Rabson-Mendenhall, diabetes lipoatrófico e outros)
Doenças do pâncreas exócrino (pancreatite, trauma/pancreatectomia, neoplasia, fibrose cística, hemocromatose, pancreatite fibrocalculosa e outras)
Endocrinopatias (acromegalia, síndrome de Cushing, glucoganoma, feocromocitoma, hipertireoidismo, somatostatinoma, aldosteroma e outras)
Induzido por drogas ou outros agentes químicos (Vacor, pentamidina, ácido nicotínico, glicocorticoides, hormônio da tireoide, diazoxida, agonista beta-adrenérgico, tiazidas, dilantina, interferon-gama e outros)

▶

Infecções (rubéola congênita, citomegalovírus e outras)
Formas imunológicas incomuns (síndrome de *stiff-person*, receptor de anticorpos anti-insulina)
Outras síndromes genéticas associadas ao diabetes (síndrome de Down, síndrome de Klinefelter, síndrome de Turner, síndrome de Wolfram, ataxia de Friedreich, doença de Huntington, síndrome de Laurence-Moon-Biedl, distrofia miotônica, porfiria, síndrome de Prader-Willi e outras)
Diabetes melito gestacional

Fonte: adaptado de American Diabetes Association.[4]

Diabetes melito tipo 1

O diabetes tipo 1 representa entre 5 e 10% dos casos da doença, o qual resulta da destruição autoimune das células beta do pâncreas. Os marcadores dessa condição são autoanticorpos anti-insulina, antidescarboxilase do ácido glutâmico (GAD 65) e antitirosina-fosfatase (IA2 e IA2 beta) e do transportador de zinco 8 (ZnT8).[4] Esses autoanticorpos estão presentes em 85 a 90% dos indivíduos quando a hiperglicemia de jejum é detectada.[64,155]

A suscetibilidade ao diabetes tipo 1 é determinada por múltiplos genes, e aqueles que codificam antígenos leucocitários humanos (HLA) são conhecidos por terem forte associação com essa doença, além de haver ligação com combinações específicas aos genes DQA e DQB (genes do complexo principal de histocompatibilidade, classe II, DQ alfa 1 e DQ beta 1), os quais são influenciados pelos genes DRB (genes do complexo principal de histocompatibilidade, classe II, DR beta). Os alelos HLA-DQA e DQB/DRB podem influenciar tanto a predisposição quanto a proteção em relação ao desenvolvimento do diabetes.[43,85]

Alguns pacientes podem apresentar cetoacidose como primeira manifestação da doença, em especial as crianças e os adolescentes. No entanto, outros têm hiperglicemia de jejum em nível moderado, o que pode mudar de modo rápido para hiperglicemia grave e/ou cetoacidose na presença de infecção ou outras situações de estresse. Há, ainda, aqueles pacientes, particularmente os adultos, que mantêm função residual das células beta suficiente para prevenir a cetoacidose por muitos anos. Como consequência, esses indivíduos se tornarão dependentes de insulina e, assim, estarão em risco de cetoacidose. Nesse último estágio da doença, quando há pouca ou nenhuma secreção de insulina, a concentração de peptídeo C no plasma é reduzida ou mesmo indetectável.[4]

Indivíduos com diabetes tipo 1 têm predisposição para outras doenças autoimunes, como tireoidite de Hashimoto, hepatite autoimune, vitiligo, miastenia *gravis*, anemia perniciosa, e as doenças de Graves, Addison e celíaca.[4]

Diabetes tipo 1 idiopático

Existe, ainda, a forma de diabetes tipo 1 de etiologia desconhecida, classificada como idiopática. Esse tipo de diabetes foi observado pela primeira vez em africanos e asiáticos,[1,4] embora apenas uma minoria de pacientes com o tipo 1 da doença se enquadre nessa categoria. Alguns desses pacientes têm insulinopenia permanente e são propensos à cetoacidose, mas sem evidência de autoimunidade contra as células beta do pâncreas e de associações com o HLA; portanto, é um tipo de diabetes fortemente herdado.[34,98]

O diabetes idiopático também é observado em outras populações e a nomenclatura "diabetes com tendência à cetose" vem sendo empregada,[19] pois esses pacientes apresentam episódios frequentes de cetoacidose com graus variados de deficiência em insulina.

Diabetes melito tipo 2

O diabetes tipo 2 é responsável por mais de 90% dos casos da doença e não apresenta componente autoimune. A resistência à insulina e a deficiência relativa nesse hormônio estão presentes nos indivíduos com esse tipo de diabetes. Inicialmente, e mesmo ao longo da doença, os pacientes não precisam de tratamento com insulina. No entanto, alguns estudos apontam que a utilização precoce dessa terapia promove melhora da sensibilidade à insulina e da função das células betapancreáticas após o controle da hiperglicemia. Em geral, o tratamento inclui controle alimentar, uso de antidiabéticos orais e prática de exercícios físicos regulares.[4,138]

A patogênese do diabetes tipo 2 é complexa e envolve a interação entre genética e fatores ambientais, dentre os quais se destaca a obesidade resultante do sedentarismo e da ingestão alimentar excessiva. Várias são as causas para explicar o desenvolvimento do diabetes tipo 2; no entanto, a etiologia específica não é conhecida. O que se sabe é que não ocorre a destruição autoimune das células beta do pâncreas e que a relação com a obesidade ou com o percentual de gordura corporal, em especial na região abdominal, pode causar aumento da resistência à insulina. Em relação à genética do diabetes tipo 2, alguns genes têm sido envolvidos na interação com essa doença, em particular os genes que codificam a calpaína-10, o receptor ativado por proliferador de peroxissomos gama 2 (PPAR-gama2) e o Kir 6.2 (canal de potássio sensível a ATP), em especial se combinados.[4,27]

Raramente há cetoacidose nesse tipo de diabetes, porém, quando essa condição ocorre, em geral se dá em decorrência do estresse causado por outras doenças, como a infecção.[161]

O diabetes tipo 2 com frequência é diagnosticado muitos anos após seu início, pois a hiperglicemia se desenvolve de forma gradual e, nos estágios precoces, essa condição não é suficiente para que o indivíduo possa perceber alguns dos sintomas clássicos da doença. Contudo, os pacientes apresentam risco aumentado para o desenvolvimento das complicações macro e microvasculares.[4]

A idade, a obesidade e a ausência da prática de exercícios físicos têm sido relacionadas com o risco do desenvolvimento de diabetes tipo 2. Mulheres que tiveram diabetes gestacional e indivíduos com hipertensão ou dislipidemias apresentam maior possibilidade de desenvolver essa forma de diabetes, e essa tendência pode variar em diferentes subgrupos étnicos. Há, também, forte associação com a predisposição genética, no entanto, o mecanismo exato é complexo e ainda não está claramente definido.[4,161] Um resumo das características presentes em casos de diabetes tipo 1 e 2 é apresentado no Quadro 50.2.

ASPECTOS BIOQUÍMICOS E NUTRICIONAIS DO DIABETES MELITO

Quadro 50.2 Características para diferenciar diabetes tipo 1 e 2 em indivíduos jovens

	Diabetes tipo 1	Diabetes tipo 2
Início	Agudo – sintomático	Lento e tardio – frequentemente assintomático
Quadro clínico	⊕ Perda de peso ⊕ Poliúria ⊕ Polidipsia	⊕ Obesidade ⊕ História familiar de diabetes tipo 2 ⊕ Etnia – populações com alta prevalência ⊕ Acantose nigricans ⊕ Síndrome do ovário policístico
Cetose	Quase sempre presente	Geralmente ausente
Anticorpos	⊕ ICA positivo ⊕ Anti-GAD positivo ⊕ ICA 512 positivo	⊕ ICA negativo ⊕ Anti-GAD negativo ⊕ ICA 512 negativo
Terapia	Insulina	Alterações no estilo de vida, antidiabéticos orais ou insulina
Doenças autoimunes associadas	Sim	Não

ICA: antígeno de células de ilhota; GAD: ácido glutâmico descarboxilase.
Fonte: adaptado de Alberti et al.[2]

Outros tipos de diabetes

Defeitos monogenéticos na função das células betapancreáticas estão associados a diversas formas de diabetes, principalmente com início de hiperglicemia em idade precoce (em geral, antes dos 25 anos). Esses defeitos são relacionados ao diabetes juvenil de início na maturidade (*maturity onset diabetes of the young* – MODY) e são caracterizados por comprometimento da secreção da insulina com defeitos mínimos ou até mesmo ausência em sua ação. Entre os aspectos relevantes desses defeitos, estão as anormalidades em seis *loci* gênicos em diferentes cromossomos. As formas mais comuns dessas anormalidades são as mutações no cromossomo 12 referentes ao fator 1-alfa nuclear de hepatócitos (HFN1-alfa) e no gene da glicoquinase no cromossomo 7, que resulta em defeito na molécula de glicoquinase, comprometendo a conversão da glicose em glicose-6-fosfato, a qual tem importante papel no estímulo da secreção da insulina pelas células betapancreáticas. Outras mutações menos comuns ocorrem em genes de fatores de transcrição, como o HNF4-alfa, o HNF1-beta, o fator promotor de insulina 1 (IPF-1) e o fator de diferenciação neurogênico 1 (NeuroD1).[47,105,112]

Defeitos genéticos relacionados à ação da insulina também estão entre as causas de diabetes e as anormalidades metabólicas presentes estão associadas às mutações nos genes dos receptores de insulina, o que resulta em hiperinsulinemia e variações na hiperglicemia até o estado grave de diabetes.[79,150] Alterações na estrutura e nas funções do receptor de insulina não foram demonstradas em pacientes com diabetes lipoatrófico insulinorresistente, portanto, presume-se que a alteração se encontra na via de transdução de sinal pós-receptor.[4]

Além dos fatores abordados anteriormente, injúrias no pâncreas também podem resultar no desenvolvimento de diabetes, dentre as quais se destacam pancreatite, trauma, infecção, pancreatectomia e carcinoma pancreático. Deve-se ressaltar que os danos ao pâncreas devem ser extensos para que ocorra o aparecimento do diabetes, com exceção dos casos de câncer.[4,62,87]

Há, também, relação com hormônios antagonistas da ação da insulina, dentre os quais o hormônio do crescimento, o cortisol, o glucagon e a epinefrina. O excesso desses hormônios no organismo pode causar diabetes, situação que acomete principalmente indivíduos que já apresentam defeito na secreção de insulina, e a hiperglicemia presente é controlada ao mesmo tempo que as concentrações dos hormônios são corrigidas.[4,94]

Algumas drogas podem alterar de forma negativa a secreção de insulina, não causando diretamente o desenvolvimento de diabetes, mas podendo acelerar seu aparecimento em indivíduos com resistência à insulina.[109,114] Do mesmo modo, alguns tipos de vírus têm sido associados à destruição das células beta, em especial em indivíduos com rubéola congênita. A maioria deles possui características de diabetes tipo 1 quando avaliados pelos marcadores imunológicos e de HLA. O Coxsackievírus B, o citomegalovírus e o adenovírus também estão relacionados com alguns casos de diabetes.[49,83,113]

Outras formas não comuns de diabetes são as mediadas por células do sistema imune. Nas doenças caracterizadas por alterações autoimunes, como é o caso da síndrome de *stiff-person*, ocorre aumento da produção de autoanticorpos GAD, o que é um fator preditivo para o desenvolvimento de diabetes.[142] Os anticorpos antirreceptor de insulina podem causar diabetes em razão do bloqueio da ligação da insulina a seu receptor nos tecidos-alvo.[48] Em algumas situações, esses anticorpos podem agir como agonistas da insulina após sua ligação com o receptor e, assim, causar hipoglicemia.[78] Em algumas doenças autoimunes, como lúpus eritematoso sistêmico, esses anticorpos anti-insulina são eventualmente encontrados.[151] Existem, também, outras síndromes genéticas relacionadas com aumento da incidência de diabetes, com destaque para as anormalidades cromossômicas encontradas nas síndromes de Down, de Klinefelter e de Turner.[82]

Diabetes gestacional

O diabetes gestacional ocorre quando o diagnóstico é realizado no segundo ou terceiro trimestre da gestação, sem diagnóstico anterior à gravidez. Cerca de 3% das gestantes desenvolvem esse tipo de diabetes, percentual que pode variar de 1 a 14%, dependendo da etnia estudada e da presença dos seguintes fatores de risco: história de obesidade, aborto ou morte fetal em gestações anteriores, idade materna superior a 40 anos e história familiar de diabetes, além de história de prematuridade, macrossomia, malformações congênitas, polidrâmnio ou excesso de ganho de peso.[4,88]

DIAGNÓSTICO

O comitê de especialistas em diagnóstico e classificação do diabetes, nos anos de 1997 e 2003, estabeleceu que indivíduos com concentrações de glicose de jejum acima do ponto de corte de normalidade (> 99 mg/dL) e abaixo do limite inferior de diagnóstico de diabetes (< 126 mg/dL) ou com anormalidades na regulação da glicose no estado pós-sobrecarga, realizada a partir do teste oral de tolerância à glicose (TOTG), são considerados intolerantes à glicose ou com pré-diabetes. Esses indivíduos apresentam risco para o desenvolvimento de diabetes e de doenças cardiovasculares no futuro. Ressalta-se,

ASPECTOS BIOQUÍMICOS E NUTRICIONAIS DO DIABETES MELITO

ainda, que as alterações na glicemia de jejum e na tolerância à glicose estão associadas à obesidade, às dislipidemias [concentrações elevadas de triacilgliceróis e/ou concentrações reduzidas de colesterol em lipoproteínas de alta densidade (HDL-c)] e à hipertensão.[46,56]

A partir da avaliação dos resultados de estudos epidemiológicos, o mesmo comitê, em 1997, revisou os critérios de diagnósticos baseando-se em associações entre as concentrações de glicose de jejum e a presença de retinopatias. Essa associação foi considerada fator-chave para identificar o limiar máximo das concentrações de glicose sanguínea. Assim, os pontos de corte para o diagnóstico de diabetes foram estabelecidos em: glicemia de jejum $\geq$ 126 mg/dL e confirmação pelo TOTG com valores de glicose plasmática $\geq$ 200 mg/dL.[46] Ainda em 2003, os especialistas recomendaram a redução do ponto de corte para estabelecimento da intolerância à glicose de jejum de 110 para 100 mg/dL, sendo esse valor também estabelecido pela Sociedade Brasileira de Diabetes (SBD).[56]

A hemoglobina glicada (HbA$_{1C}$) é muito usada como marcador de hiperglicemia crônica, uma vez que reflete as concentrações de glicose sanguínea referentes a um período de dois a três meses anteriores à avaliação. Antigamente, os comitês de especialistas não recomendavam a utilização da HbA$_{1C}$ para o diagnóstico de diabetes por causa, em parte, da falta de padronização analítica desse marcador.[4] Na atualidade, considera-se que os ensaios de HbA$_{1C}$ sejam altamente padronizados e que devem-se usar métodos certificados pelo Programa Nacional de Padronização da Glico-Hemoglobina (National Glycohemoglobin Standardization Program – NGSP). Após extensa revisão das evidências epidemiológicas, o Comitê Internacional de Especialistas recomenda o teste de HbA$_{1C}$ para diagnosticar o diabetes, considerando o ponto de corte $\geq$ 6,5%.[4,75] Além disso, esse teste também deve ser realizado por todos os pacientes para avaliação do controle da doença pelo menos duas vezes ao ano e trimestralmente para os que estão em fase de alteração do esquema terapêutico ou mesmo aqueles que não estejam atingindo os objetivos do tratamento.

Os estudos clínicos mostram relação entre o controle glicêmico, baseado na determinação de HbA$_{1C}$ seriada, e o risco de desenvolvimento e progressão das complicações crônicas do diabetes melito, os quais estão aumentados quando as concentrações de HbA$_{1C}$ se encontram acima de 7%.[140]

A SBD propõe que a recomendação para as concentrações de HbA$_{1C}$, baseada no consenso da Sociedade Internacional de Diabetes para Pediatria e Adolescência e da ADA, para crianças e adolescentes, seja inferior a 7,5% para o controle da doença.[140]

A presença dos sintomas clássicos que caracterizam o diabetes (polidipsia, poliúria e perda de peso rápida), associada à elevação da glicose sanguínea, direciona para o diagnóstico da doença. No Quadro 50.3, estão descritos os critérios propostos pela ADA para o diagnóstico do diabetes.

Quadro 50.3 Critérios para o diagnóstico do diabetes

Sintomas clássicos do diabetes associados aos valores casuais de glicose plasmática $\geq$ 200 mg/dL*
Valores de HbA$_{1C}$ $\geq$ 6,5%
Valores de glicemia em jejum $\geq$ 126 mg/dL**
Valores de glicose plasmática $\geq$ 200 mg/dL após duas horas da administração de glicose durante o teste oral de tolerância à glicose (TOTG)***

* Medida casual é aquela realizada em qualquer horário do dia, sem considerar a última refeição. ** Jejum é definido como ausência de ingestão calórica por pelo menos oito horas. *** A Organização Mundial da Saúde (OMS) preconiza para o TOTG a utilização da carga de glicose equivalente a 75 g de glicose anidra dissolvidos em água.
Fonte: American Diabetes Association.[4]

Com relação ao diagnóstico de diabetes gestacional, a SBD[140] segue a recomendação da International Association of the Diabetes and Pregnancy Study Groups (IADPSG) e da Organização Mundial da Saúde (OMS), as quais sugerem que seja realizado o procedimento para o rastreamento do diabetes gestacional para, então, realizar o procedimento de diagnóstico, conforme descrito na Figura 50.1.

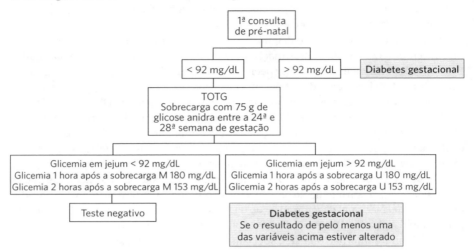

Figura 50.1 Procedimento de rastreamento e diagnóstico do diabetes gestacional.
Fonte: Sociedade Brasileira de Diabetes.[140]

ASPECTOS BIOQUÍMICOS E FISIOLÓGICOS DOS HORMÔNIOS ENVOLVIDOS NO METABOLISMO DA GLICOSE

O controle metabólico da glicose é bem regulado, uma vez que as concentrações elevadas desse açúcar retornam ao normal de forma rápida, mesmo depois de ingestão calórica elevada, ao passo que durante longos períodos de privação alimentar, suas concentrações são levemente reduzidas. Esse controle tem grande importância na homeostase da glicose, pois previne diversas alterações metabólicas, dentre as quais a perda da consciência em razão da hipoglicemia e a toxicidade em tecidos periféricos em resposta à hiperglicemia crônica presente em pacientes com diabetes melito.[71]

Em mamíferos, os carboidratos são estocados sob a forma de glicogênio, principalmente no músculo esquelético e no fígado. Embora a concentração de glicogênio seja maior no fígado, em razão de a massa dos músculos ser maior, estes estocam mais glicogênio.[33,145] O principal mecanismo de disponibilização da glicose exógena é via transportador de glicose estimulado pela insulina no músculo esquelético e em outras células dela dependentes. Esse compartimento muscular estoca tanto a glicose quanto o glicogênio e oxida este último para produzir energia.[71]

A insulina, o glucagon e a amilina são hormônios produzidos pelo pâncreas e que interagem com hormônios viscerais (peptídeo 1 semelhante ao glucagon, peptídeo de inibição gástrica, grelina, peptídeo YY e colecistoquinina) com a finalidade de regular a ingestão, a deposição e a utilização dos suprimentos energéticos.[160] Os hormônios mais importantes na via metabólica da glicose são a insulina e o glucagon, os quais são secre-

ASPECTOS BIOQUÍMICOS E NUTRICIONAIS DO DIABETES MELITO

tados pelas células beta e alfa do pâncreas, respectivamente. Essas células respondem às mudanças nas concentrações de glicose de formas distintas: durante os períodos de hipoglicemia, as células alfa são estimuladas a produzir glucagon, ao passo que em casos de concentrações de glicose aumentadas, as células beta são estimuladas a produzir insulina, ou seja, esses hormônios possuem efeitos contrários sobre a glicemia e, também, sobre o metabolismo de nutrientes.[51,157] Disfunções nessas células podem alterar o controle glicêmico e estão associadas ao aparecimento de diabetes.

Mecanismo de ação da insulina

A insulina é o regulador mais importante da homeostase dos nutrientes no organismo. Desde a descoberta desse hormônio, em 1920, e do transportador de glicose 4 (GLUT-4), em 1980, mais de 60 intermediários de sinalização foram reconhecidos, no entanto, muito ainda precisa ser elucidado.[88]

Contextualizando o papel da insulina no organismo, pode-se defini-la como um hormônio anabólico ou anticatabólico, essencial para a manutenção da homeostase de glicose, do crescimento e da diferenciação celular. É secretada pelas células beta do pâncreas e modulada por nutrientes, por neurotransmissores e por hormônios, sendo a concentração de glicose plasmática a principal forma de estimulação de sua secreção.[119]

Em seres humanos, a síntese de insulina ocorre a partir da transcrição do gene que codifica esse hormônio e da tradução da proteína, com formação inicial da pré-pró-insulina no retículo endoplasmático rugoso, seguida pela remoção de uma sequência de 24 resíduos de aminoácidos para produzir a pró-insulina. Esta é transportada para o complexo de Golgi, no qual é armazenada nos grânulos de secreção imaturos. A conversão para sua forma biologicamente ativa é catalisada pela atividade das pró-hormônio convertases 1 e 2 (PC1-2) e da exoprotease carboxipeptidase H (CPH), produzindo insulina madura e peptídeoC. A insulina madura pode ser armazenada por vários dias antes de ser liberada ou degradada.[57,131,133]

As células betapancreáticas são eletricamente excitáveis, e mudanças no potencial de membrana causam variações na concentração plasmática de glicose com a finalidade de estimular ou inibir a secreção de insulina,[15] sendo a glicose potente reguladora do potencial de membrana nessas células. O processo de secreção de insulina segue duas fases básicas: a primeira fase começa com um componente inicial que se desenvolve rapidamente, que é o estímulo provocado pelo aumento da glicose plasmática, com duração de alguns minutos, seguida por um componente de desenvolvimento lento, mas sustentado, que é a despolarização da membrana com consequente liberação dos grânulos de insulina (segunda fase).[36] O aumento da concentração de glicose provoca elevação concomitante do fluxo dessa molécula dentro das células beta. A glicose permeia a membrana plasmática das células beta por meio de seus transportadores tipos 1 e 2 (GLUT-1 e 2) e, ao chegar ao citosol, é fosforilada com auxílio da enzima glicoquinase, formando a glicose-6-fosfato. Esta aumenta a produção de trifosfato de adenosina (ATP), o que aumenta a razão entre ATP e difosfato de adenosina (ADP). Isso provoca o fechamento dos canais de potássio sensíveis ao ATP (K_{ATP}) da membrana plasmática, impedindo o efluxo de potássio, o que, por sua vez, resulta na retenção de cargas positivas no interior da célula. Com o fechamento desse canal e o acúmulo de cargas positivas, eleva-se o potencial de membrana e há redução da polaridade da membrana plasmática.[14,125] Dessa forma, a despolarização da membrana altera o potencial de ação, o que abre os canais de cálcio (elevação do potencial de membrana), permite o fluxo de cálcio para dentro da célula beta e, aumenta, assim, a concentração de íons cálcio no citosol. Esse aumento provoca a exocitose dos grânulos de insulina (Figura 50.2).[148] Quando a concentração de glicose plasmática é reduzida em razão da captação pelos órgãos-alvo insulinodependentes, ocorre a reversão do processo descrito e a cessação da secreção de insulina.[66]

Assim, a glicose plasmática está sob controle de *feedback* da insulina por meio das mudanças no metabolismo das células betapancreáticas, do fechamento do canal de K_{ATP}, da abertura dos canais de cálcio, da atividade elétrica e da secreção.[66]

A entrada da glicose nas células via estímulo da insulina ocorre pela translocação de proteínas transportadoras de glicose (GLUT-4) do interior das células para sua superfície.[71] A insulina aumenta a entrada de glicose no tecido muscular e adiposo e, em paralelo, inibe a produção de glicose pelo fígado, sendo, portanto, um regulador primário da glicemia. Esse hormônio promove o estoque de substratos no tecido adiposo, hepático e muscular por meio da estimulação da lipogênese, da síntese de glicogênio e de proteínas, bem como pela inibição da lipólise, da glicogenólise e da degradação de proteínas.[127]

A insulina regula a síntese de glicogênio em duas etapas: 1) controlando a entrada e o transporte da glicose na célula (síntese de glicogênio); e 2) regulando a fosforilação e a ativação de enzimas envolvidas na síntese e na degradação do glicogênio (Figura 50.3). Esse hormônio circula sistematicamente pelo organismo até o momento em que se liga às células-alvo por meio do receptor tirosina quinase de insulina (*insulin receptor* – IR). Essa ligação recruta moléculas adaptadoras, incluindo a família dos receptores de insulina e da proteína semelhante ao colágeno com homologia src (SHC). A partir de então, esse complexo ligante/insulina-receptor promove a autofosforilação do IR, o qual recruta e fosforila o substrato do receptor de insulina 1 (IRS-1).[106,159]

Após a ativação do IRS-1, ocorrem estímulos para sua ligação com proteínas que contêm domínios SH2, como a fosfatidilinositol-3-quinase (PI3K) ou a proteína 2 ligada ao receptor de fator de crescimento (Grb2). Esse mecanismo de sinalização permite que um receptor fosforilado ative várias moléculas de IRS-1, o qual atua fosforilando qualquer proteína que apresente o domínio SH2. Essas proteínas recrutam a Grb2, a qual se associa ao *son-of-sevenless* (SOS) e ativa a quinase regulada pelo sinal extracelular 1/2 (Erk1/2) via proteína quinase ativada por mitógeno (MAPK).[110]

Box explicativo 1

O receptor de insulina é uma proteína tetramérica com atividade quinase, composta por duas subunidades alfa e duas subunidades beta. A ligação da insulina à subunidade alfa do receptor promove mudanças conformacionais nas subunidades beta, permitindo que o domínio tirosina quinase de cada membro do dímero fosforile, à custa de ATP, os resíduos de tirosina do outro, em um processo denominado autofosforilação, o que aumenta ainda mais a atividade quinase do receptor.[159]

Outra via, em paralelo, é a da PI3K p85/p110, a qual se liga ao IRS-1 fosforilado, que, por sua vez, sofre mudança conformacional, resultando em aumento da atividade e da produção de fosfatidilinositol-3,4,5-trifosfato (PIP3) na membrana plasmática. O PIP3 recruta proteínas contendo domínio *pleckstrin homology* (PH),[3,106] como a quinase 1 dependente de fosfatidilinositol (PDK1) e a quinase de serina/treonina (Akt) ou a proteína quinase B (Akt/PKB).[106,154]

ASPECTOS BIOQUÍMICOS E NUTRICIONAIS DO DIABETES MELITO

A PDK1, a PKB e as proteínas quinases C atípicas (aPKC), que possuem o domínio PH, são recrutadas para a membrana plasmática pela ligação ao PIP3. Após esse processo, a PDK1 fosforila a Akt/PKB e as aPKC no resíduo treonina, localizado no ponto de ativação do domínio catalítico Thr308, causando sua ativação e, posteriormente, o complexo proteína-alvo da rapamicina em mamíferos (mTORC) fosforila a Akt/PKB em Ser473 na parte reguladora C-terminal, determinando a completa atividade da Akt/PKB.[89,106,120,147]

Os maiores alvos da PKB ativada são a glicogênio sintase quinase 3 (GSK-3) e o substrato da AKT de 160 kDa (AS160). Em consequência da fosforilação da Ser9 mediada pela PKB, a GSK-3 é inativada. Essa inativação, em paralelo à ativação da proteína fosfatase-1, atenua a inibição da fosforilação de glicogênio sintase (GS), que se torna ativa e promove a síntese de glicogênio.[25,35,81]

A Akt/PKB também regula a translocação do GLUT-4 pela membrana plasmática, o que resulta em aumento na entrada da glicose na célula. A Akt2/PKB-beta fosforila o substrato 160kDa (conhecido como TBC1D4) da Akt/PKB e do TBC1D1 para inibir atividade da *Rab-GTPase*. Esse bloqueio facilita a atividade aumentada da *Rab* e o deslocamento das vesículas contendo GLUT-4 para a membrana plasmática, em que se fundem com esta. Esse processo acontece a partir de estímulos específicos. As aPKC agem em paralelo ao PKB, controlando a translocação do GLUT-4.[23,129]

Box explicativo 2

A Akt é uma proteína quinase específica de serina/treonina, também conhecida como proteína quinase B; sua forma ativa proporciona controle no crescimento e na proliferação celular. Existem três isoformas de Akt/PKB (alfa, beta e gama), no entanto, apenas a Akt2/PKB-beta é essencial para a translocação do GLUT-4, estimulada pela insulina. Essa proteína é rapidamente ativada no músculo esquelético e no tecido adiposo.[145]

As proteínas p38 e a c-jun quinase amino terminal (JNK) – ativada principalmente por sinais provocados pelo estresse celular e por citocinas inflamatórias, como fator de necrose tumoral alfa (TNF-alfa) e interleucina-1 alfa (IL-1 alfa) – parecem ser, também, fosforiladas ou ativadas em resposta à insulina, embora o processo completo que promove essa ativação ainda não tenha sido elucidado por completo.[107,136,143]

Muitos estudos têm sido desenvolvidos para avaliar alterações na ativação das enzimas de sinalização proximal da insulina (IR, IRS1/2, PI3K) e dos alvos posteriores (PDK, PKC, PKB e seus alvos GSK-3 e AS160, e a família de proteínas MAPK) em músculo e em tecido adiposo de indivíduos com resistência à insulina, obesidade e diabetes melito tipo 2, sendo atribuídos à resistência à insulina os defeitos em uma ou mais etapas da cascata de sinalização da insulina.[52]

Box explicativo 3

O GLUT-4 é um dos 13 transportadores de glicose (GLUT-1 a GLUT-12 e HMIT) que catalisam o transporte da glicose através da membrana celular por meio do mecanismo de difusão facilitada. Esse transportador é altamente expresso no tecido adiposo e nos músculos esqueléticos. Esses tecidos também expressam outros transportadores, como os GLUT-1, 5 e 12 nos músculos esqueléticos e os GLUT-8 e 12 e HMIT no tecido adiposo. O GLUT-4 contém sequências únicas em suas extremidades amino e carboxila e domínios citoplasmáticos que regulam sua capacidade de translocação para a membrana. O GLUT-4 é encontrado em vesículas que mantêm os estoques intracelulares em contínuo ciclo para a membrana plasmática. A insulina aumenta o transporte de glicose por consequente aumento da taxa de exocitose das vesículas contendo GLUT-4 e por diminuir sutilmente a taxa de internalização.[71,86]

Mecanismo de ação do glucagon

A secreção aumentada de glucagon pelas células alfa do pâncreas tem sido associada à deficiência em insulina desde o ano de 1969.[153] A regulação parácrina das células alfa é facilitada pela arquitetura das ilhotas, uma vez que essas células estão em estreita proximidade com as células beta.[26,28] O glucagon age em oposição à insulina, pois sua principal função fisiológica é estimular a produção de glicose pelo fígado, via glicogenólise ou gliconeogênese, com o objetivo de auxiliar a manutenção da glicemia em níveis normais durante períodos de rápida utilização de glicose ou jejum, respectivamente. Em razão desse efeito, o glucagon é conhecido como hormônio catabólico.[41,51,76]

As células alfapancreáticas são constituídas de canais específicos que, quando estimulados pela concentração de glicose reduzida, têm seu potencial de ação de membrana modificado em razão do aumento das concentrações intracelulares de sódio e cálcio. Esse processo elétrico, por meio dos sinais de cálcio, induz a secreção de glucagon pelas células. Quando as concentrações de glicose estão elevadas, todo esse processo é inibido. Os canais dependentes de ATP têm papel fundamental nas células alfa e as variações nas concentrações de glicose extracelular alteram a atividade elétrica e o potencial de membrana.[60,122] Diversos tipos de canais de cálcio voltagem dependentes já foram identificados em células alfapancreáticas de seres humanos. Os canais de cálcio do tipo P/Q parecem ser mais efetivos na secreção de glucagon e suas atividades são máximas em voltagem zero. Já os canais de cálcio dos tipos T e L se abrem em voltagens mais negativas; no entanto, não estão relacionados intimamente à exocitose de glucagon como os canais do tipo P/Q. Quando o potencial de amplitude é reduzido, espera-se que a atividade dos canais do tipo P/Q seja reduzida, enquanto o canal do tipo L seja menos afetado. Isso pode ser observado pelas concentrações de glicose ou pelo uso de substâncias hipoglicemiantes, como a tolbutamida, as quais promovem aumento das concentrações de cálcio intracelular nas células alfa do pâncreas, em decorrência do estímulo e da abertura dos canais dos tipos L e T e, ainda, inibem a secreção de glucagon em razão da redução na ativação dos canais de cálcio do tipo P/Q.[90]

A regulação da glicose via atividade elétrica pode ser explicada pelo modelo proposto por Quesada et al.,[122] realizado a partir de estudos conduzidos em animais (Figura 50.4). A glicose entra na célula alfa por meio do transportador GLUT-1 (SLC2A1). Quando as concentrações de glicose estão reduzidas, a atividade dos canais de K_{ATP} modifica o potencial de membrana para aproximadamente -60 mV. Nessa voltagem, o canal do tipo T se abre, ocorrendo despolarização do potencial de membrana a níveis que ativem os canais de sódio e cálcio do tipo N, regenerando os potenciais de membrana.[61,93,122] Em seguida, o cálcio entra na célula por meio dos canais do tipo N induzindo a secreção de glucagon.[122] A célula é repolarizada por meio da abertura do canal do tipo A e do fluxo normalizado de potássio.[121,122]

Em contrapartida, quando a concentração de glicose extracelular está elevada, ocorre aumento da relação ATP/ADP no citosol, o que bloqueia os canais de K_{ATP} e, assim, a célula alfa é despolarizada para um potencial de membrana cujos canais envolvidos nesse mecanismo são inativados. Dessa forma, a atividade elétrica, a sinalização de cálcio e a secreção de glucagon são inibidas. Entende-se, então, que a liberação do glucagon pelas células alfa é mantida pela atividade de um intermediário do canal K_{ATP}, que mantém o potencial de membrana em um nível em que a atividade elétrica seja capaz de ser regenerada.[61,93]

Modelo semelhante também foi proposto para as células alfapancreáticas de humanos.[93] No entanto, o que algumas pesquisas indicam é que a glicose pode ser hiperpolarizante em vez de despolarizante. Além disso, também tem sido proposto que a glicose poderia inibir a secreção de glucagon por suprimir um despolarizante dos estoques de cálcio, agindo independentemente dos canais de K_{ATP}.[92,156]

O glucagon atua em diversos sistemas orgânicos por mecanismos distintos, como pode ser observado na Figura 50.5, e sua principal ação ocorre no fígado. Nesse órgão, a relação insulina/glucagon controla várias etapas do metabolismo hepático, pois o glucagon estimula a gliconeogênese e a glicogenólise, aumentando a produção de glicose pelo fígado com o intuito de garantir o fornecimento adequado dela para o organismo e o cérebro, ao mesmo tempo que reduz a glicogênese e a glicólise.[67]

Existem evidências de que o glucagon esteja envolvido na regulação de ácidos graxos em adipócitos, uma vez que tem sido relacionado com aumento da liberação de glicerol por essas células.[139] O glicerol mobilizado do tecido adiposo pode ser utilizado pelo fígado durante a gliconeogênese. Entretanto, essa possível ação lipolítica do glucagon ainda é controversa, pois, enquanto há estudos que mostram o efeito positivo desse hormônio sobre a lipólise em humanos,[29] há outros que não corroboram o mesmo resultado.[59]

Quanto aos efeitos do glucagon no sistema cardiovascular, tem sido observado que esse hormônio pode induzir a glicólise e a oxidação da glicose, ações semelhantes às produzidas pela insulina nesse sistema.[65] Ao utilizar o glucagon em doses farmacológicas, ocorre ativação da adenilato ciclase nos receptores alfa-adrenérgicos de forma independente, o que resulta na produção de monofosfato de adenosina cíclico (AMPc) no miocárdio e em efeito inotrópico positivo.[158]

Outro efeito atribuído ao glucagon é a promoção da saciedade[72] por meio da supressão da secreção de grelina, via eixo hipotálamo-pituitária, a qual tem papel na regulação do comportamento alimentar. Assim, o efeito do glucagon sobre a saciedade é mediado pela grelina.[12] Ainda no cérebro, o glucagon parece aumentar a produção de glicose mediada pela elevação na produção de adenilato ciclase e de AMPc.[32,69]

As ações do glucagon sobre o controle da eliminação de glicose pelos rins ainda não estão bem estabelecidas; o que se sabe é que esse hormônio regula a taxa de filtração renal, a excreção de ureia e a reabsorção de água.[63] Há, também, evidências de que o glucagon possa ter papel na regulação da motilidade intestinal.[117,149]

O mecanismo pelo qual o glucagon pode estimular a secreção de insulina também ainda não está claro. Sabe-se que a produção de AMPc mediada pelo glucagon em células betapancreáticas é menos intensa que a mediada pelos hormônios peptídeo 1 semelhante ao glucagon (GLP-1) e polipeptídeo inibitório gástrico (GIP),[101] e que as ações do glucagon sobre o estímulo da secreção de insulina podem ser mediadas pela ativação do gene do receptor do glucagon (Gcgr) e do receptor de GLP-1.[100]

Os estudos da ação do glucagon são bem mais conduzidos em nível hepático que nos outros sistemas mencionados.

TIPOS DE TRATAMENTO

O objetivo dos tratamentos disponíveis para o controle glicêmico dos pacientes com diabetes melito é a redução do risco das complicações metabólicas. A seguir, serão abordados os principais aspectos dos tratamentos medicamentoso e nutricional.

Tratamento medicamentoso

A terapia medicamentosa consiste na utilização de substâncias antidiabéticas e de insulinoterapia. Neste item, será realizada breve abordagem sobre os medicamentos mais utilizados e seus objetivos.

A escolha das substâncias antidiabéticas é baseada em sua ação efetiva em reduzir as concentrações de glicose circulante de acordo com as metas gerais de controle glicêmico, conforme as principais sociedades científicas (glicemia pré-prandial: SBD: < 100 mg/dL; ADA: 80 a 130 mg/dL; IDF: < 115 mg/dL; glicemia pós-prandial: SBD e IDF: < 160 mg/dL; ADA: < 180 mg/dL), além da capacidade de reduzir as complicações em longo prazo. A utilização deve ser segura e tolerável pelo paciente, de fácil uso e com custo acessível. Quando as concentrações de HbA_{1C} ultrapassam 7%, o tratamento utilizado deve ser reavaliado e, quando necessário, o esquema de tratamento deve ser alterado com a finalidade de atingir concentrações de HbA_{1C} < 7%.[5,140] Na Tabela 50.1, são apresentados os principais tipos de substâncias antidiabéticas com suas respectivas vantagens e desvantagens.

As substâncias antidiabéticas podem ser classificadas de acordo com seus mecanismos de ação: elevar a secreção de insulina (sulfonilureias e glinidas); reduzir a velocidade de absorção de carboidratos (inibidores das alfaglicosidases); diminuir a produção hepática de glicose (biguanidas); e/ou aumentar a utilização periférica de glicose (glitazonas). Há, ainda, outras classes de substâncias que têm sido utilizadas no tratamento do diabetes, como os inibidores da enzima dipeptidil peptidase IV (degradam rapidamente o GLP-1 e o GIP, além de inibirem moléculas que melhoram os efeitos desses peptídeos, aumentando, assim, a secreção de insulina e reduzindo a secreção de glucagon), e os agonistas do GLP-1 (peptídeo natural produzido pelas células L do intestino curto, o qual potencializa a secreção de insulina via estímulo da glicose).[5,141]

Além destas, medicamentos com ação inibitória sobre o cotransportador de sódio-glicose 2 (SGLT2) nos túbulos renais proximais têm sido utilizados. Assim a recaptação de glicose para a circulação é reduzida, com promoção da glicosúria. Esta classe de medicamento atua no controle glicêmico sem relação com a secreção de insulina.[7,140]

A escolha das substâncias antidiabéticas deve ter como base os valores das glicemias de jejum e pós-prandial, bem como da HbA_{1C}, o peso e a idade do paciente, a presença de complicações ou outros transtornos metabólicos e de doenças associadas, as possíveis interações com outros medicamentos, as reações adversas e as contraindicações.[5]

Tabela 50.1 Principais substâncias antidiabéticas

Classe	Mecanismo de ação	Efeito sobre HbA$_{1C}$ (%)	Contraindicação	Vantagens	Desvantagens
Hipoglicemiantes					
Sulfonilureias	↑↑ a secreção de insulina	↓ 1,5 a 2,0	Gestação, insuficiência renal ou hepática	Maior efeito na ↓ da Hb$_{A1C}$ e ↓ de complicações microvasculares	↑ de peso e hipoglicemia (especialmente quando utilizadas as sulfonilureias glibenclamida ou clorpropramida. Esta última favorece o ↑ da pressão arterial e não protege da retinopatia)
Meglitinidas ou glinidas		↓ 1,0 a 1,5	Gestação	↓ espessamento da carótida íntima média e ↓ da oscilação da glicose pós-prandial	↑ de peso e hipoglicemia
Anti-hiperglicemiantes					
Inibidores de alfaglicosidase - acarbose (ação dominante na glicemia pós-prandial)	↓ ou retardam a absorção de carboidratos no intestino delgado	↓ 0,5 a 0,8	Gestação	Em indivíduos com intolerância à glicose, previnem o risco de desenvolvimento de diabetes e de DCV ↓ espessamento da carótida íntima média Melhoram o perfil lipídico e promovem ↓ da oscilação da glicose pós-prandial Raros eventos de hipoglicemia	Em razão da pouca absorção no intestino delgado, os carboidratos que chegam ao colón são fermentados e ↑ a produção de gases, provocando desconforto gastrintestinal (flatulência, diarreia e meteorismo)
Biguanidas (metformina) - sensibilizadores de insulina	↓ a produção de glicose hepática com menor ação sensibilizadora da ação insulínica, sem ↓ a glicemia em jejum	↓ 1,5 a 2,0	Gestação, insuficiência renal (metformina pode ↑ o risco de acidose láctica), hepática, cardíaca, pulmonar e acidose grave	Manutenção ou modesta ↓ de peso corporal, ↓ eventos cardiovasculares, prevenção de diabetes tipo 2, melhora do perfil lipídico e maior efeito na ↓ da HbA$_{1C}$	Desconforto gastrintestinal e deficiência em vitamina B$_{12}$

▶

Classe	Mecanismo de ação	Efeito sobre HbA$_{1c}$ (%)	Contraindicação	Vantagens	Desvantagens
Tiazolidinedionas ou glitazonas (sensibilizadores de insulina)	↑ a sensibilidade à insulina em músculos, adipócitos e hepatócitos	↓ 0,5 a 1,4	Gestação, insuficiências hepática e cardíaca	Melhora do perfil lipídico, prevenção de diabetes tipo 2, ↓ da esteatose hepática, ↓ do espessamento da carótida íntima média e raros eventos de hipoglicemia	↑ de peso e retenção de fluidos, risco de insuficiência cardíaca, anemia e fraturas
Inibidores da enzima dipeptidil peptidase IV	↑ efeitos do GLP-1 e do GIP, além de ↑ a síntese e a secreção de insulina mediada pelo estímulo da glicose e ↓ da secreção de glucagon	↓ 0,6 a 0,8	Hipersensibilidade aos componentes do medicamento	Efeito neutro sobre o peso corporal, ↑ da massa de células beta, conforme verificado em estudos com animais e raros eventos de hipoglicemia	Risco de pancreatite aguda, de insuficiência cardíaca, de angioedema e de urticária
Agonista do peptídeo semelhante ao glucagon 1 (GLP-1) - (exenatida)	↑ da síntese e da secreção de insulina mediada pelo estímulo da glicose e ↓ do glucagon. Além de promover retardo no esvaziamento gástrico e saciedade	↓ 0,8 a 1,2	Hipersensibilidade aos componentes do medicamento	↓ de peso, ↑ da massa de células beta, conforme verificado em estudos com animais, ↓ da oscilação da glicose pós-prandial, raros eventos de hipoglicemia e ↓ da pressão arterial sistólica	Desconforto gastrintestinal, náuseas, vômitos ou diarreia, além de não se conhecer a segurança de sua utilização em longo prazo
Inibidores de SGLT2 (cotransportador de sódio-glicose 2)	Inibe a recaptação de glicose no túbulo renal proximal, promovendo a excreção de glicose	↓ 0,5 a 1,0	Pacientes com comprometimento renal de moderado a grave	↓ de peso, raros eventos de hipoglicemia e ↓ da pressão arterial	Cetoacidose metabólica, infecções do trato urogenital, poliúria, hipotensão e ↑ de colesterol em lipoproteínas de baixa densidade (LDL-c)

ASPECTOS BIOQUÍMICOS E NUTRICIONAIS DO DIABETES MELITO 1167

A insulinoterapia deve ser instituída tão logo seja realizado o diagnóstico de diabetes tipo 1 e, no caso do diabetes tipo 2, é dependente da evolução da doença.[5,64] Os principais estudos de diabetes, como o clássico *Diabetes Control and Complications Trial* (DCCT)[38] e o *Epidemiology of Diabetes Interventions and Complications* (EDIC),[39] mostraram que o tratamento com três ou mais doses de insulina com diferentes ações é eficaz na redução das complicações crônicas do diabetes (76% dos casos de retinopatia, 60% dos de neuropatia e 39% dos de nefropatia) em comparação ao tratamento convencional. Esses resultados ocorreram em consequência do melhor controle metabólico em razão da redução nas concentrações de HbA$_{1C}$.

Na atualidade, o tratamento intensivo pode ser realizado por meio de múltiplas doses de insulina, seja com a utilização da seringa, seja com canetas ou bomba de insulina; esta última é considerada padrão-ouro no tratamento intensivo do diabetes. Classicamente, no tratamento intensivo, são utilizadas múltiplas doses de insulina com diferentes tipos de ação ao longo do dia. Nos esquemas intensivos de insulina a administração basal-*bolus* é utilizada, sendo recomendado que 40 a 60% da dose diária seja advinda de insulina basal, pois se assemelha à secreção endógena de insulina. As demais doses devem ser administradas na forma de *bolus* de refeição e/ou correção. Ressalta-se que o objetivo do *bolus* de refeição é ofertar quantidade de insulina que metabolize a quantidade de carboidratos da refeição e o *bolus* de correção é para alcance da glicemia na meta terapêutica estabelecida com a aplicação de insulina rápida ou análogo ultrarrápido.[140]

Dentre as opções de insulinas basais, utilizam-se as análogas glargina, determir e *neutral protamine Hagedorn* (NPH). As insulinas do tipo rápida ou ultrarrápida são utilizadas para alcançar as metas terapêuticas desejadas e podem substituir as do tipo regular. Na Tabela 50.2 são apresentados tipos/preparações de insulina com seus respectivos tempos de ação no organismo.

Tabela 50.2   Tempo médio de ação das insulinas humanas e análogas

Tipo/preparação de insulina	Início de ação	Pico	Duração da ação
Curta duração			
Humana regular	~ 1 hora	2-4 horas	5-8 horas
Ação intermediária			
NPH humana	2 horas	6-14 horas	10-16 horas
Longa duração			
Glardina	1,5 hora	Constante	24 horas
Detemir	3-4 horas	6-8 horas	20-24 horas
Ação ultrarrápida			
Lispro	0,25 hora	~ 1 hora	3-5 horas
Asparte	0,25 hora	1-3 horas	3-5 horas
Glulisina	0,25-0,5 hora	0,5-1 hora	4 horas

▶

1168 BASES BIOQUÍMICAS E FISIOLÓGICAS DA NUTRIÇÃO

▶

Tipo/preparação de insulina	Início de ação	Pico	Duração da ação
	Pré-misturas		
Curta duração (30% aspartame/70% aspartame ligado à protamina)	0,1-0,2 hora	1-4 horas	18-24 horas
Longa duração (25% de lispro/75% NPL)	0,25-5 horas	0,5-2,5 horas	14-24 horas
Humana inalável	12-15 minutos	30 minutos	3 horas

NPL: neutral protamine lispro.
Fonte: adaptada de Anderson[10] e Donner.[40]

Terapia nutricional

A terapia nutricional para o tratamento do diabetes melito consiste na escolha de alimentos mais adequados para essa situação. O principal objetivo dessa terapia é a redução ou a prevenção das complicações de curta duração e das que aparecem mais tardiamente, como doença renal, hipertensão e doença aterosclerótica. Além disso, a associação da prática orientada de exercícios físicos visando à manutenção e/ou à redução de peso deve ser considerada, principalmente para os indivíduos com excesso de peso ou obesidade. Um resumo dos objetivos da terapia nutricional está disposto no Quadro 50.4.

Quadro 50.4 Objetivos da terapia nutricional para os pacientes com diabetes melito

Promover e apoiar alimentação com padrões saudáveis, com ênfase para a diversidade de alimentos e o tamanho das porções, de forma a contemplar uma variedade de nutrientes
Alcançar e manter as metas de peso corporal, as concentrações de glicose sanguíneas, os níveis de pressão arterial e o perfil de lipídios e de lipoproteínas séricas dentro da normalidade, com a finalidade de reduzir o risco de doenças cardiovasculares
Prevenir ou, pelo menos, retardar o desenvolvimento das complicações crônicas do diabetes, por meio da modificação da ingestão de nutrientes e do estilo de vida
Atender às necessidades nutricionais individuais, considerando as preferências pessoais e culturais
Manter o prazer de comer, mesmo diante das limitações nas escolhas alimentares

Fonte: American Diabetes Association.[6]

A base da alimentação do paciente diabético segue o guia alimentar para a população saudável, com mais atenção para os princípios da qualidade e da quantidade, com a monitoração da glicemia como o guia de tratamento. Em geral, a distribuição dos macronutrientes de cada refeição pode influenciar na resposta glicêmica (incluindo as concentrações de glicose nos períodos de jejum e pós-prandial), na quantidade de insulina disponível e no grau de resistência a esta. Outro ponto importante na terapia nutricional do paciente com diabetes é que as preferências alimentares prevaleçam, considerando a disponibilidade de nutrientes provenientes de substituições de alimentos e, ainda, que os alimentos escolhidos contemplem todos os grupos alimentares. Em relação às necessidades energéticas, devem ser supridas pela distribuição das refeições ao longo do dia, com foco na prevenção dos episódios de hiper e hipoglicemia. Ensaios clínicos que avaliaram o efeito da terapia nutricional mostraram redução de 1% nas concentrações de HbA_{1C} em pacientes com diabetes melito tipo 1 e de 1 a 2% em pacientes com diabetes melito tipo 2.[115,116]

A seguir, será abordada a importância dos macronutrientes na alimentação e como a utilização de recursos, como contagem de carboidratos e listas de substituições de alimentos, pode ser ferramenta de grande auxílio no controle glicêmico de pacientes com diabetes.

Carboidratos

A ingestão de carboidratos deve ser monitorada, uma vez que esse macronutriente é o maior determinante das concentrações pós-prandiais de glicose. Os alimentos que apresentam altos teores de carboidratos são, em geral, fontes importantes de energia, de fibras, de vitaminas e de minerais, e têm alto grau de palatabilidade.[6]

Esses aspectos, junto ao tipo de carboidrato presente no alimento, afetam a resposta glicêmica. Assim, faz-se necessário conhecer as variáveis dos alimentos que contêm carboidratos e avaliar sua influência na resposta glicêmica. Dentre essas, destacam-se a quantidade de carboidratos, o tipo de açúcar (frutose, sacarose, lactose), a natureza do amido (amilose, amilopectina, amido resistente), o tipo de preparação (método e tempo de cozimento), a maturação e o grau de processamento do alimento (grau de gelatinização do amido, tamanho da partícula, forma celular), além de outros componentes alimentares (gorduras e substâncias naturais que retardam a digestão, como lectinas, fitatos, taninos, e combinações de amido e proteína e de amido e lipídios).[6]

Ao abordar os efeitos da quantidade e do tipo de carboidrato utilizado no cuidado do paciente com diabetes, a ADA considera a ingestão dietética recomendada (RDA) de 130 g/dia para adultos e crianças como sendo, em média, o valor mínimo de glicose utilizado pelo cérebro.[134] Esse valor é uma recomendação mínima e normalmente é ultrapassado para atender às necessidades de energia. A ingestão média de carboidratos para homens saudáveis é de cerca de 220 a 330 g/dia e, para mulheres, de 180 a 230 g/dia. Esses valores contemplam, em média, cerca de 49 a 50% da energia consumida dia a dia, estando dentro do intervalo aceitável e recomendado, que é de 45 a 65% do valor energético diário.[73]

Ressalta-se que a ingestão de carboidratos fora dessa faixa pode aumentar o risco de doenças coronarianas e de obesidade, e ingestão inferior a 45% da energia diária pode comprometer a ingestão de fibra alimentar, além de prejudicar a distribuição percentual de gorduras, as quais podem ser ingeridas em excesso. Por outro lado, se a ingestão de carboidratos for superior a 65%, pode ocorrer desbalanço na ingestão de gorduras e de proteínas.[73] Dessa forma, é essencial que os pacientes com diabetes sigam de forma correta a distribuição de macronutrientes na alimentação.

De acordo com a ADA, os estudos são inconclusivos quanto aos efeitos de dietas com baixo teor de carboidratos no controle glicêmico em indivíduos com diabetes. Uma questão muito discutida é a grande variabilidade na definição de dietas com baixo teor de carboidratos e o tempo de manutenção dos efeitos encontrados, pois há poucas pesquisas que mostram benefícios ou prejuízos em longo prazo.[6]

Outro ponto de destaque é o consumo de fibras alimentares pelos pacientes com diabetes, porque, além dos benefícios conhecidos da ingestão de alimentos fontes desses compostos, estudos sugerem que seu consumo elevado (aproximadamente 50 g/dia) reduz a glicemia em pacientes com diabetes melito tipo 1, e a glicemia, a hiperinsuline-mia e a lipemia em pacientes com o tipo 2 da doença.[50] Em geral, a dificuldade em aumentar o consumo de fibras se deve a sua palatabilidade, à escolha de alimentos com teor limitado em fibras e aos efeitos gastrintestinais.[6]

O consumo de alimentos que contenham amido resistente e com alta concentração de amilose pode alterar a resposta glicêmica pós-prandial, pois previne a hipoglicemia e reduz a hiperglicemia, ou seja, auxilia, assim, no bom controle glicêmico. No entanto, não há estudos de longo prazo conduzidos com pacientes com diabetes para comprovar o benefício do consumo de amido resistente.[7]

Os adoçantes também devem ser destacados na terapia nutricional do paciente com diabetes. Existem dois grupos de adoçantes: os de caloria reduzida e os não nutritivos. Entre os de caloria reduzida aprovados pela Food and Drug Administration (FDA), estão os álcoois de açúcar (polióis), como eritritol, isomaltol, lactitol, xilitol, maltitol, manitol, sorbitol, tagatose e o hidrolisado de amido hidrogenado. Para uso nos Estados Unidos, a FDA aprovou cinco adoçantes não nutritivos: o acessulfame K, o aspartame, o neotame, a sacarina e a sucralose.[6,123]

Estudos conduzidos com indivíduos com e sem diabetes mostraram que os adoçantes de álcoois de açúcar produzem menor resposta glicêmica pós-prandial quando comparados à sacarose ou à glicose e, além disso, apresentam menor quantidade de energia. Esses tipos de adoçantes contêm cerca de 2 calorias por grama, o que significa metade das calorias de outras substâncias com a propriedade de adoçar, como a sacarose.[6,50]

A frutose, por sua vez, produz resposta pós-prandial à glicose mais baixa que a sacarose ou o amido presentes na alimentação de pacientes com diabetes, no entanto, pode afetar de forma negativa a concentração dos lipídios plasmáticos.[50] Assim, a adoção da frutose como adoçante na alimentação desses pacientes não é recomendada. Por outro lado, não há motivos para evitar o consumo deste monossacarídeo presente de forma natural nos alimentos, como é o caso de frutas, verduras e outros alimentos. O consumo de frutose a partir dessas fontes representa apenas 3 a 4% da energia consumida.[6]

Em relação aos adoçantes não nutritivos, a ADA preconiza que devem ser considerados os níveis de ingestão diária aceitável para os produtos atualmente disponíveis, como acessulfame K, aspartame, neotame, sacarina, estévia e sucralose, os quais apresentam esse limite em 15, 50, 18, 12 e 5 mg/kg de peso/dia, respectivamente. Em geral, a utilização desses adoçantes pelos pacientes com diabetes é segura.[9,24] No Brasil, os seguintes adoçantes artificiais são aprovados pela Agência de Vigilância Sanitária (Anvisa) e seguem os mesmos limites de consumo preconizados pela OMS: sacarina (2,5 mg/kg de peso/dia), ciclamato (11 mg/kg de peso/dia), aspartame (40 mg/kg de peso/dia), acessulfame K (15 mg/kg de peso/dia), esteviosídeo (5,5 mg/kg de peso/dia) e sucralose (15 mg/kg de peso/dia).[140]

Algumas revisões sistemáticas e metanálises têm evidenciado que o uso de adoçantes não nutritivos se associa à perda de peso, enquanto outras verificaram o efeito inverso, sem efeito no controle glicêmico.[17,99,124] O uso desses adoçantes por indivíduos com diabetes que possuem o hábito de adoçar alimentos já naturalmente doces pode ser uma estratégia para reduzir a quantidade de calorias, desde que consumidos com moderação.[6]

Sabe-se, comparativamente, que a sacarose tem a propriedade de aumentar a glicemia da mesma maneira que outros carboidratos, quando ingeridos em quantidades equivalentes, não sendo proibida para indivíduos com diabetes. A recomendação das

ASPECTOS BIOQUÍMICOS E NUTRICIONAIS DO DIABETES MELITO

sociedades científicas é que a sacarose pode ser ingerida desde que seja inserida no contexto de uma alimentação saudável. Vale ressaltar que o consumo deve ser em substituição a outros alimentos fontes de carboidratos e não somente acrescido, pois pode aumentar o valor calórico das preparações. Para os indivíduos que fazem uso de insulina como parte do tratamento, o ajuste da dose deve ser avaliado de acordo com o acréscimo da sacarose. O percentual de contribuição energética da sacarose vem sendo discutido. A OMS recomenda o limite de 5% do valor energético total para ingestão desse dissacarídeo, dessa forma, limita o consumo desse tipo de açúcar presente em alimentos processados e ultraprocessados, os quais apresentam relação com o excesso de peso, a obesidade e o desenvolvimento de outras doenças crônicas.[140]

As principais recomendações para o plano nutricional dos pacientes com diabetes melito estão apresentadas na Tabela 50.3, enquanto as recomendações da ADA para o cuidado do paciente com diabetes em relação ao consumo de carboidratos encontram-se no Quadro 50.5.

Quadro 50.5 Recomendações da ingestão de carboidratos como parte da terapia nutricional para pacientes com diabetes melito

Plano alimentar com inclusão de carboidratos provenientes de frutas, hortaliças, leguminosas, cereais integrais e leite com baixo teor de gordura, com ênfase em alimentos com alto teor de fibras e menor carga glicêmica
Para indivíduos em tratamento com insulina com dose diária fixa, recomenda-se um padrão na ingestão de carboidratos (quantidade distribuída nas refeições) para melhorar o controle glicêmico e, dessa forma, reduzir o risco de hipoglicemia
Indivíduos com diabetes e aqueles em risco de desenvolver a doença devem evitar bebidas açucaradas, cuja recomendação tem nível de evidência B para o controle de peso, para redução do risco de doenças cardiovasculares e para a prevenção do aparecimento de esteatose hepática. Além desta recomendação, a redução do consumo de alimentos com adição de açúcar, propiciando escolhas alimentares mais saudáveis, com maior densidade de nutrientes, deve ser incentivada. Esta última tem nível de evidência A quanto aos aspectos da terapia nutricional para o controle glicêmico
Monitoramento da ingestão de carboidratos por meio da contagem de carboidratos para os indivíduos com diabetes tipo 1 e para os do tipo 2 que recebem programa flexível de insulinoterapia
A utilização do índice glicêmico e da carga glicêmica de alimentos/refeições pode fornecer benefício adicional em comparação à utilização somente da quantidade de carboidratos totais ingerida
A sacarose pode ser substituída por outros tipos de carboidratos, no entanto, se for adicionada ao plano alimentar, deve ter cobertura da insulina ou de medicamentos hipoglicemiantes
Em relação aos adoçantes de álcoois de açúcar e os não nutritivos, a segurança no consumo deve estar de acordo com os níveis de ingestão diária estabelecidos pela FDA

Fonte: American Diabetes Association.[6]

Índice glicêmico e carga glicêmica

O índice glicêmico dos alimentos foi desenvolvido com o objetivo de comparar a resposta pós-prandial em relação à ingestão de alimentos com diferentes tipos de carboidratos. Esse efeito é avaliado a partir da ingestão de um alimento (geralmente em uma porção de 50 g) e de seu efeito sobre a glicemia de jejum, após duas horas do consumo, divididos pela resposta glicêmica de um alimento referência (em geral, glicose ou pão branco).[77,97]

A carga glicêmica dos alimentos, das refeições e dos planos alimentares é calculada pela multiplicação do índice glicêmico de todos os alimentos que constituem a refeição ou o plano alimentar pela quantidade de carboidratos presentes em cada alimento, totalizando os valores de todos os alimentos.

Entre os alimentos com baixo índice glicêmico estão aveia, cevada, trigo, feijão, lentilha, legumes, massas, pão de centeio integral, maçãs, laranjas, leite, iogurte e sorvete. Já fibras, frutose, lactose e gordura possuem composição química que apresenta menor resposta glicêmica.[97]

Frequentemente, os pacientes com diabetes ou alterações nas concentrações séricas de lipídios escolhem alimentos com baixo índice glicêmico. Estudos clínicos randomizados controlados mostraram que alimentos com baixo índice glicêmico, quando comparados àqueles com alto índice de glicose, promoveram redução significativa dos valores de HbA$_{1C}$ e de glicose plasmática. Ressalta-se que os benefícios de planos alimentares com baixo índice glicêmico para pacientes com diabetes são maiores em comparação àqueles com alto índice de glicose, e essas informações devem ser incorporadas às orientações nutricionais desses pacientes.[10,11]

Proteínas

Conforme já abordado, a recomendação de macronutrientes para pacientes diabéticos segue as mesmas orientações para a população saudável. O Institute of Medicine, por meio dos guias de ingestão dietética de referência (*dietary reference intakes* – DRI), propõe que a ingestão diária de proteínas deve contemplar de 10 a 35% da energia total consumida.[73] Já a ADA propõe que 15 a 20% da energia consumida diariamente seja proveniente de proteínas.[6] Ressalta-se que esses valores são recomendados para pacientes com função renal normal. Reduções dessa quantidade não são recomendadas, pois não alteram os marcadores glicêmicos ou a taxa de filtração glomerular, nem diminuem o risco de doenças cardiovasculares. Já para indivíduos com nefropatia diabética, a recomendação de proteína é de 0,8 g/kg de peso corporal/dia.

A ingestão de proteína por pacientes com diabetes é similar à da população em geral, não ultrapassando 20% da energia consumida diariamente. No entanto, estudos sugerem que teores de proteína acima de 20% do valor calórico total reduzem o apetite e aumentam a saciedade.[53,54] Contudo, os estudos não são conclusivos quanto aos efeitos da alimentação com alta concentração de proteína por longos períodos sobre a regulação da ingestão de energia, a saciedade e a perda de peso.[6]

Sabe-se que a glicose produzida pelo metabolismo das proteínas não aumenta a concentração de glicose no plasma, mas eleva a concentração sérica de insulina.[50,55] Alterações no metabolismo de proteínas podem ser causadas tanto pela deficiência em insulina quanto pela resistência a esse hormônio, e o bom controle glicêmico pode corrigir essas alterações.[58]

Gorduras

No que se refere à ingestão de gorduras, o plano alimentar proposto para o paciente com diabetes deve conter quantidades limitadas de ácidos graxos saturados, *trans* e colesterol, com a finalidade de reduzir o risco de doenças cardiovasculares. As concen-

ASPECTOS BIOQUÍMICOS E NUTRICIONAIS DO DIABETES MELITO   1173

trações de LDL-c são influenciadas sobretudo pela ingestão alimentar de ácidos graxos saturados e *trans*. A ingestão de gordura saturada deve ser menor que 6% da energia consumida diariamente e a de gordura *trans* deve ser evitada. A redução no percentual de contribuição dos ácidos graxos saturados deve ser feita pela substituição por ácidos graxos insaturados, e não por carboidratos refinados. Quanto ao colesterol alimentar, recomenda-se que pacientes diabéticos consumam quantidades inferiores a 300 mg/dia. Além disso, é recomendado o consumo de duas ou mais porções de peixe por semana, uma vez que esse alimento constitui fonte importante de ácidos graxos ômega-3. Contudo, ensaios clínicos randomizados e revisões sistemáticas não suportam a recomendação para a suplementação com esse tipo de ácido graxo na redução do risco de doenças cardiovasculares e na melhora do controle glicêmico.[6] A recomendação de consumo ideal de gorduras para indivíduos com diabetes ainda é controversa, no entanto, sabe-se que o tipo de gordura é mais importante que a quantidade quando o objetivo é reduzir o risco de doenças cardiovasculares.

Tabela 50.3 Recomendação de ingestão de energia e macronutrientes para pacientes com diabetes melito

Composição do plano alimentar	Recomendação
Valor energético total (VET)	Conforme as necessidades individuais de energia
Carboidratos totais (% de energia do VET)	45-65%
Polissacarídeos	Dar preferência a grãos integrais, legumes e hortaliças
Sacarose	5%
Frutose	Não deve ser adicionada aos alimentos
Fibras	30-50 g/dia (diabetes tipo 2) ou, no mínimo, 14 g/1.000 kcal
Gorduras totais (% de energia do VET)	20-35%
Ácidos graxos saturados	Devem ser limitados a < 6% das calorias totais
Ácidos graxos *trans*	Mínimo possível
Ácidos graxos monoinsaturados	5-15%
Ácidos graxos poli-insaturados	Completar o VET de forma individualizada
Colesterol	< 300 mg/dia
Proteínas (% de energia do VET)	15-20%

Fonte: American Diabetes Association[6] e Sociedade Brasileira de Diabetes.[140]

Micronutrientes

A deficiência em micronutrientes é bastante prevalente em pacientes com diabetes.[102] Uma das explicações propostas é o aumento do estresse oxidativo nessa doença. A hiperglicemia crônica pode causar alterações significativas no estado nutricional dos indivíduos em relação aos micronutrientes e, assim, afetar diretamente a homeostase da glicose.

Alguns minerais são conhecidos por sua ação insulinomimética, ou seja, possuem características comparáveis à insulina ou, pelo menos, têm a propriedade de regular a entrada da glicose nas células. Entre esses minerais estão o zinco, o selênio, o cromo e o vanádio. Os mecanismos exatos pelos quais esses minerais podem atuar como insulinomiméticos não foram estabelecidos, no entanto, estudos sugerem que podem participar da ativação de proteínas-chave no mecanismo de entrada da glicose nas células.[111,135,146]

O cromo é o mineral mais estudado na patogênese do diabetes. Porém, os estudos não são conclusivos para que se recomende sua suplementação. A recomendação de cromo na terapia do diabetes não é consenso, mas alguns pesquisadores têm sugerido a suplementação de 200 µg/dia. Os multivitamínicos também são recomendados com o objetivo de reduzir as concentrações séricas de homocisteína.[10]

Outro mineral que tem sido amplamente estudado em relação ao diabetes é o zinco. Presente em altas quantidades nas células betapancreáticas, sua participação no metabolismo glicídico se dá na síntese, armazenamento, cristalização e secreção de insulina.[96,133] Além disso, o zinco está envolvido na fosforilação dos receptores de insulina e na regulação da sinalização por meio da inibição de tirosina fosfatases.[133] Em revisão sistemática, foi evidenciado que a deficiência em zinco está associada ao controle glicêmico deficiente, sendo necessário o adequado estado nutricional em relação a esse mineral, considerando seu papel na homeostase da insulina.[30]

A deficiência em magnésio também se associa com o mau controle metabólico de indivíduos com diabetes tipo 2 e com o desenvolvimento de doenças cardiovasculares.[21,37] Essa associação pode ser explicada pela atuação do magnésio como cofator de enzimas envolvidas no metabolismo energético, na modulação da secreção de insulina e na ação desse hormônio nos tecidos-alvo. Alguns estudos apontam efeitos da suplementação de magnésio na redução da concentração de glicose em jejum e na melhora da resistência à insulina. Porém, observa-se variabilidade quanto à dosagem, ao tempo e ao tipo de suplementação, bem como quanto ao *status* de magnésio e ao estado clínico dos indivíduos suplementados.[37,103,137]

Um aspecto importante a ser destacado é a relação entre o uso de metformina e a deficiência em vitamina B_{12}.[84,108] Essa relação tem sido sistematicamente apontada, a exemplo da publicação do Diabetes Prevention Program Outcomes Study (DPPOS),[13] na qual foi verificada a associação do uso em longo prazo de metformina com a deficiência em vitamina B_{12} e a anemia. Embora o mecanismo ainda não esteja totalmente elucidado, tem sido postulado que o uso de metformina afeta a produção de ácido clorídrico e de fator intrínseco, aspectos essenciais para a biodisponibilidade de vitamina B_{12}. Além destes aspectos, há também a inibição da cubilina, proteína que age como receptor do complexo vitamina B_{12}-fator intrínseco e atua na absorção desse complexo.[128] Outro mecanismo é a diminuição da motilidade intestinal pela metformina, o que favorece o crescimento bacteriano, com redução da disponibilidade da vitamina para o hospedeiro.[84]

Nos últimos anos tem sido discutido o papel da vitamina D (25(OH)D) no controle glicêmico de indivíduos com diabetes tipo 2. A ação da 25(OH)D ocorre por intermédio da ligação aos seus receptores (VDR) presentes nas células betapancreáticas, promovendo sensibilização dos receptores de insulina. Ainda, essa vitamina auxilia na regulação do conteúdo extra e intracelular de cálcio, cujo balanço adequado é essencial para a atividade do GLUT-4. Outro aspecto importante a salientar é a ação antioxidante da vitamina D, por meio da modulação da atividade das enzimas superóxido dismutase e glutationa peroxidase.[31,42, 80,95,132] Nesse contexto, a manutenção do conteúdo adequado da vitamina D nos indivíduos com diabetes mostra-se importante. Em revisão sistemática foi observado que a suplementação de vitamina D em indivíduos com diabetes tipo 2 ainda é controversa no papel de melhorar o controle glicêmico. Assim, os indivíduos devem ser orientados a manter a ingestão alimentar dessa vitamina dentro dos valores

ASPECTOS BIOQUÍMICOS E NUTRICIONAIS DO DIABETES MELITO

adequados, bem como devem ser estimulados a se expor adequadamente aos raios solares para a síntese epitelial dessa vitamina.[130]

Em síntese, os micronutrientes antioxidantes podem fazer parte da terapia adjunta de pacientes com diabetes, uma vez que alguns minerais e vitaminas participam indiretamente na redução do estresse oxidativo em virtude do melhor controle glicêmico e/ou por sua ação antioxidante. Além disso, alguns micronutrientes têm papel importante na melhora da ação da insulina, reduzindo, assim, sua resistência pelas células. A suplementação com micronutrientes, ainda que seja mais recomendada nos casos de deficiências, pode complementar as terapias clássicas no tratamento das complicações diabéticas.[118] Assim, as sociedades científicas sugerem a mesma recomendação de ingestão dos micronutrientes que a da população não diabética.[6,140]

Álcool

O consumo de álcool por pacientes com diabetes melito deve ser cuidadosamente monitorado. Howard et al.,[70] em seu artigo de revisão, discutiram o efeito da ingestão de álcool nesses pacientes e apontaram que o consumo de uma a duas doses (15 a 30 g álcool) por dia está associado à redução do risco de doenças cardiovasculares. No entanto, algumas recomendações devem ser consideradas. O consumo de álcool por pacientes diabéticos que utilizam insulina ou algum tipo de secretagogo desse hormônio deve ser feito nas refeições ou com outro alimento, com o objetivo de reduzir o risco de hipoglicemias durante a noite, principalmente em casos de diabetes tipo 1.[6,152] A quantidade de álcool ingerida por dia por esses pacientes deve ser limitada a uma dose para mulheres e a duas doses para homens.

Quando a ingestão de álcool ocorrer concomitantemente ao consumo de carboidratos, como é o caso de bebidas acrescidas de outros ingredientes, pode ocorrer aumento da glicose sanguínea, porém, quando consumido de forma isolada, em geral, não se observa efeito agudo nas concentrações de glicose e de insulina.[6] Considera-se que uma dose de bebida alcoólica representa cerca de 44 mL de bebida destilada, como vodca, uísque e rum; ou uma taça (120 mL) de vinho; ou um copo (350 mL) de cerveja. A ingestão excessiva de álcool contribui para a hiperglicemia nos pacientes com diabetes. O álcool fornece 7 kcal/g, valor próximo ao das calorias fornecidas pelas gorduras, o que pode resultar em ingestão excessiva de energia sem, no entanto, qualidade nutricional correspondente. O álcool é absorvido diretamente pelo estômago, pelo duodeno e pelo jejuno, e a metabolização e a oxidação ocorrem no fígado, não sendo a insulina necessária nesses processos. O álcool inibe a gliconeogênese, por isso há risco de hipoglicemia.[10] Portanto, a incorporação do álcool no plano alimentar deve ser criteriosamente avaliada e, ainda, ponderada pelas características individuais de cada paciente.

Cloreto de sódio (sal de cozinha)

A quantidade de sal de cozinha consumido diariamente também deve ser cuidadosamente monitorada no plano alimentar do paciente com diabetes, com ingestão limitada a 6 g/dia (equivalente a 2.400 mg de sódio). Os alimentos processados, como embutidos, enlatados, conservas, defumados e salgadinhos tipo *snacks*, devem ser evitados. Deve-se dar preferência aos temperos naturais para preparar os alimentos, como salsa, cebolinha e especiarias, em vez de temperos industrializados que contêm altas quantidades de sódio.[6,140] Pacientes com diabetes e com doença cardíaca sintomática podem se beneficiar da ingestão de sódio menor que 2.000 mg/dia, com redução dos sintomas.[6]

Padrões alimentares

Como já abordado, a alimentação tem papel central no tratamento e na redução do risco de desenvolvimento de diabetes tipo 2.[20,45] Apesar disso, ainda há dificuldades para os indivíduos com diabetes aderirem a padrões alimentares que sejam consistentes com as recomendações para o controle adequado da doença.[16,104]

Padrões alimentares, como dieta vegana, mediterrânea e DASH (*dietary approaches to stop hypertension*) têm sido relacionados ao bom controle do diabetes tipo 2. Estudos mostraram que a dieta vegana promoveu reduções significativas no percentual de hemoglobina glicada em indivíduos com diabetes tipo 2.[22,91] Em relação à dieta mediterrânea, Esposito et al.[44] mostraram, em seu estudo de intervenção alimentar com duração de quatro anos, que indivíduos com diabetes tipo 2 que seguiram o padrão alimentar mediterrâneo apresentaram melhor controle glicêmico (reduções significativas da glicemia de jejum e do percentual de hemoglobina glicada)quando comparados a indivíduos que estavam seguindo dieta com baixo teor de gordura. Além disso, os indivíduos que seguiram dieta mediterrânea apresentaram maior sensibilidade à insulina, resultado observado a partir do declínio do *homeostatic model assessment of insulin sensitivity* (HOMA-s). Por outro lado, indivíduos com diabetes tipo 2 que seguiram a dieta DASH por oito semanas apresentaram reduções significativas em 29,4 mg/dL na glicemia de jejum e em 1,7% no percentual de hemoglobina glicada. Tais resultados foram significativamente mais expressivos quando comparados aos dos indivíduos que seguiram a dieta controle.[18]

FERRAMENTAS UTILIZADAS PARA A TERAPIA NUTRICIONAL NO DIABETES

Atualmente, existem várias maneiras para auxiliar o paciente com diabetes na terapia nutricional, entre as quais a educação e/ou a orientação nutricional, a lista de substituições de alimentos e a contagem de carboidratos. Os instrumentos utilizados para realizar ações de educação alimentar e nutricional com os indivíduos com diabetes devem considerar o nível de escolaridade e a faixa etária, além de ser de fácil entendimento e aplicação, a fim de aumentar o conhecimento.

Contagem de carboidratos

A contagem de carboidratos é uma ferramenta que pode ser utilizada pelos pacientes com diabetes que fazem uso de insulinoterapia ou de medicamentos antidiabéticos, ou apenas no auxílio do tratamento nutricional. Esse método é eficiente para o alcance de um controle glicêmico satisfatório. Os macronutrientes são as fontes exógenas de energia, influenciando de forma direta a elevação da glicose sanguínea.[68] Os carboidratos são os nutrientes que mais afetam a glicemia, pois quase 100% da quantidade ingerida é convertida em glicose em menos de duas horas (de 15 a 120 minutos).[126]

No método de contagem de carboidratos, é considerada a quantidade total de carboidratos ingeridos por refeição, e a distribuição deles no plano alimentar deve estar de acordo com as necessidades previamente estabelecidas. Além disso, há necessidade de se conhecer o real consumo dos carboidratos, indicado pela avaliação do consumo alimentar, seja por meio do recordatório alimentar, seja por meio de anamnese alimentar.[126,140] Dentre os métodos mais utilizados, estão a lista de substituição/equivalentes e a contagem de carboidratos, em gramas.

Na contagem de carboidratos é realizado o somatório, em gramas, de cada alimento que compõe a refeição, a partir de informações obtidas de rótulos ou de tabelas de composição de alimentos. Dessa forma, após o estabelecimento das necessidades de carboidratos em cada refeição, os pacientes podem fazer a escolha alimentar de sua preferência. A importância da escolha de alimentos mais saudáveis deve sempre ser destacada.[10,126]

Vale enfatizar que, nessa terapia, só é permitida a flexibilidade na substituição dos alimentos e não na quantidade de carboidratos, sendo importante estimular o paciente a ingerir sempre as mesmas quantidades desse macronutriente e a realizar suas refeições sempre no mesmo horário.

A utilização de múltiplas doses de insulina faz parte da terapia intensiva, e as doses podem ser determinadas a partir da quantidade de carboidratos na refeição. O termo *"bolus"* é relativo à quantidade de insulina rápida ou ultrarrápida a ser administrada antes da refeição e dependerá das concentrações sanguíneas de glicose a serem corrigidas (*bolus* de correção), e relativo, também, à quantidade de carboidratos a ser ingerida (*bolus* de alimentação). O *bolus* de correção é estimado a partir da avaliação das glicemias realizadas após as refeições.[126,144]

Lista de substituições

A lista de substituições é uma ferramenta útil para os pacientes que preferem seguir um plano alimentar mais estruturado para o controle glicêmico e do peso corporal, além do fato de ter maior flexibilidade quanto à escolha dos alimentos que comporão as refeições, ao mesmo tempo que mantêm a consistência diária de ingestão. Os alimentos são classificados em grupos, os quais devem ser semelhantes em relação ao conteúdo nutricional, podendo ser substituídos entre si, considerando o tamanho similar das porções em energia e nutrientes (carboidratos, proteínas e lipídios).[10,126]

Em princípio, uma unidade de insulina é suficiente para metabolizar 15 g de carboidratos; então, para saber quanto de insulina deve ser utilizado, é necessário conhecer a quantidade desse macronutriente na refeição. Exemplos de quantidades de carboidratos nos grupos de alimentos são apresentados na Tabela 50.4.

É importante destacar que essas ferramentas devem ser inseridas no contexto de uma alimentação saudável, a fim de que a combinação dos alimentos seja suficiente para atingir as necessidades dos nutrientes.

BASES BIOQUÍMICAS E FISIOLÓGICAS DA NUTRIÇÃO

Tabela 50.4 Lista de substituições e quantidade de carboidratos em cada grupo de alimentos

Grupos	Quantidade	CHO (g)	PTN (g)	LIP (g)	Substituição (unidade)
Pães	1 fatia de pão de forma ½ pão francês 3 colheres de sopa de arroz	15	3	0	1
Fruta	1 laranja 1 maçã pequena 10 uvas 1 manga pequena 1 copo (150 mL) de salada de frutas	15	0	0	1
Leite	240 mL de leite 1 copo de iogurte natural	12	8	0-8	1
Hortaliças	1 xícara de chá de hortaliça crua ½ xícara de chá de hortaliça cozida	5	2	0	1
Carne	1 bife pequeno ½ peito de frango (sem pele)	0	7	3-8	0
Gordura	1 colher de sopa de margarina	0	0	5	0

CHO: carboidrato; LIP: lipídios; PTN: proteína.
Fonte: American Diabetes Associations and American Dietetic Association.[8]

CONSIDERAÇÕES FINAIS

O desenvolvimento das complicações micro e macrovasculares do diabetes está associado às concentrações elevadas de glicose e, quando essas concentrações se mantêm alteradas, aumentam o risco de complicações metabólicas sérias. Evidências mostram que indivíduos com diabetes melito que, após o diagnóstico, conseguem manter bom controle glicêmico e metabólico, apresentam risco reduzido de aparecimento das complicações tardias. O conceito conhecido como "memória metabólica" sugere que não só o bom controle glicêmico é importante, mas também deve ser realizado o mais cedo possível, por meio de insulinoterapia, de substâncias antidiabéticas, de terapia nutricional, de educação nutricional e de prática de exercícios físicos.

REFERÊNCIAS

1. Ahrén B, Corrigan CB. Intermittent need for insulin in a subgroup of diabetic patients in Tanzania. Diabet Med. 1985;2(4):262-4.
2. Alberti G, Zimmet P, Shaw J, Bloomgarden Z, Kaufman F, Silink M, et al. Type 2 diabetes in the young: the evolving epidemic. The International Diabetes Federation Consensus Workshop. Diabetes Care. 2004;27(7):1798-811.
3. Alessi DR, Downes CP. The role of PI 3-kinase in insulin action. Biochim Biophys Acta. 1998;1436(1-2):1510-64.
4. American Diabetes Association. Classification and diagnosis of diabetes: standards of medical care in diabetes – 2018. Diabetes Care. 2018;41(Suppl. 1):S13-27
5. American Diabetes Association. Glycemic targets: standards of medical care in diabetes –2018. Diabetes Care. 2018;41(Suppl 1):S55-S64.

ASPECTOS BIOQUÍMICOS E NUTRICIONAIS DO DIABETES MELITO **1179**

6. American Diabetes Association. Lifestyle Management: Standards of Medical Care in Diabetes – 2018. Diabetes Care. 2018;41(Suppl 1):S38-S50.
7. American Diabetes Association. Pharmacologic approaches to glycemic treatment: standards of medical care in diabetes – 2018. Diabetes Care. 2018 Jan;41(Suppl 1):S73-S85.
8. American Diabetes Associations and American Dietetic Association. Exchange lists for meals planning. Alexandria: American Diabetes Association; 1995.
9. American Dietetic Association. Position of the American Dietetic Association: use of nutritive and nonnutritive sweeteners. J Am Diet Assoc. 2004;104(2):255-75.
10. Anderson HW. Diabetes melito: terapia nutricional médica. In: Shills ME, Shike M, Ross AC, Caballero B, Cousins RJ (eds.). Nutrição moderna na saúde e na doença. 10. ed. Barueri: Manole; 2009. p.1121-47.
11. Anderson JW, Randles KM, Kendall CW, Jenkins DJ. Carbohydrate and fiber recommendations for individuals with diabetes: a quantitative assessment and meta-analysis of the evidence. J Am Coll Nutr. 2004;23(1):5-17.
12. Arafat AM, Perschel FH, Otto B, Weickert MO, Rochlitz H, Schöfl C, et al. Glucagon suppression of ghrelin secretion is exerted at hypothalamus-pituitary level. J Clin Endocrinol Metab. 2006;91(9):3528-33.
13. Aroda VR, Edelstein SL, Goldberg RB, Knowler WC, Marcovina SM, Orchard TJ, et al.; Diabetes Prevention Program Research Group. Long-term metformin use and vitamin B12 deficiency in the Diabetes Prevention Program Outcomes Study. J Clin Endocrinol Metab. 2016;101(4):1754-61.
14. Ashcroft FM, Harrison DE, Ashcroft SJ. Glucose induces closure of single potassium channels in isolated rat pancreatic beta-cell. Nature. 1984;312(5993):446-8.
15. Ashcroft FM, Rorsman P. Electrophysiology of the pancreatic beta-cell. Prog Biophys Mol Biol. 1989;54(2):87-143.
16. Assad G, Chan CB. Relationship of diet quality to food security and nutrition knowledge in low--income, community-dwelling elders with type 2 diabetes mellitus: a pilot study. Can J Diabetes. 2012;36:310-3.
17. Azad MB, Abou-Setta AM, Chauhan BF, Rabbani R, Lys J, Copstein L, Mann A, et al. Nonnutritive sweeteners and cardiometabolic health: a systematic review and meta-analysis of randomized controlled trials and prospective cohort studies. CMAJ. 2017;189(28):E929.
18. Azadbakht L, Fard NRP, Karimi M, Baghaei MH, Surkan PJ, Rahimi M, et al. Effects of the Dietary Approaches to Stop Hypertension (DASH) eating plan on cardiovascular risks among type 2 diabetic patients: a randomized crossover clinical trial. Diabetes Care. 2011;4(1):55-7.
19. Balasubramanyam A, Nalini R, Hampe CS, Maldonado M. Syndromes of ketosis-prone diabetes mellitus. Endocr Rev. 2008;29(3):292-302.
20. American Diabetes Association, Bantle JP, Wylie-Rosett J, Albright AL, Apovian CM, Clark NG, et al. Nutrition recommendations and interventions for diabetes: a position statement of the American Diabetes Association. Diabetes Care. 2008;31:S61-18.
21. Barbagallo M, Dominguez LJ. Magnesium and type 2 diabetes. World J Diabetes. 2015;6(10):1152-7.
22. Barnard ND, Cohen J, Denkins DJA, Turner-McGrievy G, Gloede L, Green A, Ferdowsian H. A low-fat vegan diet and a conventional diabetes diet in the treatment of type 2 diabetes: a randomized, controlled, 74-wk clinical trial. Am J Clin Nutr. 2009;89:1588S-96S.
23. Beeson M, Sajan MP, Daspet JG, Luna V, Dizon M, Grebenev D, et al. Defective activation of protein kinase C-z in muscle by insulin and phosphatidylinositol-3,4,5,-(PO(4))(3) in obesity and polycystic ovary syndrome. Metab Syndr Relat Disord. 2004;2(1):49-56.
24. Bloomgarden ZT. Nonnutritive sweeteners, fructose, and other aspects of diet. ADA Statements. Diabetes Care. 2011;34(5):e46-51.
25. Brady MJ, Bourbonais FJ, Saltiel AR. The activation of glycogen synthase by insulin switches from kinase inhibition to phosphatase activation during adipogenesis in 3T3-L1 cells. J Biol Chem. 1998;273(23):14063-66.
26. Braun M, Ramracheya R, Amisten S, Bengtsson M, Moritoh Y, Zhang Q, et al. Somatostatin release, electrical activity, membrane currents and exocytosis in human pancreatic delta cells. Diabetologia. 2009;52(8):1566-78.
27. Buse JB, Polonsky KS, Burant CF. Type 2 diabetes mellitus. In: Larsen PR, Kronenberg HM, Melmed S, Polonsky KS, Wilson JD, Foster DW (eds.). Williams textbook of endocrinology. 11. ed. Philadelphia: Saunders Elsevier; 2008. p.1329-89.

28. Cabrera O, Berman DM, Kenyon NS, Ricordi C, Berggren PO, Caicedo A. The unique cytoarchitecture of human pancreatic islets has implications for islet cell function. Proc Natl Acad Sci. 2006;103(7):2334-9.
29. Carlson MG, Snead WL, Campbell PJ. Regulation of free fatty acid metabolism by glucagon. J Clin Endocrinol Metab. 1993;77(1):11-5.
30. Carvalho, GB, Brandão-Lima PN, Maia, CSC, Barbosa, KBF, Pires, LV. Zinc's role in the glycemic control of patients with type 2 diabetes: a systematic review. BioMetals. 2017;30(2):151-62.
31. Christakos S, Ajibade DV, Dhawan P, Fechner AJ, Mady LJ. Vitamin D: metabolism. Rheum Dis Clin North Am. 2012;38:1-11.
32. Cockram CS, Kum W, Ho SK, Zhu SO, Young JD. Binding and action of glucagon in cultured mouse astrocytes. Glia. 1995;13(2):141-6.
33. Cohen P. Control of enzyme activity. 2. ed. New York: Chapman Hall; 1983. p.42-71.
34. Craig ME, Hatterley A, Donaghue KC. Definition, epidemiology and classification of diabetes in children and adolescents. Pediatric Diabetes. 2009;10(Suppl.12):3-12.
35. Cross DA, Alessi DR, Cohen P, Andjelkovich M, Hemmings BA. Inhibition of glycogen synthase kinase-3 by insulin mediated by protein kinase B. Nature. 1995;378(6559):785-9.
36. Curry DL, Bennett LL, Grodsky GM. Dynamics of insulin secretion by the perfused rat pancreas. Endocrinology. 1968;83(3):572-84.
37. Del Gobbo LC, Song Y, Poirier P, Dewailly E, Elin RJ, Egeland GM. Low serum magnesium concentrations are associated with a high prevalence of premature ventricular complexes in obese adults with type 2 diabetes. Cardiovasc Diabetol. 2012;11:23.
38. Diabetes Control and Complication Trial (DCCT) Research Group. The relationship of glycemic exposure (HbA1c) to the risk of development and progression of retinopathy in the diabetes control and complications trial. Diabetes. 1995;44(8):968-83.
39. Diabetes Control and Complication Trial/Epidemiology of Diabetes Interventions and Complication (DCCT/EDIC) Study Group. Intensive diabetes treatment and cardiovascular disease in patients with type 1 diabetes. N Engl J Med. 2005;353(25):2643-53.
40. Donner T. Insulin – Pharmacology, therapeutic regimens and principles of intensive insulin therapy. [Updated 2015 Oct 12]. In: De Groot LJ, Chrousos G, Dungan K, et al., editors. Endotext [Internet]. South Dartmouth (MA): MDText.com, Inc.; 2000. Available from: https://www.ncbi.nlm.nih.gov/books/NBK278938/
41. Dunning BE, Foley JE, Ahrén B. Alpha cell function in health and disease: influence of glucagon-like peptide-1. Diabetologia. 2005;48(9):1700-13.
42. Eftekhari MH, Akbarzadeh M, Dabbaghmanesh MH, Hasanzadeh J. Impact of treatment with oral calcitriol on glucose indices in type 2 diabetes mellitus patients. Asia Pac J Clin Nutr. 2011;20:521-6.
43. Erlich H, Valdes AM, Noble J, Carlson JA, Varney M, Concannon P, et al. HLA DR-DQ haplotypes and genotypes and type 1 diabetes risk: analysis of the type 1 diabetes genetics consortium families. Diabetes. 2008;57(4):1084-92.
44. Esposito K, Malorlno MI, Clotola M. Effects of a Mediterranean-style diet on the need for antihyperglycemic drug therapy in patients with newly diagnosed type 2 diabetes. Ann Intern Med. 2009;151(5):306-14.
45. Evert AB, Boucher JL, Cypress M, Dunbar SA, Franz MJ, Mayer-Davis EJ, et al. Nutrition therapy recommendations for the management of adults with diabetes. Diabetes Care. 2013;36(11):3821-42.
46. Expert Committee on the Diagnosis and Classification of Diabetes Mellitus. Report of the expert committee on the diagnosis and classification of diabetes mellitus. Diabetes Care. 1997;27:1183-97.
47. Fajans SS, Bell GI, Polonsky KS. Molecular mechanisms and clinical pathophysiology of maturity-onset diabetes of the young. N Engl J Med. 2001;345(13):971-80.
48. Flier JS. Lilly Lecture: syndromes of insulin resistance: from patient to gene and back again. Diabetes. 1992;41(9):1207-19.
49. Forrest JA, Menser MA, Burgess JA. High frequency of diabetes mellitus in young patients with congenital rubella. Lancet. 1971;2(7720):332-4.
50. Franz MJ, Bantle JP, Beebe CA, Brunzell JD, Chiasson JL, Garg A, et al. Evidence-based nutrition principles and recommendations for the treatment and prevention of diabetes and related complications. Diabetes Care. 2002;25(1):148-98.

ASPECTOS BIOQUÍMICOS E NUTRICIONAIS DO DIABETES MELITO 1181

51. Frayn KN. Metabolic regulation: a human perspective. 2. ed. Oxford: Wiley-Blackwell; 2003.
52. Frojdo S, Vidal H, Pirola L. Alterations of insulin signaling in type 2 diabetes: a review of the current evidence from humans. Biochim Biophys Acta. 2009;1792(2):83-92.
53. Gannon MC, Nuttall FQ, Saeed A, Jordan K, Hoover H. An increase in dietary protein improves the blood glucose response in persons with type 2 diabetes. Am J Clin Nutr. 2003;78(4):734-41.
54. Gannon MC, Nuttall FQ. Effect of a high-protein, low-carbohydrate diet on blood glucose control in people with type 2 diabetes. Diabetes. 2004;53(9):2375-82.
55. Gannon MC, Nuttall JA, Damberg G, Gupta V, Nuttall FQ. Effect of protein ingestion on the glucose appearance rate in people with type 2 diabetes. J Clin Endocrinol Metab. 2001;86(3):1040-7.
56. Genuth S, Alberti KG, Bennett P, Buse J, Defronzo R, Kahn R, et al. Expert Committee on the Diagnosis and Classification of Diabetes Mellitus 2, the Expert Committee on the Diagnosis and Classification of Diabetes Mellitus. Follow-up report on the diagnosis of diabetes mellitus. Diabetes Care. 2003;26(11):3160-7.
57. Goodge KA, Hutton JC. Translational regulation of proinsulin biosynthesis and proinsulin conversion in the pancreatic beta-cell. Semin Cell Dev Biol. 2000;11(4):2350-42.
58. Gougeon R, Styhler K, Morais JA, Jones PJ, Marliss EB. Effects of oral hypoglycemic agents and diet on protein metabolism in type 2 diabetes. Diabetes Care. 2000;23(1):1-8.
59. Gravholt CH, Møller N, Jensen MD, Christiansen JS, Schmitz O. Physiological levels of glucagon do not influence lipolysis in abdominal adipose tissue as assessed by microdialysis. J Clin Endocrinol Metab. 2001;86(5):2085-9.
60. Gromada J, Bokvist K, Ding WG, Barg S, Buschard K, Renstrom E, et al. Adrenaline stimulates glucagon secretion in pancreatic A-cells by increasing the Ca2+ current and the number of granules close to the L-type Ca2+ channels. J Gen Physiol. 1997;110(3):217-28.
61. Gromada J, Ma X, Hoy M, Bokvist K, Salehi A, Berggren PO, et al. ATP-sensitive K+ channel-dependent regulation of glucagon release and electrical activity by glucose in wild-type and SUR1-/-mouse alpha-cells. Diabetes. 2004;53(Suppl.3):S181-9.
62. Gullo L, Pezzilli R, Morselli-Labate AM; Italian Pancreatic Cancer Study Group. Diabetes and the risk of pancreatic cancer. N Engl J Med. 1994;331(2):81-4.
63. Gustavson SM, Chu CA, Nishizawa M, Neal D, Farmer B, Yang Y, et al. Effects of hyperglycemia, glucagon, and epinephrine on renal glucose release in the conscious dog. Metabolism. 2004;53(7):933-41.
64. Hanas R, Bangstad HJ, Danne T, Deeb LC, Jarosz-Chobot P, Urakami T, et al. ISPAD Clinical Practice Consensus Guidelines 2006-2007. Insulin treatment. Pediatr Diabetes. 2007;8(2):88-102.
65. Harney JA, Rodgers RL. Insulin-like stimulation of cardiac fuel metabolism by physiological levels of glucagon: involvement of PI3K but not cAMP. Am J Physiol Endocrinol Metab. 2008;295(1):E155-61.
66. Henquin JC. Triggering and amplifying pathways of regulation of insulin secretion by glucose. Diabetes. 2000;49(11):1751-60.
67. Hjorth SA, Adelhorst K, Pedersen BB, Kirk O, Schwartz TW. Glucagon and glucagon-like peptide 1: selective receptor recognition via distinct peptide epitopes. J Biol Chem. 1994;269(48):30121-4.
68. Holler HJ, Pastors JG. Diabetes medical nutrition therapy: A professional guide to management and nutrition education resources. Alexandria: American Dietetic Association and American Diabetes Association; 1997.
69. Hoosein NM, Gurd RS. Identification of glucagon receptors in rat brain. Proc Natl Acad Sci. 1984;81(14):4368-72.
70. Howard AA, Arnsten JH, Gourevitch MN. Effect of alcohol consumption on diabetes mellitus: a systematic review. Ann Intern Med. 2004;140(3):211-9.
71. Huang S, Czech MP. The GLUT4 glucose transporter. Cell Metabolism. 2007;5(4):237-52.
72. Inokuchi A, Oomura Y, Nishimura H. Effect of intracerebroventricularly infused glucagon on feeding behavior. Physiol Behav. 1984;33(3):397-400.
73. Institute of Medicine, Food and Nutrition Board. Dietary reference intakes for energy, carbohydrate, fiber, fat, fatty acids, cholesterol, protein, and amino acids. Washington, DC: The National Academies; 2005.
74. International Diabetes Federation. IDF diabetes atlas. 8. ed. 2017.

75. International Expert Committee. International Expert Committee report on the role of the A1C assay in the diagnosis of diabetes. Diabetes Care. 2009;32(7):1327-34.
76. Jelinek LJ, Lok S, Rosenberg GB, Smith RA, Grant FJ, Biggs S, et al. Expression cloning and signaling properties of the rat glucagon receptor. Science. 1993;259(5101):1614-6.
77. Jenkins DJ, Wolever TM, Taylor RH, Barker H, Fielden H, Baldwin JM, et al. Glycemic index of foods: a physiological basis for carbohydrate exchange. Am J Clin Nutr. 1981;34(3):362-6.
78. Kahn CR, Baird K, Flier JS, Jarrett DB. Effects of autoantibodies to the insulin receptor on isolated adipocytes. J Clin Invest. 1977;60(5):1094-106.
79. Kahn CR, Flier JS, Bar RS, Archer JA, Gorden P, Martin MM, et al. The syndromes of insulin resistance and acanthosis nigricans. N Engl J Med. 1976;294(14):739-45.
80. Kampmann U, Mosekilde L, Juhl C, Moller N, Christensen B, Rejnmark L, et al. Effects of 12 weeks high dose vitamin D3 treatment on insulin sensitivity, beta cell function, and metabolic markers in patients with type 2 diabetes and vitamin D insufficiency - A double-blind, randomized, placebo-controlled trial. Metabolism. 2014;63:1115-24.
81. Kane S, Sano H, Liu SC, Asara JM, Lane WS, Garner CC, et al. A method to identify serine kinase substrates. Akt phosphorylates a novel adipocyte protein with a Rab GTPase-activating protein (GAP) domain. J Biol Chem. 2002;277(25):22115-8.
82. Kaplan NM. The deadly quartet: upper body adiposity, glucose intolerance, hypertriglyceridaemia and hypertension. Arch Intern Med. 1989;149(7):1514-20.
83. Karjalainen J, Knip M, Hyöty H, Leinikki P, Ilonen J, Käär ML, et al. Relationship between serum insulin antibodies, islet cell antibodies and Coxsackie-B4 and mumps virus-specific antibodies at the clinical manifestation of type 1 (insulin-dependent) diabetes. Diabetologia. 1988;31(3):146-52.
84. Ko SH, Ko SH, Ahn YB, Song KH, Han KD, Park YM, et al. Association of vitamin B$_{12}$ deficiency and metformin use in patients with type 2 diabetes. J Korean Med Sci. 29.7(2014):965-72. PMC. Web. 11 May 2018.
85. Lambert AP, Gillespie KM, Thomson G, Cordell HJ, Todd JA, Gale EA, et al. Absolute risk of childhood-onset type 1 diabetes defined by human leukocyte antigen class II genotype: a population--based study in the United Kingdom. J Clin Endocrinol Metab. 2004;89(8):4037-43.
86. Larance M, Ramm G, James DE. The GLUT4 Code. Mol Endocrinol. 2008;22(2):226-33.
87. Larsen S, Hilsted J, Tronier B, Worning H. Metabolic control and B cell function in patients with insulin-dependent diabetes mellitus secondary to chronic pancreatitis. Metabolism. 1987;36(10):964-7.
88. Lawrence JM, Contreras R, Chen W, Sacks DA. Trends in the prevalence of preexisting diabetes and gestational diabetes mellitus among a racially/ethnically diverse population of pregnant women, 1999–2005. Diabetes Care. 2008;31(5):899-904.
89. Le Good JA, Ziegler WH, Parekh DB, Alessi DR, Cohen P, Parker PJ. Protein kinase C isotypes controlled by phosphoinositide 3-kinase through the protein kinase PDK1. Science. 1998;281(5385):2042-5.
90. Le Marchand SJ, Piston DW. Glucose suppression of glucagon secretion: metabolic and calcium responses from alpha-cells in intact mouse pancreatic islets. J Biol Chem. 2010;285 (19):14389-98.
91. Lee YM, KIm SA, Lee IK. Effect of a brown rice based vegan diet and conventional diabetic diet on glycemic control of patients with type 2 diabetes: a 12-week randomized clinical trial. PLos One. 2016.
92. Liu YJ, Vieira E, Gylfe E. A store-operated mechanism determines the activity of the electrically excitable glucagon-secreting pancreatic alpha cell. Cell Calcium. 2004;35(4):357-65.
93. MacDonald PE, De Marinis YZ, Ramracheya R, Salehi A, Ma X, Johnson PR, et al. A K$_{ATP}$ channel--dependent pathway within alpha cells regulates glucagon release from both rodent and human islets of Langerhans. PLoS Biol. 2007;5(6):1236-47.
94. MacFarlane IA. Endocrine diseases and diabetes mellitus. In: Pickup JC, Williams G (eds.). Textbook of diabetes. 2. ed. Oxford: Blackwell; 1997. p.64.1-20.
95. Mackawy AMH, Badawi MEH. Association of vitamin D and vitamin D receptor gene polymorphisms with chronic inflammation, insulin resistance and metabolic syndrome components in type 2 diabetic Egyptian patients. Meta Gene. 2014;2:540-56.

ASPECTOS BIOQUÍMICOS E NUTRICIONAIS DO DIABETES MELITO 1183

96. Maruthur NM, Clark JM, Fu M, Linda KWH, Shuldiner AR. Effect of zinc supplementation on insulin secretion: interaction between zinc and SLC30A8 genotype in Old Order Amish. Diabetologia. 2015;58:295-303.
97. Mayer-Davis EJ, Dhawan A, Liese AD, Teff K, Schulz M. Towards understanding of glycaemic index and glycaemic load in habitual diet: associations with measures of glycaemia in the Insulin Resistance Atherosclerosis Study. Br J Nutr. 2006;95(2):397-405.
98. McLarty DG, Athaide I, Bottazzo GF, Swai ABM, Alberti KGMM. Islet cell antibodies are not specifically associated with insulin-dependent diabetes in rural Tanzanian Africans. Diabetes Res Clin Pract. 1990 9(3):219-24.
99. Miller PE, Perez V. Low-calorie sweeteners and body weight and composition: a meta-analysis of randomized controlled trials and prospective cohort studies. Am J Clin Nutr. 2014;100:765-77.
100. Moens K, Flamez D, Van Schravendijk C, Ling Z, Pipeleers D, Schuit F. Dual glucagon recognition by pancreatic beta-cells via glucagon and glucagon-like peptide 1 receptors. Diabetes. 1998;47(1):66-72.
101. Moens K, Heimberg H, Flamez D, Huypens P, Quartier E, Ling Z, et al. Expression and functional activity of glucagon, glucagon-like peptide 1 and glucose-dependent insulinotropic peptide receptors in rat pancreatic islet cells. Diabetes. 1996;45(2):257-61.
102. Mooradian AD. Micronutrients in diabetes mellitus. Drugs, Diet and Disease. 1999;2:183-200.
103. Morais JBS, Severo JS, Alencar GRR, Oliveira ARS, Cruz KJC, Marreiro DN, et al. Effect of magnesium supplementation on insulin resistance in humans: a systematic review. Nutrition. 2017;38:54-60.
104. Muñoz-Pareja M, León-Muñoz LM, Guallar-Castillón P, Graciani A, López-García E, et al. The diet of diabetic patients in Spain in 2008–2010: Accordance with the main dietary recommendations: a cross-sectional study. PLoS One. 2012;7(6):e39454.
105. Murphy R, Ellard S, Hattersley AT. Clinical implications of a molecular genetic classification of monogenic beta–cell diabetes. Nature Clin Pract Endocrinol Metab. 2008;4(4):200-13.
106. Murrow BA, Hoehn KL. Mitochondrial regulation of insulin action. Int J Biochem Cell Biol. 2010;42(12):1936-9.
107. Müssig K, Fiedler H, Staiger H, Weigert C, Lehmann R, Schleicher ED, et al. Insulin-induced stimulation of JNK and the PI 3-kinase/mTOR pathway leads to phosphorylation of serine 318 of IRS-1 in C2C12 myotubes. Biochem Biophys Res Commun. 2005;335(3):819-25.
108. Niafar M, Hai F, Porhomayon J, Nader ND. The role of metformin on vitamin B12 deficiency: a meta-analysis review. Intern Emerg Med. 2015;10(1):93-102.
109. O'Byrne S, Feely J. Effects of drugs on glucose tolerance in non-insulin-dependent diabetes (parts I and II). Drugs. 1990;40(2):203-19.
110. Obberghen EV. Surfing the insulin signaling web. Eur J Clin Invest. 2001;31(11):966-77.
111. Orvig C, Thompson KH, Battell M, McNeill JH. Vanadium compounds as insulin-mimics. Met Ions Biol Syst. 1995;31:575-94.
112. Owen K, Hattersley AT. Maturity-onset diabetes of the young: from clinical description to molecular genetic characterization. Best Pract Res Clin Endocrinol Metab. 2001;15(5):309-23.
113. Pak CY, Eun HM, McArthur RG, Yoon JW. Association of cytomegalovirus infection with autoimmune type 1 diabetes. Lancet. 1988;2(8601):1-4.
114. Pandit MK, Burke J, Gustafson AB, Minocha A, Peiris AN. Drug-induced disorders of glucose tolerance. Ann Intern Med. 1993;118(7):529-40.
115. Pastors JG, Franz MJ, Warshaw H, Daly A, Arnold MS. How effective is medical nutrition therapy in diabetes care? J Am Diet Assoc. 2003;103(7):827-31.
116. Pastors JG, Warshaw H, Daly A, Franz M, Kulkarni K. The evidence for the effectiveness of medical nutrition therapy in diabetes management. Diabetes Care. 2002;25(3):608-13.
117. Patel GK, Whalen GE, Soergel KH, Wu WC, Meade RC. Glucagon effects on the human small intestine. Dig Dis Sci. 1979;24(7):501-8.
118. Pedrosa LFC, Bortoli MC, Pires LV, Cozzolino SMF. Minerais e diabetes mellitus. In: Cozzolino SMF. Biodisponibilidade de nutrientes. 4. ed. Barueri: Manole; 2011. p.896-916.
119. Prentku M, Tornheim K, Corkey BE. Signal transduction mechanism in nutrient-induced insulin secretion. Diabetologia. 1997;40(Suppl.2):S32-41.

120. Pullen N, Dennis PB, Andjelkovic M, Dufner A, Kozma SC, Hemmings BA, et al. Phosphorylation and activation of p70s6k by PDK1. Science. 1998;279(5351):707-10.
121. Quesada I, Nadal A, Soria B. Different effects of tolbutamide and diazoxide in alpha, beta and delta-cells within intact islets of Langerhans. Diabetes. 1999;48(12):2390-7.
122. Quesada I, Tudurí E, Ripoll C, Nadal A. Physiology of the pancreatic alpha-cell and glucagon secretion: role in glucose homeostasis and diabetes. J Endocrinol. 2008;199(1):5-19.
123. Raben, A, Vasilaras TH, Møller AC, Astrup A. Sucrose compared with artificial sweeteners: different effects on ad libitum food intake and body weight after 10 wk of supplementation in overweight subjects. Am J Clin Nutr. 2002;76(4):721-9.
124. Rogers PJ, Hogenkamp PS, de Graaf C, Higgs S, Lluch A, Ness AR, et al. Does low-energy sweetener consumption affect energy intake and body weight? A systematic review, including meta-analyses, of the evidence from human and animal studies. Int J Obes (Lond). 2016;40:381-94.
125. Rorsman P. The pancreatic beta-cell as a fuel sensor: an electrophysiologist's viewpoint. Diabetologia. 1997;40(5):487-95.
126. Saches A. Diabetes mellitus. In: Cuppari L (ed.). Nutrição clínica do adulto. 2. ed. Barueri: Manole; 2005. p.171-88.
127. Saltiel AR, Kahn CR. Insulin signalling and the regulation of glucose and lipid metabolism. Nature. 2001;414(6865):799-806.
128. Sanchez H, Masferrer D, Lera L, Arancibia E, Ángel A, Albala C. Déficit de vitamina B12 asociado con altas dosis de metformina en adultos mayores diabéticos. Nutr Hosp Madrid. 2014;29(6):1394-400.
129. Sano H, Kane S, Sano E, Mîinea CP, Asara JM, Lane WS, et al. Insulin-stimulated phosphorylation of a Rab GTPase-activating protein regulates GLUT4 translocation. J Biol Chem. 2003;278(17):14599-602.
130. Santos RKF, Brandão-Lima PN, Tete RMDD, Freire ARS, Pires LV. Vitamin D ratio and glycaemic control in individuals with type 2 diabetes mellitus: a systematic review. Diabetes Metab Res Rev. 2017;e2969.
131. Schnell AH, Swenne I, Borg LA. Lysosomes and pancreatic islet function. A quantitative estimation of crinophagy in the mouse pancreatic B-cell. Cell Tissue Res. 1988;252(1):9-15.
132. Shab-Bidar S, Neyestani TR, Djazayery A. The interactive effect of improvement of vitamin D status and VDR FokI variants on oxidative stress in type 2 diabetic subjects: a randomized controlled trial. Eur J Clin Nutr. 2015;69:216-22.
133. Shan Z, Bao W, Zhang Y, Rong Y, Wang X, Jin Y, et al. Interactions between zinc transporter-8 gene (SLC30A8) and plasma zinc concentrations for impaired glucose regulation and type 2 diabetes. Diabetes. 2014;63:1796-803.
134. Sheard NF, Clark NG, Brand-Miller JC, Franz MJ, Pi-Sunyer FX, Mayer-Davis E, et al. Dietary carbohydrate (amount and type) in the prevention and management of diabetes: a statement of the American Diabetes Association. Diabetes Care. 2004;27(9):2266-71.
135. Shechter Y. Insulin-mimetic effects of vanadate. Possible implications for future treatment of diabetes. Diabetes. 1990;39(1):1-5.
136. Shoelson SE, Lee J, Goldfine AB. Inflammation and insulin resistance. J Clin Inves. 2006;116(7):1793-801.
137. Simental-Mendía LE, Sahebkar A, Rodríguez-Moran M, Guerrero-Romero FA. Systematic review and meta-analysis of randomized controlled trials on the effects of magnesium supplementation on insulin sensitivity and glucose control. Pharm Res. 2016;111:272-82.
138. Skyler JS, Bergenstal R, Bonow RO, Buse J, Deedwania P, Gale EA, et al. Position Statement. Intensive glycemic control and the prevention of cardiovascular events: implications of the Accord, Advance, and VA Diabetes Trials: a position statement of the American Diabetes Association and a Scientific statement of the American College of Cardiology; Foundation and the American Heart Association. Diabetes Care. 2009;32(1):187-92.
139. Slavin BG, Ong JM, Kern PA. Hormonal regulation of hormone-sensitive lipase activity and mRNA levels in isolated rat adipocytes. J Lipid Res. 1994;35(9):1535-41.
140. Sociedade Brasileira de Diabetes. Diretrizes da Sociedade Brasileira de Diabetes 2017-2018. Oliveira JEP (org.). São Paulo: Clannad; 2017.

ASPECTOS BIOQUÍMICOS E NUTRICIONAIS DO DIABETES MELITO

141. Sociedade Brasileira de Diabetes. Tratamento e acompanhamento do diabetes mellitus: diretrizes da Sociedade Brasileira de Diabetes. 2. ed. Itapevi: A. Araújo Silva Farmacêutica; 2008.

142. Solimena M, De Camilli P. Autoimmunity to glutamic acid decarboxylase (GAD) in Stiff-Man syndrome and insulin-dependent diabetes mellitus. Trends Neurosci. 1991;14(10):452-7.

143. Somwar R, Perreault M, Kapur S, Taha C, Sweeney G, Ramlal T, et al. Activation of p38 mitogen--activated protein kinase alpha and beta by insulin and contraction in rat skeletal muscle: potential role in the stimulation of glucose transport. Diabetes. 2000;49(11):1794-800.

144. Spinola-Castro AM, Siviero-Miachon AA. Diabetes e hipoglicemia. In: Palma D, Escrivão MAMS, Oliveira FLC (eds.). Nutrição clínica na infância e na adolescência. Barueri: Manole; 2009. p.513-28.

145. Srivastava AK, Pandey SK. Potential mechanism(s) involved in the regulation of glycogen synthesis by insulin. Mol Cell Biochem. 1998;182(1-2):135-41.

146. Stapleton SR. Selenium: an insulin-mimetic. Cell Mol Life Sci. 2000;57(13-14):1874-9.

147. Stephens L, Anderson K, Stokoe D, Erdjument-Bromage H, Painter GF, Holmes AB, et al. Protein kinase B kinases that mediate phosphatidylinositol 3,4,5-trisphosphate-dependent activation of protein kinase B. Science. 1998;279(5351):710-4.

148. Tarasov A, Dusonchet J, Ashcroft F. Metabolic regulation of the pancreatic beta-cell ATP-sensitive K+ channel: a pas de deux. Diabetes. 2004;53(Suppl.3):S113-22.

149. Taylor I, Duthie HL, Cumberland DC, Smallwood R. Glucagon and the colon. Gut. 1975;1(12):973-78.

150. Taylor SI. Lilly lecture: molecular mechanisms of insulin resistance: lessons from patients with mutations in the insulin-receptor gene. Diabetes. 1992;41(11):1473-90.

151. Tsokos GC, Gorden P, Antonovych T, Wilson CB, Balow JE. Lupus nephritis and other autoimmune features in patients with diabetes mellitus due to autoantibody to insulin receptors. Ann Intern Med. 1985;102(2):176-81.

152. Turner BC, Jenkins E, Kerr D, Sherwin RS, Cavan DA. The effect of evening alcohol consumption on next-morning glucose control in type 1 diabetes. Diabetes Care. 2001;24(11):1888-93.

153. Unger RH. The Banting Memorial Lecture 1975. Diabetes and the alpha cell. Diabetes. 1976;25(2):136-51.

154. Vanhaesebroeck B, Alessi DR. The PI3K-PDK1 connection: more than just a road to PKB. Biochem J. 2000;346 Pt 3:561-76.

155. Verge CF, Stenger D, Bonifacio E, Colman PG, Pilcher C, Bingley PJ, et al. Combined use of auto-antibodies (IA-2 autoantibody, GAD autoantibody, insulin autoantibody, cytoplasmic islet cell antibodies) in type 1 diabetes: Combinatorial Islet Autoantibody Workshop. Diabetes. 1998;47(12):1857-66.

156. Vieira E, Salehi A, Gylfe E. Glucose inhibits glucagon secretion by a direct effect on mouse pancreatic alpha cells. Diabetologia. 2007;50(2):370-9.

157. Walker JN, Ramracheya R, Zhang Q, Johnson PR, Braun M, Rorsman P. Regulation of glucagon secretion by glucose: paracrine, intrinsic or both? Diabetes Obes Metab. 2011;13(Suppl.1):95-105.

158. White CM. A review of potential cardiovascular uses of intravenous glucagon administration. J Clin Pharmacol. 1999;39(5):442-7.

159. White MF. IRS proteins and the common path to diabetes. Am J Physiol Endocrinol Metab. 2002;283(3):E413-22.

160. Woods SC, Lutz TA, Geary N, Langhans W. Pancreatic signals controlling food intake; insulin, glucagon and amylin. Philos Trans R Soc B Biol Sci. 2006;361(1471):1219-35.

161. World Health Organization. Definition, diagnosis and classification of diabetes mellitus and its complications. Report of a WHO Consultation. Part 1: diagnosis and classification of diabetes mellitus. Geneva: World Health Organization; 1999.

51

Aspectos bioquímicos e moleculares do câncer

KELLY SILVA FURTADO
JULIANA XAVIER DE MIRANDA CERQUEIRA
LÍVIA BEATRIZ A. RIBEIRO SILVA
THAIS PEREIRA D'AMICO
THOMAS PRATES ONG
FERNANDO SALVADOR MORENO

INTRODUÇÃO

Dentre as doenças crônicas não transmissíveis, as neoplasias malignas, popularmente conhecidas como câncer, têm sido apontadas como a segunda principal causa de morbidade e mortalidade em âmbito global, tendo sido responsáveis por 8,8 milhões de mortes em 2015.[55,98,99] As estimativas apontam para cerca de 26 milhões de novos casos de câncer no mundo, com 17 milhões de óbitos no ano de 2030.[99]

As neoplasias apresentam causas multifatoriais e desenvolvimento em múltiplas etapas, além de serem consideradas problema de saúde pública em todo o mundo, particularmente com o aumento constante da expectativa de vida, a crescente urbanização e as mudanças subsequentes nas condições ambientais. Dentre os tipos de câncer que apresentam maior taxa de mortalidade estão os pulmonares, os estomacais, os hepáticos, os colorretais e os mamários.[99]

Tanto fatores genéticos e epigenéticos quanto ambientais, como compostos químicos (benzeno, nitrosaminas, aflatoxinas etc.), físicos (radiação gama e ultravioleta), biológicos (alguns tipos de vírus de hepatite; bactéria *Helicobacter pylori*), hábito alimentar, estilo de vida, etilismo e tabagismo estão envolvidos na etiologia do câncer.[66,142] Assim, diversos estudos vêm sendo realizados para fornecer maior entendimento a respeito da origem e do comportamento de células neoplásicas para que, dessa forma, sejam identificadas novas estratégias de redução do risco de desenvolvimento e de tratamento com maior eficácia.

ASPECTOS MORFOLÓGICOS DAS NEOPLASIAS

As neoplasias (*neo*, significa novo e *plasia*, formação) são caracterizadas por alterações celulares de diferentes origens e podem ser classificadas em benignas ou malignas, de acordo com determinadas características, principalmente grau de diferenciação, anaplasia, velocidade e forma de crescimento, invasão local e capacidade metastática.[44,71] Os termos diferenciação e anaplasia referem-se às células neoplásicas parenquimatosas, sendo o primeiro relativo ao grau de semelhança das células neoplásicas com as normais do tecido de origem e o segundo, à falta de diferenciação, característica de neoplasias malignas.[71] Assim, as neoplasias benignas apresentam células semelhantes às do tecido de origem (bem diferenciadas) e não há alteração nuclear, porém ocorre formação de arranjo tecidual diferente do original. Por outro lado, as neoplasias malignas apresentam células com alterações no núcleo (como hipercromasia), na forma, no tamanho e no número, além de mitoses atípicas e alteração na relação núcleo/citoplasma que podem ser geradas por aneuploidias (alteração no número de cromossomos da célula)[71,87] (Quadro 51.1).

Quadro 51.1 Características morfológicas diferenciais de neoplasias benignas e malignas

Característica	Neoplasia benigna	Neoplasia maligna
Forma e volume das células	Homogêneos	Variados
Tipo/velocidade de crescimento	Expansivo/pequena	Infiltrativo/grande
Cromatina	Delicada	Grosseira
Mitose	Normal	Frequentemente atípica
Relação núcleo/citoplasma	Aspecto similar ao da célula normal	Aumentada (aneuploidia)
Diferenciação/anaplasia	Diferenciada	Pouco ou indiferenciada
Invasão de vasos	Ausente	Frequente
Metástase	Ausente	Frequente

Fonte: adaptado de Montenegro e Franco.[87]

As neoplasias benignas e malignas apresentam uma parte parenquimatosa (componente celular proliferante) e uma estromal (componente de sustentação do tecido). De modo geral e resumido, a nomenclatura das neoplasias baseia-se no componente parenquimatoso; as benignas apresentam o acréscimo do sufixo "oma" (origem mesenquimatosa) ou "adenoma"/"papiloma" (origem epitelial) e as malignas, "sarcoma" (origem mesenquimatosa) ou "carcinoma" (origem epitelial) ao nome da célula de origem. Por exemplo, um osteoma se refere a uma neoplasia benigna originada de osteoblastos; um adenoma designa uma neoplasia benigna de origem epitelial que forma glândulas; e um papiloma é uma neoplasia epitelial benigna de células escamosas que se projetam de modo digitiforme ou como verrugas. Por outro lado, uma neoplasia maligna originada de osteoblastos é denominada osteossarcoma; uma neoplasia maligna de origem epitelial de padrão glandular é chamada de adenocarcinoma e uma neoplasia que apresenta células escamosas em qualquer epitélio do corpo é designada carcinoma de células escamosas.[71] Entretanto, antes do desenvolvimento de neoplasias, é possível distinguir algumas lesões chamadas de pré-neoplásicas. Essas lesões podem ser, principalmente, de caráter hiperplásico (aumento do número de células em determinado tecido), displásico (alterações no desenvolvimento e na diferenciação celular) ou metaplásico (substituição de um tipo celular por outro).[71]

CARCINOGÊNESE: ASPECTOS GENÉTICOS E EPIGENÉTICOS

Genética e câncer

No desencadeamento da carcinogênese estão envolvidos tanto eventos genéticos quanto epigenéticos, entretanto, o número exato de etapas desse processo não está definido até o momento.[48,61,144] Sabe-se que, de modo geral, a carcinogênese ocorre em três estágios básicos, denominados iniciação, promoção e progressão.[36,106]

A iniciação é caracterizada por lesão no DNA causada por agentes genotóxicos, formando-se adutos. Nessa etapa, ocorre, em geral, a atuação do sistema de reparo do DNA; entretanto, se houver falha nesse processo, podem acontecer mutações em genes específicos, como proto-oncogenes ou genes supressores de tumor, que serão fixadas após um ciclo de proliferação celular.[140] Se essas mutações não forem eliminadas pelo sistema de reparo do DNA, poderão ocorrer rearranjos cromossômicos, substituições, inversões ou deleções de bases.[106,123] Na etapa subsequente, denominada promoção, ocorre expansão clonal das células iniciadas estimuladas constantemente por um agente chamado de promotor, que pode ser proveniente de fontes endógena ou exógena, sendo esta uma fase reversível. O último estágio da carcinogênese é a progressão, caracterizada por ser irreversível, pela instabilidade cariotípica, pela contínua evolução de modificações bioquímicas nas células malignas, pelo aumento da proliferação celular, pela invasão e pelo desenvolvimento de metástase.[48,106]

A maioria das neoplasias humanas, como as mamárias, ovarianas, colorretais e pancreáticas, apresenta de mil a dez mil substituições somáticas no genoma.[45,143] Entretanto, neoplasias como meduloblastomas, testiculares e leucemias agudas, dentre outras, apresentam número relativamente reduzido de mutações.[48,,103] Por outro lado, cânceres como os de pulmão e melanomas podem apresentar mais de cem mil mutações no genoma.[31,48,64,107,108] Porém, deve-se considerar que inclusive neoplasias do mesmo tipo podem apresentar variações no número de substituições de bases. Assim, diversas alterações gênicas associadas ao desenvolvimento de neoplasias são originadas por ganho, perda ou mutação da informação genética.[144]

A descrição e a interpretação dessas anormalidades genéticas em células neoplásicas têm constituído o cerne da investigação em câncer por mais de um século. Na Figura 51.1, observa-se retrospectiva cronológica identificando, desde a última metade do século passado, uma série de tecnologias que foram desenvolvidas para caracterizar sistematicamente, em níveis crescentes, eventos genômicos importantes em diversos tipos de câncer.[123]

Epigenética e câncer

Somente os eventos genéticos não são suficientes para explicar o processo de carcinogênese como um todo,[144] pois mecanismos epigenéticos também desempenham papel importante em todos os estágios da carcinogênese.[61]

ASPECTOS BIOQUÍMICOS E MOLECULARES DO CÂNCER

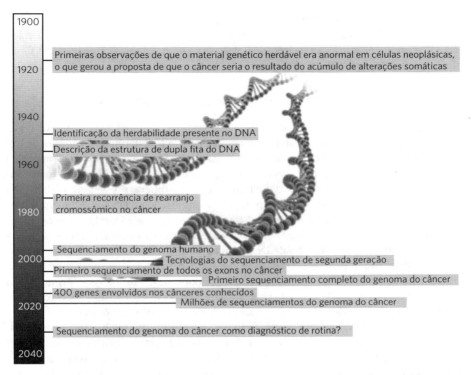

Figura 51.1 Retrospectiva cronológica identificando uma série de tecnologias desenvolvidas para caracterizar sistematicamente eventos genômicos importantes em diversos tipos de câncer.

O termo epigenética foi descrito pela primeira vez na década de 1940, por Conrad Waddington, como "interação casual entre genes e seus produtos na determinação fenotípica", ao que denominou "panorama epigenético".[40,136] Em 1975, Holiday e Pugh propuseram que modificações químicas covalentes do DNA, incluindo a metilação de dinucleotídeos citosina-guanina, consistiam nos mecanismos envolvidos na hipótese de Conrad.[52]

O conceito de caráter herdável em eventos epigenéticos começou a ser compreendido com a caracterização de fenômenos genéticos, como a inativação do cromossomo X e o *imprinting* genômico.[60] A inativação do cromossomo X baseia-se no princípio de que dois cromossomos X presentes em células de indivíduos do sexo feminino apresentam sequências idênticas no DNA. Entretanto, uma está ativa para a transcrição e outra silenciada, sendo a regulação da expressão gênica dependente de mecanismos epigenéticos.[10] Já o *imprinting* genômico compreende também um fenômeno epigenético em que a expressão de um *loci* gênico, presente nas células germinativas parentais e, então, transmitido para a próxima geração, difere entre os alelos herdados da mãe e do pai.[65]

Na atual era pós-genoma humano, o termo epigenética refere-se a alterações na expressão gênica que podem ser herdáveis e também reversíveis, mas que não causam alterações na sequência de nucleotídeos no DNA.[40,60,110] Os mecanismos de regulação epigenética incluem alterações no padrão de metilação do DNA, modificações pós-traducionais de histonas e padrão de expressão de micro-RNA (miRNA). A plasticidade do epigenoma durante a carcinogênese possibilita a aquisição das características fenotípicas tumorais envolvidas na progressão, invasão e metástase.[68]

Processo de metilação do DNA e genes supressores de tumor

O processo de metilação do DNA destaca-se como o principal mecanismo de regulação epigenética do genoma humano, e compreende a transferência covalente de um grupo metil por enzimas DNA metiltransferases (DNMT) para o carbono na posição 5 de um resíduo de citosina, que precede uma guanina do dinucleotídeo CpG (citosina-fosfodiéster-guanina).[9] Enzimas DNMT encontram-se hiperexpressas em vários tipos de neoplasias e são responsáveis pelo processo de metilação do DNA.[120,132] Entre as diferentes DNMT descritas na literatura a DNMT1, a DNMT3a e a DNMT3b apresentam atividade catalítica,[46] enquanto a DNMT3L é cataliticamente inativa, mas envolvida na melhora da atividade enzimática de DNMT3a e DNMT3b.[63]

Durante a carcinogênese, o grau de hipometilação do DNA genômico, uma das primeiras alterações epigenéticas encontradas em neoplasias, aumenta conforme a lesão progride.[40] Isso parece ser explicado pela consequente geração de instabilidade cromossômica, pela ativação de oncogenes e pela perda do *imprinting* genômico.[13,30,40]

A enzima DNMT1, que apresenta afinidade bioquímica por regiões hemimetiladas, é responsável pela manutenção do padrão de metilação do DNA durante sua replicação,[46] ou seja, possibilita que o padrão de metilação da fita parental seja transmitido para a nova fita filha de DNA sintetizada.[46,104] Enzimas DNMT3, por sua vez, são subclassificadas em DNMT3a e DNMT3b, as quais, ao contrário da DNMT1, apresentam atividade de metiltransferase, ou seja, catalisam a metilação *de novo* do DNA, e têm expressão aumentada em regiões não metiladas.[132]

Técnicas epigenômicas recentes indicam, ainda, que de 100 a 400 ilhas CpG estão hipermetiladas nas regiões promotoras, com variações específicas para cada tipo de neoplasia.[40] No câncer de mama, por exemplo, foram identificados mais de 100 genes com regiões promotoras hipermetiladas. Nesse sentido, a condensação da heterocromatina inviabiliza que os genes sejam expostos e transcritos.[46] Muitos desses genes silenciados epigeneticamente desempenham papéis importantes na regulação do ciclo celular, da apoptose, da invasão tecidual e da metástase, da angiogênese e da sinalização hormonal.[40,62]

A hipermetilação de genes supressores de tumor, bem como a hipometilação global do DNA representam, nesse contexto, eventos importantes na origem e no desenvolvimento do câncer.[40] Nos últimos anos, melhor compreensão da relação entre a metilação do DNA, o estado da cromatina e a atividade transcricional vem sendo correlacionada com modificações covalentes pós-traducionais de histonas, outro mecanismo epigenético de destaque no contexto do câncer.[8,40]

Modificações pós-traducionais de histonas

A identificação de conexões entre a metilação alterada do DNA com o processo de acetilação e metilação de histonas tem contribuído não somente para a compreensão de como a desregulação epigenética ocorre no câncer, mas também para o desenvolvimento de novas terapias que possam reverter defeitos epigenéticos em células neoplásicas.[7,128,130]

A subunidade básica da cromatina é representada pelo nucleossomo, que consiste em 146 pb de DNA genômico envoltos por um octâmero de histonas, incluindo um dímero de H2A-H2B e um tetrâmero de H3-H4.[40,53] As histonas atuam, ainda, na regulação da expressão gênica por meio de seus sítios N-terminais específicos que propiciam reações (acetilação, metilação, dentre outras) que favorecem a ativação ou a inativação da cromatina.[40,128,130]

No processo de acetilação, por exemplo, enzimas histonas acetiltransferases (HAT) e desacetilases de histonas (HDAC) catalisam a transferência ou a remoção, respectivamente, de grupos acetil aos/dos resíduos de aminoácidos em regiões terminais de histonas.[42] Essa regulação da atividade transcricional pode acontecer em dois níveis: local ou global (envolvendo todo o genoma).[42] A acetilação de histonas por HAT determina sobretudo o relaxamento da cromatina, possibilitando o acesso de fatores de transcrição a regiões nos genes, o que favorece sua transcrição. Por outro lado, a desacetilação resulta em sua condensação e inativação.[40,94,130]

Assim como a acetilação, a metilação de histonas compreende também um processo reversível que desempenha papel importante na carcinogênese.[69,128,130] Com relação à metilação de histonas por enzimas histonas metiltransferases (HMT),[69] essa reação ocorre nas cadeias laterais de lisina e arginina, que são catalisadas por enzimas lisina metiltransferases (PKMT) e arginina metiltransferases (PRMT), respectivamente.[54] A ativação ou a repressão transcricional dependerá do tipo de resíduo de aminoácido alterado.[74] Por exemplo, a metilação de resíduo K4 em histona H3 promove ativação transcricional, enquanto o silenciamento gênico é promovido pela metilação de resíduos K9, K27 ou K20 em H3.[129] Já a trimetilação do resíduo de lisina na histona H3 (H3K93me) tem sido associada, por exemplo, à configuração inativa da cromatina (heterocromatina), enquanto a desmetilação desse resíduo por desmetilases de histonas associa-se com a cromatina ativa (eucromatina).[69]

Os RNA não codificadores ou miRNA destacam-se, ainda, como outro mecanismo epigenético de regulação da expressão gênica.

Pequenos RNA não codificadores

Os miRNA são pequenos RNA reguladores não codificadores, com tamanhos que variam de 17 a 25 nucleotídeos, e estão envolvidos na regulação da tradução de centenas de RNA mensageiros (RNAm) por meio de sequências específicas de ligação a estes. Nos mamíferos, mais de 60% dos genes codificadores de proteínas são controlados por miRNA. Além disso, os miRNA também podem ter como alvo o DNA e não apenas o RNAm.[4,82] Sabe-se que os miRNA podem ser regulados por mecanismos epigenéticos, entretanto, também podem atuar na regulação desses mecanismos. Nesse caso, os alvos dos miRNA são enzimas responsáveis pela metilação do DNA e pela modificação das histonas.[114,116]

Estima-se que cada miRNA possa se ligar a muitos RNAm e que estes tenham sua estabilidade ou tradução regulada por mais de um miRNA.[33] Os alvos de miRNA reguladores parecem trabalhar de forma orquestrada para controlar uma via ou uma função biológica comum.[38] Essa característica única dos miRNA os torna ferramentas eficientes para a determinação de vias específicas envolvidas em doenças ou processos biológicos.

No câncer, as alterações genéticas e epigenéticas estão, em geral, associadas à inativação de genes supressores de tumor e à ativação de proto-oncogenes. Consequentemente, as sequências de DNA alteradas são transcritas em RNAm, que é traduzido em uma proteína funcionalmente aberrante. A expressão gênica também é regulada por vários mecanismos, como edição do RNA e *splicing* alternativo, bem como pela degradação da fita do RNA e do miRNA.[84] Dentre esses mecanismos, a regulação da expressão gênica mediada por miRNA tem sido implicada na patogênese de diversos tipos de neoplasias.[15,118] Um dos primeiros indícios do envolvimento dos miRNA na carcinogênese foi a identificação das sequências que codificam o miR-15 e o miR-16 em uma região crítica do cromossomo 13q14, que está deletada em mais da metade dos casos de leucemia linfocítica crônica.[14] Posteriormente, verificou-se que o miR-15 e o miR-16-1 agem como supressores de tumor, induzindo apoptose pela repressão da proteína Bcl-2, a qual se encontra hiperexpressa em células B malignas e em vários tumores sólidos.[16,22] Desde então, alterações na expressão dos miRNA têm sido detectadas em diversas neoplasias, como na mamária,[58] na colorretal[3] e nos linfomas.[36]

Existem muitas evidências de que a expressão aberrante de miRNA ocorre em diversos tipos de neoplasias e em diferentes estágios de sua progressão.[14,145] Além disso, muitos miRNA têm sido classificados como promotores da sobrevivência celular e do desenvolvimento neoplásico.[14,20,135] Estudos demonstram que alguns miRNA podem estar hiper ou hipoexpressos em células neoplásicas.[134] A hiperexpressão pode resultar dos processos moleculares de amplificação, desmetilação nas regiões promotoras dos miRNA ou desregulação de um fator de transcrição, enquanto a hipoexpressão pode ocorrer em razão de deleções, de silenciamento epigenético ou de perda da expressão de fatores de transcrição.[23]

Os miRNA hiperexpressos podem atuar como oncogenes quando reprimem genes supressores de tumor ou genes relacionados à apoptose. Em contraste, miRNA hipoexpressos podem funcionar como supressores de tumor, desde que suprimam a expressão de proto-oncogenes ou de genes relacionados à proliferação celular.[118] A expressão de miRNA no câncer é característica para cada tipo de tecido, estágio da neoplasia e outras variações clínicas. Assim, os miRNA representam uma nova ferramenta para o diagnóstico e o prognóstico dos mais variados tipos de neoplasias.[76] Além disso, a expressão desregulada de miRNA tem papel importante nas etapas de iniciação e promoção do câncer.[80]

Os miRNA participam da regulação da expressão gênica em diversos órgãos e podem ser regulados tanto pela composição quanto pelas concentrações de nutrientes no organismo.[41] Estudos também demonstram que os miRNA podem ser regulados por agentes quimiopreventivos naturais, principalmente na inibição do desenvolvimento das células neoplásicas, na resistência a fármacos e na metástase. Esses resultados sugerem que o uso de agentes naturais pode possibilitar novas perspectivas para o sucesso no tratamento de neoplasias, em especial por combinar a terapia convencional com os agentes quimiopreventivos naturais que, em geral, não apresentam toxicidade para os seres humanos.[77] Pesquisas experimentais corroboram que a hipo ou a re-expressão de miRNA específicos podem induzir a sensibilidade a fármacos, inibindo a proliferação, a invasão e a ocorrência de metástases de células neoplásicas. Também tem sido relatado que agentes naturais, como curcumina, isoflavonas, ácido retinoico e outros poderiam alterar a expressão de miRNA específicos que aumentariam a sensibilidade de células neoplásicas a agentes quimioterápicos convencionais.[77]

RASTREAMENTO, DETECÇÃO, QUIMIOPREVENÇÃO E TRATAMENTO DO CÂNCER: AVANÇOS E PERSPÉCTIVAS

Rastreamento e detecção do câncer: utilização de biomarcadores

Com o aumento da incidência global de diversos tipos de neoplasias, é crescente a preocupação com sua detecção mais precoce, o que favorece intervenções para redução do risco, terapêuticas e curativas. Justifica-se, nesse sentido, o desenvolvimento de testes não invasivos e moleculares, como os que utilizam biomarcadores.[49] Esses representam uma ferramenta potencial para a compreensão do comportamento bioquímico de neoplasias, desde manifestações mais precoces até estágios terminais.[109,126]

É possível definir biomarcadores como indicadores bioquímicos que podem ser medidos e avaliados, caracterizando uma resposta à intervenção terapêutica em eventos normais ou de doença, e que podem serem detectados no plasma ou em outros líquidos orgânicos.[71] Dentre os biomarcadores, podem-se citar antígenos de superfície celular, proteínas presentes no citoplasma, enzimas e hormônios.[71]

No âmbito em que se insere a quimioprevenção do câncer, bem como os tratamentos oncológicos, seja em esfera epidemiológica e populacional, seja experimental, os biomarcadores podem ser classificados em seis categorias principais:[34]

- Biomarcadores para detecção de risco: refletem o risco aumentado de determinado tipo ou subtipo de câncer.
- Biomarcadores para classificação/estratificação de risco: uma vez que os biomarcadores para detecção de risco tenham sido caracterizados e identificados, pode-se quantificar o nível do risco e/ou separar os indivíduos com risco em categorias baseadas na resposta preditiva a determinado tratamento. A estratificação do risco é útil sobretudo em ensaios clínicos que envolvem intervenções de tratamento individualizadas.
- Biomarcadores para detecção precoce: utilizados na triagem de indivíduos saudáveis, mas frequentemente com risco aumentado para estágios iniciais de câncer ou lesões pré-neoplásicas.
- Biomarcadores para diagnóstico: empregados para avaliar indivíduos com sinais e sintomas da presença de células neoplásicas.
- Biomarcadores prognósticos: preveem recidivas subsequentes em pacientes já diagnosticados, na ausência do tratamento ou com tratamento padrão definido.
- Biomarcadores preditivos: predizem como um paciente responderá a determinado fármaco e/ou composto bioativo anticarcinogênico.

Algumas limitações, entretanto, são frequentes na definição e na escolha de um biomarcador no que se refere à sensibilidade (considera-se que um biomarcador seja sensível a determinado tipo de câncer quando o teste for positivo em indivíduos diagnosticados com a doença) e à especificidade (considera-se que um biomarcador seja específico quando o resultado do teste for negativo em indivíduos saudáveis).[34,81] Ressalta-se a necessidade de esclarecimentos desses conceitos, pois, apesar de um biomarcador ser considerado ideal quando demonstrar 100% de sensibilidade e especificidade, muitos dos já validados apresentam pouca sensibilidade e/ou especificidade.

Isso pode mascarar os resultados de seus testes, pois, quando há sensibilidade reduzida do biomarcador, indivíduos com câncer podem não ser diagnosticados; ou, ainda, quando a especificidade para o biomarcador também estiver diminuída, indivíduos saudáveis podem ser erroneamente diagnosticados com a presença de neoplasia.[34,81]

Marcadores proteicos, por exemplo, com frequência utilizados na prática clínica, incluindo *cancer antigen* 125 (CA125) para detecção de câncer de ovário, *carbohydrate antigen* 199 (CA199) para câncer de pâncreas, *carcinoembryonic antigen* (CeA) para câncer de cólon e *prostate specific antigen* (PSA) para câncer de próstata, apresentam limitações no que diz respeito ao seu uso pela sensibilidade e especificidade reduzidas em estágios precoces da carcinogênese e pela ineficácia para distinguir neoplasias malignas de benignas.[49]

Nesse contexto, dificuldades são encontradas em investigações de biomarcadores neoplásicos, visto que características que assegurem sua confiabilidade podem ser modificadas por diversos fatores. Isso inclui, além dos fatores de serviços de saúde, principalmente no que se refere a relação custo-benefício, a heterogeneidade biológica dentro de um mesmo tipo de neoplasia humana, as variações nos marcadores em razão de idade, sexo e etnia, as neoplasias benignas que, com frequência, confundem a identificação e a quantificação de um biomarcador, bem como as substâncias exógenas que afetam a presença e a concentração.[34]

Ressalta-se, assim, que um biomarcador por si só não fornece as informações necessárias exigidas para a compreensão do fenótipo neoplásico. Nos estágios de iniciação, promoção e progressão de diversos tipos de câncer, eventos celulares e moleculares estão frequentemente alterados na progressão histopatológica da doença e necessitam ser esclarecidos.[109,122] Isso exige que esforços sejam direcionados para a padronização da utilização de biomarcadores em oncologia, ou seja, uma combinação de vários biomarcadores de diferentes eventos celulares alterados para alcançar melhor compreensão da progressão do câncer e significado do prognóstico em neoplasias sólidas.[110]

Na Figura 51.2, observam-se múltiplas aplicações dos biomarcadores para detecção precoce e prognóstico do câncer de acordo com as etapas celulares e moleculares envolvidas na carcinogênese para as quais podem ser utilizados.[34]

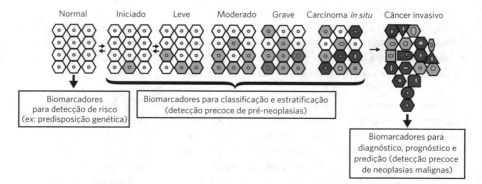

Figura 51.2 Aplicações de biomarcadores para detecção precoce e prognóstico do câncer em diferentes células e moléculas envolvidas na carcinogênese.

ASPECTOS BIOQUÍMICOS E MOLECULARES DO CÂNCER

O desenvolvimento de muitas tecnologias como a genômica e a proteômica tem permitido monitorar um número amplo de vias celulares-chave, simultaneamente. Isso viabiliza a identificação de biomarcadores e de moléculas sinalizadoras associadas com o crescimento, a morte e o metabolismo celulares.[72,126]

Aspectos moleculares de biomarcadores de prognóstico do câncer foram bem caracterizados, como os relacionados com a expressão de proteínas participantes da proliferação celular (Ki67, ciclinas D e E, p21 e p27), os genes supressores de tumor (p53) e os proto-oncogenes (HER-2-neu), entre outros.[109]

O biomarcador de prognóstico Ki67, amplamente utilizado, compreende uma proteína nuclear expressa em fases específicas do ciclo celular, e sua atividade pode variar de acordo com o tipo de neoplasia.[109] No início do processo de carcinogênese de células escamosas da laringe, por exemplo, a expressão de Ki67 é similar à do tecido normal (níveis reduzidos). Por outro lado, no mesmo estágio do processo carcinogênico hepático (colangiocarcinoma), está aumentada.[109]

As ciclinas D e E, frequentemente hiperexpressas em neoplasias malignas, podem apresentar maior expressão de uma ou de outra na determinação do fenótipo neoplásico. No câncer de mama, por exemplo, apenas o aumento de ciclina E tem sido associado com o pior prognóstico.[109]

Ainda no câncer de mama, existem alguns biomarcadores específicos designados para caracterização da proliferação celular, como o receptor de estrógeno (ER – *estrogen receptor*), expresso em 75% dos cânceres desse tipo,[148] o receptor de progesterona (PgR – *progesterone receptor*), expresso em 55 a 65% dos casos,[148] e o fator de crescimento epidermal humano (HER-2), com expressão em 12 a 20% dos casos.[67,147] A hiperexpressão de HER-2-neu está relacionada ao prognóstico ruim por ser caracterizada pelo aumento da taxa de proliferação e crescimento da massa neoplásica especificamente em estágios iniciais da carcinogênese mamária.[109]

Um dos avanços mais significativos nos últimos anos é a biópsia líquida, procedimento minimamente invasivo que permite o monitoramento em tempo real da resposta ao tratamento.[51] Essa técnica tem como objetivo identificar a presença de marcadores no sangue. As células tumorais circulantes são os marcadores mais validados até o momento.[91] Além delas, é possível identificar também o DNA circulante de tumor, um marcador eficiente para o acompanhamento das alterações genéticas do tumor.[91,111]

Para o controle do câncer, ressalta-se, ainda, que alguns biomarcadores epigenéticos promissores estão sendo identificados e caracterizados.[29] Sabe-se que as diversas vias celulares, bem como a expressão de genes supressores de tumor silenciados epigeneticamente, são contribuintes para o fenótipo neoplásico.[29] Estes biomarcadores têm sido explorados na prática clínica para detecção precoce da doença, classificação da neoplasia e resposta ao tratamento, com agentes quimioterápicos clássicos e/ou associados com compostos bioativos.[40,93]

Nos diagnósticos e nos prognósticos oncológicos, bem como no monitoramento da progressão da doença e da resposta terapêutica, estratégias com biomarcadores moleculares são críticas para a identificação de uma subpopulação de pacientes propícia à resposta de um novo agente quimiopreventivo, por exemplo.[49]

Resultados favoráveis têm sido obtidos com HDAC e inibidores da enzima DNMT, como a azacitidina. Por esse motivo, a United States Food and Drug Administration aprovou diversos marcadores epigenéticos para o tratamento de neoplasias.[93] Dentre eles, podem-se citar os genes supressores de tumor *P16INK4A*, *MGMT*, *GSTP1*, *APC*, *RARB* e *RASSF1*, que estão hipermetilados em diversos tipos de neoplasias (de fígado, mama, pulmão, entre outras).[49]

Como perspectiva de novos biomarcadores, destaca-se a telomerase, uma enzima que sintetiza e adiciona novas sequências de DNA ao final dos cromossomos, mantendo o comprimento dos telômeros.[37,115] A enzima é composta pelo componente de RNA da telomerase (TERC), utilizado como molde para síntese do DNA telomérico, e pela transcriptase reversa da telomerase (TERT).[150] A reativação ou reexpressão da telomerase é tida como uma característica generalizada nos cânceres humanos. As mutações somáticas no promotor da TERT foram encontradas em alta porcentagem de linhagens celulares de câncer humano,[133] representando as mutações não codificantes mais comuns no câncer.[117]

Está claro, nesse sentido, que a detecção precoce da maioria das neoplasias e a identificação de mecanismos subjacentes envolvidos na carcinogênese podem favorecer o planejamento de intervenções terapêuticas individuais.[72] Portanto, estratégias em pesquisa e em prática clínica para a seleção dos biomarcadores visando a intervenções quimiopreventivas e terapêuticas em oncologia devem ser diferenciadas de acordo com o tipo de tumor, a evolução, a progressão e o grau de malignidade.[110]

Nesse contexto, ressalta-se que, diante da complexidade e da heterogeneidade interindividual dos diversos tipos de neoplasias, o sucesso dos tratamentos clínicos exige esforços para que estes sejam cada vez mais individualizados no âmbito profissional e multidisciplinar.[34]

Quimioprevenção

A quimioprevenção do câncer pode ser definida como a utilização de agentes naturais ou farmacológicos com a finalidade de prevenir, retardar ou reverter a carcinogênese em estágios iniciais (iniciação/promoção).[121,127,138] Os agentes quimiopreventivos podem ser classificados em duas classes, dependendo da etapa da carcinogênese em que atuam. Aqueles que modulam a fase de iniciação, ou seja, que apresentam a capacidade de influenciar os processos de ativação/absorção, biotransformação, excreção e ligação de carcinógenos ao DNA, são denominados bloqueadores, e os que apresentam ação durante as etapas de promoção/progressão da carcinogênese são considerados supressores.[92]

Nutrientes e/ou compostos bioativos de alimentos (CBA) destacam-se como importantes agentes quimiopreventivos contra diversos tipos de cânceres por serem capazes de modular processos biológicos distintos relacionados à carcinogênese. São capazes de modular fases do ciclo celular e apoptose, entre outros processos frequentemente alterados na carcinogênese.[2,25,96,146] E, em âmbito molecular, esses constituintes dos alimentos são capazes de modular vias de inflamação, de estresse oxidativo e de reparo do DNA, bem como a expressão de genes, como os que codificam proto-oncogenes e genes supressores de tumor, envolvidos com o controle do ciclo celular.[83,139] Além disso, vários compostos bioativos modulam a atividade de enzimas que integram a maquinaria epigenética, incluindo as DNMT, as HDAC e as HAT.[102]

O Quadro 51.2 aponta alguns dos diversos compostos presentes na alimentação que têm demonstrado efeitos promissores como agentes quimiopreventivos contra o câncer.

ASPECTOS BIOQUÍMICOS E MOLECULARES DO CÂNCER   1197

Quadro 51.2 Relação de alguns compostos bioativos presentes nos alimentos com ações quimiopreventivas

Classe	Nutrientes/CBA	Referência
Vitaminas	Folato e riboflavina (espinafre, aspargos, feijões, ervilhas, lentilhas, sementes de girassol, amêndoas)	Chagas et al.[19] Duthie[35] Bistulfi et al.[12] Shrubsole et al.[119] Jámes et al.[59]
	Cobalamina (peixes, mariscos, aves, leite, ovos)	Asada et al.[7] Calvisi et al.[18]
	Piridoxina e metionina (grãos, nozes, sementes de gergelim)	Ross[112] Wei et al.[141]
	Vitamina A (alimentos de origem animal, ovos e laticínios)	Moreno et al.[88]
	Vitamina D (peixes e óleos de fígado de peixes)	Wang et al.[137] Pan et al.[105]
Minerais	Selênio (cereais, carnes, castanha-do-brasil)	Xiang et al.[146]
	Zinco (cereais integrais, carnes)	Abdulah et al.[1] Gumulec et al.[47]
Carotenoides	Betacaroteno (hortaliças e frutas amarelo-alaranjadas)	Moreno et al.[89]
	Luteína (tomate)	Moreno et al.[90]
	Licopeno (tomate)	Divisi et al.[32]
Flavonoides	Genisteína (soja)	Tacchini et al.[125]
	Catequinas (uvas)	Bohnsack e Hirschi[11]
	Epigalocatequinas (chá-verde)	Li e Tollefsbol[78]
	Quercetina (frutas, hortaliças)	
	Resveratrol (uvas, vinho tinto)	
	Hesperidina (cítricos)	Miyagi et al.[85] Kohno et al.[70]
Organossulfurados	Dialil sulfeto (alho)	Milner[83]
Isotiocianatos	Sulforafano (hortaliças crucíferas)	Nian et al.[96]
Ácidos fenólicos	Curcumina (cúrcuma, *curry*, mostarda)	Strimpakos et al.[124]
	Ácido elágico (uvas, morango, framboesa, romã)	Vanella et al.[131] Zhang et al.[149]
	Ácido cafeico (café)	Leeand et al.[75]

▶

Classe	Nutrientes/CBA	Referência
Derivados isoprênicos	Farnesol, geraniol, betaionona (frutas, hortaliças e grãos)	Ong et al.[100] Ong et al.[101] Ong et al.[102] Espíndola et al.[39] Cardozo et al.[17] Mo e Elson[86]
Ácidos graxos	Tributirina (mel e gordura do leite)	de Conti et al.[26,27] Heidor et al.[50] Kuroiwa et al.[73]

CBA: compostos bioativos de alimentos.

Nesse contexto, a investigação dos mecanismos de ação desses compostos contribui não apenas para a elucidação dos aspectos fundamentais da carcinogênese e do comportamento biológico das neoplasias malignas, mas também pode ter grande impacto em estratégias de quimioprevenção.[5,28]

Tratamento

O tratamento do câncer é extremamente complexo, envolve equipe multidisciplinar e é dependente do tipo da doença e do estágio em que se encontra.[97] Nesse sentido, muitos estudos são realizados a fim de buscar formas efetivas de tratamentos, porém menos invasivas e mutilantes.[79] Os tipos de tratamento mais comuns para as neoplasias são a quimioterapia, a radioterapia e a cirurgia. Entretanto, também podem ser empregadas outras técnicas auxiliares, como a imunoterapia, a hormonioterapia e a terapia adjuvante com compostos naturais.

A quimioterapia envolve o uso de medicamentos denominados quimioterápicos, que constituem um grupo de aproximadamente 300 substâncias químicas que impedem tanto a proliferação das células mutantes como a de células normais.[113] Entretanto, os agentes quimioterápicos são mais efetivos contra as células malignas do que contra as normais por causa das variações bioquímicas existentes entre elas.[56] A maior parte dos quimioterápicos atua em alguma etapa do ciclo celular e pode ser classificada em ciclo-inespecífica (trabalham em todas as células), ciclo-específica (agem somente em células em proliferação), ou fase-específica (atuam em determinada fase do ciclo celular).[56] Outra classificação desses fármacos os divide em agentes alquilantes (capazes de lisar a molécula de DNA, como a ciclofosfamida), análogos da platina (interferem na replicação, na transcrição e na tradução, como a cisplatina), antimetabólicos (com amplo espectro de ação, como o 5-fluorouracil), agentes que inibem as topoisomerases I e II (impedem a síntese de DNA, como a mitoxantrona), e os que atuam nos microtúbulos (bloqueiam a progressão do ciclo celular, como os taxanos).[6,21,43]

Cerca de 50% dos pacientes com câncer podem ser submetidos à radioterapia, que consiste no emprego de radiações (tipo X, gama, beta, dentre outras) que promovem a apoptose de células malignas e impedem a progressão da neoplasia. A radioterapia pode ser empregada de forma isolada ou em combinação com outra estratégia de tratamento, como a quimioterapia. Essa intervenção pode ser de dois tipos: teleterapia ou radioterapia externa (aparelhos de emissão de radiação ficam afastados do paciente) e

ASPECTOS BIOQUÍMICOS E MOLECULARES DO CÂNCER 1199

braquiterapia ou radioterapia de contato (aparelhos ficam em contato com o organismo do paciente).[57]

A cirurgia pode ser eficaz dependendo do tipo e do estadiamento da neoplasia. Esse procedimento pode curar um número significativo de casos em estágio inicial e fornecer avaliação mais segura da extensão da doença. Entretanto, a intervenção cirúrgica é extremamente invasiva e envolve, em geral, riscos e/ou morbidades significativas.[57]

A imunoterapia, também chamada de bioterapia ou terapia biológica, envolve o uso do sistema imune, direta ou indiretamente, no tratamento do câncer ou na diminuição dos efeitos colaterais causados por outros tipos de tratamentos, visto que o sistema imune é capaz de reconhecer as células normais do organismo, porém não as células neoplásicas, tratando-as como antígenos. Nesse sentido, anticorpos, citocinas e outras substâncias do sistema imune podem ser sintetizadas em laboratório e utilizadas para auxiliar no controle e na supressão do crescimento neoplásico, de forma isolada ou em associação com outras estratégias de tratamento.[95]

A hormonioterapia pode ser utilizada para tratamento de neoplasias em órgãos e tecidos que expressam receptores hormonais, como mama, próstata e endométrio. Esse tratamento visa inibir a atividade de hormônios na progressão da neoplasia e consiste na administração de medicamentos, principalmente por via oral, que bloqueiam ou suprimem a ação do hormônio no órgão-alvo, como na administração de um inibidor de estrógeno em paciente com neoplasia mamária, visto que esse hormônio atua no processo de proliferação celular. Entretanto, assim como a quimioterapia, a hormonioterapia age de modo sistêmico e sua utilização depende de diversos fatores que variam de acordo com o tipo de neoplasia.

Em virtude da agressividade da maior parte dos tratamentos antineoplásicos, em 1960 o National Cancer Institute (NCI) e o Departamento de Agricultura dos Estados Unidos iniciaram um programa em larga escala com o intuito de realizar uma triagem de agentes antineoplásicos derivados de plantas. Os principais agentes antineoplásicos utilizados na clínica podem ser de origem natural ou sintética.[66]

Desde o final dos anos 1990, com a rápida expansão do conhecimento relativo aos anticorpos monoclonais e aos inibidores sintéticos de quinases em oncologia, a terapia com produtos naturais foi deixada de lado pela indústria farmacêutica. Porém, em 2007, voltou a ser valorizada após a aprovação de três novos fármacos (Ixempra®, Yondelis® e Torisel®) com potencial antineoplásico, derivados de produtos naturais.[66]

A intervenção química no desenvolvimento das neoplasias tem grande impacto na sociedade. Agentes quimiopreventivos com eficácia comprovada poderiam ser administrados oralmente (na forma de cápsulas ou suplementos alimentares) como adjuvantes às terapias tradicionais. A terapia combinada com agentes quimiopreventivos naturais e medicamentos do coquetel de quimioterapia poderia ser menos tóxica aos pacientes, uma vez que as doses dos medicamentos seriam menores sem redução de sua eficiência. Entretanto, inúmeros testes de eficácia e avaliações toxicológicas são necessários para averiguar os possíveis riscos potenciais do uso crônico combinado desses medicamentos antes que sejam comercializados.[24]

CONSIDERAÇÕES FINAIS

Diversas pesquisas relacionando mecanismos bioquímicos, genéticos e epigenéticos vêm sendo realizadas no intuito de melhorar o entendimento do surgimento e do desenvolvimento do câncer, visto que essa doença ocupa o segundo lugar em número de óbitos no mundo e os indivíduos acometidos necessitam de estratégias de tratamento mais eficazes. Além disso, estratégias de quimioprevenção, com compostos naturais ou sintéticos, devem ser pesquisadas e implementadas para que haja diminuição do número de indivíduos acometidos por diversos tipos de neoplasias.

REFERÊNCIAS

1. Abdulah R, Kobayashi K, Yamazaki C, Koyama H. Molecular targets of selenium in prostate cancer prevention. Int J Oncol. 2011;39(2):301-9.
2. Aggarwall BB, Shishodia S. Molecular targets of dietary agents for prevention and therapy of cancer. Biochem Pharmacol. 2006;71:1397-421.
3. Akao Y, Nakagawa Y, Naoe T. MicroRNAs 143 and 145 are possible common onco-microRNAs in human cancers. Oncol Rep. 2006;16:845-50.
4. Ambros V, Bartel B, Bartel DP, Burge CB, Carrington JC, Chen X, et al. A uniform system for microRNA annotation. RNA. 2003;9:277-9.
5. Ames BN, Gold LS, Willett WC. The causes and prevention of cancer. Proc Natl Acad Sic. 1995;92:5258-65.
6. Anelli A. Tratamento sistêmico do câncer. In: Kowalski LP, Anelli A, Salvajoli JV. Manual de condutas diagnósticas e terapêuticas em oncologia. 2. ed. São Paulo: Âmbito Editores; 2002. p.651-3.
7. Asada K, Kotake Y, Asada R, Saunders D, Broyles RH, Towner RA, et al. LINE-1 hypomethylation in a choline-deficiency-induced liver cancer in rats: dependence on feeding period. J Biomed Biotechnol. 2006;2006:17142.
8. Ballestar E, Esteller M. The epigenetic breakdown of cancer cells: from DNA methylation to histone modifications. Prog Mol Subcell Biol. 2005;38:169-81.
9. Baylin SB, Ohm JE. Epigenetic gene silencing in cancer – a mechanism for early oncogenic pathway addiction? Nat Cancer Rev. 2006;6:107-16.
10. Basu R, Zhang LF. X chromosome inactivation: a silence that needs to be broken. Genesis. 2011;49(11):821-34.
11. Bohnsack BL, Hirschi KK. Nutrient regulation of cell cycle progression. Annu Rev Nutr. 2004;24:433-53.
12. Bistulfi G, Vandette E, Matsui S, Smiraglia DJ. Mild folate deficiency induces genetic and epigenetic instability and phenotype changes in prostate cancer cells. BMC Biol. 2010;8:6.
13. Brower V. Epigenetics: unravelling the cancer code. Nature. 2011;471:S12-3.
14. Calin GA, Dumitru CD, Shimizu M, Bichi R, Zupo S, Noch E, et al. Frequent deletions and down-regulation of micro-RNA genes miR15 and miR16 at 13q14 in chronic lymphocytic leukemia. Proc Natl Acad Sci. 2002;99:15524-9.
15. Calin GA, Croce CM. MicroRNA signatures in human cancers. Nat Cancer Rev. 2006;6:857-66.
16. Calin GA, Cimmino A, Fabbri M, Ferracin M, Wojcik SE, Shimizu M, et al. MiR-15a and miR-16-1 cluster functions in human leukemia. Proc Natl Acad Sci U S A. 2008;105:5166-71.
17. Cardozo MT, de Conti A, Ong TP, Scolastici C, Purgatto E, Horst MA, et al. Chemopreventive effects of beta-ionone and geraniol during rat hepatocarcinogenesis promotion: distinct actions on cell proliferation, apoptosis, HMGCoA and RhoA. J Nutr Biochem. 2011;22:130-5.
18. Calvisi DF, Simile MM, Ladu S, Pellegrino R, De Murtas V, Pinna F, et al. Altered methionine metabolism and global DNA methylation in liver cancer: relationship with genomic instability and prognosis. Int J Cancer. 2007;121:2410-20.

ASPECTOS BIOQUÍMICOS E MOLECULARES DO CÂNCER

19. Chagas CE, Bassoli BK, de Souza CA, Deminice R, Júnior AA, Paiva SA, et al. Folic acid supplementation during early hepatocarcinogenesis: cellular and molecular effects. Int J Cancer. 2011;129(9):2073-82.
20. Chang TC, Yu D, Lee YS, Wentzel EA, Arking DE, West KM, et al. Widespread microRNA repression by Myc contributes to tumorigenesis. Nat Genet. 2008;40:43-50.
21. Chu E, De Vitta VTJ. Principles of cancer management: chemoterapy. In: De Vitta VTJ, Hellmans S, Rosember SA. Cancer: principles and practice of oncology. 6. ed. Philadelphia: Lippincott Williams & Wilkins; 2001. p.289-306.
22. Cimmino A, Calin GA, Fabbri M, Iorio MV, Ferracin M, Shimizu M, et al. miR-15 and miR-16 induce apoptosis by targeting BCL2. Proc Natl Acad Sci U S A. 2005;102:13944-9.
23. Croce CM. Oncogenes and cancer. N Engl J Med. 2008;358:502-11.
24. Crowel JA. The chemopreventive agent development research program in the Division of Cancer Prevention of the US National Cancer Institute: an overview. Eur J Cancer. 2005;241:1889-910.
25. Davis CD. Nutritional interactions: credentialing of molecular targets for cancer prevention. Exp Biol Med. 2007;232:176-83.
26. de Conti A, Kuroiwa-Trzmielina J, Horst MA, Bassoli BK, Chagas CE, Purgatto E, et al. Chemopreventive effects of the dietary histone deacetylase inhibitor tributyrin alone or in combination with vitamin A during the promotion phase of rat hepatocarcinogenesis. J Nutr Biochem. 2012;23(8):860-6.
27. de Conti A, Tryndyak V, Koturbash I, Heidor R, Kuroiwa-Trzmielina J, Ong TP, et al. The chemopreventive activity of the butyric acid prodrug tributyrin in experimental rat hepatocarcinogenesis is associated with p53 acetylation and activation of the p53 apoptotic signaling pathway. *Carcinogenesis*. 2013;34(8):1900-6.
28. De Flora S, Izzotti A, D'Agostini F, Balansky RM, Noonan D, Albini A. Multiple points of intervention in the prevention of cancer and other mutation-related diseases. Mutat Res. 2001;480-1:9-22.
29. Deng D, Liu Z, Du Y. Epigenetic alterations as cancer diagnostic, prognostic, and predictive biomarkers. Adv Genet. 2010;71:125-76.
30. Devinoy E, Rijnkels M. Epigenetics in mammary gland biology and cancer. J Mammary Gland Biol Neoplasia. 2010;15:1-4.
31. Ding L, Getz G, Wheeler DA, Mardis ER, McLellan MD, Cibulskis K, et al. Somatic mutations affect key pathways in lung adenocarcinoma. Nature. 2008;455(7216):1069-75.
32. Divisi D, Di Tommaso S, Salvemini S, Garramone M, Crisci R. Diet and cancer. Acta Biomed. 2006;77;118-23.
33. Doench JG, Sharp PA. Specificity of microRNA target selection in translational repression. Genes Dev. 2004;18:504-11.
34. Dunnemail BK, Wagner PD, Anderson D, Greenwald P. Molecular markers for early detection. Semin Oncol. 2010;37:224-2.
35. Duthie SJ. Folate and cancer: how DNA damage, repair and methylation impact on colon carcinogenesis. J Inherit Metab Dis. 2011;34:101-9.
36. Eis PS, Tam W, Sun L, Chadburn A, Li Z, Gomez MF, et al. Accumulation of miR-155 and BIC RNA in human B cell lymphomas. Proc Natl Acad Sci. 2005;102:3627-32.
37. El-Mazny A, Sayed M, Sharaf S. Human telomerase reverse transcriptase messenger RNA (TERT mRNA) as a tumour marker for early detection of hepatocellular carcinoma. Arab J Gastroenterol. 2014;15(2):68-71.
38. Esau C, Davis S, Murray SF. MiR-122 regulation of lipid metabolism revealed by in vivo antisense targeting. Cell Metab. 2006;3:87-98.
39. Espíndola RM, Mazzantini RP, Ong TP, de Conti A, Heidor R, Moreno FS. Geranylgeraniol and β-ionone inhibit hepatic preneoplastic lesions, cell proliferation, total plasma cholesterol and DNA damage during the initial phases of hepatocarcinogenesis, but only the former inhibits NF-κB activation. Carcinogenesis. 2005;26(6):1091-9.
40. Esteller M. Epigenetics in cancer. N Engl J Med. 2008;358:1148-59.
41. Ferguson LR. Dietary influences on mutagenesis: where is this field going? Environ Mol Mutagen. 2010;51:909-18.
42. Füllgrabe J, Kavanagh E, Joseph B. Histone onco-modifications. Oncogene. 2011;30(31):3391-403.
43. Gimenez DL. Quimioterapia. In: Ikemori EHA, Oliveira T, Serralheiro IFD. Nutrição em oncologia. São Paulo: Lemar; 2003. p.179-88.

BASES BIOQUÍMICAS E FISIOLÓGICAS DA NUTRIÇÃO

44. Greaves M. Cancer causation: the Darwinian downside of past success? Lancet Oncol. 2002;3:244-51.
45. Greenman C, Stephens P, Smith R, Dalgliesh GL, Hunter C, Bignell G, et al. Patterns of somatic mutation in human cancer genomes. Nature. 2007;446(7132):153-8.
46. Guil S, Esteller M. DNA methylomes, histone codes and miRNAs: tying it all together. Int J Biochem Cell Biol. 2009;41:87-95.
47. Gumulec J, Masarik M, Krizkova S, Adam V, Hubalek J, Hrabeta J, et al. Insight to physiology and pathology of zinc(II) ions and their actions in breast and prostate carcinoma. Curr Med Chem. 2011:18(33):5041-51.
48. Hanahan D, Weinberg RA. Hallmarks of cancer: the next generation. Cell. 2011;144(5):646-74.
49. Hanash SM, Baik CS, Kallioniemi O. Emerging molecular biomarkers – blood-based strategies to detect and monitor cancer. Nat Rev Clin Oncol. 2011;8(3):142-50.
50. Heidor R, Furtado KS, Ortega JF, de Oliveira TF, Tavares PE, Vieira A, et al. The chemopreventive activity of the histone deacetylase inhibitor tributyrin in colon carcinogenesis involves the induction of apoptosis and reduction of DNA damage. Toxicol Appl Pharmacol. 2014;276(2):129-35.
51. Heitzer E, Ulz P, Geigl JB. Circulating tumor DNA as a liquid biopsy for cancer. Clin Chem. 2015;61(1):112-23.
52. Holliday R, Pugh JE. DNA modification mechanisms and gene activity during development. Science. 1975;187(4173):226-32.
53. Huang TH. Esteller M. Breast tumorigenesis chromatin remodeling in mammary gland differentiation and breast tumorigenesis. Cold Spring Harb Perspect Biol. 2010;2:a004515.
54. Huang T, Lin C, Zhong LLD, Zhao L, Zhang G, Lu A, et al. Targeting histone methylation for colorectal cancer. Ther Adv Gastroenterol. 2017;10:114-31.
55. International Agency for Research on Cancer (IARC). World Cancer Report 2008. Lyon: International Agency for Research on Cancer; 2008.
56. Brasil. Ministério da Saúde. Instituto Nacional de Câncer (INCA). Câncer no Brasil: dados dos registros de base populacional. v.3. Rio de Janeiro: INCA; 2010.
57. Brasil. Ministério da Saúde. Instituto Nacional do Câncer (INCA). Orientações ao paciente sobre radioterapia. Disponível em: http://www.inca.gov.br/inca/Arquivos/manuais/radioterapia.pdf [Acesso em: 03 jun. 2011].
58. Iorio MV, Ferracin M, Liu CG, Veronese A, Spizzo R, Sabbioni S, et al. MicroRNA gene expression deregulation in human breast cancer. Cancer Res. 2005;65:7065-70.
59. James SJ, Pogribny IP, Pogribna M, Miller BJ, Jernigan S, Melnyk S. Mechanisms of DNA damage, DNA hypomethylation, and tumor progression in the folate/methyl-deficient rat model of hepatocarcinogenesis. J Nutr. 2003;133:3740S-3747S.
60. Jirtle RL, Skinner MK. Environmental epigenomics and disease susceptibility. Nat Rev Genet. 2007;8:253-62.
61. Jones PA, Baylin SB. The epigenomics of cancer. Cell. 2007;128:683-92.
62. Jovanovic J, Rønneberg JA, Tost J, Kristensen V. The epigenetics of breast cancer. Mol Oncol. 2010;4:242-54.
63. Jurkowska RZ, Jurkowski TP, Jeltsch A. Structure and function of mammalian DNA methyltransferases. Chembiochem. 2011;12:206-22.
64. Kan Z, Jaiswal BS, Stinson J, Janakiraman V, Bhatt D, Stern HM, et al. Diverse somatic mutation patterns and pathway alterations in human cancers. Nature. 2010;466(7308):869-73.
65. Kaneda M. Genomic imprinting in mammals-epigenetic parental memories. Differentiation. 2011;82(2):51.
66. Karikas GA. Anticancer and chemopreventing natural products: some biochemical and therapeutic aspects. J Buon. 2010;15(4):627-38.
67. Kaufmann M, Pusztai L; the Biedenkopf Expert Panel Members. Use of standard markers and incorporation of molecular markers into breast cancer therapy: consensus recommendations from an International Expert Panel. Cancer. 2011;117(8):1575-82.
68. Kinnaird A, Zhao S, Wellen KE, Michelaki ED. Metabolic control of epigenetics in cancer. Nat Rev Cancer. 2016;16:694-707.
69. Kondo Y. Epigenetic cross-talk between DNA methylation and histone modifications in human cancers. Yonsei Med J. 2009;50(4):455-63.

ASPECTOS BIOQUÍMICOS E MOLECULARES DO CÂNCER

70. Kohno H, Taima M, Sumida T, Azuma Y, Ogawa H, Tanaka T. Inhibitory effect of mandarin juice rich in b-cryptoxanthin and hesperidin on 4-(methylnitrosamino)-1-(3-pyridyl)-1-butanone-induced pulmonary tumorigenesis in mice. Cancer Lett. 2001;174:141-50.
71. Kumar V, Abbas AK, Fausto N. Robbins & Cotran: patologia – bases patológicas das doenças. 7. ed. Rio de Janeiro: Elsevier; 2005.
72. Kumar S, Mohan A, Guleriar. Biomarkers in cancer screening, research and detection: present and future: a review. Biomarkers. 2006;11(5):385-405.
73. Kuroiwa-Trzmielina J, de Conti A, Scolastici C, Pereira D, Horst MA, Purgatto E, et al. Chemoprevention of rat hepatocarcinogenesis with histone deacetylase inhibitors: efficacy of tributyrin, a butyric acid prodrug. Int J Cancer. 2009;124(11):2520-7.
74. Lancher ML, O´Sullivan J, Jenuwein T. An epigenetic road map for histone lysine methylation. J Cell Sci. 2003;116:2117-24.
75. Leeand WJ, Zhu BT. Inhibition of DNA methylation by caffeic acid and chlorogenic acid, two common catechol-containing coffee polyphenols. Carcinogenesis. 2006;27:269-77.
76. Lee YS, Dutta A. MicroRNAs in cancer. Annu Rev Pathol. 2009;4:199-227.
77. Li Y, Kong D, Wang Z, Sarkar FH. Regulation of microRNAs by natural agents: an emerging field in chemoprevention and chemotherapy. Research Pharm Res. 2010;27:1027-41.
78. Li Y, Tollefsbol TO. Impact on DNA methylation in cancer prevention and therapy by bioactive dietary components. Curr Med Chem. 2010;17(20):2141-51.
79. Lopes A, Rossi, BM, Nakagawa WT. Oncologia cirúrgica. In: Kowaslki LP, Sabbaga J, Fogaroli RC. Manual de condutas diagnósticas e terapêuticas em oncologia. 2. ed. São Paulo: Âmbito; 2002. p.81-91.
80. Lynam-Lennon N, Maher SG, Reynolds JV. The roles of microRNA in cancer and apoptosis. Biol Rev. 2009;84:55-71.
81. Mayeux R. Biomarkers: potential uses and limitations. NeuroRx. 2004;1(2):182-8.
82. Melo SA, Esteller M. Dysregulation of microRNAs in cancer: playing with fire. FEBS Lett. 2011;585:2087-99.
83. Milner JA. Molecular targets for bioactive food components. J Nutr. 2004;134:2492S-8S.
84. Miranda KC, Huynh T, Tay Y, Ang YS, Tam WL, Thomson AM, et al. A pattern-based method for the identification of microRNA binding sites and their corresponding heteroduplexes. Cell. 2006;126(6):1203-17.
85. Miyagi Y, Om AS, Chee KM, Bennink MR. Inhibition of azoxyme- thane-induced colon cancer by orange juice. Nutr Cancer. 2000;36:224-9.
86. Mo H, Elson CE. Studies of the isoprenoid-mediated inhibition of mevalonate synthesis applied to cancer chemotherapy and chemo-prevention. Exp Biol Med (Maywood). 2004;229:567-85.
87. Montenegro MR, Franco M. Patologia: processos gerais. 4. ed. São Paulo: Atheneu; 1999.
88. Moreno FS, Wu TS, Penteado MV, Rizzi MB, Jordão Júnior AA, Almeida-Muradian LB, et al. A comparison of beta-carotene and vitamin a effects on a hepatocarcinogenesis model. Int J Vitam Nutr Res. 1995;65:87-94.
89. Moreno FS, S-Wu T, Naves MM, Silveira ER, Oloris SC, da Costa MA, et al. Inhibitory effects of beta-carotene and vitamin a during the progression phase of hepatocarcinogenesis involve inhibition of cell proliferation but not alterations in DNA methylation. Nutr Cancer. 2002;44(1):80-8.
90. Moreno FS, Toledo LP, de Conti A, Heidor R, Jordão A Jr, Vannucchi H, et al. Lutein presents suppressing but not blocking chemopreventive activity during diethylnitrosamine-induced hepatocarcinogenesis and this involves inhibition of DNA damage. Chem Biol Interact. 2007;168:221-8.
91. Morrison GJ, Goldkorn A. Development and application of liquid biopsies in metastatic prostate cancer. Curr Oncol Rep. 2018;20(4):35.
92. Morse MA, Stoner GD. Cancer chemoprevention: principles and prospects. Carcinogenesis. 1993;14:1737-46.
93. Mullero-Navarro S, Esteller M. Epigenetic biomarkers for human cancer: the time is now. Crit Rev Oncol Hematol. 2008;68(1):1-11.
94. Myzak MC, Dashwood RH. Histone deacetylases as targets for dietary cancer preventive agents: lessons learned with butyrate, diallyl disulfide, and sulforaphane. Curr Drug Targets. 2006;7:443-52.
95. National Cancer Institute. Biological therapy. Disponível em: http://www.cancer.gov/cancertopics/treatment/biologicaltherapy [Acesso em: 08 nov. 2011].

96. Nian H, Bisson WH, Dashwood WM, Pinto JT, Dashwood RH. Alpha-keto acid metabolites of organoselenium compounds inhibit histone deacetylase activity in human colon cancer cells. Carcinogenesis. 2009;30(8):1416-23.
97. Oliveira T, Angelis EC. Terapia nutricional e reabilitação do paciente com câncer de cabeça e pescoço. In: Ikemori EHA, Oliveira T, Serralheiro IFD. Nutrição em oncologia. São Paulo: Lemar; 2003. p.83-108.
98. World Health Organization. Relatório World Health Statistics 2006. França: World Health Organization; 2006.
99. World Health Organization. Cancer. Key facts. 2018. Disponível em: http://www.who.int/mediacentre/factsheets/fs297/en/ [Acesso em: 27 mar. 2019].
100. Ong TP, Heidor R, de Conti A, Dagli ML, Moreno FS. Farnesol and geraniol chemopreventive activities during the initial phases of hepatocarcinogenesis involve similar actions on cell proliferation and DNA damage, but distinct actions on apoptosis, plasma cholesterol and HMGCo-Areductase. Carcinogenesis. 2006;27(6):1194-203.
101. Ong TP, Cardozo MT, Conti A, Moreno FS. Chemoprevention of hepatocarcinogenesis with dietary isoprenic derivatives: cellular and molecular aspects. Curr Cancer Drug Targets. 2012;12(9):1173-90.
102. Ong TP, Moreno FS, Ross SA. Targeting the epigenome with bioactive food components for cancer prevention. J Nutrigenet Nutrigenomics. 2012;4(5):275-92.
103. Parsons DW, Li M, Zhang X, Jones S, Leary RJ, Lin JC, et al. The genetic landscape of the childhood cancer medulloblastoma. Science. 2011;331(6016):435-9.
104. Patra SK, Patra A, Rizzi F, Ghosh TC, Bettuzzi S. Demethylation of (Cytosine-5-C-methyl) DNA and regulation of transcription in the epigenetic pathways of cancer development. Cancer Metastasis Rev. 2008;27:315-34.
105. Pan L, Matloob AF, Du J, Pan H, Dong Z, Zhao J, et al. Vitamin D stimulates apoptosis in gastric cancer cells in synergy with trichostatin A/sodium butyrate-induced and 5-aza-2'-deoxycytidine-induced PTEN upregulation. FEBS J. 2010;277:989-99.
106. Pitot HC. Pathway of progression in hepatocarcinogenesis. Lancet. 2011;358:859-60.
107. Pleasance ED, Cheetham RK, Stephens PJ, McBride DJ, Humphray SJ, Greenman CD, et al. A comprehensive catalogue of somatic mutations from a human cancer genome. Nature. 2010;463(7278):191-6.
108. Pleasance ED, Stephens PJ, O'Meara S, McBride DJ, Meynert A, Jones D, et al. A small-cell lung cancer genome with complex signatures of tobacco exposure. Nature. 2010;463(7278):184-90.
109. Rodríguez-Enríquez S, Pacheco-Velázquez SC, Gallardo-Pérez JC, Marín-Hernández A, Aguilar-Ponce JL, Ruiz-García E, et al. Multi-biomarker pattern for tumor identification and prognosis. J Cell Biochem. 2011;112(10):2703-15.
110. Rodríguez-Paredes M, Esteller M. Cancer epigenetics reaches mainstream oncology. Nat Med. 2011;17(3):330-9.
111. Rohanizadegan M. Analysis of circulating tumor DNA in breast cancer as a diagnostic and prognostic biomarker. Cancer Genet. 2018;19-24.
112. Ross SA. Diet and DNA methylation interactions in cancer prevention. Ann N Y Acad Sci. 2003;983:197-207.
113. Santos HS, Cruz WMS. A terapia nutricional com vitaminas antioxidantes e o tratamento quimioterápico oncológico. Rev Bras Cancerol. 2001;47(3):303-8.
114. Sarnow P, Jopling CL, Norman KL, Schütz S, Wehner KA. MicroRNAs: expression, avoidance and subversion by vertebrate viruses. Nat Rev Microbiol. 2006;4(9):651-9.
115. Satyanarayana A, Manns MP, Rudolph KL. Telomeres and telomerase: a dual role in hepatocarcinogenesis. Hepatology. 2004;40(2):276-83.
116. Schussel JL. Avaliação da hipermetilação em biomarcadores na progressão do câncer de boca [Tese]. São Paulo: Faculdade de Odontologia da Universidade de São Paulo; 2010.
117. Shay JW. Role of telomeres and telomerase in aging and cancer. Cancer Discov. 2016;6(6):584-93.
118. Shi XB, Tepper CG, White RW. MicroRNAs and prostate cancer. J Cell Mol Med. 2008;12:1456.
119. Shrubsole MJ, Shu XO, Li HL, Cai H, Yang G, Gao YT, et al. Dietary B vitamin and methionine intakes and breast cancer risk among Chinese women. Am J Epidemiol. 2011;173:1171-82.
120. Singh SM, Murphy B, O'Reilly RL. Involvement of gene-diet/drug interaction in DNA methylation and its contribution to complex diseases: from cancer to schizophrenia. Clin Genet. 2003;64:451-60.

ASPECTOS BIOQUÍMICOS E MOLECULARES DO CÂNCER

121. Shukla Y, Kalra N. Cancer chemoprevention with garlic and its constituents. Cancer Lett. 2007;247:167-81.
122. Sidransky D. Emerging molecular markers of cancer. Nat Rev Cancer. 2002;2:211-9.
123. Straton M. Exploring the genomes of cancer cells: progress and promise. Science. 2011;331:1553.
124. Strimpakos A, Sharma RA. Antioxidants and redox. Signaling. 2008;10:511-46.
125. Tacchini L, Dansi P, Matteucci E, Desiderio MA. Hepatocyte growth factor signal coupling to various transcription factors depends on triggering of Met receptor and protein kinase transducers in human hepatoma cells HepG2. Exp Cell Res. 2000;256:272-81.
126. Tainsky M. Genomic and proteomic biomarkers for cancer: a multitude of opportunities. Biochem Biophy Acta. 2009;1796:176-93.
127. Tan AC, Konczak I, Sze DM, Ramzan I. Molecular pathways for cancer chemoprevention by dietary phytochemicals. Nutr Cancer. 2011;63:4:495-505.
128. Ting AH, McGarvey KM, Baylin SB. The cancer epigenome – components and functional correlates. Genes Dev. 2006;20:3215-323.
129. Vaissière T, Sawan C, Herceg Z. Epigenetic interplay between histone modifications and DNA methylation in gene silencing. Mutat R. 2008;659:40-8.
130. Valeri N, Vannini I, Fanini F, Calore F, Adair B, Fabbri M. Epigenetics, miRNAs, and human cancer: a new chapter in human gene regulation. Mamm Genome. 2009;20:573-80.
131. Vanella L, Di Giacomo C, Acquaviva R, Barbagallo I, Cardile V, Kim DH, et al. Apoptotic markers in a prostate cancer cell line: effect of ellagic acid. Oncol Rep. 2013;30:2804-10.
132. Veeck J, Esteller M. Breast cancer epigenetics: from DNA methylation to microRNAs. J Mammary Gland Biol Neoplasia. 2010;15:5-17.
133. Vinagre J, Almeida A, Pópulo H, Batista R, Lyra J, Pinto V, et al. Frequency of TERT promoter mutations in human cancers. Nature communications. 2013;4:2185.
134. Volinia S, Calin GA, Liu CG, Ambs S, Cimmino A, Petrocca F, et al. MicroRNA expression signature of human solid tumors defines cancer gene targets. Proc Natl Acad Sci. 2006;103:2257-61.
135. Voorhoeve PM, le Sage C, Schrier M, Gillis AJ, Stoop H, Nagel R, et al. A genetic screen implicates miRNA-372 and miRNA-373 as oncogenes in testicular germ cell tumors. Cell. 2006;124:1169-81.
136. Waddington CH. The epigenotype. Endeavour. 1942;1:18-20.
137. Wang Q, Lee D, Sysounthone V, Chandraratna RAS, Christakos S, Korah R, et al. 1,25-dihydroxyvitamin D3 and retonic acid analogues induce differentiation in breast cancer cells with function- and cell-specific additive effects. Breast Cancer Res Treat. 2001;67:157-68.
138. Wattenberg LW. Chemoprevention of cancer. Prev Med. 1996;25:44-5.
139. Watson WH, Cai J, Jones DP. Diet and apoptosis. Annu Rev Nutr. 2000;20:485-505.
140. Weisburger JH. Antimutagenesis and anticarcinogenesis, from the past to the future. Mutat Res. 2001;23-25:480-1.
141. Wei EK, Giovannucci E, Selhub J, Fuchs CS, Hankinson SE, Ma J. Plasma vitamin B6 and the risk of colorectal cancer and adenoma in women. J Natl Cancer Inst. 2005;97:684-92.
142. Wogan GN, Hecht SS, Felton JS, Conney AH, Loeb LA. Environmental and chemical carcinogenesis. Sem Cancer Biol. 2004;14:473-86.
143. Wood LD, Parsons DW, Jones S, Lin J, Sjöblom T, Leary RJ, et al. The genomic landscapes of human breast and colorectal cancers. Science. 2007;318(5853):1108-13.
144. Worm J, Guldberg P. DNA methylation: an epigenetic pathway to cancer and a promising target for cancer therapy. J Oral Pathol Med. 2002;31:443-9.
145. Wu W, Sun M, Zou GM, Chen J. MicroRNA and cancer: current status and prospective. Int J Cancer. 2007;120:953-60.
146. Xiang N, Zhao R, Song G, Zhong W. Selenite reactivates silenced genes by modifying DNA methylation and histones in prostate cancer cells. Carcinogenesis. 2008;29(11):2175-81.
147. Yerushalmi R, Woods R, Ravdin PM, Hayes MM, Gelmon KA. Ki67 in breast cancer: prognostic and predictive potential. Lancet Oncol. 2010;11:174-83.
148. Zhang Z, Tang P. Genomic pathology and biomarkers in breast cancer. Oncogenesis. 2017;411-26.
149. Zhang H-M, Zhao L, Li H, Xu H, Chen W-W, Tao L. Research progress on the anticarcinogenic actions and mechanisms of ellagic acid. Cancer Biol Med. 2014;11(2):92-100.
150. Zucman-Rossi J, Villanueva A, Nault JC, Llovet JM. Genetic landscape and biomarkers of hepatocellular carcinoma. Gastroenteroloy. 2015;149(5):1226-39.e4.

52

Nutrição e doenças ósseas e reumáticas

BEATRIZ FIGUEIREDO LEITE
CHARLLES HELDAN DE MOURA CASTRO
PATRÍCIA DE SOUZA GENARO GALVÃO
VERA LÚCIA SZEJNFELD
MARCELO DE MEDEIROS PINHEIRO

INTRODUÇÃO

Biologia óssea

Estrutura e desenvolvimento do esqueleto

A formação do sistema esquelético é uma das características que distinguem os vertebrados dos invertebrados. Em vertebrados mais evoluídos, como aves e mamíferos, o esqueleto é principalmente constituído por derivados do mesoderma, incluindo cartilagem (condrócitos) e ossos (osteoblastos), formados durante a embriogênese.[47]

Condrócitos e osteoblastos derivam de uma célula mesenquimal progenitora comum, também conhecida como progenitora osteocondral. O desenvolvimento do sistema esquelético começa a partir da condensação mesenquimal, durante a qual células progenitoras mesenquimais agregam-se para formar o futuro esqueleto. É importante salientar que os locais iniciais da formação do esqueleto serão determinados de acordo com a origem das células mesenquimais, uma vez que são provenientes de três linhagens principais. As células da crista neural dos arcos branquiais contribuem para a formação dos ossos craniofaciais, os esclerótomos dos somitos dão origem ao esqueleto axial e a placa lateral do mesoderma forma o mesênquima dos membros e, assim, os ossos das extremidades.

A ossificação é um dos processos mais críticos do desenvolvimento do esqueleto e é controlada por dois mecanismos principais: a ossificação intramembranosa e a ossificação endocondral. No primeiro deles, os progenitores osteocondrais se diferenciam em osteoblastos para formar os ossos, enquanto os progenitores osteocondrais se diferenciam em condrócitos para formar um modelo de cartilagem dos ossos futuros no segundo mecanismo.[170]

Os eventos de migração celular e padronização determinam onde e quando as células mesenquimais se condensarão. Depois disso, os progenitores osteocondrais, presentes nas áreas de condensação, originarão condrócitos ou osteoblastos. O *transcription fator Sox-9* (Sox9) e o *runt-related transcription factor 2* (Runx2) são dois fatores de

NUTRIÇÃO E DOENÇAS ÓSSEAS E REUMÁTICAS

transcrição expressos nas células progenitoras osteocondrais que são críticos e necessários para a determinação do destino celular de condrócitos e osteoblastos, respectivamente. A expressão do Sox9 precede a de Runx2 na condensação mesenquimal dos membros. A compreensão do mecanismo que controla essa expressão e a segregação do Sox9 e do Runx2 em linhagens de células específicas é fundamental não só para elucidar a regulação da diferenciação de condrócitos e osteoblastos, mas também para a determinação dos mecanismos de ossificação. Ainda, a sinalização célula-célula, particularmente a mediada por Wnts e *hedgehog* indiano (IHH) (proteínas animais envolvidas com o desenvolvimento), também é necessária para a determinação do destino dos condrócitos e dos osteoblastos por meio do controle da expressão do Sox9 e do Runx2.[333]

Composição e estrutura óssea

O tecido ósseo compõe a maior parte da massa corporal do tecido conjuntivo. Ao contrário da maioria das outras matrizes do tecido conjuntivo, a matriz óssea é fisiologicamente mineralizada e é o único tecido que está em constante regeneração ao longo da vida, como consequência do processo da remodelação óssea.

Os ossos são constituídos por estruturas cartilaginosas, cartilagem calcificada na placa de crescimento (em indivíduos em desenvolvimento), medula óssea, estruturas ósseas corticais e trabeculares mineralizadas.

O tecido ósseo, por sua vez, é constituído por componentes mineralizados e não mineralizados (osteoide), que estão presentes nas regiões corticais e trabeculares de ossos longos e chatos. Existem três tipos de células no tecido ósseo: os osteoblastos, que formam e mineralizam a matriz óssea; os osteócitos, que derivam dos osteoblastos embebidos na matriz mineralizada; e os osteoclastos, que reabsorvem a matriz óssea.

Cada uma dessas células se comunica com as outras por meio do contato direto ou pelas moléculas sinalizadoras, desempenhando papel estimulatório ou inibitório. Tais contatos são responsáveis por manter a homeostasia do tecido e fazem com que cada grupo celular possa responder aos outros e às suas alterações.

O tecido ósseo é constituído preponderantemente por uma matriz extracelular (MEC). Informações sobre a estrutura dos genes e das proteínas que fazem parte dessa MEC aumentaram de forma significativa nas últimas duas décadas.

Os ossos são um material composto, cuja MEC é constituída por minerais, colágeno, água, proteínas não colagenosas (PNC) e lipídios. Esses componentes têm funções mecânicas e metabólicas. Modelos animais, análises de tecidos ósseos saudáveis e com doença, além de estudos de biologia celular e molecular, favoreceram a compreensão de algumas das funções biológicas desses componentes.

Mineral

A fase mineral dos ossos é constituída por um análogo nanocristalino altamente substituído da hidroxiapatita, um mineral de ocorrência natural $[Ca_{10}(PO_4)_6, (OH)_2]$. Os substituintes principais são carbonato, magnésio e fosfato ácido, junto de outros oligoelementos, cujos conteúdos dependem da alimentação e do meio ambiente. Embora a natureza química exata inicial do mineral formado seja discutida, é bem-aceito entre os autores que o biomineral presente nos ossos durante o desenvolvimento é a apatita. As propriedades físicas e químicas desse mineral têm sido determinadas por uma varieda-

1208 BASES BIOQUÍMICAS E FISIOLÓGICAS DA NUTRIÇÃO

de de técnicas, incluindo análises químicas, difração de raios X, espectroscopia vibracional, análise de energia dispersiva de elétrons, ressonância nuclear magnética e microscopia de transmissão e de força atômica.

As funções dos minerais são reforçar a matriz colágena, proporcionando maior resistência mecânica e de sustentação aos ossos, bem como funcionar como fonte ou reservatório de íons cálcio, fosfato e magnésio, a fim de manter a homeostase mineral de todos os tecidos do organismo. Além disso, o esqueleto também atua como protetor de órgãos, como a medula óssea e o sistema nervoso central.

Colágeno

A proteína básica que constitui a matriz óssea é o colágeno tipo 1 (Col 1), que é uma molécula em hélice tripla, contendo duas cadeias idênticas alfa 1(I) e uma cadeia alfa 2(II), semelhantes quanto à estrutura, mas geneticamente diferentes. As cadeias alfa do colágeno são caracterizadas por repetições do tipo Gly-XY (em que X costuma ser prolina e Y é, frequentemente, hidroxiprolina) e por várias modificações pós-traducionais, incluindo hidroxilação de determinados resíduos lisil ou prolil, glicosilação da hidroxilisina com resíduos de glicose ou galactose, adição de manose nos términos do propeptídeo e formação de ligações covalentes intra e intermoleculares que diferem das encontradas em outros tecidos conjuntivos. A determinação dessas ligações como marcadores bioquímicos do tecido ósseo, tanto na urina quanto no plasma, é útil para avaliar a reabsorção óssea. A mensuração dessas ligações cruzadas (*cross-links* do colágeno) reflete com significativa precisão a reabsorção óssea.

Além de colágeno tipo 1, vestígios de colágeno 3 e 5, e colágeno associado a fibrilas também podem estar presentes durante certos estágios da formação óssea e podem regular o diâmetro final das fibrilas de colágeno.

Proteínas não colágenas

As PNC compõem de 10 a 15% do conteúdo proteico total do tecido ósseo. São multifuncionais, incluindo a organização da MEC, a coordenação das interações célula-matriz e célula-matriz-mineral e a regulação do processo de mineralização.

Células ósseas e suas funções

Osteoblastos

As células-tronco mesenquimais são pluripotentes e se localizam na medula óssea, nos músculos e no tecido adiposo. Podem se diferenciar em grande variedade de tecidos, como ossos, cartilagens, músculos e gordura. A diferenciação para cada uma dessas linhagens celulares é controlada por múltiplas citocinas que também regulam a expressão de fatores de transcrição específicos para cada linhagem celular.

Entre as citocinas envolvidas com a diferenciação osteoblástica, estão os IHH, as proteínas morfogenéticas ósseas (BMP), o fator de transformação de crescimento beta (TGF-beta), o paratormônio (PTH) e as Wnts. Osteoblastos e condrócitos diferenciam-se a partir de um precursor comum mesenquimal, o precursor osteocondrogênico.

O processo de diferenciação osteoblástica pode ser dividido em várias etapas, incluindo proliferação, deposição de MEC, maturação da matriz e mineralização. Os marcadores desse processo de diferenciação incluem fosfatase alcalina (FA), Col 1, sialoproteína óssea (SPO), osteopontina (OPN) e osteocalcina (OC). A FA é usada como marcador precoce da diferenciação dos osteoblastos, enquanto a OC é considerada marcador tardio, produzida apenas por osteoblastos maduros.

Os osteoblastos são responsáveis pela formação do tecido ósseo e, durante o processo de remodelação, sintetizam, depositam e mineralizam uma nova matriz óssea em substituição à matriz envelhecida ou danificada, que foi recentemente reabsorvida pelos osteoclastos. A ação combinada das vias de transdução de sinal induzidas no tecido ósseo pela ação das citocinas determina o comprometimento de células-tronco mesenquimais para a linhagem dos osteoblastos e modula a eficiência da formação óssea.[71,209]

Osteoclastos

A perda óssea patológica, de forma independente de sua etiologia, invariavelmente é associada ao aumento da taxa de reabsorção óssea promovida pelos osteoclastos quando comparada à formação óssea realizada pelos osteoblastos. Assim, a prevenção de doenças como a osteoporose requer compreensão dos mecanismos moleculares da reabsorção óssea.

Os osteoclastos, células ósseas exclusivas para reabsorção, são membros da família monocítica-macrofágica, habitualmente multinucleados, que podem ser gerados *in vitro* a partir de precursores mononucleares residentes em vários tecidos. O precursor primordial de osteoclastos com maior função fisiológica é o macrófago da medula óssea. Duas citocinas são essenciais e suficientes para a osteoclastogênese basal: o ligante do receptor ativador do fator nuclear kappa B (RANKL) e o fator estimulante de colônias de macrófagos (M-CSF), também conhecido como CSF-1. Essas duas proteínas, tanto nas formas ligadas à membrana quanto nas formas solúveis (o RANKL é também secretado por células T ativadas), são produzidas pelas células estromais e por osteoblastos da medula óssea, de modo que a gênese e o recrutamento dos osteoclastos necessitam da participação de células ósseas não hematopoéticas. O RANKL, membro da superfamília do fator de necrose tumoral (TNF), é a citocina-chave para a osteoclastogênese. O M-CSF contribui para a proliferação, a sobrevivência e a diferenciação dos precursores dos osteoclastos, bem como para a sobrevivência e o rearranjo do citoesqueleto, necessários para o processo adequado de reabsorção óssea.[307]

Estudos bioquímicos e genéticos modificaram de forma significativa o entendimento sobre a biologia e a função dos osteoclastos. Tais estudos mostraram que, de início, os osteoclastos promovem a acidificação da matriz óssea. O meio acidificado mobiliza o componente mineral dos ossos, expondo sua matriz orgânica composta basicamente por Col 1, que é degradado, posteriormente, pela enzima lisossomal catepsina K.

O papel crítico da bomba de prótons, dos canais de cloro e da catepsina K no processo de ativação dos osteoclastos é comprovado por meio de alguns exemplos clínicos, como a osteopetrose ou a picnodisostose, uma vez que a diminuição da função de algum desses mecanismos, observada nessas doenças, resulta em redução da osteoclastogênese e em fenótipo de densidade mineral óssea (DMO) elevada.[214]

A reabsorção óssea depende claramente da intimidade física entre os osteoclastos e a matriz óssea, papel desempenhado pelas integrinas. Estas são as principais moléculas de adesão célula-matriz, além de participarem do reconhecimento de moléculas como o colágeno, a fibronectina e a laminina.[36,46,284,336]

Osteócitos

No esqueleto adulto, os osteócitos representam mais de 90 a 95% de todas as células do tecido ósseo. A massa celular de osteoblastos e de osteoclastos corresponde a 4,5% e 1 a 2%, respectivamente.

Os osteócitos são regularmente dispersos por toda a matriz mineralizada, ligados uns aos outros, bem como a outras células da superfície dos ossos, por meio de processos dendríticos. Em geral, esses dendritos se irradiam e se espalham para a superfície óssea e em direção ao suprimento sanguíneo por meio de minúsculos canais, os canalículos, com 250 a 300 nm, enquanto o corpo celular é envolto por uma lacuna. Funcionam, assim, como uma rede de células sensoriais capaz de mediar os efeitos da carga mecânica, por meio dessa extensa rede lacuno-canalicular. Assim, essas células, além de se comunicarem umas com as outras e com outras células da superfície óssea, também têm seus processos dendríticos estendidos para a medula óssea. Especula-se, desse modo, que ao responder à tensão mecânica do tecido ósseo, os osteócitos enviam sinais de reabsorção ou de formação, desempenhando sua principal função, de reguladores principais da homeostase óssea.[32,125,226]

Foi demonstrado que os osteócitos regulam a homeostase do fosfato, via fosfatoninas, incluindo o fator de crescimento de fibroblastos 23 (FGF-23) e, dessa forma, podem ser considerados verdadeiras glândulas endócrinas. Os osteócitos estão envolvidos em muitos mecanismos de doenças, em especial na perda óssea relacionada ao uso crônico de glicocorticoides e associada ao envelhecimento.[45,366]

Tem sido sugerido, ainda, que o propósito fisiológico primário dos osteócitos é a apoptose, liberando, com isso, sinais necessários para o início da reabsorção óssea e do reparo tecidual adequado.[52] Por outro lado, a morte celular dos osteócitos também pode ocorrer em estados patológicos, como a osteoporose e a osteoartrite (OA). A fragilidade esquelética é causada pela perda da capacidade de detectar e reparar as microlesões ou as microrrupturas (*cracks*) do microambiente ósseo. Várias condições estão associadas à maior apoptose dos osteócitos, como a hipóxia associada à imobilização, o estado pró-inflamatório crônico, a falência estrogênica e o tratamento com glicocorticoides. Diversas medicações reduzem ou inibem a apoptose dos osteoblastos e dos osteócitos, incluindo o estrogênio, os moduladores seletivos do receptor de estrogênio (SERM), os bisfosfonatos, a calcitonina, o denosumabe (Dmab), o ligante do *cluster* de diferenciação 40 (CD40), a calbindina-D28k e a carga mecânica, via prostaglandinas.

A viabilidade dos osteócitos desempenha papel relevante para a manutenção da integridade e da homeostase dos ossos. É importante ressaltar que os processos de morte e, por consequência, os sinais de reabsorção enviados por osteócitos apoptóticos durante os processos patológicos anteriormente citados, são distintos dos observados em tecidos saudáveis.[286]

Outras funções fundamentais dos osteócitos estão associadas à formação e à mineralização dos ossos. Promotores da mineralização, incluindo a *dentin matrix protein 1* (DMP1) e o *phosphate-regulating with homologies to endopeptidases on the X chromosome* (Phex), bem como inibidores da mineralização e da formação, como a esclerostina e a *matrix extracellular phosphoglycoprotein* (MEPEiOF45), são altamente expressos em osteócitos. Na saúde, esse padrão de expressão está em equilíbrio constante e é autorregulável, a fim de manter a homeostase do tecido ósseo. Por exemplo, durante a sobrecarga mecânica, os osteócitos enviam sinais para inibir a ativação dos osteoclastos. Por outro lado, na ausência da sobrecarga ou nas situações de ausência da força da gravidade, os osteócitos apoptóticos enviam sinais para a ativação dos osteoclastos e o início da reabsorção. Portanto, osteócitos no interior dos ossos regulam a formação óssea e a mineralização e inibem a reabsorção promovida pelos osteoclastos. Em condições específicas, estes mesmos osteócitos parecem ter a capacidade de também enviar sinais de ativação aos osteoclastos.

Avaliação da massa óssea e da composição corporal

Densitometria óssea

A densitometria óssea é um método não invasivo, com pouca quantidade de radiação ionizante (25% de uma radiografia de tórax convencional), que se baseia na diferença de atenuação de dois picos distintos de raios X, um de baixa e outro de alta energia, entre o tecido ósseo e as partes moles.

A diminuição da DMO se associa a maior risco de fratura, em que, a cada redução de um desvio-padrão da coluna lombar, do fêmur ou do antebraço, ocorre incremento do risco em, pelo menos, duas vezes.[228] A osteoporose é diagnosticada definitivamente por fraturas por insuficiência (não traumática ou por fragilidade), de forma independente da DMO. Quando não há história de fraturas, utiliza-se a DMO para o diagnóstico precoce, sendo a absorciometria por dupla emissão de raios X (DXA) o método validado mais utilizado para medida e considerado padrão-ouro.[38,207]

As indicações para a medida de DMO incluem mulheres com idade acima de 65 anos e homens com idade superior a 70 anos, independentemente da presença de fatores clínicos de risco indivíduos com fratura prévia por baixo impacto; indivíduos com relato de doença, como hipertireoidismo, doença da paratireoide, ou em uso crônico de medicações que sabidamente interfiram no metabolismo ósseo e mineral, como glicocorticoides, anticonvulsivantes, entre outros; indivíduos considerados clinicamente aptos para tratamento; e mulheres que fazem terapia de reposição hormonal na menopausa.

O *T-score* representa o número de desvios-padrão comparado a indivíduos jovens saudáveis de 20 a 29 anos de idade (período de aquisição de massa óssea), pareados para sexo e raça branca. A recomendação atual é a de utilizar o banco de dados do estudo Third National Health and Nutrition Examination Survey (NHANES III). O *Z-score* é o número de desvios-padrão comparado a indivíduos da mesma idade e sexo. Para crianças, adolescentes, mulheres na pré-menopausa e homens com menos de 50 anos, recomenda-se utilizar o *Z-score*.

Para o diagnóstico de osteoporose, sobretudo o precoce, a radiografia convencional tem menores sensibilidade, especificidade, acurácia e reprodutibilidade que a densitometria óssea. No entanto, a radiografia simples das colunas dorsal e lombar é de extrema relevância para o acompanhamento e a monitoração anual de fraturas vertebrais.

A DXA também pode ser utilizada para o estudo da composição corporal tricompartimental, incluindo massa adiposa ou gordura corporal, massa magra e muscular, e massa óssea total e regional. A densitometria do corpo total fornece essas medidas, com melhor acurácia e reprodutibilidade que a antropometria, as dobras cutâneas e a impedância bioelétrica (BIA), bem como a pletismografia (BODPOD®), a dosagem do potássio corporal total, a tomografia computadorizada ou a ressonância nuclear magnética. Além disso, ela proporciona melhor avaliação da distribuição e da redistribuição da composição corporal decorrente do envelhecimento ou de várias situações clínicas, como desnutrição, obesidade, tratamento nutricional, exercícios físicos ou após o uso de certas medicações (esteroides sexuais, por exemplo).[274]

A DXA pode diferenciar, ainda, a obesidade, de acordo com o índice de massa corpórea (IMC), da adiposidade (eutróficos com IMC dentro da normalidade, mas com excesso de gordura corporal), bem como identificar indivíduos com sarcopenia e fragilidade. Existem pacientes que apresentam IMC estável por longos períodos de tempo e falsa impressão de manutenção do estado nutricional. No entanto, estão evoluindo com perda significativa de massa magra e incremento da massa adiposa com o avançar da idade. Em geral, o risco de incapacidade física aumenta com a redução da massa muscular – sarcopenia –, assim como ocorre incremento do risco de doenças cardiovasculares e de osteoporose com o aumento da gordura corporal total e a redução da massa óssea, respectivamente. Esses aspectos de redistribuição da composição corporal podem ser quantificados de forma objetiva, precisa e factível por meio da densitometria óssea de corpo total.[178,338]

A avaliação de sarcopenia requer medidas objetivas de resistência e massa muscular. Atualmente, vários métodos são utilizados e incluem velocidade de marcha, circunferência da panturrilha, bioimpedância, força de preensão palmar, DXA e métodos de imagem (tomografia computadorizada e ressonância magnética). Nenhuma dessas medidas é muito sensível ou específica para detectar sarcopenia, mas a combinação de um teste de força ou funcional e a medida da massa magra de braços e pernas, por DXA de corpo inteiro, é a mais recomendada atualmente.

Em 1998, Baumgartner et al. propuseram um método para identificar indivíduos com baixa massa muscular apendicular obtida por DXA. Uma vez que a massa magra absoluta é altamente correlacionada com a estatura, a massa muscular relativa (ou índice de massa muscular esquelética – IMME) foi calculada como a massa magra absoluta (kg) dividida pelo quadrado da estatura (m^2), análogo à definição do IMC. Assim, a baixa massa muscular foi definida como valores de IMME abaixo de dois ou mais desvios-padrão da média de uma população de referência constituída por adultos com idades entre 18 e 40 anos, de acordo com o sexo. Os pontos de corte para essa definição foram: IMME $\leq 7,26$ kg/m^2 para homens e $\leq 5,45$ kg/m^2 para mulheres.[26] Uma vez que os valores de referência para adultos jovens negros e brancos não estão estabelecidos, alguns consensos sugerem que baixa massa magra apendicular (MMA) pode ser diagnosticada quando a massa magra é inferior ao percentil 20 de distribuição dos valores para jovens adultos saudáveis. Atualmente, os seguintes pontos de corte podem ser considerados: $\leq 7,23$ kg/m^2 para homens e $\leq 5,67$ kg/m^2 para mulheres abaixo de 50 anos de idade.

Mais recentemente, a Foundation for National Institutes of Health (FNIH) propôs uma nova definição. Os autores sugeriram:

- Baixa massa muscular: valores de massa muscular apendicular (massa magra de braços e pernas, em kg) ajustada pelo IMC $\leq 0,789$ kg/m^2 para homens e $\leq 0,512$ kg/m^2 para mulheres.
- Baixa resistência muscular avaliada pelo teste de preensão palmar, < 26 kg para homens e < 16 kg para mulheres ou velocidade da marcha abaixo de 0,8 m/s.[51,237]

Com relação à massa gorda, os dados do NHANES III foram compilados, a fim de definir e estratificar a adiposidade dos indivíduos, por meio do índice de massa adiposa ou

NUTRIÇÃO E DOENÇAS ÓSSEAS E REUMÁTICAS

fat mass index, que pode ser calculado pela razão entre a massa gorda total e o quadrado da estatura (kg/m²). Os valores de referência podem ser visualizados na Tabela 52.1.

Tabela 52.1 *Fat mass index*

Índice de massa gorda (kg/m²)	Homens	Mulheres
Deficiência grave	< 1,99	< 3,49
Deficiência moderada	2,0-2,29	3,5-3,9
Deficiência leve	2,3-2,99	4,0-4,99
Normal	3,0-6,0	5,0-9,0
Excesso	6,1-9,0	9,1-13,0
Obeso grau I	9,1-12,0	13,1-17,0
Obeso grau II	12,1-15,0	17,1-21,0
Obeso grau III	> 15,1	> 21,1

Fonte: adaptada de Kelly et al.[178]

Histomorfometria óssea

Por meio do exame histológico de um fragmento ósseo, obtido da crista ilíaca, a histomorfometria possibilita a obtenção de informações sobre a qualidade dos ossos,[320] incluindo dados estáticos (estruturais ou microarquitetura) e dinâmicos do tecido ósseo trabecular e cortical.[265] Os principais índices histomorfométricos estão apresentados no Quadro 52.1.[194]

Quadro 52.1 Índices histomorfométricos e unidades de medida

Estruturais ou estáticos
Trabecular
a) Volume ósseo trabecular (BV/TV; %): inclui mineralizado e não mineralizado
b) Espessura trabecular (Tb.Wi; μm)
c) Número de trabéculas (Tb.N; mm)
d) Separação entre as trabéculas (Tb.Sp.; mm)
e) Espessura da parede trabecular (W.Th.; mm)
Cortical
a) Espessura (Ct.Wi.; mm): entre as duas corticais
b) Porosidade (Po.Ct.N.; número de poros por mm²)
Formação óssea
- Superfície osteoide (OS/BS; %), que é recoberta por tecido ósseo não mineralizado
- Espessura osteoide (O.Wi; μm ou número de lamelas)
- Superfície osteoblástica (Ob.S/BS; %)
Reabsorção óssea
- Superfície de osso reabsorvido (ES/BS; %)
- Superfície osteoclástica (Oc.S/BS; %)

▶

Estruturais ou estáticos
Dinâmicos (obtidos com o uso da tetraciclina que identifica a frente de mineralização em duas marcações em virtude do intervalo de uso da medicação)
Formação óssea
- Superfície de mineralização (MS/BS; %)
- Taxa de aposição mineral (MAR; μm/dia)
- Taxa de formação óssea (BFR/BS; μm^3/×m^2/dia)
- Taxa de aposição óssea ajustada (Aj.AR; μm^3/×m^2/dia/%)
- Intervalo de tempo para mineralização (MIT; dias)
- Frequência de ativação (Ac.F; μm^3/μm^2/dia/mm)

Fonte: adaptado de Kulak e Dempster.[194]

Embora seja um procedimento seguro e bem tolerado, a biópsia óssea não é indicada para todos os pacientes com osteoporose ou com outras doenças osteometabólicas. As principais indicações desse procedimento invasivo são a suspeita clínica de osteomalácia, os casos de osteodistrofia renal e a fragilidade óssea ou as fraturas não explicadas clinicamente, em especial em indivíduos jovens e sem causa secundária de baixa densidade óssea. Em ambiente de pesquisa, é relevante para a melhor compreensão da fisiopatogenia das doenças ósseas, bem como de diversos aspectos do tratamento, incluindo mecanismo de ação, eficácia e segurança.[97,294,349]

Osteoporose

Definição

A osteoporose é definida como uma doença esquelética sistêmica caracterizada por baixa massa óssea e deterioração da microarquitetura do tecido ósseo, com subsequente aumento na fragilidade esquelética e maior suscetibilidade a fraturas.[372] A doença tem sido reconhecida há mais de 150 anos, quando Astley Cooper observou que as fraturas de quadril poderiam ser o resultado de uma redução da quantidade e da qualidade dos ossos. No século XIX, na França e na Alemanha, o termo osteoporose foi usado para descrever os ossos humanos envelhecidos, enfatizando a porosidade do tecido e diferenciando-o da osteomalácia, doença que se caracteriza por redução significativa da mineralização óssea.

Recentemente, o conceito de resistência ou força óssea tem sido incorporado à definição da osteoporose, a fim de aglutinar diversos aspectos esqueléticos relacionados ao maior risco de fraturas por fragilidade, incluindo remodelação, geometria, acúmulo de microdanos, forma, arquitetura trabecular, porosidade cortical, mineralização e densidade. Tradicionalmente, a osteoporose é reconhecida como doença multifatorial, na qual cerca de 70% das causas dependem de fatores genéticos e 30%, de fatores ambientais. Entre os fatores extraesqueléticos, o mais importante está associado às quedas, à energia do impacto, à sarcopenia e à força muscular, à propriocepção, ao equilíbrio, às modificações da composição corporal, à biomecânica das curvaturas fisiológicas, e à acuidade visual e auditiva.

NUTRIÇÃO E DOENÇAS ÓSSEAS E REUMÁTICAS 1215

Epidemiologia

A incidência e a prevalência da osteoporose e das fraturas por fragilidade óssea aumentam com a idade e desempenham impacto importante sobre as maiores taxas de morbidade e mortalidade, especialmente em idosos.

A osteoporose tem sido reconhecida como um grave problema de saúde pública que afeta cerca de 30% das mulheres no período pós-menopausa e entre 15 e 20% dos homens após os 60 anos de idade, caracterizando-se como a doença crônica não transmissível mais prevalente nesse grupo etário. Nos Estados Unidos, o risco de fratura de quadril durante toda a vida da mulher é estimado em 15%. Nos Estados Unidos, na Europa e no Japão, estima-se que 75 milhões de indivíduos tenham a doença e que mais de 2 milhões de fraturas ocorram a cada ano, com custos diretos superiores a 20 bilhões de dólares.[238,304,382]

No Brasil, cerca de 30% das mulheres acima de 40 anos têm a doença, de acordo com os dados recentes de dois grandes estudos epidemiológicos.[230,282] O *The Brazilian Osteoporosis Study* (Brazos), estudou uma amostragem representativa de mais de 2.400 indivíduos com mais de 40 anos de idade, e mostrou que a prevalência de fraturas por baixo impacto foi de 12,8% nos homens e de 15,1% nas mulheres.[277,278] Com relação às fraturas vertebrais radiográficas, o *Latin American Vertebral Osteoporosis Study* (Lavos), que incluiu uma subamostra de mulheres brasileiras na pós-menopausa, encontrou prevalência de 14,8%.[69]

Para a população acima de 65 anos de idade, esses valores são ainda maiores. Lopes et al., estudaram 769 idosos e verificaram prevalência semelhante das fraturas vertebrais morfométricas em mulheres (16,7%; IC 95% 13,3-20,1), embora maior em homens (21,2%; IC 95% 16,6-25,7).[219,220]

Fatores de risco

A identificação precoce dos fatores de risco para o desenvolvimento da osteoporose é a principal meta na introdução de estratégias efetivas de prevenção, bem como permite melhor compreensão da fisiopatologia da enfermidade. De acordo com a instituição de medidas preventivas, os fatores de risco podem ser subdivididos em modificáveis e não modificáveis (Quadro 52.2).

Quadro 52.2 Fatores clínicos de risco associados com baixa densidade óssea e fratura por baixo impacto

Não modificáveis	Modificáveis
Idade avançada	Baixo peso
Raça branca e oriental	Corticoterapia prolongada*
Fratura prévia	Tabagismo atual
História familiar de fratura	Sedentarismo
História familiar de osteoporose	Consumo excessivo de bebidas alcoólicas e café
Menor tempo de menacme ou hipoestrogenismo crônico	Baixa ingestão de cálcio Fatores relacionados às quedas

* Dose maior que 5 mg/dia de prednisona ou equivalente por mais de três meses.
Fonte: adaptado de Cummings et al.,[81] Deandrea et al.,[96] Hannan et al.,[140] Krahe et al.,[186] e Pinheiro et al.[282]

No Brasil, foi desenvolvido e validado um instrumento simples, denominado *São Paulo Osteoporosis Risk Index* (Sapori), capaz de identificar mulheres com maior risco de desenvolver osteoporose ou apresentar maior risco de fratura por baixo impacto, de acordo com a presença dos fatores de risco.[281] Esse instrumento é fácil, aplicável de modo rápido e pode ser utilizado em qualquer lugar, em especial em locais de difícil acesso à densitometria óssea. Está disponível gratuitamente em http://www2.unifesp.br/dmed/reumato/sapori.

Idade

A idade é o principal fator de risco associado à baixa densidade óssea e à fratura por osteoporose. No entanto, é interessante ressaltar que a idade avançada não significa apenas redução da massa óssea, mas também diminuição da qualidade óssea e da função neuromuscular, bem como maior risco de quedas.

Peso

Tradicionalmente, indivíduos com baixo peso apresentam menor massa óssea e maior risco de fraturas. No entanto, a taxa de fraturas também pode estar aumentada em indivíduos com sobrepeso, embora eles tenham, em geral, maior densidade óssea que indivíduos com peso eutrófico, em especial em sítios esqueléticos que suportam peso. Além disso, a perda de peso tem sido relacionada à perda óssea e à fratura femoral por mecanismos não totalmente esclarecidos, mas que devem estar relacionados com o maior dano da arquitetura trabecular.

Fratura prévia

O histórico de fraturas prévias é um forte indicador de risco para novas fraturas, aumentando esse risco em três vezes. Em geral, qualquer fratura por baixo impacto aumenta as chances de fratura vertebral e não vertebral, incluindo quadril, independentemente da densidade óssea. É considerada um dos indicativos clínicos mais relevantes de qualidade óssea comprometida.

Aspectos genéticos

Os aspectos relacionados à genética desempenham influência importante sobre a aquisição do pico de massa óssea e a perda óssea relacionada à idade, bem como na determinação das propriedades estruturais e geométricas dos ossos. No entanto, a associação de polimorfismos genéticos e densidade óssea ou fraturas por osteoporose é bastante controversa e varia em diferentes estudos e, provavelmente, reflete as diferenças raciais entre as populações estudadas.

Alguns estudos nacionais estudaram o polimorfismo do gene que codifica o Col 1 A1 (*COL1A1*),[24] do gene do receptor da vitamina D (*VDR*)[145,154,197,291] e do gene do receptor de estrogênio 1 (*ESR1*),[153] mas não conseguiram demonstrar associação significativa com densidade óssea ou com fraturas.

Cerca de 70 a 80% da variação da densidade óssea pode ser atribuída à hereditariedade. A história materna ou paterna de fratura por baixo impacto após os 50 anos de idade, em especial de quadril, apresenta evidências consistentes e deve ser considerada na avaliação de indivíduos de maior risco. Atualmente, essa história também

NUTRIÇÃO E DOENÇAS ÓSSEAS E REUMÁTICAS

é um fator de risco de relevância utilizado para decisão terapêutica. Embora menos evidente, a história familiar de osteoporose também deve ser ponderada em casos selecionados.

Menopausa/hipoestrogenismo crônico

A menopausa e o hipoestrogenismo crônico são dois fatores que aumentam a perda óssea, principalmente de osso trabecular, e a taxa de fraturas. A perda óssea acelerada (2 a 4% por ano, em média) ocorre nos cinco primeiros anos após a menopausa. Em mulheres com maior tempo de menopausa, a perda óssea é maior no fêmur (–0,62% ao ano).[341] A terapia hormonal preserva a densidade óssea e reduz, em pelo menos 50%, o risco de fratura vertebral e não vertebral. No entanto, é importante ressaltar que, após a suspensão da hormonioterapia, pode ocorrer rápida perda óssea e maior risco de fraturas, semelhante ao que acontece nos primeiros cinco a dez anos da menopausa.[120,295]

O uso regular de anticoncepcionais orais em mulheres jovens está associado a maior densidade óssea do antebraço. Em contrapartida, em mulheres que utilizavam métodos injetáveis ou implantes, a densidade óssea foi significativamente menor em comparação a não usuárias.[17,272]

Atividade física

Embora alguns dados sejam controversos, os exercícios físicos são de fundamental importância para a prevenção e o tratamento da perda óssea. As primeiras observações do papel benéfico da atividade física sobre a massa óssea surgiram a partir dos relatos, em estudos transversais, de maior densidade óssea em atletas quando comparados a indivíduos sedentários, bem como do papel deletério da imobilização prolongada.

Exercícios regulares com impacto, incluindo musculação, e com intensidade e duração adequadas, são os mais recomendados para indivíduos em risco. Em contrapartida, exercícios sem impacto, como os realizados na água e na bicicleta, são de menor importância para estimular a formação óssea. Recentemente, o incremento da força durante o exercício e a menor frequência de repetição, utilizando a própria resistência da água, têm sido usados como recurso para otimizar o ganho de densidade óssea.

No entanto, a maioria das evidências aponta para um efeito apenas adjuvante dos exercícios físicos à terapêutica farmacológica. Em geral, os exercícios influenciam positivamente o equilíbrio, a mobilidade, a coordenação e a resistência muscular, reduzindo, assim, o número e a gravidade das quedas. Além disso, podem minimizar a perda óssea relacionada com o envelhecimento e atenuar a deterioração da microarquitetura por meio do efeito piezoelétrico e do incremento da resistência muscular. Reduzem, ainda, o risco de sarcopenia e a incapacidade física. É importante ressaltar que a adesão aos programas deve ser considerada, uma vez que pode ocorrer perda dos benefícios se os exercícios forem descontinuados.

Tabagismo

A utilização de ácido nicotínico, em especial o hábito atual, age diretamente sobre os osteoblastos, reduzindo a formação óssea, e se associa a maior taxa de fraturas. Além disso, reduz a concentração sérica de estrogênios pelo comprometimento do metabolismo hepático.

Ingestão de álcool

O consumo de álcool pode ter efeito tóxico direto sobre os osteoblastos e aumentar o risco de quedas. Ademais, aumenta diretamente a secreção de cortisol pelas suprarrenais, bem como do PTH pelas glândulas paratireoides. Observa-se, ainda, maior perda renal e menor absorção intestinal de cálcio em usuários crônicos de bebidas alcoólicas e relatos de casos de hipogonadismo precoce em homens.

Doenças associadas e medicações concomitantes

Diversas doenças ou procedimentos estão associadas à baixa densidade óssea e ao maior risco de fraturas, dentre elas as endocrinológicas (hipertireoidismo, hiperparatireoidismo, hipogonadismo), as reumatológicas (artrite reumatoide – AR), as hematológicas (mieloma múltiplo), as gastrintestinais (doença celíaca, doença inflamatória intestinal, cirurgias bariátricas e gastrectomia), as renais (litíase renal, insuficiência renal crônica e hipercalciúria idiopática), as pulmonares (asma e doença pulmonar obstrutiva crônica) e as psiquiátricas (anorexia nervosa, bulimia e depressão). As principais medicações relacionadas com baixa massa óssea são os glicocorticoides, a heparina e os heparinoides, a medroxiprogesterona, os inibidores da aromatase, os agonistas do hormônio liberador de gonadotrofina (GnRH), os anticonvusivantes e as tiazolidinas.

De acordo com os dados de estudos realizados na população geral brasileira, os fatores de risco mais importantes para osteoporose e fraturas são etnia branca, idade avançada, história familiar de fratura de fêmur, menopausa precoce, sedentarismo, pior qualidade de vida, maior consumo de fósforo, diabetes melito, uso atual de glicocorticoides e de benzodiazepínicos, sedentarismo, tabagismo atual e quedas recorrentes no último ano avaliado. A terapia hormonal após a menopausa e a atividade física regular no último ano avaliado parecem apresentar papel protetor.

Quedas

Com o envelhecimento da população, as quedas têm apresentado impacto relevante em nível de saúde pública. Em geral, cerca de 30% dos idosos caem a cada ano e quase metade deles tem eventos recorrentes. No entanto, a incidência de quedas é bastante variada e depende de vários aspectos relacionados à população estudada, como sexo, faixa etária, fatores genéticos, hábitos de vida e antecedentes pessoais. O impacto individual de cada um desses aspectos ainda não está totalmente esclarecido, mas pode ser cumulativo e aumentar o risco de consequências graves e trágicas na vida do idoso, em especial trauma cranioencefálico, hospitalização, institucionalização, fraturas e morte.[96]

As quedas estão associadas a fraturas vertebrais e não vertebrais, em especial de quadril, independentemente da densidade óssea. A combinação de fatores de risco, de densidade óssea reduzida e de quedas desempenha papel relevante na determinação do risco individual de fratura em cada paciente, bem como aumenta a sensibilidade e a especificidade dos instrumentos de identificação de indivíduos com fratura em estudos populacionais. Atualmente, estratégias para a prevenção de fraturas por fragilidade óssea devem contemplar todos esses aspectos.

NUTRIÇÃO E DOENÇAS ÓSSEAS E REUMÁTICAS

Os principais fatores de risco associados a quedas recorrentes estão listados no Quadro 52.3. Os principais fatores clínicos de risco associados a quedas em estudos brasileiros são demência, *delirium*, uso atual de bloqueadores de canal de cálcio, benzodiazepínicos, ambiente físico no interior da residência, idade avançada, consumo regular de bebidas alcoólicas, pior qualidade de vida, fratura prévia, diabetes melito, menor consumo alimentar de vitamina D e sedentarismo.[279] Em idosos, a prevalência de quedas recorrentes no último ano avaliado pode variar de 10 a 40%.

Quadro 52.3 Principais fatores de risco associados a quedas

Sexo feminino	Fraqueza muscular	Deterioração cognitiva
Idade avançada	Uso de medicações psicotrópicas	Perigos dentro de casa
Baixo peso	Redução da velocidade da marcha	Ingestão de bebidas alcoólicas
Quedas anteriores	Sedentarismo	Doenças associadas (osteoarticulares, neuromusculares, depressão, incontinência urinária, diabetes melito)
Fratura prévia	Medo de cair	Pior qualidade de vida

Fonte: adaptado de Deandrea et al.[96]

Mortalidade

Sabe-se que 15 a 30% dos pacientes com fratura de fêmur morrem durante o primeiro ano após o evento, em geral por complicações decorrentes da fratura – infecção, trombose venosa e úlceras de pressão – ou das doenças associadas, em especial as cardiovasculares. Além disso, apresentam maior risco de tornarem-se dependentes ou institucionalizados após a fratura. Estudo de coorte prospectivo com cinco anos de seguimento demonstrou clara associação entre baixa massa óssea e maior mortalidade geral e cardiovascular em mulheres idosas, de forma independente da idade, sugerindo alguma similaridade entre calcificação vascular e aterosclerose com osteogênese e osteoporose.[276]

No primeiro ano após a fratura de quadril, a taxa de mortalidade geral, observada em estudo realizado no Rio de Janeiro, foi de 21,5%. A maioria das mortes (55,1%) ocorreu após a alta hospitalar, sobretudo por eventos cardiovasculares e infecções.[79,356] Fortes et al.[124] mostraram que a taxa de mortalidade após seis meses de seguimento da fratura de quadril foi de 23,2% em 56 idosos. Além disso, observaram que apenas 30% dos pacientes retornam a suas atividades prévias e 11,6% tornam-se dependentes por completo.

Em idosos, os principais fatores relacionados com o maior risco de morte e a piora da capacidade funcional após fratura de quadril estão associados com o sexo masculino, a idade avançada e a pior capacidade funcional antes do evento, bem como com maior número de doenças concomitantes, sarcopenia e fenótipo frágil.[283]

Considerando a prevalência e os custos socioeconômicos decorrentes da doença, a osteoporose desperta o interesse dos sistemas de saúde e da pesquisa médica em todo o mundo, para que se desenvolvam estratégias de prevenção, uma vez que o tratamento da doença já instalada tem se mostrado limitado por fatores diversos.

Tratamento não medicamentoso

Qualquer intervenção em pacientes com osteoporose deve visar não somente ao aumento de densidade óssea e à prevenção de fraturas, mas também à melhora da dor e da limitação física, bem como da autoestima e da autoconfiança, principais responsáveis pelo sofrimento desses pacientes.[299]

As orientações gerais devem ser recomendadas desde o início do tratamento ou como medidas preventivas (Quadro 52.4).

Quadro 52.4 Medidas gerais não medicamentosas para o tratamento e a prevenção da osteoporose

Aumento da ingestão de cálcio (principalmente por meio do consumo de leite e derivados)
Redução da ingestão de sal, de café e de bebidas alcoólicas
Otimização da prática de exercícios físicos orientada
Exposição solar segura
Detecção e tratamento de doenças associadas

Prática regular de exercícios físicos

É importante recomendar a prática regular e orientada de exercícios físicos contra a gravidade e de exercícios resistidos para reduzir o risco de fraturas. Além disso, esses exercícios podem aumentar a densidade óssea e melhorar a agilidade, a postura, a resistência, a força muscular, o bem-estar, a capacidade aeróbia e o equilíbrio, reduzindo a incapacidade e o número de quedas. A atividade física deve ser recomendada para todas as idades, não apenas para a prevenção da osteoporose, mas também para a saúde em geral. É importante lembrar que os benefícios dos exercícios cessam com a interrupção da atividade física.

Os principais exercícios contra a gravidade são as caminhadas, as corridas, o tai chi chuan, as danças e o tênis. Exercícios resistidos são aqueles realizados com pesos ou contra a resistência, como a musculação e o pilates.

Ingestão de álcool e tabagismo

É necessário orientar os pacientes para pararem de fumar. Programas para cessar esse hábito devem ser encorajados.

O consumo leve de álcool não tem efeito negativo sobre os ossos e pode exercer papel protetor. No entanto, a ingestão moderada a acentuada, definida como mais de três doses (bebidas alcoólicas fermentadas ou destiladas) por dia, é prejudicial aos ossos, aumentando o risco de quedas e de fraturas. Essa condição requer tratamento específico, quando identificada.

Nutrientes determinantes da saúde óssea

Por ser o principal constituinte do esqueleto, o cálcio tem sido o nutriente mais pesquisado quanto aos efeitos sobre o metabolismo ósseo. No entanto, outros macro e micronutrientes também exercem influência sobre a homeostase mineral e óssea (Quadro 52.5),[49,147,297] de acordo com a quantidade consumida e o padrão de alimentação

NUTRIÇÃO E DOENÇAS ÓSSEAS E REUMÁTICAS

(vegetariana ou onívora). Além disso, nos últimos anos os fitoestrógenos e os oligossacarídeos têm sido relacionados a efeitos ósseos benéficos.[50,129,306]

Quadro 52.5 Nutrientes envolvidos no metabolismo ósseo

Preservação	Redução
Consumo adequado de:	Consumo excessivo de:
- Cálcio, magnésio e fósforo	- Sódio
- Flúor, cobre, zinco e potássio	- Proteína
- Proteína	- Fósforo
- Vitaminas D, C e K e complexo B	- Vitamina A

Fonte: adaptado de Turner.[349]

Cálcio

Os primeiros relatos sobre a relação do cálcio alimentar com a massa óssea datam de 1885.[260] Atualmente, já está bem estabelecido na literatura o efeito positivo do cálcio sobre a saúde óssea. Embora o papel isolado desse mineral para o tratamento da osteoporose seja controverso, uma revisão sistemática, com cerca de 140 estudos científicos, evidenciou o efeito benéfico do cálcio sobre a diminuição do risco de fratura e o ganho de densidade mineral óssea.[149]

Alguns estudos experimentais que provocaram restrição alimentar de cálcio verificaram perda óssea significativa. Em humanos, os ensaios clínicos mostram que a suplementação de cálcio pode reduzir a perda óssea[93,149,259] e o risco de fraturas.[298] No entanto, o efeito benéfico necessita de algumas considerações, como o consumo concomitante de vitamina D e outras variáveis da alimentação, bem como modificações de outros hábitos de vida.[119]

A ingestão ótima de cálcio se baseia na referência individual capaz de maximizar o pico de massa óssea, mantê-lo na idade adulta e minimizar as perdas ósseas na senescência.[233] Assim, as necessidades de cálcio variam conforme a idade, o sexo e o estado fisiológico, e, em períodos de rápido crescimento, como a infância e a adolescência, a necessidade de cálcio é maior (1.300 mg/dia). Na idade adulta, após o término de aquisição da massa óssea, a recomendação de ingestão de cálcio é de 1.000 mg/dia.[245] Com o avançar da idade (a partir dos 51 anos), as necessidades diárias aumentam novamente (1.200 mg/dia). Na Tabela 52.2 estão listados alguns alimentos e suas quantidades de cálcio.

Tabela 52.2 Quantidade de cálcio em alguns alimentos – quantidade por porção normalmente consumida

Alimento	Porção	Peso (g)	Cálcio (mg)
Lambari frito	5 unidades	100	881
Leite desnatado enriquecido com cálcio	1 copo	240	480
Sardinha assada	4 unidades médias	100	438
Leite desnatado	1 copo	240	322
Leite integral	1 copo	240	295
Iogurte natural	1 pote	180	258
Queijo minas frescal	1 fatia grande	40	239
Queijo parmesão	2 colheres de sopa	30	298

▶

Alimento	Porção	Peso (g)	Cálcio (mg)
Espinafre cozido	1 xícara	190	213
Gergelim	2 colheres de sopa	16	132
Feijão rosinha cozido	1 ½ concha	160	109
Laranja-lima	1 unidade	180	56
Tofu	2 fatias	56	45
Bebida à base de soja	1 copo	240	40
Brócolis	5 colheres de sopa	50	27

Fonte: adaptada de Nepa.[261]

A biodisponibilidade de cálcio alimentar é um determinante crítico para sua homeostase.[40] Tanto o trato digestório como os rins regulam a absorção e a excreção de cálcio e, junto do tecido ósseo, determinam o balanço desse mineral.[113] Três hormônios são predominantemente responsáveis por sua homeostase: o PTH e a forma ativa da vitamina D [1,25(OH)$_2$D$_3$] (também denominada calcitriol), considerados hipercalcêmicos; e a calcitonina, como hipocalcêmico.

A diminuição nas concentrações plasmáticas de cálcio sensibiliza o receptor sensor desse íon (CaRS) e/ou seus canais dependentes de voltagem localizados na membrana plasmática das células da paratireoide, dando início à cascata de transdução de sinal que resulta na maior síntese e liberação do PTH.[41] Nos ossos, o PTH estimula a reabsorção, liberando íons cálcio para a circulação. Nos rins, esse hormônio eleva a reabsorção tubular do cálcio. Além disso, o PTH estimula a síntese renal da 1,25(OH)$_2$D$_3$, que, por sua vez, aumenta o transporte transepitelial de cálcio no intestino. Quando as concentrações plasmáticas de cálcio voltam ao normal, a glândula tireoide secreta a calcitonina, que promove inibição dos osteoclastos previamente ativados (Figura 52.1).[208,212]

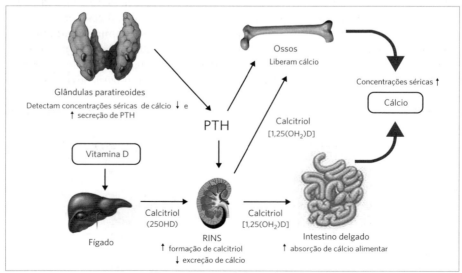

Figura 52.1 Metabolismo do cálcio.
Fonte: adaptada de Linus Pauling Institute.[212]

Assim, a absorção intestinal de cálcio e a atuação adequada dos hormônios calciotrópicos são fundamentais para a manutenção da massa óssea. Qualquer fator, alimentar ou não, que interfira nesse sistema poderá comprometer a massa óssea.

As necessidades diárias de cálcio devem ser obtidas por meio do consumo de alimentos fontes. Entretanto, quando a oferta diária de cálcio não é atingida, seja por questão de paladar, seja por crenças, intolerância à lactose ou alergia à proteína do leite, deve-se avaliar a necessidade de início de suplementação do nutriente.[200]

É importante ressaltar que a indicação da dose para a suplementação de cálcio deverá ocorrer de forma individualizada. Para a dose correta, deve-se primeiro investigar a quantidade de cálcio ingerida no dia, por meio de inquéritos alimentares. Assim, a dose diária deverá ser a diferença entre o consumo alimentar e a quantidade recomendada pelas Dietary Reference Intakes (DRIs), não devendo ultrapassar 1.400 mg/dia. A melhor forma de administração também deverá ser avaliada de acordo com cada caso. Atualmente, os suplementos que apresentam os melhores resultados são aqueles na forma de carbonato de cálcio, fosfato tribásico e citrato de cálcio. O citrato malato e o cálcio quelato são suplementos ainda com pouca evidência no âmbito da osteoporose, mas que parecem ser boas estratégias em razão de sua boa absorção.[200]

Proteína

A ingestão proteica pode ter efeito tanto positivo quanto negativo sobre o balanço de cálcio, e seus efeitos sobre a massa óssea e o risco de fraturas são dependentes da ingestão concomitante de cálcio.[94] A ingestão proteica elevada aumenta a excreção renal de cálcio por meio de três mecanismos principais: acréscimo da taxa de filtração glomerular, aumento da reabsorção óssea e redução da reabsorção tubular renal. Os dois últimos mecanismos estão associados ao efeito acidificante da alimentação hiperproteica. As proteínas de origem animal são ricas em aminoácidos sulfurados, como a metionina e a cistina. Quando ingeridas em excesso (acima de 1,2 g de proteínas/kg/dia), podem ocasionar acidose metabólica leve. Como os ossos funcionam como tampão, ao liberar íons cálcio, ocorre maior taxa de destruição para desempenhar essa finalidade.[94,151]

Kerstetter et al.[179] observaram correlação positiva entre a ingestão de proteína e a excreção de cálcio. Em média, a cada 50 g de proteínas ingeridas, ocorre aumento de aproximadamente 1,6 mmol na excreção renal de cálcio.[179] Alguns estudos verificaram que a ingestão proteica é mais importante na relação do cálcio urinário do que a própria ingestão de cálcio alimentar.[152,381]

Em estudo que analisou a suplementação de cálcio e vitamina D durante três anos em idosos, observou-se redução do remodelamento ósseo de 10 a 15%, além de redução da perda óssea e das taxas de fraturas. É importante ressaltar que a ingestão proteica apresentou correlação positiva com a densidade óssea. Esses dados sugerem que a ingestão adequada de cálcio, em conjunto com concentrações adequadas de vitamina D, poderia modular a resposta calcêmica à ingestão proteica elevada.[92]

Tem sido evidenciado que a ação da proteína alimentar sobre a massa óssea não é apenas explicada pelo efeito calciúrico, mas também pela influência de fatores de crescimento, em particular do hormônio do crescimento, via ação do fator de crescimento semelhante à insulina 1 (IGF-1). Tanto a síntese hepática quanto as concentrações plasmáticas de IGF-1 são dependentes da ingestão proteica. Ao se avaliar a suplementação proteica em idosos desnutridos, foi observada elevação da produção do IGF-1. Estudo de intervenção, utilizando o leite como fonte de cálcio e proteínas, também confirmou esse efeito.[148]

O mecanismo pelo qual o IGF-1 atua sobre a massa óssea está relacionado ao recrutamento e à diferenciação de osteoblastos. A análise histomorfométrica do esqueleto de ratas adultas submetidas a dieta hipoproteica e isocalórica demonstrou diminuição significativa da formação do periósteo e da aposição mineral, indicando diminuição do recrutamento e da atividade das células formadoras.[35] Alterações da secreção de outras citocinas envolvidas na formação e na reabsorção óssea, como TNF, interferon gama e fator de crescimento transformador beta, também estão relacionadas com a menor ingestão proteica.[305]

Analisados em conjunto, os dados sugerem que a ingestão proteica influencia a homeostase óssea por meio de diferentes mecanismos. Entretanto, o nível de ingestão proteica adequado para minimizar efeitos deletérios sobre a massa óssea ainda precisa ser avaliado em conjunto com a ingestão de outros nutrientes, como o cálcio e a vitamina D, e também com relação às concentrações do PTH e do calcitriol.

Gordura

Dados do NHANES III sugerem que a gordura, em especial a saturada, está negativamente associada à DMO, principalmente no sexo masculino, e ao maior risco de fratura tanto na população jovem como na idosa.[77] É importante ressaltar que os efeitos negativos da gordura sobre a saúde óssea ocorrem apenas em vigência de dieta hiperlipídica. Estas dietas aumentam a excreção urinária e intestinal de cálcio, bem como contribuem para a formação de sabões de cálcio insolúveis no intestino, aumentando também a excreção fecal. Além disso, o excesso de gordura alimentar pode inibir a formação de osteoblastos e aumentar a adipogênese.[248]

As dietas normolipídicas, por sua vez, influenciam positivamente a saúde óssea, principalmente quando ricas em ácidos graxos essenciais (AGE). Os AGE, encontrados principalmente nos óleos de prímula e de peixe, influenciam o aumento da absorção e a diminuição da excreção de cálcio, uma vez que aumentam o índice de insaturação da membrana apical dos enterócitos, facilitando o transporte do mineral.[248] Metanálise evidenciou efeito protetor do ômega-3 sobre a saúde óssea, demonstrando que o consumo alimentar esteve inversamente associado ao risco de fratura (RR = 0,89; IC 95% 0,8-0,99; p = 0,02).[313]

Fósforo

O fósforo é considerado o segundo mineral mais abundante do organismo humano, e aproximadamente 85% do conteúdo desse elemento está localizado nos ossos. A ingestão média diária é de 1.000 mg, dos quais 60 a 80% são absorvidos no duodeno e no jejuno. Enquanto o intestino é o principal sítio de controle do balanço para o cálcio, os rins são para o fósforo, uma vez que 70 a 80% do fósforo alimentar absorvido é eliminado na urina.[184] As principais células reguladoras da fosfatemia são os osteócitos, por meio da síntese do FGF-23.[28,127,301,342]

Os efeitos da ingestão de fósforo sobre a massa óssea também estão relacionados com a ingestão concomitante de cálcio e de proteína,[148,368] uma vez que os alimentos fontes de fósforo, como as carnes e os produtos lácteos, também são ricos em proteína e cálcio. Assim, quando as ingestões de cálcio e de proteína estão adequadas, a alimentação rica em fósforo (> 1.700 mg/dia) pode não ter efeito negativo sobre a DMO.[368] Entretanto, foi descrito que uma sobrecarga aguda de fósforo pode diminuir a calcemia e, como consequência, elevar o PTH e promover maior reabsorção óssea.[303] Por outro lado, a privação alimentar de fósforo pode resultar em elevação da calciúria, provavelmente em razão da ativação da vitamina D e do consequente aumento da absorção intestinal de cálcio.[368]

Magnésio

O magnésio é o segundo cátion intracelular mais prevalente, e cerca de 2/3 do conteúdo total desse elemento no indivíduo adulto estão localizados no esqueleto. Nesse tecido, o magnésio tem função importante, uma vez que interfere de modo direto na função de osteoblastos e osteoclastos, assim como na formação e no crescimento dos cristais de hidroxiapatita.[72]

Quando ocorre deficiência aguda em magnésio, consequentemente haverá alteração na homeostase do cálcio, promovendo a hipocalcemia, pois há aumento imediato do PTH sérico. Em contrapartida, em situações de deficiência intracelular, a paratireoide não responde de forma adequada ao estímulo, podendo reduzir a secreção do PTH e, assim, induzir a hipocalcemia.[231]

Rude et al. observaram que a deficiência grave em magnésio (dieta com 0,04% da necessidade desse nutriente) em ratos causou perda óssea pela maior osteoclastogênese.[311] Em mulheres na pós-menopausa, a suplementação de magnésio promoveu 11% de aumento da densidade óssea quando comparada ao placebo.[2] No entanto, os efeitos do magnésio alimentar sobre a massa óssea ainda são controversos, principalmente por causa da ausência de um marcador bioquímico específico para esse nutriente.[231]

Segundo o Institute of Medicine,[255] a recomendação para a ingestão de magnésio é de 320 mg/dia para mulheres e de 420 mg/dia para homens. Com ingestão de magnésio de aproximadamente 300 a 420 mg/dia, 30 a 50% são absorvidos ao longo do trato gastrintestinal e a presença de outros constituintes da alimentação, como fibras, oxalato, fitatos, fósforo e quantidade de proteínas, pode interferir na absorção. O conteúdo de magnésio varia bastante entre os alimentos. As principais fontes são as oleaginosas, como castanha de caju, castanha-do-brasil, nozes, amendoim, entre outros.

Vitamina D

A vitamina D foi inicialmente identificada como um fator antirraquítico. É o principal fator necessário para o desenvolvimento e a manutenção do tecido ósseo e para a manutenção da homeostase normal do cálcio e do fósforo. Além disso, evidências têm sugerido o envolvimento dessa vitamina em diversos processos celulares, incluindo efeitos na diferenciação e na proliferação celular, na secreção hormonal, no sistema imune e em diversas doenças crônicas não transmissíveis, o que sugere papel extraesquelético relevante.[90,123,215,271,296]

A vitamina D é encontrada em duas formas: o ergocalciferol (vitamina D_2), de origem vegetal, e o colecalciferol (vitamina D_3), produzido pelo tecido animal e pela síntese cutânea. Sob a ação da luz ultravioleta (290 a 310 nm), na pele humana, o colecalciferol é convertido em 7-de-hidrocolesterol.[245] Estima-se que 80 a 90% da síntese total da vitamina D é adquirida por este último processo. Os 10 a 20% restantes são obtidos pela ingestão de alimentos que contenham essa vitamina.[163]

1226 BASES BIOQUÍMICAS E FISIOLÓGICAS DA NUTRIÇÃO

A vitamina D é um pró-hormônio biologicamente inativo que, para se tornar ativo, sofre duas hidroxilações sucessivas. A primeira delas ocorre no fígado, no carbono 25, o que dá origem à 25-hidroxivitamina D – 25(OH)D_3 –, denominada calcidiol; e, a segunda, em diversos outros tecidos (próstata, glândulas mamárias, cólon), em especial nos rins, no carbono 1, resultando na forma ativa da vitamina D, a 1,25(OH)$_2D_3$ ou calcitriol.[163,245]

Fatores como latitude, estação do ano e período do dia exercem influência sobre a produção cutânea de vitamina D. Durante o verão, o 7-de-hidrocolesterol cutâneo é mais eficientemente convertido em previtamina D_3. A síntese cutânea da vitamina D é maior em regiões de baixa latitude, por causa da maior exposição aos raios UVB.[365] Contudo, concentrações plasmáticas reduzidas da vitamina D também são observadas em países ensolarados.[213] O uso de filtro solar, a quantidade de melanina na pele, os tipos de vestimentas e os níveis elevados de poluição podem reduzir a exposição cutânea aos raios UVB e diminuir a síntese da vitamina D.

As fontes alimentares naturais de vitamina D são limitadas e incluem o salmão, a sardinha e os cogumelos, que, em geral, não fazem parte do hábito alimentar da população brasileira (Tabela 52.3).

Tabela 52.3 Principais fontes alimentares de vitamina D

Alimento	Vitamina D (μg/100 g)
Salmão cozido	8,7
Ostra	8,0
Sardinha no óleo	6,8
Cogumelos cozidos	6,7
Atum cozido	5,9
Gema de ovo	2,7
Bife de fígado	0,4
Leite integral	1,0
Queijo muçarela	0,2
Manteiga	1,4

Fonte: adaptada de University of Minnesota.[351]

Em 2011, o Institute of Medicine[167] atualizou as informações referentes aos valores recomendados de ingestão diária de vitamina D. Inicialmente, em 1997, foram determinados apenas valores de ingestão adequada (AI) para essa vitamina. Na versão mais atual, os valores de necessidade média estimada (EAR), de ingestão dietética recomendada (RDA) e de limite superior tolerável de ingestão (UL) foram determinados. Os valores de RDA são de 15 μg/dia (600 UI/dia) para adultos acima de 51 anos e de 20 μg/dia (800 UI/dia) para adultos acima de 70 anos. Entretanto, doses maiores de vitamina D (até 1.000 UI/dia) em idosos (≥ 65 anos) podem ser necessárias para atingir a ótima saúde óssea, pois essas doses mostraram reduzir o risco de fraturas nessa população.[167]

Quando há insuficiência em vitamina D ou alterações em seu metabolismo, ocorre deficiência na absorção de cálcio, elevação da produção de PTH e aumento da reabsorção óssea.[119,163] Entre os idosos, a deficiência em vitamina D pode causar hiperparatireoidismo secundário, osteomalácia e exacerbar a osteoporose, resultando em aumento de risco de fraturas.[314,364]

Vitamina K

A vitamina K é um cofator chave para a síntese pós-traducional do ácido gama carboxiglutâmico (Gla) em proteínas dependentes de vitamina K, como a OC, a matriz proteica Gla (MGP) e a proteína S. Seu papel está relacionado à reação de carboxilação dos resíduos glutâmicos (Glu) da proteína precursora em resíduos Gla. A OC é a proteína com maior quantidade de resíduos Gla nos ossos maduros e, quando totalmente carboxilada, entremeia a ligação do cálcio aos cristais de hidroxiapatita nos ossos.[289]

Dois importantes estudos prospectivos – *The Nurses Health Study*[118] e *The Framingham Heart Study*[34] – demonstraram associação inversa entre ingestão de vitamina K e risco de fraturas. No primeiro estudo, os indivíduos com ingestão abaixo de 109 µg/dia apresentaram maior risco de fraturas de quadril. No estudo de Framingham, idosos no maior quartil de ingestão de vitamina K (mediana de 254 µg/dia) apresentaram menor risco relativo ajustado quando comparados a indivíduos no menor quartil (mediana de 56 µg/dia).

Para indivíduos com mais de 18 anos de idade, a ingestão ótima de vitamina K, determinada em 2001 pelo Institute of Medicine, é de 120 µg/dia para homens e de 90 µg/dia para mulheres.

No entanto, ainda não se sabe se a ingestão de alimentos ricos em vitamina K é suficiente para a prevenção da perda de massa óssea.[229]

Vitamina A

A ingestão excessiva da vitamina A parece estar relacionada à elevação da reabsorção e à inibição da formação óssea e, consequentemente, ao maior risco de fraturas.[244] Uma vez que tanto os osteoblastos como os osteoclastos apresentam receptor para o ácido retinoico, o provável mecanismo seria por meio da supressão da atividade dos osteoblastos, do estímulo à osteoclastogênese e da ação antagônica da vitamina D na manutenção do cálcio sérico.[303,318,346]

Estudo prospectivo, envolvendo mais de 2 mil homens demonstrou elevação do risco relativo de fraturas de quadril naqueles com maiores concentrações plasmáticas de retinol, um marcador da ingestão de vitamina A.[244] Feskanich et al.[118] avaliaram os dados do *Nurses' Health Study* e encontraram associação positiva entre a ingestão de retinol e a taxa de fraturas em mulheres na pós-menopausa que não estavam fazendo reposição hormonal. Essas observações são importantes para a avaliação nutricional de indivíduos que fazem uso de suplementos que contenham vitamina A.

Sódio

O sódio, assim como as proteínas, aumenta a excreção renal de cálcio. Sabe-se que 90% do sódio ingerido é excretado, o que torna o sódio urinário um bom marcador para a ingestão alimentar desse mineral. Aproximadamente, cada aumento de 500 mg de sódio excretado (ou ingerido) corresponde a um aumento de 10 mg de cálcio perdido na urina.[187] Esse fato se deve ao mecanismo competitivo de reabsorção tubular renal entre os dois íons.[22]

Um estudo randomizado com manipulação na quantidade de sódio ingerido – 50, 100 e 150 mmol/dia (*Dietary Approaches to Stop Hypertension* – dieta DASH) – mostrou que a dieta com menor quantidade de sódio se associou à menor excreção renal de cálcio. Adicionalmente, a orientação para a adequação de sódio da alimentação (100 mmol/dia) é capaz de reduzir o carboxitelopeptídeo de ligação cruzada do colágeno (CTx), um marcador de reabsorção óssea.[211]

Cafeína e isoflavonas

O consumo de bebidas contendo cafeína tem sido associado à redução da massa óssea e ao aumento do risco de fraturas em alguns estudos observacionais. A cafeína é rica em xantinas que aumentam a perda renal e reduzem a absorção intestinal de cálcio.[75,158,186] Embora controverso, um dos mecanismos mais cogitados é a maior excreção renal de cálcio promovida pela ingestão elevada de cafeína.[20,21] Outra explicação provável é a relação inversa entre o consumo de leite e bebidas que contêm cafeína.[81,140,150]

As isoflavonas encontradas na soja são a genisteína, a daidzeína e, em menor grau, a gliciteína. Esses compostos têm a capacidade de imitar as ações do estrogênio, sendo considerados fitoestrógenos. Eles têm sido estudados no tratamento da osteoporose pós-menopausa como alternativa livre de risco potencial para a terapia de reposição hormonal.[241]

Estudos com cultura de células ósseas humanas têm observado que as isoflavonas de soja parecem favorecer a síntese e a função dos osteoblastos e inibir a atividade dos osteoclastos.[322] Além disso, em modelos animais de deficiência em estrogênio, verificou-se que elas diminuem a perda óssea.[322] Em humanos, as isoflavonas têm sido associadas a vários parâmetros de saúde óssea.[13,53,137,142] No entanto, a ingestão alimentar de isoflavonas tem sido bastante questionada, uma vez que a quantidade necessária para se observar algum efeito ósseo é difícil de ser obtida por meio da alimentação diária. A dose para suplementação diária ainda não está bem definida, mas a mais utilizada varia entre 80 e 90 mg, com boa tolerância e segurança, entretanto com desfechos de eficácia pouco abrangentes e não convincentes.[252]

Cenário brasileiro do consumo de nutrientes importantes para a massa óssea

No Brasil, diversos estudos apontam para o baixo consumo de cálcio em diferentes fases do desenvolvimento, em especial durante a infância, a adolescência, a senilidade, a gestação e a lactação, o que aumenta, assim, a chance de desenvolver osteoporose e fraturas. Cerca de 8 a 10% da variabilidade da densidade óssea vertebral pode ser atribuída aos fatores nutricionais, embora nenhum nutriente, isoladamente, seja de particular importância para predizer a massa óssea.

A média da ingestão diária de cálcio em adolescentes de São Paulo varia em torno de 600 a 800 mg, sem diferença significativa entre sexo e idade. Mais de 90% dos adolescentes apresentam ingestão de cálcio abaixo da recomendada (1.300 mg/dia).[100,173,205,324] Na fase do climatério e em mulheres com longo tempo após a menopausa, o consumo médio diário de cálcio não é diferente (600 a 700 mg/dia).[95,247] Em homens com idade acima de 50 anos, a ingestão de cálcio também está pelo menos 50% abaixo da recomendada.[168]

De acordo com os dados nutricionais do estudo Brazos, o consumo diário de cálcio, vitamina D, magnésio, vitamina K e vitamina A estava em níveis inferiores aos recomendados (Tabela 52.4) em todas as regiões do país (Figura 52.2). Em relação à proteína total e ao fósforo, verificou-se consumo próximo aos valores recomendados.[280]

Tabela 52.4 Ingestão diária de nutrientes relacionados à saúde óssea, de acordo com o sexo

Nutrientes	Homens (n = 693)	Recomendado (DRI)	Mulheres (n = 1.651)	Recomendado (DRI)
Energia (kcal/dia)	1.591	–	1.203*	–
Proteína (g/dia)	64	–	60*	–
Cálcio (mg/dia)	403	1.200	422*	1.200
Fósforo (mg/dia)	770	780	772	580
Magnésio (mg/dia)	208	350	197*	265
Vitamina D (µg/dia)	2,1	10	2,4*	10
Vitamina K (µg/dia)	72	120	68	90
Vitamina A (µg RAE/dia)	369	625	411	500

DRI: ingestão dietética de referência; * p < 0,05 (teste t de Student); homens × mulheres; RAE: *retinol activity equivalents*.
Fonte: Pinheiro et al.[280]

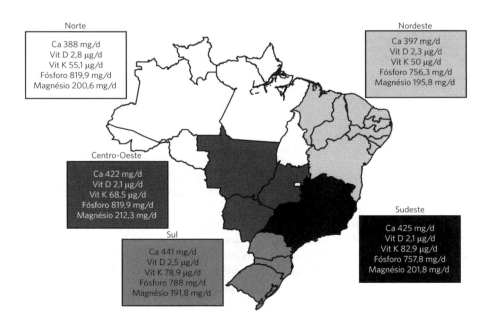

Figura 52.2 Consumo diário de nutrientes relacionados com a saúde óssea, de acordo com as regiões do Brasil
Fonte: adaptada de Pinheiro et al.[280]

Em geral, acredita-se que indivíduos que vivem em países ensolarados e de menor latitude não apresentam deficiência em vitamina D. No entanto, diversos trabalhos têm apontado para uma verdadeira epidemia de hipovitaminose D em todos os continentes, sexos, faixas etárias e classes socioeconômicas. Em idosos não institucionalizados da cidade de São Paulo, também foi observada hipovitaminose D, principalmente no outono e no inverno. A deficiência em vitamina D ocorreu em 15,4% dos pacientes, a insuficiência, em 41,9%, e o hiperparatiroidismo secundário, em 55%.[316] Resultados semelhantes foram encontrados por Genaro et al.[96] ao avaliarem 45 mulheres na pós-menopausa com osteoporose.

Teoricamente, a suplementação de cálcio e vitamina D poderia minimizar os efeitos negativos da baixa ingestão diária desses micronutrientes sobre a saúde óssea. No entanto, Pignotti et al.,[275] por meio de ensaio clínico controlado e randomizado envolvendo 64 mulheres na pós-menopausa com osteoporose, não conseguiram demonstrar benefício relevante da suplementação diária de 1.200 mg de carbonato de cálcio e de 400 UI de colecalciferol sobre a concentração plasmática da vitamina D, após três meses de seguimento.

Tratamento farmacológico e metabolismo ósseo

Os medicamentos que atuam sobre o metabolismo ósseo e que fazem parte do arsenal terapêutico da osteoporose são classificados como antirreabsortivos/anticatabólicos, formadores/anabólicos ou de ação mista (Quadro 52.6).

Quadro 52.6 Medicamentos para tratamento da osteoporose segundo o princípio de ação

Anticatabólicos	Osteoanabólicos
Terapia hormonal	
SERM	
Bisfosfonatos	Teriparatida
Denosumabe	

SERM: moduladores seletivos do receptor de estrogênio.

As drogas antirreabsortivas atuam bloqueando a atividade osteoclástica, o que reduz o remodelamento ósseo. Por outro lado, as drogas formadoras estimulam a osteoblastogênese, aumentando a formação da matriz óssea.

As drogas antirreabsortivas representam o grupo de medicações com o maior número de evidências científicas que confirmam sua eficácia e segurança para o tratamento da osteoporose. Até o momento, não se dispõem de indícios científicos que corroborem o uso combinado desses regimes terapêuticos em reduzir o risco de fraturas.[33,256,174]

Medicamentos anticatabólicos ou antirreabsortivos

Terapia hormonal

A terapia hormonal é aprovada pela Food and Drug Administration (FDA) e pela Agência Nacional de Vigilância Sanitária (Anvisa) para a prevenção da osteoporose e para o alívio dos sintomas vasomotores e da atrofia vulvovaginal associados à menopausa. Mulheres que não sofreram histerectomia necessitam receber terapia combinada de estrogênio e progestagênio, a fim de proteger o endométrio.

O estudo *Women's Health Initiative* (WHI) mostrou que mulheres tratadas com a associação estrogênio/progestagênio por cinco anos apresentaram redução de 34% do risco de fratura vertebral e de quadril, e de 23% de fraturas não vertebrais.[310] Por outro lado, o WHI também verificou que as mulheres que receberam essa medicação tiveram risco maior de desenvolver infarto do miocárdio, acidente vascular cerebral, câncer invasivo de mama, embolia pulmonar e trombose venosa profunda durante os cinco anos de tratamento. Análises posteriores não revelaram aumento de doença cardiovascular nas mulheres que iniciaram essa terapia até dez anos após a menopausa. No grupo que recebeu apenas estrogênio, não houve aumento da incidência de câncer de mama.

Até o momento, outras doses e combinações de estrogênio e progestagênio ainda não foram estudadas. Na ausência de dados comparáveis, assume-se que os riscos sejam semelhantes aos relatados no WHI. Como os riscos podem ser maiores que os benefícios, a terapia estroprogestativa deve ser utilizada na menor dose efetiva e pelo menor tempo possível. Quando a terapia hormonal é considerada apenas para a prevenção ou o tratamento da osteoporose, o FDA recomenda que inicialmente sejam utilizados outros tratamentos.

A Fundação Europeia para Osteoporose e Doença Óssea e a International Osteoporosis Foundation (IOF) preconizam que a terapia hormonal seja utilizada apenas para o alívio dos sintomas vasomotores do climatério e, da mesma forma que o FDA, não a recomendam como tratamento de primeira escolha em mulheres cuja única indicação seja a prevenção ou o tratamento da osteoporose.

Moduladores seletivos do receptor de estrogênio

Os moduladores seletivos do receptor de estrogênio (SERMs) são agentes não esteroidais que se ligam aos receptores de estrogênio e agem como agonistas ou antagonistas deste, dependendo do tecido. O conceito de SERM iniciou com a observação de que o tamoxifeno, um antagonista do estrogênio na mama, atuava como agonista parcial nos ossos, reduzindo a taxa de perda óssea em mulheres na pós-menopausa. O raloxifeno é o único SERM disponível para a prevenção e o tratamento da osteoporose pós-menopausa, uma vez que os resultados com o bazedoxifeno e o lasofoxifeno não foram promissores nesse cenário.

O raloxifeno previne a perda de massa óssea e reduz o risco de fraturas vertebrais em 30 a 50% em mulheres após a menopausa com baixa massa óssea ou com osteoporose, com ou sem fraturas prévias. No entanto, não foi capaz de reduzir significativamente o risco de fraturas não vertebrais e de quadril após oito anos de tratamento. O principal efeito adverso do raloxifeno é o risco aumentado de tromboembolismo. No entanto, as mulheres que receberam raloxifeno apresentaram redução de 60% no risco de câncer invasivo de mama.[107] O raloxifeno é aprovado para prevenção e tratamento da osteoporose pós-menopausa em mulheres sem risco de fratura de fêmur.

Bisfosfonatos

Os bisfosfonatos mais utilizados internacionalmente e no Brasil são alendronato, risedronato, ibandronato e ácido zoledrônico. Embora todos sejam análogos do pirofosfato e reduzam a reabsorção óssea, diferem entre si, dependendo de sua afinidade mi-

1232 BASES BIOQUÍMICAS E FISIOLÓGICAS DA NUTRIÇÃO

neral e ação bioquímica nas células ósseas.[312] Os resultados dos estudos clínicos dos bisfosfonatos diferem quanto à velocidade do início da ação antifratura, à eficácia sobre os diferentes sítios esqueléticos e à duração e à reversibilidade de seu efeito (Quadro 52.7). Por isso, a redução documentada de fraturas vertebrais e não vertebrais, bem como as indicações aprovadas pela FDA, diferem de acordo com o bisfosfonato utilizado.

Quadro 52.7 Indicações aprovadas pela FDA e redução de fraturas nos sítios esqueléticos dos diferentes bisfosfonatos

Bisfosfonato	Indicações	Aprovadas (FDA)	Redução documentada de fraturas		
	Prevenção	Tratamento	Vertebral	Não vertebral	Quadril
Alendronato	Mulher	Mulher/homem	Sim	Sim	Sim
Risedronato	Mulher	Mulher/homem	Sim	Sim	Sim
Ibandronato	Mulher	Mulher	Sim	Não	Não
Zoledronato	Mulher/homem	Mulher/homem	Sim	Sim	Sim

Ressalta-se que o risedronato, o alendronato e o ácido zoledrônico são aprovados para o tratamento de osteoporose induzida pelos glicocorticosteroides.

Alendronato

Utilizado na dose de 70 mg/semana, reduz, em média, 50 a 70% a incidência de fraturas vertebrais, 20 a 25% das não vertebrais e 40% das de fêmur. Deve ser consumido com água, com o indivíduo em posição vertical, e há necessidade de jejum por pelo menos 60 minutos após a ingestão.

Risedronato

Utilizado na dose de 5 mg/dia, 35 mg/semana ou 150 mg/mês, reduz em 60% a incidência de fraturas vertebrais, não vertebrais e de fêmur. Sua ação é rápida, ocorrendo após seis meses de uso. Por isso, pode ser recomendado para pacientes com alto risco de apresentar novas fraturas. As recomendações para ingestão são as mesmas do alendronato. Formulação mais recente com 35 mg, administrada semanalmente, permite a ingestão da medicação duas horas após o almoço, o que pode ser estratégia interessante para indivíduos com intolerância gastrintestinal aos bisfosfonatos administradas em jejum.

Ibandronato

Ministrado na dose de 2,5 mg/dia, reduz o risco de fraturas vertebrais em 50 a 60%. Sua ação para fraturas não vertebrais foi observada apenas em análises posteriores em mulheres com densidade óssea, no início do estudo, menor que 3,0 DP. Estudos mostraram que 150 mg de ibandronato, uma vez por mês, foram equivalentes ou superiores ao ibandronato diário para aumentar a densidade óssea e diminuir os marcadores bioquímicos da remodelação óssea. Está aprovado apenas para o tratamento da osteoporose. Até o momento, não há dados consistentes sobre sua capacidade em reduzir fraturas de fêmur. Da mesma forma que o alendronato e o risedronato, deve ser ministrado com água em jejum. Não pode ser ingerido quando o indivíduo está deitado e há necessidade de jejum após sua ingestão por, pelo menos, 60 minutos. Também pode ser usado por via endovenosa, na dose de 3 mg a cada trimestre.

NUTRIÇÃO E DOENÇAS ÓSSEAS E REUMÁTICAS

Ácido zoledrônico

Ministrado na dose de 5 mg, solução endovenosa, em 15 minutos, uma vez por ano, reduziu em 70% a incidência de fratura vertebral e em 40% a de fraturas de quadril. O ácido zoledrônico endovenoso também reduziu o risco de fratura e de mortalidade quando ministrado alguns dias após a primeira fratura de quadril.

Os efeitos colaterais são semelhantes em todos os bisfosfonatos orais e incluem problemas gastrintestinais, como dificuldade para engolir, inflamação do esôfago e úlcera péptica.

Há relatos de osteonecrose de mandíbula, especialmente em pacientes com câncer em uso de bisfosfonato endovenoso, antecedente de radioterapia cervical e má condição dentária, sobretudo doença periodontal. Os pacientes devem receber suplementação de cálcio e vitamina D antes de receber zoledronato para reduzir a possibilidade de desenvolver hipocalcemia. Alguns pacientes podem apresentar artralgia, cefaleia, mialgia e febre até 72 horas após a infusão do medicamento (*flu-like syndrome*). Esses sintomas ocorreram em 32% dos pacientes após a primeira dose, em 7% após a segunda e em 3% após a terceira. Embora rara, outra reação adversa mais recentemente relatada é a fratura atípica ou diafisária na região subtrocantérica, que também está associada ao uso de bisfosfonatos, particularmente endovenosos e no cenário do uso em oncologia. No entanto, tem sido descrita em indivíduos não oncológicos, sobretudo em uso prolongado, na presença de comorbidades e no uso associado de glicocorticosteroides.

Bloqueador do RANKL (denosumabe)

O denosumabe (DNS) é um anticorpo monoclonal totalmente humano dirigido contra o ligante do RANK (RANK-L), uma das principais moléculas sinalizadoras da osteoclastogênese, e crucial para a reabsorção óssea. Pode aumentar a densidade óssea da coluna lombar (6 a 8%) e do fêmur (3 a 5%) de forma significativa e reduzir significativamente a chance de novas fraturas vertebrais (70 a 75%) e não vertebrais (25%), incluindo quadril (40%), em 36 meses. Há, ainda, incremento progressivo da densidade óssea da coluna lombar e fêmur ao longo de 10 ou mais anos de tratamento. As principais indicações são no tratamento da osteoporose na pós-menopausa; da perda óssea em pacientes submetidos a tratamentos hormonais, que induzem hipogonadismo, como nas neoplasias malignas de próstata e mamas; e da osteoporose masculina. É administrado na dose de 60 mg, via subcutânea, a cada seis meses, por tempo indeterminado e os principais eventos adversos são reação local, infecções de pele (celulite e erisipela), catarata, urticária, dor nas extremidades, câimbras, flatulência, hipocalcemia e dermatite atópica.

Medicamentos formadores ou anabólicos

Teriparatida (PTH 1-34)

A teriparatida é aprovada para o tratamento da osteoporose pós-menopausa em mulheres com alto risco de fraturas. É um agente osteoanabólico quando ministrado diariamente por injeção subcutânea. Esse medicamento, na dose de 20 µg por dia, reduziu o risco de fraturas vertebrais em 65% e de fraturas não vertebrais em 53% em pacientes com osteoporose tratados por 18 meses.

A teriparatida é um medicamento bem tolerado, embora alguns pacientes possam apresentar câimbras e tonturas. Como aumentou a incidência de osteossarcoma em ratos, não deve ser indicada para indivíduos com risco aumentado de desenvolver essa doença, incluindo pacientes com doença de Paget ou com aumento de FA, crianças e adolescentes, bem como para aqueles que já receberam radioterapia para o esqueleto ou que tenham metástases, hipercalcemia ou histórico de doença óssea maligna.

Não há dados sobre a eficácia e a segurança da teriparatidaquando utilizada por mais de dois anos. Como pode ser utilizada por no máximo dois anos, é comum que a terapia seja substituída por um agente antirreabsortivo (geralmente um bisfosfonato) para manter o ganho de massa óssea alcançado. Pode ser usado em mulheres na pré-menopausa e em homens jovens com evidências de comprometimento da formação óssea.

Alimentação e nutrição em doenças reumáticas

Definição das doenças reumáticas

As doenças reumáticas são enfermidades que acometem o tecido conectivo e o sistema osteomiotendineoarticular, de origem não traumática e, em geral, com curso crônico. Podem ter causas inflamatórias, autoimunes, degenerativas, biomecânicas, metabólicas e infecciosas, com interação entre aspectos genéticos, hormonais, psíquicos e ambientais.

As queixas mais comuns são dores articulares, musculares, tendíneas, entesíticas ou ósseas, acompanhadas por rigidez. A rigidez pode ser classificada como protocinética, relacionada ao início dos movimentos após certo período de repouso, ou matinal. Além disso, pode ter curta duração (alguns minutos), como em doenças degenerativas, ou ser prolongada (horas), comumente observada em doenças inflamatórias.

Anteriormente, essas condições eram conhecidas como reumatismos e acometiam preferencialmente os indivíduos mais velhos. Na atualidade, sabe-se que as doenças reumáticas não estão associadas de forma exclusiva ao envelhecimento e que podem acometer qualquer faixa etária. Além disso, o termo reumatismo não se refere a nenhuma doença específica, mas sim a um grupo com mais de 150 doenças diferentes. Assim, essa denominação não deve ser mais utilizada, uma vez que não conceitua ou caracteriza o problema do indivíduo.

Hipócrates pensava que a artrite era causada por fluidos que vinham da bile e do cérebro. Em grego, *rheuma* significa fluir, e essa palavra foi utilizada, mais tarde, para reunir as doenças que cursavam com artrite. Englobam grande diversidade de afecções que envolvem o complexo sistema musculoesquelético, composto por mais de 230 ossos, aproximadamente 639 músculos, mais de uma centena de articulações, além de muitos tendões, ligamentos e bursas, e que desempenham diversas funções, como proteção, sustentação, amortecimento, flexibilidade e mobilidade.

As doenças reumáticas são um grande problema de saúde pública em todo o mundo. A incidência e a prevalência variam de acordo com idade, etnia, sexo, classe social e econômica, ocupação profissional, origem e localidade geográfica, modificações da composição corporal e de hábitos de vida. No Brasil, 15 a 20 milhões de pessoas sofrem de alguma doença reumática. De modo geral, essas doenças acometem mais mulheres do que homens e podem ter instalação aguda, recorrente ou crônica. Ocasionam dor, incapacidade e deterioração da qualidade de vida. Atualmente, ocupam a segunda maior causa

NUTRIÇÃO E DOENÇAS ÓSSEAS E REUMÁTICAS

de afastamento temporário do trabalho e, em números absolutos, são a terceira causa de aposentadoria precoce por invalidez.

É importante ressaltar, entretanto, que as doenças reumáticas podem ser tratadas e as deformidades e as incapacidades físicas, evitadas, permitindo, assim, uma vida normal para a grande maioria dos pacientes. Cuidados com a alimentação e a prática de atividades físicas regulares, incluindo posturas adequadas, alongamentos e fortalecimento muscular, são algumas das recomendações para prevenir essas doenças ou, pelo menos, seu agravamento. Além disso, higiene do sono, evitar o fumo, o excesso de bebidas alcoólicas e o ganho de peso, bem como realizar o diagnóstico precoce, são de extrema importância.

Do ponto de vista didático, as doenças reumáticas são classificadas de acordo com os principais mecanismos fisiopatológicos envolvidos em reumatismos de partes moles ou extra-articulares; doenças difusas do tecido conjuntivo; vasculites; espondiloartrites; relacionadas às infecções e aos cristais; degenerativas; osteometabólicas; artropatias secundárias a outras doenças não reumáticas; doenças hereditárias e tumores ósseos (Quadro 52.8). Os principais sintomas clínicos das doenças reumáticas incluem queixas sistêmicas e estão enumerados no Quadro 52.9.

Quadro 52.8 Principais enfermidades reumáticas

Metabólicas: osteoporose e artropatias por cristal (gota, doença por depósito de pirofosfato de cálcio e hidroxiapatita)
Inflamatórias crônicas/autoimunes: artrite reumatoide (AR), espondilite anquilosante (EA), artrite psoriásica (AP), artrite reativa (ARe), artrite enteropática (AE), lúpus eritematoso sistêmico (LES), dermato/polimiosite, esclerose sistêmica (ES), síndrome de Sjögren e vasculites sistêmicas (arterite de Takayasu, granulomatose de Wegener ou granulomatose com poliangiíte, polimialgia reumática, arterite temporal, poliangiíte microscópica e doença de Behçet)
Degenerativas: osteoartrite (OA)
Miscelânea: fibromialgia, doenças da coluna vertebral (lombalgia, dorsalgia e cervicalgia) e reumatismos de partes moles (bursite, tendinite, síndrome do impacto, síndrome miofascial, entre outros)

Quadro 52.9 Principais sintomas clínicos relacionados às doenças reumáticas

▪ Artralgia (dor articular) e artrite (presença de sinais inflamatórios, como calor, edema, limitação funcional e dor)
▪ Sintomas e sinais sistêmicos inespecíficos (febre, perda de peso, anemia, adinamia, fadiga e distúrbio do sono)
▪ Rigidez matinal prolongada (> 30 minutos)
▪ Dor mecânica (piora com o esforço físico e no final de um dia de trabalho, melhora com o repouso) e rigidez protocinética (relacionada ao início do movimento e melhora após alguma movimentação)
▪ Ritmo inflamatório da dor (melhora com exercício, piora em repouso, faz o paciente despertar à noite para se exercitar)
▪ Ausência de trauma local
▪ Quadros intermitentes ou aditivos
▪ Múltiplas entesites (inflamação das regiões das ênteses, que são o local de inserção dos tendões ou ligamentos aos ossos)
▪ Acometimento extra-articular, como lesões de pele, queixas oculares, vasculares, intestinais, urinárias ou genitais
▪ Envolvimento sistêmico: coração, rins, fígado, pulmão, medula óssea, sistema nervoso central ou periférico
▪ Má resposta clínica ao primeiro tratamento

Aspectos nutricionais gerais das doenças reumáticas

Durante muito tempo, as pesquisas relacionadas aos aspectos nutricionais nas doenças reumáticas receberam pouca atenção. No entanto, nas últimas décadas, vêm ocorrendo mudanças, particularmente pela maior percepção do papel do estado nutricional nessas enfermidades caracterizadas pela inflamação crônica.[299]

Gota

A gota é uma doença em que ocorre deposição de cristais de ácido úrico (urato de monossódico – UMS) nas articulações e nos tecidos circunvizinhos, em razão da hiperuricemia, resultando em resposta inflamatória. Acomete mais homens (2 a 7:1 para cada mulher). Em geral, está associada à obesidade, ao consumo abusivo de álcool, à hipertensão, ao diabetes e à síndrome metabólica, bem como à doença renal crônica e ao uso de diuréticos, em especial os tiazídicos.[162]

A concentração plasmática de ácido úrico depende da idade e do sexo do indivíduo, de forma que a hiperuricemia é rara em homens antes dos 30 anos de idade e em mulheres antes da menopausa. A hiperuricemia é definida quando se observa concentração plasmática do ácido úrico acima de 6,8 mg/dL (valor que excede a solubilidade do UMS) e pode manifestar-se de quatro formas principais: crise aguda de artrite, crise intermitente de artrite, gota tofácea crônica ou gota tofácea assintomática. Quadros de hiperuricemia não associados a crises de artrite, mesmo quando complicados por urolitíase úrica, não devem ser chamados de gota.

O ácido úrico é o produto final do metabolismo das purinas. A enzima uricase é responsável pela degradação do ácido úrico em alantoína, composto altamente solúvel. Portanto, a ausência dessa enzima, associada à reabsorção exacerbada do urato filtrado nos rins, resulta em aumento do ácido úrico sérico. Dentre os pacientes com hiperuricemia, 90% dos casos são decorrentes da hipoexcreção e apenas 10% ocorrem por causa da superprodução de urato. Tanto a hiperprodução quanto a hipoexcreção de urato podem ser adquiridas e provocar um quadro de hiperuricemia secundária[165] (Quadro 52.10).

Quadro 52.10 Causas relacionadas à superprodução e à hipoexcreção de urato

Superprodução de urato
Hiperuricemia primária
Idiopática
Deficiência parcial ou completa de hipoxantina guanina fosforibosil transferase (HGFRT)
Hiperatividade da fosforribosilpirofosfato (FRPF) sintase
Hiperuricemia secundária
Consumo excessivo de purina
Distúrbios mielo ou linfoproliferativos
Doenças hemolíticas
Psoríase
Hipoexcreção de urato
Hiperuricemia primária
Idiopática

NUTRIÇÃO E DOENÇAS ÓSSEAS E REUMÁTICAS

▶

Hiperuricemia secundária
Função renal diminuída
Acidose metabólica (acetoacidose ou acidose lática)
Desidratação
Diuréticos
Hipertensão
Medicamentos: ciclosporina, pirazinamida, etambutol, salicilatos em baixas doses
Superprodução e deficiência de excreção
Consumo de álcool
Deficiência de glicose-6-fosfato fosfatase ou frutose-1-fosfato aldolase

Fonte: adaptado de Imboden et al.[165]

O fator desencadeador da crise em indivíduos suscetíveis ainda não é conhecido. As crises iniciais costumam ser monoarticulares e, em 50% dos casos, essa articulação é a primeira metatarsofalângica (podagra). Outras articulações acometidas com frequência no estágio inicial da gota são o tarso, o tornozelo, o calcanhar e os joelhos. A artrite costuma ser muito dolorosa (com pico máximo em oito a 12 horas) e podem ocorrer sintomas sistêmicos, como febre, calafrios e mal-estar. Pode-se observar eritema cutâneo que se estende para além da articulação e assemelha-se à celulite. Pode ocorrer descamação da pele com regressão da crise quando os pacientes iniciam o período intercrítico e ficam assintomáticos, embora possam ser encontrados cristais de UMS no líquido sinovial (inflamação subclínica).

Os tofos surgem, em geral, em dez anos ou mais após as crises articulares agudas. A transição para a gota crônica é completa quando os períodos intercríticos deixam de ser indolores. As articulações envolvidas tornam-se persistentemente desconfortáveis e edemaciadas. Seu desenvolvimento ocorre de acordo com a duração e a gravidade da hiperuricemia. Podem ser encontrados em qualquer lugar do corpo, mas ocorrem mais frequentemente em dedos, punhos, orelhas, joelhos, cotovelos, região ulnar do antebraço e tendão de calcâneo.[183]

A principal utilidade da mensuração de urato sérico é na monitoração dos efeitos redutores da terapia medicamentosa. Durante a crise, sua medida tem valor limitado, uma vez que pode estar normal ou baixo, em virtude da precipitação dentro das articulações. O diagnóstico de certeza da gota é estabelecido quando se encontram cristais intracelulares em forma de agulha ou espiculados, com birrefringência negativa à luz polarizada, no líquido sinovial ou no material tofáceo. As características do líquido sinovial são consistentes com inflamação moderada a grave, com contagem elevada de leucócitos, com predominância de neutrófilos.

A medida da uricosúria de 24 horas é indicada para caracterizar dois grupos principais de pacientes: hipo ou normoexcretores (< 800 mg em 24 h) ou hiperprodutores. Essa caracterização é fundamental para a tomada de decisão do agente terapêutico: uricosúrico ou inibidor de síntese, respectivamente.

O tratamento da gota está explicado no Quadro 52.11.

1238 BASES BIOQUÍMICAS E FISIOLÓGICAS DA NUTRIÇÃO

Quadro 52.11 Tratamento da gota

Crise aguda: anti-inflamatório não esteroidal, colchicina e glicocorticoides, em casos refratários. A efetividade do tratamento dependerá do início precoce da medicação e não do medicamento escolhido em si
Crises recorrentes e intermitentes: baixas doses de colchicina para o tratamento profilático
Hiperuricemia assintomática: deve ser tratada, apenas, se grave
Terapia em longo prazo:
Drogas anti-hiperuricêmicas:
- Inibidores da xantina oxidase para hiperexcretores ou
- Agentes uricosúricos para normo ou hipoexcretores
Considerações importantes sobre o tratamento:
- Modificação do estilo de vida: evitar o excesso de ingestão de alimentos com carga proteica elevada, bem como de bebidas alcoólicas
- Contraindicações a medicações habituais: doença renal crônica, diabetes, hipertensão, doença arterial coronariana, sensibilidade ao alopurinol

---

A principal estratégia para a terapia não medicamentosa é a abordagem da alimentação e do quadro plurimetabólico. A gota está intimamente relacionada com o aumento de peso corporal. Diversos estudos têm observado que o ganho de peso, sobretudo da adiposidade corporal, está associado ao incremento da incidência da doença.[309,369] Esses resultados ressaltam o papel da resposta inflamatória e das modificações das concentrações de adipocinas, incluindo a adiponectina e a leptina, as quais estão envolvidas na fisiopatologia da gota em indivíduos obesos e naqueles com síndrome metabólica.[18,62,166,171,192,378]

O estudo de coorte *Health Professionals Follow-up Study* (HPFS) acompanhou prospectivamente mais de 47 mil homens, sem história inicial de gota, por 12 anos, e verificou 730 novos casos da doença. Homens com IMC elevado tiveram maior risco quando comparados aos eutróficos. Aqueles com ganho de peso superior a 30 kg apresentaram chance duas vezes maior de desenvolver gota do que aqueles com peso mantido ao longo dos anos (IC 95% 1,49-2,66). Por outro lado, perda maior que 10 kg desempenhou efeito protetor (RR = 0,61; IC 95% 0,4-0,92).[54]

O NHANES III, ao estudar mais de 14 mil indivíduos norte-americanos, dos quais quase 7 mil eram homens de diversas faixas etárias, mostrou que a prevalência de gota em adultos com síndrome metabólica, de acordo com os critérios do *National Cholesterol Education Program Adult Treatment Panel III* – NCEP/ATP III, foi de 63% contra 25% naqueles sem gota.[309] Adicionalmente, houve incremento da prevalência da síndrome metabólica, de acordo com a elevação da concentração plasmática do ácido úrico, de 19% (urato abaixo de 6 mg/dL) para 71% (acima de 10 mg/dL).[61] Foram encontradas, ainda, correlações significativas entre a uricosúria de 24 horas e a circunferência da cintura, a insulina de jejum e o índice HOMA-IR, determinante da resistência insulínica. Além disso, houve chance duas vezes maior de resistência periférica à insulina em pacientes com gota em relação aos do grupo-controle.

Alguns estudos epidemiológicos têm sugerido associação entre a hiperuricemia e/ou gota com a mortalidade cardiovascular (RR = 1,38; IC 95% 1,15-1,66 para mortalidade geral e RR = 1,55; IC 95% 1,24-1,93 para doença coronariana fatal).[59] De acordo com os resultados do estudo *Multiple Risk Factor Intervention Trial* (MRFIT), a história de gota aumentou o risco de infarto do miocárdio em 26%, de modo independente, bem como de doença arterial periférica em 33%. Evidências experimentais demonstraram que a

NUTRIÇÃO E DOENÇAS ÓSSEAS E REUMÁTICAS

hiperuricemia tem papel patogênico direto sobre a doença cardiovascular, aumentando o risco de hipertensão, de doença vascular e de doença renal. Assim, pacientes com gota e hiperuricemia têm risco aumentado para doenças cardiovasculares e síndrome metabólica. Dessa forma, esses aspectos precisam ser considerados na orientação nutricional desses pacientes.

Evidências da terapia nutricional

Alimentos ricos em purina

O maior consumo de alimentos ricos em purinas (Quadro 52.12) contribui para elevar em 30% as concentrações plasmáticas de ácido úrico e está associado ao maior risco de crises de artrite gotosa, sobretudo após abuso alimentar com sobrecarga proteica. É importante ressaltar que as recomendações nutricionais quanto à quantidade de purinas variam de acordo com a fase da doença. Na gota tofácea grave, o consumo deve ser restrito a 100-150 mg/dia. Após a fase aguda e em uso de medicações, a quantidade de purinas poderá variar entre 600 e 1.000 mg/dia.[199]

Embora a alimentação com restrição da ingestão de alimentos ricos em purinas tenha sido a recomendação clássica para pacientes com gota, sabe-se que é extremamente difícil de ser seguida e com efetividade em 10 a 20% dos casos, uma vez que a formação endógena de ácido úrico é pouco influenciada pela alimentação. Assim, a restrição da ingestão de purinas diminui apenas 1 a 2 mg/dL da concentração sérica de urato.[104,111]

Quadro 52.12 Lista de alimentos segundo o teor de purina

	Alto teor de purina	Teor moderado de purina	Baixa quantidade/ quantidade insignificante de purina
Oleaginosas	–	Nozes, castanha-do-brasil, castanha de caju, pistache, avelã etc.	–
Leguminosas	–	Feijão, amendoim, soja, vagem, grão-de-bico, lentilha	Edamame, ervilha, fava, feijão-azuki
Outros	Extrato de tomate, levedo de cerveja, molhos industrializados, xarope de milho com alta concentração de frutose (presente em refrigerantes, sucos e outros produtos industrializados)	–	Chá, chocolate, tofu
Hortaliças e ervas	–	Aspargos, couve-flor, espinafre	–
Frutas	–	–	Todas
Carne, aves, miúdos e ovos	Frango assado, peru, vitela, *bacon*, cabrito, carneiro, vísceras	Bovina	Ovos

	Alto teor de purina	Teor moderado de purina	Baixa quantidade/quantidade insignificante de purina
Peixes e frutos do mar	Sardinha, salmão, bacalhau, truta, cavala, arenque, anchova, ovas de peixe, mexilhão	Caranguejo, camarão, ostra, lagosta, outros peixes	–
Pães, massas, cereais e raízes	–	Cereais integrais (arroz integral, trigo em grão, centeio, aveia)	Pão, macarrão, angu, fubá, tapioca, mandioca, arroz branco, milho
Leite e derivados	Iogurte	–	Leite, manteiga, margarina, queijo

Fonte: adaptado de Leite.[202]

O estudo epidemiológico NHANES III mostrou que a diferença entre o maior e o menor quintil de ingestão de carne e frutos do mar representou variação de 0,48 e de 0,16 mg/dL na concentração sérica de urato, respectivamente (p < 0,001), mesmo após ajustes para idade, sexo, IMC, creatinina, hipertensão, consumo de álcool e uso de diuréticos.[64] Da mesma forma, indivíduos no quintil mais elevado de consumo de carne e frutos do mar tinham probabilidade 41 e 51% maior de desenvolver gota em relação aqueles no quintil mais baixo, de acordo com o HPFS. No entanto, a manutenção de uma alimentação pobre em purinas, principalmente na crise, ainda continua a ser recomendada.[56,76]

Gorduras saturadas e carboidratos refinados

Estudos têm observado que não só o consumo de alimentos ricos em purinas, mas também a diminuição do consumo de gorduras saturadas e de carboidratos refinados, bem como a instituição de plano alimentar para redução do peso, parecem contribuir para o melhor controle da hiperuricemia e das crises de gota. Dessein et al.[98] verificaram que, usando essas modificações nutricionais, a frequência mensal de crises caiu de 2,1 (0,8) para 0,6 (0,7) (p = 0,002). Além disso, houve redução significativa do urato sérico em 0,1 mmol/L e normalização em quase 50% dos 13 homens avaliados. Uma das mais prováveis explicações fisiopatológicas é que a redução da resistência periférica à insulina promova aumento da excreção renal de urato.[98,375]

Padrão alimentar

No estudo ATTICA, foi observado que os pacientes com maior adesão à dieta mediterrânea apresentaram chance 70% menor de ter hiperuricemia (OR 0,30, IC 95%, 0,11- 0,82),[185] embora esse padrão de dieta se baseie no consumo de cereais integrais, vegetais (incluindo aspargos e espinafre), peixes e vinho, com baixo consumo de lácteos, alimentos muitas vezes orientados a serem reduzidos pela população com hiperuricemia.

Uma das explicações para o efeito benéfico da dieta mediterrânea é a efetividade em reduzir os distúrbios lipídicos e glicídicos, que contribuem para a síndrome metabólica e para o desenvolvimento de doenças cardiovasculares, desfechos comuns em pacientes com gota. Assim, a atenuação dos mecanismos inflamatórios e da concentração de adipocinas contribui tanto para a melhora da obesidade e de comorbidades da hiperuricemia.[185]

Segundo a Sociedade Britânica de Reumatologia, as dietas cetogênicas (hiperproteicas e hiperlipídicas), bem como aquelas com restrição calórica acentuada e ricas em bebidas com frutose, incluindo licores e outras adocicadas, devem ser evitadas por pacientes com gota,[172] sendo indicada dieta normoproteica, normo a hipolipídica e normo a hipossódica.[202]

Álcool

O consumo de bebidas alcoólicas também deve ser diminuído em pacientes com gota, em especial as fermentadas, sobretudo a cerveja,[172] em razão da combinação entre o teor alcoólico e a maior quantidade de purinas.[128] O estudo HPFS demonstrou associação direta entre a quantidade ingerida de álcool e o maior risco de gota. O consumo de cerveja se associou ao risco 50% maior para ingestão diária de 340 g de álcool. Além disso, houve aumento médio da concentração de urato de 0,46 mg/dL para cada porção diária de cerveja e de 0,29 mg/mL para outras bebidas alcoólicas.[55,57]

Frutose

Uma das condutas nutricionais mais importantes para o paciente com gota é a restrição de alimentos industrializados, especialmente bebidas ou alimentos com xarope de milho com alta concentração de frutose. A frutose presente no agave e no purê de maçã também deverá ser limitada nestes pacientes.[202]

Uma das explicações para a estreita relação entre o consumo de frutose e a hiperuricemia é que o metabolismo da frutose estimula a produção de ácido úrico via depleção de ATP e produção de AMP[25]. No fígado, a frutose é fosforilada em frutose 1-fosfato, via frutoquinase. Essa reação cursa com a diminuição intracelular de fosfato e de ATP. A frutose 1-fosfato, por sua vez, é convertida a di-hidroxiacetona fosfato e D-gliceraldeído, por meio da enzima frutose 1-p-aldolase. Quando ocorre consumo elevado de frutose, há rápida fosforilação em frutose 1-fosfato e lentificação da reação com a aldolase. Assim, o acúmulo de frutose 1-fosfato e a redução intracelular de fosfato estimulam a AMP deaminase, cursando com aumento da degradação da purina e, consequentemente, com maior produção de ácido úrico. Essa alteração promove maior estresse oxidativo e inibição do ciclo de Krebs, com alteração da síntese de ácidos graxos, promovendo lipogênese *de novo* e maior acúmulo de gordura hepática. Outro mecanismo envolvido é atribuído ao excesso do consumo de frutose estimulando a síntese de precursores de aminoácidos, como a glicina, que promove redução da uricosúria e maior acúmulo plasmático. Além disso, a frutose afeta a excreção de ácido úrico no lúmen intestinal, o que corrobora para o aumento de espécies reativas de oxigênio (ERO) derivadas da produção de NADPH.[44]

É importante ressaltar que tanto o estresse oxidativo como a lipogênese *de novo* e o acúmulo de gordura hepática favorecidos pelo excesso de frutose estão relacionados com a maior produção de citocinas pró-inflamatórias e resistência à insulina, estreitando a relação entre gota e doenças cardiovasculares.[44,109,138,373]

Nos Estados Unidos, o consumo de frutose aumentou de forma considerável após a introdução do xarope de milho como adoçante de refrigerantes e de outras bebidas não alcoólicas.[7] De acordo com o HPFS, homens que consomem quantidades elevadas de bebidas não alcoólicas adoçadas com frutose, em especial refrigerantes, têm risco aumentado de gota. Mais de duas porções por dia aumentaram a probabilidade de crise em 85%.[60] Beber diariamente o equivalente a uma porção de refrigerantes adoçados aumentou a concentração plasmática de ácido úrico em 0,15 mg/dL, de acordo com os dados do NHANES III. Mais de quatro porções por dia aumentaram essa concentração em 0,42 mg/dL (p < 0,001). Por outro lado, as bebidas não adoçadas com frutose não se associaram ao incremento da concentração sérica de ácido úrico.[66]

Vegetais e proteína láctea

O consumo de vegetais e de proteína láctea parece conferir efeito protetor contra a gota. No HPFS, os indivíduos no maior quintil de ingestão de proteína vegetal ou de derivados lácteos apresentaram 27 e 48% menos chance de desenvolver gota, respectivamente. É interessante ressaltar que hortaliças (espinafre, cogumelos e couve-flor) e alimentos fontes de proteína vegetal (ervilhas, feijões, lentilha), ricos em purina, não foram associados ao aumento do risco de gota, de forma diferente da crença popular. No NHANES III, indivíduos no quintil mais elevado de consumo de produtos lácteos (leite e iogurte) apresentaram concentração plasmática de ácido úrico 0,2 a 0,3 mg/dL menor que aqueles no quintil mais baixo (p < 0,02).

Vitamina C

O consumo de vitamina C pode reduzir a uricemia e a incidência de gota. Os possíveis mecanismos pelos quais a vitamina C promove esse efeito são decorrentes da concorrência pela reabsorção renal e do aumento da filtração glomerular de urato.[27,63,334] Ensaio clínico randomizado, placebo-controlado, envolvendo 184 participantes não fumantes, mostrou que a suplementação diária de 500 mg de vitamina C por dois meses reduziu significativamente a uricemia em 0,5 mg/dL (IC 95% 0,3-0,6), embora mais estudos prospectivos e com maior poder amostral e tempo de seguimento sejam necessários.[164]

Café e chá

O consumo de café está associado à diminuição significativa do risco de gota. Pacientes com ingestão diária de até seis xícaras de café tiveram 40% menos chance de desenvolver gota e hiperuricemia. No entanto, não houve associação com o consumo de chá e a ingestão de cafeína, *per se*, sugerindo que outros componentes do café, como compostos fenólicos e outros antioxidantes, podem desempenhar papel protetor.

Assim, pacientes com gota têm sido incentivados a restringir o consumo de alimentos fontes de purinas, bem como de frutose e de bebidas alcoólicas. Além disso, o tratamento das doenças associadas, incluindo a síndrome metabólica, o diabetes, as dislipidemias e a obesidade, é fundamental para o controle metabólico adequado de proteínas, lipídios e carboidratos.[10,58,65,181,374]

Osteoartrite

A OA, também conhecida como doença articular degenerativa, é a forma mais comum de doença articular, acometendo 30 a 50% dos idosos. Apresenta curso progressivo e lento, envolve articulações sinoviais e está associada à dor crônica e à incapacidade física.

O aspecto genético é um grande fator de risco para o surgimento da doença, mas fatores ambientais também estão envolvidos, como obesidade, atividades repetitivas, traumas, anormalidades anatômicas (p. ex., displasia de acetábulo), sobrecarga mecâ-

NUTRIÇÃO E DOENÇAS ÓSSEAS E REUMÁTICAS

nica (p. ex., facetas), exercícios de alto impacto, cirurgias prévias (p. ex., meniscectomia) e artrites inflamatórias crônicas (p. ex., AR e EA).

O processo fisiopatológico resulta da falha de reparação do dano articular, usualmente provocado por estresse mecânico em qualquer ponto da articulação sinovial, incluindo cartilagem, osso subcondral, ligamentos, meniscos, músculos, nervos periféricos e sinóvia. Ocorre clivagem bioquímica dos componentes da cartilagem articular e do osso subcondral, o que promove dor, rigidez e incapacidade funcional.

O estresse intra-articular anormal e a falha da reparação podem surgir como resultado de fatores biomecânicos, bioquímicos e genéticos. Os fatores que iniciam a doença variam dependendo do local acometido. As articulações que suportam peso, como joelhos, quadris, coluna lombar e pés, são as mais frequentemente atingidas. No entanto, as interfalângicas proximais e distais das mãos, bem como as primeiras carpometacárpicas, também podem ser acometidas e estão associadas aos movimentos repetitivos das mãos.[195]

A OA é a principal causa de incapacidade nos idosos. Embora apenas 9% dos pacientes apresentem manifestações clínicas da doença, cerca de 85% da população com idade superior a 65 anos têm evidências radiográficas de OA. O envolvimento dos joelhos é o mais comum, acometendo cerca de 6% dos adultos, mas pode alcançar 40% dos indivíduos com mais de 70 anos. No entanto, quando o diagnóstico se baseia nos sinais e nos sintomas clínicos, a prevalência é de 10%. É importante ressaltar que o grau de comprometimento radiográfico não se correlaciona com as manifestações clínicas.

As mulheres são mais afetadas que os homens. Especula-se que a prevalência aumentará nos próximos anos juntamente ao aumento dos fatores de risco associados a essa doença, como envelhecimento e obesidade.[243] Em países desenvolvidos e em desenvolvimento, a OA representa, ainda, relevante impacto socioeconômico relacionado ao número elevado de artroplastias totais, especialmente de joelhos e quadris.

As manifestações clínicas da OA são mais frequentes após os 50 anos de idade e aumentam a cada década de vida. Embora possa afetar qualquer articulação, a OA acomete preferencialmente joelhos, mãos (articulação interfalangiana distal – IFD, articulação interfalangiana proximal – IFP e primeira carpometacarpal), quadris e coluna vertebral (disco intervertebral e facetas ou interapofisárias). Quando envolve apenas uma articulação, é definida como monoarticular e, quando ocorre envolvimento de três ou mais articulações, como generalizada.

Didaticamente, a OA é classificada em primária (doença primária do condrócito e sem outro fator definido) ou secundária (relacionada a diversas situações, como ocronose, hemocromatose, osteonecrose, traumas, cirurgias ou inflamação crônica prévia, doença por depósito de pirofosfato de cálcio, EA, AR).

A dor é do tipo mecânica, protocinética, acompanhada por rigidez matinal, de curta duração e limitação funcional. Manifestações sistêmicas não estão presentes. É possível ser encontrado edema articular que pode ser percebido pelo derrame sinovial ou pelo aumento ósseo decorrente da neoformação óssea marginal (osteófitos), como os nódulos de Heberden e Bouchard e o hálux valgo (joanete). Instabilidade articular, assim como deformidade em varo nos joelhos, é observada em doença mais grave.

No exame físico, observa-se diminuição da amplitude de movimentos da articulação envolvida. Redução da rotação interna do quadril é sinal de OA precoce e pode evoluir para encurtamento do membro.

1244   BASES BIOQUÍMICAS E FISIOLÓGICAS DA NUTRIÇÃO

A artrocentese pode auxiliar o diagnóstico diferencial, especialmente com doenças por cristal. A radiografia ajuda a confirmar o diagnóstico, porém não há indicação em idosos com sinais e sintomas clínicos característicos da doença. Os resultados radiográficos distintivos são redução do espaço ou da fenda articular, esclerose subcondral e presença do sinal do vácuo, que caracterizam as alterações degenerativas.

A OA não é uma doença curável. Além disso, os mecanismos de seu início e de sua progressão ainda são desconhecidos. O principal objetivo do tratamento é aliviar os sinais e os sintomas da doença e, se possível, retardar sua progressão. As modalidades terapêuticas variam desde medidas gerais até fisioterapia, órteses, farmacoterapia e, finalmente, cirurgia e reabilitação.[319]

A prevenção da doença é a melhor opção terapêutica. Evitar o ganho de peso e a obesidade, o tabagismo, o dano articular e os exercícios inadequados pode prevenir o aparecimento da OA. O dano articular pode ser evitado limitando-se as atividades recreacionais ou vocacionais que tenham alto impacto e movimentos repetitivos ou nos quais o indivíduo permaneça por longos períodos ajoelhado ou de cócoras, ou que suportem muito peso, especialmente nos pacientes com menor massa magra e força muscular ou instabilidade articular. Logo que o diagnóstico é feito, medidas não farmacológicas devem ser instituídas, dentre as quais se destacam educação do paciente, perda de peso, exercícios de fortalecimento muscular, alongamentos, terapia física e ocupacional, órteses, acupuntura, ultrassom e cirurgia.

O tratamento pode ser didaticamente dividido em não farmacológico e farmacológico, sendo recomendado, sempre que possível, o uso das duas modalidades de modo concomitante.

As classes de medicações habitualmente utilizadas no tratamento da OA estão descritas no Quadro 52.13.

Quadro 52.13   Classes de medicações utilizadas no tratamento da osteoartrite

Analgésicos: acetaminofeno, opioides e capsaicina
Anti-inflamatórios não esteroidais (AINE): AINE não seletivos, inibidores específicos da ciclo-oxigenase (COX)-2 (curto período de tempo e em pacientes sem comorbidades ou contraindicações gastrintestinais, cardíacas ou renais), AINE tópico
Corticosteroides: orais ou intra-articulares (com cautela)
Viscossuplementação
Opioides
Drogas de ação lenta (Sadoa, do inglês *Slow-Acting Drugs in Osteoarthritis*): drogas de ação lenta para controle dos sintomas (Sysadoa, do inglês *Symptomatic Slow Acting Drugs for Osteoarthritis*) e drogas modificadoras da doença (DMOAD, do inglês *Disease-Modifying Osteoarthritic Drugs*)
Anticitocinas

Os principais guias clínicos (incluindo os do American College of Rheumatology – ACR, da The European League Against Rheumatism – Eular e da Osteoarthritis Research Society International – Oarsi) recomendam o uso do acetoaminofeno em pacientes com OA leve a moderada. AINE tópico e capsaicina também são recomendados, associados ou não aos medicamentos orais.

Se o acetoaminofeno não fornecer analgesia suficiente, recomenda-se o uso dos AINE orais, e seu uso deve se limitar a curtos períodos, em razão de sua associação a efeitos gastrintestinais.

NUTRIÇÃO E DOENÇAS ÓSSEAS E REUMÁTICAS

Os riscos específicos associados ao uso dos AINE clássicos estão relacionados a seu mecanismo de ação, ou seja, inibição da secreção de prostaglandinas por meio da inibição das COX-1 e COX-2. Inibidores específicos da COX-2 têm efeito anti-inflamatório seletivo, mas ainda são nefrotóxicos. Os inibidores não seletivos da COX também têm efeitos renais.

Se o uso de acetoaminofeno e de AINE não controlar a dor ou for mal tolerado, sugere-se o uso de glicocorticoides ou de ácido hialurônico por via intra-articular. Opioides, com ou sem acetoaminofeno, também podem ser utilizados. Opioides mais fortes não são recomendados, exceto quando houver muita dor.

Quando há sinais de inflamação, injeções intra-articulares de glicocorticoide ajudam a eliminar rapidamente o derrame articular. O glicocorticoide mais apropriado para esse uso deve ter meia-vida longa, com cristais pequenos. A droga mais utilizada é a hexacetonida de triancinolona na dose de 40 mg. Injeções de glicocorticoides devem ser utilizadas com cuidado em pacientes com diabetes melito. A complicação das infiltrações intra-articulares mais temida é a artrite séptica. Em estudo retrospectivo, o risco de artrite séptica foi de 0,037% por injeção de glicocorticoide, ou seja, o risco foi de um caso a cada 2.633 injeções.

Além das medicações mencionadas há, ainda, um grupo de medicações que, de modo diferente dos inibidores de COX-2, não inibe a síntese de prostaglandinas. Nesse grupo estão incluídos o ácido hialurônico, o sulfato de glucosamina, o sulfato de condroitina e a diacerreína. Essas medicações são denominadas drogas de ação lenta para OA (Sadoa). Podem ser ministradas por via oral ou diretamente na articulação. Essas medicações caracterizam-se por apresentarem ação mais lenta, ou seja, o resultado de seu efeito não é imediato. Por sua vez, essas medicações são divididas em dois subtipos: drogas sintomáticas de ação lenta para OA (Sysadoa) e as denominadas modificadoras da doença (DMOAD).

Os mecanismos de ação de cada uma dessas drogas ainda não estão bem elucidados e variam desde inibição da inflamação ou bloqueio da nocicepção até modificações potenciais das propriedades viscoelásticas do tecido cartilaginoso. Towheed et al.[348] descreveram que essas drogas retardam a progressão radiográfica da OA de joelhos. A maior parte dos estudos mostra que o sulfato de glicosamina melhora a dor, não atua sobre a função, e sua ação sobre a estrutura da cartilagem é controvertida. O sulfato de condroitina tem ainda menos evidências.[376]

Em estudo randomizado, controlado, duplo-cego, Petrella et al.[273] encontraram que pacientes com OA de joelhos tratados com injeção intra-articular de ácido hialurônico tinham significativamente menos dor e melhor função por mais de três semanas após o procedimento.

Diferentes drogas para OA têm como mecanismo de ação o bloqueio da ação pró-inflamatória das citocinas que destroem a matriz cartilaginosa. Alguns tratamentos incluem a administração de anticorpos contra o TNF-alfa ou o uso de citocinas anti-inflamatórias, como as interleucinas (IL) 4, 10 e 13 e o TGF-beta, mas ainda em fase experimental, assim como transplante de condrócitos.

A cirurgia é indicada quando todas as medidas conservadoras foram ministradas sem sucesso em pacientes com OA avançada e piora dos sintomas. Cabe salientar que a maior parte das cirurgias é feita por meio da artroscopia, que é minimamente invasiva e tem baixa taxa de infecção.

Com relação ao tratamento não farmacológico, fisioterapia e terapia ocupacional são importantes para os indivíduos que necessitam melhorar a amplitude e os movimentos articulares, aprender a proteger as articulações acometidas e melhorar o alongamento e a resistência muscular.

De modo geral, recomendam-se exercícios de baixo impacto, como caminhadas, natação, hidroginástica, pilates e bicicleta. Treinos de resistência dirigidos para quadríceps e glúteos melhoram a estabilização dos joelhos e do quadril. A intensidade e a duração do treino devem ser aumentadas gradativamente conforme a tolerância do paciente e sempre orientadas por profissional hábilitado.

O uso de auxiliadores de marcha, como bengalas e órteses funcionais, é indicado para aumentar a estabilidade articular. O ACR recomenda o uso de bengalas na mão contralateral ao joelho afetado. Forças reacionais na OA de quadris podem ser reduzidas em 50% quando o paciente utiliza bengala na mão contralateral.

No que diz respeito à orientação da alimentação, diversos aspectos precisam ser explorados na orientação desses indivíduos, como é descrito a seguir.

O perfil metabólico apresenta relação íntima com a obesidade, em especial pelo papel mecânico do excesso da carga ponderal sobre as articulações dos membros inferiores, ocasionando desestruturação e rompimento da MEC, particularmente fibras colágenas e proteoglicanos e, assim, redução do amortecimento do impacto promovido pela cartilagem e pelas estruturas correlatas, como tendões, ligamentos e bursas.[116,217,287]

Além dos fatores biomecânicos, alguns aspectos relacionados diretamente ao tecido adiposo também estão envolvidos, como as citocinas pró-inflamatórias (TNF-alfa, IL-1) e adipocinas (leptina, adiponectina e resistina).

A IL-1 inibe a síntese do colágeno tipo 2 e dos proteoglicanos, um dos principais constituintes da matriz cartilaginosa, prejudicando a reparação tecidual. Além disso, impede a ação das somatomedinas (TGF-beta), responsáveis pela proliferação dos condrócitos e, junto do TNF-alfa, aumenta a produção de óxido nítrico (ON), induzindo a apoptose dos condrócitos.[101,264,288]

Maior expressão de leptina, adiponectina e resistina foi encontrada no tecido adiposo articular e sinovial de pacientes com OA. Diferentemente de seu papel protetor em doenças endocrinológicas e vasculares, essas substâncias estão envolvidas com processos inflamatórios e degenerativos da cartilagem articular. Em geral, elas desempenham papel duplo. Em doses fisiológicas, a leptina tem efeito benéfico direto e indireto para a síntese da cartilagem. Por outro lado, em excesso, pode ocasionar lesão da cartilagem por meio da diminuição da síntese de MEC. Ademais, tem ação sinérgica com a IL-1, aumentando a produção de ON e promovendo indução da apoptose celular.

Além disso, alguns fatores metabólicos relacionados à obesidade, especialmente a resistência à insulina, aumentam o risco de OA. Dessa forma, a manutenção do peso corporal e os programas para redução de peso, assim como o controle dos componentes da síndrome metabólica, são fundamentais.[143]

Evidências da terapia nutricional

Plano alimentar para redução de peso

A redução de peso promove diminuição dos sintomas e da velocidade de evolução da OA, bem como melhora da qualidade de vida, da amplitude de movimento e do grau funcional. Um paciente que consegue reduzir 10% do peso corporal pode ganhar de 20 a 30% de função global. A perda de peso, especialmente da massa adiposa, também contribui para a redução da inflamação, documentada pela diminuição significativa da proteína C-reativa (PCR), da IL-6 e do TNF-alfa.[74,130,345,360,371]

A combinação de plano alimentar para redução de peso com exercícios aeróbios e resistidos é ainda mais eficiente nesses pacientes, mesmo em curto prazo.[68,240,258] Ensaio clínico randomizado envolvendo 454 pacientes com sobrepeso e obesidade e com 18 meses de intervenção (*Intensive Diet and Exercise for Arthritis* – IDEA) demonstrou que a combinação dessas duas estratégias é uma maneira segura e eficaz, proporcionando melhora da dor, velocidade da caminhada e função articular.[239]

Antioxidantes vitaminas C e E

As ERO desempenham papel fundamental na homeostase da matriz celular e da MEC da cartilagem. Quando há excesso da produção de ERO ou maior estresse oxidativo, ocorrem danos estruturais e funcionais da cartilagem, incluindo a morte celular e a degradação da matriz. Assim, o consumo adequado das vitaminas C e E, com propriedades antioxidantes, pode ser benéfico para pacientes com AO.[157]

A vitamina C ou ácido ascórbico é uma vitamina antioxidante solúvel em água e encontrada principalmente em frutas cítricas. O *Framingham Osteoarthritis Cohort Study* mostrou que a ingestão diária moderada (120 a 200 mg) se associou à redução de três vezes no risco de progressão da OA em comparação à baixa ingestão da vitamina.[235]

A vitamina E, encontrada em óleos vegetais, nozes e grãos integrais, também é considerada antioxidante e pode reduzir a progressão da OA. Cinco ensaios clínicos randomizados foram realizados para avaliar o benefício da vitamina E no tratamento sintomático da OA. Três estudos concluíram que a suplementação (500 UI/dia) foi mais eficaz que o placebo na diminuição da dor. Entretanto, os outros dois, com maior amostragem e tempo de seguimento, não mostraram benefícios clínicos.[31,37,223,370]

Assim, à luz do conhecimento atual, não há evidências científicas consistentes para justificar o uso de suplementos de vitaminas C e E para o tratamento de pacientes com OA. Por outro lado, a adequação alimentar dessas vitaminas com função antioxidante é de extrema importância no planejamento dietoterápico de pacientes com OA.

Selênio, zinco e cobre

O cobre, o zinco e o selênio são componentes importantes de metaloenzimas. A deficiência nesses minerais diminui significativamente a atividade de enzimas antioxidantes, como a cobre-zinco superóxido dismutase (cobre-zinco SOD), o que pode resultar em dano articular.[1,112] Injeções intra-articulares de cobre-zinco SOD parecem reduzir a inflamação e fornecer o benefício sintomático.

Além disso, um estudo envolvendo mais de 900 pacientes com OA mostrou que a menor ingestão de selênio se associou significativamente a maior sintomatologia, dano estrutural radiográfico e gravidade em pacientes com diagnóstico de OA de joelhos. Da mesma forma, a adequação alimentar pode ser estratégia importante no planejamento alimentar desses pacientes, embora a suplementação ainda não possa ser rotineiramente recomendada.[89]

Ácidos graxos poli-insaturados

Os ácidos graxos poli-insaturados (AGPI) estão envolvidos de modo direto com o estado inflamatório da OA, uma vez que diversas substâncias pró-inflamatórias são sintetizadas pela atividade da enzima COX no metabolismo do ácido linoleico (ômega-6), cujo intermediário predominante é o ácido araquidônico, o qual dá origem a prostaglandinas e tromboxanos da série 4, com atividade pró-inflamatória importante.[43]

Em contrapartida, leucotrienos com propriedades menos pró-inflamatórias também são produzidos por ação da lipo-oxigenase (LOX), por meio da metabolização dos ácidos graxos da família do ácido linolênico (ômega-3). Os intermediários predominantes deste ácido graxo incluem o ácido eicosapentanoico (EPA) e o ácido docosa-hexaenoico (DHA).

In vitro, o ômega-3 reduz a expressão de COX, bem como de IL-1, IL-6 e TNF-alfa. *In vivo*, a suplementação diária desse nutriente com óleo de fígado de bacalhau (contendo 786 mg de EPA), por 24 semanas, não diminuiu a dor e a incapacidade em pacientes com diagnóstico clínico de AO.[81,82,84]

É importante salientar um aspecto de segurança, uma vez que o consumo de gordura mono e poli-insaturada, mas não de ômega-3, avaliado prospectivamente em dez anos, demonstrou aumento do risco de lesões da medula óssea.[331,361,380]

Vitamina D

Sabe-se que a vitamina D é capaz de estimular a síntese de MEC pelos condrócitos[265]. De acordo com os dados do *Framingham Osteoarthritis Cohort Study*, houve incremento significativo da progressão do risco para OA nos menores tercis de concentração plasmática de vitamina D. Além disso, a maior concentração da vitamina D desempenhou papel protetor em relação ao surgimento de novos casos e à redução da progressão da OA de quadril, conforme resultados do *Study of Osteoporotic Fractures* (SOF). Por outro lado, outros dois estudos de coorte longitudinais (*Framingham Offspring* e B*oston Osteoarthritis of the Knee Study* – BOKS) não encontraram essa associação.[117,196,234]

Embora as evidências sejam contraditórias, a ampla prevalência de deficiência em vitamina D e seu papel relevante na homeostase mineral, óssea, muscular e articular sugerem que pacientes com OA sejam encorajados a aumentar a ingestão diária, bem como a exposição solar e a melhor adequação da concentração plasmática da vitamina D.

Artrite reumatoide

A AR é uma doença inflamatória autoimune, caracterizada por poliartrite periférica, que envolve pequenas e grandes articulações de modo simétrico. Tem curso crônico, com deterioração da qualidade de vida e incapacidade funcional, ocasionando deformidades e destruição articular. Afeta duas a três vezes mais mulheres do que homens, e sua prevalência aumenta com a idade. Tem etiologia desconhecida, entretanto, com participação multifatorial, incluindo fatores genéticos, ambientais e hormonais.[359]

A herança genética contribui para a maior suscetibilidade à AR. O risco em parentes de primeiro grau é aumentado em 1,5 vez quando comparado à população geral. A presença de epítopos compartilhados em carreadores dos alelos HLA-DR1 e DR4 parece ser o principal deles. A exposição a vários fatores ambientais também pode aumentar o risco, e o tabagismo é o mais bem estudado, especialmente naqueles com a presença de epítopo compartilhado e anticorpos contra os peptídeos citrulinados cíclicos (anti-CCP ou ACPA).[268,353]

A sinóvia reumatoide é caracterizada por infiltrado celular denso composto de macrófagos, células T e células B. As células T têm papel importante na manutenção do

NUTRIÇÃO E DOENÇAS ÓSSEAS E REUMÁTICAS 1249

processo inflamatório, com predomínio de células *T helper* tipo 1 (Th1) no infiltrado sinovial. Monócitos e macrófagos ativados também participam com a maior produção de IL-1, IL-6 e TNF-alfa. As atividades biológicas atribuídas ao TNF-alfa incluem aumento da produção de citocinas pró-inflamatórias, como IL-1 e IL-6; e maior migração de leucócitos, decorrente do incremento da permeabilidade vascular, da expressão de moléculas de adesão por células endoteliais e da indução da produção hepática de proteínas de fase aguda. Além disso, observam-se neoangiogênese, proliferação sinovial e invasão da cartilagem e do osso subcondral, com posterior formação de erosões marginais.[67,115]

Os pacientes com AR podem apresentar sintomas sistêmicos, como rigidez matinal prolongada, fadiga, mialgia, hipertermia, hiporexia e perda de peso. Manifestações extra-articulares são descritas em quase 50% dos pacientes, incluindo queixas secas (35%), nódulos subcutâneos (15-25%), envolvimento ocular (20-30%), vasculite (10-20%), comprometimento pulmonar, neurológico e cardíaco (10-30%). Na presença desses sintomas, a morbidade e a gravidade da doença são maiores, podendo diminuir a expectativa de vida em cinco a dez anos. Com a progressão da doença, os pacientes desenvolvem incapacidade para a realização de suas atividades tanto de vida diária quanto profissional, com impacto econômico significativo. É importante ressaltar que esses pacientes apresentam maior incidência de eventos e maior taxa de mortalidade cardiovascular, decorrente de inflamação crônica e aterosclerose acelerada.[328]

O início dos sintomas da AR pode ser agudo, subagudo ou insidioso. Mais comumente, o envolvimento articular é insidioso, ocorrendo em semanas e até meses, com artrite em punhos e articulações metacarpofalângica, interfalângica proximal e metatarsofalângica.

Os critérios de classificação para o diagnóstico de doença estabelecida são baseados no ACR (1987).[344] No entanto, novos critérios foram publicados com o objetivo de melhorar a sensibilidade dessa ferramenta para o diagnóstico de quadros iniciais, uma vez que o diagnóstico precoce e o início imediato do tratamento são fundamentais para o controle da atividade da doença e para prevenir incapacidade funcional e lesão articular irreversível.[9]

Os objetivos principais do tratamento do paciente com AR são prevenir ou controlar a lesão articular, prevenir a perda de função e diminuir a dor, tentando maximizar a qualidade de vida. A remissão completa, apesar de ser o objetivo final do tratamento, dificilmente é alcançada nos casos de longa evolução. No entanto, nos casos de doença com menos tempo de evolução, os bons resultados do tratamento são mais robustos.[5]

Para o controle da dor e do processo inflamatório articular, o uso de AINE, associado ou não a baixas doses de glicocorticoides, é adjuvante importante à terapêutica de base. Drogas modificadoras do curso da doença (DMCD) são um grupo diverso de agentes terapêuticos que reduzem os sinais e os sintomas da AR, bem como retardam a progressão radiográfica da doença. São elas: metotrexato (MTX), a DMCD mais utilizada e mais bem tolerada pelos pacientes e considerada fármaco padrão para o tratamento da doença; leflunomida (LEF) e sulfassalazina (SSZ).

Embora as DMCD tenham trazido grande avanço na terapêutica da AR, uma parcela considerável de pacientes (30-40%) responde de forma parcial ou apresenta falha em responder a esses agentes em médio e longo prazos. Sendo assim, alternativas de tratamento são necessárias, como os imunobiológicos. Atualmente, os agentes disponíveis para tratamento da AR no Brasil são a terapia anti-TNF (infliximabe – IFX, adalimumabe – ADA, etanercepte – ETA, golimumabe – GOL, e certolizumabe pegol – CZP), a anti-CD20 (rituximabe – RTX), os moduladores da coestimulação (abatacepte – ABA) e os bloqueadores da IL-6 (tocilizumabe – TCZ) e jannus-quinase (tofacitinibe).

O IFX é um anticorpo monoclonal quimérico composto por uma região humana IgG1 constante e uma murina IgG1 variável, que se liga à forma solúvel e transmembrânica do TNF-alfa. O ADA e o GOL são anticorpos monoclonais totalmente humanos com região IgG1 constante e variável e que têm propriedades semelhantes às do IFX. O ETA, por sua vez, é uma proteína de fusão recombinante que se liga à forma solúvel dessa citocina e à linfotoxina, e bloqueia o receptor solúvel do TNF-alfa (TNFR). O CZP é um bloqueador monoclonal peguilado totalmente humano, mas complexado à porção Fab. Estudos clínicos demonstraram eficácia clínica e na inibição da progressão radiográfica após o uso dos bloqueadores do TNF-alfa. Em todos eles, a combinação com MTX otimiza as melhores respostas clínica, laboratorial e radiográfica. Além disso, estão indicados em pacientes de pior prognóstico, especialmente naqueles iniciais, bem como na falha às DMCD, incluindo o MTX.

O RTX é um anticorpo monoclonal quimérico dirigido contra as células B (CD20) e está aprovado para o uso em casos com resposta inadequada à terapia anti-TNF-alfa. O ABA é o modulador da coestimulação entre o CD80/86 das células apresentadoras de antígeno e o CD28 dos linfócitos T ativados. Está indicado na falha às DMCD, incluindo o MTX, e na resposta inadequada aos anti-TNF-alfa. O TCZ é um anticorpo monoclonal humanizado que se liga à IL-6 (solúvel e transmembrânica) e está indicado em pacientes com resposta inadequada ao MTX, a outras DMCD, bem como aos anti-TNF-alfa. Pode ser usado em monoterapia, sem comprometer seu desempenho clínico, diferentemente dos outros agentes.[4,29,198,363]

O baixo peso é um dos cenários possíveis no estado nutricional de paciente com diagnóstico de AR. Embora com resultados controversos, variando entre países, algumas coortes transversais mostram que 5 a 15% dos pacientes com AR têm baixo IMC e esse aspecto está associado com progressão radiográfica, atividade da doença e mortalidade.[335] De modo geral, os pacientes apresentam sobrepeso e obesidade, com prevalência que varia entre 20 e 70%.[102,103,105,131,218,263,352]

No entanto, apenas a análise do IMC e do peso corporal não é suficiente para a avaliação do estado nutricional de pacientes com AR,[106,262] uma vez que modificações da composição corporal, incluindo perda de massa muscular e óssea e ganho de massa adiposa, são encontradas nesses pacientes, decorrentes do efeito da própria doença, bem como de seu tratamento.[191,308] Assim, a melhor investigação dos compartimentos corporais dos pacientes com AR identificou depleção de massa magra[102,105,352] e menor força muscular,[19] acompanhadas pelo excesso de tecido adiposo[105,352] e acúmulo de gordura abdominal/visceral.[102,103] A prevalência de caquexia variou de 1 a 26%,[102,218,352] dependendo do critério de definição adotado, e a de sarcopenia, em até 20%.[86]

Com etiologia multifatorial (Quadro 52.14), a caquexia reumatoide é pouco reconhecida na prática clínica, embora possa ocorrer em 4 a 10% dos pacientes.[156] O principal mecanismo envolvido nesse desfecho é a maior produção de citocinas pró-inflamatórias, sobretudo IL-1, IL-6 e TNF-alfa, com consequente aumento de degradação proteica, hipercatabolismo e redução da massa magra. Além disso, está associada à maior resistência periférica à insulina e à atenuação dos efeitos anabólicos do IGF-1.[107,249,253,337,367]

NUTRIÇÃO E DOENÇAS ÓSSEAS E REUMÁTICAS

Quadro 52.14 Alterações metabólicas encontradas em pacientes com caquexia

Proteínas
Perda de nitrogênio urinário
Aumento do *turnover* proteico
Diminuição da síntese proteica muscular esquelética
Aumento do catabolismo da musculatura esquelética
Lipídios
Aumento da lipólise
Diminuição da lipogênese
Hiperlipidemia
Aumento do *turnover* de ácidos graxos livres
Diminuição da atividade da lipase de lipoproteína (LPL)
Aumento da síntese de ácidos graxos
Carboidratos
Intolerância à glicose
Hiperinsulinemia
Aumento do *turnover* da glicose
Aumento da gliconeogênese

Fonte: adaptado de Beserra et al.[30]

Assim, o entendimento das mudanças dos compartimentos teciduais e dos fatores etiopatogênicos envolvidos é fundamental para a melhor compreensão dos programas nutricionais de tratamento da caquexia reumatoide.[11,176,290,332,362]

Evidência da terapia nutricional

Dieta de exclusão

A dieta de exclusão consiste em remover itens da alimentação com o intuito de impedir o desencadeamento dos sintomas. Após essa fase, os alimentos são lentamente reintroduzidos, a fim de identificar os que causam mudança real da atividade da doença. Os alimentos mais comuns que podem causar intolerância alimentar são milho, trigo, *bacon*, laranja, leite, aveia, centeio, ovos, carne bovina e café. Alguns pesquisadores acreditam que tais alimentos possam conter antígenos ou funcionar como superantígenos e, assim, estar envolvidos com o processo imunológico da AR.[88,177,350]

Por meio de ensaio clínico duplo-cego, randomizado e controlado por placebo, Darlington et al.[87] compararam essa modalidade nutricional com alimentação normal em 53 pacientes com AR, durante seis semanas. Os autores concluíram que houve melhora objetiva e significativa durante o tratamento nutricional para todas as variáveis medidas, incluindo dor, duração da rigidez matinal, número de articulações dolorosas, força muscular de preensão palmar e melhora no tempo para andar 20 metros, independentemente da perda de peso.

Jejum e alimentação vegetariana

O jejum e a alimentação vegetariana parecem ter efeito anti-inflamatório, promovendo alívio da dor. Durante sete a dez dias, 53 pacientes com AR foram randomizados para permanecer em jejum, com ingestão apenas de chás, alho, brotos e sucos preparados com algumas hortaliças, seguidos por alimentação basicamente vegana por mais três meses e meio. O plano alimentar *vegano* excluiu alguns componentes, como glúten, açúcar refinado, frutas cítricas, carne, peixe, ovos, produtos lácteos, álcool, café, chá, sal, temperos fortes e conservantes. Posteriormente, foi introduzida alimentação lactovegetariana por nove meses. A alimentação do grupo controle, ao longo de todo o estudo, foi definida como a habitual de cada paciente e não pôde ser alterada. Após quatro semanas, o grupo intervenção apresentou melhora significativa em todas as variáveis clínicas, incluindo articulações dolorosas e edemaciadas, rigidez matinal, força de preensão palmar e avaliação global do paciente.[182]

Revisão sistemática de 31 estudos clínicos sobre esse tema revelou que apenas quatro deles foram metodologicamente aceitáveis e controlados para se obter conclusão apropriada sobre o benefício clínico dessa modalidade de intervenção nutricional.[327] A grande ênfase a esse tipo de alimentação se dá pela promoção da manutenção adequada do peso, bem como pela maior ingestão de frutas e hortaliças e menor oferta de gorduras saturadas, aspectos relacionados com o estado anti-inflamatório e antioxidante.[292]

Dieta mediterrânea

Classicamente, a dieta mediterrânea é rica em alimentos como frutas, legumes, cereais, nozes, sementes, peixes, azeite e feijão; e associada ao menor consumo de carnes vermelhas. Ensaio clínico randomizado, com 12 semanas de duração e 56 pacientes com AR, comparou a dieta mediterrânea com uma dieta controle, mostrando melhora significativa da atividade da doença (DAS28), da rigidez matinal e da qualidade de vida (Short Form-36 Healthy Survey; SF-36).[326] De modo semelhante, outro estudo controlado, realizado em 130 pacientes com AR, verificou benefícios clínicos (redução da dor e da rigidez matinal, e melhora de função) após três e seis meses de seguimento.[236]

Em geral, essas intervenções alimentares promovem melhora dos sintomas em pacientes com AR, entretanto, estão associadas a taxa elevada de perdas por má adesão ao tratamento não farmacológico, bem como necessitam de estudos longitudinais controlados mais prolongados para confirmar os reais benefícios.

Consumo de antioxidantes

Em uma coorte finlandesa, prospectiva, com cerca de 1.400 pacientes, observou-se o surgimento da doença reumatoide em 1% deles, dos quais a maioria tinha menor *status* antioxidante, definido pela combinação da concentração plasmática de betacaroteno, vitamina E e selênio. Por outro lado, nas duas coortes do *Nurses' Health Study* (I e II, 1980-2004), com mais de 184 mil indivíduos, não foi observada associação entre o consumo de antioxidantes e o risco de desenvolver AR. Sendo assim, é provável que pacientes com AR tenham maior produção de ERO, embora a terapia antioxidante ainda não esteja comprovada na literatura.[78,155]

De modo geral, a maioria dos estudos indica que pacientes com AR apresentam baixas concentrações séricas de antioxidantes, como vitamina E, betacaroteno, zinco, selênio, vitamina C, glutationa e glutationa peroxidase (GPx),[4,12,110,144,357,377] além de maior peroxidação lipídica.[144] Assim, a suplementação de antioxidantes poderia ser uma boa estratégia nutricional para redução da inflamação e, consequentemente, melhora da atividade da doença. No entanto, os resultados ainda são escassos e controversos.

NUTRIÇÃO E DOENÇAS ÓSSEAS E REUMÁTICAS

Um estudo-piloto com 12 semanas de intervenção mostrou que a suplementação de um *mix* com zinco e vitaminas A, C e E se mostrou eficaz na melhora da atividade articular e do estresse oxidativo.[80] Também foi observado resultado positivo no aumento de GPx após a suplementação de selênio por 26 semanas.[343] Outro estudo que avaliou o efeito do enriquecimento de margarina com carotenoides, tocoferol, licopeno e luteína, por dez semanas, mostrou redução do número de articulações dolorosas, melhora da saúde geral e aumento da concentração plasmática de vitamina E, licopeno e alfacarotenoides.[79]

Ácidos graxos poli-insaturados

Vários estudos têm relatado os efeitos anti-inflamatórios do AGPI ômega-3 presente principalmente no óleo de peixe em pacientes com AR. Esse AGPI é capaz de reduzir as concentrações séricas de PCR e de IL-1, bem como de melhorar a resposta quimiotática de neutrófilos e diminuir a produção de leucotrienos B4 (LTB4) por neutrófilos e monócitos. Além disso, é capaz de inibir diretamente a síntese das prostaglandinas via COX e LOX.[70,83,189,190,329,339]

Goldberg et al.[134] avaliaram 17 ensaios clínicos randomizados e controlados realizados em pacientes com AR, por meio de metanálise, e demonstraram que a suplementação com 2,7 a 4 g por dia de EPA e DHA por três a quatro meses foi capaz de minimizar a intensidade da dor global (–0,26; p = 0,03) e das articulações dolorosas (–0,29; p = 0,003), bem como de reduzir o tempo de rigidez matinal (–0,43; p = 0,003) e o uso de AINE (–0,40; p = 0,01).

Dessa forma, a suplementação de óleo de peixe (ômega-3) desempenha papel benéfico no tratamento da AR e deve ser considerada uma estratégia nutricional importante no manuseio clínico desses pacientes. O efeito benéfico do ômega-3 também pode ser oferecido por meio do consumo alimentar, visto que a baixa ingestão de peixe e o consumo elevado de gordura vegetal se correlacionou com maior atividade da doença.[146] Além disso, Di Giuseppe et al. e Pedersen et al. observaram que o consumo alimentar de peixe reduziu o risco da doença em 29 a 49%.[99,269]

Vitamina D

Muitos estudos têm sido realizados com o intuito de elucidar o papel da vitamina D na patogênese da AR em razão da demonstração da presença do VDR e do calcitriol em linfócitos e macrófagos ativados, bem como em condrócitos e sinoviócitos. Polimorfismos no gene que codifica o VDR têm sido encontrados em pacientes com AR em atividade e de maior gravidade.[6,80,85,135,141,193,225,251,254,266]

De modo geral, pacientes com AR apresentam maior prevalência e mais fatores de risco para deficiência em vitamina D, incluindo uso crônico de glicocorticoides, diminuição da atividade física, menor exposição solar, entre outros. Além disso, a concentração de metabólitos da vitamina D apresenta associação inversa à atividade inflamatória da doença e à capacidade física (HAQ), embora não tenha sido demonstrada em todos os estudos.[3,80]

No entanto, até o momento, não se sabe se a suplementação da vitamina D é capaz de reduzir a inflamação sinovial, assim como o risco do surgimento da doença, o que caracterizaria os efeitos imunológicos e extraesqueléticos da vitamina.[206]

1254 BASES BIOQUÍMICAS E FISIOLÓGICAS DA NUTRIÇÃO

Interação entre nutrientes e medicamentos

O MTX, primeira escolha terapêutica para pacientes com AR, é um antagonista da metileno tetra-hidrofolato redutase, competindo com as ações intracelulares do folato e com o posterior bloqueio da síntese das purinas. Sendo assim, pode induzir a deficiência funcional em folato.[358]

Tradicionalmente, a suplementação de ácido fólico é realizada em todos os pacientes tratados com MTX, na dose de 5 a 10 mg no dia seguinte ao uso do medicamento, uma vez que diminui sua hepato e mielotoxicidade sem comprometer sua eficácia.[250] Além disso, recomenda-se orientar uma alimentação mais rica em alimentos fontes de folato para esses indivíduos.

A SSZ é outra medicação utilizada por paciente com AR, e o componente sulfa reduz a absorção do folato e diminui o ferro sérico. Diante disso, também é recomendada maior ingestão alimentar de folato, bem como suplementação diária de 5 mg de ácido fólico.

Os glicocorticosteroides também são muitas vezes utilizados por pacientes com AR. É importante ressaltar que, em níveis elevados, este fármaco pode cursar com hipernatremia, hipercolesterolemia, hiperglicemia, hipertrigliceridemia, hipocalemia e hipocalcemia. Além disso, pode ser observado aumento na excreção urinária de nitrogênio, potássio, cálcio, zinco, vitamina C, ácido úrico e glicose.[299]

Espondiloartrites

As espondiloartrites englobam doenças distintas, mas que compartilham alguns aspectos relevantes, como o acometimento da êntese, a associação com sacroiliíte e o alelo HLA-B27. Além disso, podem apresentar envolvimento axial (dor nas costas de ritmo inflamatório: dor em repouso, rigidez matinal e alívio com as atividades) e periférico (artrite, entesite ou dactilite, em geral com acometimento assimétrico, especialmente de grandes articulações dos membros inferiores). Além disso, podem apresentar envolvimento extra-articular: pele (psoríase), olhos (uveíte), trato gastrintestinal (colite), trato geniturinário (balanite e leucorreia) e coração (aortite e distúrbios de condução cardíaca).

Fazem parte desse grupo: EA, AP, AE, AR e espondilites indiferenciadas (EI). Cada uma delas possui seus próprios critérios de classificação, com sensibilidade e especificidade elevadas. O primeiro critério de classificação da EA foi publicado em 1984 (critérios de Nova Iorque modificados).[354] No entanto, ele é baseado em doença estabelecida, na qual já ocorreu a alteração radiográfica (sacroiliíte), um sintoma tardio (em média, cinco a sete anos após o início dos sintomas). Dessa forma, é pouco sensível para o diagnóstico precoce da EA. Assim, novos critérios para as formas axiais e periféricas da EA foram criados, especialmente com a utilização da ressonância magnética para o diagnóstico precoce do processo inflamatório agudo nas articulações sacroilíacas, bem como na coluna vertebral.[267]

Espondilite anquilosante

A EA é uma doença inflamatória crônica que afeta principalmente o esqueleto axial (coluna vertebral e sacroilíacas), mas também as articulações periféricas. Além disso, pode ter envolvimento extra-articular, como olhos (uveíte anterior em 30% dos pacientes), intestino e coração.[323]

NUTRIÇÃO E DOENÇAS ÓSSEAS E REUMÁTICAS

Tem prevalência de 0,3 a 0,5% e acomete predominantemente homens, na proporção de dois a três para cada mulher, com maior incidência no adulto jovem (20 a 45 anos de idade). A história natural é a progressão para anquilose das ênteses, em especial da coluna vertebral, sacroilíaca e dos quadris, com consequente rigidez e limitação funcional das articulações envolvidas, com o maior tempo de doença.

Existe forte associação com herança poligênica, entretanto o alelo HLA-B27 é o mais frequente em todas as populações, em especial as de origem caucasiana não miscigenada, chegando a 90% de positividade. Na raça negra, a prevalência do B27 é baixa.

As principais manifestações clínicas são:

- Axiais: incluem dor nas costas, principalmente lombalgia baixa, de ritmo inflamatório, com início insidioso e curso persistente por mais de três meses. A dor é geralmente ascendente com a progressão dos anos, e um dos sinais clínicos iniciais é a retificação da lordose lombar. Ocorre formação de sindesmófitos e ossificação gradual das camadas superficiais do ânulo fibroso, formando pontes ósseas intervertebrais.
- Sacroiliíte: dor em nádegas ou glúteos, alternante, podendo irradiar para a coxa até o joelho, geralmente bilateral e piora com repouso.
- Entesite: pode ocorrer nos ligamentos e nas cápsulas, bem como nos ligamentos interespinhais e paravertebrais. Causa dor e rigidez, com restrição da mobilidade das articulações e, com a progressão e a ossificação, ocasiona a "coluna em bambu". Pode ocorrer, ainda, na fáscia plantar e no tendão calcâneo.
- Artrite: envolvimento periférico pode ocorrer em 30 a 50% dos casos, atingindo mais quadril, joelhos, tornozelos, ombros e articulação metatarsofalângica. É menos comum em mãos, punhos, pés e articulação temporomandibular. Geralmente é oligoarticular, assimétrica e episódica, podendo ocorrer erosões.

O diagnóstico diferencial deve ser feito com as outras doenças englobadas nas EA, bem como qualquer outra condição que ocasione dor nas costas ou na coluna vertebral, como doença degenerativa, causas mecânicas, posturais ou inespecíficas, infecção, fibromialgia, artrite crônica juvenil, hiperostose idiopática esquelética difusa e osteíte condensante de ilíaco.

O tratamento baseia-se no alívio da dor, da rigidez e da fadiga, bem como na manutenção da postura, da mobilidade, da flexibilidade e da funcionalidade. Além disso, procura-se evitar a progressão do dano estrutural e melhorar a qualidade de vida.[315]

Modalidades não farmacológicas incluem atividade física, exercícios e educação, os quais englobam grupos de exercícios, *spa*terapia, exercícios para manutenção de função e postura, uso de travesseiro baixo, dormir em posição reta e exercícios respiratórios. As modalidades farmacológicas incluem AINE, SSZ, MTX e terapia anti-TNF-alfa.

Não há muitos estudos na literatura que avaliem o estado metabólico no cenário da EA. No entanto, de modo geral, os pacientes são magros e com baixo perfil aterogênico.[139,227,285,348] O aumento do IMC e da gordura abdominal parece estar associado com as medicações concomitantes[39,161] e tanto a gordura corporal total como a abdominal correlacionaram-se positivamente com a atividade da doença.[14] É importante destacar que, com o aumento da atividade da doença, ocorre maior perda de massa muscular, o que pode ocasionar a caquexia. A caquexia é uma síndrome metabólica complexa associada a doenças, caracterizada pela perda de massa muscular com ou sem perda de tecido adiposo. Anorexia, inflamação, resistência à insulina, diminuição da força muscular, fadiga e catabolismo proteico estão frequentemente associados à caquexia.[108] A causa mais comum da caquexia nos pacientes com EA é a produção excessiva de citocinas pró-inflamatórias, como a IL-1 e a IL-2, o interferon gama e o TNF-alfa.[227]

Evidência da terapia nutricional

Apesar de diversos estudos comprovarem o estresse oxidativo, incluindo redução de antioxidantes (glutationa, superóxido dismutase, GPx, catalase, vitaminas A, C e E, retinol), aumento de pró-oxidantes (mioloperoxidase, metaloproteinases, fibrinogênio, capacidade oxidante total) e estado pró-inflamatório acentuado em pacientes com EA,[114,175,257,317,330] apenas um pequeno estudo com 18 pacientes com a doença avaliou o efeito da suplementação de antioxidantes. A comparação da suplementação diária de ômega-3, em duas dosagens (baixa com 1,95 g e alta com 4,55 g), durante 21 semanas, demonstrou redução significativa da atividade da doença naqueles que receberam doses maiores.[340]

Um resultado interessante da EA é a estreita relação entre a fisiopatologia, particularmente disbiose, e mudanças histológicas (colite subclínica) com a doença. Assim, a microbiota intestinal parece desempenhar papel relevante no desenvolvimento e perpetuação da EA e a suplementação de probióticos poderia ser boa estratégia para controlar a inflamação intestinal e a atividade da doença. Entretanto, o único ensaio clínico realizado identificou que não houve efetividade dos probióticos, incluindo desfechos como fadiga, qualidade de vida e sintomas intestinais.[169]

Artrite psoriásica

A psoríase é uma doença inflamatória cutânea que apresenta lesões eritemato-descamativas, geralmente em superfícies extensoras, mas pode acometer escalpo, áreas flexoras, mucosas, unhas, palmas e plantas. Cerca de um terço dos pacientes com psoríase desenvolvem artrite crônica. A prevalência de psoríase é de 1 a 3% da população, e de AP, de 0,3 a 1%.

A AP acomete tanto as articulações periféricas quanto o esqueleto axial, podendo ser dividida em cinco grupos:

- Predominantemente articulações interfalângicas distais de mãos e pés (10 a 15%): frequentemente é associada ao comprometimento de unhas (80 a 90%).
- Oligoartrite periférica assimétrica (≤ 4 articulações) (70%): em geral, acomete grandes articulações dos membros inferiores, como joelhos, associada ao comprometimento de articulações interfalângicas proximais ou metatarsofalângicas. Também pode estar presente a tenossinovite dos flexores dos dedos ("dedos em salsicha") – dactilite.
- Poliartrite reumatoide símile (indistinguível da AR) (15%): caracteriza-se por poliartrite simétrica de pequenas e grandes articulações.
- Axial (5%, podendo haver associação com outras formas em 40% dos casos): ocorre sacroiliíte e/ou espondilite com envolvimento assimétrico, como observado nas artrites reativas. Há maior tendência ao surgimento de sindesmófitos em uma das margens laterais dos discos e em qualquer nível, grandes, grosseiros e não marginais (tipo "alça de jarro").

- Artrite mutilante (5%): caracterizada por poliartrite destrutiva grave e deformante, com anquilose de articulações, osteólise das falanges e dos metacarpos. Ocorre deformidade em telescópio. Imagem radiográfica de "*pencil in cup*".

As principais manifestações extraesqueléticas são as alterações ungueais (80%) e a doença ocular (20%). O diagnóstico é feito pela presença de artrite em pacientes com lesões cutâneas ou ungueais típicas de psoríase. Há ausência de fator reumatoide, e nódulos subcutâneos ajudam a realizar o diagnóstico diferencial quando ocorre a forma de poliartrite simétrica reumatoide símile.

Os medicamentos utilizados no tratamento da AP são: AINE; glicocorticoides, em geral intra-articulares; DMCD, como MTX, leflunomida e ciclosporina; e a terapia anti-TNF-alfa.

Os pacientes com AP têm maior propensão ao sobrepeso e mais comorbidades relacionadas à obesidade.[160] Atrelada às comorbidades, verifica-se que a prevalência da síndrome metabólica é muito elevada nos pacientes com AP em comparação a grupos controle, e está diretamente correlacionada com a duração da psoríase.[133] Um dos mecanismos que poderia explicar a associação elevada entre obesidade e psoríase é que os queratinócitos e os imunócitos na pele psoriática produzem fatores angiogênicos, como o *vascular endothelial growth factor* (VEGF), que promove angiogênese e ativação de células endoteliais. As concentrações de VEGF estão aumentadas na AP e relacionam-se com a gravidade da doença. Esse fator endotelial também está aumentado na hiperinsulinemia e na síndrome metabólica. Sendo assim, a obesidade e a síndrome metabólica podem aumentar a suscetibilidade ou os sintomas da psoríase não só por seu papel inflamatório, mas pelas concentrações aumentadas de VEGF na circulação.[16]

Além disso, hipotrofia muscular e diminuição da força e da resistência muscular podem ser facilmente encontradas em pacientes com AP[48]. Estudo realizado por Pedreira et al.[270] identificou que os pacientes com AP têm maior adiposidade e tendência a apresentar menos massa muscular quando comparados a pacientes com psoríase e do grupo controle. Nesse mesmo estudo, foi identificado que todos os pacientes com AP e sarcopenia eram sarcopênicos obesos.

Estudo brasileiro registrou, ainda, correlação positiva entre a gordura corporal e negativa entre a massa muscular e a atividade da AP. Assim, os indivíduos em remissão da atividade articular apresentavam significativamente maior massa magra quando comparados àqueles em atividade da doença. Aqueles com atividade articular grave tinham maior taxa de gordura corporal total do que os pacientes em remissão.[204]

Evidências da terapia nutricional

Perda de peso

A utilização de bloqueadores de TNF-alfa parece contribuir para o ganho de peso em pacientes com AP, o que pode estar associado com maior atividade da doença e maiores complicações metabólicas.[302] Metanálise mostrou que o sobrepeso e a obesidade diminuem a chance de remissão da AP. No entanto, apenas dois estudos avaliaram o efeito da perda de peso em reduzir a atividade da doença.[133,246]

Padrão de dieta

Na prática clínica, a maior ingestão de carboidratos e gorduras saturadas apresenta relação estreita com a atividade cutânea e a maior prevalência de comorbidades.[325] Um estudo brasileiro identificou, ainda, que os pacientes com AP apresentam dieta inadequada do ponto de vista qualitativo e com padrão pró-inflamatório. Além disso, os autores verificaram que a atividade cutânea foi mais grave nos indivíduos com maior consumo de gordura trans e menor consumo de ômega-6.[204] Assim, em pacientes com AP sugere-se que a dieta deva ser hipocalórica, visando à perda de peso, com perfil anti-inflamatório, além de apresentar baixas quantidades de sódio, carboidratos e gorduras saturada e trans.[203,204]

Antioxidantes

Indivíduos com AP apresentam concentrações elevadas de marcadores de peroxidação lipídica e de ERO,[180] além de baixas concentrações de antioxidantes, sobretudo sulfidril,[121,122] betacaroteno, alfatocoferol e selênio.[8] Além desses micronutrientes, pacientes com psoríase parecem ter menores concentrações de carotenoides na pele quando comparados aos pacientes sem a doença.[210] A combinação da suplementação de vitamina E, coenzima Q10 e selênio também parece ser efetiva na melhoria das condições clínicas dos pacientes com psoríase grave.[180] Apesar de os antioxidantes serem benéficos para a redução do estresse oxidativo e, consequentemente, da inflamação, não há estudos suficientes que demonstrem a eficácia em pacientes com AP e psoríase.

Ácidos graxos poli-insaturados

Os AGPI parecem contribuir para a melhora do estado inflamatório de pacientes com AP. Estudo realizado em 2006, por Madland et al.,[224] observou que pacientes suplementados com óleo de foca (rico em AGPI) relataram melhora global da doença após quatro semanas de suplementação e tendência para a diminuição do número de articulações dolorosas. Dawczynsk et al.[91] constataram efeito benéfico da suplementação de ômega-3 na redução dos eicosanoides. Os autores observaram que a suplementação de ômega-3 em pacientes com AP aumentou a incorporação dos precursores de eicosanoides no perfil plasmático e nas membranas celulares, melhorando o perfil clínico dos pacientes com doenças inflamatórias crônicas. As mudanças na distribuição dos ácidos graxos são indicativas da redução da produção de eicosanoides procedentes do ácido araquidônico. No entanto, Veale et al.[355] observaram que, após 12 meses de suplementação com AGPI, não houve mudança na gravidade da doença e no percentual do corpo afetado, não demonstrando nenhuma melhora clínica ou eficiência na redução medicamentosa. O estudo concluiu que, para atingir os efeitos benéficos da suplementação de óleo de peixe na AP, doses maiores do ácido graxo devem ser administradas.

Um estudo brasileiro realizado na Universidade Federal de São Paulo avaliou o efeito da restrição calórica associada à suplementação de 3 g de ômega-3 em pacientes com AP. Os autores observaram que a suplementação não ocasionou benefícios para a atividade da doença, entretanto foi uma boa estratégia para redução do IMC, gordura corporal e circunferência de cintura.[203] Apesar de muitos estudos terem sido realizados, os resultados ainda são conflitantes e não são claros quanto à dosagem de AGPI que deve ser suplementada nesses pacientes.[8]

NUTRIÇÃO E DOENÇAS ÓSSEAS E REUMÁTICAS

Esclerose sistêmica

A ES é uma doença reumática autoimune de etiologia desconhecida, caracterizada clinicamente por acometimento vascular da microcirculação e por deposição excessiva de colágeno na pele e nos órgãos internos, afetando particularmente o trato gastrintestinal, os pulmões, o coração e os rins. É uma doença rara, que acomete sobretudo mulheres entre 30 e 50 anos de idade. O envolvimento do trato gastrintestinal ocorre em até 90% dos pacientes com ES, mas a relevância clínica é descrita em metade dos casos.[232,321]

A fisiopatologia do acometimento gastrintestinal é semelhante à descrita em outros órgãos acometidos pela ES. Fibrose e atrofia da camada muscular lisa, da lâmina própria e da submucosa promovem a diminuição do peristaltismo. Além disso, anormalidades vasculares caracterizadas por proliferação miointimal e redução do lúmen de pequenas artérias e arteríolas ocasionam estado de isquemia crônica. Disfunção do sistema autonômico, podendo causar episódios de vasoespasmo e atrofia da musculatura lisa, também parece estar envolvida.

A disfunção esofagiana é a manifestação gastrintestinal mais frequente, e está presente em cerca de 80% dos pacientes com ES. Manifesta-se por disfagia, pirose retroesternal, eructação e regurgitação. Pode haver saciedade precoce e sensação de náusea. Refluxo esofágico é comum e frequentemente grave, podendo resultar em várias complicações, como esofagite, estenose da cárdia, metaplasia de Barrett e carcinoma. A investigação pode ser feita por esofagograma com bário fino, que em dois terços dos casos mostra alterações funcionais e anatômicas, caracterizadas por hipocinesia, presença de ondas peristálticas descoordenadas e dilatação esofágica. A manometria esofagiana, por sua vez, é um exame altamente sensível, que detecta anormalidades precoces em cerca de 90% dos casos, muitas das quais assintomáticas. A manometria discerne a topografia da lesão, mostrando a competência do esfíncter superior e a incompetência dos dois terços inferiores e da cárdia, com contrações peristálticas de baixa amplitude e presença de ondas peristálticas descoordenadas. Além disso, permite a medida da pressão do esfíncter esofágico inferior, que se encontra diminuída nos pacientes com ES. A endoscopia digestiva alta é o exame de escolha para avaliação de possíveis complicações, como esofagite ou metaplasia de Barrett.[216]

Além do esôfago, também podem ser acometidos o estômago, os intestinos delgado e grosso e a região anorretal. O envolvimento do estômago é menos frequente, mas o intestino delgado é acometido em aproximadamente 50% dos pacientes. Sintomas como náuseas, vômitos, plenitude precoce, distensão e cólicas abdominais podem ser decorrentes tanto de retardo de esvaziamento do estômago quanto de hipomotilidade do intestino delgado. No intestino delgado, o crescimento bacteriano ou a diminuição da permeabilidade promovem síndrome de má absorção, esteatorreia e perda de peso. Mais raramente, em pacientes com acometimento intestinal importante, podem ocorrer pseudo-obstrução, divertículos de boca larga, volvo e pneumatose cistoide intestinal, esta última caracterizada por múltiplos cistos de gases na parede intestinal dos intestinos delgado ou grosso. Esses cistos ocasionalmente podem romper, com dissecção do gás para dentro da cavidade abdominal, o que pode simular um quadro de abdome agudo cirúrgico. A radiografia contrastada (trânsito intestinal) revela anormalidades caracterizadas por dilatação e atonia duodenais (preferencialmente na segunda e na terceira porções duodenais) e dilatação de alças jejunais em até 60% dos casos. Envolvimento do intestino grosso e da região anorretal pode ocorrer em 10 a 50% dos casos. Obstipação,

1260   BASES BIOQUÍMICAS E FISIOLÓGICAS DA NUTRIÇÃO

distensão abdominal baixa, impactação fecal, incontinência anal ou prolapso retal são os sinais e sintomas mais frequentes.[73,379]

O envolvimento do trato gastrintestinal é frequente e está associado a pior qualidade de vida e a maior mortalidade. Além disso, norteia a abordagem nutricional dos pacientes[188]. As alterações descritas podem resultar em diminuição da ingestão alimentar, em inibição da absorção de nutrientes e em desnutrição progressiva. Entretanto, estudos que avaliam o estado nutricional em pacientes com ES são raros na literatura.[136,221]

Além do peso corporal do indivíduo, existem vários outros componentes importantes na avaliação nutricional, como as medidas da composição corporal de gordura e massa magra, a avaliação bioquímica de proteínas e micronutrientes séricos e a avaliação clínica de afecções concomitantes que possam afetar o estado nutricional e o consumo alimentar. Uma avaliação nutricional abrangente pode ser feita com medidas da composição corporal, dosagens bioquímicas de proteínas e metabólitos séricos, e avaliação clínica do indivíduo.[22,136,188,221]

Estudo que avaliou o estado nutricional de pacientes com ES observou déficit de massa magra, valores reduzidos de IMC e, conforme a Miniavaliação Nutricional (MAN), foi encontrado risco de desnutrição.[15] Estudos que avaliaram o estado nutricional segundo o escore do questionário *Malnutrition Universal Screening Tool* (Must) e também por bioimpedância verificaram que 14 a 18% dos pacientes, respectivamente, apresentavam risco elevado de desnutrição.[23,188]

Evidências na terapia nutricional

Partindo da premissa de que os pacientes com ES apresentam desnutrição, muitas vezes causada pela baixa ingestão alimentar e outras alterações gastrintestinais relacionadas à própria doença, a conduta nutricional deve basear-se em dieta hipercalórica. Em alguns casos, a dieta via oral não será suficiente para suprir as necessidades nutricionais e recuperar o estado nutricional dos indivíduos. Sendo assim, dieta enteral ou parenteral pode ser indicada em casos selecionados.[201]

Disfunções gastrintestinais, como doença do refluxo gastroesofágico, redução do peristaltismo intestinal, supercrescimento bacteriano, distensão abdominal, constipação e incontinência fecal são frequentes, e podem estar associadas tanto com a redução do consumo alimentar quanto com o comprometimento da absorção de gordura, de vitamina B_{12} e de vitaminas lipossolúveis, indicando a necessidade de individualizar e supervisionar as condutas nutricionais nesses indivíduos.[201]

Em alguns casos, a restrição de carboidratos poderá reduzir a fermentação intestinal, visto que este macronutriente é a principal fonte de energia das bactérias intestinais, auxiliando, assim, no alívio dos sintomas. A intolerância à lactose também está presente nestes pacientes, sugerindo a necessidade de abordagem livre de lactose em casos sintomáticos.[293]

A suplementação de probióticos parece ser boa estratégia não medicamentosa, visando ao alívio dos sintomas gastrintestinais. Estudo-piloto com 10 pacientes com ES apresentando sintomas gastrintestinais de moderados a graves, observou que a suplementação de *Bifidobacterium infantis* por dois meses reduziu significativamente o refluxo, a distensão e o borborigmo.[126] Apesar de os estudos ainda serem escassos com essa população, o benefício da utilização de probióticos já é amplamente divulgado na literatura científica.

NUTRIÇÃO E DOENÇAS ÓSSEAS E REUMÁTICAS 1261

Além da estreita relação gastrintestinal, um dos mecanismos envolvidos na patogênese da ES é o estresse oxidativo, mediado pelos episódios repetidos de isquemia-reperfusão. Para minimizar o efeito deletério dos radicais livres, é necessário um potente e complexo sistema de defesa antioxidante, a fim de formar menos compostos reativos. No entanto, em pacientes com ES já foi descrita deficiência nesse mecanismo, sobretudo com baixas concentrações plasmáticas de ácido ascórbico e selênio,[159] bem como de alfatocoferol e de betacaroteno.[221] Além disso, Bruckdorfer et al.[42] mostraram que as lipoproteínas isoladas de pacientes com ES estão mais suscetíveis à oxidação do que aquelas isoladas de indivíduos saudáveis.

Essas evidências sugerem que a suplementação com antioxidantes poderia colaborar para o melhor estado nutricional. No entanto, mais pesquisas são necessárias para avaliar o verdadeiro papel dos antioxidantes na ES.

REFERÊNCIAS

1. Aaseth J, Haugen M, Førre O. Rheumatoid arthritis and metal compounds – perspectives on the role of oxygen radical detoxification. Analyst. 1998;123(1):3-6.
2. Abraham GE, Grewal H. A total dietary program emphasizing magnesium instead of calcium. Effect on the mineral density of calcaneous bone in postmenopausal women on hormonal therapy. J Reprod Med. 1990;35(5):503-7.
3. Aguado P, del Campo MT, Garces MV, González-Casaús ML, Bernad M, Gijón-Baños J, et al. Low vitamin D levels in outpatient postmenopausal women from a rheumatology clinic in Madrid, Spain: their relationship with bone mineral density. Osteoporosis Int. 2001;11(9):739-44.
4. Ala S, Shokrzadeh M, Pur Shoja AM, Saeedi Saravi SS. Zinc and copper plasma concentrations in rheumatoid arthritis patients from a selected population in Iran. Pak J Biol Sci. 2009;12:1041-4.
5. Aletaha D, Neogi J, Silman AJ, Funovits J, Felson DT, Bingham CO, et al. 2010 Rheumatoid arthritis classification criteria: an American College of Rheumatology/European League Against Rheumatism collaborative initiative. Arthritis Rheum. 2010;62(9):2269-581.
6. Als OS, Rils B, Christiansen C. Serum concentration of vitamin D metabolites in rheumatoid arthritis. Clin Rheumatol. 1987;6(2):238-43.
7. Apovian CM. Sugar-sweetened soft drinks, obesity, and type 2 diabetes. JAMA. 2004;292(8):978-9.
8. Araujo MLD, Burgo MGPA, Moura ISC. Influências nutricionais na psoríase. An Bras Dermatol. 2009;84(1):24-9.
9. Arnett FC, Edworthy SM, Bloch DA McShane DJ, Fries JF, Cooper NS, et al. The American Rheumatism Association 1987 revised criteria for classification of rheumatoid arthritis. Arthritis Rheum. 1988;31(4):315-24.
10. Arnlov J, Vessby B, Riserus U. Coffee consumption and insulin sensitivity. JAMA. 2004;291(10):1199-201.
11. Arshad A, Rashid R, Benjamin K. The effect of disease activity on fat-free mass and resting energy expenditure in patients with rheumatoid arthritis versus noninflamatory arthropathies/soft tissue rheumatism. Mod Rheumatol. 2007;17(6):470-5.
12. Aryaeian N, Djalali M, Shahram F, Jazayeri S, Chamari M, Nazari SA. Beta-carotene, vitamin E, MDA, glutathione reductase and arylesterase activity levels in patients with active rheumatoid arthritis. Iran J Public Health. 2011;40:102-9.
13. Atkinson C, Compston JE, Day NE, Dowsett M, Bingham SA. The effects of phytoestrogen isoflavones on bone density in women: a double-blind, randomized, placebo-controlled trial. Am J Clin Nutr. 2004;79(2):326-33.
14. Aydin M, Aydin F, Yuksel M, Yildiz A, Polat N, Akil MA, et al. Visceral fat reflects disease activity in patients with ankylosing spondylitis. Clin Invest Med. 2014;37:E186.

15. Azevedo VF, Müller CS, Rinaldi L, Bredt MC, Giovanni K, Pereira MAC, et al. Avaliação nutricional e da capacidade funcional em doentes com esclerose sistêmica progressiva. Acta Reumatol Port. 2009;34(2A):228-34
16. Azfar RS, Gelfand JM. Psoriasis and metabolic disease: epidemiology and pathophysiology. Curr Opin Rheumatol. 2008;20(4):416-22.
17. Bahamondes L, Perrotti M, Castro S, Faúndes D, Petta C, Bedone A. Forearm bone density in users of Depo-Provera as a contraceptive method. Fertil Steril. 1999;71(5):849-52.
18. Baker JF, Schumacher HR, Krishnan E. Serum uric acid level and risk for peripheral arterial disease: analysis of data from the multiple risk factor intervention trial. Angiology. 2007;58(4):450-7.
19. Baker JF, Von Feldt J, Mostoufi-Moab S, Noaiseh G, Taratuta E, Kim W, Leonard MB. Deficits in muscle mass, muscle density, and modified associations with fat in rheumatoid arthritis. Arthritis Care Res (Hoboken). 2014;66:1612-8.
20. Barger-Lux MJ, Heaney RP, Stegman MR. Effects of moderate caffeine intake on the calcium economy of premenopausal women. Am J Clin Nutr. 1990;52(4):722-5.
21. Barger-Lux MJ, Heaney RP. Caffeine and the calcium economy revisited. Osteoporos Int. 1995;5(2):97-102.
22. Baron M, Bernier P, Côté LF, Delegge MH, Falovitch G, Friedman G, et al. Screening and therapy for malnutrition and related gastro-intestinal disorders in systemic sclerosis: recommendations of a North American expert panel. Clin Exp Rheumatol. 2010;28(2 Suppl.58):S42-6.
23. Baron M, Hudson M, Steele R; Canadian Scleroderma Research Group. Malnutrition is common in systemic sclerosis: results from the Canadian scleroderma research group database. J Rheumatol. 2009;36(12):2737-43.
24. Barros ER, Kasamatsu TS, Ramalho AC, Hauache OM, Vieira JG, Lazaretti-Castro M. Bone mineral density in young women of the city of Sao Paulo, Brazil: correlation with both collagen type I alpha 1 gene polymorphism and clinical aspects. Braz J Med Biol Res. 2002;35(8):885-93.
25. Batt C, Fanning N, Drake J, Frampton C, Gearry RB, Stamp LK. Fructose malabsorption in people with and without gout: A case-control study. Semin Arthritis Rheum. 2017;47(2):257-63.
26. Baumgartner RN, Koehler KM, Gallagher D, Romero L, Heymsfield SB, Ross RR, et al. Epidemiology of sarcopenia among the elderly in New Mexico. Am J Epidemiol. 1998;147:755-63.
27. Berger L, Gerson CD, Yu TF. The effect of ascorbic acid on uric acid excretion with a commentary on the renal handling of ascorbic acid. Am J Med. 1977;62(1):71-6.
28. Bergwitz C, Jüppner H. Regulation of phosphate homeostasis by PTH, vitamin D, and FGF23. Annu Rev Med. 2010;61:91-104.
29. Bertolo MB, Brenol CV, Schainberg CG, Neubarth F, de Lima FAC, Laurindo IM, et al. Atualização do Consenso Brasileiro no diagnóstico e tratamento da artrite reumatoide. Rev Bras Reumatol. 2007;47(3):151-9.
30. Beserra SR, Cavalcanti SV, Rocha Jr LF, Menezes MFC, Cavalcanti FS, Duarte ALBP. Caquexia reumatoide – como diagnosticar. Rev Bras Med. 2010;67(4):20-7.
31. Blakenhorn G. Clinical effectiveness of Spondyvit (vitamin E) in activated arthroses. A multicenter placebo-controlled double-blind study. Z Orthop Ihre Grenzgeb. 1986;124(3):340-3.
32. Bonewald L. Osteocytes. In: Marcus DF, Nelson D, Rosen C. Osteoporosis. 3. ed. New York: Elsevier; 2007. p.169-90.
33. Boonen S, Laan RF, Barton IP, Watts NB. Effect of osteoporosis treatments on risk of non-vertebral fractures: review and meta-analysis of intention-to-treat studies. Osteoporos Int. 2005;16(10):1291-8.
34. Booth SL, Tucker KL, Chen H, Hannan MT, Gagnon DR, Cupples LA, et al. Dietary vitamin K intakes are associated with hip fractures but not with bone mineral density in elderly men and women. Am J Clin Nutr. 2000;71(5):1201-8.
35. Bourrin S, Ammann P, Bonjour JP, Rizzoli R. Dietary protein restriction lowers plasma insulin-like growth factor I (IGF-I), impairs cortical bone formation, and induces osteoblastic resistance to IGF-I in adult female rats. Endocrinology. 2000;141(9):3149-55.
36. Boyle WJ, Simonet WS, Lacey DL. Osteoclast differentiation and activation. Nature. 2003;423(6937):337-42.
37. Brand C, Snaddon J, Bailey M, Cicuttini F. Vitamin E is ineffective for symptomatic relief of knee osteoarthritis: a six month double blind, randomized, placebo controlled study. Ann Rheum Dis. 2001;60(10):946-9.

NUTRIÇÃO E DOENÇAS ÓSSEAS E REUMÁTICAS

38. Brandão CM, Camargos BM, Zerbini CA, Plapler PG, Mendonça LM, Albergaria BH, et al. 2008 Official positions of the Brazilian Society for Clinical Densitometry: SBDens. Arq Bras Endocrinol Metabol. 2009;53(1):107-12.

39. Briot K, Gossec L, Kolta S, Dougados M, Roux C. Prospective assessment of body weight, body composition, and bone density changes in patients with spondyloarthropathy receiving anti-tumor necrosis factor-alpha treatment. J Rheumatol. 2008;35:855-61.

40. Broadus AE. Mineral balance homeostasis. In: Favus MJ. Primer on the metabolic bone diseases and disorders of mineral metabolism. 4. ed. Philadelphia: Lippincot Willians & Wilkins; 1999. p.74-9.

41. Brown EM, Jüppner H. Parathyroid hormone: synthesis, secretion and action. In: Favus MJ. Primer on the metabolic bone diseases and disorders of mineral metabolism. 6. ed. Philadelphia: Lippincott Williams & Wilkins; 2006. p.90-9.

42. Bruckdorfer KR, Hillary JB, Bunce T, Vancheeswaran R, Black CM. Increased susceptibility to oxidation of low-density lipoproteins isolated from patients of systemic sclerosis. Arthritis Rheum. 1995;38(8):1060-7.

43. Calder PC, Yaqoob P. Omega-3 polyunsaturated fatty acids and human health outcomes. Biofactors. 2009;35(3):266-72.

44. Caliceti C, Calabria D, Roda A, Cicero AFG. Fructose intake, serum uric acid, and cardiometabolic disorders: a critical review. Nutrients. 2017 Apr 18;9(4)pii: E395.

45. Canalis E, Bilezikian JP, Angeli A, Giustina A. Perspectives on glucocorticoid-induced osteoporosis. Bone. 2004;34(4):593-8.

46. Canalis E, McCarthy TL, Centrella M. Growth factors and cytokines in bone cell metabolism. Annu Rev Med. 1991;42:17-24.

47. Caplan AI, Bruder SP. Mesenchymal stem cells: building blocks for molecular medicine in the 21st century. Trends Mol Med. 2001;7(6):259-64.

48. Carneiro C, Chaves M, Verardino G, Drummond A, Ramos E, Silva M, et al. Fatigue in psoriasis with arthritis. Skinmed. 2011;9(1):34-7.

49. Cashman KD. Diet, nutrition and bone health. J Nutr. 2007;137(11 Suppl):2507S-12S.

50. Cashman KD. Prebiotics and calcium bioavailability. Curr Issues Intest Microbiol. 2003;4(1):21-32.

51. Cawthon PM, Peters KW, Shardell MD, McLean RR, Dam TT, Kenny AM, et al. Cutpoints for low appendicular lean mass that identify older adults with clinically significant weakness. J Gerontol A Biol Sci Med Sci. 2014;69:567-75.

52. Cenci S, Toraldo G, Weitzmann MN, Roggia C, Gao Y, Qian WP, et al. Estrogen deficiency induces bone loss by increasing T cell proliferation and lifespan through IFN-gamma-induced class II transactivator. Proc Natl Acad Sci U S A. 2003;100(18):10405-10.

53. Chen YM, Ho SC, Lam SS, Ho SS, Woo JL. Beneficial effect of soy isoflavones on bone mineral content was modified by years since menopause, body weight, and calcium intake: a double-blind, randomized, controlled trial. Menopause. 2004;11(3):246-54.

54. Choi HK, Atkinson K, Karlson EW, Curhan G. Obesity, weight change, hypertension, diuretic use, and risk of gout in men: the health professionals follow-up study. Arch Intern Med. 2005;165(7):742-8.

55. Choi HK, Atkinson K, Karlson EW, Willett W, Curhan G. Alcohol intake and risk of incident gout in men: a prospective study. Lancet. 2004;363(9417):1277-81.

56. Choi HK, Atkinson K, Karlson EW, Willet WC, Curhan G. Purine-rich foods, dairy and protein intake, and the risk of gout in men. N Engl J Med. 2004;350(11):1093-103.

57. Choi HK, Curhan G. Beer, liquor, and wine consumption and serum uric acid level: the Third National Health and Nutrition Examination Survey. Arthritis Rheum. 2004;51(6):1023-9.

58. Choi HK, Curhan G. Coffee, tea, and caffeine consumption and serum uric acid level: the Third National Health and Nutrition Examination Survey. Arthritis Rheum. 2007;57(5):816-21.

59. Choi HK, Curhan G. Independent impact of gout on mortality and risk for coronary heart disease. Circulation. 2007;116(8):894-900.

60. Choi HK, Curhan G. Soft drinks, fructose consumption, and the risk of gout in men: prospective cohort study. BMJ. 2008;336(7639):309-12.

61. Choi HK, Ford ES, Li C, Curhan G. Prevalence of the metabolic syndrome in patients with gout: the Third National Health and Nutrition Examination Survey. Arthritis Rheum. 2007;57(1):109-15.

1264   BASES BIOQUÍMICAS E FISIOLÓGICAS DA NUTRIÇÃO

62. Choi HK, Ford ES. Prevalence of the metabolic syndrome in individuals with hyperuricemia. Am J Med. 2007;120(5):442-7.
63. Choi HK, Gao X, Curhan G. Vitamin C intake and the risk of gout in men: a prospective study. Arch Intern Med. 2009;169(5):502-7.
64. Choi HK, Liu S, Curhan G. Intake of purine-rich foods, protein, and dairy products and relationship to serum levels of uric acid: the Third National Health and Nutrition Examination Survey. Arthritis Rheum. 2005;52(1):283-9.
65. Choi HK, Willett W, Curhan G. Coffee consumption and risk of incident gout in men: a prospective study. Arthritis Rheum. 2007;56(6):2049-55.
66. Choi JWJ, Ford ES, Gao X, Choi HK. Sugar-sweetened soft drinks, diet soft drinks, and serum uric acid level: the Third National Health and Nutrition Examination Survey. Arthritis Rheum. 2008;59(1):109-16.
67. Choy EH, Panayi GS. Cytokine pathways and joint inflammation in rheumatoid arthritis. N Engl J Med. 2001;344(12):907-16.
68. Christensen R, Astrup A, Bliddal H. Weight loss: the treatment of choice for knee osteoarthritis. A randomized trial. Osteoarthr Cartil. 2005;13(1):20-7.
69. Clark P, Cons-Molina F, Deleze M, Ragi S, Haddock L, Zanchetta JR, et al. The prevalence of radiographic vertebral fractures in Latin American countries: the Latin American Vertebral Osteoporosis Study (LAVOS). Osteoporos Int. 2009;20(2):275-82
70. Cleland LG, French JK, Betts WH, Murphy GA, Elliot MJ. Clinical and biochemical effects of dietary fish oil supplements in rheumatoid arthritis. J Rheumatol. 1988;15(10):1471-5.
71. Clevers H. Wnt/beta-catenin signaling in development and disease. Cell. 2006;127(3):469-80.
72. Cohen L. Recent data on magnesium and osteoporosis Magnes Res. 1988;1(1-2):85-7.
73. Cohen S. The gastrointestinal manifestations of scleroderma: pathogenesis and management. Gastroenterology. 1980;79(1):155-66.
74. Cooper C, Snow S, McAlindon TE, Kellingray S, Stuart B, Coggon D, et al. Risk factors for the incidence and progression of radiographic knee osteoarthritis. Arthritis Rheum. 2000;43(5):995-1000.
75. Cooper C, Atkinson EJ, Wahner HW, O'Fallon WM, Riggs BL, Judd HL, et al. Is caffeine consumption a riskfactor for osteoporosis? J Bone Miner Res. 1992;7(4):465-71.
76. Corbella MJG. La alimentación del paciente hiperuricémico: manifestaciones clínicas y recomendaciones dietéticas. Offarm. 2005;24(9):110-2.
77. Corwin RL, Hartman TJ, Maczuga SA, Graubard BI. Fat intake and bone health in NHANES III. FASEB J. 2002;16:A625.
78. Costenbade KH, Kang JH, Karlson EW. Antioxidant intake and risks of rheumatoid arthritis and systemic lupus erythematosus in women. Am J Epidemiol. 2010;172(2):205-16.
79. Coutinho ES, Coeli CM. Accuracy of the probabilistic record linkage methodology to ascertain deaths in survival studies. Cad Saúde Pública. 2006;22(10):2249-52.
80. Craig SM, Yu F, Curtis JR, Alarcón GS, Conn DL, Jonas B, et al. Vitamin D status and its associations with disease activity and severity in African Americans with recent-onset rheumatoid arthritis. J Rheumatol. 2010;37(2):275-81.
81. Cummings SR, Nevitt MC, Browner WS, Stone K, Fox KM, Ensrud KE, et al. Risk factors for hip fracture in white women. N Engl J Med. 1995;332(12):767-73.
82. Curtis CL, Hughes CE, Flannery CR, Little CB, Harwood JL, Caterson B. N-3 fatty acids specifically modulate catabolic factors involved in articular cartilage degradation. J Biol Chem. 2000;275(2):721-4.
83. Curtis CL, Rees SG, Cramp J, Flannery CR, Hughes CE, Little CB, et al. Effects of n-3 fatty acids on cartilage metabolism. Proc Nutr Soc. 2002;61(3):381-9.
84. Curtis CL, Rees SG, Little CB, Flannery CR, Hughes CE, Wilson C, et al. Pathologic indicators of degradation and inflammation in human osteoarthritic cartilage are abrogated by exposure to n-3 fatty acids. Arthritis Rheum. 2002;46(6):1544-53.
85. Cutolo M, Otsa K, Yprus M, Seriolo B. Vitamin D and rheumatoid arthritis: comment on the letter by Nielen et al [letter]. Arthritis Rheum. 2007;56(5):1719-20.
86. Dao HH, Do QT, Sakamoto J. Abnormal body composition phenotypes in Vietnamese women with early rheumatoid arthritis. Rheumatology (Oxford). 2011;50:1250-8.

NUTRIÇÃO E DOENÇAS ÓSSEAS E REUMÁTICAS

87. Darlington LG, Ramsey NW, Mansfield JR. Placebo-controlled, blind study of dietary manipulation therapy in rheumatoid arthritis. Lancet. 1986;1(8475):236-8.
88. Darlington LG, Ramsey NW. Review of dietary therapy for rheumatoid arthritis. Br J Rheumatol. 1993;32(6):507-14.
89. Darlington LG, Stone TW. Antioxidants and fatty acids in the amelioration of rheumatoid arthritis and related disorders. Br J Nutr. 2001;85(3):251-69.
90. Darwish H, DeLuca HF. Vitamin D-regulated gene expression. Crit Rev Eukaryotic Gene Expression. 1993;3(2):39-116.
91. Dawczynski C, Hackermeier U, Viehweger M, Stange R, Springer M, Jahreis G. Incorporation of n-3 PUFA and γ-linolenic acid in blood lipids and red blood cell lipids together with their influence on disease activity in patients with chronic inflammatory arthritis - a randomized controlled human intervention trial. Lipids Health Dis. 2011;10:130.
92. Dawson-Hughes B, Harris SS. Calcium intake influences the association of protein intake with rates of bone loss in elderly men and women. Am J Clin Nutr. 2002;75(4):773-9.
93. Dawson-Hughes B. Calcium supplementation and bone mass: a review of controlled clinical trials. Am J Clin Nutr. 1991;54(Suppl.):274S-80S.
94. Dawson-Hughes B. Interaction of dietary calcium and protein in bone health in humans. J Nutr. 2003;133(3):852S-4S.
95. De Souza Genaro P, de Paiva Pereira GA, de Medeiros Pinheiro, Szejnfeld VL, Araújo Martini L. Relationship between nutrient intake and vitamin D status in osteoporotic women. Int J Vitam Nutr Res. 2007;77(6):376-81.
96. Deandrea S, Lucenteforte E, Bravi F, Foschi R, La Vecchia C, Negri E. Risk factors for falls in community-dwelling older people: a systematic review and meta-analysis. Epidemiology. 2010;21(5):658-68.
97. Dempster DW, Cosman F, Kurland ES, Zhou H, Nieves J, Woelfert L, et al. Effects of daily treatment with parathyroid hormone on bone microarchitecture and turnover in patients with osteoporosis: a paired biopsy study. J Bone Miner Res. 2001;16(10):1846-53.
98. Dessein PH, Shipton EA, Stanwix AE, Joffe BI, Ramokgadi J. Beneficial effects of weight loss associated with moderate calorie/carbohydrate restriction, and increased proportional intake of protein and unsaturated fat on serum urate and lipoprotein levels in gout: a pilot study. Ann Rheum Dis. 2000;59(7):539-43.
99. Di Giuseppe D, Wallin A, Bottai M, Askling J, Wolk A. Long-term intake of dietary long-chain n-3 polyunsaturated fatty acids and risk of rheumatoid arthritis: a prospective cohort study of women. Ann Rheum Dis. 2014;73:1949-53.
100. Dos Santos LC, Martini LA, Cintra I de P, Fisberg M. Relationship between calcium intake and body mass index in adolescents. Arch Latinoam Nutr. 2005;55(4):345-9.
101. Ehling A, Schyfzer A, Herfarth H, Tarner IH, Anders S, Distler O, et al. The potential of adiponectin in driving arthritis. J Immunol. 2006;176(7):4468-78.
102. Elkan AC, Engvall IL, Cederholm T, Hafstrom I. Rheumatoid cachexia, central obesity and malnutrition in patients with low-active rheumatoid arthritis: feasibility of anthropometry, Mini Nutritional Assessment and body composition techniques. Eur J Nutr. 2009;48:315-22.
103. Elkan A-C, Håkansson N, Frostegård J, Hafström I. Low level of physical activity in women with rheumatoid arthritis is associated with cardiovascular risk factors but not with body fat mass - a cross sectional study. BMC Musculoskeletal Disorders. 2011;12:13.
104. Emmerson BT. The management of gout. N Engl J Med. 1996;334(7):445-51.
105. Engvall IL, Tengstrand B, Brismar K, Hafstrom I. Infliximab therapy increases body fat mass in early rheumatoid arthritis independently of changes in disease activity and levels of leptin and adiponectin: a randomised study over 21 months. Arthritis Res Ther. 2010;12:R197.
106. Escalante A, Haas R, Del Rincon I. Paradoxical effect of body mass index on survival in rheumatoid arthritis. Arch Intern Med. 2005;165(14):1624-9.
107. Ettinger B, Black DM, Mitlak BH, Knickerbocker RK, Nickelsen T, Genant HK, et al. Reduction of vertebral fracture risk in postmenopausal women with osteoporosis treated with raloxifene: results from a 3-year randomized clinical trial. Multiple outcomes of raloxifene evaluation (MORE) investigators. JAMA. 1999;282(7):637-45.

108. Evans JW, Morley JE, Argilés J, Bales C, Baracos V, Guttridge D, et al. Cachexia: a new definition. Clin Nutr. 2008;27(6):793-9.
109. Facchini F, Chen Y-D, Hollenbeck CB, Reaven GM. Relationship between resistance to insulin-mediated glucose uptake, urinary uric acid clearance and plasma uric acid concentration. JAMA. 1991;266(21):3008-11.
110. Fairney A, Patel KV, Fish DE, Seifert MH. Vitamin A in osteo- and rheumatoid arthritis. Br J Rheumatol. 1998;27(4):329-30.
111. Fam AG. Gout, diet, and the insulin resistance syndrome. J Rheumatol. 2002;29(7):1350-5.
112. Fang YZ, Yang S, Wu G. Free radicals, antioxidants, and nutrition. Nutrition. 2002;18(10):872-9.
113. Favus MJ, Bushinsky DA, Lemann J Jr. Regulation of calcium, magnesium and phosphate metabolism. In: Favus MJ, Christakos S, eds. Primer on the metabolic bone diseases and disorders of mineral metabolism. 6. ed. Washington: Lippincott Williams & Wilkins; 2006. p.76-83.
114. Feijoo M, Tunez I, Ruiz A, Tasset I, Munoz E, Collantes E. Oxidative stress biomarkers as indicator of chronic inflammatory joint diseases stage. Reumatol Clin. 2010;6:91-4.
115. Feldmann M, Maini RN. The role of cytokines in the pathogenesis of rheumatoid arthritis. Rheumatology (Oxford). 1999;38(Suppl2):3-7.
116. Felson DT, Chaisson CE. Understanding the relationship between body weight and osteoarthritis. Baillieres Clin Rheumatol. 1997;11(4):671-81.
117. Felson DT, Niu J, Clancy M, Aliabadi P, Sack B, Guermazi A, et al. Low levels of vitamin D and worsening of knee osteoarthritis: results of two longitudinal studies. Arthritis Rheum. 2007;56(1):129-36.
118. Feskanich D, Weber P, Willet WC, Rockett H, Booth SL, Colditz GA. Vitamin K intake and hip fractures in women: a prospective study. Am J Clin Nutr. 1999;69(1):74-9.
119. Feskanich D, Willet WC, Colditz GA. Calcium, vitamin D, milk consumption, and hip fractures: a prospective study among postmenopausal women. Am J Clin Nutr. 2003;77(2):504-11.
120. Filho AS, Soares Jr JM, Arkader J, Maciel GA, Baracat EC. Attitudes and practices about postmenopausal hormone therapy among female gynecologists in Brazil. Maturitas. 2005;51(2):146-53.
121. Firuzi O, Fuksa L, Spadaro C, Bousova I, Riccieri V, Spadaro A, et al. Oxidative stress parameters in different systemic rheumatic diseases. J Pharm Pharmacol. 2006;58:951-7.
122. Firuzi O, Spadaro A, Spadaro C, Riccieri V, Petrucci R, Marrosu G, Saso L. Protein oxidation markers in the serum and synovial fluid of psoriatic arthritis patients. J Clin Lab Anal. 2008;22:210-5.
123. Ford ES, Ajani UA, McGuire LC, Liu S. Concentrations of serum vitamin D and the metabolic syndrome among US adults. Diabetes Care. 2005;28(5):1228-30.
124. Fortes EM, Raffaelli MP, Bracco OL, Takata ET, Reis FB, Santili C, et al. High morbid-mortality and reduced level of osteoporosis diagnosis among elderly people who had hip fractures in São Paulo City. Arq Bras Endocrinol Metabol. 2008;52(7):1106-14.
125. Franz-Odendaall TI, Hall BK, Wittcen PE. Buried alive: how osteoblasts become osteocytes. Dev Dyn. 2006;235(1):1776-990.
126. Frech TM, Khanna D, Maranian P, Frech EJ, Sawitzke AD, Murtaugh MA. Probiotics for the treatment of systemic sclerosis-associated gastrointestinal bloating/distention. Clin Exp Rheumatol. 2011;29:S22-25.
127. Fukumoto S, Martin TJ. Bone as an endocrine organ. Trends Endocrinol Metab. 2009;20(5):230-6.
128. Gaffo AL, Roseman JM, Jacobs DR Jr, Lewis CE, Shikany JM, Mikuls TR, et al. Serum urate and its relationship with alcoholic beverage intake in men and women: findings from the Coronary Artery Risk Development in Young Adults (CARDIA) cohort. Ann Rheum Dis. 2010;69(11):1965-70.
129. Gallagher JC. Role of estrogens in the management of postmenopausal bone loss. Rheum Dis Clin North Am. 2001;27(1):143-62.
130. Gelber AC, Hochberg MC, Mead LA, Wang NY, Wigley FM, Klag MJ. Body mass index in young men and the risk of subsequent knee and hip osteoarthritis. Am J Med. 1999;107(6):542-8.
131. Giles JT, Ling SM, Ferrucci L, Bartlett SJ, Andersen RE, Towns M, et al. Abnormal body composition phenotypes in older rheumatoid arthritis patients: association with disease characteristics and pharmacotherapies. Arthritis Rheum. 2008;59:807-15.
132. Gisondi P, Del Giglio M, Di Francesco V, Zamboni M, Girolomoni G. Weight loss improves the response of obese patients with moderate-to-severe chronic plaque psoriasis to low-dose cyclos-

porine therapy: a randomized, controlled, investigator-blinded clinical trial. Am J Clin Nutr. 2008;88:1242-7.

133. Gisondi P, Tessari G, Conti A, Piaserico S, Schianchi S, Peserico A, et al. Prevalence of metabolic syndrome in patients with psoriasis: a hospital-based case-control study. Br J Dermatol. 2007;157(1):68-73.

134. Goldberg RJ, Katz J. A meta-analysis of the analgesic effects of omega-3 polyunsaturated fatty acid supplementation for inflammatory joint pain. Pain. 2007;129(1-2):210-23.

135. Gomez-Vaquero C, Fiter J, Enjuanes A, Nogués X, Díez-Pérez A, Nolla JM. Influence of the BsmI polymorphism of the vitamin D receptor gene on rheumatoid arthritis clinical activity. J Rheumatol. 2007;34:1823-6.

136. Grabowski G, Grant JP. Nutritional support in patients with systemic scleroderma. J Parenter Enteral Nutr. 1989;13(2):147-51.

137. Greendale GA, FitzGerald G, Huang MH, Sternfeld B, Gold E, Seeman T, et al. Dietary soy isoflavones and bone mineral density: results from the Study of Women's Health Across the Nation. Am J Epidemiol. 2002;155(8):746-54.

138. Gross LS, Li L, Ford ES, Liu S. Increased consumption of refined carbohydrates and the epidemic of type 2 diabetes in the United States: an ecologic assessment. Am J Clin Nutr. 2004;79(5):774-9.

139. Halvorsen S, Vollestad NK, Provan SA, Semb AG, van der Heijde D, Hagen KB, Dagfinrud H. Cardiorespiratory fitness and cardiovascular risk in patients with ankylosing spondylitis: a cross--sectional comparative study. Arthritis Care Res (Hoboken). 2013;65:969-76.

140. Hannan MT, Felson DT, Dawson-Hughes B, Tucker KL, Cupples LA, Wilson PWF, et al. Risk factors for longitudinal bone loss in elderly men and women: the Framingham Osteoporosis Study. J Bone Miner Res. 2000;15(4):710-20.

141. Haque UJ, Bartlett SJ. Relationships among vitamin D, disease activity, pain and disability in rheumatoid arthritis. Clin Exp Rheumatol. 2010;28(5):745-7.

142. Harkness LS, Fiedler K, Sehgal AR, Oravec D, Lerner E. Decreased bone resorption with soy isoflavone supplementation in postmenopausal women. J Womens Health (Larchmt). 2004;13(9):1000-7.

143. Hart DJ, Doyle DV, Spector TD. Incidence and risk factors for radiographic knee osteoarthritis in middle-aged women: the Chingford Study. Arthritis Rheum. 1999;42(1):17-24.

144. Hassan SZ, Gheita TA, Kenawy SA, Fahim AT, El-Sorougy IM, Abdou MS. Oxidative stress in systemic lupus erythematosus and rheumatoid arthritis patients: relationship to disease manifestations and activity. Int J Rheum Dis. 2011;14:325-31.

145. Hauache OM, Lazaretti-Castro M, Andreoni S, Gimeno SG, Brandão C, Ramalho AC, et al. Vitamin D receptor gene polymorphism: correlation with bone mineral density in a Brazilian population with insulin-dependent diabetes mellitus. Osteoporos Int. 1998;8(3):204-10.

146. Hayashi H, Satoi K, Sato-Mito N, Kaburagi T, Yoshino H, Higaki M, et al. Nutritional status in relation to adipokines and oxidative stress is associated with disease activity in patients with rheumatoid arthritis. Nutrition. 2012;28:1109-14.

147. Heaney RP, McCarron DA, Dawson-Hughes B, Oparil S, Berga SL, Stern JS, et al. Dietary changes favorably affect bone remodeling in older adults. J Am Diet Assoc. 1999;99(10):1228-33.

148. Heaney RP, Nordin BE. Calcium effects on phosphorus absorption: implications for the prevention and co-therapy of osteoporosis. J Am Coll Nutr. 2002;21(3):239-44.

149. Heaney RP. Calcium, dairy products and osteoporosis. J Am Coll Nutr. 2000;19(2 Suppl.):83S-99S.

150. Heaney RP. Effects of caffeine on bone and the calcium economy. Food Chem Toxicol. 2002;40(9):1263-70.

151. Heaney RP. Protein intake and the calcium economy. J Am Diet Assoc. 1993;93(11):1259-60.

152. Hegsted DM. Calcium and osteoporosis. J Nutr. 1986;116(11):2316-9.

153. Heilberg IP, Hernandez E, Alonzo E, Valera R, Ferreira LG, Gomes SA, et al. Estrogen receptor (ER) gene polymorphism may predict the bone mineral density response to raloxifene in postmenopausal women on chronic hemodialysis. Ren Fail. 2005;27(2):155-6.

154. Heilberg IP, Teixeira SH, Martini LA, Boim MA. Vitamin D receptor gene polymorphism and bone mineral density in hypercalciuric calcium-stone-forming patients. Nephron. 2002;90(1):51-7.

155. Heliovaara M, Knekt P, Aho K, Aaran R-K, Alfthan G, Aromaa A. Serum antioxidants and risk of rheumatoid arthritis. Ann Rheum Dis. 1994;53(1):51-3.

156. Helliwell M, Coombes EJ, Moody BJ, Batstone GF, Robertson JC. Nutritional status of patients with rheumatoid arthritis. Ann Rheum Dis. 1984;43(3):386-90.
157. Henroitin Y, Kurz B, Aigner T. Oxygen and reactive oxygen species in cartilage degradation: friends or foes? Osteoarthr Cartil. 2005;13(8):643-54.
158. Hernandez-Avila M, Stampfer MJ, Ravnikar VA, Willett WC, Schiff I, Francis M, et al. Caffeine and other predictors of bone density among pre- and perimenopausal women. Epidemiology. 1993;4(2):128-34.
159. Herrick AL, Matucci Cerinic M. The emerging problem of oxidative stress and the role of antioxidants in systemic sclerosis. Clin Exp Rheumatol. 2001;19(1):4-8.
160. Herron MD, Hinckley YM, Hoffman MS, Papenfuss J, Hansen CB, Callis KP, et al. Impact of obesity and smoking on psoriasis presentation and management. Arch Dermatol. 2005;141(12):1527-34.
161. Hochberg MC, Silman AJ, Smolen JS, Weinblatt ME, Weisman MH. Rheumatology. 4. ed. New York: Elsevier; 2007.
162. Hmamouchi I, Roux C, Paternotte S, Kolta S, Dougados M, Briot K. Early increase of abdominal adiposity in patients with spondyloarthritis receiving anti-tumor necrosis factor-alpha treatment. J Rheumatol. 2014;41:1112-7.
163. Holick MF. High prevalence of vitamin D inadequacy and implications for health. Mayo Clin Proc. 2006;81(3):353-73.
164. Huang HY, Appel LJ, Choi MJ, Gelber AC, Charleston J, Norkus EP, et al. The effects of vitamin C supplementation on serum concentrations of uric acid: results of a randomized controlled trial. Arthritis Rheum. 2005;52(6):1843-7.
165. Imboden J, Hellmann D, Stone J. Current reumatologia: diagnóstico e tratamento. 2. ed. Rio de Janeiro: Mc Graw Hill; 2008.
166. Inokuchi T, Tsutsumi Z, Takahashi S, Ka T, Moriwaki Y, Yamamoto T. Increased frequency of metabolic syndrome and its individual metabolic abnormalities in Japanese patients with primary gout. J Clin Rheumatol. 2010;16(3):109-12.
167. Institute of Medicine. Dietary reference intake for calcium and vitamin D. Washington, DC: National Academy of Press,;2011.
168. Jaime PC, Latorre M do R, Florindo AA, Tanaka T, Zerbini CAF. Dietary intake of Brazilian black and white men and its relationship to the bone mineral density of the femoral neck. Sao Paulo Med J. 2006;124(5):267-70.
169. Jenks K, Stebbings S, Burton J, Schultz M, Herbison P, Highton J. Probiotic therapy for the treatment of spondyloarthritis: a randomized controlled trial. J Rheumatol. 2010 Oct;37(10):2118-25.
170. Jiang Y, Jahagirdar BN, Reinhardt RL, Schwartz RE, Keene CD, Ortiz-Gonzalez XR, et al. Pluripotency of mesenchymal stem cells derived from adult marrow. Nature. 2002;418(6893):41-9.
171. Johnson RJ, Kang DH, Feig D, Kivlighn S, Kanellis J, Watanabe S, et al. Is there a pathogenetic role for uric acid in hypertension and cardiovascular and renal disease? Hypertension. 2003;41(6):1183-90.
172. Jordan KM, Cameron JS, Snaith M, Zhang W, Doherty M, Seckl J, et al. British Society for Rheumatology and British Health Professionals in Rheumatology Guideline for the Management of Gout. Rheumatology. 2007;46:1372-4.
173. Juzwiak CR, Amâncio OM, Vitalle MS, Pinheiro MM, Szejnfeld VL. Body composition and nutritional profile of male adolescent tennis players. J Sports Sci. 2008;26(11):1209-11.
174. Kanis JA, Burlet N, Cooper C, Delmas PD, Reginster JY, Borgstrom F, et al. European guidance for the diagnosis and management of osteoporosis in postmenopausal women. Osteoporosis Int. 2008;19(4):399-428.
175. Karakoc M, Altindag O, Keles H, Soran N, Selek S. Serum oxidative-antioxidative status in patients with ankylosing spondilitis. Rheumatol Int. 2007;27:1131-4.
176. Kaufmann J, Kielstein V, Kilian S, Stein G, Hein G. Relation between body mass index and radiological progression in patients with rheumatoid arthritis. J Rheumatol. 2003;30(11):2350-5.
177. Kavanagh R, Workman E, Nash P, Smith M, Hazleman BL, Hunter JO. The effects of elemental diet and subsequent food reintroduction on rheumatoid-arthritis. Br J Rheumatol. 1995;34(3):270-3.
178. Kelly TL, Wilson KE, Heymsfield SB. Dual energy X-Ray absorptiometry body composition reference values from NHANES. PLoS One. 2009;4(9):e7038.

NUTRIÇÃO E DOENÇAS ÓSSEAS E REUMÁTICAS

179. Kerstetter JE, O' Brian KO, Insogna KL. Dietary protein, calcium metabolism, and skeletal homeostasis revisited. Am J Clin Nutr. 2003;78(3 Suppl.):584S-92S.
180. Kharaeva Z, Gostova E, Deluca C, Raskovic D, Korkina L. Clinical and biochemical effects of coenzyme Q10, vitamin E, and selenium supplementation to psoriasis patients. Nutrition. 2009;25(3):295-302.
181. Kiyohara C, Kono S, Honjo S, Todoroki I, Sakurai Y, Nishiwaki M, et al. Inverse association between coffee drinking and serum uric acid concentrations in middle-aged Japanese males. Br J Nutr. 1999;82(2):125-30.
182. Kjeldsen-Kragh J, Haugen M, Borchgrevink CF, Laerum E, Eek M, Mowinkel P, et al. Controlled trial of fasting and one-year vegetarian diet in rheumatoid arthritis. Lancet. 1991;338(8772):899-902.
183. Klippel JH, Stone JH, Crofford LJ, White PH. Primer on the rheumatic diseases. 13. ed Atlanta: Arthritis Foundation; 2008.
184. Knochel JP. Phosphorus. In: Shills ME, Olson JA, Shike M, Ross AC, eds. Modern nutrition in health and disease. 9. ed. Philadelphia: Lippincott Williams & Wilkins; 1999. p.157-67.
185. Kontogianni MD, Chrysohoou C, Panagiotakos DB, Tsetsekou E, Zeimbekis A, Pitsavos C, Stefanadis C. Adherence to the Mediterranean diet and serum uric acid: the ATTICA study. Scand J Rheumatol. 2012;41(6):442-9.
186. Krahe C, Friedman R, Gross JL. Risk factors for decreased bone density in premenopausal women. Braz J Med Biol Res. 1997;30(9):1061-6.
187. Krall EA, Dawson-Hughes B. Osteoporosis. In: Shills ME, Olson JA, Shike M, Ross C, eds. Modern nutrition in health and disease. 9. ed. Philadelphia: Lippincott Williams & Wilkins; 1999. p.1353-64.
188. Krause L, Becker MO, Brueckner CS, Bellinghausen CJ, Becker C, Schneider U, et al. Nutritional status as marker for disease activity and severity predicting mortality in patients with systemic sclerosis. Ann Rheum Dis. 2010;69(11):1951-7.
189. Kremer JM, Bigauoette J, Michalek AV, Timchalk MA, Lininger L, Rynes RI, et al. Effects of manipulation of dietary fatty acids on manifestations of rheumatoid arthritis. Lancet. 1985;1(8422):184-7.
190. Kremer JM, Lawrence DA, Jubiz W, DiGiacomo R, Rynes R, Bartholomew LE, et al. Dietary fish oil and olive oil supplementation in patients with rheumatoid arthritis. Arthritis Rheum. 1990;33(6):810-20.
191. Kremers HM, Nicola PJ, Crowson CS, Ballman KV, Gabriel SE. Prognostic importance of low body mass index in relation to cardiovascular mortality in rheumatoid arthritis. Arthritis Rheum. 2004;50(11):3450-7.
192. Krishnan E, Baker JF, Furst DE, Schumacher HR. Gout and the risk of acute myocardial infarction. Arthritis Rheum. 2006;54(8):2688-96.
193. Kroger H, Pentilla IM, Alhava EM. Low serum vitamin D metabolites in women with rheumatoid arthritis. Scand J Rheumatol. 1993;22(4):172-7.
194. Kulak CA, Dempster DW. Bone histomorphometry: a concise review for endocrinologists and clinicians. Arq Bras Endocrinol Metabol. 2010;54(2):87-98.
195. Lane NE, Brandt K, Hawker G, Peeva E, Schreyer E, Tsuji W, et al. OARSI-FDA initiative: defining the disease state of osteoarthritis. Osteoarthritis Cartilage. 2011;19(5):478-82.
196. Lane NE, Gore LR, Cummings SR, Hochberg MC, Scott JC, Williams EN, et al. Serum vitamin D levels and incident changes of radiographic hip osteoarthritis: a longitudinal study. Study of Osteoporotic Fractures Research Group. Arthritis Rheum. 1999;42(5):854-60.
197. Lazaretti-Castro M, Duarte-de-Oliveira MA, Russo EM, Vieira JG. Vitamin D receptor alleles and bone mineral density in a normal premenopausal Brazilian female population. Braz J Med Biol Res. 1997;30(8):929-32.
198. Lbers JMC, Paimela L, Kurki P, Eberhardt K, Emery P, Van't Hof MA, et al. Treatment strategy, disease activity, and outcome in four cohorts of patients with early rheumatoid artrhitis. Ann Rehm Dis. 2001;60(16):453-8.
199. Leão LSCS, Gomes MCR. Manual de Nutrição Clínica para atendimento ambulatorial do adulto. Petrópolis, RJ: Vozes; 2003.
200. Leite BF, Szejnfeld VL, Pinheiro MM. Suplementação de cálcio: indicações, monitoramento e posologia. In: Martini LA, Peters BSE. Cálcio e Vitamina D. Barueri: Manole; 2017.
201. Leite BF. Gota. In: de Oliveira AM, Silva MS. Dietoterapia nas doenças do adulto. Rio de Janeiro: Rubio; 2018.

1270 BASES BIOQUÍMICAS E FISIOLÓGICAS DA NUTRIÇÃO

202. Leite BF. Outras doenças reumatológicas. In: de Oliveira AM, Silva MS. Dietoterapia nas doenças do adulto. Rio de Janeiro: Rubio; 2018.
203. Leite BF. Efetividade de um programa de intervenção dietética sobre a atividade de doença, perfil metabólico e estresse oxidativo em pacientes com artrite psoriásica: um ensaio clínico, randomizado e placebo-controlado (The DIETA trial – Dietetic IntervEntion in psoriatic Arthritis) (Tese de doutorado). São Paulo: Universidade Federal de São Paulo; 2015.
204. Leite BF. Inadequação do consumo alimentar e do perfil metabólico associados ao aumento do estresse oxidativo em pacientes com artrite psoriásica (Dissertação de mestrado). São Paulo: Universidade Federal de São Paulo; 2015.
205. Lerner BR, Lei DLM, Chaves SP, Freire RD. Consumption of calcium by adolescents from public schools em Osasco, São Paulo, Brazil. Rev Nutr. 2000;13(1):57-63.
206. Leventis P, Patel S. Clinical aspects of vitamin D in the management of rheumatoid arthritis. Rheumatology. 2008;47(11):1617-21.
207. Lewiecki EM, Gordon CM, Baim S, Leonard MB, Bishop NJ, Bianchi ML, et al. International Society for Clinical Densitometry 2007 adult and pediatric official positions. Bone. 2008;43(6):1115-21.
208. Lian JB, Stein GS. The cells of bone. In: Seibel MJ, Robins SP, Bilezikian JP, eds. Dynamics of bone and cartilage metabolism. San Diego: Academic Press; 1999. p.165-86.
209. Lian JB, Javed A, Zaidi SK, Lengner C, Montecino M, van Wijnen AJ, et al. Regulatory controls for osteoblast growth and differentiation: role of Runx/Cbfa/AML factors. Crit Rev Eukaryot Gene Expr. 2004; 4(1-2):1-41.
210. Lima XT, Kimball AB. Skin carotenoid levels in adult patients with psoriasis. J Eur Acad Dermatol Venereol. 2011;25(8):945-9.
211. Lin PH, Ginty F, Appel LJ, Aickin M, Bohannon A, Garnero P, et al. The DASH diet and sodium reduction improve markers of bone turnover and calcium metabolism in adults. J Nutr. 2003;133(10):3130-6.
212. Linus Pauling Institute. Micronutrient research for optimum health. Micronutrient Information Center. Regulation of Serum Calcium Levels. Oregon State University. Disponível em: http://lpi.oregonstate.edu/infocenter/minerals/calcium/capth.html [Acesso em: 23 out. 2011].
213. Lips P, Duong T, Oleksik A, Black D, Cummings S, Cox D, et al. A global study of vitamin D status and parathyroid function in postmenopausal women with osteoporosis: baseline data from the multiple outcomes of raloxifene evaluation clinical trial. J Clin Endocrinol Metab. 2001;86(3):1212-21.
214. Little RD, Carulli JP, Del Mastro RG, Dupuis J, Osborne M, Folz C, et al. A mutation in the LDL receptor-related protein 5 gene results in the autosomal dominant high-bone-mass trait. Am J Hum Genet. 2002;70(1):11-9.
215. Liu S, Song Y, Ford ES, Manson JE, Buring JE, Ridker PM. Dietary calcium, vitamin D, and the prevalence of metabolic syndrome in middle-aged and older U.S. women. Diabetes Care. 2005;28(12):2926-32.
216. Lock G, Holstege A, Lang B, Scholmerich J. Gastrointestinal manifestations of progressive systemic sclerosis. Am J Gastroenterol. 1997;92(5):763-71.
217. Lohmander S. Osteoarthritis and obesity - what is the link? Ann Rheum Dis. 2005;64(Suppl. 3):99.
218. Lombard LA, du Plessis LM, Visser J. Body composition of rheumatoid arthritis patients in the City of Cape Town, South Africa. Clin Rheumatol. 2014;33:467-76.
219. Lopes JB, Danilevicius CF, Takayama L, Caparbo VF, Menezes PR, Scazufca M, et al. Prevalence and risk factors of radiographic vertebral fracture in Brazilian community-dwelling elderly. Osteoporos Int. 2011;22(2):711-9.
220. Lopes JB, Figueiredo CP, Caparbo VF, Takayama L, Menezes PR, Scazufca M, et al. Osteoporotic fractures in the Brazilian community-dwelling elderly: prevalence and risk factors. J Clin Densitom. 2011;14(3):359-66.
221. Lundberg AC, Akesson A, Akesson B. Dietary intake and nutritional status in patients with systemic sclerosis. Ann Rheum Dis. 1992;51(10):1143-8.
222. MacGregor GA, Cappuccio P. The kidney and essential hypertension: a link to osteoporosis? J Hypertens. 1993;11(8):781-5.
223. Machtey I, Ouaknine L. Tocopherol in osteoarthritis: a controlled pilot study. J Am Geriatr Soc. 1978;26(7):328-30.

NUTRIÇÃO E DOENÇAS ÓSSEAS E REUMÁTICAS

224. Madland TM, Björkkjaer T, Brunborg LA, Fröyland L, Berstad A, Bru JG. Subjective improvement in patients with psoriatic arthritis after short-term oral treatment with seal oil. A pilot study with double blind comparison to soy oil. J Rheumatol. 2006;33(2):564-8.
225. Manolagas SC, Werntz DA, Tsoukas CD, Provvedini DM, Vaughan JH. 1,25-Dihydroxyvitamin D3 receptors in lymphocytes from patients with rheumatoid arthritis. J Lab Clin Med. 1986;108(6):596-600.
226. Manolagas SC. Birth and death of bone cells: Basic regulatory mechanisms and implications for the pathogenesis and treatment of osteoporosis. Endocr Rev. 2000;21(2): 115-37.
227. Marcora S, Casanova F, Williams E, Jones J, Elamanchi R, Lemmey A. Preliminary evidence for cachexia in patients with well-established ankylosing spondylitis. Rheumatology. 2006;45(11):1385-8.
228. Marshall D, Johnell O, Wedel H. Meta-analysis of how well measures of bone mineral density predict occurrence of osteoporotic fractures. BMJ. 1996;312(7041):1254-9.
229. Martini LA, Booth SL, Saltzman E, Latorre MDRDO, Wood RJ. Dietary phylloquinone depletion and repletion in postmenopausal women: effects on bone and mineral metabolism. Osteoporos Int. 2006;17(6):929-35.
230. Martini LA, Moura EC, Santos LC, Malta DC, Pinheiro MM. Prevalência de diagnóstico auto-referido de osteoporose, Brasil, 2006. Rev Saúde Pública. 2009;43(Suppl. 2):107-16.
231. Martini LA. Magnesium supplementation and bone turnover. Nutr Rev. 1999;57(7):227-8.
232. Masi AT; Subcomitee for Schenoderma Criteria of the American Rheumatism Association Diagnostic and Therapeutic Criteria Committee, Preliminary criteria for the classification of systemic sclerosis (scleroderma). Arthritis Rheum 1980; 23(5):581-90.
233. Matkovic TJ, Jelic T, Wrdlaw GM, Ilch JZ, Goel PK, Wright JK, et al. Timing of peak bone mass in Caucasian females and its implications for the prevention of osteoporosis. J Clin Invest. 1994;93(2):799-808.
234. McAlindon TE, Felson DT, Zhang Y, Hannan MT, Aliabadi P, Weissman B, et al. Relation of dietary intake and serum levels of vitamin D to progression of osteoarthritis of the knee among participants in the Framingham Study. Ann Intern Med. 1996;125(5):353-9.
235. McAlindon TE, Jacques P, Zhang Y, Hannan MT, Aliabadi P, Weissman B, et al. Do antioxidant micronutrients protect against the development and progression of knee osteoarthritis? Arthritis Rheum. 1996;39(4):648-56.
236. McKellar G, Morrison E, McEntegart A, Hampson R, Tierney A, Mackle G, et al. A pilot study of a Mediterranean-diet intervention in female patients with rheumatoid arthritis living in areas of social deprivation in Glasgow. Ann Rheum Dis. 2007;66(9):1239-43.
237. McLean RR, Shardell MD, Alley DE, Cawthon PM, Fragala MS, Harris TB, et al. Criteria for clinically relevant weakness and low lean mass and their longitudinal association with incident mobility impairment and mortality: the foundation for the National Institutes of Health (FNIH) sarcopenia project. J Gerontol A Biol Sci Med Sci. 2014;69:576–83.
238. Melton LJ III. How many women have osteoporosis now? J Bone Miner Res. 1995;10(2):175-77.
239. Messier SP, Legault C, Mihalko S, Miller GD, Loeser RF, DeVita P, et al. The Intensive Diet and Exercise for Arthritis (IDEA) trial: design and rationale. BMC Musculoskelet Disord. 2009;10:93.
240. Messier SP, Loeser RF, Miller GD, Morgan TM, Rejeski WJ, Sevick MA, et al. Exercise and dietary weight loss in overweight and obese older adults with knee osteoarthritis: the arthritis, diet, and activity promotion trial. Arthritis Rheum. 2004;50(5):1501-10.
241. Messina M, Ho S, Alekel DL. Skeletal benefits of soy isoflavones: a review of the clinical trial and epidemiologic data. Curr Opin Clin Nutr Metab Care. 2004;7(6):649-58.
242. Meunier PJ, Roux C, Seeman E, Ortolani S, Badurski JE, Spector TD, et al. The effects of strontium ranelate on the risk of vertebral fracture in women with postmenopausal osteoporosis. N Engl J Med. 2004;350(2):459-68.
243. Michael JWP, Schluter-Brust KU, Eysel P. The epidemiology, etiology, diagnosis, and treatment of osteoarthritis of the knee. Disch Arztebl Int. 2010;107(9):152-62.
244. Michaelsson K, Lithell H, Vessby B, Melhus H. Serum Retinol levels and the risk of fracture. N Engl J Med. 2003;348(4):287-94.
245. Miller WL, Portalle AA. Genetic disorders of vitamin D biosynthesis. Pediatr Endocrinol. 1999;28(4):825-40.

246. Minno MN, Peluso R, Iervolino S, Russolillo A, Lupoli R, Scarpa R. Weight loss and achievement of minimal disease activity in patients with psoriatic arthritis starting treatment with tumor necrosis factor α blockers. Ann Rheum Dis. 2014;73.
247. Montilla RNG, Marucci MFN, Aldrighi JM. Nutritional status and food intake assessment of climacterics women. Rev Assoc Med Bras. 2003;49(1):91-5.
248. Morais QM, Burgos MGPAB. Impacto dos nutrientes na saúde óssea: novas tendências. Rev Bras Ortop. 2007;42(7):189-94.
249. Morgan SL, Anderson AM, Hood SM, Matthews PA, Lee JY, Alarcon GS. Nutrient intake patterns, body mass index and vitamin levels in patients with rheumatoid arthritis. Arthritis Care Res. 1997;10(1):9-17.
250. Morgan SL, Baggott JE. Folate supplementation during methotrexate therapy for rheumatoid arthritis. Clin Exp Rheumatol. 2010;28(5 Suppl.61):S102-9.
251. Moscovici Y, Toledano K, Markovits D, Rozin A, Nahir AM, Balbir-Gurman A. Vitamin D level: is it related to disease activity in inflammatory joint disease? Rheumatol Int. 2011;31(4):493-9.
252. Munro IC, Harwood M, Hlywka JJ, Stephen AM, Doull J, Flamm WG, et al. Soy isoflavones: a safety review. Nutr Rev. 2003;61(1):1-33.
253. Munro R, Capell H. Prevalence of low body mass in rheumatoid arthritis: association with the acute phase response. Ann Rheum Dis. 1997;56(5):326-9.
254. Nagpal S, Na S, Rathnachalam R. Noncalcemic actions of vitamin D receptor ligands. Endocr Rev. 2005;26(5):662-87.
255. National Academy Press. Dietary reference intakes for calcium and vitamin D. Washington, DC: National Academies Press; 2011.
256. National Osteoporosis Foundation. Clinician's guide to prevention and treatment of osteoporosis. Washington DC: National Osteoporosis Foundation; 2008. 36p.
257. Naziroglu M, Akkus S, Celik H. Levels of lipid peroxidation and antioxidant vitamins in plasma and erythrocytes of patients with ankylosing spondylitis. Clin Biochem. 2011;44:1412-5.
258. Nicklas BJ, Ambrosius W, Messier SP, Miller GD, Penninx BWJH, Loeser RF, et al. Diet-induced weight loss, exercise, and chronic inflammation in older, obese adults: a randomized controlled clinical trial. Am J Clin Nutr. 2004;74:544-51.
259. Nordin BEC. Calcium and osteoporosis. Nutrition. 1997;13(7-8):664-86.
260. Nordin BEC. Calcium requirement is a sliding scale. Am J Clin Nutr. 2000;71(6):1381-3.
261. Núcleo de Estudos e Pesquisas em Alimentação – NEPA. Universidade Estadual de Campinas. TACO - tabela brasileira de composição de alimentos. 4. ed. Campinas: NEPA/Unicamp; 2011.
262. Oliver AM, E. William St C. Rheumatoid arthritis. Treatment and assessment. In: Klippel JH, Stone JH, Crofford LeJ, White PH, eds. Primer on the rheumatic diseases. 13. ed. Atlanta: Arthritis Foundation; 2008. p.133-41.
263. Oranskiy SP, Yeliseyeva LN, Tsanaeva AV, Zaytseva NV. Body composition and serum levels of adiponectin, vascular endothelial growth factor, and interleukin-6 in patients with rheumatoid arthritis. Croatian Med J. 2012;53:350-6.
264. Otero M, Lago R, Lago F, Reino JJ, Gualillo O. Signalling pathway involved in nitric oxide synthase type II activation in chondrocytes: synergistic effect of leptin with interleukin-1. Arthritis Res Ther. 2005;7(3):R581-91.
265. Parfitt AM, Drezner MK, Glorieux FH, Kanis JA, Malluche H, Meunier PJ, et al. Bone histomorphometry: standardization of nomenclature, symbols, and units. Report of the ASBMR Histomorphometry Nomenclature Committee. J Bone Miner Res. 1987;2(6):595-610.
266. Patel S, Farragragher T, Berry J, Bunn D, Silman A, Symmons D. Association between serum vitamin D metabolite levels and disease activity in patients with early inflammatory polyarthritis. Arthritis Rheum. 2007;56(7):2143-9.
267. Pavy S, Dernis E, Lavie F, Maillefert JF, Mariette X, Schaeverbeke T, et al. Imaging for the diagnosis and follow-up of ankylosing spondylitis: development of recommendations for clinical practice based on published evidence and expert opinion. Joint Bone Spine. 2007;74(4):338-45.
268. Pedersen M, Jacobsen S, Klarlund M, Pedersen BV, Wiik A, Wohlfahrt J, et al. Environmental risk factors differ between rheumatoid arthritis with and without auto- antibodies against cyclic citrullinated peptides. Arthritis Res Ther. 2006;8(4):R133.

NUTRIÇÃO E DOENÇAS ÓSSEAS E REUMÁTICAS

269. Pedersen M, Stripp C, Klarlund M, Olsen SF, Tjonneland AM, Frisch M. Diet and risk of rheumatoid arthritis in a prospective cohort. J Rheumatol. 2005;32:1249-52.
270. Pedreira PG, Pinheiro MM, Szejnfeld VL. Bone mineral density and body composition in postmenopausal women with psoriasis and psoriatic arthritis. Arthritis Res Ther. 2011;13(1):88-91.
271. Pereira MA, Jacobs DR Jr, Van Horn L, Slattery ML, Kartashov AI, Ludwig DS. Dairy consumption, obesity, and the insulin resistance syndrome in young adults: the Cardia Study. JAMA. 2002;287(16):2081-9.
272. Petitti DB, Piaggio G, Mehta S, Cravioto MC, Meirik O. Steroid hormone contraception and bone mineral density: a cross-sectional study in an international population. The WHO Study of Hormonal Contraception and Bone Health. Obstet Gynecol. 2000;95(5):736-44.
273. Petrella RJ, Petrella M. A prospective, randomized, double-blind, placebo-controlled study to evaluate the efficacy of intraarticular hyaluronic acid for osteoarthritis of the knee. J Rheumatol. 2006;33(5):951-6.
274. Pietrobelli A, Formica C, Wang Z, Heymsfield SB. Dual-energy X-ray absorptiometry body composition model: review of physical concepts. Am J Physiol. 1996;271(6 pt.1):E941-51.
275. Pignotti GA, Genaro PS, Pinheiro MM, Szejnfeld VL, Martini LA. Is a lower dose of vitamin D supplementation enough to increase 25(OH)D status in a sunny country? Eur J Nutr. 2010;49(5):277-83.
276. Pinheiro MM, Castro CM, Szejnfeld VL. Low femoral bone mineral density and quantitative ultrasound are risk factors for new osteoporotic fracture and total and cardiovascular mortality: a 5-year population-based study of brazilian elderly women. J Gerontol A Biol Sci Med Sci. 2006;61(2):196-203.
277. Pinheiro MM, Ciconelli RM, Jacques Nde O, Genaro PS, Martini LA, Ferraz MB. The burden of osteoporosis in Brazil: regional data from fractures in adult men and women - The Brazilian Osteoporosis Study (BRAZOS). Rev Bras Reumatol. 2010;50(2):113-27.
278. Pinheiro MM, Ciconelli RM, Martini LA, Ferraz MB. Clinical Risk Factors for Osteoporotic Fractures in Brazilian Women and Men - The Brazilian Osteoporosis Study (BRAZOS). Osteoporos Int. 2009;20(3):399-408.
279. Pinheiro MM, Ciconelli RM, Martini LA, Ferraz MB. Risk factors for recurrent falls among Brazilian women and men - The Brazilian Osteoporosis Study (BRAZOS). Cad Saúde Pública. 2010;26(1):89-96.
280. Pinheiro MM, Jacques NO, Genaro PS, Ciconelli RM, Ferraz MB, Martini LA. Nutrient intakes related to osteoporotic fractures in Brazilian men and women – The Brazilian Osteo-porosis Study (BRAZOS). Nutr J. 2009;8:6.
281. Pinheiro MM, Reis Neto ET, Machado FS, Omura F, Szejnfeld J, Szejnfeld VL. Development and validation of a tool for identifying women with low bone mineral density and low-impact fractures: the São Paulo Osteoporosis Risk Index (SAPORI). Osteoporos Int. 2012;23(4):1371-9.
282. Pinheiro MM, Reis Neto ET, Yang JHK, Machado FS, Omura F, Szejnfeld J, et al. Risk factors for osteoporotic fractures and low bone density in pre and postmenopausal women: The São Paulo Osteoporosis Study (SAPOS). Rev Saúde Pública. 2010;44(3):479-85
283. Pinheiro MM. Mortalidade após fratura por osteoporose. Arq Bras Endocrinol Metab. 2008;52(7):1071-2.
284. Pixley FJ, Stanley ER. CSF-1 regulation of the wandering macrophage: Complexity in action. Trends Cell Biol. 2004;14(11):628-38.
285. Plasqui G, Boonen A, Geusens P, Kroot EJ, Starmans M, van der Linden S. Physical activity and body composition in patients with ankylosing spondylitis. Arthritis Care Res (Hoboken). 2012;64:101-7.
286. Poole KE, van Bezooijen RL, Loveridge N, Hamersma H, Papapoulos SE, Lowik CW, et al. Sclerostin is a delayed secreted product of osteocytes that inhibits bone formation. FASEB J. 2005;19(13):1842-4.
287. Pottie P, Presle N, Terlain B, Netter P, Mainard D, Berenbaum F. Obesity and osteoarthritis: more complex than predicted! Ann Rheum Dis. 2006;65(11):1403-5.
288. Presle N, Pottie P, Dumond H, Guillaume C, Lapicque F, Pallu S, et al. Differential distribution of adipokines between plasma and synovial fluid in patients with osteoarthritis. Contribution of joint tissues to their articular production. Osteoarthr Cartil. 2006;14(7):690-5.

289. Price PA. Gla-containing proteins of bone. Connect Tissue Res. 1989;21(1-4):51-7.
290. Rall LC, Roubenoff R. Rheumatoid cachexia: metabolic abnormalities, mechanisms and interventions. Rheumatology. 2004;43(10):1219-23.
291. Ramalho AC, Lazaretti-Castro M, Hauache O, Kasamatsu T, Brandão C, Reis AF, et al. Fractures of the proximal femur: correlation with vitamin D receptor gene polymorphism. Braz J Med Biol Res. 1998;31(7):921-7.
292. Rayman MP, Callaghan A. Nutrition and arthritis. Oxford: Blackwell Publishing; 2006.
293. Recasens MA, Puig C, Ortiz-Santamaria V. Nutrition in systemic sclerosis. Reumatol Clin. 2012;8:135-40.
294. Recker RR, Weinstein RS, Chesnut CH 3rd, Schimmer RC, Mahoney P, Hughes C, et al. Histomorphometric evaluation of daily and intermittent oral ibandronate in women with postmenopausal osteoporosis: results from the BONE study. Osteoporos Int. 2004;15(3):231-7.
295. Reginster JY, Seeman E, De Vernejoul MC, Adami S, Compston J, Phenekos C, et al. Strontium ranelate reduces the risk of non-vertebral fractures in post-menopausal women with osteoporosis: TROPOS study. J Clin Endocrinol Metab. 2005;90(5):2816-22.
296. Reichel H, Koeffler HP, Norman AW. The role the vitamin D endocrine system in health and disease. N Engl J Med. 1989;320(15):980-91.
297. Reid DM, New SA. Nutritional influences on bone mass. Prooc Nutr Soc. 1997;56(3):977-87.
298. Reid IR, Ames RW, Evans MC, Gamble GD, Sharpe SJ. Long-term effects of calcium supplementation on bone loss and fractures in postmenopausal women: a randomized controlled trial. Am J Med. 2005;98(4):331-5.
299. Reis NT. Nutrição clínica: interações. Rio de Janeiro: Rubio; 2004.
300. Reiss E, Canterbury JM, Bercovitz MA, Kaplan EL. The role of phosphate in the secretion of parathyroid hormone in man. J Clin Invest. 1970;49(11):2146-9.
301. Renkema KY, Alexander RT, Bindels RJ, Hoenderop JG. Calcium and phosphate homeostasis: concerted interplay of new regulators. Ann Med. 2008;40(2):82-91
302. Renzo LD, Saraceno R, Schipani C, Rizzo M, Bianchi A, Noce A, et al. Prospective assessment of body weight and body composition changes in patients with psoriasis receiving anti-TNF-alpha treatment. Dermatol Ther. 2011;24:446-51.
303. Rhode CM, Manatt M, Claget-Dame M, DeLucca HF. Vitamin A antagonizes the action of vitamin D in rats. J Nutr. 1999;129(12):2246-50.
304. Riggs BL, Wahner HW, Seeman E, Offord KP, Dunn WL, Mazess RB, et al. Changes in bone mineral density of the proximal femur and spine with aging. Differences between the postmenopausal and senile osteoporosis syndromes. J Clin Invest. 1982;70(4):716-23.
305. Rizzoli R, Ammann P, Bourrin S, Chevalley T, Bonjour JP. Protein intake and bone homeostasis. In: Burckhart P, Dawson-Huges B, Heaney RP, eds. Nutritional aspects of osteoporosis. San Diego: Academic Press; 2001. p.219-35.
306. Roberfroid MB, Cumps J, Devogelaer JP. Dietary chicory inulin increases whole-body bone mineral density in growing male rats. J Nutr. 2002;132(12):3599-602.
307. Ross FP. M-CSF, c-Fms and signaling in osteoclasts and their precursors. Ann NY Acad Sci. 2006;1068:110-6.
308. Roubenoff R, Heymsfield SB, Kehayias J, Cannon JG, Rosenberg IH. Standardization of nomenclature of body composition. Am J Clin Nutr. 1997;66(1):192-6.
309. Roubenoff R, Klag MJ, Mead LA, Liang KY, Seidler AJ, Hochberg MC. Incidence and risk factors for gout in white men. J Am Med Assoc. 1991;266(21):3004-7.
310. Roussow JE, Anderson GL, Prentice RL, LaCroix AZ, Kooperberg C, Stefanick ML, et al. Risks and benefits of estrogen plus progestin in healthy postmenopausal women: principal results from the Women's Health Initiative randomized controlled trial. J Am Med Assoc. 2002;288(3):321-33.
311. Rude RK, Gruber HE, Norton HJ, Wei LY, Frausto A, Mills BG. Bone loss induced by dietary magnesium reduction to 10% of the nutrient requirement in rats is associated with increased release of substance P and tumor necrosis factor-alpha. J Nutr. 2004;134(1):79-85.
312. Russell RGG, Watts NB, Ebetino FH, Rogers MJ. Mechanisms of action of bisphosphonates: similarities and differences and their potential influence on clinical efficacy. Osteoporos Int. 2008;19(6):733-59.

NUTRIÇÃO E DOENÇAS ÓSSEAS E REUMÁTICAS

313. Sadeghi O, Djafarian K, Ghorabi S, Khodadost M, Nasiri M, Shab-Bidar S. Dietary intake of fish, n-3 polyunsaturated fatty acids and risk of hip fracture: A systematic review and meta-analysis on observational studies. Crit Rev Food Sci Nutr. 2017 Dec 15:1-14.
314. Sahota O. Osteoporosis and the role of vitamin D and calcium-vitamin D deficiency, vitamin D insufficiency and vitamin D sufficiency. Age Ageing. 2000;29(4):301-4.
315. Sampaio-Barros PD, Azevedo VF, Bonfiglioli R, Campos WR, Carneiro SCS, Carvalho MAP, et al. Consenso Brasileiro de Espondiloartropatias: espondilite anquilosante e artrite psoriásica diagnóstico e tratamento – primeira revisão. Rev Bras Reumatol. 2007;47(4):233-42.
316. Saraiva GL, Cendoroglo MS, Ramos LR, Araújo LM, Vieira JG, Kunii I, et al. Influence of ultraviolet radiation on the production of 25 hydroxyvitamin D in the elderly population in the city of Sao Paulo (23 degrees 34'S), Brazil. Osteoporos Int. 2005;16(12):1649-54.
317. Sari I, Demir T, Kozaci LD, Akar S, Kavak T, Birlik M, Onen F, Akkoc N. Body composition, insulin, and leptin levels in patients with ankylosing spondylitis. Clin Rheumatol. 2007;26:1427-32.
318. Scheven BA, Hamilton NJ. Retinoic acid and 1,25 dihydroxivitamin D3 stimulate osteoclast formation by different mechanisms. Bone. 1990;11(1):53-9.
319. Seed SM, Dunican KC, Lynch AM. Osteoarthritis: a review of treatment options. Geriatrics. 2009;64(10):20-9.
320. Seeman E, Delmas PD. Bone quality: the material and structural basis of bone strength and fragility. N Engl J Med. 2006;354(21):2250-61.
321. Seibold JR, Smith EA, Leroy C, Steen VD. Systemic sclerosis. In: Klippel JH, Dieppe PA, eds. Rheumatology. London: Mosby-Year-book Europe Limited; 1994.
322. Setchell KD, Lydeking-Olsen E. Dietary phytoestrogens and their effect on bone: evidence from in vitro and in vivo, human observational, and dietary intervention studies. Am J Clin Nutr. 2003;78(Suppl. 3):S593-609.
323. Sieper J, Rudwaleit M, Baraliakos X, Brandt J, Braun J, Burgos-Vargas R, et al. The Assessment of SpondyloArthritis international Society (ASAS) handbook: a guide to assess spondyloarthritis. Ann Rheum Dis. 2009;68(Suppl. 2):ii1-44.
324. Silva CC, Goldberg TB, Teixeira AS, Dalmas JC. Bone mineralization among male adolescents: critical years for bone mass gain. J Pediatr (Rio J). 2004;80(6):461-7.
325. Sittart JASM. L.R.A: Fatores desencadeantes e agravantes. In: Romiti R. Compêndio de psoríase. Rio de Janeiro: Elsevier; 2010.
326. Skoldstam L, Hagfors L, Johansson G. An experimental study of a Mediterranean diet intervention for patients with rheumatoid arthritis. Ann Rheum Dis. 2003;62(3):208-14.
327. Smedslund G, Byfuglien M, Olsen S, Hagen KB. Effectiveness and safety of dietary interventions for rheumatoid arthritis: a systematic review of randomized controlled trials. J Am Diet Assoc 2010; 110(5):727-35.
328. Smith JB, Haynes MK. Rheumatoid arthritis--a molecular understanding. Ann Intern Med. 2002;136(12):908-22.
329. Sperling RI, Weinblatt M, Robin JL, Ravalese J, Hoover RL, House F, et al. Effects of dietary supplementation with marine fish oil on leukocyte lipid mediator generation and function in rheumatoid arthritis. Arthritis Rheum. 1987;30(9):988-97.
330. Stanek A, Cieslar G, Romuk E, Kasperczyk S, Sieron-Stoltny K, Birkner E, Sieron A. Decrease in antioxidant status of plasma and erythrocytes from patients with ankylosing spondylitis. Clin Biochem. 2010;43:566-70.
331. Stanners T, Sibbald B, Freeling P. Efficacy of cod liver oil as an adjunct to nonsteroidal anti-inflammatory drug treatment in the management of osteoarthritis in general practice. Ann Rheum Dis. 1992;51(1):128-9.
332. Stavropoulos-Kalinoglou A, Metsios GS, Koutedarkis Y, Nevill AM, Dougals KM, Jamurtas SA, et al. Redefining overweight and obesity in rheumatoid arthritis patients. Ann Rheum Dis. 2007;6(1):1316-21.
333. Stein GS, Lian JB. Molecular mechanisms mediating proliferation and differentiation interrelationships during progressive development of the osteoblast phenotype. Endocr Rev. 1993;14(4):424-42.
334. Stein HB, Hasan A, Fox IH. Ascorbic acid-induced uricosuria: a consequence of megavitamin therapy. Ann Intern Med. 1976;84(4):385-8.

335. Suarez-Almazoi ME, Belseck E, Shea B, Wells G, Tugwell P. Methotrexate for rheumatoid arthritis. Cochrane Database Syst Rev. 2000;(2):CD 000957.
336. Suda T, Takahashi N, Udagawa N, Jimi E, Gillespie MT, Martin TJ. Modulation of osteoclast differentiation and function by the new members of the tumor necrosis factor receptor and ligand families. Endocr Rev. 1999;20(3):345-57.
337. Summers GD, Deighton CM, Rennie MJ, Booth AH. Rheumatoid cachexia: a clinical perspective. Rheumatology. 2008;47(8):1124-31.
338. Sun Q, van Dam RM, Spiegelman D, Heymsfield SB, Willett WC, Hu FB. Comparison of dual-energy x-ray absorptiometric and anthropometric measures of adiposity in relation to adiposity-related biologic factors. Am J Epidemiol. 2010;172(12):1442-54.
339. Sundrarjun T, Komindr S, Archararit N, Dahaln W, Puchaiwatananon O, Angthararak S, et al. Effects of n-3 fatty acids on serum interleukin-6, tumour necrosis factor-alpha and soluble tumour necrosis factor receptor p55 in active rheumatoid arthritis. J Int Med Res. 2004;32(5):443-54.
340. Sundström B, Stålnacke K, Hagfors L, Johansson G. Supplementation of omega-3 fatty acids in patients with ankylosing spondylitis. Scand J Rheumatol. 2006;35(5):359-62.
341. Szejnfeld VL, Atra E, Baracat EC, Aldrighi JM, Civitelli R. Bone density in white Brazilian women: rapid loss at the time around the menopause. Calcif Tissue Int. 1995;56(3):186-91.
342. Takeda E, Yamamoto H, Nashiki K, Sato T, Arai H, Taketani Y. Inorganic phosphate homeostasis and the role of dietary phosphorus. J Cell Mol Med. 2004 8(2):191-200.
343. Tarp U, Hansen JC, Overvad K, Thorling EB, Tarp BD, Grandal H. Glutathione peroxidase activity in patients with rheumatoid arthritis and in normal subjects: Effects of long-term selenium supplementation. Arthritis Rheumat. 1987;30(10):1162-6.
344. Tehlirian C, Bathon JM. Rheumatoid arthritis. Clinical and laboratory manifestation. In: Klippel JH, Stone JH, Crofford LeJ, White PH, eds. Primer on the rheumatic diseases. 13. ed. Atlanta: Arthritis Foundation; 2008. p.114.
345. Toda Y, Toda T, Takemura S, Wada T, Morimoto T, Ogawa R. Change in body fat, but not body weight or metabolic correlates of obesity, is related to symptomatic relief of obese patients with knee osteoarthritis after a weight control program. J Rheumatol. 1998;25(11): 2181-86.
346. Togari A, Kondo M, Arai M, Matsumoto S. Effects of retinoic acid in bone formation and resorption in cultured mouse calvaria. Gen Pharmacol. 1991 22(2):287-92.
347. Towheed TE, Maxwell L, Anastassiades TP, Shea B, Houpt J, Robinson V. Glucosamine for treating osteoarthritis. Cochrane Database Syst Rev. 2005; 2:CD002946.
348. Toussirot E, Streit G, Nguyen NU, Dumoulin G, Le Huede G, Saas P, Wendling D. Adipose tissue, serum adipokines, and ghrelin in patients with ankylosing spondylitis. Metabolism. 2007;56:1383-9.
349. Turner CH. Biomechanics of bone: determinants of skeletal fragility and bone quality. Osteoporos Int. 2002;13(2):97-104.
350. Ude´n A, Trang L, Venizelos N, Palmblad J. Neutrophil functions and clinical performance after total fasting in patients with rheumatoid arthritis. Ann Rheum Dis. 1983;42(1):45-51.
351. University of Minnesota. Nutrition Coordinating Center. NDSR - Nutrition Data System for Research. Computer-based dietary analysis program, 2007.
352. van Bokhorst-de van der Schueren MA, Konijn NP, Bultink IE, Lems WF, Earthman CP, van Tuyl LH. Relevance of the new pre-cachexia and cachexia definitions for patients with rheumatoid arthritis. Clin Nutr. 2012;31:1008-10.
353. Van der Helm-van Mil AH, Verpoort KN, le Cessie S, Huizinga TW, de Vries RR, Toes RE. The HLA-DRB1 shared epitope alleles differ in the interaction with smoking and predisposition to antibodies to cyclic citrullinated peptide. Arthritis Rheum. 2007;56(2):425-32.
354. Van der Linden S, Valkenburg HA, Cats A. Evaluation of diagnostic criteria for ankylosing spondylitis: a proposal for modification of the New York criteria. Arthritis Rheum. 1984;27(4):361-8.
355. Veale DJ, Torley HL, Richards LM, O'Dowd A, Fttzsimons C, Belch JJE, et al. A double-blind placebo controlled trial of Efamol Marine on skin and joint symptoms of psoriatic arthritis. Br J Rheumatol. 1994;33(10):954-8.
356. Vidal EI, Coeli CM, Pinheiro RS, Camargo KR Jr. Mortality within 1 year after hip fracture surgical repair in the elderly according to postoperative period: a probabilistic record linkage study in Brazil. Osteoporos Int. 2006;17(10):1569-76.

NUTRIÇÃO E DOENÇAS ÓSSEAS E REUMÁTICAS

357. Vijayakumar D, Suresh K, Manoharan S. Lipid peroxidation and antioxidant status in blood of rheumatoid arthritis patients. Indian J Clin Biochem. 2006;21:105.
358. Visser K, Katchamart W, Loza E, Martinez-Lopez JA, Salliot C, Trudeau J, et al. Multinational evidence-based recommendations for the use of methotrexate in rheumatic disorders with a focus on rheumatoid arthritis: integrating systematic literature research and expert opinion of a broad international panel of rheumatologists in the 3E Initiative. Ann Rheum Dis. 2009;68(7):1086-93.
359. Waldburger JM, Firestein GS. Rheumatoid Arthritis. Epidemiology, pathology and pathogenesis. In: Stone JH, Crofford LeJ, White PH, eds. Primer on the rheumatic diseases. 13. ed. Atlanta: Arthritis Foundation; 2008. p.122-32.
360. Wang Y, Wluka AE, English DR, Teichtahl AJ, Giles GG, O'Sullivan R, et al. Body composition and knee cartilage properties in healthy, community-based adults. Ann Rheum Dis. 2007;66(9):1244-8.
361. Wang Y, Wluka AE, Hodge AM, English DR, Giles GG, O'Sullivan R, et al. Effect of fatty acids on bone marrow lesions and knee cartilage in healthy, middle-aged subjects without clinical knee osteoarthritis. Osteoarthritis Cartilage. 2008;16(5):579-83.
362. Wasko MC, Kay J, Hsia EC, Rahman MU. Diabetes mellitus and insulin resistance in patients with rheumatoid arthritis: risk reduction in a chronic inflammatory disease. Arthritis Care Res. 2011;63(4):512-21.
363. Watson DJ, Rhodis T, Guess HA. American College of Rheumatology Subcommittee on Rheumatoid Arthritis Guidelines: guidelines for the management of rheumatoid arthritis. Arthritis Rheum. 2002;46(2):328-46.
364. Weaver CM, Fleet JC. Vitamin D requirements: current and future. Am J Clin Nutr. 2004;80(6 Suppl.):173S-9S.
365. Webb AR, Kline L, Holick MF. Influence of season and latitude on the cutaneous synthesis of vitamin D3: exposure to winter sunlight in Boston and Edmonton will not promote vitamin D3 synthesis in human skin. J Clin Edocrinol Metab. 1988;67(2):373-8.
366. Weinstein RS, Chen J-R, Powers CC, Stewart SA, Landes RD, Bellido T, et al. Promotion of osteoclast survival and antagonism of bisphosphonate-induced osteoclast apoptosis by glucocorticoids. J Clin Invest. 2002;109(8):1041-8.
367. Westhoff G, Rau R, Zink A. Radiographic joint damage in early rheumatoid arthritis is highly dependent on body mass index. Arthritis Rheum. 2007;56(11):3575-82.
368. Whiting SJ, Boyle JL, Thompson A, Mirwald RL, Fulkner RA. Dietary protein, phosphorus and potassium are beneficial to bone mineral density in adult men consuming adequate dietary calcium. J Am Coll Nutr. 2002;21(5):402-9.
369. Williams PT. Effects of diet, physical activity and performance, and body weight on incident gout in ostensibly healthy, vigorously active men. Am J Clin Nutr. 2008;87(5):1480-7.
370. Wluka AE, Stuckey S, Brand C, Cicuttini FM. Supplementary vitamin E does not affect the loss of cartilage volume in knee osteoarthritis: a 2 year double blind randomized placebo controlled study. J Rheumatol. 2002;29(12):2585-91.
371. Woolf AD, Breedveld FC, Kvien TK. Controlling the obesity epidemic is important for maintaining musculoskeletal health. Ann Rheum Dis. 2006;65(11):1401-2.
372. World Health Organization. Assessment of fracture risk and its application to screening for postmenopausal osteoporosis. WHO technical report series 843. Geneva: WHO; 1994.
373. Wu T, Giovannucci E, Pischon T, Hankinson SE, Ma J, Rifai N, et al. Fructose, glycemic load, and quantity and quality of carbohydrate in relation to plasma C-peptide concentrations in US women. Am J Clin Nutr. 2004;80(4):1043-9.
374. Wu T, Willett WC, Hankinson SE, Giovannucci E. Caffeinated coffee, decaffeinated coffee, and caffeine in relation to plasma C-peptide levels, a marker of insulin secretion, in U.S. women. Diabetes Care. 2005;28(6):1390-6.
375. Yamashita S, Matsuzawa Y, Tokunaga K, Fujioka S, Tarui S. Studies on the impaired metabolism of uric acid in obese subjects: marked reduction of renal urate excretion and its improvement by a low-calorie diet. Int J Obesity. 1986;10(4):255-64.
376. Yang KG, Raijmakers NJ, van Arkel ER, Caron JJ, Rijk PC, Willems WJ. Autologous interleukin-1 receptor antagonist improves function and symptoms in osteoarthritis when compared to placebo in a prospective randomized controlled trial. Osteoarthritis Cartilage. 2008;16(4):498-505.

377. Yazar M, Sarban S, Kocyigit A, Isikan UE. Synovial fluid and plasma selenium, copper, zinc, and iron concentrations in patients with rheumatoid arthritis and osteoarthritis. Biol Trace Elem Res. 2005;106:123-32.
378. Yoo HG, Lee SI, Chae HJ, Park SJ, Lee YC, Yoo WH. Prevalence of insulin resistance and metabolic syndrome in patients with gouty arthritis. Rheumatol Int. 2011;31(4):485-91.
379. Young MA, Rose S, Reynolds JC. Gastrointestinal manifestations of scleroderma. Rheum Dis Clin North Am. 1996;22(4):797-823.
380. Zainal Z, Longman AJ, Hurst S, Duggan K, Caterson B, Hughes CE, et al. Relative efficacies of omega-3 polyunsaturated fatty acids in reducing expression of key proteins in a model system for studying osteoarthritis. Osteoarthritis Cartilage. 2009;17(7):896-905.
381. Zemel MB, Schuette SA, Hegsted HM, Linkswiler HM. Role of sufur-containing amino acids in protein-induced hypercalciuria in men. J Nutr. 1981;111(3):545-52.
382. Zerbini CA, Latorre MR, Jaime PC, Tanaka T, Pippa MGB. Bone mineral density in Brazilian men 50 years and older. Braz J Med Biol Res. 2000;33(12):1429-35.

53

Nutrição e doença renal crônica

DENISE MAFRA
CRISTIANE MORAES

INTRODUÇÃO

A doença renal crônica (DRC) é reconhecida como problema de saúde pública,[16] com diagnóstico realizado a partir de evidências que indiquem danos renais sinalizados por anormalidades em testes de imagem, em testes sanguíneos ou na taxa de filtração glomerular estimada (TFGe) (< 60 mL/min), com ou sem dano renal.[80] Os principais fatores de risco para o desenvolvimento da DRC incluem diabetes melito, hipertensão arterial sistêmica, glomerulonefrites, entre outros.

A progressão da DRC é medida por meio da diminuição de > 5 mL/min/1,73 m^2 na TFGe no período de um ano, ou de > 10 mL/min/1,73 m^2 no período de cinco anos e, além disso, a proteinúria prediz a progressão da doença.[33,36,40,105]

Os estágios da DRC são definidos como níveis da função renal relacionados à TFGe[80,81] e, para facilitar o diagnóstico da progressão da doença, existem cinco estágios (Tabela 53.1). A taxa mais baixa da TFGe caracteriza, portanto, o estágio mais avançado da DRC. Os quatro primeiros estágios correspondem à fase pré-dialítica (tratamento conservador), marcada pela contínua perda da função renal, que resulta no desenvolvimento da síndrome urêmica, com progressivas alterações da homeostasia do organismo. Quando este tratamento não é mais suficiente, a terapia renal substitutiva (TRS), como diálise peritoneal ou hemodiálise, deve ser introduzida.[77,80]

Tabela 53.1 Estágios da doença renal crônica

Estágio	Descrição	TFGe (mL/min/1,73 m^2)
1	Dano renal com TFGe normal ou alta	≥ 90
2	Dano renal com TFGe reduzida	60-89
3a	Redução moderada da TFGe	45-59
3b		30-44
4	Redução severa da TFGe	15-29
5	Falência renal	< 15

TFGe: taxa de filtração glomerular estimada
Fonte: adaptada de National Institute for Health and Clinical Excellence.[80]

A literatura confirma morbidade e mortalidade significativas da DRC, pois, em razão da importância da função dos rins na manutenção da homeostasia, a doença pode afetar quase todos os sistemas do organismo.[98] Adicionalmente aos fatores de risco tradicionais (obesidade, hipertensão, diabetes, dislipidemia etc.) e às situações características da doença renal (hipervolemia, anemia, alterações no metabolismo do cálcio e do fósforo etc.), pacientes também apresentam alta prevalência dos chamados fatores emergentes: hiper-homocisteinemia, concentrações elevadas de lipoproteína (a), estresse oxidativo e inflamação.[7,101]

As principais complicações que o paciente com DRC pode apresentar incluem anemia, *wasting*, inflamação, estresse oxidativo, aterosclerose, doença mineral óssea, acidose metabólica e redução do apetite, as quais serão descritas a seguir.

Anemia

A anemia é uma das complicações mais comuns da DRC e pode ser desenvolvida ainda nos primeiros estágios da doença. A anemia da DRC é frequentemente normocrômica e normocítica, ou seja, com quantidades normais de hemoglobina e tamanho normal das células vermelhas. Essa complicação está associada com o aumento da mortalidade e do número de hospitalizações e com a diminuição da qualidade de vida.[25,60] Estudo com pacientes em estágios 3 a 5 da DRC indicou aumento na prevalência de anemia a partir do estágio 3b (TFGe $\leq$ 45 mL/min/1,73 m²).[102] Além disso, a anemia é bastante comum em pacientes renais crônicos diabéticos.[84]

Dentre as principais causas da anemia na DRC estão:

- Produção reduzida de eritropoietina (EPO): a deficiência em EPO, hormônio responsável pela proliferação e diferenciação das células progenitoras de eritroide da medula óssea, é a causa primária da anemia associada à DRC.
- Hemólise: em pacientes com DRC, os eritrócitos podem sofrer redução de 25 a 50% em razão da presença de toxinas urêmicas.
- Deficiência em ferro: deve ser avaliada em pacientes nos estágios 3 e 4 da DRC, e seu diagnóstico se dá quando as concentrações de ferritina sérica estão < 100 µg/L.[79]
- Deficiência em vitamina B_{12} e em folato: essas vitaminas são essenciais para a produção e manutenção de novas células vermelhas.
- Outras causas de anemia na DRC: perda sanguínea crônica, hipotireoidismo, infecção ou inflamação crônicas, hiperparatireoidismo, infiltração da medula óssea (mieloma), aplasia das células vermelhas.

Os pontos de corte para a definição da anemia em indivíduos sem DRC, estabelecidos pela Organização Mundial da Saúde (OMS),[108] estão descritos em detalhes no Capítulo 55. Em pacientes com DRC a National Kidney Foundation Kidney Dialysis Outcome Quality Initiative (NKF-K/DOQI)[82] considera como adequada a variação nas concentrações de hemoglobina de 11 a 12 g/dL. Há recomendação por parte do National Institute for Health and Clinical Excellence (NICE)[79], que sustenta valores de hemoglobina que variam entre 10,5 e 12,5 g/dL em adultos, enquanto o Revised European Practice Guidelines (2004) considera que os pacientes devem atingir valores de hemoglobina > 11 g/dL.[57]

As concentrações de hemoglobina não devem ser maiores que 13 g/dL em pacientes com DRC (em diálise ou não) quando há administração de agente estimulante de eritropoiese (ESA). Além disso, a terapia com ESA, para atingir concentrações de hemoglobina acima de 10 a 12 g/dL nesses pacientes, aumenta os riscos de infarto, de hipertensão e de trombose. É necessário, desta forma, que profissionais de nefrologia tenham cuidado na dose recomendada desses agentes.[86]

Doses terapêuticas específicas de vitaminas podem melhorar o controle da anemia quando combinadas com a terapia de ESA.

Wasting

O *wasting* ou caquexia é prevalente entre pacientes com DRC e deve ser distinguido do termo "subnutrição", o qual pode ser definido como estado consequente de alimentação pobre ou de escassez de ingestão alimentar, ao passo que, no *wasting*, a anorexia é prevalente. Na subnutrição, o gasto energético encontra-se diminuído, enquanto em pacientes com *wasting*, permanece alto e associado à perda muscular e relativa subutilização de gordura corporal, ao contrário do que ocorre na subnutrição. Embora a ingestão alimentar inadequada possa contribuir para o *wasting*, evidências indicam que outros fatores, como desequilíbrio dos hormônios do apetite decorrente do *clearance* renal reduzido, irregularidades de sinalização dos neuropeptídios, resistência à insulina e a fatores de crescimento semelhantes à insulina, e acidose metabólica são manifestações importantes na patogênese do *wasting* da DRC.[35] Além disso, existem evidências de que a inflamação é causa importante do *wasting* muscular nesses pacientes. Pesquisadores observaram que, em ratos, a infusão com citocinas, como fator de necrose tumoral alfa (TNF-alfa), interleucina (IL)-6, IL-1beta e interferon gama (IFN-gama), aumentou os níveis de degradação muscular proteica enquanto a neutralização desses fatores atenuou tais efeitos.[15] Além disso, pacientes renais crônicos diabéticos submetidos à hemodiálise apresentam maior incidência de *wasting* quando comparados a pacientes não diabéticos.[89]

A caquexia foi definida como "síndrome metabólica complexa associada com a doença de base e caracterizada pela perda muscular, com ou sem perda de gordura" por um grupo de cientistas e clínicos que participaram de uma conferência em caquexia.[24] No contexto da DRC, o termo *wasting* proteico-energético (*protein-energy wasting* – PEW) foi proposto pela Sociedade Internacional de Nutrição Renal e Metabolismo (The International Society of Renal Nutrition and Metabolism – ISRNM) para descrever o "estado de estoques reduzidos de proteína e de combustíveis energéticos (proteína corporal e massa gorda)".[29]

Inflamação

Pacientes com DRC ainda em tratamento conservador já apresentam concentrações elevadas de marcadores pró-inflamatórios, como IL-6, TNF-alfa e proteína C-reativa (PCR), que se agravam após o início do tratamento dialítico.[5,110] A biocompatibilidade de membranas, a contaminação do dialisato por endotoxinas, a infecção do acesso venoso, a acidose metabólica e o estresse oxidativo, além de outros fatores, contribuem para a inflamação.[15] A inflamação nesses pacientes tem relação íntima com o *wasting*, com perda de apetite e com o risco aumentado de aterosclerose. Neste contexto, pesquisadores têm citado continuamente a síndrome "MIA", que representa a relação entre *Malnutrition, Inflammation and Atherosclerosis* (subnutrição, inflamação e aterosclerose) como uma das principais causas de mortalidade nos pacientes renais crônicos.[64]

Estresse oxidativo

Pacientes com DRC apresentam nível elevado de estresse oxidativo decorrente da uremia *per se*, da suplementação de ferro intravenoso e de fatores relacionados à diálise (p. ex., bioincompatibilidade de membranas ou contaminação do dialisato com endotoxinas). Além disso, esses pacientes apresentam baixas concentrações sanguíneas de agentes antioxidantes, como alguns minerais (selênio e zinco), vitaminas e outros compostos.[61,72]

O aumento da produção de espécies reativas de oxigênio (ERO), observado no estresse oxidativo, resulta em maior grau de oxidação das partículas de lipoproteínas de baixa densidade (LDL), com formação de LDL oxidada (LDL-ox), considerada importante fator na iniciação e na propagação da placa aterosclerótica, em processos inflamatórios e no acúmulo de lipídios na parede arterial.[100]

Aterosclerose

A aterosclerose é bastante comum em pacientes com DRC e está envolvida na fisiopatologia das doenças coronarianas, do infarto agudo do miocárdio e de problemas vasculares periféricos.[34] As doenças cardiovasculares representam a principal causa de morte nesses indivíduos, especialmente naqueles em estágio 5 da doença.[48] Os mais importantes fatores de risco relacionados à aterosclerose incluem hipertensão arterial sistêmica, dislipidemias, peroxidação lipídica e alterações minerais e ósseas da doença renal. Estudos têm mostrado que esses pacientes, principalmente os que estão sob tratamento dialítico, apresentam concentrações sanguíneas elevadas de LDL-ox e LDL eletronegativa, partículas importantes no desenvolvimento da aterosclerose.[55,56]

Embora os valores ideais de pressão arterial de pacientes com DRC ainda não estejam bem definidos, a hipertensão deve ser tratada com inibidores do sistema renina-angiotensina. Somado a isso, o tratamento das dislipidemias com estatinas pode contribuir para melhores efeitos no tratamento da doença cardiovascular. Além disso, a calcificação vascular deve ser considerada importante fator de risco, podendo ser tratada com vitamina D ativa e quelantes de fósforo.[48]

Doença mineral óssea

Evidências sugerem que as síndromes tradicionais, representadas por osteodistrofia renal, hiperparatireoidismo secundário e deficiência em vitamina D estão associadas à mortalidade em indivíduos com DRC. A doença mineral óssea (DMO) é caracterizada por ocasionar alterações ósseas, alterações minerais e calcificação vascular, em razão da deficiência em calcitriol (vitamina D ativa), das concentrações aumentadas de fator de crescimento de fibroblastos (FGF)-23, do *turnover* ósseo elevado, da doença óssea adinâmica, da osteoporose urêmica, da calcificação vascular, da hiper e hipofosfatemia e da hiper e hipocalemia.[42]

As recomendações NKF-K/DOQI para reposição de vitamina D por meio de suplementação parecem não melhorar de forma substancial as concentrações de vitamina D ou o hiperparatireoidismo secundário nos pacientes com DRC.[53,90]

As estratégias modernas para prevenir o hiperparatireoidismo secundário em pacientes com DRC dão grande importância à terapia de reposição de vitamina D. Todavia, fatores como estágio da doença, causa da doença renal, concentrações de hormônio da paratireoide (PTH), estado ósseo, depósito de vitamina D e concentrações séricas de cálcio e fosfato devem ser ponderados. A razão da terapia de reposição de vitamina D deveria ser a prevenção do hiperparatireoidismo secundário nos estágios iniciais da DRC, pois, uma vez constatado o desenvolvimento de hiperplasia da paratireoide e a osteodistrofia, essas condições não podem ser completamente revertidas. Os ativadores do receptor de vitamina D (VDR), incluindo calcitriol, alfacalcidiol, ergocalciferol, entre outros, propiciam menos efeitos sobre as concentrações de cálcio e fosfato, podendo, talvez, reduzir a mortalidade dos pacientes que realizam diálise. O paricalcitol, por exemplo, é um ativador do VDR que ocasiona efeitos mínimos nas concentrações séricas de cálcio e de fosfato. Tal fato permite concluir que, em se tratando de doenças cardiovasculares, as injeções com paricalcitol podem causar impacto positivo no índice de mortalidade desses pacientes, pois essa substância estaria parcialmente relacionada com efeitos benéficos no sistema cardiovascular.[17]

Além disso, há necessidade de atenção a outras doenças, pois diversos estudos de coorte têm demonstrado associações entre distúrbios do metabolismo mineral e fraturas, doenças cardiovasculares e mortalidade. Esses estudos têm ampliado o foco da DMO relacionada à DRC para incluir as doenças cardiovasculares neste cenário. O metabolismo mineral anormal, a estrutura óssea anormal e a calcificação extraesquelética estão intimamente relacionados e, em conjunto, contribuem para a morbidade e a mortalidade de pacientes com DRC.[46]

Além dos estudos sobre a vitamina D na DRC, tratamentos com dieta hipofosfatêmica e o uso de quelantes de fósforo são largamente usados na prática clínica.

Acidose metabólica

A acidose metabólica é uma manifestação comum na DRC e está associada com vários efeitos adversos, como a DMO, o catabolismo muscular, a hipoalbuminemia e o risco aumentado de morte.[22,73] Acredita-se que o surgimento da acidose ocorre quando a TFG diminui para cerca de 30 mL/min.[54] O mecanismo do catabolismo ativado pela acidose metabólica inclui a ativação da caspase-3, que ocasiona a clivagem de proteínas musculares;[4,21] o estímulo ao sistema ubiquitina-proteassoma para a degradação de proteínas musculares;[73,88] a resistência à insulina, que contribui para acelerar a degradação de proteína muscular;[106] e o aumento nas concentrações de citocinas pró-inflamatórias, que podem ativar o sistema ubiquitina-proteassoma e o *wasting*.[73,74]

A gravidade da acidose pode variar entre pacientes urêmicos que têm o mesmo grau de disfunção renal, o que reflete em diferentes respostas, bem como em variabilidade da carga ácida gerada a partir da dieta.[107] Desta forma, a análise dos ácidos gerados por alimentos frequentemente consumidos poderia ajudar a predizer como a dieta afeta o estado acidobásico.[93,94] Uma das formas mais estabelecidas de estimar a carga ácida é por meio do método da carga ácida renal potencial (PRAL, *potential renal acid load*).[92]

Todavia, pesquisadores investigaram a influência do PRAL e da função renal sob o grau de acidose metabólica em pacientes com DRC em tratamento conservador e concluíram que o estado acidobásico desses pacientes foi determinado, principalmente, pelo grau de insuficiência renal e não pela dieta.[54]

Diminuição do apetite

Os pacientes com DRC apresentam frequentemente perda do apetite (anorexia) e a otimização dos cuidados depende do entendimento claro das causas da anorexia relacionadas à DRC avançada.[14] Ademais, a anorexia é componente importante do *wasting* e está diretamente relacionada com a baixa qualidade de vida e o alto número de hospitalizações.[13] Tradicionalmente, a anorexia é considerada um sinal da intoxicação urêmica e, em razão dos sintomas da anorexia serem temporária e parcialmente reduzidos após o início da hemodiálise, sugere-se que o controle das toxinas urêmicas pode contribuir para a redução do quadro de anorexia.[12] Todavia, não se deve associar a anorexia apenas com os efeitos das toxinas urêmicas, pois ela está relacionada a outras complicações importantes da DRC, já que as influências sobre a ingestão alimentar são complexas e envolvem não apenas os fatores metabólicos, mas também alterações hormonais, bem como aspectos psicológicos. As diversas manifestações urêmicas da DRC contribuem para a perda da vontade de ingerir alimentos, incluindo sabor metálico na boca, diminuição da palatabilidade, boca seca, inflamação da mucosa e ulceração oral e fatores que podem contribuir para dificuldade de deglutição e inapetência. Somado a isso, a perda ou o enfraquecimento dos dentes faz com que determinados alimentos se tornem de difícil ingestão para os pacientes, como é o caso daqueles com alto teor de fibras (pães, frutas e hortaliças), o que contribui para a ingestão inadequada de nutrientes.[13]

A depressão e a ansiedade também exercem forte influência sobre o apetite.[59] Além disso, atualmente, as alterações nos hormônios do apetite estão sendo bastante estudadas em pacientes com DRC, em especial o aumento de hormônios, como a desacil grelina, a obestatina e a leptina, bem como a redução das concentrações de acil-grelina.[67,68]

Dessa forma, a anorexia representa uma alteração complexa e multifatorial que pode ter origem em razão da falência renal, mas que, com o tempo, envolve anormalidades metabólicas que não podem ser completamente corrigidas com a diálise. O tratamento da anorexia urêmica e do *wasting* deve ser multifacetado e a melhora da ingestão de proteínas e de energia é importante, mas não suficiente. Deve-se, portanto, promover a combinação de outros tratamentos, como terapias anti-inflamatórias.[14]

A nomenclatura *wasting energético-proteico* tem sido utilizada para descrever a subnutrição associada à DRC.[31] O gasto energético dos pacientes e a inatividade física, que tem várias causas, inclusive a inflamação, também têm sido discutidos.[62] Neste contexto, estudos mostram que exercícios físicos, aeróbicos e anaeróbicos, têm efeitos benéficos para os pacientes com DRC, inclusive no tratamento da doença.[31,65]

MICROBIOTA INTESTINAL E DOENÇA RENAL CRÔNICA

Nos últimos anos, a literatura tem registrado o papel da microbiota intestinal, que não se limita apenas à fisiologia e à homeostase do intestino, mas também a diversas funções metabólicas, com importantes repercussões sistêmicas, como regulação da imunidade, produção de vitaminas e outros nutrientes, e proteção do hospedeiro contra micro-organismos patogênicos.[44,49]

Pacientes com DRC estão constantemente expostos a diversos fatores, como desnutrição; edemas; estresse emocional, patológico, psicológico ou farmacológico; constipação intestinal; e azotemia. Todos estes fatores alteram a barreira intestinal, tornando-a mais permeável. Associado ao aumento da permeabilidade, há desequilíbrio da microbiota intestinal, de forma que os pacientes tenham maior absorção de substâncias, como lipopolissacarídeos e toxinas urêmicas, o que contribui para o aumento do estresse oxidativo e da inflamação sistêmica.[6,66,69]

As terapias moduladoras da microbiota intestinal na DRC, como o uso de probióticos, emergiram como estratégia de interesse. Muitos efeitos relacionados à ação dos probióticos poderiam ser benéficos para os pacientes com DRC, como a redução da inflamação e das concentrações de toxinas urêmicas, como indoxil sulfato, p-cresil sulfato e n-óxido trimetilamina (TMAO).[49] No entanto, um estudo incluiu suplementação de probióticos em pacientes em hemodiálise e não registrou benefícios em relação aos parâmetros bioquímicos e aos marcadores inflamatórios analisados. Ao contrário, houve aumento significativo nas concentrações de ureia, de potássio e da toxina indoxil sulfato.[10] Neste estudo, as concentrações da toxina urêmica TMAO, fortemente associadas à mortalidade cardiovascular em pacientes com DRC,[76] não se reduziram após a suplementação com probióticos. Assim, o uso de probióticos na DRC deve ser recomendado com cautela.

Como as toxinas urêmicas são provenientes da fermentação de alguns aminoácidos pela microbiota intestinal, a dieta hipoproteica prescrita durante a fase pré-diálise para pacientes com DRC poderia ter função benéfica adicional ao uso controlado de probióticos e de simbióticos.[6,75,76] De fato, estudo recente[9] mostrou que, além da melhora da função renal, a dieta hipoproteica (0,6 g/kg/dia) pode ser boa estratégia para reduzir a concentração de toxinas urêmicas produzidas pela microbiota intestinal.

NUTRIENTES NA DOENÇA RENAL CRÔNICA

A alimentação adequada e individualizada é de importância fundamental para o paciente com DRC. Com a progressão da doença, as funções renais tendem a declinar de maneira irreversível, sendo necessária a adesão ao tratamento nutricional personalizado, com o objetivo de reduzir as reações sintomáticas da uremia, do processo inflamatório, da hipertensão, do diabetes e dos demais sintomas associados à doença. Na fase pré-dialítica, o ideal é que o paciente se alimente de maneira equilibrada, com dieta hipossódica, hipoproteica e com ingestão adequada de lipídios e carboidratos.

Proteínas

A prescrição da dieta hipoproteica para o paciente com DRC que não realiza terapia de substituição renal já é consenso. Diversas metanálises têm demonstrado que a restrição proteica durante o tratamento conservador resulta em retardo significativo da falência renal sem que haja efeitos deletérios ao paciente, desde que esteja sendo acompanhado.[87] Em metanálise que incluiu mais de 1.400 pacientes de sete estudos controlados,

1286 BASES BIOQUÍMICAS E FISIOLÓGICAS DA NUTRIÇÃO

a redução de 0,2 g de proteína/kg/dia foi associada à menor prevalência (49%) de falência renal.[27] Em outra metanálise, que incluiu 2 mil pacientes, foi observada diminuição de 68% no risco de falência renal com a redução de ingestão de proteína.[28]

A maioria das sociedades científicas no mundo recomenda ingestão proteica ao paciente em pré-diálise de 0,6 a 0,8 g/kg/dia. Ao contrário, para pacientes em hemodiálise, a recomendação é de dieta hiperproteica, de no mínimo 1,1 g/kg de peso ideal/dia, e para aqueles em diálise peritoneal, é de 1,2 a 1,3 g/kg/dia.[31] É relevante mencionar que, de acordo com a EBPG Guideline on Nutrition[30], o peso utilizado para o cálculo de energia e de proteína deve ser o peso ideal (Tabela 53.2).

Tabela 53.2 Recomendação de proteína para pacientes com doença renal crônica (DRC)

Tipo de tratamento da DRC	Recomendação de proteína (g/kg/dia)*
Pré-diálise	0,6-0,8
Hemodiálise ou diálise peritoneal	1,2-1,4

* Utilizar peso ideal.

Carboidratos e lipídios

Quando a ingestão proteica do paciente com DRC é limitada, a distribuição calórica dos outros macronutrientes é extremamente importante. De acordo com o Institute of Medicine (IOM),[26] as calorias não proteicas (90% do total) devem ser distribuídas em 30% ou menos para os lipídios, e em até 60% para carboidratos complexos. A American Dietetic Association (ADA)[3] recomenda que a ingestão de carboidratos seja proveniente de grãos integrais, frutas, hortaliças e laticínios com baixo teor de gordura. Embora os efeitos glicêmicos sejam fortemente determinados pela quantidade total de carboidratos, os alimentos com baixo índice glicêmico contribuem para a redução da hiperglicemia pós-prandial, o que melhora o controle da glicose sanguínea. A ingestão de fibras deve ser orientada para beneficiar o metabolismo de gorduras e da glicose sanguínea.

Calorias

O metabolismo energético depende de diversas variáveis, como idade, sexo, massa corporal magra, clima, grau de inflamação e função da tireoide e da paratireoide. Quando o balanço energético é adequado, a necessidade energética corresponde ao gasto energético total (GET) do indivíduo, o qual compreende três componentes: taxa metabólica basal, efeito térmico dos alimentos e gasto energético com atividade física.[52]

A precisão para estimar o GET em pacientes com DRC é essencial para garantir a reposição adequada de nutrientes; todavia, a avaliação do gasto energético proveniente da atividade física e da taxa metabólica basal é bastante desafiadora nestes pacientes.[18,63] Ademais, resultados de taxa metabólica basal ainda permanecem discrepantes e não existem dados precisos de GET, pois os gastos com atividade física são de difícil monitoramento.[85] Um estudo utilizou um dispositivo (SenseWear™ Armband-SWA) para coletar o gasto energético durante a atividade física de pacientes com DRC e os resultados apontaram para o menor GET (29,5 ± 6,6 kcal/kg/dia) quando comparados a indivíduos saudáveis (31,8 ± 7,0 kcal/kg/dia) ($p = 0,02$).[62] Além disso, os autores observaram

NUTRIÇÃO E DOENÇA RENAL CRÔNICA 1287

menor gasto energético nos dias de diálise, o que decorreu da menor atividade física em razão das quatro horas que os pacientes passam sentados durante a diálise. Dessa forma, a necessidade energética diária para pacientes em hemodiálise varia de 30 a 40 kcal/kg de peso ideal/dia quando se considera o gasto energético decorrente da atividade física.[30]

Vitaminas e minerais

Várias anormalidades referentes ao acúmulo, bem como à deficiência de relevância clínica, têm sido estudadas e, para prevenir algumas das complicações que geralmente aparecem nos pacientes renais, é importante avaliar o estado nutricional desses indivíduos em relação às vitaminas e aos minerais descritos a seguir. A suplementação pode ser indicada quando houver confirmação da deficiência e dos efeitos positivos na qualidade de vida do paciente. Aparentemente, com exceção do ferro, não parece haver evidência da necessidade de doses suplementares rotineiras desses elementos. No entanto, parece haver baixas concentrações de algumas vitaminas e minerais na alimentação de pacientes com DRC, o que aponta para a necessidade de reposição desses nutrientes. A Tabela 53.3 mostra os valores recomendados de vitaminas e minerais.[30,41,99]

Tabela 53.3 Recomendações de vitaminas e minerais para pacientes com doença renal crônica (DRC)

Vitaminas e minerais	Recomendação diária
Vitamina B_1	1,1-1,2 mg de hidrocloro de tiamina
Vitamina B_2	1,1-1,3 mg de riboflavina
Vitamina B_6	10 mg de hidrocloro de piridoxina
Vitamina C	75-90 mg de ácido ascórbico
Folato	1 mg de ácido fólico
Vitamina B_{12}	2,4 µg de cobalamina
Vitamina PP	14-16 mg de ácido nicotínico
Vitamina B_8	30 µg de biotina
Vitamina B_5	5 mg de ácido pantotênico
Vitamina E	Suplementação de 400 a 800 UI
Ferro	8 mg para homens e 15 mg para mulheres
Zinco	8-12 mg para homens e 10-12 mg para mulheres
Selênio	55 µg

Fonte: Fouque et al.[30] e Jillard et al.[41]

Fósforo

Os pacientes com DRC que têm concentração plasmática de PTH > 70 pg/mL (estágio 3) ou > 110 pg/mL (estágio 4), em mais de duas análises bioquímicas consecutivas, devem restringir a ingestão de fosfato e, em casos nos quais a restrição de fosfato não reduz as concentrações plasmáticas de PTH, o calcitriol ou um de seus análogos deve ser administrado para prevenir ou amenizar distúrbios ósseos. Nos pacientes com TFGe abaixo de 60 mL/min/1,73 m², o hiperparatireoidismo secundário com altas concentrações de PTH é comum e a biópsia óssea revela a DMO decorrente do hiperparatireoidismo em grande parte dos pacientes. Dessa forma, a administração de pequenas doses de vitamina D ativa reduz as concentrações séricas de PTH, melhora a histologia óssea e ajuda a aumentar a densidade mineral óssea. Na administração de doses baixas tais benefícios ocorrem e não há efeitos negativos para a função renal. Entretanto, é fundamental monitorar as concentrações séricas de cálcio, de fósforo e de PTH.[83] A ingestão diária de fósforo por meio da alimentação deve ser de 800-1.000 mg,[30] todavia o controle da ingestão de fosfato raramente exclui a necessidade do uso de quelantes, que devem ser ingeridos com alimentos ricos em fósforo para prevenir sua absorção intestinal.[47,96]

Ferro

A deficiência em ferro é comum em pacientes que realizam hemodiálise, principalmente em razão das perdas sanguíneas durante a diálise, dos exames de sangue frequentes e dos sangramentos intestinais frequentes. A absorção de ferro dos alimentos e de suplementos orais pode estar prejudicada pelo aumento do pH gástrico como resultado do uso de quelantes de fosfato e de antiácidos. Os suplementos orais de ferro devem ser ingeridos entre as refeições (pelo menos 2 horas depois e 1 hora antes da refeição principal) para maximizar a absorção. Além disso, a ingestão dos suplementos orais de ferro não deve ser concomitante com os quelantes de fósforo.[30] Todavia, a maioria dos pacientes de hemodiálise é suplementada com ferro por via intravenosa.[57]

Recomenda-se ingestão diária de ferro de 8 mg/dia e de 15 mg/dia para homens e mulheres adultos, respectivamente. A suplementação de ferro deve ser realizada em pacientes tratados com ESA a fim de manter concentrações séricas adequadas de transferrina e de ferritina, e de atingir as concentrações ideais de hemoglobina (> 11 g/dL) ou do hematócrito (> 33%), com exceção daqueles que recebem ferro intravenoso.[30]

Potássio

A hipercalemia é potencial causa de morte súbita em pacientes com DRC que realizam hemodiálise. Não existem sinais que a revelem, portanto, quando as concentrações de potássio sérico pré-diálise passam de 5,0 mmol/L deve-se realizar orientação nutricional para reduzir o potássio da dieta. Todavia, outras causas da hipercalemia devem ser investigadas e corrigidas, como a acidose metabólica. Há também necessidade de reavaliar os medicamentos utilizados que podem contribuir para a hipercalemia, como inibidores da enzima conversora de angiotensina, anti-inflamatórios não esteroides, bloqueadores de receptores de angiotensina, entre outros. Além disso, a destruição de tecidos (catabolismo) em razão de traumas ou da perda de peso libera potássio do meio intracelular, o que resulta em hipercalemia em pacientes que realizam hemodiálise.[8] Dessa forma, em pacientes que apresentam concentrações séricas elevadas de potássio, recomenda-se ingestão diária de 50 a 70 mmoL/L (1.950-2.730 mg) ou de 1 mmoL/kg.[30]

Selênio

Diversos trabalhos têm mostrado que em pacientes renais as concentrações séricas, eritrocitárias e linfocitárias de selênio estão reduzidas, assim como se observa menor atividade da glutationa peroxidase, com aumento da peroxidação lipídica. Dessa forma, a deficiência em selênio está relacionada com o aumento do risco de doenças cardiovasculares nos pacientes com DRC.[95,103] A suplementação de selênio em pacientes com deficiência é recomendada visando melhorar a atividade da glutationa peroxidase, o que contribui para a redução de ERO, exercendo, portanto, efeitos de cardioproteção e imunoestimulatórios.[109]

O selênio está presente principalmente em carnes, em frutos do mar e na castanha-do-brasil. Estudo realizado com 81 pacientes em hemodiálise mostrou que a suplementação com uma unidade de castanha-do-brasil por dia durante três meses foi eficaz em aumentar significativamente as concentrações plasmáticas e eritrocitárias de selênio, bem como a atividade da glutationa peroxidase. Antes da suplementação, os pacientes apresentaram concentrações baixas de selênio no plasma (18,8 ± 17,4 µg/L) e nos eritrócitos (72,4 ± 37,9 µg/L), as quais, após a suplementação, aumentaram para 104,0 ± 65,0 µg/L no plasma e 244,1 ± 119,5 µg/L nos eritrócitos ($p < 0,0001$). A atividade da glutationa peroxidase também aumentou significativamente após a suplementação, de 46,6 ± 14,9 para 55,9 ± 23,6 U/g Hb ($p < 0,0001$). Os autores concluíram que a suplementação de castanha-do-brasil como fonte de selênio pode melhorar a condição de estresse oxidativo de pacientes com DRC em hemodiálise.[103] Não existe recomendação estabelecida de selênio para esses pacientes; no entanto, o estudo com suplementação castanha-do-brasil sugere que a ingestão adequada do mineral possa ser obtida com a ingestão de uma unidade da castanha ao dia, dependendo de sua origem.

Manganês

O manganês é um elemento-traço de transição associado a grande número de enzimas, como hidroxilases, quinases, descarboxilases e transferases. Além disso, o manganês é cofator essencial para a superóxido dismutase, fato que sugere que a deficiência nesse mineral pode contribuir para aumentar o estresse oxidativo de pacientes com DRC.[37] No entanto, apesar de ser essencial para a vida e de alguns trabalhos relatarem deficiência nesse mineral em pacientes com DRC, os efeitos desta deficiência permanecem desconhecidos, não havendo fortes argumentos para a suplementação.[95]

Cádmio

Os pacientes com DRC estão predispostos à contaminação por metais pesados, já que não são capazes de eliminar os resíduos tóxicos em consequência da diminuição da função renal. Vários estudos têm observado concentrações elevadas de cádmio no sangue de pacientes sob hemodiálise e essas concentrações elevadas podem aumentar o processo inflamatório e promover subnutrição nesses pacientes.[39] Uma das principais causas para o aumento das concentrações sanguíneas de cádmio é a contaminação da água de diálise. Além disso, o tabagismo é importante fator de incremento de cádmio no organismo e, em pesquisa realizada para avaliar a exposição ambiental e ocupacional por metais pesados, foi observado que as concentrações sanguíneas de cádmio eram maiores em pacientes renais fumantes quando comparados aos não fumantes.[45] Em estudo realizado no Rio de Janeiro observou-se que os pacientes não apresentavam aumento nas concentrações plasmáticas de cádmio e, além disso, a água da diálise apresentou valores dentro das normas recomendadas pela legislação brasileira.[104]

Magnésio

O magnésio está envolvido em processos enzimáticos, no balanço de eletrólitos, na regulação do tônus vascular, no ritmo cardíaco e no metabolismo esquelético. Além disso, o magnésio parece prevenir a resistência à insulina, as arritmias e a osteoporose, e sua deficiência promove inflamação e diminui a resposta imune.[71] É comum encontrar hipermagnesemia em pacientes com DRC com TFGe < 30 mL/min, o que parece ter efeitos benéficos, como diminuição da síntese de PTH, bem como redução do risco de aterosclerose, de isquemia miocárdica crônica e de arritmias.[43] No entanto, mais estudos são necessários para entender os riscos e benefícios do magnésio na DRC.

Sódio

Pacientes com DRC têm recomendação de redução na ingestão de sódio e, no tratamento hemodialítico, a restrição hídrica também é indicada, pois o controle do ganho de peso interdialítico por meio da restrição de sódio dietético (e ingestão de fluidos) e a preferência pelo uso de dialisato com baixa concentração de sódio têm sido descritos como importantes fatores hemodinâmicos, principalmente em pacientes anúricos e oligúricos. A redução na ingestão de cloreto de sódio para 80 a 100 mmoL/L (5 a 6 g ou 75 mg/kg), somada à diminuição da concentração de sódio do dialisato, parece ser suficiente para suprimir a sede e, desta forma, o ganho de peso interdialítico excessivo.[30] Além disso, observa-se o benefício do controle da pressão arterial, o que pode contribuir para a retirada dos anti-hipertensivos em determinados pacientes.[51] As recomendações atuais sobre a ingestão de fluidos variam de 500 a 1.000 mL /dia, além do volume de urina para alcançar o ganho de peso interdialítico de 2 a 2,5 kg ou de 4 a 4,5% de peso seco. A recomendação da ingestão hídrica deve considerar as condições de clima mais quente, o trabalho em ambientes quentes ou a presença de condições clínicas, como febre alta. Todavia, o controle da ingestão de sal é mais eficiente do que o de fluidos, e a própria resposta da redução da ingestão de sal acarretará em menor ingestão de fluidos. Todos os alimentos que são líquidos em temperatura ambiente (18 a 20°C) devem ser considerados como fluidos, com exceção dos óleos e alimentos com alto teor de gordura ou de açúcares. Pacientes em hemodiálise devem ser alertados a evitar alimentos que contenham cloreto de potássio ou outros aditivos de potássio.[30]

Vitamina E

Em razão das propriedades antioxidantes da vitamina E, acredita-se que ela possa auxiliar na redução do risco de desenvolvimento de doenças cardiovasculares, por meio da estabilização da estrutura lipídica da LDL e também da membrana celular.[11] Alguns autores recomendam a suplementação diária de 400 a 800 UI de vitamina E a fim de reduzir o risco de problemas cardiovasculares e de câimbras musculares recorrentes em pacientes com DRC.[30] De fato, foi observado que a suplementação com 400 UI de alfa-tocoferol/dia durante quatro meses diminuiu as concentrações sanguíneas de colesterol total, de colesterol em LDL (LDL-c) e de LDL eletronegativa em pacientes submetidos à hemodiálise.[70]

Vitamina C

A vitamina C é o antioxidante primário que neutraliza diretamente os radicais livres e é necessária para formação de colágeno e para função imune normal. Estudos têm mostrado que a vitamina C exerce efeitos benéficos na função endotelial e em lesões ateroscleróticas e que a sua deficiência prediz eventos cardiovasculares em pacientes hemodialisados.[2] A deficiência em vitamina C em pacientes com tratamento dialítico é bem estabelecida[97] e, ao que parece, as restrições no consumo de frutas e hortaliças impostas a estes pacientes em razão da hipercalemia, a perda urinária, o uso de furosemida, e a proteinúria são as possíveis causas para tal deficiência.[78] Revisão sistemática sugeriu que a suplementação oral com vitamina C pode resultar em aumento das concentrações de hemoglobina, com redução, portanto, da anemia e da dose de eritropoietina utilizada para estes pacientes.[20] Além disto, observou-se que a suplementação com 250 mg/dia de vitamina C durante 12 semanas para pacientes em hemodiálise melhorou o perfil lipídico e reduziu as concentrações de malonaldeído, com diminuição, assim, dos riscos para doenças cardiovasculares.[1] Em contrapartida, outros trabalhos não constataram redução da peroxidação lipídica, da inflamação ou de sintomas cardiovasculares com o uso de vitamina C ou, ainda, verificaram aumento da peroxidação lipídica em pacientes suplementados com até 1,5 g de vitamina C/dia durante três meses, principalmente em pacientes com concentrações elevadas de ferritina.[19,32,91]

Vitaminas do complexo B

Estudos têm observado deficiência em vitamina B_6, em folato e em vitamina B_{12} em pacientes com DRC, o que pode resultar em vários problemas, como aumento das concentrações plasmáticas de homocisteína e de dimetilarginina assimétrica (marcador de risco cardiovascular – ADMA), bem como em anemia. A suplementação parece melhorar as concentrações sanguíneas destas vitaminas; no entanto, ainda não está claro se a suplementação reduz eventos cardiovasculares.

A suplementação oral de ácido fólico (15 mg/dia) e a intravenosa de vitamina B_{12} (500 µg de metilcobalamina três vezes por semana) durante três semanas normalizaram as concentrações de homocisteína e reduziram as concentrações de ADMA, o que sugere que a coadministração dessas vitaminas é mais eficaz do que o fornecimento isolado.[50]

No entanto, apesar de alguns estudos mostrarem a associação entre hiper-homocisteinemia e mortalidade cardiovascular,[38] outros sugerem que a redução da homocisteína com o uso de ácido fólico, de vitamina B_6 e de vitamina B_{12} não reduz eventos cardiovasculares ou mortalidade por doenças cardiovasculares.[23,58] Além disso, não há consenso das quantidades a serem suplementadas e das vias de administração.

CONSIDERAÇÕES FINAIS

Pacientes com DRC apresentam diversas complicações que se iniciam nos estágios primários da doença e se agravam com a progressão da falência renal. O acompanhamento nutricional adequado é necessário para a prevenção e/ou o retardo do aparecimento de complicações, como anemia, *wasting*, falta de apetite, inflamação, estresse oxidativo, acidose metabólica, alterações hidroeletrolíticas, DMO, hipercalemia etc. A dieta para pacientes com DRC não é simples de ser elaborada, pois inclui desde o cálculo de calorias e de proteínas (que varia de hipo a hiperproteica, dependendo do tratamento e do estágio da doença), até o controle da ingestão de sódio, de líquidos e, em alguns casos, de potássio e fósforo, além da educação nutricional, que é a chave para o sucesso do tratamento.

REFERÊNCIAS

1. Abdollahzad H, Eghtesadi S, Nourmohammadi I, Khadem-Ansari M, Nejad-Gashti H, Esmaill-zadeh A. Effect of vitamin C supplementation on oxidative stress and lipid profiles in hemodialysis patients. Int J Vitam Nutr Res. 2009;79(5-6):281-7.
2. Aguirre R, May JM. Inflammation in the vascular bed: importance of vitamin C. Pharmacol Ther. 2008;119(1):96-103.
3. American Dietetic Association. Standards of medical care in diabetes. Diabetes Care. 2005;28(1):S4--S36.
4. Bailey JL, Zheng B, Hu Z, Price SR, Mitch WE. Chronic kidney disease causes defects in signaling through the insulin receptor substrate/ phosphatidylinositol 3-kinase/Akt pathway: implications for muscle atrophy. J Am Soc Nephrol. 2006;17(5):1388-94.
5. Barreto DV, Barreto FC, Liabeuf S, Temmar M, Lemke HD, Tribouilloy C, et al.; European Uremic Toxin Work Group (EUTox). Plasma interleukin-6 is independently associated with mortality in both hemodialysis and pre-dialysis patients with chronic kidney disease. Kidney Int. 2010;77(6):550-6.
6. Barros AF, Borges NA, Ferreira DC, Carmo FL, Rosado AS, Fouque D, et al. Is there interaction between gut microbial profile and cardiovascular risk in chronic kidney disease patients? Future Microbiol. 2015;10(4):517-26.
7. Bayés B, Pastor MC, Bonal J, Foraster A, Romero R. Oxidative stress, inflammation and cardiovascular mortality in haemodialysis--role of seniority and intravenous ferrotherapy: analysis at 4 years of follow-up. Nephrol Dial Transplant. 2006;21(4):984-90.
8. Beto JA, Bansal VK. Medical nutrition therapy in chronic kidney failure: integrating clinical practice guidelines. J Am Diet Assoc. 2004;104(3):404-9.
9. Black AP, Anjos JS, Cardozo L, Carmo FL, Dolenga CJ, Nakao LS, et al. Does low-protein diet influence the uremic toxin serum levels from the gut microbiota in nondialysis chronic kidney disease patients? J Ren Nutr. 2018;28(3):208-14.
10. Borges NA, Carmo FL, Stockler-Pinto MB, de Brito JS, Dolenga CJ, Ferreira DC, et al. Probiotic supplementation in chronic kidney disease: a double-blind, randomized, placebo-controlled trial. J Ren Nutr. 2018 Jan;28(1):28-36.
11. Bufano G, Usberti M, Mandolfo S, Malberti F, Piroddi M, Galli F. Von Willebrand factor and auto-antibodies against oxidized LDL in hemodialysis patients treated with vitamin E-modified dialyzers. Int J Artif Organs. 2004;27:214-21.
12. Carrero JJ, Aguilera A, Stenvinkel P, Gil F, Selgas R, Lindholm B. Appetite disorders in uremia. J Renal Nutr. 2008;18(1):107-13.
13. Carrero JJ. Identification of patients with eating disorders: clinical and biochemical signs of appetite loss in dialysis patients. J Renal Nutr. 2009;19(1):10-5.

NUTRIÇÃO E DOENÇA RENAL CRÔNICA

14. Carrero JJ. Mechanisms of altered regulation of food intake in chronic kidney disease. J Renal Nutr. 2011;21(1):7-11.
15. Cheung WW, Paik KH, Mak RH. Inflammation and cachexia in chronic kidney disease. Pediatr Nephrol. 2010;25(4):711-24.
16. Coresh J, Astor BC, Greene T, Eknoyan G, Levey AS. Prevalence of chronic kidney disease and decreased kidney function in the adult US population: Third National Health and Nutrition Examination Survey. Am J Kidney Dis. 2003;41(1):1-12.
17. Cozzolino M, Brandenburg V. Paricalcitol and outcome: a manual on how a vitamin D receptor activator (VDRA) can help us to get down the "U". Clin Nephrol. 2009;72(6):593-601.
18. Cuppari L, de Carvalho AB, Avesani CM, Kamimura MA, Dos Santos Lobão RR, Draibe SA. Increased resting energy expenditure in hemodialysis patients with severe hyperparathyroidism. J Am Soc Nephrol. 2004;15(11):2933-9.
19. De Vriese AS, Borrey D, Mahieu E, Claeys I, Stevens L, Vanhaeverbeke A, et al. Oral vitamin C administration increases lipid peroxidation in hemodialysis patients. Nephron Clin Pract. 2008;108(1):28-34.
20. Deved V, Poyah P, James MT, Tonelli M, Manns BJ, Walsh M, Hemmelgarn BR; Alberta Kidney Disease Network. Ascorbic acid for anemia management in hemodialysis patients: a systematic review and meta-analysis. Am J Kidney Dis. 2009;54(6):1089-97.
21. Du J, Wang X, Miereles C, Bailey JL, Debigare R, Zheng B, et al. Activation of caspase 3 is an initial step triggering accelerated muscle proteolysis in catabolic conditions. J Clin Invest. 2004;113(1):115-23.
22. Du J, Hu Z, Mitch WE. Molecular mechanisms activating muscle protein degradation in chronic kidney disease and other catabolic conditions. Eur J Clin Invest. 2005;35(3):157-63.
23. Ebbing M, Bleie Ø, Ueland PM, Nordrehaug JE, Nilsen DW, Vollset SE, et al. Mortality and cardiovascular events in patients treated with homocysteine-lowering B vitamins after coronary angiography: a randomized controlled trial. JAMA. 2008;300:795-804.
24. Evans WJ, Morley JE, Argilés J, Bales C, Baracos V, Guttridge D, et al. Cachexia: a new definition. Clin Nutr. 2008;27(6):793-9.
25. Fink JC, Blahut S, Reddy M, Light P. Use of erythropoietin before initiation of dialysis and its impact on mortality. Am J Kidney Dis. 2001;37(2):348-55.
26. Food and Nutrition Board, Institute of Medicine of the National Academies. Dietary reference intakes for energy, carbohydrates, fiber, fat, fatty acids, cholesterol, protein and amino acids (macronutrients). Washington, DC: National Academies Press; 2005.
27. Fouque D, Aparicio M. Eleven reasons to control the protein intake of patients with chronic kidney disease. Nat Clin Pract Nephrol. 2007;3:383-92.
28. Fouque D, Laville M. Low protein diets for chronic kidney disease in non diabetic adults. Cochrane Database Syst Rev. 2009(3):CD001892.
29. Fouque D, Kalantar-Zadeh K, Kopple J, Cano N, Chauveau P, Cuppari L, et al. A proposed nomenclature and diagnostic criteria for protein–energy wasting in acute and chronic kidney disease. Kidney Int. 2008;73:391-8.
30. Fouque D, Vennegoor M, ter Wee P, Wanner C, Basci A, Canaud B, et al. EBPG Guideline on Nutrition. Nephrol Dial Transplant. 2007;22(2):ii45-ii87.
31. Fouque D, Pelletier S, Mafra D, Chauveau P. Nutrition and chronic kidney disease. Kidney Int. 2011. Epub ahead of print.
32. Fumeron C, Nguyen-Khoa T, Saltiel C, Kebede M, Buisson C, Drüeke TB, et al. Effects of oral vitamin C supplementation on oxidative stress and inflammation status in haemodialysis patients. Nephrol Dial Transplant. 2005;20(9):1874-9.
33. Gisen Group. Randomised placebo-controlled trial of effect of ramipril on decline in glomerular filtration rate and risk of terminal renal failure in proteinuric, non-diabetic nephropathy. The GISEN group (Gruppo Italiano di Studi Epidemiologici in Nefrologia). Lancet. 1997;349(9069):1857-63.
34. Goch A, Banach M, Mikhailidis DP, Rysz J, Goch JH. Endothelial dysfunction in patients with noncomplicated and complicated hypertension. Clin Exp Hypertens. 2009;31(1):20-30.
35. Guarnieri G, Barazzoni R. Fighting protein-energy wasting in chronic kidney disease: a challenge of complexity. J Ren Nutr. 2011;21(1):2-6.

36. Hallan SI, Ritz E, Lydersen S, Romundstad S, Kvenild K, Orth SR. Combining GFR and albuminuria to classify CKD Improves prediction of ESRD. J Am Soc Nephrol. 2009;20(5):1069-77.
37. Himmelfarb J. Linking oxidative stress and inflammation in kidney disease: which is the chicken and which is the egg? Sem Dial. 2004;17(6):449-54.
38. Homocysteine Studies Collaboration. Homocysteine and risk of ischemic heart disease and stroke: a meta-analysis. JAMA. 2002;288:2015-22.
39. Hsu CW, Lin JL, Lin-Tan DT, Yen TH, Huang WH, Ho TC, et al. Association of environmental cadmium exposure with inflammation and malnutrition in maintenance haemodialysis patients. Nephrol Dial Transplant. 2009;24(4):1282-6.
40. Jafar TH, Stark PC, Schmid CH, Landa M, Maschio G, Marcantoni C, et al.; AIPRD Study Group. Angiotensin-Converting Enzymne Inhibition and Progression of Renal Disease. Proteinuria as a modifiable risk factor for the progression of non-diabetic kidney disease. Kidney Int. 2001;60:1131.
41. Juillard L, Guebre-Egziabher F, Fouque D. What is the benefit of the new European nutritional guidelines for dialysis? Nephrol Ther. 2010;6(1):S2-S6.
42. Kalantar-Zadeh K. Kidney bone disease and mortality in CKD: revisiting the role of vitamin D, calcimimetics, alkaline phosphatase, and minerals. Kidney Int Suppl. 2010;117:S10-21.
43. Kanbay M, Goldsmith D, Uyar ME, Turgut F, Covic A. Magnesium in chronic kidney disease: challenges and opportunities. Blood Purif. 2010;29(3):280-92.
44. 44. Karlsson F, Tremaroli V, Nielsen J, Bäckhed F. Assessing the human gut microbiota in metabolic diseases. Diabetes. 2013;62(10):3341-9.
45. Kazi TG, Jalbani N, Kazi N, Arain MB, Jamali MK, Afridi HI, et al. Estimation of toxic metals in scalp hair samples of chronic kidney patients. Biol Trace Elem Res. 2009;127(1):16-27.
46. KDIGO. Kidney Disease: Improving Global Outcomes (KDIGO) CKD-MBD Work Group. KDIGO clinical practice guideline for the diagnosis, evaluation, prevention, and treatment of chronic kidney disease-mineral and bone disorder (CKD-MBD). Kidney Int. 2009;76(113):S1-S130.
47. Kestenbaum B. Phosphate metabolism in the setting of chronic kidney disease: significance and recommendations for treatment. Sem Dial. 2007;20(4):286-94.
48. Koike M, Nitta K. Chronic kidney disease and atherosclerosis. Nihon Rinsho. 2011;69(1):144-50.
49. 49. Koppe L, Mafra D, Fouque D. Probiotics and chronic kidney disease. Kidney Int. 2015;88(5):958-66.
50. Koyama K, Ito A, Yamamoto J, Nishio T, Kajikuri J, Dohi Y, et al. Randomized controlled trial of the effect of short-term coadministration of methylcobalamin and folate on serum ADMA concentration in patients receiving long-term hemodialysis. Am J Kidney Dis. 2010;55(6):1069-78.
51. Krautzig S, Janssen U, Koch KM, Granolleras C, Shaldon S. Dietary salt restriction and reduction of dialysate sodium to control hypertension in maintenance haemodialysis patients. Nephrol Dial Transplant. 1998;13(3):552-3.
52. Kulstad R, Schoeller D. The energetics of wasting diseases. Curr Opin Clin Nutr Metab Care. 2007;10(4):488-93.
53. Kumar N, Lindberg J, David K, Morris J, Menoyo J. Real-world doxercalciferol treatment in SHPT CKD stage 3 and 4: an analysis of change in iPTH and accordance to KDOQI recommendations. Am J Nephrol. 2009;29(2):71-8.
54. Leal VO, Delgado AG, Leite M Jr, Mitch WE, Mafra D. Influence of renal function and diet on acid--base status in chronic kidney disease patients. J Renal Nutr. 2009;19(2):178-82.
55. Lobo J, Farage NE, Velarde LGC, Abdalla DSP, Torres JPM, Mafra D. Association between circulating electronegative LDL and serum ferritin in hemodialysis patients. In: 15th International Congress on Renal Nutrition and Metabolism, 2010, Lausanne. 15th International Congress on Renal Nutrition and Metabolism-2010, p. 91.
56. Lobo J, Santos F, Grosso D, Lima R, Barreira AL, Leite M Jr, et al. Electronegative LDL and lipid abnormalities in patients undergoing hemodialysis and peritoneal dialysis. Nephron Clin Pract. 2008;108(4):c298-c304.
57. Locatelli F, Aljama P, Bárány P, Canaud B, Carrera F, Eckardt KU, et al.; European Best Practice Guidelines Working Group.Revised European Best Practice Guidelines for the management of anaemia in patients with chronic renal failure. Nephrol Dial Transplant. 2004;19(Suppl 2):1-47.
58. Lonn E, Yusuf S, Arnold MJ, Sheridan P, Pogue J, Micks M, et al. Homocysteine lowering with folic acid and B vitamins in vascular disease. N Engl J Med. 2006;354:1567-77.

NUTRIÇÃO E DOENÇA RENAL CRÔNICA

59. Lopes AA, Elder SJ, Ginsberg N, Andreucci VE, Cruz JM, Fukuhara S, et al. Lack of appetite in haemodialysis patients – associations with patient characteristics, indicators of nutritional status and outcomes in the international DOPPS. Nephrol Dial Transplant. 2007;22(12):3538-46.

60. López Gómez, JM, Jofre, R, Moreno, F, Sanz, D, Valderrábano, F. Spanish Cooperative Renal Patients Quality of Life Study Group: Quality of life in predialysis chronic renal failure patients: Effect of rHu-EPO therapy. Nephrology. 1997;3:S309A

61. Mafra D. Minerais na doença renal crônica. J Bras Nefrol. 2003;25(1):17-24.

62. Mafra D, Deleaval P, Teta D, Cleaud C, Arkouche W, Jolivot A, Fouque D. Influence of inflammation on total energy expenditure in hemodialysis patients. J Ren Nutr. 2011. Epub ahead of print.

63. Mafra D, Deleaval P, Teta D, Cleaud C, Perrot MJ, Rognon S, et al. New measurements of energy expenditure and physical activity in chronic kidney disease. J Ren Nutr. 2009;9(1):16-9.

64. Mafra D, Farage NE, Lobo JC, Stockler-Pinto MB, Leal VO, Carvalho DP, Leite M Jr. Relationship between total ghrelin and inflammation in hemodialysis patients. Peptides. 2011;32(2):358-61.

65. Mafra D, Fouque D. Dog walk: a simple way to improve chronic kidney disease patients inactivity, NDT Plus. 2011; 4(5): 362–363.

66. Mafra D, Fouque D. Gut microbiota and inflammation in chronic kidney disease patients. Clin. Kidney J. 2015;8:332-4.

67. Mafra D, Guebre-Egziabher F, Cleaud C, Arkouche W, Mialon A, Drai J, Fouque D. Obestatin and ghrelin interplay in hemodialysis patients. Nutrition. 2010;26(11-12):1100-4.

68. Mafra D, Jolivot A, Chauveau P, Drai J, Azar R, Michel C, Fouque D. Are ghrelin and leptin involved in food intake and body mass index in maintenance hemodialysis? J Ren Nutr. 2010;20(3):151-7.

69. Mafra D, Lobo JC, Barros AF, Koppe L, Vaziri ND, Fouque D. Role of altered intestinal microbiota in systemic inflammation and cardiovascular disease in chronic kidney disease. Future Microbiol. 2014;9(3):399-410.

70. Mafra D, Santos FR, Lobo JC, Grosso DM, Barreira AL, Coca Velarde LG, et al. Alpha-tocopherol supplementation decreases electronegative low-density lipoprotein concentration [LDL(–)] in haemodialysis patients. Nephrol Dial Transplant. 2009;24(5):1587-92.

71. Malpuech-Brugere C, Nowacki W, Daveau M, Gueux E, Linard C, Rock E, et al. Inflammatory response following acute magnesium deficiency in the rat. Biochim Biophys Acta. 2000;1501:91-8.

72. Massy ZA, Stenvinkel P, Drueke TB. The role of oxidative stress in chronic kidney disease. Semin Dial. 2009;22:405-8.

73. Mehrotra R, Kopple JD, Wolfson M. Metabolic acidosis in maintenance dialysis patients: clinical considerations. Kidney Int. 2003;88(Suppl.):S13-S25.

74. Mitch WE. Malnutrition: a frequent misdiagnosis for hemodialysis patients. J Clin Invest. 2002;110:437-9.

75. Moraes C, Borges NA, Mafra D. Resistant starch for modulation of gut microbiota: Promising adjuvant therapy for chronic kidney disease patients? Eur J Nutr. 2016;55(5):1813-21.

76. Moraes C, Fouque D, Amaral AC, Mafra. Trimethylamine N-oxide from gut microbiota in chronic kidney disease patients: focus on diet. J Ren Nutr. 2015;25(6):459-65.

77. Murphy F, Jenkins K, McCann M, Sedgewick J. Patient management in CKD stages 1 to 3. J Ren Care. 2008;34(3):127-35.

78. Mydlik M, Derzsiová K. Vitamins and quality of life in hemodialysis patients. J Nephrol. 2008;21(Suppl 13):S129-33.

79. National Institute for Health and Clinical Excellence. Anaemia management in chronic kidney disease: national clinical guideline for management in adults and children. 2006. Disponível em: www.nice.org.uk/CG039 [Acesso em: 09 fev. 2019].

80. National Institute for Health and Clinical Excellence. Chronic kidney disease: early identification and management of chronic kidney disease in adults in primary and secondary care. 2008. Disponível em: www.nice.org.uk/CG073 [Acesso em: 09 fev. 2019].

81. National Kidney Foundation Kidney Dialysis Outcome Quality Initiative (NKF-K/DOQI). Clinical practice guidelines for chronic kidney disease: evaluation, classification, and stratification. Am J Kid Dis. 2002;39(2 Suppl 1):S1-266.

82. National Kidney Foundation Kidney Dialysis Outcome Quality Initiative. Clinical practice guideline and clinical practice recommendations for anaemia in chronic kidney disease: update of haemoglobin target. Am J Kidney Dis. 2007;50(3):471-530.
83. National Kidney Foundation. KDOQI Clinical practice guidelines for bone metabolism and disease in chronic kidney disease. Am J Kidney Dis. 2003;2(suppl 3):S1-S202. NEOERICA project results. Kidney Int. 72(1): 92-9.
84. New JP, Aung T, Baker PG, Yongsheng G, Pylypczuk R, Houghton J, et al. The high prevalence of unrecognized anaemia in patients with diabetes and chronic kidney disease: a population-based study. Diab Med. 2008;25(5):564-9.
85. Ortega O, Rodriguez I, Gallar P, Carreño A, Ortiz M, Espejo B, et al. Significance of high C-reactive protein levels in pre-dialysis patients. Nephrol Dial Transplant. 2002;17(6):1105-9.
86. Palmer SC, Navaneethan SD, Craig JC, Johnson DW, Tonelli M, Garg AX, et al. Meta-analysis: erythropoiesis-stimulating agents in patients with chronic kidney disease. Ann Intern Med. 2010;153:23-33.
87. Pedrini MT, Levey AS, Lau J, Chalmers TC, Wang PH. The effect of dietary protein restriction on the progression of diabetic and non diabetic renal diseases: a meta-analysis. Ann Intern Med. 1996;124:627-32.
88. Pickering WP, Price SR, Bircher G, Marinovic AC, Mitch WE, Walls J. Nutrition in CAPD: serum bicarbonate and the ubiquitin-proteasome system in muscle. Kidney Int. 2002;61:1286-92.
89. Pupim LB, Flakoll PJ, Majchrzak KM, Aftab Guy DL, Stenvinkel P, Ikizler TA. Increased muscle protein breakdown in chronic hemodialysis patients with type 2 diabetes mellitus. Kidney Int. 2005 Oct;68(4):1857-65.
90. Qunibi WY, Abdellatif A, Sankar S, Hamdan Z, Lin FY, Ingle J, et al. Treatment of vitamin D deficiency in CKD patients with ergocalciferol: are current K/DOQI treatment guidelines adequate? Clin Nephrol. 2010;73(4):276-85.
91. Ramos R, Gómez-Geriqué N, Martínez-Castelao A. [Lipoprotein oxidation profile in end stage renal disease patients. Role of vitamin C supplementation]. Nefrologia. 2005;25(2):178-84.
92. Remer T, Manz F. Potential renal acid loads of foods and its influence on urine pH. J Am Diet Assoc. 1995;95:791-7.
93. Remer T. Influence of diet on acid-base balance. Semin Dial, v.13, 2000, p. 221-6.
94. Remer T. Influence of nutrition on acid-base balance. Eur J Nutr, v.40, 2001, p. 214-20.
95. Rucker D, Thadhani R, Tonelli M. Trace element status in hemodialysis patients. Semin Dial, v.23, n.4, 2010, p.389-95.
96. Sheikh MS, Maguire JA, Emmett M, Santa Ana CA, Nicar MJ, Schiller LR, Fordtran JS. Reduction of dietary phosphorus absorption by phosphorus binders. A theoretical, in vitro, and in vivo study. J Clin Invest. 1989;83(1):66-73.
97. Singer R, Rhodes HC, Chin G, Kulkarni H, Ferrari P. High prevalence of ascorbate deficiency in an Australian peritoneal dialysis population. Nephrology. 2008;13:17-22.
98. Snively C, Gutierrez C. Chronic kidney disease: prevention and treatment of common complications. Am Fam Physician, 2004;15:1921-8.
99. Steiber AL, Kopple JD. Vitamin status and needs for people with stages 3-5 chronic kidney disease. J Renal Nutr. 2011:1-14.
100. Steinberg D. The LDL modification hypothesis of atherogenesis: an update. J Lipid Res. 2009;50:S376--S381.
101. Stenvinkel P. Inflammation as a target for improving health in chronic kidney disease. F1000 Med Rep. 2010;17:2-88.
102. Stevens P, O'Donoghue DJ, de Lusignan S, Van Vlymen J, Klebe B, Middleton R, et al. Chronic kidney disease management in the United Kingdom: NEOERICA project results. Kidney Int. v.72, 2007;(1):92-9.
103. Stockler-Pinto, Mafra D, Farage NE, Boaventura GT, Cozzolino SM. Effect of Brazil nut supplementation on the blood levels of selenium and glutathione peroxidase in hemodialysis patients. Nutrition. 2010;11-12:1065-9.
104. Sulis C et al. Níveis de cádmio plasmático em pacientes hemodialisados. Trabalho de conclusão de curso. Niterói: Faculdade de Nutrição, Universidade Federal Fluminense; 2010. 38p.
105. Taal MW, Brenner BM. Defining renal risk. Curr Opin Nephrol Hypertens. 2007;16:554.

NUTRIÇÃO E DOENÇA RENAL CRÔNICA

106. Wang X, Hu Z, Hu J, Du J, Mitch WE. Insulin resistance accelerates muscle protein degradation: activation of the ubiquitin-proteasome pathway by defects in muscle cell signaling. Endocrinology. 2006;147(9):4160-8.
107. Wiseman AC, Linas S. Disorders of potassium and acid-base balance. Am J Kidney Dis. 2005;45:941-9.
108. World Health Organization. Iron deficiency anaemia, assessment, prevention and control: a guide for programme managers. Geneva: WHO; 2001.
109. Zachara BA, Gromadzińska J, Wasowicz W, Zbróg Z. Red blood cell and plasma glutathione peroxidase activities and selenium concentration in patients with chronic kidney disease: a review. Acta Biochem Polon. 2006;53:663–7.
110. Zyga S, Christopoulou G, Malliarou M. Malnutrition-inflammation-atherosclerosis syndrome in patients with end-stage renal disease. J Renal Care. 2011;37(1):12-5.

54

Nutrição e doenças da tireoide

CLEY ROCHA DE FARIAS
MEYER KNOBEL

INTRODUÇÃO

Nutrição e a bioquímica dos hormônios tireoidianos

O iodo é um componente essencial dos hormônios produzidos pela tireoide [representa cerca de 65% do peso molecular da tetraiodotironina ou tiroxina (T_4) e 58% da tri-iodotironina (T_3)]. Consequentemente, a quantidade de iodo disponível no meio ambiente é fundamental para a formação dos hormônios tireoidianos (HT). Apesar de os mecanismos adaptativos não fisiológicos contribuírem para a manutenção da síntese hormonal, tanto a deficiência grave quanto o excesso de iodo podem resultar em insuficiência tireoidiana e hipotireoidismo.[37]

O iodo distribui-se irregularmente no meio ambiente. Por exemplo, sua concentração é de cerca de 50 µg/L nos oceanos, onde os íons iodeto são oxidados para formar iodo elementar, que é volátil, se evapora para a atmosfera e retorna ao solo pela chuva, completando o ciclo. No entanto, em muitas regiões, este ciclo é lento e incompleto. Nos solos, a glaciação, a erosão e as enchentes contribuem para a redução da concentração de iodo. Os alimentos cultivados nesses solos e consumidos pelo ser humano e pelos animais terão baixa concentração de iodo.

Em geral, o teor nativo de iodo da maioria dos alimentos e bebidas é baixo, e os alimentos mais comumente consumidos fornecem cerca de 3 a 80 µg por porção.[70] As principais fontes de iodo alimentar nos Estados Unidos e na Europa são o pão e o leite. O cozimento, a panificação e o processamento industrial causam pequenas perdas (≤ 10%) no conteúdo de iodo, o qual também é determinado por compostos iodados utilizados na irrigação, fertilizantes e ração animal. Os desinfetantes à base de iodo empregados na limpeza de latas de leite e dos úberes dos animais podem aumentar o teor de iodo natural dos produtos lácteos. Tradicionalmente, o iodato era utilizado em panificação como um condicionador de massa, mas está sendo substituído por produtos não iodados.

NUTRIÇÃO E DOENÇAS DA TIREOIDE

Praticamente todo o iodo absorvido pelo organismo é proveniente da alimentação e é transformado em iodeto no intestino delgado, onde é totalmente absorvido. O organismo de um adulto saudável contém 15 a 20 mg de iodo, e 70 a 80% do total está localizado na tireoide. Aminoácidos halogenados, inclusive as iodotirosinas (monoiodotirosina – MIT e di-iodotirosina – DIT), T_4 e T_3 são transportados intactos através da parede intestinal. Os contrastes iodados radiográficos são absorvidos, também, sem desalogenação. O iodeto assimilado tem volume de distribuição igual a cerca de 38% do peso corporal em quilogramas. Sua meia-vida sérica é de apenas oito horas, pois é removido constantemente pelos rins de forma passiva (mais de 90% do iodo ingerido é fundamentalmente excretado pela urina) e, ativamente, pela tireoide. O mecanismo de transporte ativo pelas células da tireoide confere à glândula a capacidade de concentrá-lo em níveis entre 20 e 40 vezes superiores ao circulante em condições normais, nas quais a depuração tireoidiana de iodeto é de 10 a 35 mL/min. A movimentação de iodo é lenta: a meia-vida do T_4 é de cerca de cinco dias e do T_3, entre um dia e meio e três dias. O iodo liberado retorna ao *pool* circulante e pode ser retomado pela tireoide ou excretado pelos rins. Normalmente, não há excreção fecal substancial deste halogênio. Em consequência, havendo consumo alimentar adequado, a excreção urinária é igual à quantidade ingerida, e a oferta diária pode ser avaliada pela medida na urina. Em situação basal, pequena fração do iodeto inorgânico circulante (1-2%) pode ser excretada pelo suor, o que na sudorese intensa atinge cerca de 10%. É igualmente removido e/ou excretado pelas glândulas salivares, mucosa gástrica, plexo coroide, ovário, placenta e tecido mamário. Durante a amamentação, grandes quantidades de iodo podem surgir no leite materno, principalmente durante as primeiras 24 horas após sua ingestão.[70]

A glândula tireoide converte o iodo em HT. As etapas principais desse processo incluem (Figura 54.1):

1. Captação pela tireoide.
2. Síntese da tireoglobulina (TG).
3. Oxidaçaõ e incorporação às tirosinas, formando os precursores hormonalmente inativos MIT e DIT.
4. Conjugação das iodotirosinas, com formação de T_4 e T_3, que são armazenadas no coloide folicular.
5. Endocitose de gotículas de coloide e hidrólise da TG, com liberação de MIT, DIT, T_4 e T_3.
6. Desalogenação de MIT e DIT e reciclagem intratireoidiana do iodeto.

Mecanismo concentrador de iodeto

O transporte através da membrana celular folicular é o primeiro passo e fator limitante do ritmo da síntese dos HT. Esse transporte é dependente de energia, saturável, necessita de metabolismo oxidativo, está associado à transferência de sódio e envolve um carreador proteico denominado cotransportador de sódio/iodeto (do inglês, *sodium--iodide symporter* – NIS). Normalmente, a célula folicular gera uma diferença de concentração tireoide/soro (razão T/S) de 30 a 40. Este gradiente aumenta quando estimulado por alimentação com baixo teor de iodo, pelo hormônio estimulante da tireoide (TSH), por imunoglobulinas estimuladoras da tireoide ou por drogas que interferem na eficiên-

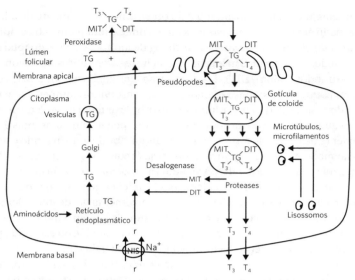

Figura 54.1 O iodeto (I⁻) é ativamente concentrado pela célula por intermédio do cotransportador de sódio/iodeto (NIS) na membrana basal e migra até a membrana apical. É oxidado pela enzima tireoperoxidase (TPO), com o apoio do catalisador peróxido de hidrogênio (H_2O_2), e liga-se aos resíduos tirosil da tireoglobulina (TG) para gerar os precursores hormonais monoiodotirosina (MIT) e di-iodotirosina (DIT). Estes se conjugam para formar a tiroxina (T_4) e a tri-iodotironina (T_3) na molécula de TG presente no lúmen folicular. A TG entra na célula folicular por endocitose e sofre digestão enzimática, liberando T_4 e T_3 na circulação, enquanto o iodo da MIT e DIT é reciclado.

cia da síntese glandular. Ânions de tamanho, forma e carga similares, como perclorato, brometo, nitrito, tiocianato e tecnécio, podem servir como substratos e, portanto, atuar como inibidores competitivos ao sistema de transporte[70].

Síntese da tireoglobulina

A célula tireoidiana sintetiza a TG, que é secretada no lúmen folicular por exocitose, onde se torna substrato para várias reações complexas catalisadas pela tireoperoxidase (TPO), o que necessita iodeto e água oxigenada. A TG constitui cerca de 75% do conteúdo proteico da tireoide. A glândula contém, normalmente, de 50 a 100 mg de TG por grama de tecido. Trata-se de uma glicoproteína com 660 quilodaltons (kDa) composta por duas subunidades idênticas ligadas não covalentemente e que contém cerca de 10% de carboidrato; é codificada por RNA-mensageiro (RNAm) com 8,5 kilobases (kb). Este RNAm é traduzido por polirribossomos do retículo endoplasmático rugoso (RER). Antes da liberação da TG do RER, tem início a adição de carboidratos e ocorre a combinação de subunidades, que continuam durante sua passagem pelo aparelho de Golgi, formação das vesículas exocitóticas e fusão com a membrana celular apical. Só então ocorrem a halogenação e a conjugação. A TG totalmente glicosilada, iodada e portadora de iodotironinas (T_3 e T_4) é encontrada somente no lúmen folicular.

NUTRIÇÃO E DOENÇAS DA TIREOIDE

O aspecto singular da TG, favorecedor da conjugação das iodotirosinas, é sua estrutura primária. Embora apresente conteúdo pequeno de iodotirosinas (134 resíduos) em comparação a outras proteínas, a conjugação entre a MIT e DIT ocorre apenas na glicoproteína. Não é casual, uma vez que T_4 e T_3 são formadas em domínios limitados, com sequências específicas de aminoácidos, localizados próximos aos términos de cada subunidade da molécula. Os quatro principais sítios hormonogênicos da TG humana, designados A, B, C e D, estão localizados, respectivamente, nos resíduos tirosínicos 5, 2553, 2567 e 2746. O sítio A é responsável por cerca de 40% da produção hormonal e o sítio B, por aproximadamente 25%. O sítio C está associado ao aumento da produção de T_3. O sítio D é proeminente em certas espécies animais.

O conteúdo de iodoaminoácidos depende da disponibilidade de iodeto. A molécula normal apresenta cerca de seis resíduos de MIT, quatro de DIT, dois de T_4 e 0,2 de T_3. Os resíduos de tirosina, que são os aceptores de iodeto, abrangem cerca de 3% do peso da proteína e cerca de 2/3 deles estão espacialmente orientados e suscetíveis à halogenação.[70]

Incorporação do iodeto e conjugação das iodotirosinas

O iodeto é rapidamente oxidado e ligado covalentemente a alguns dos resíduos tirosínicos. Estas duas reações ocorrem nas vesículas exocitóticas fundidas à membrana celular apical na interface célula-lúmen folicular. Tanto a conjugação como a oxidação do iodeto são catalisadas pela TPO, enzima localizada nas paredes das vesículas, e a última reação ainda necessita do peróxido de hidrogênio (H_2O_2), provavelmente gerado pela redutase NADPH-citocromo c. Esse processo resulta na mono ou di-iodação de cerca de 15 dos 134 resíduos tirosínicos.

Os eventos são muito rápidos; a meia-vida da incorporação do iodeto à TG é de, aproximadamente, dois minutos. A TPO atua para formar T_3 e T_4. DIT e MIT unem-se para gerar a T_3; DIT e DIT unem-se para gerar a T_4. As proporções relativas de T_3 e T_4 formadas dependem da quantidade de iodeto disponível, assim como da extensão da halogenação da TG. Na suficiência de iodo, cerca de 30% das iodoproteínas são iodotironinas com a relação T_4/T_3 de 10:1-20:1. Alimentação com baixo teor de iodo eleva a razão MIT/DIT, a síntese de T_3 e a razão T_4/T_3. Já a alimentação rica em iodo diminui a razão MIT/DIT e favorece a síntese da T_4. A eficiência da conjugação também é dependente do TSH.

Endocitose do coloide e secreção dos HT

Além de ser o local de formação da T_3 e da T_4, a TG serve como depósito para os HT. O processo de secreção hormonal envolve a recaptação da TG para o interior da célula folicular (endocitose), sob controle do TSH, e sua hidrólise enzimática. Antes da liberação dos HT, gotículas de coloide são incorporadas por extensões pinocitóticas das microvilosidades da membrana apical, formando vesículas endocitóticas. Estas se fundem com lisossomos para constituir os fagolissomos. À medida que estas partículas migram em direção à base da célula, a TG é, seletivamente, dividida por várias endo e exopeptidases, o que dá origem a intermediários proteicos hormonais e, finalmente, à HT, à MIT e à DIT. A T_3 e a T_4 difundem-se para o meio extracelular e entram na circulação. Durante este processo, parte da T_4 é desalogenada para formar a T_3.

1302   BASES BIOQUÍMICAS E FISIOLÓGICAS DA NUTRIÇÃO

Desalogenação das iodotirosinas e reciclagem intratireoide de iodeto

As iodotirosinas liberadas pela hidrólise da TG são rapidamente desalogenadas e a maior parte do iodeto resultante é reutilizada pela tireoide, mas um pouco é transferido para a circulação. Este processo fornece mais iodeto para a hormonogênese que o transporte ativo e, portanto, é de importância crucial na manutenção da síntese dos HT.

O TSH controla a maioria dessas etapas, por meio de várias ações na célula tireoidiana. A maior parte é mediada via sistema AMP cíclico (AMPc)-adenilciclase-proteína G, mas pode estar igualmente envolvida na ativação do sistema PI (fosfatidilinositol). As principais ações incluem:

a. *Alterações na morfologia da célula tireoidiana* – aceleram a reabsorção da TG, o que induz à formação de pseudópodes na interface célula-coloide; estimulam a formação intracelular de gotículas de coloide e aumentam a hidrólise da TG.
b. *Crescimento celular* – incrementa o tamanho individual das células foliculares, a vascularização e, após período de estimulação, pode induzir ao bócio. Este crescimento reflete a capacidade do TSH em estimular a síntese do DNA, do RNA e das proteínas estruturais.
c. *Metabolismo do iodo* – estimula todas as fases do metabolismo do iodo, desde o aumento da captação e transporte até a iodação da TG e a secreção dos HT. O estímulo do AMPc eleva o transporte de iodeto, enquanto a hidrólise do PI e o incremento do Ca^{2+} estimulam a halogenação da TG. Seu efeito no transporte de iodeto é bifásico: inicialmente, o efluxo de iodeto é deprimido e, posteriormente, passadas algumas horas, a captação é acelerada. O efluxo decorre do extravasamento glandular de iodeto, consequente ao aumento na hidrólise da TG, e da liberação hormonal.
d. *Aumento do RNAm da TG e da TPO* – com incremento na incorporação do iodeto para a geração de MIT, DIT, T_3 e T_4.
e. *Aumento na atividade lisossômica* – com acréscimo da secreção glandular de T_3 e T_4. Ocorre também elevação da atividade da desiodase (DIO) tipo 1, conservando o iodo intratireoide.
f. *Estímulo do consumo de oxigênio* – utilização da glicose e ácidos graxos, renovação de fosfolipídeos e do conteúdo de NADPH utilizada na geração de H_2O_2, na desalogenação das iodotirosinas e, talvez, das iodotironinas.

Distúrbios associados às deficiências de micronutrientes e excesso de iodo sobre o metabolismo da tireoide

Como os nutrientes são necessários para o desenvolvimento pôndero-estatural infantil, a subnutrição é geralmente caracterizada pela comparação dos pesos ou das estaturas de crianças segundo idade específica e sexo, com a distribuição dos mesmos parâmetros em uma população infantil de referência, presumidamente saudável, da mesma idade e sexo; calcula-se a diferença entre o peso ou estatura e o valor mediano na população de referência, dividido pelo desvio padrão (DP) desta. Se a estatura para a idade for inferior a –2 DP, é considerada hipodesenvolvida. A criança cujo peso para a idade for inferior a –2 DP é classificada como portadora de baixo peso, enquanto aquela cujo peso para a estatura estiver abaixo de –2 DP é considerada subnutrida.[11]

Tipicamente, o crescimento vacilante começa próximo aos seis meses de idade, quando as crianças passam a consumir alimentos que são muitas vezes inadequados em quantidade e qualidade. A exposição constante ao ambiente deficitário aumenta a probabilidade de desenvolvimento de doenças.

Embora as informações ideais devessem demonstrar a prevalência do nanismo e subnutrição, as globalmente disponíveis são as referentes ao baixo peso. A correlação elevada entre baixa estatura e baixo peso, e a prevalência aparentemente diminuída da subnutrição descrevem os dados sobre a predominância daquele último e, na realidade, são os que retratam a magnitude do problema do hipodesenvolvimento e deficiência nutricional infantil.

Cerca de 130 milhões de crianças com idade inferior a 5 anos estão abaixo do peso, com as maiores prevalências no sul da Ásia e na África Subsaariana (Tabela 54.1).

Tabela 54.1 Prevalência estimada (em porcentagem) de deficiências nutricionais selecionadas em crianças, entre o nascimento e 4 anos de idade, por região geográfica mundial

Região	Peso para idade < –2 DP (%)	Deficiência em vitamina A (%)	Anemia por deficiência em ferro (%)	Deficiência em zinco (%)
Leste da Ásia e Pacífico	18	11	40	7
Europa oriental e Ásia central	6	< 1	22	10
América Latina e do Caribe	6	15	46	33
Oriente Médio e Norte da África	21	18	63	46
Sul da Ásia	46	40	76	79
África Subsaariana	32	32	60	50
Países de renda alta	2	0	7	5

Fonte: adaptada de Caulfield et al.[11].

As prevalências de baixa estatura, baixo peso/subnutrição estão diminuindo globalmente. No entanto, as taxas de nanismo são crescentes na maior parte da África.

A subnutrição infantil diminui a capacidade intelectual e laborativa do adulto, causando dificuldades econômicas para os indivíduos e suas famílias. Mulheres desnutridas tendem a dar à luz bebês prematuros ou pequenos para a idade gestacional, que são mais propensos a morrer ou a apresentar desenvolvimento pôndero-estatural abaixo do ideal.[2] A nutrição pobre precoce resulta no rendimento escolar pouco produtivo, com menor aprendizagem e produtividade reduzida, bem como no início precoce da reprodução. Assim, a pobreza, a subnutrição e os problemas de saúde são propagados de geração em geração, se não houver intervenção apropriada.

DEFICIÊNCIA EM IODO

A disponibilidade de iodo afeta o metabolismo tireoidiano, cujos aspectos são resumidos a seguir.[37]

Fisiopatologia da deficiência crônica em iodo

A adaptação da glândula tireoide à carência relativa ou absoluta em iodo envolve número razoável de ajustes bioquímicos e fisiológicos que, em última instância, resultarão na manutenção da normalidade da concentração circulante e, possivelmente, intracelular de T_3 (Quadro 54.1).

Quadro 54.1 Mecanismos envolvidos na adaptação do metabolismo tireoidiano à carência em iodo

A depuração plasmática de iodeto se eleva
Ocorre hiperplasia da tireoide, com alterações morfológicas
Alteram-se os depósitos glandulares de iodo e modifica-se a síntese de tireoglobulina
O conteúdo de aminoácidos iodados glandulares é modificado
A conversão periférica de T_4 a T_3 se eleva
Aumentam a síntese e a liberação de TSH

Fonte: adaptado de Medeiros-Neto e Knobel.[37]

Maior depuração sérica de iodeto

É o mecanismo adaptativo mais importante pelo qual a tireoide consegue manter uma concentração constante de iodo glandular diante da carência neste halogênio. A captação de iodeto eleva-se substancialmente sob ação do TSH e a captação absoluta de iodeto (AIU, do inglês *absolute iodide uptake*), representada pela quantidade de iodeto disponível na glândula por unidade de tempo, aumenta concomitantemente. Todavia, o processo adaptativo tende a decrescer com o tempo, em razão da deterioração morfológica progressiva da tireoide, passando de hiperplasia difusa para multinodular, quando o bócio perde a eficiência adaptativa.[37]

Hiperplasia da glândula tireoide

Sob ação do TSH elevado, inicia-se o processo de hiperplasia da glândula tireoide, isto é, evolução do volume celular pelo aumento do número das unidades foliculares. Mais tarde, podem surgir folículos com certa autonomia captatória de iodo (áreas "quentes" ao cintilograma) independente do TSH endógeno. Existe a possibilidade de que tais unidades foliculares autônomas sejam decorrentes de mutações no gene que codifica o receptor de TSH, ditas constitutivas (TSH-independentes), com incremento de função. Segundo estudo minucioso de Knobel et al.,[31] após evolução da hiperplasia para aspecto morfológico de nodularidade, as áreas nodulares da mesma glândula exibem captação de iodo e geração de AMPc muito diferentes entre si, o que confirma a heterogeneidade funcional no bócio endêmico.

Alterações nos depósitos de iodo e na síntese de tireoglobulina

Há redução drástica da concentração de iodo quando os valores são expressos em iodo/de tecido (1,0 a 2,5 mg/g, comparativamente a 10 mg/g em indivíduos normais).

Concomitantemente, o ritmo metabólico do iodo na unidade folicular é muito mais rápido, a julgar por estudos realizados com traçador radioativo. Por outro lado, argumenta-se que a síntese de TG poderia estar alterada por eventual produção de molécula proteica defeituosa em sua configuração espacial, resultando na menor síntese de T_4.

Modificações dos aminoácidos iodados

Nota-se elevação de MIT em detrimento de DIT, em conjunto com o progressivo aumento de T_3 em relação a T_4. Estes efeitos são mediados por alterações estruturais da TG. Esta proteína iodada apresenta diversas alterações em suas qualidades físico-químicas, condizentes com a possibilidade de, como já descrito, ocorrerem distorções em sua configuração espacial. Mais raramente, pode haver síntese e liberação de moléculas de TG anômalas. O nível inadequadamente baixo de iodação da TG e o aumento do estímulo por TSH resulta na síntese preferencial de T_3. Nota-se, portanto, que, enquanto a concentração sérica de T_3 é normal ou elevada, a de T_4 está constantemente baixa.

Aumento na conversão periférica de T_4 para T_3

Existe maior conversão de T_4 em T_3 no córtex cerebral, enquanto no fígado ocorre o inverso. Desta forma, tecidos vitalmente dependentes desta conversão, como o cérebro, podem se defender das consequências nocivas da falta de T_3 intracelular, principalmente nas primeiras semanas de vida extrauterina.

Elevação da produção de TSH

O progressivo declínio da síntese de T_4 em prejuízo da secreção preferencial de T_3 resulta na eventual queda relativa da concentração de T_4 intracelular no tirotrofócito hipofisário. Na ausência de T_4 (substrato) para conversão em T_3, existe menor efeito retrorregulador sobre a expressão gênica e na síntese do TSH. Livre do efeito supressor, a hipófise passa a liberar, continuamente, o TSH endógeno, que estimulará a glândula tireoide com todas as consequências indicadas (Tabela 54.1).

Distúrbios relacionados à carência crônica em iodo

Quando as necessidades mínimas de iodo não são atingidas no dia a dia em determinado segmento populacional, podem surgir várias anormalidades funcionais, particularmente atraso no desenvolvimento pôndero-estatural. As mais comuns incluem alteração funcional da tireoide (com queda de T_4 sérica e elevação do TSH), e aumento da glândula tireoide, inicialmente difuso, que tende a progredir para nodular se a carência em iodo permanecer crônica. Este fenômeno é denominado bócio endêmico. Embora seja facilmente visível a distância, o bócio é um aspecto de menor consequência médica para o indivíduo. Mais importante é o retardo mental (30%), que atinge tanto o feto como o recém-nascido, prolongando-se pela fase escolar, adolescência e idade adulta e resultando em baixo rendimento escolar, dificuldade de adaptação social, incapacidade relativa de trabalho na vida adulta e até mesmo sérios problemas cognitivos. Notam-se, ainda, a queda da fertilidade da população feminina jovem e o aumento da

1306 BASES BIOQUÍMICAS E FISIOLÓGICAS DA NUTRIÇÃO

mortalidade perinatal e infantil. Em muitas áreas endêmicas, ocorre hipotireoidismo na adolescência, com queda do desenvolvimento pôndero-estatural, o que pode resultar em nanismo (Quadro 54.2). Todas estas complicações e morbidades associadas foram agrupadas sob a denominação de distúrbios associados à carência em iodo.[28]

Quadro 54.2 Consequências da carência em iodo para a saúde

Fetos	Aborto frequente
	Prematuridade
	Anomalias congênitas
	Mortalidade perinatal
	Alterações neurológicas
	Retardo mental
	Cretinismo endêmico
Recém-nascidos	Bócio congênito
Pré-escolares	Hipotireoidismo neonatal
Adolescentes	Retardo pôndero-estatural
	Bócio difuso
Adultos	Bócio, hipotireoidismo, nódulos tireoidianos
	Problemas mentais, surdez

O aumento do volume da tireoide (bócio) é o sinal clássico da deficiência em iodo e pode ocorrer em qualquer idade, mesmo em recém-nascidos. O bócio inicialmente difuso torna-se nodular ao longo do tempo. A deficiência em iodo está associada à ocorrência elevada de bócio multinodular tóxico, principalmente em mulheres acima dos 50 anos de idade.[65]

Conforme já mencionado, o efeito adverso mais grave da deficiência em iodo é o dano fetal. A tiroxina materna atravessa a placenta antes do início da função da tireoide fetal, entre 10 e 12 semanas, e representa cerca de 20 a 40% da T_4 medida no sangue de cordão umbilical ao nascimento. Quantidades normais dos hormônios tireoidianos são necessárias para a migração neuronal e a mielinização do sistema nervoso central; a insuficiência em iodo compromete o desenvolvimento cerebral irreversivelmente. Se essa insuficiência ocorrer de forma intensa durante a gestação, há o aumento no risco de natimortos, abortos e anomalias congênitas.[70] O tratamento das gestantes com iodo nas regiões de deficiência grave reduz a mortalidade fetal e perinatal e melhora o desempenho cognitivo e motor da prole.

Cretinismo endêmico

Quando a deficiência grave em iodo ocorre *in utero*, causa o distúrbio denominado cretinismo, caracterizado por retardo mental grave, juntamente com vários graus de baixa estatura, surdo-mudez e espasticidade.[38] Pode afetar entre 5 a 15% da população. Foram descritos dois tipos distintos de cretinismo – neurológico e mixedematoso –, embora também possa apresentar-se como forma mista.[7] A profilaxia com iodo eliminou completamente a ocorrência de novos casos de cretinismo na Suíça, anteriormente deficiente em iodo, e em outros países, mas essa alteração continua a ocorrer em regiões isoladas do oeste da China.[12]

O cretinismo endêmico praticamente desapareceu na maior parte das áreas de carência em iodo. Ficou, talvez, restrita às regiões remotas e relativamente inacessíveis dos Andes (América Latina), na cadeia dos Himalaias (Índia), nas montanhas da Nova Guiné e da África Central e na Ásia Central (China). Verifica-se a ocorrência de recém-nascidos com cretinismo endêmico quando o nível de iodúria populacional decresce, em média, a valores inferiores a 50 µg/L. Na África, a carência em iodo é agravada pela ingestão de mandioca, a qual é fonte de tiocinatos.

Classicamente, classifica-se o cretinismo endêmico em duas formas principais:

Neurológico: predominam os sinais de lesão cortical com deficiência mental, espasticidade e surdez neurossensorial. O bócio é relativamente pequeno e o hipotireoidismo surge tardiamente na vida adulta.

Mixedematoso: predominam os sinais de hipofunção tireoidiana com hipotireoidismo marcante – desde a primeira infância, atrofia da tireoide e deficiência mental grave.

A variante neurológica predomina em algumas áreas, enquanto a síndrome mixedematosa é frequente na África. Existe, em outras regiões estudadas, um amplo espectro da síndrome, combinando-se os sinais e sintomas de cada uma delas em graus diversos na população afetada.

O hipotireoidismo congênito neonatal é relativamente mais frequente nas áreas de carência crônica intensa em iodo. Na Índia e na África Central, cerca de 4% dos recém-nascidos podem apresentar concentração de T_4 total no sangue do cordão com valores inferiores a 2 µg/dL e, consequentemente, TSH (no cordão) muito elevado.[38]

Os potenciais efeitos adversos da deficiência leve a moderada em iodo durante a gestação não são claros. O hipotireoidismo subclínico (aumento da concentração de TSH no segundo trimestre) e a hipotiroxinemia (concentração de T_4 livre discretamente diminuída na 12ª semana de gestação) estão associados com alteração no desenvolvimento mental e psicomotor dos filhos.[65]

Embora a deficiência em iodo *in utero* prejudique o crescimento fetal e o desenvolvimento cerebral, seus efeitos sobre o crescimento pós-natal e cognição são menos esclarecidos. Estudos transversais em crianças sob carência moderada a grave, em geral, relataram comprometimento intelectual e da coordenação motora fina. Duas metanálises estimaram que populações com deficiência crônica em iodo apresentaram redução em seu quociente de inteligência de cerca de 13 pontos. O efeito da suplementação de iodo no desempenho cognitivo das crianças foi avaliado em vários estudos clínicos aleatorizados, mas seus resultados são ambíguos e dificuldades metodológicas restringem sua interpretação. Mas, ao que tudo indica, o comprometimento cognitivo em crianças nascidas e criadas em regiões insuficientes parece ser pelo menos parcialmente reversível com a reposição de iodo.

Em crianças, a diminuição da função tireoidiana e o bócio foram inversamente correlacionados com as concentrações do fator de crescimento semelhante à insulina 1 (IGF-1) e da proteína ligadora de IGF 3 (IGFBP-3). Em ensaios controlados, os investigadores relataram que a repleção de iodo aumentou o IGF-1 e a IGFBP-3 e melhorou o crescimento somático.

Presença de bociogênicos naturais

A carência em iodo é a principal causa de bócio endêmico, mas circunstâncias alimentares naturais e artificiais, que isoladamente não têm efeito clínico importante,

BASES BIOQUÍMICAS E FISIOLÓGICAS DA NUTRIÇÃO

podem interferir no metabolismo tireoidiano, exacerbando o efeito da deficiência e influenciando a incidência local de bócio (Quadro 54.3).

Quadro 54.3 Bociogênicos e respectivos mecanismos de ação

Alimentos bociogênicos	Mecanismo
Mandioca, feijão-de-lima, linhaça, sorgo, batata-doce	Contêm glicosídeos cianogênicos metabolizados a tiocianatos que competem com o iodo na captação tireoidiana
Vegetais crucíferos: repolho, couve-flor, couve, brócolis, rabanete, colza	Contêm glicosinolatos, metabólitos que competem com o iodo na captação tireoidiana
Soja, painço	Contêm flavonoides que reduzem a atividade da peroxidase
Deficiência em nutrientes	
Deficiência em selênio	Peróxidos acumulados podem prejudicar a tireoide; a deficiência em desiodinase altera a síntese hormonal
Deficiência em ferro	Reduz a atividade da tireoperoxidase heme-dependente tireoidiana e pode atenuar a eficácia da profilaxia com iodo
Deficiência em vitamina A	Aumenta a estimulação tireotrófica da tireoide com geração de bócio por meio da supressão do gene da subunidade beta do TSH hipofisário

Fonte: adaptado de Aguayo et al.[1]

Várias substâncias químicas capazes de gerar bócio, na presença da deficiência em iodo, encontram-se naturalmente presentes em produtos utilizados por seres humanos. Entre os mais estudados estão os tiocianatos, detectados na cassava (*Mandioca utilissima*), raiz varietal da mandioca brasileira. A cassava, após fermentação, é o principal alimento de segmentos populacionais da África. O tiocinato compete pela captação de iodo e agrava substancialmente o processo adaptativo da glândula tireoide, induzindo hipotireoidismo grave, tanto na primeira infância como na idade adulta.[38] Sementes oleaginosas, como pinhão, podem conter flavonoides que poderão bloquear a incorporação de iodo. Gaitan et al.[18] estudaram a presença de flavonoides com ação antitireoide (com efeito similar ao metimazol, Tapazol®) do babaçu, variedade de oleaginosa consumida em larga escala no Nordeste do Brasil. Estudos experimentais em ratos confirmam que as partes comestíveis do babaçu têm nítido efeito inibitório na incorporação do iodeto, agravando, portanto, as consequências deletérias da carência em iodo.

AVALIAÇÃO DO ESTADO NUTRICIONAL

Quatro métodos são geralmente recomendados para a avaliação do *status* de iodo: concentração de iodo urinário, taxa de bócio, medida do TSH sérico e da TG sérica. Estes indicadores são complementares, na medida em que a concentração de iodo urinário é um indicador sensível da ingestão recente de iodo (dias) e a TG mostra resposta intermediária (de semanas a meses), ao passo que mudanças na taxa de bócio demonstram a ingestão de iodo em longo prazo (meses ou anos).[65]

Em nível populacional e em condições normais, a excreção mediana de iodo situa-se acima de 100 µg/L em mais de 50% das amostras coletadas. A detecção de 20% das

NUTRIÇÃO E DOENÇAS DA TIREOIDE

amostras com iodúria inferior a 50 µg/L indica carência crônica em iodo. Para inquéritos nacionais sobre a situação do *status* de iodo em escolares, a determinação da excreção desse elemento pode ser utilizada em amostras representativas de coletas ocasionais de urina de cerca de mil crianças. No entanto, essa medida é com frequência mal interpretada. Isso ocorre porque a ingestão individual de iodo e, portanto, sua concentração urinária, são altamente variáveis no dia a dia, e um erro comum é assumir que todos os indivíduos com valores inferiores a 100 µg/L são deficientes.

Por outro lado, excreção de iodo muito elevada (> 300 µg/L) denota concentração excessiva de iodo no sal de cozinha e será discutida adiante. Os critérios epidemiológicos para avaliação da ingestão de iodo na população encontram-se na Tabela 54.2.

Tabela 54.2 Critérios epidemiológicos para avaliação da ingestão populacional de iodo segundo a concentração mediana ou faixa de concentração urinária de iodo ou ambas

	Ingestão de iodo	*Status* de iodo
Crianças com menos de 2 anos de idade		
< 100 µg/L	Insuficiente	
≥ 100 µg/L	Adequada	
Crianças em idade escolar		
< 20 µg/L	Insuficiente	Deficiência grave
20-49 µg/L	Insuficiente	Deficiência moderada
50-99 µg/L	Insuficiente	Deficiência discreta
100-199 µg/L	Adequada	Ótima
200-299 µg/L	Mais que adequada	Risco de hipertireoidismo induzido por iodo em grupos suscetíveis
> 300 µg/L	Excessiva*	Risco de consequências adversas à saúde (hipertireoidismo induzido por iodo; doença tireoidiana autoimune)
Gestantes**		
< 150 µg/L	Insuficiente	
150-249 µg/L	Adequada	
250-499 µg/L	Mais que adequada	
≥ 500 µg/L	Excessiva	
Lactantes		
< 100 µg/L	Insuficiente	
≥ 100 µg/L	Adequada	

* O termo "excessiva" significa quantidade acima da necessária para prevenir e controlar a deficiência em iodo.
** Em mulheres em situação de amamentação, os valores da mediana do iodo urinário são inferiores aos exigidos, em virtude do iodo excretado pelo leite.
Fonte: adaptada de Andersson et al.[3] e WHO[58].

A ingestão diária de iodo para estimativas populacionais pode ser extrapolada a partir de sua concentração urinária, pela obtenção do volume médio da urina de 24 horas e pressuposição de biodisponibilidade média de iodo de 92%, conforme segue: iodo urinário (µg/L) × 0,0235 × peso corporal (kg) = ingestão dária de iodo (µg). Por meio desta fórmula, uma mediana da concentração de 100 µg/L corresponde à ingestão média diária de cerca de 150 µg.

A ultrassonografia da glândula tireoide é o melhor método não invasivo para avaliar, com precisão, o volume glandular. É prática, eficiente, relativamente fácil de ser executada e fornece informações sobre a ecogeneidade da glândula, seu volume e eventuais alterações morfológicas. Existem estudos que indicam o volume normal para as diferentes faixas etárias, desde a primeira infância até a adolescência,[32,48] bem como em adultos. Na população adulta em situação de ingestão normal de iodo, a glândula tireoide pode ter volume entre 9 e 16 cm³. A ultrassonografia para verificar e comprovar a presença de bócio em escolares, é, sem dúvida, a melhor tecnologia para comprovar a prevalência da hiperplasia tireoidiana populacional.

As concentrações de hormônios tireoidianos são geralmente indicadores pobres do *status* de iodo. Em populações com deficiência em iodo, os valores séricos de T_3 e TSH aumentam ou permanecem inalterados, e os de T_4 geralmente caem. No entanto, estas mudanças encontram-se, muitas vezes, dentro da faixa de normalidade, e a sobreposição com resultados obtidos em coortes suficientes em iodo é grande o bastante para tornar estas medidas pouco sensíveis para a avaliação do *status* de iodo. No entanto, o TSH é um indicador importante no período neonatal. Em comparação aos adultos, a tireoide em recém-nascidos contém menos iodo, mas exibe taxas mais altas de movimentação de iodo. Dessa forma, quando seu fornecimento é baixo, a manutenção do *turnover* elevado necessita estimulação mantida de TSH. Assim, as concentrações de TSH encontram-se aumentadas nas primeiras semanas de vida em recém-nascidos com deficiência em iodo. Esta condição é denominada hipertirotropinemia transitória e o TSH neonatal obtido entre 3 e 4 dias após o nascimento apresenta-se como indicador sensível do *status* de iodo.[65]

Os valores de TG sérica são geralmente elevados e exibem significativa relação dependente do volume glandular. Mas, no início do processo de adaptação à carência em iodo, podem estar dentro dos limites normais. Progressivamente, com a contínua hiperplasia e formação de nódulos, os valores de TG podem tornar-se muito elevados. Nesses casos, são condizentes com áreas de hemorragia intraglandular, formação de "lagos" de coloide, ruptura de folículos, ou processos focais de tireoidite.

PREVENÇÃO DA DEFICIÊNCIA EM IODO

A maneira mais eficaz de controlar a deficiência em iodo em quase todas as regiões afetadas é por meio da iodação do sal.[70] Esse procedimento é utilizado universalmente pela indústria de alimentos em sal para consumo humano e animal. Mesmo em países com programas bem-sucedidos, a iodação ideal do sal raramente é alcançada, porque as indústrias muitas vezes são relutantes em usar sal iodado e muitos países não utilizam esse processo para o gado.

A Organização Mundial da Saúde (OMS)/Fundo das Nações Unidas para a Infância (UNICEF)/*International Council for the Control of Iodine Deficiency Disorders* (ICCIDD) recomendam que o iodo seja acrescentado em concentração de 20 a 40 mg por kg de sal, dependendo do consumo local. O iodo pode ser adicionado ao sal na forma de iodeto ou iodato de potássio. Como o iodato de potássio tem maior estabilidade que o primeiro, é a forma recomendada em países tropicais.

O pão pode ser um veículo igualmente eficaz para a reposição via sal de panificação enriquecido com iodo. Em países como a Suíça e os Estados Unidos, o leite iodado é outra fonte acidental importante por causa do uso de desinfetantes à base de iodo na indústria de laticínios. Na Finlândia, a forragem animal fortificada aumentou o teor de iodo de alimentos de origem animal. Em países com deficiência em iodo, recomenda-se sua adição rotineira aos alimentos complementares para fornecer 90 µg/dia.

Por outro lado, em algumas áreas remotas, a iodação de sal pode ser impraticável para o controle da deficiência em iodo, ao menos em curto prazo. Essa dificuldade ocorre em regiões em que a comunicação é difícil ou há muitos produtores artesanais de sal. Nesses locais, pode ser utilizado como suplemento o óleo iodado, o qual é preparado pela esterificação dos ácidos graxos insaturados presentes em óleos vegetais e sementes oleaginosas e administrado por via oral ou por injeção intramuscular. A via intramuscular apresenta duração de ação maior do que a administração oral, que é mais comum e simples. As doses habituais por via oral são de 200 a 400 mg de iodo por ano e muitas vezes são dirigidas às mulheres em idade fértil, às gestantes e às crianças. O fornecimento de óleo iodado no primeiro e no segundo trimestres da gestação parece reduzir a frequência de anormalidades neurológicas e melhorar os resultados dos testes de desenvolvimento em comparação à suplementação tardia na gestação ou com o tratamento após o nascimento. No entanto, as desvantagens são as concentrações desiguais de iodo no organismo ao longo do tempo e a necessidade de contato direto com os indivíduos, resultando em aumento de custos.

O iodo também pode ser fornecido em gotas ou comprimidos, como iodeto ou iodato de potássio. Doses únicas de iodeto de potássio, orais mensais (30 mg) ou a cada duas semanas (8 mg), podem fornecer iodo suficiente para crianças em idade escolar. Também se apresenta na forma de lugol, com cerca de 6 mg de iodo por gota, e preparações semelhantes são comumente disponíveis como antissépticos em dispensários rurais em países em desenvolvimento e oferecem outra maneira simples de suprimento.

DISTÚRBIOS RELACIONADOS AO EXCESSO DE IODO

A tireoide de um indivíduo adulto normal secreta cerca de 80 µg de T_4 por dia, o que corresponde a 52 µg de iodo, quantidade que a glândula deve captar diariamente para permanecer em equilíbrio. Isso é o que geralmente ocorre com ingestão alimentar entre 100 e 150 µg de iodo por dia. No entanto, o consumo de até 600 µg por dia na União Europeia e de até 1.100 µg por dia nos Estados Unidos é considerado tolerável. Portanto, valores mais elevados são, por definição, excessivos, mas arbitrários, pois enquanto a maioria dos indivíduos tolera maior ingestão, outros apresentam efeitos adversos decorrentes de consumo menor. O consumo médio de iodo varia amplamente entre indivíduos e entre populações, e pode ultrapassar 5.000 µg/dia, por exemplo, em situação de utilização alimentar regular de algas. Algumas respostas tireoidianas ao excesso de iodo ocorrem apenas em portadores de glândulas com doenças preexistentes, enquanto outras são observadas em indivíduos com tireoides aparentemente normais. Determinados efeitos ocorrem sob ingestão muito elevada de iodo, ao passo que outros são observados em doses acima das necessidades fisiológicas, mas abaixo das quantidades excessivas. Finalmente, cabe mencionar que níveis idênticos de excesso de iodo podem causar hipertireoidismo em algumas pessoas e hipotireoidismo em outras.[9]

Mecanismos tireoidianos compensadores do excesso de iodo

Como descrito anteriormente, o espectro das manifestações originadas do excesso de iodo é variável, compreendendo hipo ou hipertireoidismo, com ou sem bócio, bócio eutireóideo e doença autoimune da tireoide silenciosa ou manifesta. Esta gama discrepante só pode ser entendida conhecendo-se as bases fisiológicas e bioquímicas apresentadas a seguir. Ao serem consideradas as várias funções dos hormônios tireoidianos, não é surpreendente que diversos mecanismos garantam a homeostase de sua secreção conforme a ingestão de iodo (Tabela 54.3).

Tabela 54.3 Mecanismos contribuintes para manutenção da função da tireoide na deficiência e excesso de iodo

	Função no excesso de iodo	Função na deficiência em iodo
Cotransportador de sódio-iodeto (NIS)	+++	+++
Efeito Wolff-Chaikoff	+++ [somente em excesso agudo; por curto período (até 72 h)]	0
Bloqueio da liberação do estoque hormonal glandular	++	0
Redistribuição do iodo orgânico no coloide	+	++
Secreção de iodo não hormonal	++	0

0: nenhum; + + +: importante.

Hormônio estimulante da tireoide

O TSH intervém de muitas maneiras na adaptação da glândula tireoide sob oferta variável de iodo. A interação é simples e de fácil compreensão, no caso de deficiência: a T_4 sérica diminui e o TSH aumenta; o aumento do NIS é dependente de TSH. No excesso, a diminuição do NIS deriva-se da autorregulação. As seções seguintes discutem tais interações complexas.[9]

Cotransportador de sódio-iodeto

A glândula tireoide acumula iodeto a partir do meio circulante contra um gradiente de concentração, variável entre 1:2 e 1:80, dependendo se a glândula está em repouso ou estimulada. Uma glicoproteína especial, a NIS, localizada na membrana da célula basal dos tireócitos, realiza tal processo. Esse cotransportador carrega-se com dois cátions de sódio e um ânion iodeto na superfície externa membranosa. Regulado pelo gradiente eletroquímico do Na^+, transporta sua carga através da membrana do exterior para o interior da célula. O sistema NIS é altamente adaptável e contribui para a secreção hormonal constante sob ampla gama de abastecimento de iodo. Em roedores com deficiência em iodo, mantém gradiente de iodeto (extracelular:intracelular) de 1:60, quando o eixo hipofisário

NUTRIÇÃO E DOENÇAS DA TIREOIDE

está intacto, em comparação com um gradiente de 1:5 após a hipofisectomia, atestando seu controle pituitário. O estímulo pelo TSH provavelmente ocorre pela via da insulina/fosfoinositídeo 3-quinase. Por outro lado, o iodo em excesso inibe a autorregulação do NIS. Não é exagero dizer que, para qualquer nível de ingestão de iodeto, sua atividade determina a concentração intracelular de iodeto e, portanto, o cotransportador desempenha papel glandular em praticamente todas as etapas metabólicas subsequentes do iodo.

O efeito Wolff-Chaikoff

Em roedores, uma única injeção de 500 μg de iodeto (100 vezes superior à exigência diária), paradoxalmente, bloqueia a incorporação de iodeto pelos resíduos tirosínicos da TG – o primeiro passo na biossíntese dos HT (organificação). Esta inibição autorregulatória TSH-independente (denominada efeito Wolff-Chaikoff) depende de uma concentração intracelular elevada ($\geq 10^{-3}$ molar) de iodeto. Seu mecanismo bioquímico permanece controverso. Poderia ser explicado pela seguinte reação do tri-iodeto: $I^- + I_2 \leftrightarrow I_3^-$ (ânion tri-iodeto).

O iodeto em alta concentração desloca a reação para a direita por ação de massa e, assim, sequestra I_2, sendo este supostamente um intermediário na organificação do iodeto. Outros mecanismos possivelmente atuantes no bloqueio de Wolff-Chaikoff seriam a interferência do iodeto no sítio ativo da peroxidase tireoidiana ou na produção de trifosfato de inositol e Ca^{2+}, como mensageiros da ação do TSH. Este efeito é de curta duração, pois a biossíntese do NIS é rapidamente inibida, o iodeto intracelular cai abaixo de 10^{-3} molar e a organificação do iodo recomeça. A queda expressiva na atividade do NIS ocorre por autorregulação independente do TSH, que parece atuar em nível transcricional e/ou pós-transcricional.[9]

Bloqueio da secreção hormonal a partir do coloide

No lúmen folicular, a tireoide estoca grande quantidade de hormônio na TG. Quando a síntese hormonal é bloqueada, por exemplo, por uma tionamida, sua secreção cai somente depois da mobilização de porções significativas da glicoproteína; isso demanda várias semanas em humanos. Em contrapartida, o iodo em excesso reduz as concentrações séricas de tiroxina, quase instantaneamente, o que sugere que não apenas bloqueia a síntese (efeito Wolff-Chaikoff), mas também a secreção de hormônios pré-formados armazenados. Em humanos, esse efeito é particularmente pronunciado e prolongado em glândulas estimuladas; isso explica a ação rápida de doses elevadas de iodo na doença de Graves. Esse bloqueio secretor ocorre por intermédio da adenilciclase, um dos componentes do sistema mensageiro do TSH.

Redistribuição do iodo orgânico

Nas etapas iniciais da síntese hormonal, os resíduos tirosínicos da TG são iodados gerando MIT e, a seguir, DIT. Na reação final, a DIT se une a outra DIT e forma a T_4 (quatro átomos de iodo por molécula) ou com a MIT para gerar a T_3 (com três átomos de iodo). Na abundância de iodo, a DIT predomina sobre a MIT, o que favorece a síntese de T_4, menos ativa que a T_3. Assim, é mantido um estado eutireóideo, apesar da quantidade elevada de iodo absorvida pela glândula. Este mecanismo tem, provavelmente, alguma importância, tanto na situação de excesso como na deficiência em iodo; neste último caso ocorre o favorecimento da síntese de T_3 sobre a de T_4, o que garante o eutireoidismo com menor consumo de iodo.

Secreção de iodo não hormonal

Como descrito anteriormente, MIT, DIT, T_3 e T_4 fazem parte da TG, que é armazenada na forma de coloide nos folículos. Para a secreção de T_3 ou T_4, a TG é hidrolisada em seus aminoácidos constituintes. MIT e DIT também são liberadas como subprodutos, e o iodo pode ser secretado na forma não hormonal (principalmente iodeto), livrando assim a glândula do excesso desse elemento.

Consequências do excesso de iodo

Excesso de iodo em indivíduos com tireoide normal

A maioria das pessoas tolera o excesso crônico diário de iodeto de 30 mg até 2 g, mas exibe queda persistente de T_4 e T_3, de 25 e 15%, respectivamente, e aumento de cerca de 2 µU/mL nas concentrações de TSH; todos os valores, no entanto, continuam dentro da normalidade. Não ocorrem manifestações clínicas de disfunção tireoidiana ou bócio, apesar do aumento volumétrico discreto da tireoide à ultrassonografia (Tabela 54.4).

Tabela 54.4 Valor máximo de tolerância de ingestão alimentar de iodo por grupo etário

	EC/SCF (µg/dia)[17]	Institute of Medicine (IOM) (µg/dia)[18]
1-3 anos	200	200
4-6 anos	250	300
7-10 anos	300	300
11-14 anos	450	300
15-17 anos	500	900
Adultos	600	1.100
Gestantes > 19 anos	600	1.100

EC/SCF: European Commission/Scientific Committee on Food; IOM: Institute of Medicine.
Fonte: adaptada de Scientific Committeee on Food, Health and Consumer Protection Directorate-General[49] e Institute of Medicine.[29]

A adaptação da glândula tireoide normal ao excesso de iodo é boa, embora imperfeita, pois os valores de T_4 e TSH indicam ligeira diminuição na secreção hormonal. A principal adaptação envolve o NIS, juntamente com os demais mecanismos assinalados anteriormente (Tabela 54.3).

Hipotireoidismo induzido pelo iodo

Às vezes os mecanismos reguladores falham, fazendo com que o excesso de iodo conduza ao hipotiroidismo clínico franco. As seguintes situações são predisponentes à disfunção:

NUTRIÇÃO E DOENÇAS DA TIREOIDE

- Doença de Graves após o tratamento com radioiodo ou tireoidectomia parcial, mas não após terapêutica medicamentosa antitireoidiana.
- Após tireoidectomia parcial como terapia para nódulos benignos.
- Na presença de tireoidite autoimune, seja a doença de Hashimoto clássica, seja a variante pós-parto.

Mesmo doses relativamente pequenas de iodo (250 µg/dia) causam hipotireoidismo em 20% dos indivíduos. O denominador comum dos estados que favorecem esta situação é, provavelmente, o TSH levemente elevado ou a persistência de anticorpos estimuladores da tireoide (que mantêm o NIS ativado e a concentração de iodeto intratireoidiana elevada, impedindo o escape do efeito Wolff-Chaikoff).

Hipertireoidismo induzido pelo iodo

Mesmo pequenos aumentos na oferta de iodo podem provocar hipertireoidismo em alguns indivíduos. O fenômeno foi o principal argumento dos opositores ao uso do sal iodado em 1920 na Suíça, mas uma busca cuidadosa de casos de hipertireoidismo induzido pelo iodo (HII) foi negativa na época, provavelmente porque a adição de iodo no sal foi iniciada com dose muito baixa. No entanto, esta alegação foi reforçada mais tarde, quando a suplementação mal concebida por meio do sal iodado no Zimbábue e no leste da República Democrática do Congo resultou em número significativo de casos de HII grave e de longa duração. Embora não preencha o critério de excesso de iodo, tal como mencionado anteriormente, essa forma de hipertireoidismo pode ocorrer com a ingestão de iodo inferior a 300 µg por dia.

A patogênese da HII foi esclarecida em um estudo clássico: quatro indivíduos eutireóideos da região (levemente deficiente em iodo) de Bruxelas, portadores de nódulos autônomos únicos, receberam suplemento diário de iodo de 500 µg. Isso causou o aumento lento, mas constante, dos HT e, após quatro semanas, os indivíduos apresentaram hipertireoidismo. Estudos posteriores confirmaram a interpretação inicial de que os nódulos, originalmente mantidos sob controle do TSH durante a baixa ingestão, tornaram-se autônomos e produziram HT em excesso sob oferta de iodo. O escape dos nódulos do controle hipofisário se deve à mutação somática constitutiva do gene do receptor de TSH, que os mantêm ativados mesmo na ausência deste último. Essa forma de HII foi inicialmente reconhecida principalmente em indivíduos que apresentam bócio nodular, ou seja, de forma predominante em idosos após exposição prolongada à deficiência em iodo. O bócio nodular desapareceu de forma lenta após a suplementação, e a incidência de hipertireoidismo decresceu com o passar dos anos. Curiosamente, portadores de bócio multinodular residentes em Boston, suficientes em iodo, reagiram da mesma maneira, mas sob doses muito mais elevadas (até 180 mg).[9]

Alguns dados sugerem que a autonomia nodular não é a única explicação patogênica para o HII. A Dinamarca, país com deficiência moderada em iodo, introduziu o sal iodado em dose suficiente para aumentar a ingestão de iodo para apenas 50 µg por dia. Inesperadamente, a incidência de hipertireoidismo ocorreu principalmente entre os indivíduos com 20 a 39 anos (nos quais a ocorrência de nódulos é rara), atribuída à doença tireoidiana autoimune. Outros investigadores observaram HII em portadores de glândulas normais. Uma revisão sobre o assunto concluiu que essa disfunção pode ocorrer no bócio endêmico, no bócio esporádico, após doença de Graves e nos indivíduos com tireoide normal.

Na China, três anos após o início do programa de suplementação com sal iodado, a prevalência de hipertireoidismo evidente em três regiões foi de 1,6, 2 e 1,2%, independentemente de o resultado ter decorrido de situações diversas, ou seja, levemente deficiente (população se recusou a usar o sal iodado), adequada (população usou o sal iodado prescrito) ou excessiva (população consumiu sal iodado e água potável que continha iodo). O estudo teve início após os três primeiros anos de suplementação, portanto, não permitiu estimar a incidência anterior de HII. Nas três comunidades, a ocorrência cumulativa de hipertireoidismo evidente entre o quarto e o oitavo ano de suplementação foi de 0,4, 1,2 e 1%. À primeira vista, parece indicar um risco muito baixo de HII; no entanto, deve ser mencionado que as taxas de acometimento de um ano calculadas, ou seja, 80, 240 e 200 por 100 mil indivíduos por ano, foram muito mais elevadas do que os dados observados em outros países.

Suplementação de iodo e doença tireoidiana autoimune

Quando ratos de uma prole propensa à autoimunidade são alimentados pela primeira vez com dieta deficiente em iodo e depois submetidos a outra, com iodo em excesso, exibem dano celular ultraestrutural dose-dependente sugestivo de doença autoimune da tireoide. Grandes estudos epidemiológicos realizados na última década na China, na Turquia e na Dinamarca indicam que a suplementação com sal iodado aumenta a prevalência de doença tireoidiana autoimune, seja hipotireoidismo clínico ou subclínico, seja hipertireoidismo autoimune, ou ambos.[32] O fenômeno foi dose-dependente: em três níveis de excreção urinária de iodo (marginalmente baixa/mais do que suficiente/excessiva), a prevalência do hipotireoidismo subclínico foi de 0,9, 2,9 e 6,1%. Embora alguns outros estudos não tenham confirmado o efeito da suplementação na autoimunidade tireoidiana, os resultados chamam a atenção quanto a evitar o suprimento com doses de iodo desnecessariamente elevadas.

Excesso de iodo por compostos orgânicos iodados

Desinfetantes tópicos, agentes de contraste radiográfico e certos medicamentos contêm grandes quantidades de iodo na forma orgânica. Além de potencialmente causar os mesmos danos do iodo inorgânico, como hiper e hipotireoidismo, podem incitar prejuízos inerentes às próprias drogas. Tanto a amiodarona, medicamento antiarrítmico, quanto o agente de contraste ácido iopanoico (descontinuado no mercado nacional) bloqueiam a conversão periférica de T_4 para T_3 e interferem na ligação do T_3 aos seus receptores nucleares.[9] Os efeitos colaterais tireoidianos destes compostos são muito complexos e estão fora do âmbito do presente capítulo.

IMPORTÂNCIA DE OUTROS MICRONUTRIENTES

Selênio

O conteúdo de selênio nos alimentos é determinado por seus teores nos solos, pelo uso de adubos contendo esse elemento e por outras características dos solos, como pH

NUTRIÇÃO E DOENÇAS DA TIREOIDE

e umidade, que determinam seu acúmulo pelas plantas. Sua absorção em humanos é eficiente e não regulada. Assim, a deficiência em selênio ocorre principalmente em regiões em que sua concentração no solo é baixa. Várias partes do mundo (Dinamarca, Finlândia, Nova Zelândia, regiões leste e central da Rússia e uma faixa que se estende do nordeste ao centro-sul da China) são conhecidas por ter quantidades muito baixas de selênio em seus solos e, portanto, em seus alimentos.[13]

O selênio age, em grande parte, associado às proteínas, conhecidas como selenoproteínas. Na forma de selenocisteína é um componente integrante de duas enzimas importantes – a glutationa peroxidase (GPx) e a DIO – que estão presentes em muitos tecidos, incluindo a glândula tireoide. Resumidamente, existem três tipos de desiodinases. Duas delas (DIO1 e DIO2) catalisam a ativação do pró-hormônio T_4 em hormônio ativo T_3; a DIO1 também está envolvida na degradação da T_3. A terceira desiodinase (DIO3) contendo selenocisteína inativa a T_4 e a T_3. As GPx e a tiorredoxina redutase estão expressas no tecido tireoidiano e protegem a glândula do dano oxidativo causado pelo H_2O_2 produzido durante a síntese hormonal. Em situações de suprimento inadequado de iodeto e selênio, rearranjos complexos do metabolismo dos HT favorecem a adaptação, aumentando a retenção de selênio no cérebro e nas glândulas endócrinas, especialmente na tireoide, junto ao iodeto.[34] Deficiências graves em selênio e iodo coexistem na China, Sudeste Asiático, Rússia, Egito e África Central e Ocidental.[54]

Interações entre deficiência em selênio e iodo

Inquéritos epidemiológicos sugerem que deficiências concomitantes em iodo e selênio estão presentes em locais como a África Central,[27] onde o cretinismo mixedematoso é altamente prevalente. Essa ocorrência favorece a hipótese de que a deficiência em selênio expõe a glândula tireoide a danos provocados por radicais livres produzidos durante a síntese hormonal tireoidiana. No entanto, no Tibete e na China, associação similar não causa essa forma de cretinismo, indicando a influência de vários outros fatores de risco.[33]

Alguns ensaios clínicos avaliaram as possíveis evidências do impacto da suplementação com selênio no metabolismo da tireoide.[27] O primeiro foi realizado em crianças em idade escolar na República Democrática do Congo (anteriormente conhecida como Zaire). Essas crianças apresentavam valor sérico médio de selênio de 27,1 ± 13,9 µg/L e concentração mediana de iodo urinário (intervalo) de 25,4 (11,4-58,4) µg/L, indicando deficiência grave em selênio e moderada em iodo. Após dois meses de suplementação (50 µg/dia), o selênio aumentou significativamente no grupo suplementado, mas não no controle. As concentrações médias de T_4, T_4 livre e T_3 reverso diminuíram significativamente para 66, 71 e 73% do valor inicial, sem aumento concomitante do TSH. Estes dados sugerem que, em áreas com deficiência em iodo, a correção da deficiência em selênio, sem a suplementação de iodo, aumentou a conversão periférica de T_4 a T_3 via desiodação. A oferta subsequente de óleo iodado normalizou todas as concentrações hormonais, mas não reverteu a diminuição do T_4 causada pelo selênio. Estes resultados indicaram que este suprimento não deve ser realizado sem a concomitante profilaxia do iodo em áreas onde ambas deficiências coexistem.

Moreno-Reyes et al.[40] avaliaram o impacto da suplementação com selênio em crianças em idade escolar com osteoartropatia de Kashin-Beck no Tibete. Os participantes encontravam-se gravemente deficientes em iodo no início do estudo (concentração média de iodo urinário ~12 μg/L). Quatro meses antes da suplementação com selênio, as crianças do grupo placebo e do grupo intervenção receberam 475 mg de iodo, como óleo iodado, por via intramuscular. O selênio foi fornecido por via oral durante 12 meses, de forma diária (100 μg/dia) ou semanalmente (1 mg por semana), dependendo da disponibilidade. A suplementação aumentou significativamente as concentrações urinárias e séricas médias de selênio e as concentrações séricas médias da GPx em comparação ao grupo placebo. A concentração sérica média de T_4 aumentou, e as de T_3 e TSH diminuíram significativamente com o fornecimento de iodo por via intramuscular em ambos os grupos e permaneceram dentro da faixa de normalidade quatro meses após o início da suplementação. No entanto, o fornecimento subsequente de selênio não afetou as concentrações dos HT e nem do TSH. Embora as deficiências combinadas em selênio e iodo sejam consideradas fator de risco para a doença de Kashin-Beck,[54] a suplementação com selênio não teve efeito sobre a doença já estabelecida, o crescimento e a função da tireoide, quando a deficiência em iodo foi corrigida.[40]

Estudos realizados em países industrializados pesquisaram o impacto da suplementação com selênio sobre a função da tireoide em diferentes grupos populacionais.[27] Em adultos aparentemente saudáveis, doses diárias variáveis de 10 a 300 μg por dia foram fornecidas por um período de cinco meses.[17,22,51] Os que incluíram a análise da concentração sérica de selênio encontraram aumento significativo nos grupos suplementados em comparação ao grupo placebo.[17,51] No entanto, outros não encontraram diferença nas concentrações de HT ou de TSH entre os grupos.[22,51] Apenas um deles, com uma casuística pequena por grupo (n = 10), encontrou redução significativa na concentração de T_4 no grupo que recebeu dose diária de 10 μg de selênio, assim como todos os grupos combinados, em comparação com o grupo controle, após 20 semanas de suplementação.[17] Os indivíduos nestes estudos exibiam valores basais de selênio baixos,[17,51] exceto em um.[22] Não estavam disponíveis informações sobre a situação do iodo. Estes resultados sugerem que, em países industrializados, o fornecimento de selênio a adultos aparentemente saudáveis influencia a secreção hormonal tireoidiana.

Em razão da diminuição do consumo alimentar de selênio no Reino Unido, pesquisadores investigaram o efeito de doses orais diárias variáveis do elemento (100, 200 e 300 μg/dia) por seis meses em 501 idosos.[46] Não houve diferença nas concentrações séricas de selênio entre os grupos no início, mas a média geral estava acima do esperado (91,3 μg/L). Não havia informações sobre a situação do iodo. A suplementação aumentou significativamente as concentrações de selênio nos grupos, mas não teve efeito sobre qualquer um dos marcadores funcionais da tireoide avaliados (TSH, T_4 total, T_4 livre, T_3 total, T_3 livre, T_3 total:T_4, T_3 livre:T_4) após seis meses em relação aos valores basais, ao sexo e à faixa etária. Em contraste, outro estudo em idosos italianos demonstrou diminuição nas concentrações de T_4 no grupo que recebeu 100 μg de selênio por dia durante três meses (n = 19) em comparação ao grupo placebo (n = 17).[43]

Outro estudo pesquisou o impacto da suplementação de selênio em gestantes italianas sob risco de disfunção tireoidiana pós-parto e hipotireoidismo permanente pela presença de anticorpos contra a peroxidase tireoidiana (TPOAb+).[41] Um grupo foi selecionado aleatoriamente para receber 200 μg de selênio por dia e outro para receber placebo diariamente a partir da 12ª semana de gestação por até 12 meses após o parto. As mulheres foram aconselhadas a consumir sal iodado doméstico. As concentrações

NUTRIÇÃO E DOENÇAS DA TIREOIDE   1319

médias iniciais de selênio no sangue foram de 79,5 ± 2,3 µg/L e aumentaram significativamente no grupo que recebeu selênio em comparação àquele que consumiu placebo.
Não foram registrados detalhes sobre as concentrações finais de T_4, mas poucas mulheres
no grupo que recebeu selênio desenvolveram disfunção da tireoide (28,6 *vs.* 48,6%) e
hipotireoidismo permanente (11,7 *vs.* 20,3%) em comparação ao grupo placebo, 12 meses
após o parto. Além disso, houve queda nos títulos de TPOAb e melhora do padrão de
ecogenicidade glandular à ultrassonografia em comparação ao grupo controle. Os autores concluíram que a suplementação de selênio durante a gestação e nos primeiros 12
meses após o parto reduziu o risco de inflamação da tireoide em gestantes com TPOAb+.

Estudo transversal realizado na Dinamarca envolvendo 805 participantes analisou a
associação entre as concentrações séricas de selênio e o volume da tireoide, bem como
a relação entre essas concentrações e o risco para o desenvolvimento de bócio, em área
com deficiência leve em iodo, antes e após a introdução da suplementação desse elemento.[45] Examinou, também, a associação entre as concentrações séricas de selênio e a
prevalência de nódulos tireoidianos. Antes da intervenção, o volume glandular foi de
12,5 *versus* 11,9 cm³ após a suplementação (p < 0,05). A excreção urinária de iodo aumentou, ao mesmo tempo, de 97 para 148 µg/dia (p < 0,001). A mediana das concentrações séricas de selênio diminuiu ligeiramente (5%) durante esse período: de 99,2 para
95 µg/L (*p* < 0,05). A excreção de iodo e as concentrações de selênio no soro estavam
negativamente correlacionadas (r = –0,2, p < 0,001). A concentração de selênio se associou
de forma negativa à exacerbação do volume glandular (p = 0,006) e elevou de forma
expressiva o risco para esse aumento (p = 0,007). Essa relação negativa estava presente
no grupo de mulheres como um todo, mas não alcançou significância naquelas com
faixa etária entre 60 e 65 anos. Além disso, a menor concentração de selênio favoreceu o
desenvolvimento de múltiplos nódulos (p = 0,087), mas não de nódulos solitários. Os
dados indicam que as concentrações séricas de selênio tiveram efeito no volume da tireoide e, provavelmente, na formação nodular em área com deficiência leve em iodo.
No entanto, a associação foi fraca e pareceu estar limitada às mulheres. Os resultados
deste estudo, bem como outros anteriores, sugerem que a suficiência em selênio é um
dos fatores ambientais capazes de prevenir o bócio e a doença nodular.

Em síntese, o iodo e o selênio interagem de várias maneiras no metabolismo da tireoide[33] e existem indicações decorrentes de estudos em animais e em humanos[4] de que
a deficiência em selênio pode afetar negativamente a função tireoidiana.

Ferro

O ferro é essencial para a saúde humana em razão de sua capacidade de participar
nas reações redox e por seu papel no transporte de oxigênio.[66] A deficiência nesse elemento pode afetar o desenvolvimento cognitivo na infância, a função imunitária e o
desfecho da gestação. Ocorre mais frequentemente em populações que têm padrões
alimentares à base de vegetais, os quais têm baixa biodisponibilidade do mineral. Além
disso, infestações, como a ancilostomíase, podem promover a perda de sangue, o que
agrava ainda mais a situação.

A prevalência global da carência em ferro, com ou sem anemia, é desconhecida. Em
uma publicação da OMS, estimou-se que aproximadamente 25% da população mundial
sofre de anemia, com maior predomínio entre os pré-escolares (47%), as gestantes (42%)

e as mulheres não gestantes (30%).[27] Embora a anemia resulte de uma ampla variedade de causas, cerca da metade dos casos é causada pela deficiência em ferro.[61] A prevalência estimada dessa insuficiência geralmente coexiste com a de iodo. Em pesquisas realizadas em escolares na África Ocidental e do Norte, verificou-se que 23 a 25% apresentaram tanto bócio quanto anemia ferropriva.[63,68]

Vários estudos em animais mostraram que a anemia ferropriva prejudica o metabolismo da tireoide, com redução das concentrações séricas de T_4 total e de T_3 total, diminuição da conversão periférica de T_4 para T_3 e possível aumento do TSH circulante.[26,71]

O primeiro estudo de intervenção a lançar luz sobre a ação mútua entre as carências em ferro foi realizado por Zimmermann et al.,[62] que investigaram o efeito de dose oral de 200 mg de iodo, fornecida como óleo iodado para escolares com bócio, com (n = 53) ou sem anemia ferropriva (n = 51) na Costa Oeste do Marfim. Os escolares que apresentavam anemia ferropriva tinham peso e estatura menores e maiores concentrações médias de TSH no início. Após 15 e 30 semanas, verificou-se que o volume da tireoide reduziu significativamente e que as concentrações de TSH e T_4 encontravam-se expressivamente melhores no grupo de escolares não anêmicos em relação ao grupo com anemia ferropriva. Esse estudo demonstrou que as crianças não anêmicas responderam mais rapidamente ao iodo quanto ao volume tireoidiano e à concentração de TSH, enquanto as crianças com anemia ferropriva melhoraram, principalmente, após a coadministração de ferro.[62]

A partir dessa observação, surgiram evidências adicionais resultantes de outros estudos randomizados. Por exemplo, o mesmo fenômeno foi constatado em escolares deficientes em ferro e com bócio na Costa Oeste do Marfim, que receberam placebo ou suplementação de ferro (60 mg/dia, quatro vezes por semana), além de sal iodado consumido em domicílio.[24] A hemoglobina e o *status* de ferro na 20ª semana foram significativamente melhores no grupo suplementado com ferro que no grupo placebo. Além disso, a redução média do volume glandular no primeiro foi quase duas vezes maior que no último, resultando em prevalência de bócio de 43% no grupo tratado com ferro em comparação a 62% no grupo placebo. Esse estudo concluiu que o suprimento férrico melhorou a eficácia do sal iodado nas crianças portadoras de bócio.

Vários mecanismos têm sido sugeridos para a interação entre as deficiências em ferro e em iodo. Os resultados de estudos em animais sugerem que a anemia ferropriva pode influenciar o metabolismo da tireoide por meio da alteração do sistema de controle central, da diminuição da ligação da T_3 aos receptores nucleares hepáticos e da redução da atividade da TPO, enzima essencial para a síntese dos HT. A anemia ferropriva também poderia prejudicar o metabolismo tireoidiano por meio da diminuição do transporte de oxigênio. É provável que esses mecanismos contribuam conjuntamente para o comprometimento da função da tireoide na deficiência em ferro.[27]

Vitamina A

A carência em vitamina A é a principal causa de cegueira na infância e um dos determinantes nutricionais essenciais de infecção grave e mortalidade entre crianças em países de baixa renda.[50] Embora suas consequências para a saúde não estejam bem definidas além da primeira infância, os dados da literatura indicam que essa deficiência pode aumentar a morbidade e a mortalidade durante a gestação e no período pós-parto imediato.[57]

A vitamina A está presente na alimentação em várias formas, entre as quais o retinol pré-formado, obtido a partir de alimentos de origem animal, como fígado, ovos e laticínios, os quais são as fontes de maior biodisponibilidade. A absorção de carotenoides com atividade de pró-vitamina A encontrados em alimentos de origem vegetal é influenciada por diversos fatores.[56] Assim, as populações que utilizam principalmente alimentos de origem vegetal estão em situação de risco aumentado de deficiência.

Segundo estimativa,[57] cerca de 127 milhões de crianças pré-escolares e 7,2 milhões de gestantes são deficientes em vitamina A (concentração sérica ou no leite materno < 0,7 µmol/L) em todo o mundo, das quais cerca de 45% vivem no Sul e no Sudeste da Ásia e 25 a 35%, na África. Esforços substanciais estão em curso para controlar essa deficiência por meio da distribuição bianual de vitamina A em cápsulas de alta dosagem para crianças de seis a 59 meses de idade.[53]

Interações entre deficiência em vitamina A e iodo

Embora haja pouca informação sobre a coexistência das deficiências em iodo e vitamina A, em virtude de suas altas prevalências em países de baixa renda, é bastante provável que um número considerável de indivíduos sejam afetados por ambas. Segundo Zimmermann,[69] a deficiência em vitamina A exerce múltiplos efeitos sobre o metabolismo da tireoide, na modulação do metabolismo glandular, do metabolismo periférico dos HT e na produção de TSH pela hipófise. Na tireoide, provoca hipertrofia, reduz a absorção de iodo, prejudica a síntese de TG e o acoplamento de MIT e DIT e diminui T_3 e T_4 intratireoidianas. Na periferia, aumenta T_4 total e livre e T_3, reduz a conversão hepática de T_4 em T_3 e diminui a ligação de T_3 ao transportador sérico.

Apenas dois estudos randomizados bem concebidos investigaram as possíveis interações entre vitamina A e iodo em humanos[64,67]. Em área com deficiência grave em iodo, no norte do Marrocos, escolares com deficiência em vitamina A (retinol sérico < 1,05 µmol/L) foram designados de forma casual para receber placebo ou doses elevadas de vitamina A em cápsulas (200.000 UI de palmitato de retinil) durante cinco meses.[67] Todas as crianças receberam sal iodado (25 µg iodo/grama de sal) por dez meses. As concentrações de iodo urinário aumentaram significativamente desde o início até os dez meses, em ambos os grupos, enquanto o retinol sérico e as concentrações da transtirretina aumentaram significativamente no grupo que recebeu iodo mais vitamina A. O TSH mediano e os valores de TG diminuíram significativamente neste último grupo em comparação com o que recebeu iodo (p < 0,01), mas não houve alterações nos valores médios de T_4 total, transtirretina e globulina ligadora de tiroxina (TBG, do inglês *thyroxine-binding globulin*). Aos dez meses, houve redução no volume médio da tireoide e da taxa de bócio (52 *vs.* 64%) no grupo iodo mais vitamina A *versus* o grupo iodo. Os autores concluíram que, nas áreas nas quais existem deficiências simultâneas em iodo e em vitamina A, a suplementação de ambos melhora a eficácia do sal iodado.[67]

Zinco

O zinco é necessário para a atividade de mais de 300 enzimas envolvidas nas principais etapas metabólicas, envolvendo ampla variedade de funções bioquímicas, imunológicas e clínicas. Como resultado, múltiplas funções orgânicas são afetadas pela sua carência, a qual pode resultar em comprometimento do crescimento, alterações no sistema imune, dermatite, diarreia, retardo da maturação sexual e óssea, comprometimento da acuidade gustativa e alterações comportamentais. Tal como acontece com o ferro e a vitamina A, as populações que consomem principalmente alimentos de origem vegetal encontram-se sob risco aumentado de deficiência em zinco, em razão da baixa biodisponibilidade do mineral nestes alimentos. No entanto, a avaliação da deficiência marginal em zinco é difícil em razão da ausência de sinais clínicos evidentes e indicadores laboratoriais sensíveis e específicos.[30]

O principal fator associado ao desenvolvimento da deficiência em zinco é a ingestão alimentar inadequada. Fatores exacerbadores adicionais incluem necessidade fisiológica elevada (p. ex., durante a infância, adolescência, gestação e lactação), e/ou perdas excessivas decorrentes de quadros diarreicos,[10] perdas fecais ou má absorção por doenças específicas (doença celíaca, doença de Crohn, síndrome do intestino curto, fibrose cística)[20] e uso de drogas (penicilamina, tiazídicos e glucagon).

Ao contrário de outros nutrientes, não existe reserva funcional corporal de zinco, exceto, provavelmente, nas crianças, que são capazes de aproveitar o zinco hepático acumulado durante a gestação. Portanto, quando a ingestão de zinco é inadequada, o ritmo de crescimento infantil ou o grau de excreção de zinco em adultos, são reduzidos em um esforço para conservar os depósitos teciduais e manter a homeostase. Nesse estágio, não ocorrem alterações bioquímicas ou funcionais. Entretanto, à medida que a deficiência progride, as alterações metabólicas desenvolvem-se rapidamente. O balanço de zinco torna-se negativo, com a perda rápida e significativa do pequeno *pool* permutável do mineral, o que resulta em disfunção tecidual generalizada.

Em virtude da pouca disponibilidade de informações procedentes de estudos com representatividade nacional sobre a prevalência de baixa concentração sérica de zinco ou ingestão alimentar inadequada deste mineral, as estimativas atuais do grau de deficiência em zinco se baseiam na predominância da desnutrição entre crianças menores de cinco anos de idade. Mundialmente, cerca de 30% delas exibem baixa estatura. As maiores taxas de baixa estatura (> 30%) são observadas em países da África subsaariana, no sul da Ásia, Sudeste Asiático e América Central, o que indica risco aumentado de deficiência em zinco nessas regiões.

Em consonância com os resultados da literatura, com o intuito de orientar a realização de levantamentos relacionados ao assunto, um grupo de trabalho constituído por OMS, Unicef, Agência Internacional de Energia Atômica (Aiea) e Grupo Consultivo Internacional de Nutrição sobre o Zinco (IZiNCG) revisou os métodos de avaliação sobre a situação populacional de zinco e forneceu recomendações para o uso de indicadores específicos bioquímicos, alimentares e funcionais das concentrações de zinco populacionais.[16] Para cada indicador, sugeriu-se um valor de corte para a prevalência indicativa de risco elevado e em qual nível está justificada a intervenção populacional. O indicador bioquímico recomendado foi a prevalência da concentração de zinco sérico menor que o valor de corte estabelecido em dia específico segundo idade/sexo/hora. Quando a prevalência for superior a 20%, está indicada a intervenção. Para os indicadores alimentares, a prevalência de ingestão de zinco abaixo da necessidade média estimada [EAR, do inglês *estimated average requirement(s)*] deve ser utilizada, conforme determinado por avaliações quantitativas da ingestão alimentar. Se aquela predominância for superior a 25%, o risco de deficiência em zinco é considerado elevado. As evidências indicam que

NUTRIÇÃO E DOENÇAS DA TIREOIDE

crianças com hipodesenvolvimento estatural respondem à suplementação de zinco com maior crescimento.

Quando a prevalência de baixa estatura para a idade for de 20% ou mais, a ocorrência de insuficiência também pode ser considerada elevada. Idealmente, os três tipos de indicadores deveriam ser usados em conjunto para obter a melhor estimativa da deficiência em zinco em uma população e identificar os subgrupos específicos com risco elevado. Estes critérios devem ser aplicados para a avaliação nacional das concentrações de zinco e para indicar a necessidade de intervenções suplementares.

Interações entre deficiências em zinco e em iodo

O zinco é importante para a homeostase normal da tireoide e seu papel é complexo e pode incluir efeitos tanto sobre a síntese quanto sobre o modo de ação hormonal.[5] Os resultados dos estudos em animais são inconclusivos.[25] Em humanos, exceto por alguns trabalhos específicos com suplementação de zinco sobre o metabolismo da tireoide, em crianças com síndrome de Down,[8,36,47] aparentemente não existe nenhum ensaio aleatorizado controlado sobre o assunto.

As investigações acerca das interações entre zinco e iodo abrangeram indivíduos com hipo ou hipertireoidismo que exibiam concentrações séricas de zinco anormalmente baixas ou altas, respectivamente.[19,25] Em indivíduos saudáveis, não houve diferença significativa nas concentrações dos hormônios tireoidianos em seis homens com valores baixos, em comparação a oito homens com concentrações séricas elevadas de zinco. No entanto, a concentração de T_4 elevou-se no grupo com zinco baixo, após suplementação.[21] Em escolares iranianos (n = 1.188) não houve diferenças entre a concentração de HT e a taxa de bócio em crianças com concentrações séricas baixas e altas de zinco.[15] Em contraste, um estudo na Turquia revelou que homens com bócio apresentaram concentrações séricas significativamente mais baixas de zinco (104 ± 3 mg/dL, n = 140) em comparação a um grupo de homens sem bócio (116 ± 2 mg/dL, n =140).[44] Em outro estudo europeu não foi encontrada correlação entre a ingestão ou concentração sérica de zinco e valores de HT, tanto em homens como em mulheres na meia-idade ou mais velhos (n = 387). Encontrou-se apenas correlação negativa moderada entre T_4 total e concentração eritrocitária de zinco (r = –0,12), o que sugere que valores baixos de zinco podem elevar as concentrações de T_4 total.[39]

Em um estudo com seis indivíduos jovens submetidos a depleção de zinco durante 75 dias, as concentrações séricas de TSH, T_4 total e T_4 livre tenderam a diminuir (5,5 mg por dia durante 54 dias), mas apenas a redução do T_4 livre foi significativa.[55]

Em síntese, embora baseadas em desenhos relativamente fracos, as pesquisas existentes forneceram evidências inconclusivas sobre as interações entre a deficiência em zinco e o metabolismo da tireoide.[23]

CONSIDERAÇÕES FINAIS

As deficiências em micronutrientes analisadas neste capítulo são altamente prevalentes em países de baixa renda e cada uma delas, individualmente, encerra sérios efeitos adversos sobre a saúde e o bem-estar,[6] em especial durante os períodos de crescimento e gestação. Assim, a prevenção das deficiências em populações de risco deve ser prioritária. Estas deficiências podem ser controladas individualmente, por meio de programas como a iodação do sal[52] e o fornecimento de cápsulas de vitamina A em alta dosagem,[1] ou em combinação com outros micronutrientes; fortificação de alimentos básicos,[59] de alimentos complementares,[35] ou de produtos direcionados a grupos específicos da população, como gestantes[60] e crianças.[42] A melhor abordagem abrange a consideração de vários fatores, como a prevalência da deficiência, o(s) grupo(s) demográfico(s) alvo(s), os potenciais efeitos adversos e a presença de outros programas em curso.

Conforme mencionado, a prevenção de uma deficiência pode não apenas beneficiar aspectos de saúde específicos relacionados à aplicação do micronutriente, mas também aumentar a eficácia de outros programas. Uma deficiência prevalente na população pode diminuir o impacto de um programa de saúde pública em curso, por meio de interações com o metabolismo de outro micronutriente. Nesse sentido, há fortes evidências relacionadas ao ferro, ao iodo e ao metabolismo da tireoide. Ensaios randomizados de intervenção têm mostrado repetidamente que o ferro fornecido em conjunto com o iodo[68] pode beneficiar o programa de profilaxia do iodo e resultar em melhorias significativas do metabolismo da tireoide. Da mesma forma, mas com menos evidências, a suplementação de vitamina A, isoladamente[64] ou associada ao sal iodado,[67] pode não apenas beneficiar os resultados relacionados a ela, mas também proporcionar impacto benéfico sobre o metabolismo da tireoide. Apesar do grande conhecimento sobre as interações entre selênio, iodo e mecanismos tireoidianos,[34] a maioria dos estudos intervencionistas controlados randomizados publicados não confirmou efeito relevante da suplementação no metabolismo da tireoide. Em razão das dúvidas existentes, não é recomendada a suplementação isolada com selênio em populações com deficiência em iodo,[14] Menos evidências estão disponíveis sobre as interações entre iodo e metabolismo do zinco. Considerando as ações mútuas observadas entre as deficiências comuns de micronutrientes, recomenda-se empregar uma abordagem prevencionista integrada sempre que possível.

REFERÊNCIAS

1. Aguayo VM, Garnier D, Baker SK. Drops of life: Vitamin A supplementation for child survival. Progress and lessons learned in West and Central Africa: UNICEF Regional Office for West and Central Africa. Helen Keller International Regional Office for Africa; 2007.
2. Allen L, Gillespie S. What works? A review of the efficacy and effectiveness of nutrition interventions. Geneva: United Nations, Administrative Committee on Coordination and Subcommittee on Nutrition in collaboration with the Asian Development Bank; 2001.
3. Andersson M, de Benoist B, Delange F, Zupan J. Prevention and control of iodine deficiency in pregnant and lactating women and in children less than 2-years-old: conclusions and recommendations of the Technical Consultation. WHO Secretariat, Public Health Nutr. 2007;10:1606-11.
4. Arthur JR, Beckett GJ, Mitchell JH. The interactions between selenium and iodine deficiencies in man and animals. Nutr Res Rev. 1999;12:55-73.
5. Arthur JR, Beckett GJ. Thyroid function. Br Med Bull. 1999;55:658-68.
6. Black RE, Allen LH, Bhutta ZA, Caulfield LE, de Onis M, Ezzati M, et al; Maternal and Child Undernutrition Study Group. Maternal and child undernutrition: global and regional exposures and health consequences. Lancet. 2008;371:243-60.

NUTRIÇÃO E DOENÇAS DA TIREOIDE

7. Boyages SC, Halpern JP. Endemic cretinism: toward a unifying hypothesis. Thyroid. 1993;3:59-69.
8. Bucci I, Napolitano G, Giuliani C, Lio S, Minnucci A, Di Giacomo F, et al. Zinc sulfate supplementation improves thyroid function in hypozincemic Down children. Biol Trace Elem Res. 1999;67:257-68.
9. Bürgi H. Iodine excess. Best Pract Res Clin Endocrinol Metab. 2010;24:107-15.
10. Castillo-Duran C, Vial P, Uauy R. Trace mineral balance during acute diarrhea in infants. J Pediatr. 1988;113:452-7.
11. Caulfield LE, Richard SA, Rivera JA, Musgrove P, Robert E. Black RE. Stunting, wasting, and micronutrient deficiency disorders. In: Jamison DT, Breman JG, Measham AR, Alleyne G, Claeson M, Evans DB, et al., eds. Disease control priorities in developing countries. 2nd ed. New York: World Bank/Oxford University; 2006. p.551-67.
12. Chen ZP, Hetzel BS. Cretinism revisited. Best Pract Res Clin Endocrinol Metab. 2010;24:39-50.
13. Combs GF Jr. Selenium in global food systems. Br J Nutr. 2001;85:517-47.
14. Contempré B, Duale NL, Dumont JE, Ngo B, Diplock AT, Vanderpas J. Effect of selenium supplementation on thyroid hormone metabolism in an iodine and selenium deficient population. Clin Endocrinol (Oxf). 1992;36:579-83.
15. Dabbaghmanesh MH, Sadegholvaad A, Zarei F, Omrani G. Zinc status and relation to thyroid hormone profile in Iranian schoolchildren. J Trop Pediatr. 2008;54:58-61.
16. de Benoist B, Darnton-Hill I, Davidsson L, Fontaine O, Hotz C. Conclusions of the Joint WHO/UNICEF/IAEA/IZiNCG Interagency Meeting on Zinc Status Indicators. Food Nutr Bull. 2007; 28(3 Suppl): S480-4.
17. Duffield AJ, Thomson CD, Hill KE, Williams S. An estimation of selenium requirements for New Zealanders. Am J Clin Nutr. 1999;70:896-903.
18. Gaitan E, Cooksey RC, Legan J, Lindsay RH, Ingbar SH, Medeiros-Neto G. Antithyroid effects in vivo and in vitro of babassu and mandioca: a staple food in goiter areas of Brazil. Eur J Endocrinol. 1994;131:138-44.
19. Ganapathy S, Volpe SL. Zinc, exercise, and thyroid hormone function. Crit Rev Food Sci Nutr. 1999;39:369-90.
20. Gibson RS. Zinc: the missing link in combating micronutrient malnutrition in developing countries. Proc Nutr Soc. 2006;65:51-60.
21. Hartoma TR, Sotaniemi EA, Määttänen J. Effect of zinc on some biochemical indices of metabolism. Nutr Metab. 1979;23:294-300.
22. Hawkes WC, Keim NL, Diane Richter B, Gustafson MB, Gale B, Mackey BE, Bonnel EL. High-selenium yeast supplementation in free-living North American men: no effect on thyroid hormone metabolism or body composition. J Trace Elem Med Biol. 2008;22:131-42.
23. Hess SY, Brown KH. Impact of zinc fortification on zinc nutrition. Food Nutr Bull. 2009;30(1 Suppl):S79-107.
24. Hess SY, Zimmermann MB, Adou P, Torresani T, Hurrell RF. Treatment of iron deficiency in goitrous children improves the efficacy of iodized salt in Côte d'Ivoire. Am J Clin Nutr. 2002;75:743-8.
25. Hess SY, Zimmermann MB. The effect of micronutrient deficiencies on iodine nutrition and thyroid metabolism. Int J Vitam Nutr Res. 2004;74:103-15.
26. Hess SY, Zimmermann MB. The effect of micronutrient deficiencies on iodine nutrition and thyroid metabolism. Int J Vitam Nutr Res. 2004;74:103-15.
27. Hess SY. The impact of common micronutrient deficiencies on iodine and thyroid metabolism: the evidence from human studies. Best Pract Res Clin Endocrinol Metab. 2010;24:117-32.
28. Hetzel BS. Iodine deficiency disorders (IDD) and their erradication. Lancet. 1983,2:1126-9.
29. Institute of Medicine, Academy of Sciences. Dietary reference intakes for vitamin A, vitamin K, arsenic, boron, chromium, copper, iodine, iron, manganese, molybidenium, nickel, silicon, vanadium and zinc. Washington, DC: National Academies Press; 2001.
30. International Zinc Nutrition Consultative Group (IZiNCG), Brown KH, Rivera JA, Bhutta Z, Gibson RS, King JC, Lönnerdal B, Ruel MT, Sandtröm B, Wasantwisut E, Hotz C. International Zinc Nutrition Consultative Group (IZiNCG) technical document #1. Assessment of the risk of zinc deficiency in populations and options for its control. Food Nutr Bull. 2004;25(1 Suppl 2):S99-203.
31. Knobel M, Bisi H, Peres CA, Medeiros-Neto G. Correlated functional and morphological aspects in human multinodular simple goiter tissues. Endocr Pathol. 1993;4:205-14.

32. Knobel M, Medeiros-Neto G. Pediatric aspects of thyroid function and iodine. In: Krassas GE, Rivkess SA, Kiess W, eds. Diseases of the thyroid in childhood and adolescence. Pediatric Adolescence Med volume 11. Basel: Karger; 2007. p.56-79.
33. Köhrle J, Jakob F, Contempré B, Dumont JE. Selenium, the thyroid, and the endocrine system. Endocr Rev. 2005;26:944-84.
34. Köhrle J. Selenium and the control of thyroid hormone metabolism. Thyroid. 2005;15:841-53.
35. Lutter CK, Dewey KG. Proposed nutrient composition for fortified complementary foods. J Nutr. 2003;133:3011S-20S.
36. Marreiro Ddo N, de Sousa AF, Nogueira Ndo N, Oliveira FE. Effect of zinc supplementation on thyroid hormone metabolism of adolescents with Down syndrome. Biol Trace Elem Res. 2009;129:20-7.
37. Medeiros-Neto G, Knobel M. Bócio e cretinismo endêmico: moléstias associadas à carência crônica de iodo. In: Tadei JA, Lang RMF, Longo-Silva G, Toloni MHA eds. Nutrição em saúde pública. Rio de Janeiro: Rubio; 2011. p.221-34.
38. Medeiros-Neto G, Knobel M. Iodine deficiency disorders. In: DeGroot LJ, Jameson JL, eds. Endocrinology: adult and pediatric. 6th ed, volume 2, chapter 88. Philadelphia: Saunders Elsevier; 2010.
39. Meunier N, Beattie JH, Ciarapica D, O'Connor JM, Andriollo-Sanchez M, Taras A, et al. Basal metabolic rate and thyroid hormones of late-middle-aged and older human subjects: the ZENITH study. Eur J Clin Nutr. 2005;59 (Suppl 2):S53-7.
40. Moreno-Reyes R, Mathieu F, Boelaert M, Begaux F, Suetens C, Rivera MT, et al. Selenium and iodine supplementation of rural Tibetan children affected by Kashin-Beck osteoarthropathy. Am J Clin Nutr. 2003;78:137-44.
41. Negro R, Greco G, Mangieri T, Pezzarossa A, Dazzi D, Hassan H. The influence of selenium supplementation on postpartum thyroid status in pregnant women with thyroid peroxidase autoantibodies. J Clin Endocrinol Metab. 2007;92:1263-8.
42. Nestel P, Briend A, de Benoist B, Decker E, Ferguson E, Fontaine O, et al. Complementary food supplements to achieve micronutrient adequacy for infants and young children. J Pediatr Gastroenterol Nutr. 2003;36:316-28.
43. Olivieri O, Girelli D, Azzini M, Stanzial AM, Russo C, Ferroni M, Corrocher R. Low selenium status in the elderly influences thyroid hormones. Clin Sci (Lond). 1995;89:637-42.
44. Ozata M, Salk M, Aydin A, Sayin S, Oktenli C, Beyhan Z, et al. Iodine and zinc, but not selenium and copper, deficiency exists in a male Turkish population with endemic goiter. Biol Trace Elem Res. 1999;69:211-6.
45. Rasmussen LB, Schomburg L, Köhrle J, Pedersen IB, Hollenbach B, Hög A, et al. Selenium status, thyroid volume, and multiple nodule formation in an area with mild iodine deficiency. Eur J Endocrinol. 2011;164:585-90.
46. Rayman MP, Thompson AJ, Bekaert B, Catterick J, Galassini R, Hall E, et al. Randomized controlled trial of the effect of selenium supplementation on thyroid function in the elderly in the United Kingdom. Am J Clin Nutr. 2008;87:370-8.
47. Romano C, Pettinato R, Ragusa L, Barone C, Alberti A, Failla P. Is there a relationship between zinc and the peculiar comorbidities of Down syndrome? Downs Syndr Res Pract. 2002;8:25-8.
48. Rossi A, Tomimori E, Camargo RY, Medeiros-Neto G. Determination of thyroid volume by sonography in healthy Brazilian schoolchildren. J Clin Ultrasound. 2002;30:226-31.
49. Scientific Committee on Food, Health and Consumer Protection Directorate-General. Opinion of the scientific committee on food on the tolerable upper intake level of iodine. Brussels: European Commission; 2002.
50. Sommer A, West KP Jr. Vitamin A deficiency: health, survival and vision. New York, NY: Oxford University; 1996.
51. Thomson CD, McLachlan SK, Grant AM, Paterson E, Lillico AJ. The effect of selenium on thyroid status in a population with marginal selenium and iodine status. Br J Nutr. 2005;94:962-8.
52. United Nations Children's Fund. Sustainable elimination of iodine deficiency. Progress since the 1990 World Summit for Children. New York, NY: UNICEF; 2008.
53. United Nations Children's Fund. The state of the world's children 2009: maternal and child health. New York, NY: UNICEF; 2008.

54. Utiger RD. Kashin-Beck disease – expanding the spectrum of iodine-deficiency disorders. N Engl J Med. 1998;339:1156-8.
55. Wada L, King JC. Effect of low zinc intakes on basal metabolic rate, thyroid hormones and protein utilization in adult men. J Nutr. 1986;116:1045-53.
56. West CE, Castenmiller JJ. Quantification of the "SLAMENGHI" factors for carotenoid bioavailability and bioconversion. Int J Vitam Nutr Res. 1998;68:371-377.
57. West KP Jr. Extent of vitamin A deficiency among preschool children and women of reproductive age. J Nutr. 2002;132(9 Suppl):2857S-2866S.
58. WHO. WHO global database on iodine deficiency. Disponível em: http://www. who.int/whosis/database [Acesso em: 20 maio 2011].
59. World Health Organization & Food and Agriculture Organization. Guidelines on food fortification with micronutrients. In: Allen L, de Benoist B, Dary O, Hurrell RF, eds. Geneva: World Health Organization; 2006.
60. World Health Organization. Iron and folate supplementation. Integrated management of pregnancy and childbirth (IMPAC). Geneva: World Health Organization; 2006.
61. World Health Organization. United Nations Children's Fund, United Nations University. Iron deficiency anemia: assessment, prevention and control. Geneva: WHO; 2001. WHO/NHD/01.3.
62. Zimmermann M, Adou P, Torresani T, Zeder C, Hurrell R. Iron supplementation in goitrous, iron-deficient children improves their response to oral iodized oil. Eur J Endocrinol. 2000;142:217-23.
63. Zimmermann M, Adou P, Torresani T, Zeder C, Hurrell R. Persistence of goiter despite oral iodine supplementation in goitrous children with iron deficiency anemia in Côte d'Ivoire. Am J Clin Nutr. 2000;71:88-93.
64. Zimmermann MB, Jooste PL, Mabapa NS, Schoeman S, Biebinger R, Mushaphi LF, Mbhenyane X. Vitamin A supplementation in iodine-deficient African children decreases thyrotropin stimulation of the thyroid and reduces the goiter rate. Am J Clin Nutr. 2007;86:1040-4.
65. Zimmermann MB, Jooste PL, Pandav CS. Iodine-deficiency disorders. Lancet. 2008;372:1251-62.
66. Zimmermann MB, Köhrle J. The impact of iron and selenium deficiencies on iodine and thyroid metabolism: biochemistry and relevance to public health. Thyroid. 2002;12:867-78.
67. Zimmermann MB, Wegmüller R, Zeder C, Chaouki N, Torresani T. The effects of vitamin A deficiency and vitamin A supplementation on thyroid function in goitrous children. J Clin Endocrinol Metab. 2004;89:5441-5447.
68. Zimmermann MB, Zeder C, Chaouki N, Saad A, Torresani T, Hurrell RF. Dual fortification of salt with iodine and microencapsulated iron: a randomized, double-blind, controlled trial in Moroccan schoolchildren. Am J Clin Nutr. 2003;77:425-32.
69. Zimmermann MB. Interactions of vitamin A and iodine deficiencies: effects on the pituitary-thyroid axis. Int J Vitam Nutr Res. 2007;77:236-40.
70. Zimmermann MB. Iodine deficiency. Endocr Rev. 2009;30:376-408.
71. Zimmermann MB. The influence of iron status on iodine utilization and thyroid function. Annu Rev Nutr. 2006;26:367-89.

55

Anemias

ELVIRA MARIA GUERRA-SHINOHARA
THIAGO RODRIGO DE NORONHA
CLÓVIS PANIZ

INTRODUÇÃO

Os distúrbios hematológicos estão relacionados às alterações da série vermelha ou eritrócitos (anemias e policitemias), da série branca ou leucócitos (inflamação, processos infecciosos e neoplasias hematológicas) e da hemostasia (sangramentos ou tromboses). Embora todas as doenças hematológicas sejam importantes, as anemias são as mais frequentes.

A anemia é caracterizada pela redução na capacidade de transportar oxigênio aos tecidos e é diagnosticada pela diminuição das taxas de hemoglobina (Hb) sanguínea. Na Tabela 55.1 estão apresentados os valores de corte para a concentração de Hb adotados pela Organização Mundial da Saúde (OMS), bem como os valores de estadiamento da anemia em leve, moderada ou grave.[47,48]

Tabela 55.1 Concentrações de hemoglobina para diagnóstico de anemia no nível do mar

População	Idade	Presença de anemia (Hb em g/dL)	Anemia (Hb em g/dL)		
			Leve	Moderada	Grave
Crianças	6-59 meses	< 11,0	10,0-10,9	7,0-9,9	< 7,0
Crianças	5-11 anos	< 11,5	11,0-11,4	8,0-10,9	< 8,0
Crianças	12-14 anos	< 12,0	11,0-11,9	8,0-10,9	< 8,0
Mulheres	≥ 15 anos	< 12,0	11,0-11,9	8,0-10,9	< 8,0
Gestantes		< 11,0	10,0-10,9	7,0-9,9	< 7,0
Homens	≥ 15 anos	< 13,0	11,0-12,9	8,0-10,9	< 8,0

Hb: hemoglobina.
Fonte: World Health Organization.[47]

O diagnóstico clínico da anemia depende da história do paciente, sendo necessária a avaliação dos hábitos alimentares, da exposição a produtos químicos e toxinas, dos

ANEMIAS 1329

sintomas (fadiga, dor de cabeça, palpitações, dispneia etc.) e do tempo de duração. O exame físico do paciente também é importante, para avaliar a presença de esplenomegalia, hepatomegalia, icterícia, palidez e hipotensão.

A investigação laboratorial é realizada por meio do hemograma e, sempre que necessário, são realizadas análises complementares para o diagnóstico, como a contagem de reticulócitos, a dosagem dos parâmetros que avaliam o estado nutricional do indivíduo em relação ao ferro, as concentrações de vitamina B_{12} e/ou de folato, a eletroforese de Hb, a determinação de atividade de enzimas eritrocitárias, o teste da antiglobulina humana direto etc.

As anemias podem ser classificadas, de acordo com a fisiopatologia, em: anemia por comprometimento na produção dos eritrócitos, anemia por aumento da destruição de eritrócitos e anemia por perdas sanguíneas. Além disso, podem ser classificadas morfologicamente, pelo volume médio dos eritrócitos (VCM), em anemias microcíticas, normocíticas e macrocíticas. As anemias podem cursar com aumento ou diminuição da contagem de reticulócitos na corrente sanguínea. A contagem de reticulócitos reflete como está a eritropoese.[30] As anemias com contagens aumentadas de reticulócitos (> 1,5%) são denominadas hiperproliferativas, enquanto as com contagens de reticulócitos diminuídas (< 0,5%) são designadas hipoproliferativas.[30]

No Quadro 55.1 estão apresentadas as principais anemias segundo a classificação fisiopatológica.

Quadro 55.1 Principais anemias segundo a classificação fisiopatológica

Comprometimento na produção de eritrócitos	Aumento da destruição dos eritrócitos	Perdas sanguíneas
Anemias carenciais ■ Ferropriva ■ Megaloblástica	Anemias hemolíticas hereditárias ■ Defeitos de proteínas da membrana eritrocitária ■ Eritroenzimopatias ■ Hemoglobinopatias	■ Hemorragias agudas ■ Hemorragias crônicas
Anemia de doenças crônicas Anemia secundária à insuficiência renal crônica	Anemias hemolíticas adquiridas ■ Imunológicas ■ Medicamentos	
Anemia aplástica	■ Malária	

Deficiências nutricionais, doenças crônicas (inflamação, processo infeccioso e neoplasias) e alterações genéticas da Hb são os fatores que mais contribuem para a presença de anemia.[23] A anemia ferropriva, as hemoglobinopatias (alterações qualitativas e quantitativas da Hb) e a malária são consideradas as causas mais frequentes de anemia no mundo.[15]

ANEMIAS NUTRICIONAIS

As anemias nutricionais são decorrentes de baixas concentrações de nutrientes essenciais para formação dos eritrócitos ou da Hb. As anemias nutricionais podem ocorrer por deficiência em vitaminas A, B_2 (riboflavina), B_6 (piridoxina), B_{12} (cobalamina), C, D e

E, e em minerais, como ferro, folato e cobre.[48] A seguir serão apresentadas as anemias que podem ocorrer em razão de deficiências em ferro, em vitamina B_{12} e em folato.

Anemia por deficiência em ferro

Duas formas de deficiência em ferro podem ocorrer: deficiência absoluta em ferro ou deficiência funcional, e ambas, se não tratadas, podem resultar em anemia.[44,45]

A deficiência absoluta em ferro pode resultar em anemia ferropriva, ao passo que a deficiência funcional pode ser a causa da anemia de doenças crônicas. Apenas a deficiência absoluta em ferro é classificada como anemia carencial (nutricional). A anemia de doenças crônicas é uma anemia imunorregulada.

No Capítulo 10 estão apresentados o metabolismo do ferro e os aspectos nutricionais para correção da deficiência em ferro e da anemia ferropriva.

Anemia ferropriva (deficiência absoluta em ferro)

A deficiência absoluta em ferro ocorre quando há baixas concentrações de ferro no organismo, não havendo equilíbrio na taxa de ferro absorvido em relação às perdas. Os pacientes apresentam baixa concentração sérica de ferro, baixa saturação da transferrina e baixas concentrações de ferro em estoque (ferritina sérica baixa). A coloração de Perls (coloração de azul da prússia) é útil para confirmar a ausência de ferro medular.[44] Se a deficiência em ferro persiste, o paciente desenvolve a anemia ferropriva.

As causas da anemia ferropriva incluem as necessidades aumentadas de ferro (crianças, adolescentes e gestantes), a deficiência alimentar em ferro (alimentação inadequada, alimentação vegetariana ou vegana não corretamente planejada, pobreza), alterações na absorção de ferro e perdas sanguíneas (hemorragias gastrintestinais, uterinas, renais e flebotomias).[7] A absorção inadequada de ferro pode ocorrer em razão de gastrite atrófica, de enteropatia sensível ao glúten, de gastrectomia parcial, de infecção por *Helicobacter pylori* e de doença celíaca.[20]

A anemia ferropriva apresenta, no hemograma, número de eritrócitos normais, baixa concentração de Hb, volume corpuscular médio (VCM) baixo, o que caracteriza anemia microcítica e hipocrômica. A determinação dos parâmetros que avaliam o estado nutricional do indivíduo em relação ao ferro (ferro sérico, capacidade total de ligação com o ferro, saturação de transferrina e ferritina sérica) é necessária para o diagnóstico diferencial dessa anemia.

É importante salientar que a anemia ferropriva não é sinônimo de anemia e a dosagem de Hb baixa não é parâmetro que avalia o estado nutricional do indivíduo em relação ao ferro.[48]

Anemia megaloblástica (deficiência em vitamina B_{12} e folato)

A anemia megaloblástica é uma doença causada principalmente por deficiência ou menor utilização da vitamina B_{12} e/ou do folato. Entretanto, essas não são as únicas causas, podendo esta anemia ser causada também por doenças congênitas, síndromes mielodisplásicas e defeitos adquiridos na síntese do DNA em decorrência de quimioterapia. As principais causas da anemia megaloblástica estão apresentadas no Quadro 55.2.

ANEMIAS

Quadro 55.2 Causas de anemia megaloblástica

Deficiências vitamínicas		Outras causas
Deficiência em vitamina B$_{12}$	**Deficiência em folato**	
Absorção reduzida • Anemia perniciosa • Pós-gastrectomia • Síndrome de Zollinger-Ellison • Insuficiência pancreática **Ingestão reduzida** • Vegetarianos • Veganos	**Absorção reduzida** • Doença celíaca **Ingestão reduzida** • Idosos • Alcoolismo • Prematuros • Dieta com leite de cabra **Aumento da demanda** • Gestação • Puberdade • Anemia da doença crônica • Hemodiálise • Dermatite esfoliativa	**Fármacos** • Antibióticos • Quimioterápicos • Anticonvulsivantes • Contraceptivos orais **Erros inatos do metabolismo** **Anemia megaloblástica aguda** • Exposição ao óxido nítrico • Doenças agudas **Idiopática** • Anemia diseritropoética congênita • Eritroleucemia • Anemia megaloblástica refratária **Anemia megaloblástica responsiva à tiamina**

Fonte: Green e Datta Mitra.[17]

Nas células, os metabolismos do folato e da vitamina B$_{12}$ estão intimamente relacionados. No ciclo do folato, durante a remetilação da homocisteína em metionina, a vitamina B$_{12}$ exerce papel importante como cofator, participando da conversão do 5-metil--tetra-hidrofolato em tetra-hidrofolato (THF). O THF é necessário para a produção de metileno-THF, que, por sua vez, é essencial para a síntese de timidalato e, consequentemente, do DNA.[36] Nos Capítulos 26 e 27 estão apresentados os metabolismos e também as recomendações nutricionais dessas vitaminas.

A anemia megaloblástica é caracterizada por danos ou retardo na replicação do DNA das células precursoras hematopoéticas. Isso decorre do insucesso na síntese do timidalato, reação que é dependente da disponibilidade tanto de folato quanto de vitamina B$_{12}$, com prolongamento da fase S do ciclo celular. A síntese de RNA, entretanto, não é dependente de folato e a síntese de proteínas plasmáticas não é retardada. Assim, ocorre dissociação citonuclear de maturação, com atraso na maturação do núcleo em relação ao citoplasma da célula, o que leva ao aparecimento de eritrócitos megaloblásticos na corrente sanguínea, os quais são característica marcante desta anemia. Na anemia megaloblástica os precursores eritroides megaloblásticos são maiores que o normal, apresentam mais citoplasma comparativamente ao núcleo, o qual apresenta aspecto imaturo, com cromatina granular.[17] O assincronismo de maturação entre o núcleo e o citoplasma também afeta os granulócitos e pode resultar em aparecimento de neutrófilos bastonetes e metamielócitos gigantes. De modo similar, o desenvolvimento dos megacariócitos também é afetado, o que gera megacariócitos megaloblásticos com núcleo multilobulado e falta de granulação citoplasmática.[17,19]

No hemograma de um indivíduo com anemia megaloblástica se observa anemia macrocítica, ou seja, com volume corpuscular médio dos eritrócitos aumentado (VCM entre 100 e 150 fL), com redução importante na contagem de eritrócitos e mais discreta do número de leucócitos e plaquetas. Morfologicamente, o que se observa na distensão sanguínea são macro-ovalócitos, anisocitose, pecilocitose e polimorfonucleares hiper-segmentados. Em razão do atraso na maturação nuclear e do crescimento assimétrico núcleo/citoplasma, há perda importante de precursores hematopoéticos na medula óssea, o que ocasiona hematopoese ineficaz e aumento das concentrações séricas de bilirrubinas e de atividade da lactato desidrogenase.[17,22,46]

Como a anemia megaloblástica se desenvolve lentamente, ela permite mudanças adaptativas compensatórias intraeritrócito e cardiopulmonar, de modo que produz poucos sintomas até que o hematócrito esteja bastante baixo. Os principais sintomas são os comuns às anemias, como fraqueza, palpitações, fadiga, tonturas e falta de ar. A palidez junto com a leve icterícia causada pela hemólise intramedular e extravascular confere tom amarelo-limão à pele do paciente. Glossite e estomatite angular também podem estar presentes.[17,18,22]

ANEMIAS POR COMPROMETIMENTO NA ERITROPOESE

Além das anemias nutricionais, outras anemias ocorrem em razão do comprometimento na produção dos eritrócitos. A seguir serão apresentadas as fisiopatologias da anemia de doenças crônicas, da anemia aplástica e da anemia da insuficiência renal crônica.

Anemia de doenças crônicas (deficiência funcional em ferro)

A anemia de doenças crônicas é uma síndrome hematológica comum, imunomodulada, caracterizada por hipoferremia com depósito adequado ou elevado de ferro (ferro sérico baixo e ferritina elevada) e está associada às infecções crônicas, às doenças infecciosas e às neoplasias. Nesta anemia ocorre a liberação de citocinas inflamatórias, como fator de necrose tumoral alfa (TNF-alfa), interleucina (IL)-6 e IL-1, interferon-gama (IFN-gama) e fator de transformação de crescimento beta (TGF-beta), havendo retenção do ferro dentro de macrófagos e não liberação do ferro para a síntese de Hb e para o sangue periférico. As citocinas TNF-alfa, IL-1 e TGF-beta contribuem para a resposta inadequada da eritropoetina (EPO) e para as concentrações variáveis da EPO, sendo dependentes do tipo de doença crônica associada e de sua gravidade.[44] A consequência das alterações descritas é a anemia, a qual é normalmente denominada anemia da inflamação ou anemia de doenças crônicas. Nesta anemia, a EPO não tem a mesma atividade eritropoética daquela de indivíduos saudáveis.[28,44,45]

Anemia aplástica

A anemia aplástica é uma doença rara, caracterizada por pancitopenia (redução do número de eritrócitos, leucócitos e plaquetas) no sangue periférico e na medula óssea.

ANEMIAS   1333

Embora a maioria dos casos seja adquirida, existem formas de origem constitucional (hereditária).[6]

A fisiopatologia da anemia aplástica adquirida é imune na maioria dos casos; os linfócitos autorreativos medeiam a destruição de células-tronco hematopoéticas. Acredita-se que exposições ambientais, como a drogas, a vírus e a toxinas, desencadeiem a resposta imune aberrante em alguns pacientes, mas a maioria dos casos é classificada como idiopática.[26] Similarmente a outras doenças autoimunes, a anemia aplástica tem curso clínico variado; alguns pacientes apresentam sintomas leves, que requerem pouca ou nenhuma terapia, enquanto outros apresentam pancitopenia grave, representando emergência médica. O Quadro 55.3 apresenta a classificação da anemia aplástica de acordo com a gravidade.

Quadro 55.3. Classificação da anemia aplástica de acordo com a gravidade

Anemia aplástica grave	Celularidade da medula óssea < 25% Pelo menos dois de: neutrófilos < 500/μL; plaquetas < 20.000/μL; reticulócitos < 20.000/μL
Anemia aplástica muito grave	Critérios da anemia aplástica grave + neutrófilos < 200/μL
Anemia aplástica não grave	Não preenche nenhum dos critérios anteriores

Fonte: Miano e Dufour.[26]

As formas herdadas podem resultar de defeitos de reparo do DNA (anemia de Fanconi), de anormalidades da enzima telomerase (disqueratose congênita) ou de anormalidades da biogênese ribossomal (síndrome de Shwachman-Diamond).[13] O Quadro 55.4 apresenta a classificação das anemias aplásticas de acordo com a etiologia.

Quadro 55.4 Classificação das anemias aplásticas de acordo com a etiologia

Constitucionais (hereditárias)
Anemia de Fanconi
Disqueratose congênita
Síndrome de Shwachman-Diamond
Trombocitopenia amegacariocítica congênita
Adquiridas
Radiação
Fármacos e produtos químicos
Viroses
Doença do enxerto contra o hospedeiro
Hemoglobinúria paroxística noturna
Lúpus eritematoso sistêmico
Idiopática

Fonte: Samarasinghe e Webb.[35]

Os pacientes com anemia aplástica apresentam hemograma com pancitopenia, sem alterações morfológicas importantes, geralmente com eritrócitos normocíticos ou levemente macrocíticos. A anemia aplástica adquirida pode ser tratada com eficácia por meio do transplante alogênico de medula óssea, de imunossupressão e de altas doses de ciclofosfamida.[6]

Anemia da doença renal crônica

A anemia é uma complicação comum da insuficiência renal crônica. Esta anemia é causada pelo déficit na produção renal da EPO, molécula sinalizadora que estimula a produção de eritrócitos em resposta à diminuição das taxas de oxigênio no sangue. A redução na produção de EPO é proporcional ao comprometimento renal e resulta em diminuição dos eritrócitos circulantes e, consequentemente, em redução das concentrações de Hb.

Na insuficiência renal, além da redução de EPO, a anemia também pode ser consequência de deficiência em ferro, de infecções, de inflamações, da diálise inadequada, do acúmulo de toxinas urêmicas, do estresse oxidativo e da perda de folato durante a diálise crônica.[12,22,39]

A anemia da doença renal crônica é associada com perdas cognitivas, com distúrbios do sono e com progressão da doença renal e das doenças cardiovasculares. Dados de estudos observacionais sugerem que, quanto mais grave é a anemia da doença renal, maior é o risco de morte e de hospitalização do paciente.[12,39]

No hemograma de um paciente com anemia da doença renal crônica observa-se anemia normocítica e normocrômica, com alterações morfológicas leves e com predomínio de equinócitos e acantócitos.[22]

ANEMIAS HEMOLÍTICAS (HEREDITÁRIAS E ADQUIRIDAS)

As anemias hemolíticas são caracterizadas por sinais de destruição acelerada dos eritrócitos, com aumento da eritropoese. Os eritrócitos, sob estimulação máxima, são capazes de sofrer hiperplasia até que sua taxa de produção aumente aproximadamente de seis a oito vezes.[10] O aumento da destruição e da produção de eritrócitos pode resultar em estado hemolítico compensatório sem a anemia estar presente; no entanto, quando a sobrevivência dos eritrócitos no sangue periférico é muito curta, a anemia se desenvolve, apesar do incremento da resposta eritropoética.

As anemias hemolíticas compartilham das seguintes características: destruição prematura dos eritrócitos na corrente sanguínea (inferior aos 90 a 120 dias); concentrações elevadas de EPO e aumento compensatório da eritropoese (contagem de reticulócitos aumentada); aumento da concentração sérica de bilirrubinas (marcador de aumento do catabolismo do heme), aumento da atividade sérica da enzima lactato desidrogenase (enzima intracelular eritrocitária) e diminuição da concentração sérica da haptoglobina (proteína que se liga irreversivelmente à Hb após a hemólise).

As anemias hemolíticas podem ser classificadas de várias formas: aguda ou crônica; intravascular ou extravascular; extrínseca ou intrínseca. A classificação que geralmente é mais útil para o clínico é a divisão entre as causas de anemia hemolítica extrínseca e intrínseca.[27]

As anemias hemolíticas de causas extrínsecas, também denominadas anemias hemolíticas adquiridas, são classificadas com base nos fatores extrínsecos que causam a hemólise. No Quadro 55.5 estão apresentados os principais tipos e causas de anemia hemolítica adquirida.

ANEMIAS

Quadro 55.5. Tipos e causas de anemias hemolíticas adquiridas

Anemias imunes
■ Anemia hemolítica autoimune ■ Anemia hemolítica do recém-nascido ■ Transfusão de sangue incompatível
Anemia hemolítica traumática
■ Válvula cardíaca protética ou outras anormalidades cardíacas ■ Síndrome hemolítico-urêmica ■ Púrpura trombocitopênica trombótica ■ Anemia do atleta ■ Coagulação intravascular disseminada
Infecções
■ Protozoários (malária, toxoplasmose, leishmaniose, babesiose) ■ Bactérias (infecção por *Clostridium*, cólera, bartonelose, tifoide etc.)
Outras causas
■ Hemoglobinúria paroxística noturna ■ Anemia acantocítica da doença hepática ■ Anemia associada com hemodiálise e uremia ■ Anemia de lesão térmica (queimaduras) ■ Hipofosfatemia ■ Veneno de cobra

As anemias hemolíticas intrínsecas são causadas por alterações que afetam a estrutura dos eritrócitos. Podem ser decorrentes de defeitos nas proteínas de membrana dos eritrócitos, de distúrbios do metabolismo celular (via glicolítica anaeróbia e via das pentoses) ou de alterações qualitativas ou quantitativas na produção de globinas da Hb. São alterações qualitativas na síntese da betaglobina as HbS e HbC. As talassemias (alfa ou beta) representam as alterações quantitativas na formação de cadeias globínicas da Hb. Na Quadro 55.6 estão apresentadas as principais causas de anemia hemolítica hereditária.

Quadro 55.6 Principais causas de anemias hemolíticas hereditárias (intrínsecas)

Defeitos de membrana dos eritrócitos
■ Esferocitose hereditária ■ Eliptocitose hereditária ■ Estomatocitose hereditária ■ Xerocitose hereditária
Alterações enzimáticas dos eritrócitos
■ Deficiência em glicose-6-fosfato desidrogenase (G6PD) ■ Deficiência em piruvato quinase (PK) ■ Deficiência em glucose-fosfato isomerase (GPI) ■ Deficiência em pirimidina 5′ nucleotidase
Anormalidades da Hb
■ Anemia falciforme ■ Talassemias ■ Hb instável

1336 BASES BIOQUÍMICAS E FISIOLÓGICAS DA NUTRIÇÃO

A seguir, serão apresentadas as anemias hemolíticas hereditárias mais frequentes (esferocitose hereditária, deficiência em G6PD, doenças falciformes e talassemias – alfa e beta), com suas fisiopatologias.

Esferocitose hereditária

A esferocitose hereditária (EH) é um grupo heterogêneo de doenças em relação à gravidade clínica, aos defeitos de proteínas de membrana e à herança genética. É mais frequente em populações caucasianas e os indivíduos afetados podem apresentar hemólise leve ou moderada. Geralmente há história familiar e quadro clínico e laboratorial típicos, de modo que o diagnóstico é muitas vezes facilmente estabelecido sem exames laboratoriais adicionais.

A EH é uma doença causada por defeitos intrínsecos no esqueleto da membrana das células vermelhas que tornam os eritrócitos esféricos, menos deformáveis e vulneráveis ao sequestro e à destruição esplênica. Como resultado dessas alterações, a vida útil dos eritrócitos afetados diminui em média de 10 a 20 dias a partir dos 120 dias normais.[11]

Alterações na quantidade de banda 3, de espectrinas (alfa e beta) e de anquirinas estão relacionadas com a fisiopatologia da EH, que acarretam instabilidade na membrana, com formação de microvesículas. Estas se desgarram da membrana, reduzindo a razão superfície de área/volume dos eritrócitos (esferócitos). Os esferócitos apresentam redução na capacidade de se deformar e são fagocitados pelos macrófagos no baço.[5]

Deficiência em glicose-6-fosfato desidrogenase (G6PD)

A deficiência em glicose-6-fosfato desidrogenase (G6PD) é geralmente assintomática; no entanto, pessoas com deficiência em G6PD desenvolvem anemia hemolítica aguda quando expostas a agentes oxidantes, como grãos de fava; a infecções, ou a certos medicamentos. O gene que codifica a G6PD está localizado no cromossomo X. Portanto, a deficiência completa em G6PD é mais comum em homens, mas mulheres heterozigotas também correm risco de hemólise.[24]

A G6PD reduz a capacidade dos eritrócitos de se protegerem contra lesões oxidativas que resultam em hemólise. A G6PD reduz a nicotinamida adenina dinucleotídeo fosfato (NADP) a NADPH. A NADPH fornece os equivalentes redutores necessários para a conversão da glutationa oxidada (GSSG) em glutationa reduzida (GSH), a qual protege o organismo contra a lesão oxidativa por participar como cofator em reações que neutralizam compostos como o H_2O_2.

À medida que os eritrócitos envelhecem, a atividade da G6PD diminui. Apesar dessa perda de atividade enzimática, os eritrócitos velhos normais apresentam atividade de G6PD suficiente para gerar NADPH e, assim, manter as concentrações de GSH em face do estresse oxidativo.[29] Eritrócitos deficientes em G6PD expostos a oxidantes tornam-se depletados de GSH. Como consequência, há produção de eritrócitos rígidos, não deformáveis, suscetíveis à estagnação e destruição por macrófagos reticuloendoteliais no baço e no fígado.

Doenças falciformes

O termo doença falciforme é utilizado para se referir a todos os diferentes genótipos que causam a síndrome clínica característica.[33] A doença é causada pela herança de alelos betaglobina anormais, resultantes de mutação no gene *HBB* (o 17º nucleotídeo é alterado de A [GAG] para T [GTG]), o que causa a substituição de um ácido glutâmico por uma valina no sexto aminoácido da betaglobina). Esta mutação produz um padrão hidrofóbico no tetrâmero de HbS quando desoxigenada, que resulta na ligação entre β1 e β2 de duas moléculas de Hb.[33,42]

A mutação faz com que a Hb passe do estado de um líquido de fluxo livre para um gel viscoso à medida que são formados os agregados (polimerização). Esse gel viscoso preenche o eritrócito, alterando a forma (para célula em forma de foice ou falciforme) e a flexibilidade, o que promove a desidratação, com o estresse físico e oxidativo. A taxa e a extensão da polimerização são proporcionais à extensão e à duração da desoxigenação da Hb e da quantidade de HbS e HbF dentro do eritrócito.[2]

A forma mais comum e grave das doenças falciformes é a anemia falciforme (HbSS homozigótica) com herança de β^S de ambos os pais, o que permite a formação do tetrâmero de Hb falciforme patológico ($\alpha_2\beta^S_2$, HbS).[30,42] Outras formas de doença falciforme incluem condições heterozigóticas compostas, como HbC com HbS (HbSC), HbS com betatalassemia (HbS/β^0-talassemia ou HbS/β^+-talassemia) e HbS com outras betaglobinas variantes, como HbSD ou HbSO$_{Arab}$, todas expressando HbS suficiente para causar falcização intracelular do eritrócito.[42]

Na Tabela 55.2 estão apresentados os genótipos comuns observados em indivíduos com traços de hemoglobinopatias e formas de doença falciforme, com um breve resumo dos valores laboratoriais e da evolução clínica.

Tabela 55.2 Formas comuns de doença falciforme e de hemoglobinopatias relacionadas por genótipo

	HbA (%)	HbS (%)	HbC (%)	HbF (%)	HbA$_2$ (%)	Evolução clínica	Prevalência (%)*
Normal	95-98	0	0	< 1	< 3,5	-	-
Condições de traços							
Traço falciforme HbAS	55-65	30-40	0	< 1	< 3,5	Benigna	1-8
Traço de HbC	55-65	0	30-40	< 1	< 3,5	Benigna	1-3
Traço talassemia beta	90-95	0	0	1-3	> 3,5	Benigna	1-2
Condições de doença							
Anemia falciforme	0	80-95	0	5-15	< 3,5	Grave	50-60
Doença falciforme C	0	50-55	40-45	< 3	< 3,5	Moderada	25-30
Talassemia S/β^0	0	80-90	0	5-15	> 3,5	Grave	1-3
Talassemia S/β^+	10-25	70-80	0	< 3	> 3,5	Leve	5-10
Hb variante (S/outro)	0	50-60	0	Variável	< 3,5	Variável	1-2

* Prevalência refere-se a pessoas que vivem nos Estados Unidos, Caribe, Reino Unido e Europa.
Fonte: Ware et al.[42]

A doença falciforme é caracterizada por eventos vaso-oclusivos intermitentes e por anemia hemolítica crônica. A dor e/ou inchaço das mãos ou pés (dactilite) é frequentemente a manifestação mais precoce da doença falciforme. Em crianças, o sequestro esplênico é uma complicação grave, ocasionada pela retenção de grande volume de sangue no baço. A hemólise crônica, mesmo quando subclínica, pode resultar em vários graus de anemia, de icterícia, de colelitíase e de atraso no crescimento e na maturação sexual. Indivíduos com maiores taxas de hemólise estão predispostos à hipertensão da artéria pulmonar, ao priapismo e a úlceras de perna, mas podem ser relativamente protegidos da dor vaso-oclusiva.[37]

As células falciformes expressam maiores níveis de moléculas de adesão e podem aderir ao endotélio. Além disso, mediadores liberados de granulócitos durante as reações inflamatórias regulam positivamente a expressão das moléculas de adesão nas células endoteliais e aumentam ainda mais a chance de as células falciformes serem detidas nos microcapilares.[8,33,41]

A co-herança de talassemia alfa ou a persistência da HbF modulam a concentração de HbS e HbF dentro da célula, sendo consideradas fatores de proteção para a formação de polímeros da HbS. A talassemia alfa coexistente diminui a síntese de Hb e provoca doença mais leve.

As concentrações elevadas de HbS, com maior valor da concentração da Hb corpuscular média (CHCM), aumentam a probabilidade de ocorrência de agregação e polimerização durante o período de desoxigenação. Portanto, a desidratação intracelular que aumenta o CHCM facilita a formação de células falciformes.[33] A diminuição do pH reduz a afinidade da Hb pelo oxigênio e, consequentemente, aumenta a fração de HbS desoxigenada em qualquer tensão de O_2, o que aumenta a tendência à formação de células falciformes.

Anemia falciforme

A anemia falciforme é caracterizada pela presença de HbS em homozigose (2α e $2\beta^s$). A fisiopatologia desta anemia está relacionada com a polimerização da HbS na presença de baixas tensões de oxigênio. Os eritrócitos tendem à falcização e, quando há oxigenação, voltam à forma de disco bicôncavo. No entanto, este processo de mudança de forma resulta em desorganização intensa na estrutura da membrana, causando influxo de íons cálcio (Ca^{2+}), o que induz a ligação cruzada de proteínas da membrana e ativa um canal iônico que permite o efluxo de potássio (K^+) e de água.

Com episódios repetidos de falcização dos eritrócitos, estes tornam-se cada vez mais desidratados, densos e rígidos, o que resulta em vaso-oclusão (interação entre eritrócitos falciformes, leucócitos e endotélio). A reperfusão do tecido isquêmico gera radicais livres e dano oxidativo. Estes ciclos de isquemia e reperfusão oxidantes causam estresse, ativação de oxidases vasculares e estresse inflamatório, com aumento de moléculas de adesão celular endotelial e de síntese de citocinas pró-inflamatórias, e podem gerar leucocitose.[8,33,41,42] Os eritrócitos danificados liberam Hb livre no plasma, que se liga fortemente com o óxido nítrico (NO, do inglês *nitric oxid*), causando deficiência funcional em NO e contribuindo para o desenvolvimento da vasculopatia.

O NO é um potente vasodilatador e inibidor da agregação plaquetária. Portanto, a redução de NO aumenta o tônus vascular (vasos estreitados) e aumenta a agregação plaquetária, duas condições que podem contribuir para estase eritrocitária, falcização e, em alguns casos, trombose. As crises vaso-oclusivas, também chamadas de crises dolorosas, são episódios de lesão por hipóxia e infarto que causam dor intensa na região afetada (ossos, pulmões, fígado, cérebro, baço e pênis).[33,41]

Os eritrócitos com HbSS sobrevivem por aproximadamente 12 dias no sangue periférico.[32]

Indivíduos que têm a herança em heterozigose para HbS são chamados de traço falciforme e, geralmente, são assintomáticos.[42]

Talassemias

As talassemias resultam do desequilíbrio na síntese das cadeias de globinas (alfa, beta, delta e gama) ocasionado por mutações que afetam seus genes ou as regiões regulatórias. As talassemias mais comuns são alfa e beta.[43]

Na talassemia beta há defeitos na síntese de cadeia beta, ao passo que na talassemia alfa o defeito é na síntese de cadeias alfa. Em razão da produção inadequada de Hb, observam-se microcitose e hipocromia, enquanto o acúmulo de subunidades de globinas (excesso de cadeias) pode ocasionar eritropoese ineficaz (talassemia beta) e hemólise (talassemias alfa e beta).

As talassemias são classificadas em: talassemias alfa – α^o, α^+, deleção (-α) e não deleção (α^T); talassemias beta – β^o, β^+, com HbA_2 normal, dominante (mutações no éxon 3); talassemias delta-beta – $(\delta\beta)^+$, $(\delta\beta)^o$ e $(A\gamma\delta\beta)^o$; talassemia gama; talassemias delta – δ^o, δ^+, $\epsilon\gamma\delta$; talassemia beta e persistência hereditária da HbF (HPFH) – deleção $[(\delta\beta)^o$ e $(A\gamma\delta\beta)^o]$, e não deleção (ligada à betaglobina) – $G\gamma\beta^+$ e $A\gamma\beta^+$.

Especialmente nas talassemias $(\delta\beta)^{+-}$ é produzida Hb anormal, a qual consiste em uma cadeia alfa normal combinada com cadeias não alfa consistindo em resíduos N-terminais de cadeia delta fundidos a resíduos C-terminais de cadeias beta. Estas variantes de fusão, chamadas de Hb Lepore, mostram heterogeneidade estrutural.

Talassemia alfa

Cada cromossomo 16 apresenta dois genes alfa (α1 e α2); portanto, um indivíduo saudável tem quatros genes alfa ($\alpha\alpha/\alpha\alpha$). Tem sido descrito que o gene α2 produz maior quantidade de cadeias alfa quando comparado ao gene α1.[21,43]

Na talassemia alfa ocorre a redução parcial ou total na síntese de cadeias alfa da Hb, o que resulta em fenótipos que variam desde assintomático até anemia hemolítica letal. Várias alterações genéticas foram associadas a essa redução, o que depende se os genes ligados da alfaglobina são deletados ou reduzidos em atividade por mutação.[40]

A redução ou a ausência de produção de cadeias alfa compromete a formação de Hb e acarreta microcitose e hipocromia. O acúmulo das cadeias de síntese preservadas na talassemia alfa faz com que as cadeias gama formem tetrâmeros γ_4, também chamados de Hb de Bart na vida fetal, ao passo que o excesso de beta forma o tetrâmero β_4 (Hb H) no adulto. A Hb de Bart tem afinidade elevada ao oxigênio, enquanto a HbH é instável e precipita dentro dos eritrócitos, o que acarreta a hemólise das células.[43]

Se o cromossomo tem apenas um dos genes produzindo cadeias alfa, elas são consideradas α^+. Se o cromossomo tem os dois genes não produzindo cadeias alfa, são consideradas α^o. A talassemia alfa pode ser classificada, de acordo com o fenótipo, em:

portador silencioso ($\alpha\alpha/\alpha$-); traço talassêmico alfa (α-/α- ou $\alpha\alpha/$--); doença da Hb H (α-/--) e hidropsia fetal por Hb de Bart (--/--).[21,43]

A gravidade do caso depende da quantidade de genes afetados, do grau de diminuição da síntese (total ou parcial) e do gene afetado (α1 ou α2).

Talassemia beta

A talassemia beta é causada pela redução parcial ou total na síntese de cadeias beta da Hb, o que resulta em fenótipos que variam desde anemia grave até anemia clinicamente assintomática.

A talassemia beta está presente em toda a região do Mediterrâneo, África, Oriente Médio, subcontinentes indiano e da Birmânia, Sudeste da Ásia incluindo o sul da China, península Malaia e Indonésia.[21,43]

A OMS estima que 1,5% da população é heterozigota para a talassemia beta e cerca de 60 mil crianças nascem gravemente afetadas a cada ano.[21]

A talassemia beta é extremamente heterogênea em nível molecular. Mais de 200 mutações no gene da betaglobina que causam doenças foram reconhecidas, variando de mutações silenciosas (beta silenciosas) até mutações leves que causam redução relativa na produção da cadeia betaglobina (β^+), ou mutações graves que resultam em completa ausência de síntese da cadeia betaglobina (β^0), sendo incomuns as deleções no gene.[40] Os três fenótipos da talassemia beta são: menor (traço talassêmico), intermédia e maior (também chamada de anemia de Cooley ou anemia do Mediterrâneo).

Como consequências dessas mutações, menor quantidade de cadeias beta são produzidas, sobrando cadeias alfa. A gravidade do quadro clínico depende da quantidade de cadeias beta produzidas. A oxidação de subunidades de alfaglobina resulta na formação de hemicromos, cuja taxa de formação determina a hemólise.

Os hemicromos ligam ou modificam vários componentes da membrana do eritrócito, como a banda 3, a proteína 4.1, as anquirinas e as espectrinas. Após a precipitação dos hemicromos, há a desintegração do heme e o ferro tóxico não ligado à transferrina é liberado. O ferro livre resultante catalisa a formação de espécies reativas ao oxigênio. As anormalidades da membrana eritrocitária contribuem para o estado de hipercoagulabilidade. A peroxidação lipídica da membrana aumenta a expressão de superfície dos fosfolípidios aniônicos, como a fosfatidilserina. A exposição de fosfatidilserina nos eritrócitos foi altamente correlacionada com ativação das plaquetas e também contribui diretamente para o dano vascular observado na talassemia. Além disso, os eritrócitos e as plaquetas dos pacientes com talassemia têm maior quantidade de espécies reativas de oxigênio e menor quantidade de glutationa que eritrócitos e plaquetas normais, e isso pode ser atribuído à continua exposição a insultos oxidativos.

Quando a medula óssea de um indivíduo saudável é comparada à de pacientes com talassemia beta, se observa maior número de precursores eritroides (cinco a seis vezes maiores), e número 15 vezes maior de células apoptóticas na fase de eritroblastos policromáticos e ortocromáticos. A apoptose acelerada está associada com o aumento da exposição celular de fosfatidilserina, um importante sinal para a remoção de células pelos macrófagos ativados, os quais estão aumentados em número na medula óssea do talassêmico.[34] A destruição dos eritroblastos dentro da medula óssea caracteriza a eritropoese ineficaz nesses pacientes. A eritropoese ineficiente causa anemia; a anemia estimula a síntese de EPO, que resulta na expansão da medula óssea, cerca de 30 vezes quando comparada à normal, causando alterações ósseas. A remoção de eritrócitos danificados pelo baço causa esplenomegalia. O aumento na reabsorção de ferro causado pela expansão da medula óssea e a eventual necessidade de transfusões sanguíneas resultam na sobrecarga de ferro.

O hemograma do indivíduo com talassemia beta menor normalmente apresenta número de eritrócitos acima de 5 milhões/µL, podendo ter ou não anemia microcítica e hipocrômica e VCM baixo. O diagnóstico diferencial com a deficiência absoluta em ferro é necessário, bem como a dosagem de HbA_2, cuja concentração está alta no na talassemia beta menor.

Nos pacientes com talassemia beta intermédia e talassemia beta maior são encontrados anemia com intensidade moderada a grave, baixo número de eritrócitos e policromasia. Os indivíduos com talassemia beta que apresentam hemólise necessitam de suplementação com ácido fólico em razão do aumento da eritropoese.

Anemias hemolíticas adquiridas ou extrínsecas

Dentre as anemias hemolíticas adquiridas, será apresentada a fisiopatologia da malária, uma vez que é muito frequente em diversos países. As anemias imunológicas são consideradas frequentes e apresentam causas diferentes.

Malária

A malária é uma doença tropical parasitária transmitida por vetores, encontrada em 91 países do mundo[3]. É uma doença febril aguda, crônica ou recorrente causada em humanos por quatro espécies de *Plasmodium*: *Plasmodium falciparum*, *Plasmodium vivax*, *Plasmodium malariae* e *Plasmodium ovale*. A infecção por *P. falciparum* é a principal forma de malária na África e no Sudeste Asiático, enquanto a infecção por *P. vivax* é mais comum na América Central e na Índia. Estes micro-organismos protozoários são capazes de parasitar os eritrócitos e outros tecidos do corpo. A malária é transmitida por mosquitos fêmeas do gênero *Anopheles*.

O *P. falciparum* produz alta parasitemia e causa anemia grave em crianças africanas, nas quais ocorre a grande maioria das mortes por malária. O *P. vivax* geralmente produz uma doença mais branda, mas pode ser grave, e os episódios recorrentes trazem morbidade significativa associada. *P. malariae* e *P. ovale* são pouco estudados, mas a gravidade da doença é geralmente semelhante à malária por *P. vivax* não complicada.[1]

O ciclo da malária humana é homem-anofelino-homem. Os esporozoítos são inoculados pela picada de uma fêmea do mosquito *Anopheles* infectada. O parasita passa por um estágio pré-eritrocítico do fígado que dura tipicamente entre uma e duas semanas antes do início do estágio sanguíneo, em que ciclos séricos de replicação assexuada produzem números crescentes de parasitas e, portanto, doença humana. Uma subpopulação de parasitas intraeritrocitários muda para o desenvolvimento sexual, produzindo gametócitos femininos e masculinos. Esses estágios transitórios distintos transmitem a malária ao mosquito por meio de uma flebotomia. Os gametócitos masculinos exflagelam no intestino médio do mosquito e os gametas masculinos e femininos se fundem para formar um zigoto que se transforma em um oocineto e passa pela parede intestinal. O oocisto libera esporozoítos que migram para as glândulas salivares do mosquito, completando o ciclo de vida.[1]

Os sintomas da malária se desenvolvem quando o ciclo eritrocítico produz parasitemia acima de determinado limiar (aproximadamente 100 parasitas por μL). Relatos clássicos descrevem picos de febre periódica em intervalos correspondentes ao comprimento do ciclo eritrocítico das espécies infectantes: 48 horas para *P. falciparum, vivax* ou *ovale* e 72 horas para *P. malariae*.[9,31]

A capacidade do *Plasmodium* de infectar células vermelhas está relacionada à sua ligação a receptores de membrana específicos. Das espécies que infectam os humanos, *P. vivax* e *P. ovale* parasitam preferencialmente os reticulócitos.[4] *P. malariae* invade apenas os eritrócitos, enquanto o *P. falciparum* invade eritrócitos ou reticulócitos. Como resultado, a proporção de eritrócitos parasitados por *P. vivax* raramente excede 1%, enquanto até 50% das células podem ser infectadas com malária por *P. falciparum*.[1]

A fisiopatologia da anemia na malária inclui uma combinação de fatores, como a destruição de hemácias mediada por parasitas, a remoção esplênica de eritrócitos infectados e a diminuição da produção de eritrócitos. A digestão da Hb e a ruptura celular pelo parasita são claramente as principais causas da hemólise. O pigmento da malária, a hemozoína, um produto da degradação da Hb, também inibe a eritropoese.[16,25]

Anemia hemolítica imunológica

A anemia hemolítica imunológica é caracterizada pela presença de anticorpos antieritrocitários e pode ser uma anemia hemolítica autoimune, aloimune ou induzida por fármacos.

A anemia hemolítica autoimune é caracterizada pela produção de anticorpos contra os eritrócitos do próprio organismo. A doença pode ocorrer em qualquer idade, em ambos os sexos, e apresenta anemia hemolítica de grau variável. Esta anemia pode ser secundária a uma doença de base (como o lúpus eritematoso sistêmico, as leucemias e os linfomas) ou iniciar de forma espontânea sem causa aparente, sendo classificada como idiopática.[22,38]

A anemia hemolítica aloimune ocorre quando anticorpos produzidos por um indivíduo reagem contra os eritrócitos de outro. Esse tipo de anemia é induzido por reações hemolíticas transfusionais (incompatibilidade de componentes sanguíneos), por doença hemolítica do recém-nascido ou após enxerto de células-tronco.[22,38]

A anemia hemolítica causada por fármacos é caracterizada pela formação de complexos fármaco-membrana do eritrócito ou por imunocomplexos, e desaparece gradativamente quando o fármaco é suspenso.[22]

A anemia hemolítica imune resulta no aparecimento na circulação sanguínea de macrocitose, policromasia e presença de esferócitos e esquizócitos. É comum observar aumento de concentrações séricas de bilirrubinas e da atividade da lactato desidrogenase. O teste da antiglobulina direta (TAD), antigamente chamado de Coombs direto, será positivo.[14,22]

CONSIDERAÇÕES FINAIS

O presente capítulo teve como objetivo apresentar a fisiopatologia das principais anemias, destacando a grande diversidade entre elas.
As principais mensagens são:

- Anemia ferropriva não é sinônimo de anemia.
- Dosagem de Hb não é parâmetro que avalia o estado nutricional do indivíduo em relação ao ferro.
- Concentrações séricas baixas de ferro não são diagnósticos de anemia ferropriva, uma vez que pode haver distúrbio na utilização do ferro, ou deficiência funcional, que ocorre nas anemias de doenças crônicas. Nesse caso, é importante avaliar o ferro em estoque (ferritina sérica), cuja concentração estará baixa na anemia ferropriva e elevada na anemia de doenças crônicas. Vale lembrar que, na anemia de doenças crônicas, não é aconselhável a suplementação com ferro, e sim a correção da doença de base (inflamação, infecção ou neoplasia).

Em razão da grande variedade de anemias, a história clínica e o consumo alimentar, bem como o uso de medicamentos, poderão direcionar para exames laboratoriais adequados a fim de obter o diagnóstico correto. Vale lembrar que o paciente poderá ter anemia por diversas causas concomitantemente, o que deve ser diagnosticado adequadamente, antes da intervenção nutricional ou medicamentosa.

Todos os pacientes que apresentam anemia hemolítica, independentemente da etiologia, necessitam de maior ingestão de ácido fólico para compensar o aumento da eritropoese, que pode ser feito por meio do aumento do consumo desta vitamina e pela suplementação com ácido fólico. Não é aconselhável o uso de suplementação com ácido fólico antes do conhecimento acerca da concentração de vitamina B_{12}. Também não é adequada a terapêutica com ácido fólico em indivíduos que apresentam câncer.

O conhecimento da fisiopatologia das principais anemias certamente auxiliará no melhor atendimento nutricional aos indivíduos.

REFERÊNCIAS

1. Ashley EA, Pyae Phyo A, Woodrow CJ. Malaria. Lancet. 2018;391:1608-21.
2. Azar S, Wong TE. Sickle cell disease: a brief update. Med Clin North Am. 2017;101:375-93.
3. Barber BE, Rajahram GS, Grigg MJ, William T, Anstey NM. World Malaria Report: time to acknowledge Plasmodium knowlesi malaria. Malar J. 2017;16:135.
4. Batchelor JD, Malpede BM, Omattage NS, DeKoster GT, Henzler-Wildman KA, Tolia NH. Red blood cell invasion by Plasmodium vivax: structural basis for DBP engagement of DARC. PLoS Pathog. 2014;10:e1003869.
5. Bolton-Maggs PH, Stevens RF, Dodd NJ, Lamont G, Tittensor P, King MJ, Haematology GHTFotBCfSi. Guidelines for the diagnosis and management of hereditary spherocytosis. Br J Haematol. 2004;126:455-74.
6. Brodsky RA, Jones RJ. Aplastic anaemia. Lancet. 2005;365:1647-56.
7. Camaschella C. Iron-deficiency anemia. N Engl J Med. 2015;372:1832-43.
8. Cole BF, Baron JA, Sandler RS, Haile RW, Ahnen DJ, Bresalier RS, et al. Folic acid for the prevention of colorectal adenomas: a randomized clinical trial. JAMA. 2007;297:2351-9.

9. Collins WE, Jeffery GM. Plasmodium malariae: parasite and disease. Clin Microbiol Rev. 2007;20:579-92.
10. Crosby WH, Akerotd JH. The limit of hemoglobin synthesis in hereditary hemolytic anemia; its relation to the excretion of bile pigment. Am J Med. 1952;13:273-83.
11. Da Costa L, Galimand J, Fenneteau O, Mohandas N. Hereditary spherocytosis, elliptocytosis, and other red cell membrane disorders. Blood Rev. 2013;27:167-78.
12. Del Vecchio L, Locatelli F. Anemia in chronic kidney disease patients: treatment recommendations and emerging therapies. Expert Rev Hematol. 2014;7:495-506.
13. DeZern AE, Guinan EC. Aplastic anemia in adolescents and young adults. Acta Haematol. 2014;132:331-9.
14. Failace R. Hemograma - manual de interpretação. Porto Alegre: Artmed; 2009.
15. FAO, IFAD, UNICEF, WPF, WHO. The State of Food Security and Nutrition in the World 2017. Building resilience for peace and food security. Rome: Food and Agriculture Organization of the United Nations; 2017.
16. Goldberg DE. Hemoglobin degradation in Plasmodium-infected red blood cells. Semin Cell Biol. 1993;4:355-61.
17. Green R, Datta Mitra A. Megaloblastic anemias: nutritional and other causes. Med Clin North Am. 2017;101:297-317.
18. Green R. Folate, cobalamin, and megaloblastic anemias. In: Hill M, editor. Williams Hematology. 9. ed. New York: McGraw-HIll; 2016.
19. Green R. Indicators for assessing folate and vitamin B-12 status and for monitoring the efficacy of intervention strategies. Am J Clin Nutr. 2011;94:666S-72S.
20. Hershko C, Patz J. Ironing out the mechanism of anemia in celiac disease. Haematologica. 2008;93:1761-5.
21. Higgs DR, Engel JD, Stamatoyannopoulos G. Thalassaemia. Lancet. 2012;379:373-83.
22. Hoffbrand AV, Moss PAH. Fundamentos em hematologia de Hoffbrand. 7. ed. Porto Alegre: Artmed; 2018.
23. Kassebaum NJ, Collaborators GA. The global burden of anemia. Hematol Oncol Clin North Am. 2016;30:247-308.
24. Luzzatto L, Nannelli C, Notaro R. Glucose-6-phosphate dehydrogenase deficiency. Hematol Oncol Clin North Am. 2016;30:373-93.
25. Menendez C, Fleming AF, Alonso PL. Malaria-related anaemia. Parasitol Today. 2000;16:469-76.
26. Miano M, Dufour C. The diagnosis and treatment of aplastic anemia: a review. Int J Hematol. 2015;101:527-35.
27. Muto Y. [Classification and diagnosis of hemolytic anemias]. Nihon Rinsho. 1996;54:2402-6.
28. Nairz M, Theurl I, Wolf D, Weiss G. Iron deficiency or anemia of inflammation?: Differential diagnosis and mechanisms of anemia of inflammation. Wien Med Wochenschr. 2016;166:411-23.
29. Piomelli S, Corash LM, Davenport DD, Miraglia J, Amorosi EL. In vivo lability of glucose-6--phosphate dehydrogenase in GdA- and GdMediterranean deficiency. J Clin Invest. 1968;47:940-8.
30. Piva E, Brugnara C, Spolaore F, Plebani M. Clinical utility of reticulocyte parameters. Clin Lab Med. 2015;35:133-63.
31. Price RN, Tjitra E, Guerra CA, Yeung S, White NJ, Anstey NM. Vivax malaria: neglected and not benign. Am J Trop Med Hyg. 2007;77:79-87.
32. Quinn CT. Sickle cell disease in childhood: from newborn screening through transition to adult medical care. Pediatr Clin North Am. 2013;60:1363-81.
33. Rees DC, Williams TN, Gladwin MT. Sickle-cell disease. Lancet. 2010;376:2018-31.
34. Rund D, Rachmilewitz E. Beta-thalassemia. N Engl J Med. 2005;353:1135-46.
35. Samarasinghe S, Webb DK. How I manage aplastic anaemia in children. Br J Haematol. 2012;157:26-40.
36. Shenkin A, Baines M. Vitaminas e elementos-traço. In: Burtis CA, Ashwood ER, Bruns DE, editores. Tietz – fundamentos de química clínica. 6. ed. Rio de Janeiro: Elsevier; 2008. p.489-521.
37. Silva IV, Reis AF, Palaré MJ, Ferrão A, Rodrigues T, Morais A. Sickle cell disease in children: chronic complications and search of predictive factors for adverse outcomes. Eur J Haematol. 2015;94:157-61.

ANEMIAS

38. Silva PH, Alves HB, Comar SR, Henneberg R, Merlin JC, Stinghen ST. Hematologia Laboratorial – Teoria e procedimentos. Porto Alegre: Artmed; 2016.
39. Stauffer ME, Fan T. Prevalence of anemia in chronic kidney disease in the United States. PLoS One. 2014;9:e84943.
40. Taher AT, Weatherall DJ, Cappellini MD. Thalassaemia. Lancet. 2018;391:155-67.
41. Tran H, Gupta M, Gupta K. Targeting novel mechanisms of pain in sickle cell disease. Blood. 2017;130:2377-85.
42. Ware RE, de Montalembert M, Tshilolo L, Abboud MR. Sickle cell disease. Lancet. 2017;390:311-23.
43. Weatherall DJ, Williams TN, Allen SJ, O'Donnell A. The population genetics and dynamics of the thalassemias. Hematol Oncol Clin North Am. 2010;24:1021-31.
44. Weiss G, Goodnough LT. Anemia of chronic disease. N Engl J Med. 2005;352:1011-23.
45. Weiss G. Anemia of chronic disorders: new diagnostic tools and new treatment strategies. Semin Hematol. 2015;52:313-20.
46. Wickremasinghe RG, Hoffbrand AV. Reduced rate of DNA replication fork movement in megaloblastic anemia. J Clin Invest. 1980;65:26-36.
47. World Health Organization (WHO). Haemoglobin concentrations for the diagnosis of anaemia and assessment of severity. Geneva: WHO; 2011.
48. World Health Organization (WHO). Nutritional anaemias: tools for effective prevention and control. Geneva: WHO; 2017.

56

Doenças neurológicas – aspectos bioquímicos, fisiológicos e nutricionais

BÁRBARA RITA CARDOSO
SILVIA MARIA FRANCISCATO COZZOLINO

INTRODUÇÃO

O sistema nervoso central (SNC) é composto basicamente por dois tipos celulares: neurônios e células da glia. Os neurônios têm a capacidade de transmitir impulsos elétricos rápidos na forma de potenciais de ação, enquanto as células da glia não disparam potenciais de ação, porém localizam-se intimamente próximas aos neurônios, o que mostra importante interdependência metabólica. As células neurogliais, que correspondem a cerca de 90% das células encontradas no cérebro, oferecem suporte para o funcionamento adequado da rede neuronal, de modo a auxiliar a neurotransmissão e manter o balanço iônico extracelular e a isolar os axônios para otimizar a transmissão dos impulsos elétricos. Essas células não desempenham seu papel apenas de forma passiva, mas também participam ativamente do processamento das informações e das trocas de metabólitos entre os neurônios e o sangue.[53,70]

O núcleo e o pericárdio encontram-se no corpo celular dos neurônios, nome dado ao citoplasma. Essa região é rica em ribossomos, livres ou envoltos por retículo endoplasmático, e também em mitocôndrias, o que confere a essas células alta capacidade sintética, secretória e de produção energética. O axônio, uma proeminência da membrana celular externa, é a principal unidade condutora dos neurônios, sendo responsável pela condução de impulsos elétricos para longe do corpo celular. Em muitos neurônios, o axônio é envolvido pela bainha de mielina, que isola tal estrutura em regiões intercaladas, permitindo que a transmissão de impulsos elétricos seja mais rápida. Os dendritos são prolongamentos mais finos, curtos, sem mielina e com muitas ramificações que se estendem para várias direções, aumentando, assim, a capacidade dos neurônios de receber informações de diversas fontes (Figura 56.1).[1,3,5]

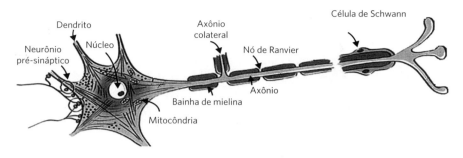

Figura 56.1 Estrutura de um neurônio.
Fonte: Barker e Barasi.[5]

Existem três principais tipos de células gliais: astrócitos, micróglias e oligodendrócitos. Os astrócitos localizam-se intimamente associados aos capilares sanguíneos, com estruturas conhecidas como pés terminais, que atuam como intermediários entre neurônios e vasos sanguíneos, e também compondo a barreira hematoencefálica, que divide, de forma efetiva, o espaço extracelular cerebral da circulação sistêmica. Essas células da glia mantêm a homeostase do espaço extracelular e, nesse sentido, quando os neurônios são ativados, os metabólitos intermediários presentes na fenda sináptica, como glutamato, potássio, óxido nítrico, peróxido de hidrogênio e amônia, atuam como mensageiros intracelulares que sinalizam para os astrócitos e para os vasos sanguíneos aumentarem o suprimento de substratos necessários para manter a homeostase do cérebro. Do mesmo modo, os astrócitos são sensíveis às concentrações extracelulares de oxigênio e de lactato e, assim, desempenham papel fundamental no fornecimento de energia para as sinapses, visto que essas células, diferentemente dos neurônios, têm reserva de glicogênio. Assim, em situação de baixa concentração de glicose no meio extracelular e também quando os neurotransmissores se ligam a seus receptores, os astrócitos são induzidos a liberar esse glicogênio na forma de glicose ou de lactato para o suprimento de energia de neurônios e de oligodendrócitos (Figura 56.2). Assim, o suprimento de glicose para os neurônios pode ocorrer diretamente, por meio do transportador de glicose GLUT-3, ou por intermédio dos astrócitos, via GLUT-1 ou GLUT-2.[1,68,86]

Outro papel importante dos astrócitos diz respeito ao controle da neurotransmissão, visto que eles têm a habilidade de remover neurotransmissores da fenda sináptica e transformá-los em metabólitos que serão secretados inativamente no espaço extracelular ou que serão utilizados para funções alternativas. Nesse sentido, o glutamato é captado pelos astrócitos por meio de transportadores dependentes de sódio (*excitatory amino acid transporter* 1 e 2 ou *glutamate aspartate transporters*, EAAT1 e EAAT2) e, em momento posterior, aminado pela glutamina sintetase, sendo, então, convertido à glutamina, processo que necessita de duas moléculas de trifosfato de adenosina (ATP) para cada molécula de glutamato captada. Dessa maneira, cabe ressaltar que o ciclo do ácido tricarboxílico nos astrócitos tem como principal resultado a síntese de alfacetoglutarato, necessário para a síntese de glutamina. A glutamina é transportada para os neurônios glutamatérgicos, que a desaminam quando há necessidade de glutamato para neuro-

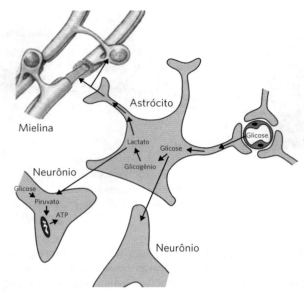

Figura 56.2 Representação esquemática do papel dos astrócitos no suprimento de energia para os neurônios e os oligodendrócitos.
Fonte: De Keyser et al.[25]

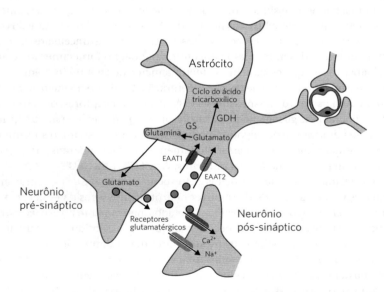

Figura 56.3 Metabolismo e reciclagem de glutamato pelos astrócitos.
Ca^{2+}: cálcio; EAAT1 e EAAT2: *excitatory amino acid transporter* 1 e 2; GDH: glutamato desidrogenase; GS: glutamina sintetase; Na^+: sódio.
Fonte: De Keyser et al.[25]

DOENÇAS NEUROLÓGICAS – ASPECTOS BIOQUÍMICOS, FISIOLÓGICOS E NUTRICIONAIS 1349

transmissão. Desse modo, os astrócitos conseguem limitar a ativação pós-sináptica e, assim, controlar os efeitos neurotóxicos que esse neurotransmissor causa no espaço extracelular (Figura 56.3). Como resultado secundário da atividade da glutamina sintetase, tem-se a reciclagem de amônia entre neurônios e astrócitos e, dessa maneira, a formação de glutamina consiste no mais importante mecanismo de remoção de amônia do cérebro.[1,25,32,86]

As micróglias residem no parênquima do SNC e são constituintes do sistema fagocitário mononuclear, representando cerca de 10% das células gliais. Essas células apresentam plasticidade peculiar e podem apresentar três diferentes aspectos: no feto, têm aparência ameboide e removem restos celulares decorrentes da remodelação cerebral; já durante o desenvolvimento, a micróglia é ativada por macrófagos, transformando-se no tipo celular com citoplasma ramificado, característico da micróglia em repouso, encontrada no SNC adulto e saudável. Entretanto, perturbações da homeostase cerebral, como infecção, trauma, isquemia e doenças neurodegenerativas, podem refletir em ativação da micróglia, com mudanças rápidas e profundas na expressão gênica, na função e na forma dessas células, que passam a apresentar o terceiro formato, com uma retração dos processos citoplasmáticos, assumindo mais uma vez o formato ameboide, e migram para as áreas injuriadas, iniciando a fagocitose.[52,70,72,84]

A micróglia tem como principal atividade identificar a presença de agentes infecciosos no SNC para posteriormente combatê-los por meio de citotoxicidade ou fagocitose. Dessa maneira, essas células, quando ativadas, expressam receptores de membrana relacionados com a resposta imune inata, como receptores do tipo *toll*, receptor de manose e *cluster of differentiation* 14 (CD14). Além disso, também apresentam aumento da expressão de moléculas de histocompatibilidade (MHC) classes I e II quando comparadas às células em repouso e, em quadros de infecção e de inflamação, a micróglia passa a apresentar características de células dendríticas e especula-se que estas podem apresentar antígenos aos linfócitos *T helper* 1 e, assim, participar ativamente da inflamação crônica no SNC. Em decorrência da ativação da micróglia, observa-se aumento da síntese de citocinas inflamatórias, como prostaglandinas, interleucinas e metaloproteinases, além de radicais livres. Essas substâncias, pelas atividades parácrina e autócrina, colaboram para a defesa do SNC contra agentes infecciosos, porém, como resultado indesejado, contribuem também para a neuropatogênese, com aumento da neuroinflamação e da sinalização para apoptose celular.[52,54,72,84]

Os oligodendrócitos são as células que compõem a bainha de mielina no SNC, enquanto essa camada rica em lipídios que envolve os axônios no sistema nervoso periférico é composta pelas células de Schwann. A mielinização dos neurônios acelera a transmissão ao longo dos axônios e, dessa maneira, torna-se crítica para os reflexos e para os pensamentos rápidos.[48] Além disso, os oligodendrócitos são responsáveis pela manutenção da integridade dos axônios e participam da rede de sinalização com os neurônios.[29]

A bainha de mielina é organizada em camadas concêntricas de lipídios, em especial fosfolipídios e colesterol, intercaladas por camadas proteicas. Apresenta-se de forma descontínua e os locais nos quais a mielina é interrompida chamam-se nós de Ranvier, caracterizados pela presença de canais de sódio que regulam a condução de impulsos elétricos. As regiões internodais apresentam paranodo, que separa os canais de sódio presentes nos nós da região adjacente denominada juxtaparanodo, que apresenta canais de potássio (Figura 56.4). A manutenção da mielina ocorre em razão de um *turnover* contínuo dos oligodendrócitos e das células de Schwann e, nesse sentido, os sinais provenientes dos neurônios, como os fatores de crescimento, os fatores neurotróficos e a própria sinalização elétrica, modulam os eventos celulares envolvidos na expressão gênica de oligodendrócitos e na mielinização.[60]

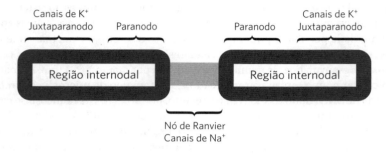

Figura 56.4   Bainha de mielina.
Fonte: Miron et al.[60]

NEUROTRANSMISSÃO E NEUROTRANSMISSORES

Os neurônios estão organizados em rede e comunicam-se por meio das mais de 10^4 sinapses, que são uma região de aproximação entre duas células neuronais, em que as duas membranas ficam separadas por um pequeno espaço denominado fenda sináptica. A comunicação entre os neurônios ocorre pela transmissão de impulsos elétricos (na forma de potenciais de ação) pelo primeiro neurônio (pré-sináptico), que são convertidos em sinalização química na fenda sináptica.[55,81]

Quando o neurônio está em repouso, ou seja, inativo do ponto de vista da produção de sinais elétricos, percebe-se uma diferença de potencial constante entre as faces interna e externa da membrana. Tal diferença de potencial é denominada potencial de repouso do neurônio, que fica entre -60 e -70 V, e reflete a maior concentração de íons sódio e cloro no meio extracelular e a maior concentração de potássio e íons inorgânicos no meio intracelular. O potencial de ação é caracterizado pela abertura de canais de sódio e de cálcio presentes na membrana, o que permite que esses íons se difundam para o meio intracelular, despolarizem a membrana e promovam a liberação de neurotransmissor na fenda sináptica. Os íons cálcio se ligam a moléculas proteicas na superfície interna da membrana neuronal em locais conhecidos como sítios de liberação. Como resultado, as vesículas sinápticas fundem-se com a membrana, abrindo-se para o exterior e liberando o neurotransmissor na fenda sináptica. O neurotransmissor liberado pela atividade do potencial de ação sobre o neurônio pré-sináptico se difunde até a membrana pós-sináptica, na qual é reconhecido pelos receptores. A interação do neurotransmissor com seu respectivo receptor gera um potencial pós-sináptico na membrana da segunda célula, o que resulta em potenciais de ação que serão conduzidos até uma terceira célula, na qual todo o processo acontecerá novamente.[55,81]

O fim do potencial de ação é caracterizado pela inatividade dos canais de sódio e pela abertura em paralelo de canais de potássio, que permitem a saída desse íon e, assim, restauram a polaridade da membrana nos níveis de repouso, processo chamado de repolarização (Figura 56.5). Como consequência, tem-se a inibição da liberação de neurotransmissores pelo neurônio pré-sináptico. A transmissão sináptica precisa ser encerrada após certo período, a fim de interromper a ação descontrolada do neurotransmissor sobre o neurônio pós-sináptico. Para isso, a redução da concentração do neurotransmissor na fenda sináptica ocorre por sua difusão lateral, mas tal mecanismo é lento e, desse modo, ineficiente se presente de maneira isolada. Logo, para complementar, dois mecanismos reforçam a inibição da neurotransmissão: 1) recaptação do neurotransmissor e 2) degradação enzimática do neurotransmissor (Figura 56.6).[55,81]

A recaptação do neurotransmissor é realizada pelo neurônio pré-sináptico, que possui proteínas transportadoras específicas para o neurotransmissor que produz. Assim, o neurotransmissor presente na fenda sináptica liga-se ao transportador que se encontra na membrana pré-sináptica, permitindo o rearmazenamento do neurotransmissor até que seja posteriormente reutilizado em uma nova neurotransmissão. A recaptação é dependente de energia e da presença de íons, em especial o sódio. Já a degradação ocorre pela atividade de enzimas capazes de quebrar a molécula do neurotransmissor, im-

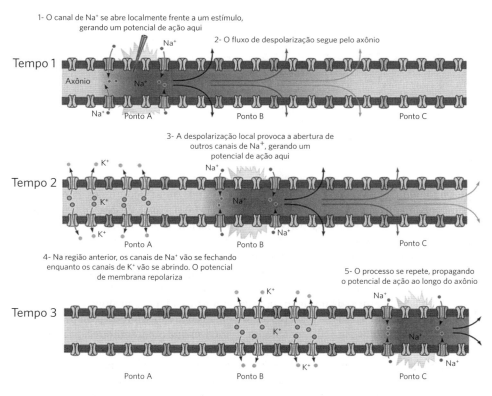

Figura 56.5 Potencial de ação.

Fonte: Purves et al.[70]

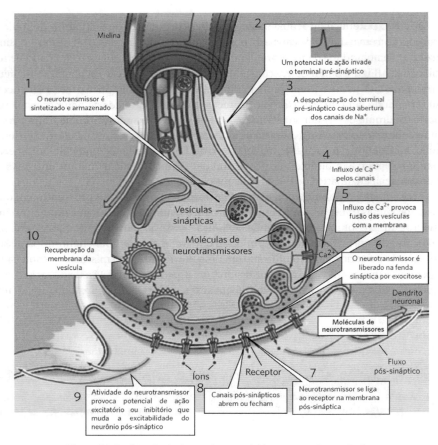

Figura 56.6 Sequência de eventos envolvidos na neurotransmissão.
Fonte: Purves et al.[70]

pedindo, assim, sua interação com os receptores pós-sinápticos. Os exemplos mais relevantes de enzimas são a monoamina oxidase (MAO), capaz de degradar os neurotransmissores catecolaminérgicos, como adrenalina, noradrenalina, serotonina e dopamina; e a acetilcolinesterase, capaz de desdobrar a acetilcolina.[3,5,55,81]

Como mencionado, a interação do neurotransmissor com o receptor resulta em alteração do potencial de membrana da célula pós-sináptica, chamada de potencial pós-sináptico. Quando o neurotransmissor se liga a seu receptor, provoca a abertura de canais iônicos por meio da mudança em sua conformação tridimensional, permitindo, assim, a passagem de íons. Os receptores sinápticos não são seletivos para os íons que passarão pela membrana e, dessa maneira, é possível que um mesmo receptor ativado permita a passagem de diferentes íons. Desse modo, predomina o fluxo de sódio de fora para dentro da célula e ocorre deslocamento do potencial de membrana no sentido de valores menos negativos, ou seja, despolarização da membrana, o que torna a célula mais excitável. Esse potencial pós-sináptico é chamado de excitatório e o neurotransmissor mais relevante no SNC com esse papel é o glutamato.[40,55]

O glutamato atua de diferentes maneiras no SNC, pois é constituinte da glutationa, proteína com atividade antioxidante e, além disso, as células da glia o utilizam como fonte de glutamina e os neurônios gabaérgicos, como precursor de ácido gama-aminobutírico (GABA). Esse neurotransmissor é sintetizado a partir do alfacetoglutarato, que, por sua vez, é formado a partir da glicose (Figura 56.7). O glutamato é o principal mediador da informação sensorial e da coordenação motora, além de ser fundamental para a cognição. Em todos os neurônios, encontra-se glutamato como subproduto do metabolismo energético, entretanto, somente os que possuem esse neurotransmissor armazenado em vesículas para a liberação na fenda sináptica são considerados glutamatérgicos. Para que o glutamato desempenhe a atividade excitatória, é necessária sua ligação com seus receptores, que podem ser divididos em duas categorias: metabotrópicos, que estão acoplados à proteína G e modificam a resposta dos canais indiretamente via segundos mensageiros; e ionotrópicos, que são canais iônicos dependentes de ligantes, como os neurotransmissores, e apresentam ação direta.[8,43]

Os receptores metabotrópicos glutamatérgicos (mGluR) são divididos em três grandes categorias, com base na similaridade de sequência, na farmacologia e nos mecanismos de sinalização intracelular. O grupo I é composto pelos receptores mGlu1 e mGlu5 e estimula a atividade da fosfolipase C, que, por sua vez, aumenta a formação de fosfato de inositol e de diacilglicerol, resultando na mobilização de cálcio intracelular. O grupo II, composto por mGluR 2 e 3, e o grupo III, formado pelos receptores mGlu4, mGlu6, mGlu7 e mGlu8, quando ativados inibem a adenilato ciclase e causam redução nas concentrações de monofosfato cíclico de adenosina (AMPc) intracelular (Figura 56.8).[42,43]

Existem três famílias de receptores glutamatérgicos ionotrópicos (iGluR): os receptores N-metil-D-aspartato (NMDA), os alfa-amino-3-hidroxi-5-metil-4-isoxazolpropiônico (AMPA) e os receptores cainato; os dois últimos, em geral, são denominados receptores não NMDA (Figura 56.8). Os receptores não NMDA são canais de sódio e potássio, fortemente despolarizantes, responsáveis pela transmissão excitatória rápida no SNC. Do mesmo modo, esses receptores são fundamentais para as mudanças adaptativas do

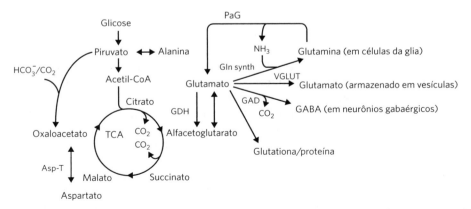

Figura 56.7 Metabolismo do glutamato no sistema nervoso central.

Asp-T: aspartato aminotransferase; ciclo TCA: ciclo do ácido tricarboxílico; CO_2: gás carbônico; GABA: ácido gama-aminobutírico; GAD: glutamato descarboxilase; GDH: glutamato desidrogenase; Gln synth: glutamina sintetase; NH_3: amônia; HCO_3^-: bicarbonato; PaG: glutaminase fosfato-ativada; VGLUT: transportador vesicular de glutamato.

Fonte: Hassel e Dingledine.[43]

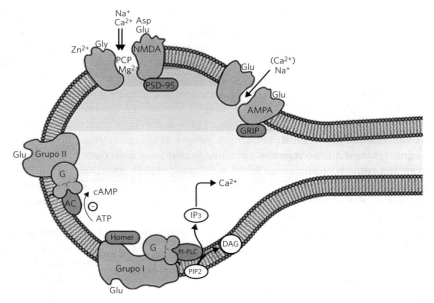

Figura 56.8 Receptores glutamatérgicos. O receptor NMDA é bloqueado pelo magnésio, enquanto o zinco pode atuar como modulador positivo ou negativo. Todas as classes de receptores metabotrópicos estão acopladas a G para ativação de enzimas intracelulares, PI-PLC para o grupo I e AC para o grupo II. PI-PLC catalisa a produção de IP3 e DAG a partir de PIP2. O aumento na concentração de IP3 intracelular provoca a liberação de cálcio intracelular. A ativação de receptores metabotrópicos do grupo II tipicamente resulta em inibição de AC. As proteínas citoplasmáticas PSD-95, GRIP e Homer prendem esses receptores à membrana pós-sináptica.

AC: adenilato ciclase; AMPA: alfa-amino-3-hidroximetil-4-isoxazolpropiônico; AMPc: adenosina monofosfato cíclica; Asp: aspartato; ATP: adenosina trifosfato; Ca^{2+}: cálcio; DAG: diacilglicerol; DCP: fenilciclidina; G: proteína G; Glu: glutamato; Gly: glicina; Grip: *glutamate receptor interacting protein*; Homer: *homology modeller*; IP3: inositol-1,4,5-trifosfato; Mg^{2+}: magnésio; Na^{+}: sódio; NMDA: N-metil-D-aspartato; PIP2: fosfatidil-inositol-4,5-bifosfato; PI-PLC: fosfolipase C; PSD-95: postsynaptic density protein 95; Zn^{2+}: zinco.

Fonte: Hassel e Dingledine.[43]

cérebro, conhecidas como neuroplasticidade, que estão envolvidas no aprendizado e na memória.[2] Os receptores NMDA contribuem para a despolarização lenta da membrana pós-sináptica e apresentam algumas características peculiares. Primeiro, apresentam-se como um canal para cátions em geral (sódio, potássio, cálcio) e, além disso, a abertura desse canal se distingue por ser dependente da voltagem, assim como da atividade do neurotransmissor. Outro fator que mostra a complexidade dos receptores NMDA é o fato de requisitarem a coparticipação da glicina e do glutamato para serem ativados. Em situação de repouso, os receptores NMDA se apresentam bloqueados por íons magnésio, que se ligam no sítio de abertura do canal e impedem o fluxo de outros íons. Entretanto, quando há despolarização da membrana, o magnésio é expulso do canal por repulsão eletrostática, paralelamente à ligação de glicina e de glutamato, o que permite a abertura do canal com a consequente passagem de sódio e cálcio.[49,55]

O potencial pós-sináptico é chamado de inibitório quando ocorre a mobilização de íons potássio de dentro para fora da célula ou de cloro no sentido inverso, ou seja, de

DOENÇAS NEUROLÓGICAS – ASPECTOS BIOQUÍMICOS, FISIOLÓGICOS E NUTRICIONAIS **1355**

fora para dentro da célula, uma vez que essa movimentação resulta em hiperpolarização da membrana, que, por sua vez, afasta o neurônio pós-sináptico do limiar de potencial de ação.[40,55] O GABA é o maior neurotransmissor inibitório do SNC e é sintetizado a partir da descarboxilação do glutamato pela enzima glutamato descarboxilase com dependência da piridoxina. A glicina, aminoácido derivado da serina, também tem atividade inibitória, atuando principalmente no tronco cerebral e na coluna vertebral.[63]

No SNC, há duas classes distintas de receptores de GABA: receptores ionotrópicos $GABA_A$ e receptores metabotrópicos $GABA_B$. Os receptores $GABA_A$ são canais iônicos de cloro e apresentam-se na forma de complexos proteicos formados por cinco unidades transmembrânicas que podem pertencer a oito subclasses diferentes. Na estrutura dos receptores $GABA_A$, identificam-se, também, sítios de ligação para álcool, barbitúricos, benzodiazepínicos, neuroesteroides e anestésicos, que potencializam a atividade dos receptores. A ativação dos receptores $GABA_A$ provoca a abertura dos canais de cloro e o aumento do influxo desse íon gera hiperpolarização da membrana pós-sináptica, com redução na probabilidade de iniciação do potencial de ação, com consequente inibição neuronal. Entretanto, a capacidade inibitória gabaérgica parece depender do sítio de ação e da fase do desenvolvimento e da maturação do SNC. Desse modo, em regiões específicas do SNC, como hipocampo e gânglio da raiz dorsal, e também durante o desenvolvimento embrionário, a ativação dos receptores $GABA_A$ promove despolarização de membrana, uma vez que, nessas situações, o aumento da permeabilidade ao cloro excede as concentrações extracelulares e, como resultado, tem-se a abertura do canal acoplado ao receptor que promove efluxo desse íon e resulta em neuroexcitação.[28,30]

Os receptores $GABA_B$ são acoplados à proteína G. A ativação dessa classe de receptores resulta na abertura de canais de potássio, com produção de corrente inibitória lenta ou, ainda, na redução do influxo de cálcio via regulação da produção de trifosfato de inositol ou inibição de AMPc, e consequente redução da liberação do neurotransmissor. Como consequência, esse mecanismo gera resposta inibitória em rede ou pode ter efeito excitatório se inibir a liberação de GABA, uma vez que neurônios gabaérgicos podem apresentar autorreceptores.[61,63]

A maioria dos neurônios apresenta receptores glutamatérgicos e gabaérgicos e, tendo em vista a importância dos neurotransmissores glutamato e GABA no controle da excitabilidade e da inibição do SNC, evidências mostram que alguns distúrbios neuropsiquiátricos e neurológicos se relacionam com disfunções glutamatérgicas e gabaérgicas. Nesse sentido, transtornos de ansiedade e de coordenação motora, epilepsia, distúrbios do sono e esquizofrenia têm a hiperexcitabilidade como característica comum, e tal situação é consequência do aumento da atividade glutamatérgica que muitas vezes está acompanhada da redução da transmissão gabaérgica.[49,63]

DOENÇAS NEURODEGENERATIVAS

As doenças neurodegenerativas crescem em prevalência à medida que a população mundial envelhece, uma vez que o envelhecimento é o principal fator de risco associado. Essas enfermidades não são reversíveis, e o indivíduo pode ser acometido por uma ou mais delas. Os sintomas clínicos variam conforme as regiões cerebrais acometidas pela degeneração neuronal e, desse modo, as doenças neurodegenerativas podem ser subdivididas em categorias baseadas nas características genéticas ou patológicas, como doenças com sintomas predominantemente relacionados à cognição, incluindo a doença de Alzheimer (DA), e doenças em que prevalecem alterações motoras, como a doença de Parkinson (DP) (Figura 56.9).[10,57]

Muitas doenças neurodegenerativas compartilham de mecanismos fisiopatológicos semelhantes, porém, em geral é impossível distinguir entre os mecanismos que iniciam a doença daqueles que contribuem para sua progressão. Assim, destaca-se o estresse oxidativo, que é considerado por muitos pesquisadores o primeiro processo que antecede essas enfermidades, ao passo que também efetivamente contribui para a progressão da morte neuronal.[18,46,66,96] Em todas as células, observa-se constante produção de espécies reativas de oxigênio (ERO) e posterior neutralização dessas espécies pelo sistema antioxidante. Entretanto, a síntese de ERO é proporcional à taxa metabólica da célula e, desse modo, no SNC, encontra-se a combinação de alto nível de respiração celular, o que promove a formação de radicais livres, com menor concentração de moléculas antioxidantes, como vitamina E e enzimas com essa função, como glutationa peroxidase, catalase e superóxido dismutase, o que resulta em maior vulnerabilidade aos danos causados pelos radicais livres. Além disso, a presença de metais de transição, como ferro e cobre, em algumas regiões cerebrais, pode contribuir para a formação de substâncias altamente reativas, como o radical hidroxila (OH·). Concentrações elevadas de ERO estão relacionadas com a oxidação de DNA, de proteínas e de lipídios, o que acarreta disfunção celular com consequente apoptose. Dentre os mecanismos relacionados, destaca-se o efeito dos radicais livres sobre o metabolismo de cálcio intracelular, uma vez que ERO sinalizam a abertura dos canais de cálcio e a desativação da bomba de cálcio, o que resulta em aumento do influxo do íon na célula, resultando em morte neuronal. Além disso, ao afetar a função mitocondrial, o estresse oxidativo contribui para uma crise energética, em que se observa a depleção na síntese de ATP paralelamente ao aumento da síntese de ERO, o que contribui para a morte celular.[10,96]

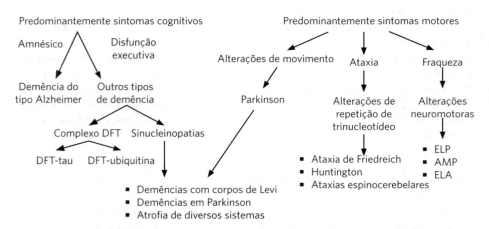

Figura 56.9 Classificação clínica de doenças neurodegenerativas.
AMP: atrofia muscular progressiva; DFT: demência frontotemporal; ELA: esclerose lateral amiotrófica; ELP: esclerose lateral primária.
Fonte: adaptada de Lynch et al.[57]

DOENÇAS NEUROLÓGICAS – ASPECTOS BIOQUÍMICOS, FISIOLÓGICOS E NUTRICIONAIS **1357**

O processo pró-inflamatório também é parte ativa da patogênese da neurodegeneração e a ativação da micróglia é a principal via relacionada. Esse processo tem início quando a célula está sofrendo algum dano, quando há morte celular ou quando há alteração do ambiente cerebral, bem como por alteração na concentração de íons ou na condução de impulsos elétricos. Isso provoca não só a ativação da micróglia, mas também o influxo de monócitos e linfócitos provenientes do sangue, resultando na fagocitose de detritos celulares e na síntese de citocinas inflamatórias, como interleucina 1 (IL-1), interleucina 6 (IL-6), fator de necrose tumoral alfa (TNF-alfa) e interferon gama (IFN--gama). A micróglia ativada possui receptores do tipo *toll* envolvidos na resposta imune inata e atua como apresentadora de antígeno, além de produzir, também, radicais livres (p. ex., ânion superóxido e óxido nítrico), metabólitos do ácido araquidônico (p. ex., eicosanoides), metaloproteases e glutamato, com o objetivo de promover a recuperação do tecido, embora essas substâncias sejam neurotóxicas. Por outro lado, algumas citocinas liberadas pela micróglia também desempenham papel importante na regeneração tecidual e essa célula representa fonte de fatores tróficos, como o fator de crescimento neuronal (NGF do inglês *nerve growth factor*) e o fator neurotrófico derivado do cérebro (BDNF do inglês *brain-derived neurotrophic factor*), que são fundamentais para o processo de recuperação do tecido. Dessa maneira, acredita-se que a ativação da micróglia em curto prazo tenha papel protetor, enquanto a atividade crônica resulte em danos neuronais, contribuindo para a neurodegeneração. Além disso, a função desempenhada pela célula pode depender também do tipo de estímulo recebido, o que sugere que esse processo não é causador das doenças neurodegenerativas, mas sim contribuinte para sua evolução (Figura 56.10).[23,73,79]

Recentemente, um novo mecanismo de morte celular programada foi associado à morte neuronal. Este processo, denominado ferroptose, se diferencia genética, morfológica e bioquimicamente da apoptose, e se caracteriza por peroxidação lipídica massiva catalisada pelo ferro e por liberação de padrões moleculares associados a danos (DAMPS do inglês *damage-associated molecular patterns*) que desencadeiam processo inflamatório. Embora os estudos relacionados à ferroptose ainda estejam em nível experimental, tal mecanismo já foi caracterizado em populações neuronais associadas à DP e à DA.[19,26,41,83]

O acúmulo anormal de agregados proteicos no cérebro também é característico de diversas doenças neurodegenerativas, como DA, DP e doença de Huntington. Normalmente, o processo de agregação é desencadeado por alteração no enovelamento da proteína, que acarreta alteração significativa na sua conformação. Como consequência, a proteína passa a interagir com outros monômeros, que se agregam formando inicialmente filamentos, que se transformam em fibrilas e, posteriormente, em placas.[89] A agregação proteica é causada por distúrbios mútuos nos processos de biogênese, de enovelamento, de transporte e de eliminação.[59] Essas proteínas acumuladas podem causar toxicidade celular de maneira direta ou indireta. Por exemplo, podem interagir inapropriadamente com receptores e iniciar uma cascata indesejada, ou podem interagir com membranas celulares ou outras proteínas, desestabilizando-as, ou ainda promover a produção de radicais livres, resultando em estresse oxidativo. Por fim, esses agregados podem acarretar distúrbios nos mecanismos responsáveis pelo enovelamento e pela degradação das proteínas, perturbando a homeostase proteica de maneira generalizada.[57]

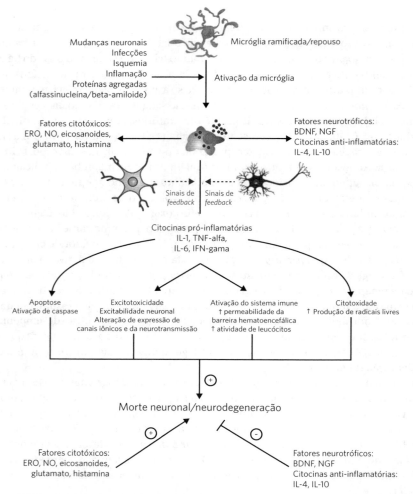

Figura 56.10 Ativação da micróglia. Diversos fatores podem ativá-la, dentre os quais as proteínas agregadas específicas de doenças neurodegenerativas. A micróglia ativada apresenta morfologia ameboide e produz mediadores neurotróficos, mas também fatores citotóxicos e inflamatórios que ativam os astrócitos, os quais, por sua vez, fazem *feedback* junto aos neurônios, amplificando a ativação do sistema imune, a atividade da excitotoxicidade e da toxicidade sobre as células neuronais, potencializando, assim, a apoptose celular.

BDNF: *brain-derived neurotrophic factor*; ERO: espécies reativas de oxigênio; IFN-gama: interferon gama; IL-1: interleucina-1; IL-4: interleucina-4; IL-6: interleucina-6; IL-10: interleucina-10; NGF: *nerve growth factor*; NO: óxido nítrico; TNF-alfa: fator de necrose tumoral alfa.

Fonte: adaptada de Kettenmann et al.,[52] Saijo e Glass[73] e Smith et al.[79]

Doença de Alzheimer

A DA é a forma mais comum de demência entre os idosos e, por isso, representa um sério problema de saúde pública. O maior fator de risco para essa doença é a idade e, uma vez que o aumento da longevidade caracteriza o desenvolvimento da população, estima-se que a prevalência dessa enfermidade ultrapassará 42 milhões em 2020, podendo chegar a 81,1 milhões em 2040.[31]

A DA é uma doença neurodegenerativa e progressiva, com curso médio de sete a dez anos. O primeiro sintoma costuma ser o declínio da memória, sobretudo para fatos recentes (memória episódica), acompanhado da desorientação espacial, embora a deterioração cognitiva progressiva, o surgimento de alterações neuropsiquiátricas e o declínio funcional também possam compor o quadro. Deterioração da linguagem (sobretudo anomia), além de distúrbios de planejamento (funções executivas) e de habilidades visoespaciais, surgem com a evolução da demência. A depressão é, habitualmente, encontrada na fase inicial da DA, enquanto a psicose franca, com agitação e desinibição do comportamento, ocorre com frequência em estágios mais avançados.[11,35]

As principais características patológicas da DA são a deposição extracelular de proteína beta-amiloide (beta-A), que dá origem a placas senis, e a precipitação intracelular de proteína tau hiperfosforilada, responsável pela formação dos emaranhados neurofibrilares intraneurais. Essas alterações se relacionam com o desequilíbrio do estado redox, a neuroinflamação, as alterações mitocondriais e a perda de neurônios, em especial colinérgicos, e de conexões sinápticas. Tais mudanças neuropatológicas ocorrem principalmente no hipocampo e no córtex, incluindo a amídala e o núcleo basal de Meynert.[9,34,38]

Os principais componentes das placas senis são as isoformas da proteína beta-A constituídas por 40 e 42 aminoácidos, que são derivadas da clivagem da proteína precursora da beta-A (PPA) pelas enzimas beta e gamasecretases. A enzima alfassecretase está envolvida com a via não amiloidogênica, visto que cliva a PPA dentro do domínio da beta-A, impedindo a formação desse peptídeo (Figura 56.11).[38,50] Destaca-se a toxicidade da beta-A-42 e seu papel essencial na deposição amiloidogênica e, por isso, essa isoforma é considerada marcador preditivo para a progressão dos sintomas pré-clínicos da DA.[58]

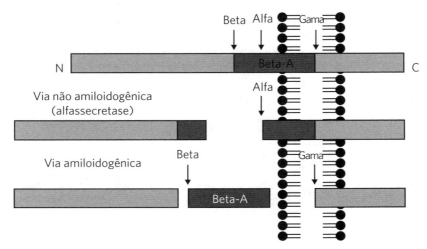

Figura 56.11 Clivagem da proteína precursora da beta-amiloide (PPA). Alfassecretase cliva a PPA dentro do domínio da beta-A para liberar dois peptídeos, ao passo que beta e gamassecretases atuam sequencialmente para clivar a PPA nos terminais N e C da região da beta-A, produzindo o peptídeo.

Fonte: Schaeffer et al.[76]

O depósito de beta-A no cérebro é resultado da produção aumentada das isoformas amiloidogênicas (proteínas que constituem as placas senis), da agregação dessas moléculas e da redução da capacidade de sua eliminação, cuja principal via é a passagem pela barreira hematoencefálica diretamente para a circulação periférica.[50]

O acúmulo de beta-A ocorre, sobretudo, no meio extracelular, embora estudos apontem o depósito desse peptídeo também no meio intracelular, especificamente nas mitocôndrias. Como resultado, a proteína beta-A está relacionada com a ineficiência na síntese de ATP no neurônio por meio da alteração do DNA mitocondrial e da inibição da cadeia transportadora de elétrons. Nesse sentido, a beta-A-42 foi associada à inibição da enzima citocromo c oxidase na presença de cobre, metal largamente encontrado no cérebro de pacientes com DA. Acredita-se que a beta-A também tenha a capacidade de iniciar a formação de ERO por meio da ativação da nicotinamida adenina dinucleotídeo fosfato reduzido (NADPH), enzima que catalisa a síntese de superóxido a partir do oxigênio e da nicotinamida adenina dinucleotídeo fosfato (NADP). Desse modo, a disfunção mitocondrial e o estresse oxidativo são desencadeados pela beta-A, contribuindo para a disfunção celular e a subsequente morte celular.[58,93]

Paralelamente a esse processo, ocorre a alteração da tau. Essa proteína promove a formação e a estabilização dos microtúbulos no citoesqueleto neuronal e é fundamental para o transporte adequado de organelas pelo axônio. A fosforilação da proteína tau é um evento secundário na DA, uma vez que a beta-A desencadeia esse processo, primeiro porque aumenta a produção de ERO e também porque se relaciona com a liberação de citocinas pró-inflamatórias e de caspases pelos astrócitos. Caspases, que se encontram elevadas no cérebro de indivíduos com DA, promovem apoptose celular e também a clivagem da proteína tau, tornando-a mais predisposta à formação de filamentos que constituem os emaranhados neurofibrilares. A atividade de inúmeras fosfatases e quinases promove a fosforilação da tau que, uma vez hiperfosforilada, provoca o sequestro de proteínas tau normais e de outras proteínas associadas ao microtúbulo. Como consequência, observam-se mudanças conformacionais nessa proteína, com redução significativa da sua capacidade de se ligar ao microtúbulo. Assim, a formação dos emaranhados neurofibrilares compromete a função neuronal por prejudicar o transporte de organelas pelo axônio, incluindo as mitocôndrias – o que contribui para o estresse oxidativo e reduz a ATP nas sinapses – e também por inibir o transporte de PPA ao longo do axônio e dos dendritos, com acúmulo dessa substância no corpo celular (Figura 56.12).[22,69,71,75,76]

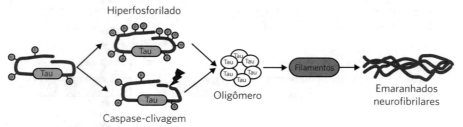

Figura 56.12 Hiperfosforilação da proteína Tau. Em condições patológicas, a proteína Tau se torna hiperfosforilada e/ou é clivada, o que facilita a agregação e aumenta sua toxicidade. Na continuidade do processo de agregação, os monômeros de Tau modificada formam oligômeros, que favorecem a agregação em filamentos e, finalmente, em emaranhados neurofibrilares.

Fonte: Pritchard et al.[69]

DOENÇAS NEUROLÓGICAS – ASPECTOS BIOQUÍMICOS, FISIOLÓGICOS E NUTRICIONAIS 1361

Aspectos nutricionais

As investigações sobre o papel da alimentação na redução do risco de DA apontam que o consumo de folato, de antioxidantes – especialmente vitamina E – e de ácidos graxos poli-insaturados, com destaque para o ômega-3, associa-se a efeito protetor. Desse modo, Guy et al.[39] observaram que um padrão alimentar com hortaliças, frutas, oleaginosas, peixes, tomate, aves, crucíferas e folhas verdes se associava à redução do risco para DA, enquanto tal associação foi negativa quando o padrão alimentar incluía produtos lácteos ricos em gordura, carne vermelha, vísceras e manteiga.

Os ácidos graxos compõem as membranas celulares e também podem ser utilizados como substrato energético para os neurônios em casos de depleção de glicose. A incorporação de ácidos graxos poli-insaturados na membrana neuronal reduz a fração de colesterol nesse compartimento, o que se reflete em maior fluidez de membrana e possibilita o aumento do número e da afinidade de receptores necessários para otimizar a neurotransmissão. Os ácidos graxos poli-insaturados também atuam como segundos mensageiros que modulam a neuroinflamação, o estresse oxidativo e a morte neuronal. Nesse sentido, estudos mostram que a ingestão de ômega-3 se correlaciona positivamente com a redução do risco de DA, bem como de outras doenças neurodegenerativas, uma vez que esse ácido graxo promove plasticidade sináptica por meio do aumento dos dendritos neuronais, bem como se relaciona com a neurogênese no hipocampo. O ácido docosa-hexaenoico (DHA), maior constituinte de ômega-3 do cérebro, promove aumento da expressão de genes que codificam proteínas relacionadas com a neurogênese e, dessa forma, esse lipídio se mostra eficiente em aumentar o volume cerebral e em otimizar a formação de redes sinápticas.[45,85] Também merece destaque o papel do DHA sobre a redução da formação das placas senis, visto que facilita a clivagem da PPA pela alfassecretase e dificulta a interação da PPA com a gamassecretase, além de inibir diretamente a agregação da proteína beta-A, o que reduz a formação das placas senis.[33,45,74]

Uma vez que o estresse oxidativo tem sua atividade reconhecida no processo da DA, pesquisas têm focado sua atenção na redução dessa condição por meio do consumo de antioxidantes, almejando encontrar benefícios ao mudar o curso, reduzir o risco ou impedir a instalação das demências, embora os trabalhos ainda se mostrem conflitantes. Nesse sentido, o alto consumo de vitamina E e de vitamina C via alimentação se relacionou com o menor risco para DA,[27,47] e a suplementação com tais vitaminas resultou em diminuição da prevalência e da incidência de DA, embora tais associações não tenham sido observadas quando as vitaminas foram suplementadas isoladamente.[94] A curcumina, um fitoquímico encontrado na cúrcuma e que dá ao *curry* sua coloração amarela, desponta nas pesquisas como um composto promissor para o desenvolvimento de terapias para DA. Esse composto bioativo tem características antioxidantes e também anti-inflamatórias e, em estudos em animais, mostrou ser capaz de inibir a agregação de beta-A e a formação dos emaranhados intraneurais.[7,21,92] Adicionalmente, o consumo de selênio também apresenta promissor efeito positivo em relação à manutenção da cognição, uma vez que o estado nutricional deficiente em relação a esse mineral está associado ao aumento do risco para DA.[13,15] Neste sentido, a oferta deste nutriente por meio da castanha-do-brasil se mostrou eficiente em recuperar o *status* de selênio de idosos com declínio cognitivo leve, o que se associou ao melhor desempenho em testes cognitivos após seis meses de intervenção.[12] Especula-se que o aporte adequado de selênio contribui para a diminuição de morte celular causada por ferroptose, uma vez que a selenoproteína glutationa peroxidase 4 é o maior regulador desse mecanismo que conduz à neurodegeneração.[14]

A hiper-homocisteinemia é considerada um fator de risco para a DA. A molécula de homocisteína possui um grupo tiol livre e, assim, sofre auto-oxidação para gerar peróxido de hidrogênio e outras ERO, o que resulta em estresse oxidativo e, desse modo, potencializa o papel pró-oxidante da beta-A. Estudos apontam que altas concentrações de homocisteína desmetilam a fosfatase A2, enzima que medeia a fosforilação da tau e, assim, colaboram para a hiperfosforilação dessa proteína e facilitam a formação dos emaranhados neurofibrilares. A homocisteína também apresenta função neurotóxica por prejudicar a reparação do DNA nos neurônios e por atuar como análoga do glutamato nos receptores NMDA, promovendo a excitação celular.[97] Nesse sentido, estudos mostram que pacientes com DA apresentam maiores concentrações de homocisteína em comparação a indivíduos saudáveis.[64] As concentrações elevadas de homocisteína, que estão associadas ao potencial de metilação baixo, podem ser reduzidas pela intervenção alimentar com as vitaminas B_6, B_{12} e folato, visto que essas substâncias atuam como cofatores para o metabolismo da metionina. Dessa maneira, estudos buscam relacionar os benefícios do consumo desses nutrientes sobre a redução do risco e também no tratamento da DA, porém os resultados apresentam-se contraditórios. Nilforooshan et al.[62] não encontraram correlação entre as concentrações séricas de homocisteína e o teor de vitaminas do complexo B na alimentação de idosos com DA, embora tenha sido observada correlação inversa entre as concentrações de folato e de homocisteína. Entretanto, Kado et al.[47] constataram que os indivíduos com concentrações elevadas de homocisteína e baixas de folato e vitamina B_6 apresentavam piores índices de cognição. Os efeitos da suplementação com ácido fólico na redução das concentrações de homocisteína são conhecidos, mas essa relação parece ser caracterizada por um platô, ou seja, acima de certa dosagem de suplementação não há efeito adicional na diminuição da homocisteína circulante,[20,65] o que reflete diversidade dos resultados obtidos em estudos.

Doença de Parkinson

A DP é a segunda doença neurodegenerativa mais prevalente, atingindo de 1 a 2% da população com idade superior a 65 anos. Sua incidência aumenta significativamente com o avançar da idade e acomete cerca de 17,4% em 100 mil pessoas com idade entre 50 e 59 anos, e 93,1% em 100 mil pessoas com idade entre 70 e 79 anos.[37,51]

Os sintomas clássicos dessa doença são representados por alterações motoras progressivas, com bradicinesia e acinesia, rigidez muscular, tremor de repouso e anormalidade postural. Sintomas não motores também podem estar presentes, como incontinência urinária, distúrbios gastrintestinais, respiratórios e sexuais, alteração da termorregulação e sudorese excessiva, modificação do padrão de sono e alterações neuropsiquiátricas, como demência, alucinações, depressão, ansiedade e apatia.[36,88]

Patologicamente, a DP se caracteriza pela formação de corpos de Lewy em decorrência da deposição intraneural de proteína alfassinucleína em diferentes regiões cerebrais e pela perda de neurônios dopaminérgicos na substância negra. Quando os primeiros sintomas da doença aparecem, cerca de 60 a 80% desses neurônios já foram depletados,

DOENÇAS NEUROLÓGICAS – ASPECTOS BIOQUÍMICOS, FISIOLÓGICOS E NUTRICIONAIS **1363**

refletindo redução significativa da dopamina estriatal. A vulnerabilidade seletiva dos neurônios dopaminérgicos na DP ainda não está bem elucidada, entretanto parece estar associada à propensão da dopamina e de seus metabólitos para a produção de ERO e às altas concentrações de metais de transição na substância negra. A degeneração de neurônios não dopaminérgicos também pode ser observada com a evolução da doença, incluindo neurônios colinérgicos no núcleo basal de Meynert e neurônios serotoninérgicos nos núcleos da rafe.[77,78,80,87]

A alfassinucleína é expressa abundantemente em todo SNC, na glia e nos neurônios, onde é encontrada nas mitocôndrias e em maior proporção nos terminais pré-sinápticos. Essa proteína tem papel relevante na regulação da dinâmica de vesículas na membrana pré-sináptica, sendo fundamental para o aprendizado e para a plasticidade neuronal. Acredita-se, também, que a alfassinucleína tenha função relacionada com a sinalização, o metabolismo e a captação de lipídios no SNC.[90]

A alfassinucleína tem estrutura primária, entretanto, em condições patológicas, é fosforilada e sofre alteração conformacional, passando de folha-alfa para estrutura folha-beta. Desse modo, torna-se insolúvel e se agrega dentro das células neuronais, formando filamentos que compõem os corpos de Lewy.[82] Na DP também se observa alteração nos mecanismos de degradação de proteínas intracelulares, em que os principais sistemas envolvidos são ubiquitina-proteassoma (UPS) e autofagia por lisossomos. Esses sistemas são importantes para o *turnover* dos componentes celulares e para a remoção de constituintes potencialmente danosos, a fim de permitir que a célula responda de forma adequada e rápida a quaisquer estímulos. Nesse sentido, a degradação da alfassinucleína é dependente do sistema UPS e da macroautofagia, um mecanismo dependente de lisossomos. Entretanto, percebe-se que a diminuição da atividade desses sistemas promove o acúmulo da proteína, que se torna, então, vulnerável às alterações estruturais e, uma vez alterada, inibe a atividade dos mecanismos de degradação proteica, formando um círculo vicioso. A disfunção dos lisossomos, por sua vez, resulta em morte neuronal de maneira direta ou indireta pelo acúmulo de autofagossomos que não são degradados pelos lisossomos.[91,97]

Acredita-se que haja transferência da alfassinucleína entre as células, o que contribui para sua agregação. Dessa forma, ocorre translocação de vesículas contendo a proteína para o meio extracelular e, por meio de difusão passiva ou de endocitose, essa vesícula consegue liberar seu conteúdo em outra célula. Salienta-se que a alteração nos lisossomos aumenta a translocação de vesículas e a liberação de alfassinucleína e que os neurônios mortos atuam como fontes dessa proteína, visto que descarregam seu conteúdo no meio extracelular.[82]

Os corpos de Lewy estão relacionados com a ativação da micróglia, que, por sua vez, contribui para a patogênese por aumentar a inflamação, resultante da liberação de citocinas pró-inflamatórias e da redução de fatores neurotróficos.[77,78] Os agregados de alfassinucleína também prejudicam o complexo I da cadeia transportadora de elétrons, sobretudo na substância negra e no córtex cerebral. Adicionalmente, sugere-se que a presença de alfassinucleína provoca autofagia das mitocôndrias, processo denominado mitofagia, o que resulta em depleção dessa organela. Como consequência da disfunção mitocondrial observada na DP, tem-se aumento da produção de ERO, o que contribui para sobrecarga dos sistemas de degradação de proteínas intracelulares e resulta na formação dos corpos de Lewy.[44,87]

Aspectos nutricionais

Alterações no funcionamento do trato gastrintestinal são comumente apresentadas pelos pacientes com DP. Em muitas situações, o processo de mastigação está comprometido por causa do enrijecimento ou do tremor da mandíbula e da dificuldade em realizar movimentos repetidos. A motilidade de todo o trato gastrintestinal também fica reduzida e reflete em disfagia, em retardo do esvaziamento gástrico e em obstipação intestinal. Desse modo, recomenda-se, inicialmente, se atentar à consistência da alimentação, que deve ser, de preferência, pastosa, para evitar aspiração. Também é importante garantir suprimento adequado de fibras e de água, a fim de evitar a desidratação e possibilitar melhor funcionamento do trânsito intestinal.[4] O uso de probióticos também foi sugerido como eficiente em melhorar os hábitos intestinais no estudo piloto de Cassani et al.,[16] no qual os autores compararam os efeitos do tratamento alimentar quando isolado ou combinado com o consumo de 65 mL de leite fermentado com 6,5 × 109 UFC de *Lactobacillus casei Shirota*. Como resultado, os autores perceberam que a inclusão do leite fermentado refletiu em aumento significativo no número de dias por semana em que as fezes eram de consistência normal e em redução no número de dias por semana em que os pacientes sentiram dor abdominal e sensação de esvaziamento incompleto.

O tratamento medicamentoso mais utilizado na DP consiste em fornecer o precursor da dopamina – a L-dopa – ao paciente, já que a dopamina não atravessa a barreira hematoencefálica. Entretanto, sua biodisponibilidade depende diretamente das condições do trato gastrintestinal. Desse modo, o retardo no esvaziamento gástrico e a constipação reduzem a eficácia do medicamento. Além disso, os aminoácidos da alimentação e a L--dopa competem pelos transportadores no intestino delgado e também na barreira hematoencefálica, o que resulta em resposta clínica ao medicamento inferior ao desejado. Assim, a manipulação do consumo proteico deve ser considerada no tratamento da DP, de modo que um padrão alimentar normoproteico (15% da energia total) pode ser recomendado para indivíduos em estágios iniciais da doença, ao passo que, em casos mais avançados, deve-se manter um padrão alimentar hipoproteico, com cerca de 0,8 g/kg de peso ideal/dia. A fim de seguir essa orientação, sugere-se restrição de proteína no desjejum e no almoço, enquanto no jantar tal nutriente pode ser consumido mais livremente.[4,17]

Visto que a disfunção mitocondrial tem papel central na DP, acredita-se que componentes com capacidade antioxidante ou que melhorem a função mitocondrial possam ser neuroprotetores. Nesse sentido, a coenzima Q10 tem sido alvo de muitos estudos, uma vez que é cofator da cadeia transportadora de elétrons, na qual aceita elétrons dos complexos I, II e III e serve como antioxidante nas membranas celulares por atuar como varredor de radicais livres. Além disso, a coenzima Q10 atua sinergicamente com a vitamina E, reduzindo-a da forma de alfatocoferoxil para a de alfatocoferol e, de forma similar, interage com o ácido di-hidrolipoico, a forma reduzida do ácido lipoico, que reduz a forma oxidada da coenzima Q10 ao doar um par de elétrons e, assim, aumenta a capacidade antioxidante dessa coenzima.[6] De acordo com Liu et al.,[56] suplementação com 1.200 mg de coenzima Q10 ao dia durante 16 meses é eficaz e segura, pois estudos mostram melhora clínica dos pacientes; entretanto, faltam estudos com populações maiores e que elucidem os mecanismos sobre os quais esse componente atua.

O ácido alfalipoico é um componente das membranas celulares e também age como varredor de radicais livres em meios lipofílicos e hidrofílicos, além de ter capacidade de

DOENÇAS NEUROLÓGICAS – ASPECTOS BIOQUÍMICOS, FISIOLÓGICOS E NUTRICIONAIS **1365**

regenerar as vitaminas C e E, bem como a glutationa. Sua capacidade antioxidante é observada tanto na forma oxidada (ácido lipoico) como na reduzida (di-hidrolipoico). Essa molécula anfipática é permeável à barreira hematoencefálica e atua como cofator essencial na conversão de piruvato em acetil-CoA. Além disso, o ácido lipoico/di-hidro-lipoico regula o estado redox da célula, o que afeta a expressão de genes que regulam fatores inflamatórios, como o fator nuclear kappa B (NF-kappaB).[6,24] Zhang et al.[95] verificaram, *in vitro*, que a combinação de ácido alfalipoico com acetil-L-carnitina preveniu a disfunção mitocondrial, atenuou a diminuição de glutationa, reduziu a oxidação de proteína e os danos no DNA e inibiu a agregação de alfassinucleína, sugerindo que os benefícios podem ser potencializados pela associação de diferentes nutrientes que atuam diretamente sobre as mitocôndrias. Entretanto, ensaios clínicos devem ser realizados para confirmar os efeitos do ácido alfalipoico na redução do risco da DP.

CONSIDERAÇÕES FINAIS

A literatura apresenta dados divergentes no que diz respeito ao papel da alimentação tanto na DA quanto na DP. Entretanto, é importante considerar que um único agente não é suficiente para prevenir o surgimento de tais doenças, tamanhas suas complexidades. Assim, destaca-se a importância de hábitos alimentares e de vida saudáveis durante toda a vida, a fim de reduzir o risco para o desenvolvimento dessas enfermidades.

REFERÊNCIAS

1. Allen NJ, Barres BA. Glia – more than just brain glue. Nature. 2009; 457:675-7.
2. Ashby MC, Daw MI, Isaac JTR. AMPA receptors. In: Gereau RW, Swanson GT. The glutamate receptors. Totowa: Humana Press; 2008. p.1-30.
3. Bachelard HS. Brain biochemistry. London: Chapman and Hall; 1981.
4. Barichella M, Cereda E, Pezzoli G. Major nutritional issues in the management of Parkinson's disease. Mov Disord. 2009;24(13):1881-92.
5. Barker RA, Barasi S. Neuroscience at a glance. Oxford: Blackwell Science; 2000.
6. Beal MF. Bioenergetic approaches for neuroprotection in Parkinson's disease. Ann Neurol. 2003; 53(Suppl.3):S39-48.
7. Begum AN, Jones MR, Lim GP, Morihara T, Kim P, Heath DD, et al. Curcumin structure-function, bioavailability, and efficacy in models of neuroinflammation and Alzheimer's disease. J Pharmacol Exp Therap. 2008;326(1):196-208.
8. Broman J, Hassel B, Rinvik E. Biochemistry and anatomy of transmitter glutamate. In: Ottersen OP, Storm-Mathisen J. Handbook of chemical neuroanatomy: glutamate. Amsterdam: Elsevier Science; 2000. p.1-44.
9. Butterfield DA, Perluigi M, Sultana R. Oxidative stress in Alzheimer's disease brain: new insights from redox proteomics. Eur J Pharmacol. 2006;545(1):39-50.
10. Byrne SC, Rowland LP, Vonsattel JPG, Welzel AT, Walsh DC, Hardiman O. Common themes in the pathogenesis of neurodegeneration. In: Hardiman O, Doherty CP. Neurodegenerative disorders – a clinical guide. London: Springer; 2011. p.1-15.
11. Caramelli P, Barbosa MT. Como diagnosticar as quatro causas mais frequentes de demência? Rev Bras Psiquiatr. 2002;24(Suppl.1):7-10.
12. Cardoso BR, Apolinario D, Bandeira VS, Busse AL, Magaldi RM, Jacob-Filho W, et al. Effects of Brazil nut consumption on selenium status and cognitive performance in older adults with mild cognitive impairment: a randomized controlled pilot trial. Eur J Nutr. 2016;55:107-16.

13. Cardoso BR, Hare DJ, Bush AI, Li QX, Fowler CJ, Masters CL, et al. Selenium levels in serum, red blood cells and CSF of Alzheimer's disease patients; a report from the Australian Imaging, Biomarker & Lifestyle Flagship Study of Ageing (AIBL). J Alzheimers Dis. 2017a 57(1):183-93.
14. Cardoso BR, Hare DJ, Bush AI, Roberts B. Glutathione peroxidase 4: A new player in neurodegeneration? Mol Psychiatry. 2017b;22(3):328-35.
15. Cardoso BR, Ong TP, Jacob-Filho W, Jaluul O, Freitas MI, Cozzolino SM. Nutritional status of selenium in Alzheimer's disease patients. Br J Nutr. 2010;103:803-6.
16. Cassani E, Privitera G, Pezzoli G, Pusani C, Madio C, Iorio L, et al. Use of probiotics for the treatment of constipation in Parkinson's disease patients. Minerva Gastroenterol Dietol. 2011;57(2):117-21.
17. Cereda E, Barichella M, Pedrolli C, Pezzoli G. Low-protein and protein-redistribution diets for Parkinson's disease patients with motor fluctuations: a systematic review. Mov Disord. 2010;25(13):2021-34.
18. Chauhan V, Chauhan A. Oxidative stress in Alzheimer's disease. Pathophysiology. 2006;13(3):195-208.
19. Chen L, Hambright WS, Na R, Ran Q. Ablation of the ferroptosis inhibitor glutathione peroxidase 4 in neurons results in rapid motor neuron degeneration and paralysis. J Biol Chem. 2015;290(47):28097-106.
20. Corrada MM, Kawas CH, Hallfrisch J, Muller D, Brookmeyer R. Reduced risk of Alzheimer's disease with high folate intake: The Baltimore Longitudinal Study of Aging. Alzheimers Dement. 2005;1(1):11-8.
21. Craggs L, Kalaria RN. Revisiting dietary antioxidants, neurodegeneration and dementia. Neuroreport. 2011;22(1):1-31.
22. Crouch PJ, Harding S-ME, White AR, James C, Ashley IB, Colin LM. Mechanisms of Ab mediated neurodegeneration in Alzheimer's disease. Int J Biochem Cell Biol. 2008;40(2):181-98.
23. Członkowska A, Kurkowska-Jastrzębska I. Inflammation and gliosis in neurological diseases – clinical implications. J Neuroimmunol. 2011;231(1-2):78-85.
24. De Araújo DP, Lobato RFG, Cavalcanti JRLP, Sampaio LR, Araújo PV, Silva MC, et al. The contributions of antioxidant activity of lipoic acid in reducing neurogenerative progression of Parkinson's disease: a review. Int J Neurosci. 2011;121(2):51-7.
25. De Keyser J, Mostert JP, Kock MW. Dysfunctional astrocytes as key players in the pathogenesis of central nervous system disorders. J Neurol Sci. 2008;267(1-2):3-16.
26. Do Van B, Gouel F, Jonneaux A, Timmerman K, Gele P, Petrault M, et al. Ferroptosis, a newly characterized form of cell death in Parkinson's disease that is regulated by PKC. Neurobiol Dis. 2016;94:169-78.
27. Engelhart MJ, Greelings MI, Ruitenberg A, van Swieten JC, Hofman A, Witteman JC, et al. Dietary intake of antioxidants and risk of Alzheimer disease. J Am Med Assoc. 2002;287(24):3223-9.
28. Enna SJ. The GABA receptors. In: Enna SJ, Möhler H. The GABA receptors. Totowa: Humana Press; 2007. p.1-22.
29. Fancy SPJ, Chan JR, Baranzini SE, Franklin RJ, Rowitch DH. Myelin regeneration: a recapitulation of development? Annu Rev Neurosci. 2011;34:21-43.
30. Farrant M. Differential activation of GABAA-receptor subtypes. In: Enna SJ, Möhler H. The GABA receptors. Totowa: Humana Press; 2007. p.87-110.
31. Ferri CP, Prince M, Brayne C, Brodaty H, Fratiglioni L, Ganguli M, et al. Global prevalence of dementia: a Delphi consensus study. Lancet. 2005;366(9503):2112-7.
32. Figley CR, Stroman PW. The role(s) of astrocytes and astrocyte activity inneurometabolism, neurovascular coupling, and the production of functional neuroimaging signals. Eur J Neurosci. 2011;33(4):577-88.
33. Florent-Béchard S, Desbène C, Garcia P, Allouche A, Youssef I, Escanyé MC, et al. The essential role of lipids in Alzheimer's disease. Biochimie. 2009;91(6):804-9.
34. Galimberti D, Scarpini E. Progress in Alzheimer's disease. J Neurol. 2011. [Epub ahead of print].
35. Gallagher DJ, Mhaolaín AN, Sperling RA, Lawlor BA. Alzheimer's disease. In: Hardiman O, Doherty CP. Neurodegenerative disorders – a clinical guide. London: Springer; 2011. p.43-64.
36. Gandhi S, Wood NW. Molecular pathogenesis of Parkinson's disease. Human Mol Genet. 2005;14(18):2749-55.

DOENÇAS NEUROLÓGICAS – ASPECTOS BIOQUÍMICOS, FISIOLÓGICOS E NUTRICIONAIS **1367**

37. Gasser T. Molecular pathogenesis of Parkinson disease: insights from genetic studies. Expert Rev Mol Med. 2009;11(22):1-20.
38. Götz J, Eckert A, Matamales M, Ittner LM, Liu X. Modes of Ab toxicity in Alzheimer's disease. Cell Mol Life Sci. 2011;68(20):3359-75.
39. Guy Y, Nieves JW, Stern Y, Luchsinger JA, Scarmeas N. Food combination and Alzheimer disease risk: a protective diet. Arch Neurol. 2010;67(6):699-706.
40. Guyton AC. Sistema nervoso central. In: Guyton AC. Fisiologia humana. Rio de Janeiro: Guanabara Koogan; 2008. p.98-114.
41. Hambright WS, Fonseca RS, Chen L, Na R, Ran Q. Ablation of ferroptosis regulator glutathione peroxidase 4 in forebrain neurons promotes cognitive impairment and neurodegeneration. Redox Biol. 2017;12: 8-17.
42. Hampson DR, Rose EM, Antflick JE. The structures of metabotropic glutamate receptors. In: Gereau RW, Swanson GT. The glutamate receptors. Totowa: Humana Press; 2008. p.363-86.
43. Hassel B, Dingledine R. Glutamate. In: Siegel G, Albers RW, Brady S, Price D. Basic neurochemistry – molecular, cellular, and medical aspects. Burlington: Elsevier Academic; 2006. p.267-90.
44. Henchcliffe C, Beal MF. Mitochondrial biology and oxidative stress in Parkinson disease pathogenesis. Nat Clin Pract Neurol. 2008;4(11):600-9.
45. Jicha GA, Markesbery WR. Omega-3 fatty acids: potential role in the management of early Alzheimer's disease. Clin Interv Aging. 2010;5:45-61.
46. Jomova K, Vondrakova D, Lawson M, Valko M. Metals, oxidative stress and neurodegenerative disorders. Mol Cell Biochem. 2010;345(1-2):91-104.
47. Kado DM, Karlamangla AS, Huang MH, Troen A, Rowe JW, Selhub J, et al. Homocysteine versus the vitamins folate, B6, and B12 as predictors of cognitive function and decline in older high--functioning adults: MacArthur Studies of Successful Aging. Am J Med. 2005;118(2):161-7.
48. Kandel ER, Schwartz JH, Jessel TM. The cytology of neurons. In: Kandel ER, Schwartz JH, Jessel TM. Principles of neural science. New York: Mc Graw-Hill; 2000. p.67-87.
49. Kandel ER, Siegelbaum SA. Synaptic integration. In: Kandel ER, Schwartz JH, Jessel TM. Principles of neural science. New York: Mc Graw-Hill; 2000. p.207-28.
50. Karran E, Mercken M, Strooper BD. The amyloid cascade hypothesis for Alzheimer's disease: an appraisal for the development of therapeutics. Nat Rev Drug Discov 2011; 10(9):698-712.
51. Katzenschlager R, Head J, Schraq A, Ben-Shlomo Y, Evans A, Lees AJ, et al. Fourteen-year final report of the randomized PDRG-UK trial comparing three initial treatments in PD. Neurology. 2008;71(7):474-80.
52. Kettenmann H, Hanisch U, Noda M, Verkhratsky A. Physiology of microglia. Physiol. 2011;91(2):461-553.
53. Kiernann JA. Células do sistema nervoso central. In: Kiernann JA. Neuroanatomia humana de Barr. Barueri: Manole; 2003. p.16-41.
54. Kim SU, De Vellis J. Microglia in health and disease. J Neurosci Res. 2005;81(3):302-13.
55. Lent R. Cem bilhões de neurônios – conceitos fundamentais de neurociência. São Paulo: Atheneu; 2001.
56. Liu J, Wang L, Zhan SY, Xia Y. Coenzyme Q10 for Parkinson's disease. Cochrane Database Syst Rev. 2011; 12:CD008150. [Epub ahead of print].
57. Lynch MA, Hardiman O, Elamin M, Kirby J, Rowland LP. Common themes in the pathogenesis of neurodegeneration. In: O. Hardiman, C.P. Doherty, eds. Neurodegenerative Disorders: A Clinical Guide. Switzerland: Springer International Publishing; 2016. p.1-12.
58. Mao P, Reddy PH. Aging and amyloid beta-induced oxidative DNA damage and mitochondrial dysfunction in Alzheimer's disease: implications for early intervention and therapeutics. Biochim Biophys Acta. 2011;1812(11):1359-70.
59. Maurel C, Dangoumau A, Marouillat S, Brulard C, Chami A, Hergesheimer R, et al. Causative genes in amyotrophic lateral sclerosis and protein degradation pathways: a link to neurodegeneration. Mol Neurobiol. 2018 Jan 10. doi: 10.1007/s12035-017-0856-0 [Epub ahead of print]
60. Miron VE, Kuhlmann T, Antel JP. Cells of the oligodendroglial lineage, myelination, and remyelination. Biochim Biophys Acta. 2011;1812(2):184-93.

61. Möhler H. Physiology and pharmacology of the GABA system: focus on GABA receptors. In: Monti JM, Pandi-PerumaL SR, Möhler H. Gaba and sleep – molecular, functional and clinical aspects. Basel: Springer Basel; 2010. p.3-24.
62. Nilforooshan R, Broadbent D, Weaving G, Gurton J, Moore V, Houston L, et al. Homocysteine in Alzheimer's disease: role of dietary folate, vitamin B6 and B12. Int J Geriatr Psychiatry. 2011;26(8):876-7.
63. Olsen RW, Betz H. GABA and glycine. In: Siegel G, Albers RW, Brady S, Price D. Basic neurochemistry – molecular, cellular, and medical aspects. Burlington: Elsevier Academic Press; 2006. p.291-302.
64. Oulhaj A, Refsum H, Beaumont H, Williams J, King E, Jacoby R, et al. Homocysteine as a predictor of cognitive decline in Alzheimer's disease. Int J Geriatr Psychiatry. 2010;25(1):82-90.
65. Parigi AD, Panza F, Capurso C, Solfrizzi V. Nutritional factors, cognitive decline, and dementia. Brain Res Bull. 2006;69(1):1-19.
66. Patel VP, Chu CT. Nuclear transport, oxidative stress, and neurodegeneration. Int J Clin Exp Pathol. 2011;4(3):215-9.
67. Perfeito R, Rego AC. Papel da alfa-sinucleína e da disfunção mitocondrial associada à doença de Parkinson. Rev Neurocienc. 2011;1-12.
68. Prebil M, Jensen J, Zorec R, Kreft M. Astrocytes and energy metabolism. Arch Physiol Biochem. 2011;117(2):64-9.
69. Pritchard SM, Dolan PJ, Vitkus A, Johnson GV. The toxicity of tau in Alzheimer disease: turnover, targets and potential therapeutics. J Cell Mol Med. 2011;15(8):1621-35.
70. Purves D, Augustine GJ, Fitzpatrick D, Katz LC, LaMantia A-S, McNamara JO, et al. Neuroscience. Sunderland: Sinauer Associates; 2004.
71. Reddy PH. Abnormal tau, mitochondrial dysfunction, impaired axonal transport of mitochondria, and synaptic deprivation in Alzheimer's disease. Brain Res. 2011;1415:136-48.
72. Rock RB, Gekker G, Hu S, Sheng WS, Cheeran M, Lokensgard JR, et al. Role of microglia in central nervous system infections. Clin Microbiol Rev. 2004;17(4):942-64.
73. Saijo K, Glass CK. Microglial cell origin and phenotypes in health and disease. Nat Rev Immunol. 2011;11:775-87.
74. Sanchez-Mejia RO, Mucke L. Phospholipase A2 and arachidonic acid in Alzheimer's disease. Biochim Biophys Acta. 2010;1801(8):784-90.
75. Sayre LM, Perry G, Smith MA. Oxidative stress and neurotoxicity. Chem Res Toxicol. 2008;21(1):172-88.
76. Schaeffer EL, Figueiró M, Gattaz WF. Insights into Alzheimer disease pathogenesis from studies in transgenic animal models. Clinics. 2011;66(Suppl.):45-54.
77. Schapira AHV. Etiology and pathogenesis of Parkinson's Disease. Neurol Clin. 2009;27(3):583-603.
78. Schapira AH, Jenner P. Etiology and pathogenesis of Parkinson's disease. Mov Disord. 2011;26(6):1049-55.
79. Smith JA, Das A, Ray SK, Banik NL. Role of pro-inflammatory cytokines released from microglia in neurodegenerative diseases. Brain Res Bull. 2012;87(1):10-20.
80. Somayajulu-Niţu M, Domazet-Damjanov D, Matei A, Schwartzenberger E, Cohen J, Pandey S. Role of environmental and inflammatory toxicity in neuronal cell death. The Open Toxicology Journal. 2008;2:26-41.
81. Stahl SM. Essential psychopharmacology: neuroscientific basis and practical application. Cambridge: Cambridge University; 2002.
82. Steiner JA, Angot E, Brundin P. A deadly spread: cellular mechanisms of a-synuclein transfer. Cell Death Differ. 2011;18(9):1425-33.
83. Stockwell BR, Angeli JPF, Bayir H, Bush AI, Conrad M, Dixon SJ, et al. Ferroptosis: a regulated cell death nexus linking metabolism, redox biology, and disease. Cell. 2017;2:273-85.
84. Streit WJ. Microglial cells. In: Kettenmann H, Ramson BR. Neuroglia cells. New York: Oxford University Press; 2005. p.60-71.
85. Su H. Mechanisms of n-3 fatty acid-mediated development and maintenance of learning memory performance. J Nutr Biochem. 2010;21(5):364-73.
86. Turner Da, Adamson DC. Neuronal-astrocyte metabolic interactions: understanding the transition into abnormal astrocytoma metabolism. J Neuropathol Exp Neurol. 2011;70(3):167-76.

DOENÇAS NEUROLÓGICAS – ASPECTOS BIOQUÍMICOS, FISIOLÓGICOS E NUTRICIONAIS **1369**

87. Vekrellis K, Xilouri M, Emmanouilidou E, Rideout HJ, Stefanis L. Pathological roles of a-synuclein in neurological disorders. Lancet Neurol. 2011;10(11):1015-25.
88. Walsh RA, Lynch T, Fahn S. Parkinson's disease. In: Neurodegenerative disorders – a clinical guide. London: Springer; 2011. p.77-114.
89. Wang X, Hang T, Bu G, Xu H. Dysregulation of protein trafficking in neurodegeneration. Mol Neurodegener. 2014;9:31.
90. Wood-Kaczmar A, Gandhi S, Wood NW. Understanding the molecular causes of Parkinson's disease. Trends Mol Med. 2006;12(11):521-8.
91. Xilouri M, Stefanis L. Autophagic pathways in Parkinson disease and related disorders. Exp Rev Mol Med. 2011;13(8):1-21.
92. Yang F, Lim GP, Begum AN, Ubeda OJ, Simmons MR, Ambegaokar SS, et al. Curcumin inhibits formation of amyloid beta oligomers and fibrils, binds plaques, and reduces amyloid in vivo. J Biol Chem. 2005;280(7):5892-901.
93. Ye X, Tai W, Zhang D. The early events of Alzheimer's disease pathology: from mitochondrial dysfunction to BDNF axonal transport deficits. Neurobiol Aging. 2011;33(6):1122.e1-10.
94. Zandi PP, Anthony JC, Khachaturian AS, Stone SV, Gustafson D, Tschanz JT, et al. Reduced risk of Alzheimer disease in users of antioxidant vitamin supplements. Arch Neurol. 2004;61(1):82-8.
95. Zhang H, Jia H, Liu J, Ao N, Yan B, Shen W, et al. Combined R-a-lipoic acid and acetyl-L-carnitine exerts efficient preventative effects in a cellular model of Parkinson's disease. J Cell Mol Med. 2010;14(1-2):215-25.
96. Zhu X, Lee H, Perry G, Smith MA. Alzheimer disease, the two-hit hypothesis: an update. Biochim Biophys Acta. 2007;1772(4):494-502.
97. Zhuo J, Wang H, Praticò D. Is hyperhomocysteinemia an Alzheimer's disease (AD) risk factor, an AD marker, or neither? Trends Pharmacol Sci. 2011;32(9):562-71.

Índice remissivo

20 L-alfa-aminoácidos 4
11-cis-retinal 395
25-hidroxicolecalciferol 413

A

AAS
Absorção 57
Absorção de cobre 274
Absorção de iodo 294
Absorção de vitamina B12 519
Absorção do zinco 259
Absorção, metabolismo e excreção da
vitamina B6 499
Acetilação e acilação de proteínas 565
Ácido ascórbico 459
Ácido fólico 526
fortificação e suplementação 532
Ácido metilmalônico 523
Ácido pantotênico 557
Ácido retinoico 394
Ácidos graxos 77
síntese 100
Ácidos graxos de cadeia curta 1054
Ácidos graxos poli-insaturados
ômega -3 870
Acne vulgar 953
Adipocinas 1123
Adiponectina 1129
Água 152
volume no corpo humano 157
Água, eletrólitos e equilíbrio acidobásico 152
Aleitamento materno 668
Alérgenos alimentares 1069

Alergia alimentar 74,1066
Alergia alimentar mediada por IgE 1067
Alergia alimentar não mediada por IgE e
mista 1068
Alfatocofero 448
Aleitamento materno 667
Alimentação complementar 673
Alimentação
do adulto 782
do idoso 810
na gestação e na lactação 743
nos primeiros anos de vida 666
Alimentação e microbiota intestinal 978
Alimentação e nutrição em doenças
reumáticas 1234
Alimentação na adolescência 704
Alimentação saudável 782
Alopecias 956
Alteração da composição corporal 653
Alterações hormonais no marasmo:
adaptação à fome 648
Aminoácidos 4
classificação 4
propriedades acidobásicas 6
síntese de 563
Aminoácidos de cadeia ramificada 867
Anabolismo 108
Anatomia e fisiologia intestinais 967
Anemias 1328
Anemias hemolíticas (hereditárias e
adquiridas) 1334
Anemias nutricionais 1329
Anemias por comprometimento na
eritropoese 1332

Antropometria 805
Apelina 1130
APOA2 1105
APOE 1104
Arginina e imunidade 869
Arsênio 356
Aspectos bioquímicos e fisiológicos dos hormônios envolvidos no metabolismo da glicose 1158
Aspectos bioquímicos e moleculares do câncer 1186
Aspectos bioquímicos e nutricionais do diabetes melito 1151
Aspectos fisiológicos: absorção, transporte, homeostase, excreção 176
Aspectos fisiológicos: digestão, absorção, transporte e metabolismo 55
Aspectos morfológicos das neoplasias 1187
Aspectos nutricionais nas doenças intestinais inflamatórias 1050
Aterosclerose 436
Atividade enzimática 364
Avaliação antropométrica 640, 812
Avaliação bioquímica 811
Avaliação clínica 805
Avaliação da massa óssea e da composição corporal 1211
Avaliação do consumo alimentar de indivíduos adultos 794
Avaliação do estado nutricional relativo ao fósforo 212
Avaliação do estado nutricional relativo ao zinco 266
Avaliação nutricional 689
Avaliação nutricional da criança pré-termo 695
Avaliação nutricional dos adolescentes 735

B

Bases genéticas da expressão de lactase 1007
Betacaroteno e outros retinoides com atividade provitamina A 399
Betaglicanos 135
Betaoxidação de ácidos graxos 562
Biodisponibilidade 185
Biodisponibilidade do cromo 349
Biodisponibilidade do silício 380

Biologia óssea 1206
Bioquímica da distribuição de ferro nos diferentes compartimentos biológicos 239
Bioquímica do armazenamento de ferro 240
Bioquímica do ferro, estresse oxidativo e doenças crônicas 242
Biossíntese de ácidos graxos 561
Biossíntese de colesterol 565
Biossíntese do heme 497
Biotina 584
Biotina e expressão gênica 596
Biotina e mecanismos epigenéticos 597
Biotina e metabolismo da glicose 596
Boro 362
Boro e função cerebral 365
Boro e função hormonal 366
Boro e metabolismo ósseo 364
Boro e sistema imune/inflamatório 365
Boswellia serrata 1056

C

Cádmio 1289
Cafeína
    absorção 926
    doses de consumo 927
    efeitos 926
Cálcio 175
    estado de saúde-doença 192
Calorias 1286
Câncer 576, 1193
Capacidade total de ligação do ferro 247
Características da microbiota intestinal 970
Características do leite materno 763
Carboidratos 44
Carboidratos em exercícios físicos 909
    após os exercícios físicos 911
    pré-exercícios 911
Carboidratos nos exercícios físicos de força 913
Carboxilases dependentes de biotina 588
Carcinogênese: aspectos genéticos e epigenéticos 1188
Carotenoides 623
Catabolismo 108
Catabolismo e anabolismo 108
Catabolismo protéico 30

ÍNDICE REMISSIVO

Causas e efeitos da deficiência e da toxicidade de fósforo 212
Células ósseas e suas funções 1208
Celulose 134
Cenário brasileiro do consumo de nutrientes importantes para a massa óssea 1228
Ceras 85
CETP 1107
Ciclo da ureia 33
Ciclo do ácido cítrico 546
Citrato de cálcio 186
Cloro 166
Cobre 271
    funções moleculares 273
    papel bioquímico 272
Colina 570
Complexo piruvato-desidrogenase 545
Composição da alimentação dos adultos 783
Composição do leite materno 670
Compostos bioativos de alimentos 606
Cortisol 643
Cosmecêuticos 959
Creatina 924
    suplementação de 923
Cromo 342
    suplementação de 350
Cúrcuma 1056
Curvas de referência 693

D

Deficiência 187
Deficiência em arsênio 362
Deficiência em boro 367
Deficiência em cobre 280
Deficiência em cromo 351
Deficiência em folato 531
Deficiência em iodo 294
Deficiência em manganês 334
Deficiência em molibdênio 372
Deficiência em riboflavina 491
Deficiência em silício 381
Deficiência em vanádio 384
Deficiência em vitamina A 406
Deficiência em vitamina B12 521
Deficiência em vitamina C 471
Deficiência em vitamina E 452
Deficiência em vitaminas do complexo B 502

Deficiência em zinco 263
Deficiências em micronutrientes 1051
Degradação de aminoácidos 562
Desempenho esportivo 906
Desenvolvimento cerebral do neonato 575
Desidratação 168
Diabetes gestacional 1156
Diabetes melito 437, 654
Diabetes melito tipo 1 1153
Diabetes melito tipo 2 1154
Diabetes tipo 1 idiopático 1153
Digestão e absorção 92
Dismenorreia 437
Dispêndio energético 907
Dissacarídeos 48
Distúrbios associados ao glúten 1037
Doação de grupos metil 574
Doença celíaca 1019
Doença celíaca e outros distúrbios associados ao glúten 1018
Doença de Wilson 284
Doença hepática gordurosa não alcoólica 577
Doenças alérgicas 1075
Doenças associadas à gestação 759
Doenças cardiovasculares 1078
Doenças crônicas não transmissíveis (DCNT) 146
    redução do risco de 308
Doenças inflamatórias intestinais 1046
Doenças neurodegenerativas 1355
Doenças neurológicas 1346
Dosagem dos índices hematimétricos e de hemoglobina 248
Dose de retinol sérico de 30 dias 408
Dose-resposta relativa 407

E

Efeitos hormonais e risco cardiometabólico 720
Efeitos hormonais na puberdade 718
Efeitos tóxicos do manganês 336
Efeito térmico dos alimentos (ETA) 907
    regulação homeostática do zinco nas células intestinais 259
Elementos-traço 356
Eletrólitos 164

Endurance 913
Energia e macronutrientes 744
Envelhecimento 554
Envelhecimento cutâneo 945
Envelhecimento e trato gastrintestinal 815
Enzima AST 31
Enzimas envolvidas no metabolismo da
glutamina 863
Epigenética e câncer 1188
Epilepsia sensível ao piridoxal 5'-fosfato 509
Epilepsia sensível à piridoxina (enzima
alfa-aminoadípico semialdeído
desidrogenase) 508
Equilíbrio acidobásico 169
Esfingolipídios 88
Estatura 691
Esteróis 89
Estirão de crescimento 705
Estirão, puberdade, maturação sexual,
composição corporal e óssea 705
Estrógeno 952
Estrutura e desenvolvimento do esqueleto
1206
Etapas da avaliação de nutrientes para
indivíduos 792
Exames para avaliação de imunocompetência
857

F

Fator de necrose tumoral alfa 1124
Fermentação 56
Fermentação alcoólica 544
Fermentação lática 545
Ferritina sérica 245
Ferro 231
    absorção 232
Ferro sérico 246
Fibra alimentar 132
Fisiologia da lactação 669
Fisiopatologia 1008
Flavonoides 611
Fontes alimentares 91
Fontes alimentares e recomendações de
ingestão 183
Fosfatos – carreadores de energia 109
Fosfolipídios 86

Fosforilação da glicose 59
Fósforo 197
Frutanos 137
FTO 1106
Função imune 498
Função neuronal: acetilcolina 575

G

Gasto energético total (GET) 907
Gene *hairless* 959
Genômica nutricional 880, 883
Genômica nutricional nas doenças
cardiovasculares 1103
Gestação e primeiros anos de vida 983
Glicogênio 206
Glicólise 61
Glicólise e ciclo do ácido cítrico 560
Glicólise e formação de piruvato 543
Gliconeogênese 63
Glicosinolatos 618
Glucagon 204
Glutamina 861, 1052
Glutationas peroxidases 305

H

Hematopoese: ontogenia 844
Hematopoese: órgãos hematopoéticos 843
Hemicelulose 135
Heteropolissacarídeos 52
Hidratação na prática de exercícios físicos
918
Hidrogenação 83
Hidrólise 84
Hidroxicinamatos 617
Hiperprolinemia tipo 2 (enzima delta-1-
pirrolina-5-carboxilato desidrogenase)
510
Hipertensão 654
Hipofosfatasia 511
Holo-Tc 523
Homocisteína 523
Homopolissacarídeos 49
Hormônio da paratireoide 712
Hormônio de crescimento 646,709

ÍNDICE REMISSIVO

Hormônios 706
Hormônios relacionados à puberdade e ao estirão de crescimento na adolescência 706
Hormônios reprodutivos 644
Hormônios sexuais 713
Hormônios tireoidianos 645, 711

I

Imunidade inata e adquirida 848
Incorporação em selenoproteínas 303
Índices antropométricos 691
Insulina 714
    mecanismo de ação 1159
Interesterificação 84
Interleucina-6 1126
Interleucina-18 1127
Intolerância à lactose 1006
Intoxicação por cobre 283
Iodo 288
Isomaltulose 920
Isotiocianatos 621

L

Lactação 667
Lactose 1006
    má-absorção e intolerância
Leptina 644, 715, 1125
Leucócitos 846
Leucograma 847
Lipídios 75, 76
Lipídios em exercícios físicos 917
Lipodistrofia ginoide 950
Lipólise 97
Lipoproteínas 89
L-metilmalonil-CoA mutase 517

K

Kwashiorkor 642

M

Má-absorção e intolerância 1008
Magnésio 215
    turnover do 225
Manganês 323, 1289
Manganês e atividade antioxidante 331

Manganês e metabolismo dos carboidratos 326
Manganês e metabolismo lipídico 330
Manifestações clínicas 1008
Membranas fosfolipídicas 199
Metabolismo 60, 97, 109
Metabolismo da glicose e da insulina 645
Metabolismo da glutamina 862
Metabolismo da glutamina em células do sistema imune 865
Metabolismo da glutamina no intestino 864
Metabolismo da vitamina D 414
Metabolismo da vitamina E 445
Metabolismo de aminoácidos 495
Metabolismo de carboidratos 496
Metabolismo de lipídios 496
Metabolismo de moléculas com um carbono 496
Metabolismo ósseo 1230
Metabolismo de nutrientes 973
Metagenômica 990
Metionina sintase 516
Microbiota e doenças intestinais 984
Microbiota e infecções virais na doença celíaca 1023
Microbiota/infecções virais 1026
Microbiota intestinal 134
    em condições clínicas e doenças 981
    modulação 976
Micronutrientes 1173
Micronutrientes e compostos bioativos de alimentos 173
Micronutrientes em exercícios físicos 928
Modelo da hepcidina 238
Modulação da microbiota intestinal 976
Modulação de resposta imune e inflamatória com suplementação de óleo de peixe 872
Molibdênio 368
Monossacarídeos 46
Monócitos e macrófagos 852
Mouth rinse 910

N

Necessidade energética 721
Necessidades nutricionais 721

Niacina 541
Níquel 373
NOS3 1108
Nutracêuticos 959
Nutrição e doença renal crônica 1279
Nutrição e doenças inflamatórias intestinais 1046
Nutrição e doenças ósseas e reumáticas 1206
Nutrição e estética 945
Nutrição e imunocompetência 859
Nutrição e microbiota intestinal 966
Nutrição e sistema imune 843
Nutrição imunomoduladora nos distúrbios associados ao glutén 1035
Nutrição na lactação 763
Nutricosméticos 959
Nutrigenética 883
Nutrigenenômica 893

O

Obesidade 1120
Obesidade e condições associadas 986
Obesidade e disfunção tireoidiana 1140
Obesidade e estresse oxidativo 1134
Obesidade e resistência à insulina 1137
Obseidade e variações genéticas 890
Oligossacarídeos 48
Ômega-3 1053
Osteoporose 188
Outros tipos de diabetes 1155
Oxidação 84
Oxidação de ácidos graxos 98

P

Paladar 815
Panteteína 557
Paratormônio 1208
Parkinson 1362
Partículas de soluto em solução 162
Pectinas 136
Perilipina 1131
Perímetro cefálico 691
Permeabilidade intestinal 1049
Permeabilidade intestinal alterada 1025
Peso 691
Poli (ADP-ribose) polimerase 548
Polidextrose 137

Polifenóis 482, 609
Polifenóis não flavonoides 616
Polissacarídeos 49
Potássio 165, 166
PPARG2 1105
Praticantes de exercícios físicos de resistência 915
Prebióticos 142, 1055
Probióticos 1055
Produção de energia 106
Programação metabólica 695
Proteínas 3
    ingestão de proteínas 914
    consumo diário 914
    dose e momento 914
    naturais 5
Proteína ligadora do retinol 4 1128
Proteínas do soro do leite (*whey protein*) 921
Proteínas e exercícios físicos de força 916
Proteínas e exercícios físicos de resistência 915
Proteínas em exercícios físicos 913
Proteínas plasmáticas 164
Proteínas vegetais 922

Q

Queratina 395
Quernita 362
Quilomícrons 397
Quimioprevenção 628
Quinases 856
Quitina 51

R

Radical lipídico 447
Radical peroxil 447
Raquitismo 668
Reações adversas a alimentos 1068
Reações cruzadas 1070
Receptor solúvel da transferrina 247
Recomendações diárias de carboidratos 909
Recomendações de nutrientes 678
Recomendações nutricionais 785
Recomendações nutricionais na gestação 743
Recomendações nutricionais na lactação 765
Recuperação nutricional 658
Resistina 1127

Resposta glicêmica dos alimentos 68
Resposta imune adaptativa 1025
Resposta imune inata 1025
Retinol no leite materno 408
Retinol sérico 408
Riboflavina 492
RNA 750
RNA mensageiro 882
RNA polimerase 882
RNA transportador 882

S

Sacarase 969
Sais biliares 1051
Sais de cobre
Sais insolúveis de cálcio 274
Sal iodado 290
Saturação da transferrina 248
Selênio 298
Selenoproteína P (SePP) 307
Selenoproteínas 304
Sensibilidade ao glúten não celíaca 1020, 1027
Silício 376
Síndrome da resposta anti-inflamatória compensatória 851
Síndrome da resposta inflamatória sistêmica 849
Síndrome de Menkes 284
Síntese bacteriana 521
Síntese de vitaminas 973
Sistema actina–miosina 114
Sistema endócrino 706
Sistema imune 313, 974
Sódio 166
Subnutrição 639
    alterações hormonais 643
    subnutrição materna 662
    tipos de subnutrição 642
Subnutrição crônica: baixa estatura 643
Subnutrição e repercussões na saúde 639
Subnutrição, estresse e alterações epigenéticas 656
Sulfito oxidase 370
Suplementos alimentares em exercícios físicos 920
Suplementos energéticos 920

Suplementos energéticos 920
Suplementos proteicos 921

T

Tabagismo 705
Talassemia 759
Tamponamento dos fluidos corporais 200
Taxa metabólica basal (TMB) 907
TCF7L2 1106
Tecido adiposo 1121
Tecido ósseo 200
Terapia nutricional 1168
    no diabetes 1176
Terpenos 90
Tiaminases 482
Tiorredoxina redutase 304
Tipos de carboidratos 912
toxicidade 222
Toxicidade 188, 222, 283
Toxicidade de magnésio 222
Toxicidade de riboflavina 492
Toxicidade de zinco 264
Toxicidade do cromo 351
Toxicidade pelo molibdênio 373
Toxicidade por arsênio 362
Transdução de sinal 203
Transferência da energia presente nos alimentos para as células 116
Transferência de energia: fosfatos de alta energia 200
Trifosfato de adenosina (ATP) 110

U

UCP1 1107
Urato 1236
Ureia 1285

V

Valina 1337
Vanadato 113
Vanádio 382
Visfatina 1128
Vitamina A 392
    recomendação diária de 401
Vitamina A e resposta imune 395

Vitamina A no ciclo visual 395
Vitamina B2 486
Vitamina B6 494
    funções bioquímicas 495
Vitamina B6 e atividade neurológica 506
Vitamina B6 e controle da êmese 507
Vitamina B6 e estresse oxidativo 506
Vitamina B6 e hiperoxalúria 507
Vitamina B6 em alimentos e suplementos
    498
Vitamina B12 515
Vitamina B12 e o sistema nervoso central
    517
Vitamina B12 sérica 522
Vitamina C 456
Vitamina D 413, 713
Vitamina D e câncer 419
Vitamina D e doenças autoimunes 417, 860
Vitamina D e doenças crônicas não
    transmissíveis 420
Vitamina D e manutenção da massa óssea
    416
Vitamina D e sarcopenia 421

Vitamina D e sistema imune 860
Vitamina E 444
Vitamina K 431
Vitamina K em outras doenças crônicas 436
Vitamina K na coagulação sanguínea 435
Vitamina K na saúde óssea e na osteoporose
    435
Vitaminas do complexo B e lipossolúveis 753
VLDL 347

X

Xantina oxidase 368
Xenobióticos 623
Xeroftalmia 689
Xerose 956

Z

Zinco 252
    funções fisiológicas 264
Zinco-alfa2-glicoproteína 1133
Zinco-protoporfirina eritrocitária 249